U0232848

作者简介

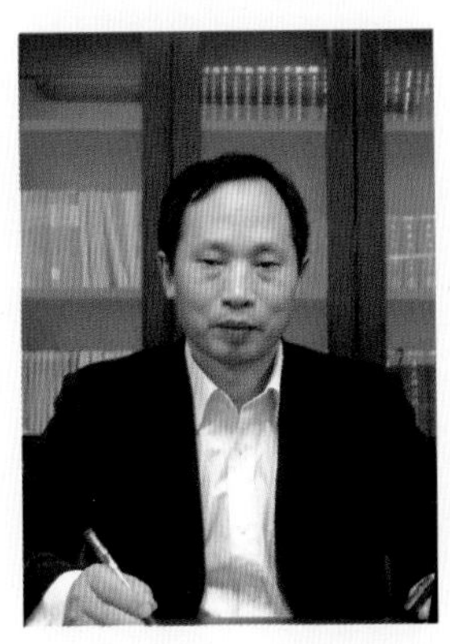

胡方林，博士，教授，博士研究生导师。第四批“全国中医优秀人才”，湖南省高层次卫生人才“225”工程“学科骨干人才”，湖南中医药大学“教学名师”。现任湖南中医药大学“内经和各家学说”教研室主任。

中国中医药研究促进会各家学说与临床研究分会副主任委员，中国中医药信息研究会经方分会副会长，湖南省中医基础专业委员会副主任委员。

从事中医临床、科研、教学28年。主编“国家卫生计划生育委员会‘十三五’规划教材、全国高等中医药教育教材”《历代名医医案选读》、“全国中医药行业高等教育‘十三五’规划教材”《中医医案学》、“普通高等教育‘十三五’规划教材”《中医各家学说》、“新世纪全国高等中医药院校创新教材”《中医历代名医医案选讲》等教材4部，主编著作20余部，副主编、参编教材、著作20余部，发表论文60余篇。

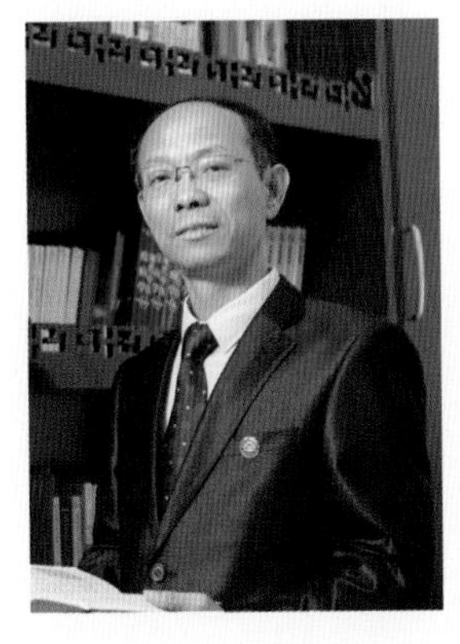

廖菁，男，中医内科学博士，湖南中医药大学副教授，湖南省太极拳协会副主席。主要从事中医药防治心脑血管疾病及中医基础理论研究，主持或主要参与“介导PI3K-AKt-mTOR信号通路研究心肌IRI保护机制及芎芪方干预作用”“降脂通脉方抗动脉粥样硬化及调节主动脉平滑肌LRP表达的研究”等国家级、省部级科研课题十余项；主编或参编《中医古籍珍本集成》《中西医结合冠心病学》《心病临床论治精要》等多部学术专著；公开发表研究论文二十余篇。参与项目《新时代中医药人才“五位一体”协同培育体系的构建与实践》获湖南省高等教育教学成果一等奖；参与科研成果“益气活血法抗心肌缺血再灌注损伤机制及临床应用”获湖南省科学技术进步二等奖，“郭振球临床经验和学术思想研究”获湖南省中医药科技二等奖。

历代名医方论验案选

主编◎胡方林　廖　菁

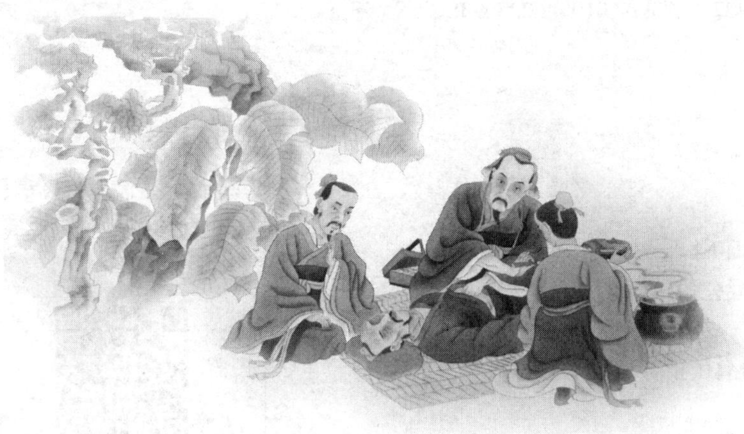

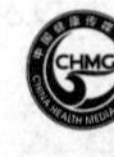

中国健康传媒集团
中国医药科技出版社

内 容 提 要

本书参考中医药行业规划教材《方剂学》体例，根据治法、功效将方剂分为解表剂、泻下剂等21类，选择自仲景经方，以及历代名家所创制名方250首，每方录有方源、药物组成、用法、功用、主治，选择自宋迄今历代名家方论、近代名家运用该方验案等，另录有部分方剂附方共101首。本书内容翔实，执简驭繁，能使读者全面领略方剂学源远流长的丰富内涵，为中医药院校师生学习方剂学提供了一部颇有价值的参考书，同时可供广大临床及科研工作者参考阅读。

图书在版编目（CIP）数据

历代名医方论验案选 / 胡方林，廖菁主编．—北京：中国医药科技出版社，2020.4

ISBN 978-7-5214-1641-1

Ⅰ．①历…　Ⅱ．①胡…②廖…　Ⅲ．①医案—汇编—中国　Ⅳ．① R249.1

中国版本图书馆 CIP 数据核字（2019）第 200324 号

美术编辑　陈君杞

版式设计　也　在

出版　**中国健康传媒集团** | 中国医药科技出版社

地址　北京市海淀区文慧园北路甲 22 号

邮编　100082

电话　发行：010－62227427　邮购：010－62236938

网址　www.cmstp.com

规格　787×1092mm 1/16

印张　64 3/4

字数　1280 千字

版次　2020 年 4 月第 1 版

印次　2020 年 4 月第 1 次印刷

印刷　三河市万龙印装有限公司

经销　全国各地新华书店

书号　ISBN 978-7-5214-1641-1

定价　268.00 元

获取新书信息、投稿、为图书纠错，请扫码联系我们。

编委会

主　编　胡方林　廖菁

副主编　刘桂荣　刘仙菊　杨云松　龙一梅

编　委（按姓氏笔画排序）

王静　毛娅男　刘天洋　安欢

孙孔云　李美红　吴玉芩　沈枭

邱林　陈聪　金岚　赵群菊

胡耀嘉　郭洁浩　高莹　唐现莉

曾梅艳　谢芳　鲁瑶　臧秋迟

凡　例

——本书借鉴中医药行业规划教材《方剂学》体例，根据治法、功效将方剂分为解表剂、泻下剂等 21 类。

——来源：注明方剂的出处。

——组成：注明方剂的药物组成及用量。方剂中的药名以原著药名为准，部分名称有疑者，采用《中国药典》(2015 年版) 所收载的名称。药物的用量尊重原方所述，同时附以换算的现代常用量。

——用法：方剂的煎服方法照录原文。

——功用：采用中医药行业规划教材概括的术语。

——主治：参考中医药行业规划教材以及原文。

——方论选录：选择历代名家确有真知灼见、能启迪后人思路者，涉及组方原理、辨证思路、临床运用等，由博返约，切合临床实用。

——验案选录：选取近现代辨证精辟、理法方药完善之名医验案，使之前后呼应，交相辉映。

——附方：选择部分组方、功用与主方相近的方剂作为附方，简单录入方源、组成、用法、功用、主治；适当选择部分方论，但不录入临床验案。

目录

第一章　解表剂

第二章　泻下剂

第三章　和解剂

第四章　清热剂

第五章 祛暑剂

第六章 温里剂

第七章 表里双解剂

第八章 补益剂

第九章　固涩剂

第十章　安神剂

第十一章 开窍剂

第十二章 理气剂

第十三章 理血剂

第十四章　治风剂

第十五章　治燥剂

第十六章　祛湿剂

第十七章 祛痰剂

第十八章 消食剂

第十九章 驱虫剂

第二十章　涌吐剂

第二十一章　痈疡剂

第一章 解表剂

凡以解表药为主组成，具有发汗、解肌、透疹等作用，用以治疗表证的方剂，统称解表剂。本类方剂是根据《素问·阴阳应象大论》“其在皮者，汗而发之”“因其轻而扬之”的理论立法，属于“八法”中的“汗法”。

解表剂主要用治表证，故凡风寒所伤或温病初起，以及麻疹、疮疡、水肿、痢疾等病初之时，见恶寒、发热、头疼、身痛、无汗或有汗、苔薄白、脉浮等表证者，均可用解表剂治疗。

表证病性有寒热之异，患者体质有强弱之别。表寒者，当辛温解表；表热者，当辛凉解表；兼见气、血、阴、阳诸不足者，还须结合补益法，以扶正祛邪。因而解表方剂相应地分为辛温解表、辛凉解表、扶正解表三类。

解表剂多用辛散轻扬之品组方，故不宜久煎，以免药性耗散，作用减弱。在服法上一般宜温服，服后宜避风寒，或增衣被，或辅之以粥，以助汗出。取汗程度以遍身持续微汗为佳，若汗出不彻则病邪不解，汗出太过则耗气伤津。汗出病瘥，即当停服，不必尽剂。同时，应注意禁食生冷、油腻之品，以免影响药物的吸收和药效的发挥。若表邪未尽，而又见里证者，一般应先解表，后治里；表里并重者，则当表里双解。若外邪已经入里，或麻疹已透，或疮疡已溃，或虚证水肿，均不宜使用。

第一节　辛温解表剂

麻　黄　汤

《伤寒论》

【组成】麻黄去节，三两（9g）　桂枝去皮，二两（6g）　杏仁去皮尖，七十个（9g）　甘草炙，一两（3g）

【用法】上四味，以水九升，先煮麻黄，减二升，去上沫，内诸药，煮取二升半，去滓，温服八合。覆取微似汗，不须啜粥，余如桂枝法将息（现代用法：水煎服，温覆取微汗）。

【功用】发汗解表，宣肺平喘。

【主治】外感风寒表实证。恶寒发热，头身疼痛，无汗而喘，舌苔薄白，脉浮紧。

【方论选录】

金·成无己：《内经》曰："寒淫于内，治以甘热，佐以苦辛。"麻黄、甘草开肌发汗；桂枝、杏仁散寒下气。（《伤寒明理论》）

明·李时珍：仲景治伤寒无汗用麻黄，有汗用桂枝。未有究其精微者，津液为汗，汗即血也，在营则为血，在卫则为汗……然风寒之邪，皆由皮毛而入，皮毛者肺之合也。肺主卫气，包罗一身，天之象也。证虽属乎太阳，两肺实受邪气。其证时兼面赤，怫郁，咳嗽，痰喘，胸满诸证者，非肺病乎？盖皮毛外闭，则邪热内攻，而肺气膹郁。故用麻黄、甘草同桂枝引出营分之邪，达之肌表；佐以杏仁泻肺而利气。是则麻黄汤虽太阳发汗重剂，实为发散肺经火郁之药也。（《伤寒论集注》）

明·方有执：麻黄味苦而性温，力能发汗以散寒，然桂枝汤中忌麻黄，而麻黄汤中用桂枝，何也？曰：麻黄者，突阵擒敌之大将也。桂枝者，运筹帷幄之参军也。故委之以麻黄，必胜之算也；监之以桂枝，节制之妙也。甘草和中而除热，杏仁下气而定喘，唯麻黄有专功之能，故不须啜粥之助。（《伤寒论条辨》）

明·许宏：阴盛阳虚，汗之则愈，下之则死。今此头痛发热，身疼腰痛，骨节疼痛，恶寒无汗而喘者，此阴盛也。若脉浮紧者，为寒邪外盛，故与麻黄汤，汗之则愈也。此正伤寒发汗之证也，头痛体痛，骨节腰痛者，乃寒气不得散，循太阳之经，自足行于背膂而升于头者也；发热者，寒重生热也；恶寒无汗者，则阴寒伤营，营实而卫虚，故无汗而喘也。麻黄味苦辛，专主发汗，故用之为君；桂枝辛热，以辛热之气佐以散寒邪，用之为臣；杏仁能散气解表，用之为佐；甘草能安中，用之为使。经曰：寒淫于内，治以甘热，佐以苦辛是也。先圣配此四味之剂，以治伤寒者，乃主伤寒脉浮紧无汗者之所至也。若脉微弱自汗者，不可服此也。(《金镜内台方议》)

明·吴崑：太阳伤寒，头痛发热，身疼腰痛，骨节不利，恶寒无汗而喘，脉来尺寸俱紧者，麻黄汤主之。足太阳经，起目内眦，循头背腰脊，故所过疼痛不利；寒邪外束，人身之阳不得宣越，故令发热；寒邪在表，不复任寒，故令恶寒；寒主闭藏，故令无汗；人身之阳，既不得宣越于外，则必壅塞于内，故令作喘；寒气刚劲，故令脉紧。麻黄之形，中空而虚；麻黄之味，辛温而薄。空则能通腠理，辛则能散寒邪，故令为君。佐以桂枝，取其解肌；佐以杏仁，取其利气；入甘草者，亦辛甘发散之谓。抑太阳无汗，麻黄之用固矣，若不斟酌人品之虚实，时令之寒喧，则又有汗多亡阳之戒。汗多者宜扑粉，亡阳者宜附子汤。(《医方考》)

清·张璐：夫寒伤营，则营血受病，而见骨节烦疼，当矣，何反腠理闭密，无汗而喘耶？盖营既受伤于内，必无卫气独和于外之理。所以用麻黄发汗，必兼桂枝以和营；用杏仁者，所以散气除喘；用甘草者，所以助阳和卫，营卫流行，始能作汗也。按时珍云：仲景治伤寒，无汗用麻黄，有汗用桂枝，历代名医，未有究其精微者。夫津液为汗，汗即血也，在营即为血，在卫即为汗。寒伤营，营血不能外通于卫，卫气闭固，故无汗发热而憎寒；风伤卫，卫气不能内护于营，营气不固，故有汗发热恶风。是麻黄汤，虽太阳发汗重剂，实为发散肺经火郁之气；桂枝汤，虽太阳解肌轻剂，实为理脾救肺之药也。又汪石山云：辛甘发散为阳，仲景发表药中，必用甘草以载住邪气，不使陷入阴分也。若邪既入，则内腹胀，必无复用甘草之理。试观五苓、抵当、承气、大柴、陷胸、十枣辈，并不用甘草也，唯调胃、桃核二汤，以其尚兼太阳部分之表邪，故不得不用也。当知发汗药中之甘草，必不可少，此汤须脉证全在于表，方可用之。若脉微弱自汗者，不可用也。今人但执一二日在表，并宜发汗。设尺中弦数虚，多大，为阴虚多火，汗之则亢阳热厥而死。尺中迟弱，足冷，为阳虚夹阴，汗之则亡阳厥逆而死，可不慎欤。(《伤寒缵论》)

清·冯兆张：津液为汗，汗即血也。在营则为血，在卫则为汗，寒伤营，营血内涩，不能外通于卫，卫气闭固，津液不行，故无汗。发热而恶寒，风伤卫，卫气外泄，不能内护于营，营气虚弱，津液不固，故有汗发热而恶风。然风寒皆由皮毛而入，反毛肺之合也，证虽属太阳，然面赤怫郁，咳嗽有痰，喘而胸满，非肺病乎？盖皮毛外闭，则邪热内攻，故用麻黄、甘草、同桂枝引出营分之邪，达于肌表，佐以杏仁，泄肺而利气，使邪尽从外解耳。(《冯氏锦囊秘录》)

清·黄庭镜：足太阳经，起目内眦，循头背腰膕，故所过疼痛不利。寒邪外束，阳气不能宣越，故发热。邪在表，不复任寒，故恶寒。寒主闭脏，故无汗。寒气刚劲，故脉紧。麻黄辛温中空，能通腠理而散寒邪，为太阳无汗必用之药。佐以桂枝，取其解肌。佐以杏仁，取其利气。乃甘草者，甘以缓之，不致汗出过多。经曰：寒淫于内，治以甘热，佐以苦辛。此方是已。风寒交作，筋急强直，无汗恶风，名曰刚痉。合前方除杏仁，入葛根主之。(《目经大成》)

清·吕震：此太阳伤寒之治病也……麻黄走卫发汗，杏仁下气定喘，以是为主，而佐以桂枝入营散寒，甘草和中保液，视桂枝之调和营卫，以取微汗者不同也……盖凡病之在太阳者，全要以营卫上讨消息：风则伤卫，卫气虚则风易入，卫属阳，风为阳邪，两阳相合，则卫强而营反弱，故脉缓而有汗，卫邪易出，但取主桂枝入营助汗，而无取麻黄过泄卫分之气也；寒则伤营，营气实则寒易着，营主阴，寒为阴邪，两阴相搏，则寒凝而卫亦闭，故脉紧而无汗，营邪不易出，宜主麻黄走卫发汗，必兼借桂枝以散营分之寒也。此本发汗之峻剂，故更不须啜稀粥以助药力也。不用姜、枣者以姜汁升而枣味滞，虑碍杏仁下气定喘之功。(《伤寒寻源》)

清·柯韵伯：此为开表逐邪发汗之峻剂也。古人用药用法象之义。麻黄中空外直，宛如毛窍骨节，故能去骨节之风寒，从毛窍而出，为卫分发散风寒之品；桂枝支条纵横，宛如经脉系络能入心化液，通经络而出汗为营分散解风寒之品；杏仁为心果，温能助心散寒，苦能清肺下气，为上焦逐邪定喘之品；甘草甘平，外拒风寒，内和气血，为中宫安内攘外之品。此汤入胃行气于玄府，输精于皮毛，斯毛脉合精而溱溱汗出，在表之邪，其尽去而不留，痛止喘平，寒热顿解，不须啜粥而借汗于谷也。其不用姜、枣者，以生姜之性横散解肌，碍麻黄之上升；大枣之性滞泥于膈，碍杏仁之速降。此欲急于直达，稍缓则不迅，横散则不峻矣。若脉浮弱、汗自出者，或尺脉微迟者，是桂枝所主，非此方所宜。盖此乃纯阳之剂，过于发散，如单刀直入之将，投之恰当，一战成功，不当则不戢而召祸，故用之发表，可一而不可再，如法后不解，便当以桂枝汤代之。若汗出不透，邪气留连于皮毛骨肉之间，又有麻黄杏仁石膏连翘赤小豆等剂，此皆仲景心法也。予治冷风哮与风寒湿三气成痹等证，用此辄效，非伤寒一证可拘也。(《伤寒来苏集·伤寒附翼》)

清·王子接：麻黄汤，破营方也。试观立方大义，麻黄轻清入肺，杏仁重浊入心，仲景治太阳初病，必从心营肺卫之意也。分言其功能，麻黄开窍发汗，桂枝和营解肌，杏仁下气定喘，甘草安内攘外，四者各擅其长，有非诸药之能所及。兼论其相制之法，桂枝外监麻黄之发表，不使其大汗亡阳；甘草内守麻黄之出汗不使其劫阴脱营。(《绛雪园古方选注》)

清·吴谦：凡风寒在表，脉浮紧数无汗等，皆表实也，宜麻黄汤主之，名曰麻黄汤者，君以麻黄也。麻黄性温，味辛而苦，其用在迅升；桂枝性温，味辛而甘，其能在固表。证属有余，故主以麻黄必胜之算也，监以桂枝和内而拒外。(《医宗金鉴·删补名医方论》)

清·张秉成：麻黄辛温，中空外达，善行肌表卫分，为发汗之主药；桂枝辛温发散，以赤入营，协同麻黄入营分，解散寒邪，随麻黄而出卫，汗之即已。然寒主凝敛，表既壅遏，则里气不舒，故太阳伤寒表不解者，每见喘促上气等证。肺主一身之气，下行为顺，上行为逆，杏仁入肺，苦温能降，辛温能散，用之为佐，以助麻黄之不逮。又恐麻、桂之性猛，以致汗多亡阳，故必监以甘草之甘缓，济其直往无前之热，庶可邪解而正不伤，乃

为立方之善耳。(《成方便读》)

近·张锡纯：麻黄发汗，力甚猛烈，先煮之去其浮沫，因其沫中含有发表之猛力，去之所以缓麻发表之性也。麻黄不但善于发汗，且善利小便，外感之在太阳者，间有由经入腑而留连不去者，以麻黄发其汗，则外感之在经者可解；以麻黄利其小便，则外感之由经入腑者，亦可分消也。且麻黄又兼入手太阴，能泻肺定喘，俾外感之由皮毛窜入肺者，亦清肃无遗。是以发太阳之汗者不但麻黄，而仲景定此方时独取麻黄也。桂枝味辛性温，亦具有发表之力，而其所发表者，唯在肌肉之间，故善托肌肉中之寒外出，且《神农本草经》谓其主上气咳逆吐吸，是桂枝不但能佐麻黄发表，兼能佐麻黄入肺定喘也。杏仁味苦性温，《神农本草经》亦谓其主咳逆上气，是亦能佐麻黄定喘可知，而其苦降之性又善通小便，能佐麻黄以除太阳病之留连于腑者，故又加之以为佐使也。至于甘草之甘缓，能缓麻黄发汗之猛烈，兼能解杏仁之小毒，即以填补出汗后之汗腺空虚也。药止四味，面面俱到，且又互相协助，此诚非圣手莫办也。(《医学衷中参西录》)

近·曹颖甫：麻黄汤之全部脉证，厥为喘，其甚者鼻扇，两脉浮紧，按之鼓指，头痛，恶寒，无汗，或已发热，或未发热，呕逆，身疼腰痛，骨节酸疼等等。考其简要病理：厥为寒气外犯皮毛，内侵肺脏。肺脏因寒而闭，呼吸不利，故上逆而作喘。肺脏既失职，鼻管起代偿动作，故鼻扇。皮毛因寒而收，排泄失司，故凛冽而恶寒。血液循环起救济，故发热。血运呈紧张，故脉紧。胃受影响，故呕。神经不舒，故痛。若欲求其详，虽长篇累牍难以尽之。但凭脉证以施治，已足以效如桴鼓，此仲圣之教，所以为万世法也！(《经方实验录》)

今·丁学屏：麻黄汤性温散寒，味辛开肺，合《素问·至真要大论》“寒淫于内，治以甘热，佐以苦辛”之义。清代张石顽、尤在泾、王旭高诸家，咸谓本方中桂枝一味，监麻黄之升泄太过，既与经文相悖，又与实际违背。试观麻杏石甘汤、三拗汤中，去桂枝一味，但具开肺之用而无发汗之力可知。考麻黄汤之应用，不若麻杏石甘汤为广泛，究其原委，不外三端：盖江南卑湿，气暖多风，真伤寒极少，此其一也；风邪上受，首先犯肺，挟温挟湿者居多，苟非透风于热外，渗湿于热下二法，难奏肤功，此其二也；南人腠理疏松，容易得汗，表不出汗者极少。设若发热无汗，取葱豉，柴葛已足胜事，更毋庸麻、桂辛温峻剂劫津伤阳，此其三也。若果风寒暴束，肺气闭塞，痰鸣喘吼，膈煽鼻张，汗出发润者，则又非麻黄汤不能为功。上海儿科名家徐小圃（1887~1961）谓：麻黄为用，应以肺经见证为依归，凡喘咳之属实者，麻黄在所必用，虽无表热亦不例外；反之，表实无汗而无喘咳者，并不尽用麻黄，诚历练有得之语，堪为用麻黄汤者效法。蒲辅周氏每以三拗汤加葱白一法，以治风寒闭肺之咳喘，盖亦有鉴于此耳。(《古方今释》)

【验案选录】

案1　邢锡波治疗麻黄汤证案

尤某某，男，38岁，干部。

［病史］在夏令溽暑季节，当风乘凉，于夜深之际，为爽风之熏陶，不觉朦胧入睡，及醒后感周身凛然不适，身倦骨楚。次日便发热恶寒，头痛，周身关节疼痛，鼻塞作咳。医者以为伤暑，与加味香藿饮2剂。汗不出，而症状不减，诊其脉浮紧有力。以时在盛暑，按时节论不当用麻黄汤，而宜以清暑热，疏表邪之剂以宣之。今连服加味藿香饮2剂，汗不出，而症状如故，是清暑宣表之剂不能奏效矣。按其脉症原为典型的麻黄汤证，因拟加味麻黄汤与之。

［辨证］寒邪闭塞，营卫不和。

［治法］发汗散寒，解表逐邪。

［处方］藿香10g，佩兰10g，杏仁10g，茯苓10g，甘草10g，川芎10g，桂枝6g，苏叶6g，麻黄5g，生姜3g。

服药2小时便觉周身蒸蒸汗出，头疼身痛骤然减轻，而发热恶寒亦大减轻。后以清暑透邪之剂调之。连服3剂，诸症消失，食欲恢复而愈。

由此而知，中医的辨证施治，要根据脉症的表现用药，决不可受季节时令的限制舍麻黄汤而不用，使对证之良方，迁延而不敢用，以致病势加重，延长病程。(《邢锡波医案集》)

案2　孙鲁川治疗风寒咳嗽证案

王某某，女，58岁，市民。1964年9月初诊。

甲辰仲秋，夜宿庭院，早起即感头痛，身痛，恶寒，发热，面浮，鼻塞流涕，言语嘶哑，咳嗽吐痰，痰白稀薄。脉象浮紧，舌苔白薄。

［辨证治疗］头痛面浮为风寒伤卫，咳嗽流涕，声音嘶哑，为风寒束肺。治以辛温解表，宣肺止咳。方用麻黄汤。

［处方］麻黄15g（先煎去沫），桂枝9g，杏仁12g，炙甘草6g。水煎服。

服药1剂，身即汗出，头痛、身痛、发热、恶寒顿除。继服2剂，咳嗽吐痰，声音嘶哑等症亦除。告愈。(《孙鲁川医案》)

案3　刘继祖治疗高热证案

仲某，男，13岁。1999年11月7日初诊。

形体素盛，3日前淋雨感寒，恶寒高热1日，头痛鼻塞，无汗，干呕，偶咳，项背不舒，测体温40℃，舌淡红，脉浮紧，查白细胞12.0×10^9/L，中性粒细胞78%，淋巴细胞22%，X线提示支气管炎。

［辨证分析］形体素盛，卫表充实；偶触风寒，邪气亦实，两实相得，为太阳表实之证，病发一日，太阳之邪未解。卫气强则高热，邪气盛而恶寒，头痛项背不舒，为太阳经气不利，咳而鼻塞为肺失宣肃，舌脉俱为太阳表实之外证。

［诊断］太阳伤寒（表实证）。

［治法］发汗解表。

［处方］麻黄汤。炙麻黄9g，桂枝6g，光杏仁9g，炙甘草6g，1剂，先煎麻黄如麻黄

汤法，半剂而服。

二诊：1999 年 11 月 8 日。患儿家长急请刘师，言体温不降，反鼻衄。刘师不去，曰：伤寒表实得红汗，是欲解之兆。所以鼻衄，是病者不听“半剂而服”，自加药量也。隔日来告：病证若失。(《刘继祖医论医案撷萃》)

案 4　刘渡舟治疗伤寒表实证案

刘某，男，50 岁。隆冬季节，因工作需要出差外行，途中不慎感受风寒之邪，当晚即发高热，体温达 39.8℃，恶寒甚重，虽覆两床棉被，仍洒淅恶寒，发抖，周身关节无一不痛，无汗，皮肤滚烫而咳嗽不止。视其舌苔薄白，切其脉浮紧有力，此乃太阳伤寒表实之证。治宜辛温发汗，解表散寒。用麻黄汤。

麻黄 9g，桂枝 6g，杏仁 12g，炙甘草 3g。1 剂。

服药后，温覆衣被，须臾，遍身汗出而解。(《刘渡舟临证验案精选》)

案 5　姜春华治疗咳喘案

胡某某，女，46 岁。咳喘已 7 年，近受风寒侵袭，胸闷窒塞，呼吸不利。咳喘多痰，喉间作水鸣声，苔白，脉软。以麻黄汤加味。

[处方] 麻黄 6g，桂枝 9g，川厚朴 9g，枳实 9g，杏仁 9g，甘草 6g，2 剂。药后咳喘减轻，上方去川厚朴，加陈皮 3g，又服 2 剂。咳止喘平，呼吸通畅。

按：本案为冷风哮喘。肺内素有痰饮内伏，受风寒外感引发。麻黄汤外解风寒，内宣肺气，又加枳实、厚朴以肃肺下气，药中其鹄，则其效如神。[《陕西中医学院学报》1990；(1)，3]

案 6　高辉远治疗荨麻疹案

李某，男，7 岁。初诊：1987 年 11 月 3 日。

[主诉] 患儿 1 个月以前，全身突然出现风疹块，瘙痒异常，西医诊断为“荨麻疹”，曾服苯海拉明、异丙嗪、布克利嗪、防风通圣丸等，效果不理想，请高老诊治，但见患儿全身红疹成片，皮肤瘙痒，遇风则甚，以头面、颈部为甚，有鼻塞，喷嚏，无汗出，见冷风则痒甚，饮食一般，大便正常。

[诊查] 全身皮肤遍起红疹，局部皮肤红肿、发热，无皮肤破损及流水，舌质淡，舌苔薄白，脉浮紧。

[辨证] 风寒束表，阳气不化，营卫不和，郁热波及营血，外发为疹。

[治法] 辛温解表，祛风止痒，宣肺透疹，以麻黄汤加减主之。

[处方] 麻黄 6g，桂枝 4g，杏仁 10g，甘草 3g，防风 10g，连翘 10g，忍冬藤 10g，丹皮 10g，蝉蜕 6g，地肤子 12g，生姜 3 片，大枣 5 枚。

二诊：服上方 3 剂后，怕冷恶风感觉好转，瘙痒也减轻，病人纳食不香，皮肤仍有红润，疹块隐现，二便均可，舌淡苔薄白，脉弦。

[处方] 上方加焦三仙各 10g，赤芍 10g，红花 10g，再进 3 剂。

[随访] 服上药后，疹退痒止而愈。(《高辉远医话医案集》)

案7　吴光烈治疗癃闭证案

吴某，男，36岁。1984年2月15日就诊。

患者以捕捉鱼虾为生，经常涉水淋雨，3日前突然畏冷发热，无汗，咳嗽声重，痰白而稀，伴小便点滴不畅，小腹胀急疼痛不可按，痛苦难以言状，而延余诊治。脉浮，舌苔薄白。此乃风寒犯肺，肺气郁闭而致尿闭不畅。方用麻黄汤加味。

麻黄15g，桂枝、杏仁各9g，牛膝30g，葱白3茎，水煎温服。

1剂尽而小便通畅。(《现代名医用方心得》)

案8　漆济元治疗太阳表寒证案

周某某，男，35岁。初诊：1986年11月28日。

患者战寒，肌肤粟起，毫毛毕直，继而发热38.4℃。头身痛无汗，项强转侧不利。咳嗽痰白，舌苔薄白，脉浮紧。寒伤太阳，治以发汗解表。方选麻黄汤加味。

麻黄6g，桂枝10g，杏仁10g，甘草3g，秦艽10g，前胡10g，百部10g，紫菀10g，半夏10g，桔梗6g，枳壳10g。4剂汗出而愈。(《名老中医漆济元医案珍藏录》)

案9　刘继祖治疗着痹证案

艾某某，男，38岁。1998年11月15日初诊。

患者2年多觉背脊拘急冷痛，转侧屈伸不利，经西医确诊为强直性脊柱炎。今背脊拘急，冷痛日渐加重，形体肥胖，脊不能伸，无寒热，少汗，舌暗苔白，脉沉细。

[辨证分析]背为阳，阳不得伸实为寒湿诸阴邪碍之，故气血痰凝滞，筋脉为之拘急；阳不化水湿着而痹，阳不外张而汗少，脉舌俱阳气不展之征。

[诊断]痹证之着痹。

[治法]温经通阳，兼祛湿通痹。

[处方]麻黄汤加味。炙麻黄10g，杏仁10g，桂枝10g，炙甘草6g，苍术10g，萆薢10g。7剂，水煎服，每日2次，每服150ml。

二诊：11月20日，诸症大减，上方加赤芍15g，缓急再进。共治疗2个月，已无明显不适。(《刘继祖医论医案撷萃》)

案10　刘继祖治疗缩阳证案

张某，男，31岁。1999年7月23日初诊。

患者形体素盛，久于冰雪中耕牧。已婚2年无子。近2日突觉玉茎冷缩，少腹空痛，苦不堪言，急来就治。面色微青，纳食、二便均可，脉弦，舌暗苔白。

[辨证分析]久居寒湿，阳气受损，宗筋为伤。玉茎乃宗筋之汇，阳气所聚，故阳具冷缩，舌脉为之佐证。

[诊断]缩阳证。

[治法]温经通阳。

[处方]麻黄汤。炙麻黄10g，桂枝10g，杏仁6g，炙甘草6g，1剂，以麻黄汤煎煮及

将息法为之。

二诊：7月24日，症若失，无其他不适。嘱以八味肾气丸巩固，并予逍遥丸以利其疏泄也。(《刘继祖医论医案撷萃》)

【附方】

附方1　麻黄加术汤(《金匮要略》)

麻黄去节，三两（9g）　桂枝去皮，二两（6g）　杏仁去皮尖，七十个（9g）　甘草炙，一两（3g）　白术四两（12g）　上五味，以水九升，先煮麻黄，减二升，去上沫，内诸药，煮取二升半，去滓，温服八合，覆取微似汗。

功用：发汗解表，散寒祛湿。

主治：风寒湿痹证。症见身体疼烦，无汗等。

方论：**清·王旭高**：麻黄得术，自不至于过汗；术得麻黄，并可以行表里之湿，此治寒湿在表之正法也。(《王旭高医书六种》)

清·尤在泾：身烦疼者，湿兼寒而在表也。用麻黄汤以散寒，用白术以除湿。俞氏曰："麻黄得术，则虽发汗不至多汗；而术得麻黄，并可行表里之湿。"(《伤寒贯珠集》)

清·陈灵石：身烦疼者，寒湿之邪着于肤表也。肤表实故无汗，无汗则邪无从出矣。方用麻黄汤发肤表之汗，以散表寒；又恐大汗伤阴，寒去而湿反不去，加白术补土生液而助湿气，此发汗中缓汗之法也。又白术补脾驱湿之功甚大，且能助脾之转输而利水，观仲祖用术各方可知，今人炒燥、炒黑、上蒸、水漂等制，皆失经旨。(《伤寒论集注》)

附方2　麻黄杏仁薏苡甘草汤(《金匮要略》)

麻黄去节，汤泡，半两（6g）　甘草炙，一两（3g）　薏苡仁半两（12g）　杏仁去皮尖，炒，十个（10g）上锉麻豆大，每服四钱匕（12g），水盏半，煮八分，去滓，温服，有微汗，避风。

功用：发汗解表，祛风除湿。

主治：风湿在表，湿郁化热证。症见一身尽痛，发热，日晡所剧者。

方论：**清·尤在泾**：此亦散寒除湿之法，日晡所剧，不必泥定肺与阳明，但以湿无来去，而风有休作，故曰此名风湿，然虽言风，而寒亦在其中……湿痹无寒不作，故以麻黄散寒，薏苡除湿，杏仁利气，助通泄之用，甘草补中，予胜湿之权也。(《伤寒贯珠集》)

清·王旭高：此方分两甚轻，疑类唐人校订《金匮》，加减仲景之方，非原方也。不然，汉时四钱匕，以今秤计之，只得八九分，而欲以治发热身疼之证，有杯水车薪之诮矣。(《王旭高医书六种》)

附方3　三拗汤(《太平惠民和剂局方》)

甘草不炙　麻黄不去根节　杏仁不去皮尖　各等分（各6g）上为粗末，每服五钱（15g），水一盏半，姜五片，同煎至一盏，去滓，通口服。以衣被盖覆睡，取微汗为度。

功用：宣肺解表。

主治：外感风寒，肺气不宣证。症见鼻塞声重，语音不出，咳嗽胸闷。

方论：**清·王旭高**：麻黄留节，发中有收；杏仁留尖，取其发，连皮取其涩；甘草生用，补中有发也。（《王旭高医书六种》）

近代·蒲辅周：三拗汤温开之力，较麻黄为小，麻黄、桂枝同用，宣通卫阳，发汗之力峻猛。走营血必借桂枝辛通，但舌质红者，须慎用！若舌稍红，可于三拗汤中，加葱白宣通阳气，较麻黄稳安。（《蒲辅周医疗经验集》）

附方4　华盖散（《博济方》）

紫苏子炒　麻黄去根节　杏仁去皮尖　陈皮去白　桑白皮　赤茯苓去皮，各一两（6g）　甘草半两（3g）。七味同为末，每服二钱（6g），水一盏，煎至七分，温服。

功用：宣肺解表，止咳祛痰。

主治：风寒袭肺证。症见咳嗽上气，痰气不利，呀呷有声，胸膈痞满，鼻塞声重，苔白，脉浮紧。

方论：**清·徐大椿**：风寒伤肺，遏热于经，失其分布之常，故呼吸不利，喘促不止焉。麻黄开发肺气以散风寒，杏仁疏降肺气以散痰逆，苏子散痰解郁，桑皮清肺肃金，橘红利气除痰，茯苓渗湿清肺，甘草缓中气以和胃，姜、枣益心脾以散寒也。使风邪外解，则遏热顿化，而肺络清和，奚有呼吸不利，喘促不止之患哉？此发散之剂，为邪遏喘促之方。（《医略六书·杂病证治》）

大青龙汤

《伤寒论》

【组成】麻黄去节，六两（12g）　桂枝二两（6g）　甘草炙，二两（6g）　杏仁去皮尖，四十粒（6g）　生姜三两（9g）　大枣擘，十二枚（6g）　石膏如鸡子大，碎（18g）

【用法】上七味，以水九升，先煮麻黄，减二升，去上沫，内诸药，煮取三升，去滓，温服一升，取微似汗。汗出多者，温粉扑之。一服汗者，停后服；若复服，汗多亡阳，遂虚，恶风烦躁，不得眠也（现代用法：水煎温服，取微汗）。

【功用】发汗解表，兼清里热。

【主治】

1. 外感风寒，内有郁热证。恶寒发热，头身疼痛，不汗出而烦躁，脉浮紧。
2. 溢饮。身体疼重，或四肢浮肿，恶寒发热，无汗，烦躁，脉浮紧。

【方论选录】

金·成无己：桂枝汤主中风，麻黄汤主伤寒，二者发散之纯者也。及乎大青龙汤则不然，虽为发汗之剂，而所主又不一，必也中风脉浮紧，为中风见寒脉，是风寒两伤也；伤寒脉浮缓，为伤寒见风脉，是风寒两伤也；风兼寒，寒兼风，乃大青龙汤专主之也。见兹脉证，虽欲与桂枝解肌以祛风，而不能已其寒，则病不去；或欲以麻黄汤发汗以散寒，而不能去其风，则病仍在；兹仲景所以特处大青龙汤以两解之。麻黄味甘温，桂枝味辛热，寒则伤荣，必以甘缓之；风则伤卫，必以辛散之。此风寒两伤，荣卫俱病，故以甘辛相合，而为发散之剂，表虚脉缓者，则以桂枝为主，此以表实腠理密，则以麻黄为主，是先麻黄后桂枝，兹主麻黄为君，桂枝为臣也。甘草味甘平，杏仁味甘苦，苦甘为助，佐麻黄以发表；大枣味甘温，生姜味辛温，辛甘相合，佐桂枝以解肌。石膏味甘辛微寒，风，阳邪也，寒，阴邪也，风则伤阳，寒则伤阴，荣卫阴阳为风寒两伤，则非轻剂所能独散也，必须轻重之剂以同散之，乃得阴阳之邪俱已，荣卫之气俱和，是以石膏为使。石膏为重剂，而又专达肌表者也。大青龙汤发汗之重剂也，非桂枝汤之所同，用之稍过，则又有亡阳之失。经曰：若脉微弱，汗出恶风者不可服，服之则厥逆，筋惕肉瞤，此为逆也。又曰：一服汗者，停后服。若复服，汗多亡阳，遂虚恶风，烦躁不得眠也。即此观之，剂之轻重可见矣。其用汤者，宜详审之。（《伤寒明理论》）

清·柯琴：太阳中风，脉浮紧，头痛发热，恶寒身疼，不汗出而烦躁，此麻黄证之剧者，故加味以治之也。诸证全是麻黄，有喘与烦躁之别。喘者是寒郁其气，升降不得自如，故多用杏仁之苦以降气；烦躁是热伤其气，无津不能作汗，故特加石膏之甘以生津。然其性沉而大寒，恐内热顿除而表寒不解，变为寒中而挟热下利，是引贼破家矣。故必倍麻黄以发表，又倍甘草以和中，更用姜枣以调营卫。一汗而表里双解，风热两除，此大青龙清内攘外之功，所以佐麻、桂二方之不及也。夫青龙以发汗命名，其方分大小，在麻黄之多少，而不关石膏，观小青龙之不用可知。石膏不能驱在表之风寒，但能清中宫之燔灼，观白虎之多用可知。世不知石膏为烦躁用，妄为发汗用，十剂之轻可去实，岂至坚至重之质而能发汗哉？汗多亡阳者，过在麻黄耳。少阴亦有发热恶寒烦躁之症，与大青龙同，但脉不浮、头不痛为异。若脉浮弱汗自出者，是桂枝证。二证妄与石膏，则胃气不至于四肢而手足厥冷；妄用麻黄，则卫阳不周于身而筋惕肉瞤。此仲景所深戒也。要知少阴见阳证而用麻黄，必固以附子。太、少异位，阴阳殊途，故寒温有别。桂枝证之烦，因于木旺，故用微苦微寒之剂以升降之；大青龙之兼躁，因于风动，故用至阴至重之品以镇坠之。有汗无汗，虚实不同，轻重有差也。必细审其所不用，然后不失其所当用耳。（《伤寒附翼》）

清·吴谦：名大青龙者，取龙兴云雨之义也。治风不外乎桂枝，治寒不外乎麻黄，合桂枝、麻黄二汤以成剂，故为兼风寒中伤者之主剂也。二证俱无汗故减芍药，不欲其收也；二证俱烦躁，故加石膏，以解其热也。设无烦躁，则又当从事于麻黄桂枝各半汤矣。仲景于表剂中加大寒辛甘之品，则知麻黄证之发热，热全在表；大青龙证之烦躁，热兼肌里矣。初病太阳即用石膏者，以其辛能解肌热，寒能清胃火，甘能生津液，是预保阳明存津液之先着也。粗工疑而畏之，当用不用，必致热结阳明，斑黄狂冒，纷然变出矣。观此，则可知石膏乃中风、伤寒之要药，故得麻、桂而有青龙之名；得知、草而有白虎之号

也。服后取微汗，汗出多者，温粉扑之。一服得汗，停其后服。盖戒人即当汗之证，亦不可过汗也。(《医宗金鉴·订正伤寒论注》)

清·沈明宗：此出溢饮之方也。溢饮者，风寒伤于胸膈，表里气郁不宣，则饮水流行，归于四肢，皮肤肿满，当汗出而不汗出，身体疼重。此表里风寒两伤，偏于表寒多者，故以麻、桂二汤去芍药。加石膏为大青龙，并驱表里之邪。石膏以清风化之热，使阳气通而邪从汗解，饮从下渗。或因寒邪而偏伤于内，脾胃气逆，痰饮溢出躯壳、肌肉之间，浮肿疼重者，当以小青龙汤逐痰解表，使内外之饮无地可容，故小青龙亦主之。(《张仲景金匮要略》)

清·张秉成：夫邪之来也，正气不与之两立，必发热以拒之。而人禀阴阳之气，各有偏胜不同。阳盛之人，外为风寒骤加，则阳气内郁而不伸，故见躁烦不宁之象。然阳气抑郁，何由得汗？虽用麻黄桂枝，表亦终不能解，一若亢龙有悔，欲雨何来。必以石膏之甘寒，清其内烦，解其郁热，使其阳气暴伸，表里通畅，然后云行雨施，一汗而解也。先哲每谓石膏可以解肌，殊不知甘寒质重之物，止有清里之能，不过热除表解之意，皆由前人凿分桂枝汤治风伤卫，麻黄汤治寒伤营，大青龙汤治风寒两伤营卫，均为解表之方，遂致后人误会者多耳。此方即麻黄汤之变剂，因其内有郁热，故加石膏，欲其和营卫、致津液，故用姜枣。学者神而明之，自可得其理矣。(《成方便读》)

清·王晋三：麻黄、桂枝、越婢，互复成方，辛热之剂复以石膏，变为辛凉。正如龙为阳体，而变其用为阴雨也。方义专主泄卫，故不用芍药；欲其直达下焦，故倍加铢两，从卫分根本上泄邪，庶表里郁热之气，顷刻致和。《内经》治远以奇方大制，故称大青龙。(《绛雪园古方选注》)

清·徐灵胎：太阳中风，脉浮紧，紧为阴脉，故汗不易出。发热恶寒，非恶风。身疼痛，不汗出，而烦躁者，邪深热郁。大青龙汤主之。若脉微弱，汗出恶风者，不可服，服之则厥逆，筋惕肉瞤，此为逆也。恶风乃桂枝症，误服此则汗不止，而有亡阳之象矣。立此方即垂此戒，圣人之意深矣。按此方合麻桂而用石膏，何以发汗，如是之烈？盖麻黄汤，麻黄用二两，而此用六两；越婢汤石膏用半斤，而此用鸡子大一块。一剂之药，除大枣，约共十六两，以今秤计之，亦重三两有余，则发汗之重剂矣！虽少加石膏，终不足以相制也。(《伤寒论类方》)

清·费伯雄：此为风寒两伤营卫而设，即麻黄汤加石膏、姜、枣也。麻黄汤中本用桂枝，可见仲景治寒未尝不兼治风，则风寒两伤营卫者用麻黄汤亦足矣，而必加石膏等三味者盖因风寒两伤营卫，非但伤风伤寒之可比，郁热必倍加。故用石膏体重味轻，以泻郁热；姜、枣甘温，以反佐之。仲景之意，全重在烦躁二字，若无此候，万不可轻投。(《医方论》)

近·张锡纯：大青龙汤所主之证，原系胸中先有蕴热，又为风寒锢其外表，致其胸中之蕴热，有蓄极外越之势。而其锢闭之风寒，犹恐芍药苦降酸敛之性，似于发汗不宜，而代以石膏，且多用之以厚其力，其辛散凉润之性，既能助麻、桂达表，又善化胸中蕴蓄之热为汗，随麻、桂透表而出也，为有云腾致雨之象，是以名为大青龙也。至于脉微弱，汗出恶风者，原系胸中大气虚损，不能固摄卫气，即使有热，亦是虚阳外浮，若误投以大青龙汤，必至虚者益虚，其人之元阳因气分虚极而欲脱，遂致肝风萌动而筋惕肉瞤也。(《医学衷中参西录》)

今·丁学屏：近代·程门雪（1902—1972）谓："大青龙汤融辛甘发散，辛凉清解于同一炉冶，为外寒搏束内热之证，出一主要方法，开后世表里同治之先河。张元素之大羌活汤、九味羌活汤；刘河间之防风通圣散、双解散之类，推其原始，无不由此发源，盖法同而药异耳。"无问伤寒、中风，凡外邪未解；里热已著者，即为对证。清·王旭高"'发热恶寒无汗烦躁'八字，是大青龙汤着眼"一语，切中大青龙汤应用要领，堪为临证之准绳焉。(《古方今释》)

【验案选录】

案1　邢锡波治疗大青龙汤证案

许某，男，40岁，教员。

[病史] 患伤寒迁延日久，寒从热化，津液受伤，发热恶寒，头项强痛而无汗，口渴引饮，小便短赤，大便旬日未通，异常烦躁，诊其脉两关洪数鼓指，舌质淡红，苔边自中黄而少津，此乃表证未解，里证又急，即仲景所谓大青龙汤证之候也。遂以加减大青龙汤与之。证属外感风寒，内有郁热。治宜外解风寒，内清郁热。

[处方] 鲜茅根30g，生石膏18g（研细），杏仁10g，甘草6g，麻黄5g，桂枝3g。

二诊：连服2剂，得汗热减，脉滑数而洪象稍减，是病势已有转机，唯口渴烦躁不除。又仿仲景竹叶石膏汤加减续进，在原方中减去半夏，为不呕也；加陈皮、白芍以行气活血，较原方为灵活耳。

[处方] 粳米30g，生石膏18g，银花15g，吉林参10g，竹叶10g，白芍10g，麦冬10g，生甘草6g，鲜姜3片。

连服3剂，诸症均渐痊愈。(《邢锡波医案集》)

案2　于已百治疗感冒案

刘某，男，26岁。初诊：1997年4月7日。

患者感冒发热（体温39.4℃）2日，服用感冒通、强力银翘片治疗不效，故来于氏处诊治。

刻诊：发热恶寒，寒热俱重，头痛身痛，项强，无汗，心烦躁扰，大便较干，舌红苔薄黄，脉浮紧稍数。证属壮人感寒，风寒外束，里热又盛。治宜发汗解表、清热除烦，方用大青龙汤。

麻黄10g，杏仁10g，生石膏30g，炙甘草10g，桂枝10g，生姜10g，大枣6枚，菊花12g，蔓荆子12g，葛根12g，白芷12g，连翘20g，枳实10g，水煎，2次分服。

4月15日因胃脘痛就诊，问及上次感冒治疗情况，患者诉说服药1剂，寒热即退，又服1剂，余证皆消，共服2剂感冒告愈。(《现代名医用方心得》)

案3　刘渡舟治疗高热寒战证案

某某，女，18岁，学生。

1969年11月，其母患坐骨神经痛住院治疗，此女陪床照顾。一日夜晚，突发高热寒战、胸痛。诊时高热寒战，心烦无汗，胸痛咳嗽，气喘急促，吐铁锈色痰，查体温41.5℃。脉浮紧数有力，舌质淡红，舌苔微黄而干。刘老云：此乃典型大青龙汤证。予大青龙汤原方。

麻黄18g，桂枝9g，杏仁9g，生石膏45g，甘草6g，生姜3片，大枣4枚。急煎服。

患者服下头煎，药杯拿在手里尚未放在桌上，瞬间周身汗出、热退、胸痛减轻。遂问刘公：药效何其快速如此？刘公笑笑，云：君不闻“覆杯而愈”之说乎？一服汗出热退，不必尽剂。(《刘渡舟伤寒临证带教笔记》)

案4　丁甘仁治疗痰饮证案

张左。寒邪外束，痰饮内搏，支塞肺络，清肃之令不行，气机窒塞不宣，寒热无汗，咳嗽气喘，难于平卧，胃有蕴热，热郁而烦躁。脉浮紧而滑，舌苔薄腻而黄，宜疏外邪以宣肺气，化痰饮而清胃热，大青龙汤加减。

蜜炙麻黄1.2g，云茯苓3g，橘红2.4g，炙款冬花4.5g，川桂枝1.8g，象贝母9g，半夏6g，石膏（打）9g，旋覆花（包）4.5g，杏仁9g，生甘草1.8g。(《丁甘仁经典医案赏析》)

案5　余瀛鳌治疗夏季伤寒案

邓某，男。身体素壮，时值夏令酷热，晚间当门而卧，迎风纳凉，午夜梦酣，渐转凉爽，夜深觉寒而醒，入室裹毯再寝。俄尔寒热大作，热多寒少，头痛如劈，百节如被杖，壮热无汗，渐至烦躁不安，目赤，口干，气急而喘。脉洪大而浮紧。此夏气伤寒已化烦躁之大青龙汤证，为书大青龙方治之。

生麻黄12g，川桂枝12g，生石膏120g，甘草9g，生姜9g，鲜竹叶15g。

服昨方，汗出甚畅，湿及衣被。约半小时，渐渐汗少，高热已退，诸症爽然若失。又为处一清理余邪之方，兼通大便，其病果瘥。

按：身体素壮，感寒无汗，热无宣泄之路，渐至烦躁目赤，口干气喘。此外寒内热，不汗出而烦躁证备，投大青龙汤果中。[《江苏中医》1959；（5）：16]

案6　刘渡舟治疗溢饮案

某女，32岁。患两手臂肿胀，沉重疼痛，难于抬举。经过询问得知，冬天用冷水洗衣物后，自觉寒气刺骨，从此便发现手臂肿痛，沉重酸楚无力，诊脉时颇觉费力。但其人形体盛壮，脉来浮弦，舌质红绛，苔白。此乃水寒之邪郁遏阳气，以致津液不得流畅，形成气滞水凝的“溢饮”证。虽然经过多次治疗，但始终没有用发汗之法，所以缠绵而不愈。

麻黄 10g，桂枝 6g，生石膏 6g，杏仁 10g，生姜 10g，大枣 10 枚，甘草 6g。

服药 1 剂，得汗出而解。

按：溢饮是水饮病的一种表现形式，临床以身体疼痛沉重，其形如肿为特点。大青龙汤治溢饮，为《金匮要略》所载，但也有人认为《伤寒论》第 39 条大青龙汤证也属于溢饮的范畴，乃寒邪留着于四肢肌肤之间，郁闭卫阳，使气机不行，津液凝涩所致。用大青龙汤发越郁阳，俾汗出阳气通利，津液流畅则愈。(《经方临证指南》)

桂 枝 汤

《伤寒论》

【组成】桂枝去皮，三两（9g）　芍药三两（9g）　甘草炙，二两（6g）　生姜切，三两（9g）　大枣擘，十二枚（3 枚）

【用法】上五味，㕮咀，以水七升，微火煮取三升，适寒温，服一升。服已须臾，啜热稀粥一升余，以助药力。温覆令一时许，遍身微似有汗者益佳，不可令如水流漓，病必不除。若一服汗出病瘥，停后服，不必尽剂；若不汗，更服如前法；又不汗，后服小促其间，半日许，令三服尽。若病重者，一日一夜服，周时观之，服一剂尽，病证犹在者，更作服；若汗不出，乃服至二三剂。禁生冷、黏滑、肉面、五辛、酒酪、臭恶等物（现代用法：水煎服，温覆取微汗）。

【功用】解肌发表，调和营卫。

【主治】外感风寒表虚证。恶风发热，汗出头痛，鼻鸣干呕，苔白不渴，脉浮缓或浮弱。

【方论选录】

宋·刘昉：《活人书》论伤寒小儿、大人治法：一般但小分剂，药性差凉耳。问：自汗者，何也？卫不和自汗。病人脏无他病，时发热自汗出而不愈者，卫不和也。先其时发汗则愈，属桂枝也。太阳病，发热汗出者，此为荣弱卫强，故汗出。欲救风邪者，宜桂枝汤。又云：病常自汗出者，此为荣气和。荣气和者，外不谐也。以卫气不共荣气谐故尔。以荣行脉中，卫行脉外，复发其汗，荣卫和则愈。伤风自汗，太阳病；发热汗出，恶风脉缓为中风，属桂枝汤。(《幼幼新书》)

明·张景岳：桂枝性散，芍药性敛，以芍药从桂枝，则桂枝不峻，以桂枝从芍药，则芍药不寒。然以芍药之懦，终不胜桂枝之勇，且芍药能滋调营气，适足为桂枝取汗之助，故桂枝汤亦是散剂，但麻黄汤峻，而桂枝汤缓耳。故凡寒邪深固者，恐服桂枝不能解表，则反以助热，所以脉紧无汗者，宜麻黄不宜桂枝；若脉浮缓有汗，或浮弱者，以其风邪尚浅，宜桂枝不宜麻黄也。此麻黄汤为发表之第一，而桂枝汤则解表之次者也。(《景岳

全书》)

清·徐镛：头痛发热，汗出恶风，为桂枝本症。脉浮弱，为桂枝本脉。一见此症此脉，无问其为中风伤寒杂病也。汗出而热不解，因邪在营卫之间，不在皮毛之际，故以桂枝生姜甘草大枣，辛甘发散，中配以芍药酸寒，用以发汗，即用以止汗也。又虑中气虚馁，不能送邪外出，须助以热粥。经云：饮入于胃，以传于肺，肺主皮毛，汗所从出。服已啜粥，充胃气以达于肺也。是方调和营卫，不特自汗盗汗，虚疟虚痢所宜，即劳倦内伤，及一切阳虚等症，咸宜用之。以桂枝为建中之祖耳。胸满去芍药，喘加厚朴、杏仁，汗漏不止加附子，亡阳起卧不安去芍药加蜀漆、龙骨、牡蛎，为救逆汤。此皆进而从阳也。若退而从阴者，加黄芩为阳旦汤，倍芍药又治太阴腹满，微痛加大黄，治太阴大实病。《难经》云：阳维为病苦寒热，阴维为病苦心痛。后人并用桂枝汤，以阳维属卫，阴维属营，桂枝汤调和营卫也。(《医学举要》)

清·喻昌：此方为中风一证，群方之祖。不但风中入络，即中经、中腑、中脏药中，皆当加入本方。以风从外入者，究竟必驱，从外出故也。后人竞用续命汤为加减，此方置之不录，未免得流忘源矣。又况源流俱失者哉！(《医门法律》)

清·陈念祖：妊娠胎前第一方。尤在泾云：“脉无故而身有病，而又无寒热邪气，则无可施治，唯有桂枝汤调和阴阳而已矣。”徐忠可云：“桂枝汤，外证得之为解肌和荣卫，内证得之为化气调阴阳也。”今妊娠初得，上下本无病，因子宫有凝气溢上下故，但以芍药一味，固其阴气，使不得上溢；以桂甘姜枣，扶上焦之阳，而和其胃气；但令上焦之阳气充，能御相侵之阴气，足矣！未尝治病，正所以治病也。否则，以渴为邪热以解之，以不能食为脾不健而燥之，岂不谬哉！(《女科要旨》)

清·周扬俊：风既伤卫，则卫气疏，不能内护于营，而汗自出矣。汗者，血之液也。桂枝，血分药也。苟非以血药入透营分，和营散邪。芍药护营固里，则不但外邪不出，且必内入而为腑患。然后知和营则外邪出，邪出则卫自密，更不必用固表之药，而汗自止矣。(《成方切用》)

清·柯韵伯：桂枝赤色通心，温能散寒，甘能益气生血，辛能发散外邪，内辅君主发阳气而为汗，故麻、葛、青龙，凡发汗剂咸用之，唯桂枝汤可不用麻黄，而麻黄汤不可无桂枝也。(眉批：桂枝义尽。)本方皆辛甘发散，唯芍药之酸寒，益阴敛血，内和营气，故能止汗。先辈言无汗不得用桂枝者，正以中有芍药能止汗也。芍药之功，在于止烦，烦止汗亦止，故反烦、更烦与心悸而烦者咸赖之。若倍加芍药，即建中之剂，而非复发汗之剂矣。(眉批：发芍药妙义，无人能到。)是剂也，用桂枝发汗，芍药止汗，生姜之辛佐桂枝以解肌，大枣之甘佐芍药以和里；桂、芍之相须，姜、枣之相得，阳表阴里，并行不悖，是刚柔相济以为和也；甘草甘平，有安内攘外之能，用以调和气血者，即以调和表里，且以调和诸药矣。而精义又在啜稀热粥以助药力。盖谷气内充，则邪不复入，而啜粥以继药之后，则余邪不复留，复方之妙用又如此。要知此方专治表虚，能解肌以发营中之汗，而不能开皮毛之窍，以出卫分之邪，故汗不出者是麻黄证，脉浮紧者是麻黄脉，即不得与桂枝汤矣。（眉批：此明不用桂枝之故。）然初起无汗，当用麻黄发汗，如汗解后复烦，即脉浮数者，不得更与麻黄，而用桂枝。如下后脉仍浮，气上冲与下利止，而身痛不休者，皆用此解外，何故？盖此时表虽不解，腠理已疏，邪不在皮毛而在肌肉，故脉证虽同麻黄，而主治当属桂枝也。（眉批：此明必用桂枝之故。）粗工妄谓桂枝汤专治中风，不治伤寒，使人疑而不用。不知此汤以治自汗、盗汗、虚疟、虚痢，随手而愈。因知仲景方可通治百病，后人遇一症，便集百方以眩人，使人无下手处，岂不陋哉！（《古今名医方论》）

清・汪昂：此足太阳药也。仲景以发汗为重，解肌为轻，中风不可大汗，汗过则反动营血，虽有表邪，只可解肌，故以桂枝汤少和之也。经曰：风淫所胜，平以辛凉，佐以苦甘，以甘缓之，以酸收之。桂枝辛甘发散为阳，臣以芍药之酸收，佐以甘草之甘平，不令走泄阴气也；姜辛温能散（散寒止呕），枣甘温能和，此不专于发散，又以行脾之津液而和营卫者也。麻黄汤专于发散，故不用姜枣，而津液得通矣。（《医方集解》）

清・柯韵伯：此为仲景群方之魁，乃滋阴和阳，调和营卫，解肌发汗之总方也。凡头痛发热恶风恶寒，其脉浮而弱，汗自出者，不拘何经，不论中风、伤寒、杂病，咸得用此发汗。若妄汗妄下，而表不解者，仍当用此解肌。如所云头痛、发热、恶寒、恶风、鼻鸣、干呕等病，但见一症即是，不必悉具，唯以脉弱自汗为主耳。（《伤寒附翼》）

清・张璐：此方专主卫受风邪之证。以其卫伤，不能外固而自汗，所以用桂枝之辛发其邪，即用芍药之酸助其阴，然一散一收，又须甘草以和其胃。况发汗必须辛甘以行阳，故复以生姜佐桂枝，大枣佐甘草也。但方中芍药不言赤白，《圣惠》与节庵俱用赤，孙尚与叔微俱用白，然赤白补泻不同。仲景云：病发热汗出，此为营弱卫强，营虽不受邪，终非适平也。故卫强则营弱，是知必用白芍药也，营既弱而不能自固，岂可以赤芍药泻之乎？虽然，不可以一律论也。如太阳误下而传太阴，因而腹满时痛，则当倍白芍补营血之虚。若夫大实者必加大黄，又宜赤芍以泻实也。至于湿热素盛之人，与夫酒客辈感寒之初，身寒恶热者，用桂枝汤，即当加黄芩以胜热，则不宜白芍以助阴，贵在临证活法也。（《伤寒缵论》）

清・王旭高：桂枝汤方是解肌，（《伤寒论・太阳篇》云“桂枝本为解肌”，明非发汗也。）芍药甘草姜枣维。啜粥渍形充胃气，（桂枝本不能发汗，故须助以热粥，充胃气以达于肺，肺主皮毛，汗所从出，是渍形为汗也。观于此，可知伤寒不禁食矣。）调和营卫汗斯滋。（此方桂、芍相须，姜、枣相得，是调和营卫之方。营卫和则汗自出，故曰“解肌”。）中风伤寒太阳病，虚疟（调和营卫之功）虚痢（和阳敛阴之效）悉治之。大凡发热脉浮弱，恶寒汗出最相宜。（桂枝一味，治太阳发热恶寒之的药。因脉浮弱汗自出，故加白芍敛阴护营，生姜佐桂以解表，大枣佐芍以和里，更用甘草和诸药。凡发热恶寒，脉浮弱，汗自出者，合此证即用此汤，勿拘风寒杂证也。）若然无汗脉浮紧（是麻黄证），酒客血家切忌施。（无汗忌酸敛，酒客忌甘，血家忌辛热，故皆不可用。）夏月黄芩加入剂，改名阳旦汤宜知（夏月用桂枝汤加黄芩，名阳旦汤）。（《王旭高医书六种・退思集类方歌注》）

近·曹颖甫：有桂枝汤中风证患者于此，恶风头痛，发热汗出，诸状次第呈现。顾汗出不畅，抚之常带凉意，是可谓之曰“病汗”。设其人正气旺，即自疗机能强者，其发热瞬必加甚，随得畅汗，抚之有热意，于是诸状尽失。可知一切毒素（包括外来之病原物，及内蕴之排泄物）已随此畅汗以俱去，此所谓“法当汗解”是也。设其人正气不足以办此，则必须假外物或动作以为助，例如吸滚热之茶汤可到助汗，作剧烈之运动，就温水之沐浴，亦皆可以助汗。方法不一，致汗则同（当炎暑之日，吾人周身舒适无汗之时，偶作此三事，则致汗甚易，可为明证），及此汗出，病亦寻瘥。然而中风证之重者，又非此简易疗法所可得而几，何况啜水太多，胃不能容，运动就浴，又易伤风，于是乎桂枝汤尚矣。

及服桂枝汤已，须臾，当饮热稀粥一小碗，以助药力。且卧床温覆一二时许，将遍身漐漐微似汗出（似者，续也，非似乎也）。病乃悉去。此汗也，当名曰“药汗”，而别于前之病汗也。“病汗”常带凉意，“药汗”则带热意，“病汗”虽久，不足以去病，“药汗”瞬时，而功乃大著，此其分也。有桂枝证者来求诊，与桂枝汤，告之曰：“服此汗出，病可愈矣。”彼必曰：“先生，我本有汗也。”夫常人不知“病汗”“药汗”之分，不足为责。独怪一般医家尚有桂枝汤能发汗能止汗之辨，呶呶相争，无有已时。不知以中风证而服桂枝汤，“先得药汗”，是“发汗”也，“病汗”遂除，亦“止汗”也。是故发汗止汗二说，若以为非，则均非，若以为是，则均是，惜乎未观其通，尚差一筹耳！（《经方实验录》）

今·湖北中医药大学方剂教研室：桂枝汤为仲景群方之冠，具解肌发表，调和营卫之功，是治疗太阳中风证之主方。太阳中风证已有汗出，为什么又用桂枝汤发汗？要知道本证之汗出是外邪袭表、营卫不和所致。临床上称为“自汗”，病邪不去则自汗难止。服桂枝汤后，在药物的作用下，全身漐漐微汗出，邪随汗解，营卫和调，则自汗可止。可见太阳中风证之汗出，乃病理现象；而服用桂枝汤后的汗出，是药理作用。两者是截然不同的。徐灵胎说：“自汗与发汗迥别，自汗乃营卫相离，汗发使营卫相合，自汗伤正，发汗驱邪。复发者，因其自汗而更发之，则营卫和而自汗反止矣。”近贤曹颖甫谓太阳中风证之汗出为“病汗”，服药后之汗出为“药汗”，以之区别两种不同性质的汗出，可谓简明而贴切。他说：“病汗虽久，不足去病；药汗瞬时，而功乃大著，此其分也。”那么，临证之时如何鉴别是“病汗”还是“药汗”呢？曹氏指出：“病汗常带凉意，药汗常带温意。”此论实为经验之谈，颇具指导意义。

桂枝汤的适应范围极为广泛，临床上用于不同的病证，往往发挥不同的效用。用于风寒袭表，营卫不和的太阳中风证，它能发汗解肌以散寒邪；用于产后或病后营卫不和的病证，它能调和气血阴阳，使其达到平衡而病自愈；用于素体虚弱，阳气不振者，它能温复阳气，以治虚寒病证。曹颖甫说：“素体虚寒之老人及孕妇服此，诚有意想不到的效力，故仲圣以本汤为温补之主方。”由于桂枝汤的用途很广，有人认为它是“汗剂”，有人认为它是“和剂”，有人认为它是“补剂”。诸说不一，虽然各有其道理，但都只是从一个侧面反映了桂枝汤的作用，而未能全面地揭示其效能与特点。桂枝汤是一首既能治表，又能治里；既能散邪，又能扶正的具有多种功能的方剂，正如徐忠可所云："外证得之，解肌和营卫；内证得之，化气调阴阳。"所以柯韵伯用本方治疗自汗、盗汗、虚疟、虚痢，均能"随手而愈"。现代也有用本方治疗多种疾病的报道。一方能治疗多种疾患，足见仲景组方用药之妙。柯氏在评价仲景方时说："仲景制方不于病而命名，唯求证之切当，知其机，得其情，凡中风、伤寒、杂病，宜主某方，拈来无不合法。"这个评价是很恰当的，毫无过誉之处。

前人虽谓桂枝汤能"滋阴和阳"，但本方之药性毕竟偏于辛甘温。故表实无汗，或热盛口渴脉数等证，则不宜使用。若里热盛而误用桂枝汤，常可引起多种病证，故前人有"桂枝下咽，阳盛则毙"之诫。(《古今名方发微》)

【验案选录】

案1　张伯臾治疗虚人外感（上呼吸道感染）案

白某某，女，55岁，住院号：72/2672。

一诊：1972年7月19日。体温：39.3℃，消化道出血后，体虚未复，又感风邪，营卫不和，发热4日不退，恶寒，有汗不解，口不渴饮，苔薄白，脉浮小数。虽在夏令炎热，仍应桂枝汤加味。

川桂枝4.5g，炒白芍9g，生甘草4.5g，鲜藿香、佩兰各3g，茯苓9g，白蔻壳3g，鲜荷梗1支。2剂。

二诊：1972年7月21日。体温36.8℃，恶寒身热，1剂即退，但仍汗多，疲倦，脉细弱，舌淡红。风邪已解，营卫未和，正气未复，再拟桂枝加人参汤，扶正以止汗。

川桂枝4.5g，炒白芍9g，生甘草4.5g，孩儿参12g，浮小麦30g，炒防风6g，陈皮4.5g。1剂。

三诊：1972年7月22日。汗出已止，已思饮食，但面色萎黄，难眠，脉细弱，舌淡红。客邪退后，气血两亏，心脾同病，神不守舍，姑再调养心脾而补气血。

党参9g，黄芪12g，炒白术9g，茯苓9g，炙甘草6g，炒当归9g，炒枣仁9g，炙远志4.5g，鸡血藤15g，制首乌15g，陈皮4.5g。4剂。

按：患者由十二指肠球部溃疡合并出血而住院，服黄土汤血止后，继发寒热，经四环素、青霉素等治疗热不退。患者失血之后，可知营血已伤，表气亦弱。今又复感风邪，故症见发热恶寒有汗不解等表虚营卫不和之象，虽为血家，又值夏令炎热，而仍予桂枝汤加芳宣之品，祛风辟秽，一剂而热退，风邪得解；继以桂枝加人参汤续调营卫而补其虚；最后用理心脾，补气血之剂而收功。由此可见，《伤寒论》方不拘之于治疗伤寒，桂枝汤虽为温药，亦不忌血家，不限四季，只须脉症符合，便可对症用方。(《张伯臾医案》)

案2　曹颖甫应用桂枝汤案

我治一湖北人叶君，住霞飞路霞飞坊。大暑之夜，游大世界屋顶花园，披襟当风，兼进冷饮。当时甚为愉快，顷之，觉恶寒，头痛，急急回家，伏枕而睡。适有友人来访，乃强起坐中庭，相与周旋。夜阑客去，背益寒，头痛更甚，自作紫苏生姜服之，得微汗，但不解。

次早乞诊，病者被扶至楼下，即急呼闭户，且吐绿色痰浊甚多，盖系冰饮酿成也，两手臂出汗，抚之潮，随疏方，用：桂枝四钱，白芍三钱，甘草钱半，生姜五片，大枣七枚，浮萍三钱。

加浮萍者，因其身无汗，头汗不多故也。次日，未请复诊。某夕，值于途，叶君拱手谢日，前病承一诊而愈，先生之术，可谓神矣！

按：一病一证之成，其病因每不一而足。本案示风之外，更有冷饮，外为风袭，内为饮遏，故见证较前案多一吐字，可见病人之证随时变化，决不就吾医书之轨范。而用药可加减，又岂非吾医者之权衡，观本方用生姜五片可知矣。

曹颖甫曰：此公系同乡高长佑先生之友。予因治其妻神经病，始识之。盖其妻饮食如故，但终日歌唱，或达旦不寐。诊其脉滑疾，因用丁甘仁先生法，用猪心一枚剖开，内藏辰砂二钱，甘遂二钱，扎住，向炭炉煨枯，将甘遂朱砂研成细末。一服而大下，下后安眠，不复歌唱矣。后以十全大补汤收膏调之，精神胜于未病时。附录之，以资谈助。(《经方实验录》)

案3　邢锡波治疗桂枝汤证案

李某某，男，35岁，干部。

［病史］数日前因外出遇雨，归后身感不适，继而出现头痛，发热，恶风，汗出偏左，咳嗽吐白痰，下肢沉重，溲黄，大便干燥。脉浮稍数，舌质淡，苔薄白而润。

［辨证］营卫不和。

［治法］调和营卫。

［处方］桂枝10g，白芍10g，甘草3g，干姜3片，大枣3枚（温粥1碗，微出其汗）。

服药1剂，蒸蒸汗出，表罢身爽，唯正气抗邪力在趋表，表虽解而便燥、溲赤不除，脉数，急当清肃肺胃。方以麦门冬汤加减治之。服药1剂，诸恙若失，唯偏左头部稍有不适，再本前意出入，以善后调之。头部不适入蔓荆引经从标，内热已减，去石膏。服药2剂而痊愈。(《邢锡波医案集》)

案4　孙鲁川治疗瘔瘤证案

陈某某，女，38岁，工人。1971年4月24日初诊。

患冠心病1年，虽经多医治疗，病未痊愈。昨感风寒，周身骤起风团疹块，色白，瘙痒难忍，头痛，汗出恶风。某医予防风、芥穗、连翘、豆豉等药，服药2剂，非但不效，反而风团疹块更加片大，瘙痒益甚，脉象浮缓，舌淡，苔白薄。

［辨证治疗］久患冠心病，营血亏虚，又感风邪郁于肌表，卫气亦伤，营卫不和，故发瘔瘤。治以解肌发表，调和营卫。方用桂枝汤加味。

［处方］桂枝、白芍各9g，甘草6g，当归9g，生姜3片，大枣3枚（掰）。水煎服。

二诊：4月27日。上方连进3剂，疹块已退大半，头痛恶风亦减。既见效机，仍守原方继进3剂，观其病势，再商治法。

三诊：5月1日。上方继尽3剂，疹块基本痊愈，头痛已止，汗出尚多，还觉恶风，仍以上方再佐益气固表之品。

［处方］桂枝、杭白芍、甘草各6g，当归9g，生姜3片，大枣3枚（掰），生黄芪9g，党参6g。水煎服。

上方连服6剂病愈，恢复工作。（《孙鲁川医案》）

案5　章次公治疗感冒证案

曹某，男。形寒骨楚，风寒束于太阳之表，腠理不得疏泄也。不更衣7日，仲景有桂枝汤加大黄之例，今师其意。川桂枝（后下）3g，生麻黄3g，蔓荆子3g，羌活9g，生锦纹3g（剉细末分吞），郁李仁12g，杏仁泥18g，晚蚕沙（包）9g，粉甘草3g。（《章次公医案》）

案6　刘继祖治疗腹泻证案

郭某，男，41岁。

［病史］肠鸣腹泻，泻下稀黏，脘腹隐痛，舌淡，脉浮。《伤寒论》372条：下利腹胀满、身体疼痛者，先温其里，乃攻其表，温里宜四逆汤，攻表宜桂枝汤。

［处方］桂枝10g，白芍10g，薤白30g，炙甘草10g，大枣5枚，生姜3片。

服药4剂，大便成形，腹痛肠鸣减轻，续服3剂而愈。（《刘继祖医论医案撷萃》）

案7　董廷瑶治疗小儿感冒证案

毛某某，男，8个月。

初诊：感冒风寒，身热咳嗽，鼻流清涕，微似有汗，二便尚调，舌苔薄白。治拟辛温和表，桂枝汤主之。

［处方］桂枝2.4g，白芍6g，清甘草2.4g，生姜2片，红枣3枚，橘红3g，防风4.5g，带叶苏梗4.5g，桔梗3g。2剂。

二诊：汗出热减，咳嗽仍多，舌苔薄白，再以疏解和表。

［处方］桂枝2.4g，白芍6g，清甘草2.4g，防风4.5g，桔梗3g，杏仁6g，生姜2片，红枣3枚，3剂而愈。（《董廷瑶医案》）

案8　吴佩衡治疗小儿急惊风证案

柯某之长子，年一岁半，住云南省昆明市原铁道分局。

1922年阴历九月初六日晨，寐醒抱出，冒风而惊，发热，自汗沉迷，角弓反张，手足抽搐，目上视，指纹赤而浮，唇赤，舌淡白，脉来浮缓。由于风寒阻遏太阳经气运行之机，加以小儿营卫未充，脏腑柔嫩，不耐风寒，以致猝然抽搐而成急惊风证。此为太阳肌表之证，以仲景桂枝汤主之，使中于太阳肌腠之邪，得微汗而解。

桂尖10g，杭芍10g，甘草6g，生姜10g，小枣7枚，加入粳米一小撮同煎，嘱服后温覆而卧，使得微汗。

一剂尽，即熟寐，汗出热退，次日霍然。（《吴佩衡医案》）

案9　吴佩衡治疗湿疹证案

李某某，女，25岁，广东人，大学教师，住昆明市。身体健康，向少生病，1965年4月，赴滇南某化肥厂出差，当地气候炎热，暑湿氤氲。某日下班出厂，迎面微风吹拂而来，顿觉面部烘热，身发寒噤。次日颜面皮肤细密丘疹遍起，皮肤焮红，绷紧灼热，奇痒难忍。工厂医务所诊断为“过敏性湿疹”，给服盐酸苯海拉明及静脉注射葡萄糖酸钙等治疗，面部痒疹未退，于两肘弯处又复发生，稍轻拭则有清淡黄水渗出，夜间作痒尤甚，眠食不安。5月1日回昆明，来舍就诊于余。脉浮缓、舌淡苔薄白，此气血不调，营卫失谐，受暑湿之气熏腾，复为风邪所感，发为湿疹。法当调和营卫、疏风除湿固表主之，方用桂枝汤玉屏风散合方加味。

［处方］黄芪30g，防风15g，白术20g，桂枝20g，杭芍10g，蝉蜕5g，红毛五加10g，刺蒺藜10g，广蛇床10g，生姜3片，大枣3枚，甘草10g。

不日返回该厂，照方煎服2剂而愈，此后未再复发。(《吴佩衡医案》)

案10　张伯臾治疗泄泻(慢性结肠炎)案

李某某，女，51岁。住院号：73/1453。

一诊：1973年5月12日。大便溏泻日行4~8次，头有白冻，经年累月不愈，畏寒，下腹隐痛，泻后较舒，脉小滑，苔白腻。脾胃运化无权，曲肠垢滞郁阻，治宜温运燥湿导滞去垢，以桂枝汤加减。

［处方］桂枝4.5g，炒赤白芍9g，炙甘草3g，炒防风9g，炒茅术9g，炒枳实9g，煨木香4.5g，炒银花12g，皂荚子4.5g，焦楂曲各9g。5剂。

二诊：1973年5月17日。连投温运燥湿之剂，大便初干后溏，日行3~4次，仍有少量白冻，畏寒除，腹痛瘥，脉小滑，苔薄白腻。运化无权，传导失职，再守原意加重温中健脾之品。

［处方］桂枝4.5g，炒赤芍9g，炙草3g，炒干姜4.5g，党参9g，炒茅术9g，炒防风9g，炒枳实9g，煨木香4.5g，炒银花12g，皂荚子4.5g，焦楂曲各9g。7剂。

三诊：1973年5月24日。大便先软后烂，日行1次，黏冻极少，苔脉同前。再守前方，原方又服7剂，病愈出院。

按：本例病症有三个特点：一是大便溏泻经年不愈，畏寒；二是便中夹有白冻；三是下腹隐痛，泻后痛减。据此知是脾虚肝实，肠有垢滞之症，故用理中丸、桂枝汤、痛泻要方参入导滞之品，复方图治。张老医生善用桂枝汤调治脾胃之疾，其有振奋胃肠功能、温通止痛之功用，他认为对于脾胃虚寒，慢性泄泻，泻而爽者，宜用理中丸、附子理中汤治之；若慢性泄泻而夹白冻或泻而不爽者，为脾胃虚寒而肠有垢滞，非理中辈所宜，应用桂枝汤。于临床中，对慢性泄泻日久不愈，虚寒之象较重，而便中又夹黏冻，但泻而爽者，张老则每以桂枝汤与理中丸或附子理中汤合用，而不单独应用理中辈，以免有闭门留寇之弊；若泻而不爽者或泻后仍有后重感者，则以桂枝汤与瓜蒌、薤白合用，以温通导滞；如见泻物臭、肛热等症，是属挟热，桂枝汤可与香连丸同用。(《张伯臾医案》)

【附方】

附方 1　桂枝加桂汤（《伤寒论》）

桂枝去皮，五两（15g）　芍药三两（9g）　生姜切，三两（9g）　甘草炙，二两（6g）　大枣擘，十二枚（6g）　上五味，以水七升，煮取三升，去滓，温服一升。

功用：温通心阳，平冲降逆。

主治：心阳虚弱，寒水凌心之奔豚，太阳病误用温针或发汗太过而发奔豚。气从少腹上冲心胸，起卧不安，有发作性者。

方论：**清·王旭高**：桂枝加桂（汤）治奔豚，气从上腹上冲心（奔豚病象如此）。太阳药（桂枝汤乃太阳经药也）治少阴病（奔豚病，少阴肾邪上逆也），病起烧针寒气侵。水邪实由外寒召，重散外寒便泄阴。（用太阳经药治少阴病者，水邪上逆，实由外召寒入，故仍从表治，唯加桂二两，不专御寒，且制肾气，又药味重则达下，凡奔豚病，此方可加减用之。）（《王旭高医书六种》）

附方 2　桂枝加芍药汤（《伤寒论》）

桂枝去皮，三两（9g）　芍药六两（18g）　甘草炙，二两（6g）　生姜切，三两（9g）　大枣擘，十二枚（6g）　上五味，以水七升，煮取三升，去滓，温分三服。

功用：温脾和中，缓急止痛。

主治：太阳病误下伤中，土虚木乘之腹痛。

方论：**清·王晋三**：桂枝加芍药汤，此用阴和阳法也。其妙即以太阳之方，求治太阴之病，腹满时痛，阴道虚也。将芍药一味，倍加三两，佐以甘草，酸甘相辅，恰合太阴之主药，且倍加芍药，又能监桂枝深入阴分，升举其阳，辟太阳陷入太阴之邪，复有姜、枣为之调和，则太阳之阳邪，不留滞于太阴矣。（《绛雪园古方选注》）

附方 3　桂枝加葛根汤（《伤寒论》）

桂枝去皮，二两（6g）　芍药二两（6g）　生姜切，三两（9g）　甘草炙，二两（6g）　大枣擘，十二枚（6g）　葛根四两（12g）　上六味，以水一斗，先煮葛根，减二升，内诸药，煮取三升，去滓，温服一升。覆取微似汗，不须啜粥，余如桂枝法将息及禁忌。

功用：解肌发表，升津舒筋。

主治：风寒客于太阳经腧，营卫不和证。症见桂枝汤证兼项背强而不舒者。

方论：**清·陈念祖**：桂枝汤解肌，加葛根以宣通经络之气。盖葛根入土最深，其藤延蔓似络。故能同。（《长沙方歌括》）

清·汪昂：张元素曰：二汤加葛根，所以断太阳入阳明之路，非太阳药也。若太阳初病，便服升葛，是反引邪气入阳明也。周扬俊曰：不去麻黄，复加葛根，大开肌肉之药，不虑大汗无制乎，故以桂枝监之，且以芍药收之。喻嘉言曰：仲景于太阳带阳明证，其风伤卫，则桂枝汤中加葛根；寒伤营，则麻黄汤中加葛根。太阳带少阳证，其风伤卫，则桂枝汤中加柴胡；寒伤营，则麻黄汤中加柴胡。合并之病亦然。则阳明以葛根为主药，少阳以柴胡为主药矣。乃少阳经专用小柴胡汤，而阳明经全不用葛根汤何耶？此有二义：太阳而略兼阳明，则以方来之阳明为重，故加葛根；阳明而尚兼太阳，则以未罢之太阳为重，故不加葛根，恐葛根大开肌肉，则津液尽从外泄耳。……本方除麻黄，名桂枝加葛根汤（仲景）：治前证汗出恶风者。本方加半夏，名葛根加半夏汤（仲景）：治太阳阳明合病，不下利，但呕（此又以利、不利辨伤寒、伤风之不同也。寒为阴，阴性下行，里气不和，故利而不呕；风为阳，阳性上行，里气逆而不下，故呕而不利，加半夏以下逆气。）本方加黄芩，名葛根解肌汤：治发热恶寒，头痛项强，伤寒温病。（《医方集解》）

清·王晋三：桂枝加葛根汤，治邪从太阳来，才及阳明，即于方中加葛根，先于其所往，以伐阳明之邪。因太阳未罢，故仍用桂枝汤以截其后，但于桂枝芍药各减一两，既不使葛根留滞太阳，又可使桂枝、芍药并入阳明，以监其发汗太过。其宣阳益阴之功，可谓周到者矣。（《绛雪园古方选注》）

近·曹颖甫：太阳经脉，出脑下项，夹脊抵腰中，寒邪随经下陷，则项背强几几。邪阻太阳经隧，至于拘紧不解，坐卧行起，无不牵掣，一似寒邪伤于表分，经脉被束而不舒。然果系寒郁于表，即不当见汗出恶风之中风证，今乃反见汗出恶风，则其为桂枝证无疑。但病邪既陷太阳经腧，固当加葛根以提而出之。其不用葛根汤者，有汗则皮毛本开，不必再有麻黄也。（《伤寒发微》）

近·胡希恕：葛根甘平，为一滋润性的解表清热药，有缓解筋肉强直痉挛的特能，项背强急为本药主治的要征，故本方为治桂枝汤证而项背强急者。（《经方传真》）

附方4　桂枝加龙骨牡蛎汤（《金匮要略》）

龙骨　牡蛎　桂枝　白芍　生姜各三两（9g）　甘草二两（6g）　大枣擘，十二枚（6g）　上七味，以水七升，煮取三升，去滓，分温三服。

功用：平补阴阳，潜镇固摄。

主治：虚劳阴阳两虚，男子失精，女子梦交，自汗盗汗，遗尿。少腹弦急，阴头寒，目眩（一作目眶痛），发落，脉极虚芤迟，为清谷亡血，脉得诸芤动微紧。心悸多梦，不耐寒热，舌淡苔薄，脉来无力者。

方论：**清·徐灵胎**：桂枝汤，外证得之解肌去邪气，内证得之能补虚调阴阳，加龙骨、牡蛎者以失精梦交为神精同病，非此不足以敛其浮越也。（《兰台轨范》）

清·王旭高：此心肾不交，精伤气竭，神不敛藏之证。桂枝汤外感用之能祛邪和营卫，内伤用之能补虚调阴阳，加龙骨、牡蛎收敛其浮越之神，固摄其散亡之精。（《王旭高医书六种》）

清·汪昂：治男子失精，女子梦交（桂枝、生姜之辛以润之，甘草、大枣之甘以补之，芍药之酸以收之，龙骨、牡蛎之涩以固之）。（《医方集解》）

清·吴仪洛：（《金匮》）仲景曰：太阳病，其证备，身体强几几然，脉反沉迟，此为痉，栝楼桂枝汤主之。加龙骨牡蛎，名桂枝加龙骨牡蛎汤。（《金匮》）治男子失精，女子梦交。（徐忠可曰：阴虚之人，大概当助肾，故以桂枝芍药，通阳固肾，甘草姜枣，和中

上焦之营卫，使阳能生阴，而以安肾宁心之龙骨牡蛎，为补阴之主。)(《成方切用》)

清·陈念祖：属性：治失精家少腹弦急，阴头寒，目眩发落，脉极虚芤迟，为清谷亡血失精，脉得诸芤动微紧，男子失精，女子梦交，此汤主之。徐氏云：桂枝汤，外证得之能解肌去邪气，内证得之能补虚调阴阳，加龙骨、牡蛎者，以失精梦交为精神疾病，非此不足以敛其浮越也。元犀按：徐忠可以龙骨、牡蛎敛其浮越四字括之，未免以二味为涩药。犹有人之见存也。吾于龙之飞潜，见阳之变化莫测，于海之朝夕，见阴之运动不穷。龙骨乃龙之脱换所遗，牡蛎乃海之精英所结，分之为对待之阴阳，合之为各具之阴阳，亦为互根之阴阳，难以一言尽也。(《金匮方歌括》)

近·曹颖甫：脉失精则虚，亡血则芤，下利清谷则迟，劳之所以失精者，相火不能蛰藏也。胆火下窜，真阴失守，在男子则为失精，在女子则为梦交，于是脉芤而见动，脉微而见紧，泄之愈甚，阴寒愈急。若更以滋阴降火之剂投之，则阳气愈不得升，阴液愈无统摄，故用桂枝汤以扶脾阳，加牡蛎、龙骨以固肾阴。(《金匮发微》)

越 婢 汤

《金匮要略》

【组成】麻黄六两（12g） 石膏半斤（24g） 生姜三两（9g） 甘草二两（6g） 大枣十五枚（12g）

【用法】上五味，以水六升，先煮麻黄，去上沫，内诸药，煮取三升，分温三服（现代用法：水煎服）。

【功用】发汗行水。

【主治】风水夹热证。症见恶风，一身悉肿，脉浮不渴，续自汗出，无大热。

【方论选录】

明·赵以德：五脏各一其阴阳，独脾胃居中而两属之，故土不独成四气，土亦从四维而后成，不唯火生而已。于是四方有水寒之阴，即应于脾；风热之阳，即应于胃。饮食五味之寒热，凡入于脾胃者亦然。一有相干，则脾气不和，胃气不清，而水谷不化其精微，以行营卫，以实阴阳也。甘者是土之本味，所以脾气不和，和以甘热；胃气不清，清以甘寒。麻黄之甘热，走手足太阴经，连于皮肤，行气于三阴，以祛阴寒之邪；石膏之甘寒，走手足阳明经，达于肌肉，行气于三阳，以祛风热之邪。既用其味甘以入土，用其寒热以和阴阳，用其性善走以发越脾气，更以甘草和中缓急，调二药相协而成功。大枣之甘，补脾中之血；生姜之辛，益胃中之气。恶风者阳虚，故加附子以益阳。风水者，则加术以散皮肤间水气，发谷精以宣荣卫，与麻黄、石膏为使，引其入土也。越婢之名，不亦宜乎！(《古今名医方论》)

清·王旭高：肺主皮毛，脾主肌肉，是风水者，乃肺、脾、肾三经受风热之阳邪，痹其营卫之气，升降不得自如，斯水饮入胃，不能输脾归肺，下达膀胱，而外溢肌肤，故一身悉肿。其证恶风发热，脉洪浮而渴，故知为风热，亦尝验之矣。然必兼有无汗而喘见象，与此汤一服，亦未必汗出，其水反从小便去，真匪夷所思者。(《王旭高医书六种》)

清·喻嘉言：越婢汤者示微发表于不发之方也，大率取其通调营卫。麻黄、石膏二物，一甘热，一甘寒，合而用之，脾偏于阴则和以甘热，胃偏于阳则和以甘寒，乃至风热之阳，水寒之阴，凡不和于中土者悉得用之，何者？土不和则水谷不化其精悍之气以实营卫，营卫虚则或寒或热之气皆得壅塞其隧道而不通于表里，所以在表之风水用之，而在里之水兼渴而小便自利者咸必用之，无非欲其不害中土耳。不害中土，自足消患于方萌矣。(《古今名医方论》)

清·张石顽：越婢者，发越湿土之邪气也。水湿之气，因风流播中外，两相激搏，势难分解，不得不借麻黄祛之从表而越，石膏清之从里而化，《内经》开鬼门法也。本方加术以助腠理开，汗大泄；于加术方中更加附子，以治脚痹恶风，开中寓阖，信手合辙。其大青龙、小续命、麻杏甘石汤，或加桂枝以和营，或加参、归以鼓气，或加杏仁以泄满，总以此方为枢局也。或问表无大热，何得轻用麻黄？内无烦渴，何得轻用石膏？盖恶寒、身肿、自汗，浑是湿气郁著，非风以播之，不能解散，麻黄在寒伤营剂中，则为正治；在开痹湿门中，则为导引。石膏在白虎汤中则为正治，在越婢、青龙、续命方中，则为导引，不可以此碍彼也。(《张氏医通》)

清·费伯雄：风与水在皮肤之间，故但肿而不胀，变小青龙之制，使风、水俱从毛窍而出，故名越婢。越婢者，悦脾也。(《医方论》)

清·沈明宗：此风多水少之证也。风多伤表，外应肌肉，内连及胃，故恶风一身悉肿。胃气热蒸，其机外向，不渴而续自汗出。无大热者，则知表有微热而为实也。故以麻黄通阳气而散表，石膏入胃能治气强壅逆风化之热，甘草、姜、枣以和营卫。若恶风者，阳弱而为卫虚，故加附子，《录验》加术，并驱湿矣。(《张仲景金匮要略》)

清·魏念庭：麻黄驱邪于表，生姜、甘草、大枣补中益胃于里，石膏兼治为湿所挟之热。方中无治水之药者，散邪清热，补中益胃，无非治水也。法有用力于此，而成功于彼者，此类是也。恶风甚者，加附子一枚，而壮阳正所以除湿，且用其流走之烈性，以治周身之肿，凡正阳所行之地，岂水湿之邪可留之区乎？此亦不治水，而水治之法也。风水加术四两，术燥土健脾，制水之义显然矣。风水原兼风邪，加术以治风水者，必风邪轻而水气重，但治其表不足以行水也。加术以助水之堤防，水由地中行，而安澜奏绩矣。(《金匮要略方论本义》)

【验案选录】

案1　孙鲁川治疗风水证案

张某某，男，17岁，学生。1961年6月25日初诊。

初患感冒，汗出当风，遂病一身悉肿，而头面部尤甚。仍头痛咳嗽，关节酸痛，小便不利，口渴而不欲饮，舌苔白薄，脉象浮数。

[辨证治疗] 汗出当风，水湿渍于肌表而病浮肿。肺气失于宣散，故仍头痛咳嗽，关节酸痛。肺主通调水道，下输膀胱，肺病则水停，水停则小便不利，属《金匮》"风水"证。治以宣肺清热，发越水气。方用越婢汤加味。

[处方] 生麻黄 9g，杏仁 12g，生石膏 24g，桑叶 12g，薄荷叶 6g，鲜荷叶 1 角，连翘 12g，蝉衣 9g，木通 6g。水煎服。

服药 1 剂，身即汗出，小便通利，一身浮肿即退大半。咳嗽、头痛、身热均减。2、3 剂减麻黄为 3g，服后，一身悉肿尽退。唯咳嗽减而未除，再予杏仁、石膏、桔梗、前胡等清肺止咳之品调理。(《孙鲁川医案》)

案 2　董廷瑶治疗风水浮肿证案

郑某某，女，11 岁。

初诊：急性水肿，迄今 4 天。西医诊断急性肾炎。小溲短少，肿势偏上，恶风，纳呆，大便如常，咽痛而红（有咽喉炎），舌润无苔，脉浮数。证属风水，越婢加味主之。

麻黄 2.4g，生石膏 15g，生甘草 2.4g，生姜 2 片，红枣 2 枚，茯苓皮 9g，木防己 9g，泽泻 9g，猪苓 6g，大腹皮 9g，3 剂。

二诊：水肿渐平，小溲亦长，胃气初动，大便通调，咽痛已止，微有恶风，舌淡苔薄，脉濡缓。湿邪滞恋，兹须渗利。五苓加味可予。

桂枝 2.4g，茯苓皮 9g，猪苓 9g，泽泻 9g，生白术 9g，木防己 9g，大腹皮 9g，滑石 12g，车前子 9g，通草 3g，3 剂，后又续 4 剂。

三诊：水肿消退，胃纳亦佳，大便日二次，尿检红细胞 30~35/HP，舌苔薄滑，脉软。是湿邪伤络，再以利湿止血。

焦白术 9g，带皮苓 9g，猪苓 9g，泽泻 9g，陈皮 3g，茅根 30g，小蓟炭 9g，藕节炭 9g，苡仁 12g，蒲黄炭 9g，3 剂。

四诊：浮肿全平，小溲通长，大便成形，胃纳颇香，尿检正常，舌苔薄润，脉濡。肿后脾肾两虚，拟于调扶。

陈皮 3g，焦白术 9g，怀山药 9g，茯苓 9g，猪苓 9g，泽泻 9g，山萸肉 4.5g，熟地 9g，清甘草 2.4g，4 剂。

后以原方加减再进数剂而愈。(《董廷瑶医案》)

案 3　丁甘仁治疗风水证案

关左，暴肿气急，小溲短赤，口渴欲饮，脉浮滑而数。此外邪壅肺，气道不通，风水为患。风为阳邪，水为阳水，风能消谷，故胃纳不减也。拟越婢汤加味。

净麻黄四分，热石膏三钱，生白术钱半，光杏仁三钱，肥知母钱半，茯苓皮三钱，大腹皮二钱，桑白皮二钱，冬瓜子、皮各三钱，淡姜皮钱半。(《孟河丁甘仁医案》)

案4　秦伯未治疗水肿案

朱某某，男，24岁。

［主诉］头面四肢浮肿，反复发作，已经2年。近1年来，用过健脾、滋肾中成药，浮肿未能控制。旋因肿势又起，请秦老会诊。

［诊查］诊见浮肿上半身偏重，尤其以头面及胸部明显，伴见胸闷烦热，咳嗽，不能平卧，口渴食少，两手皮肤干燥如泡碱水，小便短黄，脉象沉弦而数，舌净质淡。

［辨证］证系脾失运化，肺失清肃。

［治法］治拟越婢汤加减。

［处方］炙麻黄3g，光杏仁5g，紫苏5g，生石膏24g，赤苓12g，通草3g。

服药1剂后，咳嗽较繁，咯吐黏痰。此为肺气宣通之佳兆。再服药2剂，咳稀，胸次舒畅。又服药2剂，烦热除，小便增多。最后改五皮饮合小分清饮，用桑白皮、陈皮、茯苓皮、大腹皮、枳壳、薏苡仁、杏仁等调理而愈。(《中医内科医案精选》)

案5　赵锡武治疗肺胀案

邓某，女，48岁，已婚，河北人，家庭妇女，于1963年6月15日，因浮肿气短半年，1周来加重而入院。

病者于1961年1月感冒后，开始咳嗽气短，下肢浮肿，经治疗好转，但常感心悸，近月来病情加重，动则心悸气短，下肢逐渐浮肿，心下痞满，咳吐白痰，尿少，既往有8年慢性咳嗽史。体征：脉弦细数，苔白。半卧位，呼吸较促，颜面微肿，唇色发绀，颈静脉怒张，左心界稍扩大，两肺满布细湿啰音，二尖瓣区可闻及Ⅱ级吹风样收缩期杂音，肝右肋下可触及两指，剑突下4指，中等硬度，腹部移动性浊音阳性，下肢高度浮肿。X线胸部摄片：右心室段显示延长膨隆，两肺广泛性索状及斑片状模糊阴影。心电图为肺型P波。

［中医辨证］心肾阳虚，水饮内停，痰湿阻遏，肺气壅塞。治宜清宣肺金，降气化痰，温阳利湿之法。方用越婢合真武汤加减。

［处方］生石膏12g，麻黄3g，甘草9g，云茯苓12g，白术9g，杭白芍9g，附子6g，生姜9g，大枣（擘）5枚，车前子15g，白茅根30支，杏仁9g。

上药服3剂后，尿量增加每日达1500~1900ml，下肢浮肿明显减退。服5剂后，浮肿不显，肝大回缩，咳嗽减轻，于上方加入厚朴6g，陈皮6g，气喘亦减，仅有胸闷，故上方去白茅根、车前子、厚朴，加苏子9g。再进5剂后，症状减轻，仍咳嗽未愈，乃肺气不宣所致，故改投宽胸理气清肺之法，方用厚朴麻黄汤加减。

［处方］厚朴6g，麻黄3g，半夏9g，杏仁9g，甘草9g，沙参18g，淮小麦30g，茯苓9g，细辛3g，五味子6g，生姜4.5g。

服上方后症状已大减，两肺底有少许湿啰音，病情稳定。(《赵锡武医疗经验》)

葛根汤

《伤寒论》

【组成】葛根四两（9g）　麻黄去节，三两（9g）　桂枝去皮，二两（9g）　生姜切，三两（9g）甘草炙，三两（9g）　芍药二两（6g）　大枣擘，十二枚（6g）

【用法】右七味，以水一斗，先煮麻黄、葛根，减二升，去白沫，内诸药，煮取三升，去滓。温服一升。覆取微似汗。余如桂枝法将息及禁忌，诸汤皆仿此（现代用法：水煎服）。

【功用】解肌发汗，发散风寒，升津舒筋。

【主治】外感风寒表实，太阳病项背强几几，发热恶寒，颈痛身痛，无汗恶风；太阳病，无汗而小便少，气上冲胸，口噤不得语，风寒表实兼引里邪之下利证。

【方论选录】

明·许宏：葛根性平，能祛风，行于阳明之经，用之为君；麻黄为臣，辅之发汗解表；桂枝、芍药为佐，通行于营卫之间；甘草、大枣之甘，生姜之辛，以通脾胃之津为使。此方乃治其表实，而兼治其合病、并病者也。（《金镜内台方议》）

明·方有执：麻黄散太阳之表，葛根解阳明之肌，桂枝主营卫之和，姜、枣健脾胃之弱，甘草者，和中之国老，芍药者，缓中而佐使。夫如是而经中之邪散，则胃中之正回，不分清者自分清，不显治者而治在其中矣。（《伤寒论条辨》）

清·吴谦：是方也，即桂枝汤加麻黄、葛根。麻黄佐桂枝发太阳营卫之汗，葛根君桂枝解阳明肌表之邪。不曰桂枝汤加麻黄、葛根，而以葛根命名者，其意重在阳明，以呕利属阳明多也。二阳表急，非温服覆而取汗，其表未易解也。或呕或利，里已失和，虽啜粥而胃亦不能输精于皮毛，故不须啜粥也。柯琴曰：此证身不疼、腰不疼、骨节不疼、不恶寒，是骨不受寒矣。头项强痛，下连于背，牵动不宁，是筋伤于风矣。不喘不烦躁，不干呕，是里不病，无汗恶风，病只在表。若表病而兼下利，则是表实里虚矣。比麻黄、青龙二证较轻，然项强连背拘强，更甚于项强无汗，不失为表。但脉浮不紧，故不从乎麻黄，而于桂枝方加麻黄倍葛根以去实，小变麻桂之法也。盖葛根为阳明主药，凡太阳有阳明者，则佐入太阳药中；凡少阳有阳明者，则佐入少阳药中，无不可也。李杲定为阳明经药。张洁古云：未入阳明者、不可便服。岂二人未读仲景书乎？要知葛根、桂枝，俱是解肌和里之药，故有汗、无汗，下利、不下利，俱可用，与麻黄之专于发表者不同也。（《删补名医方论》）

清·柯韵伯：此开表逐邪之轻剂也。其证身不疼，腰不痛，骨节不痛，是骨不受寒矣。头项强痛，下连于背，牵引不宁，是筋伤于风矣。不喘不烦躁，不干呕，是无内症；无汗而恶风，病只在表；若表病而兼下利，是表实里虚矣。比麻黄、青龙之剂较轻，然几几更甚于项强，而无汗不失为表实，脉浮不紧数，是中于鼓动之阳风，故以桂枝汤为主，而加麻、葛以攻其表实也。葛根味甘气凉，能起阴气而生津液，滋筋脉而舒其牵引，故以为君。麻黄、生姜，能开玄府腠理之闭塞，祛风而出汗，故以为臣。寒热俱轻，故少佐桂、芍，同甘、枣以和里。此于麻、桂二方之间，衡其轻重，而为调和表里之剂也。故用之以治表实，而外邪自解，不必治里虚，而下利自瘳，与大青龙治表里俱实者异矣。要知葛根秉性轻清，赋体厚重，轻可去实，重可镇动，厚可固里，一物而三美备。然唯表实里虚者宜之，胃家实者，非所宜也。故仲景于阳明经中不用葛根。东垣用药分经，不列于太阳，而列于阳明。易老云："未入阳明者不可服。"皆未知此义。喻氏谓"仲景不用于阳明，恐亡津液"与本草生津之说左。又谓"能开肌肉"又与仲景治汗出恶风桂枝汤中加葛根者左矣。盖桂枝葛根俱是解肌和里之剂，故有汗无汗，下利不下利，皆可用，与麻黄专于治表者不同。麻黄葛根俱有沫，沫者浊气也。故仲景皆以水煮去其沫，而后入诸药，此取其轻扬发腠理之义。(《伤寒来苏集·伤寒附翼》)

清·魏念庭：葛根，阳明发汗之药也，何以用之于刚痉？盖痉病多在太阳、阳明之交也，颈项强急，所以连身体皆强也。且风湿之邪中于太阳，不过在卫，故以桂枝之力可胜驱驰之任。如再兼寒邪，则凝滞又在营分矣。营卫合病而湿入隧道，非葛根发肌肉中之邪者，不足为君主之品矣。且非兼用麻黄，亦不足治兼感之寒邪矣。而太阳、阳明并感并治，又为法中用法也。其用桂去皮，又不同于柔痉之用桂枝，意在温中助阳以除内湿，因有小便反少，气上冲胸二证故耳。若无此二证，则亦桂枝是用，又何必用桂去皮乎？去皮者，治表者半，而治里者半也。芍药等四物，其意不出前条所论。服法亦悉以桂枝汤为程式，意在微汗而无取于发汗过多也，何非前条申戒之旨乎？此乃仲景为太阳中风湿兼寒之刚痉立治法也。(《金匮要略方论本义》)

清·王晋三：葛根汤即桂枝汤加麻黄、倍葛根，以去营实，小变麻、桂之法也。独是葛根、麻黄治营卫实，芍药、桂枝治营卫虚，方中虚实互复者，其微妙在法。先煮麻黄、葛根减二升，后纳诸药，则是发营卫之汗为先，而固表收阴袭于后，不使热邪传入阳明也。故仲景治太阳病未入阳明者，用以驱邪，断入阳明之路。若阳明正病中，未尝有葛根之方。东垣、易老谓葛根是阳明经主药，误矣。(《绛雪园古方选注》)

清·章楠：先煎麻、葛者，杀其轻浮升散之性，使与诸药融和，以入肌肉营卫而疏通之，则邪自可外解矣。岂有一方而发汗固表互用，以自相悖之理？(《医门棒喝·伤寒论本旨》)

近代·冉雪峰：查本方，麻桂二方合裁，衡其轻重，而为调和表里之方也。《伤寒论》此方，上条有桂枝加葛根汤。上方应属桂枝系，此方应属麻黄系。所以然者，服麻黄后，可服桂枝，服桂枝后，不可服麻黄。且麻黄汤，有用桂枝法。桂枝汤，无用麻黄法。故本方原系桂枝加葛根，再加麻黄。不曰桂枝加麻黄、葛根，而另标葛根为汤名者，义例不容自乱也。无汗为邪闭皮毛，项背为邪入经腧。麻黄只能开皮毛，而不能达经腧。葛根既能达经腧，又可通皮毛，但葛根解表力弱。解表须兼麻桂，清里力弱，清里须兼连芩。所谓病机变，则方制即变。病进一层，则方药即进一层也。再伤寒此方下，尚有葛根黄连黄芩甘草汤。在伤寒，则本方与葛芩连草汤对举。在《金匮》痉病门，则本方又与栝蒌桂枝汤对举。一温一清，一刚一柔，理愈求而愈精，功愈推而愈宏。学者合诸条比拟互参，则本方真精神，跃跃纸上矣。(《历代名医良方注释》)

今·丁雪屏：此桂枝汤加麻黄、葛根之制，以治太阳项背强几几，无汗恶风。桂枝汤之用，在谐和营卫，故云解肌。《伤寒论》中，有汗用桂枝，无汗用麻黄，此仲圣一定成法，以其恶风无汗，故加麻黄之辛散；以其项背强几几，故加葛根，以葛根能达项背俞穴也。但从桂枝汤可以无麻黄，麻黄汤不能无桂枝之体例而论，则葛根汤应归属于麻黄汤范畴。(《古方今释》)

【验案选录】

案1　曹颖甫治疗葛根汤证案一

封姓缝匠，病恶寒，遍身无汗，循背脊之筋骨疼痛不能转侧，脉浮紧。余诊之曰：此外邪袭于皮毛，故恶寒无汗，况脉浮紧，证属麻黄，而项背强痛，因邪气已侵及背俞经络，比之麻黄证更进一层，宜治以葛根汤。

葛根五钱，麻黄三钱，桂枝二钱，白芍三钱，甘草二钱，生姜四片，红枣四枚。

方意系借葛根之升提，达水液至皮肤，更佐麻黄之力，推运至毛孔之外。两解肌表，虽与桂枝二麻黄一汤同意，而用却不同。服后顷刻，觉背内微热，再服，背汗遂出，次及周身，安睡一宵，病遂告瘥。(《经方实验录》)

案2　曹颖甫治疗葛根汤证案二

葛根汤方治取效之速，与麻黄汤略同。且此证兼有渴饮者。予近日在陕州治夏姓一妇见之。其证太阳穴剧痛，微恶寒，脉浮紧，口燥，予用：葛根六钱，麻黄二钱，桂枝三钱，白芍三钱，生草一钱，天花粉四钱，大枣七枚。

按诊病时已在南归之前晚，亦未暇问其效否。及明日，其夫送至车站，谓夜得微汗，证已痊愈矣。(《经方实验录》)

案3　曹颖甫治疗葛根汤证案三

予昔在西门内中医专校授课，无暇为人治病，故出诊之日常少。光华眼镜公司有袁姓少年，其岁八月，卧病床五日，昏不知人。其兄欲送之归，延予诊视以决之。余往诊，日将暮。病者卧榻在楼上，悄无声息。余就病榻询之，形无寒热，项背痛，不能自转侧。诊其脉，右三部弦紧而浮，左三部不见浮象，按之则紧，心虽知为太阳伤寒，而左脉不类。时其兄赴楼下取火，少顷至。予曰：乃弟沉溺于酒色者乎？其兄曰：否，唯春间在汕头一月，闻颇荒唐，宿某妓家，挥金且甚巨。予曰：此其是矣。今按其左脉不浮，是阴分不足，不能外应太阳也。然其舌苔必抽心，视之，果然。予用：葛根二钱，桂枝一钱，麻黄八分，白芍二钱，炙草一钱，红枣五枚，生姜三片。

予微语其兄曰：服后，微汗出，则愈。若不汗，则非予所敢知也。临行，予又恐其阴液不足，不能达汗于表，令其药中加粳米一酒杯，遂返寓。明早，其兄来，求复诊。予往应之，六脉俱和。询之，病者曰：五日不曾熟睡，昨服药得微汗，不觉睡去。比醒时，体甚舒展，亦不知病于何时去也。随请开调理方。予曰：不须也，静养二三日足矣。闻其人七日后，即往汉口经商云。(《经方实验录》)

案 4　曹颖甫治疗葛根汤证案四

镇江赵锡庠，章次公门人也，诊所在曹家渡。尝治康脑脱路忻康里四十八号蔡姓女孩，约一周岁，先病百日咳，月余未痊，忽股背间隐约有红点，咳甚剧，目赤多泪，唯身热不扬，手足逆冷，常自汗出，皮肤宽缓，颜面淡白，无出疹状。锡庠告其母曰：瘄疹欲出，表阳虚而不足以达之，此即俗所称白面痧也。

方用：葛根三钱，桂枝一钱，杭芍钱半，生草一钱，姜一片，枣二枚。

因其咳也，加前胡钱半，射干钱半，桔梗八分，象贝三钱，复加牛蒡子三钱以助其提达出表。明日复诊，颜面红疹渐显。神色虽佳，而手足尚冷，遂令再进一剂。二日后，手足温和，周身红疹透达。越二日而回，一切平安。(《经方实验录》)

案 5　刘渡舟治疗偏头痛案

李某，男，38 岁。患顽固性偏头痛 2 年，久治不愈。

[主诉] 右侧头痛，常连及前额及眉棱骨。伴无汗恶寒，鼻流清涕，心烦，面赤，头目眩晕，睡眠不佳。诊察之时，见病人颈项转动不利，问之，乃答曰：颈项及后背经常有拘急感，头痛甚时拘紧更重。舌淡苔白，脉浮略数。遂辨为寒邪客于太阳经脉，经气不利之候。治当发汗祛邪，通太阳之气，为疏葛根汤：麻黄 4g，葛根 18g，桂枝 12g，白芍 12g，炙甘草 6g，生姜 12g，大枣 12 枚。麻黄、葛根两药先煎，去上沫，服药后覆取微汗，避风寒。

3 剂药后，脊背有热感，继而身有小汗出，头痛、项急随之而减。原方再服至 15 剂，头痛、项急诸症皆愈。

按：本案脉证病机，切合葛根汤证。临床服用本方后，常有脊背先见发热，继而全身汗出，这是药力先作用于经腧而使经气疏通，邪气外出的反映，为疾病向愈之佳兆。(《刘渡舟临证验案精选》)

案 6　夏仲方治疗鼻渊案

沈某，女，44 岁。

感冒经治好转，但鼻流黄脓涕，伴头痛、咳嗽、脘胀。耳鼻喉科诊断为：感冒后副鼻窦炎复发。舌形略胖，脉沉弦。血压 90/60mmHg。拟葛根汤加减。

[处方] 葛根 9g，麻黄 4.5g，白芍 4.5g，川芎 4.5g，辛夷 4.5g，桔梗 6g，苍术 6g，甘

草 2.4g。7 剂。

药后涕流较畅，涕液也减少，咳嗽除，再予上方续治。(《历代名医医案精选》)

案 7　漆济元治疗阳明表寒证案

苏某，女，23 岁。初诊：1986 年 3 月 28 日。

患者微恶风寒，前额连眼眶胀痛甚剧，鼻筑气，流清涕，舌苔白，脉浮。寒邪初犯阳明，尚未化热。治以发散解肌。方选葛根汤加减。

葛根 15g，麻黄 5g，桂枝 5g，白芍 10g，白芷 10g，辛夷花 10g，蚕沙 10g，老姜 3 片。4 剂愈。(《名老中医漆济元医案珍藏录》)

案 8　范中林治疗刚痉证案

郭某，女，20 岁。成都某厂工人。

1951 年春，因临产入院。次日晨，自觉身倦、头昏、发热、恶寒，双眼流泪，鼻流清涕，脸上出现红疹，当即诊断为麻疹。因怕传染，通知其转传染病医院。由于即将分娩，两院相距又远，家属不同意，最后回到家中，复感风寒，病情急剧恶化，昏迷失语。遂请范老去家急诊。面部耳后麻疹出而复收，疹色转为淡紫微暗，疹点下陷。额头微热无汗，恶风寒，胸闷气紧上逆。项背强痛，两手抽搐，口噤无声，人已昏迷。面色灰暗，唇淡微乌，撬开牙关，视舌质淡红偏暗，苔黄夹白微腻，脉浮紧。

此当临产疹出未透而重感风寒，麻毒内陷，并致刚痉之危证。法宜祛风散寒，解痉透疹，以葛根汤加减主之。

[处方] 葛根 10g，麻黄 10g，桂枝 6g，白芍 10g，甘草 3g，生姜 10g，升麻 10g。

服药后，逐渐清醒，声渐出而语清，手足抽动停止。头项强痛明显减轻，疹点重新现出。此为寒邪衰，郁闭开，刚痉主证已解，转为正常疹出，遂即顺产。后继以清热解毒、甘寒养阴之剂，调治而愈。(《现代名医用方心得》)

案 9　胡希恕治疗感冒案

张某，男，44 岁，病案号 96718。初诊日期：1965 年 3 月 25 日。

自昨日来，恶寒，无汗，项背强，头痛，腿痛，口唇干，舌苔薄白，脉浮紧。证属太阳阳明合病，与葛根汤加石膏。

葛根 9g，桂枝 9g，麻黄 9g，白芍 9g，生姜 9g，大枣 4 枚，炙甘草 6g，生石膏 30g。

上药服 1 剂，感冒证解。(《近现代名老中医时病医案》)

小青龙汤

《伤寒论》

【组成】麻黄去节，三两（9g）　芍药三两（9g）　细辛三两（3g）　干姜三两（6g）　甘草炙，三两（6g）　桂枝去皮，三两（9g）　五味子半升（9g）　半夏洗，半升（9g）

【用法】上八味，以水一斗，先煮麻黄，减二升，去上沫，内诸药，煮取三升，去滓，温服一升（现代用法：水煎温服）。

【功用】解表散寒，温肺化饮。

【主治】外寒内饮证。恶寒发热，头身疼痛，无汗，喘咳，痰涎清稀而量多，胸痞，或干呕，或痰饮喘咳，不得平卧，或身体疼重，头面四肢浮肿，舌苔白滑，脉浮。

【方论选录】

金·成无己：伤寒表不解，则麻黄汤可以发；中风表不解，则桂枝汤可以散。唯其表且不解，而又加之心下有水气，则非麻黄汤所能发，桂枝汤所能散，乃须小青龙汤，始可祛除表里之邪气尔。麻黄味甘辛温，为发散之主，表不解应发散之，则以麻黄为君。桂味辛热，甘草味甘平，甘辛为阳，佐麻黄表散之，用二者所以为臣。芍药味酸微寒，五味子味酸温，二者所以为佐者，寒饮伤肺，咳逆而喘，则肺气逆，《内经》曰："肺欲收，急食酸以收之。"故用芍药、五味子为佐，以收逆气。干姜味辛热，细辛味辛热，半夏味辛微温，三者所以为使者，心下有水，津液不行，则肾气燥。《内经》曰："肾苦燥，急食辛以润之。"是以干姜、细辛、半夏为使，以散寒水。逆气收，寒水散，津液通行，汗出而解矣。（《伤寒明理论》）

清·吕震：此治太阳寒水之法也，虽同名青龙，却与大青龙汤主治迥别。太阳表邪不解，与阳热相搏，宜大青龙发之；太阳表不解，与寒饮相格，宜小青龙逐之。经云：伤寒表不解，心下有水气，干呕，发热而咳，此为小青龙的对之证。故方中用麻黄、桂枝、细辛之属，以散寒而解表；用半夏、干姜、五味之属，以蠲饮而降逆；复以芍药、甘草，两和表里。（《伤寒寻源》）

清·费伯雄：此方全为外有风，内蓄水而设。所以不用石膏者，因水停胃中，不得复用石膏以益胃之寒，故一变而为辛散，外去风而内行水，亦名曰青龙汤。亦取发汗，天气下为雨之义也。（《医方论》）

清·尤在泾：麻黄、桂枝，散外入之寒邪；半夏、细辛、干姜，消内积之寒饮；芍药、五味监麻、桂之性，且使表里之药，相就而不相格耳。（《伤寒贯珠集》）

清·徐大椿：此方专治水气。盖汗为水类，肺为水源，邪汗未尽，必停于肺胃之间，病属有形，非一味发散所能除，此方无微不到，真神剂也。（《伤寒论类方》）

清·周禹载：素常有饮之人，一感外邪，伤皮毛，蔽肺气，停于心下，而上下之气不利焉。喘满咳呕，相因而见，于是以五味收金，干姜散阴，半夏祛饮，而尤妙在用细辛为少阴经表药，且能走水。人之水气，大抵发源于肾。故少腹满，小便不利，因而作喘。安知少阴不为遗害，乃以细辛搜豁伏邪，走而不留，而后已上主散之药，皆灵动也。（《伤寒论集注》）

清·柯琴：伤寒表不解，心下有水气，干呕、发热而渴，或利，或噎，或小便不利，少腹满，或喘者，用此发汗利水。夫阳之汗，以天地之雨名之。水气入心则为汗，一汗而外邪顿解矣。此因心气不足，汗出不彻，故寒热不解而心下有水气。其咳是水气射肺之征。干呕，知水气未入于胃也。心下乃胞络相火所居之地，水火相射，其病不可拟摹，如水气下而不上，则或渴，或利；上而不下，则或噎或喘；留于肠胃，则小便不利而少腹满耳。唯发热干呕而渴，是本方之当证。此于桂枝汤去大枣之泥，加麻黄以开玄府，细辛逐水气，半夏除呕，五味、干姜以除咳也。以干姜易生姜者，生姜之味气不如干姜之猛烈，其大温足以逐心下之水，苦辛可以解五味之酸。且发表既有麻黄、细辛之直锐，更不借生姜之横散矣……两青龙俱两解表里法，大青龙治里热，小青龙治里寒，故发表之药同，而治里之药殊也。此与五苓，同为治表不解而心下有水气，在五苓治水蓄而不行，故大利其水而微发其汗，是为水郁折之也。本方治水之动而不居，故备举辛温以散水，并用酸苦以安肺，培其化源也，兼治肤胀最捷。(《伤寒来苏集》)

清·王子接：小青龙汤治太阳表里俱寒，方义迥异于大青龙之治里热也。盖水寒上逆，即涉少阴肾虚，不得已而发表，岂可不相绾照，独泄卫气，立铲孤阳之根乎？故于麻、桂二汤内不但留芍药之收，拘其散表之猛，再复干姜、五味摄太阳之气，监制其逆；细辛、半夏辛滑香幽，导纲药深入少阴，温散水寒从阴出阳。推测全方，是不欲发汗之意，推原神妙，亦在乎阳剂而以敛阴为用。偶方小制，故称之曰小青龙。(《绛雪园古方选注》)

清·章楠：肾为寒水之脏，而亢阳实根于中。是故阳旺则水亏，阳虚则水盛，而水邪之本在肾也，其标又在脾肺二脏，何也？经言：饮入于胃，游溢精气，上输于脾，脾气散精，上归于肺，通调水道，下输膀胱，水津四布，五经并行。是肾中水液由少阳相火蒸腾而游溢，上输于脾，如脾弱不能输布，则蓄于中而为胀满。若脾输归肺，而肺不能通调下输，则壅于三焦而小便不利，则为身肿矣。若其水邪始发，脾肺气窒，必有或喘或呕或咳等证。加外感风寒，则有发热、恶寒、头痛等证。故仲景主治之法，以干姜、甘草、半夏温通脾胃之阳，以行水化气；麻、桂、细辛通太阳、少阴之阳，以解风寒；风寒夹水，阴邪甚胜，故须重用辛温阳药，然阴无阳不生，阳无阴不化，故佐芍药和阴，使表里之气输化；更加五味收肃肺气，俾得通调水道，则表里之邪皆去矣。(《医门棒喝》)

清·张秉成：前方（指大青龙汤）因内有郁热而表不解，此方因内有水气而表不解。然水气不除，肺气壅遏，营卫不通，虽发表何由得汗？故用麻黄、桂枝解其表，必以细辛、干姜、半夏等辛燥之品，散其胸中之水，使之随汗而出。《金匮》所谓腰以上者，当发汗，即《内经》之“开鬼门”也。水饮内蓄，肺必逆而上行，而见喘促上气等证。肺苦气上逆，急食酸以收之，以甘缓之，故以白芍、五味子、甘草三味，一以防肺气之耗散，一以缓麻、桂、姜、辛之刚猛也。名小青龙者，以龙为水族，大则可以兴云致雨，飞腾于宇宙之间；小则亦能治水驱邪，潜隐于波涛之内耳。(《成方便读》)

清·何秀山：风寒外搏，寒饮内伏，必须从小青龙汤加减施治。盖君以麻、桂，辛温泄卫；即佐以芍、草，酸甘护营；妙在干姜与五味拌捣为臣，一温肺阳而化饮，一收肺气以定喘；又以半夏之辛滑降痰；细辛之辛润行水，则痰饮悉化为水气，自然津津汗出而解。若不开表而徒行水，何以解风寒之搏束；若一味开表，而不用辛以行水，又何以去其水气。此方开中有合，升中有降，真如神龙之变化不测。设非风寒而为风温，风温亦不可用，学者宜细心辨证，对证酌用也。(《重订通俗伤寒论》)

近·张锡纯：仲景之方，用五味即用干姜。诚以外感之证皆忌五味，而兼痰嗽者尤忌之，以其酸敛之力甚大，能将外感之邪錮闭肺中，永成劳嗽，唯济之以干姜至辛之味，则无碍。诚以五行之理，辛能制酸，《内经》有明文也。徐氏《本草百种注》中论之甚详。而愚近时临证品验，则另有心得。盖五味之皮虽酸，其仁则含有辛味，以仁之辛下济皮之酸，自不至过酸生弊，是以愚治劳嗽，恒将五味捣碎入煎，少佐以射干、牛蒡诸药即能奏效，不必定佐以干姜也。(《医学衷中参西录》)

今·丁学屏：本方辛散风寒，温化寒饮，用治水饮内伏，风寒搏束之咳喘、哮吼，靡不应手而愈。晚近上海儿科耆宿。徐小圃氏谓："小青龙汤一方，外感风寒内挟水气者固必用，虽无表证而见喘咳者亦常用。无汗表实者用生麻黄、去芍药；表虚有汗者用水炙麻黄；但咳喘不发热者用蜜炙麻黄，或并去桂、芍；表解但咳不喘者并去麻、桂。治新咳宜散者重用干姜、五味子打透，以期五味俱备；久咳宜敛者重用五味子，邪盛咳不畅者去五味子，痰多加白芥子，顽痰喘咳历久不愈者加竹节白附。"徐氏此论，深得小青龙汤应用之要领，堪为学者取法焉。(《古方今释》)

【验案选录】

案1　曹颖甫治小青龙证案

张志明先生，住五洲大药房，初诊十月十八日，暑天多水浴，因而致咳，诸药乏效，遇寒则增剧，此为心下有水气，小青龙汤主之。

净麻黄钱半，川桂枝钱半，大白芍二钱，生甘草一钱，北细辛钱半，五味子钱半，干姜钱半，姜半夏三钱。

佐景按：张君志明为余之好友，尝患疔毒，自以西药治之，增剧，因就余以中药治愈，乃叹中药之神。自后恙无大小，每必垂询，顾余以事冗，居恒外出，致常相左。某晨，君又贲临，曰：咳嗽小恙耳，何中医久治不差？并出方相示，则清水豆卷、冬桑叶、前胡、杏仁、赤苓、枳壳、桔梗、竹茹、牛蒡、贝母、瓜蒌皮、冬瓜子、枇杷叶之属。因询之曰：君于夏月尝习游泳乎？曰：然。君之咳遇寒则增剧乎？曰：然。余乃慰之曰：此证甚易，一剂可愈，幸毋为虑。因书上方与之。越二日，来告曰：咳瘥矣，何中医亦有上下床之别也。余笑而颔之，并徇其请，书下方调理焉。

二诊：十月二十日咳已痊愈，但觉微喘耳，此为余邪，宜三拗汤轻剂，夫药味以稀为贵。

净麻黄六分，光杏仁三钱，甘草八分。(《经方实验录》)

案 2　彭坚治疗小儿咳嗽案

孙某，男孩，5 岁，2010 年 3 月 15 日初诊。

患儿感冒咳嗽已经持续 1 个多月，开始时发热、咳嗽，用过 3 天抗生素之后，发热已退，但仍然咳嗽，且日益加剧，近 2 天通宵咳嗽，咳痰清稀，如泡沫状，咽喉痒，痒则咳。用过多种中、西药没有效，西医说是支原体感染。小孩的父母告知：此儿从 3 岁起每个月都感冒，几乎不断。察之面色青灰，消瘦，头发稀疏，食欲不佳，舌胖淡，有津液，咽喉不红，脉缓，大小便尚可。用小青龙汤合止痉散。

麻黄 5g，桂枝 6g，炙甘草 10g，细辛 3g，干姜 6g，白芍 10g，五味子 5g，法夏 6g，蜈蚣 1 条，全蝎 5g。7 剂。

二诊：3 月 21 日。服上方后，咳嗽减轻十之八九，只是偶尔咳几声，咽喉已经不痒，只是精神有些疲倦，舌淡，有津液，脉缓。用六君子汤加减。

白参 6g，茯苓 10g，炙甘草 10g，白术 10g，陈皮 5g，法半夏 5g，干姜 5g，五味子 5g，细辛 3g。7 剂。

服上方后，咳嗽痊愈。嘱再加黄芪 15g，红枣 5 个。服 15 剂。(《我是铁杆中医》)

案 3　熊继柏治疗哮喘案

易某，女，35 岁，娄底市人。门诊病例。初诊：2006 年 12 月 1 日。

患者 1 年前因感冒之后出现哮喘、咳嗽之疾。虽经治疗，但每逢感冒即发哮喘。近 1 周前，因感冒之后触发哮喘，已在当地医院用中、西药治疗，但哮喘、咳嗽症状甚剧，尤其夜间喘咳交作，彻底不得卧。诊见患者明显恶寒无汗，咯吐稀白痰涎，口张气促，甚则咳而呕逆，舌苔白滑，脉滑而缓。

[辨证] 外寒内饮，气喘咳嗽。

[治法] 散寒化饮，平喘止咳。

[处方] 小青龙汤。炙麻黄 5g，桂枝 6g，白芍 10g，细辛 3g，五味子 6g，干姜 6g，法半夏 10g，炙甘草 10g。4 剂，水煎服。

二诊：2006 年 12 月 5 日。患者喘咳大平，夜卧已安，恶寒已除。患者夫妻二人一再称述，自患喘咳病 1 年多来，几乎中、西药不断，可从未碰到如此效验的药物，并要求给予根治。诊见舌苔薄白，脉缓而滑，乃拟射干麻黄汤治之。

炙麻黄 4g，射干 10g，细辛 3g，法半夏 10g，炙紫菀 10g，炙款冬花 10g，五味子 6g，茯苓 15g，大枣 10g，生姜 3 片。15 剂，水煎服。(《一名真正的名中医》)

【附方】

射干麻黄汤(《金匮要略》)

射干三两（9g）　麻黄四两（9g）　生姜四两（12g）　细辛三两（3g）　紫菀三两（9g）　款冬花三两（9g）　五味子半升（9g）　大枣七枚（3g）　半夏大者洗，半升（9g）上九味，以水一斗二升，先煮麻黄两沸，去上沫，内诸药，煮取三升，分温三服。

方论：**清·张石顽**：上气而作水鸡声，乃是痰碍其气，风寒入肺之一验，故于小青龙方中，除桂心之热、芍药之收、甘草之缓，而加射干、紫菀、款冬、大枣。专以麻黄、细辛发表，射干、五味下气，款冬、紫菀润燥，半夏、生姜开痰，四法萃于一方，分解其邪，大枣运行脾津和药性也。(《张氏医通》)

清·王旭高：此治形寒饮冷伤肺之要方也。喉中水鸡声者，痰气出入而嘎咯也。由肺中冷，阳气不能宣其液，郁于肺而生声，乃复用《本经》主治咳逆上气之品，大泄阴液，宣通肺气。射干、紫菀，以苦泄之也，麻、辛、款、夏、生姜，以辛泄之也，五味子酸以收其正气，大枣甘以缓其下行，则射干、细辛、五味之性，从麻黄外达肺经，内通肺脏，泄肺之苦，遂肺之欲，补肺之正，温肺之阳，俾气道平而肺得阴阳之致，自无嘎咯之声矣。(《王旭高医书六种》)

清·陈修园：上气有咳与不咳之分，不咳者止是风邪上逆，咳者内有水气外有风邪也。此言咳而上气，而出一散邪下水之方也。(《时方歌括》)

九味羌活汤

《此事难知》

【组成】羌活（9g） 防风（9g） 苍术（9g） 细辛（3g） 川芎（6g） 香白芷（6g） 生地黄（6g） 黄芩（6g） 甘草（6g）（原著本文无用量）

【用法】上㕮咀，水煎服。若急汗，热服，以羹粥投之；若缓汗，温服，而不用汤投之（现代用法：水煎服）。

【功用】发汗祛湿，兼清里热。

【主治】外感风寒湿邪，内有蕴热证。恶寒发热，无汗，头痛项强，肢体酸楚疼痛，口苦微渴，舌苔白或微黄，脉浮或浮紧。

【方论选录】

明·陶华：以代桂枝、麻黄、青龙、各半等汤，此太阳经之神药也。治春、夏、秋非时感冒暴寒，头痛发热恶寒，脊强无汗，脉浮紧。此足太阳膀胱经受邪，是表证宜发散，不与冬时正伤寒同治法。此汤非独治三时暴寒，春可治温，夏可治热，秋可治湿，治杂证亦有神也。秘之不与庸俗知此奇妙耳。(《伤寒六书》)

明·吴崑：春时应暖而大寒，夏时应热而反大凉，秋时应凉而反大热，冬时应寒而反大温，此非其时而有其气，是以一岁之中，长幼之病多相似也。药之为性，辛者得天地之金气，于人则为义，故能匡正而黜邪。羌、防、苍、细、芎、芷，皆辛物也，分经而主治：邪在太阳者，治以羌活；邪在阳明者，治以白芷；邪在少阳者，治以黄芩；邪在太阴者，治以苍术；邪在少阴者，治以细辛；邪在厥阴者，治以川芎；而防风者，又诸药之卒徒也。用生地所以去血中之热；而甘草者，又所以和诸药而除气中之热也。易老自序云：此方冬可以治寒，夏可以治热，春可以治温，秋可以治湿，是诸路之应兵也。用之以治四时瘟疠，诚为稳当，但于阴虚、气弱之人，在所禁尔。（《医方考》）

清·汪昂：此足太阳例药，以代桂枝、麻黄、青龙、各半等汤也。药之辛者属金，于人为义，故能匡正黜邪，羌、防、苍、细、芎、芷，皆辛药也。羌活入足太阳，为拨乱反正之主药；苍术入足太阴，辟恶而去湿；白芷入足阳明，治头痛在额；川芎入足厥阴，治头痛在脑；细辛入足少阴，治本经头痛。皆能驱风散寒，行气活血。而又加黄芩入手太阴，以泄气中之热；生地入手少阴，以泄血中之热；防风为风药卒徒，随所引而无不至，治一身尽痛为使；甘草甘平，用以协和诸药也。（《医方集解》）

清·陈念祖：羌活散太阳之寒，为拨乱反正之药，能除头痛项强及一身尽痛，无汗者，以此为主。防风驱太阳之风，能除头痛项强，恶风自汗者，以此为主。又恐风寒不解，传入他经，以白芷断阳明之路，黄芩断少阳之路，苍术断太阴之路（多汗者易白术），川芎断厥阴之路，细辛断少阴之路，又以甘草协和诸药，使和衷共济也。佐以生地者，汗化于液，补阴即托邪之法也。（《时方歌括》）

清·王泰林：诸药气味温，恐其僭亢，故用黄芩苦寒以监制之，甘草以调和之……生地、川芎引诸药入血祛邪，即借以调营，徐灵胎嫌生地寒滞，易以当归，甚是，宜遵之。（《王旭高医书六种》）

清·顾松园：此解表而兼清里之剂。节庵治三时感冒风寒，每用此方，代麻黄、桂枝、青龙等汤。气薄则发泄，故以羌、防、芎、芷、辛、苍之气薄者，散其寒邪。胜热，故用地之甘寒养阴，芩苦寒，清热以升散，则寒者不滞。甘、枣益其脾胃，而建中营之帜。（《顾松园医镜》）

近·谢观：此为四时发散之剂通。方中羌活治太阳肢节痛，防风治一身尽痛，苍术除湿气而下安太阴，甘草缓里急、和诸药，川芎能治厥阴头脑痛，生地治少阴心热在内，黄芩治太阴肺热在胸，白芷治阳明头痛在额，细辛治少阴肾经头痛，再以姜、葱为引，使通体汗出，则三阳血分之邪直达，无所滞留。且血虚挟热者，有生地以固本，亦可无亡阴之患。（《中国医学大辞典》）

近·蔡陆仙：盖寒风束闭肌表，非羌、防之辛窜解表，不足为功；沉寒附着之湿邪，非细辛、苍、芷，不足以搜提燥化，使之从汗宣解；而内蕴阻之营分伏热，尤非黄芩、生地并进，无以解其勃郁之蒸，如大青龙麻、桂之合石膏，固同一义也。然营分虽蕴热，究风寒之邪阻为多，与温热病之热蕴，本各异途，故清热中必佐川芎以入血祛寒，姜、葱以助其发散，此立方之大意也。方中羌、防、苍术、细辛、川芎、白芷、姜、葱，性味皆辛温，皆主走窜升散，或行于上，或行于下，或入气分，或入血分，均能祛解风寒袭表之邪；虽杂以生地、黄芩甘寒苦寒，然皆佐药，而治其兼症者也，故不能淆混其辛温正法焉。此方时医亦喜用之，但辛而近于燥烈，凡风寒不兼多湿，及轻微之表证，亦不可尽其

量剂，以免燥伤津液，是又不可不加注意者也。(《中国医药汇海》)

【验案选录】

案1　章次公治疗感冒证案

何某，男。有表证，以剧烈之头痛、腰痛为苦，兼有便秘，溲少而痛。木香槟榔丸、九味羌活汤主之。

防风6g，羌活6g，细辛3g，苍术5g，白芷9g，川芎5g，黄芩5g，生地9g，甘草3g，生姜3片，葱白5茎。

[另]木香槟榔丸9g，一次吞服。(《章次公医案》)

案2　邵士玺治疗三叉神经痛案

李某，女，49岁，1994年5月6日诊。

自述患三叉神经痛已5年，痛时呈针刺样或火灼样，每次发作持续1~2分钟，疼痛时泪涕俱下，甚是痛苦，曾服苯妥英钠、卡马西平等，也做过普鲁卡因封闭，未能根治，近又发作频繁，愿延中医治疗，症见面色潮红，舌质紫暗，舌苔腻，脉细涩，诊断为三叉神经痛瘀血阻络型，予九味羌活汤加减。

羌活12g，防风12g，细辛6g，川芎15g，白芷15g，生地20g，黄芩6g，丹参20g，穿山甲6g，土茯苓20g，蜈蚣1条（研末冲服）。

药进6剂，头痛消失，未再发作，又予4剂巩固疗效，随访至今未发。(《内科病最新中医及中西医结合医案》)

案3　王仲青治疗伤寒高热案

患者，男，30岁，1987年4月20日就诊。

患者因偶感风寒，继之发冷，经西医注射阿尼利定、葡萄糖，口服四环素、对乙酰氨基酚等治疗，至下午恶寒加重，盖棉被3床仍发抖觉冷，切脉六部皆洪大紧数，以手扪额，热势如焚，体温高达41.6℃，鼻中出气灼热，舌红苔薄白，无汗，伴有头晕呕恶。证属外寒束表，治宜发汗解表，令其邪随汗出而身热自退，拟九味羌活汤加减服之。

羌活9g，防风4.5g，细辛2.4g，豆豉4.5g，川芎6g，葛根12g，陈皮4.5g，厚朴6g，半夏6g，生姜2片，竹茹3g。

服1剂后，高热渐退，脉象平和。(《呼吸系统疾病良方精讲》)

案4　陈列治疗肋间神经痛案

吕某，男，41岁，初诊述其3天前晨起突感头昏、项强、胸胁刺痛，经服索米痛片头项强痛减，但胸胁刺痛时作，经心电图检查，未见异常。症见面红形瘦，焦烦，胸胁刺痛走窜，头昏，汗出，不恶寒，口干苦，尿黄，舌红，脉弦紧。治以祛风散寒，解郁止痛。

方用九味羌活汤加减。羌活、防风、川芎、黄芩、赤芍各 15g，细辛、甘草各 6g，栀子、柴胡、川楝子各 12g，桑枝 30g。4 剂痛止。(《现代方剂学：药理与临床》)

案 5 周宝宽治疗多形红斑病案

某男，26 岁。2009 年 4 月 7 日初诊。

2 周前外感风寒后，出现头痛等不适症状，不久，双手背出现红斑，未经治疗，求治于中医。诊见双手背均散见拇指指甲大小、中央颜色发黯的丘疱疹，边缘潮红，形如虹膜状，微痒，遇冷风加重；舌淡红，苔薄白，脉浮缓。

[西医诊断] 多形红斑。

[中医诊断] 猫眼疮。

[辨证] 风寒湿聚，经络阻滞。

[治法] 疏风散寒，祛湿通络。

[处方] 九味羌活汤加减。羌活 10g，防风 10g，细辛 3g，白芷 5g，川芎 5g，秦艽 10g，鸡血藤 15g，伸筋草 10g，海风藤 10g，生地黄 5g，炙甘草 5g。7 剂，每日 1 剂，水煎服，200ml，每日 2 次，第 3 遍煎液外洗，每日 2 次。

二诊：2009 年 4 月 14 日。皮疹明显消退，无发热及恶寒，二便通畅。上方去细辛、生地黄，又服 5 剂愈。(《屡用屡效方疑难病一扫光》)

案 6 李葆富用九味羌活汤加味治疗空调病案

李某，女，28 岁。初诊：2004 年 7 月 10 日。

[主诉及病史] 头痛身痛 3 天。肌肉关节疼痛，腰痛无汗，舌淡苔白滑，脉沉缓。

[辨证] 外感风寒，湿邪闭阻经络。

[治法] 疏风散寒，除湿疏通经络。

[处方] 羌活 10g，防风 10g，细辛 3g，苍术 10g，白芷 10g，川芎 10g，甘草 6g，生姜 3 片，葱白 3 寸，麻黄 6g，桑枝 30g，党参 12g。

上方服 5 剂病情痊愈。

[体会] 余在香港应邀出诊期间，接触了较多的“空调病”患者。开始用在内地常用治疗感冒的方剂，误认为香港天气热，大部分为风热感冒，治疗效果不佳，后改用九味羌活汤加葱白、生姜、桑枝，加强通阳解表药物，治疗风寒湿痹效果明显。(《李葆富行医 60 年临床经验选集》)

案 7 王玉玺治疗瘾疹案

陈某，男，59 岁，汉族，工人，黑龙江省绥化市望奎县人。初诊日期：2012 年 11 月 19 日。

患者 6 个月前因运动汗出后淋浴致使皮肤出现皮下隐隐红疹，伴瘙痒明显，在当地医院诊断为“荨麻疹”，曾口服依巴斯汀及中药汤剂，但未见疗效。

刻诊：周身皮下散见淡红色隐在丘疹，发无定出，时起时消，伴瘙痒，患者恶风寒，肌表无汗，偶有关节酸楚，口苦微渴，大便秘结，舌质红，苔白腐，脉浮数。

［西医诊断］荨麻疹。

［中医诊断］瘾疹。

［中医辨证］外感诸邪，蕴而化热，营卫失和。

［治法］发散风寒湿，兼清解里热。

［方药］羌活 10g，苍术 15g，白术 15g，防风 10g，茯苓 20g，独活 15g，川芎 10g，黄芩 15g，白鲜皮 15g，白芷 10g，生地黄 15g，藿香 10g，生薏苡仁 30g，车前子 15g，地肤子 20g。7 剂，水煎服，每日 1 剂，早晚饭后 30 分钟温服。

二诊：2012 年 11 月 28 日。患者服药后躯干部皮疹减轻明显，但腋窝、上肢、头皮部仍有瘙痒，伴手足心热，大便调。继服前方加牡丹皮 15g，地骨皮 20g，赤芍 15g，桑枝 15g，白蒺藜 30g，黄柏 15g。服 14 剂。

三诊：2012 年 12 月 14 日。身上皮疹均已消退，瘙痒大减，足踝、足背部见风偶有瘙痒，皮肤略有干燥。继服前方加当归 12g，川牛膝 20g。服 14 剂。(《当代中医皮肤科临床家丛书·王玉玺》)

麻黄连翘赤小豆汤

《伤寒论》

【组成】麻黄去节，二两（6g） 连翘二两（6g） 杏仁四十个（15g） 赤小豆一升（15g） 大枣十二枚（15g） 生梓白皮一升（9g） 甘草二两（6g） 生姜二两（6g）

【用法】上八味，以潦水一斗，先煮麻黄再沸。去上沫，内诸药，煮取三升，去滓。分温三服，半日服尽（现代用法：水煎温服）。

【功用】解表清热，利湿退黄。

【主治】阳黄兼表证。症见发热恶寒，恶寒身痒，周身黄染如橘色，脉浮滑等。

【方论选录】

明·许宏：伤寒瘀热在里，身必发黄。此盖其人素有湿热，就因伤寒汗不尽，则阳明之经为瘀热所凝，则遍身必发黄。经云“湿热相交，民多病瘅”是也。此汤盖为发汗不尽，脉浮身发黄者所设也。麻黄能散表邪，用之为君；甘草、大枣性甘，能入脾益胃气，用之为使。以此八味之剂，专治表邪不尽瘀热在里，遍身发黄者之用也。《内经》云：“湿热上甚，治以甘温，佐以甘平，以汗为故。”此之谓也。(《金镜内台方议》)

清·王旭高：或太阳之热，或阳明之热，内含太阴之湿，乃成瘀热发黄，病虽从外至内，而黏着之邪，当从阴以出阳也。杏仁、赤小豆泄内里湿热；生姜、梓白皮泄肌表湿热，仍以甘草、大枣奠安太阴之气，麻黄使湿热从汗而出太阳，连翘导湿热从小便而出

太阳，潦水助药力从阴出阳。经云："湿上甚为热。"若湿下行则热解，湿热解则黄退也。（《王旭高医书六种》）

清·尤在泾：麻黄、杏仁、生姜之辛温，以发越其表，赤小豆、连翘、梓白皮之苦寒，以清热于里，大枣、甘草甘温悦脾，以为散湿驱邪之用，用潦水者，取其味薄，不助水气也。合而言之，茵陈蒿汤，是下热之剂；栀子柏皮汤，是清热之剂；麻黄连翘赤小豆汤，是散热之剂也。（《伤寒贯珠集》）

清·吕震：按瘀热在里，则伤寒之表邪，亦瘀而不行，内外合邪，因致发黄，治亦当内外并解，伤寒解外，仍不离麻黄、杏仁、甘草之成法。热瘀则不宜桂枝而改用连翘，以散在经之热；更用赤小豆、梓白皮以清在里之热，而复以姜、枣和之。以其发黄从伤寒而来，犹兼半表，亦麻黄汤之变制也。（《伤寒寻源》）

今·胡希恕：以麻黄汤去桂枝加姜枣发表，而且安胃，复以生梓白皮、连翘、赤小豆清热并亦祛湿，故治表实无汗、瘀热在里而发黄者。（《经方传真》）

【验案选录】

案1　邢锡波治疗黄疸病案

骆某，男，38岁，教师。

［病史］因患流感而发热恶寒，身痛，脉浮数。医以辛温疏表之剂治之。服药2剂，而寒热不减，渐至胃脘满闷，消化不良，食后作呕，右胁胀痛，周身倦怠。肝大右肋下2横指，有压痛，巩膜、皮肤有较深黄染。肝功检查有肝炎样变化。脉弦数，舌质红苔黄腻。

证属表证未解，湿热蕴结。治宜清泄湿热，宣透外邪。

［处方］连翘15g，赤小豆15g，生梓皮10g，广郁金10g，赤芍10g，青皮10g，三棱10g，麻黄3g，甘草3g。

服药后，汗出而冷热解，脘满稍差，呕减，略能进食。原方加大黄6g，生苡仁15g。连服1周，脘满消失，食欲增进，右胁疼痛亦渐轻减，黄疸逐渐消退，精神清爽，体力增加。后又连服10剂，诸症消失，黄疸亦退除净尽，肝大缩至半指，肝功已接近正常。后以清热祛湿疏肝化瘀之法调理而愈。（《邢锡波医案集》）

案2　邹云翔治疗疮毒内攻（急性肾炎）证案

徐某，女，6岁半，1965年12月25日初诊。

3个月前腹部生疮疖，继则面目轻度浮肿，低热逗留。尿检：有蛋白、红细胞，住某医院诊断为急性肾炎，治疗好转出院。不久，症状复又出现，于12月25日来邹老处治疗。当时食欲不振，小溲黄赤，脉细，苔淡黄，舌质偏绛。尿检：红细胞（++），白细胞（++）。疮毒内攻，湿热蕴于肾经而发。疏达清里佐以渗利湿热之品，麻黄连翘赤小豆汤加减治之。

［处方］净麻黄 0.9g，连翘 3g，饭赤豆 12g（杵），炒青蒿 9g，炒生地 4.5g，云茯苓 9g，鲜芦根 90g，玉米须 15g，生草梢 1.5g，血余炭（包）4.5g。

二诊：1995 年 12 月 30 日。症状减轻，纳谷得增。守原意。原方生地改 12g。

三诊：1966年1月8日。精神好转，胃纳较香，小溲转清，唯左侧乳蛾肿痛，尿常规：红细胞少许，白细胞 0~2/HP。风热为患。治以清咽解毒，渗利湿热为法。

［处方］黑玄参 4.5g，麦门冬 9g，玉桔梗 2.4g，炒牛蒡 9g，济银花 4.5g，生苡米 4.5g，南沙参 9g，鲜芦根 60g，干荷叶 4.5g，玉米须 15g，血余炭 4.5g（包）。

以上方调治半月，症状消失，尿检正常。（《邹云翔医案选》）

案 3　程家正治疗肾病综合征案

季童，男，5 岁。全身水肿 2 年余。

3 岁时，出现全身水肿，化验尿蛋白（++++），在外院用激素治疗，效果明显，水肿经 4 天消退，尿蛋白 1 周转阴，但易患感冒，病情也即反复，尤其在激素逐渐减量至隔日服 5~10mg（1~2 片）时，尿蛋白与水肿即再度出现，几度尿蛋白增至（++++），并有水肿。今前来门诊治疗，轻度浮肿，尿蛋白（++）。平素易汗，日夜均甚，神疲，食欲差，苔薄白，脉缓偏细。

证属脾肾阳虚，外邪侵袭。治拟祛除外邪，补益脾肾。

［处方］麻黄连翘赤小豆汤加减。净麻黄 5g，连翘壳 9g，赤小豆 15g，光杏仁 9g，桑白皮 9g，茯苓皮 9g，广陈皮 5g，生姜皮 5g，大腹皮 9g，生甘草 5g，熟牛蒡 9g，米仁根 9g，冬瓜皮 15g，冬瓜子 15g。7 剂。

二诊：水肿消，尿蛋白（+），精神较前振作，胃纳已馨，便调，小便尚有泡沫沉积，舌苔薄，脉缓和，前方奏效，病趋稳定，当予扶正达邪。

［处方］生黄芪 9g，潞党参 9g，全当归 9g，大川芎 5g，补骨脂 9g，巴戟天 9g，云茯苓 9g，泽泻 9g，大熟地 9g，怀山药 9g，山萸肉 9g，米仁根 15g，扦扦活（接骨木之别名）15g。

必要时可加减应用仙茅、淫羊藿、菟丝子、熟女贞等。

目前该孩童已 12 足岁，无水肿，尿蛋白转阴已 6 年，激素也已停用 5 年。（《草庐医案荟萃》）

案 4　蒋昌福治疗哮喘案

吴某，男，16 岁，1987 年 3 月 2 日初诊。

患者幼时即患哮喘病，以往较轻，近年来，症状加重，每因受凉即发。发时呼吸迫促，胸闷喘咳，咳痰不畅，头部出汗，不能安卧。此次发作已经 1 周，除上述症状外，还伴有轻度发热恶风，喉间哮鸣，吸气困难，口干，纳食不香，脉象滑数，舌苔薄黄。此乃寒郁发热，痰热夹外邪阻塞息道，以致肺失宣肃，取麻黄连翘赤小豆汤加减宣肺祛痰清热。

［处方］麻黄 8g，杏仁 10g，连翘 15g，赤小豆 10g，桑白皮 10g，甘草 6g，地龙 3g。

上方连服2剂，痰畅，喘定咳减，右寸脉仍现滑大而数。原方去地龙加地骨皮10g，取麻黄连翘赤小豆汤合泻白散之意，又服2剂，诸症消失，继以玉屏风散调理1个月，1年后寻访，哮喘未发。(《现代名医用方心得》)

案5 岳美中治疗湿疹内陷慢性肾炎案

姬某某，男性，45岁，干部，患慢性肾炎。诊其脉，大而数，视其舌，黄而腻，问其起病原因，在8年前患皮肤湿疹，下肢多，鼠蹊部尤多，痒甚，时出时没，没时腰部有不适感，且微痛，久治不愈。尿常规检查：蛋白（++++），红细胞25~30/HP，有管型，为慢性肾炎。中医辨证认为是湿疹之毒内陷所引起之肾脏病。中西医向以普通之肾炎法为治，历久无效，因根据病情，投予仲景麻黄连翘赤小豆汤以祛湿毒。

[处方]麻黄6g，连翘12g，赤小豆24g，杏仁9g，甘草6g，生姜9g，桑白皮9g，大枣4枚（擘）。

服4剂，未有汗，加麻黄量至9g，得微汗，服至10剂后，湿疹渐减，虽仍出，但出即落屑，而鼠蹊部基本不出，小便见清，易见汗，唯舌中心仍黄，脉数象减而大象依然。改用人参败毒散，服数剂后，湿疹基本消失，虽膝外侧有时出一二颗，搔之即破而消。化验尿蛋白（++），红细胞1~15/HP。(《岳美中医案集》)

案6 周兰若治疗瘀热发黄案

章，女，肺主皮毛而司开合，冒雨而伤寒湿，始有寒热，并不介意，渐而身目俱黄，肌肤无汗，小溲不利，皮肤瘙痒如有蚁行，纳谷锐减，头蒙肢软，脉偏浮数，苔白燥，究其致疸之因，揣摩发黄机理，正如仲景所谓“瘀热在里，身必发黄”，法当宣肺气以布治节，开腠理而达郁热。

净麻黄、嫩前胡各6g，杏仁、炙桑皮、大连翘各12g，白术、佩兰叶各9g，鸡苏散（包）、赤小豆各15g，玉桔梗4.5g，藿香正气散6g（日2次服）。3剂。

复诊：前方投服，1剂而汗出溲行，肤痒顿除，疸色稍退，尽3剂黄疸基本消退，可见仲景方法之效。病退药退，不可徒伤正气，宜培中运脾。

杏仁、炙桑皮、茯苓、党参、白术、大连翘、焦六曲各12g，佩兰叶、广郁金各9g，前胡6g，玉桔梗3g。5剂。(《周兰若医案》)

案7 刘渡舟治疗皮肤瘙痒证案

高某，男，20岁。

周身泛起皮疹，色红成片，奇痒难忍，用手搔之而画缕成痕而高出皮面。举凡疏风清热利湿之药尝之殆遍而不效。微恶风寒，小便短赤不利，舌苔白而略腻，切其脉浮弦。

辨为风湿客表，阳气拂郁而有郁热成疸之机。

[疏方]麻黄9g，连翘9g，杏仁9g，桑白皮9g，赤小豆30g，生姜12g，炙甘草3g，大枣7枚。仅服2剂，微见汗出而瘥。

按：皮肤瘙痒之证，凡见脉浮、苔腻者，皆可考虑使用本方。(《刘渡舟临证验案精选》)

第二节　辛凉解表剂

银翘散

《温病条辨》

【组成】连翘一两（30g）　银花一两（30g）　苦桔梗六钱（18g）　薄荷六钱（18g）　竹叶四钱（12g）　生甘草五钱（15g）　芥穗四钱（12g）　淡豆豉五钱（15g）　牛蒡子六钱（18g）

【用法】上为散。每服六钱（18g），鲜苇根汤煎，香气大出，即取服，勿过煎。肺药取轻清，过煎则味厚入中焦矣。病重者，约二时一服，日三服，夜一服；轻者，三时一服，日二服，夜一服；病不解者，作再服（现代用法：作汤剂，加芦根 18g，水煎服）。

【功用】辛凉透表，清热解毒。

【主治】温病初起。症见发热，微恶风寒，无汗或有汗不畅，头痛口渴，咳嗽咽痛，舌尖红，苔薄白或薄黄，脉浮数。

【方论选录】

清·吴鞠通：按温病忌汗，汗之非唯不解，反生他患。盖病在手经，徒伤足太阳无益；病自口鼻吸受而生，徒发其表，亦无益也。且汗为心液，心阳受伤，必有神明内乱，谵语癫狂，内闭外脱之变。再，误汗，虽曰伤阳，汗乃五液之一，未始不伤阴也。《伤寒论》曰：尺脉微者为里虚，禁汗，其义可见。其曰伤阳者，特举其伤之重者而言之耳。温病最善伤阴，用药又复伤阴，岂非为贼立帜乎？此古来用伤寒法治温病之大错也……本方谨遵《内经》“风淫于内，治以辛凉，佐以苦甘；热淫于内，治以咸寒，佐以甘苦”之训；又宗喻嘉言芳香逐秽之说，用东垣清心凉膈散，辛凉苦甘。病初起，且去入里之黄芩，勿犯中焦；加银花辛凉，芥穗芳香，散热解毒；牛蒡子辛平润肺，解热散结，除风利咽，皆手太阴药也。合而论之，经谓：冬不藏精，春必病温；又谓：藏于精者，春不病温；又谓：病温，虚甚死。可见病温者，精气先虚。此方之妙，预护其虚，纯然清肃上焦，不犯中下，无开门揖盗之弊，有轻以去实之能，用之得法，自然奏效。此叶氏之法，所以迥出诸家也。（《温病条辨》）

清·张秉成：治风温、温热，一切四时温邪，病从外来，初起身热而渴，不恶寒，邪全在表者。此方吴氏《温病条辨》中之首方，所治之温病，与瘟疫之瘟不同，而又与伏邪之温病有别。此但言四时之温邪，病于表而客于肺者，故以辛凉之剂轻解上焦。银花、连翘、薄荷、荆芥皆辛凉之品，轻扬解散，清利上焦者也；豆豉宣胸化腐，牛蒡利膈清咽，竹叶、芦根清肺胃之热而下达，桔梗、甘草解胸膈之结而上行。此淮阴吴氏特开客气温邪之一端，实前人所未发耳。（《成方便读》）

今·李畴人：治温邪初起。以牛蒡宣利肺气而滑利窍；豆豉发越少阴陈伏之邪，为君。以银花、连翘甘凉轻清，宣泄上焦心肺之邪为臣。荆芥散血中之风；薄荷辛凉，宣肺胃之热而泄风；竹叶清心肺；甘、桔解毒开肺，载诸药上浮；芦根清胃热，合辛凉轻剂而治肺胃上焦风温，但热无寒。咳嗽不爽，加杏仁、象贝；口燥加花粉；热重加山栀、黄芩；脉洪口渴，石膏亦可加。吴氏以银翘散为主，治津气内虚之人。（《医方概要》）

今·盛心如：银花、连翘为治温病之主药。薄荷、荆芥以散风；竹叶、甘草以清热（此四味为佐）。用桔梗为使，轻扬以开其上；加苇根为引，甘淡以泄于下。而以牛蒡、淡豉为臣，通玄府以逐邪，俾为汗解。此亦辛凉苦甘之旨，诚为外感风温，初起在表、无汗之主方。本方根据河间凉膈散而加减复方之制也。（《实用方剂学》）

近·蔡陆仙：银翘散为近世治温热病辛凉解表之通方。方中有薄荷、牛蒡、竹叶、豆豉之辛凉宣散，又君以银花、连翘之清解心热，俾心热清则肺得清肃，而又金风送爽，飒飒生凉，肺气宣散，皮毛之壅热自开矣。况有桔梗、芦根以直接宣清肺热，更何患口渴之不清，身热之不解耶？（《中国医药汇海·方剂部》）

今·秦伯未：一般用银翘散，多把银花、连翘写在前面。我认为在温病上采用银翘散，当然可将银、翘领先，但银、翘是否是君药，值得考虑。如果银、翘是君，那么臣药又是什么呢？我的意见，银翘散的主病是风温，风温是一个外感病，外邪初期都应解表，所以银翘散的根据是“风淫于内，治以辛凉，佐以苦甘”，称为辛凉解表法。这样，它的组成就应该以豆豉、荆芥、薄荷的疏风解表为君；因系温邪，用银、翘、竹叶为臣；又因邪在于肺，再用牛蒡、桔梗开宣上焦；最后加生甘草清热解毒，以鲜芦根清热止渴煎汤。处方时依次排列，似乎比较惬当。既然以解表为主，为什么用清药作为方名？这是为纠正当时用辛温发汗法治疗温病的错误，不等于风温病只要清热不要解表。（《谦斋医学讲稿》）

今·丁学屏：《素问》以“藏于精者，春不病温”“冬伤于寒，春必病温”二句，阐发成温之由，故自古有伏气成温之说。春时气暖多风，温邪内伏，风邪外搏。方用豆豉、荆芥、薄荷辛凉疏风，银花、连翘、竹叶清温解毒。温邪上受，首先伤肺，牛蒡、桔梗轻宣肺气，所谓治上焦如羽是矣，温邪伤人津液，芦根清热生津，安抚已受邪之地也。此方轻轻灵动，热病初起，邪在肺卫者，投之效如桴鼓，非虚语也。若加蝉衣、僵蚕，取效更捷矣。（《古方今释》）

【验案选录】

案1　熊继柏治疗小儿发热案一

易某，女，1岁7个月，湖南长沙市人。门诊病例。初诊：2005年10月11日。

发热1日，大便干结，兼喷嚏、流涕、咳嗽等症。诊见体温39.5℃，咽红，扁桃体肿大，舌边尖红，苔薄黄，纹紫。

［辨证］风热犯肺。

［治法］疏风清热解表。

［处方］银翘散加减。银花10g，连翘10g，荆芥8g，防风5g，桔梗6g，黄芩4g，牛蒡子8g，板蓝根8g，薄荷8g，法半夏6g，竹茹10g，生大黄5g。2剂，水煎服。

二诊：2005年10月13日。服上方1剂后，体温降至38.5℃，服2剂后体温正常，精神食纳正常，但热退后胸背部遍发红色皮疹，四肢少见，无疼痛瘙痒。诊见咽稍红，舌边尖红，苔薄黄，纹紫。此为风热之邪外透肌表，宜清热解毒透疹，银翘解毒汤加减治之。

［处方］银花10g，连翘10g，荆芥5g，菊花10g，牛蒡子10g，大青叶6g，紫草4g，甘草6g。2剂，水煎服。2剂后疹退而愈。(《一名真正的名中医·熊继柏临证医案实录》)

案2　熊继柏治疗小儿发热案二

龚某，男，4岁半，长沙市人。门诊病例。初诊：2005年12月23日。

患儿昨日下午出现精神萎靡、肌肤灼热等现象，体温达39℃，予感冒清热颗粒等治之，热未退，今急来门诊。

［现症］高热，烦躁不安，四肢时作颤抖，恶心欲呕，鼻塞，流清涕，面色红赤，咽痛，舌红，苔薄黄，指纹红紫相兼。

［查体］咽红，扁桃体肿大。

［辨证］风热感冒。

［治法］疏风清热解表。

［处方］银翘散加味。银花10g，连翘10g，荆芥10g，牛蒡子6g，薄荷8g，甘草6g，桔梗6g，玄参10g，浙贝15g，防风10g，法半夏8g，竹茹10g，板蓝根10g，生大黄（另煎，兑服）6g，羚羊角片（另煎，兑服）15g。2剂，水煎服。

二诊：2005年12月25日。患儿发热已全退去，但见咳嗽，咽部已不红，扁桃体尚有微肿，舌苔薄黄，指纹红紫相兼。拟玄贝止嗽散以疏风止咳。

［处方］玄参10g，浙贝15g，杏仁6g，桔梗8g，炙紫菀8g，百部6g，陈皮6g，荆芥5g，甘草5g。3剂，水煎服。(《一名真正的名中医·熊继柏临证医案实录》)

案3　熊继柏治疗小儿发热案三

邵某，男孩，6岁，长沙市人。2011年8月11日初诊。

患儿从昨天起感冒发热，头痛，咳嗽，有黄白色痰，咽喉疼痛，精神疲惫，吃了退热药和注射抗生素后，没有退热。半个小时以前测量体温39.8℃。察之面色红，咽喉红肿，舌红，苔薄黄，脉浮数。扪之额头微微有汗，全身干燥无汗，大便不干结。银翘散加减。

［处方］银花15g，连翘10g，薄荷6g，荆芥6g，桔梗10g，甘草10g，豆豉10g，牛

蒡子10g，芦根15g，淡竹叶6g，黄芩6g，玄参10g，浙贝10g，2剂。加小葱的葱白连须5根，拍烂，加水4碗，煎开后8分钟，先服1碗，其他药泡在容器中，下次服时煎开即可。如果热未退，2个小时后再服1次，每剂药可以服3、4次。服上方1剂后，汗出热退，去葱白和豆豉，2剂后即愈。(《一名真正的名中医·熊继柏临证医案实录》)

案4　王锡章治疗风温证案

季某，女，22岁。初诊：1956年3月11日。

起病突然，发热头痛，呕吐斑疹，颈项稍强，恶寒疲乏，欲睡神清；舌质红苔白黄，脉象滑数。病邪从口鼻而入，首先侵犯肺卫，温邪化热化火最速。继之邪热入里，表现为表里俱热，卫气同病之证，治以清热解毒、佐以疏表，方用银翘散加味。

[处方]金银花12g，连翘12g，荆芥9g，牛蒡子10g，竹叶12g，桔梗6g，芦根15g，石膏（先煎）15g，大青叶15g，板蓝根12g，枳壳6g，牡丹皮10g，甘草6g。水煎服，2剂。

二诊：3月14日。药后已中病机，病势已减，仍守原法出入。前方去桔梗、枳壳，加黄连6g，菊花12g。水煎服，2剂。

三诊：3月18日。服后各症大减，前方合度，照原不变续服2剂。

四诊：3月21日。诸症霍然消解，唯稍呕吐，以玉枢丹140g，每日服2次，每次服10g，温开水送下，药后告愈。

追踪观察2年，病未复发。(《王锡章医案》)

案5　王锡章治疗痄腮证案

蔡姓男孩，8岁。初诊：1956年11月23日。

发热1天，右耳胀痛半天。昨日起发热恶寒，鼻塞流涕，下午右耳下肿胀疼痛，张口困难，诊见咽喉红肿疼痛，舌红、苔薄白淡黄，脉浮数。证属初感疫毒，温邪在表，正如《外科正宗》说："痄腮因风热……所生，有冬温后天时不正，感发传染者，多两腮肿，初发寒热。"

治宜疏风清热，散结消肿。方宗银翘散加减。

[处方]金银花10g，连翘10g，薄荷（后下）6g，牛蒡子10g，夏枯草9g，赤芍9g，板蓝根10g，桔梗6g，射干5g，甘草6g，马勃3g。水煎服，2剂。外用如意金黄散，水调敷右耳下肿处，每日换药1次。

越3日，热退，右耳下肿胀疼痛好转。因性急躁易怒，口干便结，小便黄少，此为热毒蕴结，温毒入里，改用普济消毒饮加龙胆草、夏枯草各9g，去升麻、柴胡。水煎服，3剂。嘱忌鱼腥发物，外用药敷同前至肿消痛止为止。

越4日，药后本病告愈。(《王锡章医案》)

案6　蒋有倩治疗感冒证案

吴某，男，25岁，职员。2001年4月21日因"发热伴恶寒1周"来院就诊。

患者1周前无明显诱因下出现发热、恶寒，伴咽痛，流滑涕。体温最高39℃，服用克感敏、安乃近、头孢类药物，未见好转。

［体检］两肺呼吸音清，未闻及啰音，咽红，两扁桃体Ⅰ度肿大。

［实验室检查］WBC 8.1×10^9/L，N 0.71。

刻诊：体温38℃，微恶风寒，咽痛，流黄脓涕，汗出不畅，口渴喜冷饮。舌红，苔薄黄腻，脉数。外感风热，表里同病之证。治拟疏风清热，表里双解。银翘散加减。

［处方］金银花12g，连翘12g，桔梗6g，牛蒡子9g，荆芥9g，淡豆豉6g，竹叶3g，薄荷（后下）6g，大青叶12g，板蓝根12g，生石膏（先煎）30g，生甘草6g。3剂。

［中医诊断］感冒（外感风热，表里同病）。

［西医诊断］上呼吸道感染。

［治疗效果］当晚服用1剂，次晨热退，体温37℃，当日最高37.5℃，再服1剂。至第3日热退，体温37℃，咽痛流涕消失，再服1剂，遂瘥。（《曙光临床医学院教学医案选辑》）

案7　王占玺治疗斑疹伤寒证案

刘某，男，成年。1972年4月15日初诊。

高热不退，咽喉疼痛，小便黄少，不思饮食，全身乏力。经西医检查诊断为斑疹伤寒，诊得脉浮微数，舌苔厚腻，此为风温夹湿之候。

治宜疏风清热，除湿运脾。用银翘散合三仁汤加减。

银花9g，连翘9g，芦根9g，滑石12g，冬瓜仁12g，杏仁9g，厚朴9g，淡豆豉9g，枯黄芩9g，木通6g，甘草3g。

服上方1剂后，高热即退，顿觉精神爽快，连服数剂后，咽已不痛。诸症已解，后以调理脾胃而收全功。（《内科疑难病名家验案1000例评析》）

案8　米伯让治疗伏暑（钩端螺旋体病）案

王某，男，46岁。初诊：10月10日。

突然发冷、发热、头痛、身痛、腿痛3天，出少量汗，口渴，烦躁不安，食欲不振，痰中带血丝，鼻衄少许，尿色黄，大便正常，面色潮红，目赤，舌苔黄厚，脉象浮滑而数，体温38.7℃。

［辨证］温病伏暑型气分重证。

［治法］辛凉透邪解毒。

［处方］银翘散。银花15g，连翘15g，薄荷9g，竹叶9g，桔梗9g，生甘草6g，淡豆豉9g，牛蒡子9g，荆芥穗4.5g，苇根30g。1剂。

二诊：10月11日。发热，不恶寒，口渴，大汗，鼻衄增多，仰卧时则流入咽腔，痰中仍有血丝，脉滑数，苔黄厚。此乃热入营血，气血两燔之证。方用银翘散加生石膏30g，知母12g，焦栀9g，生地12g，侧柏叶15g，白茅根120g，以清热解毒，凉血止血，每日2剂，连服2日。

三诊：10月13日。发热减退（37.2℃），出汗减少，鼻衄止，无血痰，舌心苔略黄，脉缓。予竹叶石膏汤。

［处方］竹叶 9g，生石膏 12g，麦冬 9g，姜夏 9g，炙甘草 9g，生大米 15g，党参 9g。1 剂。

四诊：10 月 16 日。头昏，身重，倦怠嗜卧，食少纳呆，苔黄腻，舌质淡，脉滑，体温 36.8℃。此乃湿热未尽，改予三仁汤清热利湿。

［处方］杏仁 12g，白蔻仁 6g，生薏米 18g，厚朴 6g，姜半夏 15g，白通草 6g，滑石 18g，竹叶 6g。每日 1 剂，共服 2 剂而愈。本例在治疗中与治疗后查血清（暗视野检查）钩端螺旋体由阳性转阴性。（《内科疑难病名家验案 1000 例评析》）

桑　菊　饮

《温病条辨》

【组成】桑叶二钱五分（7.5g）　菊花一钱（3g）　杏仁二钱（6g）　连翘一钱五分（5g）　薄荷八分（2.5g）　苦桔梗二钱（6g）　生甘草八分（2.5g）　苇根二钱（6g）

【用法】水二杯，煮取一杯，日二服（现代用法：水煎温服）。

【功用】疏风清热，宣肺止咳。

【主治】风温初起，邪客肺络证。但咳，身热不甚，口微渴，脉浮数。

【方论选录】

清·吴鞠通：此辛甘化风、辛凉微苦之方也。盖肺为清虚之脏，微苦则降，辛凉则平，立此方所以避辛温也。今世佥用杏苏散通治四时咳嗽，不知杏苏散辛温，只宜风寒，不宜风温，且有不分表里之弊。此方独取桑叶、菊花者，桑得箕星之精，箕好风，风气通于肝，故桑叶善平肝风；春乃肝令而主风，木旺金衰之候，故抑其有余。桑叶芳香有细毛，横纹最多，故亦走肺络而宣肺气。菊花晚成，芳香味甘，能补金水二脏，故用之以补其不足。风温咳嗽，虽系小病，常见误用辛温重剂，销烁肺液，致久嗽成劳者，不一而足。圣人不忽于细，必谨于微，医者于此等处，尤当加意也。（《温病条辨》）

近·何廉臣：此治风温犯肺，头涨咳嗽，身热微渴，舌白边红，脉右浮数，法当辛凉泻热，微苦降气，故用桑菊清芬疏气，轻走肺络，为君。臣以翘荷，辛凉散风，佐以杏、桔、苇茎，宣肺气，以清肺热。使以甘草，调和诸药。叶氏所谓辛凉则平，微苦则降是也。如肺热甚，加枯芩钱半。燥渴者加花粉三钱。气粗似喘，燥在气分者，加生石膏四钱、知母三钱，去桔梗、薄荷。舌绛暮热，初入营分者，加生玳瑁钱半、元参二钱、丹皮一钱半。（《温热病方汇选》）

今·李畴人：此方比银翘散更轻。桑叶、菊花泄风宣肺热，杏仁泄肺降气，连翘清热润燥，薄荷泄风利肺，甘、桔解毒利咽喉，能开肺泄肺，芦、茅根清肺胃之热，合辛凉轻

解之法，以泄化上焦肺胃之风温。(《医方概要》)

近·蔡陆仙：桑菊饮亦辛凉解表之通用方也。虽较银翘散之力轻微，然有桑叶、菊花之微辛轻散，又益以薄荷之辛以透上解表，凉以宽畅胸膈；得连翘以清心，桔、杏以宣肺，苇茎、甘草并成其清热宣透、畅行肺气之功能。则凡病之属于风温、风热，症之见有身微热、咳嗽、汗不畅、口微渴者，投之亦有宣肺清热、凉膈透表之功。不过不能冀其如时雨之降，得大汗而解也。此可与银翘散其斟酌用之。(《中国医药汇海》)

【验证选录】

案1　吴少怀治疗外感发热证案

孙某，男，8个月，1965年3月2日初诊。

[病史] 患儿发热咳嗽，气喘，痰多，流涕3天，体温39.6℃，烦躁不安，纳呆，大便未解，小便调。

[检查] 舌苔薄白，手纹紫红，脉滑数。

[辨证] 风热犯肺，肺失宣降。

[治法] 祛风、清热、宣肺。拟桑菊饮加减。

[方药] 桑叶3g，连翘3g，杏仁1.5g，前胡1.5g，橘红1.5g，浙贝1.5g，桔梗1.5g，炒苏子1.5g，炒山栀1.5g，芦根4.5g，生甘草1.5g。水煎服。

二诊：3月4日。服药2剂，病情好转，热已退，体温37.4℃，咳嗽喘轻，精神好，胃纳增加，时恶心呕吐，大便已解，小便略黄，舌苔白质红，手纹紫红，脉滑。按上方去桑叶、连翘、山栀、芦根、苏子，加竹茹3g，黄芩0.6g，炒六曲1.5g，炒谷芽1.5g。水煎服。(《吴少怀医案》)

案2　蒲辅周治疗风温犯肺证案

张某某，男，2岁，1959年3月10日因发热3天住某医院。

[住院检查摘要] 血常规：白细胞总数27.4×10^9/L，中性粒细胞0.76，淋巴细胞0.24，体温39.9℃，听诊两肺水泡音。

[诊断] 腺病毒肺炎。

[病程与治疗] 住院后，曾用青、链、合霉素等抗生素药物治疗。会诊时，仍高热无汗，神昏嗜睡，咳嗽微喘，口渴，舌质红，苔微黄，脉浮数，乃风温上受，肺气郁闭，宜辛凉轻剂，宣肺透卫，方用桑菊饮加味。

[处方] 桑叶3g，菊花6g，连翘4.5g，杏仁4.5g，桔梗1.5g，甘草1.5g，牛蒡子4.5g，薄荷2.4g，苇根15g，竹叶6g，葱白3寸，共进2剂。

药后得微汗，身热略降，咳嗽有痰，舌质正红，苔薄黄，脉滑数，表闭已开，余热未彻，宜予清疏利痰之剂。

[处方] 苏叶3g，前胡3g，桔梗2.4g，桑白皮3g，黄芩2.4g，天花粉6g，竹叶4.5g，橘红3g，枇杷叶6g，再服1剂。

微汗续出而身热已退，亦不神昏嗜睡，咳嗽不显，唯大便2日未行，舌红减退，苔黄微腻，脉沉数，乃表解里未和之候，宜原方去苏叶加枳实3g，莱菔子3g，麦芽6g。

服后体温正常，咳嗽已止，仍未大便，舌中心有腻苔未退，脉滑数，乃肺胃未和，拟调和肺胃，利湿消滞。

［处方］冬瓜仁12g，杏仁6g，苡仁12g，苇根15g，炒枳实4.5g，莱菔子4.5g，麦芽6g，焦山楂6g，建曲6g。

服2剂而诸证悉平，食、眠、二便俱正常，停药食养痊愈出院。(《蒲辅周医案》)

案3　胡希恕治疗感冒案

刘某，女，28岁，病案号12517。初诊日期：1965年8月30日。

昨日受凉后，出现鼻流清涕、喷嚏、头痛、头晕、微恶风寒、咽痒，舌苔薄白浮黄，脉细数。证属太阳阳明合病，予桑菊饮加石膏。

芦根15g，桑叶9g，菊花9g，连翘9g，薄荷6g，杏仁6g，炙甘草6g，生石膏45g。

上药服2剂，症已。(《近现代名老中医时病医案》)

案4　朱古亭治疗风热犯肺咳嗽案

患者，女，76岁。

久病咳嗽之体，近感外邪，肺胃失清，身热头痛，胸闷痰滞口燥。舌红边白，脉滑数。治宜清降。

桑叶9g，白菊花6g，连翘9g，银花9g，瓜蒌皮9g，炙紫菀9g，炒山栀9g，浙贝母9g，苏子9g，枇杷叶9g，生甘草3g。

3剂而愈。

按：本案所治久病咳嗽，近感风热，肺失肃降，使用桑菊饮加减。方中桑叶清透肺络之热，菊花清散上焦风热，连翘清透膈上浮游之热，银花芳香清解、疏散风热，瓜蒌皮宽胸理气解胸闷痰滞，炙紫菀、浙贝母、苏子、枇杷叶止咳化痰，炒山栀清肺热，生甘草清热解毒，调和诸药。诸药合用，使得风热得散，热退身凉，咳嗽可止。患者口燥，遂不可用辛燥之品，只可用凉润之剂。久病与新感，先治其新感之风热之证，此新感之证易解，若不及时透解恐变生他症，或传变入里与宿疾相合，致贻害无穷。[《浙江中医药大学学报》，2015，39(11)：788–790.]

麻黄杏仁甘草石膏汤

《伤寒论》

【组成】麻黄去节，四两(9g)　杏仁去皮尖，五十个(9g)　甘草炙，二两(6g)　石膏碎，绵裹，半斤(18g)

【用法】上四味，以水七升，煮麻黄，减二升，去上沫，内诸药，煮取二升，去滓。温服一升（现代用法：水煎服）。

【功用】辛凉疏表，清肺平喘。

【主治】外感风邪，邪热壅肺证。身热不解，有汗或无汗，咳逆气急，甚则鼻煽，口渴，舌苔薄白或黄，脉浮而数者。

【方论选录】

清·柯韵伯：石膏为清火之重剂，青龙、白虎皆赖以建功。然用之不当，适足以召祸。故青龙以恶寒、脉紧，用姜、桂以扶卫外之阳；白虎以汗后烦渴，用粳米以存胃脘之阳也。此但热无寒，佐以姜、桂，则脉流急疾，斑黄狂乱作矣；加以粳米，则食入于阴，长气于阳，谵语、腹胀、蒸蒸发热矣。亢则害，承乃制，重在存阴者，不必虑其亡阳也。故于麻黄汤去桂枝之辛热，取麻黄之开，杏仁之降，甘草之和，倍石膏之大寒，除内蓄之实热，斯溱溱汗出，而内外之烦热悉除矣。(《古今名医方论》)

清·张石顽：此麻黄汤去桂，而兼越婢之意。专祛上焦湿热痰气，与苓桂术甘汤互发，彼借苓、术，专祛心下之支饮；此借石膏，专祛膈上之湿热也。(《张氏医通》)

清·钱天来：李时珍云：麻黄乃肺经专药，虽为太阳发汗之重剂，实发散肺经火郁之药也。杏仁利气而能泄肺；石膏寒凉，能肃西方金气。乃泻肺肃肺之剂，非麻黄及大青龙之剂也。世俗不晓，惑于《活人书》陶节庵之说，但见一味麻黄，即以为汗剂，畏而避之，唯恐不及。不知麻黄汤之制，欲用麻黄以泄营分之汗，必先以桂枝开卫分之邪，则汗出而邪去矣，所以麻黄不与桂枝同用，止能泄肺邪而不至大汗泄也。观后贤之麻黄定喘汤，皆因之以立法也。(《伤寒溯源注》)

清·程扶生：此治寒深入肺，发为喘热也。汗既出矣，而喘是寒邪未尽，若身无大热，则是热壅于肺。故以麻黄散邪，石膏除热，杏仁利肺，于青龙汤内减麻黄，去姜、桂，稳为发散除热清肺之剂也。石膏去热清肺，故肺热亦可用。(《古今名医方论》)

清·尤怡：麻黄、杏仁之辛而入肺者，利肺气，散邪气；甘草之甘平，石膏之甘辛而寒者，益肺气，除热气；而桂枝不可更行矣。盖肺中之邪，非麻黄、杏仁不能发；而寒郁之热，非石膏不能除；甘草不特救肺气之困，抑以缓石膏之悍也。(《伤寒贯珠集》)

清·王子接：喘家作桂枝汤，加厚朴、杏子，治寒喘也。今以麻黄、石膏加杏子，治热喘也。麻黄开毛窍，杏仁下里气，而以甘草载石膏辛寒之性从肺发泄，俾阳邪出者出，降者降，分头解散，喘虽忌汗，然此重在急清肺热以存阴，热清喘定，汗即不辍，而阳亦不亡矣。观二喘一寒一热治法仍有营卫分途之义。(《绛雪园古方选注》)

清·王旭高：麻黄汤治寒喘也；此去桂枝而重用石膏，治热喘也。按《伤寒论》原文本作“汗出而喘，无大热者”，柯韵伯《伤寒来苏集》改作“无汗而喘，大热者”，颇属理正辞明。盖汗出何可更用麻黄，无大热何可更用石膏，其说良是。然以余阅历，喘病肺气内闭者，往往反自汗出；外无大热，非无热也，热在里也，必有烦渴、舌红见症。用麻黄是开达肺气，不是发汗之谓，重用石膏，急清肺热以存阴，热清喘定，汗即不出而阳亦不亡矣。且病喘者，虽服麻黄而不作汗，古有明训，则麻黄乃治喘之要药，寒则佐桂枝以温之，热则加石膏以清之。正不必执有汗无汗也。(《王旭高医书六种·退思集类方歌注》)

近·张锡纯：太阳病，发热而渴，不恶寒者为温病。若发汗已，身灼热者，名曰风温。风温为病，脉阴阳俱浮，自汗出，身重，多眠睡，息必鼾，语言难出。此仲景论温病之提纲也，而未言明温病之方。及反复详细观此节，云发汗后不可更行桂枝汤，汗出而喘无大热者，可与麻杏甘石汤主之。夫此证既汗后不解，必是用辛热之药，发不恶寒证之汗，即温病提纲中所谓若发汗也；其汗出而喘无大热者，即温病提纲中所谓若发汗已，身灼热，及后所谓自汗出，多睡眠，息必鼾也，睡则息鼾，醒则喘矣。此证用辛热之药误发于前，仲景恐医者见其自汗再误以为桂枝汤证，故特戒之曰，不可更行桂枝汤，而宜治以麻杏甘石汤，诚为温病初得之的方矣。(《医学衷中参西录》)

近·蔡陆仙：白虎汤重在已化燥伤津，其势已急，急则宜清热，直救化源。此方热势尚未化燥，只由肌肉壅于肺，其势尚缓，缓则可冀其仍由肌表以宣达。故用石膏之清解，并麻黄之走外，杏仁之平喘，甘草和诸药，使向内陷壅之邪，能从肌达表，一鼓廓清。然则此方虽非麻黄症，实可谓之麻黄汤之变法也。不过易桂枝为石膏，变为辛凉透表之剂，即谓之能治温病，亦无不可，何必斤斤指定为温病主方耶？(《中国医药汇海·方剂部》)

今·丁学屏：麻杏石甘汤辛凉泄卫，善开肺闭。凡风寒束肺，郁而化热，或风温痰热闭肺，以及麻疹内陷闭肺，而见上气喘急，膈煽鼻张，痰涎壅盛等证，非此不能为功。盖麻黄、石膏寒温相济，辛凉泄卫；麻黄、杏仁辛散风邪，宣畅肺气；甘草味甘性平，佐石膏清泄肺胃，缓麻黄骠悍之性。四味合而成方，正合《素问·至真要大论》“风淫于内，治以辛凉，以甘缓之”之说。近蒲辅周氏，擅用此方，以开寒郁化热之肺闭，辄能应手取效。清·叶天士《临证指南》，有荷杏石甘，桑杏石甘二法，一治肺热移胃，一治风温伤肺，可谓师古人之法，而不泥古人之方。清·吴坤安《感证宝筏》，于本方加薄荷、牛蒡、连翘、枯芩、象贝、桔梗、通草等味，并以乌犀尖、活水芦根煎汤代水，名新加麻杏石甘汤，以为透风泻热之图，功胜原方，毕竟青胜于蓝，后来居上，亦一定之至理耳。近代丁甘仁氏（1865~1926）于本方加薄荷叶、连翘壳、鲜竹叶、白萝卜汁、象贝母、射干、僵蚕、京玄参等味，专治喉痧痧疹不透，憎寒发热，咽喉肿疼，或内关白腐或咳嗽气逆之重证。亦取其泄卫宣肺之功耳。晚近用治大叶性肺炎、麻疹并发肺炎、急性支气管炎、慢性支气管炎继发感染、支气管哮喘等证，功效卓著。(《古方今释》)

【验案选录】

案1　孙鲁川治疗咳嗽病案

冯某某，男，55岁，工人。1973年3月1日初诊。

去年冬季患咳嗽，迄今未得治愈。昨日又夹感冒，发热恶寒，咳嗽气急，咯吐黄痰，口渴，小便色黄，大便略干。脉象紧数，舌苔薄黄少津。

［辨证治疗］咯吐黄痰，口渴，本为邪热闭肺。发热恶寒，咳嗽气急，乃是风寒外束。综合脉证分析，证属表寒内热咳嗽。治以宣肺解表，清泄郁热。方用麻黄杏仁石膏甘草汤。

［处方］麻黄 6g、生石膏 18g（二药先煎去沫），杏仁 12g（杵），甘草 3g。水煎服。

二诊：3 月 3 日。上方连服 2 剂，身得汗出，发热恶寒尽除，咳嗽气急渐平。表邪已解，仍需清里。再以上方加减。

［处方］生石膏 18g，杏仁 12g，生甘草 3g，炙枇杷叶 12g，瓜蒌皮 18g，知母 12g。水煎服。

上方加减连服 5 剂，诸症悉平，恢复正常工作。(《孙鲁川医案》)

案 2　董廷瑶治疗百日咳病案

吴某某，男，9 个月。

近旬以来，顿咳甚剧，阵发痉咳日数十次，痰阻不活，舌红苔薄。痰热内蕴，治以宣郁清肃。麻杏石甘主之。

麻黄 2.4g，杏仁 6g，生甘草 2.4g，橘红 3g，竹茹 6g，百部 6g，生石膏 12g，仙半夏 6g，桑皮 6g，川贝 2.4g，紫菀 6g，鸬鹚丸 1 粒。5 剂即安。(《董廷瑶医案》)

案 3　吴佩衡治疗春温病表寒里热证案

曾某某，男，年 20 岁，住四川省会理县南街。

于 1924 年 2 月患春温病 3 日，脉来浮数，发热微恶寒，头痛体痛。面垢，唇赤而焦，舌苔白而燥，尖绛，渴喜冷饮，小便短赤。此系春温病邪热内壅，外有表邪闭束，遂成表寒里热之证，以麻黄杏仁甘草石膏汤主之。

麻黄 12g，生石膏 30g（碎，布包），杏仁 10g，甘草 6g。

服 1 剂后，俄而汗出淋漓，脉静身凉，霍然而愈。(《吴佩衡医案》)

案 4　蒲辅周治疗冬温证案

王某某，女，3 岁，因发热于 1958 年 12 月 22 日住某医院。

［住院检查摘要］发育营养中等，体温 39.7℃，左肺后下浊音，呼吸音低，全肺很多喘鸣音，有散在中、小水泡音，心跳 160~170 次 / 分，肝在右肋下 4cm，因不合作，未作神经反射检查。血常规：白细胞总数 18.65×10^9/L，中性粒细胞 0.59，淋巴细胞 0.41。

［病程与治疗］昨晚开始发热，今天喘息烦躁，呼吸困难，面部发青，谵语鼻煽，神识半不清，当即给氧气吸入，及洋地黄毒苷 0.04mg 肌注，另在十宣穴放血。并予链霉素。午后 3 时 15 分请蒲老会诊：患儿高热烦躁，妄语若狂，面赤额汗，身无汗，腹满不实，气喘息促，脉浮数，舌苔白腻微黄，此属内热外寒，肺气郁闭，因昨日在旅途火车上受热兼感风寒所致。类后冬温。其治在表，宜辛凉透表之法。急开肺闭。主以麻杏石甘汤加味。

［处方］生麻黄（先煎去沫）3g，杏仁 6g，生石膏（先煎）12g，甘草 3g，僵蚕 6g，

桔梗3g，前胡4.5g，莱菔子4.5g，葱白2寸，煎取120ml，分3次热服，4小时一次。

夜半以后，喘促渐缓，体温也降至37.5℃，神识完全清醒。

23日再诊时，热已全退，腹亦不满，舌苔减少，脉静身和，唯有微咳，此寒散热越，表里俱解，继以调和肺胃以善其后。

［处方］鲜苇根15g，桑皮6g，杏仁6g，瓜蒌仁9g，橘红3g，苦桔梗、浙贝各4.5g，苏叶3g，莱菔子4.5g，枇杷叶6g。

煎取同前。药后肝大已缩小在右肋下只剩2cm，至25日痊愈出院。（《蒲辅周医案》）

案5　高辉远治疗高热证案

薛某某，男性，58岁。初诊：1987年12月25日。

［主诉］4天前因着凉而致发热，体温高达39.2℃，曾口服复方阿司匹林片、板蓝根冲剂，感冒清热冲剂，静脉注射头孢唑啉钠、青霉素等药，病人大汗出，体温暂降，继而体温复至38.9~39.2℃，病人虽发热4天，但仍有恶寒，恶风，头痛，腰痛，口干咽痛，胸痛，咳嗽吐黄痰，纳少，大便正常。舌质红，舌苔薄黄，脉浮数。

［辨证］此属外感风寒，开始入里化热，肺失肃降，而致咳嗽吐痰，热郁肺卫，高热不退。

［治法］发汗解表，清肃肺卫，止咳化痰。

［处方］麻杏石甘汤加减。

麻黄8g，生石膏15g，炙甘草5g，苡仁15g，杏仁10g，冬瓜仁10g，虎杖15g，紫菀10g，生姜3片，大枣5枚。

复诊：服药4剂后体温已降至正常，恶风，恶寒消失，头痛明显减轻，咳嗽也较以前有所缓解。但咽痛，咳嗽吐白痰，舌苔薄黄，脉数。此时表证已解，里热未清，拟以宣肺清热，止咳化痰。

［处方］玉竹10g，天冬10g，百部10g，茯苓10g，桑白皮10g，地骨皮10g，紫菀10g，苡仁15g，炙枇杷叶10g，建曲10g，桔梗10g。

服上药4剂后咳嗽逐渐缓解而愈。（《高辉远医话医案集》）

案6　张久余治疗顿咳案

孙某，10岁，女。初诊：1988年3月10日。

［主诉］（母亲代诉）咳嗽半个月，夜间嗽甚。

［诊查］咳嗽起来声声不止，甚至吐饭，鼻出血。脉浮数，舌质淡红，舌苔白。

［辨证］外感时行风邪，内蕴痰热所致。

［治法］疏风散热，降逆止呕。

［处方］麻杏石甘汤（《伤寒论》）合金沸草散（《南阳活人书》）加减。

炙麻黄5g，生石膏20g，苦杏仁10g，荆芥穗10g，前胡10g，清半夏10g，百部10g，射干8g，牛蒡子（打）10g，葶苈子10g，茯苓6g，甘草10g，蜜旋覆花10g，青黛（冲服）2g。2剂。

二诊：3月12日，夜间咳嗽稍止，脉舌同上，喉中发痒，先痒后咳，连声不止，照上方加蜈蚣（研末冲服）1条，4剂而愈。（《张久余医案集锦》）

案7　刘志明治疗风温证案

张某，女，3岁。初诊：1979年3月10日。

［主诉］咳喘伴高热3日。某医院确诊为小儿病毒性肺炎。

［诊查］发热较甚，测体温达40℃。咳嗽气喘憋闷，咯痰黄稠，烦躁不安，面赤头汗出，口渴引饮，鼻翼有轻微煽动。脉滑数，舌苔薄黄。

［辨证］证属风温犯肺，有逆传心包之势。

［治法］辛凉宣肺、清营解毒，以麻杏石甘汤加味。

［处方］麻黄6g，杏仁9g，生石膏18g，银花9g，连翘9g，丹皮9g，生地9g，甘草6g。另以紫雪丹3g，分2次冲服。

服上方药2剂，体温渐降，咳喘减轻，情绪安定。继以上方加减，再进药2剂，体温即降至正常，精神转佳。唯有轻微咳嗽，更以千金苇茎汤合生脉散加减，调治数日而诸恙皆平。（《近现代名老中医时病医案》）

案8　周光治疗肺炎案

高某，女，成人。

初诊：肺炎经用抗生素治疗后，热稽留不退，汗少恶风，右偏头引及肩背痛，牙龈焮红肿痛，咳嗽胸痹，痰多黄稠，舌苔白薄，脉象浮数。体温：38.7℃。乃《扁鹊心书》所谓“肺伤寒”之候，麻杏石甘汤加味主之。

炙麻黄3g，生石膏30g（研），杏仁9g，甘草5g，桔梗6g，前胡9g，炒瓜蒌皮9g，橘红6g，鲜芦根30g，枇杷叶4片（去毛）。2剂。

二诊：药后得畅汗而热退，头痛、身痹、龈肿并解，咳嗽大减，脓痰亦少，舌苔化薄，脉象浮不复兼数。体温：37.2℃。拟予清肃，兼以和中。

杏仁9g，桔梗6g，橘红6g，炒瓜蒌皮6g，菊花6g，炒冬瓜仁12g，炒大豆卷12g，谷麦芽各9g，甘草3g，桑叶9g。3剂。（《晚晴居医案》）

案9　何志雄治疗麻疹案

李某，男，2岁。因疹出不透，高热气急，晚上其母抱来某卫生院治疗。

［其母诉］患儿发热3天，今晨出疹，疹色尚红润，傍晚体温突然升高，气息喘急，咳声不扬，疹子隐没，胸背及两上肢尚有紫黑色疹点。烦躁不安，曾抽搐一次。诊其口唇干燥、口渴不多饮，腋下体温39.5℃，昏睡，脉滑数，舌红、苔薄白。西医诊断为麻疹合并肺炎。中医辨证为疹出感寒，麻毒内攻，肝风内动，邪将传入营分。协议采取中西医合治。先予至宝丹0.9g，开水送服。

［药用］麻黄5g，杏仁6g，甘草1.5g，生石膏15g，紫背浮萍2.5g，红条紫草6g，红花3g。

另煎芫荽趁热熏洗并擦身。

翌晨三时许，疹子重见，色泽红艳，热势稍降，喘亦减轻，精神清醒。继将上方去紫背浮萍，红条紫草，红花。加茅根、花粉、蝉蜕，并将麻黄减为2.5g，生石膏减为9g，再服3剂，疹收热退。共住院4天出院。

何志雄教授按：本病例虽见神昏烦躁、疹色紫黑，然脉滑数、苔薄白，这是邪偏于气分之候。抽搐是热盛引动肝风，故用清透解毒法便迅速转危为安。[《中国民族民间医药杂志》2013，(1)]

案10 何志雄治疗支气管肺炎案

黄某，男，3岁。在顺德某卫生院住院部留医。

发热咳嗽3天，体温39.8℃而入院治疗。气急鼻煽、微咳，微汗，夜间烦躁不安，纳差，口渴但不多饮，小便短赤，脉浮数，舌红，有少许淡黄苔，西医诊断为支气管肺炎。

[中医辨证]外感风寒，郁久化热，邪热迫肺。

[处方]麻黄6g，杏仁9g，生石膏24g，黄芩6g，桑白皮9g，甘草6g。

服药2剂后热退喘平，停药观察1天，精神饮食及二便如常，拟予四君子汤加减2剂，嘱回家调养。

按：何志雄教授认为，麻黄对于肺系疾病，如外感、咳喘、麻疹等疾而兼有邪实者，无论寒热皆可配伍用之，是宣肺散邪治表之上品。本汤以麻黄配石膏，用治表寒化热入肺，邪热郁闭肺气之高热喘促汗出之证。本案患儿，高热气促鼻煽，脉浮数，而外证无寒热，为邪气郁肺之证；口虽渴而不多饮，舌红苔黄而不厚燥，为邪热伤津而不至太甚，邪热未入阳明，而仍在太阳也。肺气郁闭较甚，而有喘脱之虞，病情较重。《伤寒论》原文第63条云："汗出而喘，无大热者，可与麻黄杏仁甘草石膏汤。"何志雄教授遵"火郁发之"之旨，与麻黄杏仁甘草石膏汤，宣散肺中郁热，巧妙地将原方中石膏和麻黄2:1的比例关系改为4:1，如此重用石膏清泻肺胃邪热，亦防邪入阳明；仿宋代钱乙《小儿药证直诀》泻白散之意，加桑皮、黄芩皆重在治肺热也。[《中国民族民间医药杂志》2013，(1)]

升麻葛根汤

《太平惠民和剂局方》

【组成】升麻 芍药 甘草炙，各十两（各6g） 葛根十五两（9g）

【用法】上为粗末。每服三钱（9g），用水一盏半，煎取一中盏，去滓，稍热服，不计时候，一日二三次。以病气去，身清凉为度（现代用法：作汤剂，水煎服）。

【功用】解肌透疹。

【主治】麻疹初起。疹发不出，身热头痛，咳嗽，目赤流泪，口渴，舌红，苔薄而干，脉浮数。

【方论选录】

明·吴崑：足阳明之脉，抵目挟鼻，故目痛鼻干。其不能眠者，阳明之经属于胃，胃受邪则不能安卧，此其受邪之初，犹未及乎狂也。无汗、恶寒、发热者，表有寒邪也。药之为性，辛者可使达表，轻者可使去实。升麻、葛根辛轻者也，故用之达表而去实。寒邪之伤人也，气血为之壅滞，佐以芍药，用和血也；佐以甘草，用调气也。(《医方考》)

清·柯琴：此为阳明初病，解表和里之剂，可用以散表热，亦可用以治里虚，一方而两擅其长也。夫身热汗自出，不恶寒反恶热，是阳明之本证，仲景未尝立治表之方，见阳明初起，汗出多而恶寒者，便用桂枝汤；反无汗无喘者，仍用麻黄汤。症同太阳，而称阳明者，是阳明之自病，而非太阳转属也。此方不用麻、桂者，恐伤肌肉之表，汗太过而亡津。升麻、葛根提胃脘之阳，散肌肉之浮热，芍药、甘草泻肝胆之火，以解胃腑之实热，有汗则发，无汗则止，功同桂枝，而已远于姜、桂，且不须啜稀粥以助阳也。胃实为阳明之里证，仲景制承气三方。然阳明初病，往往有移热于脾而下利者。《内经》所谓暴注下迫，皆属于热也。下利正是胃实之兆，故太阳、阳明合病，必自下利，仲景制葛根汤以表散之，是从阴引阳法。此方即仿其义，去姜、桂之辛热，以升麻代麻黄，便是阳明表剂，而非太阳表剂矣。葛根禀性甘凉，可以散表实，协升麻以上升，则使清阳达上，而浊阴降下可知；芍药收敛阴精，甘草缓急和里，则下利自止可知。治里仍用表药者，以表实下利，而非里实故也。痘疹自里达表，出于少阴而发于太阳，初起则内外皆热，故亦宜于凉散耳。(《古今名医方论》)

清·汪琥：方中用升麻、葛根、甘草，乃辛甘发散风寒之义。但其中白芍药一味，唯发热有汗者宜用之，如畏寒无汗者，不宜用也。愚意须以赤芍药代之为稳。(《伤寒论辨证广注》)

清·汪昂：此足阳明药也。阳明多气多血，寒邪伤人，则血气为之壅滞，辛能达表，轻可去实，故以升、葛辛轻之品，发散阳明表邪；阳邪盛则阴气虚，故用芍药敛阴和血，又用甘草调其卫气也。升麻、甘草升阳解毒，故又治时疫。斑疹已出者勿服，恐重虚其表也；伤寒未入阳明者勿服，恐反引表邪入阳明也。(《医方集解》)

清·汪绂：此阳明经药也。麻疹发于阳明，故以此方为要药。升麻、葛根以达阳气于外；芍药、甘草以和脾胃于中。加芫荽、生姜以微汗之，使玄府润泽，则热毒不郁也。(《医林纂要探源》)

清·王泰林：暴注下迫皆属于热。此因邪热内陷于太阴，是表实里虚，故用升、葛升阳散表，白芍敛阴，甘草和里。表解里和，下利自止。(《王旭高医书六种·退思集类方歌注》)

清·费伯雄：此方用升麻、葛根，以升散阳明。又恐升提太过，致人喘满，故用芍药、甘草酸收甘缓以佐之。究竟互相牵制，不如独用葛根为君，加牛蒡、连翘、桔梗、薄

荷等。斑疹、时疫，则加马勃、青黛等，未为不可也。(《医方论》)

清·邵步青：斑由胃热，胃主肌肉，用升麻、葛根入阳明而逐邪热，佐以芍药、甘草，和其营也，俾无伏匿之邪也。其治发斑宜于将发，若已发而用之，重虚其表，反增斑烂矣。(《四时病机》)

【验案选录】

案1　何世英治疗小儿麻疹案

王某某，男，13个月，1959年1月22日入院。住院号12866。

发热5天，出疹2天。当时症见发热自汗，喘促气短，鼻煽，面色苍白、口唇发青，烦躁胸闷。皮疹稀疏色淡。腹胀、腹泻日3~4次。查两肺均有中小水泡音。体温40℃。舌微干、无苔，脉濡数。

[诊断] 麻疹合并肺炎。

[辨证] 疹毒陷脾攻肺。

[治法] 升阳止泻，透疹定喘。以升麻葛根汤加减。

[处方] 粉葛根4.7g，蝉衣4.7g，炙甘草4.7g，杏仁泥4.7g，信前胡4.7g，白术4.7g，麻黄1.5g，野党参6g，升麻3g。

复诊：1月25日。疹遍全身，喘不明显，腹泻腹胀已愈。上方加减继续服至1月29日，体温正常，无咳喘，食欲已振，心肺未闻异常，脉象转缓，乃停用中药。(《何世英儿科医案》)

案2　高辉远治疗低热证案

刘某某，男，27岁。初诊：1988年5月3日。

[主诉] 感冒后低热不退3个月。疲乏，全身酸软无力，嗜睡，纳少，大便偏稀。

[诊查] 病人面色欠红润，舌质淡，舌苔薄白，脉沉缓。体温在37~38℃之间，西医检查血、尿、便常规均正常，其他检查结果均正常。

[辨证] 根据病人气短、疲乏、病程较长，缠绵不愈的表现，结合舌脉，此为阳气不升之证。

[治法] 升阳举陷。

[处方] 升麻葛根汤加减。

升麻6g，葛根10g，芍药10g，甘草5g，苡仁10g，薄荷8g，杏仁10g，焦三仙30g，豆豉10g，蔻仁10g，滑石10g，通草10g，竹叶10g。

患者服6剂后体温降至37℃以下，症状缓解，嘱其继服6剂，1周后追访病人体温37℃以下，症状基本消失，稍事休息，则可上班工作。(《高辉远医话医案集》)

案3　刘惠民治疗痄腮案

黄某，男，7岁。初诊：1958年10月27日。

［主诉及病史］3、4 天前发现患儿精神不振，不欲进食，自述咀嚼时两腮酸胀，继之发现两腮肿胀，疼痛，不能转颈，伴有轻微头痛，体温达 39.6℃。

［诊查］两腮呈弥漫性肿胀，局部有压痛，舌苔薄、微黄，脉浮数。

［辨证］外感瘟毒，阳明、少阳蕴热，热毒阻遏经络。

［治法］宜先疏风解表，清热解毒。

［处方］葛根 9g，升麻 4.5g，生石膏 15g，连翘 4.5g，蝉蜕 6g，薄荷 3g，牛蒡子 4.5g，知母 6g，甘草 1.5g，山药 12g，羌活 3g，神曲 6g，生姜 3 片，大枣 2 枚。

二诊：10 月 28 日。服药 1 剂，体温退至 37.4℃，精神好转，腮部痛减，脉已不数。表证已解，拟再加清解少阳、消肿散结药治之。

［处方］葛根 9g，牛蒡子 4.5g，生石膏 18g，柴胡 4.5g，连翘 4.5g，天花粉 12g，山药 15g，金银花 12g，菊花 6g，浙贝 6g，升麻 3g，陈皮 4.5g，乳香 3g，灯心 1.5g。(《中国现代名中医医案精粹》)

案 4　陆剑尘治疗痧毒内陷案

李某，男，1 岁。初诊：1953 年 2 月。

［主诉及病史］患儿感染麻疹，疹出不久，全部隐没，经用中药宣透麻疹之剂，疹仍不出。

［诊查］患儿体温不升，疹子陷没处留紫暗疹迹，神志昏蒙，呼吸气促，鼻翼煽动，涕泪俱无，面色青灰，鼻气欠温，皮肤干涩无汗，四肢厥冷，指甲青暗，大便不畅，小便色清，舌质淡红无苔，指纹沉伏而青紫隐隐难辨。

［辨证］证属阳气虚弱，不能鼓邪外出，麻毒之邪，内陷心肺。

［治法］病情险逆，治当扶阳托邪，温宣肺气。

［处方］麻黄 1.8g，桂枝 1.8g，杏仁 3g，附片 3g，细辛 0.9g，葛根 2.4g，升麻 1.8g，郁金 3g，石菖蒲 1.5g，川朴 1.8g，紫菀 3g，远志 2.4g，巴戟 3g，益智仁 1.8g，补骨脂 4.5g。

1 剂，另用玉枢丹 1.8g，分 2 次冲服。

药后 3 小时，鼻尖有微汗，面由青灰转现微红，哭声稍亮，皮肤稍见隐隐红点。服药稍转生机，嘱上方药再服 1 剂。此方药连续日夜服完 2 剂。

翌日复诊，病由无热转为发热有汗，麻疹透出，气促鼻煽已解，喉中痰声辘辘而咳咯，予温升纳肾托邪外出。

［处方］桂枝 1.8g，杏仁 3g，远志 1.8g，石菖蒲 1.8g，郁金 3g，薤白 3g，紫菀 4.5g，百部 3g，橘红 2.4g，淫羊藿 3g，法半夏 3g，胆南星 3g，枳壳 1.8g，玉蝴蝶 2.4g，生磁石 15g，黑锡丹（包）1.5g。1 剂。另玉枢丹 1.8g，分 2 次冲服。

药后麻疹已透至鼻尖，手脚心发热渐退，咳嗽痰减，呼吸气平。后以温肾气、益肺阴调理善后，半月而愈。(《中国现代名中医医案精粹》)

案 5　刘渡舟治疗药疹案

钟某，女，39 岁。1993 年 11 月 3 日初诊。

患者于半年前因病服用复方新诺明发生过敏，周身皮肤发红瘙痒不已，西医诊为大疱性表皮松解萎缩型药疹。多方医治罔效，患者特别痛苦，经他人协助，从四川辗转来京请刘老诊治。现全身皮肤通红，灼热，瘙痒难耐，表皮片片脱落，每日可盈一掬，面色缘缘正赤，目赤羞明，不愿睁视，口干鼻燥，咽痛，月经半年未行，小便色黄，大便质软，一日 2 行，舌绛，苔白厚腻，脉滑。

刘老选用升麻葛根汤，故疏方：升麻 10g，葛根 16g，赤芍 18g，炙甘草 8g。

结果：药服 5 剂，面赤、身痒减轻，患者信心倍增。由于近日感冒，微发热，恶寒，为太阳表邪之象，阳郁在表，“以其不得小汗出”则更助其身之痒，乃用“桂枝麻黄各半汤”。

为疏：麻黄 3g，桂枝 10g，杏仁 10g，白芍 10g，生姜 10g，炙甘草 6g，大枣 10 枚，3 剂。服药后微微汗出，已不恶寒，食眠均佳，昨日月经来潮，经量、经色正常，此表邪已解，续用升麻葛根汤，以清阳明热毒。经治月余，患者皮肤颜色渐褪为淡红色，已不脱屑，诸症遂安，欣然返乡。(《刘渡舟验案精选》)

竹叶柳蒡汤

《先醒斋医学广笔记》

【组成】蝉蜕一钱（3g） 鼠粘子炒、研，一钱五分（4.5g） 荆芥穗一钱（3g） 玄参二钱（6g） 麦门冬去心，三钱（9g） 干葛一钱五分（4.5g） 薄荷叶一钱（3g） 西河柳五钱（15g） 竹叶三十片（3g） 知母蜜炙，一钱（4.5g） 甘草一钱（3g）（甚者加石膏 15g，冬米一撮）

【用法】水煎服，日 1 剂，分 2 次服（现代用法：水煎服）。

【功用】透疹解表，清热养阴。

【主治】外感疫毒，痧疹透发不出，咳嗽喘急，烦闷躁乱，咽喉肿痛，苔薄黄，脉数者。

【方论选录】

明·缪希雍：痧疹者，手太阴肺，足阳明胃，二经之火热，发而为病者也；小儿居多，大人亦时有之，殆时气瘟疫之类与！其证类多咳嗽多嚏，眼中如泪，多泄泻，多痰，多热，多渴，多烦闷，甚则躁乱咽痛，唇焦神昏，是其候也。治法当以清凉发散为主，药用辛寒、甘寒、苦寒以升发之；唯忌酸收，最宜辛散，误施温补，祸不旋踵。(《先醒斋医学广笔记》)

今·李畴人：以石膏、知母、玄参、麦冬清肺胃，泻火之中即寓救阴之义；竹叶、西河柳、牛蒡、荆芥、薄荷泄肺风而解肺热；蝉衣、葛根清阳明肌表；草、米清肺和胃。乃从竹叶石膏汤变化而来。治小儿丹痧、风温咳嗽不爽等症，较防风解毒有功。麦冬补肺，邪盛肺不虚者易杏仁，否恐留邪咳不已也。按此方宜于阴虚火旺而感时邪出丹痧者。（《医方概要》）

今·丁学屏：此方融辛凉宣透，苦泄里热，甘寒生津于一炉冶。为复方多用之例也。盖麻疹之发，由肺胃两经热毒雍盛使然。疹宜透达，而忌内陷，由以头面透发，至关重要，疹出不透，头面稀疏者，俗称白面痧是也。缪氏此方，治痧疹透发不出，喘嗽躁乱，此痰毒内蕴，肺气闭塞之候，故以荆芥、薄荷、干葛、西河柳、蝉衣、牛蒡辛凉宣透，开畅肺气，西河柳、蝉衣、牛蒡尤为透疹要药；竹叶、知母苦泻阳明里热；玄参、麦冬甘凉以滋胃液。冀其热达腠开，遍身痧疹出透，可保无虞矣。（《古方今释》）

【验案选录】

案1　解德平治疗过敏性紫癜案

纪某，女，9岁。2009年5月21日初诊。

双下肢皮疹10余天。患者于10余天前不明原因双下肢、臀部出现红色皮疹、对称性分布、高于皮面，伴瘙痒，舌红苔黄，脉浮数。服用氯雷他啶、迪巧等药物，症状改善不明显，查血小板、出凝血时间皆正常。

[西医诊断] 过敏性紫癜。

证属风热毒邪，迫血妄行。治宜疏风清热，除湿通络。方用竹叶柳蒡汤加减。

柽柳20g，知母、葛根、赤芍、薏苡仁各15g，蝉衣、荆芥、淡竹叶、薄荷、生地各10g，生甘草6g。每日1剂，水煎服。同时嘱患儿注意禁动物蛋白饮食，服用5剂后，皮疹基本消失，守方继服5剂，病告痊愈。3个月后随访，未复发。[《山西中医》2010（7）：7]

案2　解德平治疗药物性皮炎案

陈某，男，10岁，2008年10月12日初诊。

患儿5天前因扁桃体炎，服用红霉素片2片后，出现周身红色风团，瘙痒明显。

症见周身红色风团，大小不一，部分融合成片，面部、口唇可见水肿性红斑，咽充血，双侧扁桃体Ⅱ度肿大，体温37.9℃，舌淡红、苔黄，脉数。

证属肺胃积热，热毒郁于肌肤。治宜清泻肺胃，透疹解毒。方用竹叶柳蒡汤加减。

[处方] 柽柳20g，知母、葛根各15g，大青叶12g，蝉衣、荆芥、淡竹叶、薄荷、连翘、生地、赤芍各10g，生甘草6g，生大黄3g。每日1剂，水煎服。

服用3剂，风团基本消退，体温正常，继前方服用3剂，热退身凉，风团全消而痊愈。[《山西中医》2010,（7）：7]

案3　解德平治疗急性荨麻疹案

艾某，女，12岁，2009年9月16日初诊。

患者近2个月来面部、四肢反复出现大小不等的红色风团，伴瘙痒难忍，服用氯雷他啶等药后，症状改善不明显。

症见：周身皮肤散在大小不一的红色风团，伴瘙痒，咽充血，双侧扁桃体Ⅰ度肿大，舌淡红、苔薄黄，脉浮数。证属风热郁于肌肤，肺胃积热。治宜疏风清热，宣肺通腑。方用竹叶柳蒡汤加减。

[处方]柽柳20g，知母、葛根各15g，蝉衣、荆芥、淡竹叶、薄荷、炒牛蒡子、玄参、杏仁各10g，生甘草6g，生大黄3g。每日1剂，水煎服。

服用2剂，风团明显消退，继服前方3剂，风团消失，咽部红肿亦除。[《山西中医》2010（7）：7]

案4 杨德明治疗急性荨麻疹案

刘某某，女，12岁。1977年10月16日初诊。

近2个月来，面部、四肢可见大小不等的红色风团，此起彼伏，瘙痒难忍。刻诊：咽部充血，扁桃体Ⅰ度肿大，舌红、苔黄，脉浮数。证属风热郁于肌肤，肺失宣降，治宜疏风散热，宣肺通腑。方用竹叶柳蒡汤加减。

[处方]干柳枝30g，荆芥、蝉蜕、薄荷、淡竹叶各8g，炒牛蒡子、玄参、麦冬、杏仁各10g，知母、葛根各15g，生甘草、生大黄各5g。2剂，水煎服，每日1剂。

二诊：10月18日。风团发生次数减少，但往往在下午发作。上方加赤小豆30g，3剂，水煎服。

三诊：10月21日。药后未再发生风团，咽部红肿已消，二便、饮食尚可，病告痊愈。[《新中医》1994（06）：49+44]

案5 杨德明治疗神经性皮炎案

陈某某，男，40岁，1980年6月4日初诊。

周身瘙痒2个月。用西药则愈，停药后又复发。症见：躯干、四肢及颈部可见形态不一、大小不等的丘疹，色红，压之退色，部分皮损融合成片，抓破处有血痂，伴有心烦，口干，大便干结，已3日未解。舌红、少苔，脉浮数。

[西医诊断]神经性皮炎。

[中医辨证]风热邪毒外郁于肌肤；邪热伤阴，皮肤失养。

[治法]疏散风热，凉血养阴，宣肺通腑。方用竹叶柳蒡汤化裁。

[处方]干柳枝30g，荆芥、蝉蜕、薄荷、杏仁各8g，淡竹叶、牛蒡子、玄参、麦冬各10g，知母、生地、干葛各15g，生大黄、生甘草各5g。

服药3剂，瘙痒明显减轻，无新皮损出现，上方减生地、再服15剂，瘙痒消失，皮损痊愈。仅留少许色素斑。

随访1年半，病未发。[《新中医》1994（06）：49+44]

案6 杨德明治疗银屑病案

车某某，女，43岁，1987年5月7日诊。

主诉患银屑病16个月。

症见：周身可见形态不一、大小不等的红斑，其红斑上可见银白色鳞屑，剥之脱落，下呈光滑薄膜，剥下薄膜呈现细小筛状出血，伴口干，便结，舌红、苔薄黄，脉细。

证属风热毒邪郁结于皮肤。治宜疏风通络，解毒凉血。方用竹叶柳蒡汤加减。

［处方］干柳枝30g，荆芥、蝉蜕、薄荷、淡竹叶各8g，炒牛蒡子、玄参、麦冬、生地、赤芍、丹皮各12g，知母、葛根各15g，生大黄、生甘草各5g。

服药5剂，无新皮损出现，瘙痒减轻。上方去大黄、麦冬。续服60余剂，病告痊愈。随访2年，病未发。［《新中医》1994（06）：49+44］

柴葛解肌汤

《伤寒六书》

【组成】柴胡（6g） 干葛（9g） 羌活（3g） 白芷（3g） 黄芩（6g） 芍药（6g） 桔梗（3g） 甘草（3g）（原著本方无用量）

【用法】水二盅，加生姜三片，大枣二枚，槌法加石膏末（3g），煎之热服（现代用法：水煎温服）。

【功用】解肌清热。

【主治】外感风寒，郁而化热证。恶寒渐轻，身热增盛，无汗头痛，目痛鼻干，心烦不眠，咽干耳聋，眼眶痛，舌苔薄黄，脉浮微洪。

【方论选录】

清·汪昂：此足太阳、阳明药也。寒邪在经，羌活散太阳之邪（用此以代麻黄），芷、葛散阳明之邪，柴胡散少阳之邪（此邪未入少阳，而节庵加用之）。寒将为热，故以黄芩、石膏、桔梗清之（三药并泄肺热），以芍药、甘草和之也。（《医方集解》）

清·吴谦：陶华制此以代葛根汤。不知葛根汤只是太阳、阳明药，而此方君柴胡，则是又治少阳也；用之于太阳、阳明合病，不合也。若用之以治三阳合病，表里邪轻者，无不效也。仲景于三阳合病，用白虎汤主之者，因热甚也。曰：汗之则谵语遗尿，下之则额汗厥逆，正示人唯宜以和解立法，不可轻于汗下也。此方得之葛根、白芷，解阳明正病之邪，羌活解太阳不尽之邪，柴胡解少阳初入之邪；佐膏、芩治诸经热，而专意在清阳明，佐芍药敛诸散药而不令过汗，桔梗载诸药上行三阳，甘草和诸药通调表里。施于病在三阳，以意增减，未有不愈者也。若渴引饮者，倍石膏，加栝楼根，以清热而生津也。若恶寒甚无汗，减石膏、黄芩，加麻黄，春夏重加之，以发太阳之寒。若有汗者，加桂枝以解太阳之风，无不可也。（《医宗金鉴·删补名医方论》）

清·张秉成：治三阳合病，风邪外客，表不解而里有热者。故以柴胡解少阳之表，葛根、白芷解阳明之表，羌活解太阳之表，如是则表邪无容足之地矣。然表邪盛者，内必郁而为热，热则必伤阴，故以石膏、黄芩清其热，芍药、甘草护其阴，桔梗能升能降，可导可宣，使内外不留余蕴耳。用姜、枣者，亦不过借其和营卫，致津液，通表里，而邪去正安也。(《成方便读》)

清·王旭高：此汤以羌、葛、柴胡并用，而石膏、黄芩等为佐，乃统治三阳经表证，寒将化热之法。若谓太阳、阳明合病，则柴胡尚不宜用，而节庵用之，何也？(《王旭高医书六种》)

清·吴仪洛：寒邪在经，故以羌、柴、芷、葛散之；寒将为热，故以黄芩、石膏、桔梗清之；以芍药、甘草和之也。(《成方切用》)

近代·何廉臣：陶氏柴葛解肌汤加减，虽为伏湿化疟之初方，然必因风发者，始堪暂用以发表。其柴胡一味，必须川产，乃有轻清疏达之妙用，否则易青蒿脑可也。(《重订通俗伤寒论》)

【验案选录】

案1　王锡章治疗小儿感冒案

唐姓男婴，8个月。初诊：1956年6月16日。

高热不退，有汗而热不解，面红目赤，烦躁不宁，口干而渴，目喜开闭不一，舌红苔黄，脉纹紫色。此为感冒风邪郁而化热，当遵循《幼科全书》“宜疏风解肌退热，先服柴葛解肌汤”，拟解肌清热为法。

［处方］柴胡6g，葛根5g，白芍3g，荆芥3g，薄荷5g（后下），黄芩3g，生地黄3g，牡丹皮3g，连翘5g，石膏（先煎）6g，甘草5g，淡竹叶3g。水煎服，2剂。

越3日，服后药中肯綮，高热已退，诸症告瘥。(《王锡章医案》)

案2　丁甘仁治疗湿温证案

杨左。湿温七天，身热有汗不解，午后入夜尤甚，口苦而干，渴不多饮。脉濡滑带数，舌苔薄腻。伏邪蕴湿，逗留膜原，少阳阳明为病。前进达原宣化不应，今拟柴葛解肌加味。

软柴胡2.4g，清水豆卷12g，仙半夏4.5g，六一散（包）9g，粉葛根4.5g，赤苓9g，六神曲9g，泽泻4.5g，甘露消毒丹12g。

二诊：服药2剂，身热较前大减，胸脘不舒，纳减少寐，余邪湿热未楚，胃不和则卧不安也。脉濡滑，苔薄腻微黄。今拟芳香淡渗，以靖余氛，更当避风节食，不致反复为要。

清水豆卷12g，佩兰叶4.5g，仙半夏4.5g，炒枳壳3g，广藿香4.5g，赤茯苓9g，炒秫米9g，炒麦芽12g，通草2.4g，益元散（包）9g，佛手2.4g，甘露消毒丹12g。(《孟河丁甘仁医案》)

案3　柏广信治疗病毒性感冒案

患者郎某，男，工人。

[主诉]发热恶寒，头痛，肢体酸痛。经门诊治疗不效，而入本厂医院住院治疗，其后又经市属某医院及军队某医院会诊均诊断为感冒。用青、链霉素、四环素等各种抗生素以及解热剂不见好转，体温波动在37.5~39℃之间，于第14天来我处诊治。

患者仍诉头痛，恶寒，不食不渴，有时恶心，胃口胀闷，体温37.5~38.5℃，白细胞6×10^9/L，尿正常，脑脊液正常，面色苍黄，精神萎靡，盖被欲严，舌尖稍红，薄白苔，脉稍数。病属外感邪气滞留于太阳、少阳之间，拟和解表里法，用柴葛解肌汤加减。

[处方]柴胡15g，葛根15g，石膏20g，甘草5g，竹茹15g，半夏15g，芦根20g，川羌10g，赤芍15g，大腹皮15g，云苓15g。水煎服2剂。

第3天复诊，服药后体温降至正常，已不恶心，并能进食，头不痛，精神转佳，能下地在室内活动（已半月未起床）。但食欲尚不振，胃口仍堵塞，大便已六七天未解，脘部不喜按，再拟和解通腑之剂。

[处方]柴胡15g，半夏15g，川朴15g，枳壳15g，莱菔子15g，连翘15g，木通15g。水煎服2剂。

服药后，食欲好转，体力渐增，大便正常，精神已佳，嘱其停药调养。(《老中医医案选编》)

案4　卫建业治伤风鼻塞案

张某，女，38岁，2005年11月13日初诊。

鼻塞3天，时轻时重，涕多清稀，说话声重，口干咽燥，发热（T 37.8℃）恶寒，头身痛，舌淡、苔白欠润，脉浮。

诊断为急性鼻炎。此乃外感风寒之伤风鼻塞。方用柴葛解肌汤加减。

[处方]柴胡、葛根、羌活各15g，防风、白芷、桔梗、黄芩各10g，2剂，每日1剂，水煎2次，早晚分服。

二诊：11月15日。鼻塞，头身痛，恶寒明显缓解，体温正常，轻微咳嗽，上方去羌活、白芷，加炙杏仁，再服2剂痊愈。

按：本例伤风鼻塞是外感邪毒，肺气失宣，寒郁气道，鼻窍不利所致，有化热趋势，治以解肌清热，宣肺利窍。方中柴胡、葛根解肌清热，为君药；防风、羌活、白芷助柴葛解肌表，除诸痛，为臣药，黄芩清邪热，桔梗宣畅肺气，疏泄外邪，皆是佐药，羌活入太阳经，葛根入阳明经，柴胡入少阳经，是使药，药合病机，疗效甚好。[《山西中医》，2006，22（4）]

案5　卫建业治急喉喑案

朱某某，女，46岁，2005年12月10日初诊。

声音嘶哑3天，咽喉发干疼痛，吞咽不利，发热（T：38.9℃），恶寒，骨节疼痛，痰黄稠，口渴引饮，舌红，苔黄，脉浮数。此乃风热袭肺，热结喉咙之风热型急喉喑，急性喉炎。方用柴葛解肌汤加减。

［处方］柴胡、元参、葛根、黄芩各15g，连翘、生石膏各30g，炙桑皮、防风各10g，赤芍、木蝴蝶各6g，蝉衣3g。3剂，每日1剂，水煎2次，早晚分服。

二诊：12月13日。声音嘶哑缓解，体温正常，余症减轻，上方减石膏至15g，又服2剂痊愈。

按：本例急喉喑是风热邪毒侵袭肺金，热结喉咙，气血壅滞，脉络痹阻所致之“金实不鸣”，治以解肌清热，利喉开音，方中柴胡、葛根解肌清热为君药；黄芩、石膏清解肺胃气分之热为臣药；防风助柴葛解肌表，元参润燥生津，连翘、甘草、蝉衣、木蝴蝶解毒利咽开音，赤芍凉血泻热，桑皮宣肺清热，均为佐药；防风、柴胡、葛根分别入太阳、少阳、阳明经，是使药。药病相投，疗效甚好。［《山西中医》2006，22（4）］

第三节　扶正解表剂

败　毒　散

《太平惠民和剂局方》

【组成】柴胡洗，去芦　前胡　川芎　枳壳　羌活　独活　茯苓　桔梗炒　人参各一两（各6g）　甘草半两（3g）

【用法】上为末。每服二钱（6g）入生姜、薄荷煎（现代用法：作汤剂，水煎服）。

【功用】散寒祛湿，益气解表。

【主治】气虚外感风寒湿证。症见憎寒壮热，头项强痛，肢体酸痛，无汗，鼻塞声重，咳嗽有痰，胸膈痞满，舌苔白腻，脉浮而重按无力。

【方论选录】

清·喻昌：伤寒病有宜用人参入药者，其辨不可不明。盖人受外感之邪，必先发汗以驱之。其发汗时，唯元气大旺者，外邪始乘药势而出；若元气素弱之人，药虽外行，气从中馁，轻者半出不出，留连为困，重者随元气缩入，发热无休，去生远矣。所以虚弱之体，必用人参三、五、七分，入表药中，少助元气，以为驱邪之主，使邪气得药，一涌而去，全非补养虚弱之意也。(《寓意草》)

清·赵羽皇：东南地土卑湿，凡患感冒，辄以伤寒二字混称。不知伤者正气伤于中，寒者寒邪客于外，未有外感而内不伤者也。仲景医门之圣，立法高出千古。其言冬时严寒，万类深藏，君子固密，不伤于寒，触冒之者，乃名伤寒，以失于固密而然。可见人之伤寒，悉由元气不固，而肤腠之不密也。昔人常言伤寒为汗病，则汗法其首重矣。然汗之发也，其出自阳，其源自阴。故阳气虚则营卫不和而汗不能作，阴气弱则津液枯涸而汗不能滋。但攻其外，不顾其内，可乎？表汗无如败毒散、羌活汤，其药如二活、二胡、芎、苍、辛、芷，群队辛温，非不发散，若无人参、生地之大力者居乎其中，则形气素虚者必至亡阳，血虚挟热者必至亡阴，而成痼疾矣。是败毒散之人参，与冲和汤之生地，人谓其补益之法，我知其托里之法。盖补中兼发，邪气不至于流连；发中带补，真元不至于耗散。此古人制方之妙也。(《古今名医方论》)

清·陈素中：羌活、独活、柴胡、前胡、川芎，皆清轻开发之剂也，故用之以解壮热。用枳壳、桔梗者，取其清膈而利气也；用人参、茯苓、甘草者，实其中气，使疫毒不能深入也。培其正气，败其邪气，故曰败毒。此汤乃解利太阳、少阳、阳明三经之药，全在详证加减，以尽其妙。(《伤寒辨证》)

清·张璐：盖时疫之发，或值岁气并临，或当水土疏豁，种种不侔，然必入伤中土，土主百骸，无分经络，毒气流行，随虚辄陷，最难叵测，亟乘邪气未陷时，尽力峻攻，庶克有济。其立方之妙，全在人参一味，力致开阖，始则鼓舞羌、独、柴、前各走其经，而与热毒分解之门；继而调御津精血气各守其乡，以断邪气复入之路，与桂枝汤中芍药护营之意不殊。如桂枝人参汤、小柴胡汤、参苏饮，未常不用人参以协济表药成功也。但其所主，唯天行大头，乃为合辄……而先哲尝借以治寒疫汗后余热，往往获效者，以非时之邪混厕经中，屡行疏表不应，邪伏幽隐不出，非借人参之大力不能载之外泄也。逮到疫痢昏热口噤，亦宜此方加陈仓米引领入胃，则毒随药化，得非人参辅佐之力欤？独怪近世医流，偏谓人参助长邪气，除去不用，专行群队攻发，鼓激壮火飞腾，不竭至绝真阴不已。兹录同学质问，因祖述以政。(《张氏医通》)

清·汪昂：此足太阳、少阳、手太阴药也。羌活入太阳而理游风；独活入少阴而理伏风，兼能去湿除痛；柴胡散热升清，协川芎和血平肝，以治头痛目昏；前胡、枳壳降气行痰，协桔梗、茯苓以泄肺热而除湿消肿；甘草和里而发表；人参辅正以匡邪。疏导经络，表散邪滞，故曰败毒。(《医方集解》)

清·徐大椿：时疫之发，入伤中土，土主阳明而湿热蕴蓄，故发热、昏迷、下利不止焉。羌活散太阳之邪，独活散少阴之邪，柴胡疏少阳之邪，前胡疏太阴之邪，则阳明之蕴蓄，不攻而自解。枳、桔开提肺气，芎、草活血和中，茯苓渗湿气治痢下也。加生姜以温胃散邪，用人参以养胃扶元，力助诸药分解之势，则邪尽去而经腑清和，胃气自化，发热下痢有不止者乎！此调内解外之剂，为疫邪发热下痢之方。(《医略六书》)

清·吴瑭：暑湿风寒杂感，寒热迭作，表证正盛，里证复急，腹不和而滞下者，活人败毒散主之。此证乃内伤水谷之酿湿，外受时令之风湿，中气本自不足之人，又气为湿伤，内外俱急。立方之法，以人参为君，坐镇中州，为督战之帅；以二活、二胡合芎从半表半里之际，领邪出外，喻氏所谓逆流挽舟者此也；以枳壳宣中焦之气，茯苓渗中焦之湿；以桔梗开肺与大肠之痹，甘草合和诸药。乃陷者举之之法，不治痢而治致痢之源。痢之初起，憎寒壮热者，非此不可也。(《温病条辨》)

清·费伯雄：此不过寻常固本治标法耳。用之于虚人感冒则可，若表里俱实，则不增剧为幸，尚望病之轻减乎？伤寒用人参，仲景本有成法，并非以人参助元气，为驱邪之主也。岚瘴则湿毒为多，亦非感冒可比。到疠疫之气，中人更烈，阳毒则有发热、烦躁、斑疹等症，阴毒则有面青、腹痛、下利等症。若用此方治阳毒，既无清火解邪之功；以之治阴毒，又无回阳急救之力，均未见其可。予于喻西昌先生最为服膺，岂敢轻议，但谓表药中有用人参之法则可，若谓表药中用人参更为得力，则不敢阿私所好也。(《医方论》)

清·张秉成：凡时邪疫疠，皆天地异气所钟，必乘人之虚者而袭之。故方中必先以人参为补正却邪地步，然后羌活走表，以散游邪；独活行里，以宣伏邪；柴胡、桔梗散热升清；枳壳、前胡消痰降气；川芎芳香，以行血中之气；茯苓淡渗，以利气中之湿；甘草协和各药，使之不争；生姜辟秽祛邪，令其无滞。于是各建其长，以收全功，皆赖人参之大力，驾驭其间耳。至于治痢用此者，此喻氏逆流挽舟之法，以邪从表而陷里，仍使里而出表也。(《成方便读》)

今·盛心如：本方羌、独并用，入太阳以祛风，并入少阴以逐湿；柴、前并用，一升一降，升清阳以散邪热，降浊阴以泄痰滞，俱足以推陈致新；枳壳、桔梗，亦为一升一降之助；川芎和血，茯苓渗湿，甘草协和表里而解毒；人参扶正以达邪，亦犹小柴胡用参之意也。加薄荷、生姜，视偏寒、偏热用为引使，诚活命要方也。(《实用方剂学》)

今·丁学屏：此益气发汗法也，为虚人受感，扶正达邪之范例焉。《灵枢》有云："营出中焦，卫出下焦。"盖肺为气之主，肾为气之根也。其人肾气虚馁，下元不足，气虚卫疏，易受风寒，此其一；触冒风寒之后，气虚不能托邪外达，病势迁延难愈，此其二。人参、茯苓、甘草味甘补气，扶正匡邪；羌、独、柴、前、川芎味辛气温，疏散风寒；桔梗、枳壳一升一降，疏豁气机。合而成方，以为益气发汗之用也。(《古方今释》)

【验案选录】

案1　丁甘仁治疗疫喉痧案

严宝宝，时疫喉痧十二天，痧布未透，隐而太早，身热不退，痧毒生于颈，肿硬疼痛，耳疳流脓，口舌糜腐，脉象濡数。疫疠之邪，挟痰热蕴袭肺胃两经，血凝毒滞，两足浮肿，邪无出路，营卫不能流通，证势重险。宜败毒散加减。

薄荷叶（后下）八分，荆芥八分，熟石膏（打）三钱，生草节六分，苦桔梗一钱，连翘三钱，赤芍二钱，大贝母三钱，僵蚕三钱，冬瓜子三钱，板蓝根二钱，通草八分，地枯萝三钱，活芦根一尺。(《丁甘仁临证医集》)

案2　李聪甫治疗伤寒案

陈某某，男，22岁。

病伤寒数日，恶寒发热，头项强痛，骨节疼痛，干呕胸满。诊视脉象浮紧，舌布白苔，属太阳经伤寒证。“太阳病，脉浮紧无汗，发热，身疼痛，八九日不解，表证仍在，此当发其汗”。但症兼呕逆、胸满，表邪转入少阳之经。“设胸满胁痛者，与小柴胡汤；脉但浮者，与麻黄汤”。辛温发汗与苦平和解并用，仿活人败毒散方意。

［方药］羌独活各6g，北柴胡10g，炒枳壳7g，苦桔梗7g，信前胡7g，云茯苓10g，法半夏8g，正川芎5g，广陈皮5g，薄荷叶3g，粉甘草3g，淡生姜3片。

二诊：汗出，身热不退，目眩口苦，溲黄灼热，脉浮弦，其热不为汗衰，转属少阳，重在和解。

［方药］前方改半夏7g，去陈皮、甘草、生姜，加淡黄芩（酒炒）7g、益元散10g。

三诊：壮热口渴，汗出如蒸，谵语，苔黄，脉浮弦数，“服柴胡汤已，渴者，属阳明也”，况复谵语。和解中，兼清阳明之热。

［方药］生石膏13g，肥知母7g，北柴胡7g，香青蒿7g，赤茯苓10g，鲜竹茹10g，淡黄芩7g，炒枳壳7g，苦桔梗7g，信前胡7g，益元散10g，薄荷叶3g。

四诊：服药后，忽然牙关紧急，全身寒战，大汗淋漓而昏厥。因思，“脉浮而紧，按之反芤，此为本虚，故当战而汗出也”。必因其人本虚，邪从战汗而解。法当助益气津为急。

［方药］西洋参3g，生粳米10g。

浓煎频频呷服。从此热退身和，渐臻康复。（《李聪甫医案》）

案3　朱少鸿治疗痢疾案

左。下痢发热口渴者，暑湿之邪蕴结于里也。利冻赤白相兼，后重里急，亦暑湿之邪由气伤营，而与食滞交并为患也。俗所谓无积勿成利者有诸，但刻下腹不痛，气滞不适，小溲不畅，脉象弦数，舌根腻黄，足见清阳下陷，而气化无权，若徒用攻积之法无益也。拟方举清阳之陷，而化膀胱之气，兼疏暑湿之壅，而除肠胃之积为法。

败毒散去薄荷，加乌药、泽泻、当归、楂炭、川连、荷蒂。

瘕块结在少腹，气分阻塞也；下利尽是红黏，营分窒滞也；心荡神疲，频欲干吊，肝脾之本病，暑湿之新邪，交相错发。谷纳不思，谓之噤口，病属最险，图治颇难。

败毒散，去苓、荷，合痛泻要方，加乌药、荷蒂。

先患泄泻，泻转冻利，兼带黑溏，里急后重，登圊后不出，少腹硬痛，当脐跃动，小溲亦艰，是脾土受邪已传之于肾也。每至午后发热，口燥引饮，饮亦不多，是里中有表，表热伤津，里滞耗液，棘手重症，不易挽回。勉用逆挽法。

败毒散，去薄荷，加左金丸、乌药、白芍（防风一钱拌炒）、当归（酒炒）、荷蒂、香稻草。（《朱少鸿医案》）

案4　张晓明治疗心悸案

迟某某，男，19岁。2001年4月6日初诊。

5个月前因受寒出现恶寒发热，鼻塞流涕，自服感冒药未能缓解，继而出现高热、心悸、气短、乏力，在某医院诊为病毒性心肌炎，予 ATP（腺嘌呤核苷三磷酸）、CoA（辅酶 A）、黄芪、刺五加等静滴治疗，有所缓解，但经常心悸气短，每逢感冒、劳累或紧张时加重，现兼有头晕、失眠多梦、神疲乏力、自汗、微恶风寒，舌质淡，苔薄白，脉浮弦而细。

[中医诊断] 心悸，证属风寒外袭，毒邪犯心。

[治法] 解毒发表、益气养心。方用败毒散加减。

[处方] 生晒参 20g，甘草 15g，茯苓 30g，川芎 15g，独活 15g，羌活 15g，柴胡 15g，枳壳 15g，桔梗 10g，黄芪 100g，酸枣仁 20g。3 剂，水煎口服。嘱其注意保暖，勿过劳。

5 天后复诊：言服药第二天即明显见效，头不晕，气不急，心悸消失，睡眠较好；3 剂服完，诸症若失，唯不能劳累。效不更方，续开 6 剂，以资巩固。(《实用中医内科杂志》2008 年第 6 期）

案 5　唐宋治疗气虚外感案一

王某，女，58 岁，2009 年 2 月 23 日初诊。

患者诉感冒 2 周，全身困乏无力，不发热，口唇稍干，舌质暗，苔白厚，脉浮数。用补中益气汤合人参败毒散治疗。

[处方] 党参 15g，川芎 10g，茯苓 15g，羌活 10g，独活 10g，柴胡 10g，前胡 10g，枳壳 10g，桔梗 10g，甘草 6g，黄芪 20g，升麻 3g，陈皮 10g，白术 15g，当归 15g，生姜 3 片，大枣 3 枚。4 剂，水煎服，每日 1 剂。

药后病愈。(《唐宋临证心悟》)

案 6　唐宋治疗气虚外感案二

杨某，女，68 岁，2009 年 4 月 13 日初诊。

患者诉感冒 3 天，症见低热，困乏无力，心悸，恶寒，不出汗，舌红，苔薄黄，脉虚。予补中益气汤合人参败毒散治疗。

[处方] 党参 15g，川芎 10g，茯苓 12g，羌活 10g，独活 10g，柴胡 10g，前胡 10g，枳壳 10g，桔梗 10g，甘草 6g，黄芪 30g，白术 15g，陈皮 10g，升麻 3g，当归 15g，生姜 3 片，大枣 3 枚。4 剂。水煎服，每日 1 剂。

药后病愈。(《唐宋临证心悟》)

案 7　唐宋治疗气虚外感案三

王某，男，62 岁，2009 年 3 月 16 日初诊。

间断低热 3 年。诉眼昏，易感冒，时热时止，舌苔黄厚腻，脉滑数。诊为湿阻。以人参败毒散合三仁汤化裁治疗。

[处方] 川芎 12g，太子参 30g，茯苓 15g，羌活 10g，独活 10g，柴胡 10g，前胡 12g，枳壳 15g，桔梗 15g，甘草 3g，杏仁 12g，白豆蔻 10g，砂仁 10g，厚朴 12g，清半夏 12g，通草 10g，滑石 30g，竹叶 10g，生姜 3 片，大枣 3 枚。7 剂，水煎服，每日 1 剂。

二诊病轻，又服 7 剂病愈。(《唐宋临证心悟》)

参 苏 饮

《太平惠民和剂局方》

【组成】人参　紫苏叶　干葛洗　半夏汤洗七次，姜汁制炒　前胡去苗　茯苓去皮，各三分（各 9g）　枳壳去瓤，麸炒　桔梗去芦　木香　陈皮去白　甘草炙，各半两（各 6g）

【用法】上㕮咀。水一盏半，姜七片，枣一个，煎六分，去滓，微热服。不拘时候，每服四钱（12g）。（现代用法：加生姜 7 片，大枣 1 枚，水煎温服）。

【功用】益气解表，理气化痰。

【主治】气虚外感风寒，内有痰湿证。恶寒发热，无汗，头痛鼻塞，咳嗽痰白，胸脘满闷，倦怠无力，气短懒言，苔白脉弱。

【方论选录】

清·叶仲坚：此少阳中风而寒湿内着之证也。仲景于表剂不用人参，唯少阳寒热往来，虽有口苦、咽干、目眩之相火，亦用人参以固中气。此咳嗽声重，痰涎稠粘，涕唾交流，五液无主，寒湿稽留于胸胁，中气不固可知矣，故以人参为君；然非风寒之外邪来侮，则寒热不发，而痰涎不遽生，故辅以紫苏、干葛；凡正气虚者，邪气必盛，故胸胁满闷，辅以陈皮、枳壳，少佐木香以降之；痰涎壅盛于心下，非辛燥不除，故用茯苓、半夏，少佐桔梗以开之；病高者宜下，故不取柴胡之升，而任前胡之降；欲解表者，必调和营卫，欲清内者，必顾及中宫，此姜、枣、甘草之所必须也。名之曰饮，见少与缓服之义。本方去人参、前胡，加川芎、柴胡，即芎苏散，则治头痛、发热、恶寒、无汗之表剂矣。（《古今名医方论》）

清·汪昂：此手、足太阴药也。风寒宜解表，故用苏、葛、前胡；劳伤宜补中，故用参、苓、甘草；橘、半除痰止呕；枳、桔利膈宽肠；木香行气破滞。使内外俱和，则邪散矣。（《医方集解》）

清·汪绂：此为中气本虚者设，发表而兼补中也。然治以辛凉，佐以苦甘，以甘缓之，以辛散之，治风淫之法，亦此方备矣。苏叶辛温，而干葛、前胡则皆辛凉，参、橘、枳、桔皆苦，参、葛、甘、枣皆甘。《元戎》云：前胡、葛根自能解肌，枳、橘辈自能宽中快膈，毋以性凉为疑。凡中气虚弱而感冒者，此为良方。（《医林纂要探源》）

近·蔡陆仙：参苏饮虽以人参、苏叶并列为君药，要之用参盖为虚人而设，实则紫苏乃其主药也。苏叶辛温，性能驱寒表散，凡风寒之袭肌表者，能使之从汗而解散也。再用半夏、陈皮之辛燥，以去内滞之湿痰，干葛之解肌，木香之行气，桔梗、前胡之宣肺，茯苓之利水，俾痰水降利，而气滞自行，辛温之性，得遂其外达，则一鼓可作汗而解矣。此方之配制所以得妙，殆为近人所用为解表中和平圣方欤。(《中国医药汇海·方剂部》)

今·丁学屏：此扶正达邪，辛芳疏透，利湿化痰之复方也。为虚体感邪，痰湿内蕴者立法也。盖脾主运化，所以腐水谷，化精微，受气取汁者也。若其人向体中虚，痰湿内盛，加以气虚卫疏，易薄风邪，而成为内外合邪，脾肺同病之势。方用人参、茯苓、甘草，扶正达邪，益气运脾，以杜生痰之源；紫苏、葛根、前胡、桔梗，轻扬疏达，祛邪而不伤正；二陈利湿浊，化痰涎，使邪无依附之所；更以桔梗、枳壳，一升一降，复脾胃升降之用耳。(《古方今释》)

【验案选录】

案1　程家正治疗肾炎案

张童，男，12岁。血尿频发3年余。

3年前在学校体检时，验小便发现镜下血尿（+）~（++），隐血150ml。在儿童中心诊治半年血尿转阴。3个月前复查小便又有镜下血尿（+），隐血150ml，检尿中异型红细胞达75%，患儿无肉眼血尿史，无明显水肿史，（来诊时双睑有虚浮），血压120/90mmHg，该院诊断为肾性血尿。3个月内患儿曾多次中耳炎与感冒发热，且有多次鼻出血，在上述感染时镜下血尿即增加。平素多汗，易患鼻塞，打喷嚏，流鼻涕，来诊时即有此症状，睑有虚浮，纳可，便调，溲黄，苔薄，脉细。

证属脾肾亏虚，血溢下窍。治拟补益脾肾，凉血止血。方选参苏饮合小蓟饮子加减。

潞党参9g，紫苏叶9g，全当归9g，黑山栀9g，赤茯苓9g，江枳壳5g，苦桔梗3g，生地黄9g，淡竹叶5g，六一散（包）15g，小蓟炭9g，藕节炭9g，蒲黄炭（包）15g。5剂。

二诊：外邪得解，但久病后，肾阴暗伤，君相之火，下移以致，血尿缠绵。又当实脾益气，补肾养阴，活血化瘀，凉血止血。方选参芪归芎合知柏八味与生脉饮加减。

潞党参9g，生黄芪9g，全当归9g，大川芎5g，肥知母9g，川黄柏9g，云茯苓9g，粉丹皮9g，生熟地9g（各），寸麦冬9g，五味子5g，茜草根15g，蒲黄炭（包）15g。

在伤风明显有鼻塞，打喷嚏，流鼻涕时可用桑叶、淡黄芩、辛夷等。此方当常服，在又见外感时，又应急则治标，以参苏饮合玉屏风散加减，缓解后再宜上方加减。如是经年治疗，外感渐少发，发病也较轻，影响血尿也微。

三诊：3年后又加用玉米须15g，益母草9g等，经服药半年血尿逐渐转阴，即便患感冒也很少影响血尿反复，现患童已16足岁，神振体健，并参加足球运动，病情无反复。(《草庐医案荟萃》)

案2　唐志钦治疗慢性直结肠炎案

李某某，女，39岁。1987年1月12日诊。

患者解黏液便带血17年，曾在某医院诊治，大便常规检查除偶有脓球或白细胞外，基本正常；乙状结肠镜检：进入距肛26cm处和距肛10cm以下发现轻度充血、水肿，肛门有一较大的陈旧性裂口伴出血，未见可疑新生物。诊为慢性直结肠炎。经用抗生素、维生素及保留灌肠等治疗，疗效均不理想，后又多方求治中药亦乏效。

诊见形体消瘦头晕食少，汗出短气，神疲倦怠，时咯白色黏液痰质清稀，小便如常，大便时干时溏，内含胶冻样黏液，每日 2~6 次，便前腹痛不甚，便后肛门坠胀，舌淡苔薄白，脉芤无力。

[辨证] 气郁痰滞，邪客太阴。

[治法] 疏导气机，益气蠲饮。

拟参苏饮加味。泡参、沙参各 40g，苏叶 12g，葛根 15g，前胡、枳壳、木香、黄连、桔梗、半夏、陈皮各 10g，茯苓 30g，甘草 6g。

服 2 剂后，大便 1 日一行，黏液便明显减少，偶有腹痛。

守方续服 14 剂告愈，1 年后随访未复发。(《四川中医》1988 年第 11 期）

案 3　彭坚治疗小儿感冒案

张某，女孩，7 岁，常德人，2011 年 10 月 24 日初诊。

患儿感冒 3 天，咳嗽，咳痰色白，头痛，发热，1 小时前量体温 38.5℃，不出汗，不想吃饭，今天呕过 1 次，大便正常，以前发热、咳嗽时，动辄吃消炎药、输液，每次拖很长时间才好，这次家长想改吃中药治疗。察之面色微红，舌淡，苔薄白，咽喉不红、不痛，脉浮数，用参苏丸加减。

杏仁 8g，麻黄 5g，苏叶 10g，炙甘草 10g，桔梗 10g，前胡 10g，枳壳 6g，法夏 6g，陈皮 5g，木香 5g，葛根 10g，茯苓 10g，神曲 10g，藿香 10g，生姜 10g，红枣 10g，3 剂。

服 1 剂药，热即退下，体温正常，仍然有咳嗽，并未加剧。

3 剂药后，感冒痊愈。(《我是铁杆中医》)

案 4　彭坚治疗小儿反复感冒案

张某，男，5 岁，2011 年 5 月 7 日初诊。

患儿从送幼儿园开始，近 2 个月来，反复感冒咳嗽，刚好几天，又感染了。只得多次送医院打针，吃抗生素。这次又咳嗽了 5 天，痰不多，流清鼻涕，食欲下降，精神不好，面色无华，大便偏稀，舌淡、苔薄白，咽喉不红不痛，脉缓。用参苏丸合六君子汤加减：

杏仁 6g，苏叶 5g，麻黄 5g，炙甘草 10g，桔梗 6g，茯苓 10g，前胡 5g，枳壳 5g，法半夏 5g，陈皮 6g，党参 10g，白术 10g，木香 5g，葛根 30g，神曲 10g，生姜 6g，红枣 10g，7 剂。

二诊：5 月 13 日。服上方后，咳嗽已愈，精神好转，食欲仍然不太好，舌淡，脉缓。仍然用参苏丸合六君子汤加减。

白参 6g，茯苓 10g，炙甘草 10g，白术 10g，陈皮 5g，法半夏 5g，杏仁 5g，枳壳 6g，前胡 6g，木香 5g，葛根 15g，山楂 10g，藿香 5g，黄芪 15g，14 剂。

服上方后，精神好，胃口开，面色转佳，送幼儿园后不再感冒。(《我是铁杆中医》)

案 5 刘弼臣治疗小儿支气管肺炎案

李某，女，1 岁零 8 个月。初诊日期：1984 年 12 月 9 日。

3 天前发热咳嗽，鼻流涕，形寒，曾服麦迪霉素、阿鲁片、小儿止咳糖浆等未见好转。体温 38.5℃，收注院治疗。

症见咳逆鼻煽。检查：咽红，两肺有细密集水泡音。血白细胞 15.8×10⁹/L。诊为支气管肺炎。给以输氧、输液、维生素及退热药等支持疗法，并肌注青、链霉素，兼服中药麻杏石甘汤加味。日来复感外邪，体温降而复升，气喘，痰涎壅盛。胸透：两肺炎变未见吸收。遂请刘老会诊。

就诊时症见：身热不解，汗出肢端微凉，咳痰不爽，气喘不已，面色发青，倦怠嗜睡，不思纳食，大便稀黄，舌苔白而微腻，脉细而无力。

证属病久体虚，阴阳稚弱，湿痰内蕴，肺失宣达。治当扶正达邪，肃肺涤痰。宗参苏饮加减。

太子参 10g，紫苏叶 5g，橘皮 3g，半夏 3g，五味子 10g，桔梗 3g，苏子 10g，枳壳 5g，莱菔子 3g，淡干姜 1g。大枣 5 枚。每日 1 剂，水煎，分 3~4 次服。

服药 3 剂，痰化喘平，身热已解，面转红润，精神佳。食纳振。唯咳嗽气弱，苔白脉缓，再宗原方加减。

党参 10g，苏子 5g，茯苓 10g，炙甘草 3g，橘皮 3g，半夏 3g，砂仁米（打）1.5g，桔梗 3g，杏仁 10g，生姜 2 片，大枣 5 枚。服法同上。

6 剂后则诸症告平，胸透肺部炎变明显吸收，继以益气理脾和中之剂，调理半月而愈。（《现代名中医儿科绝技》）

案 6 焦树德治疗术后肺部感染高热案

郭某某，男，45 岁，江西籍，北京某医院会诊病例，住院病历号 2765，初诊日期：1982 年 6 月 14 日。

患者 1982 年 5 月腹部肿瘤复发，于 6 月 2 日再次手术，切除肿瘤结节 10 余个，并同时切除了左侧肾脏及脾脏。术中为减少出血曾向腹腔中灌入大量冰水，术后并在床下放置冰块。3 天后，患者开始高热不退，体温 39℃以上，曾使用多种抗生素治疗，仍高热不退，病情危急，于 6 月 14 日邀余会诊。

诊时患者发热恶寒，无汗，咳嗽，吐黄痰，心烦口渴但不引饮，时有呕逆、吐血，便血每日 6~7 次，不进饮食，小便淡黄。望其精神衰惫，形体消瘦（体重 40kg），气短息微，语声几无，意识尚清，面部虚浮，萎黄无华。舌质淡、苔黄腻，脉象数而濡软。

[化验检查] 血红蛋白 103g/L，白细胞总数 41.7×10⁹/L，中性粒细胞 0.90，淋巴细胞 0.10。大便常规：酱色稀便，潜血（++）。胸部 X 线拍片诊断为两肺感染。

[肿物活检诊断]（腹膜后）高分化的平滑肌肉瘤。

[辨证] 正虚邪盛，内热郁闭，肺失宣肃。

[治法] 益气清解，标本同治。

［处方］参苏饮合麻杏石甘汤加减。

生晒白人参 9g（另煎兑入），苏叶 10g（后下），桔梗 6g，生麻黄 6g，生石膏 20g（先下），葛根 9g，杏仁 10g，生甘草 5g，生藕节 20g，白及 9g，茯苓 15g，川黄连 6g，生白术 9g，荆芥 9g。2 剂。另：犀黄丸 12g，分 4 次随汤药送服，西洋参每日 6g，煎水频服。

二诊：次日，因大便次数仍多，呕逆频频，方内又加诃子肉 10g，芡实 10g，赤石脂 15g，禹余粮 20g，藿香 10g，土炒白术 10g，伏龙肝 60g（煎汤代水），煎好后，兑入前汤药内服。嘱病人温覆取微汗。停用一切西药。

三诊：6 月 16 日。药后体温波动于 37.4~39℃之间，已有汗。咳嗽减轻，偶有黄痰，气短声低、烦躁口渴减轻，能喝些米汤及藕粉，已无呕逆。大便 1 日 2 次，为黑色或水样便，小便微黄。舌苔微黄，右脉数而稍洪，寸大于尺，左脉数略细，寸脉较长。此为表邪已解，上焦尚有郁热，肺失清肃，元气尚虚之证，再拟清宣肺热，益气扶元之剂。

［处方］炙麻黄 6g，生石膏 35g（先煎），杏仁 10g，生甘草 6g，银花 12g，连翘 12g，生藕节 15g，葛根 9g，茯苓 12g，元参 12g，生地 15g，犀角粉 2g（分冲），莲子肉 10g，西洋参 10g（另煎兑入），黄芩 9g。3 剂。另：生晒人参 6g，煎水频服。

四诊：6 月 18 日。患者病情明显好转，胸痛减轻，体温下降至 38.5℃，未见呕吐，能进流质软食，肺部听诊啰音明显减少，仍觉胃脘部发堵。即在原方中加入苏梗 10g，厚朴 10g，枳实 10g，清半夏 10g，水煎服。

五诊：6 月 19 日。身热渐退（37.9℃ ~38.3℃），咳嗽痰黏而少，难以咯出，尤以夜间为重，食欲不振，五心烦热，胸胁苦闷，时有呕逆，二便尚调。舌苔黄少津，脉沉细数，双尺脉弱，左尺尤甚。观此脉证，知肺中郁热渐退，热邪伤阴，肺失肃降，胃气上逆。治以养阴清热佐以和胃降逆。益胃汤合旋覆代赭汤加减。另西洋参合生晒参各 6g，煎水频服（2 日量）。

六诊：6 月 21 日，发热及咳嗽均减，食纳尚差，偶有呕逆，又加陈皮 12g，竹茹 10g，生姜 3 片，香稻芽 12g，玉竹 6g，公丁香 2g（后下），柿蒂 5 个，苏梗 10g。二剂水煎兑入前药内服。

从 6 月 23 日 ~8 月 4 日共诊 5 次，7 月 24 日以后体温完全正常。此阶段根据证情变化，曾运用小柴胡汤、藿香正气散、益胃汤、旋覆代赭汤等随症加减或合并使用。

十二诊：8 月 21 日。精神体力大增，呕吐、呃逆均止。进食已佳，但下肢行走尚软，口中唾液较多，不欲下咽，痔疮下血，舌苔薄白，舌质略淡，脉象沉滑略弦数。据此脉症知中焦渐和，但脾气升发运化尚差，水谷精华未能充分布达，尚有湿邪中阻。再拟和中化饮，扶助中焦法，以固后天之本。用六君子汤加山楂、神曲、麦芽、枇杷叶、槐角、刺猬皮、升麻等调理。

11 月 26 日，体重已增至 55.5kg，血红蛋白 120g/L，面色红润，精神佳，说话声音洪亮，中药改为隔日 1 剂。另用小金丹每日 2 次，每次 1~2 丸，解毒、化瘀、散结，以预防肿瘤复发。患者于 12 月 5 日出院返回四川。1983 年春节来信，告知平安。（《中医杂志》1985 年第 7 期）

麻黄附子细辛汤

《伤寒论》

【组成】麻黄去节，二两（6g） 细辛二两（3g） 附子炮，去皮，一枚，破八片（9g）

【用法】上三味，以水一斗，先煮麻黄，减二升，去上沫，内诸药，煮取三升，去滓。温服一升，日三服（现代用法：水煎服）。

【功用】助阳解表。

【主治】素体阳虚，外感风寒表证。发热，恶寒甚剧，其寒不解，神疲欲寐，脉沉微。

【方论选录】

明·许宏：少阴病，当无热，今反发热者，邪在表也。虽脉沉，以始得病，则邪气未深，故当温剂微取汗以散之。故用附子为君，以温经散寒；细辛之辛，以散少阴之寒邪为臣；麻黄能发汗，用之为佐使。以此三味之剂发汗，非少阴则不敢用也。（《金镜内台方议》）

清·尤在泾：少阴始得本无热，而外连太阳则反发热，阳病脉当浮而仍紧，少阴则脉不浮而沉，故与附子、细辛，专温少阴之经，麻黄兼发太阳之表，乃少阴温经散寒，表里兼治之法也。（《伤寒贯珠集》）

清·徐大椿：附子、细辛为少阴温经之药，夫人知之。用麻黄者，以其发热，则邪犹连太阳，未尽入阴，犹可引之外达。不用桂枝而用麻黄者，盖桂枝表里通用，亦能温里，故阴经诸药皆用之。麻黄则专于发表，今欲散少阴始入之邪，非麻黄不可，况已有附子以温少阴之经矣。（《伤寒论类方》）

清·柯韵伯：少阴主里，应无表证，病发于阴，应无发热，今始受风寒即便发热，似乎太阳而属之少阴者，以头不痛而但欲寐也。《内经》曰：逆冬气而少阴不藏，肾气独沉，故少阴之发热而脉沉者，必于表剂中加附子，以预固其里。盖肾为坎象，二阴不藏，则一阳无蔽，阴邪因得以内侵，孤阳无附而外散耳。夫太阳为少阴之表，发热无汗，太阳之表不得不开；沉为在里，少阴之本不得不固。设用麻黄开腠理，细辛散浮热，而无附子以固元气，则少阴之津液越出，太阳之微阳外亡，去生远矣。唯附子与麻黄并用，内外咸调，则风寒散而阳自归，精得藏而阴不扰。此里病及表，脉沉而当发汗者，与表病及里，脉浮而可发汗者径庭矣。若得之二三日，表热尚未去，里证亦未见，麻黄未可去，当以甘草之和中，易细辛之辛散，佐使之任不同，则麻黄之势亦减，取微汗而瘥，是又少阴发表之轻剂矣。二方皆少阴中风托里解外法。（《伤寒来苏集》）

清·王晋三：少阴得太阳之热而病者，用麻黄发太阳之表汗，细辛散少阴之浮热，相须为用。欲其引麻黄入于少阴，以出太阳陷入之邪，尤借熟附合表里以温经，外护太阳之刚气，内固少阴之肾根，则津液内守，而微阳不致外亡。此从里达表，由阴出阳之剂也。(《绛雪园古方选注》)

清·章楠：仲景用麻黄先煎一二沸去上沫者，取其发表迅速也。先煮减水二升者，杀其轻扬之性，欲其徐缓与诸药和合同行也。此方细辛、附子皆少阴里药，欲使麻黄和合，由里祛邪出表，故麻黄先煮减水二升，则与前之葛根汤先煮麻、葛同一义也。(《医门棒喝·伤寒论本旨》)

清·张秉成：夫太阳与少阴为表里，少阴之阳虚，则里不固，里不固则表益虚，故寒邪由太阳之经，不传于腑，竟入于脏。然虽入脏，而邪仍未离乎经，故仍发热。若全入于脏，则但恶寒而不发热矣。但虽发热，不得为太阳之表证，以太阳之表，必有头项强痛、脉浮等证。此不但不头项强痛，脉亦不浮而反沉，则便知太阳之邪离经入腑之枢纽。急乘此时用附子以助少阴之阳，细辛以散少阴之邪，麻黄以达太阳之表，邪自表而及里者，仍由里而还表，此亦表里相通之一理耳。(《成方便读》)

清·钱潢：此言少阴之表证也。曰始得之者，言少阴初感之邪也。始得之而即称少阴病，则知非阳经传邪，亦非直入中脏，乃本经之自感也。始得之而发热，在阳经则常事耳。然脉沉则已属阴寒。篇首云：无热而恶寒者，发于阴也。发于阴而又发热，是不当发之热，故云反也。况少阴证中，以恶寒厥冷为本证，邪在阴经，本难发汗，然临证之时，有经有权，察其发热，则寒邪在表，诊其脉沉，则阴寒在里。表者，足太阳膀胱也；里者，足少阴肾也。肾与膀胱，一表一里而为一合，表里兼治，故以麻黄发太阳之汗，以解其在表之寒邪；以附子温少阴之里，以补其命门之真阳；又以细辛之气温味辛，专走少阴者，以助其辛温发散。三者合用，补散兼施，虽发微汗，无损于阳气矣。故为温经散寒之神剂云。(《伤寒溯源集》)

近·张锡纯：此外感之寒凉，由太阳直透少阴，乃太阳与少阴合病也。为少阴与太阳合病，是以少阴已为寒凉所伤，而外表纵有发热之时，然此非外表之壮热，乃恶寒中之发热耳。是以其脉不浮而沉，盖少阴之脉微细，微细原近于沉也。故用附子以解里寒，用麻黄以解外寒，而复佐以辛温香窜之细辛，既能助附子以解里寒，更能助麻黄以解外寒，俾其自太阳透入之寒，仍由太阳作汗而解，此麻黄附子细辛汤之妙用也。(《医学衷中参西录》)

【验案选录】

案1　邢锡波治疗麻黄附子细辛汤证案

杨某某，男，60岁，干部。

[病史]于严寒之时，因肾阳虚衰，无力抵御外寒，致寒邪深入，初起头痛腰疼，身

发热恶寒较重，虽厚衣重被，犹觉瑟缩恶寒。舌质淡而苔黑润，脉沉细而紧。

[证属]表里同病。

[治宜]温经散寒。

[处方]炙附子10g，生麻黄6g，细辛3g，生甘草3g。

服药1剂，汗出至足，诸症皆愈。(《邢锡波医案集》)

案2 章次公治疗感冒证案

陈某，男。阳虚之人，重受风寒而咳，身半以下，其痛如刺；热虽不高，而合目有迷蒙状。夫实则谵语，虚则郑声，而脉沉细，虚象也。柯氏有“太阳虚便是少阴”之说，予麻黄附子细辛汤加味。

[处方]蜜炙麻黄3g，炮附块6g，北细辛3g，全当归9g，杭白芍9g，炙紫菀9g，炙远志5g，旋覆花(包)9g，炙款冬花9g，清炙草3g。(《章次公医案》)

案3 董廷瑶治疗喉痹证案

刘某某，女，40岁。1975年9月8日初诊。

咽痛不红，声音嘶哑，病已月余，诸药无效；自感怕冷，两耳如塞，小溲清长，舌淡白，脉沉细。证属阴证喉痹，先拟麻附细辛汤发表温经。

[处方]炙麻黄3g，淡附片4.5g，细辛2.4g，3剂。

二诊：9月11日。咽痛不红，似感痰阻欲咳，脉舌同前。少阴久虚，肺气不宣，原方加甘桔汤。

[处方]炙麻黄2.4g，淡附片3g，桔梗4.5g，生甘草3g，4剂。

三诊：9月15日。声音渐亮，脉舌略同。原方加藏青果9g，5剂。

四诊：9月20日。声音较亮，胃纳知味，咽时如梗，自觉喉有黏痰，脉较有力，舌淡中带红润。温经宣肺初效，再增轻清利咽。

[处方]淡附片4.5g，细辛2.4g，生甘草3g，桔梗4.5g，射干6g，山豆根9g，麦冬9g，5剂。

五诊：9月25日。咽痛已和，舌润嗌滋，但偶有不舒，似若痰阻，两耳如塞，体软，脉弱，是肾气未复，阴阳两虚也。拟桂附八味以善其后。

[处方]熟地15g，怀山药9g，山萸肉6g，云苓9g，丹皮9g，泽泻9g，淡附片3g，肉桂1.5g，菟丝子9g，天冬9g，7剂。

后即连服而安。(《董廷瑶医案》)

案4 吴佩衡治疗太阳、少阴两感于寒证案

张某某，年42岁，住云南省昆明市武庙下南联升巷底。

肾气素亏，于1929年9月2日返家途中，时值阴雨，感冒风寒而病。初起即身热恶寒，头疼体痛，沉迷嗜卧(即少阴病但欲寐之病情也)，兼见渴喜热饮不多，脉沉细而兼紧象。舌苔白滑，质夹青紫，由于肾气素亏，坎阳内弱，无力卫外固表以抵抗客邪，以致寒风乘虚直入少阴，阻塞真阳运行之机，而成是状。以仲景麻辛附子汤，温经解表辅正除邪治之。

[处方] 黑附片36g，麻黄10g（先煮数沸，去沫），北细辛6g，桂尖13g。

二诊：3日，服上方1剂即汗，身热已退，唯觉头晕咳嗽、神怯。表邪虽解，肺寒尚未肃清，阳气尚虚，以四逆合二陈加细辛、五味子，扶阳温寒主之。

[处方] 黑附片50g，干姜26g，甘草10g，广陈皮10g，法半夏13g，茯苓13g，北细辛4g，五味子2g。

1剂尽，咳嗽立止，食量增加，精神恢复，病遂痊愈。（《吴佩衡医案》）

案5　吴佩衡治疗目赤肿痛证案

张某某，男，50岁。

始因风寒外感，发热，恶寒，头身疼痛，全身不适。次日，双目发赤，红肿疼痛，畏光而多眵。察其脉，沉细而紧，舌质淡，苔薄白而润。此乃风寒袭表，经脉血络受阻，凝滞不通所致。治以温经解表，发寒通络。方用加味麻黄附子细辛汤。

附片30g，麻黄6g，细辛5g，桂枝9g，防风9g，橘络5g，沙苑蒺藜9g，甘草6g，生姜3片。

煎服一次，温覆而卧，得微汗出。一剂尽，则表证已解，目赤肿痛均已消退。唯阳神尚虚，头昏肢软，双目略感发胀。继以益气通络明目之剂治之。

黄芪24g，细辛3g，橘络3g，沙苑蒺藜6g，蝉蜕5g，藁本9g，女贞子9g，益智仁9g，茺蔚子6g，干姜9g，甘草6g。

服上方2剂而痊。（《吴佩衡医案》）

案6　顾渭川治疗水肿案

徐某，遍体浮肿，足跗尤甚，大便溏薄，面色白，舌淡红无苔，脉沉迟。证属阳虚湿肿，予麻黄附子细辛汤。

二诊：浮肿渐退，小溲清长，舌色红润无苔，脉象迟软。拟温煦脾肾，兼化寒湿。

附子4.5g，泽泻4.5g，陈皮4.5g，牛膝炭4.5g，桂枝2.1g，炒白术9g，带皮茯苓12g，姜皮3g。

三诊：浮肿皆退，舌色红润，脉象缓和，元阳渐复，寒湿稍化，拟五苓合玉屏风加减。（《历代名医医案精选》）

案7　王付运治疗荨麻疹案

李某，21岁，2003年6月20日初诊。

自诉在1年前某天早晨因剧烈活动之后，全身汗出较多，遂用冷水轻擦洗全身，20分钟左右，忽然感到全身奇痒，疹起如点状或团状，接着遍及四肢与全身，当时曾服用抗过敏类西药，又用中药防风通圣丸等，用药后病证有好转，但1年来疹痒反复发作。

刻诊：疹起如团状且奇痒，其色白，并突出皮肤，部分且连成片状，全身似有恶寒，四肢不温，舌淡苔薄白，脉沉弱。

[辨证] 风寒性荨麻疹。

［治法］解表散寒止痒。

［处方］麻黄附子细辛汤加味。麻黄 10g，附子 6g，细辛 9g，桂枝 6g，杏仁 12g，炙甘草 10g，蛇床子 10g。6 剂，水煎 2 次，日 3 服。

二诊：身痒及疹基本消失，恶寒与四肢不温也悉除，为巩固疗效，又服前方 6 剂。之后，随访未再复发。（《经方实践论》）

案 8　傅文录治疗膝关节肿痛案

李某，女，57 岁，农民。

右膝关节肿痛数年，多种方法治疗时好时坏，近来又有加剧之势。现症见：右膝关节肿痛，发凉，白天行走困难，活动后肿胀加重，畏寒肢冷，腰背酸痛，舌淡苔白滑，脉沉细无力。

证属肾阳亏损，阴寒凝滞，关节经脉闭阻。治宜温肾扶阳，散寒通络。方用麻黄附子细辛汤加熟地。

生麻黄 30g，制附子 60g（先煎 2 小时），细辛 10g，熟地黄 100g。3 剂，水煎服，每天 1 剂。同时用白芷细末 100g，加白酒点燃，热敷关节，每天 1~2 次。

复诊：服药加之外敷白芷粉，全身微微汗出，右膝关节疼痛大减，肿消，原方药再进 3 剂，以巩固效果。（《中医火神派医案新选》）

案 9　江克明治疗嗜睡案

施某，男，21 岁，1978 年 3 月 18 日初诊。

神倦嗜睡 10 个月余，头晕头胀，精神不振，常有消沉感。每日早晨昏睡不起，呼之不易醒，昨日睡到中午才醒，曾遗尿于床上。先后服用过养心、安神、开窍、活血等方药，效用不显。查血压 110/80mmHg，脉象小缓，舌胖，苔薄。从阳虚不振论治，拟麻黄附子细辛汤。

［处方］麻黄 3g，附子 3g，细辛 2g，炙甘草 3g，仙鹤草 30g，5 剂。

二诊：3 月 23 日。近几天早晨就醒，自觉头脑比以前清爽，中午精神振作。治已中的，原方续服 4 剂，显效。

按：《灵枢·寒热病》篇云："阳气盛则瞋目，阴气盛则瞑目。"说明嗜睡多由阳气不振所致。邪传少阴经，阴寒过盛，阳常不足，故少阴病有"但欲寐"一证。本案舌脉之象，显露少阴阳虚，用麻辛附子汤以振阳醒神也。（《伤寒名医验案精选》）

案 10　陈明光治疗寒痹（坐骨神经痛）案

游某，男，53 岁。

专程来城治病，经某医院诊断为坐骨神经痛，经理疗、针灸、中西药治疗已 3 个月余均未见好转，遂由某医生介绍来诊。患者素禀体弱，常居寒湿地带，腰髀连及腿足掣痛难忍，遇冷加重，入夜尤甚，不能步履，脉沉细涩，舌质淡、边缘呈瘀点，此乃一派阴寒之证候。拟温经散寒、化瘀通络之法，投麻黄附子细辛汤加味治之。

生麻黄 12g，黄附片 10g，细辛 9g，鸡血藤膏 9g，红花 4g，水煎服。

患者服药7剂，自觉疼痛减轻，能外出散步。余守上方加土鳖虫6g，取其瘀寒并祛。连进5剂以资巩固。

按：腰属少阴肾府，髀属太阳膀胱。本案腰髀痛，遇冷加重，入夜尤甚，舌淡，脉沉细涩，系阳虚不能卫外，寒湿乘虚侵袭肾与膀胱，经脉闭阻不通而致。本方以麻黄开太阳之寒，附子、细辛以温少阴之阳。又虑“初痛在经，久痛在络”，故加红花、鸡血藤膏化瘀通络，土鳖虫走窜直达病所，以搜邪气。(《伤寒名医验案精选》)

案11　傅国光治疗哮喘案

钟某某，女，46岁，1948年6月3日初诊。

患哮喘10年，每因寒冷或气候骤变而发病，此次因劳动后汗出着凉而起。

诊见恶寒，无汗，呼吸急促，喉中有哮鸣音，胸闷，咳痰清稀。舌苔白滑，脉象沉迟。辨为冷哮。由素体阳虚，气不化津，冷痰壅聚，内伏于肺，遇感而发，方用麻黄细辛附子汤：麻黄10g，细辛6g，附子10g（先煎30分钟）。2剂。每日1剂，水煎2次，分早晚2次温服。

6月5日复诊：药后哮喘见平，诸证亦退，后以金匮肾气丸加味调治而愈。

按：恶寒、有汗，太阳有寒也；苔白滑、脉沉迟，少阴阳虚也。寒邪外袭，肺肾虚寒，气冷津凝成饮，上干肺娇，而发哮喘。故用麻黄附子细辛汤解表温里，宣肺平喘。(《伤寒名医验案精选》)

案12　刘景祺治疗水肿（慢性肾炎急性发作）案

鞠某某，女，55岁，1982年2月16日初诊。

患慢性肾炎已10余年，时轻时重，反复发作。10年前患感冒，咽喉痛，后全身浮肿，腰痛，当时诊断为“急性肾炎”。近来浮肿较剧，胸腹膨起憋胀，气短，手背、眼睑及小腿均有凹陷性浮肿，纳呆，全身无力，腰痛，怕冷以背部为甚，下午低热37.5℃，尿常规化验：蛋白（+++），白细胞（+），红细胞（+）。舌淡，苔薄白，脉沉浮。此太少两感之证，治用麻黄附子细辛汤。

[处方] 麻黄9g，炮附子3g，细辛3g。

服3剂，全身浮肿及胸腹膨胀消退，气短大减。尿常规：蛋白（+），白细胞（-），红细胞（-）。

又服6剂，尿常规化验正常，追访半年无复发。

按：本案既有恶寒发热等太阳表证，又见水肿、腰痛等少阴里证。故用麻黄解外以“开鬼门”；附子温肾阳以复膀胱气化而“洁净府”；细辛辛温，专走少阴，能行水气而润肾燥。三者合用，温散兼施，表里同治。(《伤寒名医验案精选》)

案13　王琦治疗失音案

李某某，男，56岁。

夜班一旬，寒邪外袭，初见寒热咽痛，继则声嘶乃至失音，视其咽部微红不肿，舌质淡，苔薄白，脉象沉细，证属暴喑。盖足少阴之脉其直者从肾上贯肝膈，入肺中，循喉咙，挟舌本，乃寒邪直犯少阴使然。用麻黄附子细辛汤温而散之。

麻黄 9g（先煎去沫），制附片 9g（先煎），细辛 2g。

服药 2 剂，咽痛已愈，声音亦扬。

按：《灵枢·忧恚无言》云："人卒然无音者，寒气客于厌，则厌不能发，发不能下至，其开阖不至，故无音。"治宜温散之麻辛附子汤，正如《张氏医通》所说："暴哑声不出，咽痛异常，卒然而起……此大寒犯肾也，麻黄附子细辛汤温之。"（《伤寒名医验案精选》）

再　造　散

《伤寒六书》

【组方】黄芪（6g）　人参（3g）　桂枝（3g）　甘草（1.5g）　熟附子（3g）　细辛（2g）　羌活（3g）　防风（3g）　川芎（3g）　煨生姜（3g）（原著本方无用量）

【用法】水二盅，加大枣二枚，煎一盅。槌法再加炒白芍一撮，煎三沸，温服（现代用法：水煎服）。

【功用】助阳益气，解表散寒。

【主治】阳气虚弱，外感风寒证。恶寒发热，热轻寒重，无汗肢冷，倦怠嗜卧，面色苍白，语声低微，舌淡苔白，脉沉无力或浮大无力。

【方论选录】

清·张璐：节庵此汤治尺中迟弱、阳虚不能作汗之证，名曰再造，固为高出前辈，但稍嫌风药冗杂，然无害于温补助卫之大旨也。（《伤寒绪论》）

清·汪昂：足太阳药也，经曰：阳之汗以天地之雨名之。太阳病汗之无汗，是邪盛而真阳虚也。故以参、芪、甘草、姜、桂、附子大补其阳，而以羌、防、芎、细发其表邪。加芍药者，于阳中敛阴，散中有收也。昂按：汗即血也，血和而后能汗，故加芍药，亦以调营。节庵曰：人第知参、芪能止汗，而不知其能发汗，以在表药队中，则助表药而能解散也。（《医方集解》）

清·费伯雄：此方但可施于常时之不能作汗者。若在冬月，而脉见浮紧，便是太阳之寒伤营，此方断不可用。（《医方论》）

今·李畴人：此方治伤寒病阳虚不能作汗，须在表药中加参、芪之补气，附、桂之助阳，芍药之和阴，气血得补益之力，营卫充足，然后表药得力，一汗而解。（《医方概要》）

【验案选录】

案1　丁甘仁治疗鼻疳案

贾左，肺胃积热，酿成鼻疳，迎香腐缺，鼻准已塌，内外之肿不消，防其崩陷。拟再造散加减。

羚羊尖（另煎汁冲服）一钱，大麦冬三钱，天花粉三钱，京玄参二钱，京赤芍二钱，酒炒黄芩一钱，寒水石三钱，连翘壳三钱，大贝母三钱，夏枯草二钱，鲜竹叶三十片，干芦根（去节）一两。

外用治疳结毒灵药。（《孟河丁甘仁医案》）

案2　史建林治疗阳虚感冒案

周某某，男，45岁，已婚，干部，1980年5月26日来诊。

自诉平素易罹感冒，10日前不慎感受风寒而出现恶寒怕冷，头痛身疼，饮食减，大便稀溏，小便正常，少气懒言。舌质淡，苔薄白，脉沉弱无力。

此为阳虚感冒，治以益气助阳、散寒解表，方用再造散加巴戟治之。

[处方]附片60g（另包，开水先煎2小时），黄芪40g，党参30g，炒杭芍20g，川芎15g，防风15g，细辛6g（后下），羌活15g，大枣15g，甘草10g，巴戟20g，生姜3片，桂枝12g，2剂。

6月2日复诊：头疼恶寒减轻，脉舌诸症仍在，继守上方又服2剂。

6月7日再诊：舌脉正常，诸症好转，更投上方3剂以资巩固。（《曲靖地区老中医经验选编》）

案3　张亚明治疗阳虚外感案

黄某，男，45岁，1989年10月15日诊。

患者5天前因雨中作业引起恶寒发热，汗出，全身疼痛，经治疗症状不减。今日下午突发寒战，汗出不止，全身不适，乃求余诊治。

笔者见其寒战，畏风寒，盖厚棉被3床，加暖袋热熨仍不能暖，且大汗出，浸湿衣被，时呻吟，全身酸楚，肢体紧缩，不欲伸屈，面色苍白，语声低微，舌质淡，苔薄白，脉浮大无力。体温37.8℃，脉搏96次/分，血压100/70mmHg。10月14日查血常规：血红蛋白100g/L，白细胞14.5×10^9/L，中性粒细胞0.85，尿蛋白（+），镜检见WBC少许。

证属阳虚卫外不固，寒湿内阻。治宜温阳益气、解肌除湿。拟再造散加减。

黄芪30g，熟附子、桂枝各10g，红参、炒白芍各15g，防风、川芎、炙甘草各6g，生姜3片，大枣3枚。急煎频服。

服药1剂，大汗渐止，畏寒有减。

3剂服尽，畏寒、身痛、汗出皆除，唯全身乏力，胃纳差。改服桂枝汤加减。

5剂后疾瘳。查血、尿常规正常。（《中国中医急症》1996年第1期）

案4 朱进忠治感冒反复发作案

患者李某某，男，45岁。

胃脘冷痛，食欲不振5年多。近3年来经常感冒，特别是在冬天、劳累、汗后，或从室内向院中走出时，最容易发作，轻则五六天，重则二三天，必然发生一次。每次感冒后，均感头痛身痛，畏寒怕风，轻微咳嗽，体温在37.5℃左右，一服姜糖水即可暂时缓解。此次感冒后，服用姜糖水、玉屏风散等多剂无效。审视其证，除感冒外，并见胃脘冷痛，疲乏无力，指趾厥冷，舌苔薄白，脉沉细而弦。

综其脉证，诊为脾阳亏损，卫气不固。为拟温中健脾，益气解表。

[处方]党参10g，黄芪15g，甘草6g，肉桂10g，附子10g，白芍10g，防风4g，细辛1g，生姜2片，大枣3个。

服药2剂后，诸证消失，以后每周2剂，共服10剂而愈。(《中医临证经验与方法》)

案5 王经邦治疗寒疟案

奚小除，年二十岁，业商，住天台东乡灵溪庄。

秋间先便溏，后发寒热，前医误作实热，妄用五泻心汤数剂，顿致邪闭不出。目闭不语，状若尸厥，四肢发冷，约有4日。脉缓大，舌苔灰白。此内真寒而外假热。其先大便溏泻者，内有寒也；继即往来寒热者，表未解也。非温中散寒不可，宜再造散减芍药。

[处方]西党参3g，生黄芪3g，老川芎4.5g，北细辛2g，青防风4.5g，川羌活4.5g，嫩桂枝3g，淡附子6g，炮干姜9g，炙甘草2.5g。(《全国名医验案类编》)

案6 朱进忠治疗阳虚外感案

李某某，男，45岁。

从战争年代始，即发现脘腹冷痛，医诊慢性胃炎、十二指肠球部溃疡、慢性肠炎，虽经中、西药物治疗多年，仍然反复发作。近5年又出现反复感冒。尤其是近3年来，几乎每个月发作一次。每次发病时，除鼻塞喷嚏外，并见头痛，项脊强，恶寒发热，无汗。此时若不治疗即常常拖延一月不愈，若治疗即引起胃痛、腹痛，不能饮食。此次发病已近一个月，仍然头痛，项脊强痛，恶寒发热，喷嚏鼻塞，脘腹冷痛，不能饮食。细察其证，除上述者外，并见疲乏无力，舌苔薄白，脉沉细无力，指趾厥冷。综合脉证，思之：仲景《伤寒论》云："病人有寒，复发汗，胃中冷，必吐蛔。""脉浮紧者，法当身疼痛，宜以汗解之。假令尺中迟者，不可发汗，何以知然？以荣气不足，血少故也。""伤寒二三日，心中悸而烦者，小建中汤主之。"《医宗金鉴》云："中气素虚，虽有表证亦不可汗之。"上证之所以以解表之法不愈者乃未补其中焦耳。又思本证除胃脘冷痛之外，并见手足厥冷，脉沉细无力之阳气俱损状，若但健中则不可，必脾肾阳气俱补方可。再造散者，既补阳又益气，且微有解表之功，正如童养学《伤寒六书纂要辨疑》所说："再造散，治头痛发热，项脊强，恶寒无汗，用发汗药二三剂，汗不出者，庸医不论时令，遂以麻黄重药及火劫取汗，误死者，多不知阳虚不能作汗，故有此症，名曰无阳证。"

[拟再造散加减]黄芪10g，党参10g，桂枝10g，附子10g，细辛1g，甘草3g，生姜

3片，防风2g，川芎6g，羌活2g，白芍10g。服药3剂，诸证均解大半，继服2剂，诸证消失，其后每月服药3剂，共服9剂，愈。(《中医临证经验与方法》)

加减葳蕤汤

《重订通俗伤寒论》

【组成】生葳蕤二钱至三钱（9g） 生葱白二枚至三枚（6g） 桔梗一钱至钱半（4.5g） 东白薇五分至一钱（3g） 淡豆豉三钱至四钱（12g） 苏薄荷一钱至钱半（4.5g） 炙草五分（1.5g） 红枣二枚

【用法】水煎，分温再服（现代用法：水煎服）。

【功用】滋阴解表。

【主治】阴虚外感风热证。头痛身热，微恶风寒，无汗或有汗不多，咳嗽，心烦，口渴，咽干，舌红，脉数。

【方论选录】

清·何秀山：方以生玉竹滋阴润燥为君，臣以葱、豉、薄、桔疏风散热，佐以白薇苦咸降泄，使以甘草、红枣甘润增液，以助玉竹之滋阴润燥，为阴虚之体感冒风温，以及冬温咳嗽，咽干、痰结之良剂。(《重订通俗伤寒论》)

今·朱良春：本方是俞根初氏根据《千金》葳蕤汤加减而制订的一张“滋阴发汗”的经验效方，对于阴虚体质，阴液亏乏，伏热内遏，风寒外束的“阴虚感冒”，最是对症良药。方中葳蕤（即玉竹），质润柔滑，功能养阴生津，为补虚清热之品；葱、豉、桔、薄，功能开发肌腠，宣散外邪。同时佐用白薇清泄伏热，草、枣甘润，增强玉竹养阴之力。这样便面面俱到，达到所谓“养阴而不留邪，发汗并不伤阴”了。(《汤头歌诀详解》)

今·尚坦之：本方为治阴虚之体，复感外邪之主方。阴虚之体，汗源不充，故用甘平之葳蕤滋阴生津，以充汗源为主；葱白、豆豉疏散风热以解表邪为辅。阴虚感受外邪，易于热化，故用白薇、薄荷以助葱、豉而退虚热为兼制。炙甘草、大枣辅葳蕤益气和营，以扶正却邪；桔梗宣通肺气，共为引和药。(《中医方剂学》)

今·丁学屏：加减葳蕤汤，一名加减葱白香豉汤，清代张石顽据唐代孙思邈葳蕤汤变化而来。去麻杏石甘之峻散，以为葱豉之宣透，以治虚体受邪，虑其汗太过耳。俞根初《通俗伤寒论》中，亦有加减葳蕤汤方，于本方去青木香，加红枣，用治素体阴虚，感受外邪，头痛身热，微恶风寒，无汗或汗出不多，咳嗽咽痛口渴，舌红苔有裂纹，脉细数者。想是从张氏此方脱胎欤。(《古方今释》)

今·湖北中医药大学方剂教研室：本方是从千金葳蕤汤加减化裁而成。孙思邈在《备急千金要方·卷九》中记载：“葳蕤汤，治风温之病，脉阴阳俱浮，汗出体重，其息必喘，其形不仁，嘿嘿但欲眠；下之者，则小便难；发其汗者，必谵语；加烧针者，则耳聋难言；但吐下者，则遗尿便利。如此疾者，宜服之方。葳蕤、白薇、麻黄、独活、杏仁、芎䓖、甘草、青木香各三两，石膏五两。”盖“风温”病，仲景但言脉证，而未出方治。《千金方》补其未逮，特立葳蕤汤为其专药。观本方原从麻杏甘石汤化裁而成，但方中辛散之药味颇多，子温热病证，毕竟不甚恰当。张路玉说：“多有热伤津液，无大热而渴者，不妨减去麻、杏，加入葱、豉以通阳郁，栝楼以滋津液。喘息气上，芎、独亦勿轻试。虚不胜寒，石膏难以概施。或以竹叶清心，茯苓守中，则补救备至，于以补《千金》之未逮。”（《千金要方衍义》）张氏之论，对俞根初创制加减葳蕤汤有一定启发。

俞氏制此方，乃为治疗温病初起，外有表邪而兼见阴虚者，滋阴透邪，为治疗表证又开一大法门。（《古今名方发微》）

【验案选录】

案1　王锡章治疗阴虚感冒证案

涂某，男，68岁。初诊：1957年3月12日。

素体阴虚，反复感冒，头痛身热，微恶风寒，寐中盗汗，头晕心烦，口渴咽干，手足心热，干咳少痰，失眠神疲，舌红无苔，脉细数。

[辨证] 阴虚感冒，邪从热化。法当滋阴解表，拟加减葳蕤汤化裁。

[处方] 玉竹15g，沙参、玄参、天花粉各12g，麦门冬、白薇、牛蒡子、芦根各10g，桔梗9g，甘草6g。

连投前方4剂，药后中病，唯干咳少痰。仍守前法，照原方加天门冬、瓜蒌壳各12g，续服3剂，诸症告愈。（《王锡章医案》）

案2　郝艳新治疗复发性口疮案

史某，女，42岁，1998年6月10日就诊。

主诉反复发作口疮2年余。此次发作已绵延半月，症见局部灼痛，咽干便秘，舌红，舌面有小裂纹，无津少苔，脉细滑尺沉。

[检查] 左颊黏膜可见2处0.3cm×0.4cm，0.5cm×0.5cm浅表溃疡，边缘充血，中央微凹。

治予加减葳蕤汤去葱白，减豆豉用量，重用玉竹、白薇、薄荷，另加生石膏、麦冬、生地、牛膝、知母，以协同滋阴降火。

仅服1剂，局部灼痛大减；服3剂后，溃疡面愈合；继服5剂巩固疗效；追访1年零3个月未见复发。（《北京中医药大学学报》2000年第4期）

案3　郝艳新治疗慢性扁桃体炎急性发作案

陈某，女，24岁，1997年8月18日就诊。

患者患慢性扁桃体炎3年多，经常急性发作，多次使用抗生素类药物治疗。此次发作已14天，经静脉注射青霉素发热已退，仍有咽痛，双侧扁桃体Ⅱ度肿大，患者决心手术治疗。耳鼻喉科医师检查后认为，病灶炎症尚未控制，不宜即刻手术，遂来内科就诊。验其舌脉，舌红少苔，脉滑寸浮而右脉细。

予加减葳蕤汤去葱白，减豆豉用量，另加牛蒡子、金银花、天冬、天花粉、川贝母、瓜蒌以增效。

服用7剂，咽痛消失，咽腭弓充血不明显，右侧扁桃体缩小至Ⅰ度大，遂在耳喉科行扁桃体摘除术。(《北京中医药大学学报》2000年第4期)

案4　周筱斋治疗阴虚感冒案

范某，女，30岁。

怀妊3个月余，时在季春，忽患壮热、微恶寒、头痛、口渴、气促、汗不通泄，医以辛温发汗剂治之，汗大泄而热不解，头痛更剧，复以黄芩、白术谋泻热安胎，并声称恐热，有损胎元，言之颇能成理，服后竟汗敛而热反增高，神志时清时糊，间作谵妄，延余诊视。

按其脉浮滑洪数，视舌中剥、质赤而干，苔色黄，气促呛咳，目赤齿燥，便溏溲黄，病属温热，本在卫气，但汗不如法，势已伤阴，所幸病程尚短，素体强实，虽系重身，刻见肤糙汗闭，当于辛凉解表中复以滋阴药，冀其一汗而热撤，若神清胎安，可免传变，拟加减葳蕤汤。

[处方]白薇6g，葳蕤9g，炒陈香豉9g，桔梗4.5g，薄荷(后下)4.5g，菊花4.5g，大贝母9g，粉葛根6g，炙甘草2.4g，葱白2支，红枣3枚。1剂。

二诊于前方去葱白、豆豉、葛根，加入天冬6g。

续服2剂，热平、咳减、舌润、津回，头痛如失，便实，脉见滑利，进调理之剂，数剂而愈。(《中国百年百名中医临床家丛书·周筱斋》)

案5　周筱斋治疗阴虚感冒案

吴某，男，7岁，1990年5月7日初诊。

发热咳嗽3天，体温38℃，头痛口渴，形瘦心烦，有汗不多，咽干且痛，乳蛾Ⅰ度红肿，痰稠难出，舌苔薄净，舌质红，脉数。此乃素体阴虚，外感风热，肺失清肃。治以滋阴解表，化痰止咳。方选加减葳蕤汤。

[处方]玉竹10g，全瓜蒌10g，淡豆豉10g，大麦冬10g，薄荷5g，炙紫菀10g，白前10g，青蒿10g，白薇10g，甘草5g。2剂煎服4天。

按：阴虚外感，最易化热，若单纯发汗，不仅邪不为汗解，反有劫液耗阴之弊，唯有滋阴与解表同用，方能两全。故方用玉竹、麦冬以滋阴润燥；用薄荷、淡豆豉疏散外邪；青蒿、白薇清热和阴；全瓜蒌、紫菀、白前化痰止咳；甘草调和诸药。使全方发汗不伤阴，滋阴不恋邪。(《中国百年百名中医临床家丛书·周筱斋》)

案6　姜良铎治疗阴虚感冒案

田某某，女性，17岁。2007年11月27日初诊。

4日前外感，发热38.5℃，服退热药及抗生素后热退。刻下：无发热，鼻塞，时流清涕，偶头痛，无身痛，颈项强已解，轻微咽痛，无咳嗽咯痰，纳眠可，二便调。舌红，苔黄有剥脱，脉沉细。

［处方］玉竹 15g，白薇 10g，豆豉 10g，桑叶 15g，北沙参 15g，牛蒡子 15g，蒲公英 30g，赤白芍各 15g，丹皮 12g，炒杏仁 9g，菊花 15g，连翘 15g，荆芥 10g，葱白 1 寸，金沸草 15g，5 剂，水煎服，日 1 剂。

按：本案系阴虚感冒。汗后余邪未尽，见鼻塞，时流清涕，偶头痛，轻微咽痛。予加减葳蕤汤加减以滋阴解表，加牛蒡子、炒杏仁、菊花、连翘、荆芥、葱白、金沸草透邪散热，赤芍、丹皮清热凉血而除烦，以防余热未除尽。(《姜良铎内科方药心得》)

案 7　郭铭信治疗感冒案

尹某，女，54 岁，工人。

宿痛痨瘵、淋病。平素五心烦热，夜半咽干。昨晚又增形寒恶风，身热无汗，头昏流泪，目胀喜闭，口干而苦，小便黄热。脉浮细数，舌红无苔，体温 38.9℃，阴虚之体，新感风邪。

仿加减葳蕤汤 2 剂：玉竹 24g，白薇 24g，麦冬 15g，豆豉 9g，薄荷 4.5g，甘草 6g，大枣 4 枚，青蒿 12g，排风藤 24g，桑叶 9g，菊花 9g。

服后体温已降，寒热诸证消失。因口干乏味，虚羸少气，复以竹叶石膏汤加味，养阴益气，清肃余热。(《方剂学·案例版》)

案 8　赵绍琴治疗春温案

邵某某，女，57 岁。

初诊：暮春感温，形体消瘦，面色黑浊，素质阴亏，津液不足，近感温热之邪，身热不重，微有恶寒，干咳无痰，头部微痛，心烦口干，咽部疼痛，舌干瘦而鲜红，脉来弦细小数。此阴虚感温，津亏液少，当用滋阴清宣方法。

肥玉竹 10g，嫩白薇 6g，炒栀皮 6g，淡豆豉 10g，苦桔梗 6g，前胡 6g，沙参 10g，杏仁 6g，茅根、芦根各 10g，3 剂。

二诊：药后，寒热已解，仍干咳无痰，再以原方去豆豉、桔梗，加麦冬 10g，天冬 10g，又 3 剂而逐渐痊愈。

按：辨治外感证亦须注意患者的素体状况，此例患者素体阴伤，津液早亏，再感温邪，虽身热不重而阴必更伤，故舌干瘦鲜红，脉弦细小数，细主脏阴之亏，数乃郁热之象，故用滋阴生津，清宣郁热方法，仿加减葳蕤汤治之而愈。然但取加减葳蕤汤养阴之意，不用葱白发表之药，加入养阴轻宣之品，药合病机，乃能取效如此。(《赵绍琴临证验案精选》)

第二章 泻下剂

凡组成以泻下药为主，具有通导大便、排除胃肠积滞、荡涤实热，或攻逐水饮、寒积等作用，治疗里实证的方剂，统称泻下剂。本类方剂是根据《素问·阴阳应象大论》"其下者，引而竭之；中满者，泻之于内"的理论立法。属于"八法"中的"下法"。

泻下剂是为有形实邪内结而设，凡因燥屎内结、冷积不化、瘀血内停、宿食不消、结痰停饮、虫积之脘腹胀满、腹痛拒按、大便秘结或泻利、苔厚、脉沉实等属里实证者，均可用泻下剂治疗。

形成里实证的病因不一，有因热而结者，有因寒而结者，有因燥而结者，有因水而结者，人体体质有虚实之异，故治法、用药亦随之而不同。因热结者，宜寒下；因寒结者，宜温下；因燥结者，宜润下；因水结者，宜逐水；邪实而正虚者，又当攻补兼施。因而泻下剂相应地分为寒下剂、温下剂、润下剂、逐水剂和攻补兼施剂五类。

泻下剂是为里实证而设，用于表证已解，里实已成之时。若表证未解，里实虽成，亦不可纯用泻下剂，以防表邪随下法内陷而变生他证，应权衡表证与里实证之轻重缓急，或先解表后攻里，或表里双解，方能切合病情。若兼瘀血、虫积、痰浊，则宜配合活血祛瘀、驱虫、化痰等法。对年老体弱、孕妇、产后或正值经期、病后伤津或亡血者，均应慎用或禁用，必要时宜配伍补益扶正之品，以其攻邪不忘扶正。泻下剂大都易伤胃气，使用时应得效即止，慎勿过剂。同时，服药期间应注意调理饮食，少食或忌食油腻或不易消化的食物，以免重伤胃气。

第一节　寒下剂

大承气汤

《伤寒论》

【组成】大黄酒洗，四两（12g）　厚朴去皮，炙，半斤（24g）　枳实炙，五枚（12g）　芒硝三合（9g）

【用法】上四味，以水一斗，先煮二物，取五升，去渣，内大黄煮取二升，去滓，内芒硝，更上微火一两沸，分温再服。得下，余勿服（现代用法：水煎服，先煎厚朴、枳实，后下大黄，溶服芒硝）。

【功用】峻下热结。

【主治】

1. 阳明腑实证。大便不通，频转矢气，脘腹痞满，腹痛拒按，按之硬，甚或潮热谵语，手足濈然汗出，舌苔黄燥起刺，或焦黑燥裂，脉沉实。

2. 热结旁流。症见下利清水，色纯清，其气臭秽，脐腹疼痛，按之坚硬有块，口舌干燥，脉滑实。

3. 里热实证而见热厥、痉病、发狂者。

【方论选录】

金·成无己：承，顺也。伤寒邪气入胃者，谓之入腑，腑之为言聚也。胃为水谷之海，营卫之源，水谷会聚于胃，变化而为营卫。邪气入于胃也，胃中气郁滞，糟粕秘结，壅而为实，是正气不得舒顺也。《本草》曰：通可去滞，泄可去邪。塞而不利，闭而不通，以汤荡涤，使塞者利，而闭者通，正气得以舒顺，是以承气名之。王冰曰：宜下必以苦，宜补必以酸，言酸收而苦泄也。枳实苦寒，溃坚破结，则以苦寒为之主，是以枳实为君。厚朴味苦温，《内经》曰：燥淫于内，治以苦温，泄满除燥，则以苦温为辅，是以厚朴为臣。芒硝咸寒，《内经》曰：热淫于内，治以咸寒。人伤于寒，则为病热，热气聚于胃，则谓之实，咸寒之物，以除消热实，故芒硝为佐。大黄味苦寒，《内经》曰：燥淫所胜，以苦下之。热气内胜，则津液消而肠胃燥，苦寒之物，以荡涤燥热，故以大黄为使，是以大黄有将军之号也。承气汤，下药也，用之尤宜审焉。审知大满大实，坚有燥屎，乃可投之也。如非大满，则犹生寒热，而病不除。况无满实者，而结胸痞气之属，由是而生矣。是以《脉经》有曰：伤寒有承气之戒，古人亦特谨之。（《伤寒明理论》）

明·方有执：承气者，承上以逮下，推陈以致新之谓也。曰大者，大实大满，非此不效也。枳实，泄满也；厚朴，导滞也；芒硝，软坚也；大黄，荡热也，陈之推新之所以致也。(《伤寒论条辨》)

明·吴崑：伤寒阳邪入里，痞、满、燥、实、坚全俱者，急以此方主之。调胃承气汤不用枳、朴者，以其不作痞满，用之恐伤上焦虚无氤氲之元气也；小承气汤不用芒硝者，以其实而未坚，用之恐伤下焦血分之真阴，谓不伐其根也；此则上中下三焦皆病，痞、满、燥、实、坚皆全，故主此方以治之。厚朴苦温以去痞，枳实苦寒以泄满，芒硝咸寒以润燥软坚，大黄苦寒以泄实去热。(《医方考》)

明·吴有性：三承气汤功用仿佛，热邪传里，但上焦痞满者，宜小承气汤；中有坚结者，加芒硝软坚而润燥，热病久失下，虽无结粪，然多黏腻极臭恶物，得芒硝则大黄有荡涤之能；设无痞满，唯存宿结而有瘀热者，调胃承气汤宜之。三承气功效俱在大黄，余皆治标之品也。不耐汤药也，或呕或畏，当为细末，蜜丸汤下。(《温疫论》)

清·柯琴：夫诸病皆因于气，秽物之不去，由于气之不顺，故攻积之剂必用行气之药以主之。亢则害，承乃制，此承气之所由；又病去而元气不伤，此承气之义也。夫方分大小，有二义焉，厚朴倍大黄，是气药为君，名大承气；大黄倍厚朴，是气药为臣，名小承气。味多性猛，制大其服，欲令泄下也，因名曰大；味少性缓，制小其服，欲微和胃气也，故名曰小。二方煎法不同，更有妙义。大承气用水一斗，先煮枳、朴，煮取五升内大黄，煮取三升内硝者，以药之为性，生者气锐而先行，熟者气纯而和缓，仲景欲使芒硝先化燥屎，大黄继通地道，而后枳、朴除其痞满。缓于制剂者，正以急于攻下也。若小承气则三物同煎，不分次第，而服只四合，此求地道之通，故不用芒硝之峻，且远于大黄之锐矣，故称为微和之剂。(《伤寒来苏集·伤寒附翼》)

清·钱潢：热邪归胃，邪气依附于宿食粕滓而郁蒸煎迫，致胃中之津液枯竭，故发潮热而大便硬也，若不以大承气汤下之，必致热邪败胃，谵语狂乱，循衣摸床等变而至不救。故必咸寒苦泄之药，逐使下出，则热邪随宿垢而泄，犹釜底抽薪，薪去则火亦随薪而出矣。然非必宿垢满实而泄之也，胃中之热邪盛者，亦在所必用。古人所谓用之以逐热邪，非下糟粕也。其制以苦寒下泄之大黄为君，咸寒软坚下走之芒硝为臣，又以辛温下气之厚朴为佐，破气泄满之枳实为使，而后可以攻坚泻热也。若脉弱气馁，热邪下甚者，未可轻用也。(《伤寒溯源集》)

清·吴谦：诸积热结于里而成满、痞、燥、实者，均以大承气汤下之也。满者，腹胁满急胀，故用厚朴以消气壅；痞者，心下痞塞硬坚，故用枳实以破气结；燥者，肠中燥屎干结，故用芒硝润燥软坚；实者，腹痛大便不通，故用大黄攻积泻热。然必审四证之轻重，四药之多少，适其宜，始可与也。若邪重剂轻，则邪气不服；邪轻剂重，则正气转伤，不可不慎也。(《医宗金鉴·订正伤寒论注》)

清·邹澍：柯韵伯云：厚朴倍大黄为大承气，大黄倍厚朴为小承气，是承气者在枳、朴，应不在大黄矣。曰：此说亦颇有理，但调胃承气汤不用枳、朴，亦名承气，则不可通耳。三承气汤中，有用枳、朴者，有不用枳、朴者；有用芒硝者，有不用芒硝者；有用甘草者，有不用甘草者；唯大黄则无不用，是承气之名，固当属之大黄。况厚朴三物汤，即小承气汤，厚朴分数且倍于大黄，而命名反不加承气字，犹不可承气不在枳、朴乎？夫气者血之帅，故血随气行，亦随气滞，气滞血不随之滞者，是气之不足，非气之有余；唯气滞并波及于血，于是气以血为窟宅，血以气为御侮，遂连衡宿食，蒸逼津液，悉化为火，此时唯大黄能直捣其巢，倾其窟穴，气之结于血者散，则枳、朴遂能效其通气之职，此大黄所以为承气也。(《本经疏证》)

清·吴瑭：此苦辛通降咸以入阴法。承气者，承胃气也。盖胃之为腑，体阳而用阴，若在无病时，本系自然下降，今为邪气蟠踞于中，阻其下降之气，胃虽自欲下降而不能，非药力助之不可，故承气汤通胃结，救胃阴，仍系承胃腑本来下降之气，非有一毫私智穿凿于其间也，故汤名承气。学者若真能透彻此义，则施用承气，自无弊窦。大黄荡涤热结，芒硝入阴软坚，枳实开幽门之不通，厚朴泻中宫之实满。曰大承气者，合四药而观之，可谓无坚不破，无微不入，故曰大也。非真正实热蔽痼，气血俱结者，不可用也。(《温病条辨》)

清·张秉成：夫六淫之入里也，无形之邪，必依有形之物，以为固结。故胃者土也，万物所归，是以热邪一入胃，无所复传，即挟胃中之滓秽，互相团结，而成可下之证。然此方须上、中、下三焦痞满燥实全见者，方可用之。以大黄之走下焦血分，荡涤邪热者为君，又恐其直下之性，除其下而遗其上，故必以酒洗之，但大黄虽能攻积推陈，不能软坚润燥，所有胃中坚结之燥屎，仍不能除，故必以芒硝感寒润下之品，软坚润燥，乃克有成。枳实、厚朴苦降，破上、中二焦之气，以承顺之，为硝、黄之先导，而后痞满燥结全消耳。此之谓大承气汤也。(《成方便读》)

今·湖北中医药大学方剂教研室：大承气汤主治阳明腑实证。此乃热邪入里，实热与积滞结于阳明之腑，灼伤津液，而表现出阳明腑实诸症。由于热从燥化，故见大便秘结，甚至“痞、满、燥、实、坚”俱全，或者呈现“热结旁流”“热厥”“痉病”，以及“狂乱谵语”等内热炽盛之候。症状虽异，病机则同，值此邪热内燔、真阴将竭之时，必须急下存阴，否则热邪灼伤阴液，终将阴涸津竭而不治。方中主以大黄苦寒直下，荡涤热结；辅以芒硝咸寒泻热，软坚润燥，以助大黄泻下；佐以枳实、厚朴宽中行气，破结除满。四药相伍，前二者着重于泻热攻积，驱除燥屎，后二味则重在破结行气，消除胃肠气滞。燥屎下，热结得解，胃肠之气得调，津自复而脏腑自宁。

仲景三承气汤，药仅取大黄、芒硝、厚朴、枳实、炙甘草五味，但每个方剂之组成，用药及煎服法各有不同，因而其功用也就有峻下、轻下、缓下的区别。在临床应用时必须仔细辨证，据证选用。正如成无己所说：“若大承气证，反用小承气，则邪不服；若小承气证，反用大承气，则过伤元气而腹满不能食，仲景所以分而治之。”(《古今名方发微》)

【验案选录】

案1　张伯臾治疗胃心痛（急性胰腺炎）案

郑某某，女，23岁，住院号：73/1820。1973年3月9日就诊。

昨日中午过食油荤，入夜上腹部剧烈疼痛、拒按，并向腰部放射，恶心欲吐，口干便秘，今起发热38℃。

血液检查：白细胞 17.1×10^9/L，中性粒细胞0.82，淀粉酶1600单位。脉小弦，苔薄黄腻。湿热瘀滞互阻中焦延及胰腺，不通则痛，急拟清热解毒通腑法，方以大承气汤加减。

生大黄（后下）9g，元明粉（冲）9g，枳实12g，生山楂15g。

红藤30g，败酱草30g，两味煎汤代水煎上药。

服1剂腹痛减，2剂腹痛除、热退，白细胞计数及血清淀粉酶、尿淀粉酶均正常。（《张伯臾医案》）

案2　邢锡波治疗痰闭清窍证案

张某某，女，19岁，学生。

［病史］患者因思虑过多，经常失眠，后遂言语失常，见人詈骂，不避亲疏，饮食亦不规则，有时食不知饱，有时终日不食，心烦不宁，有时绕街狂跑，发作已有月余，越延越重。诊其脉右侧沉滑有力，大便3~4日1行。

［证属］痰涎蒙闭清窍。

［治宜］通闭清热，豁痰开窍。

［处方］瓜蒌30g，生大黄20g，枳实12g，菖蒲12g，厚朴10g，郁金10g。

连服2剂，每日溏泻2~3次，无明显的效果。后将大黄加至30g，服药后，每日便泻7~8次，服至3剂，已疲惫不欲起立，精神逐渐清醒，不似以往之狂言乱语和心烦不眠，后以镇逆化痰和胃之剂，调理而愈。由此可见，大承气汤治疗痰涎壅闭清窍、精神错乱，疗效亦佳。（《邢锡波医案集》）

案3　杨志一治疗阳明痉证案

曾内弟之子，年十岁，时值冬季，起病时恶寒发热，频呼头痛，遂安置入睡，至夜卒然牙关紧闭，神志不清，不能言语，曾就近延医处方，而药不得入口，如此者历24小时。又请医生袁某针治，针后始开口呼痛，且能饮水。余当时在吉安县城，离彼地70余里，得来使之报，星夜赴诊，此时病已历36小时之久。

诊得患儿壮热，颈项强直，四肢拘挛，面目俱赤，牙关紧闭，齿甚，烦躁不得眠，大便多日不解，舌光而绛，脉数无伦。

初用疏风清热，平肝润肠之剂，如桑叶、菊花、钩藤、当归、白芍和麻仁等，不见有效。翌日，遵《金匮要略》阳明痉证治法，迳用大承气汤。

生大黄6g，玄明粉（冲服）10g，炒枳实8g，厚朴8g。

1剂而大便通，热减神清，安卧通宵。

三诊时颈项强直、四肢拘挛及齘齿等痉证渐平，但仍烦躁发热，咳嗽气喘，并有鼻煽，此系余热入肺。治宜宣肺利肠，清泄风痰。

药用牛蒡子6g，杏仁6g，川贝3g，郁金6g，枳壳6g，瓜蒌10g，胆南星6g，僵蚕6g。

1剂大效，再剂诸症渐除。(《杨志一医论医案集》)

案4 王锡章治疗眩晕证案

罗某，女，56岁。初诊：1958年8月16日。

患眩晕6年，常因大便秘结而突发。近日便秘眩晕，烦躁耳鸣，脘腹痞满，腹痛拒按；口燥咽干，呕吐酸苦则眩晕稍定；舌苔黄燥，脉沉实。

证属热邪传里，热结阳明，肠有燥屎，浊气攻冲于上。治宜清泄阳明。方拟大承气汤加味。

[处方]大黄（后下）、枳实、黄芩各12g，芒硝（溶服）10g，厚朴、莱菔子各15g，甘草6g。水煎服。

进前方2剂，药中病所，便无燥结，眩晕止，诸症告瘥。追访3年，病未复发。(《王锡章医案》)

案5 李光发治疗宿食腹泻案

黄某，男，44岁，农民。初诊：1977年2月10日。

[主诉]腹泻40余日。

[病史]因食玉米馍过量，胃脘胀满，嗳气吞酸，继则腹泻，水谷不分，气味腥臭。经治疗病减，但日仍3~4次，泻前肠鸣腹痛。曾用分利、燥湿、固涩等中药治疗不效。

[检查]面色苍黄，形瘦神疲。舌质淡红，苔白厚腻，脉象沉滑。

[辨证]饮食过量，宿食停滞。

[治则]涤荡胃肠宿食。

[方药]大承气汤。大黄15g，芒硝（冲服）9g，枳实9g，厚朴9g。水煎服。每日1剂，连服2剂。

二诊：2月13日，泻次减少，泻为清水，腹已不痛，欲进饮食，停药1日，腹泻停止。

三诊：2月16日，舌质红，苔薄白，脉沉细弱。宿食已去，肠胃薄弱，故以香砂六君子汤加味，调理脾胃善后。

[方药]党参15g，炒白术12g，茯苓9g，陈皮9g，半夏9g，砂仁6g，大枣15g，广木香9g，苡仁15g，甘草3g。2剂，水煎服。(《南郑医案选·李光发诊》)

案6 王如茂治疗躁狂证案

陈某，女性，18岁，学生，2005年9月18日就诊。

父诉：躁扰喧闹不宁1天。该女喜食米糕，素有便秘，近来日渐话多不宁，但仍能自己上学读书，中午放学回家，出现烦躁不宁，喋喋不休等症状，午饭时讲她几句，即狂躁不已，闹骂不休，乱摔东西，渐不识人。下午邀余为诊时：已 4 天未大便，面红目赤，发热汗出，胡言乱语，手舞足蹈，躁妄狂骂，喧扰不宁，舌红苔黄，脉实有力。

诊断为躁狂证。辨证属阳明燥结不通，郁热上扰神明所致。治以泻热通便，益阴安神。予大承气汤加味。

生大黄（后下）20g，芒硝（冲服）20g，枳实 15g，厚朴 12g，生地黄 5g，丹参 15g，酸枣仁 15g，珍珠母 20g。3 剂。

服药 1 剂后，泻下燥粪 2~3 次，便出奇臭，神志清宁，躁扰如失，问之能答。2 剂药后，又大便 2 次，饥而思食，进稀粥调胃养息，夜能入睡。嘱其不必尽剂，宜用生津养阴之品调理善后，以免大便复结。

半年后随访，精神如常。[《中国中医急症》2008，17（5）]

案 7　王如茂治疗胃脘痛案

王某，女性，49 岁，农民，2005 年 10 月 8 日就诊。

自诉患胃病 3 年，近 2 年反复发作上腹隐痛，食少腹胀，身体渐瘦，胃镜检查示萎缩性胃炎。现上腹胀痛，1 周不大便，口渴，纳呆食少，嗳气频作，时有恶心呕吐。查神疲形瘦，舌红苔黄，脉滑数。

诊断为胃脘痛。辨证属胃阴不足，致肠燥便秘，胃失润降。予大承气汤加味，急下存阴保胃气，以顺胃肠通降之性，先安其正，再缓图调治。

［药用］大黄（后下）15g，枳实 12g，厚朴 10g，蒲公英 12g，当归 10g，山药 12g，谷芽 12g，芒硝（冲服）15g。

1 剂后频转矢气，腹胀痛稍减，再剂便出燥屎 5~6 枚，继而大便 3 次，如释重负，嗳气、恶心、呕吐消失，胃痛腹胀好转，知饥欲食，遂进米粥 1 碗，静养休息。

次日改用养阴益胃、扶脾助运之剂调治半月，临床治愈。嘱其继以门诊调治，饮食、精神调理。[《中国中医急症》2008，17（5）]

案 8　王如茂治疗喘证案

张某，男性，58 岁，工人，2006 年 8 月 8 日担架抬来就诊。

亲友代诉：喘促、不大便 5 天，加重难受 2 天。现面红体实，气喘息粗，张口抬肩，呼吸困难，表情痛苦，身热烦躁，不欲饮食，口干思饮，腹硬胀痛，舌红苔黄厚，脉滑数。

诊断为"喘证"。证属里热便秘，腑气不通，肺失肃降所致。治以泻热通便，肃降肺气。

予大承气汤加味：大黄 20g，枳实 12g，厚朴 15g，芒硝（另包冲服）15g，黄芩 12g，瓜蒌实 12g。

3 剂。药后大便数次，奇臭异常，现已便通喘消，诸症如失，全身轻松，精神、食欲渐佳。嘱其注意饮食调养。

1 年后随访未发。[《中国中医急症》2008，17（5）]

【附方】

附方1　小承气汤（《伤寒论》）

大黄四两，酒洗（12g）　厚朴二两，去皮，炙（6g）　枳实三枚，大者，炙（9g）以水四升，煮取一升二合，去渣，分温二服。初服汤，当更衣，不尔者，尽饮之；若更衣者，勿服之。

功用：轻下热结。

主治：阳明腑实证。症见谵语，便秘，潮热，脘腹痞满，舌苔老黄，脉滑数；或痢疾初起，腹中胀痛，里急后重等。

方论：**清·唐容川**：三承气不但药力有轻重之分，而其主治亦各有部分之别。故调胃承气汤仲景提出心烦二字，以见胃络通于心，而调胃承气是注意在治胃燥也，故以大黄泻中土之热为主，佐以芒硝所以润燥，而合之甘草，使药力缓缓留中以去胃热，故名调气也。大承气仲景提出大便已硬四字，是专指大肠而言。大肠居下，药力欲其直达，不欲其留于中宫，故不用甘草，大肠与胃同禀燥气，故同用芒硝、大黄，以润降其燥，用枳、朴者，取其气疏泄，助其气速降也。若小承气则重在小肠，故仲景提出腹大满三字为眼目。盖小肠正当大肠之内，小肠通身接连油膜，故枳、朴能疏利油膜之气下达小肠而出，大黄泻其实热，此小承气所以重在小肠也，其不用芒硝，以小肠不重燥气，不取硝之滑润也。三承气汤药力，皆当从胃中过，从大肠而去，但其命意各有区别，用者当审处焉。（《古方今释》）

附方2　调胃承气汤（《伤寒论》）

大黄四两，去皮，清酒洗（12g）　甘草二两，炙（6g）　芒硝半升（12g）以水三升，煮二物至一升，去滓，内芒硝，更上微火一二沸，温顿服之，以调胃气。

功用：缓下热结。

主治：阳明病，胃肠燥热证。症见大便不通，口渴心烦，蒸蒸发热，或腹中胀满，舌苔黄，脉滑数。

方论：**清·柯琴**：此治太阳、阳明并病之和剂也。因其人平素胃气有余，故太阳病三日，其经未尽，即欲再作太阳经。发汗而外热未解，此外之不解，由于里之不通，故太阳之头项强痛虽未除，而阳明之发热恶寒已外见。此不得执太阳禁下之一说，坐视津液之枯燥也；少与此剂以调之，但得胃气一和，必自汗而解，是与针足阳明同义，而用法则有在经在腑之别矣。不用气药而亦名承气者，调胃即所以承气也。经曰：平人胃满则肠虚，肠满则胃虚，更虚更实，故气得上下。今气之不承，由胃家之热实，必用硝、黄以濡胃家之糟粕，而气得以下；同甘草以生胃家之津液，而气得以上，推陈之中，便寓致新之义。一攻一补，调胃之法备矣。胃调则诸气皆顺，故亦得以承气名之。前辈见条中无燥屎字，便云未坚硬者可用，不知此方专为燥屎而设，故芒硝分两多于大承气，因病不在气分，故不用气药耳。古人用药分量有轻重，煎服有法度，粗工不审其立意，故有三一承气之说。岂知此方全在服法之妙！少少服之，是不取其势之锐，而欲其味之留中，以濡润胃腑而存津液也。所云太阳病未罢者不可下，又云若欲下之，宜调胃承气汤，合观之，治两阳并病之义始明矣。白虎加人参，是于清火中益气；调胃用甘草，是于攻实中虑虚。(《伤寒来苏集·伤寒附翼》)

大陷胸汤

《伤寒论》

【组成】大黄去皮，六两（10g）　芒硝一升（10g）　甘遂一钱匕（1g）

【用法】上三味，以水六升，先煮大黄，取二升，去滓，内芒硝，煮一二沸，内甘遂末，温服一升。得快利，止后服（现代用法：水煎，溶芒硝，冲甘遂末服）。

【功用】泻热逐水。

【主治】大结胸证。心下疼痛，拒按，按之硬，或从心下至少腹硬满疼痛而痛不可近。大便秘结，日晡潮热，或短气烦躁，舌上燥而渴，脉沉紧，按之有力。

【方论选录】

金·成无己：结胸由邪在胸中，处身之高分，邪结于是，宜若可汗。然所谓结者，若系结之结，不能分解者也。诸阳受气于胸中，邪气与阳气相结，不能分解，气不通，壅于心下，为硬为痛，是邪正因结于胸中，非虚烦膈实之所同，是须攻下之物可理。低者举之，高者陷之，以平为正。结胸为高邪，陷下以平之，故治结胸，曰陷胸汤。甘遂味苦寒，苦性泄，寒胜热……陷胸破结，非直达者不能透，是以甘遂为君。芒硝味咸寒。《内经》曰：咸味下泄为阴；又曰：咸以软之。气坚者，以咸软之；热胜者，以寒消之，是以芒硝为臣。大黄味苦寒，将军也，荡涤邪寇，除去不平，将军之功也，陷胸涤热，是以大黄为使。利药之中，此为峻剂，伤寒错恶，结胸为甚，非此汤则不能通利之。剂大而数少，取其迅疾，分解结邪，此奇方之制也。《黄帝针经》曰：结虽大，犹可解也。在伤寒之结，又不能久，非陷胸汤，孰可解之矣。(《伤寒明理论》)

明·许宏：病发于阳，而反下之，热入因作结胸；病发于阴，而反下之，因作痞。所以成结胸者，以下之太早故也。且脉沉者，为病在里，紧为里实；心下结者，邪气上结也，此为大结胸之症。若非大下泄之，其病不去也。故用大黄为君，而荡涤邪结，苦以散之；芒硝为臣，以软其硬，咸以软之；甘遂为佐为使，以通其水，而下其邪之峻者也。(《金镜内台方议》)

明·王肯堂：结胸由邪在胸中，处身之高分宜若可吐。然所谓结者，诸阳受气于胸中，邪气与阳气相结不能分解，气不通壅于心下，为硬为痛，是邪正固结于胸中，非虚烦膈实之所同，是须攻下可也。低者举之，高者陷之，以平为正。结胸为高邪，陷下以平之，故曰陷胸汤也。陷胸破结，非苦寒直达者不能，是以甘遂为君，《内经》曰：咸味涌泄为阴，又曰：咸以软之，气坚者以咸软，热胜者以寒消，是以芒硝咸寒为臣，荡涤邪寇除去不平，将军之功也，陷胸涤热是以大黄苦寒为使，利药之中此驶剂也。伤寒错恶结胸为甚，非此不能通利，剂大而数少，须其迅速分解邪结也。(《证治准绳》)

明·吴崑：伤寒下之早，从心下至少腹硬满而痛不可近者，大结胸也，此方主之。三阳经表证未解，而用承气汤以攻里者，此下之早也，下之早则里虚，里虚则表邪乘之而入，三焦皆实，故心下至少腹硬满而痛不可近也。此其为证危急，寻常药饵不能平矣，故用大黄以荡实，硝石以软坚，甘遂以直达。噫！人称三物之峻矣，抑孰称其有起死之功乎？用人之勇去其怒，唯善将者能之。(《医方考》)

清·王子接：大陷胸汤，陷胸膈间与肠胃有形之垢，并解邪从心下至少腹硬满而痛不可近，邪不在一经矣。胸膈为阳明之维，太阳之门户，太阳寒水之气结于阳明，当以猛烈之剂，竟从阳明攻陷。大黄陷热结，甘遂攻水结，佐以芒硝之监制二者之苦，不令直行而下，使其引入硬满之处，软坚破结，导去热邪。(《绛雪园古方选注》)

清·尤怡：大陷胸与大承气，其有用心下与胃中之分。以愚观之，仲景所云心下者，正胃之谓；所云胃中者，正大小肠之谓也。胃为都会，水谷并居，清浊未分，邪气入之，夹痰杂食，相结不解，则成结胸；大小肠者，精华已去，糟粕独居，邪气入之，但与秽物结成燥粪而已。大承气专主肠中燥粪，大陷胸并主心下水食。燥粪在肠，必借推逐之力，故须枳、朴；水食在胃，必兼破饮之长，故用甘遂。且大承气先煮枳、朴而后内大黄；大陷胸先煎大黄而后内诸药。夫治上者制宜缓，治下者制以急，而大黄生则行速，熟则行迟，盖即一物，而其用又有不同如此。(《伤寒贯珠集》)

清·张秉成：治太阳表邪不解，而反下之，热陷于里，其人素有水饮停胸，以致水热互结心下，满而硬痛，手不可近，不大便，舌上燥而渴，成结胸胃实之证。以甘遂之行水直达所结之处，而破其囊；大黄荡涤邪热；芒硝咸润软坚。三者皆峻下之品，非表邪尽除，内有水热互结者，不可用之。(《成方便读》)

清·费伯雄：伤寒下之早，则反为结胸。盖缘邪尚未入阳明，若先下之，则邪未去而徒伤胃气，邪反得乘虚入胃，而为结胸。或热胜、寒胜、痰胜、湿胜，诸泻心汤参酌用之，最为妥善。此症仲景不用泻心、承气诸法，而用大陷胸汤者，因三焦俱实，而又有水气，故不得不改用此方。观注中："日晡潮热，从心至小腹硬满，痛不可近"，只此一症，与此方确对。盖误下之后，胃气虽虚，而邪入胃中，则正经所谓"邪往从之，虚处转实"，故药虽极峻，不犯虚虚之戒。至前后两条，有云："或重汗而复下之，不大便，五六日，舌上燥渴"，此则津液大伤，近于阳结。又云："或无大热，但头微汗出，脉沉"，为水结胸，则近于阴结。此二条，似不堪此峻剂矣！丹溪亦微有不满之意，后人自当以慎重为宜。(《医方论》)

近·张锡纯：结胸之证，虽填塞于胸中异常满闷，然纯为外感之风热内陷，与胸中素蓄之水饮结成，纵有客气上干至于动膈，然仍阻于膈而未能上达，是以若枳实、厚朴，一切开气之药皆无须用。唯重用大黄、芒硝以开痰而清热，又虑大黄、芒硝之力虽远，或难奏效于顷刻，故又少佐以甘遂，其性以攻决为用，异常迅速，与大黄、芒硝化合为方，立能清肃其空旷之府，使毫无障碍，制此方者乃霹雳手段也。(《医学衷中参西录》)

近·曹颖甫：太阳病，无问伤寒、中风，其脉必浮；浮而见数，则为中风发热。动者不静之谓。风中肌腠，则上冒太阳之穴而头痛。数为营气之热，肌腠闭而营虚不能作汗。风热上郁，故头痛而脉数。医者苟遇此证，一见头痛发热，汗出恶寒者，不特腠理未解，即皮毛亦未解，桂枝二越婢一汤，其正治也。医反下之，则表阳随之下陷而营气益虚，动数之脉，因变为迟。此证太阳魄汗未经外泄，则以误下而成上湿，太阳阳热不从汗解，则以误下而成下燥。上湿不尽，则痰涎凝结而膈内拒痛；下后胃中空虚，中无所阻，下陷之阳热上冲，客气动膈，而又上阻于痰湿，则短气而躁烦，于是心中懊侬。懊侬者，湿盛阳郁而气机不利也。阳气迫于下，湿邪停于上，壅阻膈下，心下因硬，此为结胸所由成。内陷之阳气欲出而不得，故烦躁可以不死；非似孤阳外浮，阴寒内阻之烦躁，为阴阳离决而必死也。是故大陷胸汤，用大黄、芒硝，以除内陷之阳热；用甘遂以祛膈下之浊痰，而结胸自愈矣。设因误下之后，不病结胸，则寒湿内陷，而上无津液，证情与火劫发汗、但头汗出齐颈而还相似。唯火劫发汗者，津液已涸，故阴虚不能作汗。此证为阴液内陷，故亦见但头汗出齐颈而还之证。阴液与湿热并居，故小便不利而身发黄。但令小便一利，则身黄自退。太阳腑气通，阴液得随阳上升，而汗液自畅。此又为五苓散证，而无取大陷胸汤者也（不由误下之结胸，予屡见之）。(《伤寒发微》)

【验案选录】

案1　邢锡波治疗胸腔积液案

吕某，女，29岁，家庭妇女。

［病史］因传染性肝炎住院治疗，10日后自觉胸膈膨闷，气短不足以息，不咳不渴，食欲稍差，舌润多津，而脉寸部沉郁，认为有水饮停蓄胸腔，因令胸透，透视后为胸腔积液。拟以大陷胸汤泻胸水，而疏膨闷。

证属热邪内陷，水邪停潴。治宜清热解毒，驱逐水饮。

［处方］茯苓15g，瓜蒌仁15g，葶苈子12g，大黄10g，甘遂面（冲服）1.5g。

服药后15分钟，胃脘隐隐刺痛，恶心欲呕，20分钟后腹中阵痛，辘辘作声，40分钟开始水泻，3小时内约计泻水1800mL。胸膈顿觉轻松，气亦不短，饮食觉快。嗣后每隔2日服大陷胸汤1次，连服3剂，胸腹胀满消失，呼吸正常，食欲恢复，再胸透胸部积水已不明显。(《邢锡波医案集》)

案2　黎庇留治疗产后蓄瘀成脓案

简妇。产后腹大依然如未产状，医以通套生化汤加减治之不效，腹日大一日，延至第五日，其腹如瓮，有欲破之势。审其产时，胎已先死。而水与血点滴不排出，认为是水与血相混，腐败成脓，蕴毒腹中，故腹大如瓮。以大陷胸汤合桃仁承气汤治之，服后下脓血大半桶，臭秽不堪。次日腹胀大减近消，但脐下右旁有一硬块，高约三四分，坚实而痛，此为癥结，非抵当汤不为力。于是用抵当汤3剂，嘱其间日一服，其癥结始消。(《广州近代老中医医案医话选编》)

案3　曹颖甫治疗大陷胸汤证案

沈家湾陈姓孩年十四，独生子也。其母爱逾掌珠，一日忽得病，邀余出诊。脉洪大，大热，口干，自汗，右足不得伸屈。病属阳明，然口虽渴，终日不欲饮水，胸部如塞，按之似痛，不胀不硬，又类悬饮内痛。大便五日未通，上湿下燥，于此可见。且太阳之湿内入胸膈，与阳明内热同病。不攻其湿痰，燥热焉除？于是遂书大陷胸汤与之。

制甘遂一钱五分（4.5g），大黄三钱（9g），芒硝二钱（6g）。

返寓后，心殊不安。盖以孩提娇嫩之躯，而予猛烈锐利之剂。倘体不胜任，则咎将谁归？且《伤寒论》中之大陷胸汤证，必心下痞硬，而自痛，其甚者或有从心下至少腹硬满，而痛不可近为定例。今此证并未见痞硬，不过闷极而塞，况又似小儿积滞之证，并非太阳早下失治所致。事后追思，深悔孟浪。至翌日黎明，即亲往询问。据其母曰：服后大便畅通，燥屎与痰涎先后俱下，今已安适矣。其余诸恙，均各霍然。乃复书一清热之方以肃余邪。嗣后余屡用此方治胸膈有湿痰，肠胃有热结之证，上下双解，辄收奇效。语云：胆欲大而心欲小。于是益信古人之不予欺也！(《经方实验录》)

案4　唐凯治疗急性胰腺炎案

张某，男，31岁，2000年3月12日入院。

病人昨日饮酒后自觉心下胀痛，第2天加重，查体上腹部压痛，腹肌紧张，反跳痛（+），伴恶心、呕吐，发热恶寒，大便秘结，小便短赤，舌质红，苔黄，脉数。

实验室检查：WBC　15.2×10^9/L，GRA占78%，LYM占22%，血清淀粉酶140（温氏单位），诊为急性胰腺炎，给予青霉素800万U，同时口服大陷胸汤以泻热攻里，破结散瘀。

方用：大黄10g，芒硝10g，甘遂3g，蒲公英20g，栀子10g，金银花15g。

服药1剂后，大便通畅，诸症减轻。

又连服3剂，腹痛明显减轻，体温恢复正常，上方去甘遂、芒硝、大黄减半，加郁金15g，金钱草10g，柴胡10g进行调治。

连服7剂，诸症消失而愈。

按：急性胰腺炎系热结肠道，郁结不通，用大黄、芒硝。甘遂攻下通里，荡涤肠热，又佐以蒲公英、金银花、栀子清热解毒，加以柴胡、郁金疏肝理气，从而使得肠道热解而痛消。[(《吉林中医药》2001，(04)：57]

【附方】

大陷胸丸(《伤寒论》)

大黄半斤（15g）　葶苈子半斤，熬（15g）　芒硝半斤（15g）　杏仁半斤，去皮尖，熬黑（15g）

上四味，捣筛二味，内杏仁、芒硝，合研如脂，和散，取如弹丸一枚，别捣甘遂末一钱，白蜜二合，水二升，煮取一升，温顿服之。一宿乃下，如不下，更服，取下为效。

功用：泻热逐水。

主治：结胸证。症见胸中硬满而痛，项强如柔痉状。

方论：**清·尤怡**：痉病之状，颈项强直。结胸之甚者，热与饮结、胸膈紧贯上连于项，但能仰而不能俯，也如痉病之状也。曰柔而不曰刚者，以阳气内陷者，必不能外闭，而汗常自出耳。是宜下其胸中结聚之实，则强者得和而愈。然胸中盛满之邪固非小陷胸所能去，而水热互结之实亦非承气汤所可治。故与葶苈之苦，甘遂之辛，以破结饮而泄气闭；杏仁之辛，白蜜之甘，以缓下趋之势而去上膈之邪。其芒硝、大黄，则资其软坚荡实之能。又云：按汤者荡也。荡涤邪秽欲使其净尽也。丸者，缓也。和理脏腑，不欲其速下也。大陷胸丸以荡涤之体为和缓之用，盖以其邪结在胸而至如柔痉状，则非峻药不能逐之，而又不可以急剂一下而尽。故变汤为丸，煮而并渣服之，乃峻药缓用之法，峻则能胜破坚荡实之任，缓则能尽际上迄下之邪也。(《金匮要略心典》)

第二节　温下剂

温　脾　汤

《备急千金要方》

【组成】大黄五两（15g）　当归　干姜各三两（各9g）　附子　人参　芒硝　甘草各二两（各6g）

【用法】上七味，㕮咀，以水七升，煮取三升，分服，日三（现代用法：水煎服，后下大黄）。

【功用】攻下寒积，温补脾阳。

【主治】阳虚冷积证。便秘腹痛，脐周绞痛，手足不温，苔白不渴，脉沉弦而迟。

【方论选录】

清·张璐：温脾汤为冷痢门中首方，而热痢例中用以小变，而治久痢连年不止，非人参、甘草不能任大黄荡涤之威，非干姜、附子不能资人参雄健之力，乃长沙公附子泻心汤、《金匮》大黄附子汤之变法，咸取附子开结破滞，以助大黄推陈致新之功。其附子泻心汤，更以芩、连佐大黄、附子散内陷之表邪，大黄附子汤更以细辛佐大黄、附子散经络

之引急，此以干姜、人参、甘草佐大黄、附子散肠胃之积热也。(《千金方衍义》)

清·徐大椿：湿热下痢，痢久生寒，而阳气虚衰，热结不化，故腹痛痢下不止焉。炮附子补火崇土以扶阳，炮姜炭温胃逐冷以化积，人参扶元气，鼓舞胃气，大黄荡热结，涤除陈积，炙草缓中以和脾胃也。水煎温服，使寒消热化，则肠胃清利，而腹痛无不止，下痢无不瘳矣。减少大黄，重用姜、附，加以桂心，即可治冷痢不止。同是治痢，并不易方，一加一减，则攻补悬殊，寒热天壤矣。洵为补泻并施之剂，乃虚中夹实之方。(《医略六书·杂病证治》)

今·朱良春：温脾汤是四逆汤（姜、附、草）加人参、当归、大黄、芒硝四药所组成。四逆汤功能温脾祛寒，加大黄、芒硝，是取其泻下除积，加人参、当归，是取其益气养血。由于四逆性属温热，可以改变硝、黄苦寒之性，所以本方功专驱逐寒积，属于温下的范畴。假使热实里结，津伤便秘，当用寒下剂，而决非此方所宜。(《汤头歌诀详解》)

【验案选录】

案1　董廷瑶治疗痢疾证案

郭某某，女，7岁。1961年10月7日初诊。

急性下痢赤白，兼夹里急后重，日10余行，身热39.5~40℃，神志昏糊，四肢厥冷，面色皖白，纳呆作恶，脉伏微细（血压下降），舌苔厚腻。西医诊断为中毒型菌痢，大便培养福氏痢疾杆菌。中医认为积热蕴郁，冷实不消，内闭欲脱也。病情危重，亟须温脾汤温通下达以抢救之。

淡附片4.5g，干姜3g，肉桂1.5g，酒浸大黄9g，元明粉9g，炙甘草3g，党参6g，当归4.5g，炒白芍9g。1剂。

二诊：10月8日。清晨神志半清，大便绿黏，少能进食，舌脉如旧，药症尚合，续与原方，追踪1剂。

三诊：10月9日。二进温脾汤后，热毒外泄，痢次反剧，日17~18次之多，赤白黏冻，兼夹绿色。热度渐降（38.3℃），神识清醒，阳回肢温，吐恶亦止，脉象细数，舌红苔化。症势由重转轻，但郁滞未化，尚须苦寒泻热。

葛根6g，酒芩6g，水炒川连2g，白头翁4.5g，川柏4.5g，秦皮9g，马齿苋9g，银花炭9g，扁豆花9g，车前子9g。2剂。

四诊、五诊乃以上方去秦皮、川柏，加酒赤芍、酒苦参，连服7剂。

六诊：10月18日。热度已平，痢下初和，胃纳转佳，但大便溏泄，面足略浮，形体软弱，舌淡苔厚，脉滑软数。此为痢后土虚，脾阳不振也。治拟温中消滞，以化余湿。

党参4.5g，焦白术9g，炮姜2.4g，肉桂1.5g，广木香2.4g，陈皮3g，川朴3g，楂炭9g，煨葛根6g，酒芩4.5g。2剂。

七诊：又连服5剂。

八诊：10 月 25 日。痢疾已除（大便培养多次阴性），腹软纳佳，大便仍溏，两脉细弱，舌根尚腻。是脾阳虚耗，须温运兼予固涩以善其后。

党参 4.5g，焦白术 9g，姜炭 3g，粳米 15g，山药 9g，煨木香 3g，扁豆花 9g，石莲子 9g，石榴皮炭 9g，赤石脂 9g。5 剂。服后诸症皆安而出院。（《董廷瑶医案》）

案 2　祝味菊治疗泄泻案

邹先生，下虚中寒，腹如寒侵，痛下不爽，欲作滞象，脉细濡，当与温通。

制川乌 15g，淡干姜 9g，生大黄 6g，川羌活 6g，苍术 15g，大腹皮 12g，川桂枝 6g，广木香 5g。

二诊：痛下瘥，脉息细迟，再予前法损益：制川乌 15g，川桂枝 6g，大腹皮 3g，漂苍术 15g，生谷芽 15g，陈艾绒 5g，酒大黄 3g，淡干姜 9g，广木香 5g，仙半夏 12g。（《中医火神派医案新选》）

案 3　祝味菊治疗痢疾案

王太太，寒邪外感，腹痛下痢，不爽，脉息濡细，与温导法。

制川乌 15g，淡干姜 9g，酒大黄 5g，陈薤白 9g，漂苍术 15g，广木香 5g，带皮槟榔 9g，川羌活 5g，川桂枝 9g，姜半夏 15g。

二诊：表解热平，滞下稍瘥，脉仍濡细，再与温中行滞。

制川乌 15g，淡干姜 12g，桔梗 9g，漂苍术 15g，酒大黄 3g，姜半夏 15g，广木香 5g，川桂枝 6g，陈薤白 9g，制川朴 5g。

三诊：滞下瘥，中满泛恶，月事淋漓，脉息虚细，再与温调脾肾。

制川乌 15g，漂苍术 15g，朱茯神 12g，活磁石 45g，巴戟天 18g，淡干姜 12g，大腹皮 12g，生谷芽 15g，川杜仲 15g，姜半夏 24g，广木香 12g。（《中医火神派医案新选》）

案 4　利慕贤治疗虫积证案

张某某，男，10 岁。

患者间发绕脐痛已近 1 年。1942 年 9 月间病发，就诊于利慕贤中医师，病孩腹痛甚剧，喜按，四肢微厥，头面部微有冷汗，口吐沫，面色㿠白，唇红，舌苔薄白微夹朱点，不渴，小便清长，大便秘结，脉搏沉迟，身体瘦弱。认为沉寒久积，给温脾汤。

第 1 剂初煎服下，痛未减。

服完 2 煎，痛反增剧，过 4 小时后，下蛔虫数十条，痛即旋止，续进 10 剂，后转予乌梅丸加调理脾胃竟功，从未复作。

[处方] 条参、附块各 9g，当归 6g，大黄、元明粉各 9g，干姜、甘草各 3g。（《古方医案选编》）

案 5　张宗舜治疗腹腔积水案

张某某，男，46 岁，农民。

患者于 1956 年 6 月间，初觉消化不良，腹部不适，双脚发生轻度浮肿，请中医治疗，服五苓、五皮饮之类未效。病渐加重，腹胀渐渐膨隆，乃就医于南昌某医院，住院月余未愈。后转赴湖南医学院附属医院，诊断为肝硬化，用药后小便增多，腹围渐次缩减。经2个多月的治疗，脚肿全消，腹部平复如常。但患者出院不久又复发。

刻诊：脉实，舌黄赤，腹满，绵绵而痛，间有脐下阵痛、喜按，小便清短，大便秘结，自觉渴喜极热饮，水越热，喝下去腹内越觉好受，并思饮热酒，食欲不振，稍多食，即脘闷胀痛，颜面瘦削，精神甚感惫困。

[处方]党参、厚附块各9g，干姜6g，秦当归12g，生川军18g，元明粉12g，甘草3g。

初服1剂，矢气频频，腹内稍感舒畅。

次诊：生军减为12g，元明粉减为9g。连服10剂，1日1剂。

续进5剂，仍是矢气不止，腹满日见消减，口渴喜热的现象，也有所减轻。续用原方再10剂。服药期间溏泄数次，药服完后，腹胀满和口渴的现象，完全消失，最后给四君子加味调补以善后，病未复发。(《古方医案选编》)

案6　余成栋治疗习惯性便秘案

邵某，男，55岁，2002年12月14日初诊。

大便不畅已5年余。每周大便1~2次，常用麻仁丸、开塞露等，方可排便，停药则秘结。此次已7天未解大便，平素脘腹冷痛、得暖则舒，伴面色萎黄，头晕乏力，腹胀、纳呆，舌淡边有齿印，脉细滑。

证属脾阳虚弱，温运无权。治宜益气健脾，温运脾阳。方用温脾汤加味。

[处方]熟附子(先煎)、熟大黄、当归、肉苁蓉各10g，干姜8g，党参、白术各15g，肉桂(后下)、甘草各5g。每天1剂，水煎，早晚分服。

服1剂，即解硬粪块少许，当天又解软便1次，自觉腹中温暖。

续服10剂，每1~2天解软便1次，腹胀、纳呆消失，头晕、乏力减轻，易归脾丸善后。半年后随访，大便恢复正常。

按：润燥滑肠通便法是习惯性便秘常用治法，而该患者用之罔效。细究其病机，非肠胃燥热，亦非血虚津少，乃久病脾阳虚弱，温运无权，浊阴凝聚，而致大肠传导失司，形成冷积便秘。且因气血生化乏源，致头晕乏力诸症。以温脾汤熟附子、干姜、党参、白术温阳助运，消散阴寒；伍以熟大黄攻下积滞，推陈出新；当归、肉苁蓉、肉桂养血补肾、滋润肠腑；甘草调和诸药。全方标本兼顾，诸症顿失，便秘自愈。[《新中医》2007，39(11)]

案7　余成栋治疗慢性结肠炎案

刘某，女，35岁，2005年4月初诊。

患者于去年6月因饮食不洁，突发急性腹泻，每天10余次，在当地医院诊为急性肠炎，予口服诺氟沙星、呋喃唑酮治疗后，症状缓解。近1年每因受寒、饮食不节则腹痛、腹泻复发，自服抗生素无效。经纤维结肠镜检查诊为慢性肠炎。

诊见面色萎黄，形体消瘦，神疲乏力，畏寒，纳呆，腹部胀满，大便有黏液，舌淡、苔白腻，脉沉弦。

证属脾阳不足，冷积停聚肠间，乃虚实夹杂。治宜温补脾阳，攻下宿积。

[处方]生大黄、制附子各10g，荆芥炭、党参各15g，炮姜、甘草各6g，炒延胡索、厚朴各12g，炒生姜、麦芽各30g。每天1剂，水煎，早晚分服。

服5剂泻止，后以参苓白术散合补中益气汤加减，扶助正气。共服药30剂，症状消失。

随访1年未复发。

按：慢性结肠炎是临床常见病，属中医学泄泻范畴。其致病因素不外感受外邪、饮食所伤、七情不和及脏腑虚弱，主要病机为脾虚湿盛。泄泻初起则以邪实为主，日久或反复发作，耗伤正气，则多属虚证，故治以扶正为主。但患者临床多见虚实夹杂，病程较长，短则数月，长则数年，每天泻下2~3次，甚者10余次，便稀、无脓血，或带黏液或食物残渣，临床多治以健脾止泻，或固涩。本例证属肠有冷积宿垢，故用温脾汤，泻止后易扶正法，脾虚有湿者予参苓白术散；脾胃虚寒者用理中丸；清阳下陷者用补中益气汤。温下法用于治疗久泻，符合《内经》"通因通用"之原则。[《新中医》2007，39（11）]

案8　余成栋治疗胆道蛔虫症案

陈某，女，31岁，2002年10月2日初诊。

右上腹阵发性剧痛4小时。患者素禀虚弱，经常脘腹冷痛，近2天劳累过度，昨晚又不慎受寒，今晨起即腹痛欲吐，自服生姜红糖茶后痛减，但晚饭后上腹部突发钻顶样绞痛，伴汗出肢冷，恶心呕吐，移时痛止，询其3天未解大便，舌淡红、苔薄，脉细弦而紧。

查体：T 37.6℃，P 84次/分，BP 112/60mmHg，身目、皮肤无黄染，腹软，右胁下压之疼痛但无拒按。西医诊断为胆道蛔虫症。

证属中虚外寒侵袭，蛔虫阻滞。治以温中补虚，安蛔散结，理气止痛。方用温脾汤加减。

[处方]熟附子（先煎）、槟榔、乌梅各15g，生大黄（后下）、党参、乌药、香附、使君子各10g，花椒6g，干姜8g。3剂，每天1剂，水煎，早晚分服。

另予抗感染、输液等对症治疗，疼痛剧烈配合针刺足三里、阳陵泉、内关等。口服食醋30ml。

服药4小时后，排大便1次，次晨又排便1次，见有2条蛔虫，疼痛即止。服3剂后，共排出蛔虫5条，除乏力外，余症皆除。

1个月后随访未再复发。

按：本例蛔厥病机属中虚外寒侵袭，蛔虫窜扰，气机逆乱。方以温脾汤加减，用附子、干姜、花椒温中阳、散阴寒；槟榔、乌梅、使君子安蛔驱蛔；香附、乌药畅达气机；生大黄苦降，荡涤积滞、驱蛔杀虫，在大剂温热药中加一味苦寒药，无助邪之弊，却有反

佐之功。配合针刺等治疗，以收全功。[《新中医》2007，39（11）]

案9　余成栋治疗贫血案

曹某，男，40岁，2001年3月9日初诊。

患者2个月前因“胃、十二指肠球部溃疡出血”，在当地某医院行胃大部切除术，术中输血400ml，治疗半月后出院。近1个月来胃纳不馨，午后潮热，入暮尤甚，渐致头晕、腹胀、神疲、肢倦、乏力等。某医以益气补血、疏肝和胃法治疗未效。

诊见神色疲惫，精神萎靡，声低气怯，胃寒喜暖，大便尚成形，舌淡胖色紫，脉沉细而涩。

证属脾阳不足，生化乏源，瘀血内阻，新血不生。治以温补脾阳，益气补血，活血化瘀。方选温脾汤加味。

[处方]熟附子（先煎）、红花各8g，干姜6g，党参、炒白术各15g，炙黄芪20g，酒制大黄、当归各10g，鸡血藤30g，炙甘草5g。每天1剂，水煎，早晚分服。

服5剂，胃纳渐增，潮热亦退，加肉桂（后下）5g，再服10剂，腹胀、头晕诸症均减，舌紫气全消、转淡红，脉细缓。易十全大补丸善后。

2个月后复查：Hb 102g/L，WBC 3.75×10^9/L，诸症乃除。

按：本例表现为寒热错杂、虚实夹杂证，用益气补血法治疗未效。细询贫血之因乃脾虚生化乏源，瘀血未去则新血不生；午后潮热、入暮尤甚乃瘀血内阻，郁而化热所致，而瘀血之因与术后调养失当、脾虚气不摄血有关。本病以补脾阳虚弱为本，以瘀血内阻为标。方中党参、黄芪、附子、干姜、白术、炙甘草温阳益气为主；当归、红花、鸡血藤、酒制大黄补血活血。全方使脾气渐复，瘀血渐去，其病向愈。[《新中医》2007，39（11）]

三物备急丸

《金匮要略》

【组成】大黄一两（30g）　干姜一两（30g）　巴豆去皮心，熬，外研如脂，一两（30g）

【用法】先捣大黄、干姜为末，研巴豆内中，合治一千杵，用为散，蜜和丸亦佳，密器中储之，勿令泄。用时以暖水若酒服大豆许三四丸，或不下，捧头起，灌令下咽，须臾当差；如未差，更与三丸，当腹中鸣，即吐下便差；若口噤，亦须折齿灌之（现代用法：为丸剂，成人每服0.6~1.5g，用米汤或温开水送下；若口噤不开者，可用鼻饲法给药）。

【功用】攻下寒积。

【主治】寒实腹痛。症见卒然心腹胀痛，痛如锥刺，气急口噤，大便不通。

【方论选录】

明·吴崑：饮食自倍，冷热不调，腹中急痛欲死者，急以此方主之。脾胃以饮食而养，亦以饮食而伤，故饮食自倍，填塞至阴，上焦不行，下脘不通，则令人腹痛欲死。经曰：升降息则气立孤危是也。以平药与之，性缓无益于治，故用大黄、巴豆夺门之将军以主之；佐以辛利之干姜，则其性益速而效益捷矣。(《医方考》)

清·柯琴：大便不通，当分阳结、阴结。阳结有承气、更衣之剂，阴结又制备急之方。《金匮》用此治中恶，当知寒邪卒中者宜之，若用于温暑热邪，速其死矣。是方允为阴结者立，干姜散中焦寒邪，巴豆逐肠胃冷积，大黄通地道，又能解巴豆毒，是有制之师也，乃仿仲景白散而加峻者欤！白散治寒结在胸，故用桔梗佐巴豆，为吐、下两解法；此寒结肠胃，故用大黄佐姜、巴，以直攻其寒。世徒知有温补法，而不知有温下之治，所以但讲虚寒，不议及寒实也。(《古今名医方论》)

清·汪昂：此手、足阳明药也。大黄苦寒以下热结，巴霜辛热以下寒结，加干姜辛散以宣通之。三药峻厉，非急莫施，故曰备急。(《医方集解》)

清·张璐：备急丸治寒实结积之峻药。凡伤寒热传胃腑，舌苔黄黑刺裂，唇口赤燥者，误用必死，以巴豆大热伤阴故也。(《张氏医通》)

清·王子接：备，先具以待用也；急，及也，谓临事之迫也。《金匮》以备急丸救中恶客忤神昏口噤者，折齿灌之立苏，若临时制药则无及矣。巴豆辛热大毒，生用性急，开通水谷道路之闭塞，荡涤五脏六腑之阴霾，与大黄性味相畏，若同用之，泻人反缓。妙在生大黄与生干姜同捣，监制其直下之性，则功专内通于心，外启胃之神明，协助心神归舍，却有拨乱反正之功。(《绛雪园古方选注》)

清·黄竹斋：案《本经》述大黄之功能，曰荡涤肠胃，推陈致新，巴豆之功能，曰荡涤五脏六腑，开通闭塞，盖大黄之性直下，而巴豆兼有横行之势也，故张隐庵云，凡服巴豆即从胸胁大热达于四肢，出于皮毛，然后复从肠胃而出。若中恶客忤、停尸猝死等证，因五脏中邪而致，九窍闭塞不通，安得不须巴豆之辛温以开之，唯欲其令秽浊之邪顺行而下，必当佐以大黄之苦寒，又恐其阴脱，乃用干姜守住其脾，不使倾笥倒箧尽出无余，制方之妙，义精如此，物理小识巴豆同大黄则泻反缓，盖巴豆恶大黄，而仲景备急丸同用之，王好古曰：可以通肠，可以止泻，世不知也。(《金匮要略方论集注》)

近·谢观：腹痛便闭，当分阳结阴结，阳结有承气更衣之剂。阴结则此方为主。干姜散中焦寒邪，巴豆逐肠胃冷积，大黄通地道，又能解巴豆毒，是有制之师也。白散治寒结在胸，故用桔梗佐巴豆，用吐下两解法。此则治寒结肠胃，故用大黄佐姜、巴，以直用下法，然伤寒热传胃腑，舌苔黄黑刺裂，唇口赤燥者，误用必死，以巴豆大热，伤阴故也，妇人有孕者忌用。(《中国医学大辞典》)

【验案选录】

案1　张泽生治疗中寒积滞证案

40年前，余在家乡丹阳行医，曾治一青年农民，午前尚躬耕田间，饭后突然脘腹疼痛，矢气不通，胀闭难忍，呼号不已。西医诊断为肠梗阻，嘱其即去县城手术治疗。然路途较远，交通不便，加之病家经济窘迫，无法前往，家人延余前往诊治。视其形体壮实，面色青晦，问其大便已3日未通，触其腹，胀痛拒按，诊其脉，沉弦而迟，舌苔白滑而腻，此中寒积滞所致，急取三物备急丸3g，开水送服。药后矢气频作，痛胀减轻，便下3次，腹痛遂愈。

三物备急丸乃巴豆、大黄、干姜三味组成。寒积郁闭，上焦不行，肠腑不通，非巴豆之峻剂不足开其闭，非大黄之荡涤不能消其滞，更加干姜，祛寒守中，使邪去而脾阳不伤。今时治肠梗阻，多用硝黄之属，宜于热结腑实之证。若寒积为患，则非温不通，如株守寒下，徒伤正气，当须识此，勿令误也。(《张泽生医案医话集》)

案2　邹维德治疗食滞证案

蒋某某，女，52岁，业农。

因食团子6个，当夜即觉脘腹疼痛，伴有恶心嗳气及水泻，1日4~5次，泻出粪水液量不多，纳食不思，苔黄腻，前已用过保和丸、枳实导滞丸、承气汤一类方剂，毫无应验，延已5天，精神疲乏，消瘦显著，乃用三物备急丸3g，分2次吞服，药后腹中如雷鸣，泄泻2次，有黏物性的粪便，腹痛即止，翌日已思纳谷，调理数日而愈。(《古方医案选编》)

案3　邹维德治疗腹胀痛案

居某某，男，60岁，搬运工人。

因食尚未煮烂的野豆半升许，当夜即觉腹中胀而不适，渐则胀而疼痛，大便秘结不通，先服消导承气汤之类而未见效，又用西药润肠通便剂及灌肠等法亦无效。病延至6天，烦躁不安，因胀痛呻吟不绝，有恶心而未吐；乃用三物备急丸3.6g，分2次吞服，初服后约20分钟，即腹中雷响而便，便时因粪干结而肛门疼痛，3小时后又服1次，渐呈软便，翌日诸恙均除，唯肢体乏力，调养数日而愈。(《古方医案选编》)

案4　程杏轩治疗食厥案

许细长，石工。

病少腹胀痛，坚硬如石，医用消导药，转至吐蛔，便尿俱闭。更医目为寒凝厥阴，投以姜、附、吴萸，痛剧而厥，肢冷脉伏。急来延予，予以手按其少腹，见其眉攒难忍之状，谓其妇曰：此食厥症也。妇曰：病果因食冷面而起，然已服过消导药无效，或药力不及，亦未可知。第停食小恙，何至厥逆吐蛔，便尿俱闭。予曰：谷食下行，由少腹右角后入广肠，今食积不下，故大便不通，直肠紧张，撑迫膀胱，小溲因而不利，下既不通，气反上行，故为呕吐。呕多胃逆，蛔必上攻，是以随呕而出。务得大便一通，通则不痛，诸症自释矣。但病经多日，凝滞已坚，非精锐之品，不能奏绩，旋进备急丸三钱，顷之腹中雷鸣，下结粪数枚，再与钱半，复泻十余行，厥回脉出，痛减腹软，后畏药不服，将息而起。(《程杏轩医案初集》)

案 5　严苍山治疗寒结旁流案

陈某，男，29 岁。

每日清晨脐腹作痛，继则便泄不爽，且有后重感，病已三四载。脉弦迟，沉取有力；苔白滑带腻。此有冷积蕴阻肠胃，积不去则利不止，拟备急丸以温通之。红参、厚朴、青陈皮、枳实、白芍、木香、山楂、蔻仁、三物备急丸。患者服备急丸后约 1 小时许，腹痛便下倾盆，其色黑而有黏冻，腥臭殊甚，足见宿积已久。随以温养脾胃善后，大便恢复正常。多年寒利之痼疾，竟得痊愈。(《近代中医流派经验选集》)

大黄附子汤

《金匮要略》

【组成】大黄三两（9g）　附子炮，三枚（12g）　细辛二两（3g）

【用法】以水五升，煮取二升，分温三服。若强人煮取二升半，分温三服。服后如人行四五里，进一服（现代用法：水煎服）。

【功用】温阳散寒，通便止痛。

【主治】寒积里实证。腹痛便秘，胁下偏痛，发热，畏寒肢冷，手足厥冷，舌苔白腻，脉弦紧。

【方论选录】

清·徐彬：偏痛为实邪，况脉紧弦，虽发热，其内则寒。正《内经》所谓感于寒者，皆为热病也。但内寒多，故以温药下之。附子、细辛与大黄合用，并行而不悖，此即《伤寒论》大黄附子泻心汤之法也。(《金匮要略论注》)

清·张璐：三承气汤，为寒下之柔剂；白散、备急丸，为热下之刚剂；附子泻心汤、大黄附子汤，为寒热互结、刚柔并济之和剂。近世但知寒下一途，绝不知有温下一法。盖暴感之热结，可以寒下；久积之寒结，亦可寒下乎？是以备急等法所由设也。然此仅可治寒实之结，设其人禀质素虚，虽有实邪固结，敢用刚猛峻剂攻击之乎？故仲景又立附子泻心汤，用芩、连佐大黄，以祛膈上之热痞，即兼附子之温以散之；大黄附子汤，用细辛佐附子，以攻胁下寒结，即兼大黄之寒导以下之。发明得妙！此圣法昭然，不可思议者也。(《古今名医方论》)

清·周扬俊：此寒邪之在中、下二焦也。胁下属厥阴之部分，于此偏痛，必有所积，积而至于发热，其为实可知也。乃视其脉，不滑数而紧弦，洵为阴脉，果是阴邪结于阴位矣。且紧属痛，固因寒而痛，弦为实，亦因寒而实，故非下则实不去，非温则寒不开。然肝肾同一治也，厥阴之实，系少阴之寒而实，苟不大用附子之热，可独用大黄之寒乎？入细辛者，通少阴之经气也，以寒实于内而逼阳于外也，或里有寒表有热，俱未可定也。仲景于附子泻心汤中既用三黄，复用附子，以畏寒汗出，阳气之虚在于外也。此大黄附子汤，阴气之结深于内也，然则痞证用三黄，固正治之法，偏痛用大黄，岂非从治之法乎？合观之，知有至理存焉矣。(《金匮玉函经二注》)

清·尤怡：胁下偏痛而脉紧弦，阴寒成聚，偏着一处，虽有发热，亦是阳气被郁所致。是以非温不能已其寒，非下不能去其结，故曰宜以温药下之。程氏曰：大黄苦寒，走而不守，得附子、细辛之大热，则寒性散而走泄之性存是也。(《金匮要略心典》)

清·吴谦：腹满而痛，脾实邪也；胁下满痛，肝实邪也。发热若脉数大，胃热实邪也；今脉紧弦，脾寒实邪也，当以温药下之，故以大黄附子汤下其寒实。方中佐细辛者，以散其肝邪，此下肝脾寒实之法也。(《医宗金鉴·订正金匮要略注》)

清·吴瑭：此邪居厥阴，表里俱急，故用温下法以两解之也。脉弦为肝郁，紧，里寒也，胁下偏痛，肝胆经络为寒湿所搏，郁于血分而为痛也；发热者，胆因肝而郁也。故用附子温里通阳；细辛暖水脏而散寒湿之邪；肝胆无出路，故用大黄，借胃腑以为出路也。大黄之苦，合附子、细辛之辛，苦与辛合，能降能通，通则不痛也。(《温病条辨》)

清·王泰林：胁下偏痛，脉弦紧，为阴寒成聚，大便难，发热恶寒，为阳气被郁。故以附子破阴寒，细辛散浮热，大黄通便难，共成温下之功。夫附子泻心汤用芩、连佐大黄，以袪膈上之热痞，即兼附子之温以散之；大黄附子汤用细辛佐附子，以攻胁下之寒结，即兼大黄之寒，导而下之。许学士温脾汤治寒积腹痛泄泻，即效仲景温药下之之法也。(《王旭高医书六种·退思集类方歌注》)

清·张秉成：胁下偏痛，发热，禀其脉弦紧，此阴寒成聚，偏着一处，虽有发热，亦是阳气被郁所致。是以非温不能散其寒，非下不能去其积，故以附子、细辛之辛热善走者搜散之，而后大黄得以行其积也。(《成方便读》)

清·陈念祖：治胁下偏痛。脉紧弦，此寒也，以温药下之，宜此汤。尤在泾云：阴寒成聚，非温不能已其寒，非下不能去其结，故曰阴寒聚结，宜急以温药下之。(《金匮方歌括》)

清·尤怡：胁下偏痛，发热，其脉紧弦，此寒也，以温药下之，宜大黄附子汤。胁下偏痛而脉紧弦，阴寒成聚，偏着一处，虽有发热，亦是阳气被郁所致。是以非温不能已其寒，非下不能去其结，故曰宜以温药下之。程氏曰：大黄苦寒，走而不守，得附子、细辛之大热，则寒性散而走泄之性存是也。(《金匮要略心典》)

近·谢观：此方以细辛佐附子，攻胁下寒结，又兼大黄之寒以导之，寒热合用，温攻并施，最为合法。(《中国医学大辞典》)

近·曹颖甫：方中附子、细辛，以祛寒而降逆，行水而止痛，得大黄以利之，则寒之

凝瘀者破，而胁下水道通矣。《内经》云：痛则不通。其然乎？（《金匮发微》）

今·王渭川：胁下偏痛，脉弦紧，属寒邪积聚之候。仲景处方大黄附子汤，一温一下，佐以细辛，消除胁痛和挟滞。(《金匮心释》)

【验案选录】

案1　黄文东治疗尿毒症案

李某某，男，42岁，教师。初诊：1975年4月13日。

1966年因左肾结石导致肾脏溃烂而全肾切除，1970年因右肾肿瘤而手术。术后肾功能欠佳。今年2月，感冒之后，出现恶心、尿少，当地医院诊断为“慢性肾炎尿毒症”，遂来上海治疗。经本市某医院先后用苯丙酸诺龙、丙酸睾酮、碳酸氢钠、氯化钾、抗生素、维生素等治疗，肾功能未见改善。

最近检查：非蛋白氮49.5mmol/L，肌酐318.2μmol/L，二氧化碳结合力11.9mmol/L，血压150/90mmHg。

目前恶心呕吐，厌食，腹泻，小便不利，面色萎黄虚浮，倦怠乏力，头昏，腰酸，下肢浮肿下午尤甚，有时四肢抽筋，胸肩酸楚。脉濡细无力，舌质淡胖。此乃脾肾阳虚，气化不利，浊气上逆，胃失降和。病势沉重，不容忽视。先拟温肾益气，解毒和胃，大黄附子汤加减。

熟附子（先煎）9g，制川军9g，黑料豆15g，党参9g，白术9g，山药9g，生牡蛎30g，陈皮9g，姜竹茹9g。7剂。

二诊：5月8日。上方共服22剂，近日呕吐已止，腹泻亦减，四肢抽筋消失，小便较前略畅，头昏，困惫无力，胸肩酸楚，舌脉如前。病情略有起色，再守原意。非蛋白氮41.4mmol/L，肌酐433.2μmol/L，二氧化碳结合力14.7mmol/L。

原方去山药，加丹皮9g，制川军改为9g，黑料豆改为30g。7剂。

三诊：5月15日。头晕恶心均减，精神好转，食欲进步，每餐3两，有时胸肩部牵痛，足跟疼痛，晨起四肢无力，大便每日3~4次。脉濡细，舌质淡胖。再守原法。

原方，7剂。

四诊：5月24日。近来精神尚好，无恶心呕吐，每餐仍可吃3两。再用原法。非蛋白氮45.7mmol/L，肌酐388.9μmol/L，二氧化碳结合力13mmol/L。

原方，7剂。

五诊：5月31日。胃纳如前，头晕，胸部隐痛已减。再守原意。非蛋白氮22.8mmol/L，肌酐424μmol/L。

熟附子（先煎）9g，制川军9g，黑料豆30g，萹蓄草12g，党参9g，白术9g，茯苓12g，当归9g，陈皮9g。7剂。

六诊：6月7日。无恶心，纳食佳，胸腹部略感不舒，翻身及咳嗽时隐痛，肢软无力，每日大便3~4次。非蛋白氮45.7mmol/L，肌酐353.6μmol/L，尿蛋白（+），红细胞0~1/HP，白细胞 0~1/HP。

熟附子（先煎）9g，制川军 9g，黑料豆 30g，党参 9g，白术 9g，茯苓 12g，陈皮 9g，郁金 9g，丹参 9g，萹蓄草 12g。7 剂。（《黄文东医案》）

案 2　王锡章治疗冷秘证案

刘某，男，60 岁。初诊：1957 年 6 月 19 日。

经常习惯性便秘。面色㿠白，头晕无力，口渴不饮，小便清长，食欲不振，形寒肢冷，唇舌俱淡；苔薄白，六脉沉迟。此属久病伤气，过劳伤形，贪食生冷，脾阳被困，健运失常，寒冷固结形成便秘。治用温通法，方宗大黄附子汤加味。

［处方］大黄（后下）6g，附子（炮，先煎）10g，党参 15g，白术 12g，茯苓 10g，干姜 9g，厚朴 10g，甘草 6g，陈皮 12g，大枣 12g。水煎服，3 剂。

越 3 日，服药后诸症悉平。唯大便未下，仍宗前法，照原方连服 2 剂。

越 3 日，服后便秘已通，本病告愈。3 年后随访，病未复发。

［方解］大黄附子汤主温通大便；党参、白术、茯苓、甘草、大枣健脾益气；干姜、厚朴、陈皮辛温散寒顺气，以助温通。

王老曰：气虚寒积，脾阳被困失运，寒冷固结而导致便秘。寒邪属阴，故口渴不饮，小便清长，形寒肢冷。脾阳被困，健运失司，则食欲不振。脾失健运，无以化生血液上荣头面，故面色㿠白，头晕无力。唇舌俱淡，苔薄白，脉沉迟，均为气虚寒积之兆。（《王锡章医案》）

案 3　赵守真治疗寒积腹痛证案

钟大满，腹痛有年，理中四逆辈皆已服之，间或可止。但痛发不常，或 1 月数发，或 2 月一发，每痛多为饮食寒冷之所诱致。常以胡椒末用姜汤冲服，痛得暂解。诊之脉沉而弦紧，舌白润无苔，按其腹有微痛，痛时常及腰胁，大便间日 1 次，少而不畅，小便如常。此系阴寒积聚，非温不能已其寒，非下不能荡其积，是宜温下并行，前服理中辈无效者，仅祛寒而不逐积耳。即与大黄附子汤。

［处方］大黄 12g，附子 9g，细辛 4.5g。服 2 剂即愈。（《赵守真治验回忆录》）

案 4　李翰卿治寒多热少腹痛案

李某，女，75 岁。

右胁下绞痛阵发性加剧，偶呕吐，并曾于数天前吐出蛔虫 1 条。此次发病以后，虽用乌梅丸改汤剂服 4 剂无明显效果，急予：大黄 4.5g，附子 9g，细辛 4.5g。1 剂而痛止，并便出蛔虫 2 条。（《肝胆结石病和胰腺炎》）

案 5　胡希恕治疗疼痛案

刘某，男性，36 岁，某厂门诊病历号 3683，1966 年 5 月 6 日初诊。

左小腿腨部疼痛，腰亦强急不适，或痛，经中西药治疗 1 年多不效，口中和，不思饮，苔白润，脉弦迟。证属寒饮阻滞、经筋失养，治以温通化滞，兼养筋和血，与大黄附子汤合芍药甘草汤。

大黄 6g，赤白芍各 10g，细辛 6g，炙甘草 10g。

[结果] 上药服 6 剂，腰强急减，遇劳则脇痛，上方加苍术 12g，服 6 剂，腰强急基本愈，脇部痛亦减，继服 1 个月诸症不复作。(《胡希恕经方传真》)

案 6　李翰卿治寒实腹痛案

一男性患者，急性胰腺炎，先用复方大柴胡汤十几剂不效，邀李氏诊之，审脉弦紧胃脘剧痛、拒按。

诊为寒实证。予大黄 3g，细辛 3g，附子 6g，枳实 9g，厚朴 9g。

1 剂取效，10 剂疼痛消失。(《百年百名中医临床家丛书·李翰卿》)

第三节　润下剂

麻子仁丸

《伤寒论》

【组成】麻子仁二升（20g）　芍药半斤（9g）　枳实半斤（9g）　大黄一斤，去皮（12g）　厚朴炙，半斤（9g）　杏仁去皮尖，熬，别作脂，一升（10g）

【用法】上六味，蜜如丸，如梧桐子大，饮服十丸，日三服。渐加，以知为度（现代用法：药研为末，炼蜜为丸，每次 9g，每日 1~2 次温开水送服；亦可作汤剂，水煎服）。

【功用】润肠泻热，行气通便。

【主治】脾约证。大便干结，小便频数，脘腹胀痛，舌红苔黄，脉数。

【方论选录】

金·成无己：约者，结约之约，又约束之约也。《内经》曰：饮入于胃，游溢精气，上输于脾，脾气散精，上归于肺，通调水道，下输膀胱，水精四布，五经并行。是脾主为胃行其津液者也。今胃强脾弱，约束津液，不得四布，但输膀胱，致小便数而大便硬，故曰其脾为约。麻仁味甘平，杏仁味甘温，《内经》曰：脾欲缓，急食甘以缓之。麻仁、杏仁，润物也，《本草》曰：润可去枯。脾胃干燥，必以甘润之物为之主，是以麻仁为君，杏仁为臣。枳实味苦寒，厚朴味苦温，润燥者必以甘，甘以润之；破结者必以苦，苦以泄之，枳实、厚朴为佐，以散脾之结约。芍药味酸微寒，大黄味苦寒，酸苦涌泄为阴，芍药、大黄为使，以下脾之结燥。肠润结化，津液还入胃中，则大便利，小便少而

愈矣。(《伤寒明理论》)

明·许宏：趺阳脉者，乃脾胃之脉也，脉不当浮，今反浮者，若非胃气虚，则胃气强也。浮而涩者，为胃气燥，大便则难，其脾为约。约者，束也，此必汗出多，走亡津液，胃气燥涩，大便不得通也。趺阳脉浮者，虽大便难，尤不可以用大承气等汤下泄之者，仲景故配以麻仁丸方以润导之也。故用麻仁为君，杏仁为臣，二者能润燥也；以枳实、厚朴能调中散气为佐；以芍药之酸能敛津液，大黄之苦能泄能下，二者为使，以通导而引润下也。(《金镜内台方议》)

明·吴崑：伤寒瘥后，胃强脾弱，约束津液不得四布，但输膀胱，致小便数而大便难者，主此方以通肠润燥。枳实、大黄、厚朴，承气物也；麻仁、杏仁，润肠物也；芍药之酸，敛津液也。然必胃强者能用之，若非胃强，则承气之物在所禁矣。(《医方考》)

明·方有执：约，约束也。胃为脾之合，脾主为胃以行其津液，胃强则脾弱，脾弱则不能为胃行其津液以四布，使其得以偏渗于膀胱，为小便数，大便干而胃实。犹之反被胃家之约束，而受其制，故曰其脾为约也。麻子、杏仁能润干燥之坚，枳实、厚朴能导固结之滞，芍药敛液以辅润，大黄推陈以致新，脾虽为约，此之疏矣。(《伤寒论条辨》)

清·徐彬：趺阳，脾胃脉也，脾中素有燥热，外邪入之益甚，甚则增气，故脉浮；浮者阳气强也，涩则阴气无余，故小便数、大便坚。而以麻仁润之，芍药养阴，大黄下热，枳实逐有形，厚朴散结气，杏仁利大肠，加之以蜜，则气凉血亦凉，而燥热如失矣。然用丸不作汤，取缓以开结，不欲骤伤其元气也。要知人至脾约，皆因元气不充所致耳。但不用参、芪，恐气得补而增热也。(《金匮要略论注》)

清·吕震：按经言太阳阳明者，脾约是也。此与攻胃实不同，故用芍药以益阴，麻、杏以润燥，而大黄、厚朴分两皆从轻减，服止十丸，以次渐加，皆示不欲遽下之意。(《伤寒寻源》)

清·王旭高：脾约为脾土过燥，胃液日亡，故以麻、杏润脾燥，白芍安脾阴，而后以枳、朴、大黄承气法胜之，则下不亡阴。法中用丸渐加者，脾燥宜用缓法，滋柔润下，以遂脾欲，非比胃实当急下也。(《王旭高医书六种》)

清·陈灵石：脾为胃行其津液也。今胃热而津液枯，脾无所行而为穷约。故取麻仁、杏仁多脂之物以润燥；大黄、芍药苦泄之药以破结；枳实、厚朴顺气之药以行滞。以蜜为丸者，治在脾而取缓，欲脾不下泄其津液，而小便数已，还津于胃中，而大便难已也。(《伤寒论集注》)

清·汪琥：酸苦涌泄为阴，芍药、大黄为使，以下脾之结燥，愚以散结自有厚朴、枳实，润燥自有麻子、杏仁。至于下泄便难，莫如大黄之苦寒，与芍药何与焉？据《伤寒论》中原注云：芍药之酸，以敛津液，此为正解。脾约证，津液不足，以故小便数而大便难。津液不足，以酸收之，芍药味酸而能走阴，气平而能补津液。麻仁丸虽泄胃强之药，要之泄者自泄，补者自补，道并行而不相悖耳。(《伤寒论辨证广注》)

清·周扬俊：丸者缓也，邪未归腑，何取缓下？盖脾约之人，素系血燥，平日无病，或二三日而始大便，倘至热邪归胃，消烁津液，岂复易出耶？仲景不得已，立麻仁丸一法，于邪未入腑之前，先用麻仁之油滑，杏仁之润降，盖以肺与大肠相表里也；兼以芍药养血，大黄、枳实、厚朴佐其破滞，使之预行，庶几热入不至于大结，津液不至于尽耗耳！（《伤寒论三注》）

清·钱潢：麻仁味甘而润。李时珍云：麻仁、阿胶之属，皆润剂也；杏仁苦辛油滑，皆润燥之剂；芍药酸收，所以益阴而敛津液也；厚朴辛温，下气而宽中；枳实味苦，能破结利气；大黄苦寒下泄，而能荡除实热。药物虽峻，实和胃之法也。观蜜丸则其性滞缓，分服则力小而绵，饮服则又和之矣。又云未效渐加，以和为度，则进步舒缓，此所以为和胃润燥之剂欤。（《伤寒溯源集》）

清·魏念庭：趺阳者，胃脉之会也，见浮，胃中之阳盛可知；见涩，脾中之阴虚可知。脾胃表里相关之证也，逼汗于外者，此也，迫小便之数者，亦此也。浮盛之胃热与涩虚之脾阴相搏，则津液日耗，大便必难。其脾燥而不能运，遂约省而出，渐至于无。此仲景主之以麻仁丸之润燥和脾为义也。主以麻仁润燥滑肠，杏仁、厚朴下气宽中，芍药收阴行血，枳实破坚，大黄推积，无非为胃家泄其盛而实之邪，则脾家之真阴可存，不至立竭而已。（《金匮要略方论本义》）

清·王子接：下法不曰承气，而曰麻仁者，明指脾约为脾土过燥，胃液日亡，故以麻、杏润脾燥，白芍安脾阴，而后以枳、朴、大黄承气法胜之，则下不亡阴。法中用丸渐加者，脾燥宜用缓法，以遂脾欲，非比胃实当急下也。（《绛雪园古方选注》）

清·陈念祖：物之多脂者，可以润燥，故以麻仁为君，杏仁为臣；破结者必以苦，故以大黄之苦寒，芍药之苦平为佐；行滞者必顺气，故以枳实顺气而除痞，厚朴顺气以泄满为佐。以蜜为丸者，取其缓行而不骤也。（《时方歌括》）

清·章楠：腑之传化，实由脏气鼓运，是故饥则气馁伤胃，饱则气滞伤脾，胃受邪气，脾反受其约制，不得为胃行其津液而致燥，燥则浊结不行，无力输化。既非大实满痛，故以酸甘化阴润燥为主，佐以破结导滞，而用缓法治之，但取中焦得以输化，不取下焦阴气上承，故又名脾约丸。（《医门棒喝·伤寒论本旨》）

清·尤在泾：浮者，阳气多，涩者，阴气少。而趺阳见之，是为胃强而脾弱。约，约束也。犹弱者受强者约束，而气馁不用也。脾不用而胃独行，则水流并趋一处，而大便失其润矣。大黄、枳实、厚朴，所以泄令胃弱，杏仁、芍药，所以滋令脾厚，用蜜丸者，恐速下而伤其脾也。即取润导之意，而少加之力，亦伤寒下药之变法也。（《伤寒贯珠集》）

近·谢观：脉浮为阳盛，脉涩为阴伤，阳盛阴伤则肠液枯而输送难，致成小便多数大便秘结等证，所谓脾约是也。方中以麻仁之多脂者为君，杏仁之甘润者为臣，枳实、厚朴之顺气行滞者为佐，大黄之泻热通下者为使，又以炼蜜为丸以缓行之，使药力在肠中少作存留，庶可热去津回，而大便从此通畅。但此方唯偏于实证者宜之，若平素气虚及年老精

枯血少者，仍嫌其峻燥，不可轻用。(《中国医学大辞典》)

今·程门雪：麻仁丸即小承气汤加麻仁、杏仁、芍药三味，治脾约不大便。丸者缓也，方法颇平稳，或谓非仲景方，然可备用。丸以蜜者，润其燥也。每服十丸，日三服，渐加，以利为度。其法甚稳妥，故可取仿也。或谓麻仁丸非仲景方，以其方杏仁用一斤，厚朴用一尺，均非仲景法度也。言之虽甚有理，唯治疗上但求其法为取，便当记以备用。(《书种室歌诀二种》)

今·湖北中医药大学方剂教研室：麻子仁丸主治脾约证。盖脾约乃阳明燥热有余，脾之津液不足，不能为胃行其津液，肠道失润而致。本证非硝、黄峻下可疗，故用小承气汤加麻子仁、杏仁、芍药、白蜜组方，润肠通便，以治胃强脾弱，邪少虚多，实为中的。

本方虽具半润半泄之特点，但此等方，今人借用以治习惯性便秘，未免浅率。须知，该方不是治疗习惯性便秘的专方，临床应用之时，仍然要予辨证施治，方能达到预期效果。如体虚甚，宜用制大黄，以减缓泻下之力；属血虚者，酌配当归、熟地以补血；是气虚者，又当参入黄芪、党参以补气。由上加减用药，似能悟出，方剂运用，可以通于无穷。(《古今名方发微》)

【验案选录】

案1　刘渡舟治疗脾约证案

刘某，男，28岁。

[主诉及病史] 大便燥结，5~6日一行，每次大便困难异常，往往因用力太过而汗出甚多。

[诊查] 唇口发干，以舌津舐之则起厚皮如痂，撕则唇破血出，其脉沉滑，舌苔黄。

[辨证] 胃强脾弱之“脾约证”，因脾荣在唇，故脾阴不足，则唇燥干裂。

[处方] 麻子仁丸。

服药之后，大便逐渐通利，而口唇干裂之证亦渐愈。(《中国现代名中医医案精粹》第2集)

案2　吴少怀治疗小儿便秘案

尹某某，男，2岁，1963年8月20日初诊。

[病史] 自从1年前肠粘连手术后，一直面色枯黄，身体消瘦，皮肤干燥，大便干结如栗，2~3日1次，小便可，手心热。

[检查] 舌苔中白，舌边尖红，手纹淡红细长。

[辨证] 脾虚胃燥，津亏血少。

[治法] 扶脾滋燥，益阴润肠。

[方药] 拟麻仁丸加减。火麻仁3g，炒杏仁2g，沙参3g，炒枳壳1g，川朴1g，当归1.5g，炒山药3g，陈皮1g，炒谷芽3g。水煎服。

二诊：8月23日。药后胃纳渐增，大便转润，唯夜间咳嗽少痰，舌苔中白厚，舌质红，手纹淡红细长，证属脾虽转好，然肺胃蕴热，失于清降，按上方去川朴，加浙贝母4.5g，炒知母3g，生枇杷叶3g。并予散剂善后调养。

［方药］麻仁1.5g，瓜蒌仁15g，炒枳壳15g，川朴9g，当归6g，沙参15g，炒山药15g，生白术12g，陈皮9g，炒六曲12g，生甘草6g。共研细末，每次3分，早晚各1次，开水冲服。

服药后诸症均好，精神亦佳。(《吴少怀医案》)

案3　高天舒治疗消渴证案

董某，女，60岁，既往糖尿病史18年，近来血糖控制不理想，半月前无明显诱因出现乏力症状，于2007年4月20日入院。查空腹血糖10.2mmol/L，餐后2小时血糖16.5mmol/L。症见口渴，多饮，乏力，大便秘结，5天未行，腹胀纳呆，小便频数，舌暗红，苔黄燥，脉弦滑，腹软，无压痛。理化检查示：糖化血红蛋白（HbAlc）7.2%，甘油三酯（TG）3.12mmol/L，总胆固醇（CHOL）8.04mmol/L，余未见异常。

治以滋阴泻热，润肠通便。

［处方］方选麻子仁丸加减治疗。麻子仁15g，白芍15g，枳实15g，大黄8g，厚朴15g，杏仁10g，玄参15g，生地40g，麦冬10g，甘草10g。每日1剂，水煎服。

该患为住院患者，丸剂易为汤剂，并接受胰岛素泵治疗以控制血糖，2天后大便得通，继用上方15剂，无明显口渴多饮症状，大便2天一行，小便正常。查空腹血糖6.8mmol/L，餐后2h血糖8.3mmol/L。

出院后随访3个月，上述症状无复发。(《现代名医用方心得》)

案4　朱炳林治疗胆石症案

宋某某，男，78岁，1984年5月20日初诊。

患胆石症已5年。近因食油腻食品而复发，右胁疼痛不已，呕吐，腹胀，口苦，大便干结，小便黄，身形消瘦。胆囊区压痛（+），无肌紧张。舌苔淡黄而腻稍干，脉弦滑。

证属湿热郁结，胆胃失调。治宜清热化湿，调和胆胃，佐以缓下。

［处方］①麻子仁丸90g；②柴胡10g，黄芩10g，姜半夏10g，茯苓15g，川楝子5g，金钱草15g，郁金9g，牛膝9g，2剂。日服3次，每次吞服麻子仁丸15g。

药后大便日行3次，诸症均减，续予上方3剂，而诸症皆除。为巩固疗效，予一贯煎加金钱草15g，郁金9g，牛膝9g，12剂而愈。[《江西中医药》1989（02）：24-50]

案5　朱炳林治疗热病后阴伤便秘案

朱某某，女，39岁。1986年10月26日入院。

患者因持续性高热20天不撤而转至省一附院治疗。诊断为：①肺结核，②病毒感染。现热已退，但精神未复，大便秘结，每次用力仅得坚硬便如算盘子大数枚，内服蜂蜜及大黄苏打片，外用甘油栓、肥皂均无济于事而邀我诊治。

症见：腹稍痛，精神较差，手足心热，口干苦，体形消瘦，颧红，舌红少津，苔薄黄，脉弦细。此属热病阴伤，肠腑干燥，当养阴生津，佐以润肠通便，予增液汤合五仁丸加减。

[处方]生地30g，麦冬10g，玄参10g，桃仁6g，杏仁6g，柏子仁9g，郁李仁6g。

服2剂无效。复予增液汤合麻子仁丸加减。

[处方]生地30g，麦冬10g，玄参10g，生首乌12g，黄芩5g，麻子仁丸10g。共煎，3剂。

药后大便仍不得下，努责下已，汗出涔涔，气不得续，甚以为苦。再予上方，文火久煎3次，每次吞服麻子仁丸15g，当晚大便得通。继续服上方10剂，大便正常出院。[《江西中医药》1989（02）：24]

济 川 煎

《景岳全书》

【组成】当归三至五钱（9~15g） 牛膝二钱（6g） 肉苁蓉酒洗去咸，二至三钱（6~9g） 泽泻一钱半（4.5g） 升麻五分至七分或一钱（1.5~3g） 枳壳一钱（3g）

【用法】水一盅半，煎七分，食前服（现代用法：水煎服）。

【功用】温肾益精，润肠通便。

【主治】肾虚便秘。大便秘结，小便清长，腰膝酸冷，舌淡苔白，脉沉迟。

【方论选录】

明·张介宾：济川煎，凡病涉虚损而大便闭结不通，则硝、黄攻击等剂必不可用，若势有不得不通者，宜此主之。此用通于补之剂也。（《景岳全书》）

清·王泰林：济川煎、玉女煎二方，一寓通于补，一寓补于清，皆景岳超出之方也。通灵治变，足可为法。（《王旭高医书六种·退思集类方歌注》）

清·何秀山：夫济川煎注重肝肾，以肾主二便，故君以苁蓉、牛膝，滋肾阴以通便也。肝主疏泄，故臣以当归、枳壳，一则辛润肝阴，一则苦泄肝气。妙在升麻升清气以输脾，泽泻降浊气以输膀胱，佐蓉、膝以成润利之功。（《重订通俗伤寒论》）

今·丁学屏：药有四气五味，升降浮沉开阖之性，故为医者，须熟知其理而顺其性，俾与病机丝丝入扣也。景岳此方，选药至为精当。苁蓉配牛膝，苁蓉味甘气微温，养五脏益精气，补肾强阴而性柔润，牛膝味甘性微寒，滋肾养肝，强筋壮骨而性主下泄。二者相辅相成，以图根本；当归配枳壳，一辛润以补肝体，一辛散以泄肝用；升麻配泽泻，一升清气以输脾土，一降浊阴而泻火府。其构思之巧，配伍之精，堪为后学取法焉。（《古方今释》）

【验案选录】

案 1　毛长岭治疗肠神经官能症案

胜某，女，58 岁，1992 年 3 月 21 日就诊。

患者 6 年前因生气引起腹痛恶心，腹胀，大便难下，用泻药只图一时之快。病者体虚、面黄、消瘦、咳嗽，稍有情绪紧张，尔后出现大便难下，腹胀痛难忍，3~5 日一行，便呈细条状带黏液，经服土霉素、诺氟沙星无效。此口服泻药引起虚脱，入医院抢救治疗。出院的第 5 天上症又复。

予济川煎加减：泽泻、当归各 15g，肉苁蓉 30g，升麻 10g，枳壳、怀牛膝各 12g，生熟地、砂仁方、厚朴、杏仁各 15g。

3 剂而咳减，大便顺畅。继服 5 剂痊愈。(《内科病最新中医及中西医结合医案》)

案 2　刘厚生治疗老年气虚便秘证案

陈某，男，70 岁。金井溜江大队人。

大便燥结难下，时常六七天尚无便意，且临厕努挣，便后疲乏，肛门坠胀感。伴有眩昏心悸，面皖无华，唇舌皆淡，苔白，脉细。病已年余，曾多方求治，服用脾约麻仁丸之类润肠泻下药物甚多，服时便暂能解，嗣后又秘结反而加重。自觉痛苦不可待言矣，而就医于余。思其年高体虚，血少津亏，肠道干燥，传送无力。需用养血润肠，调气行滞之法，方可解之也。

[拟方] 济川煎加味。

[处方] 当归 15g，牛膝 9g，肉苁蓉 15g，生地 15g，泽泻 6g，升麻 6g，枳壳 9g，柏子仁 9g，何首乌 15g，枸杞 9g。水煎服，每日 1 剂。

守上方服至 10 余剂，大便通畅，2 天 1 行，余下症状亦除，至今效果巩固。(《医案医话》第一集)

案 3　廖韩鹏治疗偏头痛证案

赖某，男，57 岁，2001 年 5 月 8 日初诊。

患者左侧偏头痛反复发作 3 个月余。经脑电图检查无异常，西医诊断为血管神经性头痛，服用罗通定等药疼痛可暂时缓解。

诊见：精神萎靡，面色皖白，大便秘结，小便清长，腰膝酸软，舌淡、苔白滑，脉沉细。

中医诊断：头痛（偏头痛）。证属肾虚精少，腑气不通。治宜温肾益精，润肠通便。方用济川煎加减。

[处方] 当归、肉苁蓉、熟地黄各 15g，怀牛膝、泽泻各 9g，升麻、枳壳各 6g。3 剂，每天 1 剂，水煎分 2 次服。

尽剂后大便通畅，偏头痛较前明显缓解，他症均有好转，效不更方，续服 6 剂而愈。(《大国医系列 · 张景岳传世名方》)

案 4　徐冉治疗便秘案

苏某，男，81 岁，退休工人，2010 年 9 月 27 日就诊。

自诉大便排出困难 3 年余，大便干结，排出费力耗时，每次需 40 分钟以上，7~10 天左右 1 次，小便清长，夜尿多，四肢不温，腹中时有冷痛，伴腰膝酸冷，舌淡苔白，脉沉迟。

[查体] 腹软，无明显压痛，未及包块，肝脾未触及，直肠指检未见异常。血、尿、便常规，大便隐血化验及胃肠钡剂 X 线造影示无器质性病变。

[中医诊断] 便秘。辨证属脾肾阳虚兼有气虚。治宜温肾益精、益气健脾、润肠通便。

[方用] 肉苁蓉 20g，肉桂 6g，炙黄芪 20g，党参 15g，当归 15g，怀牛膝 15g，枳壳 12g，泽泻 6g，升麻 9g，甘草 9g。7 剂，每日 1 剂，煎 3 次，药汁混匀，每次约 250ml，分 3 次温服。

服药第 4 天，便秘症状改善，7 剂服完诸症明显好转。

二诊：原方辨证加减继服 7 剂后，患者自诉诸症消失，2~3 天大便 1 次，粪质软润成形。治疗继守原方，调整药物剂量至原方 2/3，巩固治疗 1 个月，痊愈，随访至今未复发。(《大国医系列·张景岳传世名方》)

案 5　邹孟城治疗便秘案

革命前辈徐大姐，于古稀高龄苦便秘不通。初服通便药片，尚可勉强通下，久则失灵。余曾为之诊治一二次，用益气通便之方，略有小效。彼则急于求成，访求专家名医，经友人介绍请一名医诊治，诊后持处方向余咨询，余见方大骇，全方药有十余味，均是养血滋阴之品，如生熟地、天麦冬、川石斛、玉竹、沙参、柏子仁、火麻仁、全瓜蒌等，药之用量每在 15~20g 之间。虽有甘草、茯苓之类。岂敌大队滋腻之害。余劝勿服，终不听之。服 40 剂，复邀余诊。

余见其瘫坐椅上，面色黄白相杂，全无血气。语声低微勉强，似难接续。自诉极度倦怠，气短欲喘。大便艰涩，腹部胀满，五六日方得便解一次。胃纳甚差，每天仅食一小碗。切其脉大而涩滞不畅，按之软而无力。舌质阔厚而歪向左侧，舌色淡白，苔则白干厚腻。据此脉症，显是阴药过度不仅使中气受戕，脾失健运，痰浊阻滞致上下气机不畅，而且阻遏下焦阳气，阴寒凝滞，遂致地道不通。

治法当健脾化痰，温阳通便。投以香砂六君子汤合景岳济川煎，服后仅大便略有好转，胃纳稍开外，并无他效，且觉口中干燥。但白厚腻苔渐变薄白微腻，可以测知痰浊渐化，中焦气机复苏。但疲乏无力不见改善，虑其高年气衰，必有清气虚陷之机。改拟补中益气汤合济川煎，自觉服后极为舒适，大便 2~3 日一行，量多质软，体力渐复，胃纳亦开。2 个月后，生活学习，走亲访友均已恢复常态。前方服及 1 年，大便又渐干结，再合魏龙骧先生之白术通便方，竟得幽通气道，大便 1~2 日即行一次，自然而舒适。以后每日 1 剂，常服不辍，至今已服及 4 年有余，稍稍停药 2、3 日即感中气不续，纳差便涩，再进前药，又可复常。目前仍在服用中。所用方为：

黄芪30g，党参15g，炒白术30g，陈皮6g，升麻3g，柴胡4.5g，炙甘草3g，当归9g，怀牛膝15g，泽泻9g，炒枳壳6g，肉苁蓉15g，生地15g，大枣30g。（《邹孟城三十年临证经验集》）

案6　许勉斋治疗便秘案

余治一妇，素禀虚弱，年届不惑，生产一儿，恶露稀少，未几即止，大便艰难，努力始得解下，按其脉沉而弱。以脉症论之，所谓产后恶露秘结，良由阴液不足而然。譬如江河水涸，搁舟碍行，济以人力推引，亦不能顺流而驶。若疑便结而用药道之，要知通利之药，类皆破气导滞，克伐本元。此症之纯虚无他，凭其脉证可信矣，理宜养血以润肠，则便自顺，灌水以浮舟，则舟自行。

宗景岳济川煎加减。全当归30g，大熟地30g，淡苁蓉、枸杞子、怀牛膝、福泽泻各9g，火麻仁6g，炙甘草3g。

服2剂，大便通适自如。后疏大补元煎一方，嘱服10剂，经月而康。（《中医历代医话精选》）

案7　刘弼臣治疗血虚便秘

武某，男，57岁。

素来大便干燥难解，便前带血，血色鲜红，刻已4日未便，胀坠不适，面色苍黄，小便微黄，食欲不振，苔白脉弦。

年迈之人，气血已亏，津液运行不畅，不能下达大肠，以致便燥带血，久则阴络受损，血燥无以下润，经云"气主煦之，血主濡之"，治当益精活血，增水行舟，仿济川煎意，以希血达则燥已，便调则血止。

［处方］肉苁蓉10g，川牛膝10g，当归10g，赤白芍各10g，桃仁6g，红花3g，麻仁10g，青陈皮各6g，枳实6g。

按：便秘一证，有因热结大肠所致，有因气滞不通而成，有因津枯血燥所得，临床时必须审证准确，进行施治，自可效如桴鼓。此案老年气血俱虚，运行不畅，以致肠燥津枯，便秘不行，治以益精活血，血活则便通，1剂而安。（《刘弼臣临床经验辑要》）

五　仁　丸

《世医得效方》

【组方】桃仁　杏仁麸炒，去皮尖，各一两（各15g）　松子仁一钱二分半（9g）　柏子仁半两（5g）　郁李仁炒，一钱（5g）　陈皮另研末，四两（15g）

【用法】将五仁别研为膏，再入陈皮末研匀，炼蜜为丸，如梧桐子大，每服五十丸，空心米饮送下（现代用法：五仁研为膏，陈皮为末，炼蜜为丸，每服9g，每日1~2次，温开水送服；亦可作汤剂，水煎服）。

【功用】润肠通便。

【主治】津枯便秘。大便干燥，艰涩难出，以及年老或产后血虚便秘。

【方论选录】

元·危亦林：治精液枯竭，大肠秘涩，传导艰难。上将五仁别研为膏，入陈皮末研匀，炼蜜为丸如梧子大。每服五十丸，空心米饮下。(《世医得效方》)

今·冉先德：年过花甲，其阴必虚，产后最易血虚，以及津枯肠燥所致大便艰难，都系无水舟停，若用峻药攻逐，重伤津液，每易发生变让。只宜润肠通便，本方纯用仁类作丸，五仁皆富有油质，可润肠燥，通大便，有增水行舟之意。再加陈皮理气，蜂蜜为丸，增其润下缓急之功。(《历代名医良方注释》)

【验案选录】

案1　张子琳治疗气血不足型便秘案

石某，男，63岁，农民，平定县人。1975年3月26日初诊。

多年来，大便干燥秘结，3日一行，形如驼粪，食欲不振，日进四五两粮。精神衰退，懒于言语，小便黄，苔薄白，脉沉无力。此为年老，脾胃虚弱，气血不足，纳差运艰，而致便秘。

治宜补气养血，润肠通便。

[处方]党参10g，怀山药12g，当归12g，白芍10g，火麻仁15g，桃仁10g，杏仁10g，郁李仁12g，厚朴10g，枳实6g，陈皮6g，神曲6g，谷芽10g，水煎服。

二诊：4月15日。服上方后，食欲增加，精神奋发，大便已不干燥。苔白，脉沉有力。效不更方，原方剂量稍事增损。

继服2剂后，诸症遂安。于是嘱其多食蔬菜，调理饮食。若偶遇便秘时，可服五仁丸调理。(《张子琳医疗经验选辑》)

案2　李呈瑞治疗产后大便难证案

曾某某，女，32岁，厦港渔民，1975年10月8日初诊。

产后，大便已数日不行，自觉头昏目眩，纳食不展，体倦乏力，口灼不嗜饮，平素也有习惯性之便秘，舌红，脉虚弦。

此乃产后津枯、肠燥。拟以养血润肠通便。方选五仁丸化裁。

[处方]桃仁7g，杏仁9g，柏子仁12g，瓜蒌仁9g，当归9g，生地12g，枳壳9g，元参9g，白芍12g，黑芝麻9g。

连服3剂后大便通调腑气得行如常。继服以四物汤炖鸭，调理补益。(《妇科诊疗秘要》)

案3 鄢荣光治疗肠枯证案

刘某，女，44岁。

下午足肿，风湿重，手指骨变形。肠枯，属阴虚，只能润，用五仁丸。

［处方］苍术12g，川牛膝12g，薏苡仁30g，独活15g，桑寄生15g，秦艽12g，甲珠（打粉冲）10g，全蝎（洗，粉冲）10g，乌梢蛇30g，骨碎补30g，火麻仁（打）30g，郁李仁（打）15g，桃仁（打）12g，松子仁（打）30g。5剂，1剂2天，1天3次，饭后服用。草类药不行换用虫兽类药。1剂见效。（《名中医鄢荣光医理医案》）

案4 朱小南治疗血枯肠燥证案

于某，已婚。1959年10月就诊。

近生第一胎，流血较多，头眩目花，面色萎黄。分娩后数日间，饮食如常而大便不爽，排出困难，最近3日未更。舌质淡而有薄苔，脉象细涩。恶露不多，色较淡，腹部并无膨胀感。

证属血枯肠燥。治拟养血润肠。

［处方］油当归9g，炒黑芝麻12g，柏子仁9g，制香附6g，炒枳壳4.5g，焦白术6g，甜苁蓉9g，全瓜蒌9g，云茯苓9g，陈皮6g。

服后大便得以润下。（《当代中医名家医案精华》）

第四节 逐水剂

舟车丸

《太平圣惠方》

【组成】黑丑头末，四两（120g） 甘遂面裹煮 芫花 大戟俱醋炒，各一两（各30g），大黄二两（60g） 青皮 陈皮 木香 槟榔各五钱（各15g） 轻粉一钱（3g）

【用法】上为末，水糊丸如小豆大，空心温水下，初服五丸，日三服，以快利为度（现代用法：水糊为丸，空心温水服）。

【功用】行气逐水。

【主治】水热内蕴，气机阻滞证。水肿水胀，口渴，气粗，腹坚，大小便秘，脉沉数有力。

【方论选录】

明·吴崑：通可以去塞，牵牛、大黄、甘遂、芫花、大戟，皆通剂之厉者也；辛可以

行滞，陈皮、青皮、木香，皆行滞之要药也。此方能下十二经之水，下咽之后，上下左右无所不至，故曰舟车。(《医方考》)

明·许宏：下利呕逆者，里受邪也。若其人絷絷汗出，发作有时者，又不恶寒，此表邪已解，但里未和；若心下痞硬满，引胁下痛，干呕短气者，非为结胸，乃伏饮所结于里也；若无表证，亦必烈之剂泄之乃已。故用芫花为君，破饮逐水；以甘遂、大戟为臣；佐之以大枣，以益脾而胜水，为使。经曰：以辛散之者，芫花之辛，散其伏饮；苦以泄之者，以甘遂、大戟之苦，以泄其水；甘以缓之者，以大枣之甘，益脾而缓其中也。(《金镜内台方议》)

清·汪讱庵：此足太阳药也。牵牛、大黄、大戟、芫花、甘遂，皆行水之厉剂也，能通行十二经之水。然肿属于脾，胀属于肝，水之不行，由于脾之不运；脾之不运，由于木盛而来侮之，是以不能防水而洋溢也。青皮、木香疏肝泄肺而健脾，与陈皮均为导气燥湿之品，使气行则水行，脾运则肿消也。轻粉无窍不入，能祛积痰，故少加之。然非实证，不可轻投。(《医方集解》)

清·吴谦：葶苈大枣汤、苏葶定喘丸、舟车神祐丸，三方皆治肿胀之剂。然葶苈大枣汤治水停胸中，肺满喘急不得卧，皮肤浮肿，中满不急者，故独用葶苈之苦先泻肺中之水气，佐大枣，恐苦甚伤胃也。苏葶定喘丸，即前方加苏子以降气，气降则水降，气降则输水之上源，水降则开水之下流也。舟车神祐丸治水停诸里，上攻喘咳难卧，下蓄小便不利，外薄作肿，中停胀急者，故备举甘遂、大戟、芫花、牵牛、大黄，直攻水之巢穴，使从大小二便而出，佐青皮、陈皮、木香以行气，使气行则水行，肿胀两消。其尤峻厉之处，又在少加轻粉，使诸攻水行气之药迅烈莫当，无微不入，无窍不达，用之若当，攻效神奇，百发百中。然非形实或邪盛者，不可轻投。苟徒利其有劫病之能，消而旋肿，用者慎之。(《医宗金鉴·删补名医方论》)

清·徐大椿：水结热壅，三焦闭结，故腹胀溺塞、大便不通，与单腹膨胀不同。牵牛导水结，大黄通热闭，大戟去脏腑之水，甘遂去经络之水，芫花泻肠胃之水，青皮破结滞之气，槟榔导滞逆之气，陈皮调脾胃之气，木香醒中气，轻粉透经络。夹虫加芜荑以杀虫化积也。此消积下水峻剂，为病实气壮之专方。(《医略六书·杂病证治》)

清·张秉成：此方用牵牛泻气分，大黄泻血分，协同大戟、甘遂、芫花三味大剂攻水者，水陆并行；再以青皮、陈皮、木香通理诸气，为之先导；而以轻粉之无窍不入者助之，故无坚不破，无水不行，宜乎有舟车之名。然非形气俱实者，不可轻投。(《成方便读》)

近·谢观：此治水肿之主方也，故备举甘遂、大戟、芫花、牵牛、大黄，直攻水之巢穴，使从大小二便而去，佐青皮、陈皮、木香以行气，使气行则水行，可以肿胀两消，其尤峻厉之处，则在少加轻粉，使诸攻水行气之药，迅烈莫当，无微不入，无窍不达，用之若当，功效神奇，百发百中，然非形实或邪盛者，不可轻试。(《中国医学大辞典》)

今·湖北中医药大学方剂教研室：舟车丸是从大陷胸汤、十枣汤发展而成。方中大戟、芫花、甘遂皆行水之峻剂。又加黑丑、大黄则行水之力更猛。然水湿内停，则气机升降受阻，故又在方中加入青皮、陈皮、槟榔、木香导气燥湿，俾气行则水行。再少佐轻粉劫痰逐水。诸药合用，共成行气破泄，峻下逐水之方。以治水肿水胀，形气俱实者。

又，本方为毒厉之剂，须注意用量，不宜久服，以免中毒。正虚与孕妇忌用。在服此丸肿退后，当补益脾胃以善后。(《古今名方发微》)

【验案选录】

案1　章次公治疗水肿案

朱男，肿之情态，当然属于肝脏。何以有此肝脏病？原因非慢性痢疾，则非肝脓肿。尿中既无蛋白，则刺激性利尿剂无所顾虑。

[处方] 商陆9g，海南片9g，冬葵子9g，黑白丑各9g，荜澄茄9g，石韦9g，大戟末9g，葶苈子9g，桑白皮12g，怀牛膝18g。

3次服完。

二诊：以经验言，肾脏病尿有蛋白者，目胞必肿；心脏之肿，两脉多沉。

[处方] 舟车丸9g(分3次吞)，黑白丑各9g，木防己12g，海南片9g，商陆9g，茵陈12g，猪苓9g，荜澄茄9g，粉丹皮9g，桃仁泥12g。

三诊：迭进猛下，体力已感不支，故予温脾法。

[处方] 炮附片9g，潞党参9g，干蟾皮9g，生黄芪12g，益智仁9g，云苓12g，肉豆蔻9g，补骨脂9g，炙甘草4.5g，淡姜皮3g，肉桂末18g(分3次吞)。

四诊：蟾皮多能作呕，刺激力强故也。此方非攻非补，和胃而有利尿之意。

[处方] 云苓15g，泽泻9g，生白术9g，怀山药9g，猪苓9g，冬瓜子皮各9g，杏苡仁各15g，潞党参9g，炙甘草2.4g，谷麦芽各9g。

五诊：和胃中复加攻剂，以免中土疲惫。

[处方] 怀山药9g，生白术12g，扁豆衣12g，云苓15g，潞党参12g，炙甘草4.5g，谷麦芽各9g，生熟米仁各12g，舟车丸6g(分2次吞，药汁送服)。(《章次公经典医案赏析》)

案2　刘弼臣治疗水肿案

张某，女，10岁。初诊日期：1962年7月18日。

浮肿已经1个月，曾经某医院诊为肾炎，多方治疗不效。刻下肿势较前增重，腰部以下尤为明显，晚间更甚，以手按之，形成凹窠，腹部胀满，小便不利，稍一活动，气息喘粗，苔色白腻，脉象沉滑。

此为湿浊凝聚，困于脾土，脾阳不运，泛滥肌表，脾为太阴，湿为阴邪，故肿势半身以下为甚，治当温运分消，五苓散合五皮饮加味。

[处方] 肉桂3g，带皮苓10g，猪苓10g，泽泻6g，炒白术10g，大腹皮10g，陈皮

6g，五加皮 10g，炒川椒目 2g，陈葫芦瓢 30g，炒川朴 2g，姜皮 3g。

二诊：叠进 6 剂五苓五皮饮，小便较利，肿势消退不够明显，大腹仍然胀满，腿肿尤甚，大便 3 日未行，呼吸气逆，不能平卧，苔色由白转黄，脉象沉实有力，此为湿郁滞阻，三焦决渎无权，治当逐水荡涤，舟车丸合疏凿饮子加减。

[处方] 二丑末（分冲）5g，生锦纹（后下）10g，槟榔 6g，商陆 15g，赤小豆 10g，川椒目 3g，带皮苓 10g，大腹皮 10g，泽泻 6g，姜皮 3g，老木香（后下）3g。

三诊：药后大便通利 5 次，所下皆水，腹满大松，肿胀显消，睡能平卧，纳谷较甘，苔黄已退，脉象沉缓，湿水渐退，仍防复起，治当健脾燥湿，佐以逐水，接效乃佳。

[处方] 党参 10g，怀山药 10g，炒白术 10g，炒苍术 3g，炒川朴 3g，带皮苓 10g，槟榔 6g，大腹皮 10g，青陈皮各 5g，商陆 15g，姜皮 3g，舟车丸（包煎）6g。（《刘弼臣中医儿科医案百例》）

案 3　张聿青治疗水肿案

朱幼。遍体虚浮，肿满窒塞，小溲不利，气逆喘促。脉沉，苔黄质腻。此脾虚而湿热泛滥莫制。将至喘脱。

大腹皮二钱，广陈皮一钱，赤小豆三钱，细木通一钱，羌活一钱，制川朴一钱，川椒目七分，云茯苓皮三钱，建泽泻二钱，舟车丸三钱，开水先服。

二诊肿势虽减，腹仍胀满，腿股晶澈溃烂，胃呆厌食。湿热充斥，尚在险途。

大腹皮三钱，汉防己酒炒三钱，生薏仁五钱，川通草一钱，广皮一钱，黑山栀三钱，连皮苓五钱，滑石块四钱，光杏仁三钱，枇杷叶四片。

师云：溃烂不致伤命，险在腹胀厌食。炒冬瓜泥可服。水果甜物忌。盐大忌，以秋石代之。

三诊浮肿已退，而湿热下趋，两足糜烂。急延疡科商治。

西茵陈，赤白苓，泽泻，生薏仁，车前子，粉当归，台白术，制半夏，广皮，木猪苓。（《张聿青医案》）

案 4　陈友芝治疗肝癌腹水案

患者施某某，男性，54 岁，杭州饮食服务公司职工。初诊日期：2004 年 2 月 23 日。

患者发现肝癌 5 个月，当时癌块约 8cm × 8cm 大小，入住浙一医院（住院号为 391375），行 TACE 术治疗 10 次。2004 年 2 月彩超检查报告为腹腔内大范围液性暗区，腹水大量。经用呋塞米、氢氯噻嗪无效，腹胀痞满日见加剧，举家惊恐万分，束手无策，经亲戚介绍恳切相求，前往医院探视救治。

症见：腹大坚满，脘腹撑急，腹壁脉络怒张，下肢浮肿，夜半发热，大便秘结，小便赤涩，饮水难下，舌红苔黄，脉沉实。

[分析] 患者肝癌，肝气疏泄失达，水道阻塞不畅，脾为湿困，湿邪入里，郁久化火，火毒耗阴，故见前诸症。腹水因肝癌合并肝硬化与门静脉高压、门静脉或肝静脉癌栓所致，出现顽固性腹水；下肢浮肿、腹水亦与下腔静脉癌栓形成有关；入夜发热可由肿瘤

坏死或肿瘤代谢产物引起。肝癌晚期腹水属于中医积聚、癥瘕、鼓胀这类疾病范畴。患者便秘尿涩、腹胀痞满、发热、脉沉，属阳明腑实证，“痞、满、燥、实”基本相符。《素问·阴阳应象大论》曰：“其实者，散而泻之。”泻者下也，以治里实，泻下具有通导大便、排除肠胃积滞、荡涤实热、攻逐水饮寒结等作用。患者本虚标实，实者泻之，急下存阴，得效即止，慎勿过剂，以图延长寿命改善症状，容后攻补相兼，方能继续生存。

［辨证］癥瘕积聚，湿热蕴结，水饮内停。

［治法］攻下逐水，清热化浊。

［处方］大承气汤合舟车丸化裁。枳实 10g，泽泻 12g，茯苓 12g，一参一仙 6g，大腹皮 10g，茵陈 30g，车前子（包）30g，萹蓄 12g，川朴 10g，生大黄（后下）10g，黑白丑 6g，瞿麦 12g。3 剂。

［外用］自制甘麝膏 2 料。取 1 料烘热，外敷神阙穴，覆以保鲜膜，胶布固定，12 小时后揭去。若二便通畅则停敷。

二诊：2004 年 3 月 12 日患者来到医馆报喜：“服用汤剂及外敷当日，小便急骤增加，量多滚滚而下，大便通畅，色深臭秽，腹水消退，脘腹胀痞渐除，一天比一天感觉轻松，胃口好，体温正常。3 月 1 日 B 超复查报告示腹腔内未见积液。现已经出院，再继续服用中药，准备去上班，反正我上班不劳累的。”体检可触及右胁下一横指处质硬肿块，舌红苔黄腻，脉弦。

［分析］患者初诊时症见腹大坚满、水谷不下等临床表现，其症以水饮内停为主，如今内停之水饮已祛，其症以瘕积为主，本着“缓则治本”的治则，施以消瘕破积、软坚散结之法。

［处方］二参一仙汤合化积丸加减化裁。

半枝莲 30g，蛇舌草 30g，藿香 12g，炒三仙各 12g，杭白芍 12g，当归 12g，炙鳖甲（先下）12g，炮山甲（先下）12g，莪术 12g，茵陈 30g，藤梨根 30g，炒天虫 12g，金钱白花蛇 1 枚，二参一仙 15g。14 剂。

［方解］方中以二参为首扶固正气，祛邪外出；藿香芳香利湿化浊；茵陈、半枝莲、蛇舌草清热排毒；二参、炒三仙增纳助运，乃寓《黄帝内经》的“治肝之病，当先实脾”之意，培土以抑木；同时杭白芍、当归、炙鳖甲、炮山甲、莪术、藤梨根、金钱白花蛇、炒僵蚕配合一仙共奏拔毒破坚，散结消癥，消瘀行血，柔肝养阴之效。

［小结］患者继续中药治疗 7 个月，天天上班不请假，现在面色红润，行走自如，体健如常人。（《陈友芝医案（续集）》）

案 5　廖云龙治疗肝硬化腹水案

黄某，男，肝硬化并大量腹水、门静脉高压、脾巨大。谷丙转氨酶正常，白蛋白降低。方选五苓散合猪苓汤，佐加槟榔、大腹皮、冬瓜仁、玉米须。7 剂水煎服。

复诊：服药后鼓胀水肿无明显改善。乃病重药轻，非峻剂不能收功。

遂予舟车丸合调胃承气汤化裁。

［处方］川椒、商陆、大戟各10g，甘遂（研末另冲）5g，槟榔、黑白丑各15g，生大黄（后下）、厚朴各15g，枳实、三棱、莪术各10g，海藻15g，白术30g，广木香（后下）10g，3剂水煎服。

三诊：服药后大小便俱下，日10余次，腹胀减轻，腹水消退，双下肢微肿。神佳，纳增，舌质淡暗、苔薄白腻，脉沉弦。

辨证属湿热蕴结下焦，然虑攻伐太过。遵前方减大戟、甘遂，佐增理气活血利湿之味。

继服4剂。再诊转以健脾益气、活血消癥之品，调理2个月，病人已能下田劳动。1995年10月CT示：肝胆未见异常，脾巨大，属巨脾症。仍予健脾消症，改丸剂缓图，配合疏肝Ⅰ号散治疗乙肝。近期随访，病人病情稳定，恢复劳动能力。（《肝胆病证妙谛》）

案6　孟德玉治疗扩张型心肌病案

刘某，男性，34岁，农民。2004年10月6日初诊。

诉水肿、心慌、喘息不能平卧1个月。BP 110/90mmHg；半卧位，面色浮肿，苍白、发绀；心率110次/分、律齐，心界向两侧扩大，二尖瓣及三尖瓣区可闻及3~6级收缩期杂音；腹平软，无压痛，腹部叩诊少量移动性浊音；双下肢中度水肿；舌淡边有齿痕，苔白滑，脉沉细。胸片提示普大心，右侧胸腔少量积液；B超示右侧胸水肩胛角线第9~11肋间，最深约3cm；超声心动图示扩张型心肌病，左室扩大明显，二尖瓣中等反流信号，三尖瓣轻度反流信号。入院后即给予毛花苷C、呋塞米静推以强心利尿，病情好转后改用每日口服地高辛0.5mg，呋塞米片40mg，每日3次。随后心率控制在90次/分左右，尿量在1500ml左右，但水肿无进一步减轻，遂停用呋塞米，以舟车丸加味治疗。

［处方］大黄60g，甘遂、大戟、芫花、青皮、陈皮、桂枝、红参、麦冬、制附片、槟榔各30g，牵牛子120g，木香（后下）15g，按此比例做成水丸，每次服6粒，每日3次。

3天后，心率85次/分，尿量稍增，大便日1次；改服中药丸每次8粒，每日3次，小便量进一步增多，大便日2次，减地高辛为每日0.125mg。

10天后水肿渐退，心率80次/分，停服地高辛。

1个月后水肿基本消失，B超提示未见胸腹水。心率88次/分、律齐，杂音基本同前。随访半年，水肿未见复发，病情稳定，嘱继续服用上方，巩固疗效。（《中国中医急症》2006年第4期）

十　枣　汤

《伤寒论》

【组成】芫花熬　甘遂　大戟各等分

【用法】三味等分，各别捣为散。以水一升半，先煮大枣肥者十枚，取八合去滓，内药末。强人服一钱匕（2g），羸人服半钱（1g），温服之，平旦服。若下后病不除者，明日更服，加半钱。得快下利后，糜粥自养（现代用法：三药研细末，或装入胶囊，每服0.5~1g，每日1次，以大枣10枚煎汤送服，清晨空腹服，得快下利后，糜粥自养）。

【功用】攻逐水饮。

【主治】

1. 悬饮。咳唾胸胁引痛，心下痞硬，干呕短气，头痛目眩，或胸背掣痛不得息，舌苔滑，脉沉弦。

2. 水肿，一身悉肿，尤以身半以下为重，腹胀喘满，二便不利，脉沉实。

【方论选录】

明·李时珍：十枣汤驱逐里邪，使水气自大小便而泄，乃《内经》所谓洁净府、去陈莝法也……芫花、大戟、甘遂之性，逐水泄湿，能直达水饮窠囊隐僻之处，但可徐徐用之，取效甚捷，不可过剂，泄人真元也。陈言《三因方》，以十枣汤药为末，用枣肉和丸，以治水气喘急浮肿之证，盖善变通者也。（《本草纲目》）

清·徐彬：脉沉为有水，故曰悬饮；弦则气结，故痛。主十枣汤者，甘遂性苦寒，能泻经遂水湿，而性更迅速直达；大戟性苦辛寒，能泻脏腑之水湿，而为控涎之主；芫花性苦温，能破水饮窠囊，故曰：破癖须用芫花；合大枣用者，大戟得枣即不损脾也。盖悬饮原为骤得之证，故攻之不嫌峻而骤，若稍缓而为水气喘息浮肿。（《金匮要略论注》）

清·柯琴：仲景利水方，种种不同，此最峻者也。凡水气为患，或喘，或咳，或悸，或噎，或吐，或利，或无汗，病在一处而止；此则外走皮毛而汗出，上走咽喉而呕逆，下走肠胃而下利，水邪之泛滥于外者，浩浩莫循御矣。且头痛短气，心腹胁下皆痞满而硬痛，是水邪尚留结于中，三焦升降之气阻隔而难通矣。表邪已罢，非汗散之法所宜；里邪充斥，又非淡渗之品所能胜，非选利水之所到峻者，以直折之，中气不支，束手待毙耳。甘遂、芫花、大戟三味，皆辛苦气寒而禀性最毒，并举而用之，气味合，相济相须，故可交相去邪之巢穴，决其渎而大下之，一举而水患可平也。然水邪所凑，其元气已虚，而毒药攻邪，必脾胃反弱，使无健脾调胃之品为主宰，邪气尽而大命亦随之矣。故选十枣之大而肥者以君之，一以培脾土之虚，一以制水气之横，一以解诸药之毒，得一物而三善备，既不使邪气之盛而不制，又不使元气之虚而不支，此仲景立法尽善也。昧者惑于甘能中满之说而不敢用，岂知承制之理乎？张子和窃此意而制浚川、禹功、神祐等方，以治水肿、痰饮之病，而不知君补剂以培本，但知任毒药以攻邪，所以善其后者鲜矣！（《古今名医方论》）

清·汪昂：芫花、大戟，性辛苦以逐水饮；甘遂苦寒，能直达水气所结之处，以攻决为用；三药过峻，故用大枣之甘以缓之，益土所以胜水，使邪从二便而出也。（《医方集解》）

清·钱潢：夫芫花辛温而有小毒，能治水饮痰癖胁下痛；大戟苦寒而有小毒，能泄脏腑之水湿；甘遂苦寒有毒，而能行经隧之水湿。盖因三者性未驯良，气质峻悍，用之可泄

真气，故以大枣之甘和滞缓，以柔其性气，裹其锋芒。（《伤寒溯源集》）

清·王子接：攻饮汤剂，每以大枣缓甘遂、大戟之性者，欲其循行经隧，不欲其竟走肠胃也，故不名其方而名法，曰十枣汤。芫花之辛，轻清入肺，直从至高之分去菀陈，以甘遂、大戟之苦，佐大枣甘而泄者缓攻之，则从心及胁之饮，皆从二便出矣。（《绛雪园古方选注》）

清·杨栗山：此汤与大陷胸汤相仿。伤寒种种下法，咸为胃实而设，今证在胸胁而不在胃，则荡涤肠胃之药，无所取矣，故用芫花之辛以逐饮，甘遂、大戟之苦以泄水并赖大枣之甘以运脾而助诸药，祛水饮于胸胁之间，乃下剂中之变法也。（《伤寒温疫条辨》）

今·陆渊雷：芫花、大戟，亦是全身性逐水药，峻烈亚于甘遂，而芫花兼主喘咳咽肿。大枣之用，旧注皆以为培土健脾，唯吉益氏云：主治挛引强急，旁治咳嗽。今验十枣汤证，其腹必挛，则吉益之说是也。（《伤寒论今释》）

【验案选录】

案1　邢锡波治疗腹胀证案

黄某某，女，33岁，干部。

[病史]产后1个月，因生气感觉上腹部不适，食欲不振，身倦不欲起床，逐渐感觉腹胀，小便减少，两下肢浮肿。体温37.2℃，皮肤有轻度黄疸，腹部膨隆，肝脾未触及，有明显移动性浊音，两下肢有指凹性水肿，右胸下部呈浊音，呼吸音消失。胸透可见胸腔积液。脉弦滑，舌质红苔薄白。

因患者腹胀难忍，脉弦滑，运用急则治标之法，不顾产后之体质而予以泻水消胀之剂，以十枣汤治之。

证属水邪凝结。治宜逐水消痞。

[处方]芫花、甘遂、大戟各等份，大枣10枚（共8g）。内服。

服药后水泻1500ml，小便亦逐渐加多，腹胀渐消，食欲好转，体力略增。隔3日再服1次，量同前，共服3次，腹水全消，腹围由94cm减至78cm，体重由70kg减至48kg。胸腔积液大量减少，食欲大增，体力如常。（《邢锡波医案集》）

案2　恽铁樵治疗水肿案

朱太太，一月十九日。脉硬，气促鼻煽。肺不行水，水肿见证毕具。法当下，若虚象见，则当补益，但此病难治，例无十全，勉拟重剂，如十枣、大陷胸法。

大戟4.5g，甘遂（研，入煎）0.6g，芫花（炒黄）4.5g，地肤子（炒）3g，甜葶苈（隔纸炒黄）2.1g，陈皮4.5g，归身9g，姜夏4.5g，赤猪苓各9g。

二诊：1月24日。皮下聚水，病势已入危境。前药能受，法当继进。脉象、舌色均见热象，不适即因此，勉拟再攻。

红芽大戟4.5g，苦杏仁12g，甘遂（研打，后下）0.6g，木通2.4g，炒芫花4.5g，地肤子（炒）3g，赤猪苓各9g，大红枣10枚，甜葶苈（隔纸炒黄）2.4g。

此药用黄土二三斤，先煎汤澄清，去滓入药，煎极浓去渣，入大红枣10枚，煎数十百沸，入甘遂末，连枣肉频服。

三诊：1月26日。脉已软，略见虚象。前药碍，难继进。舌色甚绛，培土制水亦在可商之例。拟养血为主。

当归身12g，炙草1.8g，云猪苓各9g，木通2.4g，杏仁9g，炙苏子9g，白芍9g，姜夏4.5g，土炒白术4.5g。

四诊：2月5日。腹已软，肿亦渐消，尚余十之一二，舌剥，溲多。病有转机，最好者气已不急。唯脉尚嫌硬，此层未可乐观。拟大剂真武以善其后。

制附块6g，淡吴萸3g，云茯苓18g，姜半夏6g，杏仁12g，苡仁12g，焦白术6g，灶心土（先煎）60g。

五诊：2月9日。肿退未净除，尚余十之一二，虚甚再攻已不能胜，而病根尚在。丸尚须继服，一面补益，肿退净尽，丸乃可除。

制附块3g，吴萸1.8g，当归身9g，云猪苓各9g，潞党参3g（土炒），大生地（土炒）9g，焦白术（土炒）3g，海南子（切）2.1g，杏仁12g，炒枣仁9g，姜半夏4.5g。

六诊：2月20日。虚甚，亦热甚，肿退净，脉微软。丸须继服，转是辛温，不能继进，为难。

焦白术（土炒）6g，当归身9g，陈皮4.5g，槟榔（切）2.4g，杏仁9g，远志（炙，去骨）2.1g，姜半夏4.5g。

七诊：2月25日。病已退，虚甚。非补不可，拟生料归脾丸。

潞党参4.5g，焦白术4.5g，炙草2.4g，木香1.8g，龙眼肉10粒，云茯苓9g，姜半夏4.5g，陈皮4.5g，炙黄芪6g，远志（炙，去骨）1.2g。

八诊：3月4日。水肿已除而虚甚，腹部常气胀，脉不甚调，较病时软多。此病惧其再作，拟交感丸主之。

九制香附9g，抱茯神9g，焦白术3g，陈皮3g，姜半夏4.5g，防己9g，炒车前子9g。

九诊：3月15日。左手脉甚洪大，右手已软，舌结苔不化，且不松，是虚证。所以多动则气促心跳，脚暮肿早退，其吃紧处在宿积不除，饮食不能营养，又且高年，此虚猝不易复。

炙绵芪15g，姜半夏6g，炙甘草1.5g，制附片1.8g，蒸於术6g，云苓15g，炒生地12g，吴萸1.2g，龙眼肉10粒，陈皮4.5g。

十诊：3月26日。脉乍按之似较好，细循之仍硬。肿胀虽退，行且再发，再发即不救。唇边牵动，是内风，乃因虚而生。又有胃病，高年得此，其何以堪。

当归身9g，橘叶9g，天麻9g，姜半夏4.5g，土炒白术4.5g，茅根（去心）15g，秦艽4.5g，参须（另煎冲）3g。

十一诊：4月1日。脉任按，咳甚，腹胀复发，舌根苔黄厚，胃病、肝病、肺亦病。肿胀本大症，复发则较虚而较重，益以高年，正虚邪实，脏气皆坏，此无能为役也。

象贝9g，橘红4.5g，当归身9g，天麻9g，苏子（炙）9g，杏仁9g，桑叶（炙）9g，槟榔（切）3g，秦艽4.5g，制香附9g。

十二诊：4月23日。脉缓和，舌苔亦化，病至此可谓完全告痊。妙在内风完全不动，诚幸事也。

当归身9g，法半夏4.5g，杏仁9g，天麻（煨）9g，生地（炒）9g，佛手4.5g，枸杞9g，秦艽4.5g，制香附9g，龟龄集（冲）0.6g。(《恽铁樵医案》)

案3　印会河治疗悬饮证案

患者汪姓妇人，年30余，农民，江苏省靖江县法喜乡人。

素有胃寒吐水之证，怀孕6、7个月，突患胸次室痛，屡治不愈。经小产后，病势更甚，脘腹部膨隆如覆盆状，从胸至腹硬满而痛，手不可触近，不能眠睡者已五六日。察之，病人神气虽疲，但脉殊弦劲，大便不通，已近旬日，小便亦极少，舌白苔腻，面带赤色，口渴拒饮，强饮之亦必倾囊吐出乃安。笔者乃根据仲景治“悬饮内痛”及“心下痞硬满，引胁下痛，干呕短气”用十枣汤法治之，方用煨大戟、煨甘遂、芫花熬各3g，共研末，以大枣肥者20枚去皮核，包裹药末，分3次吞服，日服1次。得药后狂泻二三次，寻即痊瘉。(《现代医案选（第一集）》)

案4　赵守真治疗痰饮胸痛证案

罗妇冬英，原有胸痛宿疾，一年数发，发则呼号不绝，惨不忍闻。今秋发尤剧，几不欲生。服瓜蒌薤白枳实厚朴半夏汤及木防己汤多剂皆不效。按脉弦滑，胸胃走痛，手不可近，吐后则稍减，已而复作，口不渴，小便少。但痛止则能食，肠胃殊无病。证似大陷胸而实非，乃系痰饮之属。明是水饮结胸作痛，拟十枣汤主治。

[处方] 甘遂、大戟、芫花各1.5g研末，用大枣10枚煎汤1次冲服。

无何，肠鸣下迫，大泻数次，尽属痰水，痛遂止，续以六君子汤调理。(《古方医案选编》)

案5　曹颖甫治疗饮结胁下证案

张任夫，水气凌心则悸，积于胁下则胁下痛，冒于上膈，则胸中胀，脉来双弦，证属饮家，兼之干呕短气，共为十枣汤证无疑。

[处方] 芫花、制甘遂、大戟各1.5g研细末，分作2服，先使黑枣10枚煎烂，去渣，入药末，略煎和服。(《古方医案选编》)

控涎丹（又名子龙丸、妙应丸）

《三因极一病证方论》

【组成】甘遂去心　大戟去皮　白芥子各等份

【用法】上为末，煮糊丸如梧子大，晒干，食后临卧，淡姜汤或熟水下五七丸至十丸（2~3g）。如痰猛气实，加数丸不妨（现代用法：为末糊丸，临卧姜汤服五至十丸）。

【功用】祛痰逐饮。

【主治】治痰涎伏在胸膈上下，或忽然胸背、手脚、颈项、腰胯隐痛不可忍，筋骨牵引钓痛，走易不定，或令头痛不可举，或神志昏倦多睡，或饮食无味，痰唾稠黏，夜间喉中痰鸣，多流涎唾，手脚重，腿冷痹等。

【方论选录】

明·吴崑：痰涎在心膈上下，使人胸背、手足、颈项、腰膝引痛，手足冷痹，气脉不通者，此方主之。甘遂直达涎结之处，大戟能攻胸胁之涎，芥子能散支痛之饮，此攻痰之厉剂也。又曰：惊痰加朱砂；痛者加全蝎；酒痰加雄黄、全蝎；惊气成块者加穿山甲、鳖甲、玄胡索、蓬莪术；臂痛加木鳖霜、桂心；痰热加盆硝；寒痰加丁香、胡椒、肉桂。因其病证而药加焉，兵政之便宜也。（《医方考》）

明·李时珍：痰涎之为物，随气升降，无处不到。入于心则迷窍，而成癫痫、妄言妄见；入于肺则塞窍，而成咳唾稠黏、喘急背冷；入于肝则留伏蓄聚，而成胁痛干呕、寒热往来；入于经络，则麻痹疼痛；入于筋骨，则颈项、胸背、腰胁、手足牵引隐痛。陈无择《三因方》并以控涎丹主之，殊有奇效。此乃治痰之本。痰之本，水也，湿也，得气与火则凝滞而为痰、为饮、为涎、为涕、为癖。大戟能泄脏腑之水湿，甘遂能行经隧之水湿，白芥子能散皮里膜外之痰气，唯善用者，能收奇功也。（《本草纲目·草部》）

清·张石顽：甘遂直达涎结之处，大戟能攻胸胁之涎，白芥子能破支结之饮。此攻痰涎之峻剂也。凡形盛色苍，气壮脉实人有上证，但服此药数剂，其痛如失，后以六君子调补。若气虚㿠白，大便不实，小便清利者误服，不旋踵而告变矣。（《张氏医通》）

清·王晋三：控，引也；涎，读作羡，湎涎也，水流貌，引三焦之水湎涎流出于水道也。白芥子色白入肺而达上焦，甘遂色黄入脾而行中焦，大戟色黑入肾而走下焦。故白芥子走皮里膜外之水饮，甘遂决经隧之水饮，大戟逐脏腑之水饮。三者引经各异，湎涎于水道则同，故复之为方，当审证采用可也。（《绛雪园古方选注》）

清·徐大椿：饮溢中焦，流恋两胁，故胁腹胀满疼痛不已焉。白芥子散胁下之饮，紫大戟泻脏腑之饮，白甘遂以泻经络之饮，粥丸而下，使流饮消散，则中气调和而经络脏腑无不肃清焉，何胁腹疼胀之患？此搜流饮之剂，为饮溢疼胀连胁之专方。（《医略六书·杂病证治》）

近代·张山雷：此攻逐痰涎之峻剂。古书主治……是即痰塞中州，气逆上壅，神经不用之证……古人立法，不治其肢节之痹痛，而专逐其痰涎，剿破巢穴，去其凭依，则机关自利，正是手眼独高处，与指迷茯苓丸，用意同而用药更猛，常随其缓急轻重而择用之。（《中风斠诠》）

【验案选录】

案1 吴考槃治疗悬饮案

杜某，男，42岁。

[主诉及病史]咳嗽多痰，咳引胁痛，舌腻纳减，多医不愈。

[诊查、辨证]脉息微弦，病属悬饮。

[处方]净麻黄5g，洗半夏9g，细辛6g，五味子6g，橘红6g，甘遂5g，白芥子9g，紫菀9g，炙冬花9g。3剂。

二诊：据述初服药大便一度溏泄，胁痛旋停，舌腻亦化，咳嗽亦微，治宜控涎丹加减。

[处方]控涎丹去甘遂，加鲜生姜6g，红枣4枚。3剂。

按：悬饮非攻不去。用药如用兵，故仿兵家易帅之法，方以治咳之射干麻黄汤去射干而易控涎丹之甘遂、白芥子攻逐之；加橘红者，增其化痰利气力也。不用姜枣者，攻邪宜急也。再诊胁痛已停，则甘遂无用武之地，故去之，而仍用姜枣以和之。(《中国现代名中医医案精粹》)

案2 盛循卿治疗悬饮案

蔡某，男，21岁。初诊：1973年8月20日。

[主诉及病史]身热2个月余，咳嗽气急，动则心悸，胸闷、胸痛连胁，苔薄腻，脉弦沉细。

[检查]体温38.5℃；白细胞17.1×10^9/L，中性粒细胞0.86，淋巴细胞0.14；胸片显示：右侧渗出性胸膜炎。曾予抗结核、抗菌及中药养阴润肺类药物治疗1周。因病势日重，而承邀会诊。

[辨证]证属痰饮，为水邪上凌心肺。

[处方]治拟葶苈大枣汤合控涎丹加减。葶苈子10g，黑白丑各9g，桑白皮10g，南北沙参各12g，麦冬12g，炙百部10g，炙草4.5g，冬瓜子皮各12g，红枣15g，控涎丹（吞）1.5g。

二诊：服前方药3剂，咳嗽气急，胸闷心悸均好转。

[检查]体温37.5℃；白细胞7.1×10^9/L，中性粒细胞0.73，淋巴细胞0.24，大单核细胞1%，嗜酸性粒细胞2%。再拟原方，控涎丹改日服2次，每次1.5g。

三诊：又服上方药4剂，身热除，纳食增，咳嗽痰白难咯。苔薄白，脉细。原方去桑白皮，加炙紫菀9g，瓜蒌皮12g。控涎丹改日服3次，每次1.5g。

四诊：连服前方药4剂，气急、心悸消失，咳嗽胸痛大减，痰浊转少。拟前方去麦冬，加茯苓皮12g。

五诊：上方药服2周，咳嗽、胸痛除，饮食正常，唯大便转溏，日行2次。治拟益气扶脾。

[处方] 炙黄芪 12g，炒党参 12g，茯苓 12g，焦冬术 9g，炙甘草 4.5g，陈皮 4.5g，车前子（包）9g，炒薏苡仁 12g，红枣 15g。

服本方药半月后，大便恢复正常。X 线复查示：右侧胸膜炎症消失，横膈清晰，肋膈角锐利。痊愈出院。(《中国现代名中医医案精粹》)

案 3　杨志一治疗晚期血吸虫病案

某血防站晚期血吸虫病患者姜某某，女性，27 岁。

入院时，面色黯黄消瘦，腹部膨胀，青筋暴露，喘满不得卧，背平腰肿，下肢亦浮肿，舌白润，脉象沉细，腰围 110.5cm，体重 60kg。

初由当地医师采用《三因》控涎丹治疗，每日 3 次，每次 3g，食前服，禁盐，药后腹泻胀减，连服 19 天，腹围减至 74.5cm，体重 36kg，肝未扪及，脾大 15cm。

半月后再住院检查，患者行动如常，营养状况好转，腹围 79cm，体重 39kg，脾大如前，质硬，月经停止已 1 年之久，根据《金匮要略》“妇人经水闭不利，脏坚癖不止，中有干血，下白物”的记载，和该患者证候相同，则内有干血可知，若干血不去，痞块稽留，则腹水仍有复发之虞，遂建议以化瘀消痞为主，采用大黄䗪虫丸，每日 2 次，每次 1 丸，疗程 1 个月，并继续禁盐。

患者服药经过良好，无何反应，半年后复查，精神渐佳，体力增加，痞块见软缩，腹水并无反复现象。(《杨志一医论医案集》)

案 4　朱良春治疗胸膜炎案

李某，女性，51 岁。1955 年 5 月 11 日初诊，病历号：47416。

[病历摘要] 1 月底始觉恶寒发热，头痛肢楚继则咳呛痰黏，两肋引痛，延医服药效果不著，截至 5 月上旬，咳逆增剧，呼吸不利，不能右侧卧，来本院门诊治疗，检查体温 37.8℃，脉 104 次 / 分，脉象沉弦而数，舌苔满布白腻，听诊左肺呼吸音消失，叩诊自第 4 肋下呈浊音，右肺呼吸音粗糙，并有湿啰音，诊断为湿性胸膜炎。

第 1 日予子龙丸 2.2g，同量 3 包，每晨餐后服 1 包，并予祛痰镇咳利湿汤剂。

第 3 日来诊，主诉服丸药后，畅泻 6 次，纯为稀水，气促较平，已能右侧卧，听诊左肺呼吸音在上中部已能闻及，叩诊浊音界下移，续予子龙丸 2.5g，给同量 2 包，嘱间日服 1 包。服后并未泻下，咳逆全平，肋痛逐渐轻减。续以肃肺、祛痰、通络、蠲饮之剂，调理 10 余日而愈。(《朱良春医集》)

案 5　郭宗正治疗风湿顽痹证案

耿某某，女，43 岁。2000 年 5 月 17 日初诊。

两腿酸困发痒，寒冷疼痛 15 年，近 1 年来加重。不能稍有站立，一站立就感发困、发痒难受，畏寒怕冷，冷亦移动不定，上至两髋下至小腿不定，卧床把两腿垫高稍有缓解。两腿有凹陷样水，有时还觉冷气样下行伴小腿肚出现筋挛如鸡卵大结块，常年大便溏薄，自幼至今不成形，另见有两腿静脉曲张痛 2 年，自觉也逐渐加重疼痛。查舌质绛苔微黄，脉沉滑数。

初痛时，认为在小产后骑车路行遭遇大风，回家即觉两腿有冷气入骨之感，痛就这样开始，以后又因带节育环，身体更觉不适，如此逐年过冬时总是提前防护。

患者素为寒体，脾肾阳虚，加之风寒，脾虚聚湿而为痰，肾水不化为痰，痰涎凝于两胯，阳气不能宣达，发作时两胯疼痛。痰涎随气流动走至小腿引起疼痛，由于寒胜，小腿筋挛结块，痰乃阴柔之邪最难分化，不易消除，故两腿冷痛年深日久缠绵不愈。治之，益气养血，温健脾肾，予搜瘀驱顽痰之剂。

[处方] 黄芪 60g，当归 15g，白芍 20g，桂枝 15g，细辛 5g，通草 10g，巴戟天 30g，鹿角霜 30g，淫羊藿 40g，地龙 50g，土虫 10g，穿山甲 10g，猪牙皂 3g，僵蚕 10g，胆南星 10g，白芥子 10g，制附子 10g，甘草 6g。5 剂。

兼控涎丹：甘遂 10g，大戟 10g，白芥子 20g，共为细末，每日每次 0.6g。

5 月 17 日，药后两腿已不觉发痒，困痛畏寒减轻，肿胀消退。患者感觉疗效显著。舌赤带瘀色，薄黄苔，脉沉数不显滑象。原方加入乳香、没药各 6g，5 剂。

5 月 27 日，病情好转，依上方 5 剂。(《郭宗正医案》)

案 6　董廷瑶治疗风痰阻塞证案

龚某某，男，12 岁。初诊：1963 年 12 月 15 日。

宿哮 10 年，屡发不止，近日复作，痰浊壅塞。胸肋牵痛，息高肩抬，目红齿燥，便秘数日，昨午突发抽搐，但惊定则神尚清，按脉洪大而滑，舌红苔甚垢腻。病根在痰，蒙蔽清窍，引动风木，病情危重。亟拟豁痰攻逐，开窍平惊。

[处方] 炙麻黄 3g，淡竹沥（姜汁 3 滴，冲）30g，鲜石菖蒲 4.5g，细辛 1.5g，炙苏子 9g，白芥子 9g，生、炒莱菔子（研）各 9g，瓜蒌仁 12g，钩藤（后入）9g，橘皮、络各 4.5g，礞石滚痰丸（包）12g。1 剂。

二诊：痰浊壅积，蒙阻清窍，引起抽搐，但无热度。昨进豁痰之品，因未能尽剂，痰喘甚重。神志虽苏，时有昏蒙，脉象弦滑，舌苔腻浊，病因在痰，仍须豁痰开窍。

[处方] 橘红 3g，橘络 4.5g，丝瓜络 9g，竹沥（姜汁 3 滴，冲）30g，桔梗 3g，鲜菖蒲 4.5g，钩藤（后入）9g，象贝母 9g，杏仁 9g，胆星 3g，天麻 6g，瓜蒌皮、仁各 9g，黄郁金 9g，另控涎丹 1.5g 化服。2 剂。

三诊：药后下痰甚多，神志全清，饥而思食，喘咳大减，痰声亦少，唯胸膈仍痛，舌绛而燥，脉象软滑，察证胶痰尚留，津液受耗。兹拟润燥化痰。

[处方] 天花粉 9g，川贝母 4.5g，杏仁 9g，炒莱菔子 9g，黄郁金 9g，橘红、橘络各 4.5g，鲜菖蒲 4.5g，炙苏子 9g，桑白皮 9g，竹茹 6g，全瓜蒌 12g。3 剂。

以后病情日减，调理而安。(《董廷瑶医案》)

第五节　攻补兼施剂

黄龙汤

《伤寒六书》

【组成】大黄（9g）　芒硝（6g）　枳实（9g）　厚朴（9g）　甘草（3g）　人参（9g）　当归（6g）（原著本方无用量）

【用法】水二盏，姜三片，枣二枚，煎之后，再入桔梗一撮，热沸为度（现代用法：水煎服）。

【功用】泻下热结，益气养血。

【主治】阳明腑实，气血不足证。心下硬痛，下利清水，色纯青，或大便秘结，腹痛拒按，身热口渴，谵语神昏，神疲少气，舌苔焦黄，脉虚。

【方论选录】

明·吴又可：证本应下，耽搁失治，或为缓药羁迟，火邪壅闭，耗气搏血，精神殆尽，邪火独存，以致循衣摸床，撮空理线，筋惕肉瞤，肢体振战，目中不了了，皆缘应下失下之咎，邪热一毫未除，元神将脱，补之则邪毒愈盛，攻之则几微之气不胜其攻，攻不可，补不可，补泻不及，两无生理。不得已勉用陶氏黄龙汤。（《瘟疫论》）

清·张石顽：汤取黄龙命名，专攻中央燥土，土既燥竭，虽三承气，萃集一方，不得参、归鼓舞胃气，焉能兴云致雨。或者以因虚用参，殊不知参在群行剂中，则迅扫之威愈猛，安理其有补益之力欤。《千金》又以小柴胡易名黄龙汤，意在培土以安风木，殊非此方寓补于泻之意。（《张氏医通》）

清·王旭高：体质气血虚人，而得阳明胃实之症，或因病误治致虚，而燥屎犹未去者，不下则邪气壅实而死，下之又恐正气益虚而即脱。此方攻补兼施，庶几不犯虚虚之祸。曰黄龙者，大黄得人参为佐，则能神其功用，如龙得云助，升腾上下，莫能测其变化也。（《王旭高医书六种·退思集类方歌注》）

清·何秀山：此方为失下证，循衣撮空，神昏肢厥，虚极热盛，不下必死者立法。故用大承气汤急下以存阴，又用参、归、草、枣气血双补以扶正，此为气血两亏，邪正合治之良方。（《重订通俗伤寒论》）

清·雷少逸：此方治热病已成可下之证。医者因其体虚，当下失下，而成撮空理线，

循衣摸床等证，所以用攻补兼施之方，荡其邪而不伤正，补其正而不碍邪，诚稳妥之良方，今医畏用何哉？（《时病论》）

清·杨栗山：此补泻兼施之方也，千金温脾汤中用人参、附子、干姜、甘草各一钱，当归二钱，大黄三钱，芒硝八分，寒温并用，后人罕识其旨，姑录之以见治疗之法不一端也。虚人热结于里，攻之不行，乃肠胃枯涸之故，故陶氏加参、归、地于大承气汤中，以助气血，建背城之功，与小柴胡汤、桂枝新加汤，用人参佐表药，辅正匡邪之义同。（《伤寒温疫条辨》）

清·汪琥：即前三一承气汤中，加人参当归也，以病人气血虚，故加此二味药，方后再加桔梗者，以其能引大黄等药，上至胸中至高之分而成功，此洁古法也。虽然，愚曾细评此方，为不可用之剂，及见今医用之，而病人无一效者，何也？夫人身之中，一阴阳耳，阴阳之分，一气血耳，病热之人，皆阳有余而阴不足，乃知其气必实，其血必虚，所以《病机气宜》中，有当归承气汤方者，用之以补血而益阴也，若加人参，则徒助有余之阳气，而邪热愈盛，故少则无济于病，多则必致杀人。间或有用之而效者，必参少而诸泻药之力也，俗医不晓此义，至有用此汤而人参加至一二两者，此正所云抱薪投火，误人于必死也。或问气虚人，岂无患热病者？余答云：气虚者，阳虚也，阳虚之人，多病中寒，其病伤寒者，皆精血少而水虚，是为阴虚，故不胜伤寒之邪热耳。据上主疗云：谵语发渴身热，胃中燥屎结实。此数者，皆阳有余而阴不足之证。陶氏犹以为气虚而用人参，抑何不明理而自相矛盾欤。（《伤寒论辨证广注》）

今·程门雪：黄龙汤方出陶节庵，即大承气汤加入人参、当归、甘草、桂枝、生姜、大枣。此方乃虚羸病实者，背城借一之药方也。但识其人参与硝黄同用，扶正去邪之理已可，不必呆用原方。年老人用黄龙须去芒硝，不可忽也。（《书种室歌诀二种》）

今·丁学屏：黄龙汤即大小承气汤之变法，邪火热毒蕴结阳明，理应急下存津，因循失治，已成热结旁流，神昏谵语危局，非承气咸寒达下，莫能救其危殆，然正虚邪实，势难单刀直入，或高年气血就衰，恐不胜硝、黄峻利下夺，而犯虚虚之戒。故于承气之中，复入人参、当归、甘草三味，扶持正气，预为防范，诚为扶正达邪之范例焉。先师陈道隆先生，于高年便秘病例，每每人参、大黄同用，盖亦有鉴于此耳。清吴鞠通氏于本方去枳实、厚朴、大枣、桔梗；加麦冬、生地、海参、玄参，名新加黄龙汤。于阴阳俱惫，阴液消亡者，较陶氏原方更为缜密。（《古方今释》）

【验案选录】

案1　张泽生治疗阳虚邪滞证案

姜某，男，47岁。门诊号：515844。初诊：1963年10月26日。

便血年余，五色俱下，肛门坠痛，有灼热感，经治少效，愈发愈剧。刻下形体消瘦，面色无华，杳不思食，腹膨胀大，按之微痛，大便10日未解。脉弦滑而数，舌黄底白垢腻，上盖焦黑。

据此症情，非一般便血痢疾，其病延已久，气血衰惫，阳虚不能化气，湿热浊瘀交阻不化。治从扶正祛邪兼顾，仿黄龙汤加减。

潞党参 9g，全当归 9g，川厚朴 5g，炒枳实 9g，生大黄 9g，熟附片 5g，炒茅术 6g，法半夏 8g，云茯苓 9g，青、陈皮各 5g，全瓜蒌 12g，槟榔 9g。

另：东风片 1 瓶，一日 2 次，每次 1 片。

二诊：10 月 30 日。来人代诉病情，药后大便通，便血减少，腹胀痛不减，腹鸣辘辘，小便艰涩。再从原意增损治之。

潞党参 12g，全当归 9g，川厚朴 5g，炒枳实 9g，生大黄 8g，炙乳、没各 5g，炮山甲 9g，桃仁泥 9g，肉桂心 3g，肥知母 6g，炒黄柏 6g，小茴香 3g，台乌药 5g，茜根炭 8g。

三诊：11 月 2 日。连进扶正通腑之剂，大便畅通，便血已止，小溲艰涩之症亦除，腹痛减轻，唯胀势依然。苔厚腻渐化，诊脉滑数，腰背酸楚，口干欲饮，纳谷转香。症情所示，气阴有来复之势，湿热浊瘀凝滞亦得渐化，再以原意化裁，巩固其效。

北沙参 9g，全当归 9g，上川连 2.4g，姜半夏 9g，上川朴 5g，炒枳实 6g，制大黄 6g，肥知母 8g，川黄柏 6g，上肉桂 2.4g，细木通 5g，车前子 12g，台乌药 6g，白矾 1g（冲）。（《张泽生医案医话集》）

案 2　王锡章治疗里实正虚便秘证案

李某，女，70 岁。初诊：1957 年 7 月 14 日。

大便秘结，反复无常，口渴思饮，腹胀痞满，头眩无力，小便黄热；舌红苔黑无津，右关脉洪数。病因胃热阴虚，肠液久涸，热自内生，产生便秘。宜润肠通幽清胃、攻补兼施法为治。方用增液汤合黄龙汤出入。

[处方] 党参 15g，麦门冬 9g，玄参 12g，生地黄 15g，当归 10g，厚朴 10g，大黄（后下）10g，元明粉（冲服）10g，石斛 12g，石膏（先煎）30g，青皮 10g，火麻仁（炒研）12g，天花粉 12g，桔梗 12g。水煎服，3 剂。

越 3 日，服药后病已减缓，唯便秘未通，腹胀痞满，脉舌依然，病非小恙，宜急图之。仍宗前意化裁，照原方去桔梗、生地黄、麦门冬，加焦三仙各 12g，槟榔、莱菔子各 10g。水煎服，2 剂。

越 4 日，药后中病，大便已下，诸症告愈。半年后随访，病未复发。（《王锡章医案》）

案 3　宋永刚治疗热结便秘案

察某，女，20 岁，形体中等略胖，面色黄暗。2012 年 9 月 27 日初诊。

便秘 3 年余，大便干结难下，每四五日排便 1 次，伴腹胀，口略黏而不苦，舌质红，苔腻偏黄，脉偏弱。纳眠均可。处以大承气汤加味。

生大黄 20g，芒硝（冲）10g，枳实 40g，厚朴 20g，莱菔子 15g。

服药 1 剂，大便畅快，服完 4 剂后，1~2 日排便 1 次，略干，舌苔花剥。

二诊：11 月 1 日。停药后便干依然，仍腹胀，舌苔花剥，脉无变化。改处增液汤加味：玄参30g，生地黄30g，麦冬20g，枳实20g，白芍100g，火麻仁30g。6剂，水煎服，每日1剂。

三诊：11月19日。服上药基本无效，便秘腹胀依旧，舌苔转为黄腻，纳佳。改处黄龙汤：大黄（后下）20g，芒硝（冲）10g，枳实30g，厚朴20g，莱菔子15g，党参20g，桔梗5g，当归10g，干姜5g，大枣5g。4剂，煎服，每日1剂。并嘱患者养成每日定时排便的良好习惯。

2013年1月11日随访，便秘已完全治愈。(《经方临证感悟》)

案4　刘同达治疗胆囊结石合并胆囊炎案

汪某，女，72岁，农民，1999年8月5日初诊。

患者有胆囊结石、胆囊炎病史，反复发作，本次因当日饮白酒（约100ml）后，旋即脘腹剧痛。

诊时症见：腹痛呻吟不已，痛处拒按，四肢厥逆，双手紧握，神疲乏力，二便不通，舌红苔薄黄，脉弦紧，B超提示胆囊结石合并胆囊炎。

证属里热内结，腑气不通。治当通腑泻热兼以扶正祛邪。方用黄龙汤加减。

大黄（后下）10g，芒硝（冲服）10g，枳实6g，厚朴10g，甘草5g，当归10g，太子参30g，大枣3枚。

服上方7剂后，大便畅行2次，腹痛随之递减，守方再进，大黄改用6g（后下），芒硝改用8g（冲服），续进3剂，诸症基本消失。随访1年余，未见复发。

按：胆道系统感染与胆石症，病位主要在肝胆，而胆为“中清之府”，以通降下行为顺。本案证候特点，发病急，来势猛，证情重，加之年高体弱，如不及时采取果断措施，病情随时可能恶化，故急投黄龙汤，以大承气汤为主通里泻热解毒，争取一攻而下，顿挫病势，方中重用太子参，意在扶正敌邪，药后正胜邪退，因而收到转危为安的疗效。(《安徽中医临床杂志》2001年4期)

案5　刘同达治疗气管扩张症案

徐某，女，48岁，农民。1999年4月14日初诊。

患者4天前曾因支气管扩张大出血在本院住院治疗2天，血止后出院。今日再度咯血复来我院中医门诊求治。

诊时症见：咯血盈口，色鲜红挟有少量泡沫状痰，面红目赤头晕，心悸气短，口干唇燥，大便秘结，舌红苔黄，脉滑而数。证属阳明燥热上冲于肺，迫血妄行。治当通腑泻热，益气凉血止血。方用黄龙汤加减。

大黄（后下）10g，芒硝（冲服）10g，枳实6g，西洋参（另煎服）10g，当归10g，水牛角（先煎30分钟）30g。

服上方7剂后大便即通，咯血量随之减少。效不更方，又进2剂，咯血基本已止，后用生脉饮合四君子汤出入调理月余，随访至今未再复发。

按：本例患者咯血，血虽出于肺，但病因在于胃，阳明腑实，燥热熏蒸，肺络受损。

唐容川在《血证论·吐血》中云："阳明之气，下行为顺……急调其胃，使气顺……则血不致奔脱矣！"故方中以大黄、芒硝、枳实通腑泻结，导热下行，患者反复出血，气血亏耗则用西洋参配当归益气养血；取水牛角，清热凉血，腑通则气顺，热清则血宁，不用止血则收血止之功效。(《安徽中医临床杂志》2001年4期）

案6　刘同达治疗幽门梗阻案

程某，男，66岁，退休干部。2000年5月14日初诊。

5日前患者因过食油炸食物（500g），食后即感胃脘部不适，继而出现脘腹胀满，呕吐，呕吐物为未消化食物，味酸腐，经门诊中、西药治疗无效而收住入院。入院后经纤维胃镜检查提示：十二指肠球炎伴幽门梗阻。

诊时症见：患者神疲少气，脘腹胀满，痛处拒按，口干舌燥，舌苔焦黄，脉弦而数。

证属阳明腑实兼气血虚弱。治宜泻热通便，益气养阴。方用黄龙汤加减。

大黄（后下）10g，芒硝（冲服）6g，枳实6g，厚朴6g，甘草5g，党参10g，当归10g，麦冬10g，大枣3枚，生姜3片，服上药1剂大便即通，2剂后脘腹胀痛基本消失。继用参苓白术散调治而愈。

按：幽门梗阻的主要矛盾是梗阻，即胃肠道不通，而胃肠道的生理功能宜动不宜滞，走而不守，因而治疗本病的关键是变静为动，变滞为通，返其自然，致其所用。本例患者是因过食油炸食物，导致肠胃结滞，升降失常，然患者年过六旬，加之反复呕吐，气阴受损可知，故用黄龙汤加减，取大黄、芒硝、枳实、厚朴通积导滞，党参、麦冬、甘草、生姜、大枣益气建中、养阴扶正，合而攻补兼施，理法中肯，方药得当，起效迅捷。(《安徽中医临床杂志》2001年4期）

增液承气汤

《温病条辨》

【组成】元参一两（30g）　麦冬连心，八钱（24g）　细生地八钱（24g）　大黄三钱（9g）　芒硝一钱五分（5g）

【用法】水八杯，煮取二杯，先服一杯，不知，再服（现代用法：水煎服）。

【功用】滋阴增液，泻热通便。

【主治】阳明热结阴亏证。燥屎不行，下之不通，脘腹胀满，口干唇燥，舌红苔黄，脉细数。

【方论选录】

清·吴鞠通：兹按温病中下之不通者，共有五因……其因阳明太热，津液枯燥，水不足以行舟，而结粪不下者，非增液不可。服增液两剂，法当自下，其或脏燥太甚之人，竟

有不下者，则以增液合调胃承气汤，缓缓与服，约二时服半杯沃之，此一腑中气血合治法也。(《温病条辨》)

近代·何廉臣：吴鞠通重用细生地、元参、麦冬，合调胃承气，名曰增液承气汤。方从吴又可养荣承气汤套出，皆为热结液枯，肠燥便秘而设。(《重订广温热论》)

近·冉先德：温病热结阴亏，燥屎不行者，下法宜慎，此乃津液不足，无水舟停，间服增液汤（生地、玄参、麦冬），即有增水行舟之效，再不下者，然后再与增液承气汤缓缓服之，增液通便，邪正兼固。方中生地、玄参、麦冬咸寒，滋阴增液；配伍大黄、芒硝苦寒、咸寒，泻热通便，合为滋阴增液，泻热通便之剂。(《历代名医良方注释》)

今·湖北中医药大学方剂教研室：吴鞠通增液承气汤，是为阳明温病，热结阴亏，燥屎不行之证而设。盖温邪最易耗阴劫液，所以温病之阳明腑实证，经常兼见阴液亏损之象。腑实未去，阴液已伤，故除见腹满便秘等腑实证外，尚有口干唇裂，舌苔焦燥等阴液亏损见症。治疗此证，既不可单纯攻下，又不可专事滋阴，只有滋阴与攻下二法同用，攻补兼施，方克有济。本方取增液汤之玄参、麦冬、生地以滋阴养液，润肠通便；配伍大黄、芒硝以泻热软坚，攻下腑实。合用以成“增水行舟”之法。用于热结阴亏，燥屎不行之证，可谓切中病机。

据《温病条辨》记载，阳明温病，下之不通，如同津液不足，无水舟停者，当服增液汤以增其津液，如再不下者，应与增液承气缓缓服之。可见温病用下，古人虽有“温病下不嫌早”之说，然临证时仍须详审脉证，不可妄投。(《古今名方发微》)

【验案选录】

案1　渐秀松治疗尿闭证案

张某，24岁，1988年6月13日初诊。

1988年6月7日施会阴侧切术娩出一女婴，次日小便点滴不通，经用针灸，腹部热敷等无效，先后导尿共7次。

刻诊：表情苦闷，面红唇干，额头汗出，口渴欲饮冷，小便点滴不通，小腹胀甚，大便干燥已3日未行，食欲极差。舌鲜红、瘦小，舌苔薄黄欠润，脉滑数有力。

综观脉证，属阴液亏损，热结膀胱，闭阻气机。治宜养阴清热，通腑泄浊，通畅气机。遂给增液承气汤1剂，水煎服2剂。

药后3小时左右，腹中肠鸣，有便意，小便亦随之排出。后以原方化裁善后。其病告愈。(《中华名医名方薪传·妇科病》)

案2　赵绍琴治疗春温案

宋某某，女，65岁。

初诊：初春发病，身热20余日，体温38.5℃上下，形体消瘦，面色暗黑，舌干绛而有裂痕，苔垢厚焦黄，唇焦起皮，胃纳少思，脘腹胀满拒按，口干欲凉饮，咽红干痛，两脉沉细小滑，按之仍有力。素患肺结核10余年，经常夜间有汗，有时低热。近来感受温邪，屡投辛温解表，重亡津液，阴分过亏，津液大伤，蕴热腑实，便秘不通。阴愈亏而热愈炽，肠愈燥而阴愈耗，必须顾津液以润其燥，通腑实求其热除。本虚标实之证，急以增液承气汤治之。

元参45g，生地黄30g，麦门冬25g，白芍30g，川石斛25g，芒硝（冲）1.5g，大黄粉1.2g（冲）。1剂。

二诊：药后昨夜大便畅通1次，初干如羊屎，后则少缓，肛门破裂，微带血渍。今日体温37.5℃，舌干绛而有裂痕，胃纳渐开，脘腹胀满已减。咽仍红，干痛已见缓和。两脉沉细小滑，力量稍逊。素体阴分不足，血虚热盛，患温病又复伤阴，大便秘结。此液枯肠燥，无水舟停，故先用增水行舟润肠通便法，今便已通热已减，再以甘寒润燥，以补药之体，作泄药之用，切不可再用硝黄。

北沙参30g，生地黄25g，白芍25g，清阿胶（分2次烊化）15g，黑木耳12g，炙鳖甲（先煎）15g，麦门冬15g。2剂。

三诊：身热已退净，体温37℃，舌苔已化，质绛干裂，胃纳如常，大便又行1次，便下正常，腹不胀满，咽干痛已无，脉见细弦小滑，再以甘寒育阴，从本治疗。

生地黄25g，北沙参25g，生白芍25g，生苡米15g，生白扁豆25g，清阿胶（分2次烊化）12g，天、麦冬各10g，鸡内金10g。5剂。

药后诸恙皆安，身热退净。饮食睡眠皆好，嘱平时忌用辛辣厚味，食以清淡为佳。

按：素患结核，知其为阴虚之体；初春即患温症，正合冬不藏精，春必病温之例，温邪又必伤阴，是二伤也；病后误用辛温，屡屡发表，过汗更必伤阴，是三伤也。阴津伤而燥热内结肠腑，而成无水舟停之证。故首用增水行舟方法，得便通症减，即变为甘寒濡润，所谓以补药之体作泻药之用，唯恐久病年高之体，难当硝黄之峻，其小心谨慎有如此者。终以甘寒育阴收功。可见治温病当以存阴为第一要义，此案可资证明。(《赵绍琴医学全集》)

案3　王安生治疗肠梗阻案

裴某，女，30岁，因腹痛、腹胀，肛门排气、排便停止2天就诊。

患者有便秘史，时腹痛、腹胀，但不剧烈，2天前无明显诱因上述症状加重，伴肛门排气、排便停止，恶心，无呕吐，村卫生所曾予大承气汤及西药治疗（具体不详）未能获效。查患者痛苦面容，其腹微隆，全腹触痛，左下为著，叩呈鼓音，肠鸣音亢进，给予X线透视见肠管充气明显，左下腹有梯状气液平面，提示低位肠梗阻。血常规示：白细胞11.2×10^{9}/L，中性粒细胞80%。患者拒绝住院治疗，查其脉，一派数急，查其舌，红而苔剥。此津亏热结，无水行舟之象。法当泻热通腑，增水行舟。

予增液承气汤：玄参30g，大黄10g，生地黄25g，麦门冬25g，芒硝10g。1剂，水煎分服。嘱服药后症状不解，即随诊。

一服见效，服完病去若失！（《甘肃中医》2006年第19卷第10期）

案 4　朱丽清治疗噎膈案

王某某，女，50 岁，于 1996 年元月 5 日就诊。

咽喉异物感半年余，只能吃流食否则食管疼痛。食道透视，钡剂在食道下段通过困难，用阿托品抗痉挛后，钡剂仍通过困难故考虑肿物，患者希望保守治疗。观其病人形体瘦弱、面色不华、饥而不欲食、口干多饮、大便干燥、舌淡少苔无津、脉沉细。

审其证属阴亏热结，虚实夹杂，治宜滋阴增液，通便泻热。方用增液承气汤加味。

生地 15g，麦冬 15g，沙参 12g，木香 6g，川大黄 6g，黄连 6g，枳壳 7g，芒硝（冲）9g，鸡内金 9g，郁李仁 9g，麻仁 12g，瓜蒌仁 12g，焦四仙各 9g。

进药 3 剂后，自觉吞咽顺利，不仅能进流食，普食也能吃，咽下食管无疼痛，食欲增加，除服药后大便稀，无其他不良反应。后拟下方以巩固疗效。

生地 10g，麦冬 12g，沙参 10g，党参 10g，茯苓 7g，白术 10g，陈皮 7g，香附 7g，胡黄连 4.5g，鸡内金 10g，焦三仙各 10g，红枣 5 枚。

进药 9 剂后临床症状消失。(《吴鞠通传世名方》)

案 5　黄丰秀治疗复发性口腔溃疡案

余某，女，37 岁。1996 年 4 月 27 日诊。

近 1 年来反复在唇、颊、舌等处出现豆大溃烂点，疼痛伴心烦口渴，大便干燥，艰涩难行。初服西药“大黄苏打、复合维生素 B”及中成药“黄连上清丸、牛黄解毒丸、清火栀麦片”等有效，但近 2 个月来无效。

刻诊：右颊、下唇、舌尖等处分别见一黄豆大小黄白色溃疡，中央凹陷，周边黏膜鲜红，微肿，并伴舌灼辣，食物乏味，溃面疼痛，心烦口渴，大便干燥，脉滑数。此系心脾积热，腑气不通，浊气熏蒸所致。

治宜泻热润燥，通腑降浊。方用增液承气汤加味。

玄参、细生地、麦冬各 20g，莲心、栀子、赤芍各 15g，大黄（后下）12g，厚朴、芒硝（冲）各 10g。

2 剂后，解燥屎数枚，顿觉诸症大减。此表明药证合拍，原方出入 6 剂而愈。随访 1 年余未复发。(《吴鞠通传世名方》)

第三章 和解剂

凡具有和解少阳、调和肝脾、调和寒热等作用，治疗伤寒邪在少阳、肝脾不和、寒热错杂的方剂，统称和解剂。属于“八法”中的“和法”。

本章所选之方主要适用于少阳证，肝郁脾虚、肝脾不和及寒热互结、肠胃不和等证，因此本章方剂分为和解少阳、调和肝脾、调和寒热三类。

和方之制，和其不和也。故凡病兼虚者，补而和之；兼滞者，行而和之；兼寒者，温而和之；兼热者，凉而和之；兼表者，散而和之；兼里者，攻而和之。

凡邪在肌表，未入少阳；或邪已入里，阳明热盛者，皆不宜使用和解剂。和解之剂，总以祛邪为主，故劳倦内伤、气血虚弱等纯虚证者，亦非本类方剂所宜。

第一节　和解少阳剂

小柴胡汤

《伤寒论》

【组成】柴胡半斤（24g）黄芩三两（9g）　人参三两（9g）　甘草炙，三两（9g）　半夏洗，半升（9g）　生姜切，三两（9g）　大枣擘，十二枚（4枚）

【用法】上七味，以水一斗二升，煮取六升，去滓，再煎，取三升，温服一升，日三服（现代用法：水煎服）。

【功用】和解少阳。

【主治】

1. 伤寒少阳证。往来寒热，胸胁苦满，嘿嘿不欲饮食，心烦喜呕，口苦，咽干，目眩，舌苔薄白，脉弦者。

2. 妇人中风，热入血室，经水适断，寒热发作有时。

3. 疟疾、黄疸等病而见有少阳证者。

【方论选录】

金·成无己：伤寒邪气在表者，必渍形以为汗；邪气在里者，必荡涤以为利；其于不外不内，半表半里，既非发汗之所宜，又非吐下之所对，是当和解则可矣。小柴胡汤为和解表里之剂也。柴胡味苦平微寒，黄芩味苦寒。《内经》曰：热淫于内，以苦发之。邪在半表半里，则半成热矣，热气内传，攻之不可，则迎而夺之，必先散热，是以苦寒为主，故以柴胡为君，黄芩为臣，以成彻热发表之剂。人参味甘温，甘草味甘平。邪气传里，则里气不治，甘以缓之，是以甘物为之助，故用人参、甘草为佐，以扶正气而复之也。半夏味辛微温，邪初入里，则里气逆，辛以散之，是以辛物为之助，故用半夏为佐，以顺逆气而散邪也。里气平正，则邪气不得深入，是以三味佐柴胡以和里。生姜味辛温，大枣味甘温。《内经》曰：辛甘发散为阳。表邪未已，迤逦内传，既未作实，宜当两解，其在外者，必以辛甘之物发散，故生姜、大枣为使，辅柴胡以和表。七物相合，两解之剂当矣。（《伤寒明理论》）

明·许宏：病在表者宜汗，病在里者宜下，病在半表半里之间者宜和解。此小柴胡汤，乃和解表里之剂也。柴胡味苦性寒，能入胆经，能退表里之热，祛三阳不退之邪热，用之为君；黄芩味苦性寒，能泻火气，退三阳之热，清心降火，用之为臣；人参、甘草、大枣三者性平，能和缓其中，辅正除邪，甘以缓之也；半夏、生姜之辛，能利能汗，通行表里之中，辛以散之也，故用之为佐为使。各有所能，且此七味之功能，至为感应。能解表里之邪，能退阳经之热，上通天庭，下彻地户。此非智谋之士，其孰能变化而通机乎！（《金镜内台方议》）

明·吴崑：邪在表则恶寒，邪在里则发热，邪在半表半里，则恶寒且热，故令寒热往来；少阳之脉行于两胁，故令胁痛；其经属于胆，胆汁上溢，故口苦；胆者，肝之府，在五行为木，有垂枝之象，故脉弦。柴胡性辛温，辛者金之味，故用之以平木，温者春之气，故就之以入少阳；黄芩质枯而味苦，枯则能浮，苦则能降，君以柴胡，则入少阳矣；然邪之伤人，常乘其虚，用人参、甘草者，欲中气不虚，邪不得复传入里耳。是以中气不虚之人，虽有柴胡证俱，而人参在可去也；邪初入里，里气逆而烦呕，故用半夏之辛以除呕逆；邪半在表，则荣卫争，故用姜、枣之辛甘以和荣卫。（《医方考》）

明·方有执：柴胡，少阳之君药也；半夏辛温，主柴胡而消胸胁满；黄芩苦寒，佐柴胡而主寒热往来；人参、甘、枣之甘温者，调中益胃，止烦呕之不时也。此小柴胡之一汤，所以为少阳之和剂欤。（《伤寒论条辨》）

清·柯韵伯：此为少阳枢机之剂，和解表里之总方也。少阳之气游行三焦，而司一身腠理之开合。血弱气虚，腠理开发，邪气因入与正气相搏，邪正分争，故往来寒热。与伤寒头疼发热而脉弦细、中风两无关者，皆是虚火游行于半表，故取柴胡之轻清微苦微寒者，以解表邪，即以人参之微甘微温者，预补其正气，使里气和而外邪勿得入也。其口苦咽干、目眩目赤、头汗心烦、舌苔等症，皆虚火游行于半里，故用黄芩之苦寒以清之，即用甘、枣之甘以缓之，亦以提防三阴之受邪也。太阳伤寒则呕逆，中风则干呕，此欲呕者，邪正相搏于半里，故欲呕而不逆。胁居一身之半，为少阳之枢，邪结于胁，则枢机不利，所以胸胁苦满、默默不欲食也。引用姜、半之辛散，一以佐柴、芩而逐邪，一以行甘、枣之泥滞。可以止呕者，即可以泄满矣。（《伤寒来苏集·伤寒附翼》）

清·程应旄：方中柴胡以疏木，使半表之邪得从外宣；黄芩清火，使半里之邪得从内彻；半夏能开结痰，豁浊气以还清；人参能补久虚，滋肺金以融木；甘草和之，而更加姜、枣助少阳生发之气，使邪无内向也。（《古今名医方论》）

清·汪昂：此足少阳药也，胆为清净之腑，无出无入，其经在半表半里，不可汗吐下，法宜和解。邪入本经，乃由表而将至里，当彻热发表，迎而夺之，勿令传太阴。柴胡味苦微寒，少阳主药，以升阳达表为君。黄芩苦寒，以养阴退热为臣。半夏辛温，能健脾和胃以散逆气而止呕；人参、甘草，以补正气而和中，使邪不得复传入里为佐。邪在半表半里，则营卫争，故用姜、枣之辛甘以和营卫，为使也。（《医方集解》）

清·周扬俊：柴胡少阳经药，升也，苦寒散表，气味俱轻，邪至少阳，则半主表半主里，因胆无出路，故禁汗、吐、下，唯有升散一法，仲景用之为君。以半夏为使，生姜止呕，黄芩除热，甘草和中，使主表者得柴胡而自散，主里者得黄芩而复除。然往来寒热，邪正胜复也。柴、芩有除热之功，而不能祛争胜之气，遂用人参出阴入阳之药介于其间，使之辅正即有以祛邪，非圣人莫能用也。(《伤寒论三注》)

清·吴谦：邪传太阳、阳明，曰汗、曰吐、曰下，邪传少阳唯宜和解，汗、吐、下三法皆在所禁，以其邪在半表半里，而角于躯壳之内界。在半表者，是客邪为病也；在半里者，是主气受病也。邪正在两界之间，各无进退而相持，故立和解一法，既以柴胡解少阳在经之表寒，黄芩解少阳在腑之里热，犹恐在里之太阴正气一虚，在经之少阳邪气乘之，故以姜、枣、人参和中而预壮里气，使里不受邪而和，还表以作解也。(《医宗金鉴·订正伤寒论注》)

清·徐大椿：此汤除大枣共二十八两，较今秤亦五两三钱零，虽分三服已为重剂。盖少阳介于两阳之间，须兼顾三经，故药不宜轻。去渣再煎者，此方乃和解之剂，再煎则药性和合，能使经气相融，不复往来出入，古圣不但用药之妙，其煎法俱有精义。(《伤寒论类方》)

清·唐宗海：此方乃达表和里、升清降浊之活剂。人身之表，腠理实营卫之枢机；人身之里，三焦实脏腑之总管。唯少阳内主三焦，外主腠理。论少阳之体，则为相火之气，根于胆腑；论少阳之用，则为清阳之气，寄在胃中。方取参、枣、甘草以培养其胃；而用黄芩、半夏降其浊火；柴胡、生姜升其清阳。是以其气和畅，而腠理三焦罔不调治。其有太阳之气，陷于胸前而不出者，亦用此方，以能清里和中，升达其气，则气不结而外解矣。有肺经郁火，大小便不利，亦用此者，以其宣通上焦，则津液不结，自能下行。肝经郁火，而亦用此，以能引肝气使之上达，则木不郁，且其中兼有清降之品，故余火自除矣。其治热入血室诸病，则尤有深义，人身之血，乃中焦受气，取汁变化而赤，即随阳明所属冲、任两脉，以下藏于肝，此方非肝胆脏腑中之药，乃从胃中清达肝胆之气者也。胃为生血之主，治胃中，是治血海之上源，血为肝之所司，肝气既得清达，则血分之郁自解。是正治法，即是隔治法，其灵妙有如此者。(《血证论》)

今·秦伯未：和解，是和其里而解其表。和其里不使邪再内犯，解其表仍使邪从外出，含有安内攘外的意义，目的还在祛邪。所以小柴胡汤用柴胡、黄芩清热透邪，又用人参、甘草和中，佐以半夏、姜、枣止呕而和营卫。这方法不仅用于外感发热，内伤杂证出现不规则的寒热往来，也能用来加减。(《谦斋医学讲稿》)

今·湖北中医药大学方剂教研室：本方是为治疗伤寒邪在半表半里而设。此所谓半表半里，是指病邪既不在表，亦不在里，而介于表里之间的病证。《伤寒明理论》云："伤寒邪在表者，必渍形以为汗；邪在里者，必荡涤以为利。其于不外不内，半表半里，既非发汗之所宜，又非吐下之所对，是当和解则可矣。"仲景小柴胡汤，即和解少阳之代表方剂。方中以柴胡为主药，盖本品气质轻清，苦味最薄，既能透达少阳半表之邪，又可疏畅少阳郁滞之气机；以黄芩为辅药，因本品性味苦寒，气味较重，能清泄少阳半里之蕴热。柴胡与黄芩合用，和解少阳，以解半表半里之邪。生姜、半夏调理胃气，降逆止呕。人参、甘草、大枣益气和胃，扶正祛邪，以防外邪内陷于里。综观本方药物配伍，寒热并用，补泻兼施，具和解少阳，疏利三焦，调达上下，宣通内外，和畅气机的作用。故仲景在《伤寒论》中说：服用本方，可使“上焦得通，津液得下，胃气因和，身濈然汗出而解”。因本方配伍严谨，故其适应范围甚为广泛。临床上，除对寒热往来，胸胁苦满，心烦喜呕，口苦、咽干、目眩、脉弦等少阳证有卓效外，他如伤寒热入血室，以及疟疾、黄疸等杂证，凡见有少阳病症状者，用之亦可获显著效果。故柯韵伯称其为“少阳枢机之剂，和解表里之总方”。(《古今名方发微》)

今·丁学屏：刘完素《病机气宜保命集》于本方倍人参，加青黛，面糊丸，名清镇丸，治呕吐脉弦，头痛及热嗽。王旭高以为“木郁则达之，火郁则发之”之法，柴胡为要药，加青黛直折肝胆之火，生姜汤冲开格拒以止呕豁痰，允称良药。金·张子和《儒门事亲》于本方去半夏，加当归、白芍、大黄，名柴胡饮子，以治肌热、蒸热、积热、汗后余热，脉洪实弦数者，王旭高称许此方治三焦积热，略施攻补，深中肯綮。明·张景岳《新方八阵》于本方去人参、半夏、生姜、大枣；加生地、芍药、陈皮，名一柴胡饮，治妇人热入血室或产后经后因冒风寒，寒热如疟等证。于本方去人参、黄芩、大枣；加厚朴、细辛、陈皮，名二柴胡饮，以治四时外感，或其人元气充实，脏气素平无火，或时逢寒胜之令，本无内热等证者。于本方去人参、半夏、大枣、黄芩，加当归、芍药、陈皮，名三柴胡饮，以治血虚感受风寒或病后产后感冒，不能鼓邪外达，于本方去黄芩、半夏、大枣，加当归，名四柴胡饮，以治忍饥劳倦，外感风寒，正不胜邪者。小柴胡加减化裁之法，于此可见一斑矣。

近代用治疟疾、胰腺炎、胆道感染等证，确有功效。(《古方今释》)

【验案选录】

案1 张伯臾治疗胁痛（胆道蛔虫症，胆道感染）案

魏某某，女，55岁，住院号：76/2144。

初诊：1976年6月30日。发热恶寒朝轻暮重，体温39℃，头痛，有汗不解，中脘偏右时时发作剧痛，烦闷，呕吐痰涎，便溏，脉弦小数，苔薄黄，大便找到蛔虫卵。少阳证悉俱，蛔虫内扰，拟小柴胡汤合化虫丸，复方图治。

柴胡9g，炒黄芩9g，制半夏9g，使君子12g，芜荑9g，当归12g，雷丸12g，陈鹤虱9g，苦楝根皮30g，炒川椒4.5g，槟榔15g，乌梅肉9g。3剂。

二诊：1976年7月3日。进和解驱虫之剂，体温退清，泻下蛔虫6条，中脘及右胁痛得止，纳食稍增，头晕胸闷，脉小滑，苔白。肝胆气郁未舒，脾胃运化未复，再拟调理脾胃，理气化湿。

鲜藿香9g，苏梗9g，川朴4.5g，茯苓9g，白蒺藜9g，砂仁（后下）2.4g，青皮6g，佛手6g，炒谷芽、麦芽各12g。7剂。(《张伯臾医案》)

案2 邢锡波治疗小柴胡汤证案

郭某某，男，49岁，工人。

2个月前曾患感冒，遗此间断发热，最初每于晚间发作，近来移于午后。发作时先有渐渐恶寒，继而寒去，内外皆热，全身作烧，体温38.5~39℃，渴欲饮水而嗜睡。终则遍身汗出，热退身凉，唯余身体酸楚疼痛。现饮食欠佳，不思纳谷，时有口苦咽干，胸中满闷不适，二便如常，面色红赤。舌淡红稍紫，苔白腻，两脉弦滑，不任重按。

[证属] 邪郁半表半里。

[治宜] 和解少阳，兼清郁热。

[处方] 生石膏（先煎）30g，柴胡20g，半夏15g，黄芩12g，党参12g，厚朴10g，知母10g，焦槟榔10g，生姜10g，甘草10g，大枣5枚。

服药2剂，发热已减，体温37.8℃，持续时间减短。唯肢体酸楚疼痛，仍是客邪在表，当加解表药，使邪由表而解。继用原方加青陈皮、秦艽、羌活、独活各10g，知母加量为18g，生石膏加量为45g。

服药3剂，发热未作，体温稳定，下降为37℃，身体酸痛愈，饮食转佳，精神大为振作，脉象转缓，唯四肢稍有胀感，拟原方柴胡减为15g，生石膏减为30g，加枳壳10g。又服2剂，病遂痊愈。

本病类似疟疾寒热往来，休作有时，或一日一发，或间日发，或三日发。本病则是初期晚间发作，继又有白天发作，甚时一日数发，无有定时，故非疟无疑。(《邢锡波医案集》)

案3 吴少怀治疗感冒证案

赵某，女，22岁，学生，1950年6月5日初诊。

感冒10余日未解，寒热往来，一日数发，胸脘满闷，胃纳呆少，口苦微渴，咽干痛，心烦热，全身酸楚，小便短赤，闭经数月。舌苔淡黄，脉弦数。

[辨证] 少阳温病，兼有上焦郁热。

[治法] 和解清热，拟小柴胡汤加减。

[方药] 柴胡4.5g，黄芩4.5g，清半夏9g，炒山栀4.5g，连翘9g，丹皮6g，枳壳4.5g，陈皮4.5g，薄荷9g，竹叶3g，生甘草3g。水煎服。

二诊：6月9日。服药3剂，寒热已平，月经仍未来潮，腰腿酸软，脉转沉弦。按上方去连翘、竹叶，加香附9g，当归9g，川断9g。水煎服。

服药3剂，痊愈。(《吴少怀医案》)

案4 刘继祖治疗外感证案

刘某某，男，28岁。2000年5月21日初诊。

素体虚弱背冷易感，每邪恋不去而致他病。今感邪2天，寒热恶风，头痛咽痛，脉浮缓。恐如前变，遂来求治。测体温37.8℃，血常规正常。

治拟先于半表半里间设防，疏风透邪，兼清已先入里之邪。以小柴胡汤加味。

[处方] 柴胡10g，半夏10g，黄芩10g，党参15g，防风10g，紫苏10g，黄芪20g。7剂煎服。

二诊来诉 1 剂新感即去，精神转佳，再以玉屏风颗粒补虚巩固。

近日因不寐来诊，询已 2 个月未曾感冒。(《刘继祖医论医案撷萃》)

案 5　董廷瑶治疗少阳发热证案

徐某某，女，18 岁。1976 年 9 月 25 日初诊。

发热月余不退，其症寒热往来，胃纳不佳，便下间隔，形色萎倦，舌苔白薄，脉象细数。邪恋少阳，治以小柴胡加味。

党参 4.5g，制半夏 9g，柴胡 4.5g，条芩 9g，生姜 2 片，红枣 3 枚，炙甘草 3g，枳实 4.5g，青蒿 9g，佩兰 9g。3 剂。

二诊：9 月 28 日。发热升降不退，纳少便涩，脉舌略同。仍宗原法，上方去枳实，加白芍 9g，党参增至 9g，4 剂。

三诊：10 月 5 日。发热已和（37℃），胃纳亦动，大便畅下，舌淡苔白，脉象细弱。原方既合，续予和解。

党参 9g，半贝丸（包）9g，白芍 9g，条芩 6g，白芍 9g，炙甘草 3g，生姜 3 片，红枣 3 枚，柴胡 4.5g，陈皮 3g，青蒿 9g。4 剂。

药后热平而愈。(《董廷瑶医案》)

案 6　王锡章治疗眩晕证案

艾某，女，28 岁。初诊：1957 年 6 月 27 日。

患眩晕约 5 年，每因感受外邪则发眩晕，自觉天旋地转，目黑眼花，卧床不能起动，稍动即呕吐频作。寒热往来，口苦咽干，胸闷心烦，食欲不振；舌苔薄白，脉弦。证为外邪由表传入半表半里，循少阳经上干清窍而致眩晕。治宜和解少阳。拟小柴胡汤加味。

［处方］柴胡、枳壳、菊花各 12g，法半夏 9g，桑叶、黄芩、红参、薄荷（后下）、桔梗、生姜、大枣各 10g，甘草 6g。水煎服。

上方服 3 剂后，自觉头清目明，身轻神爽，胸闷大减，食欲尚可。

又进 3 剂痊愈。随访 2 年半，未见复发。(《王锡章医案》)

案 7　陈晓宏治疗感冒后证案

梁某，女性，27 岁，职员。

2001 年 6 月 1 日因“头晕、头胀反复 2 个月余”来院就诊。患者因感冒后头晕、头胀反复 2 个月余，伴寒热往来，咽痛，喉痒，口干欲饮，纳平，苔薄黄腻，舌尖红，脉细。营卫不和之证。治当和解少阳，扶正祛邪。小柴胡汤加减。

柴胡 15g，黄芩 15g，太子参 12g，姜半夏 15g，黑山栀 10g，淡豆豉 10g，蔓荆子 15g，紫苏 10g，桂枝 6g，白芍药 15g，射干 10g，石菖蒲 10g，砂仁（后下）3g，厚朴 10g。4 剂。

［中医诊断］感冒后（营卫不和）；［西医诊断］上呼吸道感染。

二诊：经服上方 4 剂，发热、头晕诸症有缓，但咽喉不适，咳嗽，痰不多，口不干，纳平，苔黄腻，脉细弦。

[处方] 藿香 10g，苏叶 10g，枳壳 9g，桔梗 6g，杏仁 10g，桃仁 3g，苍耳子 15g，辛夷 6g，蝉蜕 6g，僵蚕 10g，射干 10g，蔓荆子 10g，姜半夏 12g，生谷麦芽各 10g，山楂、神曲各 9g，牛蒡子 10g，柴胡 10g，黄芩 10g，太子参 12g。7 剂。

三诊：经服上方 7 剂，喉痒，少咳，余无特殊，苔黄腻，舌暗红，脉细小。

[处方] 生地黄 12g，南北沙参各 12g，五味子 6g，太子参 12g，茯苓 15g，生白术 10g，白扁豆 10g，炙甘草 6g，姜半夏 10g，苍耳子 15g，辛夷花 6g，蝉蜕 6g，僵蚕 10g，柴胡 10g，生薏苡仁 12g，黄芩 10g，白茅根 20g。6 剂。

服药 21 剂后，诸症皆痊。(《曙光临床医学院教学医案选辑》)

案 8　夏仲方治疗暴聋证案

赵某，男，47 岁。

乘飞机后，左耳发闷，好似完全闭塞，迄今半月尚未恢复。以往乘飞机刺痛与耳鸣经 1~2 天即自行消失。耳科检查：左耳鼓膜内陷，听力减退。稍有咳嗽。舌苔黄腻，质稍红，脉弦。证乃肝胆郁热，治宜清泄肝胆以宣通耳窍，方从小柴胡汤加减。

[处方] 柴胡 9g，黄芩 6g，半夏 9g，焦山栀 4.5g，丹皮 9g，象贝母 12g，炒牛蒡 6g，僵蚕 6g，炒甘草 3g。7 剂。

二诊：服上方后，左耳闷塞感消除，听力恢复。耳科检查：左耳无充血，耳咽管通畅。电测听力，左耳听力已正常。拟前法巩固疗效。

[处方] 上方去僵蚕。7 剂。(《历代名医医案精选》)

案 9　袁炳勋治疗胸痹案

程某，男，50 岁。反复胸闷胸痛 3 年。

患心痛病 3 年，心绞痛时作，屡用西药血管扩张剂、降脂、降压药及中药活血益气之品，症状时轻时重，终不能止。因家事纠纷、情志不畅心胸痛大作。诊见，心前区压榨样疼痛，整个左侧胸胁攻疼不止，时而串及右胁，左手臂至手小指次指俱痛，色苍白，头冷汗出，手足发凉，口唇淡紫，不时呻吟，血压 180/90mmHg，脉搏 110 次 / 分。心电图检查报告：①窦性心动过速；②高侧壁心肌呈缺血型改变。舌苔薄白质黯，脉弦细。

证属胸胁乃少阳经络所司，少阳气机不舒，肝郁气滞，郁久由气及血，胸中气血闭阻，心痛随之发作急。治拟和解少阳，疏通气机。予小柴胡汤加味治疗。

[处方] 柴胡 20g，半夏 15g，黄芩 9g，炙甘草 9g，党参 6g，当归 15g，川芎 25g，附子（先煎）15g，生姜 12g，大枣 9 枚。

连服 7 剂，心痛减轻过半；服药 1 周，疼痛遂止。心电图检查报告：①窦性心律，②偶发室性早搏。

后宗此方加减调治 2 个月，嘱其注意精神调理，胸痛至今未见发作。(《草庐医案荟萃》)

案 10　李继昌治疗耳聋证案

张某，男，25 岁。

1951年修路炸石，放炮时不慎震伤双耳，当即感到耳如棉花堵塞，继则耳鸣，嗡嗡声忽大忽小，持续不止，渐至耳聋重听，在某医院诊断为“神经性耳聋”，经多方医治无效。诊查患者年轻体壮，发育营养佳良，脉弦劲有力，舌苔正常。此足少阳经脉闭阻之故，因足少阳经脉由眼外眦向上至颞部，向下至耳后，沿颈至肩，今巨音震动，损伤足少阳经脉，是致耳道瘀阻，清窍不利。

治宜和解少阳枢机，活血化瘀通络，以开清窍。方用小柴胡汤加减。

柴胡15g，法半夏9g，炒黄芩6g，菖蒲9g，胡黄连6g，川芎9g，郁金9g，磁石（醋淬）15g，五味子9g，甘草6g，生姜3片。

二诊：上方连服3剂后，耳鸣减轻，知药中病所，宗前方加柴胡为18g，续服3剂。

三诊：耳鸣声音减低，时鸣时止，耳道堵塞感已消失，唯耳聋重听如前。宗前方减磁石、五味子，加广血竭9g，苏木9g，并加柴胡量至24g，以增其祛瘀通络之力，继服3剂。

四诊：耳鸣基本停止，耳聋重听亦减半，守前方减苏木，加桃仁（捣）12g，川红花6g，并将柴胡量加为30g，配苏合香丸，每日早晚各服半丸。

五诊：上方连服3剂，共服苏合香丸3丸后，耳聋重听大为好转，对于讲话基本能听见，嘱停药，改用针刺翳风、听宫、听会等穴治疗，每日1次，2个月而愈。（《李继昌医案》）

案11　张久余治疗热入血室证案

张某，21岁，女。初诊：2001年3月1日。

素体尚健，于数日前，因参加排练会演，汗出受风，入夜周身疼痛，凛然畏寒，时值月经正行而骤止，晚间临睡时覆被取汗，得汗后，身痛未减，而热势仍炽，体温（腋下）39.8℃，经某卫生院诊为感冒，肌肉注射阿尼利定，服解热镇痛药物之后，体温虽降，但午后阵阵发冷热，寒热似疟，昼轻夜重。胁腹胀痛不欲按，口苦烦恶，不思食。舌质红，苔薄黄，脉弦细而数。

[辨证] 邪热陷入血室，瘀热交凝。

[治法] 清热透邪，和解肝胆，凉血化瘀。

[处方] 小柴胡汤加减。柴胡6g，青蒿9g，黄芩9g，竹茹9g，牡丹皮9g，地黄9g，赤芍9g，桃仁9g，甘草9g，红花4g。2剂。

二诊：3月4日。寒热发作已解，神识转清，夜间如见鬼状消失，夜寐转佳，继服2剂，阴道见小量出血，色黑紫，胁腹疼痛顿除，体温正常，诸恙悉定，唯觉乏力，食欲不振，脉弦细，苔薄白少津，继服原方加味。

[处方] 柴胡6g，黄芩9g，竹茹9g，太子参12g，青蒿6g，地黄9g，赤芍药6g，桃仁6g，红花3g，陈皮9g，神曲9g，麦芽9g，焦山楂9g，甘草9g。2剂。

服上方药后，其病霍然痊愈，嘱食物调养，数日可恢复工作。（《张久余医案集锦》）

案12　曹洪欣治疗病毒性感冒案

患者，女性，21岁。2010年1月22日初诊。

发热4日，就诊时体温38.9℃，往来寒热，咽干咽痛，咳少量黄痰，声音嘶哑，就诊前1天呕吐1次，胸闷，头晕，大便2日未解。1月20日查血常规：白细胞4.2×10^9/L，中性粒细胞40.5%，淋巴细胞63.7%。舌淡红，苔薄黄干，脉滑数。

［处方］柴胡20g，黄芩15g，半夏10g，党参15g，白僵蚕15g，蝉蜕15g，金银花20g，连翘20g，姜黄10g，杏仁10g，款冬花15g，生姜3片，甘草10g。4剂，水煎服，每日1剂，分4次温服。

1月26日复诊：服药1剂后，热退脉静，大便已通。4剂药后，咽干咽痛、胸闷、头晕不显，咳嗽明显减轻，力气增加，唯略音哑。查血常规正常。舌淡红苔白，脉滑，上方去金银花、杏仁、姜黄，加桔梗10g，继服3剂。

按：该患者感冒后，小柴胡汤证具备，虽感觉一阵冷、一阵热，体温在38.5℃以上，故以小柴胡汤和解少阳，疏利气机，透邪外出；因咽痛、苔黄，加白僵蚕、蝉蜕升浮透散，姜黄辛通苦泄，宣透气机，增透邪外出之力；加金银花、连翘清热解毒，以助透邪之力；杏仁、冬花止咳降气，且杏仁可润肠通便；共奏和解枢机，透邪解毒之功。药证相应，效果显著。(《国际中医中药杂志》2014年1期)

案13　曹洪欣治疗癫痫案

患者，女性，13岁。2009年3月11日初诊。

癫痫病史7年余。现每周发作1次，发作前有恶心欲吐，胃脘不适，继则意识不清，片刻即清醒，醒后头晕、乏力，时有头痛，目光呆滞，舌淡红、苔白，脉弦。现口服卡马西平9片/天，100mg/片。2009年3月3日查脑电图示：间歇性放电。

［处方］柴胡15g，黄芩15g，清半夏15g，党参15g，茯苓15g，郁金15g，石菖蒲15g，白胡椒10g，全蝎（后下）5g，生龙骨（先煎）30g，生牡蛎（先煎）30g，甘草10g。30剂，水煎服，每日1剂，分3次温服。嘱减卡马西平2片。

4月15日复诊：服药后，癫痫发作1次，发作前仍恶心，胃脘不适，但发作时未出现意识不清，精神状态明显好转，头痛头晕未作，舌淡红，苔白，脉弦。后以此方加减80余剂，每服10剂中药，减卡马西平1片，最后1片服用20剂后停用。癫痫再未发作，余证均不显。分别于2009年6月17日、8月3日查脑电均正常。随访1年未复发。

按：癫痫是一种发作性疾病，有一定的时间规律。以突然昏倒、不省人事、口吐涎沫、牙关紧闭、四肢抽搐，移时苏醒；或突然意识丧失、正常活动中断，旋即恢复；或局部痉挛、强直，短暂恢复等为特点。中医认为多由肝风内动，痰迷心窍所致。小柴胡汤对于“休作有时”性疾病有较好疗效。这类疾病多呈周期性定时发作或加重，可自行缓解。本例患者每周发作1次，且就诊时正值春季，故从少阳论治。以小柴胡汤和解少阳、通利气机，合菖蒲郁金汤豁痰解郁、醒神开窍，白胡椒温中消痰，助阳气升发以定痫，全蝎息风止痉，生龙骨、生牡蛎平肝潜阳安神，甘草调和诸药。服药100余剂，并逐渐停减西药，不仅癫痫未做，而且脑电图恢复正常。(《国际中医中药杂志》2014年1期)

蒿芩清胆汤

《重订通俗伤寒论》

【组成】青蒿脑钱半至二钱（4.5~6g） 淡竹茹三钱（9g） 仙半夏钱半（4.5g） 赤茯苓三钱（9g） 青子芩钱半至三钱（4.5~9g） 生枳壳一钱半（4.5g） 陈广皮一钱半（4.5g） 碧玉散（滑石、甘草、青黛）包，三钱（9g）

【用法】水煎服（现代用法：水煎服）。

【功用】清胆利湿，和胃化痰。

【主治】少阳湿热痰浊证。寒热如疟，寒轻热重，口苦膈闷，吐酸苦水，或呕黄涎而黏，甚则干呕呃逆，胸胁胀痛，小便黄少，舌红苔白腻，间现杂色，脉数而右滑左弦。

【方论选录】

清·何秀山：足少阳胆与手少阳三焦合为一经，其气化一寄于胆中以化水谷，一发于三焦以行腠理。若受湿遏热郁，则三焦之气机不畅。胆中之相火乃炽。故以蒿、芩、竹茹为君，以清泄胆火，胆火炽，必犯胃而液郁为痰，故臣以枳壳、二陈，和胃化痰，然必下焦之气机通畅，斯胆中之相火清和，故又佐以碧玉，引相火下泄，使以赤苓，俾湿热下出，均从膀胱而去。此为和解胆经之良方，凡胸痞作呕，寒热如疟者，投无不效。（《通俗伤寒论》）

近·何廉臣：青蒿脑清芬透络，从少阳胆经使邪外出，虽较疏远腠理之柴胡力缓，而辟积宣络之功比柴胡为尤胜，故近世喜用青蒿而畏柴胡也。（《重订通俗伤寒论》）

近·冉先德：方中青蒿、黄芩为君，清少阳胆热；陈皮、半夏、枳壳、竹茹为臣，降逆化痰；赤茯苓为佐，清利湿热；碧玉散为使，导热下行。诸药合用，少阳胆热一清，脾胃痰湿得化，则诸症自愈。（《历代名医良方注释》）

今·朱良春：方中青蒿性味苦寒，专去肝、胆伏热，领邪外出，配合黄芩、竹茹，尤善清泄胆热，解除热重寒轻之症；半夏、陈皮、枳壳不但能化痰湿、消痞闷，配合黄芩、竹茹，更能止呕逆、除心烦；赤苓、碧玉利小便、清湿热，协同青蒿、黄芩可治黄疸。本方配伍周到，是和解胆经，清利湿热，从而解除寒热如疟和湿热发黄的一张良方。（《汤头歌诀评解》）

今·湖北中医药大学方剂教研室：蒿芩清胆汤主治少阳热重，兼有痰湿内阻之证。本方以清胆热为主，兼以化痰利湿。其辨证的重点，胆热则以寒热如疟、寒轻热重、口苦、舌红等为主；痰湿则以吐酸苦水，或呕黄涎而黏、胸胁闷痛、苔多滑腻（或白或黄）等为主。方中青蒿性味苦寒而芳香，擅长于清透少阳之热邪，黄芩性味苦寒，善于清泄少阳胆经之郁热。共为主药以清胆中之热，调达少阳胆木生发之气，并引邪从少阳胆经而出，陈皮、半夏、枳实、竹茹，清胃降逆而化痰，为方中的辅药，赤茯苓、碧玉散既能清热利湿，引邪下行，又可化痰和中，调和药性，是为方中佐使之品。全方诸药合用，共奏清胆利湿，和胃化痰之功。用之可使胆热清，痰湿去，气机畅，则诸症自解。

或问，柴胡亦可透解少阳之邪，何以蒿芩清胆汤用青蒿而不用柴胡？盖因青蒿性味苦寒芳香，化湿辟秽之力较柴胡为优，其功用正符合本方证之病机，故俞氏选用青蒿而不用柴胡。然而，在临床运用时，如果少阳气机郁结较甚，胆热较重，亦可加用柴胡，以加强清透之力。(《古今名方发微》)

【验案选录】

案1　董建华治疗春温案

陈某，男，17岁。1960年3月14日初诊。

寒热往来1周余，头晕目眩，胸胁痞满，恶心，不思饮食，小便赤短。舌苔黄腻，脉象弦数。

辨证：伏温挟湿，阻遏膜原。

立法：和解少阳，清利湿热。

方药：蒿芩清胆汤加减。

青蒿10g，黄芩10g，姜半夏6g，藿梗6g，炒枳实10g，陈皮6g，茯苓10g，竹茹10g，桑叶10g，菊花10g，碧玉散（包）12g。

复诊：上药连服4剂，寒热即除，诸症痊愈。(《近现代名老中医时病医案》)

案2　程聚生治疗尿路感染案

张某，女，34岁。

病起2日，小溲频急，灼热且痛，溲色黄赤，低热（37.7℃），稍有恶寒，口苦且干，腰微酸痛，脉象弦，舌苔薄腻，舌质红。小便常规化验：蛋白（+），红细胞（++），白细胞（+）。此乃湿热蕴结下焦，膀胱气化不利，治予清利湿热。处以蒿芩清胆汤去枳壳，加萹蓄草15g，白茅根30g，凤尾草20g。

服上方4剂后，小溲频、急、热、痛均减，余症亦轻，再以原方继服4剂，小便化验正常，诸症均除。服知柏地黄丸调理，巩固疗效。(《古方今释》)

案3　卢苏英治疗细菌性肝脓肿案

姚某，女，15岁，未婚。1987年5月6日入院。

患者1月前左臀部近肛门处生疮化脓，其母用手挤压排脓，10天后出现上腹部钝痛，继之畏寒发热，汗多，纳呆。当地医院曾静脉滴注红霉素等未能控制病势。入院时体温39.4℃，白细胞28×10^9/L，中性粒细胞0.85，淋巴细胞0.15。

B超检查：左叶肝内见10.8cm×10.7cm×8.4cm低回声区，无壁，内部回声为实质不均匀，类似蜂窝状，液性暗区很小。A 型超示：肝肋下 2.5cm，剑突下 9cm，肝右叶剑下肝内液平 1.2 格。拟诊细菌性肝脓肿。入院后用红霉素、青霉素、氨苄西林及能量合剂等静脉滴注治疗 1 周，发热不退（体温 40.8℃），呈典型弛张热，精神萎靡。肝肋下 2.5cm，剑下 9cm，有明显压痛病情危重，建议手术治疗，病家未就，要求中医会诊。

症见：消瘦面黄，发热微恶寒，汗出不畅，肌肤灼烫，口唇干燥，渴欲饮水，神烦不宁，胸脘胀满疼痛，按之痛剧，纳呆泛恶，大便秘结，小便黄赤，舌苔厚腻黄白相兼，脉濡数。

证属少阳胆热，湿阻中焦。治以清解胆热，兼以化湿和中。拟蒿芩清胆汤化裁。

青蒿、薏苡仁各 20g，黄芩、柴胡、竹茹各 12g，陈皮、生大黄、法半夏各 8g，青黛、栀子、枳壳、皂角刺各 10g，滑石 15g，甘草 4g。

服 2 剂，汗出畅，高热退，精神好转，胸胁疼痛减轻。

原方去枳壳加天花粉 15g，再投 2 剂，胸肋疼痛已止，唯汗出较多，时有低热（37.4℃左右）。上方加白术 15g。

服药 15 剂，低热除，汗出减轻，纳食增加，面色增荣，可下床踱步登厕。A 型超声波复查：肝肋下 1cm，剑下 5.5cm，左肝内液平消失。B 型超声波复查示：左叶肝脓肿已基本吸收，可见 5.0cm × 4.1cm 大小回声区，右肝内可见 3.8cm × 3cm 大小低回声区，边缘模糊，内部回声为实液混合性。血常规示：白细胞 5.0×10^9/L，中性粒细胞 0.79，淋巴细胞 0.2，嗜酸性细胞 0.1。后以仙方活命饮与托里消毒散化裁，服药 10 剂，诸症消除，痊愈出院，随访半年，身体康复。（《名中医肝病科绝技良方》）

案 4　程聚生治疗盆腔炎案

陆某，女，42 岁。

患盆腔炎已 2 年余，月经提前，二旬来潮 1 次，近数月来带下绵注，色黄而稠，有腥秽气，少腹疼痛，股酸，低热（37.6℃），口干且苦，纳谷不香，间或泛恶，小便黄热，脉象弦小数，舌苔黄腻，舌质红。

证属湿热蕴结下焦，气滞血瘀。治予清利湿热，理气活血。拟蒿芩清胆汤增入活血之品。

处以蒿芩清胆汤加粉丹皮 10g，京赤芍 12g，制香附 10g。服 4 剂后，带下大减，腹痛亦缓。再予前方，共服 8 剂，带下递减，腹痛、腰酸甚轻，低热已平，后以丹栀逍遥丸调理。（《古方今释》）

案 5　刘义生治疗周期性发热案

游某，男，61 岁，工人。1981 年 10 月 14 日就诊。

患者 1981 年初开始周期性发热，每 5~7 天必发热 1 次，每次持续 5~6 小时。多于夜间发作，先作冷继而发热，大汗出后热退，遗留神疲纳呆，头昏肢凉等症状。曾在某县医院住院 3 个多月，原因未明，治疗未效乃至南昌求治。末次发热是 10 月 11 日。诊其脉弦滑数，舌红边有瘀斑，苔白腻。

辨证为湿热郁遏少阳，气血瘀阻，枢机不利。治宜宣清湿热，兼以行气活血。

［处方］蒿芩清胆汤加郁金15g，红花、川芎、赤芍各10g。共5剂。

10月19日复诊：寒热未作（按以往规律当发）唯感头晕，全无不适。守上方再进10剂，此后一直未发热。(《古方今释》)

达 原 饮

《温疫论》

【组成】槟榔二钱（6g） 厚朴一钱（3g） 草果五分（2g） 知母一钱（3g） 芍药一钱（3g） 黄芩一钱（3g） 甘草五分（2g）

【用法】用水二盅，煎到八成左右，午后温服（现代用法：水煎温服）。

【功用】开达膜原，辟秽化蚀。

【主治】温疫初起，憎寒发热，渐至但热无寒，昼夜发热，日晡益甚，头身疼痛，脉数舌红，苔白厚如积粉。

【方论选录】

明·吴又可：槟榔能消能磨，除伏邪，为疏利之药，又除岭南瘴气；厚朴破戾气所结；草果辛烈气雄，除伏邪盘踞。三味协力，直达巢穴，使邪气溃败，速离膜原，是以为达原也。热伤津液，加知母以滋阴；热伤营气，加白芍以和血；黄芩清燥热之余；甘草为和中之用。以后四味，不过调和之剂，如渴与饮，非拔病之药也。(《温疫论》)

清·张石顽：或问疫邪初犯募原，吴又可以达原饮为主方，详方中槟榔、草果、厚朴俱属清理肠胃之品，知母直泻少阴邪热，与募原何预而用之？答曰：募原虽附躯壳，贴近于里，为经络脏腑之交界，况湿土之邪，从窍而入，以类横连，未有不入犯中土者，所以清理肠胃为先，又可专工瘟疫，历治有年，故立此为初犯募原之主方……余尝以此治疫疟、时疫，靡不应手获效，总借以分解中外寒热诸邪之力耳。(《张氏医通》)

清·徐大椿：壮热神昏，舌苔白厚，此疫盛于中，从三阳而发疟，阖境相似，谓之疫疟。槟榔、厚朴疏利三焦，草果、甘草消滞和中，黄芩清蒸热之里，白芍敛热伤之营，知母清润存阴以除疫疟也。太阳加羌活以发之，阳明加葛根以散之，少阳加柴胡以疏之。总不使疫邪内陷，则必随药力外解，而经府清和，疫疟有不止者乎？此疏利疫邪之剂，为疫疟疏利之方。(《医略六书·杂病证治》)

清·张秉成：吴氏此方治瘟疫初起，邪伏膜原，尚未传变之证。夫疫乃天地之疠气，中之者必从口鼻而入，最易传染，最易传变，属温者居多，属寒者间有，似与伏邪不同。伏邪者，乃四时之正邪，如冬伤于寒，春必病温之类。凡正邪皆可伏而后发，发则自内而至外，初起尚未化热，每见胸痞恶心、舌白、口渴不欲引饮、脉数、溺黄等象，此时未见表里形证，表里之药均不可用，当与宣疏一法，化其伏邪，然后随证治之。此方以槟榔、厚朴能消能磨、疏利宣散之品，以破其伏邪，使其速化；更以草果辛烈气雄之物，直达伏邪盘结之处而搜逐之；然邪既盛于里，自必郁而成热，故以黄芩清上焦，芍药清中焦，知母清下焦，且能预保津液未伤之时；加甘草者，以济前三味之猛，以缓后三味之寒也。合观此方，以之治伏邪初起者甚宜，似觉治瘟疫为未当耳。(《成方便读》)

清·薛生白：膜原者，外通肌肉，内连脏腑，即三焦之门户，实一身之半表里也。邪由上受，直驱中道，故病多归膜原者。(《温热经纬》)

清·王旭高：方中槟榔为辟瘴之药，芩、知为退热之药，芍、草为和中之药；草果一味，究嫌辛烈，余尝去而不用，即芍、草二味，虽曰和中，一嫌其敛，一嫌其滞，不若橘、芩、半夏之和中理气化浊而为当也。(《王旭高医书六种》)

近·张锡纯：北方医者治温病，恒用吴又可达原饮，此大谬也。达原饮为治瘟疫初得之方，原非治温病之方也。疫者，天地戾气，其中含有毒菌，遍境传染若役使然，故名为疫。因疫多病热，故名为瘟疫，瘟即温也。是以方中以逐不正之气为主。至于温病，乃感时序之温气，或素感外寒伏于膜原，久而化热，乘时发动，其中原无毒菌，不相传染，治之者唯务清解其热，病即可愈。若于此鉴别未清，本系温病而误投以达原饮，其方中槟榔开破之力既能引温气内陷，而厚朴、草果之辛温开散大能耗阴助热，尤非温病者所宜，虽有知母、芍药、黄芩各一钱，其凉力甚轻，是以用此方治温病者，未有见其能愈者也。且不唯不能愈，更有于初病时服之，即陡然变成危险之证者，此非愚之凭空拟议，诚有所见而云然也。(《医学衷中参西录》)

今·湖北中医药大学方剂教研室：本方是治疗瘟疫初期邪伏膜原或疟疾的常用方剂。运用时应以憎寒壮热、舌红苔垢腻如积粉为辨证要点。

膜原的实质和部位，迄今仍众说纷纭，争论不休。在尚未定论之前，我们暂且把它当作为一个证候群的代名词。即“瘟疫初起，先憎寒而后发热，日后但热而无憎寒也。初得二三日，其脉不浮不沉而数，昼夜发热，日晡益甚，头疼身痛”等症，就为“邪伏膜原”。

方中以厚朴除湿散满，化痰下气；草果辛香辟秽，宣透伏邪；槟榔辛散痰湿，攻下破结，使邪速溃，且三药同用，可以直达膜原温疫盘结之处，逐邪外出。又辅以芍药敛阴，知母滋阴，黄芩清热，共治温疫热毒之邪。再用甘草制厚朴、草果、槟榔三味之猛，并缓芍药、知母、黄芩三药之寒，又调和诸药，共奏开达膜原、辟秽化浊之功。

此证所见头疼身痛、憎寒壮热症状，是邪热浮越于经，不可误认为伤寒表热之证，辄用麻黄、桂枝之类强发其汗，汗之则徒伤其卫气，热亦不减；又不可下，因邪又不在里，下之则徒伤胃气，其渴愈甚。唯宜用开达膜原，辟秽化浊之品，“直达其巢穴，使邪气溃散，速离膜原”(《瘟疫论》)，从而使邪去病解，疗效较好。(《古今名方发微》)

今·丁学屏：膜原者，外通肌腠，内连脏腑，乃三焦之门户，一身之半表里也。温疫戾气，自口鼻吸受，直驱中道，蕴伏膜原，痹阻三焦气化，营卫周流失序，以故昼夜发热，入暮尤甚。吴氏此方，槟榔苦辛性温，达膜原而散疫邪；厚朴苦辛性温，除胃肠之浊邪，涤膜原之秽浊；草果味辛气香性温，达膜原，破郁结，除寒燥湿。黄芩、知母，苦寒泻火，清热燥湿；白芍，甘草，酸甘化阴，虑槟、朴、草果之温燥辛香，劫津伤液耳。以其寒温同用，扶正疏邪并重，亦和解之范例也。(《古方今释》)

【验案选录】

案1　章次公治疗感冒案

马某，男。伏温亦是流行性感冒。苔腻、欲呕是肠胃型感冒；故难速效；寒热有起伏，可予达原饮。

厚朴（研细末）3g，煨草果6g，白芍9g，酒炒黄芩6g，槟榔9g，知母9g，粉草3g，姜半夏9g。(《章次公医案》)

案2　章次公治疗暑湿湿温证案

谢女，壮热一候，苔白腻满布，胸中窒闷异常，呻吟之声，不绝于耳。此温邪挟湿，交阻肠胃，非短时间所能取效，予达原饮加味。

粉葛9g，柴胡4.5g，黄芩9g，知母9g，枳实9g，槟榔9g，煨草果4.5g，白芍9g，粉草1.5g，佛手9g。(《章次公医案》)

案3　吴佩衡治疗瘟疫病小儿热极抽风证案

郑某某之子，2岁，四川省会理县南门外近郊农民。

1921年5月，因邻居患时疫而被传染，某医以祛风解表治之，愈进愈危，延余诊视。时高热已六日，壮热渴饮，唇赤而焦，舌苔黄燥，指纹粗而色紫，脉沉数。大便已三四日不解，小便短赤，饮食不进，角弓反张之状，时而瘛疭抽掣，喘挣不已，视其症状颇危。此系疫邪传里与阳明燥气相合，热甚伤阴之证，复被祛风解表，更耗散阴血，以致津枯液涸，血不荣筋，血虚筋急风动遂成是状，所谓热极生风之证也。乃拟达原饮去草果加石膏、火黄清热下结，输转达邪治之。

杭芍13g，黄芩6g，榔片6g，知母6g，甘草3g，生石膏（碎，布包）13g，大黄（泡水兑入）6g。

服1剂，二便通利，病退四五，抽掣筋急已止。再服1剂，则病退七八。继以生脉散加生地、当归、杭芍、石膏，连进2剂而愈。

沙参10g，寸冬10g，五味子3g，甘草3g，生石膏（碎，布包）10g，生地6g，当归10g，杭芍10g。(《吴佩衡医案》)

案4　贺季衡治疗疟疾案

贺男。间日疟三作，汗尚畅，痰极多，脉沉滑，舌心黄腻。拟达原饮出入主之。

上川朴3g，草果霜4.5g，姜半夏6g，大杏仁9g，陈橘皮4.5g，正滑石12g，云苓9g，酒子芩4.5g，威灵仙6g，青蒿4.5g，甜茶叶9g，生姜2片。

二诊疟止，胸次渐舒，痰多作恶亦减，唯仍气逆善噫，舌苔腐白。当再温理中阳，以化痰湿。

上川朴3g，淡干姜2.4g，陈橘皮4.5g，炒茅术6g，半夏曲9g，大砂仁3g，泽泻4.5g，炒枳壳6g，旋覆花（包）4.5g，云苓9g，焦谷芽12g，生姜2片，佛手2.4g。(《贺季衡医案》)

黄连汤

《伤寒论》

【组成】黄连　甘草炙　干姜　桂枝去皮，各三两个（各9g）人参二两（6g）半夏洗，半升（9g）大枣擘，十二枚（4枚）

【用法】上七味，以水一斗，煮取六升，去滓，温服。日三服，夜二服（现代用法：水煎服）。

【功用】寒热并调，和胃降逆。

【主治】胃热肠寒证。症见腹中痛，欲呕吐者。

【方论选录】

金·成无己：上热者，泄之以苦，黄连之苦以降阳；下寒者，散之以辛，桂、姜、半夏之辛以开阳。脾欲缓，急食甘以缓之，人参、甘草、大枣之甘以益胃。(《注解伤寒论》)

明·许宏：湿家下后，舌上加苔者，以丹田有热，胸中有寒，是邪气入里，而为下热上寒也。此伤寒邪气传里，而为下寒上热也。胃中有邪气，使阴阳不交，阴不得升为下寒，故腹中痛；阳不得降为上热，故欲呕吐也。故与半夏泻心汤中加桂枝升降阴阳之气也；为下寒，故去黄芩。经曰：上热者，泄之以苦；下寒者，散之以辛。故用黄连为君，以治上热；干姜、桂枝、半夏以散下寒为臣；人参、大枣、甘草之甘，以益胃而缓其中也。(《金镜内台方议》)

明·吴崑：伤寒胸中有热而欲呕，胃中有寒而作痛者，与此汤以升降阴阳。黄连之苦，以泄上热而降阳；姜、桂、半夏之辛，以散中寒而升阴；人参、甘草、大枣之甘，可缓中急而益胃。是方也，以黄连之寒，佐以姜、桂之辛，则寒者不滞；以姜、桂之热，君以黄连之苦，则热者不燥。寒热之相用，犹奇正之相倚耳。况夫人参、甘草之益胃，又所以宰中而建招摇矣乎。(《医方考》)

清·柯韵伯：此亦柴胡加减方也。表无热，腹中痛，故不用柴、芩，君黄连以泻胸中积热，姜、桂以驱胃中寒邪，佐甘、枣以缓腹痛，半夏除呕，人参补虚。虽无寒热往来于外，而有寒热相峙于中，仍不离少阳之治法耳。此与泻心汤大同，而不名泻心汤者，以胸中素有之热，而非寒热相结于心下也，看其君臣更换处，大有分寸。(《伤寒来苏集·伤寒

论注》)

清·汪琥：夫病本太阳伤寒，邪传入里，胃中有寒邪之气，故于麻黄汤中只取桂枝、甘草二味，辛甘相合以散其寒也。邪之所凑，其气必虚，故用人参、大枣以益胃。用半夏者，以其能挟黄连清胸中热，止呕吐也。用干姜者，以其能挟桂枝散胃中寒，除腹中痛也。且也，药分寒热，甘草复有调和相协之义。要之，此汤病人涉虚者宜用之，否则勿轻投也。(《伤寒论辨证广注》)

清·汪昂：伤寒分表里中三治。表里之邪俱盛、则从中而和之，故有小柴胡之和法。至于丹田胸中之邪，在上下而不在表里，即变柴胡为黄连汤。以桂枝代柴胡，以黄连代黄芩，以干姜代生姜，引入胃中，听胃气之上下敷布，故不问下寒上热，上寒下热，皆可治之也。夫表里之邪则用柴、芩。用生姜之辛以散之；上下之邪则用桂、连，用干姜之辣以开之，仲景圣法灼然矣。(《医方集解》)

清·王晋三：黄连汤，和剂也，即柴胡汤变法，以桂枝易柴胡，以黄连易黄芩，以干姜易生姜。胸中热，欲呕吐，腹中痛者，全因胃中有邪气阻遏阴阳升降之机，故用人参、大枣、干姜、半夏专和胃气，使饮入胃中。听胃气之上下敷布，交通阴阳，再用桂枝宣发太阳之气，载引黄连从上焦阳分泻热，不使其深入太阴，有碍虚寒腹痛。(《绛雪园古方选注》)

清·尤在泾：此上、中、下三焦俱病。而其端，实在胃中。邪气即寒淫之气，胃中者，冲气所居，以为上下升降之用者也。胃受邪而失其和，则升降之机息。而上下之道塞矣。成氏所谓阴不提升而独治其下，为下寒腹中痛；阳不得降而独治于上，为胸中热欲呕吐者是也。故以黄连之苦寒以治上热；桂枝之甘温以去下寒，上下既平，升降乃复。然而中焦不治，则有升之而不得升，降之而不得降者矣，故必以人参、半夏、干姜、甘草、大枣，以助胃气而除邪气也。此盖痞证之属，多从寒药伤中后得之，本文虽不言及，而其为误治后证可知，故其药亦与泻心相似，而多桂枝耳。(《伤寒贯珠集》)

清·吴谦：伤寒邪气入里，因人脏气素有之寒热而化病。此则随胃中有寒，胸中有热而化。腹中痛欲呕吐，故以是方主之。君黄连以清胃中之热，臣干姜以温胃中之寒，半夏降逆，佐黄连呕吐可止，人参补中，佐干姜腹痛可除，桂枝所以安外，大枣所以培中也。然此汤寒温不一甘苦并投，故必加甘草协和诸药。此为阴阳相格，寒热并施之治法也。(《医宗金鉴·订正伤寒论注》)

清·章楠：小柴胡汤、黄连汤同为和剂，而柴胡汤专主少阳，黄连汤专主阳明。若少阳证之喜呕者，因木郁土中，胃气不顺，故以柴胡升少阳之气，以黄芩、半夏降胃逆也。黄连汤治胃中邪阻呕吐，病在中焦阴阳格拒。而营气起于中焦，故佐桂枝通营，君黄连之苦寒，干姜之辛热，通阴阳，分清浊，然后人参、大枣、甘草、半夏得以助正气而调和之。因其胸热腹痛，皆由中焦阴阳格拒使然，故为阳明主方。(《医门棒喝·伤寒论本旨》)

清·费伯雄：变姜、连泻心之法而为升降阴阳之法。寒热并用，补散兼行，和法之最

佳者。(《医方论》)

清·莫枚士：此黄芩人参汤去黄芩，加黄连，从其所易为名也。《千金》以此方去姜、半、人参三味，加生地、竹叶、赤石脂，名生地黄汤，治产后苦寒热下痢，是此方本治有寒有热之症。彼病在肠，故用地、脂涩之；此病在胃，故用参、姜，意义略相似。后世有进退黄连汤，即此方而以连、桂、姜等，为增损者，此风寒在半表里间，而将又下陷者，以在半表里，故不分风寒，而混称邪气，古人称谓之。例如此胸中热半表也，腹中痛是邪气下陷，欲呕吐是胃尚能拒邪，故既以桂枝治表，连、干和胃，而复以参；甘填中，以助其拒而不使陷，方义之精如此，而连、半并用，合小陷胸法，又借以荡涤胸胃；姜、参连用，合大半夏及半夏人参汤法，往复回环，妙难言尽。(《经方例释》)

【验案选录】

案1　赵守真治疗呕吐证案

陈某，男，25岁。

久泻愈后，又复呕吐，医进参、术、砂、半，复进竹茹、麦冬、芦根，诸药杂投无效。其症身微热，呕吐清水，水入则不纳，时有冲气上逆，胸略痞闷，口不知味，舌光红燥，苔腻不渴，脉阴沉迟而阳浮数，乃上热中虚之证，应用黄连汤。

方中姜、桂、参、草温脾胃而降冲逆；黄连清胸热，伴半夏以止呕吐，为一寒一热错综之良方。服药呕吐渐止；再剂，证全除，能进稀粥。后用五味异功散加生姜温胃益气而安。(《治验回忆录》)

案2　刘渡舟治疗下利证案

林某，男，52岁，1994年4月18日就诊。

患腹痛下利数年，某医院诊为“慢性非特异性溃疡性结肠炎”。迭用抗生素及中药治疗，收效不显。刻下：腹中冷痛，下利日数行，带少许黏液。两胁疼痛，口渴，欲呕吐。舌边尖红，苔白腻，脉沉弦。

辨为上热下寒证。治以清上温下，升降阴阳。加味黄连汤。

黄连10g，桂枝10g，半夏15g，干姜10g，党参12g，炙甘草10g，大枣12枚，柴胡10g。

服药7剂，腹痛、下利、呕吐明显减轻，但仍口苦、口渴、胁痛。又用柴胡桂枝干姜汤清胆热温脾寒，服7剂而病愈。(《刘渡舟临证验案精选》)

案3　萧伯章治疗上热下寒证案

黄某，宁乡人，先患外感，医药杂投，方厚一寸。后更腹痛而呕，脉弦数，舌色红而苔黄，口苦。余曰：此甚易事，服药一剂可愈，多则两剂，何延久乃尔。与黄连汤。某人疑余之轻易也，请第二方。余曰：不必更方，后当自知。去后三日，复晤于洋货店，曰疾果瘳矣，相与大笑而别。(《遯园医案》)

第二节　调和肝脾剂

四　逆　散

《伤寒论》

【组成】甘草炙　枳实破、水渍、炙干　柴胡　芍药各十分（各6g）

【用法】上四味，各十分，捣筛，白饮和，服方寸匕，日三服（现代用法：水煎服）。

【功用】透邪解郁，疏肝理脾。

【主治】

1. 阳郁厥逆证。手足不温，或腹痛，或泄利下重，脉弦。
2. 肝脾不和证。胁肋胀痛，脘腹疼痛，脉弦。

【方论选录】

金·成无己：四逆散以散传阴之热也。《内经》曰：热淫于内，佐以甘苦，以酸收之，以苦发之。枳实、甘草之甘苦，以泄里热；芍药之酸，以收阴气；柴胡之苦，以发表热。（《注解伤寒论》）

明·许宏：四逆者，乃手足不温也；四厥者，乃寒冷之甚也。四厥为阴寒之邪，四逆为传经之邪，自阳热已退，邪气不散，将若传阴而未入也。此只属阳，故与凉剂以治之。用甘草为君，以和其中，而行其四末；以枳实为臣，而行结滞；以芍药为佐，而行荣气；以柴胡为使，而通散表里之邪也。（《金镜内台方议》）

明·吴崑：少阴病四逆者，此方主之。此阳邪传至少阴，里有结热，则阳气不能交接于四末，故四逆而不温。用枳实所以破结气而除里热；用柴胡所以升发真阳而回四逆；甘草和其不调之气；芍药收其失位之阴。是证也，虽曰阳邪在里，甚不可下，盖伤寒以阳为主，四逆有阴进之象，若复用苦寒之药下之，则阳益亏矣，是在所忌。论曰：诸四逆者，不可下之。盖谓此也。（《医方考》）

清·张石顽：凡病各有真假，真者易见，假者难辨，差之毫厘，迥乎冰炭。试以伤寒之厥逆辨之，其始病便见者，为直中寒厥，五六日热除，而见者为传经热厥，寒厥真而热厥假也。热厥之治，唯四逆散得之。细推其邪，从阳入阴，必由少阳而达，亦无不由太阴，竟入少阴之理，故首推柴胡为来路之引经，亦借以为去路之向导；用枳实者，扫除中道，以修整正气复回之路也。夫阴为阳扰，阳被阴埋，舍和别无良法。故又需芍药以和其营，甘草以和其胃，胃气和而真阳敷布，假证愈而厥逆自除。(《张氏医通》)

清·尤在泾：四逆，四肢逆冷也，此非热厥，亦太阳初受寒邪，未郁为热，而便入少阴之证。少阴为三阴之枢，犹少阳为三阳之枢也，其进而入则在阴，退而出则就阳。邪气居之，有可进可退、时上时下之势。故其为病，有或咳，或悸，或小便不利，或腹中痛，或泄利下重之证。夫邪在外者，可引而散之；在内者，可下而去之；其在外内之间者，则和解而分消之。分消者，半从外半从内之谓也。故用柴胡之辛，扬之使从外出；枳实之苦，抑之使其内消。而其所以能内能外者，则枢机之用为多。故必以芍药之酸益其阴，甘草之甘养其阳。曰"四逆"者，因其所治之病而命之名耳。而其制方大意，亦与小柴胡相似。四逆之柴胡、枳实，犹小柴胡之柴胡、黄芩也。四逆之芍药、甘草，犹小柴胡之人参、甘草也。且枳实兼擅涤饮之长，甘、芍亦备营卫两和之任。特以为病有阴阳之异，故用药亦分气血之殊。而其辅正逐邪，和解表里，则两方如一方也。旧谓此为治热深发厥之药，非是。夫果热深发厥，则属厥应下之之例矣，岂此药所能治哉。(《伤寒贯珠集》)

清·王旭高：小柴胡汤，少阳枢机之剂也；四逆散，少阴枢机之剂也。少阴为三阴之枢，犹少阳为三阳之枢也。此四逆散与小柴胡制方之义略同，特以枢有阴阳之异，故用药亦分气血之殊，而其辅正逐邪，和解表里，则两方如一方也。盖彼用黄芩泻肺热，恐金胜木也；此用枳实泄脾实，恐土胜水也。彼用人参补脾气，恐少阳之邪传入于太阴也；此用芍药益肝阴，恐少阴之邪传入于厥阴也。而枢机为病，必以和解，故柴胡、甘草在所不矣。(《王旭高医书六种·退思集类方歌注》)

清·邵步青：热邪伤阴，以芍药、甘草和其阴；热邪结阴，以枳实泄其阴；阳邪伤阴，阴不接阳，以柴胡和其枢纽之阳。此伏邪内陷，热深厥深之治，乃良方也。(《四时病机》)

清·唐容川：四肢厥冷，谓之四逆。仲景四逆汤，皆用温药，乃以热治寒之正法。至四逆散，则纯用清疏平和之品，亦能治四肢厥冷，何也？盖虚寒固有四逆，亦有热遏于内，不得四达，而亦四逆者。实热内伏，热深厥亦深，非芩、连、大黄不克；虚热内扰，非玉烛散、玉女煎不退；若是腠理不和，遏其阳气，则但用四逆散。枳壳、甘草解土中之郁，而白芍以调其内，柴胡以达于外，斯气畅而四肢通，自不冷厥矣。此方与小柴胡转输外达相似，又疏平肝气，和降胃气之通剂。借用处尤多。(《血证论》)

清·章楠：《素问》云：伤寒五日，少阴受之。言邪由阳经入阴者，邪入日深，则阳郁日甚，不能循环四肢，则阴阳经脉不相交接而厥逆矣。四肢禀气于脾胃者也，故以柴胡升少阳之清，枳实降阳明之浊，芍药、甘草调和肝脾。升降既顺，阳气即伸，邪亦透发，自当再清其邪。此方乃先治其厥也，是故方后有加减法。(《医门棒喝·伤寒论本旨》)

近代·程门雪：《伤寒论》少阴篇之四逆散，据其方药，非少阴证主治，应列于厥阴篇内，方始切合……其所主治之“四逆”，既非亡阳，亦非热深厥深，应是邪热郁结不舒。虽症见手足逆冷，脉沉细紧，不得谓之阴证。其辨证关键，应是大便硬，或泄利下重；其次是身无汗或但头汗出。所谓“阳气一郁，不但阳证似阴，阳脉亦似阴也。”（《书种室歌诀二种》）

今·秦伯未：本方主治传经热邪，阳气内郁的四肢厥逆证，故取四逆为名。由于柴胡与枳实同用，能升清降浊；白芍与枳实同用，能流畅气滞；白芍与甘草同用，又能缓急止痛。总的功能，疏肝理脾，调气去滞，故亦常用于肝病。后来柴胡疏肝散等均从此化出。我认为一般肝病，欲其用小柴胡汤，不如用四逆散；既能针对疏肝，又无壅滞的流弊。（《谦斋医学讲稿》）

【验案选录】

案1　程门雪治疗腹痛证案

朱某，女，成年。初诊：1955年3月22日。

左腹时痛，胃纳呆，兼有腰酸带下，脉弦，苔腻。姑以四逆散为主，调和肝脾，育肾束带治之。

醋炒软柴胡一钱，焦白芍一钱半，枳实炭一钱，炙甘草八分，制半夏二钱，陈广皮一钱半，春砂壳八分，炒白术一钱半，炒川断三钱，炒杜仲二钱，左金丸五分（吞），炒香谷芽四钱，炒橘叶一钱半，炒橘核四钱。3剂。

二诊：前方调和肝脾，育肾束带，尚觉合度，仍从原法出入续进以治。

醋炒软柴胡一钱，炙甘草八分，春砂壳一钱，炒杜仲二钱，左金丸（吞）五分，焦白芍一钱半，枳实炭一钱，制半夏一钱半，云茯苓三钱，采云曲（包煎）一钱半，炒川断三钱，佛手柑一钱半，橘叶皮各一钱半，炒橘核四钱。3剂。（《程门雪医案》）

案2　吴少怀治疗胁痛证案

吴某某，男，46岁，教师，1963年3月15日初诊。

[病史]左胁痛连及少腹痛已4个月，纳尚可，腹胀，大便欠畅。舌苔薄白润，脉沉细弦。

[辨证]肝气犯脾，气郁阻络。

[治法]疏肝理脾，行气散郁。仿四逆散加味。

[方药]柴胡3g，炒枳实4.5g，炒杭芍9g，生甘草9g，醋青皮4.5g，片姜黄3g，茯苓9g，制香附9g，炒白芥子4.5g。水煎服。

二诊：3月18日。服药3剂，胁痛减，眠食同前，大便发干，舌苔薄白，脉同上，肝气稍畅。按上方去姜黄、茯苓，加姜川朴4.5g，麻仁9g，炒麦芽4.5g。水煎服。

三诊：3月21日。服药3剂，胁痛止，其他均正常，舌脉同前。按二诊方加半夏9g，六曲4.5g，生姜3片，大枣2个。水煎服。

服药3剂而愈。（《吴少怀医案》）

案 3　杨志一治疗瘀热腹痛证案

黄某某，女性，25 岁。系腹痛待查的住院病人。

患者起病 10 多天，初为腰部疼痛，呈持续性刺痛，按之不减；继而胁肋及上腹部亦痛，痛有定处而拒按，并有烧灼感，口干，小便色黄而热，近 2 日未得大便；舌苔满布，黄白相兼，脉象沉数。患者已住院 4 天，未得确诊，服西药未见效果，因而邀请会诊。据以上临床表现，诊为瘀热作痛，治宜疏肝理气，泻热止痛，用四逆散加味。

柴胡 10g，枳壳 10g，白芍 10g，甘草 7g，川楝子 10g，大黄 5g，郁金 10g。上方 1 日 1 剂，2 剂后得大便一次，腰疼痛减轻。

第二诊时，于上方加桃仁 10g，厚朴 6g，香附 10g，以加强其理气化瘀的作用。服 1 剂后，腰痛腹痛大为减轻。患者因来自农村，经济比较困难，急于回家，第 2 天痛止，欣然出院。(《杨志一医论医案集》)

案 4　徐美龄治疗胃痞证案

陈某，男，11 岁。2005 年 2 月 8 日因“反复胃脘不适 1 个月”来院就诊。

患儿 1 个月来无明显诱因下出现反复胃脘不适痞胀，经思密达治疗，可使症状缓解，外院 GI 示：胃窦炎。近 1 个月来胃脘又出现不适痞胀感，无呕吐，纳可，大便偏干。

体检：一般可，神清，苔薄少，舌质偏红，咽红，心音有力，两肺未及明显干、湿啰音，腹软，轻压痛，无反跳痛，肝脾肋下未及。

中医诊断：胃痞（阴虚气滞）；西医诊断：胃窦炎。

阴虚气滞之证，治拟养阴护胃，理气止痛。四逆散、增液汤加减。

玄参 10g，生地黄 10g，石斛 10g，生甘草 5g，香橼皮 10g，枳壳 10g，白芍药 10g，元胡索 10g，九香虫 10g，柴胡 10g。7 帖。

治疗效果：患儿服药后，胃脘不适痞胀基本缓解，无恶心、呕吐等不适，纳可便调。(《曙光临床医学院教学医案选辑》)

案 5　王付治疗久咳证案

童某，女，34 岁。

自诉咳嗽已 3 年余，经常服中西药，可治疗效果不佳，曾静脉点滴用药 2 周余，也未取得治疗效果。

刻诊：咳嗽，痰色时黄时白，时有时无，舌质正常，脉弦。问其咳嗽与天气变化没有关系，与饮食寒热也没有关系，但与精神情绪有一定关系，若情绪不畅则咳嗽明显加重，辨证为肝气郁滞证，其治当疏肝理气止咳，以四逆散加味。

柴胡 12g，白芍 12g，枳实 12g，五味子 10g，细辛 9g，干姜 6g，旋覆花（包煎）10g。6 剂，1 日 1 剂，水煎 2 次分 3 服。

二诊：精神情绪明显好转，咳嗽也未明显发作，效不更方，又以前方 6 剂。之后，用前方有 20 余剂，病症悉除。(《经方实践论》)

案6　蒲辅周治疗痢疾证案

高某某，女，39岁，已婚，干部。于1963年3月15日初诊。

从1962年8月开始下利脓血，日7~8次，有里急后重及腹痛，当时发热，西医诊为急性菌痢，用西药抗生素约1个月，症稍减轻。但一直不愈，又更换另一种抗生素痢才止，但以后每半月左右即复发下利1次，大便有黏液及白胶块状物，虽续服抗生素仍时止时发。

近2个月每日大便3~5次，成形，夹黏液，有后重，不发热，周身疲乏无力，纳差，胃不痛而胀，嗳气不适，月经正常，平时易急躁，小便少而黄，尿道内有发痒的刺激感，睡眠不佳，西医诊为慢性菌痢，脉象两关弦细，舌质红，苔黄腻，属脾胃不调，肝胆热郁，治宜调脾胃、和肝胆，用四逆散合左金、香连丸加味。

［处方］柴胡4.5g，炒枳实4.5g，白芍6g，吴萸0.9g，川连2.4g，木香2.1g，乌梅肉2枚（炮）。隔天1剂，服5剂。

二诊：3月25日。服上方后大便已无黏液，恢复每天1次，有时胃痛，口发酸，食纳差，腹部仍有肠鸣，小便尚有刺激感，性情仍有急躁，睡眠转佳，脉两寸尺沉细，两关弦，仍宗前旨，原方因口酸去乌梅加白术4.5g，再服5剂，隔天1剂。

三诊：4月5日。药后大便基本正常，偶有一次微带黏液，口不发酸，食欲转佳，尚急躁，睡眠佳，脉沉缓，舌正苔薄白，原方再5剂，同上服法。

四诊：4月17日。药后大便已正常，每天1次，食纳佳，胃痛已除，急躁亦减，小便已正常，脉沉弦，舌正无苔，诸症也已消失，可以停药，但宜注意饮食及克服急躁情绪。(《蒲辅周医案》)

逍遥散

《太平惠民和剂局方》

【组成】甘草微炙赤，半两（4.5g）　当归去苗，锉，微炒　茯苓去皮，白者　芍药白者　白术　柴胡去苗，各一两（各9g）

【用法】上为粗末，每服二钱（6g），水一大盏，烧生姜一块切破，薄荷少许，同煎至七分，去渣热服，不拘时候（现代用法：加生姜3片，薄荷6g，水煎服；丸剂，每服6~9g，日服2次）。

【功用】疏肝解郁，养血健脾。

【主治】肝郁血虚脾弱证。两胁作痛，头痛目眩，口燥咽干，神疲食少，或往来寒热，或月经不调，乳房胀痛，脉弦而虚。

【方论选录】

明·赵养葵：东方先生木，木者生生之气，即火气也，火附木中，木郁则火亦郁矣。

火郁则土自郁，土郁则金郁，金郁则水郁，五行相同，自然之理也。余以一方木郁，而诸邪皆愈，逍遥散是也。方中柴胡、薄荷二味最妙。盖胆中乃甲木，少阳之气，其气柔嫩，象草穿地而未伸，此时若被寒风一郁，即软萎遏抑，不能上伸，不上伸则下克脾土，而金水并病矣。唯得温风一吹，郁气始得畅达也。盖木喜风摇，寒则摧萎，温则发生，柴胡、薄荷，辛能发散，温能入少阳。古人立方之妙如此。(《医贯》)

清·吴仪洛：按以加味逍遥散、六味丸治郁，自薛长洲始也。然长洲之法，实得之丹溪。越鞠之芎䓖，即逍遥之归、芍也；越鞠之苍术，即逍遥之白术也；越鞠之神曲，即逍遥之陈皮也；越鞠之香附，即逍遥之柴胡也；越鞠之栀子，即逍遥之加味也。但越鞠峻而逍遥则和矣，越鞠燥而逍遥则润矣。此则青出于蓝，后来居上，亦从古作述之大凡。如东垣之补中益气，比枳术完全无弊矣。然岂可谓枳术之谬，而禁不用哉。(《成方切用》)

清·顾松园：此方辛散酸收、甘缓养血，而兼宁心扶脾之剂。乃肝经之要药，女科之神剂也……愚按大凡女人，多气多郁，郁怒则伤肝，气结血凝，火旺血虚而成劳……立斋女科医案每用此方，屡屡见功。此方赵氏极称其用之广而效如神。云凡寒热往来似疟，呕吐吞酸，嘈杂胸痛胁痛，小腹胀闷，头晕盗汗……一切郁症，皆对症之方。以此加减出入，无不获效。(《医镜》)

清·唐容川：此时肝经血虚，火旺郁郁不乐。方用白术、茯苓，助土德以生木；当归、白芍，益荣血以养肝；薄荷解热；甘草缓中；柴、姜生发，木郁则达之，遂其曲直之性，故名之曰逍遥。(《血证论》)

清·汪昂：此足少阳、厥阴药也。肝虚则血病，当归、芍药养血而敛阴；木盛则土衰，甘草、白术和中而补土；柴胡升阳散热，含芍药以平肝，而使木得条达；茯苓清热利湿，助甘、术以益土，而令心气安宁；生姜暖胃祛痰，调中解郁；薄荷搜肝泻肺，理血消风。疏逆和中，诸证自已，所以有逍遥之名。(《医方集解》)

清·王子接：逍遥，《说文》与“消摇”通。《庄子·逍遥游》注云：如阳动冰消，虽耗不竭其本，舟行水摇，虽动不伤其内。譬之于医，消散其气郁，摇动其血郁，皆无伤乎正气也；盖郁为情志之病，丹溪虽论六郁，然思忧怒致郁者多，思则气结于心伤于脾，忧则神志不遂，精气消索，心脾日以耗损，含怒未发，肝气内郁，乘胜于脾。治以柴胡，肝欲散也，佐以甘草，肝苦急也，当归以辛补之，白芍以酸泻之。治以白术、茯苓，脾苦湿也，佐以甘草，脾欲缓，用苦泻之、甘补之也。治以白芍，心苦缓，以酸收之，佐以甘草，心欲软，以甘泻之也。加薄荷、生姜入煎即滤，统取辛香散郁也。薛立斋加山栀清气分郁火，丹皮泻血分郁热，其理甚通，宜遵之。(《绛雪园古方选注》)

清·徐大椿：肝脾血虚，不能下输冲任，而月经愆期，腹痛频频焉。柴胡疏肝郁以调经，白术健脾土以生血，茯苓清治节以和脾，甘草缓中州以和胃，白芍敛阴血能资任脉，当归养血脉更资冲脉也。水煎温服，使脾胃调和，则肝血自生而血脉自行，安有经愆腹痛之患乎。气滞加木香、香附以调气化气，而腹痛可除；血热加山栀、丹皮之凉血清肝，而

经血可盈；血少血虚加生、熟地之滋血补血，而经行如度，何有腹痛之不已哉？（《医略六书·杂病证治》）

清·费伯雄：逍遥散，于调营扶土之中，用条达肝木、宣通胆气之法，最为解郁之善剂。五脏唯肝为刚，而又于令为春，于行为木，具发生长养之机，一有怫郁，则其性怒张，不可复制。且火旺则克金，木旺则克土，波及他脏，理固宜然。此于调养中寓疏通条达之法，使之得遂其性而诸病自安。加丹参、香附二味以调经更妙，盖妇人多郁故也。（《医方论》）

清·张秉成：治血虚肝燥，木郁不达，以致化火化风，往来寒热，劳嗽骨蒸，以及月经不调等证。夫肝属木，乃生气所寓，为藏血之地。其性刚介而喜条达，必须水以涵之，土以培之，然后得遂其生长之意。若七情内伤，或六淫外束，犯之则木郁而病变多矣。此方以当归、白芍之养血以涵其肝；苓、术、甘草之补土以培其本；柴胡、薄荷、煨生姜，俱系辛散气升之物，以顺肝之性而使之不郁。如是则六淫七情之邪皆治，则前证岂有不愈者哉！（《成方便读》）

近·陈筱宝：疏木培土法乃治乙木乘阴土之证，为肝旺戕贼脾阴、木横土虚的病机，症见：两胁满痛，少腹垂胀，立则剧，卧则舒。为肝气上逆，脾气下陷。此即《金匮》所言“见肝之病，知肝传脾，当先实脾”之义，亦即叶天士所谓“木乘土”之病候，宜以升提宣达，如逍遥散一类方治之。（《近代中医流派经验集》）

近·张耀卿：柴胡性微寒苦平而质轻扬，功能升清降浊，为足少阳胆、足厥阴肝两经要药，故在脏则主血，在经则主气。（《上海历代名医方技精华》）

近·蔡陆仙：此方名为疏肝，乃所以疏达少阳之郁火也。并治胸满吞酸，小腹痛疝，溲赤不利，往来寒热等症。夫木郁土中则气血并滞，故用归、芍以行营；白术、茯苓以运湿利水。柴胡本阴亏火旺之忌药，但本方所治，乃因郁生火之症，故反须用以升散郁火，郁开则火斯散，所谓火郁发之是也。甘草之和，生姜之辛，皆所以缓其急，开其气，俾肝木得遂其条达本能。尤妙在薄荷一味，宣和胸膈，透表祛达，以成安内攘外之功，是真妙制焉。（《中国医药汇海·方剂部》）

今·秦伯未：本方主治肝郁血虚，寒热往来，头痛、胁痛、食少，妇科月经不调，脉象虚弦。但不是单纯疏肝，并有健脾作用。故方内用归、芍养肝，柴胡疏肝，以遂其条达之性；白术、茯苓、甘草培中，使脾土不受木制，用薄荷、煨姜各少许同煎，亦取其有协助疏郁和中的能力。后人于肝郁火旺者加丹皮、山栀，为“加味逍遥散”。血虚甚者加生地或熟地，为“黑逍遥散”。其治疗方向仍属一致。由于逍遥散肝脾同治，一般均从木旺克土来解释。我的看法，木旺克土是肝强脾弱，逍遥散的主治是肝脾两虚，木不疏土，肝既不能疏泄条畅，脾又不能健运生化，因而形成郁象。所以养肝舒气，补脾和中，从根本上做到“木郁达之”。如果肝旺而用归、芍、柴胡，势必助长气火；脾受克制，再用术、草、茯苓，也会更使壅滞。必须明辨虚实，才能理解本证的寒热往来不同于少阳证；头痛

胁胀不同于肝气横逆，饮食呆减也不同于胃家实满，从而不可简单地把它当作疏肝主方。（《谦斋医学讲稿》）

今·丁学屏：《局方》逍遥散，为培土疏木第一方治。其应用之广泛，可为古方之首。张耀卿先生，曾将其演绎变化为十九种方法。

1. 血虚肝旺，七情郁结，头晕胸胁痞闷，时作时休，脉细小，舌苔薄白。治以归、芍为君，养血补血；苓、术、甘、姜为臣，培土扶脾；薄荷炒黑为佐，入血祛风（内风）；柴胡为使，柔肝解郁。

2. 血虚感受外邪，头晕形寒，身热肢倦，纳减食微，脉浮数，苔薄质淡。须以薄荷叶、生姜为君，疏解表邪；归、芍为臣，养血和营；苓、术为臣，扶脾健运；柴、草为使，条达肝脾。

3. 血虚之体，邪入少阳经病：寒热往来，鼻塞头痛，口燥咽干，眩晕嗜卧，脉弦细，苔薄白而燥或薄黄。须以柴胡、薄荷、生姜为君，祛邪安表；归、芍为臣，养血和营；苓、术为佐，扶脾健胃；甘草为使，和中生津。

4. 气虚眩晕：神疲肢倦，头晕气短，脉细弱，舌质淡而苔薄白。须以术、草为君，益气扶脾；柴胡、芍药为臣，养血柔肝；归、苓为使，通调血脉；薄荷、干姜为使，温中理气。

5. 血虚内热，兼受风邪，袭于肝经，上冲于目：头痛而兼眩晕，两目红赤，脉细数。须以甘草、薄荷为君，清解风热；归、芍为臣，养血和营；术、参为佐，健脾和胃；柴、姜为使，解郁疏肝。

6. 肝阴亏损，目火上越：两耳蝉鸣，左耳尤甚，头晕目眩，脉弦细。须以芍药、甘草为君，补血柔肝；归、苓为臣，调和血脉；柴、术为佐，疏肝理气；生姜、薄荷为使，清散郁火（木郁）。

7. 肝气郁结，木失调达：胸胁疼痛，忧郁寡欢，脉细涩。须以柴胡、薄荷（炒黑）为君，疏散肝郁；归、芍为臣养血行血；术、苓为佐，培土扶脾；姜、草为使，温中和胃。

8. 血虚肝郁：胁痛喜按，头目眩晕，脉细弱，舌质淡而胖嫩苔薄。须以归、芍为君，养血补血；柴胡、薄荷为臣，疏肝解郁；术、苓为佐，培土涵木；姜、草为使，和中助运。

9. 血瘀气滞，木郁不达中部：胁痛拒按，不可转侧，脉涩而有力，苔薄根腻。须以归尾、赤芍为君；柴胡、薄荷为臣，疏泄郁结；术、苓为佐，燥湿理气；姜、草为使，温通脾阳。

10. 肝胃不和，木土为仇：胸胁痞闷，嗳腐吞酸，脉弦濡，舌苔薄腻。须以苓、姜（苔白用干姜）为臣，温中和胃；归、芍为臣，和营活血；柴胡、薄荷为佐，疏肝散郁；术、草为使，扶脾燥湿。

11. 肝经抑郁：两胁胀痛，时轻时剧，脉弦劲有力，苔薄腻。须以薄荷（炒黑）、生姜为君，疏散邪郁；苓、草为臣，和中健脾；归、芍为佐，养血柔肝；柴、术为使，理气通络。

12. 冲任血瘀：妇女经行不畅，少腹胀痛，脉细而涩，舌质淡，边有青紫斑点，苔薄。须以归尾、赤芍为君，活血通瘀；柴、姜为臣，暖宫解郁；苓、薄为使，疏散理气；术、草为使，和胃扶脾。

13. 冲任血虚，厥阴气滞：妇女经行颇畅，腹痛不已，脉细而弱。须以归身、白芍为君，补血养血；柴、草为臣，调达肝经；术、苓为佐，益气扶脾；薄荷、炮姜为使，温运理气。

14. 气虚摄血无权：妇女经行若崩，色淡不鲜，面色皖白，心悸，头晕，脉细弱，舌胖嫩，边有锯齿、苔薄净。须以白术、参、草为君，益气固本；归、芍为臣，引血归经；柴胡、茯神为佐，疏肝和脾；薄荷（炒黑）、炮姜为使，散邪入营。

15. 气虚脾弱，带脉不固：脾弱胃呆，神疲肢倦，动辄气短，白带绵绵，色白质稀，脉沉数，舌质淡无苔。须以白术、甘草为君，补中益气；归、芍为臣，养血滋阴；柴胡、干姜为佐，疏肝温脾（脾阳）；苓、薄为使，散湿健脾。

16. 肝木侮土（下部）：腹痛阵作，痛则欲泻，得泄则畅，脉时紧时缓（痛则紧，泻则缓）。须以白芍、白术为君，敛肝扶脾；甘草、云苓为臣，甘缓和胃；炮姜、柴胡为佐，温运止痛；薄荷、当归为使，散郁（湿邪）和营。

17. 血瘀气滞，蕴结少腹（下部）：少腹胀痛而拒按，脉实而涩，苔腻或积。须以归尾、赤芍为君，活血破瘀，柴、姜为臣，温通疏泄（直达肝经少腹）；苓、薄为佐，理气散郁；术、草为使，和中健脾。

18. 血虚脾弱：腹痛隐隐，喜按，时轻时剧，多劳多思则发。须以归身、白术为君，补血益气；白芍、甘草为臣，养阴和胃；柴、苓为佐，柔肝健脾；薄荷、干姜为使，温中理气。

19. 阳虚脾运失司：胁胀胸闷，便溏溲清，脉虚弱，苔薄质淡。须以干姜、甘草为君，温中扶阳；柴胡、白术为臣，理气健脾；苓、归为佐，行血助运；薄荷、白芍（醋炒）为使，散郁柔肝。(《古方今释》)

【验案选录】

案1 吴少怀治疗肝气郁结兼食滞证案

王某某，男，22岁，干部，1961年8月23日初诊。

[病史] 近来两胁胀痛，脘腹闷胀，矢气较多，胃纳不佳，嘈杂作酸，身倦无力，大便正常，小便频数。

[检查] 舌苔白黏，脉沉弦滑。

[辨证] 肝脾不和，气郁食滞。

[治法] 疏肝理脾，行气消滞。拟逍遥散合左金丸加减。

[方药] 醋炒柴胡4.5g，当归6g，炒白芍9g，生牡蛎9g，生白术9g，茯苓9g，片

姜黄 4.5g，醋青皮 4.5g，炒枳壳 4.5g，炒麦芽 6g，吴萸炒黄连 2g。水煎服。

二诊：9 月 1 日。服药 6 剂，左胁痛止，右胁仍胀痛，胃纳转佳，嘈杂作酸已止，小便仍频，身倦无力，舌苔薄白，脉沉弦缓。按上方去吴萸炒黄连、生牡蛎、炒麦芽，加清半夏 9g，六曲 6g，生甘草 4.5g。水煎服。

服药 10 剂，诸症消失，体力渐复。续服逍遥丸调理善后。(《吴少怀医案》)

案 2　邢子亨治疗肝脾郁滞证（肝炎）案

刘某某，女，40 岁，工人。1976 年 8 月 20 日初诊。

1 年余，全身疲困乏力，食欲不振，肝区不适，时有刺痛，腹胀，消化不良。西医以保肝药治疗未效。肝功能化验麝香草酚浊度试验 8 单位，麝香草酚絮状试验（++）。舌苔滑腻，脉象沉弦。

[病症分析] 全身疲困乏力，腹胀，食欲不振，消化不良，是肝郁气滞，肝胃不和，脾不健运之征。肝区不适，时有刺痛是肝脏瘀热。《素问 · 刺热》谓："肝热病者，小便先黄，腹痛多卧，身热。"脉象沉弦，是肝郁而邪热不得外达。为拟疏肝调中之剂，以逍遥散合金铃子散加减。

[方药] 当归 12g，炒白芍 12g，柴胡 7g，丹皮 12g，川楝子 12g，郁金 10g，厚朴 10g，青皮 10g，枳壳 6g，广木香 6g，炒槟榔 10g，焦三仙各 6g。连服 6 剂。

二诊：8 月 30 日。病情大有好转，食欲增进，腹胀明显减轻，肝区疼痛不适感消除。仍以前方加丹参 12g，红花 5g，继服 6 剂。

以后仍以前方随症加减，诊治月余，病获痊愈。(《邢子亨医案》)

案 3　孙鲁川治疗臌胀证案

徐某某，男，55 岁，农民。1967 年 4 月 12 日初诊。

罹肝硬化腹水已 2 个月，初由愤怒饮酒诱起，在当地治疗月余不愈，而来门诊。目前，单腹胀大，绷急如鼓，青筋横绊，按之坚满，肝脾未能触及。面色黧黑，赤丝血缕显露。精神萎靡不振，胸闷不欲饮食，食后腹胀益甚。下肢轻度浮肿，小便黄少，大便欠调。舌苔薄白，舌质紫暗有瘀血斑点。脉来弦细兼有结象。

[辨证治疗] 肝主疏泄，脾主运化。初由肝气抑郁，克伐脾土，继而气滞血瘀，清浊相混，疏通无权，以致经络壅阻，形成臌胀。治以疏肝理气，健脾利水，活血化瘀，通络散结。方用逍遥散加味。

[处方] 柴胡 6g，茵陈 9g，炒枳壳 15g，槟榔片 12g，川厚朴 6g，郁金 9g，当归 6g，赤芍 9g，大腹皮 15g，茯苓 18g，泽泻 12g，生大黄 6g，车前子（包布）25g。水煎 2 遍，日分 2 次温服。

二诊：4 月 16 日。上方连服 4 剂，小便增多，大便下青灰稀物 2 次。肿势显消，肝脾已能触及（肝大肋下 8 指，脾大肋下 4 指），按之疼痛。前方即合病机，再以原方加鳖甲 25g，鸡内金 12g。煎服法同上。

三至五诊：4 月 27 日。上方连服 9 剂，腹胀十减其七，胸闷显宽，今遵《内经》"大积大聚，衰其大半而止”之旨，宗上方踵步。

［处方］柴胡 3g，茵陈 6g，炒枳壳 12g，槟榔 6g，川朴 3g，郁金 6g，当归 12g，赤芍 9g，红花 6g，大腹皮 12g，茯苓 18g，泽泻 12g，车前子（包）、鳖甲各 25g，鸡内金 6g。水煎服。

上方进退，服药达 20 余剂，诸症悉除而告愈。(《孙鲁川医案》)

案 4　王锡章治疗泄泻证案

刘某，男，18 岁。初诊：1958 年 7 月 14 日。

腹痛阵作，泻后痛不减。精神抑郁，胸胁痞闷，食少嗳气，舌淡红少苔，脉象弦。病因情志不畅，肝失条达，乘脾犯胃，引起泄泻。用调和肝脾法，方拟逍遥散化裁。

［处方］当归 12g，白芍 10g，茯苓 12g，党参 15g，焦白术 12g，黄连 6g，炒黄芩 10g，诃子肉（煨，去核）12g，柴胡 10g，薄荷（后下）9g，木香（后下）9g，甘草 6g，菊花 10g。水煎服，3 剂。

越 3 日，服后泄泻已减，余症好转，是为肝脾和谐，脏腑渐调之兆。唯食少嗳气，因势利导，仍守前法出入，原方去诃子肉、炒黄芩，加苦参 10g，麦芽 9g，乌龙茶 10g。水煎服，3 剂。

越 4 日，药后诸症悉平。嘱其振作精神，放松思想，投以药石，可收事半功倍之效。(《王锡章医案》)

案 5　王锡章治疗月经先后无定期案

李某，女，18 岁，未婚。初诊：1957 年 12 月 5 日。

经来潮愆期，时多时少，色、质正常。经滞不畅，精神抑郁，两乳作胀，痛连胁肋，少腹疼痛，头晕无力，舌红少苔，脉弦。病因肝气郁结，冲任失调之故。用疏肝理气，养血调经之法，拟定逍遥散加减。

［处方］当归 10g，川芎 9g，熟地黄 12g，白芍 12g，白术（土炒）10g，香附（炒研）12g，阿胶珠（糯米炒、烊化兑服）12g，厚朴 10g，红花 6g，柴胡 9g，薄荷（后下）9g，甘草 6g。水煎服，6 剂。

12 月 12 日复诊：药后诸症悉减，仍照原方去熟地黄，加茯苓 10g，肉桂（煽）9g，小茴香 12g，生姜 10g。水煎服，4 剂。

12 月 17 日末诊：药后斡旋病机，诸症日渐痊愈，因势利导，原方再进 6 剂，以善其后。并嘱宽怀调摄为宜。(《王锡章医案》)

案 6　高辉远治疗发热案

黎某某，男，71 岁，美籍华人。初诊：1988 年 5 月 3 日。

自 1988 年 3 月份开始出现发热，体温可达 39℃，间断性发作，有寒战。在美国曾做各种检查，既非疟疾，也非感染，一切指标均正常。病人曾在香港、广州、上海、武汉请西医专家、教授会诊，未有明确结论，同时服用过中药，有小柴胡汤、蒿芩清胆汤、三仁汤、补中益气汤等，效果不理想。高老仔细询问病情，有胸脘胀满不舒，恶心欲吐，不思饮食，有厌食感，大、小便正常，烦躁。

[诊查] 舌质稍红，舌苔薄黄，脉弦。

[辨证] 肝郁化火，木克脾土，脾失健运。

[治法] 疏肝解郁，健脾和胃。

[处方] 加味逍遥散。

银柴胡15g，赤芍10g，茯苓10g，白术10g，炙甘草5g，丹皮8g，茵陈15g，栀子8g，当归10g，香附10g，郁金10g，薄荷8g，生姜3片，大枣5枚。

服上药后病人未再发热，同时游览了长城、天坛，自诉时有大便干燥，乏力，舌脉如前，上方加麻仁15g，再加6剂。

服用12剂后，体温未见波动，症状也基本消失，回国前，要求带回中药服用，巩固疗效。(《高辉远医话医案集》)

案7　张淑亭治疗带下不孕证案

刘某某，女，26岁，河北省晋县农民。1987年6月27日初诊。

婚后5年不孕。带下淋漓不断，色白无嗅，情怀舒畅则量少，情郁气滞则量多。另外，经前易怒，乳房作胀，腰酸腹痛。平素身倦嗜卧，大便时溏。舌淡苔薄，脉弦而细。

证属肝郁脾虚，带下不孕。拟疏肝理气，健脾化湿，以逍遥散化裁治之。

醋柴胡10g，香附10g，当归15g，白芍10g，赤芍10g，炒白术10g，茯苓15g，炒山药30g，芡实12g，橘皮10g，青皮10g，川芎10g，炙黄芪24g，炙甘草6g，苍术10g。

本方化裁，每日1剂。经服70剂，带愈。1988年足月顺产一男婴。(《张淑亭延嗣医案》)

【附方】

附方1　加味逍遥散(《内科摘要》)

当归　芍药　茯苓　白术炒　柴胡各一钱（各3g）　牡丹皮　山栀炒　甘草炙，各五分（各1.5g）　水煎服。

功用：养血健脾，疏肝清热。

主治：肝郁血虚生热证。症见烦躁易怒，或自汗盗汗，或头痛目涩，或颊赤口干，或月经不调，少腹胀痛，或小便涩痛，舌红苔薄黄，脉弦虚数。

方论：明·吴崑：方中柴胡能升，所以达其逆也；芍药能收，所以损其过也；丹、栀能泻，所以伐其实也；木盛则土衰，白术、甘草，扶其所不胜也；肝伤则血病，当归所养其血也；木实则火燥，茯神所以宁其心也。(《医方考》)

清·张秉成：本方以丹皮之能入肝胆血分者，以清泄其火邪；黑山栀亦入营分，能引上焦心肺之热，屈曲下行；合于逍遥散中，自能解郁散火，火退则诸病皆愈耳。(《成方便读》)

附方2　黑逍遥散(《医略六书》)

即逍遥散加生地或熟地（6g）。

功用：疏肝健脾，养血调经。

主治：肝脾血虚，临经腹痛，脉弦虚。

今·焦树德：黑逍遥散由逍遥散去姜与薄荷，加生地以滋肾养血，用于治疗肝阴虚，气郁不舒，月经后错，行经腹痛，下午烦热等症。(《方剂心得十讲》)

痛泻要方

《丹溪心法》

【组成】炒白术三两（9g） 炒芍药二两（6g） 炒陈皮一两五钱（4.5g） 防风一两（3g）

【用法】上锉，分八帖，水煎或丸服（现代用法：水煎服）。

【功用】补脾柔肝，祛湿止泻。

【主治】脾虚肝郁之痛泻。肠鸣腹痛，大便泄泻，泻必腹痛，泻后痛减，舌苔薄白，脉两关不调，左弦而右缓者。

【方论选录】

明·吴崑：泻责之脾，痛责之肝；肝责之实，脾责之虚。脾虚肝实，故令痛泻。是方也，炒术所以健脾，炒芍药所以泻肝，炒陈皮所以醒脾，防风所以散肝。或问痛泻何以不责之伤食？余曰：伤食腹痛，得泻便减，今泻而痛不止，故责之土败木贼也。(《医方考》)

清·汪昂：此足太阴、厥阴药也。白术苦燥湿，甘补脾，温和中；芍药寒泻肝火，酸敛逆气，缓中止痛；防风辛能散肝，香能舒脾，风能胜湿，为理脾引经要药；陈皮辛能利气，炒香尤能燥湿醒脾，使气行则痛止。数者皆以泻木而益土也。(《医方集解》)

清·汪绂：此治痛泻不止也，责之肝木乘脾。白芍固以泻肝，而陈皮、防风则补肝药。肝木既有余，而又用此何也？曰泻之者，泻其乘脾也；补之亦使之不于乘脾也。譬之林木，繁密冗杂，落叶秽积，则水湿壅而不消，故芍药以泻之，所以芟薙芜秽而水湿不留也；其有嘉木则益为培植，以使之畅茂条达焉。木既条直上达，则枝叶扶疏，而自不至于下壅，土气亦益舒不留湿矣。故陈皮、防风以升之，亦所以和脾而去湿。今人多以陈皮、防风为泻木，又谓防风为理脾引经要药，殆不然矣。水泻不止，故甘以补之；痛泻不止，故辛以行之。皆主于理脾去湿而已。(《医林纂要探源》)

今·秦伯未：本方亦称"痛泻要方"，主治肝旺脾弱的腹泻，泻时腹痛肠鸣。因为肝旺脾弱，故用白芍敛肝，白术健脾；又因消化不良，腹内多胀气，故佐以陈皮理气和中，并利用防风疏肝理脾，能散气滞。肝旺脾弱的腹泻，多系腹内先胀，继而腹痛，泻下不多，泻后舒畅，反复发作，脉多弦细，右盛于左，表现为木乘土位。(《谦斋医学讲稿》)

今·朱良春：白术燥湿，健脾和中；芍药泻肝，缓中止痛；防风发散舒脾，陈皮利气醒脾。四药配合，成为补土泻木，疏肝健脾之剂，所以古人说它是治疗肝强脾弱、运化不良的“痛泻要方”。实际上，本方所治的腹痛泄泻，除了肝脾不和的内因而外，往往兼有轻微的外感因素。(《汤头歌诀详解》)

【验案选录】

案1　余莉芳治疗泄泻案

朱某，男，42岁。反复腹泻6年。

患者于6年前，开始出现腹泻，大便日行3~4次，每遇精神紧张则加重，便前伴有少腹疼痛，屡经西医对症、抗感染治疗收效甚微，就诊之时形体消瘦，面色萎黄，大便溏薄，甚则完谷不化，纳呆腹痛，胃中嘈杂，嗳气频作，夜寐欠佳，患者平日工作紧张，每遇压力较大则病情加重，舌淡，苔薄白腻，脉弦细。

证属脾虚肝郁。治拟健脾化湿，疏肝理气。方以痛泻要方加味。

[处方] 炒白术10g，炒白芍10g，防风10g，白茯苓30g，陈皮6g，制半夏8g，炒柴胡5g，生甘草5g，熟薏苡仁30g，海螵蛸12g，代赭石（先煎）30g，夜交藤30g。7剂。

二诊：患者自诉服药后第3日起症状好转，嗳气及胃中嘈杂感已除，昨日因饮食不慎，腹泻复作，舌脉如前，治继原法。上方去制半夏、海螵蛸、防风，加芡实30g，丹参15g，马齿苋30g。7剂。

三诊：患者来诊诉排便次数较前减少，腹痛已除，受凉后易排便溏薄，胃纳大增，舌苔根部仍白腻，脉细弦。增以温中化湿之法。上方加炮姜3g，木香5g。14剂。

患者先后治疗3个月余病情明显好转，腹泻未作。(《草庐医案荟萃》)

案2　黄一峰治疗腹痛证案

贾某某，男，53岁。

初诊：患者于1949年秋季泄泻历2个月不已，从此经常便泄，腹痛肠鸣，有时便秘，去秋以来便泄日行10余次不等，体重去秋57.5kg，近2个月来体重下降至40kg，不能坚持工作，肌瘦神疲，形寒肢冷，脉沉细，舌白腻，腹部胀痛，泄后痛减，虚膨浮肿，劳累后屡有遗精，体温35℃左右，虚象毕露。大便检查有红白细胞及不消化食物，未找到痢疾杆菌及阿米巴原虫，先以附子理中汤合痛泻要方为标本兼顾之策。

[处方] 制附片3g，防风炭9g，煨木香8g，炒白术6g，炮姜炭3g，乌药6g，陈皮6g，川桂枝8g，焦六曲9g，炒白芍9g，鸡内金9g，茯苓12g。7剂。

二诊：投剂以来，便泄次减，腹胀痛较缓，舌黄苔薄，再以健胃和中、芳化渗湿。

[处方] 广藿香9g，防风炭9g，炒白芍9g，扁豆衣9g，建曲9g，炒麦芽9g，茯苓12g，炒陈皮6g，炮姜炭8g，煨木香8g，鸡内金9g，车前子（包）15g，炒白术6g。7剂。

三诊：两投温中理气化湿之剂以来，大便已能成形，偶有少量黏液，腹部胀痛、虚膨浮肿皆已改善。再以益气健脾和中之法，用丸剂调摄，以图根治。

[处方] 潞党参30g，炒白术30g，白茯苓60g，炒白芍60g，补骨脂60g，扁豆衣6g，

煅牡蛎 90g，怀山药 90g，炒陈皮 45g，炮姜炭 15g，炒麦芽 90g，建曲 45g，南楂炭 45g，煨木香 20g，炙甘草 15g，菟丝子 45g，鸡内金 45g，砂仁 15g。上药共研细末，水泛为丸，早晚各服 9g。

患者在苏州治疗 2 个月后，大便 1 日 1 次，质已正常，面色红润，体力增强，体重由 40kg 增至 48kg，回北京恢复工作，据说自经治愈后，多年来未再复发，现已发胖。(《黄一峰医案医话集》)

案 3　程门雪治疗湿痢证案

许某某，男，成年。初诊：1971 年 10 月 16 日。

痢疾久延不愈，现仍腹痛泻稀。仿戊己丸、痛泻要方、醉乡玉屑合法。

淡吴萸一钱，焦白芍三钱，防风炭三钱，煨木香一钱半，生苍术二钱，制川朴一钱半，炒陈皮二钱，炙甘草一钱半，炙内金一钱半，春砂壳一钱，焦山楂三钱。(《程门雪医案》)

案 4　黄文东治疗慢性结肠炎案

周某某，男 44 岁，工人。初诊：1975 年 5 月 15 日。

去年 2 月起大便夹血，外裹黏液。3 月份做乙状结肠镜检查，见肠壁充血水肿，诊断为慢性结肠炎。近来大便每日 1~3 次，左腹疼痛。便常规：白细胞 0~2/HP，红细胞 10~15/HP。长期来神疲乏力，多梦，纳呆。舌质带紫，苔腻，脉细。

证属脾不健运，肠中湿热不清，气滞则腹痛，下注为便泻。病已年余，兼有肝气乘脾之象。治拟调气健脾，清肠化湿之法。方用健脾益气汤合痛泻要方加减。

党参 9g，白术 9g，炙甘草 9g，茯苓 12g，炒防风 4.5g，白芍 9g，陈皮 9g，木香 6g，焦楂、曲各 9g，秦皮 9g。6 剂。

二诊：5月22日。左下腹疼痛，大便日2次，质软，黏液减少。舌质带紫，根有碎纹，苔厚腻。近兼夜寐不安。

前方加合欢皮 12g。6 剂。

三诊：5 月 29 日。左下腹仍觉隐痛，大便日 2 次，夹黏液，质软成形。

原方木香改为 9g。6 剂。

四诊：6 月 5 日。腹部仍隐隐作痛，大便每日 2~3 次，质溏薄。

原方去茯苓，加生熟苡仁各 12g。6 剂。

五诊：6月12日。左下腹疼痛已见减轻，大便每日2次，略带黏液，尚觉爽利。口苦，舌苔腻根稍厚。仍予前法。

党参 9g，白术 9g，炙甘草 9g，炒防风 4.5g，白芍 9g，青、陈皮各 9g，木香 6g，焦楂、曲各 9g，合欢皮 12g，地榆 12g。6 剂。

六诊：6 月 21 日。治疗以来，食欲渐增，睡眠进步，体力也逐渐恢复。以往时有病假，近 1 个月来已能坚持全天工作。左下腹偶有轻微疼痛，大便每日 2 次，基本成形，尚带少量黏液。最近便常规：红细胞 2~4/HP。

再守原意。前方续服 6 剂。(《黄文东医案》)

第三节　调和寒热剂

半夏泻心汤

《伤寒论》

【组成】半夏洗，半升（12g）　黄芩　干姜　人参各三两（各9g）　黄连一两（3g）　大枣擘，十二枚（4枚）　甘草炙，三两（9g）

【用法】上七味，以水一斗，煮取六升，去滓，再煮，取三升，温服一升，日三服（现代用法：水煎服）。

【功用】寒热平调，散结除痞。

【主治】寒热互结之痞证。心下痞，但满而不痛，或呕吐，肠鸣下利，舌苔腻而微黄。

【方论选录】

宋·庞安时：设下后津液入里，胃虚上逆，寒结在心下，故宜辛甘发散。半夏下气，苦能除湿，兼通心气。又甘草力大，故干姜、黄连不能相恶也。(《伤寒总病论》)

金·成无己：凡陷胸汤，攻结也；泻心汤，攻痞也。气结而不散，壅而不通为结胸，陷胸汤为宣达之剂。塞而不通，否而不分为痞，泻心汤为发之剂，所以谓之泻心者，谓泻心下之邪也。痞与结胸有高下焉。结胸者，邪结在胸中，故治结胸曰陷胸汤。痞者，留邪在心下，故治痞曰泻心汤。黄连味苦寒，黄芩味苦寒，《内经》曰：苦先入心，以苦泄之，泻心者必以苦为主，是以黄连为君，黄芩为臣，以降阳而升阴也。半夏味辛温，干姜味辛热，甘草味甘平，大枣味甘温，人参味甘温，阴阳不交曰痞，上下不通为满。欲通上下，交阴阳，必和其中。所谓中者，脾胃是也，脾不足者，以甘补之，故用人参、甘草、大枣为使，以补脾而和中。中气得和，上下得通，阴阳得位，水升火降，则痞消热已，而大汗解矣。(《伤寒明理论》)

明·许宏：病在半表半里，本属柴胡汤，反以他药下之，虚其脾胃，邪气所归，故结于心下，重者成结胸，心下满而硬满也；轻者为痞，满而不痛也。若此痞结不散，故以黄连为君，苦入心以泄之；黄芩为臣，降阳而升阴也；半夏、干姜之辛温为使，辛能散其结也；人参、甘草、大枣之甘，以缓其中，而益其脾胃之不足，使气得平，上下升降，阴阳得和，其邪之留结者，散而已矣。《经》曰："辛入肺而散气，苦入心而泻热，甘以缓之，三者是已。”胃为津液之主，阳气之根，大汗出后，外亡津液，胃中空虚，客气上逆，心下痞硬，此乃中焦之气未和，不能消谷，故令干噫食臭者，胃虚不能化谷也，土虚不能制水，故胁下有水气，腹中雷鸣下利，与泻心汤以攻痞，加生姜以益胃也。（《金镜内台方议》）

明·吴崑：伤寒下之早，胸满而不痛者为痞，此方主之。伤寒自表入里，传至三阴，三阴亦有在经表证，如太阴有桂枝加芍药汤，少阴有麻黄附子细辛汤，厥阴有当归四逆汤之类。若不治其表，而用承气汤下之，则伤中气，而阴经之邪乘之矣。以既伤之中气而邪乘之，则不能升清降浊，痞塞于中，如天地不交而成否，故曰痞。泻心者，泻心下之邪也。姜、夏之辛，所以散痞气；芩、连之苦，所以泻痞热，已下之后，脾气必虚，人参、甘草、大枣所以补脾之虚。（《医方考》）

清·徐彬：呕本属热，然而肠鸣则下寒，而虚痞者，阴邪搏饮结于心下，即《伤寒论》所谓胃中不和，腹中雷鸣也。故主半夏泻心汤，用参、甘、枣以补中，干姜以温胃泄满，半夏以开痰饮，而以芩、连清热，且苦寒亦能泄满也。（《金匮要略论注》）

清·张璐：泻心汤诸方，皆治中风汗、下后表解里未和之证。其生姜、甘草、半夏三泻心是治痰湿结聚之痞。方中用半夏、生姜以涤痰饮，黄芩、黄连以除湿热，人参、甘草以助胃气，干姜炮黑以渗水湿。若但用苦寒治热，则拒格不入，必得辛热为之向导，是以干姜、半夏在所必需。若痞极硬满，暂去人参；气壅上升，生姜勿用；痞而不硬，仍用人参。此一方出入而有三治也。（《伤寒缵论》）

清·柯琴：伤寒五六日，呕而发热，是柴胡汤证，而以他药下之，枢机废驰，变症见矣。少阳居半表半里之位，其症不全发阳，不全发阴，故下后变症偏于半表者，热入而成结；偏于半里者，热结心下而成痞也。结胸与痞，同为硬满之症，当以痛为辨。满而硬痛为结肠热实，大陷胸下之，则痛随利减；如满而不痛者为虚热痞闷，宜清火散寒而补虚。盖泻心汤方，即小柴胡去柴胡加黄连、干姜汤也。不往来寒热，是无半表证，故不用柴胡。痞因寒热之气互结而成，用黄连、干姜之大寒大热者，为之两解，且取其苦先入心，辛以散邪耳。此痞本于呕，故君为半夏。生姜能散水气，干姜善散寒气，凡呕后痞硬，是上焦津液已干，寒气留滞可知，故去生姜而倍干姜。痛本于心火内郁，故仍用黄芩佐黄连以泻心也。干姜助半夏之辛，黄芩协黄连之苦，痞硬自散。用参、甘、大枣者，调既伤之脾胃，且以壮少阳之枢也。（《伤寒来苏集·伤寒附翼》）

清·钱潢：半夏辛而散痞，滑能利膈，故以之为君。半夏之滑，见小陷胸汤言论中。干姜温中，除阴气而蠲痞，人参、炙甘草大补中气，以益误下之虚，三者补则气旺，热则流通，故以之为臣。黄芩、黄连，即前甘草泻心汤中之热因寒用，苦以开之之义，故黄连亦仅用三倍之一，以为之反佐。大枣和中濡润，以为倾否之助云。（《伤寒溯源集》）

清·张锡驹：夫痞者否也。天气下降，地气上升，上下交，水火济，谓之泰。天气不降，地气不升，上下不交，水火不济，为之否。故用半夏以启一阴之气，黄芩、黄连助天气而下降，引水液以上升，干姜、人参、甘草、大枣助地气之上升，导火热而下降。交通天地，升降水火，以之治痞，谁曰不宜？（《伤寒论直解》）

清·尤怡：痞者，满而不实之谓，夫客邪内陷，即不可从汗泄，而满而不实，又不可从下夺，故唯半夏、干姜之辛能散其结，黄连、黄芩之苦能泄其满，而其所以泄与散者，虽药之能，而实胃气之使也。用参、草、枣者，以下后中虚，故以之益气，而助其药之能也。汗解之后，胃中不和，既不能运用真气，并不能消化饮食，于是心中痞硬，干噫食臭。《金匮》所谓中焦气未和，不能消谷，故令人噫是也。噫、嗳食气也。胁下有水气，腹中雷鸣下利者，土德不及而水邪为殃也。故以泻心消痞，加生姜以和胃。（《伤寒贯珠集》）

清·吴谦：呕而肠鸣，肠虚而寒也；呕而心下痞，胃实而热也，并见之，乃下寒上热，肠虚胃实之病也。故主之以半夏泻心汤，用参、草、大枣以补正虚，半夏以降客逆，干姜以胜中寒，芩、连以泻结热也。（《医宗金鉴·订正金匮要略注》）

清·陈元犀：饮不除则痞不消，欲蠲饮必资中气。方中参、枣、草以培中气，借半夏之降逆，佐芩、连以消痞，复得干姜之温散，使痞者通，逆者降矣。妙在去滓再煎，取其轻清上浮，以成化痞降逆之用耳。（《金匮方歌括》）

清·张秉成：夫痞之为病，皆由表邪乘虚陷里，与胸中素有之湿浊交相互结所致。表证既无，不必复用表药；里气又虚，又不得不兼顾其里。然邪既互结于胸次，必郁而为热，所以痞坚之处，必有伏阳，故以芩、连之苦以降之，寒以清之，且二味之性皆燥，凡湿热为病者，皆可用之。但湿浊黏腻之气，与外来之邪既相混合，又非苦降直泄之药所能去。故必以干姜之大辛大热以开散之。一开一降，一苦一辛，而以半夏通阴阳，行湿浊，散邪和胃，得建治痞之功。用甘草、人参、大枣者，病因里虚，又恐苦辛开泄之药过当，故当助其正气，协之使化耳。（《成方便读》）

清·王旭高：泻心者，实泻胃也。盖胃居心下，“心下痞”即胃痞也，此实则泻心法。泻心者必以苦，故用芩、连；散痞必以辛，故用姜、夏；欲交阴阳通上下者，必和其中，故用参、甘、大枣。（《王旭高医书六种》）

近·程门雪：盖其人素本脾胃虚弱，一面因外邪误下，邪热入里而作胸痞；一面因误下伤脾阳，而为下利，完谷不化，日数十行。上则胸膈痞满，干噫食臭，下则自利完谷，形成上实下虚，上盛下寒，上下相隔之症，此仲景所论胸痞症之大凡也。泻心虽有三方，而以芩、半、姜、连四味为主，三方均必用之，其间黄芩、半夏一对，黄连、干姜又一对，铢两悉称，配合之精，后人万不能及也。芩、连苦寒降泄，姜、半辛温开化，用必相兼，或二或四，不可偏废，此四味乃治胸痞之正药，余药随症转移，非一定也。方中人参、甘草、大枣三味，乃因误下之后，自利日数十行，为正虚而设，并非治其胸痞者也，因症而加减之可耳。（《书种室歌诀二种》）

今·李畴人：方以芩、连之苦寒，而与干姜、半夏之辛温同用，佐以人参、甘草、大枣之甘温，使药留胃中不速下，则芩、连得以降逆和阴，姜、夏得以开痞通阳，使中焦否转为泰。名为泻心，实泻胃中寒热不和之邪耳。此方若去干姜则不效，盖半夏之辛不敌芩、连之苦，且人参、甘草反滞中气，故人参之用倘有斟酌，干姜则断不可去。(《医方概要》)

今·湖北中医药大学方剂教研室：本方是治疗邪在肠胃，寒热失调，呈现心下痞满（可有微痛），成呕吐、肠鸣下利等症状而设。其主要功用，是调理肠胃寒热，和运中焦气机，开达上下升降之路，恢复脾胃纳运之权，使痞塞者通，气结者散，从而达到和胃降逆，开结散痞，寒热平调之目的。仲景原用此方治疗小柴胡汤证因误下伤中而成痞证。盖因小柴胡汤证，邪在少阳，法当和解，虽兼可下之证，亦只宜用大柴胡汤和解少阳，兼泻阳明热结。倘误用纯攻泻下之剂，则脾胃受伤，邪乘虚入，致寒热互结于心下，阴阳不调，则出现干呕或呕吐，或肠鸣下利等症。盖结胸为水热互结之实邪，故当用大陷胸汤泻热、逐水破结；痞气为寒热互结之虚邪，故当补泻兼施。此方寒热互投，以调和阴阳，苦辛并进，以顾其升降，复因得之于误下之后，中阳受损，胃气不和，所以于辛开苦降之中，益以扶正之品。在此必须说明，此方配以扶正之品，非专为补虚而用，其旨是使中土健，运化正常，以助消痞之力。这是符合《内经》"塞因塞用"的治疗原则的。方中半夏性味辛温，入胃经，具降逆消痰之功，用以为主药，辅以辛热之干姜，以助半夏温胃和中，二药相伍，辛开散结而除痞的作用更强；黄芩、黄连苦寒清热，与半夏、干姜配用，辛开苦降，寒热并用，阴阳并调，以治寒热错杂之痞；佐以人参、大枣补益中气，使以炙甘草补脾胃而调和诸药，正符合标本兼顾之旨。诸药合用，共成泻心消痞，补中扶正，调和寒热之功。

半夏泻心汤制方之义颇同小柴胡汤，亦是和解之意。小柴胡汤是和解半表半里之邪，半夏泻心汤是和解上下阴阳痞隔之邪。用药虽不尽相同，而制方之法则一也。(《古今名方发微》)

【验案选录】

案1　邢锡波治疗痞证案

袁某某，男，18岁，学生。

[病史] 患伤寒证初起，寒热往来，心烦作呕，脉弦细，此系少阳小柴胡汤证，拟以小柴胡汤与之。患者服后寒热解，而现胸满，因而转医与以攻下祛满之剂，服食后胸满不但未减，而心下痞闷加重，为此邀余诊治。按其脉浮滑而软，心下膨闷，食少身倦，头眩，腹部柔软，按之不痛。此乃少阳之邪尚未尽解，因误下而为痞证，遂疏半夏泻心汤与之。

证属表邪不解，邪热入里。治宜扶正宣邪，清热消痞。

[处方] 党参10g，半夏10g，黄芩10g，甘草3g。

服药1剂后胸满顿减，知饥能食。3剂后痞闷消失，饮食正常。(《邢锡波医案集》)

案 2 邢锡波治疗痞证案

吴某某，男，48 岁，干部。

［病史］素有胃脘胀满，食物不消，有时呕酸作痛，经某医院检查确诊为慢性胃炎，曾服中西药多日，无明显效果。后邀余诊治，胃脘胀满，食后加剧，腹部隐隐作痛，气短，头眩，嗳气，吞酸，大便时燥时溏，脉弦细，舌红苔薄白，据脉症之表现，颇与《伤寒论》之痞证相似，遂以加味半夏泻心汤与之。

证属邪热内陷，脾胃虚弱。治宜清热消痞，健脾和胃。

［处方］生山药 15g，生牡蛎 12g，半夏 10g，干姜 10g，党参 10g，甘草 10g，五灵脂 6g，黄连 6g，枳壳 6g。

连服 3 剂，胀满渐消，胃脘部感觉舒适，隐痛亦不复发。后加健脾消食之剂。

［处方］生山药 12g，半夏 10g，生牡蛎 10g，黄芩 10g，鸡内金 10g，甘草 10g，干姜 6g，黄连 6g，炒白术 6g，郁金 6g，没药 6g。

连服 20 余剂，诸症消失，历半年后追访仍未复发。(《邢锡波医案集》)

案 3 吴少怀治疗酒膈证案

王某某，男，62 岁，干部，1966 年 2 月 8 日初诊。

［病史］平素嗜酒无度，近 2 年来发现胸膈闷热，呕吐，吞咽不便，心下痞满，大便干秘，屡经检查并未发现器质性病变，曾服中药治疗，效果不佳，饮水无碍，小便畅通，睡眠亦佳，湿痰壅盛。

［检查］舌苔薄白，脉沉缓细弱。

［辨证］酒湿蕴结，阻于中焦，升降失调。

［治法］辛开苦降，解酒化湿，拟半夏泻心汤加减。

［方药］清半夏 9g，黄连 3g，黄芩 6g，干姜 2.4g，党参 9g，炙甘草 6g，枳椇子 9g，生牡蛎 9g，大枣 3 枚。水煎服。

二诊：2 月 21 日。服药 5 剂。10 余天来，呕吐 2 次，心下痞塞大减，胸膈闷热亦轻。大便仍干，数日一行，舌苔淡黄，脉沉缓细，按上方去枳椇子、牡蛎，加菊花 9g，旋覆花 6g，水煎服。隔日服 1 剂。

三诊：5月9日。上方连服20余剂，一切良好，偶有气逆，呕吐较前大减，大便仍干，胸膈舒适，心下痞除。再拟二陈汤加味，以善其后。(《吴少怀医案》)

案 4 孙鲁川治疗呕吐证案

冯某某，女，44 岁，农民。1952 年 4 月 14 日初诊。

初因忧思恼怒，胸胁胀痛，食后呕吐，甚则呕吐酸苦。自服开胸顺气丸及四消丸降之，泻后，两胁胀痛减轻，而心下反觉痞满，呕吐不止。病来 7 日，精神倦怠，舌苔黄薄而腻，脉象弦细而数。

［辨证治疗］肝主疏泄，性喜条达，胃主受纳，和降为顺。今肝郁胃滞，其气上逆，故两胁胀痛，心下痞满而呕吐。治以疏肝和胃，降逆止呕。方用半夏泻心汤合左金丸意。

［处方］半夏12g，黄芩、黄连各9g，党参6g，青皮9g，茯苓12g，吴茱萸3g，生甘草6g，生姜3片。水煎服。

二诊：4月17日。上方连服3剂，呕吐渐止，胸脘痞胀亦消，饮食增加，舌苔黄腻显退。脉尚弦细兼数，仍守原方续服。

三诊：4月20日。继服原方3剂，诸症渐平。唯饮食欠香，此乃呕吐之后，胃气尚未尽复，再予益气和胃之品调之。

［处方］党参6g，茯苓9g，生甘草6g，陈皮9g，生姜3片，大枣（掰）2枚。水煎服。（《孙鲁川医案》）

案5　刘继祖治疗食厥证案

李某某，女，63岁。1997年12月11日初诊。

纳后头眩1周。面色晦黄，头晕目眩，恶心泛呕，胃脘不舒，口臭，渴不欲饮，大便不爽，时干时溏，舌淡暗苔白浊，脉濡。体丰。

［辨证分析］患者体弱年迈，素体脾虚湿甚，脾不升清，浊阴上泛，清空不利则头眩，纳后食入不化反助其湿，故纳后为甚。胃纳不得降，则泛恶呕吐，湿浊上冲作为臭；湿浊久滞化热，则渴不欲饮，湿滞为大便不爽。

［诊断］食厥。

［治则］运脾和胃，升清降浊。

［处方］半夏泻心汤加味。半夏10g，黄连6g，黄芩10g，干姜6g，大枣6枚，党参15g，茯苓10g，炙甘草6g。5剂，水煎服，每日2次，每服150ml。

二诊：症若顿失，唯胃脘偶有不适，予黄连6g，半夏8g，苏梗10g。3剂，调理将息。（《刘继祖医论医案撷萃》）

案6　刘渡舟治疗胃脘痛案

刘某，女，58岁。

患慢性胃炎20余年，病情时好时坏，经常不能离开治胃药物，饮食稍有不慎，病情就要发作，始终无法根治。近来病情又加重，心下痞满，嗳气频作，呕吐酸苦，小便少而大便稀溏，日行3~4次，肠鸣辘辘，饮食少思，左胁下空痛不舒。望其人体质肥胖，面部虚浮，色青黄不泽。胃脘处按之柔软不痛，胃中有振水声。舌苔水滑，脉滑无力。

辨为脾胃之气不和，以致升降失序，中夹水饮，而成水气之痞。遵仲景之法以生姜泻心汤散水消痞，加茯苓健脾利水。

［药用］生姜20g，干姜4g，黄连6g，黄芩6g，党参10g，半夏15g，炙甘草10g，大枣12枚，茯苓30g。

连服7剂，痞消胃开，大便成形，胁痛肠鸣均轻，后依法调理3个月，饮食二便均至正常，体力如常，复查胃镜，病灶基本消失，病获痊愈。（《专科专病名医临证实录丛书——胃痛》）

【附方】

附方1　生姜泻心汤（《伤寒论》）

生姜切，四两（12g）　甘草炙，三两（9g）　人参三两（9g）　干姜一两（3g）　黄芩三两（9g）　半夏洗，半升（9g）　黄连一两（3g）　大枣擘，十二枚（4枚）上八味，以水一斗，煮取六升，去滓，再煎，取三升，温服一升，日三服。

功用：和胃消痞，宣散水气。

主治：水热互结痞证。症见心下痞硬，干噫食臭，腹中雷鸣下利者。

方论：**近·程门雪**：伤寒汗出解之后，胃中不和，心下痞硬，干噫食臭，胁下有水气，腹中雷鸣下利者，生姜泻心汤主之。此原文也。汗出解者，无表证在也。腹中雷鸣而下利，所以用理中法，人参、干姜、炙草、大枣以温运脾阳。而心下痞硬，胃中不和，干噫食臭，则是胸痞之主症，故仍以芩、连、姜、夏四物，苦降辛开为主，其所增者，只生姜一味。以症中胁下有水气，生姜能散水气，又能去秽恶，通神明，孔子不撤姜食，即取其用，今胃中不和，干噫食臭，生姜和胃去秽，亦最合度也。（《书种室歌诀二种》）

附方2　甘草泻心汤（《伤寒论》）

甘草炙，四两（12g）　黄芩　人参　干姜各三两（各9g）　半夏洗，半升（9g）　大枣擘，十二枚（4枚）　黄连一两（3g）上七味，以水一斗，煮取六升，去滓，再煎，取三升。温服一升，日三服。

功用：和胃和中，降逆消痞。

主治：胃气虚弱痞证。症见下利日数十行，谷不化，腹中雷鸣，心下痞硬而满，干呕，心烦不得安。

方论：**近·程门雪**：下而再下，其虚益甚，此胃中虚，客气上逆，使心中痞秽而满。其人下利日数十行，完谷不化，腹中雷鸣，干呕，心烦不得安，非纯属实热结也，有虚痞之象，故以甘草泻心汤主之，加重甘草缓其冲也……细玩甘草泻心汤证，有心烦不得安一症，乃知甘草泻心汤之不用参，确非脱落；盖心烦去参，为仲景成法，小柴胡汤加减汤中，已明载之。此方无人参，正以心烦不安故耳，乃叹仲景制方之精如此。（《书种室歌诀二种》）

第四章 清热剂

凡以清热药为主组成，具有清热、泻火、凉血、解毒等作用，用以治疗里热证的方剂，统称清热剂。本类方剂是根据《素问·至真要大论》“热者寒之”“温者清之”的原则立法，属于“八法”中之“清法”。

清热剂适用于里热证。因里热有在气分、血分及脏腑之区别，又有实热、虚热之分，故本章方剂分为清气分热剂、清营凉血剂、清热解毒剂、气血两清剂、清脏腑热剂、清虚热剂等六类。

应用清热剂要辨别里热所在部位及热证之真假、虚实。凡屡用清热泻火之剂而热仍不退者，即如王冰所云“寒之不寒，是无水也”，当用甘寒滋阴壮水之法，使阴复则其热自退。若邪热在表，治当解表；里热已成腑实，则宜攻下；表邪未解，热已入里，又宜表里双解。对于热邪炽盛，服清凉剂入口即吐者，可于清热剂中少佐温热药，或采用凉药热服法，此即《素问·五常政大论》所说“治热以寒，温而行之”之反佐法。

第一节 清气分热剂

栀子豉汤

《伤寒论》

【组成】栀子擘，十四个（9g） 香豉绵裹，四合（4g）

【用法】以水四升，先煮栀子得二升半，内豉，煮取一升半，去滓，分为二服，温进一服（得吐者、止后服）（现代用法：水煎温服）。

【功用】清热除烦。

【主治】气分热盛证。壮热面赤，烦渴引饮，汗出恶热，脉洪大有力。

【方论选录】

金·成无己：《内经》曰：其高者，因而越之；其下者，引而竭之；中满者，泻之于内；其有邪者，渍形以为汗；其在皮者，汗而发之。治伤寒之妙，虽有变通，终不越此数法也。伤寒邪气自表而传里，留于胸中，为邪在高分，则可吐之，是越之之法也。所吐之证，亦自不同。如不经汗、下，邪气蕴郁于膈，则谓之膈实，应以瓜蒂散吐之，瓜蒂散吐胸中实邪者也。若发汗、吐、下后，邪气乘虚留于胸中，则谓之虚烦，应以栀子豉汤吐之。栀子豉汤吐胸中虚烦者也。栀子味苦寒，《内经》曰：酸苦涌泄为阴。涌者，吐之也，涌吐虚烦，必以苦为主，是以栀子为君。烦为热胜也，涌热者，必以苦；胜热者，必以寒，香豉味苦寒，助栀子以吐虚烦，是以香豉为臣。《内经》曰：气有高下，病有远近，证有中外，治有轻重，适其所以为治，依而行之，所谓良矣。（《伤寒明理论》）

明·吴崑：汗、吐、下之后，正气不足，邪气乘虚而结于胸中，故烦热懊侬。烦热者，烦扰而热；懊侬者，懊恼忧闷也。栀子味苦，能涌吐热邪；香豉气腐，能克制热势，所谓苦胜热，腐胜焦也。是方也，唯吐无形之虚烦则可，若用之以去实，则非栀子所能宣矣。（《医方考》）

清·柯琴：太阳以心腹为里，阳明以心腹为表。盖阳明之里是胃实，不特发热、恶寒、目疼、鼻干、汗出、身重谓之表，一切虚烦、虚热、咽燥、口苦、舌苔、腹满、烦躁、不得卧、消渴而小便不利，凡在胃之外者，悉是阳明之表也。仲景制汗剂，是开太阳表邪之出路；制吐剂，是引阳明表邪之出路。所以太阳之表，宜汗不宜吐；阳明之表，当吐不当汗。太阳当汗而反吐之，便见自汗出、不恶寒、饥不能食、朝食暮吐、欲饮冷食、不欲近衣等证，此太阳转属阳明之表，法当栀子豉汤吐之。阳明当吐而不吐，反行汗、下、温针等法，以致心中愦愦、怵惕、懊侬、烦躁、舌苔等证，然仍在阳明之表，仍当栀子豉汤主之。栀子苦能涌泄，寒能胜热，其形象心，又赤色通心，故主治心中上下一切证；豆形象肾，又黑色入肾，制而为豉，轻浮上行，能使心腹之浊邪上出于口，一吐而心腹得舒，表里之烦热悉解矣。所以然者，二阳之病发心脾，此是心脾热，不是胃家实，即所云有热属脏者，攻之不令发汗之义也。包除胃外之热，不致胃家之实，即此栀豉汤为阳明解表里之圣剂矣……夫栀子之性，能屈曲下行，不是上涌之剂，唯豉之腐气，上蒸心肺，能令人吐耳！观瓜蒂散必用豉栀和服，是吐在豉而不在栀也。(《古今名医方论》)

清·汪琥：栀子豉汤仲景虽用以吐虚烦之药，余曾调此汤与病人服之，未必能吐。何也？盖栀子性苦寒，能清胃火润燥；豉性苦寒微甘，能泻热而兼下气调中，所以其苦未必能使人吐也。医者必欲升散火郁，当于病人喉中探之使吐可耳。(《伤寒论辨证广注》)

清·张志聪：栀子凌冬不凋，得冬令水阴之气，味苦色赤形圆小而象心，能启阴气上资于心，复能导心中之烦热以下行；豆乃肾之谷，色黑性沉，窨熟而成，轻浮主启阴脏之精上资于心胃，阴液上滋于心而虚烦自解，津液还入胃中而胃气自和。(《伤寒论集注》)

清·张锡驹：汗、吐、下伤其三焦之气，以致少阴之水火不交也。夫少阴君火居上，少阴肾水居下，而中土为之交通，发汗、吐、下，则上、中、下俱为之伤矣。是以上焦之君火不能下交于肾，下焦之肾水不能上交于心，火独居上，阳不得遏阴，故心虚而烦也。胃络不和，故不得眠也。剧，甚也，反复颠倒，即不得眠之甚，而为之辗转反侧也。懊侬者，烦之极也。栀子色赤象心，味苦属火，而性寒导火热之下行也。豆为水之谷，色黑性沉，罨熟而复轻浮，引水液之上升也。阴阳和而水火济，烦自解矣。(《伤寒论直解》)

清·王子接：栀子豉汤为轻剂，以吐上焦虚热者也。盖栀子本非吐药，以此二者生熟互用，涌泄同行，而激之吐也。盖栀子生则气浮，其性涌，香豉蒸窨熟腐，其性泄，涌者宣也，泄者降也。既欲其宣，又欲其降，两者气争于阳分，自必从宣而越于上矣。余以生升熟降为论，柯韵伯以栀子之性屈曲下行，淡豉腐气上蒸而易吐，引证瓜蒂散之吐，亦在于豉汁。吾恐瓜蒂亦是上涌之品，吐由瓜蒂，非豉汁也。存之以俟君子教我。(《绛雪园古方选注》)

清·汪绂：此二物一赤一黑，能交心肾而济水火，本非吐药，实以平膻中余热之正治也。但邪热在上，当令之微吐而出耳，急服之则吐矣。今以此为吐剂，则非也。(《医林纂要探源》)

清·陈元犀：愚每用此方，服之不吐者多，亦或有时而吐，要之吐与不吐，皆药力胜病之效也。其不吐者，所过者化，即雨露之用也；一服即吐者，战胜必胜，即雷霆之用也。方非吐剂，而病间有因吐而愈者，所以为方之神妙。栀子色赤象心，味苦属火，性寒导火热下行。豆形象肾，色黑入肾，制造为豉，轻浮引水液之上升。阴阳和，水火济，而烦热、懊侬、结痛等证俱解矣。(《长沙方歌括》)

清·章楠：盖药之升降在气味，不在生熟也。气为阳，故升；味为阴，故降。而气味各有轻重厚薄不同，故其升降又有上下浅深之异，若炒黑，则气味已失，而生用者，正欲全其气味也。栀子味苦而降，以其轻浮，故不能直降，而屈曲以降也。仲景取其轻浮寒性，以解郁热，不欲其降，故久煮之，使其味薄气胜，再配香豉上蒸之气，自然升越而吐矣。(《医门棒喝·伤寒论本旨》)

清·王士雄：此伤寒吐剂也，然古方栀子生用，故能涌吐。今皆炒黑用之，虽不作吐，洄溪谓其涤热除烦之性故在也。而余之治热霍乱，独推以为主剂。盖栀子苦寒，善泄郁热，故《肘后方》以之治干霍乱矣。豉经蒸腐，性极和中。凡霍乱多由湿郁化热，挟秽浊恶气，而扰攘于中宫，唯此二物，最为对证良药。奈昔人皆不知察也。且二物之奇，匪可言罄，如偶以银花、竹叶清暑风，配以白蔻、菖蒲宣秽恶，湿甚者，臣以滑、朴；热胜者，佐以芩、连。同木瓜、扁豆则和中。合甘草、鼠粘而化毒。其有误投热药而致烦乱躁闷者，亦可借以为解救，厥功懋矣。而古今之治霍乱者，从不引用，岂非一大缺典耶！(《随息居重订霍乱论》)

清·张秉成：治太阳表证已罢，欲传胃腑，邪入于胸，尚未及于腑者。故用吐法以宣散其邪。所谓在上者因而越之是也。又治伤寒误用汗吐下后，津液重伤，邪乘虚入，因致虚烦不眠，心中结痛等证。栀子色赤入心，苦寒能降，善引上焦心肺之烦热屈曲下行，以之先煎，取其性之和缓；豆豉用黑豆蒸窨而成，其气香而化腐，其性凉而除热，其味甘而变苦，故其治能除热化腐，宣发上焦之邪，用之作吐，似亦宜然，且以之后入者，欲其猛悍，恐久煎则力过耳。(《成方便读》)

今·李畴人：豆豉乃黑豆蒸罨而成，山栀凉苦入心、小肠，与豆豉同治阳明胃中无形之热，而发越除伏。前人谓能吐阳明有形之邪，以豆豉能发越也。然豆豉乃发无形之郁热，非比瓜蒂、白矾苦涩不堪，能使胃气不容而呕有形之邪。懊侬症亦胃家无形之热郁而不化，使胸中烦懊难名，火郁发之，亦发无形之邪耳。莫误解前人之说，作为吐剂。(《医方概要》)

今·丁学屏：栀子豉汤一方，据叶天士之实践，无问外感内伤，最多繁用。如《指南》案中，治风温等凡三案。皆于栀子豉汤内，合入杏仁、郁金、蒌皮。其间有治风温从上而入，肺气不得舒展，周行气阻致身痛脘闷不饥等，更增入橘红以燥湿，有因风温入肺。气不肯降，形寒内热胸痞等，更增桑叶以清肺；有因风温入肺，肺气不宣，宿有痰饮，热渐内郁等，去郁金不用，更增入黄芩、枳实汁，表里双和。治温热等凡二案：一因卫气交并，脉数暮热，头痛、腰痛、口燥，更合入杏仁、桔梗、连翘、黄芩辛宣苦泄；一因热病后余邪未清，胃机不和，更合入半夏、橘白、枳实，拨醒胃机。治暑等凡三案：一因暑郁在上，痰多咳呕，更入石膏、杏仁、半夏、郁金辛凉涤暑，开畅气机；一因暑热挟湿，弥漫三焦，头胀脘闷不饥，腹痛恶心，复入杏仁、橘红、厚朴、半夏、黄芩、滑石上下分消；一因暑热从上吸受，脉寸大，头晕，脘中食不多下，增入杏仁、郁金、竹叶、滑石，分利暑湿。治燥者一案，右脉数大，上焦气分燥热，栀子豉汤中，合入桑叶、杏仁、沙参、象贝，辛凉甘润。足见其于栀子豉汤运用，已臻出神化之境地。(《古方今释》)

【验案选录】

案1　唐医易治疗胸口窒塞不通案

周某，女，57岁。2009年2月6日就诊。

[主诉]视力模糊，头晕似飘飘然，二便正常，胸口窒塞不通，失眠。右脉寸紧，关涩，尺未触及，左脉寸紧，关尺虚微。

[处方]栀子10g，淡豆豉15g。4剂。

复诊：2009年2月10日。前药后精神大有恢复，胸闷窒塞解大半，睡眠4小时。舌色淡，苔白腻，右脉沉弦细弱，寸略紧，左三部沉细涩，至数迟缓。

栀子10g，淡豆豉15g。2剂。

前药后能睡眠6小时，后与黄芪建中汤调理而愈。(《100首经方方证要点》)

案2　魏蓬春治疗夜啼案

龙某，男，11个月。1983年10月4日就诊。

患儿入夜则躁动不安、啼哭1周余。曾经他医用导赤散等治疗无效，因而来诊。小儿除上述症状外，伴有纳减，大便正常，小便赤而异臊，舌质红、苔薄黄，指纹紫红。此属热扰胸膈证，治宜清热除烦。

[处方]山栀子4g，淡豆豉8枚。

2剂，诸症消失。(《100首经方方证要点》)

案3　俞长荣治疗胃痛烦呕案

郑某，胃脘疼痛，医治之，痛不减，反增大便秘结，胸中满闷不舒，懊烦欲呕，辗转难卧，食少神疲，历七八日。适我下乡防疫初返，过其门，遂邀诊视。按其脉沉弦而滑，验其舌黄腻而浊，检其方多桂附、香砂之属。此本系宿食为用，初只须消导之品，或可获愈，今迁延多日，酿成“夹食致虚”，补之固不可，下之亦不宜。乃针对“心中懊烦”“欲呕”二症，投以栀子生姜豉汤。

栀子9g，生姜9g，香豉15g。分温作二服，若一服吐，便止后服。

病家问价值，我说：“1角左右足矣。”病家云：“前方每剂均1元以上，尚未奏效，今用1角之药，何足为力？请先生增药。”我笑答云：“姑试试，或有效。若无效再议未迟。”病家半信半疑而去。服后，并无呕吐，且觉胸舒痛减，遂尽剂。翌日，病家来谢，称服药尽剂后，诸症均瘥，昨夜安然入睡，今晨大便已下，并能进食少许。(《伤寒论汇要分析》)

案4　赵绍琴治疗肠伤寒案

邢某某，男，21岁。

初诊：身热8日未退，头晕胸闷，腰际酸楚乏力，大便黏腻不爽，因导而下，临圊腹痛，脘痞，嗳噫不舒，小溲色黄不畅。舌白苔腻，脉象沉缓而濡，暑热湿滞互阻不化，湿温已成。先用芳香宣化、苦甘泻热方法。

[处方]鲜佩兰10g，鲜藿香10g，大豆卷10g，炒山栀10g，苦杏仁10g，法半夏10g，

陈皮 6g，姜竹茹 6g，白蔻仁（研冲）2g。2 剂。

二诊：药后身热渐退，头晕胸闷渐减，腰酸已减而未除，腹痛未作，大便如常，时有嗳噫，舌仍白腻，脉来沉濡。汗泄已至胸腹，此湿温邪有渐化之机，病已 10 日，得此转机，势将热减湿化，仍拟芳化湿郁，兼调气机，饮食当慎。

［处方］藿、苏梗各 6g，佩兰叶 10g，淡豆豉 10g，炒山栀 6g，前胡 6g，苦杏仁 10g，半夏曲 10g，新会皮 6g，焦麦芽 10g，鸡内金 10g。2 剂。

三诊：身热渐退。昨日食荤之后，今晨热势转增，大便 2 日未通，小溲色黄。舌苔根厚黄腻，脉象两关独滑。此湿温虽有转机，却因食复增重，当防其逆转为要。再以栀子豉汤增损。

［处方］淡豆豉 10g，炒山栀 6g，前胡 6g，苦杏仁 10g，枇杷叶 10g，保和丸（布包入煎）15g，焦麦芽 10g，炒莱菔子 10g，枳壳 10g，白蔻仁（研冲）2g。2 剂。

四诊：药后大便畅通，身热略减，体温仍高，38.5℃，舌苔渐化，根部仍厚，脉象两关滑势已退，自觉胸中满闷大轻，小溲渐畅。湿温有渐解之机，积滞化而未楚，仍须清化湿热积滞，少佐清宣，希图 21 日热退为吉。饮食寒暖，诸宜小心。

［处方］淡豆豉 10g，炒山栀 6g，杏仁 10g，前胡 6g，厚朴 6g，新会皮 6g，白蔻仁 3g，炒苡米 10g，方通草 2g，焦三仙各 10g，2 剂。

五诊：身热已退净，皮肤微似汗出，津津濡润，已遍及两足、两手脉象沉滑力弱，舌苔已化净，二便如常。湿温重症，3 周热退，是为上吉，定要节饮食，慎起居，防其再变。

［处方］白蒺藜 10g，粉丹皮 10g，香青蒿 5g，大豆卷 10g，炒山栀 5g，制厚朴 6g，川黄连 3g，竹茹 6g，炙杷叶 10g，保和丸（布包）15g，半夏曲 10g，鸡内金 6g。

3 剂药后身热未作，食眠二便如常，停药慎食，调养 2 周而愈。（《赵绍琴临证验案精选》）

案 5　刘渡舟治疗不寐案

孙某某 女，60 岁。1994 年 1 月 4 日初诊。

患者近日因情志不遂而心烦不宁，坐立不安，整夜不能入寐，白昼则体肤作痛，甚则皮肉瞤动。胸胁苦满，口苦，头眩，周身乏力，小便涩赤，大便干结。舌绛，苔白腻，脉沉弦。

辨为肝郁化火，痰热扰心之证。治以疏肝清热，化痰安神之法。

［疏方］柴胡 18g，黄芩 10g，半夏 20g，栀子 10g，陈皮 10g，竹茹 20g，枳实 10g，党参 10g，龙骨 30g，炙甘草 10g，牡蛎 30g，生姜 8g，豆豉 10g，大枣 12 枚，天竺黄 12g。

服药 7 剂，心烦、口苦、头眩症减，每夜能睡 4 小时，唯觉皮肤热痛，二便少，舌苔白，脉沉，守方再进 5 剂，烦止寐安，诸症霍然。（《刘渡舟临证验案精选》）

案 6　程门雪治疗阴虚感冒案

施某某，男，成年。初诊：1940 年 10 月 26 日。

阴虚之火上升，风邪外乘。寒热不解，咽痛蒂垂，头痛不清，脉浮弦，苔薄腻。拟予育阴之中，佐以解表，黑膏汤出入。

小生地四钱，炒香豉三钱，黑山栀一钱半，京元参一钱半，冬桑叶三钱，嫩射干八分，生甘草八分，苦桔梗一钱，挂金灯八分，藏青果一钱。

二诊：寒热已减，咽痛亦瘥，头痛未清，夜不安寐，咳嗽。再以泄厥阳，安心神，宣肺化痰。

冬桑叶三钱，甘菊花三钱，白蒺藜三钱，薄荷炭八分，辰赤苓三钱，甜杏仁二钱，象贝母三钱，净蝉衣八分，冬瓜子四钱，藏青果一钱，荷叶边一角，朱灯心一扎。

按：用黑膏汤、栀子豉汤、甘桔汤合法，以凉血、清气、利咽，为程老治阴虚感冒、咽痛寒热常用之方。（《程门雪医案》）

白　虎　汤

《伤寒论》

【组成】石膏一斤，碎（50g）　知母六两（18g）　甘草二两，炙（6g）　粳米六合（9g）

【用法】上四味，以水一斗，煮，米熟汤成，去滓，温服一升，日三服（现代用法：水煎，米熟汤成，温服）。

【功用】清热生津。

【主治】阳明气分热盛证。壮热面赤，烦渴引饮，汗出恶热，脉洪大有力。

【方论选录】

金·成无己：白虎，西方金神也，应秋而归肺。热甚于内者，以寒下之；热甚于外者，以凉解之；其有中外俱热，内不得泄，外不得发者，非此汤则不能解之也。夏热秋凉，暑暍之气，得秋而止，秋之令曰处暑，是汤以白虎名之，谓能止热也。知母味苦寒，《内经》曰：热淫所胜，佐以苦甘；又曰：热淫于内，以苦发之。欲彻表热，必以苦为主，故以知母为君；石膏味甘微寒，热则伤气，寒以胜之，甘以缓之，热胜其气，必以甘寒为助，是以石膏甘寒为臣；甘草味甘平，粳米味甘平，脾欲缓，急食甘以缓之，热气内蕴，消燥津液，则脾气燥，必以甘平之物缓其中，故以甘草、粳米为之使。是太阳中暍，得此汤则顿除之，即热见白虎而尽矣。立秋后不可服，以秋则阴气半矣，白虎为大寒剂，秋王之时，若不能食，服之而为哕逆不能食，成虚羸者多矣。（《伤寒明理论》）

明·许宏：汗出不恶寒，反恶热，若脉沉实，大便秘者，为阳明热甚，属大承气汤下之。今此脉洪大，烦渴能饮水者，为肺热甚也，属白虎凉之。经曰：热淫所胜，佐以甘苦，以知母之苦为君，大治肺热；以石膏之寒，佐之为臣；甘能散热，甘草、粳米之甘，为佐为使，以救其热之气，而缓其中者也。且此四味之剂，论之为白虎者，以其为金神秋令肃杀之意，大治伤寒大热汗出，烦渴饮水者，为神禁之方也。(《金镜内台方议》)

明·吴崑：石膏大寒，用之以清胃；知母味厚，用之以生津；大寒之性行，恐伤胃气，故用甘草、粳米以养胃。是方也，唯伤寒内有实热者，可用之。若血虚身热，证象白虎，误服白虎者，死无救，又东垣之所以垂戒矣。(《医方考》)

明·方有执：白虎者，西方之金神，司秋之阴兽，虎啸谷风冷，凉生酷暑消，神于解秋，莫如白虎。知母石膏，辛甘而寒，辛者金之味，寒者金之性，辛甘且寒，得白虎之体焉，甘草粳米，甘平而温，甘取其缓，温取其和，缓而且和，得伏虎之用焉。饮四物之成汤，来白虎之嗥啸。阳气者，以天地之疾风名也，汤行而虎啸者同气相求也。虎啸而风生者，同声相应也，风生而热解者，物理必至也，抑尝以此合大小青龙真武而论之。四物者，四方之通神也，而以命方，盖谓化裁四时，神妙万世，名义两符，实自然而然者也，方而若此可谓至矣。然不明言其神，而神卒不容掩者，君子盛德，此其道之所以大也与。(《伤寒论条辨》)

清·柯琴：邪入阳明，故反恶热，热越故汗出，因邪热铄其津液，故渴欲饮水，邪盛而实，故脉洪大，半犹在经，故兼浮滑。然火炎土燥，终非苦寒之味所能治。经曰：甘先入脾。又曰：以甘泻之。以是知甘寒之品，乃泻胃火、生津液之上剂也。石膏甘寒，寒胜热，甘入脾，又质刚而主降，备中土生金之体，色白通肺，质重而含脂，具金能生水之用，故以为君；知母气寒主降，苦以泄肺火，辛以润肾燥，故为臣；甘草中宫舟楫，能土中泻火，寒药得之缓其寒，使沉降之性皆得留连于胃；粳米气味温和，禀容平之德，作甘稼穑，得二味为佐，阴寒之物，庶无伤损脾胃之虑也。煮汤入胃，输脾归肺，水精四布，大烦大渴可除矣。白虎为西方金神，取以名汤，秋金得令而炎暑自解矣。更加人参，以补中益气而生津，协和甘草、粳米之补，承制石膏、知母之寒，泻火而土不伤，乃操万全之术者。(《古今名医方论》)

清·汪琥：白虎汤，病人于夏秋热燥时大宜用。热邪伤气，此汤乃解阳明经与腑气分燥热之药也。冬寒时所当慎用，此为不易之论。(《伤寒论辨证广注》)

清·尤怡：阳明者，两阳之交，而津液之府也。邪气入之，足以增热气而耗津液，是以大烦渴不解。方用石膏辛甘大寒，直清胃热为君，而以知母之咸寒佐之；人参、甘草、粳米之甘，则以之救津液之虚，抑以制石膏之悍也。曰白虎者，盖取金气彻热之义云耳。(《伤寒贯珠集》)

清·王子接：白虎汤治阳明经表里俱热，与调胃承气汤为对峙。调胃承气导阳明腑中热邪，白虎泄阳明经中热邪。石膏泄阳，知母滋阴，粳米缓阳明之阳，甘草缓阳明之阴。因石膏性重，知母性滑，恐其疾趋于下，另设煎法，以米熟汤成，俾辛寒重滑之性得粳米、甘草载之于上，逗留阳明，成清化之功。名曰白虎者，虎为金兽，以明石膏、知母之辛寒，肃清肺金，则阳明之热自解，实则泻子之理也。(《绛雪园古方选注》)

清·吴瑭：白虎本为达热出表，若其人脉浮弦而细者，不可与也；脉沉者，不可与也；不渴者，不可与也；汗不出者，不可与也。常须识此，勿令误也。此白虎之禁也。(《温病条辨》)

近·张锡纯：方中重用石膏为主药，取其辛凉之性，质重气轻，不但长于清热，且善排挤内蕴之热息息自毛孔达出也；用知母者，取其凉润滋阴之性，既可佐石膏以退热，更可防阳明热久者之耗真阴也；用甘草者，取其甘缓之性，能逗留石膏之寒凉不致下趋也；用粳米者，取其汗浆浓郁，能调石膏金石之药，使之与胃相宜也。药只四味，而若此相助为理，俾猛悍之剂，归于和平，任人放胆用之，以挽回人命于垂危之际，真无尚之良方也。凡在外感之热炽盛，真阴又复亏损，此乃极危险之证，此时若但生地黄、玄参诸滋阴之品不能奏效，即将此等药加于白虎之中，亦不能奏效，唯石膏与人参并用，独能于邪热炽盛之时立复真阴，此所以伤寒汗吐下后与渴者治以白虎汤时，仲圣不加他药而独加人参也。(《医学衷中参西录》)

今·秦伯未：在胃用白虎汤，概称清气退热法。这方法主要是采用微辛甘寒的药物，一方面保持津液，一方面使热邪仍从肌表缓缓透泄。故白虎汤虽然不是解表剂，服后自然地汗液畅泄，热随汗解。(《谦斋医学讲稿》)

【验案选录】

案1　赵绍琴治疗糖尿病案

田某某，女，22岁。

初诊：糖尿病发现半年余。血糖15.54mmol/L，尿糖(+++)。现症口渴引饮，多食易饥，食毕即饥，饥而再食。一日夜可食主食3000g以上。心胸烦热，大便干结，数日一行，小便黄赤，舌红，苔黄干燥，脉象弦滑数，按之振指有力。证属胃火炽盛灼津。急予釜底抽薪之法。

[处方] 生石膏30g，知母10g，麦门冬15g，生地黄15g，大黄3g，芒硝6g，枳实6g，厚朴6g，7剂。

二诊：药后口渴稍减，仍饥而欲食，大便干结，心烦灼热。病重药轻，再以原方重投。

[处方] 生石膏100g，知母20g，大黄10g，芒硝10g，枳实10g，厚朴10g，生地黄20g，麦门冬20g，7剂。

三诊：药后大便畅通，日行数次，口渴及食量大减，胸中灼热亦平。脉象滑数，舌红苔黄。药已中病，原法继进。

[处方] 生石膏100g，知母15g，大黄8g，芒硝8g，枳实6g，厚朴6g，生地黄20g，麦门冬20g，7剂。

四诊：口微渴，食已不多。胸中烦热消失，睡眠甚安。大便日二三行，不干。脉滑数，舌红苔薄黄略干。火热渐清，津液不足，前法进退。

[处方]生石膏60g，知母10g，大黄6g，芒硝6g，枳实6g，厚朴6g，生、熟地黄各15g，天、麦门冬各10g，7剂。

五诊：舌红口干，脉细数，改用养血育阴方法。

[处方]生、熟地黄各15g，天、麦门冬各10g，知母10g，天花粉10g，五味子10g，竹叶、竹茹各6g，枇杷叶10g，石斛10g，女贞子10g。7剂。

六诊：食眠如常，二便畅通。舌红苔薄白，脉象濡软，按之略数。继用前法加减。

[处方]生、熟地黄各15g，天、麦门冬各10g，沙参20g，五味子10g，天花粉10g，石斛10g，枇杷叶10g，女贞子10g，旱莲草10g，白芍药10g。7剂。

后以上药加减，续服月余，查血糖降至6.72mmol/L，尿糖为（+）~（±），诸症悉平。（《赵绍琴临证验案精选》）

案2　颜德馨治疗发热案

许某，男，25岁。

患者发热21天，体温在39.5~40.3℃之间，呈弛张型。初起伴畏寒，肌肉关节酸楚，咽稍红无明显咳嗽、咯痰，无腹泻，全身皮肤无斑疹和出血点，浅表淋巴结无明显肿大，心率98次/分，律齐，两肺无干湿性啰音，腹部无压痛。

[实验室检查]白细胞总数在（2.3~4.5）×10^9/L之间，血沉49mm/h，肥达反应阴性，血疟原虫检查阴性，结核抗体阴性。胸片未见异常，B超肝胆脾未见异常。心电图示：预激综合征。曾先后请西医内科、传染科会诊，经应用多种抗生素、抗病毒药及中药辛凉解表、和解少阳、益气养阴、清热凉血等方法治疗，体温虽稍有下降，但仍在39℃左右，遂请颜教授会诊。

症见：发热不畏寒，汗出热不解，口渴喜饮，神疲乏力，面色苍白无华，形体消瘦，舌质红绛，舌苔薄净，脉濡细数。此乃邪热日久，耗伤气阴，直逼营血，且有邪犯心包之虑。治拟人参白虎汤合紫雪丹，益气凉血，以分泄气营两燔之势。

[处方]西洋参9g，生晒参9g，生石膏（先煎）30g，知母15g，青蒿15g，石斛15g，天花粉15g，鳖甲（先煎）12g。

共3剂，每日1剂，水煎服。另：紫雪散0.75g，分早晚2次吞服。

药后患者发热渐退，3天后体温降至37.3℃，精神渐增，胃纳亦振，转以育阴益气法善后。（《国医大师验案良方》）

案3　赵绍琴治疗重症肌无合并重感冒案

胡某某，女，52岁。

初诊：患者因重症肌无力住院半年，西药每日注射新斯的明2次，中药出入于八珍汤、十全大补汤之间。4日前突然发热，体温38.5℃，致病情迅速恶化，每次吃饭前必须加注1次新斯的明，否则不能坚持将饭顺利吃下。因虑其呼吸肌麻痹而致衰竭，已准备向外院借用铁肺备急。由于体温持续上升，病情难以控制，遂请全院老大夫共同会诊。

病人面色萎黄，形体消瘦，精神不振，舌胖苔白糙老且干，两脉虚濡而数，按之细弦且数，自述心烦梦多，小溲色黄，大便两日未行，身热颇壮，体温39.4℃，已从协和医院借来铁肺准备抢救。会诊时，诸医皆曰：气血大虚，必须甘温以除大热。赵师问曰：前服参、芪、桂、附诸药皆甘温也，何其不见效？诸医又曰：原方力量太小，应增加剂量。赵师曰：个人看法，虽属虚人，也能生实病，此所说实病，包括新感病、传染病或其他实证。为慎重起见，先请经治医生用冰箱冷水少少与之，结果病人非常喜饮，又多给了一些，病人仍想多喝，将一杯（约300ml）喝完，病人说："我还想喝。"遂又给约300ml。饮毕自觉头身有小汗出，心情愉快，即时安睡。赵师曰：病人素体气血不足，用甘温补中，本属对证。但目前非本虚为主，乃标热为主，暮春患此，当从春温治之。如是虚热，病人何能饮冰水600ml，且饮后小汗出而入睡？根据其舌胖苔白糙老且干，两脉虚濡而数，按之细弦且数，心烦梦多，溲黄便秘，断定是阳明气分之热，故改用白虎汤。

[处方] 生石膏25g，生甘草10g，知母10g，粳米60g。

煎100ml，分2次服，1剂。

二诊：昨服白虎汤后，夜间汗出身热已退，体温37℃，两脉虚濡而滑，按之细弱，弦数之象已无。病人今日精神甚佳，食欲亦增，心烦减而夜寐甚安，大便已通，小溲甚畅，舌胖苔已滑润，改用甘寒生津益气方法，以善其后。

[处方] 生石膏12g，沙参10g，麦门冬10g，生甘草10g，知母3g。1剂。

三诊：药后体温36.5℃，精神益佳，食眠均安。脉象濡软，舌胖，质淡红，苔薄白且润，余热尽退。已无复燃之虞。仍由经治大夫按原治疗方案治疗原发病可也。(《赵绍琴临证验案精选》)

案4 余鹤龄治疗附骨疽案

李某，男，47岁。1991年9月25日初诊。

右髋关节部肿痛25天，发热20天。患者因工作劳累，感右髂嵴部位酸痛伴畏寒发热，经某医院门诊治疗，使用螺旋霉素片剂和肌内注射青霉素药物，发热和酸痛曾一度好转，但数日后发热加剧，局部酸痛明显加重，经用静脉滴注氨苄西林18支，病情不见减轻。于9月23日转入某省级医院诊治，以发热待查收入住院部治疗，入院后经肌注新型青霉素、氨苄西林及内服中药五味消毒饮加减方，仍持续高热不退，身热烦躁，口渴欲冷饮，汗出，纳差，尿赤。特请余鹤龄会诊。少年时患化脓性髂骨骨髓炎，曾于1963年和1971年先后2次进行手术治疗，在右髂嵴骨部取出数块死骨。

[体格检查] T 39.5℃，P 95次/分，R 20次/分，BP 110/70mmHg。患者神志清楚，形体消瘦，面赤气粗，身热烦躁，舌质红尖部有光泽，舌苔根部黄燥，脉洪数。血常规：WBC 21.7×10^9/L，N 0.65，L 0.35，血沉103mm/h。血培养：未出报告。X线平片见右髂嵴骨质模糊，有破坏现象。右髂嵴部红肿约手掌大范围，有陈旧性手术瘢痕，触诊灼热，触痛明显。

[中医诊断] 附骨疽，热在气分、毒在骨髓，兼阴虚。

[西医诊断] 慢性化脓性骨髓炎急性发作。

[辨证治法] 大热大渴欲冷饮，脉洪数，舌质红尖有光泽，苔黄燥，尿赤，右髂嵴部红肿热痛，身热烦躁，汗出，为实热兼伤阴证。治以清热解毒，顾护阴液。予白虎汤加减。

[处方] 生石膏（先煎）30g，肥知母10g，北沙参20g，淡竹叶12g，香白芷9g，京赤芍10g，大麦冬15g，黑玄参15g，川牛膝10g。

水煎服，每日1剂，共2日。先锋霉素V号6g，静脉注射，每天1次。

二诊：自觉体温有所下降，口渴好转，二便正常，纳差，局部肿痛加重。T 38℃，P 80次/分，R 17次/分，BP 100/70mmHg。舌质红绛，苔薄黄。右髂嵴部位红肿明显，触诊灼热，触痛明显、拒按。血培养报告有金黄色葡萄球菌生长。药敏试验：青霉素、链霉素、卡他霉素、红霉素、氨苄西林均耐药。

[处方] 北沙参20g，大麦冬15g，金石斛15g，蒲公英15g，紫地丁10g，川黄连10g，川牛膝8g，丝瓜络8g，京赤芍10g，全当归6g，生甘草6g。

水煎服，每日1剂，共4日。鲜芙蓉叶捣烂外敷。头孢脞啉6g，静脉输入，每日1次。

三诊：热退净，饮食、睡眠近正常，右髂嵴部位肿痛明显减轻。舌质红，苔薄，脉缓有力。右髂嵴部红肿明显消退，重按疼痛。

[处方] 北沙参20g，大麦冬15g，金石斛15g，蒲公英15g，紫地丁10g，川雅连10g，川牛膝8g，丝瓜络8g，京赤芍10g，全当归6g，生甘草6g。

水煎服，每日1剂，共3日。鲜芙蓉叶捣烂外敷。每日2次，共3日。

四诊：右髂嵴红肿疼痛全消失，全身情况恢复正常。舌质淡红，苔薄，脉弦。WBC 8.4×10^9/L，N 0.65，L 0.35，血沉27mm/h。血培养：无细菌生长。

病已痊愈。注意摄生，限酒，劳逸结合，勿疲劳。(《余鹤龄医案》)

案5　董水樵治疗高热案

杨某，女，13岁。

壮热不退，神志昏乱，狂妄躁扰，手足掣搐，二脉数实，舌苔黄腻，便结5天，而矢气频，有汗而溲长。

[辨证治法] 阳明经腑实热，治宜急下存津。

[处方] 川朴3g，生枳实6g，西锦纹9g，玄明粉9g，紫雪丹3g（分2次化服）。

二诊：昨晚汗出较多，而神志依然昏迷，腑气仍未通行，小溲反不通畅，苔黄舌绛，是实火逗留胃腑，势已化燥。拟白虎汤以透邪热，紫雪丹以清解热毒。

[处方] 生石膏60g，知母9g，生甘草3g，鲜竹叶50片，鲜生地30g，天花粉9g，陈粳米（包）30g，紫雪丹3g（分2次化服）。

三诊：药后下宿便半盂，小溲通而色赤，神识顿清，知饥索食，舌苔滋润，热和脉静，但余邪未靖，虑其死灰复燃，续进竹叶石膏汤2剂，后经调理而愈。(《董水樵医案》)

【附方】

附方1　白虎加人参汤（《伤寒论》）

知母六两（18g）　石膏一斤，碎，绵裹（50g）　甘草二两，炙（6g）　粳米六合（9g）　人参三两（10g）上五味，以水一斗，米熟汤成去滓，温服一升，日三服。

功用：清热，益气，生津。

主治：气分热盛，气阴两伤证。汗、吐、下后，里热炽盛，而见四大症者；以及白虎汤证见背微恶寒，或饮不解渴，或脉浮大而芤，以及暑热病见有身大热属气津两伤者。

方论：

金·成无己：时时恶风大渴，舌大干燥而烦，欲饮水数升者，白虎加人参汤主之。是热耗津液，而滑者已干也。若热聚于胃，则舌为之黄，是热已深也。《金匮要略》曰：舌黄未下者下之，黄自去。若舌上色黑者，又为热之极也。《黄帝针经》曰：热病口干舌黑者死。以心为君主之官，开窍于舌；黑为肾色，见于心部，心者火，肾者水，邪热已极，鬼贼相刑，故知必死。观其口舌，亦可见其逆顺矣。皆欲润其燥而生津液也。凡得病反能饮水，此为欲愈之病。其不晓病者，但闻病饮水自瘥，小渴者乃强与饮之，因成大祸，不可复救。（《伤寒明理论》）

金·成无己：大汗出，脉洪大而不渴，邪气犹在表也，可更与桂枝汤。若大汗出，脉洪大，而烦渴不解者，表里有热，不可更与桂枝汤。可与白虎加人参汤，生津止渴，和表散热。无大热者，为身无大热也。口燥渴心烦者，当作阳明病；然以背微恶寒，为表未全罢，所以属太阳也。背为阳，背恶寒口中和者，少阴病也，当与附子汤；今口燥而渴，背虽恶寒，此里也，则恶寒亦不至甚，故云微恶寒。与白虎汤和表散热，加人参止渴生津。若下后，邪热客于上焦者为虚烦；此下后，邪热不客于上焦而客于中焦者，是为干燥烦渴，与白虎加人参汤，散热润燥。（《注解伤寒论》）

明·方有执：伤寒脉浮与上条同。发热无汗，风寒之表在也，故谓不解。不可与白虎者，白虎义取解秋，啸谷风而凉收燥热，非为发表也。渴欲饮水者，里热燥甚，希救也。无表证，谓恶寒头身疼痛皆除，非谓热也。以证大意与上条同，故主治亦与之同。以多渴也，故加人参之润以滋之也。（《伤寒论条辨》）

明·王肯堂：伤寒脉浮，发热无汗，其表不解，不渴者，宜麻黄汤；渴者宜五苓散，非白虎所宜。大渴欲水，无表证者乃可与白虎加人参汤，以散里热。临病之工，大宜精别。（《证治准绳》）

清·汪昂：有阴气不足，阳气乘虚内陷，阴中表阳新虚，背微恶寒者，经所谓伤寒无大热，口渴心烦，背微恶寒是也，白虎加人参汤主之。一为阴气内盛，一为阳气内陷，何以明之，盖阴寒为病，内无燥热，则口中和；阳气内陷，则销烁津液，口燥舌干而渴也。欲辨阳明寒热之不同，当以口中燥润详之。一法看小便之清赤：清者为寒，赤者为热也。（《医方集解》）

清·吴仪洛：凡身发热为热在表，渴欲饮水为热在里，身热饮水，表里俱有热，身凉不渴，表里俱无热。欲饮水者，不可不与，不可过与，恣饮则有水结胸、心下悸、喘咳、哕噎、肿胀、癃闭、下利诸变证。亦治伤寒无大热，口燥渴，心烦，背微恶寒者。背为阳，背恶寒、口中和者，少阴病也，宜附子汤。今热未退而微恶寒，为表未全罢，尚属太阳，然燥渴心烦为里热已炽，与白虎汤解表邪，清里热，加人参补气生津。太阳病在表故恶寒，少阳在半表半里亦微恶寒，阳明在里故不恶寒，反恶热，间有恶寒者，与太阳合病也。许叔微曰：仲景云，伤寒吐下后，七八日不解，表里俱热，大渴烦躁者，白虎加人参汤主之。又云：脉浮滑，此表有热，里有寒，白虎加人参汤主之。又云：伤寒脉浮，发热无汗，其表不解，不可与白虎。林亿校正谓：于此表里差矣，余谓不然，大抵白虎能除伤寒中暍，表里发热，前后二证，或云表里俱热，或云表热里寒，皆可服之。(《成方切用》)

清·陈念祖：治发汗后热不退，大烦渴饮水者。上节言服桂枝大汗出而邪反不能净，宜仍服桂枝以发汗之，或桂枝二麻黄一汤。合肌表于心，故大烦。阳明为燥土，故大渴；阳气盛，故脉洪大。主以石膏之寒以清肺，知母之苦以滋水，甘草、粳米之甘，人参之补，取气寒补水以制火，味甘补土而生金，金者水之源也。(《长沙方歌括》)

清·罗美：治太阳中热，汗出，恶寒，身热而渴者，暍是也。赵以德曰：汗出、恶寒、身热而不渴者，中风也。汗出，恶寒，而渴者，中暍也。其症相似，独以渴不渴为辨。然伤寒、中风，则皆有背微恶寒，与时时恶风而渴者，亦以白虎人参汤治之。(《古今名医方论》)

清·张卿子：大汗出、脉洪大而不渴，邪气犹在表也，可更与桂枝汤。若大汗出，脉洪大而烦渴不解者，表里有热，不可更与桂枝汤，可与白虎加人参汤，生津止渴，和表散热。(《张卿子伤寒论》)

清·陈修园：治病之道，循其所当然者，更当求其所以然。淋证小便不利，病在水也。然金为水母，肺热则涸其源。胃为燥土，胃热则塞其流。今渴欲饮水，口干燥者。肺胃热盛也。治求其本，以白虎加人参汤主之。(《金匮要略浅注》)

清·尤在泾：太阳中热者是也，汗出恶寒，身热而渴，白虎加人参汤主之。中热亦即中暑，即暑之气也。恶寒者，热气入则皮肤缓，腠理开，开则洒然寒，与伤寒恶寒者不同。发热汗出而渴，表里热炽，胃阴待涸，求救于水，故与白虎加人参以清热生阴，为中暑而无湿者之法也。渴欲饮水，口干燥者，白虎加人参汤主之。此肺胃热盛伤津，故以白虎清热，人参生津止渴，盖即所谓上消膈消之证，疑亦错简于此也。(《金匮要略心典》)

近·胡希恕：本方即白虎汤再加人参，因原是白虎汤证，热盛津液耗损较甚，以至渴欲饮水，故加人参安中养胃以滋液。(《经方传真》)

附方2　白虎加桂枝汤(《金匮要略》)

知母六两（18g）　甘草二两，炙（6g）　石膏一斤（50g）　粳米二合（6g）　桂枝三两，去皮

（5~9g）为粗末，每服15g，水一盏半，煎至八分，去滓温服，汗出愈。

功用：清热，通络，和营卫。

主治：温疟。其脉和平，身无寒但热，骨节疼烦，时呕；以及风湿热痹，症见壮热，气粗烦躁，关节肿痛，口渴苔白，脉弦数。

方论：**清·尤在泾**：温疟者，其脉如平，身无寒但热，骨节烦疼，时呕，白虎加桂枝汤主之。此与《内经》论温疟文不同。《内经》言其因，此详其脉与证也。瘅疟、温疟，俱无寒但热，俱呕，而其因不同。瘅疟者，肺素有热，而加外感，为表寒里热之证。缘阴气内虚，不能与阳相争，故不作寒也。温疟者，邪气内藏肾中，至春夏而始发，为伏气外出之证。寒蓄久而变热，故亦不作寒也。脉如平者，病非乍感，故脉如其平时也。骨节烦疼时呕者，热从肾出，外舍于其合，而上并于阳明也。白虎甘寒除热，桂枝则因其势而达之耳。（《金匮要略心典》）

清·周扬俊：《内经》名温疟，亦有二。一者谓先伤风，后伤寒。风、阳也，故先热后寒。一者为冬感风寒，藏于骨髓之中，至春夏邪与汗出，故病藏于肾，先从内出之外，寒则气复反入，是亦先热后寒。二者之温疟，则皆有阴阳往来寒热之证。而此之无寒但热，亦谓之温疟，似与《内经》不侔，然绎其义，一皆以邪疟为重而名之，夫阴不与阳争，故无寒；骨节皆痹，不与阳通，则疼痛；火气上逆则时呕。用白虎治其阳盛也，加桂疗骨节痹痛，通血脉，散疟邪，和阴阳以取汗也。（《金匮玉函经二注》）

清·顾尔元：邪气内藏于心，外合分肉之间，心为胃之母，肌肉为胃所主也。内藏于心，故烦冤。外舍分肉，故肌肉消烁也。非指阳明而何所指乎？即如白虎加桂枝汤，非阳明药乎，非足经药乎？加桂枝者，为石膏之反佐，以助辛散之力，兼能入营发汗也。若无汗之瘅疟必须发汗，则邪始透达。若不用麻黄、桂枝，将有何药以令发汗乎？如不得汗，则邪从何解乎？无汗之瘅疟两候内有大青龙去姜枣加葛根，若两候外则忌用，恐津液已伤，不可强逼其汗，重亡津液也。脉洪数而实，仍烦冤者，参用白虎加桂枝汤等方，后此再用甘寒之法可矣。不知仲师于白虎汤加入桂枝大有深意，因湿疟之湿热蕴阻中宫，若投白虎，恐或格拒，必用桂枝之性温为石膏之反佐，又以桂枝之味辛助石膏之辛散，并能入营发汗，更将阳明之热邪导其从太阳之表、太阳之里而出，以为温疟之引路也。若必待背独恶寒方始用白虎加桂枝汤，倘遇温疟而背不恶寒之症，竟不能用此方，坐失机宜，贻误不少矣。（《医中一得》）

附方3　白虎加苍术汤（《类证活人书》）

知母六两（18g）　甘草二两，炙（6g）　石膏一斤（50g）　苍术　粳米各三两（各9g）清水二斗，煮米熟汤成，去滓温分四服。

功用：清热祛湿。

主治：湿温病，症见身热胸痞，汗多，舌红苔白腻等；以及风湿热痹，身大热，关节肿痛等。

方论：**明·王肯堂**：伤暑有二：动而伤暑，心火大盛，肺气全亏，故身脉洪大。动而火胜者，热伤气也，辛苦人多得之，白虎加人参汤。静而伤暑，火胜金位，肺气出表，故恶寒脉沉疾。静而湿胜者，身体重也，安乐之人多受之，白虎加苍术汤。伤暑必自汗背寒面垢，或口热烦闷，或头疼发热，神思倦怠殊甚，暑伤气而不伤形故也。但身体不痛，与感风寒异。(《证治准绳·杂病》)

清·薛生白：热渴之汗，阳明之热也。胸痞身重，太阴之湿见矣。脉洪大而长，知湿热滞于阳明之经，故用苍术白虎汤，以清热散湿，然乃热多湿少之候。白虎汤，仲景用以清阳明无形之燥热也，胃汁枯者，加人参以生津，曰白虎加人参汤。身中素有气者，加桂枝以通络，名曰桂枝白虎汤，而其实在清胃热也。是以后人治暑热伤气，身热而渴者，亦用白虎加人参汤。热渴汗泄，肢节烦疼者，亦用白虎加桂枝汤。胸痞身重兼见，则于白虎汤中加入苍术以理太阴之湿，寒热往来兼集，则于白虎汤中加入柴胡以散半表半里之邪。凡此皆热盛阳明，他证兼见，故用白虎汤清热，而复各随证以加减，非热渴汗泄，脉洪大者，白虎便不可投，辨证察脉，最宜详审也。(《湿热病篇》)

今·戴丽三：症既见壮热、烦渴、汗出、面垢，右脉洪大有力，乃热邪内伏，与《伤寒论》白虎汤证相似。予白虎加苍术汤。方中石膏清肺热、泻胃火，知母清肺热、育肾阴，甘草、粳米和中护胃气，苍术燥湿辟秽。诸药合用共奏清热除烦、燥湿解暑之功。(《戴丽三医疗经验选》)

竹叶石膏汤

《伤寒论》

【组成】竹叶二把（6g） 石膏一斤（50g） 半夏半升，洗（9g） 麦门冬一升，去心（20g） 人参二两（6g） 甘草二两，炙（6g） 粳米半升（10g）

【用法】上七味，以水一斗，煮取六升，去滓，内粳米，煮米熟汤成，去米，温服一升，日三服（现代用法：水煎服）。

【功用】清热生津，益气和胃。

【主治】伤寒、温病、暑病余热未清，气津两伤证。身热多汗，心胸烦闷，气逆欲呕，口干喜饮，或虚烦不寐，舌红苔少，脉虚数。

【方论选录】

金·成无己：辛甘发散而除热，竹叶、石膏、甘草之甘辛，以发散余热；甘缓脾而益气，麦冬、人参、粳米之甘，以补不足；辛者散也，气逆者，欲其散，半夏之辛，以散逆气。(《注解伤寒论》)

明·许宏：伤寒解后，虚热不尽，则多逆气与吐也。故用竹叶为君，石膏为臣，以解虚邪内客也；以半夏为佐，以治逆气欲吐者；以人参、粳米、甘草、麦门冬四者之甘，以

补不足而缓其中也。(《金镜内台方议》)

明·吴崑：伤寒瘥后，虚羸少气，气逆欲吐者，此方主之。伤寒由汗、吐、下而瘥，必虚羸少气，虚则气逆而浮，故逆而欲吐。竹叶、石膏、门冬之寒，所以清余热，人参、甘草之甘，所以补不足；半夏之辛，所以散逆气，用粳米者，恐石膏过寒损胃，用之以和中气也。(《医方考》)

清·张石顽：此汤即人参白虎去知母而益半夏、麦冬、竹叶也。病后虚烦少气，为余热未尽，故加麦冬、竹叶于人参、甘草之温中益气药中，以清热生津；加半夏者，痰饮上逆欲呕故也。病后余热与伏气发温不同，故不用知母以伐少阴也。(《伤寒缵论》)

清·尤在泾：大邪虽解，元气未复，余邪未尽，气不足则因而生痰，热不除则因而上逆，是以虚羸少食，而气逆欲吐也。竹叶石膏汤乃白虎汤之变法，以其少气，故加参麦之甘以益气，以其气逆有饮，故用半夏之辛以下气蠲饮，且去知母之咸寒，加竹叶之甘凉，尤以胃虚有热者为有当耳。(《伤寒贯珠集·瘥后诸病七条》)

清·吴谦等：是方也，即白虎汤去知母加人参、麦冬、半夏、竹叶也，以大寒之剂易为清补之方，此仲景白虎变方也。经曰：形不足者，温之以气；精不足者，补之以味。故用人参、粳米，补形气也。佐竹叶、石膏，清胃热也。加麦冬生津，半夏降逆，更逐痰饮，甘草补中，且以调和诸药也。(《医宗金鉴·订正伤寒论注》)

清·徐大椿：暑伤三焦，热炽阳明，故大烦大渴，谓之中暍。竹叶疗膈上炎威，石膏清阳明暑热，人参扶元气以通脉，甘草和中州以泻热，半夏化湿除痰，麦冬清心润燥。俾暑热解而大烦可解、大渴可除，何中暍之足虑哉？此清热扶元化湿之剂，为中暍热伤元气之方。(《医略六书·杂病证治》)

清·唐宗海：口之所以发渴者，胃中之火热不降，津液不升故也。方取竹叶、石膏、麦冬以清热，人参、甘草、粳米以生津。妙在半夏之降逆，俾热气随之而伏；妙在生姜之升散，俾津液随之而布，此二药在口渴者，本属忌药，而在此方中则转能止渴，非二药之功，乃善用二药之功也。(《血证论》)

清·张秉成：夫热病之后，余邪尚未肃清，肺胃阴津早为枯槁，故见虚烦少气呕吐等证。即夏月暑伤肺胃，元气虚者亦有之。故方中以竹叶、石膏清肺胃之热。然热则生痰，恐留恋于中，痰不去热终不除，故以半夏辛温体滑之品，化痰逐湿而通阴阳，且其性善散逆气，故又为止呕之圣药，况生姜之辛散，以助半夏之不及。一散一清，邪自不能留恋。人参、甘草、粳米以养胃，麦冬以保肺。此方虽云清热，而却不用苦寒；虽养阴又仍能益气，不伤中和之意耳。(《成方便读》)

近·张锡纯：竹叶石膏汤，原寒温大热退后，涤余热、复真阴之方。故其方不列于六经，而附载于六经之后。其所以能退余热涸之余，其中必兼有虚热。石膏得人参，能使寒温后之真阴顿复，而余热自消，此仲景制方之妙也。又麦冬甘寒黏滞，虽能为滋阴之佐使，实能留邪不散，致成劳嗽；而唯与石膏、半夏并用则无忌，诚以石膏能散邪，半夏能

化滞也。(《医学衷中参西录》)

今·王邈达：方用竹叶清手、足厥阴之火，石膏清手、足太阴之热，以为君。更用半夏降胃，以平逆止吐，参、甘补其真气，粳、麦滋其真阴，得真阴生而宗气有根，真气足而津液周布矣。此即白虎加人参汤去知母，加竹叶、半夏、麦冬。夫白虎加参，为清胃滋肺之剂，则此汤之意，更可知矣。(《汉方简义》)

今·湖北中医药大学方剂教研室：伤寒解后，火热虽去，但余热未尽，且身之津液为热邪所耗，元气被壮火所伤，故出现虚羸少气等症。此时虽见虚象，但不可骤用温补，误投温补之剂则邪火复炽，燎原之势必难遏止。故仲景制清补并用之竹叶石膏汤。此方既能清未尽之热邪，又可补已耗之气阴，邪正兼顾，诚为热病善后之良方。方用竹叶、石膏清热除烦，人参、甘草益气生津。人参与石膏同用，一清一补，能于余热未清之际，立复气阴。对于半夏之用，人多不识，以为气阴耗伤之证，不宜配用辛温刚燥之品。不知此正是仲景用药之妙处。因石膏大寒，虽能清余热，但有伤中之弊，麦冬黏滞，虽能益阴，又有恋邪之虞。半夏、麦冬、石膏配伍，石膏、麦冬得半夏，则凉润滋阴而不致滞胃；半夏得石膏、麦冬，降逆止呕而不致伤阴。凉温并用，刚柔相济，仲景用药之妙，可谓通神入化。(《古今名方发微》)

【验案选录】

案1　赵绍琴治疗湿温劳复案

倪某某，男，37岁。

初诊：湿温经月甫愈，2天来陡然低热口干，心烦且渴，一身乏力，中脘闷满堵塞不舒，时时泛恶，纳谷不馨，舌红苔腻，两脉濡数无力。病似湿温劳复，余热尚未清除，故低热不重，疲乏无力，胃不思纳，时时欲恶，用清热生津，益气和胃法。

[处方] 竹叶3g，生石膏12g，北沙参15g，半夏9g，麦门冬9g，淡豆豉9g，山栀3g，生甘草3g。2剂。

二诊：低热未作，体温36.5℃，口渴心烦已止，纳谷渐香，仍觉脘闷，湿温初愈，余热留恋，清气热少佐补正，化湿郁以开其胃。以饮食为消息。生冷甜黏皆忌。

[处方] 竹叶、竹茹各3g，生石膏9g，沙参9g，杏仁9g，半夏9g，淡豆豉9g，茯苓9g，白蔻仁末（分冲）0.3g，鸡内金9g。2剂。

三诊：连服清气开胃之药，低热退而乏力减，中脘堵闷也轻，饮食二便如常。湿温甫愈，正气未复，仍需休息2周，防其劳复。(《赵绍琴临证验案精选》)

案2　刘渡舟治疗内伤发热案

张某某，男，71岁。1994年5月4日初诊。

因高血压性心脏病，服进口扩张血管药过量，至午后低热不退，体温徘徊在37.5~38℃之间，口中干渴，频频饮水不解，短气乏力，气逆欲吐，汗出。不思饮食，头之前额与两侧疼痛。舌红绛少苔，脉来细数。

辨证属于阳明气阴两虚，虚热上扰之证。治当补气阴，清虚热。方用竹叶石膏汤。

[处方] 竹叶 12g，生石膏 40g，麦冬 30g，党参 15g，半夏 12g，粳米 20g，炙甘草 10g。

服 5 剂则热退，体温正常，渴止而不呕，胃开而欲食。唯余心烦、少寐未去，上方加黄连 8g，阿胶 10g，以滋阴降火。又服 7 剂，诸症得安。(《刘渡舟临证验案精选》)

案 3　谢海洲治疗术后低热案

董某，男，60 岁，干部。初诊：1981 年 8 月 16 日。

因患肺癌，曾于 1980 年 8 月 8 日行右上肺叶切除术，术后 1 个月始作纵隔放疗，放疗后曾出现4次发热，但常于1~2天内退热。1981年8月16日又现发热，呈持续高热状态，绵延未平，伴胸痛，咳嗽，口干而苦，脉弦缓，舌质干红，苔有裂纹。

[辨证治法] 以气阴两虚之体，加之手术、放疗，反复发热，耗伤津液。真阴亏损则不能制火，火炎刑金，清肃之令失常，水津不得四布，以致咳嗽胸痛，口干而苦。

法拟清虚热，养阴利肺。方拟泻白散以清金，百合固金汤以保肺，更入冬虫夏草补肾益肺，协而收功。

[处方] 桑白皮 12g，百合 12g，青蒿 15g，白芍 12g，地骨皮 12g，生地 12g，白薇 9g，藕节 15g，知母 9g，石斛 12g，茜草 12g，白茅根 15g，冬虫夏草 3g。水煎服，7 剂。

[另服] 利肺片 2 瓶，每次 5 片，日 2 次。清开灵 10 支，每次 1 支，日 1 次，肌注。

二诊：1981 年 8 月 25 日。药后热势稍缓，转为午后发热，仍宗前法略增补土生金之品，前方加生黄芪 15g，白术 20g，阿胶（烊化）15g。水煎服，再服 7 剂。

三诊：1981 年 9 月 3 日。热已平息，咳嗽尚剧，胸痛口干，纳少肢肿，大便微溏，脉滑，舌红苔少有裂纹，仍以前方加减，巩固疗效。

[处方] 桑白皮 12g，百合 9g，杏仁 9g，白茅根 12g，地骨皮 12g，白薇 9g，茜草 9g，藕节 15g，补骨脂 9g，升麻炭 6g，冬虫夏草 6g，琥珀末（冲服）3g。水煎服，5~10 剂。

四诊：1981 年 9 月 15 日。诸症减轻，拟养阴润肺、止咳化痰法，以月华丸加减。

[处方] 北沙参 15g，瓜蒌 15g，川贝母 9g，茯苓 9g，阿胶（烊化）15g，冬虫夏草 5g，石斛 12g，枇杷叶 12g，莲子 9g，山药 12g，天、麦冬各 9g。水煎服，5~10 剂。

五诊：1981 年 9 月 27 日。治疗期间，患者又因肠痈而手术，术后又现低热，恶心纳呆，查舌红少津，脉弦滑。术后气血再伤，津耗待复，急治以益气生津，兼清余邪，竹叶石膏汤加减。

[处方] 北沙参 15g，石斛 12g，鲜芦根 15g，天、麦冬各 9g，天花粉 12g，竹叶 9g，清半夏 12g，生、熟地各 9g，淡鲜竹沥水 30ml（冲）。水煎服，5~10 剂。

六诊：1981 年 10 月 9 日。4 个月来共服药 50 余剂，近期已 1 个月余未现发热。胸痛、咳嗽亦除，纳食日增，睡眠正常。拟养阴润肺法收功，仍宗月华丸方加减。

[处方] 天、麦冬各 9g，北沙参 15g，茯苓 9g，浙贝母 9g，百部 12g，生、熟地各 9g，阿胶 9g，山药 12g，冬虫夏草 6g，石斛 12g，功劳叶 15g，三七粉 3g（冲服），淡鲜竹沥水 30ml（冲），蛇胆陈皮末 1 支（冲）。水煎服，5~10 剂。

另服养阴清肺膏4瓶，每服1食匙，日服2次。(《谢海洲医案》)

案4 陈瑞春治疗前额头痛案

吴某，女，58岁。2005年7月14日初诊。

患者因前额头痛反复发作，咽干而行CT检查发现鼻咽癌已3年，曾在某三甲医院进行正规放疗、化疗治疗，此次刚放疗结束，而寻求中医调理。察其形体略胖，面色略黑，舌正红，苔略黄厚。询知其头痛以前额为主，耳鸣，口干不苦，口黏，牙齿亦觉疼痛，纳食尚可，小便略黄，大便偏干。诊脉偏细。

[辨证治法] 此为阳明经脉燥热之证。治宜清热生津为主。方用竹叶石膏汤加味。

[处方] 生石膏（先煎）40g，竹叶10g，生地黄15g，南、北沙参各15g，麦冬10g，法半夏10g，炙甘草6g，白茅根15g，杏仁10g，百合15g，桑白皮10g，黄芩6g，川贝母（打碎）6g，僵蚕10g，川牛膝10g。

14剂，水煎服，每日1剂。

复诊：患者服完后，又自购上药30余剂，现头痛较前明显减轻，口干亦减，且述服西洋参头痛也可缓解，牙痛仍有，口黏，痰偏黏浓，冲洗鼻腔时伪膜减少，大小便转为正常。此后在此方基础加以养阴清热为主（百合知母地黄汤类），共服40余剂，自觉诸症均不明显，生活基本恢复正常。随访病情一直稳定。(《陈瑞春医案》)

案5 丁甘仁治疗暑温案

暑温一候，发热有汗不解，口渴欲饮，胸闷气粗，入夜烦躁，梦语如谵，小溲短赤，舌苔薄黄，脉象濡数。暑邪湿热，蕴蒸阳明，漫布三焦，经所谓因于暑烦则喘渴，静则多言是也。颇虑暑热逆传厥阴，至有昏厥之变。

清水豆卷四钱，青蒿梗一钱五分，天花粉三钱，朱茯神三钱，通草八分，黑山栀一钱五分，带心连翘三钱，益元散（包）三钱，青荷梗一支，竹叶心三钱，郁金一钱五分，万氏牛黄清心丸一粒。

二诊：暑温九天，汗多发热不解，烦闷谵语，口渴欲饮，舌边红苔黄，脉象濡数，右部洪滑。良由暑湿化热，蕴蒸阳明之里，阳明者胃也，胃之支脉，贯络心包，胃热上蒸心包，扰乱神明，故神烦而谵语也。恙势正在鸱张，还虑增剧，今拟竹叶石膏汤加味。

[处方] 生石膏五钱，茯苓三钱，郁金一钱五分，仙半夏一钱五分，通草八分，竺黄二钱，鲜竹叶心三钱，益元散（包）三钱，鲜石菖蒲五分，白茅根（去心）三钱，荷梗一支，万氏牛黄清心丸一粒。

三诊：神识渐清，壮热亦减，原方去石膏、牛黄清心丸，加连翘心、花粉、芦根。(《丁甘仁医案》)

第二节　清营凉血剂

清　营　汤

《温病条辨》

【组成】犀角三钱（水牛角代）（30g）　生地黄五钱（15g）　元参三钱（9g）　竹叶心一钱（3g）　麦冬三钱（9g）　丹参二钱（6g）　黄连一钱五分（5g）　银花三钱（9g）　连翘连心用，二钱（6g）

【用法】上药，水八杯，煮取三杯，日三服（现代用法：汤剂，水牛角镑片先煎，后下余药）。

【功用】清营解毒，透热养阴。

【主治】热入营分证。身热夜甚，神烦少寐，时有谵语，目常喜开或喜闭，口渴或不渴，斑疹隐隐，脉细数，舌绛而干。

【方论选录】

清·吴瑭：阳明温病，舌黄燥，肉色绛，不渴者，邪在血分，清营汤主之。若滑者，不可与也，当于湿温中求之。温病传里，理当渴甚，今反不渴者，以邪气深入血分，格阴于外，上潮于口，故反不渴也。曾过气分，故苔黄而燥，邪居血分，故舌之肉色绛也。若舌苔白滑、灰滑、淡黄而滑，不渴者，乃湿气蒸腾之象，不得用清营柔以济柔也。(《温病条辨》)

清·汪廷珍：此条以舌绛为主。绛而中心黄苔，当气血两清，纯绛鲜红，急涤包络；中心绛干，两清心胃；尖独干绛，专泻火腑；舌绛而光，当濡胃阴；绛而枯萎，急用胶、黄；干绛无色，宜投复脉（此二证俱属下焦）。以上俱仍合脉证参详。若舌绛兼有白苔，或黄白相兼，是邪仍在气分；绛而有滑苔者，则为湿热熏蒸，误用血药滋腻，邪必难解，不可不慎也。(《温病条辨》)

清·张秉成：治暑温内入心包，烦渴舌赤，身热谵语等证。夫暑为君火，其气通心，故暑必伤心，然心为君主，义不受邪，所受者皆包络代之。但心藏神，邪忧则神不宁，故谵语。心主血，热伤血分，故舌赤。金受火刑，故烦渴。暑为六淫之正邪，温乃时令之乘气，两邪相合，发为暑温，与春温、秋温等证，大抵相类，不过暑邪最易伤心。方中犀角、黄连，皆入心而清火。犀角有清温之正药。热犯心包，营阴受灼，故以生地、玄参滋肾水，麦冬养肺金，而以丹参领之入心，皆得遂其增液救焚之助。连翘、银花、竹叶三味，皆能内彻于心，外通于表，辛凉清解，自可神安热退，邪自不留耳。(《成方便读》)

【验案选录】

案1　肖俊逸治疗营血热毒案

魏某，男，13岁。初诊：1962年3月10日。

［主诉及病史］患者因患“金黄色葡萄球菌败血症”而入院。3月10日应邀会诊。

［诊查］诊时发热夜甚，左肩及下肢疼痛，呻吟不绝，胸胁有红疹，烦躁，口不渴。脉虚数，舌质红，少苔。

［辨证及治法］邪热在营分，享以清营转气。

［处方］芦竹根30g，旱犀角6g，细生地30g，银花藤15g，玄参15g，北秦艽10g，赤芍药10g，紫荆皮15g，淡竹叶10g，连翘12g，乳香、没药各6g，生甘草3g。

二诊：上方药服2剂后体温正常，皮疹已退。脉象转缓，舌质已润。但左肩及双下肢仍有肿痛。拟养阴清热，酌加除湿通络之品。

［处方］银花藤15g，当归身10g，细生地15g，紫荆皮15g，北秦艽10g，连翘10g，海风藤15g，桑枝15g，木瓜10g，汉防己10g，乳香、没药各5g，威灵仙10g。

以后随方以苡仁、牛膝、蒲公英、海桐皮等加减出入，服药10剂，诸症悉除，住院24日痊愈出院。(《中国现代名中医医案精粹》)

案2　熊继柏治疗小儿乳蛾高热案

谭某，男，4岁。某医院会诊病例。初诊：1986年11月15日。

起病5日，发热不休，热势甚高，上午体温39.8℃，下午40.8℃，微咳，咽痛。在某医院急诊室治疗，诊断为急性扁桃体炎。经用物理降温、抗生素与激素类药及输液治疗4昼夜，热势依然未减。诊见患儿高热，胸腹部灼热较甚，神志虽清而有沉睡感，时而烦躁不安，咽喉内两侧扁桃体明显红肿，口渴多饮，时而呕逆，大便干结，并已2日未能进食。指纹青紫，舌质红绛，无苔，脉细数。

［辨证］热灼营阴。

［治法］清营透热。

［处方］清营汤。玄参15g，生地15g，麦冬15g，丹参6g，银花10g，连翘10g，竹叶6g，黄连2g，水牛角片15g，生大黄4g。2剂，水煎服。

次日，患者家属前来告知，患儿服药1剂后，其热势大减，患儿沉睡亦完全解除，精神转佳，现体温已趋正常。

嘱服原方第2剂，病愈。(《一名真正的名中医》)

案3　熊继柏治疗舌痛案

周某，女，55岁，湖南省某大学教师。初诊：1998年11月10日。

患舌痛，并觉舌上有明显烧灼感，病达1年不愈。就诊时，见患者表情十分痛苦，口含冷水而不语，唯以手指舌，良久乃言其舌上如火烧样灼痛难忍。患者舌痛1年以来，由于服药未效，只得时时以冰水含漱口中，以求缓解。其痛入夜尤甚，以致夜不能寐，心中烦，口渴欲冷饮，且只能进冷饮冷食，畏一切热物。伴齿龈痛，大便秘。望其舌体并无改变，但舌质红绛，少苔，脉象细数。

[辨证] 胃热灼伤心营。

[治法] 气营两清。

[处方] 加减玉女煎合清营汤加味。生石膏 30g，知母 10g，生地 20g，麦冬 20g，川牛膝 10g，水牛角片 30g，丹参 10g，玄参 20g，银花 10g，连翘 10g，淡竹叶 10g，黄连 3g，生大黄 5g。5 剂，水煎服。

二诊：1998 年 11 月 16 日。诉服药后舌痛显减，舌上烧灼感亦已减轻，其余诸症悉减，如口干已减，心烦显减，大便已通畅。舌色仍红而少苔，脉象细数。方已对证，药已取效，拟原方减去大黄，再进 10 剂。

三诊：1998 年 11 月 28 日。诉舌痛已止，舌上烧灼感基本控制，但进温热食物时尚觉舌上有轻度灼热感，现说话正常，夜寐正常，心烦已止，饮食、二便均已正常。舌红苔薄，脉细略数。拟清营汤合益胃汤，一以清心营之余热，二以养胃阴，善后收功。

[处方] 水牛角片 15g，丹参 10g，麦冬 20g，玄参 15g，生地 20g，连翘 10g，竹叶 10g，黄连 2g，玉竹 15g，沙参 15g，甘草 6g。10 剂，水煎服。(《一名真正的名中医》)

案 4　高辉远治疗暑温案

杨某，女，7 岁。住院病例。

秋初患感，开始发热头痛，次日呈轻度昏迷、呕吐，3 日发现抽风、昏迷加深。

第 4 日接诊时，患儿神识不清，昏迷嗜睡，高热无汗，项强足冷，目常闭不开，睛呆滞，面微潮红，唇红，舌质红而无苔，大便 3 日未行，小便不畅，脉象中取数而无力。属暑湿入营之证，治宜清营法以急救之。

[处方] 广犀角 6g，鲜生地 15g，玄参 6g，鲜竹叶 4.5g，丹参 3g，银花 9g，连翘 15g，青蒿 6g，送《局方》至宝丹 1 丸，服 2 剂。

至第 5 日，神识似有改善，但仍有昏睡身热，已有微汗，时见惊惕，面尚潮红，唇红，舌面红，渐露薄黄苔，齿不干，足回温，颈下及两腋、少腹见红疹不透，大便仍未行，小便清长，呼吸不匀，脉数而渐有力，按此证已有由营转气之势。议于清营中加辛凉宣透之品。

[处方] 原方去青蒿，加生石膏 15g，鲜茅根 9g，蝉衣 3g，僵蚕 6g，送《局方》至宝丹、安宫牛黄丸各 1 丸半。

是日午后，患儿仍为半昏迷状态，神倦嗜睡，有时喉间微有痰声，遂从前方去生地、玄参、犀角，恐其滋腻助痰，加杏仁 6g，黄芩 2.4g，以利肺气，仍送《局方》至宝丹 1 丸半。

第 6 天，体温微减，喉间不见痰声，二便通利，隐疹渐退，犀、地仍加入，再服 1 剂。午后神识渐清醒，但仍倦而嗜睡，原方加稻、麦芽各 10g，以和胃气，并逐渐减其制。

至第 9 天，一切情况好转，神识清楚，体温正常，能自由活动，稍感足无力，即停药

观察，再阅4日痊愈出院。（《高辉远临证验案精选》）

案5 颜德馨治疗系统性红斑狼疮案

刘某，女，23岁。1980年10月4日初诊。

高热持续不退1周。血中连续3次查到狼疮细胞，血免疫复合物和抗核因子阳性；谷丙转氨酶70U/L，γ-谷氨酰转肽酶65U/L，乳酸脱氢酶700U/L，诊断为“系统性红斑狼疮”“狼疮性肝炎”。

症见：患者两颧呈红色蝶形红斑，烦躁不安，咽干唇燥，肢体困重，右胁胀痛，恶心食差，小溲短赤，舌紫、苔黄腻，脉弦数。

证属湿热浸淫，由气入血，煎熬致瘀。治以清营活血。

[方药] 水牛角（先煎）45g，生地黄15g，金银花15g，黄芩10g，赤芍药10g，红花10g，桃仁10g，青黛10g，紫草10g，黄连6g，川芎6g，甘草6g。7剂，日1剂，水煎服。

二诊：服药1周，高热趋降，体温波动在37.8~38℃，舌干燥、苔黄腻见退，脉转细数。患者神疲乏力，动则汗出，五心烦热，原方加入玄参、麦冬各10g，生黄芪15g。知柏地黄丸每次10g，每日2次。1个月后低热已平，诸症均退，复查狼疮细胞3次均为阴性，血免疫复合物和抗核因子转阴，肝功能正常。

随访1年，未见复发。（《国医大师验案良方》）

案6 孙谨臣治疗小儿痘疹案

刘某，男，5岁。

发热1天余，热甚，面红目赤，唇干口渴，烦躁欠安，面、颈、躯干疹出较密、较大，疹晕深红，疱浆浑浊，抚之炙手。口内亦见疱疹数粒，尿黄便干，舌红苔黄，脉数。

[辨证治法] 痘毒已入气窜营，必清气凉营，肃其热毒，始免入血内陷之虞。

[处方] 金银花15g，黄芩6g，生石膏（先煎）30g，知母6g，碧玉散（包）15g，玄参9g，麦冬9g，生地黄9g，牡丹皮9g，生谷芽15g。2剂。

二诊：药后壮热已平，面红目赤亦退，痘先出者业已结痂，尚有部分未敛。原方稍事出入，再进2剂，后以养阴败毒药收功。（《孙谨臣医案》）

案7 关幼波治疗中毒性休克案

某男，38岁。住院日期：1970年12月19日。

[主诉] 高热，四肢发凉，烦躁2天。

[现病史] 患者近2个月来食欲不振，腹泻，恶心、厌油腻。查体：肝在锁骨中线肋下0.5cm，有轻触痛。谷丙转氨酶250U/L。当时诊为急性无黄疸型肝炎。于1970年12月19日住某医院治疗。

入院后第25天，突然高热，体温达40.3℃，烦躁，面赤。1小时后体温骤降，四肢厥冷，血压测不到。当即静脉点滴间羟胺，血压维持在（80~100）/（50~70）mmHg。3小时后，体温复升至39℃，查白细胞的39.2×10^9/L。尿蛋白阳性，并见有红细胞及管型。发热当日即用庆大霉素 4 万，每日 2 次，青霉素静脉滴注 800 万单位 / 日。第 3 天血培养，结果为大肠杆菌。患者血压用升压药维持在 90/70mmHg 上下，但不稳定，心电图多数导联出现 ST 段轻度下降，T 波平坦或倒置。1 月 21 日请中医会诊。

症见：仍有高热（39.8℃）肢凉，烦躁不安，并有幻视。自诉口干咽痛，心慌、胸闷，西药继用抗感染、升压药及少量强心药。

［舌象］舌质绛无苔。

［脉象］细数无力。

［西医诊断］大肠杆菌败血症，中毒性休克。

［中医辨证］气阴两伤，毒热入营，热深厥深。

［治法］强心护阴，清营解毒。

［方药］西洋参（另煎，兑服）15g，五味子 10g，玄参 15g，生地 15g，丹皮 15g，天花粉 15g，知母 10g，黄柏 10g，麦冬 30g，赤芍 15g，远志 12g，鲜茅根 60g，川贝 12g，犀角（兑服）1.5g，羚羊角粉 1.5g。

［治疗经过］1 月 24 日，服上方 3 剂后，体温渐趋正常。但是血压于解大便后又下降至（60~70）/40mmHg。口唇出现大量疱疹，舌尖及上腭多发性小溃疡，说明毒热已见外透之象。继守前方。

1 月 25 日，开始逐渐减少升压药用量。1 月 27 日停用升压药物，观察血压一直稳定在（90~100）/（70~80）mmHg 之间。抢救期间，为了控制大肠杆菌败血症，曾给予大剂量青霉素、卡那霉素、多黏菌素 B、红霉素、呋喃唑酮及制霉菌素等。

1 月 29 日，继服前方，病情稳定，此后曾有 1 次体温上升至 38℃，复查白细胞 15×10^9/L。血压正常，一般情况好转，遂改以清热解毒为主。

［方药］银花 30g，连翘 15g，蒲公英 18g，川连 3g，当归 12g，柴胡 18g，生姜 6g，法半夏 12g，炒谷芽 18g，酒芩 10g，荆芥穗 12g，赤小豆 30g。

2 月 5 日，患者病情稳定，血压 100/60mmHg，心率 80 次 / 分，体温午后 37.8℃。停用全部西药。偶有低热，盗汗，纳差，舌苔薄黄，脉平和。治以养阴和营，清解余毒。

［方药］生地 12g，玄参 12g，丹皮 12g，青蒿 12g，地骨皮 12g，炒知母、黄柏各 10g，陈皮 10g，炒谷、稻芽 15g，银花 30g，败酱草 30g，天花粉 12g，生甘草 6g，赤、白芍各 12g，醋柴胡 6g，蒲公英 15g。

2 月 8 日，上方服 3 剂后，体温一直正常，大肠杆菌败血症、中毒性休克基本得以控制。以后改服治疗肝炎方药，于 2 月 21 日临床基本痊愈，出院。(《关幼波医案》)

犀角地黄汤

《千金方》

【组成】犀角一两（水牛角代）（30g）　生地黄八两（24g）　芍药三两（12g）　牡丹

皮二两（9g）

【用法】上药四味，㕮咀，以水九升，煮取三升，分三服（现代用法：作汤剂，水煎服，水牛角镑片先煎，余药后下）。

【功用】清热解毒，凉血散瘀。

【主治】热入血分证。身热谵语，斑色紫黑，或吐血、衄血、便血、尿血，舌深绛起刺，脉数；或者喜忘如狂，或漱水不欲咽，或大便色黑易解。

【方论选录】

元·王海藏：血分三部，药有重轻。犀角地黄汤治上血，如吐衄之类；桃核承气汤治中血，如血蓄中焦，下痢脓血之类；抵当汤治下血，如蓄血如狂之类。(《此事难知》)

明·吴崑：吐、衄不止者，此方主之。口出血曰吐，鼻出血曰衄。火逆于中，血随火上，有此二证。然吐血责之腑，衄血责之经，求其实，则皆炎上火也。火者，心之所司，故用生犀、生地以凉心而去其热。心者，肝之所生，故用丹皮、芍药以平肝而泻其母，此穷源之治也。今人治吐血者，以凉水濯其两足，此釜底抽薪之意也；治衄血者，以凉水附其后颈，此责其火于太阳经也，皆是良法。(《医方考》)

明·赵养葵：犀角地黄汤，乃衄血之的方。盖鼻衄之血，从任督而至巅顶，入鼻中。唯犀角能下入肾水，引地黄滋阴之品，由督脉而上，故为对证。若阴虚火动，吐血与咳咯，可借用成功。(《邯郸遗稿》)

明·张介宾：此方治伤寒血燥血热，以致温毒不解，用此取汗最捷，人所不知。盖以犀角之性气锐能散。仲景云：如无犀角，以升麻代之。此二味可以通用，其义盖可知矣。(《景岳全书》)

清·张璐：血得辛温则散，得寒则凝。此方另开寒冷散血之门，特创清热解毒之法，全在犀角通利阳明以解地黄之滞；犹赖赤芍、牡丹下气散血，允为犀角、地黄之良佐。里实则加大黄，表热则加黄芩，脉迟腹不满，自言满者，为无热，但依本方不应，则加桂心。此《千金》不言之秘，不觉为之发露。(《千金方衍义》)

清·柯琴：气为阳，血为阴。阳密乃固，阳盛则伤阴矣。阴平阳秘，阴虚者阳必凑之矣。故气有余即是火，火入血室，血不营经，即随逆气而妄行，上行者出于口鼻，下陷者出于二便，虽有在经在腑之分，要皆心脏受热所致也。心为营血之主，心火旺则血不宁，故用生犀、生地酸咸甘寒之味，以清君火；肝为藏血之室，肝火旺则血不守，故用丹皮、芍药辛酸微寒之品，以平相火。此方虽曰清火，而实滋阴之剂。盖血失则阴虚，阴虚则无气，故阴不足者，当补之以味，勿得反伤其气也。若用芩、连、胆草、栀、柏以泻其气，则阳之剧者，苦从火化；阳已衰者，气从苦发，燎原而飞越矣。(《古今名医方论》)

清·汪昂：此足阳明、太阴药也。血属阴，本静，因诸经火逼，遂不安其位而妄行。犀角大寒，解胃热而清心火；芍药酸寒，和阴血而泻肝火；丹皮苦寒，泻血中之伏火；生

地大寒，凉血而滋水，以共平诸经之僭逆也。(《医方集解》)

清·吴谦：吐血之因有三：曰劳伤，曰努伤，曰热伤。劳伤以理损为主，努伤以去瘀为主，热伤以清热为主。热伤阳络则吐衄，热伤阴络则下血。是汤治热伤也，故用犀角清心去火之本，生地凉血以生新血，白芍敛血止血妄行，丹皮破血以逐其瘀。此方虽曰清火，而实滋阴；虽曰止血，而实去瘀。瘀去新生，阴滋火熄，可为探本穷源之法也。若心火独盛，则加黄芩、黄连以泻热；血瘀胸痛，则加大黄、桃仁以逐瘀也。(《医宗金鉴·删补名医方论》)

清·吴瑭：邪有血分，不欲饮水，热邪燥液口干，又欲求救于水，故但欲漱口，不欲求救于水，故但欲漱口不欲咽也。瘀血溢于肠间，血色久瘀则黑，血性柔润，故大便黑而易也。犀角味咸，入下焦血分以清热；地黄去积聚而补阴；白芍去恶血，生新血；丹皮泻血中伏火。此蓄血自得下行，故用此轻剂以调之也。(《温病条辨》)

清·费伯雄：犀角化斑解毒，凉血清心，又能引地黄直达肾经，壮水制火，故吐衄症中多用之。然治心肾则有余，而非肺肝之正药，若治衄血等，不如羚羊角之效。至谓升麻可代犀角，则其说尤谬。既有郁火，再加风药，逼血上升，不旋踵而败矣！(《医方论》)

清·张秉成：夫火邪迫血妄行一证，不特吐与衄之当分，即吐与咳亦宜细辨。咽与喉二管，各自不同，喉在前而咽在后，喉通肺。因经中之血，走而不守，随气而行，火气急迫，故随经直犯清道，上脑而出于鼻也。其存胃中者，为守营之血，守而不走，或胃虚不能摄血，或为火逼，故呕吐从咽中而出也。其从肺窍而出于喉者，亦因火载血上，故为咳为嗽也，是以吐血之热在腑，咯血之热在脏，衄血之热在经。三者各不相同，其为火迫则一也。至于便血、溺血、蓄血等证，各有虚实，成病之源又不可概作火论。犀角大寒而属水，其角禀至高、轻灵之性，能清心、肺、胃家之邪热，下归于肾；协之以丹皮，辛苦而寒，退血中之伏火。犀角之寒，治其源也；丹皮之寒，疏其流也。源流既清，则血自不妄行。然血既妄行者，营必伤而阴必耗，故加生地、芍药，以养阴而护营也。(《成方便读》)

清·邵步青：此方乃治斑之要药，人但知能凉血解毒，而不知能解表散邪，著用之得宜，则通身大汗，热邪顿解。盖犀角气味俱轻，阴中之阳升也，其性灵通，长于走散，伤寒闭表，烦热昏闷而汗不得解者，磨尖掺入药中，取汗速如应响，故以为君；生地入少阴，凉血泻火，若阳亢阴衰，水涸于经不能作汗者，投地黄之润剂，则郁蒸勃然而气化自达，故用为臣；丹皮、赤芍清营分之热，故以为佐。凡温病旬日不解，邪入营分者，必神昏斑疹，舌色焦紫圆硬，唇紫齿燥，津液枯涸，宜用此汤，所谓寒中散表也。(《四时病机》)

清·顾松园：此凉血补阴、祛瘀生新之剂。通治吐、衄及蓄血等症。按热病中多有昏闷抽搐及筋跳肉动之症，此方甚宜。经曰：诸热瞀瘛，皆属于火。邪热伤神，则神昏而烦闷，亢阳伤血，则筋肉失养而为抽搐跳动。犀角凉心安神，生地凉血补阴。神昏烦闷，重用犀角；抽搐跳动，重用生地。所谓药不拘方，合宜而用是也。(《顾松园医镜》)

清·唐宗海：犀牛土属而秉水精，地黄土色而含水质。二物皆得水土之气，能滋胃阴，清胃火，乃治胃经血热之正药。然君火之主在心，故用丹皮以清心，相火所寄有肝，故用白芍以平肝，使君相二火不凑集于胃，则胃自清而血自安。(《血证论》)

今·李畴人：犀角大凉，解心肝脾胃血分之热，亦能上升，以角生于巅顶之上也。芍药配寒和阴，生地凉营清火，能救肝肾之阴，丹皮泻血中之伏火。故治伤寒、温病发斑，狂言乱语，邪独胞络等症，以其清胃胆心肝血分之火也，并能解毒。一方加柴胡、黄芩，亦发泄肝胆之邪热耳。(《医方概要》)

今·朱良春：本方是清热解毒、凉血止血的一张名方……方中犀角清热凉血、止血，化斑解毒；生地不但能协同犀角解除血分热毒，加强止血作用，而且可以滋阴养液，补救由于高热所耗伤的阴液，从而增强抗病能力；白芍和营敛血，止血妄行，丹皮清热凉血，散瘀疗斑，二药增强犀、地的作用。古人认为，治疗犀角地黄汤证，不清其热，则血不宁；不滋其阴，则火不息；不祛其瘀，则新血不得复生。此方面面俱顾，确是本证的治疗良方。不过，在临床运用上，多将白芍改为赤芍，因为赤芍功能清营凉血，活血去瘀，治疗热病出血、发斑的作用，较白芍为优。此外，如果怒而致吐血的，可加柴胡、黄芩，清肝解郁；热邪炽盛的，可加黄连、黑山栀，以增强泻热的作用；斑疹较重的，可加连翘、银花、牛蒡子、生甘草，以增强解毒化斑疹的作用。(《汤头歌诀详解》)

今·丁学屏：自清代叶、薛、吴、王阐发温热学说迄今，诸凡温热暑湿疫毒之邪，过营入血者，无不以犀角地黄汤加减为治。如王晋三《绛雪园古方选注》于本方去芍药、丹皮，加连翘、生甘草，治温热邪入包络，舌绛烦热；薛生白《湿热病篇》以本方加连翘、紫草、葛根、银花，治暑热毒邪深入营分，上下失血或汗血；近代何廉臣氏于本方加桃仁、鳖甲、郁金、青蒿，治胃肠蓄血上干包络，少腹按痛，大便色黑如漆，反觉易行，其人善呓，或狂，或烦扰不寐，或夜有谵语。他如祝春渠之加减服蛮煎，樊开周之犀地桑丹汤，俞根初之犀地清络饮，亦莫不以此方为绳墨。要之，凡寒邪化热，过卫入营；或温邪吸入，竟入营分。舌苔红绛而燥，非犀角之酸苦咸寒，莫能透营中之热。邪在营分不解，渐入血分，发热不已，则又须鲜生地、粉丹皮、西赤芍之类，直清血分之热，始能化险为夷。

晚近用治亚急性黄色肝萎缩、系统性红斑狼疮、金黄色葡萄球菌败血症、急性粒细胞性白血病、真性红细胞增多症等疾患，确有效验。(《古方今释》)

【验案选录】

案1　言庚孚治疗暑温案

文某，女，17岁。初诊日期：1934年7月下旬。

酷暑天时，姻侄病重，邀余一诊。据其父母代诉：因其在湘潭女子中学肄业，住该校宿舍楼，每晚恒用冷水洒湿地板，而后着席而卧。暑假归家，突作高热，神志昏迷，言语错乱，气急唇绀，呕吐不止，张口欲饮，大便溏黑，小便短黄。前医曾给服桂枝、葛根等药，其症更甚。余近席细察，诊得脉弦而长，舌红绛。析前医之训，参其脉症，可辨为热伤营血，内陷心包之重症。法当凉血解毒，和营透气。取犀角地黄汤加味。

犀牛角 3g，生地黄 20g，杭白芍 12g，牡丹皮 10g，生扁豆 12g，鲜荷叶 20g。

二诊：2 日内进上方 3 剂，高热渐减，已省人事，呕吐、气急、口渴皆平，唇转红润，小便色黄，脉舌同前。余思其仍有余热在里，嘱服原方 3 剂，另取荷露适量，白糖调服作茶饮。

三诊：药后诸证尽平，举家大喜。再拟清心、养阴、健脾、益气之品，以固后效。（《言庚孚医疗经验集》）

案 2　刘渡舟治疗衄血案

王某某，男，21 岁。

右侧鼻衄，反复发作 2 年，屡用凉血止血而效不显。就诊时，患者鼻衄不止，其势骇人，若以物堵鼻，则从口中流出。周身乏力，心慌气短，口干不欲饮，小便色黄。平时性情急躁易怒，大便 2~3 日 1 行，皮肤黧黑。舌质红，苔薄黄，脉弦细数。血小板计数为 63×10^9/L。刘老辨为肝气化热，迫血妄行，治以清肝凉血为法。

生地 15g，白芍 10g，丹皮 10g，小蓟 10g，龙胆草 9g，青黛 6g，玄参 15g，茜草 10g，青皮 9g，白茅根 30g，栀子 10g，泽泻 10g，陈皮 9g，水牛角粉（另冲）6g。

此方服至 10 剂，鼻衄控制不发。唯仍有头晕，血小板升至 105×10^9/L，舌红，苔薄黄，脉弦细小数。综合以上脉证，仍属血热未清之象，于上方清热凉血中，佐以清络之法。

生地 15g，丹皮 9g，赤、白芍各 9g，当归 9g，玄参 15g，青黛 6g，女贞子 15g，连翘 10g，银花 10g，莲子心 6g，丹参 12g，旱莲草 12g。

又服 10 剂，其病痊愈。（《刘渡舟临证医案精选》）

案 3　金翰章治疗牙宣、齿衄案

钱某某，男，33 岁。初诊：1962 年 5 月 16 日。

阴分本亏，胃火上腾，昨起牙龈血不止，大便不行。舌黄，脉数。症势危险。急宜清热养阴止衄。

［处方］干地黄 9g，生石膏 9g，粉丹皮 9g，炒山栀 9g，知、贝母各 9g，京赤芍 4.5g，川黄连 1.5g，制川军 9g，侧柏炭 9g，鲜石斛 9g（先煎），鲜竹叶 9g，芦茅根 30g，乌犀角 1.5g（磨入），2 剂。

复诊：5 月 18 日。连服清热养阴止衄药后，牙龈衄血已止，大便不畅。舌黄，脉数。胃火未清。仍宗原法增损。

［处方］干地黄 9g，生石膏 9g，肥知母 9g，藕节 7 只，炒山栀 9g，赤芍 4.5g，侧柏炭 9g，芦、茅根各 30g，生甘草 1.5g，川黄连 1.5g，鲜竹叶 9g，鲜石斛（先煎）9g，3 剂。（《临床心得选集》）

案4　赖良蒲治疗崩漏案

廖某某，女，38岁，萍乡人。

1956年夏，高热烦渴，前阴下血，势如潮涌，以致颜面惨白，四肢厥逆，巅顶晕痛，自汗昏迷，几濒危殆。脉象弦数有力，舌绛苔少。

体素阴亏，偶因寒热侵入营分，迫血妄行，因而崩决。议用凉血止血法，以犀角地黄汤加味治之。

犀角12g，生地黄18g，蒲黄炭3g，赤芍9g，丹皮9g，白头翁9g，地榆炭9g，血余炭3g。水煎服。

4剂血止厥回，热减神清，改投大补阴丸合三甲饮，以滋阴降火，调摄奇经。

生地黄18g，炙龟甲12g，生牡蛎12g，鹿角霜9g，知母6g，炒黄柏3g，玉竹12g，马料豆20ml。水煎服。

4剂热退渴止，知饥纳谷。再予滋阴养血，固摄奇经之品善后。

生地黄12g，当归6g，白芍9g，杜仲9g，续断9g，生牡蛎12g，鸡血藤胶12g。水煎服，6剂而安。(《蒲园医案》)

【附方】

清宫汤(《温病条辨》)

元参心三钱（9g）　莲子心五分（3g）　竹叶卷心二钱（6g）　连翘心二钱（6g）　犀角尖磨冲，二钱（6g）(水牛角屑30g代)　连心麦冬三钱（9g）。

功用：清心解毒，养阴生津。

主治：治风温、暑温、温病、温毒内陷心经，神昏谵语，舌赤无苔者。

方论：清·吴鞠通：此咸寒甘苦法，清膻中之方也。谓之清宫者，以膻中为心之宫城也。俱用心者，凡心有生生不已之意，心能入心，即以清秽浊之品，便补心中生生不已之生气，救性命于微芒也。火能令人昏，水能令人清，神昏谵语，水不足而火有余，又有秽浊也。且离以坎为体，元参味苦属水，补离中之虚；犀角灵异味咸，辟秽解毒，所谓灵犀一点通，善通心气，色黑补水，亦能补离中之虚，故以二物为君。莲心甘苦咸，倒生根，由心走肾，能使心火下通于肾，又回环上升，能使肾水上潮于心，故以为使。连翘象心，心能退心热。竹叶心锐而中空，能通窍清心，故以为佐。麦冬之所以用心者，《本经》称其主心腹结气，伤中伤饱，胃脉络绝，试问去心，焉能散结气，补伤中，通伤饱，续胃脉络绝哉？盖麦冬禀少阴癸水之气，一本横生，根颗连络，有十二枚者，有十四五枚者，所以然之故，手足三阴三阳之络，共有十二，加任之尾翳，督之长强，共十四，又加脾之大络，共十五，此物性合人身自然之妙也，唯圣人能体物象，察物情，用麦冬以通续络脉。命名与天冬并称门冬者，各主闭藏，门主开转，谓其有开合之功能也。其妙处全在一心之用，从古并未有去心之明文，张隐庵谓不知始自何人，相沿已久而不可改，瑭遍考始知自陶弘景始也，盖陶氏惑于诸心入心，能令人烦之一语，不知麦冬无毒，载在上品，久服身轻，安能令人烦哉！如参、术、芪、草，以及诸仁诸子，莫不有心，亦皆能令人烦而悉去之哉？陶氏之去麦冬心，智者千虑之失也。此方独取其心，以散心中秽浊之结气，故以之为臣。（《温病条辨》）

第三节　清热解毒剂

黄连解毒汤

《外台秘要》录崔氏方

【组成】黄连三两（9g）　黄芩　黄柏各二两（各6g）　栀子擘，十四枚（9g）

【用法】上四味切，以水六升，煮取二升，分二服（现代用法：水煎服）。

【功用】泻火解毒。

【主治】三焦火毒热盛证。大热烦躁，口燥咽干，错语不眠；或热病吐血、衄血；或热甚发斑，或身热下痢，或湿热黄疸；或外科痈疡疔毒。小便黄赤，舌红苔黄，脉数有力。

【方论选录】

明·吴崑：阳毒，上窍出血者，此方主之。治病必求其本。阳毒上窍出血，则热为本，血为标，能去其热，则血不必治而自归经矣。故用连、芩、栀、柏苦寒解热之物以主之。然唯阳毒实火，用之为宜。若阴虚之火，则降多亡阴，苦从火化，而出血益甚，是方在所禁矣。（《医方考》）

清·汪昂：此手足阳明、手少阳药也。三焦积热，邪火妄行，故用黄芩泻肺火于上焦，黄连泻脾火于中焦，黄柏泻肾火于下焦，栀子通泻三焦之火从膀胱出，盖阳盛则阴衰，火盛则水衰，故用大苦大寒之药，抑阳而扶阴，泻其亢盛之火，而救其欲绝之水也，然非实热，不可轻投。（《医方集解》）

清·喻嘉言：病之繁而且苛者，莫如夏月为最。日之暑气、天之热气、地之湿气、时分时合。其分也，以风动于中，胜湿解蒸，不觉其苦，其合也，天之热气下，地之湿气上，人在气交之中，受其炎蒸无隙可避，多有烦躁神昏，肌肤痱起，胸膺痤出，头面疖生，甚则发为肿毒痈疽等症。或有头面外项赤肿，或咽喉肿痛，或腿足热肿，长至数寸，不能步履，统宜清凉，解其暑毒，热症一解，赤肿自消，全无脓血。又有遍身发泡，如桃、李，如碗、如杯，晶莹脆薄，中含臭水，此湿热之水，泛于皮肤也，亦宜本方加减治之。（《医门法律》）

清·吴谦：黄连解毒汤、白虎汤、三黄石膏汤、大青龙汤，皆治表里俱热证。然大青龙汤治表实壮热，里热之浅在肌；三黄石膏汤治表实壮热，里热之深在胃。故一以石膏佐麻、桂；一以石膏佐麻、豉，均发太阳之表，解阳明之里也。大青龙汤则更以杏、草、姜、枣佐麻黄，其意专发热郁之在肌也；三黄石膏汤则更以芩、连、栀、柏佐石膏，其意专泻热深之在胃也。白虎汤治表热在肌，里热在胃，所以不用麻、桂以发太阳，专主石膏而清阳明也。解毒汤治表热在三阳，里热在三焦，所以亦不以麻、桂发太阳表，亦不以石膏清阳明里，而专以三黄泻上下内外之实火也。此皆太阳之邪，侵及阳明，而未入腑成实者也。若已入腑成实，则又当从事乎三承气汤，以下其热也。(《医宗金鉴·删补名医方论》)

清·费伯雄：此治实邪实火，表里俱盛之剂。故用黄芩泻肺火，黄连泻心火，黄柏泻肾火，又用栀子令上焦之热邪委婉而下，三焦通治，药力颇峻。若表里俱热，胸痞便秘谵语者，便当去黄芩，加大黄以通之，使滞去而热亦退，须细辨之。(《医方论》)

今·盛心如：阳毒火盛，表热在于三阳，里热在于三焦。经曰：壮火食气。非用大苦大寒之品，不足以降上下内外之实火也。本方以黄连泻心脾之火于中焦，即所以泻阳明；黄芩泻肺火于上焦，即所以泻少阳；黄柏泻肾火于下焦，即所以泻太阳。而以栀子之屈曲下行者，通泻三焦之火，从膀胱而出，热毒尚有不解者乎？(《实用方剂学》)

今·丁学屏：以时序而言，一岁之中，春温、夏热、秋凉、冬寒，经以先夏至日者为病温，后夏至日者为病暑，此言热病因季节之异而有不同也。夏至而后，火土司令，日之暑气，天之热气，地之湿气，合而为一，前人所谓暑必挟湿是矣。火热亢盛，口鼻吸收，充斥三焦，身热汗泄，烦躁目赤，肌肤痱痤，头面疖痈，炎暑蒸脑，扰乱元神之府，错语呻吟，夜不得眠。舌鲜赤起刺，苔焦黄燥裂，脉洪大而数。黄连解毒汤，苦寒直清里热，泻火解毒，最为对证，黄连泻心与小肠之火，黄芩泻肺与大肠之火，黄柏泻肾与膀胱之火，更以山栀屈曲下行，泻三焦浮游之火，四味相合，力挫其亢炎炽烈之势，然须形病俱实者，始可放胆应用，年老体弱，产妇病后，均非其所宜也。(《古方今释》)

【验案选录】

案1　徐有玲治疗痈肿重症案

曹某，女，16岁。

寒战壮热（体温40℃），一日数发，心烦口渴，神志朦胧，全身多发性脓肿，局部红肿热痛，大便秘结。发病2天后住某医院，经血培养为“金黄色葡萄球菌生长”，血白细胞 28×10^9/L，中性粒细胞0.90%，淋巴细胞0.10%。诊断为：金黄色葡萄球菌败血症，多发性脓肿。入院后未加用抗生素治疗，转请中医诊治。

［诊查］脉数有力，舌质红苔黄。

［辨证］热毒炽盛，深入营血。

［治法］清热解毒，凉血散血。方选黄连解毒汤合五味消毒饮加减。

［处方］银花 30g，连翘 30g，黄芩 25g，黄连 9g，黄柏 12g，丹皮 15g，生甘草 10g，夏枯草 30g，生地 20g，赤芍 15g，紫花地丁 30g，野菊花 30g，黄芪 30g。

日服药 2 剂，分 6 次服。

上方药连服 2 剂后，体温逐渐下降，后续用上方加减，血培养转阴，血白细胞正常，症状消失而痊愈出院。(《中国现代名中医医案精华》)

案 2　李今庸治疗疔疮案

患者某，女，34 岁，住武汉市武昌区，某高等学校职工。

1974 年夏月，上唇部生一疔疮，麻木而肿，经用青霉素注射治疗，其疮即消，旋又生一疔疮于口唇，再用青霉素注射治疗，又消；继而口唇又生一疔疮，口唇肿起，或麻木，遂就诊于余。

［辨证治法］证属火毒炽盛。治宜清热解毒为法。拟黄连解毒汤加味治之。

［处方］黄连 10g，黄芩 10g，黄柏 10g，栀子 10g，生地 12g，当归 10g，赤芍 10g。

上 7 味，以适量水煎药，汤成去渣，取汁温服，日 2 次。(《李今庸医案》)

案 3　孟澍江治疗流火丹毒案

周某，女，80 岁，家庭妇女。1998 年 10 月 28 日初诊。

病经半月，开始时恶寒发热，伴有上呼吸道感染症状，右下肢红肿热痛，心烦，呻吟不已。检查白细胞计数偏高，虽经输液抗感染治疗 4 天，但身热不退，下肢局部红肿依然，故转中医诊治。

［辨证治法］证属肺经热毒炽盛。治当清肺热佐以清热解毒之法。方用麻杏石甘汤合黄连解毒汤加减。

［处方］麻黄 6g，杏仁 10g，生石膏（先煎）20g，黄连 3g，黄芩 9g，黄柏 9g，栀子 10g，蒲公英 12g，连翘 10g，板蓝根 15g。

服用 1 周后，热势渐退，但下肢红肿尚未尽退，自觉大便偏干，数日不解，腹部胀满，口干，舌燥，饮食无多，以胃中有燥热，再加大黄炭 5g，芒硝 3g，又服 5 剂，热退肿消，但余邪未尽，后继用清解之剂，以善其后。(《孟澍江医案》)

案 4　姚和清治疗眼胞红肿案

陈某，女，32 岁。

左眼胞睑红肿，焮热疼痛，指压睛明穴则痛尤剧，头痛，口干，便难，壮热烦躁。得病 2 日，来势非轻，舌赤苔黄腻，脉数。

［辨证治法］风湿热邪上窜。治以清热解毒，祛风除湿。

［处方］决明子 9g，泽泻 9g，羌活 6g，甘草 3g，升麻 6g，柴胡 6g，炒栀子 9g，赤芍 9g，黄芩 9g，黄连 3g，车前子（包）9g，大黄（后下）9g，玄明粉（冲）6g，竹叶 9g。

外治：九一丹敷肿处，每日换药 1 次。

二诊：痛止，红肿清退，防疾之复起，再予清降。

［处方］黄连 3g，黄芩 9g，黄柏 9g，炒栀子 9g，5 剂。(《姚和清医案》)

凉膈散

《太平惠民和剂局方》

【组成】川大黄　朴硝　甘草炙，各二十两（各12g）　山栀子仁　薄荷去梗　黄芩各十两（各6g）　连翘二斤半（25g）

【用法】上药为粗末，每服二钱（6g），水一盏，入竹叶七片，蜜少许，煎至七分，去滓，食后温服。小儿可服半钱，更随岁数加减服之。得利下，住服（现代用法：上药共为粗末，每服6~12g，加竹叶3g，蜜少许，水煎服。亦可作汤剂，水煎服）。

【功用】泻火通便，清上泄下。

【主治】上中二焦火热证。烦躁口渴，面赤唇焦，胸膈烦热，口舌生疮，睡卧不宁，谵语狂妄，或咽痛吐衄，便秘溲赤，或大便不畅，舌红苔黄，脉滑数。

【方论选录】

明·吴崑：火郁上焦，大热面赤者，此方主之。黄芩、栀子，味苦而无气，故泻火于中；连翘、薄荷，味薄而气薄，故清热于上；大黄、芒硝，咸寒而味厚，故诸实皆泻；用甘草者，取其性缓而恋膈也。不作汤液而作散者，取其泥膈而成功于上也。（《医方考》）

清·汪昂：此上、中二焦泻火药也。热淫于内，治以咸寒，佐以苦甘，故以连翘、黄芩、竹叶、薄荷升散于上，而以大黄、芒硝之猛利推荡其中，使上升下行，而膈自清矣。用甘草、生蜜者，病在膈，甘以缓之也。（《医方集解》）

清·张璐：硝、黄得枳、朴之重著，则下热承之而顺下；得芩、栀、翘、薄之轻扬，则上热抑之而下清，此承气、凉膈之所攸分也。用甘草者，即调胃承气之义也。《局方》专主温热时行，故用竹叶。若治感冒之证，从世本用葱白、姜、枣可也。（《张氏医通》）

清·王子接：膈者，膜之横蔽心下，周围相着，遮隔浊气，不使上生熏心肺者也，不主十二经。凡伤寒蕴热内闭于膈，其气先通心肺，膻中火燔烦热，自当上下分消。手太阴之脉上膈属肺，足厥阴之脉上贯膈，布胁肋，循喉咙之后，以薄荷、黄芩从肺散而凉之；肾足少阴之脉上贯膈，入肺中，以甘草从肾清而凉之；手少阴之脉下膈络小肠，手太阳之脉下膈抵胃属小肠，以连翘、山栀从心少阳苦而凉之；手少阳之脉下膈循属三焦，手厥阴之脉下膈历络三焦，以山栀、芒硝从三焦与心包络泻而凉之；足太阴之脉上膈挟咽，连舌本，散舌下，以甘草、大黄从脾缓而凉之；足少阳之脉下贯膈属胆，以薄荷、黄芩从胆升降而凉之；胃足阳明之支脉，下膈属胃络大肠，手阳明之脉下膈属大肠，以大黄、芒硝从胃与大肠下而凉之。上则散之，中则苦之，下则行之，丝丝入扣，周遍诸经，庶几燎原之场，顷刻为清虚之府。守真力赞是方为神妙，信哉！（《绛雪园古方选注》）

清·徐大椿：邪热内壅，火热结滞，故隔塞不下，大便不能通。大黄荡热结以软坚，连翘清心散热，黄芩清肺宽肠，栀子清三焦之火，甘草缓中州之气，薄荷清胸咽之邪，竹叶疗膈上之热。使火降结开则大便自通，而膈热下汇，何壅闭之有哉！此釜底抽薪之法，为火壅热闭之方。(《医略六书·杂病证治》)

清·张秉成：夫火邪至于上、中二焦，与胃中宿食渣滓之物结而不散，则为以上种种诸证。夫火之散漫者，或在里，或在表，皆可清之散之而愈。如挟有形之物结而不散者，非去其结，则病终不痊，故以大黄、芒硝之荡涤下行者，去其结而逐其热；然恐结邪虽去，尚有浮游之火散漫上中，故以黄芩、薄荷、竹叶清彻上、中之火，连翘解散经络中之余火，栀子自上而下，引火邪屈曲下行，如是则有形无形、上下表里诸邪悉从解散；用甘草、生蜜者，病在膈，甘以缓之也。(《成方便读》)

近·张山雷：此方为热聚膈上而设。芩、栀、连翘、竹叶专清上焦，硝、黄特以导热下行，本非欲其直泻，故大黄用酒制，而更用蜜、草之甘缓，皆欲其留恋迟行，不遽下泄，则上焦之与药俱行，一鼓而奏廓清之绩，命名凉膈，具有至理。方后所谓得下热退，是其征也。(《中风斠诠》)

【验案选录】

案1　成孚民治疗重舌案

张某，女，18岁。

舌下胖大突出如舌，是为重舌症。大便干结，小溲赤。有黄色燥痰，脉浮数，舌红唇焦，苔黄而燥，为中上二焦邪热炽盛，郁于胸膈之候。凉膈散（变为汤剂）加味，以泻火解毒。

[处方] 大黄6g，芒硝9g，甘草4.5g，生山栀9g，黄芩9g，连翘12g，瓜蒌仁9g，竹叶9g，薄荷4.5g。

2剂便通火降，重舌尽消。(《成孚民医案医话》)

案2　仝示雨治疗上中焦实热证案

李某，男，47岁，工人。1976年4月18日初诊。

患者平素屡患咽痛，1个月前出现大便秘结，口唇干燥，逐日加剧。就诊时，身热无汗，胸膈烦热，目赤头眩，舌尖有如绿豆大溃疡一块，面赤唇焦，口干咽痛，大便秘结，小便黄赤，偶吐黄痰。脉滑数而大，舌质深红、舌苔黄干。

辨证为热淫于内，肺胃实热。治以凉膈散加味，咸寒通便，苦甘清热。

[处方] 芒硝（冲）、大黄（酒浸）、甘草各15g，连翘、金银花各30g，炒山栀、酒黄芩、薄荷各9g，竹叶3g，生蜂蜜2汤匙（兑入），青黛（布包）、板蓝根各9g。

二诊：4月20日。服上药2剂，大便通，热势减。病减药量变，除竹叶、蜂蜜量不变外，其他各味均减三分之一量，芒硝改为同煎，继用3剂。

三诊：4月23日。上症均愈，转调理脾胃收功。

按：凉膈散为《和剂局方》之散剂，近代多作汤剂煎服。功效泻火通便，为清除肺胃实热而引起的诸症要方。因能使上中焦之邪热上清下泄，则胸膈自清，诸症可解，故以“凉膈”为方名。汤剂用量按原方比例酌减效果较好。

此患者平素屡患咽痛，并有烟酒嗜好，淫热积聚，热邪嚣张，肺胃积热，损耗津液，致使上中二焦病势泛滥，出现一系列肺胃实热的证候。《素问·至真要大论》云：“热淫于内，治以咸寒，佐以苦甘。”故以连翘、金银花、黄芩、竹叶、薄荷升散于上，伍青黛、板蓝根以助除热之力，用大黄、芒硝之猛利峻泻，推荡其中，上升下行，各显其功，而膈自清矣。用甘草、生蜂蜜者，因病在膈，甘以缓之。诸药合用，故有其功，服药6剂，病获痊愈。(《悬壶集》)

案3　董建华治疗低热案

王某，女，23岁，未婚。1981年5月12日初诊。

[主诉]低热3个月余，加重1个月。低热，体温37.0~37.5℃，下午重。近来伴发胸中灼热，上冲咽喉以至口腔，口渴思饮，掌心热，易出汗，胃纳尚可，大便正，尿黄，月经先期。

[诊查]脉滑，两寸有力，关尺弱，舌苔薄白，舌尖鲜红。

[辨证]膈上火盛，灼及心肺。

[治法]清火凉膈，以凉膈散去硝黄加味。

[处方]炒山栀10g，黄芩10g，连翘10g，生地15g，玄参20g，麦冬12g，竹叶10g，薄荷6g，甘草3g，灯心草2g。

二诊：5月20日。服上方药6剂，低热退，体温降至36.8℃，胸中灼热愈，诸证悉除，舌脉正常，再予前方3剂，以清余热。

按：火性上炎，《素问·至真要大论》谓“诸逆冲上，皆属于火”。本例患者胸中灼热，上冲咽喉、口腔，口渴思饮，故诊为膈上火盛，扰及心肺，故两寸有力，而见易汗，月经提前。治以凉膈散清胸中心肺之火，大便正，故去硝黄，另以生地、玄参、麦冬、竹叶凉血养阴，清心利尿，故而有效。(《中国现代名中医医案精华》)

案4　马融治疗多发性抽动症案

刘某，男，13岁。2006年1月31日初诊。

抽动伴喉中有异声半年余，加重3日。患儿于半年前无明显诱因出现耸肩，扭脖子，挤眉弄眼，伴见喉中有声。遂就诊于天津市某医院，予以氟哌啶醇、苯海索（安坦）等药物治疗3个月，治疗效果不明显。此后家长亦未予重视。近3日有所加重，于今日来本院儿科就诊。现症见神清，精神可，频耸肩，扭脖子，挤眉弄眼，偶见咧嘴，喉中有异声，口渴欲饮水；大便干，2~3日1行；小便短赤。

[查体] 面赤唇干，咽红，舌红苔黄，脉滑数。

[诊断] 多发性抽动症。

[辨证治法] 肺胃热盛，治宜清热泻火通便。

[处方] 连翘 15g，黄芩 10g，炒栀子 10g，薄荷 6g，朴硝 6g，山豆根 10g，射干 10g，青果 10g，玄参 10g，赤芍 10g，天麻 10g，僵蚕 6g。7 剂，每日 1 剂，分 2 次服用。

二诊：2 月 9 日。药后前症有所改善，抽动幅度及频率较前明显减少，喉中偶有异声，仍面红唇干，欲饮水。服药后当天晚上大便 2 次，便质软，有异味，小便调。舌红苔薄黄，脉滑。效不更方，继予前方，每剂加生地黄 25g，麦冬 15g。煎服同前。

三诊：3 月 9 日。药后前症明显好转，偶见面部抽动，喉中无异声，面色可，唇色可，二便调。舌淡红苔薄白，脉滑。嘱其继服前药，巩固疗效。

四诊：4 月 6 日。患儿坚持服药，前症基本消失，无其他不适。近期随访未见异常。(《马融医案》)

案 5　颜德馨治疗伏气温热案

单腹胀已久，伏气内动，温邪外感，以致新邪宿病交相为患。身大热，口大渴，无汗而喘，脉象浮数，舌心干，四边色红，中兼黄白，此气热烁津，为阴阳两伤，难治之候，姑拟凉膈散加减，清气热以存津。

[处方] 黑山栀 9g，连翘 6g，鲜芦根 60g，黄芩 9g，知母 6g，鲜竹叶 40 片，生石膏 18g，天花粉 9g。(《现代医案选》)

普济消毒饮（又名普济消毒饮子）

《东垣试效方》

【组成】黄芩　黄连各半两（各 15g）　人参三钱（9g）　橘红去白　生甘草　玄参　鼠粘子　板蓝根　马勃各一钱（各 3g）　白僵蚕炒，七分（2g）　升麻七分（2g）　柴胡二钱（6g）　桔梗二钱（6g）

【用法】上为细末，㕮咀，如麻豆大，每服五钱（15g），水二盏，煎至一盏，去滓，稍热时时服之（现代用法：水煎服）。

【功用】清热解毒，疏风散邪。

【主治】大头瘟。恶寒发热，头面红肿焮痛，目不能开，咽喉不利，舌燥口渴，舌红苔白兼黄，脉浮数有力。

【方论选录】

金·李东垣：夫身半已上，天之气也；身半已下，地之气也。此邪热客于心肺之间，上攻头目而为肿盛，以承气下之，泻胃中之实热，是诛罚无过，殊不知适其所至为故。遂处方用黄芩、黄连味苦寒，泻心肺间热以为君；橘红苦平，玄参苦寒，生甘草甘寒，泻火补气以为臣；连翘、鼠黏子、薄荷叶苦辛平，板蓝根味苦寒，马勃、白僵蚕味苦平，散肿消毒定喘以为佐；新升麻、柴胡苦平，行少阳、阳明二经不得伸，桔梗味辛温为舟楫，不令下行。共为细末，半用汤调，时时服之；半蜜为丸，噙化之，服尽良愈。（《东垣试效方》）

明·吴崑：芩、连苦寒，用之以泻心肺之火；而连翘、玄参、板蓝根、鼠黏子、马勃、僵蚕，皆清喉利膈之物也，缓以甘草之国老，载以桔梗之舟楫，则诸药浮而不沉；升麻升气于右，柴胡升气于左，清阳升于高巅，则浊邪不得复居其位。经曰：邪之所凑，其气必虚，故用人参以补虚。而陈皮者，所以利其壅滞之气也。又曰：大便秘者加大黄，从其实而泻之，则灶底抽薪之法尔。（《医方考》）

清·王晋三：普济消毒饮本自《局方》，谦甫遵于其师济源，东垣注释见于《准绳》。黄芩、黄连、连翘、玄参泻心肺之热为君；人参、橘红负荷其正、驱逐其邪为臣；升麻、柴胡伸少阳、阳明之正气，桔梗、甘草载引诸药不令下行为佐；牛蒡散风消毒，僵蚕消风散结，板蓝根解天行热毒，马勃消头面毒肿，使药四味，为诸药驱使于上焦，以成消散之功。手经病在上，故不用下法。（《绛雪园古方选注》）

清·汪昂：此手太阴少阴、足少阳阳明药也。芩、连苦寒，泻心肺之热为君。玄参苦寒，橘红苦辛，甘草甘寒，泻火补气为臣。连翘、薄荷、鼠黏辛苦而平，板蓝根甘寒，马勃、僵蚕苦平，散肿消毒定喘为佐。升麻、柴胡苦平，行少阳、阳明二经之阳气不得伸。桔梗辛温，为舟楫，不令下行，为裁也。（《医方集解》）

清·吴鞠通：其方之妙，妙在以凉膈散为主，而加化清气之马勃、僵蚕、银花，得轻可去实之妙；再加元参、牛蒡、板蓝根，败毒而利肺气，补肾水以上济邪火；去柴胡、升麻者，以升腾飞越太过之病，不当再用升也，说者谓其引经，亦甚愚矣！凡药不能直至本经者，方用引经药作引，此方皆系轻药，总走上焦，开天气，肃肺气，岂须用升、柴直升经气耶？去黄芩、黄连者，芩、连里药也，病初起未至中焦，不得先用里药，故犯中焦也。（《温病条辨》）

清·费伯雄：天行疠气，最为酷烈，病在上焦者，天气中人，必于上也。此方清热解毒，祛疠疫之气最为精当。（《医方论》）

清·张秉成：夫疫者乃天地疠气所中，故染而病也，其状相同，甚则一方皆染，有若疫使之然。然疫病种种不同，总不离乖戾恶毒之气，而解毒者必以清。即如此证之大头瘟，其邪之客于上焦者可知。故以酒炒芩、连之苦寒，降其上部之热邪。又恐芩、连性降，病有所遗，再以升、柴举之，不使其速下。僵蚕、马勃，解毒而消肿，鼠、元、甘、桔利膈以清咽，板蓝根解疫毒以清热，橘红宣肺滞而行痰，连翘、薄荷皆能轻解上焦，消风散热。合之为方，岂不名称其实哉。（《成方便读》）

【验案选录】

案1 戴裕光治疗风温热毒蕴结于面肿案

周某某，女，20岁，军干。2010年12月7日初诊。

1年来月经时前时后，月经间期常有白带伴血丝，腹痛，经用养肝肾、调冲任，凉血疏肝，用茜草三物汤：当归、白芍、川芎、茜草根、桑寄生、女贞子、旱莲草、怀牛膝、山栀、丹皮、香附、青皮、柴胡、生甘草等调治，腹不痛，带中血丝已除，月事准时，一切尚好。近2天来面部红肿，脸部有大如核桃或苹果大之肿胀斑块。

[辨证] 风湿热毒蕴结。

[治法] 疏风清热，解毒通便。

[处方] 普济消毒饮。

黄芩9g，川黄连6g，牛蒡子9g，玄参15g，桔梗9g，板蓝根12g，升麻10g，柴胡10g，马勃6g，连翘15g，陈皮9g，白僵蚕12g，薄荷6g，生甘草4g，制大黄6g。

5剂，每日1剂，水煎服。

二诊：2004年12月15日。1周后路上与患者相遇，述其药后大便通，面部愈。嘱其饮食宜忌同前。(《戴裕光医案》)

案2 董建华治疗大头瘟案

古某，男，45岁。初诊：1937年4月。

[主诉] 头肿大如斗，皮色焮红，病已半月，延医数人，其效不显，病渐恶化，邀请往诊。

[诊查] 见其仰卧床上，胸高气粗，体若燔炭，头肿如斗，目合难开，眼角流脓，耳孔脓塞凸出并亦流脓水，神昏谵语，烦乱喜冷饮。

[家人告之] 大便已数日未解。切其腹坚而满，诊其脉数而大；望其舌苔赭黄干厚，咽喉红肿。

[辨证] 此乃感风热毒邪，上攻头面而发，病久失治，热陷心包，兼有腑实之证。

[治法] 遂拟清瘟解毒，豁痰开窍之法，予普济消毒饮加减，兼服安宫牛黄丸治之。

[处方] 连翘10g，川连10g，黄芩15g，牛蒡10g，玄参20g，桔梗10g，板蓝根15g，马勃10g，僵蚕10g，薄荷7.5g，贯众10g，柴胡10g，大黄（后下）20g，芒硝10g（分2次冲服）。

水煎分2次服，同时以汤送服安宫牛黄丸2丸。

二诊：翌日复诊，身热大减，大便已解，便出燥屎黑硬，患者神态渐清，偶能识人，烦渴亦减，舌脉同前。嘱继服前方药。

10日后，一男子忽入诊所，向余俯身跪拜。连称：感激救命恩人。我仔细观之，此人正是古某，见其头肿全消，舌转红赤，脉象稍数。为清其余邪，投以清瘟败毒散2剂以为善后。(《中国现代名中医医案精华》)

案3　吴康衡治疗痄腮案

李某，男，7岁。2005年3月7日初诊。

耳下面颊疼痛1天。患者1天前感左侧耳下疼痛，随后连及左侧面颊，轻微肿胀，局部皮肤温高，压痛明显，晚上感右侧耳下疼痛。神志清楚，精神不振，面红。舌尖红，苔黄，脉滑数。血常规：WBC 4.7×10^9/L，N 0.45，L 0.50。

[西医诊断] 急性腮腺炎。

[中医诊断] 痄腮（肝胆郁热）。

[辨证治法] 患者感受风瘟疫毒，病邪经口鼻而入，循经贯注，先犯经络，积热逗留腮颊，故腮颊肿大疼痛。

治以清热解毒，疏肝泄胆。方拟普济消毒饮。

[处方] 柴胡12g，升麻12g，连翘12g，薄荷12g，牛蒡子12g，白僵蚕12g，板蓝根12g，马勃12g，黄芩12g，桔梗12g。水煎服，日1剂。

二诊：2005年3月10日。药后热退，疼痛减轻，肿胀开始消退。舌红，苔黄，脉数。血常规：WBC 6.7×10^9/L，N 0.72，L 0.25。余毒未清，治以软坚散结，清解余毒。拟消瘰丸加减。

[处方] 夏枯草12g，玄参12g，全瓜蒌12g，浙贝母12g，牡蛎12g，板蓝根12g，大青叶12g，王不留行12g。

水煎服，日1剂。7剂后，肿块消失，无不适。(《吴康衡医案》)

案4　丁甘仁治疗大头瘟案

朱左，头面肿大如斗，寒热口干，咽痛腑结，大头瘟之重症也。头为诸阳之首，唯风可到，风为天之阳气，首犯上焦，肝胃之火，乘势升腾，三阳俱病。拟普济消毒饮加减。

荆芥穗（一钱五分），青防风（一钱），软柴胡（八分），酒炒黄芩（一钱五分），酒炒川连（八分），苦桔梗（一钱），连翘壳（三钱），炒牛蒡（二钱），轻马勃（八分），生甘草（八分），炙僵蚕（三钱），酒制川军（三钱），板蓝根（三钱）。

二诊：肿势较昨日大松，寒热咽痛亦减。既见效机，未便更张。

荆芥穗（一钱五分），青防风（一钱），薄荷叶（八分），炒牛蒡（二钱），酒炒黄芩（一钱），酒炒川连（八分），生甘草（六分），苦桔梗（一钱），轻马勃（八分），大贝母（三钱），炙僵蚕（三钱），连翘壳（三钱），板蓝根（三钱）。

三诊：肿消热退，咽痛未愈，外感之风邪未解，炎炎之肝火未清也。再与清解。

冬桑叶（三钱），生甘草（六分），金银花（三钱），甘菊花（二钱），苦桔梗（一钱），连翘壳（三钱），粉丹皮（一钱五分），轻马勃（八分），黛蛤散（包）五钱，鲜竹叶（三十张）。(《丁甘仁医案》)

案5　丁甘仁治疗头面漫肿案

陶右，头面漫肿红，寒热日夜交作，前医投以承气，进凡3剂，病象依然不减。夫身半以上，天之气也，为诸阳荟萃之枢。外感风温之邪，引动少阳胆火上升，充斥清窍，清阳之地，遂如云雾之乡。承气是泻胃中之实热，病在上焦，戕伐无故，所以病势有进无退。东垣普济消毒饮，专为此病而设，加减与之，以观进退。

软柴胡（八分），薄荷叶（八分），炒牛蒡（二钱），青防风（一钱），生甘草（八分），苦桔梗（一钱），轻马勃（八分），大贝母（三钱），炙僵蚕（三钱），炙升麻（三分），酒炒黄芩（一钱），酒炒川连（五分），板蓝根（三钱）。（《丁甘仁医案》）

第四节　气血两清剂

清瘟败毒饮

《疫疹一得》

【组成】生石膏大剂六至八两（180~240g），中剂二两至四两（60~120g），小剂八钱至一两二钱（24~36g）　小生地大剂六钱至一两（18~30g），中剂三钱至五钱（9~15g），小剂二钱至四钱（6~12g）　乌犀角大剂六两至八两（18~24g），中剂三两至五两（10~15g），小剂二两至四两（6~12g），真川连大剂四至六钱（18~24g），中剂二至四钱（6~12g），小剂一钱至一钱五分（3~4.5g）　生栀子　桔梗　黄芩　知母　赤芍　玄参　连翘　甘草　丹皮　竹叶（各6g）（以上十味，原著无用量）

【用法】先煮石膏数十沸，后下诸药，犀角（水牛角代）磨汁和服（现代用法：水煎服）。

【功用】清热解毒，凉血泻火。

【主治】温病气血两燔证。大热渴饮，头痛如劈，干呕狂躁，谵语神糊，视物昏瞀，或发斑疹，或吐血、衄血，四肢或抽搐，或厥逆，舌绛唇焦，脉沉细而数，或沉数，或浮大而数。

【方论选录】

清·余师愚：此十二经泻火之药也……盖斑疹虽出于胃，亦诸经之火有以助之。重用石膏直入胃经，使其敷布于十二经，退其淫热；佐以黄连、犀角、黄芩泄心肺火于上焦；丹皮、栀子、赤芍，泄肝经之火；连翘、玄参，解散浮游之火；生地、知母，抑阳扶阴，泄其亢甚之火，而救欲竭之水；桔梗、竹叶，载药上行；使以甘草和胃也。此皆大寒解毒之剂，故重用石膏，先平甚者，而诸经之火自无不安矣。若疫症初起，恶寒发热，头痛如劈，烦躁谵妄，身热肢冷，舌刺唇焦，上呕下泄，六脉沉细而数，即用大剂；沉而数者，即用中剂；浮大而数者用小剂。如斑一出，即加大青叶，并少佐升麻四五分，引毒外透，

此内化外解，浊降清升之法。治一得一，治十得十。(《疫疹一得》)

清·陆定圃：常州余师愚霖客中州时，父染疾，为群医所误，及奔丧归，视诸方皆不外治伤寒之法。思此症必有以活人者，公之于世，稍释隐憾。因读本草言石膏性寒，大清胃热，味淡而薄，能表肌热，体沉而降，能泄实热，恍然大悟，非此不足以治热疫，遇有是症，投之无不获效，历三十年，活人不少。遂著《疫疹一得》二卷，于乾隆五十九年，自序刊行。大旨谓吴又可辨论伤寒瘟疫甚晰，如头痛发热恶寒，不可认为伤寒表证，强为热汗，徒伤表气，热不退。又不可下，徒损胃气，斯证已得奥妙。唯于从口鼻入不传于胃而传膜原，此论似有语病。至用达表诸承气，犹有附会表里之意，唯熊任昭首用败毒散，去其爪牙，继用桔梗汤，用为舟楫之剂，退胸膈及六经之热，确系妙法，余用其法，减去硝、黄，以疫乃无形之毒，难以当其猛烈，重用石膏，直入戊己，先捣其巢穴之害，而十二经之患自平矣……归安江《笔花医镜》，载治一时疫发斑，用石膏至十四斤而斑始退，盖即用其法也。近陈载庵亦仿之而获效。王学权《重庆堂随笔》吴又可治疫主大黄，盖所论湿温为病，湿为地气，即仲景所云浊邪中下之疫，浊邪乃有形之湿秽，故宜下而不宜清。余师愚治疫主石膏，盖所论者暑热为病，暑为天气，即仲景所云，清邪中上之疫，清邪乃无形之燥火，故宜清而不宜下。二公皆卓识，可为治疫两大法门，允哉言乎。(《冷庐医话》)

清·王孟英：余君治祁某案后云：此方医家不敢用，病家不敢服，甚至药肆不敢卖。有此三不敢，疫证之死于误者，不知凡几。纪文达公于癸丑年曾目击师愚之法，活人无算，而谓其石膏有一剂，用至八两，一人服至四斤，因而疑为司天运气所值，未可执为通例。余氏书中，亦罗列运气之说，然则甲子、甲申、戊子、丙午、癸丑、甲寅等年，岁运并不同，何以案中治法皆同乎？此司天在泉之不可泥，但察其时之旱潦，见证之宜否为可凭也。道光中归安江笔花治一时疫发斑，用石膏至十四斤而斑始透，盖深得师愚之法者。而王予中太史《白田集》有《石膏辨》云：目击受石膏之害者甚多，深以缪仲淳、袁体庵为不可法，贤者，尚尔。无怪乎庸耳俗目之谤师愚也。夫停食不消，因而致死者多矣。岂可归罪于五谷，以为神农后稷作俑，而令天下人辟谷耶？况物性之中和，莫如谷矣。而霍乱痧胀，一口米汤下咽，即难救治。盖一病有一病之宜忌，用得其宜，硝、黄可称补剂；苟犯其忌，参、术不异砒。故不可舍病之虚实寒热而不论，徒执药性之纯驳，以分良毒也。补偏救弊，随时而中，贵于医者之识病耳！先议病，后议药，中病即是良药。(汪按：凡药能治病者，误用即能杀人，参术与硝黄无异也。贵于中病而已。乃世人无病者偏好服药，及有病又不议病而议药，医者欲其道之行，借以谋生，相率阿世取容，偶有特立之士，力排众论别出心裁如师愚者，且群目为怪物矣。欲求医学之昌明何可得乎？此数语乃医者之良箴，处方之轨范，吾愿世之医人，取而三复之。)然读书以明理，明理以致用。苟食而不化，则粗庸偏谬，贻害无穷，非独石膏为然矣。绅先生，博览之余，往往涉猎岐黄家言，或笔之于书，或参赞亲友之病，世人因信其知儒，遂并信其知医，孰知纸上谈兵，误人不浅，吕晚村是其尤者也。安得如徐洄溪者，一一而砭之哉！(《温热经纬》)

今·丁学屏：此白虎汤、黄连解毒汤、犀角地黄汤三方复合之大方也。以治温热暑湿疫毒，邪不外达，内陷营血，气血两燔，壮热狂躁，神昏错语，吐衄发斑。舌绛色鲜，苔中根黄腻，六脉洪大且数者。方中川连、黄芩、山栀、连翘苦寒泻火，清解热毒；生石膏、知母、竹叶大清气热；犀角、地黄、赤芍、丹皮清心开窍，凉血散血。药味虽众，而各司所属，职责分明，显系有制之师。盖温热疫毒，迨至气血两燔，势已危殆，舍此泻火解毒，气血两清方法，大剂重任，焉能力挽狂澜哉！晚近用治流行性脑脊髓膜炎、流行性乙型脑炎、急性粒细胞性白血病、金黄色葡萄球菌败血症等，效用卓著。(《古方今释》)

【验案选录】

案1 米伯让治疗流行性乙型脑炎案

米某，女，15岁，学生。

1951年晚秋，因穿昨日洗涤未干之湿裤上学，返家即觉畏寒头痛，全身酸痛。家人以为外感风寒，投以生姜汤，令覆被汗解，未得出汗。至夜半恶寒发热加重，仍无汗。先生诊视脉象弦滑而数，舌苔黄腻。症见头痛，口苦，咽干欲呕，胸胁苦闷，寒热往来，不欲饮食。考虑为外感未得汗解，热郁少阳证。法当和解，投以和解郁热之小柴胡汤1剂，服后仍未解，亦无汗，至翌晨出现谵语，躁动不安，此为热扰神明之象，且大便3日未解，为热邪传入阳明腑实三阳同病证，即投以大承气汤通下泄邪。不料传变迅速，患者出现循衣摸床，谵语躁动加剧，日夜不休，面色呈现若火熏之色，尤以迎香穴部位特别明显。不大便，尿少，颈项强硬，然无口渴引饮，脉仍弦滑洪大。先生认为热毒侵入营血化燥，三焦相火亢极之证，急投清瘟败毒饮加生大黄，凉血散血，养阴清气，泻火通便。

［方药］水牛角（锉，先煎）10.5g，生地10g，赤芍7.5g，丹皮17.5g，生石膏70g，知母28g，甘草17.5g，黄连10.5g，黄芩10.5g，栀子4g，桔梗10.5g，连翘17.5g，玄参35g，竹叶10.5g，生大黄（后下）17.5g。

加水800ml，先煎水牛角30分钟，再入诸药煎煮40分钟，过滤出300ml，连煎3次，除去沉淀药质，共量为800ml，分4次温服。服药1次，未见变化；服药2次后即解大便；服3次后便下蛔虫数条，谵语停止，出现大汗淋漓，神怯懒言，呼吸微弱，身凉，脉细微，安睡如尸。先生认为此乃机体邪正相争，正胜于邪之战汗，此病遂得以解。患者已气阴两亏，即投益气生津之条沙参17.5g，麦冬35g煎汤频服，并嘱饮大米稀粥，以养胃气，调理月余，身体始复正常。但头发脱落严重，足见此证耗伤气血严重，幸未留下痴呆、语言失灵、下肢麻痹等后遗症。1个月后头发渐生，数月后恢复正常，体健至今。(《中医防治十病纪实》)

案2 米伯让治疗瘟毒发斑案

李某某，男，34岁，省农林厅干部。

于1957年秋季，患流行性出血热住西安市第二人民医院，该院诊断为流行性出血热三期（发热、低血压、少尿）合并证，病情危重，经抢救不见好转，该院即组织抢救小组，延请西医专家会诊抢救，治疗10日未见好转，复转寄希望于中医药治疗，试图挽救于万一。该院老中医纪先生诊治亦未见效，急请先生会诊，同行前往者有西医大二附院内科主任李景轼教授。

诊视患者卧床全身高度水肿，神识不清，双目球结膜水肿突出，如蟹睛状，及两颊皆血肿，无法看出舌苔，问不能答语，遍体布满手掌大出血斑及搔抓样血斑，小便量极少，为血尿，两手三部脉及两足趺阳脉均按不见，此乃高度水肿所致。故脉不显象。会诊讨论时，在座者皆感此病束手无策，诸君俱言，唯希望寄于中医治疗，以观后效。先生分析病情，当为急性传染病导致发展之严重阶段，系中医瘟病中之一种。此乃瘟毒侵入营血化燥，三焦相火亢极，导致气血两燔，迫血妄行，外溢于皮肤，内溢于脏腑，耗津尿少，以致三焦水道失调，不能排出而证见全身水肿。上而热扰神明，故神昏谵语。观其危证，先生拟用余师愚清瘟败毒饮加木通。

［处方］水牛角（锉末）10.5g，生地35g，赤芍17.5g，丹皮17.5g，生石膏（先煎）70g，知母20g，甘草17.5g，黄连10.5g，黄芩10.5g，栀子14g，连翘10.5g，玄参35g，桔梗10.5g，竹叶10.5g，木通17.5g。

加水800ml，煎煮40分钟，过滤出300ml，煎3次共800ml，每服200ml。以清热解毒，凉血散血，清气养阴，通调水道，利尿消肿，先服1剂，无不良反应，继服2剂，严密观察病情变化，依据变化再约会诊。

3日后该院又请先生会诊，李景轼教授仍同行。该院内科主任喜告先生曰："患者服药后病情好转。"先生见患者神识清醒，能回答语言。全身水肿消退，遍体大片血斑皆有收敛，并能进食，脉可摸见，为沉细滑数。先生观其脉证，指出病证虽见好转，但余热未清，血未得宁。火气未得平静。仍用原方递减服用3剂。先减犀角地黄汤，次减黄连解毒汤之黄连，服用1剂，再减去白虎汤，改服知柏地黄汤调理，以达补肾滋阴，健脾和胃，滋阴制阳之功效。并嘱食以大、小米稀粥以保胃气。3日后李景轼教授向该院电话询问患者情况，并再约米先生去看看病人恢复如何。观患者诸证已消失，并已下床活动，甚为欣慰，即告辞返回。(《中医防治十病纪实》)

案3　米伯让治疗瘟毒急黄并发肌衄案

姚某，女，60岁，家庭妇女，陕西人。

于1958年秋患急性肝萎缩并发胆囊炎住西安医学院二附院综合科，经治3日无好转，邀先生会诊。当时陪同的外科主任陈松旺教授谓此病复杂棘手，要求中医协助治疗。患者证见高热不退，全身黄染，并有散在瘀点及手掌大的片状出血斑，神志烦躁，口渴欲饮，口唇干燥，舌绛无苔，脉象洪大滑数。察其手指颤动，腹痛呻吟，右胁及胃部拒按，小便少而色深黄，大便几日未解，适月经来潮，先生分析病情为瘟毒急黄并发肌衄病。此乃时疫瘟毒，侵入营血，热邪燥盛，伤及肝胆，肝火上冲，胆囊肿大，故腹痛拒按。阻塞胆道，胆汁溢于皮肤故现黄疸。肝火燔炽，迫血妄行，故见皮肤溢血呈现斑疹。上至血灌白睛，下至月经来潮。患者神志烦躁，口渴唇燥，舌绛无苔，为伤津化燥之证；手指颤动为肝风内动之象；脉洪大滑数，为热邪深入化燥之象；由于燥极化火，津液耗伤，故高热不退。此为三焦相火亢极，侵伤肝胆，迫血妄行之证。法当清营解毒，凉血散血，大清气热，利胆通便，平肝息风。方用清瘟败毒饮加茵陈、生大黄二味。

［处方］犀角（羚羊角代）10.5g，生地 35g，赤芍 17.5g，丹皮 17.5g，生石膏 70g，知母 28g，黄芩 6.5g，黄连 10.5g，焦栀子 14g，连翘 17.5g，元参 35g，竹叶 10.5g，桔梗 10.5g，甘草 7.5g，茵陈 35g，牛黄 10.5g。服 3 剂，斑敛黄退，腹痛消失，脉静身凉。遂予清热生津，益气养胃之竹叶石膏汤及大米粥善后调养。

后随访病愈出院，患者感激，赠锦旗以谢之。(《中医防治十病纪实》)

案 4　吕淑湘治疗重症肝炎案

李某，男，27 岁。

发热 1 周，伴目黄、身黄、尿黄入院。纳呆，神疲体倦，间有躁动，日呕吐 3~5 次，为胃内容物及酸水，尿如浓茶样。

［检查］体温 38~38.5℃，巩膜皮肤深度黄染，心肺无异常，腹软，无腹水征，肝脾肋下未触及，无浮肿。

［实验室检查］谷氨酰转肽酶 236IU/L，丙氨酸转氨酶 163IU/L，总胆红素 312μmol/L，结合胆红素 506μmol/L。B 超提示：肝脏较正常缩小。病情危重，故请上级某医院传染科主任会诊，意见为重症肝炎。经用中西药治疗 5 天，症状未见好转，黄疸继续加深，体温升高到 39~40℃。渴喜饮，干呕，不思食，神昏躁动，皮肤斑疹隐现，伴有鼻衄，舌红绛，苔黄干，脉弦细数。此属热毒内蕴，灼伤营血，遂投清瘟败毒饮治之。

［处方］石膏（先煎）60g，水牛角（先煎）30g，牡丹皮、黄芩、黄连、竹茹各 10g，栀子、连翘各 15g，知母、玄参各 12g，生地黄 25g，桔梗 8g，甘草 6g。

每日 2 剂，早晚各煎服 1 剂。

用药 2 天后热退（38℃），呕吐止，可进稀粥。效不更方，续上方服 5 天，体温正常，皮肤斑疹明显减少，黄疸减退，能进食烂饭，舌红绛，苔薄黄，脉弦滑，照上方去石膏、竹茹，加麦冬 12g，石斛 10g，每日 1 剂。

治疗 2 周，黄疸明显消退，皮肤斑疹消失，诸症明显减轻，舌淡红，苔薄白。病情明显好转，上方去知母、连翘，加太子参 15g，白术 10g，茯苓 12g。

再调治 4 周，诸症消失，黄疸全部消退，胃纳如常，复查肝功能全部正常，病愈，追访半年无复发。[《新中医》1998，8（7）]

案 5　邓启玉治疗产后败血症案

谢某，女，26 岁，农民。

高热时而谵语 2 天。患者 15 天前足月顺产一小孩，因 3 天前外出感受风寒后，出现寒战、高热不退，时而谵语而来院。查：体温 40.2℃，脉搏 120 次 / 分钟，呼吸 30 次 / 分钟，血压 90/60mmHg，发育正常，营养中等，急性重病面容，昏睡，前胸皮肤有散在红色斑疹，浅表淋巴结轻度肿大；心肺（–），腹软无明显压痛。

［妇科检查］会阴有Ⅱ度裂伤，局部红肿，有压痛，并有少许脓性分泌物；血红蛋白9g/L，红细胞 3.0×10^{12}/L，白细胞 18.2×10^{9}/L，嗜中性粒细胞0.88，淋巴细胞0.12；尿蛋白（+），白细胞（+），红细胞（+）。患者持续高热，昏睡时有谵语，时而呻吟，并见散在之红色斑疹，舌质红苔黄，脉弦细数。病属产后体虚，产褥不洁，外邪乘虚侵入营血，血热互结，瘀于胞宫，毒热炽盛，蒙蔽清阳所致。急以清热解毒，凉血养阴。方用清瘟败毒饮加减。

［处方］生地黄12g，黄连12g，黄芩15g，生石膏100g，知母12g，丹皮12g，栀子12g，夏枯草30g，金银花30g，石菖蒲15g，重楼30g，赤芍12g，地龙15g，羚羊角（磨汁冲服）10g。

水煎取汁2000ml，鼻饲2剂后热势下降，体温38℃，病情稳定，神志清醒，能进食、服药，去石菖蒲、羚羊角，加丹参30g，桃仁10g，2剂热退，精神状况较好。

后改用竹叶石膏汤加人参善后而愈。［《中国中医急症》2008，17（4）］

【附方】

附方1　神犀丹（《温热经纬》引叶天士方）

犀角（水牛角代）　石菖蒲　黄芩各六两（各180g）　真怀生地绞汁　金银花各一斤（各500g）　金汁　连翘各十两（各300g）　板蓝根九两（270g）　香豉八两（240g）　元参七两（210g）　花粉　紫草各四两（各120g）　各生晒研细，以犀角、地黄汁、金汁和捣为丸，每重一钱（3g），凉开水化服，日二次，小儿减半。

功用：清热开窍，凉血解毒。

主治：营血热毒证。高热，昏厥谵语，斑疹色紫，口咽糜烂，目赤烦躁，舌紫绛等。

方论：**清·王士雄**：温热暑疫诸病，邪不即解，耗液伤营，逆传内陷，痉厥昏狂，谵语发斑等证，但看病人舌色干光，或紫绛，或圆硬，或黑苔，皆以此丹救之。若初病即觉神情昏躁，而舌赤口干者，是温暑直入营分，酷暑之时，阴虚之体，及新产妇人，患此最多，急须用此，多可挽回，切勿拘泥日数，误投别剂，以偾事也。兼治痘疹毒重，夹带紫斑危证，暨痘疹后余毒内炽，口糜咽腐，目赤神烦诸证。方中犀角为君，镑而煎之，味极难出，磨则需时，缓不及待，抑且价昂，非贫人所能猝办，有力者预为合就施送，则患者易得，救活必多，贫者重生，阴功亦大，或存心之药铺，照本制售，亦方便之一端也。（《温热经纬》）

今·李畴人：方以犀角、生地为君，大清血分之热毒，发以豆豉逐少阴陈伏之邪；佐以银花、连翘、元参清热解毒；板蓝根、紫草、金汁并解血分之毒；黄芩、花粉清肺胃气分之热；菖蒲开窍豁痰。乃治时行温疠挟热毒郁伏血分不能透解而有不清者。若表分透发不足，可与牛蒡、薄荷等同用，亦可少用荆芥以宣血分。（《医方概要》）

近·冉雪峰：此方乃解毒清热，救津宣窍之方。上方（甘露消毒丹）治疫之轻者，此方治疫之重者，上方治在气分，此方治在营分。方制生地、香豉熬膏，协金汁以和诸药，生地育阴力大，金汁解毒力大，香豉合于酵疗法，由阴以出阳。妙在本方用犀角、草蒲较多，犀角为解百毒要药，功能宣利，醒豁神经，草蒲不但宣窍逐移，开通痹阻，而且宣清阳以起阴气。凡温热病，通阳不在发汗，而在利小便，救阴不在滋腻，而在起阴气。叶氏所拟治疫前后二方，兼蕴上述二义，大香大臭，均破积聚，此方不用香而用臭，可补安宫、至宝、紫雪、碧雪各方之未及。(《历代名医良方注释》)

附方 2　化斑汤(《温病条辨》)

石膏一两（30g） 知母四钱（12g） 生甘草三钱（10g） 玄参三钱（10g） 犀角（水牛角代）二两（60g） 白粳米一合（9g） 水八杯，煮取三杯，日三服。滓再煮一盅，夜一服。

功用：清气凉血。

主治：气血两燔之发斑。发热，或身热夜甚，外透斑疹，色赤，口渴或不渴，脉数等。

方论：今·袁端红：化斑汤用于治疗气分热炽，而血热又起，气血两燔之证，故以清气生津药与凉血解毒药相配，两清气血，使邪热退则血自止，而斑可化，故名“化斑汤”。此方为治疗阳明热毒炽盛、势渐迫入营分之法。以其壮热烦躁，烦渴自汗，非白虎之辛寒清气，不能挫其亢炎之势。然其谵语发斑，舌色紫绛，是邪毒渐入营也。以故复入玄参、水牛角清心解毒，凉营泻热，亦复方之例焉。(《抗菌消炎方剂速查：不可不知的“复合抗生素”》)

第五节　清脏腑热剂

导　赤　散

《小儿药证直诀》

【组成】生地黄　木通　生甘草梢各等分（各 6g）

【用法】上药为末，每服三钱（9g），水一盏，入竹叶同煎至五分，食后温服（现代用法：加竹叶 3g，水煎服）。

【功用】清心利水养阴。

【主治】心经火热证。心胸烦热，口渴面赤，意欲饮冷，以及口舌生疮；或心热移于小肠，小便赤涩刺痛，舌红，脉数。

【方论选录】

明·吴崑：心与小肠为表里，故心热则小肠亦热，而令便赤。是方也，生地黄可以凉

心，甘草梢可以泻热，佐之以木通，则直走小肠、膀胱矣。名曰导赤者，导其丙丁之赤，由溺而泄也。(《医方考》)

清·季楚重：经云：两精相搏谓之神。是神也者，待心中之真液、肾中之真气以养者也。故心液下交而火自降，肾气上承而水自生。前贤以生脉救真液，是治本不治标也；导赤散清邪火，是治标以固本也。钱氏制此方，意在制丙丁之火，必先合乙癸之治。生地黄凉而能补，直入下焦，培肾水之不足，肾水足则心火自降；尤虑肝木妄行，能生火以助邪，能制土以盗正，佐以甘草梢，下行缓木之急，即以泻心火之实，且治茎中痛；更用木通导小肠之滞，即以通心火之郁，是一治而两得者也。泻心汤用黄连，所以治实邪，实邪责木之有余，泻子以清母也；导赤散用地黄，所以治虚邪，虚邪责水之不足，壮水以制火也。此方凉而能补，较之用苦寒伐胃，伤其生气者远矣。(《古今名医方论》)

清·王晋三：导，引也。小肠一名赤肠，为形胜四器之一，禀气于三焦。故小肠失化，上为口糜，下为淋痛。生地入胃而能下利小肠，甘草和胃而下疗茎中痛，木通、淡竹叶皆轻清入腑之品，同生地、甘草，则能从黄肠导有形之热邪，入于赤肠，其浊中清者，复导引渗入黑肠而令气化，故曰导赤。(《绛雪园古方选注》)

清·吴谦等：赤色属心，导赤者，导心经之热从小肠而出，以心与小肠为表里也。然所见口糜舌疮，小便黄赤，茎中作痛，热淋不利等证，皆心移热于小肠之证，故不用黄连直泻其心，而用生地滋肾凉心，木通通利小肠，佐以甘草梢，取易泻最下之热，茎中之痛可除，心经之热可导也。此则水虚火不实者宜之，以利水而不伤阴，泻火而不伐胃也。若心经实热，须加黄连、竹叶，甚者更加大黄，亦釜底抽薪之法也。(《医宗金鉴·删补名医方论》)

清·汪绂：心热必遗小肠，暑淫必先中小肠。生地、竹叶以清其上，而木通、甘草梢以达于下，使暑热自小便出也。(《医林纂要探源》)

清·徐大椿：心火不降，津液暗伤而热传小肠，故小便涩痛，小水不快焉。生地滋阴壮水，木通降火利水，甘草缓阴中之痛，竹叶清膈上之热，使心火下降则津液四达，而小便自利，涩痛无不除矣。此清热利水之剂，为火热不降，小便涩痛之专方。(《医略六书·杂病证治》)

清·汪讱庵：此手少阴太阳药也。生地凉心血，竹叶清心气，木通降心火，入小肠；草梢达茎中而止痛，以共导丙丁之火，由小水而出也。(《医方集解》)

清·顾松园：此方导心火，由小肠溺泄，如系虚火，加麦冬、茯神、朱砂之属；实火加犀角、黄连、连翘之属。(《医镜》)

近·张山雷：方以泄导小水为主，虽曰清心，必小溲黄赤而涩者可用。一方有黄芩，则清肺热，所以宣通水道之上源也。(《小儿药证直诀笺正》)

近·程门雪：沈尧封治子淋方，用导赤散加入阿胶、黄芩、黑山栀三味，甚效，平和可学者也。肺为水之上源，若上法不应，则进一层加入清养肺阴之品，如沙参、西洋参、

花粉、石斛、麦冬等，源清则流自洁之意也。(《书种室歌诀二种》)

【验案选录】

案1 马光亚治疗肾结石案

李某某，男，44岁。1981年1月13日就诊。

[病史]前曾患肾结石，请某医院治疗，医院行手术将结石取出，然近又有结石，不愿再接受手术，乃自服化石单方，而结石仍排不出，是日延师诊治。

[诊断]师凭证小溲黄短，断仍有湿热。

[治法]据肾脏行过手术，必功能减退，排泄力自然较弱，故以半清半补，导赤散加味治之。

[处方]生地13g，木通6.5g，竹叶5g，甘草3g，牛膝10g，萹蓄10g，茵陈13g，茯苓10g，泽泻10g，栀子10g，当归10g，枸杞10g。

服方3剂，结石便一颗颗排出，甚为快感。(《古今肾病医案精华·马光亚医案》)

案2 严苍山治疗小儿夜啼少寐案

毛志跃，男，6月初诊。

小儿夜啼少寐，小便赤，纳不佳。

[辨证治法]心火旺，移热于小肠。治宜导赤散加减以和中养胃。

[处方]北沙参6g，潼木通1.5g，甘草梢2.4g，赤茯苓(朱砂拌)9g，小生地黄12g，淡竹叶6g，朱灯心1扎，怀山药9g，鸡内金6g，生扁豆9g。

二诊：夜寐已安，大便溏泄，有臭味，小儿纯阳之体，内热显然，不思饮食，治宜消积清肠养胃方。

[处方]北沙参6g，甜冬术9g，怀山药9g，炒扁豆9g，鸡内金6g，广橘白7.5g，炒谷麦芽12g，赤茯苓(朱砂拌)9g，朱灯心1扎，香连丸(包)3g，石莲肉6g。

按：药后夜寐安而不惊啼，是导赤之效，胃纳亦转佳，则有赖甘药之功。先生治胃纳不佳，杳不思纳者，常用甘药扶养脾阴，如北沙参、甜冬术、怀山药、生扁豆、生苡仁、广橘白、石莲肉、川石斛之类，间有参入芳香之品，如玫瑰花、玳玳花等，亦吴师朗芬香悦脾之秘旨也，临床疗效颇显，盖又不囿于幼科也。(《严苍山医案》)

案3 姚和清治疗漏睛疮案

吕某，女，34岁。

左眼漏睛疮，红肿疼痛，面颊亦肿，肤热口干，身体违和，得病五日，疮成而脓未熟，舌赤苔黄，脉浮数有力。

[辨证治法]证由邪风热毒稽留。治宜清热解毒，祛风逐邪。

[处方]金银花30g，紫花地丁30g，蒲公英30g，白芷10g，野菊花30g，连翘12g，全蝎3g，2剂。

外治用九一丹敷肿处，每日换药1次。

二诊：红肿消散，痛止目张，唯指压睛明穴，则脓自泪窍溢出。此病原由漏睛流脓，因受邪毒，故而成疮，证属慢性，云得病五载，是为难治，再予清降。

[处方] 金银花 15g，连翘 9g，蒲公英 15g，白芷 10g，赤芍 9g，川芎 3g，甘草 3g，黄连 2g，竹叶 9g，7 剂。

三诊：指压睛明穴，尚见黏性分泌物自泪窍溢出，舌赤，脉数。余热未清，再予清降，并佐外治，庶几奏效。

[处方] 生地黄 24g，木通 6g，甘草 6g，竹叶 9g，黄连 2g，黄柏 9g，7 剂。

外治：每日冲洗泪道，注入三黄眼药水，待脓性分泌消失，则予探通。（《姚和清医案》）

清心莲子饮

《太平惠民和剂局方》

【组成】黄芩　麦门冬去心　地骨皮　车前子　甘草炙，各半两（各 15g）　石莲肉去心　白茯苓　黄芪蜜炙　人参各七钱半（各 22.5g）

【用法】上㕮散，每服三钱（9g），水一盏半，煎取八分，去滓，水中沉冷，空心，食前服（现代用法：水煎服）。

【功用】清心火，益气阴，止淋浊。

【主治】心火偏旺，气阴两虚，湿热下注证。症见遗精淋浊，血崩带下，遇劳则发；或肾阴不足，口舌干燥，烦躁发热等。

【方论选录】

明·吴崑：劳淋者，此方主之。遇劳即发者，名曰劳淋。此以体弱，故不任劳。然五脏各有劳。劳者动也，动而生阳，故令内热，内热移于膀胱，故令淋闭。是方也，石莲肉泻火于心，麦门冬清热于肺，黄芩泻火于肝，地骨皮退热于肾，黄芪、人参、茯苓、甘草泻火于脾，皆所以疗五脏之劳热也；唯车前子之滑，乃以治淋去着云尔。（《医方考》）

清·汪讱庵：此手足少阴、足少阳太阳药也。参、芪、甘草，所以补阳虚而泻火，助气化而达州都，地骨退肝肾之虚热，柴胡散肝胆之火邪，黄芩、麦冬清热于心肺上焦，茯苓、车前利湿于膀胱下部，中以石莲清心火而交心肾，则诸证悉退也。（《医方集解》）

清·冯兆张：心脏主火，火者元气之贼，势不两立者也。小肠与心为表里，心火妄动，小便必涩。故以门冬、石莲宁其天君，毋使有自焚之忧；黄芩、茯苓清其至高，毋使有销铄之患；参、芪之用，助气化以达州都；车前之功，开决渎以供受盛；甘草一味，可上可下，调和诸药，共抵成功。若小便既通，则心清而诸火自息，竟宜治本，不必兼标矣。（《冯氏锦囊秘录》）

清·汪绂：此方以清心火，而无泻心火之药，以心自火生，可安之，而无可泻也。火伤气，参、芪、甘草以补之；火铄金，黄芪、麦冬以保之；火逼水，地骨、车前以清之。皆止火之为害，而非治火。唯莲肉、茯苓乃所以清火，而敛而安之。盖心君不妄，则火静而阴阳自平。(《医林纂要探源》)

清·张石顽：此用生脉散合黄芩清肺，而兼导赤之制，其旨在于心包火炎，上灼于肺，热伤气化不能生水。故用生脉，救肺之燥以滋上源，则知肺本无热，皆缘受火之淫，而致热伤气化，安可复用黄芩以伐其肺乎？曷不竟用生脉合导赤全方，岂不源流同清，理明辞畅乎。即或不然，不妨削去木通，仍用茯苓、莲子，以存清心之意。至于《局方》又以保元为主，乃去五味加入甘草，益失滋肺上源之旨矣。(《张氏医通》)

今·冉先德：由于思虑劳心，心营不足，虚火上炎，不能下交于肾，心肾失交而遗精淋浊，虚火扰动营血而血崩带下。治宜清心火，益气阴。方中石莲肉清心火而交通心肾为君；黄芩、地骨皮、车前子、茯苓坚阴退热，分利湿热为臣；人参、黄芪、麦冬益气养阴，扶正祛邪为佐；甘草调和诸药为使，合用则气阴恢复，心火清宁，心肾交通，湿热分清，则诸证自当渐愈。(《历代名医良方注释》)

今·丁学屏：《兰台秘典》谓“心者生之本，神之变也，其华在面，其充在血脉。”《金匮真言论》：“南方色赤，入通于心……故病在五脏，其味苦，其类火。”故心以血为体，火为用。又心与小肠相表里。杂事冗繁，心中蓄热，热移小肠，则为遗泄淋浊，带下赤白；又心火炎上，肺金被灼，肺中燥热，消烁气液，以为消渴。方中黄芩、地骨皮清心肺膈上之热；茯苓、车前导赤以清心；人参、黄芪、麦冬、石莲肉益气生津，交济坎离。《至真要大论》所谓“知标与本，用之不殆”是矣。(《古方今释》)

【验案选录】

案1　张琪治疗尿路感染案

苑某，女，25岁。2005年8月17日初诊。

[主诉] 反复腰痛、尿频、尿痛3年余。

[病史] 患者3年前出现腰痛、尿频、尿痛，化验尿常规白细胞计数不详，曾在多家医院诊治，诊断为“尿路感染”，经用抗生素后得以缓解，但病情时有复发，复检尿常规白细胞多少不一，7月29日查双肾B超示：双肾盂排列不规整，右肾直径0.4cm小结石，8月9日化验尿常规：蛋白(±)，白细胞(+++)，白细胞32/HP，上皮细胞30/HP。为求诊治，故来门诊。现患者腰痛、尿频、便溏，4~5次/日，畏寒乏力，小腹不适，痛经，手足心热。舌淡苔白，脉沉细。

[中医辨证] 气阴两虚，湿热内蕴。

[西医诊断] 慢性肾盂肾炎。

[治法] 益气养阴，清热利湿，温阳化气。

[方药] 清心莲子饮加减。

黄芪 30g，太子参 20g，石莲子 15g，地骨皮 15g，柴胡 15g，茯苓 15g，麦门冬 15g，车前子 15g，瞿麦 20g，萹蓄 20g，肉桂 10g，益智仁 15g，茴香 15g，甘草 15g，杜仲 15g，巴戟天 10g，白花蛇舌草 30g。

14 剂，水煎服，每日 1 剂，分 2 次服。

二诊：服药 14 剂后，患者腰痛，尿痛，尿频，尿有余沥，尿黄等症状减轻。咽中如有异物，口干。白带色黄，便溏 4~5 次 / 日。尿常规：白细胞 20g/UL（0~12/HP），蛋白（–），潜血（–）。舌暗红苔薄黄，脉沉细。

湿热之邪渐祛，余邪仍盛，膀胱气化功能失司，故腰痛，尿痛，尿频，尿有余沥；湿热上蒸，故咽中如有异物，口干；湿热下注则白带色黄，舌质暗红，苔黄，仍为湿热内盛之象，脉沉细为虚寒，阳气鼓动无力之象，故用药加大清热利湿之品，佐以辛味之药以防苦寒伤阳。仍守原方。

［方药］清心莲子饮加减。

黄芪 40g，太子参 20g，石莲子 15g，地骨皮 15g，柴胡 15g，茯苓 15g，车前子 20g，麦门冬 20g，瞿麦 20g，萹蓄 20g，败酱草 30g，金银花 30g，蒲公英 30g，川椒 15g，附子 10g，桂枝 15g，重楼 30g，半枝莲 30g，甘草 20g，白花蛇舌草 30g。

14 剂，水煎服，每日 1 剂，分 2 次服。

三诊：服药 14 剂后，咽中异物感消失，咽红，稍有畏寒乏力。腰酸痛、尿黄、尿频缓解，便溏 3 次 / 日。尿常规：白细胞 3/HP，蛋白（–），红细胞（–）。舌红苔白厚，脉细。

湿热之邪渐祛，便溏、畏寒乏力、脉细为仍有气阴两虚、阳气虚寒之象，继用原法以巩固疗效。

［方药］黄芪 40g，太子参 20g，石莲子 15g，地骨皮 15g，柴胡 15g，茯苓 20g，麦门冬 15g，车前子（包煎）20g，菟丝子 20g，女贞子 20g，金银花 20g，连翘 20g，瞿麦 15g，萹蓄 15g，蒲公英 20g，半枝莲 20g，茴香 15g，桂枝 15g，附子 10g，薏苡仁 30g，白术 15g，白花蛇舌草 20g。

30 剂，水煎服，每日 1 剂，分 2 次服。

四诊：服药 30 剂后，仍有腰痛，活动后加重，但无尿痛、尿频、畏寒。尿常规（–），舌淡红苔白，脉沉。

湿热之邪渐祛，正气渐复，此次复诊以腰痛为主，且活动后加重，非湿热蕴结。肾虚之痛，为风寒外感之故。故治以温阳、祛风、活血为主以治腰痛。

［方药］川芎肉桂汤加减。

川芎 15g，肉桂 10g，秦艽 15g，独活 15g，桃仁 15g，赤芍 15g，丹参 15g，附子 10g，败酱草 30g，薏苡仁 30g，地龙 15g，当归 20g，牛膝 15g，桑寄生 15g，金银花 30g，黄芪 30g，石莲子 15g，地骨皮 15g，甘草 15g，白花蛇舌草 30g。

30 剂，水煎服，每日 1 剂，分 2 次服。

服药 30 剂，患者腰痛、尿痛、尿频、畏寒症状均已缓解，未再复发，治疗痊愈。（《张琪肾病医案精选》）

案 2　张琪治疗慢性肾小球肾炎案

郑某，男，42 岁。2000 年 5 月 26 日初诊。

［病史］该患者 10 年前曾患肾小球肾炎，经治疗已愈。2000 年 2 月因感冒出现发热、咽痛、扁桃体肿大症状，化验：尿蛋白（+++），潜血（+++）。经某医院诊断为慢性肾小球肾炎，用青霉素等抗生素治疗，体温恢复正常，咽痛症状好转，但尿常规检测：尿蛋白（+++），潜血（+++），颗粒管型 5~7/HP。又口服雷公藤总苷片治疗 2 个月，复查：尿蛋白（+++），潜血（++）~（+++），来门诊求治。

初诊：患者血压正常，双下肢浮肿，腰酸，周身乏力，尿色黄赤，手心发热，咽部充血，舌质红，舌苔白，脉象稍数。

［中医辨证］气阴两虚夹有湿热。

［西医诊断］慢性肾小球肾炎。

［治法］益气阴，清热利湿。

［方药］清心莲子饮加味。

黄芪 50g，党参 30g，地骨皮 20g，麦冬 20g，茯苓 20g，柴胡 15g，黄芩 15g，车前子 20g，石莲子 15g，甘草 15g，白花蛇舌草 30g，益母草 30g，瞿麦 20g，萹蓄 20g，金银花 30g，大蓟 30g，小蓟 30g，白茅根 30g。水煎，每日服 2 次。

二诊：连服上方 14 剂，复查尿常规：尿蛋白（++），潜血（+）。此后连续 3 次复诊，共服上方 21 剂，尿蛋白（-）、潜血（-），患者自觉全身较前有力，腰痛消失。患者家住黑龙江省尚志市，回当地后继以上方加减服药 60 剂，迄今 3 个月余未见复发，近期疗效良好。（《张琪肾病医案精选》）

案 3　张琪治疗慢性肾衰竭案

林某，男，37 岁。2000 年 6 月 10 日初诊。

［病史］该患慢性肾小球肾炎病史 1 年余，经当地医院给予雷公藤总苷片及中药治疗效果不明显。来诊时尿蛋白（+++），潜血（+），血肌酐 225μmol/L，尿素氮 11.5mmol/L，二氧化碳结合力 20mmol/L。初诊患者倦怠乏力，腰酸腿软，手足心热，稍有恶心，无明显浮肿，舌质紫苔厚，血压 160/100mmHg。

［中医辨证］气阴两虚夹有湿热瘀血。

［西医诊断］慢性肾小球肾炎，慢性肾衰竭（氮质血症期）。

［治法］益气阴，清利湿热，活血。

［方药］清心莲子饮加味。

黄芪 50g，党参 30g，地骨皮 20g，麦冬 20g，茯苓 20g，柴胡 15g，黄芩 15g，车前子 20g，石莲子 15g，甘草 15g，白花蛇舌草 30g，益母草 30g，桃仁 15g，丹参 20g，葛根 20g，生地黄 20g，大黄 7g。

水煎，每日服 2 次，同时服用降压药物。经 3 个月治疗，共服上方 60 余剂。复查尿蛋白、潜血转阴，血肌酐 75μmol/L，尿素氮 7.8mmol/L。后经数次检查，肾功能及尿沉渣

均无异常，从而病情缓解。(《张琪肾病医案精选》)

案4 张琪治疗肾病综合征案

张某，男，58岁，2005年7月27日初诊。

[病史]患者浮肿、腰痛反复发作1年余。患者2004年5月无诱因出现双下肢浮肿，腰痛，查血压160/80mmHg。尿常规：尿蛋白（+++），尿潜血（+++），于哈尔滨医科大学附属二院就治，诊断为肾病综合征，曾先后于国内多家医院就治，服用泼尼松、雷公藤总苷等，病情时轻时重。慕名来我院治疗。

初诊：症见乏力，腰痛，双下肢浮肿。察其双下肢浮肿，压之凹陷不起，舌淡红，苔白少津，脉沉弦。

[辅助检查]尿蛋白（++），尿潜血（++）。血浆白蛋白26.4g/L。B超：双肾囊肿，左肾结石。

[中医辨证]气阴两虚，湿热内蕴。

[西医诊断]肾病综合征。

[治法]益气养阴，清热利湿，佐以凉血。

[方药]清心莲子饮加减。

黄芪30g，太子参20g，石莲子15g，地骨皮15g，柴胡15g，茯苓15g，麦门冬15g，车前子20g，白花蛇舌草30g，茜草20g，白茅根30g，沙参15g，玄参15g，石斛20g，甘草15g，土茯苓30g，萆薢20g，薏苡仁20g。

7剂，水煎服，每日1剂，分2次服。嘱低盐饮食，避免高脂食物，避免进大量蛋白质。

二诊：2005年8月3日。服用前方7剂后乏力，腰痛，浮肿减轻，尿蛋白：2.49g/L，病情好转，效不更方，续服上方。

[方药]清心莲子饮加减。

黄芪30g，太子参20g，石莲子15g，地骨皮15g，柴胡15g，茯苓15g，麦门冬15g，车前子20g，白花蛇舌草30g，茜草20g，白茅根30g，沙参15g，玄参15g，石斛20g，甘草15g，土茯苓30g，萆薢20g，薏苡仁20g。

14剂，水煎服，每日1剂，分2次服。

三诊：2005年8月17日。浮肿消退，余无不适症状。尿常规：尿红细胞5~6/HP，尿蛋白（±）。血浆白蛋白32.9g/L。继续服上方加减治疗14剂，获得良效。(《张琪肾病医案精选》)

龙胆泻肝汤

《医方集解》

【组成】龙胆草酒炒（6g） 黄芩炒（9g） 泽泻（12g） 木通（6g） 当归酒炒

（3g） 栀子酒炒（9g） 生地黄酒炒（9g） 柴胡（6g） 生甘草（6g） 车前子（9g）（原著本方无用量）

【用法】水煎服，亦可制成丸剂，每服6~9g，日二次，温开水送下（现代用法：水煎服）。

【功用】清泻肝胆实火，清利肝经湿热。

【主治】

1. 肝胆实火上炎证。头痛目赤，胁痛，口苦，耳聋，耳肿，舌红苔黄，脉弦数有力。

2. 肝经湿热下注证。阴肿，阴痒，筋痿，阴汗，小便淋浊，或妇女带下黄臭等，舌红苔黄腻，脉弦数有力。

【方论选录】

清·汪昂： 此足厥阴、少阳药也。龙胆泻厥阴之热，柴胡平少阳之热，黄芩、栀子清肺与三焦之热以佐之；泽泻泻肾经之湿，木通、车前泻小肠、膀胱之湿以佐之。然皆苦寒下泻之药，故用归、地以养血而补肝；用甘草以缓中而不使伤胃，为臣使也。（《医方集解》）

清·吴谦： 胁痛口苦，耳聋耳肿，乃胆经之为病也。筋痿阴湿，热痒阴肿，白浊溲血，乃肝经之为病也。故用龙胆草泻肝胆之火，以柴胡为肝使，以甘草缓肝急，佐以芩、栀、通、泽、车前辈大利前阴，使诸湿热有所从出也。然皆泻肝之品，若使病尽去，恐肝亦伤矣，故又加当归、生地补血以养肝。盖肝为藏血之脏，补血即所以补肝也。而妙在泻肝之剂，反作补肝之药，寓有战胜抚绥之义也。（《医宗金鉴·删补名医方论》）

清·陈念祖： 龙胆、柴胡泻肝胆实火，佐以黄芩、栀子、木通、车前、泽泻，俾湿火从小便而出也。然泻之过甚，恐伤肝血，故又以生地、当归补之。肝苦急，急食甘以缓之，故以甘草缓其急，且欲以大甘之味，济其大苦，不令过于泻下也。（《时方歌括》）

清·何秀山： 肝为风木之脏，内寄胆府相火。凡肝气有余，发生胆火者，症多口苦胁痛，耳聋耳肿，阴湿阴痒，溺血赤淋，甚则筋痿阴痛。故以胆、通、栀、芩纯苦泻肝为君；然火旺者阴必虚，故又臣以鲜地、生草，甘凉润燥，救肝阴以缓肝急；妙在佐以柴胡轻清疏气，归须辛润舒络；使以泽泻、车前，咸润达下，引肝胆实火从小便而去。此为凉肝泻火，导赤救阴之良方。然唯肝胆实火炽盛，阴液未涸，脉弦数，舌紫赤、苔黄腻者，始为恰合。（《重订通俗伤寒论》）

清·张秉成： 夫相火寄于肝胆，其性易动，动则猖狂莫制，挟身中素有之湿浊，扰攘下焦，则为种种诸证。或其人肝阴不足，相火素强，正值六淫湿火司令之时，内外相引，其气并居，则肝胆所过之经界，所主之筋脉，亦皆为患矣。故以龙胆草大苦大寒，大泻肝胆之湿火。肝胆属木，木要达，邪火抑郁，则木不舒，故以柴胡疏肝胆之气。更以黄芩清上，山栀守下，佐之以木通、车前、泽泻，引邪热从小肠、膀胱而出。古人治病，泻邪必兼顾正，否则邪去正伤，恐犯药过病所之弊，故以归、地养肝血，甘草缓中气，且协和各

药，使苦寒之性，不伤胃气耳。(《成方便读》)

今·时逸人：古医以肝胆为相火之府，凡相火发病，皆以肝胆包括之。即今所谓血热内蕴是也。热邪蕴于血分，即本方所主治之病证是也。或以体温增高，为桂枝汤注解，不知桂枝性辛温，岂体温增高时，所可漫试耶？体内温度增高，血分之热内蕴，阻于上者，为口苦、耳聋、目赤；滞于下者，为阴肿、淋浊等证；发于外为疮疡；聚于内为肝脾之肿大、两胁作痛，或作硬满。胆草、黄芩清血分之湿热，木通、山栀纯苦泻火。佐以车前、泽泻导泄于下，使湿热从小便而出；柴胡轻清疏气，当归辛润活血；生地、甘草甘凉润燥，养血生津，攻补兼施，以免津液伤耗。此为凉血、清火之剂，唯肝胆实火炽甚，阴液干涸，脉弦数，舌紫赤，苔黄腻者，始为恰当。(《时氏处方学》)

【验案选录】

案1　刘渡舟治疗痛风案

姜某某，男，30岁。

右足大趾外侧，突然红肿疼痛难忍，治疗1周，病情未见好转。自诉：小便短黄不畅，口苦为甚，舌苔厚腻，脉弦滑数。辨其肿毒，正当足厥阴肝经“大趾之端毛际丛”处。按证析经，以经分证。

[辨证]湿热之邪下注肝经。

[治法]清肝经湿热毒邪。

[处方]龙胆泻肝汤加味。

龙胆草10g，柴胡12g，栀子10g，黄芩10g，生地10g，车前子10g，泽泻10g，木通10g，当归10g，甘草6g，丹皮10g，白芍10g，蒲公英12g，紫花地丁12g。

服药6剂，足趾之肿消退，痛止，而能步履。(《刘渡舟验案精选》)

案2　黄兴理治疗头痛案

王某，男，50岁。1976年3月10日就诊。

素体阳旺，经常头痛。值此初春木气升发之时，巅顶剧痛，牵掣两额，耳中轰鸣，面红口苦，心烦易怒，便秘尿赤，舌质紫红起刺，苔干黄，脉弦洪数。

[辨证]邪实火盛，耗伤营阴。

[治法]清泄实火，育阴潜阳。

[处方]龙胆泻肝汤化裁。

龙胆草15g，焦山栀、黄芩、柴胡、丹皮、木通、车前子各10g，羚羊角(先煎)3g，石决明、生地黄、白芍、夏枯草各20g。

另用生大黄6g泡开水去渣，分1次冲服玄明粉30g。服药2剂，头已不痛，继以甘咸育阴潜阳，余症渐退而愈。(《黄兴理医案》)

案3　黄兴理治疗癫狂案

徐某，女，37岁。1981年10月就诊。

因怒气闷郁，遂发精神失常。裸体叫骂，狂躁欲奔。或哭或笑，两目直视，不食不眠，脉弦滑有力。此属肝郁化火，气闭痰壅，蒙蔽清窍，致成癫狂。泻火涌痰，其窍可开，用龙胆泻肝汤去木通、泽泻，加生大黄、半夏各 10g，生铁落（先煎）30g。灌入后即吐痰涎碗许。1 剂服完，神志略清；再剂加青礞石 15g，沉香、栝楼壳各 10g，开泄下痰。4 剂后，便泻数次，神志即如常。(《黄兴理医案》)

案 4　邵荣世治疗带下、阴挺案

许某，女，46 岁。1971 年 6 月就诊。

带下量多，色黄而臭，阴部灼热，瘙痒疼痛，心烦懊恼，难以名状。平素常觉少腹下坠，近来尤著，不能坐凳，站立就诊。

[妇科检查] 子宫脱垂，宫颈糜烂，外阴部溃疡，带多色黄成块。

[辨证] 肝经湿毒下注。

[治法] 清热利湿解毒。

[处方] 龙胆泻肝汤加减。

龙胆草、山栀、地肤子、黄柏各 10g，大黄、升麻、柴胡各 5g，车前子、泽泻各 12g，生地 15g，土茯苓 30g。

5 剂，配合外洗方。

治后带下转白，阴部灼痛，少腹下坠均减，妇科检查外阴红肿消退。溃疡亦小，子宫脱垂，舌苔仍薄黄腻。原方减量，续服 4 剂，诸证递减，子宫复位，继以益气运脾化湿善后。(《邵荣世医案》)

案 5　李今庸治疗梦遗案

患者某，男，31 岁，湖北中医药大学某班学员，已婚，1972 年 10 月就诊。

发病已半年余，头发中生散在性多个细小疖疮，痒其则搔之，有痛感，流黄水，继之结痂。每间隔数日则于睡眠中梦与女子交媾而精泄即所谓“梦遗”1 次，泄精醒后则感肢体倦怠疲乏，小便黄，脉濡数。

[辨证治法] 病属湿热郁于肝经；治宜清利湿热，养血和肝；拟龙胆泻肝汤为治。

[处方] 龙胆草 10g，泽泻 10g，柴胡 10g，车前子 10g，木通 10g，栀子 10g，甘草 8g，黄芩 10g，生地 10g，当归 10g。上 10 味，以适量水煎药，汤成去渣取汁温服，日 2 次。(《李今庸医案》)

当归龙荟丸

《黄帝素问宣明论方》

【组成】当归焙，一两（30g）　龙胆草　栀子　黄连　黄柏　黄芩各一两（30g）　大黄　芦荟　青黛各五钱（各 15g）　木香一分（0.3g）　麝香五分（1.5g）

【用法】上为末，炼蜜和丸，如小豆大，小儿如麻子大，每服二十丸，生姜汤下（现代用法：作汤剂，水煎服）。

【功用】清泻肝胆实火。

【主治】肝胆实火证。症见头晕目眩，神志不宁，谵语发狂，或大便秘结，小便赤涩。

【方论选录】

明·吴崑：风热蓄积，时发惊悸，筋惕搐搦，嗌塞不利，肠胃燥涩，狂越等证，此方主之。肝火为风，心火为热，心热则惊悸，肝热则抽搦；嗌塞不利者，肺亦火也；肠胃燥涩者，脾亦火也；狂越者，狂妄而越礼也。经曰：狂言为失志；又曰：肾藏志。如斯言之，则肾亦火矣。此一水不胜五火之谓也。故用黄连以泻心，用黄芩以泻肺，青黛、龙胆、芦荟以泻肝，大黄以泻脾，黄柏以泻肾。所以亟亟以泻五脏之火者，几于无水，故泻火以存水耳。用当归者，养五脏之阴于亢火之时；用木香、麝香者，利五脏之气于克伐之际也。(《医方考》)

清·柯韵伯：肝为相火，有泻无补。青黛禀东方之色，入通于肝，大寒之性，所以泻其实火也。夫东实西虚，必泻南补北，而金气始行，故用栀子之赤色通心者，率胆草、芩、连以泻火而除胸膈之痛。佐以芦荟之黑色通肾者，以补水而利小便，以除阴囊之肿。凡木气郁者必克土，此肝火亢则反能燥脾而实胃，故用神曲疏脾，大黄调胃，以通大便之秘结也。肝火旺则血虚，故君当归。气有余便是火，故佐二香。丹溪云宜降气不宜降火，盖为虚火言。此火实克金，热伤元气，治节不行，允宜泻火，从芩、连之例矣。夫气药燥热，若不于大寒剂中用之，皆倒戈之辈，故必火降而气始降，亦必气降而火不复升，是知降气降火，又两相须也。(《古今名医方论》)

清·徐大椿：肝火内壅，胃气不化，故胁腹疼胀，大便秘结焉。当归养血荣肝胆，大黄泻热通大肠，龙胆草清肝火泻湿热，芦荟清胃火除积热，栀子清利三焦，青黛清解郁结，黄柏清下焦湿热，黄芩清上焦燥火，木香调诸气之逆，当归和诸血之滞，白蜜丸以润其燥，竹叶汤下以清其热。使大便一通则火热自降，而肝胆肃清，胃气自化，安有胁腹疼胀之患？洵为通闭泻热之专方。(《医略六书·杂病证治》)

清·汪昂：此足厥阴、手足少阳药也。肝木为生火之本，肝火盛则诸经之火相因而起，为病不止一端矣。故以龙胆、青黛直入本经折之；而以大黄、芩、连、栀、柏通平上下三焦之火也（黄芩泻肺火，黄连泻心火，黄柏泻肾火，大黄泻脾胃火，栀子泻三焦火）；芦荟大苦大寒，气燥入肝，能引诸药同入厥阴，先平其甚者，而诸经之火无不渐平矣；诸药苦寒已甚，当归辛温，能入厥阴，和血而补阴，故以为君；少加木香、麝香者，取其行气通窍也，然非实火，不可轻投。(《医方集解》)

清·唐容川：人身唯肝火最横，每挟诸经之火，相持为害。方用青黛、芦荟、胆草，直折本经之火；芩、连、栀、柏、大黄，分泻各经之火，火盛则气实，故以二香以行气；

火盛则血虚，故君当归以补血。治肝火决裂者，唯此方最有力量，莫嫌其多泻少补也。（《血证论》）

近·张山雷：泻肝汤、龙荟丸二方，皆为肝木郁热而设。但一则湿与热蒸，病在经络，尚未窒塞脏腑，故龙胆、芩、归皆用酒洗，欲其上行经隧；合以木通、车前，导之从小便而出；且恐苦降渗泄，抑遏太甚，而肝胆之气更窒，则以柴胡春升之气，疏达木郁，此苦寒队中，独用柴胡升阳之本旨也。一则实结不通，经络六腑俱塞，二便不快，故以芦荟、大黄，大苦大寒，荡其蕴热，泄其潴秽。虽一为渗泄；一为攻逐，立法不同，而其为清涤湿热，疏通滞气，则大旨相近。凡肝胆积热，变生诸病，脉来弦劲滑实者，非釜底抽薪，导通郁热，不易速效。（《医学衷中参西录》）

今·秦伯未：本方泻肝经实火，在黄连解毒汤的基础上加大黄、芦荟，苦寒泻火之力超过龙胆泻肝汤，且能通利大便。并用青黛、木香、麝香清营解毒，理气搜风，对于肝火冲激引起的神志不灵，发狂谵语，惊悸抽搐等证，尤有专长。（《谦斋医学讲稿》）

【验案选录】

案1　顾伯华治疗子痈案

邵某，男，38岁，职工，门诊号：74-3567。初诊：1975年6月25日。

1周前全身关节酸楚，怕冷发热，右侧睾丸下坠胀痛，向上影响到腹股沟，右侧腰部疼痛，活动不利，曾到门诊部外科诊治，诊断为急性睾丸炎，注射青、链霉素后发热略退，但局部红肿疼痛加重，腰部不能直立，大便5日未解。

［检查］右侧阴囊红肿光亮，压之疼痛，睾丸、副睾、精索皆肿大，右腰部有叩击痛。白细胞总数10.8×10^9/L，中性粒细胞0.84。尿常规：红细胞1~2/HP，白细胞7~9/HP。苔黄腻，根厚，脉弦滑数。

［辨证治法］证属肝胆实火、湿热下注肾囊而成。拟当归龙荟丸加减。

［处方］龙胆草9g，当归9g，黄柏12g，焦山栀12g，生大黄（后下）9g，木香9g，川楝子9g，荔枝核12g，苍术9g，粉萆薢30g，黄连片5片（日3次，3剂）。

外敷金黄膏掺十香散。另加用阴囊托，不致下坠，腰部热敷，每日2次。

二诊：6月28日。药后日大便2次，阴囊肿胀疼痛已减，腰痛已止，活动自如，胃纳转香，发热也退。苔黄腻渐化，脉弦细带数。再拟前法出入。

［处方］龙胆草4.5g，黄芩9g，黄柏9g，黑山栀12g，土茯苓30g，蒲公英30g，当归9g，橘叶、核各6g，川楝子9g。外用同前，4剂。

三诊：7月2日。阴囊肿胀全退，唯睾丸、副睾仍稍肿大，略有压痛。苔、脉正常。拟和营清热，解其余毒。

［处方］当归9g，赤芍12g，牛膝9g，汉防己12g，黄柏9g，忍冬藤30g，生地12g，王不留行12g，生薏苡仁12g。4剂。

另小金片3瓶，日3次，每次4片。

7月10日随访，已痊愈。(《顾伯华医案》)

案2　蒲辅周治疗月经失调案

葛某，女，41岁，干部，已婚，于1960年5月10日初诊。

患者月经失常已久，每月后期，量少，色黑有块，来时少腹胀痛，并有头痛头晕，午后五心烦热，汗出，口干喜凉饮，失眠，两下肢膝关节时痛，偶尔面和四肢浮肿，大便不爽，肛门灼热，小便黄而热感。脉沉涩有力，舌质淡红，中心有黄腻苔。根据脉证，由湿热郁闭三焦，络脉阻塞，肝失疏泄，胆火上蒸，以致月经不利，形成上述诸症状。

[治法] 清热利湿，解郁活络，消瘀行滞。拟龙胆泻肝汤加减兼当归龙荟丸并进。

[处方] 龙胆草4.5g，细生地9g，车前子9g，麦门冬6g，当归尾3g，炒栀子4.5g，枯黄芩4.5g，柴胡4.5g，甘草梢3g，鸡血藤6g，白通草4.5g，泽泻4.5g。

水煎取汁，送当归龙荟丸3g，连服3剂。

复诊：服药后烦热、汗出、口干俱减，月经来潮色转淡红，偶尔尚见黑色，血块已减，量仍不多，仍感头痛，少腹胀，胃脘不舒，消化欠佳。脉右三部细数，左寸尺沉数，左关细数，舌红少津，苔黄中心有裂纹。壮火虽挫，病势略减，但消化力弱，未可急攻。主继续宣通郁热、和络消瘀为治，以越鞠加味，做成小剂缓图，以顾胃气。

[处方] 炒栀子30g，制香附30g，川芎30g，炒苍术30g，建曲30g，刺蒺藜60g，郁金30g，桃仁30g，桑枝60g，川萆薢30g，当归尾30g，血竭花15g，怀牛膝30g，没药15g。

共研为粗末，和匀，分20包，每日煎1包，分2次热服。

服后诸症消失，食欲增进，月事亦畅通，腹胀及血块均亦消失。(《蒲辅周医案》)

泻　黄　散

《小儿药证直诀》

【组成】藿香叶七钱（6g）　山栀子仁一钱（3g）　石膏五钱（9g）　甘草三两（6g）　防风去芦、切、焙，四两（9g）

【用法】上药锉，同蜜、酒微炒香，为细末。每服一至二钱（3~6g），水一盏，煎至五分，温服清汁，无时（现代用法：水煎服）。

【功用】泻脾胃伏火。

【主治】脾胃伏火证。口疮口臭，烦渴易饥，口燥唇干，舌红脉数，以及脾热弄舌等。

【方论选录】

明·吴崑：脾家伏火，唇口干燥者，此方主之。唇者，脾之外候；口者，脾之窍，故唇口干燥，知脾火也。苦能泻火，故用山栀；寒能胜热，故用石膏；香能醒脾，故用藿香；甘能缓脾，故用甘草；用防风者，取其发越脾气而升散其伏火也。或问：何以不用黄连？余曰：黄连苦而燥，此有唇干口燥，则非黄连所宜，故唯栀子之苦而润者为当耳。又问曰：既恶燥，何以不去防风？余曰：东垣已言之矣，防风乃风药中之润剂也，故昔人审择而用之。（《医方考》）

清·汪昂：此足太阴、阳明药也。山栀清心肺之火，使屈曲下行，从小便出；藿香调脾肺之气，去上焦壅热，辟恶调中；石膏大寒泻热，兼有解肌；甘草甘平和中，又能泻火；重用防风者，取其升阳，能发脾中伏火，又能于土中泻木也。（《医方集解》）

清·汪绂：君防风引木以疏土；藿香理不正之气，舒胸膈郁热；甘草厚脾土之化；正所以泻土中之火，合之防风能消实满；脾胃，中焦也，中焦有火，则上焦受其熏灼，而心肺皆热，下焦亦受其逼，而肾水不升，故山栀以清心烦而泻三焦之火；石膏此正所以荡脾胃之热而解肌肉之炎蒸，不必谓为泻肺也。脾胃之火，何以不用黄连？曰：黄连实主泻心火、胆火，以为泻脾火者，非也。且此须玩伏火二字，伏火犹郁火也。其用防风、藿香、石膏，意亦主于升散，不欲以苦寒折之，致伤正气。唯山栀乃所以导其热而下之也。研末炒香，蜜酒调服，用酒调益见升散之意矣。（《医林纂要探源》）

清·徐大椿：火伏阳明，胃腑热炽，津液不能上荣，故口舌干燥，消渴不已焉。石膏清胃火之内炽。防风疏火伏之外淫，藿香快胃气以和中，山栀清三焦以降火，甘草泻胃火缓中气也。水煎药末入蜜以润之，使经腑两解，则肺胃肃清而津液得全，何消渴口燥之足患哉？此分解经腑之剂，为胃火郁伏消渴之方。（《医略六书·杂病证治》）

清·王泰林：栀子、石膏泻肺胃之火，藿香辟恶去臭，甘草调中泻热，重用防风者，能发脾中之伏火，又能于土中泻木也。诸药微炒香，则能皆入于脾，用蜜、酒调服，则能缓于中上。盖脾胃伏火，宜徐徐而泻却，非比实火当急泻也。脾中伏火，何以不用黄连？吴鹤皋谓恶其燥者，非也，乃恶其遏也。盖白虎汤治肺胃燔灼之火，身大热烦渴而有汗者；此治脾胃郁蒸之火，肌肉热烦渴而无汗者，故加防风、藿香，兼取火郁则发之义也。（《王旭高医书六种·退思集类方歌注》）

清·费伯雄：有风药以散伏火，有清药以泻积热，而又用甘缓以和中，使不伤正气。此法颇佳。（《医方论》）

近·张山雷：方为脾胃蕴热而设。山栀、石膏是其主宰；佐以藿香，藿香快脾，所以振动其气机；甘草大甘，已非实热者必用之药；而防风实不可解，又且独重，其义云何，是恐有误。乃望文生义者，且曰取其升阳，又曰以散伏火，须知病是火热，安有升散以煽其焰之理？（《小儿药证直诀笺证》）

今·李畴人：泻黄者，泻胃中秽浊之热，非辛香升散之品不能化，故用藿香之芳香辛温，防风之疏散风而升气，然后石膏、栀子之清热降火得以建功。胃热化，斯口疮愈也。（《医方概要》）

今·湖北中医药大学方剂教研室：钱氏制此方以治小儿脾热弄舌之证。盖舌为心之苗，弄舌之证，多因心火过亢所致。何以脾热亦致弄舌？因足太阴之脉，连舌本，散舌下。脾经有热，则舌脉微紧以致时时舒舌。正如钱乙所云："脾脏微热，令舌脉微紧，时时舒舌。"脾有热则当用寒凉之品以清泻，故方用栀子、石膏以泻脾胃之积热。然酝酿郁遏之火热病邪，不可纯用寒凉之品泻降，过用寒凉则致热邪郁遏难解。且小儿脏腑柔弱，易虚易实，易寒易热，寒凉太过，每有伤中之弊。是以方中又配用辛甘微温之藿香、防风。藿香辛温芳香，辛则能散，芳香醒脾，既可去郁遏之壅热，又可辟秽恶以调中；防风可散脾经之伏火。栀子、石膏与藿香、防风配伍，寓发越于清泻之中，有"火郁发之"之义。方中又佐以甘草甘缓和中，使升者不致迅升，降者不得速降，缓行于中以奏清热之功。尤妙在用蜜酒微炒香，更适合脾之特性。由此可见，钱氏制方，处处以顾护小儿之正气为重，在寒热补泻诸方面，瞻前顾后，权衡轻重。所以，他所创制的方剂中正平和，恰到好处，较之肆意攻伐，孟浪投药之辈，实不可同日而语。

钱氏原方，防风之用量独重。张山雷力斥其非，张氏之论未免过于偏激。然用此方时，防风之用量，似当斟酌为是。(《古今名方发微》)

【验案选录】

案1　路志正治疗反复口腔溃疡案

某，女，11岁。2003年1月22日初诊。

反复口腔溃疡4年。患者4年前切除扁桃体后反复出现口腔溃疡，4~7日复发1次。口舌内约10余个米粒至绿豆大小溃疡，西药治疗不效。服养阴清热药可缓解，停药即复发。现口舌多处溃疡，疼痛，纳可，喜甜食，眠差，入睡晚，大便干。舌红，苔黄腻，脉细小滑。

[辨证治法]口疮（复发性口腔溃疡）。辨证为肺胃热盛。治拟清肺胃，除湿热。

[处方]藿香10g，防风10g，生石膏（先煎）20g，炒栀子6g，炒薏苡仁20g，茵陈蒿10g，清半夏8g，黄连6g，牡丹皮10g，车前草15g，芦根20g，六一散（包）15g。

[医嘱]少食甜食，按时睡觉。

二诊：2003年1月29日。服上方6剂，口腔溃疡减少，纳可，眠可，二便正常。舌尖红，苔白微腻，脉细弦。既见小效，继以上方加减。

[处方]藿香10g，防风10g，生石膏（先煎）20g，炒栀子6g，炒杏仁20g，炒薏苡仁20g，茵陈蒿10g，牡丹皮10g，玄参10g，清半夏9g，升麻6g，大黄炭1.5g，甘草6g。

三诊：2003年2月19日。服药6剂，停药5天，口腔内仅余2处溃疡，纳眠可，二便调。舌暗，尖红，苔根稍腻，脉细弦。治宗前法。

[处方]藿香10g，防风10g，生石膏（先煎）20g，炒栀子6g，茵陈蒿10g，牡丹皮10g，升麻10g，黄连5g，六一散（包）15g，砂仁（后下）4g，当归10g，白茅根15g。

四诊：2003年2月29日。病情平稳，无新发溃疡。继以上方口服。(《路志正医案》)

案 2　卢化平治疗唇风案

张某，女，42 岁。2006 年 2 月 11 日初诊。

患者口干、唇燥干裂反复发作 2 年，伴口唇红肿，食肉、辛辣后症状明显，在外院诊断为慢性唇炎。平素月经前易生口疮，常服泻火药，平时纳可，大便自调，1~2 日一行。察其：舌质暗淡，边有齿痕，苔少，诊脉细缓。

［辨证治法］诊其为唇风病，脾胃阴虚，水湿内停，郁热内生之证。《内经》云"脾之合肉也，其荣唇也""其华在唇四白"。脾开窍于口，阳明经脉，夹口环唇，络于牙龈，口唇乃脾胃之外候。患者口干，唇燥干裂，可见其病在脾胃。病程 2 年反复不愈，日久必耗伤其真阴，导致阴液不足，虚火内生，阴虚不复则虚火不去，而生内热，热积脾胃，灼伤津液，熏灼口腔则出现口干、唇燥干裂、生口疮等症状。患者脾胃素虚，运化失健，水湿停聚，易生痰湿，痰湿内蕴日久化热，亦可上蒸于口，湿热熏蒸，每于食肉、辛辣之品后，助湿生热，更使口干唇燥加重，口唇红肿。舌质暗淡，边有齿痕，苔少，脉细缓为阴虚夹湿热内蕴之征。故立法养阴清热、泻火化湿，方拟甘露饮、泻黄散、封髓丹合方。

［处方］沙参 12g，生石斛 12g，天、麦门冬各 12g，枇杷叶 12g，生地黄 12g，枳壳 10g，藿香 12g，防风 12g，黄连 6g，黄柏 10g，砂仁（后下）10g，生石膏（先煎）25g，山栀 6g，茵陈 12g，生甘草 10g。

5 剂，水煎服，每日 1 剂。

复诊：服药后，口唇已无红肿，口干稍减，方药随症加减，连续服药 14 剂，诸症明显减轻。(《卢化平医案》)

案 3　刘渡舟治疗白浊案

宋某，男，40 岁。1994 年 1 月 10 日初诊。

自诉每天大便时有白色分泌物从小便流出，当时并未介意，后症状逐渐加重。经西医。检查怀疑为"前列腺液漏症"，患者特来我处就诊。大便时前阴流白浊物较多，伴有肢酸腿软、周身乏力、阴囊经常潮湿、小便色黄、大便略干、汗多、口渴、心烦等症。视其舌苔白腻而厚，切其脉则见滑细。

此证为膏粱之变，脾胃湿热下注所致。治当芳香化浊，清热利湿。

［处方］藿香 10g，防风 8g，生石膏 30g，栀子 10g，生甘草 2g，苍术 10g，黄柏 10g。

并嘱禁食辛辣肥甘酒肉食物。

服药 7 剂后，白浊与阴囊潮湿明显减轻，汗出减少。但口渴与乏力未痊。上方生甘草换成炙甘草 8g，继服 7 剂，白浊与阴囊潮湿完全消失，余症皆瘳。(《刘渡舟临证验案精选》)

清胃散

《脾胃论》

【组成】生地黄　当归身各三分（各6g）　牡丹皮半钱（9g）　黄连六分，夏月倍之，大抵黄连临时增减无定（9g）　升麻一钱（6g）

【用法】上药为细末，都作一服，水一盏半，煎至七分，去滓，放冷服之（现代用法：作汤剂，水煎服）。

【功用】清胃凉血。

【主治】胃火牙痛。牙痛牵引头疼，面颊发热，其齿喜冷恶热，或牙宣出血，或牙龈红肿溃烂，或唇舌腮颊肿痛，口气热臭，口干舌燥，舌红苔黄，脉滑数。

【方论选录】

明·吴崑：牙疳肿痛者，此方主之。牙疳责胃热，肿责血热，痛责心热。升麻能清胃，黄连能泻心，丹皮、生地能凉血。及当归者，所以益阴，使阳不得独亢尔。（《医方考》）

清·张石顽：犀角地黄汤专以散瘀为主，故用犀、芍；此则开提胃热，故用升、连。（《张氏医通》）

清·罗美：阳明胃多气多血，又两阳合明为热盛，是以邪入而为病常实。若大渴、舌苔、烦躁，此伤气分，热炙大腑，燥其津液，白虎汤主之。若醇饮肥厚，炙煿过用，以致热壅大腑，逆于经络，湿热不宣，此伤血分，治宜清胃。方中以生地凉血为君；佐以牡丹皮，去蒸而疏其滞；以黄连彻热燥湿为臣，和之以当归，辛散而循其经；仍用升麻之辛凉升举，以腾本经之清气，即所谓升清降浊，火郁发之者也。如是而喉咽不清，齿龈肿痛等，廓然俱清矣。（《古今名医方论》）

清·徐大椿：热郁阳明，胃火炽甚，故牙龈肿痛或腐烂生疳焉。生地滋阴壮水以清火之源，丹皮凉血泻热以宣水之用，黄连清心火，当归养血脉，升麻升清泻热，甘草缓中泻火。胃热过盛加石膏，泻阳明之腑热也。使热从经散，则胃火得泄而牙龈清润，无肿痛腐烂之虞，何生疳之足虑哉？此升阳清火之剂，为胃火炽盛之方。（《医略六书·杂病证治》）

清·汪绂：胃热上行于齿，则经病而非腑病。胃经气血皆盛，故气热则血随以上行，轻则齿痛、牙宣、腮肿、龈烂，重则亦至吐血、衄血。以胃热伤血伤阴，故以滋阴养血为治，生地、丹皮、当归是也，平阴阳也，此滋阴以配阳，非用水以胜火；苦以泄之，除内热也，黄连泄心肝之热，又石膏之淡亦能泄以去胃腑之热；辛以散之，去经热也，石膏、升麻皆辛以散经热。（《医林纂要探源》）

清·费伯雄：凉血解热，升阳散火。胃气清，则诸病自除矣。（《医方论》）

清·唐宗海：方治脏毒，义取清火。而升麻一味，以升散为解除之法，使不下迫，且欲转下注之热，使逆挽而上，不复下注。目疾、口舌之风火，亦可借其清火升散以解。升麻与葛根黄芩汤相仿。(《血证论》)

今·李畴人：此方全借石膏之平胃热，及生地、丹皮得力；升麻能升清降浊，黄连泻火降逆，当归导血归经，始阳明之邪火下降而不上升，吐血、衄血可平矣。(《医方概要》)

今·盛心如：牙床为阳明之络所环绕，牙齿为少阴之气所发泄，故凡牙病之为患，胃与肾二者而已，胃有积热，则肾液被劫。本方以石膏清阳明之热，即以生地滋少阴之液；心为火位之主，胃热缘于心火，取黄连苦寒以直折；胃为血脉之海，胃热血分亦热，取丹皮苦寒以凉血，当归养肝以和血，升麻升清而降热。若便闭者，不妨合承气以下之。(《实用方剂学》)

今·湖北中医药大学方剂教研室：东垣清胃散，乃清胃凉血之重要方剂。临床上用治胃火上炎，牙痛龈肿，牙宣出血等症，其效甚佳。本方药仅五味，但泻火解毒，清热凉血，养血和血之功俱备，而以泻火、解毒、凉血为其主要作用。清泻胃火之方，何以要用凉血之品？盖胃为多气多血之腑，热积胃腑，势必影响血分，血得热而妄行，故见牙龈出血等症。此时，若仅以黄连清泻气分之热，而遗血分伏热不清，则诸证终难解除。故本方以生地、丹皮清热凉血，与黄连配，气血两清，除热务尽。方中配伍升麻一味，其义有三：其一，热积胃腑之证，上攻而郁于经络，火热郁结不解，当因势利导，故用升麻泄而发之，此即“火郁发之”之义；其二，升麻禀寒凉之性，具清热解毒之功，善解阳明热毒；其三，升麻为阳明经的引经药，可引诸药直达病所。一药而兼三用，足见李氏用药之妙。升麻与黄连配伍，一升一降，黄连得升麻，泻火而无凉遏之弊；升麻得黄连，散火而无升焰之虞，配伍颇为得法。有人认为此乃师法于孙真人治疗口舌生疮用升麻三十铢、黄连十八铢之意，是有一定道理的。

《医方集解》于方中加石膏一味，其清泻胃火之力则更强。汪氏可谓善于化裁古方者。(《古今名方发微》)

【验案选录】

案1　康广盛治疗口腔溃疡案

某，男，36岁。1994年7月3日就诊。

该患者口腔黏膜溃疡反复发作3年，近日来口中溃疡多处发生，疼痛难忍，说话及进食均感困难，口渴欲饮，口臭，溲黄便结，苔黄腻，脉洪大而数。

[查体] 上下唇黏膜及左侧颊黏膜上有绿豆大溃疡四处，局部黏膜红肿。

[西医诊断] 复发性口腔溃疡。

[中医诊断] 口疮。

方用清胃散，日1剂煎服。部分药液含漱。口腔局部用西瓜霜喷于溃疡面，日数次。

2日后，局部疼痛消失，溃疡面缩小，4日后痊愈。(《中医名方临床新用》)

案 2　康广盛治疗胃痛案

某，男，45 岁。

患者 1 个月前因右下肢疼痛而口服西药，病情好转，但 1 周前自觉胃脘部灼热疼痛，泛酸嘈杂，嗳气口干，舌红苔黄，脉数。

辨证属胃痛之胃热郁滞。方用清胃散加味。

当归 15g，黄连 15g，生地 3g，丹皮 15g，石斛 20g，麦冬 20g，元胡 1g，山药 30g。

服 3 剂后症状减轻，继服 3 剂告愈，随访 3 年未复发。(《中医名方临床新用》)

案 3　康广盛治疗荨麻疹案

某，女，30 岁。

患者全身密布大小不等、形状不一的鲜红色风团，瘙痒剧烈，伴发热，心烦口渴，神疲纳呆，小便黄，大便难，舌红苔黄，脉弦数。

证属胃热蕴结，肌肤血热。

方用清胃散加味：黄连 6g，生地 30g，丹皮 15g，升麻 10g，当归 10g，白僵蚕 10g，蝉蜕 10g。

连服 5 剂，疹退痒止，病瘥。(《中医名方临床新用》)

案 4　郭湘云治疗狐惑病案

女，72 岁。

[主诉] 前阴溃疡、痛痒，口腔溃烂，咽干口臭，全身虫爬感已多年，反复发作不能治愈。

[查] 口腔黏膜溃疡多个，上下齿龈各有溃疡，脉濡数，舌红胖，苔薄黄腻。

证属湿热并重型狐惑病。治宜清热利湿，升清降浊。方用清胃散化裁。

黄连、生地、当归、防风，丹皮、厚朴各 10g，薏苡仁、玄参、银花、白术各 30g，柴胡 15g，升麻、枳壳各 5g。

水煎服，1 日 1 剂。苦参水煎液漱口。苦参、地肤子水煎液洗前后阴。

10 剂后，上下溃疡大减，又服月余，痊愈。(《清热方剂的药理与临床》)

案 5　张有载治疗脱肛案

易某，男，49 岁，农民。

自诉素有大便干结脱肛病史。但便后托上即不甚碍。近因白天烤火，晚上熬夜，加以偏食煎炒，大便干结难解，脱肛不收，露出肛门外已半月，抬来就诊。

察其面色暗滞，口唇燥裂，舌苔黄厚，虽时值隆冬，头额冒汗，汗如油垢黏手。揭被检查，被内热气冲冲，放出腥秽气味。直肠脱出 4 寸许，因外露日久，已发炎肿大，颜色深红。

[辨证] 胃肠蕴热，热气下迫。

[治法] 清胃泻热。配合外治，整体与局部兼顾。

[方药]内服外用。

(1)内服清胃散加味：生地黄18g，升麻10g，羌活10g，防风10g，黄连5g，当归尾10g，赤芍10g，牡丹皮10g，石膏30g，大黄9g，枳实10g。水煎服，每日1剂。

(2)外用。先用芒硝60g，泡开水待冷，坐浴患处，盖取“热胀冷缩”之理，且芒硝咸寒，咸能软坚，寒以泻热。浴后直肠即较缩小而柔软，再用药棉轻轻拭干，四周涂上四环素软膏。然后用消毒敷料垫着托上。外面用布兜紧，令其静睡。

服1剂，即下燥屎数枚。继服2剂大便通畅，肛门坠胀顿减。肛虽仍脱，但可托上。并能下床活动。药既中病，不必更方，原方去大黄，再服20余剂，直肠已不下垂而愈。(《外科专病中医临床诊治》)

玉女煎

《景岳全书》

【组成】石膏三至五钱（9~15g）　熟地三至五钱或一两（9~30g）　麦冬二钱（6g）　知母　牛膝各一钱半（各5g）

【用法】上药用水一盅半，煎七分，温服或冷服（现代用法：水煎服）。

【功用】清胃热，滋肾阴。

【主治】胃热阴虚证。头痛，牙痛，齿松牙衄，烦热干渴，舌红苔黄而干。亦治消渴，消谷善饥等。

【方论选录】

清·叶天士：既云水亏火盛，竟宜滋阴降火，不必用石膏。少阴不足，是肾虚火亢，当补肾为主。至若阳明有余，乃胃中之实火，当清胃火。病属两途，岂可石膏、熟地并用乎？认病不真，立方悖谬。若真阴亏损而用石膏，害人不浅。(《景岳全书发挥》)

清·王孟英：陈修园力辟此方之谬，然用治阴虚胃火炽盛之齿痛，颇有捷效。若治温热病，地黄宜生，牛膝宜删。叶氏引用，决不泥守成方。近读《景岳发挥》，果与陈氏之论印合。(《温热经纬》)

清·王旭高：此寓补阴于清火之中。泻黄散用防风，欲其火从上散；此用牛膝欲其火从下达。此方治少阴阴虚、阳明火盛之法。若少阴阳虚、阳明胃实，当用附子泻心汤。(《王旭高医书六种·退思集类方歌注》)

清·张秉成：夫人之真阴充足，水火均平，决不致有火盛之病。若肺肾真阴不足，不能濡润于胃，胃汁干枯，一受火邪，则燎原之势而为似白虎之证矣。方中熟地、牛膝以滋肾水；麦冬以保肺金；知母上益肺阴，下滋肾水，能制阳明独胜之火；石膏甘寒质重，独入阳明，清胃中有余之热。虽然理虽如此，而其中熟地一味，若胃火炽盛者，尤宜斟酌用

之，即虚火一证，亦宜改用生地为是。(《成方便读》)

清·徐玉台：阳明、少阴二经，皆是津液所关；阳明实则火炽而津液涸，少阴虚则水亏而津液亦涸。考两经合治之方，仲景猪苓汤养阴而兼利水；景岳玉女煎养阴而兼清火。盖白虎汤治阳明而不及少阴，六味地黄汤治少阴而不及阳明。是方石膏清胃，佐知母以泻肺气，实则泻其子也；熟地滋肾，佐麦冬以清治节，虚则补其母也；牛膝入络通经，能交和中下，尤为八阵中最上之方。(《医学举要》)

清·唐容川：夫血之总司在于胞室，而胞宫冲脉上属阳明，平人则阳明中宫化汁变血，随冲脉下输胞室。吐血之人，胞宫火动气逆，上合阳明，血随而溢。咳嗽不休，多是冲脉上合阳明，而成此亢逆之证。方用石膏、知母以清阳明之热，用牛膝以折上逆之气，熟地以滋胞宫之阴，使阳明之燥平，冲脉之气息，亢逆之证乃愈矣。景岳制此方，曾未见及于此，修园又加贬斥，而王士雄以为可治阴虚胃火齿痛之证，皆不知此方之关冲脉，有如是之切妙也。麦门冬治冲逆，是降痰之剂；此方治冲逆，是降火之剂。(《血证论》)

清·陈修园：仲景用石膏清中，有白虎、竹叶二汤；用石膏祛邪，有大青龙、越婢二汤；用石膏出入加减，有小青龙、木防己二汤，俱极神妙。景岳竟与熟地、牛膝同用，圣法荡然……余目击服此煎者，无一不应此症也。(《医学从众录》)

清·吴坤安：若感温邪，治不中窾，热毒内燔，必至气血两伤。如脉左数右大，烦渴口糜，舌赤唇焦是也。宜玉女煎。(《伤寒指掌》)

今·李畴人：此泻阳明胃火而救肺肾阴虚之方也。生地清阳明血分而滋阴，石膏清阳明气分而泻火，麦冬、知母、牛膝佐其不足。泻有余，而补不足，加减变通，存乎其人。(《医方概要》)

今·丁学屏：此治肾阴匮乏，胃火升浮之法。叶氏《临证指南医案》以之治消渴，亦无非取其滋补少阴，清泄阳明之用耳。清代浙绍名医俞根初先生，于玉女煎中，加紫石英 12g（研），灵磁石 12g（研），东白薇 12g，石决明 15g（杵），青盐半夏 3g，名新加玉女煎，治肝挟胆火化风上翔，冲气逆上而冲心之冲咳、冲呃、冲厥。亦俞氏实验之一得焉。笔者以玉女煎治肾水不足，胃火上浮之齿痛，用玉女煎方，以生地易熟地，加细辛 1.5~2.1g 反佐，辄能应手取效。(《古方今释》)

【验案选录】

案1　戴裕光治疗牙龈肿痛案

唐某某，女，38 岁，教师。初诊：1985 年 4 月 5 日。

1 周来牙龈肿痛，低热，体温 37.5℃，欲食冷物，大便干燥，隔天 1 次，经口腔科检查：右下齿龈 2.0cm × 1.5cm 脓肿，于 3 天前行切开引流，现已基本愈合。现仍牙龈肿痛，低热，大便未解，舌质红，舌苔白腻、根部黄，脉弦数。冬季以来食辛辣燥热之品不断，灼伤阴津，风火外侵，灼液成痰，痰热中阻。

辨证为胃阴虚痰热胃火证。法当清胃热、养胃阴。宗玉女煎加味。

[处方]大生地24g，生石膏（先煎）40g，知母9g，麦冬15g，怀牛膝15g，石斛12g，香白芷12g，北细辛4g，薄荷9g，生甘草4g，芦根20g。

3剂。每日1剂，水煎服。

二诊：1985年4月9日。体温已正常，牙龈肿消痛止，大便能解，但仍干燥，加川军炭9g。再服3剂。

三诊：1985年4月15日。诸症已除，给予本院内制剂“甘露饮”500ml，每服40ml，日3次，巩固疗效。（《戴裕光医案》）

案2 孔昭遐治疗口糜案

龚某，女，42岁。2006年3月21日初诊。

复发性口腔溃疡5年余，常因劳累，生气或进食辛辣之物后发作。

现症见口腔上下唇及舌缘黄豆粒大小之溃疡4个，表面是黄白色，周围黏膜色红。灼热疼痛，遇热食疼痛加剧。口干口臭，二便尚利。舌质红，苔薄黄而腻，脉细数，证属口糜。

[辨证治法]此为脾胃积热，心火炽盛所致。治拟清热降火。玉女煎加减。

[处方]生石膏（先煎）、金银花各30g，肥知母、粉丹皮、射干片、淡竹叶各10g，淡黄芩、连翘壳、寸麦冬各15g，生地黄12g，川黄连6g，生甘草6g。水煎服，日1剂。7剂。

锡类散，吹口，日3次。

[禁忌]忌食辛辣上火食品，避免情绪激动或过度劳累。

复诊：2006年3月28日。药后口腔溃疡已消。（《孔昭遐医案》）

泻　白　散

《小儿药证直诀》

【组成】地骨皮　桑白皮炒，各一两（各30g）　甘草炙，一钱（3g）

【用法】上药锉散，入粳米一撮，水二小盏，煎七分，食前服（现代用法：水煎服）。

【功用】清泻肺热，止咳平喘。

【主治】肺热喘咳。气喘咳嗽，皮肤蒸热，日晡尤甚，舌红苔黄，脉细数。

【方论选录】

明·吴崑：肺火为患，喘满气息者，此方主之。肺苦气上逆，故喘满；上焦有火，故气急，此丹溪所谓气有余便是火也。桑白皮味甘而辛，甘能固元气之不足，辛能泻肺气之有余；佐以地骨之泻肾者，实则泻其子也；佐以甘草之健脾者，虚则补其母也。此云虚实

者，正气虚而邪气实也。又曰：地骨皮之轻，可使入肺，生甘草之平，可使泻气，故名以泻白。(《医方考》)

明·李时珍：桑白皮、地骨皮皆能泻火从小便去，甘草泻火而缓中，粳米清肺而养血，此乃泻肺诸方之准绳也。元医罗天益言其泻肺中伏火而补正气，泻邪所以补正也。若肺虚而小便利者，不宜用之。(《本草纲目·木部》)

清·季楚重：《经》云，肺苦气上逆。上逆则上焦郁热，气郁生涎，火郁生热，因而治节不行，壅甚为喘满肿嗽。泻白者，正金之令，驱气之逆，非劫金而泻之也，法使金清则气肃。桑根白皮，禀西方燥金之气，甘辛能入肺而泻气之有余；地骨皮凉平，调不足之阴，能清阴中之火，滋肾子以清母；甘草益土和中，且生能泻火，补母土以食子，泻补交致，金元自正；于以佐桑皮而行造气之膹郁，鲜不达矣，较之黄芩、知母，苦寒伤胃者远矣。夫火热伤气，救肺之治有三：伤寒邪热侮肺，用白虎汤除烦，此治其标；内症虚火烁阴，用生脉散益阴，此治其本；若夫正气不伤，郁火又甚，则泻白散之清肺调中，标本兼治，又补二方之不及也。(《古今名医方论》)

清·汪昂：此手太阴药也。桑白皮甘益元气之不足，辛泻肺气之有余，除痰止嗽；地骨皮寒泻肺中之伏火，淡泄肝肾之虚热，凉血退蒸；甘草泻火而益脾，粳米清肺而补胃，并通常五热从小便出。肺主西方，故曰泻白。(《医方信要解》)

清·汪绂：桑白皮甘酸微辛，补敛肃清之气，而泻其邪火，为清肺君药。地骨皮甘淡，甘则能补，凡甘淡之味能上行而补肺，以其补土而上浮，则土能生金；而淡者又水之源，金能生水，故凡甘淡上行者，又多能泻火而下滋肾水；凡木之根皮，其气上行，其体在下，地骨皮上行则泻肺中之伏火而解肌热、止嗽定喘，又淡渗下行，而泻肝肾之虚热，以凉血退骨蒸。此所治症，虽曰肺火，实亦本肝肾之火上行，故用地骨皮，兼清上下也。甘草生用能补土，上行而泻肺火。泻火者，清之、散之，非必抑而下之；粳米补敛肺气。(《医林纂要探源》)

清·吴瑭：历来注此方者，只言其功，不知其弊……愚按此方治热病后与小儿痘后，外感已尽，真气不得归元，咳嗽上气，身虚热者，甚良；若兼一毫外感，即不可用。如风寒、风温正盛之时，而用桑皮、地骨，或于别方中加桑皮，或加地骨，如油入面，锢结而不可解矣。(《温病条辨》)

清·费伯雄：肺金有火，则清肃之令不能下行，故洒淅寒热而咳嗽喘急，泻肺火而补脾胃，则又顾母之法也。若加黄连，反失立方之旨。(《医方论》)

清·张秉成：治肺火皮肤蒸热，洒淅恶寒，日晡益盛，喘嗽气急等证。夫肺为娇脏而属金，主皮毛，其性以下行为顺，上行为逆，一受火逼，则以上之证见矣。治此者，皆宜清之降之，使复其清肃之令。桑白皮，皮可行皮，白能归肺，其甘寒之性，能入肺而清热，故不待言。而根者入土最深，能清而复降，又可推想。地骨皮深入黄泉，无所底止，其甘淡而寒之性，虽能泻肺之伏火，然观其命名取意，能入肝肾，凉血退蒸。可知二皮之

用，皆在降肺气，降则火自除也。甘草泻火而益脾，粳米清肺而养胃，泻中兼补，寓补于宣，虽清肺而仍固本耳。（《成方便读》）

近·张山雷：此为肺火郁结，窒塞不降，上气喘急者之良方。桑白、地骨，清泄郁热，润肺之燥，以复其顺降之常。唯内热上扰，燥渴舌绛者为宜。若外感寒邪，抑遏肺气，鼻塞流涕，咳嗽不爽，法宜疏泄外风，开展肺闭者，误用是方，清凉抑降，则更增其壅矣。（《小儿药证直诀笺正》）

今·湖北中医药大学方剂教研室：经曰："诸气膹郁，皆属于肺。"肺有伏火，清肃之令失常，气逆不降，则咳嗽等症作。火郁气逆之证，治当清之降之，然肺为娇脏，质秉清虚，不耐寒热。且小儿脏腑柔弱，易虚易实，因此，清热不可过用苦寒。故钱氏制方，力避苦寒泻火峻剂，而选用甘寒滋润之品。泻白散药味甘润和平，泻火而不伤阴，适用于肺热阴伤，气逆不降之喘咳证，尤宜于正气不太伤，伏火不太甚者。临床上用之得法，疗效颇著，故李时珍谓之为"泻肺诸方之准绳"，或谓本方"无泻肺之理"，未免失之过激。不过泻白散的清热作用毕竟不强，若肺热盛者，于方内酌情加入知母、黄芩等，可加强其泻热作用，此又不可拘泥。至于吴鞠通提出有外邪不可用泻白散之说，亦有一定道理。因方中药物均无宣散透邪之功，用原方可使病邪留恋难解。但也不可一概而论，若风温外感，邪在肺卫，于方中加用银花、连翘、牛蒡子、薄荷等辛凉透泄之品，亦可奏功。若为风寒外感，则本方断不可用，张山雷之诫，又当切记。（《古今名方发微》）

今·丁学屏：肺为清虚之所，位居最高，又为娇脏，畏寒怕热，肺受热灼，则为咳逆喘满。方中桑白皮味甘性寒，入手太阴气分，泻肺火，降肺气，祛痰嗽，以之为君；地骨皮味淡性寒，入手太阴血分，降肺中伏火，用以为臣；甘草粳米，调护胃气，甘守津还。此方性味平和，气血同治，治小儿稚嫩之体，最为相宜焉。沈氏于此方加黄芩一味，名黄芩泻白散，以增其清热泻火之药力，咳嗽痰出黄稠者宜之。（《古方今释》）

【验案选录】

案1　谢海洲治疗肺癌术后发热案

董某，男，60岁，干部。1981年8月16日。

因患肺癌，曾于1980年8月8日行右上肺叶切除术，术后1个月始作纵隔放疗，放疗后曾4次出现发热，但常于一两天内退热。1981年8月16日又现发热，呈持续高热状态，绵延未平，伴胸痛，咳嗽，口干而苦，脉弦缓，舌质干红，苔有裂纹。

[辨证治法] 以气阴两虚之体，加之手术、放疗，反复发热，耗伤津液。真阴亏损则不能制火，火炎刑金，清肃之令失常，水津不得四布，以致咳嗽胸痛，口干而苦。法拟清虚热，养阴利肺。方拟泻白散以清金，百合固金汤以保肺，更入冬虫夏草补肾益肺，协而收功。

[处方] 桑白皮12g，百合12g，青蒿15g，白芍12g，地骨皮12g，生地12g，白薇9g，藕节15g，知母9g，石斛12g，茜草12g，白茅根15g，冬虫夏草3g。7剂，水煎服。

另服利肺片2瓶，每次5片，日2次。清开灵10支，每次1支，日1次肌注。

二诊：1981年8月25日。药后热势稍缓，转为午后发热，仍宗前法略增补土生金之品，前方加生黄芪15g，白术20g，阿胶（烊化）9g，水煎服，再服7剂。

三诊：1981年9月3日。热已平息，咳嗽尚剧，胸痛口干，纳少肢肿，大便微溏，脉滑，舌红苔少有裂纹，仍以前方加减，巩固疗效。

[处方] 桑白皮12g，百合9g，杏仁9g，白茅根12g，地骨皮12g，白薇9g，茜草9g，藕节15g，补骨脂9g，升麻炭6g，冬虫夏草6g，琥珀末3g（冲服）。水煎服，5~10剂。

四诊：1981年9月15日。诸症减轻，拟养阴润肺、止咳化痰法，以月华丸加减。

[处方] 北沙参15g，瓜蒌15g，川贝母9g，茯苓9g，阿胶（烊化）9g，冬虫夏草5g，石斛12g，枇杷叶12g，莲子9g，山药12g，天麦冬各9g。水煎服，5~10剂。

五诊：1981年9月27日。治疗期间，患者又因肠痈而手术，术后又现低热，恶心纳呆，查舌红少津，脉弦滑。术后气血再伤，津耗待复，急治以益气生津，兼清余邪，竹叶石膏汤加减。

[处方] 北沙参15g，石斛12g，鲜芦根15g，天麦冬各9g，天花粉12g，竹叶9g，清半夏12g，生熟地各9g，淡鲜竹沥水30ml（冲）。水煎服，5~10剂。

六诊：1981年10月9日。4个月来共服药50余剂，近期已1个月余未现发热。胸痛、咳嗽亦除，纳食日增，睡眠正常。拟养阴润肺法收功，仍宗月华丸方加减。

[处方] 天麦门冬各9g，北沙参15g，茯苓9g，浙贝母9g，百部12g，生熟地各9g，阿胶9g，山药12g，冬虫夏草6g，石斛12g，功劳叶15g，三七粉3g（冲服），淡鲜竹沥水30ml（冲），蛇胆陈皮末1支（冲）。水煎服，5~10剂。

另服养阴清肺膏4瓶，每服1食匙，日服2次。(《谢海洲医案》)

案2　马光亚治疗顽固性湿疹案

孙某，男，48岁，居台北中和县中和乡安街某巷某弄。1979年6月21日初诊。

患顽固性湿疹，瘙痒成片，常起皮屑，数年不愈。是日延师诊治，以消风散与之，服方4剂，功效不著。

复诊：6月26日。师以切诊，触扪皮肤，发觉其病有特殊之处，痒时皮肤热如火燎。师凭热之感觉在皮肤之上，铭记“肺主皮毛”古训，辨证肺热，遂立清肺之法，拟方泻白散加味。

桑白皮9g，地骨皮9g，桔梗9g，连翘9g，黄芩6g，枳壳6g，炒栀子6g，麦冬9g，杏仁9g，知母6g，浙贝9g，蚕沙9g，丹皮9g，甘草3g。

三诊：6月30日。服方3剂，大效，皮肤已不甚觉热，痒减80%。唯皮肤略觉干燥。更方仍以泻白散加味。

桑白皮9g，地骨皮12g，连翘9g，黄芩6g，栀子6g，桔梗9g，蝉蜕5g，知母6g，浙贝母9g，杏仁9g，芦根12g，麦冬9g，丹皮9g，枳壳6g，六一散6g，蚕沙9g。

四诊：7月5日。服药后，皮肤已不甚痒，唯疹痕甚红，未消，小溲觉热，师于前方去贝母、杏仁，加红花 3g，苡仁 9g，黄柏 6g，嘱服 3 剂。

五诊：7 月 8 日。疹痕渐消，小便亦不觉热。师于前方去黄芩、栀子、黄柏等苦寒之味，加麦冬、生地、牛蒡子、茯苓等味，药后病瘥。

1980 年 12 月因感冒就诊，告之皮肤病愈后未再复发。(《马光亚医案》)

案 3 施今墨治疗肺胀案

班某，女，50 岁。

初诊：高热四日，咳嗽喘息胸胁均痛，痰不易出，痰色如铁锈。经西医诊为大叶性肺炎，嘱住院医治，患者不愿入院，要服中药治疗。初诊时体温 39.6℃，两颧赤，呼吸急促，痰鸣，咳嗽频频。舌苔白，中间黄垢腻，脉滑数，沉取弱。

[辨证立法] 风邪外束，内热炽盛。气逆喘满，是属肺胀。热迫血渗，痰如铁锈。气滞横逆，胸胁疼痛。急拟麻杏石甘汤合泻白散、葶苈大枣汤主治，表里双清，泻肺气之胀满。

[处方] 鲜苇根 30g，前胡 5g，红枣（去核）5 枚，葶苈子（同布包）3g，鲜茅根 30g，炙白前 5g，半夏曲 6g，炙麻黄 1.5g，炒杏仁 6g，生石膏（打、先煎）15g，炙陈皮 5g，冬瓜子（打）15g，旋覆花 6g，代赭石（同布包）12g，炙苏子 5g，苦桔梗 5g，鲜杷叶 12g，地骨皮 6g，西洋参（另炖服）10g，鲜桑皮 5g，炙甘草 3g。

二诊：服 2 剂痰色变淡，胸胁疼痛减轻，体温 38.4℃，咳喘如旧。

拟麻杏石甘汤、葶苈大枣汤、旋覆代赭汤、竹叶石膏汤、泻白散诸方化裁，另加局方至宝丹 1 丸。

三诊：服药 2 剂，体温 37.5℃，喘息大减，咳嗽畅快，痰易吐出，痰色正常，胁间仍痛，口渴思饮。

[处方] 鲜杷叶 10g，肥知母（米炒）10g，天花粉 12g，鲜桑白皮 5g，大红枣（去核）3 枚，葶苈子（同布包）2.1g，鲜地骨皮 6g，旋覆花 6g，代赭石（同布包）10g，半夏曲 6g，炙紫菀 5g，生石膏（打先煎）12g，黛蛤散 10g，海浮石 10g（同布包），炙白前 5g，冬瓜子（打）15g，苦桔梗 10g，青橘叶 5g，炒杏仁 6g，淡竹叶 6g，焦远志 6g，粳米百粒。同煎。

四诊：前方服 2 剂，体温已恢复正常，咳轻喘定，痰已不多，胁痛亦减，但不思食，夜卧不安。病邪已退，胃气尚虚，胃不和则卧不安，调理肺胃，以作善后。

[处方] 川贝母 10g，炒杏仁 6g，冬瓜子（打）12g，青橘叶 6g，酒黄芩 6g，苦桔梗 5g，生谷芽 10g，旋覆花 6g，海浮石（同布包）10g，半夏曲 5g，北秫米（同布包）10g，生麦芽 10g，炙紫菀 5g，广陈皮炭 6g，佩兰叶 10g，炙白前 5g，焦远志 6g。(《施今墨医案》)

案 4 施今墨治疗高热案

李某，男，15 岁。

发热持续 10 日不退，体温常在 39℃左右，咳嗽喘促，呼吸困难，鼻翼扇动，吐痰稠黏而带血色，烦渴思饮，便干溲赤，北京协和医院诊断为大叶性肺炎，经用青、链霉素，效果不显，特来就诊。舌苔白，质红绛，脉数而软。

［辨证立法］寒邪犯肺，郁而为热，肺气壅胀不宣，咳喘鼻煽。津液不布，故烦热口渴。拟用清热宣肺定喘以治。

［处方］北沙参10g，炙麻黄1.5g，生石膏（打，先煎）12g，炒杏仁6g，鲜苇根15g，酒条芩10g，陈橘红5g，炙苏子5g，大红枣（去核）5枚、葶苈子（同布包）5g，陈橘络5g，炙前胡5g，炒枳壳5g，苦桔梗5g，桑白皮（炙）6g，炙甘草3g。

二诊：服3剂，热退喘咳减轻。前方去苇根，加半夏曲10g，天竺黄6g。

三诊：服3剂，喘已止，微有咳，唯食欲尚未恢复。

［处方］北沙参10g，天花粉10g，炒杏仁6g，陈橘红5g，炙苏子5g，大红枣5枚、葶苈子（同布包）5g，陈橘络5g，炙前胡5g，佩兰叶10g，炙桑皮5g，炒枳壳5g，苦桔梗5g，谷麦芽各10g，炙甘草3g，天竺黄6g，半夏曲（同布包）10g。(《施今墨医案》)

案5　施今墨治疗肺痈案

冯某，男，59岁。

病历二月，初患咳嗽，胸际不畅，未以为意，近日咳嗽加剧且有微喘，痰浊而多，味臭，有时带血，胸胁震痛，稍有寒热，眠食不佳，小便深黄，大便干燥。舌苔黄厚，脉滑数。

［辨证立法］外感风寒，未得发越，蕴热成痈。治宜排脓解毒，涤痰清热为主。

［处方］鲜苇根24g，桑白皮6g，鲜茅根24g，代赭石12g，旋覆花6g（同布包），地骨皮6g，生苡仁18g，陈橘红5g，炒桃仁6g，冬瓜子（打）18g，陈橘络5g，炒杏仁6g，北沙参10g，苦桔梗6g，仙鹤草18g，粉甘草5g。

二诊：服药5剂寒热渐退，喘平嗽轻，痰减仍臭，已不带血，眠食略佳，二便正常，尚觉气短，胸闷，仍遵原法。

［处方］鲜苇根24g，溏瓜蒌18g，鲜茅根24g，干薤白10g，代赭石12g，旋覆花（同布包）6g，炙白前5g，炙紫菀5g，半夏曲10g，炙百部5g，炙化红5g，枇杷叶6g，炒桃仁6g，生苡仁18g，苦桔梗5g，炒杏仁6g，冬瓜子（打）24g，粉甘草5g，北沙参10g。

三诊：服药6剂，诸证均减，唯较气短，身倦脉现虚弱，此乃病邪乍退，正气未复之故。

［处方］北沙参12g，枇杷叶6g，云茯苓10g，南沙参10g，半夏曲10g，云茯神10g，苦桔梗6g，炒白术10g，三七粉3g（分2次冲服），炒枳壳5g，化橘红5g，白及粉3g（分2次冲服），冬虫草10g，粉甘草5g。(《施今墨医案》)

芍　药　汤

《素问病机气宜保命集》

【组成】芍药一两（30g）　当归半两（15g）　黄连半两（15g）　槟榔　木香　甘草炒，各二钱（各6g）　大黄三钱（9g）　黄芩半两（15g）　官桂二钱半（5g）

【用法】上药㕮咀，每服半两（15g），水二盏，煎至一盏，食后温服（现代用法：水煎服）。

【功用】清热燥湿，调气和血。

【主治】湿热痢疾。腹痛，便脓血，赤白相兼，里急后重，肛门灼热，小便短赤，舌苔黄腻，脉弦数。

【方论选录】

清·罗美：本方注云：溲而便脓血，知气行而血止也。行血则便脓自愈，调气则后重自除，至今推为要言，然非知本之论也。夫滞下本太阴病，长夏令行，土润溽暑，太阴本虚，暑湿不攘，土湿木郁，木郁则伤土，太阴失健运，少阳失疏达，及饮食失节不化，至秋金收令行，火用不宣，郁蒸之久，而滞下之症作矣。是始为暑伤气，继为气伤血，因而为白、为赤、为兼赤白，下迫窘急，腐秽下去，以成后重。方以芍、草为君，用甲乙化土法，先调脾，即于土中升木；顾湿热必伤大肠，黄连燥湿清热、厚肠胃，黄芩清大肠火为臣；久积必中气逆滞，疏滞以木香，下逆以槟榔，当归和气血为佐；桂补命门，实土母，反佐温而行之，恐芩、连之胜令也。斯少阳达，太阴运矣。若大实痛者加大黄，用仲景芍药汤加大黄法，以荡腐秽，无留行矣。是方允为滞下本方。（《古今名医方论》）

清·汪昂：此足太阴、手足阳明药也。芍药酸寒，泻肝火，敛阴气，和营卫，故以为君。大黄、归尾破积而行血，木香、槟榔通滞而行气，黄芩、黄连燥湿而清热。盖下痢由湿热郁积于肠胃，不得宣通，故大便重急，小便赤涩也。辛以散之，苦以燥之，寒以清之，甘以调之。加肉桂者，假其辛热以为反佐也。此方盖本仲景黄芩汤而加行气调血之药。（《医方集解》）

清·徐大椿：湿蒸热郁，迫肠胃而里急后重，故腹痛不止，下痢窘迫焉。大黄荡热下积，白芍和血敛阴，木香调气化开胃，槟榔破滞气宽肠，黄连清心脾之火，黄芩清肺肠之火，当归养营血以润肠，甘草缓中气以和胃，肉桂为寒因热用之向导，且以暖营血以温经气也。复加枳壳泻滞气，汤名导气者，以气为血帅，俾中气敷布，则湿热消化而肠胃肃清，腹痛利下无不退，安有里急后重之患乎？此导滞涤热之剂，为赤白痢后重急痛之方。（《医略六书·杂病证治》）

清·陈念祖：方中当归、白芍以调血，木香、槟榔以调气，芩、连燥湿而清热，甘草调中而和药。又用肉桂之温，是反佐法，芩、连必有所制而不偏也。或加大黄之勇，是通滞法，实痛必大下之而后已也。余又有加减之法：肉桂色赤入血分，赤痢取之为反佐，而地榆、川芎、槐花之类，亦可加入也；干姜辛热入气分，白痢取之为反佐，而苍术、砂仁、茯苓之类，亦可加入也。（《时方歌括》）

清·费伯雄：此即通因通用之法。湿热郁蒸，气血瘀壅，故下利而后重。行血理气，则血止而后重自除矣。（《医方论》）

清·张秉成：夫痢之为病，固有寒热之分，然热者多而寒者少，总不离邪滞蕴结，以致肠胃之气不宣，酿为脓血稠黏之属。虽有赤白之分，寒热之别，而初起治法，皆可通因通用。故刘河间有云：行血则便脓自愈，调气则后重自除。二语足为治痢之大法。此方用大黄之荡涤邪滞，木香、槟榔之理气，当归、肉桂之行血。病多因湿热而起，故用芩、连之苦寒为燥湿清热。用芍药、甘草者，缓其急而和其脾，仿小建中之意，小小建其中气耳。至若因病加减之法，则又在于临时制宜也。(《成方便读》)

【验案选录】

案1　熊继柏治痢疾案

邓某，女，40岁，湖南岳阳市人。门诊病例。初诊：2005年11月20日。

诉近1周来大便中夹黏液，如脓状，并时夹血丝，大便不畅，肛部略有坠感，腹中微胀，时腹痛，口苦，舌苔薄黄腻，脉细滑。

[辨证]湿热滞于肠中。

[治法]清热燥湿，调气活血。

[处方]芍药汤合薏苡败酱散。

当归10g，白芍15g，黄芩10g，黄连4g，官桂3g，广木香6g，槟榔15g，甘草6g，薏苡仁20g，败酱草15g，厚朴15g。15剂，水煎服。

二诊：2005年12月8日。诉大便中脓液大减，并不再夹有血丝，大便通畅，腹胀、腹痛已止，口苦除，舌苔薄黄，脉细。拟原方再进10剂。(《一名真正的名中医》)

案2　章次公治疗湿热痢案

瞿，男，临圊努责，在仲景称为后重，用苦寒以坚之。苦寒以坚之者，消炎之意也。参以金元用归芍和之之法，其力更宏。

[处方]黄柏炭6g，北秦皮12g，全当归9g，苦桔梗6g，香连丸3g，白槿花15g，山楂炭12g，杭白芍12g，焦六曲12g。

二诊：后重十去八九，痢至尾声时，其便色青，消化功能尚未恢复。当以古人所称之和脾善后。

[处方]焦六曲6g，白术9g，太子参9g，炒麦芽6g，橘皮6g，清炙草2.4g。(《章次公经典医案赏析》)

案3　刘志明治乙状结肠癌案

蔡某，女，43岁，北京师范大学中文系教师。1981年6月29日初诊。

1981年2月北京某医院乙状结肠镜检及钡剂灌肠示：乙状结肠中段左侧壁有1.9cm×1.3cm局限扁平隆起。病理报告：乙状结肠腺癌。

患者于1975年下半年出现左下腹隐痛，大便每日2~4次，便稀带黏液，多次大便常规示：白细胞满视野。1976年作纤维结肠镜检，诊断为慢性结肠炎、过敏性结肠炎，经西医治疗效果不显。1981年1月起，腹痛加重，并向骶尾部放射，大便仍稀，除黏液外，常有鲜血，病理确诊为乙状结肠癌。3月初行乙状结肠部分切除，乙状结肠、直肠端吻合术，术后配合化疗，症状明显改善。但1个月后，腹痛、便脓血又作，虽经化疗、支持疗法，不见好转，西医考虑为“癌扩散”，并与其家属谈话谓“预后不良”，且患者体质每况愈下，不能再受化疗，遂来我院求治于中医。

诊其形体消瘦，面色㿠白，脐周及少腹阵阵作痛，痛甚则欲便，大便每日3~4次，质稀，可见黏液及血，排便不畅，里急后重，口中黏腻而苦，纳呆，每餐仅一两许，心悸乏力，睡眠不实。舌苔黄腻，脉细滑。大便常规示：红细胞、白细胞均满视野。

湿热蕴蒸，腑气阻滞，气血凝涩，化为脓血，病延数载，正气大伤。立清利湿热，调气行血，兼以扶正，标本同治之法。

[处方]当归、白芍、防风、枳壳、黄芩、黄连、川朴、槟榔各9g，生黄芪15g，木香4.5g，生薏苡仁18g，甘草6g，7剂水煎服，每日1剂。

二诊：1981年7月27日。服用上方近1个月，腹痛减轻，里急后重基本缓解，大便中脓血亦减少，黄腻苔已化，湿热之证显减，仍宗上方进退：去防风、枳壳、黄连、薏苡仁，加太子参12g，苍术、陈皮各9g，焦三仙各18g，水煎服，每日1剂。

继以上方加减，坚持服用2年余，患者体质明显增强，体重增加，饮食改善，腹痛缓解，大便每日一行，已成形，仅有少许黏液，大便镜检已无红细胞。显效。临床症状基本消失，至1983年11月已存活2年余，并能从事轻家务劳动，恢复半日工作。(《李济仁点评名老中医肿瘤验案》)

案4　庞宪清治疗痢疾案

吕某，男，40岁。1976年6月27日初诊。

患者因饮食不当，初有腹痛，后遂便脓黏白，曾服中药2剂，未效，来院就诊。视之苔薄白，质淡红，脉象沉涩。

据脉症分析，寒凝、气滞、食停壅积胃肠。按赤痢属血分，治疗重用血分药；白痢属气分，治疗重用气分药；红白兼有，则调和气血，孰轻孰重，临证斟酌，使药证相当，恰中病机。

本例为白痢，治宜温胃调气，导滞清肠，拟芍药汤合左金丸合并加减。

[处方]杭白芍30g，肉桂6g，槟榔20g，木香20g，枳壳20g，陈皮15g，莱菔子15g，地榆炭15g，吴茱萸10g，姜川连6g，甘草6g。

4剂，水煎服，日服1剂。上方服后，病去大半，上方加焦楂15g，神曲15g，继服4剂痊愈。(《庞宪清老中医临床经验集》)

案5　叶橘泉治疗结肠腺癌案

刘某，男，51岁，干部。初诊：1975年7月4日。

患者从1974年底开始，经常出现腹痛，交替性腹泻与便秘，有时便中带血和黏液，体重逐渐减轻，全身乏力，1975年4月6日在北京日坛医院做X线钡剂灌肠检查提示：降结肠的上段有充盈缺损，诊断为降结肠肿瘤，于1975年4月15日行腹部探查手术，打开腹腔发现降结肠的上部有3cm×2.5cm大小的肿瘤，色灰白，质硬，癌组织已浸润邻近部分网膜。冷冻切片的病理报告为：恶性肿瘤。术中当即将肿瘤及肉眼所见转移淋巴结尽可能做了切除。术后的正式病理报告：结肠腺癌，周围组织与淋巴结转移。手术后用5–FU等化学疗法，同时，用东北红参煎汤服用。腹痛、腹泻、便秘等症状也渐渐消失。但过了2个多月后，上述症状又重复出现，且逐渐加重。日坛医院认为是“结肠癌复发有可能是广泛的转移所致”。因为结肠癌是腺癌，化疗和放疗的效果都不理想，加上患者的体力又不佳，只好回江苏用中药治疗。

[刻下]面色少华，体弱少言，食欲不振，口苦且腻，左侧腹部隐隐作痛，每日大便5~6次，不成形，有时大便带血或黏液，大便时有里急后重感。诊其脉滑数，苔黄舌红。

[辨证治法]证属湿热蕴结肠腑，手术与化疗所致气血两虚。治则清热利湿，益气和血。方以芍药汤合归芪汤。

[处方]全当归5g，赤芍药5g，炒大黄5g，炒黄芩5g，川黄连5g，薄肉桂1g，炒槟榔5g，广木香5g，生甘草3g，绵黄芪5g。

连续服药3个月，并嘱暂停服用人参。体重增加了3kg，上述症状逐渐好转，不仅面色和精神改善，腹痛也减轻，大便的次数减少，但便中血和黏液仍时常出现。

以上处方加山豆根6g（因山豆根味苦，研细后装胶囊口服），坚持服用3年余，患者各方面症状均有缓解。基本达到临床治愈。（《叶橘泉医案》）

白头翁汤

《伤寒论》

【组成】白头翁二两（15g） 黄柏三两（9g） 黄连三两（9g） 秦皮三两（9g）

【用法】上药四味，以水七升，煮取二升，去滓，温服一升，不愈再服一升（现代用法：水煎服）。

【功用】清热解毒，凉血止痢。

【主治】热毒痢疾。腹痛，里急后重，肛门灼热，下痢脓血，赤多白少，渴欲饮水，舌红苔黄，脉弦数。

【方论选录】

明·许宏：大利后，津液少，热气不散，则广肠燥涩而下重也。下重者，欲下不出之意，今此厥阴条中所载，热利下重，渴而欲饮水者，乃阴虚生热之盛也，亦必用苦寒之剂治之方已，非可作阴虚而用温剂也。故用白头翁为君；黄连为臣；黄柏为佐；秦皮为使。以此四味寒苦之剂，而治下利之症者，知其热盛于内，苦以泄之也。（《金镜内台方议》）

清·徐彬：仲景治热利下重取白头翁汤。盖白头翁纯苦能坚肾，故为驱下焦风热结气君药。臣以黄连，清心火也；秦皮清肝热也；柏皮清肾热也。四味皆苦寒，故热利下重者宜之。若产后下痢，其湿热应与人同，而白头翁汤在所宜矣。假令虚极，不可无补，但非他味参、术所宜，恶其壅而燥也；亦非苓、泽淡渗可治，恐伤液也。唯甘草之甘凉清中，即所以补中；阿胶之滋润去风，即所以和血。以此治病，即以此为大补。方知凡治痢者，湿热非苦寒不除，故类聚四味之苦寒不为过，若和血安中，只一味甘草及阿胶而有余。治痢好用参、术者，正由未悉此理耳！（《金匮要略论注》）

清·柯琴：三阴俱有下利证。自利不渴者属太阴，是脏有寒也；自利渴者属少阴，以下焦虚寒，津液不升，故引水自救也；唯厥阴下利属于热，以厥阴主肝而司相火，肝旺则气上撞心，心郁则热利下重，湿热秽气奔逼广肠，魄门重滞而难出，《内经》云暴注下迫者是矣。脉沉为在里，弦为肝脉，是木郁之征也；渴欲饮水，厥阴病则消渴也。白头翁临风偏静，长于驱风，用为君药，以厥阴风木，风动则木摇而火旺，欲平走窍之火，必宁摇动之风；秦皮木小岑高，得清阳上升之象为臣，是木郁达之，所以遂其发陈之性也；黄连泻君火，可除上焦之渴，是苦以发之；黄柏泻相火，可止下焦之利，是苦以坚之。治厥阴热利有二：初利用此方，以升阳散火，是谓下者举之，寒因热用法，久利则用乌梅丸之酸以收之，佐以苦寒，杂以温补，是谓逆之从之，随所利而行之，调其气使之平也。（《古今名医方论》）

清·汪昂：此足阳明、少阴、厥阴药也。白头翁苦寒，能入阳明血分，而凉血止血；秦皮苦寒性涩，能凉肝益肾而固下焦；黄连凉心清肝，黄柏泻火补水，并能燥湿止痢而厚肠。取其寒能胜热，苦能坚肾，涩能断下也。（《医方集解》）

清·周扬俊：白头翁汤皆凉药也，然四者之中各有分治。能逐血以疗肠澼者，白头翁也；能洗发肝家之热，以散其邪者，秦皮也；能去心火而厚肠胃者，黄连也；能除热以利小肠，即可以止泄者，黄柏也。合四者之长，以治热利下重，而有不愈者乎？（《伤寒论三注》）

清·魏念庭：产后下利虚极者，自当大补其气血矣。不知其人虽极虚，而下利者，乃夹热之利，切未可以遽补，补之则热邪无出，其利必不能止也。主之以白头翁加甘草阿胶汤，清热燥湿，补中理气，使热去而利自止。亦治虚热下利之妙方，不止为产后论治矣。（《金匮要略方论本义》）

清·尤怡：伤寒热邪入里，因而作利者，谓热利。下重即后重，热邪下注，虽利而不得出也。白头翁苦辛除邪气，黄连、黄柏、秦皮苦以坚之，寒以清之，涩以收之也。（《伤寒贯珠集》）

清·陈修园：厥阴标阴病，则为寒下；厥阴中见病，则为热利下重者，即经所谓暴注是也。白头翁临风偏静，特立不挠，用以为君，欲平走窍之火，必先定摇动之风也。秦皮浸水青蓝色，得厥阴风木之化，故用以为臣。以黄连、黄柏为佐使者，其性寒，寒能除热，其味苦，苦又能坚也。总使风木遂其上行之性，则热利下重自除，风火不相煽动而燎原，则热渴饮水自止。（《长沙方歌括》）

清·费伯雄：香连丸治气分不通之后重，此则治热伤营血之后重，故但清降而不用气分药。(《医方论》)

近·曹颖甫：热利之别于寒利者，热利之证，臭秽逼人，往往不可乡迩，而寒证无之，热利之证身热而气粗，面垢而色浮，而寒证无之。热利有滑大动数之脉，而寒证无之，兼此数者，乃能如航海南针，不迷所向，究其所以下重者，则以湿热并居，阻塞气分，秽物不得宣泄也，白头翁汤方治，用白头翁、秦皮，以清凉破血分之热，黄连、黄柏以苦燥而兼凉性者，除下焦之湿，于是湿热立去，气无所阻而利自止矣。所以不用气分药者，湿热去而气自通也。若后人所用香连丸即治此证，而识解已落后一层矣。(《金匮发微》)

近·程门雪：伤寒下利之名，有数种解释，大法分泄泻与痢下数种，而各有寒热之不同。如下利清谷，是虚泄泻也；挟热下利，是湿热注泄，热泄泻也。桃花汤是冷痢下久治法，白头翁汤即是热痢下之治法也。白头翁汤方四味，苦寒直入肠中，大清热毒，坚阴止利，为治热痢要法，此方热利，即是后世所言痢疾，非便泄之下利也。桃花汤言下利脓血，白头翁言下重，合脓血与下重二证，即痢疾之状显然矣。脓血者，赤白滞也；下重者，里急后重窘迫不爽也，非痢疾而何？按脓血赤白，冷痢热痢均有之；下重之故，乃肠热作肿，窄狭气不通也。观桃花汤证，但言便脓血，不言下重，此则专以下重为目标，仲景之微旨于此可见矣。若但血痢热盛毒重，肛门烙热作痛，血色鲜紫者，此方可取，殊有良效；偏有虚寒证象杂见，则此方切不可用也。(《书种室歌诀二种》)

今·湖北中医药大学方剂教研室：《伤寒论》厥阴篇云："热利下重者，白头翁汤主之。"此所谓"热利"，当指下痢脓血便，里急后重，兼有身热等全身症状而言，并非指一般的热性腹泻。乃湿热毒邪壅遏大肠，深陷血分所致。此证毒邪深重，绝非寻常药物所能胜任，故仲景类聚四味大苦大寒之品组方。方中四味药物均为清热燥湿，解毒治痢之佳品，配合使用，相须相济，相得益彰。故世称本方为治疗湿热痢疾的祖方。方中白头翁一药，《本经》谓其主"逐血止痢"，《别录》称之"止毒痢"，《药性本草》谓其能"治赤痢腹痛"。本方以之为君，说明其功效是以治疗热性赤痢见长，适用于下痢赤多白少或纯下血痢者。

白头翁汤证原有里急后重之见症，何以不用调气药？因里急后重一症，是湿热毒邪壅遏，肠道气机阻滞所致，里急后重是标，肠道湿热才是其本。经曰："治病必求其本。"故首先必须祛除湿热毒邪，湿热去，气机畅，则里急后重之症自除。正如曹颖甫所云："盖下重之由，出于气阻，气阻之由，根于湿热，不更用疏气药者，所谓伏其所主也。"若下重主要是由于肝气不达者，方中配伍调气之品，则其疗效可能更为显著，此又不可拘泥。

由于本方具有良好的清热燥湿解毒功效，临床上治疗湿热痢疾，不论是内服还是灌肠，均可取得满意效果。后世对本方的使用颇多发展，《内聚方广义》记载：白头翁汤"又治眼目郁热赤肿，阵痛，风泪不止者，又为蒸洗剂亦效"。现代临床上也有关于用本方加减治疗风热眼病的报道，从而说明中医"异病同治"的正确性。(《古今名方发微》)

【验案选录】

案1　丁甘仁治疗血痢案

洪左。血痢及旬，日夜十余次，腹疼里急，身热晚甚，口干欲饮，舌前半糙绛，中后腻黄，脉象弦数。此乃阴液素亏，津乏上承，伏温在营，血渗大肠，肠中湿浊稽留，气机痞塞不通，症非轻浅。姑拟生津达邪，清营化浊。

[处方]鲜石斛三钱，淡豆豉三钱，金银花五钱，连翘壳三钱，白头翁三钱，北秦皮二钱，酒炒黄芩一钱五分，炒赤芍一钱五分，焦楂炭三钱，全栝楼（切）四钱，枳实炭一钱，苦桔梗一钱，活芦根（去节）一尺。

二诊：投药后，诸恙不减，而反烦躁不寐，舌红绛，苔糙黑无津，脉弦数。伏温化热，由阳明而传于厥少二阴，厥阴为藏血之经，内寄相火，厥阴有热，则血溢沸腾，而下迫大肠，则为血痢；少阴为水火之脏，水亏火无所济，津液愈伤，神被热扰，则烦躁而不寐也。身热晚甚者，阳明旺于申酉。阳明之温热炽盛也，温已化热伤阴，少火悉成壮火，大有吸尽西江之势！急拟黄连阿胶汤，滋少阴之阴，白头翁汤，清厥阴之热，银、翘、花粉，解阳明之温。复方图治，犹兵家之总攻击也。勇往前进，以冀弋获。

[处方]阿胶珠二钱，川雅连四分，生甘草五分，白头翁三钱，鲜石斛四钱，连翘壳三钱，生赤、白芍各一钱五分，酒炒黄芩一钱，北秦皮二钱，金银花四钱，粉葛根一钱五分，天花粉三钱，活芦根去节，一尺，生山楂三钱。

三诊：药后，已得安静，水火有既济之象，且有微汗，伏温有外解之势，血痢次数亦减，药已中肯，有转危为安之兆。唯阴液大伤，清津无以上供，齿垢唇燥，舌仍焦糙，口渴不欲饮，热在营分，蒸腾营气上升，故口渴而不欲饮也。脉弦数不静，守原法而出入一二，冀望津液来复，邪热退却，由里及表，由营返气，始能入于坦途耳。

原方去葛根，加粉丹皮一钱五分，鲜生地四钱。

四诊：血痢大减，临晚身热亦去其半，舌黑糙已退，转为光红，唇燥口干，不思纳谷，脉濡数，阴液伤而难复，邪热退而未净也。仍拟生津清营，以和胃气。

[处方]鲜石斛三钱，天花粉三钱，生甘草五分，阿胶珠二钱，川雅连三分，白头翁三钱，酒炒黄芩一钱，赤、白芍各一钱五分，嫩白薇一钱五分，炒银花四钱，广橘白一钱，生、熟谷芽各三钱，活芦根（去节）一尺。

五诊：血痢止，潮热亦退，唇燥齿干，睡醒后口舌无津，谷食衰少，神疲萎顿，脉濡数不静。阴液未复，津无上承，脾胃输化无权，生气受戕，人以胃气为本。今拟甘寒生津，养胃清热，以善其后。

[处方]西洋参一钱五分，鲜石斛三钱，生甘草五分，大麦冬二钱，炒银花三钱，嫩白薇一钱五分，广橘白一钱，生谷芽四钱，抱茯神三钱，生扁豆衣三钱，怀山药三钱，活芦根（去节）一尺。（《丁甘仁医案》）

案2　丁甘仁治疗痢疾案

黄左。湿热滞郁于肠胃，气机流行窒塞，腹痛痢下鲜血，里急后重，纳谷减少，苔黄脉数，症势沉重。拟白头翁汤加味，苦寒清热，和中涤肠。

白头翁一钱五分，北秦皮一钱五分，全当归三钱，银花炭四钱，酒炒黄芩三钱，川黄柏一钱五分，炒青、陈皮各一钱五分，炒黑荆芥一钱五分，炒赤芍二钱，地榆炭一钱，春砂壳五分，荠菜花炭三钱，枳实导滞丸四钱。(《丁甘仁医案》)

案3　丁甘仁治疗痢疾案

施左。身热六七日不退，大便脓血，脉郁数，苔黄。伏邪蕴蒸气分，湿郁化热入营，血渗大肠，肠有瘀浊，大便脓血，职是故也。今拟白头翁汤加味，清解伏邪，苦化湿热。

白头翁三钱，炒黄芩一钱五分，地榆炭一钱五分，杜赤豆五钱，北秦皮一钱五分，炒赤芍一钱五分，焦楂炭三钱，淡豆豉三钱，川黄连四分，炒当归二钱，炙甘草五分。(《丁甘仁医案》)

案4　冉雪峰治疗痢疾案

湖北王某之内侄，年约二十许，体质素不大健，患痢日久，下便赤白，里急后重，脱肛，一身肌肉消脱。予初诊时，病已造极，方入病室即秽臭难闻，见病者俯蹲床上，手足共撑，躬背如桥，瘦削不堪，脸上秽浊模糊，唯见两只黑眼，频频哀号，病象特异。扪之，皮肤炕炽蒸热，脉弱而数，舌上津少，所下如鱼脑、如败酱，无所不有，日百数十行，羁滞近两月，古人谓下痢身热脉数者死，况此子尪羸如此，热毒甚炽，阴液过伤，精华消磨殆尽，恐未可救。

[处方] 白头翁四钱，杭芍六钱，黄连、苦参各一钱五分，黄芩三钱，广木香一钱，马齿苋四钱，甘草一钱，煎浓汁，日二服，夜一服。

四日略安，前方黄连加为二钱，并加干姜四分，炒半黑。

又四日，痢减三之一，平静，勉能安卧，效显著，前方加赤脂四钱，粳米八钱，守服一星期，痢减三之二，脱肛愈，勉可进食。后以黄芩芍药甘草汤加知母、栝楼根、麦冬、生谷芽等缓调善后，一月痊愈，两月恢复健康。查痢病，仲景轻用白头翁汤，清热升陷；重用桃花汤，排脓血，疗溃伤，生肌（注家释为温涩者误）。上各方不过两方合裁，合两方为一治。痢以黄连为正药，兼用苦参者，黄连清心热，苦参乃清大肠热，补虚不用参、术，举陷无取升麻，均值得注意。干姜合黄连，可以杀虫灭菌，干姜合粳米，可以补虚复脉，白头翁不仅升清举陷，兼善清血解毒。中医治疗，调气升陷，实乃从整体疗法上着眼。(《冉雪峰医案》)

案5　张炳泉治疗癃闭案

林某，男，71岁，1987年8月9日因小便闭胀而住院。

患者入院前二便下血10余天，继而大便秘结，小便点滴不通，小腹胀痛，口不渴，舌质红，脉细数。

拟诊：癃闭。治以清利湿热之法，投八正散（改汤剂），日服2剂。大便得通，小便仍不利，复投2剂罔效。

乃改滋肾通关散（改汤剂），日服2剂。服药2天，亦无疗效。

细思此证乃因湿热蕴结下焦，膀胱气化失司而成，遂试投白头翁加桔梗汤治之。

［处方］白头翁、秦皮、黄柏各10g，黄连8g，桔梗15g，日服2剂，小便得通，再投2剂，病愈出院。（《100首经方方证要点》）

左金丸

《丹溪心法》

【组成】黄连六两（18g）　吴茱萸一两（3g）

【用法】上药为末，水丸或蒸饼为丸，白汤下五十丸（6g）（现代用法：为末，水泛为丸，每服2~3g，温开水送服。亦作汤剂，水煎服）。

【功用】清泻肝火，降逆止呕。

【主治】肝火犯胃证。胁肋疼痛，嘈杂吞酸，呕吐口苦，舌红苔黄，脉弦数。

【方论选录】

明·吴崑：左，肝也。左金者，谓金令行左而平肝也。黄连乃泻心之物，泻去心火，不得乘其肺金，则清肃之令左行，而肝有所制矣；吴茱萸味辛热而气燥，燥则入肝，辛热则疏利，乃用之以为反佐。经曰：佐以所利，和以所宜。此之谓也。（《医方考》）

清·胡天锡：此泻肝火之正剂。肝之治有数种：水衰而木无以生，地黄丸乙癸同源是也；土衰而木无以植，参、苓、甘草散缓肝培土是本经血虚有火，用逍遥散清火；血虚无水，用归脾汤养阴。至于补火之法，亦不同乎肾，而泻火之治，则上类乎心。左金丸独用黄连为君，从实则泻子之法，以直折其上炎之势；吴茱萸从类相求，引热下行，并以辛温开其肝郁，惩其杆格，故以为佐。然必木气实而土不虚者，庶可相宜。左金者，木从左，而制从金也。（《古今名医方论》）

清·汪昂：此足厥阴药也。肝实则作痛。心者肝之子，实则泻其子。故用黄连泻心清火为君，使火不克金，金能制木，则肝平矣；吴萸辛热，能入厥阴（肝），行气解郁，又能引热下行，故以为反佐。一寒一热，寒者正治，热者从治，故能是以立功也。（《医方集解》）

清·尤怡：丹溪之治吞酸，必以黄连为君，而以吴茱萸佐之；治心腹痛症，谓宜倍用山栀，而以炒干姜佐之。夫既谓其热，寒之可也，何又并用如此。余谓丹溪所治吞酸、心腹痛，并皆火热郁结之病。火热则宜清，郁结则宜散，茱萸、干姜盖资其散，不资其热

也。且既曰佐矣，则所用无多，自无掣肘矛盾之虞，而有助为理之益。屡脉屡验，不可废也。(《医学读书记》)

清·王子接：经脉循行，左升右降，药用苦辛肃降，行于升道，故曰左金。吴茱萸入肝散气，降下甚捷；川黄连苦燥胃中之湿，寒胜胃中之热。脏恶热而用热，腑恶寒而用寒，是谓反治，乃损其气以泄降之，七损之法也。当知可以治实，不可以治虚，若勿论虚实而用之，则误矣。(《绛雪园古方选注》)

清·费伯雄：此方之妙，全在苦降辛开，不但治胁痛肝胀、吞酸、疝气等症，即以之治时邪堆乱、转筋吐泻，无不神效。(《医方论》)

清·张秉成：夫吞酸、吐酸、疝气等证，各有寒热不同，而属于肝火者为尤多。以肝居于左，其味酸，有相火内寄，其脉络阴器、抵少腹，故为诸证。盖气有余即是火，肝火有余，不得不假金令以平之。黄连苦寒入心，直折心火，不特实则泻其子，且使火不刑金，则金令得以下行，而木自平矣。吴萸辛热，能入厥阴，行气解郁，又能引热下行，且引黄连入肝，一寒一热，一苦一辛，用治厥阴气火有余，故疝气之偏于热者，亦能取效耳！（《成方便读》)

今·李畴人：胃中积饮，吞酸吐酸，乃胃中寒湿不化，胆肝气火郁而不升，横逆攻冲侮其所不胜而作痛也。吴萸辛温下气，黄连清火解郁，使胃气化而酸苦之饮去，胆木得升则痛平矣。(《医方概要》)

今·秦伯未：本方主治肝火胁痛，吞酸嘈杂，口苦舌红，脉象弦数。由于黄连入心，吴萸入肝，黄用量六倍于吴萸，故方解多作实则泻其子，并以吴萸为反佐药。我认为肝火证很少用温药反佐，黄连和吴萸归经不同，也很难这样解释。从效果研究，以吞酸嘈杂最为明显，其泻心汤的辛苦合用。黄连本能苦降和胃，吴萸亦散胃气郁结，类似泻心汤的辛苦合用。故吞酸而兼有痰湿黏涎的，酌加吴萸用量，效果更捷。(《谦斋医学讲稿》)

【验案选录】

案1　张伯臾治胃脘痛（慢性胃炎）案

耿某某，女，40岁。住院号：75/4485。

初诊：1975年10月14日。半年来，中脘隐痛，食后作胀，泛恶吞酸，1时后始适。便秘、腹泻交替互见，口干，脉细，苔白。肝气横逆，侮脾犯胃，久郁化热，胃热脾弱，拟先清肝胃之热而和中助运。

[处方] 炒川连2.4g，炒吴萸1.5g，炒白术6g，炒枳壳9g，苏梗9g，橘红4.5g，鸡内金9g，丹参12g，檀香3g，砂仁（研，后下）2.4g，7剂。

二诊：1975年10月21日。泛恶、吞酸已止，中脘隐痛，纳胀，口干而不欲饮，脉细，苔薄白滑。肝胃之热已平，而脾虚运化失职，拟调治脾胃。

[处方] 孩儿参9g，白蒺藜9g，丹参12g，当归9g，茯苓9g，制香附9g，炒白芍9g，

佛手片 6g，鸡内金 9g，谷、麦芽各 12g，7 剂。

三诊：1975 年 10 月 28 日。中脘隐痛已瘥，食后作胀减轻，纳食增加，大便或软或硬，苔薄白润。胃病已入稳定阶段，前法已合病机，击鼓再进。

[处方] 上方孩儿参改党参 9g，加砂仁（研，后下）2.4g。7 剂。

四诊：1975 年 11 月 4 日。中脘胀痛向愈，纳馨，腑行正常，脉细舌净。脾胃运化已得好转。再拟调补脾胃以善后。

[处方] 党参 9g，茯苓 9g，炒白术 9g，丹参 12g，炒枳实 9g，当归 12g，砂仁（研，后下）2.4g，制香附 9g，佛手 6g，鸡内金 9g，10 剂。（《张伯臾医案》）

案 2　俞慎初治胃脘痛案

陈某，女，35 岁。1991 年 11 月 19 日诊。

患者近 2 周来胃脘部时时作痛，常于饭后发生，且频泛酸水，胸闷口苦，头重肢怠，纳少，痰多色白，舌尖红苔薄滑，脉弦缓。

治宜化痰清热，疏肝和胃，拟温胆汤合左金丸治之。

[处方] 盐陈皮 4.5g，清半夏 6g，结茯苓 10g，竹茹绒 10g，吴茱萸 2g，川黄连 5g，川楝子 10g，绿枳壳 6g，怀山药 15g，毛柴胡 6g。水煎服，3 剂。

二诊：11 月 22 日。服上药后，胃痛、泛酸均减轻。舌淡红，苔薄白，脉弦缓。仍守前法。

[处方] 盐陈皮 4.5g，清半夏 6g，结茯苓 10g，竹茹绒 10g，吴茱萸 2g，川黄连 5g，元胡索 10g，川楝子 10g，绿枳壳 6g，怀山药 15g。（《中国百年百名中医临床家丛书·俞慎初》）

案 3　俞慎初治脘胁疼痛案

陈某，女，30 岁，街道工人。

患者数月来胃脘时常疼痛，常于每天上午 10 时、下午 4 时左右发作，且痛连两胁，胸脘胀闷不舒，嗳气吐酸。经市某医院 X 光钡透诊为胃及十二指肠溃疡。近日大便秘结，口干微苦。其脉象弦数，舌质淡红。

此为“肝胃不和”之证，治宜疏肝解郁、理脾和胃，以四逆散加味。

[处方] 毛柴胡 6g，杭白芍 6g，粉甘草 3g，京丹参 6g，瓜蒌仁 10g，潞党参 12g，左金丸 5g（分 2 次以药汤送服）。

上方服 3 剂后脘胁疼痛著减，泛酸亦平，原方续服 3 剂，以巩固疗效。（《中国百年百名中医临床家丛书·俞慎初》）

案 4　程门雪治胃脘痛案

徐某某，男，成年。初诊：1949 年 2 月 15 日。

形寒内热，脘中痛，呕恶，目热如火，头眩，口疮。枳实栀子豉汤治之。

炒香豆豉 9g，赤茯苓 9g，左金丸 1.5g（吞），荷叶边一圈，黑山栀 6g，陈广皮 4.5g，煅瓦楞 12g，野蔷薇 2.4g，枳实炭 3g，炒川楝子 4.5g，佛手柑 4.5g。

二诊：形寒、脘痛、目热如火均见轻减，呕恶、口疮、头眩如故。再从前方出入。

炒香豆豉9g，黑山栀6g，枳实炭3g，赤茯苓9g，制半夏4.5g，左金丸2.5g（吞），川楝子4.5g，煅瓦楞12g，陈广皮4.5g，炒杭菊6g，白蒺藜9g，荷叶边一圈，佛手柑4.5g。

三诊：脘痛痞闷不舒，呕恶稍和，口疮亦瘥，苔薄，脉弦。再方泄肝和胃。

紫苏梗4.5g，制川朴1.5g，陈广皮4.5g，炒川楝子4.5g，佛手柑4.5g，焦白芍4.5g，云茯苓9g，春砂壳2.4g，煅瓦楞12g，左金丸（吞）1.5g，制半夏4.5g，娑罗子9g，沉香曲（包煎）4.5g。

四诊：前进泄肝和胃之剂，泛恶已止，脘中仍痛，又见背寒。拟予前方出入，再加桂枝法和营温中。

桂枝0.9g，炒白芍4.5g，制川朴2.4g，左金丸（吞）1.5g，紫苏梗4.5g，荜澄茄3g，娑罗子4.5g，炒川楝子4.5g，炒延胡3g，煅瓦楞12g，陈广皮4.5g，春砂壳2.4g，沉香曲（包煎）4.5g，佛手柑4.5g，炒谷、麦芽各9g。

五诊：脘痛轻减，背寒未尽。仍从原方出入治之。

桂枝0.9g，炒白芍6g，紫苏梗4.5g，左金丸（吞）1.5g，荜澄茄3g，娑罗子9g，炒川楝子6g，炒延胡3g，煅瓦楞12g，广陈皮4.5g，白蔻壳2.4g，沉香曲（包煎）4.5g，佛手柑4.5g，炙刺猬皮4.5g，煅白螺蛳壳12g。

六诊：前方合度，诸恙均瘥，唯夜眠欠安。仍守原意佐以归脾法续进治之，以资调理。

炒潞党参4.5g，桂枝1.5g，炒白芍4.5g，炙甘草2.4g，淮小麦12g，抱茯神9g，炙远志3g，炒枣仁9g，米炒麦冬6g，当归身9g，川楝子4.5g，煅瓦楞12g，佛手柑4.5g，红枣4枚。

按：本案属肝胆热盛夹胃热上升而致脘痛、目热、口疮、眩晕、呕恶等。程氏选用枳实栀子豉汤、左金丸、栀子厚朴汤等清上宣中兼疏肝和胃之法。二诊以后，上焦热象渐撤，但脘痛未止，背寒又起，乃气机郁滞、营卫失调之故，除用苏梗、荜澄茄、娑罗子、川楝子、延胡索、佛手柑等疏肝和胃为主外，还加入桂枝汤以调和营卫。药后营卫得调，胃气得和，脘痛、背寒等症渐趋向愈，以后再用归脾法调理。程氏治疗肝胃病，对胃病疼痛诸症平复后，常用归脾之类以善后。他认为，调补气血颇为重要。养血可以柔肝而减少肝之横逆，补气可以健脾，能御肝之克犯。（《程门雪医案》）

案5　程门雪治疗梅核气案

李某，女，32岁。初诊：1958年5月19日。

咽梗如梅核气，“火逆上气，咽喉不利，麦门冬汤主之”。

[处方] 米炒麦冬6g，竹沥半夏6g，炙甘草2.4g，旋覆花（包煎）6g，煅代赭石（先煎）12g，炙乌梅0.9g，左金丸（吞）2.1g，煅瓦楞12g，枳壳3g，炒竹茹4.5g，绿萼梅3g，姜汁枇杷叶（去毛包煎）12g，7剂。

二诊：咽梗梅核已见轻减，咽干鼻燥，溲热。再从前方加味。

[处方] 北沙参9g，米炒麦冬9g，竹沥半夏6g，炙甘草2.4g，旋覆花（包煎）6g，煅代

赭石（先煎）12g，炙乌梅 0.9g，左金丸（吞）2.1g，煅瓦楞 12g，枳壳 3g，炒竹茹 4.5g，绿萼梅 3g，姜汁枇杷叶 3g（去毛包煎），福泽泻 4.5g，7 剂。

三诊：精神疲乏，心烦胸闷，咽梗又发，饮食不香，运化失常，苔腻，脉弦。再拟平肝调胃。

［处方］旋覆花 6g（包煎），煅代赭石 12g（先煎），姜半夏 6g，左金丸 1.8g（吞），煅瓦楞 12g，陈广皮 4.5g，紫苏梗 3g，焦白芍 4.5g，绿萼梅 3g，姜汁枇杷叶 9g（去毛包煎），煅白螺丝壳 12g。6 剂。

四诊：咽梗又减，咽干少津，噫嗳。再拟麦门冬汤加味。

［处方］北沙参 9g，米炒麦冬 6g，竹沥半夏 6g，炙甘草 2.4g，煅瓦楞 12g，旋覆花 6g（包煎），左金丸 2.1g（吞），辰茯神 9g，煅白螺丝壳 12g。5 剂。（《程门雪医案》）

案 6　林沛湘治疗腹痛案

某女，32 岁，1991 年 7 月 20 日初诊。

腹痛 8 年。于 1983 年出现腹痛，疼痛以脐下隐痛和阵发性拘急疼痛为主，大便烂，日解 1~3 次，带有黏液，做纤维结肠镜检查，诊断为慢性结肠炎。经治疗后，大便有所好转，腹痛未减轻。现腹痛情况如前，大便偏烂，日解 1 次，无明显黏液。查面色暗而少华，精神不佳，舌质暗红，舌苔黄白相兼，脉弦软。

［辨证治法］腹痛（肝木乘土，湿热下蕴）。治法清热燥湿，行气缓急，兼活血化瘀。方用金铃子散合芍药甘草汤、左金丸等方化裁。

［处方］白芍 30g，炙甘草 7g，川楝子 10g，延胡索 10g，木香（后下）7g，黄连 3g，吴茱萸 4g，红花 7g，柴胡 10g，贯众 10g，地榆 10g。6 剂，水煎服，每日 1 剂。

二诊：1991 年 7 月 27 日。上药服后症状明显减轻，查舌质偏红仍暗，舌苔黄白相兼，脉弦软。证候偏于热，于上方加丹参 30g，15 剂。服药后症状消失，半年后再访，病证未见复发。（《林沛湘医案》）

案 7　丁甘仁治疗胸痹案

左某。劳心过度，心肾不足，肝阳易升，肝气易动，气郁于中，则胸膺牵痛，阳升于上，则头眩眼花，心肾不交，则夜不安寐。肾主骨，肝主筋，肝肾血虚，失于营养，则遍体楚。宜调益心肾，柔肝潜阳法。

生白芍二钱，朱茯神三钱，石决四钱，熟女贞二钱，金铃子二钱，玫瑰水炒竹茹一钱，马料豆三钱，紫贝齿三钱，桑椹子二钱，甘杞子二钱，夜交藤四钱，滁菊花一钱五分，潼、白蒺藜各一钱，左金丸（包）七分。（《丁甘仁医案》）

案 8　王孟英治疗腹痛案

阮范书明府令正，患腹痛欲厥，医见其体甚弱也，与镇逆通补之法，而势日甚。孟英察脉弦数左溢，是因忿怒而肝阳勃升也，便秘不饥，口苦而渴。

与雪羹、栀、楝、旋、绛、元胡、丹皮、茹、贝，下左金丸而愈，逾年以他疾殁于任上。（《王孟英医学全书》）

第六节 清虚热剂

青蒿鳖甲汤

《温病条辨》

【组成】青蒿二钱（6g）鳖甲五钱（15g） 细生地四钱（12g） 知母二钱（6g） 丹皮三钱（9g）

【用法】上药以水五杯，煮取二杯，日再服（现代用法：水煎服）。

【功用】养阴透热。

【主治】温病后期，邪伏阴分证。夜热早凉，热退无汗，舌红苔少，脉细数。

【方论选录】

清·吴鞠通：夜行阴分而热，日行阳分而凉，邪气深伏阴分可知，热退无汗，邪不出表而仍归阴分，更可知矣。故曰：热自阴分而来，非上、中焦之阳热也。邪气深伏阴分，混处气血之中，不能纯用养阴，又非壮火，更不得任用苦燥。故用鳖甲蠕动之物，入肝经至阴之分，既能养阴，又能入络搜邪；青蒿芳香透络，从少阳领邪外出；细生地清阴络之热；丹皮泻血中之伏火；知母者，知病之母也，佐鳖甲、青蒿而成搜剔之功焉。再此方有先入后出之妙，青蒿不能直入阴分，有鳖甲领之入也；鳖甲不能独出阳分，有青蒿领之出也。(《温病条辨》)

近·蔡陆仙：治温病夜热早凉，热退无汗，热自阴分而发者。夫邪自阴出阳，自内达外，则其内之阴已亏，而为伏热之根据地，既已自内达外，由阴出阳，而其热之仍留内不解者，则其阳气之被邪热遏于阴中，而不能泄越可知也。唯其不能泄越，故用青蒿，邪热伏为根据，故用鳖甲、生地、知母之甘寒以养阴，搜搏其伏寇也。合之为辛凉甘寒复法，而收内修外攘之功，岂不宜哉！（《中国医药汇海·方剂部》）

今·秦伯未：本方原治温病邪伏阴分，亦用于肝虚潮热。因鳖甲入肝滋阴，丹皮凉肝，青蒿清透少阴之热，佐以生地、知母养阴退蒸，对肝虚形成的潮热，恰恰符合。这种潮热多发于午后，伴见神疲汗出，形体消瘦，脉来细弱而数等。(《谦斋医学讲稿》)

今·湖北中医药大学方剂教研室：温病后期，余邪未尽，涣散隐伏于阴络，邪热久羁，劫烁阴液，必致阴精耗伤，形成阴伤而余邪未尽之证。此时，阴精虽虚，但邪热仍留阴分，故不能纯用滋阴，单纯滋阴则恐留邪；又非壮火，更不能纯用苦寒清泻，苦寒太过则易化燥伤阴。唯宜滋阴与透热二法并用。阴复则能制火，邪去则热可退。鞠通立方意旨，即在于使伏于阴分之邪逐出阳分而解。

考吴氏《温病条辨》一书，以青蒿鳖甲汤命名之方有二：一即本方，另一方见于该书中焦篇。二方相较，其组成大同小异，其功效均能养阴透热。但本方用生地而不用花粉，生地入肝肾经，善滋肝肾真阴，故能治温邪传入下焦，肝肾阴伤者。而中焦篇之青蒿鳖甲汤，用花粉而不用生地，花粉归肺胃经，善养肺胃之阴津，同时，方中又有辛凉之桑叶，其清透邪热之力则较上方为强，故吴氏用以治疗少阳疟热邪重者。二方各有主治，临证之时当区别用之。(《古今名方发微》)

【验案选录】

案1　何世英治疗幼儿半身不遂案

王某，女，2岁半。初诊：1983年6月16日。

[主诉及病史](其父代诉)：午后发热，右侧肢体活动障碍，左眼外斜视40天。病始于1983年1月，持续高热1周，体温39~40℃，纳呆、消瘦，经某医院照胸片诊为右侧支气管淋巴结结核。住院接受静脉滴注链霉素、异烟肼等治疗。2个月后体温逐渐恢复正常，胸片复查好转。但于1983年5月再次高热，体温40℃以上，伴有嗜睡，喷射性呕吐，神志不清，阵阵抽搐。经查：瞳孔等大等圆，对光反射迟钝，项强，凯尔尼格征阳性，右侧巴宾斯基征阳性。化验：白细胞数$11.2\times10^9/L$，中性粒细胞30%，淋巴细胞69%，嗜酸性粒细胞1%，腰穿脑脊液压力升高，化验脑脊液细胞数$1.15\times10^9/L$，白细胞32%，蛋白微量，糖五管试验弱阳性。诊为结核性脑膜炎。

抢救治疗2天，神志苏醒，体温较前下降，但发现右侧肢体瘫软无力，右下肢步履拖拉，行走需人搀扶，右上肢上举受限，右手呈握拳状难伸，左眼向外斜视，精神迟钝，言语不清，夜睡不安、盗汗，虽仍继续以抗结核药物及“脉通液”等治疗，但每日午后体温仍持续在37~38℃，现已40余日。

[诊查]体温37.5℃，神志尚清，答话含糊，面色不荣，精神不振，形体瘦弱，左眼向外斜视，右上肢上举，高不过头，右手指屈伸不能自如，呈握拳状拘挛，右下肢瘫软，舌红无苔，脉象细数。

[辨证]阴虚生热，伤及经络。

[治法]滋阴清热，通经活络。

[处方]鳖甲10g，青蒿5g，白薇5g，丹皮10g，地骨皮10g，生地10g，玉竹10g，地龙10g。

二诊：6月27日。上方药服3剂，体温降至37.2℃以下。继续服用原方药7剂，潮热已解，精神好转，但便秘、腹胀、纳呆，舌质淡红、苔白厚，脉沉细而缓。诊为脾胃虚弱，食积停滞，治以健脾和胃，消积导滞。

[处方]陈皮10g，炒神曲10g，鸡内金10g，炒麦芽10g，玳玳花5g，香橼5g，丹参

10g，荷梗 10g。

三诊：6 月 30 日。进 3 剂，纳食稍好，大便未通。以原方加生大黄（后下）3g，黄芩 6g，佩兰 10g，厚朴花 5g。以泄胃火、清肠热。

四诊：7 月 4 日。大便通畅，面色已转红润，食欲增加，目睛有神，唯左眼仍向外斜视，右侧肢体活动不自如。舌红、苔薄白，脉细缓。考虑邪留经络、脉络瘀阻，治以祛瘀开窍，通利经络。

［处方］菖蒲 5g，竹叶 5g，莲子心 3g，合欢花 5g，紫贝齿 10g，天花粉 10g，夜交藤 10g，炒麦芽 10g，炒神曲 10g，7 剂。

五诊：7 月 14 日。夜睡安静，智力有所恢复，言语较前清楚，右上肢抬举伸屈及右下肢行走步态好转。

［处方］再以原方加益智仁 10g，桑寄生 15g，怀牛膝 10g，沙苑子 10g，首乌藤 12g，山萸肉 10g，枸杞子 10g，黄精 10g，千年健 10g，菖蒲 5g。服药达 2 个月之久，诸症均有好转，故效不更方。

患者于 1983 年 10 月 6 日复查：体重增加，精神面色均好，言语清楚，智力恢复，斜视的左眼复原，右侧肢体活动恢复正常。(《中国现代名中医医案精粹》)

案 2　陆渊雷治疗肺痨案

孟君，此系遥从同学陈渭滨函请拟方者。陈之原函已弃去，故患者年龄，职业诸项俱已忘却，此方乃渭滨函请方时抄存也。

初诊：5 月 24 日，第一方，据函肺结核第二期，项间亦有淋巴腺肿。夜有微热，咳唾黄绿痰，时夹血。饮食少味，时腹遗泄，脉两手细数，舌色绛。宜葛可久法，一面颐养性情，善食将息。

银柴胡 6g，炙鳖甲 9g，青蒿（后下）4.5g，生、熟地各 12g，天麦冬（去心）各 9g，川贝母（打，去心）9g，叭杏仁（去皮尖，打）9g，炙紫菀 9g，款冬花（炙）6g，肥知母 6g，地骨皮 6g，莲须 6g，生龙骨（先煎）12g，煅牡蛎（先煎）24g，五味子 3g，桔梗 4.5g，真阿胶（去滓后下，烊化）9g，炙甘草 3g。

孟君服前方病减。陈君复来函求方。渊雷夫子详答如下：孟君病潮热退，口味佳，是极好现象。其咳嗽诸症，本非短期间可取效。另附第二方，服至全无潮热再换。

二诊：6 月 12 日拟，据函，服药 5 剂，口味已转，食思如平时，潮热亦大减，但未尽。咳痰，淋巴腺肿，胸中隐隐痛，遗泄俱依然。此固非仓促可愈者。脉细数有力。每分钟 89 至。舌绛，中心微黄，脚弱腰酸。

天麦冬（去心）各 12g，大生地 18g，地骨皮 9g，青蒿（后下）6g，炙鳖甲 9g，银柴胡 6g，川贝各 9g，桑白皮 9g，绵仲 12g，怀膝 12g，生龙骨（先煎）15g，炙甘草 3g，煅牡蛎（先煎）30g，炙百部 6g，五味子 3g，茜草根炭 6g，真阿胶（去滓后下，烊化）9g。

按：本案患者西医诊断为肺结核第二期，中医辨证当属阴亏血虚。此案系陆氏遥从部函授学生代为朋友函诊。陆氏在认真了解患者情况的前提下，虽然无法面诊但也仔细诊断治疗患者。此类远程诊疗情况现代社会更多，值得借鉴学习。

患者“夜有微热，咳唾黄绿痰，时夹血”，已有肺结核病表现，颈项也有淋巴结肿大，而且饮食无味，伴有腹泻。陆氏以青蒿鳖甲汤合清骨散加减，方中银柴胡清虚劳骨蒸之热，而无苦寒之弊；鳖甲直入阴分，咸寒滋阴，软坚散结，以退虚热；青蒿芳香清热透毒，引邪外出，三者合用透热而不伤阴，养阴而不恋邪，且能软坚散结共为主药。生地甘凉滋阴，知母苦寒滋润，地骨皮入阴退虚热，三药相合治骨蒸潮热，共为主要的辅药。贝母、杏仁、紫菀、款冬花、桔梗等药止咳化痰；莲须、龙骨、牡蛎、五味子等药益气敛涩止汗；天冬、麦冬、阿胶等药养血滋阴止血；炙甘草调和诸药。诸药合效共奏滋阴退热、化痰止咳、敛汗止血之功。

二诊来函，药仅5剂，即潮热退，胃口转佳。陆氏续用前方，因患者脚弱腰酸，且遗泄，加用杜仲、怀牛膝、茜根炭壮肾阳兼止泄止血。诸药共收巩固调养之效。(《陆渊雷医案》)

案3　章次公治失音案

金男。以失音为主症，其来也渐，午后发热，咽干舌红，脉细数。大有损症之嫌，与寻常因感冒所致者大不相同。

[处方] 京玄参12g，麦冬9g，炙鳖甲18g，青蒿9g，阿胶珠15g，地骨皮12g，桑白皮9g，干地黄15g，猪肤1个（去毛、肉，煮汤代水）。(《章次公经典医案赏析》)

案4　施今墨治疗心悸案

邓某，女，41岁。

原患风湿性心脏病二尖瓣关闭不全，经常心悸、气短，过劳即胸闷气促，3日前发热心跳殊甚，气促呼吸困难，经医院检查为心内膜炎症。舌质红，苔薄白，脉细数时有间歇。

[辨证立法] 心血亏损，阴虚发热，即拟滋阴清热强心治之。

[处方] 大生地10g，银柴胡5g，白茅根12g，鲜生地10g，赤、白芍各6g，黑芥穗6g，炒丹皮6g，炒丹参6g，柏子仁10g，生鳖甲10g，北沙参10g，炒远志10g，嫩青蒿5g，阿胶珠10g，龙眼肉10g，炙甘草3g。

二诊：前方服2剂，热稍退，心跳较前好，然效果并不显著，拟前方加减。

[处方] 银柴胡5g，朱茯神10g，生、熟地各6g，赤白芍各10g，朱寸冬10g，酒黄连3g，炒丹皮6g，丹参6g，酒川芎3g，生龟甲10g，春砂仁3g，炒远志10g，阿胶珠10g，柏子仁10g，野百合10g，炙甘草3g，生鳖甲30g。

三诊：服药3剂，发热退、心跳缓和平稳，气促见好，唯心烦、睡不安。前方加生龙齿10g，生牡蛎10g，秫米12g，与磁朱丸（同布包）6g。(《施今墨医案》)

案5　关幼波治疗午后低热案

汤某，女，39岁。会诊日期：1975年3月3日。

［病史］患者于1972年4月患急性病毒性无黄疸型肝炎。当时血清谷丙转氨酶318U/L，麝浊正常，经过2个月治疗，肝功能恢复正常，但出现午后低热，体温37.2~37.8℃，饮食不香，身倦乏力，延续至1975年3月，在此2年8个月时间内，体温未曾平复，多次检查肝功能均属正常。末梢血常规：白细胞7.4×10^9/L，血红蛋白124g/L，血小板171×10^9/L，血沉8mm/h，X线透视心肺膈未见异常，抗溶血性链球菌“O”1∶300，血清蛋白电泳纸上分析；A 0.504，α_1 0.0048，α_2 0.086，β 0.126，γ 0.236，血胆固醇5.8mmol/L。肝右肋缘下1.0cm，质中等偏软，无触叩痛，脾未及。1975年3月3日，请关老医生会诊。

［当时症见］腹胀腰酸，睡眠不实，溲黄便稀，经期提前，午后体温37.6℃。舌苔薄白，舌质红，沉细滑。

［西医诊断］肝炎发热。

［中医辨证］阴虚血热，肝郁脾虚。

［治法］疏肝健脾，养阴清热。

［方药］青蒿12g，鳖甲10g，地骨皮10g，党参12g，丹皮10g，焦白术10g，薄荷6g，灯心15g，醋柴胡10g，赤、白芍各12g，白茅根15g，生甘草10g。

［治疗经过］以上方为主，因其伴有腰酸、肝区痛，曾加减使用过北沙参、川断、桑寄生、木瓜补肝肾。至1975年9月，临床症状逐渐好转，体温趋于正常，至9月份肝功能正常。以上方为主配成丸剂继服，以巩固疗效。随访1年余，一般情况尚好，平素体温均正常，仅遇劳后偶见低热（37.1~37.4℃）。（《关幼波临床经验选》）

清骨散

《证治准绳》

【组成】银柴胡一钱五分（5g） 胡黄连 秦艽 鳖甲醋炙 地骨皮 青蒿 知母各一钱（各3g） 甘草五分（2g）

【用法】水二盅，煎八分，食远服（现代用法：水煎服）。

【功用】清虚热，退骨蒸。

【主治】肝肾阴虚，虚火内扰证。骨蒸潮热，或低热日久不退，形体消瘦，唇红颧赤，困倦盗汗，或口渴心烦，舌红少苔，脉细数。

【方论选录】

清·汪昂：此足少阳、厥阴药也。地骨皮、黄连、知母之苦寒，能除阴分之热而平之于内；柴胡、青蒿、秦艽之辛寒，能除肝胆之热而散之于表。鳖阴类而甲属骨，能引诸药入骨而补阴。甘草甘平，能和诸药而退虚热也。（《医方集解》）

清·汪绂：蒸热在骨，是必当大泻其阳，峻补其阴，犹恐不及。此方以泻阳，而生气不伤，柴胡、胡黄连、秦艽、青蒿，皆以泻阳，而实皆所以宣达其阳，原非以阴塞遏抑之也。以滋阴而下而能润，地骨皮、知母、鳖甲，皆以滋阴，然补金以生水，亦非大寒凝闭之药，知母能润命门，鳖甲能滋气血。今人不问病体，不详药性，则唯以温暖为宝，而视寒凉为仇，一言及银柴胡及黄连、地骨皮、知母等药，则比之于鸩毒，遇有阴亏之症，其何能治？嗟乎！（《医林纂要探源》）

清·张秉成：夫骨蒸一证，肌肤按之不热，自觉骨内热势蒸蒸而出，每夜五心烦热，皆由水亏火炽，邪热伏于阴血之中而致。久则阴愈亏而热愈盛，热愈盛而阴愈亏，其煎熬之势，不至阴竭不已耳。故每至身体羸瘦，脉形细数，而劳证成矣，然病始于热伏阴中，若不去其热，徒养其阴，则病根不除，无益也。故以银柴、青蒿、秦艽之苦寒直入阴分者，宣热邪而出于表；胡黄连、鳖甲、地骨、知母苦寒、甘寒之性，从阴分以清伏热于里。用炙甘草者，缓其中而和其内外，使邪去正安之意耳。（《成方便读》）

今·李畴人：胡黄连清脾胃食积之热，知母、地骨清肺肾之热，青蒿、秦艽清营分之热而止往来寒热，鳖甲和阴而敛虚热，炙草调中而和诸药。合治虚热、劳疟之症。银柴胡和阴之功多而升发之力少，故虚证用之。（《医方概要》）

今·湖北中医药大学方剂教研室：《素问》曰："阴平阳秘，精神乃治。"盖人身之阴阳，当保持相对的平衡，阴阳维系，则能维持正常的生理功能。若虚劳日久，耗伤肝肾之阴，阴虚则阳亢，虚火内扰，形成阴虚火旺之证。肾为水脏，受五脏六腑之精而藏之，阴虚则致肾精不足；肾又主骨，阴虚火动，故见骨蒸潮热等症。所谓"骨蒸"，是肌肤按之不热，自觉骨内热势蒸蒸而出之象。汪讱庵说："火炎水竭，真阴消铄，故肌骨之间，蒸蒸而热也。"所谓"潮热"，是每天入夜即发热，如潮水之有定时。李东垣云："昼热夜静者，是阳气旺于阳分也；昼静夜热者，是阳气陷于阴中也。"诸证皆因火炎精伤，阴液耗竭所致。当此之时，若徒滋阴，则虚火猖獗之势难制，久则阴愈亏而火愈炽，热愈盛而阴愈亏，其煎熬之势，不至阴竭则不已。但清热又不可纯用苦寒，恐致化燥伤阴之弊。立法当滋阴与清热并举，俾阴液充则虚火降，邪热去则阴易复。故本方用银柴胡为主药，本品味甘性微寒，善退虚热而无苦泄之性。知母、胡黄连、地骨皮善消虚热而退有汗骨蒸，清之于内；青蒿、秦艽可治无汗骨蒸，透之于外，均为辅药。佐以鳖甲之咸寒，滋阴潜阳，引药入里，使以少量甘草以调和诸药。诸药合用，共奏消虚火、退骨蒸之效。用于临床，其效颇著，堪与六味地黄、大补阴等方比美。费伯雄谓本方"非善治"之论，似不可从。（《古今名方发微》）

【验案选录】

案1　郭湘云治疗妊娠高热案

某女，29岁。

停经3个月余，高热近1个月。朝轻暮重，烦躁不安，不思饮食，口干舌燥，头晕，乏力，小便灼热。查：体温40℃，胸透、肝功、肥达反应、血沉、大小便常规均正常，疟原虫阴性，血常规：白细胞 13.6×10^9/L，中性粒细胞 0.78，淋巴细胞 0.22。尿妊娠阳性。脐上有一鸡蛋大小的炎性包块。脉滑，舌淡红，苔薄黄。

证属阴血不足，热毒亢盛。治宜滋阴养血，清热解毒，方用清骨散化裁。

银柴胡、胡黄连、青蒿、知母、地骨皮、蒲公英、野菊花、紫花地丁、金银花各 10g，鳖甲、生地、丹参各 15g，甘草 5g，水煎服，1 日 1 剂。

3 剂后，体温 38.8℃。续用 3 剂，体温恢复正常，脐上炎性包块缩小。又加减服药 6 剂，包块消失，血常规正常，诸症悉除，至足月生一女孩。（《清热方剂的药理与临床》）

案 2　张志贤治疗骨蒸潮热案

马某某，女，23 岁，农民。

患者自诉 2 年来时发潮热，自觉骨髓深处有烧蒸之感。至夜尤甚，难以入寐，头晕心烦，盗汗惊惕，目珠酸胀。月经先期量极少，婚后 4 年未育。

诊见唇红颧赤如妆，舌瘦红少苔，脉细数。病属劳热骨蒸，乃七情郁火久伏，肝肾之阴受灼，治宜清透伏热。滋水坚阴，以清骨散加味。

银柴胡 4.5g，胡黄连 3g，秦艽 3g，鳖甲 9g，地骨皮 9g，知母 3g，夏枯草 9g，甘草 3g。

3 剂后骨蒸潮热、目珠酸胀等证消失。再以养阴补血之剂调理，经调怀孕。（《历代名方精编》）

案 3　郭湘云治疗术后输血高热案

某男，53 岁。

胃痛反复发作 20 余年，曾行胃切除术。上月因残胃出血行胃空肠吻合术，术后输血出现高热（38.5~40.5℃），已持续月余。摄 X 线胸片，查肝功、肥达反应、血沉等均无异常，疟原虫阴性，尿培养阴性，大小便常规正常。血常规：血红蛋白 59g/L，红细胞 2.05×10^{12}/L，白细胞 7.8×10^9/L，中性粒细胞 0.88，淋巴细胞 0.12，二氧化碳结合力 13.5mmol/L，尿素氮 10.5mmol/L，肌酐 156μmol/L。刻下：高热无汗，口唇乏红，口舌糜烂，小便不畅，大便干结，脉细弱，舌暗红瘦小无苔。

证属阴血亏虚之高热，治宜滋阴养血清热。方用清骨散化裁：

银柴胡、胡黄连、地骨皮、秦艽、青蒿、银花、当归、知母各 10g，白芍、鳖甲、生地、丹参各 15g，甘草 5g，水煎服，1 日 1 剂。

4 剂后，体温降至 38℃，又服 4 剂，体温恢复正常，大小便正常，口舌糜烂消失，有关化验项目亦正常，复以补中益气汤调理善后。（《清热方剂的药理与临床》）

案 4　叶景华治疗阴虚发热案

患者陶某，女性，78 岁。发热咳嗽 3 天，于 1973 年 12 月 20 日住院。

咳嗽左侧胸痛，痰不多，胸透左上肺片状模糊阴影，并有心律不齐，诊断为肺炎、冠心病。住院后用抗生素、激素治疗 2 周，低热不退，乃用中医治疗。体温 38℃，咳不甚，痰少，纳呆，舌光红，脉细，大小便尚可，胸透复查，左上肺炎仍存在。血常规中白细胞

7.6×10^{9}/L。

高年发热日久阴亏。治以滋阴退热，清骨散加减。

北沙参12g，地骨皮15g，银柴胡10g，炙鳖甲30g，青蒿15g，白薇15g，丹皮10g，冬瓜仁30g，野荞麦根30g，白花蛇舌草30g，胡黄连3g。

服药1周，低热渐退，咳少，脉不匀。前方加丹参15g，全瓜蒌15g，又服药2天，热退清，舌尚光红，脉细不匀，胸透肺部炎症渐消散。病人出院，原方带回4剂。[《疑难病名家验案1000例评析（上册）》]

当归六黄汤

《兰室秘藏》

【组成】当归　生地黄　黄芩　黄柏　黄连　熟地黄各等份（各6g）　黄芪加一倍（12g）

【用法】上药为粗末，每服五钱（15g），水二盏，煎至一盏，食前服，小儿减半服之（现代用法：水煎服）。

【功用】滋阴泻火，固表止汗。

【主治】阴虚火旺盗汗。发热盗汗，面赤心烦，口干唇燥，大便干结，小便黄赤，舌红苔黄，脉数。

【方论选录】

明·吴崑：阴虚有火，令人盗汗者，此方主之。醒而出汗曰自汗，睡去现汗曰盗汗。自汗阳虚，盗汗阴虚也。曰有火者，谓其证有面赤、口干、唇燥、便赤、声音重、脉来数也。然阴虚所以盗汗者，阴虚之人睡去，则卫外之阳乘虚陷入于阴中，表液失其固卫，故令濈然而汗出。及觉则阳用事，卫气复出于表，表实而汗即止矣。当归、熟地，养阴之品也；黄芩、黄连，去火之品也；生地、黄柏，可以养阴，亦可以去火；而黄芪者，所以补表气于盗汗之余也。是盗汗也，与伤寒盗汗不同。伤寒盗汗是半表半里之邪未尽，杂证盗汗则阴虚而已；彼以和表里为主，此以补阴为主。明者辨之。（《医方考》）

清·季楚重：汗本心之液，其出入关乎肝、肺，营分开合肝司之；卫分开合肺司之。顾营卫各有所虚，则各有所汗，阳虚汗责在卫，阴虚汗责在营，然必同须为用。卫气不固于外，由阴气之不藏；营气失守于中，由阳气之不密。故治盗汗之法有二：一由肝血不足，木不生火而心亦虚，酸枣仁汤补肝即以补心也；一以肝气有余，木反侮金而肺亦虚，当归六黄汤治肝以治肺也。是方当归之辛养肝血，黄连之苦清肝火，一补一泄，斯为主治，肝火之动，由水虚无以养，生地凉营分之热，熟地补髓中之阴，黄柏苦能坚肾，是泻南补北之义也。肝木之实，由金虚不能制，黄芪益肺中之气，黄芩清肺中之热，是东实西虚之治也。唯阴虚有火，关尺脉旺者始宜。若阴虚无气，津脱液泄，又当以生脉、六味，固阴阳之根。若用芩、连、柏苦寒伤胃，使金水益虚，木火益旺，有措手不及之虞矣。(《古今名医方论》)

清·汪昂：此足少阴药也。盗汗由于阴虚，当归、二地所以滋阴；汗由火扰，黄芩、柏、连所以泻火；汗由腠理不固，倍用黄芪，所以固表。(《医方集解》)

清·吴谦：寤而汗出曰自汗，寐而汗出曰盗汗。阴盛则阳虚不能外固，故自汗。阳盛则阴虚不能中守，故盗汗。若阴阳平和之人，卫气昼则行阳而寤，夜则行阴而寐，阴阳既济，病安从来？唯阴虚有火之人，寐则卫气行阴，阴虚不能济阳，阳火因盛而争于阴，故阴液失守外走而汗出；寤则卫气复行出于表，阴得以静，故汗止矣。用当归以养液，二地以滋阴，令阴液得其养也。用黄芩泻上焦火，黄连泻中焦火，黄柏泻下焦火，令三火得其平也。又于诸寒药中加黄芪，庸者不知，以为赘品，且谓阳盛者不宜，抑知其妙义正在于斯耶！盖阳争于阴，汗出营虚，则卫亦随之而虚，故倍加黄芪者，一以完已虚之表，以固未定之阴。经曰：阴平阳秘，精神乃治。此之谓欤！（《医宗金鉴·删补名医方论》）

清·徐大椿：血气两亏，三焦火迫，故营阴失守，盗汗不已焉。黄芪补气固卫，当归养血益营，生地滋阴壮水，能制三焦火迫，熟地补阴滋血，能充五脏之真阴，黄连清火燥湿，以安心脾，黄芩清火泻热，以宁肝肺，黄柏直清肾火以存肾水也。使肾水内充，则君相之火下潜归坎，而心肺肃清，血气自复，迫汗无不自止，何盗汗之有哉？此清补之剂，为血气虚弱，火迫盗汗之方。(《医略六书·杂病证治》)

清·陈念祖：阴虚火扰之汗，得当归、熟地、生地之滋阴，又得黄芩、黄连之泻火，治汗之本也。然此方之妙则在于苦寒，寒则胜热，而苦复能坚之。又恐过于苦寒伤其中气，中者阴之守也。阴愈虚则火愈动，火愈动则汗愈出。尤妙在大苦大寒队中倍加黄芪，俾黄芪领苦寒之性尽达于表，以坚汗孔，不使留中而为害。此旨甚微，注家向多误解，特表而出之。(《时方歌括》)

清·唐宗海：修园此论皆是。唯言黄芪领苦寒之性尽达于表，不使留中为害，则差毫厘。盖药之救药，原于偏寒偏热，治偏寒偏热之病，自必用偏寒偏热之药。此方大治内热，岂寒凉之药能尽走皮肤，而不留中者？况黄芪是由中以托外之物，非若麻黄直透皮毛，而不留中也。吾谓内热而蒸为汗者，此为对症。如果外热，而内不利寒凉药者，则归脾汤、当归补血汤加减也。(《血证论》)

【验案选录】

案1　刘渡舟治疗盗汗案

罗某某，男，45岁。1995年11月7日初诊。

夜寐盗汗有2个月。寐则汗出，寤则汗止。曾服“六味地黄丸”“枣仁安神液”等药弗效。汗出多时，沾湿衣被。并见胸痛，头晕（血压160/100mmHg），五心烦热，口干，睡眠不宁。发热，体温37.2℃，大便偏干，小便略黄，视其面色缘缘而赤。舌红苔薄黄，脉来洪大。

辨为阳盛阴虚，阴被阳逼，营不内守之证。治当泻火滋阴止汗。方用当归六黄汤加味。

[处方]生地20g，当归20g，黄芩4g，黄芪14g，熟地12g，黄柏10g，黄连4g，知母10g，鳖甲16g，煅牡蛎16g。

服药14剂，盗汗停止，血压降至120/80mmHg，诸症皆随之而愈。(《刘渡舟临证验案精选》)

案2 董建华治疗心悸案

郭某，男，29岁。初诊：1991年12月10日。

[主诉]心悸气短、胸闷20天。

20天前感冒发热后出现心悸气短，胸闷乏力。心前区疼痛，脉律不齐，遂赴某医院就诊。查心电图示：①窦性心律；②室性期前收缩(早搏)。超声心动图：左室后壁运动差，左室内径稍大。诊为“病毒性心肌炎、心律失常”，经西药抗病毒、营养心肌及抗心律失常药物治疗，病情无明显好转。

[现症]心悸乏力，胸闷气短，心前区疼痛，自汗盗汗，心烦躁扰，口干舌燥。

[诊查]面色少华，精神倦怠，舌红少津，脉细，结象频出。心电图示：频发室性期前收缩(早搏)。

[辨证]气阴两虚，邪热内扰而致心悸。

[治法]益气养阴复脉，兼清邪热。

[处方]生地黄10g，熟地黄10g，黄芪15g，当归12g，黄柏9g，黄芩9g，黄连6g，太子参15g，麦冬10g，五味子6g，炙甘草6g。

二诊：1991年12月17日。服上方药4剂心脏期前收缩消失，7剂后盗汗、心烦躁扰已止，心悸、心前区疼痛减轻，胸闷未除。脉沉缓，未见结象，舌质淡红。患者邪热已去。气阴渐复，前方减黄连、黄芩、黄柏苦寒清热之品，增龙眼肉补益心脾、养血安神。

三诊：1992年1月24日。脉沉缓，未见结象。心电图已恢复正常，心悸、胸闷、气短消失，唯感神疲乏力。前方加山萸肉10g继服，以巩固疗效。(《中国现代名中医医案精华》)

案3 刘弼臣治疗邪毒袭肺案

王某，男，1岁6个月。初诊日期：1987年5月22日。

患儿10余日前起咳嗽，发热，胸痛身痛，来院就诊。经查体发现：左下肺可闻及湿啰音，心音稍低钝，期前收缩频繁，每分钟20~30次。经查心电图示：窦性心律，高位室性期前收缩。X线胸片：心影丰满，左侧肺门可见小片状阴影。当时诊断为：①小儿支气管肺炎；②小儿病毒性心肌炎。经抗感染治疗及服用维生素C后，症状有所缓解。刻下症：精神稍差，咽部充血，扁桃体Ⅱ度肿大，未见分泌物。心音稍低钝，心率100次/分，期前收缩5次/分。双肺呼吸音清，未闻及啰音。腹部(-)。胸背部少许红色小丘疹。舌质红，舌苔薄白。指纹浮紫至风关。

[辨证] 邪毒袭肺，外发内传。外发于肌肤则见皮疹，内传于心则脉律不齐。

[治法] 宜清肺透疹，解毒调心。以银翘散加减。

[处方] 银花 10g，连翘 10g，竹叶 5g，荆芥 5g，牛蒡子 10g，桔梗 3g，芦根 20g，生甘草 3g，紫丹参 10g，苦参 10g。

二诊：1987 年 6 月 1 日。药后疹退，但有低热，盗汗，性急烦躁，纳稍差，大便干。据家长介绍，晚间早搏增加比较明显，可达 10~20 次 / 分。查：咽红，扁桃体Ⅱ度肿大，未见分泌物。心音有力，心率 114 次 / 分，未闻早搏。证属表邪已解，里热未清，上熏咽喉。治宜清肺利咽，解毒复脉。方用玄参升麻汤加减。

[处方] 玄参 10g，升麻 3g，桔梗 3g，生甘草 3g，黄芩 10g，锦灯笼 10g，制大黄 10g，紫丹参 15g，苦参 15g。

三诊：1987 年 6 月 5 日。药后低热已退，仍烦躁性急，纳差，夜眠不安，盗汗。查：咽稍红，扁桃体不大，心音有力，心率 100 次 / 分。证属余邪未清而气阴已虚。治宜清除余邪，养阴敛汗。方用当归六黄汤加减。

[处方] 当归 10g，黄芩 10g，黄柏 10g，黄连 2g，黄芪 10g，生地 10g，紫丹参 10g，苦参 10g，炙甘草 3g，五味子 10g，清阿胶（烊化）10g，浮小麦 10g，煅龙、牡（先煎）各 10g。

服上方 2 周后盗汗已止，不烦，纳可，早搏基本消失，改用生脉散合炙甘草汤加减，益气养阴，以善其后。

1988年2月5日复诊，患儿服上方后诸证悉除，早搏亦未再出现。复查心电图：正常。超声心动图：正常。心肌酶谱：正常范围。(《名医经验录》)

案 4　祝谌予治疗甲亢案

林某，男性，25 岁，职员。门诊病历。1993 年 6 月 28 日初诊。

[主诉] 心慌、多汗、手颤 1 个月余。

患者 1991 年曾患甲亢，经中西医结合治疗半年而愈。今年 5 月再发，心慌汗出，乏力手颤，外院查：T_4：251nmol/L（正常值 60.63~118.68nmol/L），T_3：6.66nmol/L（正常值 1.23~3.08nmol/L），TSH：3.29mIU/L（正常值 0.49~4.67mIU/L），予甲巯咪唑 10mg，每日 3 次治疗 1 周，症状未解，故来诊。

[现症] 心慌阵作，汗出极多，乏力明显，心烦易怒，双手震颤，口干口苦，失眠多梦，大便溏薄。舌红暗，脉弦细数。

[辨证] 气阴两虚，阴虚内热，肝风袭络。

[治法] 益气养阴，清热散结，平肝定颤。

[方药] 当归六黄汤合生脉散加减。

生黄芪 30g，当归 10g，生、熟地各 10g，黄芩 10g，黄连 5g，黄柏 10g，沙参 15g，麦门冬 10g，五味子 10g，生牡蛎 30g，橘核 10g，荔枝核 15g，水煎服。

服药 20 剂，汗出、手颤均减，守方加丹参 30g，再服 40 剂，心慌、乏力、汗出消失，情绪安定，略有手颤，复查 T_4：149nmol/L，T_3：3.19nmol/L，TSH：4.06mIU/L，甲巯咪唑减为 20mg/ 天。守方加苍白术各 10g，葛根 10g。继服 14 剂，诸证消失。复查 T_4：80.2nmol/L，T_3：1.86nmol/L，TSH：1.73nmol/L，甲巯咪唑 15mg/ 天。乃将原方加穿山甲、皂角刺配制蜜丸常服，以资巩固。(《祝谌予临证验案精选》)

案 5　龚志贤治疗失眠头晕案

钟某，女，36 岁，成都市工人。1981 年 3 月 2 日初诊。

自诉失眠、头晕 10 年以上，稍有事或其他刺激即通宵失眠。头晕感到头部空虚，心累心跳差不多也有 5~6 年，说话气不接续，上楼即要歇气，走路常常打晃。1978 年曾因宫外孕做手术并做了结扎，月经每月提前，经来腹痛，已服中药百余剂，效不佳，因人介绍，特来求治。

[检查] 诊脉沉弱结代，两尺重按即无，舌质淡白。平时坐、卧即觉舒适，动则累甚，极易疲倦，懒言懒动，面色苍黄晦暗，形体瘦削体重 35kg，不上班已经 1 年多了。月经每月提前 4~7 日，有日益提前之势。经来量少，色紫有瘀块，经来小腹痛，带经 7~8 日乃至 11~12 日。近半年来脱发甚剧，以至畏惧梳头。两胁胀痛拒按，气紧，胸闷，叹气则舒。睡则汗出，眼皮重，喜闭目，极度烦躁，无故恼怒，甚至毁物骂人，过街看不得汽车，听不得躁声，否则即眩晕呕吐、倒仆。已在某三个大医院做了全面检查，除有轻度贫血外，肝、胆、胰、胃是正常的，心电图、脑电图、脑血流图也是正常的。诊断已排除美尼尔综合征，记忆力特别不好，手足心烧得难受，冬天要把脚手伸出被外，眼睛一闭就是梦，而且做的多是恶梦。

[辨证] 气阴两亏，精、气、神俱虚。

[治法] 益气养阴，养心安神。

[处方] 当归六黄汤合酸枣仁汤加味。

黄芪 60g，当归 12g，生地黄 30g，熟地黄 20g，黄芩 10g，黄连 60g，黄柏 10g，酸枣仁 18g，知母 10g，北沙参 30g，地骨皮 30g，牡丹皮 15g，川芎 5g，丹参 30g，炙甘草 5g。4 剂，水煎服。

二诊：3 月 16 日。服上方 4 剂后觉效果较好，又服 4 剂，盗汗大减，精神好转，疲倦乏力、眼皮沉重、手脚心烧、大便干燥也减轻了。

[处方] 按上方加北沙参 60g，生龙骨 30g，生牡蛎 30g，玄参 30g，鳖甲 15g。10 剂。

三诊：3 月 26 日。盗汗止，手足心烧大减，恐惧感消失，大便基本正常，梦似有减少，睡眠似有好转，但精神好多了。头晕、头空感也有减轻，想动了，想做事了。脉沉弱结代，两尺弱甚，舌质渐红润，脸色晦暗之气渐退。

[处方] 人参养营汤、归脾汤、青蒿鳖甲汤加减。

黄芪 90g，太子参 60g，山药 30g，茯苓 15g，当归 15g，银柴胡 18g，白芍 30g，生地黄 30g，玄参 30g，酸枣仁 25g，知母 12g，丹参 30g，青蒿 10g，鸡血藤 30g，牡丹皮 18g，地骨皮 30g，麦门冬 30g，炙甘草 5g。10 剂。

四诊：4月30日。上方连服20剂后盗汗止未再作，手脚心烧热止，此次月经在3月27日来一次只提前了5天，4月24日来一次只提前3天，已无瘀块，腹痛亦消失，恐惧消失，心累、心跳感大为好转，头晕、头空感大为减轻，脱发也好多了。诊脉沉弱但已有神，结代脉尚存，两尺尚不应指，睡眠较前为好，但仍有梦，心烦易怒大减。改用丸剂以图善后。

[处方] 黄芪100g，红参100g，当归30g，丹参60g，白芍60g，生地黄60g，玄参30g，鸡血藤60g，川芎20g，山药60g，茯苓30g，酸枣仁6g，柴胡30g，佛手30g，知母30g，天门冬30g，肉苁蓉50g，菟丝子60g，远志30g，车前子30g，枸杞子60g，女贞子30g，合欢皮30g，桂圆肉30g，沙苑子30g，桑椹子30g，阿胶30g，焦山楂30g，鸡内金30g，五味子50g，神曲30g，麦门冬30g。

上药共研细末，炼蜜为丸，每丸重9g，每日早晚各服1丸。

1985年遇于街头，我已不复认识，自言1981年10月即已上班工作，诸症悉愈，形体已丰，体重已增加到51.5kg。并极言感激之情，依依道别而去。(《龚志贤临床经验集》)

秦艽鳖甲散

《卫生宝鉴》

【组成】秦艽半两（15g） 柴胡 鳖甲（去裙襕，酥炙，用九肋者） 地骨皮各一两（各30g） 当归 知母各半两（各15g）

【用法】上为粗末，每服五钱（15g），水一盏，青蒿五叶，乌梅一枚，同煎至七分，去滓温服。空心，临卧各一服（现代用法：水煎服）。

【功用】滋阴养血，清热除蒸。

【主治】阴血虚内热证。骨蒸盗汗，肌肉消瘦，唇红颧赤，潮热，咳嗽，脉细数。

【方论选录】

明·吴崑：风劳骨蒸壮热，肌肉消瘦，此方主之。风，阳气也，故在表则表热，在里则里热，附骨则骨蒸壮热，久蒸则肌肉消瘦。无风不作骨蒸，此昆之立言也。罗谦甫氏之主此方；盖有神契者矣。柴胡、秦艽，风药也，能驱肌骨之风；骨皮、知母，寒品也，能疗肌骨之热；鳖，阴类也，甲，骨属也，骨以及骨，则能为诸药之向导，阴以养阴，则能退阴分之骨蒸；乌梅味酸，能引诸药入骨而收其热；青蒿苦辛，能从诸药入肌而解其蒸。复有当归，一以养血，一以导诸药入血而除热于阴尔。(《医方考》)

清·汪绂：阴虚内热之甚，则为劳热骨蒸，俗谓之风劳，实相火独炽，而阴不能辅之，则阴反受烁，阳亦不能自拔，而郁而内蒸也。苗槁则引水以溉之，此相火独炽，阴不能辅之故，鳖甲、地骨皮、知母、当归，皆所以引水而溉之。汤沸则揭其盖而扬之，此阳不能拔，郁而内热之故，秦艽、柴胡、青蒿、乌梅，皆所以揭锅盖而扬之也。何不熄其火？相火生人之本，可升而遂之，不可抑而熄之；何不益其水？滋阴则有以生水，火散而水可自滋。(《医林纂要探源》)

清·徐大椿：营气受风，遏热伤乎阴血，故肌肉消瘦，骨蒸潮热不已，名曰风劳。生鳖甲入厥阴，力能滋阴而散结，秦艽肉兼走阳明，性善活血以祛风，青蒿解少阳之热，柴胡疏肝胆之邪，当归益营养血，知母润燥益阴，地骨皮退肌表之热，乌梅肉敛肝肾之阴。使热退阴充，则风自外解，而骨蒸无不退。肌肉无不生矣。此滋阴解热之剂，为风痨骨蒸、消瘦之方。(《医略六书·杂病证治》)

清·汪昂：此足少阳、厥阴药也。风生热而热生风，非柴胡、秦艽不能驱风邪使外出；鳖，阴类，用甲者，骨以及骨之义；乌梅酸涩，能引诸药入骨而敛热；青蒿苦寒，能从诸药入肌而解蒸（柴胡、青蒿，皆感少阳生发之气，凡苦寒之药，多伤脾胃，唯青蒿清芬入脾，独宜于血虚有热之人）；知母滋阴，当归和血，地骨散表邪兼清里热，又止汗除蒸之上品也地骨皮退有汗之。(《医方集解》)

今·冉先德：风痨病，指感受风邪，失治传里，变生内热，久病成痨，临床上以骨蒸劳热，肌肉消瘦，唇红颊赤，困倦盗汗，咳嗽，或见络血为主症。治宜滋阴养血，清热除蒸。方中鳖甲、知母、当归为君，滋阴血，清虚热；柴胡、秦艽为臣，解肌祛风；青蒿、地骨皮为佐，透热除蒸；乌梅为使，酸涩敛阴止汗，合奏滋阴养血，清热除蒸之效。(《历代名医良方注释》)

【验案选录】

案 1　李翰卿治疗寒多热少腹痛案

张男，肺病之咳与热，皆顽固不易除。

蒸百部 9g，桑皮 9g，罂粟壳 12g，百合 9g，马兜铃 9g，甜杏仁 9g，地骨皮 9g，青蒿 9g，炙鳖甲（先煎）18g，鳖血炒柴胡 6g。

[另] 生石膏 18g，黄芩 9g，桂枝 6g，秦艽 9g，共研细末，每吞 3g，1 天 3 次。

按：此用秦艽鳖甲散加减，以清热除蒸，肃肺镇咳。先生用四药为散，配伍颇有深意。桂枝，《本经》说它有“补中益气”之功，但其性辛温，似与痨症不宜，今与苦寒之膏、芩相伍，则燥性大为削弱，而可得温健之效；膏、芩得桂枝之辛温，则苦寒之性大减，可收清除虚热而不伤脾胃的效果。秦艽能清虚热，对阴虚劳热甚效。(《章次公医案》)

案 2　吴少怀治疗创口不敛、长期发热案

刘某某，女，64 岁，社员。1963 年 5 月 14 日初诊。

[病史] 患者因胆结石、胆囊炎，并发阻塞性黄疸，于 1963 年 3 月 31 日上午因急症住院，行胆囊切除术及胆总管十二指肠吻合术。术后 40 余天来，仍持续发热，身倦无汗，

厌食，恶心呕吐，大便干燥，腹部刀口裂开3~4cm，有棕黄色稀水流出，虽经各种抗生素、激素、输液、输血等治疗，效果不明显，于5月14日邀诊。

[现症] 手术后40余日，每日午后恶寒、发热、无汗，头晕目胀，口苦咽干，心烦，喜呕，胸胁闷满，纳呆少饮，大便干燥，色黑如栗，4~5天1次，小便黄热，神倦乏力，烦躁不安，皮肤干燥，腹部裂口有玉米粒大，裂口深约0.7cm，分泌物不多，体温39.6℃，查血常规：血红蛋白94g/L，红细胞3.2×10^{12}/L，白细胞3.4×10^{9}/L，中性粒细胞66%，淋巴细胞31%，单核细胞3%。

[检查] 舌苔无，质嫩绛，有裂隙而润，脉沉细数。

[辨证] 久病胆胃湿热，耗损气血，症发如痨热。

[治法] 急则治标，先清透少阳，和解表里。拟秦艽鳖甲散加减。

[方药] 青蒿9g，炙鳖甲6g，地骨皮9g，炒知母6g，秦艽9g，炒黄芩4.5g，生黄芪9g，当归4.5g，党参6g，全瓜蒌9g。水煎服。

二诊：5月19日。服药5剂，恶寒已除，发热也减，身润有汗，白㾦晶莹，腹部刀口分泌物已无，尚有口苦咽干，心烦喜呕，胃不思纳，喜进温饮，大便畅行，小便黄热，舌质暗红无苔，仍有裂隙，脉转细滑，体温37.7℃，正能胜邪，湿热外透，按上方去黄芪、瓜蒌，加白扁豆9g，通草6g。水煎服。

三诊：5月21日。服药2剂，诸症均减，发热已退，白㾦渐消，小便正常，胃已思纳，尚有恶心作呕，体温37.2℃，血红蛋白95g/L，红细胞3×10^{12}/L，白细胞2.3×10^{9}/L，中性粒细胞56%，淋巴细胞44%，舌红，苔少，脉濡细，病已渐愈，余邪未清，并停用抗生素。按二诊方去黄芩、白扁豆、通草，加陈皮6g，竹茹6g，天花粉9g，乌梅2个。水煎服。

四诊：5月24日。服药3剂，恶心作呕已除，胃能纳谷，创口生肌，身倦无力，体温37℃，复查血红蛋白100g/L，红细胞3.25×10^{12}/L，白细胞8.3×10^{9}/L，中性粒细胞68%，淋巴细胞30%，嗜酸粒细胞2%，病已近愈，舌淡少苔，脉静身凉，但气血未复，改用八珍汤加味调理善后。

[方药] 台参9g，生白术9g，茯苓9g，生甘草3g，当归9g，炒杭芍9g，生地9g，川芎1.5g，秦艽9g，地骨皮9g，木蝴蝶6g，炒谷芽6g。水煎服。

服药5剂，体力渐增，刀口已愈合，停药调养，并于1963年6月15日痊愈出院。(《吴少怀医案》)

案3　岳美中治疗阴虚夹瘀血低热案

黄某某，女性，18岁，北京学生。

低热3年。3年前，劳动中不慎砸伤后，腰痛。此后自觉身热乏力，每天下午4~6点腋下体温37.1~37.5℃，继之发热时间提前至中午开始并持续至晚9点左右。后又逐渐提前至早晨开始，发热持续1天。每日体温逐渐升至37.5~38.2℃。并经常腰痛，有时膝关节疼痛，久坐或走路过多或弯腰后，均可使腰痛加重，甚则痛引背部，右胸腹窜痛。自15岁月经初潮，经期时腹痛，但色量正常。

［既往］于10岁时患过气管炎。无其他病史，曾查血、尿常规，血沉，抗“O”，“OT”试验，胃液及十二指肠引流，肝超声波检查等，均为正常。咽拭子培养，有甲类链球菌和卡他球菌。3年来，经用多种抗生素及其他中、西药物治疗均未获效。

于1975年3月4日来我院门诊。于上午10点查其腋下体温37.6℃，舌苔薄白，脉细，诊为功能性低热（待确诊），投与柴芍地黄汤加减。

［处方］生、熟地各12g，山药9g，泽泻9g，茯苓12g，丹皮9g，柴胡15g，白芍18g，肉桂（后下）3g。水煎服。

二诊：上方服用6剂，胸腹疼痛消失，腰痛减轻，体温降至37.3~37.5℃，舌苔薄白，脉沉有力，先用复元活血汤加味。服3剂后，再用上方加五味子4.5g，取先通后补法。

［处方］柴胡6g，天花粉9g，当归9g，红花9g，甘草3g，炮山甲6g，桃仁6g，酒大黄4.5g，旋覆花9g，茜草6g，青葱管9g。先煎服3剂后，再服上方加五味子4.5g，7剂。

三诊：服前二方期间，体温曾1次升至38.1℃，后又降至37.2℃，此后体温经常在37.4~37.8℃，腰腿疼痛，膝关节时痛，上楼后心跳。舌质变暗，左脉偏弦，投予桃红四物汤加味以养血活血。

［处方］桃仁9g，红花9g，当归12g，川芎6g，白芍9g，生地12g，旋覆花9g，茜草9g，葱管9g。水煎服，14剂。

四诊：服药期间，因患急性肠炎停药数日，近日咳黄痰易出，呼吸时胸及头顶部时痛。只于晚间有低热37.7℃，痛经已愈，腰痛消失，舌苔薄白，脉滑，改用秦艽鳖甲汤。

［处方］鳖甲12g，地骨皮12g，银柴胡9g，秦艽9g，当归9g，知母6g，青蒿6g，乌梅6g。

五诊：服上方14剂后，上午一直未有发热，只于晚间偶有37.4~37.5℃低热。近几日又稍有腰痛，腹右侧偶尔疼痛，蹲下后眼前发晕。舌苔薄白，脉象滑数。前方加牡蛎12g，白芍9g，鳖甲改为18g。再服7剂，嘱隔日1剂为善其后。

于1975年9月21日信访云：自治疗后，低热逐渐痊愈，近2个月来从未低热。（《岳美中医案集》）

案4　郭湘云治疗肺结核咯血案

某男，20岁。

［主诉］近1周来发热恶寒，咳痰带血，咳引胸痛，盗汗，头痛，神疲力倦，食欲减退，咽干口燥，大便干结，小便黄。

体温39℃，血常规：白细胞计数4.7×10^9/L，血沉30mm/h，两肺听诊湿性啰音。X线胸透：两肺均匀细小颗粒状病灶，肺门处较浓密，诊为急性粟粒性肺结核。脉细数，舌红、苔黄燥。

证属热毒炽盛，迫血妄行，治宜清热解毒除蒸，方用秦艽鳖甲散化裁。

［处方］银柴胡、青蒿、知母、黄连、秦艽、百部各12g，黄芩10g，鳖甲20g，地骨

皮15g，甘草6g。水煎服，1日1剂。

9剂后，两肺湿性啰音减少，发热恶寒止，他证显轻。又9剂，痰中带血已止。续以润肺抗痨之剂治疗善后。(《清热方剂的药理与临床》)

案5　郭湘云治疗继发肺部感染案

女，44岁。

代诉：3年前因乙型脑炎后遗神志不清，四肢僵直，二便失常，以鼻饲流汁维持，近发热，按肺部继发感染用抗生素治疗高热已消，但低热持续2周，体温37.5℃，无感染病灶发现。午后低热，夜间盗汗，心悸，易怒烦躁，手足心热，颧红，舌红少苔，脉细数。

证属热后伤阴，阴虚内热，治宜育阴清热，方用秦艽鳖甲散化裁。

秦艽、知母各15g，鳖甲（炙）、地骨皮、柴胡各30g，青蒿、生地各10g，生甘草6g。水煎服，1日1剂。

3剂后诸证悉除，又3剂，热清，体温正常。(《清热方剂的药理与临床》)

案6　关幼波治疗右上腹痛案

袁某，女，32岁，门诊号406297。初诊日期：1964年3月17日。

[主诉]发热，右上腹痛，半月发作1次，已1年余。

[现病史]患者自1950年以来，右上腹发作性疼痛，痛剧如绞。有时伴有体温升高，2~3天后缓解。大约每年发作1次。1958年10月份右上腹剧痛再次发作，并向右肩放射，伴有发冷发热，轻度黄疸，某医院诊为胆石症，行剖腹探查，术中发现胆囊内有蛔虫一条，合并胆囊炎，未见结石。行"T"形管引流，术后发热不退，体温常在39℃以上，疼痛不止，注射吗啡才得缓解，用抗生素连续治疗2个月，痛减热退。引流口形成瘘管，又行瘘管切除术。术后创口愈合出院。1959年5月上班工作，3个月后旧病复发，经保守治疗好转，以后平均每月发作1次，前后住院10次。到1961年7月病情加重，右上腹痛反复发作，高热不退，伴有黄疸，保守治疗无效，乃作胆囊切除及胆总管十二指肠吻合术。术后病情无明显改善，转某疗养院经中医治疗半年，病情好转出院。1962年5月发冷发热，黄疸再度出现，又住院治疗，无明显好转，发作频繁，延至1963年8月，发热高达41.8℃，黄疸加深，黄疸指数120单位，出现昏迷，转某医院，经剖腹探查诊为多发性肝脓肿，合并胆汁性肝硬化。暴露肝脏穿刺引流20多次，脓汁细菌培养为大肠杆菌。当时体温波动在39~40℃之间，神志恍惚，时而昏睡，时而清醒。经大量抗生素等治疗2个月后，黄疸渐退，创口愈合，胁痛减轻。而后约隔半月发热1次，体温在39℃左右，右上腹痛，并有黄疸出现。内科保守治疗无效，病情日渐恶化。经内外科会诊，考虑可能为吻合口逆行性感染所致，乃作胃空肠吻合术。术后一般情况虽有好转，但仍然每半月发热1次，反复发作持续至今。

[现症]每隔半月左右发作一次，右肋胀痛，放射至右肩，痛不可忍，肢冷汗出欲脱，伴有恶寒发热，目黄颧赤，一般3~5天始退，平日体虚乏力，精神萎靡，气短懒言，右肋钝痛，胃脘痞闷，泛恶厌油腻。

［既往史及个人史］月经 14 岁初潮，近 2 年来月经间隔半月一至，经量较多，生育三胎健在，作过人工流产 1 次，曾患痔疮，已作切除手术。

［检查］体温 39℃，发育中等，营养较差，慢性痛苦病容，面色晦暗，巩膜可疑黄染，浅表淋巴结无肿大，心肺未见明显异常，血压 108/74mmHg，腹部平坦，有手术瘢痕四处，肝上界在右第五肋间，下界在右锁骨中线下 4cm，中等硬度，轻度触痛和叩击痛，脾可触及，较软，下肢无可凹性水肿。

［舌象］舌光无苔，质红。

［脉象］沉细数。

［西医诊断］慢性复发性肝胆管炎（大肠杆菌感染），胆汁性肝硬化，多发性肝脓肿手术后，胆囊摘除及胆总管十二指肠吻合术后，胃空肠吻合术后，继发性贫血。

［中医辨证］气血两虚，阴虚血热，湿热未清。

［治法］补益气血，育阴清热，佐以利湿。

［方药］生黄芪 15g，当归 12g，白芍 24g，青蒿 10g，鳖甲 15g，生牡蛎 15g，银柴胡 10g，秦艽 10g，丹皮 12g，川连 10g，酒黄芩 10g，茵陈 15g，丹参 12g，香附 10g，甘草 6g。

［治疗经过］服药后肝区疼痛减轻，食欲好转，体温于 2 天后恢复正常未再发作。于 4 月 20 日又收住院，继续治疗 1 个月，仍用原方加减，体温一直正常。自觉症状逐渐有好转，二便如常。后带药回原籍继续治疗。随访 2 年余，一般情况良好，低热未作。（《关幼波临床经验选》）

第五章 祛暑剂

凡以祛暑清热药或祛暑化湿药为主组成，具有祛除暑邪的作用，用以治疗暑病的方剂，统称祛暑剂。属于“八法”中之“清法”。

暑邪致病有明显的季节性，《素问·热论》曰：“先夏至日者为病温，后夏至日者为病暑。”暑为阳邪，其性炎热，暑气通心，暑热伤人常直入气分，导致人体里热亢盛，心神被扰，故见身热、面赤、心烦、小便短赤、舌红脉数等症。又因暑性升散，易伤津耗气，常兼口渴汗多、体倦少气等症；夏季天暑下迫，地湿上蒸，故暑病多夹湿邪，兼见胸闷，或身体困重、小便不利，或泄泻、苔白腻；夏月贪凉露卧，不避风寒，加之腠理疏松，寒邪侵袭肌表，而伴见恶寒发热、头痛无汗、脉浮等症。故祛暑剂分为祛暑解表剂、祛暑利湿剂、祛暑益气剂三类。

在运用祛暑剂时，应注意暑病本证、兼证和主次轻重。单纯中暑受热，治宜清热祛暑，选用苦寒合甘寒的清热之品。暑病夹湿，应酌情在祛暑剂中配伍祛湿之品，若暑重湿轻，则湿易从热化，祛湿之品不宜过于温燥，以免损伤津液；若湿重暑轻，则暑易被湿遏，清热之品不宜过于甘寒，以免阴柔留湿。暑热耗气伤津，治宜祛暑清热、益气养阴，主选甘寒清热养阴或益气、甘酸敛津之品。

第一节 祛暑解表剂

清 络 饮

《温病条辨》

【组成】鲜荷叶边二钱（6g） 鲜银花二钱（6g） 西瓜翠衣二钱（6g） 鲜扁豆花一枝（6g） 丝瓜皮二钱（6g） 鲜竹叶心二钱（6g）

【用法】水二杯，煮取一杯，日二服。凡暑伤肺经气分之轻证皆可用之（现代用法：水煎服）。

【功用】祛暑清热。

【主治】暑温经发汗后，暑证悉减，但头微胀，目睛不了了，余邪未解者；或暑伤肺经气分之轻证。

【方论选录】

清·吴鞠通：既曰余邪，不可用重剂明矣，只以芳香轻药，清肺络中余邪足矣。倘病深而入中、下焦，又不可以浅药治深病也。（《温病条辨》）

近·何廉臣：此方辛凉芳香，清肃余邪，故用扁豆花、银花、西瓜翠衣、荷、丝、竹三叶，皆系清暑轻品，以解肺络中无形之热。凡暑伤肺经气分之轻症，皆可用之。叶天士先生所谓"清肺轻剂"是也。方亦从叶案套出，如但咳无痰，咳声清高者，加霜桑叶、甜杏仁各二钱，原麦冬一钱，知母一钱五分，利肺气以保肺阴。（《温热病方汇选》）

今·湖北中医药大学：暑为阳邪，最易耗气伤津，治疗暑病，当用寒凉之剂，以清解其邪。本方证为暑热伤肺，发汗后暑证悉减，只是余邪未解，因邪浅病轻，不可用重剂清解，药重则过病所，而只宜用辛凉轻清之剂，以清肺络之余邪。吴氏曾说："既曰余邪，不可用重剂明矣，只以芳香轻药，清肺络中余邪足矣。"

观本方的药物配伍，轻灵活泼，不仅是暑温余邪不解，善后廓清之佳方，同时也是夏季预防暑病之良剂，夏月以之代茶常服，有预防暑病之效。且其药源丰富，广大农村不须购求，信手拈来，即可配方使用。医者不可以之贱而忽之也。（《古今名方发微》）

【验案选录】

案1　张寿民治疗暑风（支气管肺炎）案

陈某某，男，1岁，1980年7月21日初诊。

患儿近1个月来发热，咳嗽，气促，痰少，精神萎靡，吃乳少，大便正常。在当地治疗不效，门诊以“暑温”，支气管肺炎，收入住院。

［检查］体温39.1℃，脉搏160次/分，呼吸4次/分，发育正常，母乳哺育，面色苍白，汗出，呼吸急促，鼻翼煽动，胸高撷肚，口唇干燥发绀，喉头有痰声，抽搐，角弓反张，舌红苔黄，指纹红紫，心率160次/分，心律尚齐，两肺可闻及明显湿性啰音。立即给抗感染药、地塞米松、碳酸氢钠和输氧等，中药予羚角钩藤汤之类，病无好转。

［会诊］7月22日上午，发热（39℃），神昏，咳嗽，气促，鼻翼煽动，抽搐握拳，角弓反张，摇唇弄舌，角膜反射存在，瞳孔较正常人明显缩小，等圆等大，对光反射存在，心率200次/分，律齐，两肺有干湿性啰音，舌红苔黄，指纹红紫。

中医认为属肝热生风，治宜平肝息风，方用羚角钩藤汤加洋参、蜈蚣、全蝎、抗热牛黄散等。西医诊为中毒性肺炎，继用上药加苯巴比妥镇痉。经上述中西医处理后，病情未能控制。中午12点又高热，神昏，呼吸急促，鼻翼煽动，抽搐加重，角弓反张，脉舌如前，病情愈剧，已入险途。请张老诊视。张老指出：此乃暑风之证。暑温温热不降，抽风当不止，先用雄黄20g研末，加1~2个鸡蛋白，调敷胸腹消热解毒，透邪外出，次用鲜荷叶铺地，令其卧之以解暑退热，再服“清络饮”。

［处方］鲜荷叶6g，扁豆花6g，鲜竹叶6g，金银花6g，丝瓜络6g，鲜西瓜翠衣20g。1剂，水煎服。

西药只给氧和支持疗法，停用抗痉退热之药。经上述处理后，体温逐渐下降，抽搐等症逐渐减轻。

7月23日：发热（38.2℃），神志清楚，呼吸平稳，眼球灵活，弄舌频频，抽搐小发作，间隔时间明显延长，舌红苔黄少津，指纹红紫，张老认为，此乃暑热伤津，停止给氧，仍守上方，日1剂，夜1剂，西药给支持疗法。

7月24日：患儿抽搐未作，弄舌已止，能入睡，偶有低热，烦躁，精神尚好，呼吸平稳。至此，病已转入坦途，改用王氏清暑益气汤善后。

［处方］朝白参6g，知母6g，生甘草3g，竹叶10g，麦冬6g，石斛10g，荷叶6g，西瓜翠衣20g。［《江西中医药》1982（4）：32-33］

案2　周次清治疗伏暑案

赵某，男，12岁，济南市。初诊：1973年9月26日。

［主诉］患者低热1个月，伴头晕、心慌。

1个月前感冒发热，咽痛，恶寒，头痛头晕，咳嗽，恶心欲吐，继则出现心慌气急、胸闷憋气。到市某医院诊治，查心电图示多发多源性室性早搏、T波V_1~V_4倒置，诊为“流感并发心肌炎”，经治疗后症状好转，心电图示偶发室性早搏。患者仍低热不退，每到下午体温升高，一般在37.2~37.5℃，感头目不清，周身不适，口干不欲饮，食欲不振，心慌乏力，舌尖红苔薄白，脉缓时结。心率60次/分，律不齐，早搏每分钟2~3次，体温37.3℃，心电图示偶发室早、T波V_1~V_4低平。

［辨证论治］证属气阴不足、暑湿不尽的“伏暑”。先用清络饮加减。

［处方］鲜荷叶12g，金银花15g，西瓜翠衣15g，鲜扁豆花10g，丝瓜皮12g，竹叶心6g，石菖蒲10g。

二诊：轻清余邪，服5剂，身热解，周身爽，头目清，体温36.6℃。

二诊以上方加党参12g，麦冬12g，五味子3g。水煎服。

三诊：6剂后，自觉心慌气短减轻，早搏很少出现。改用五味子汤加减。

［处方］党参12g，麦冬12g，五味子3g，黄芪12g，当归10g，甘草6g。服18剂后，症状消失，心电图正常。

按：该患者发病于夏季暑湿季节，暑邪伤气，湿邪黏滞，致使气阴不足，从而出现低热不退，头目不清，周身不适，口干不欲饮，食欲不振，心慌乏力等症。治疗先用清络饮以轻清暑湿之邪，邪祛则继以扶正为要，后用五味子汤益气养阴，层次分明，轻清缓补，疗效显著。(《中国百年百名中医临床家丛书》)

案3　何炎燊治疗暑热伤津案

陈某某，男，8岁。1993年7月4日初诊。

发热8天，6月25日入院，发热39~40℃，关节疼痛，颌下、颈内外、腹股沟淋巴结肿大如花生米大小，无粘连，质中，无压痛，心肺（-），肝肋下二横指，脾未及。用头孢唑啉钠、氨苄西林、阿莫西林、诺氟沙星等对症处理，仍反复高热。诊见身热烙手，有微汗出，面赤神烦，自诉头痛骨楚，口渴引饮，大便干结，小便黄短，唇焦舌赤，苔黄干，脉濡细数疾。

［辨证］暑热久羁，伤津耗气。

［治法］清暑热，扶元气，生津液。

［处方］王氏清暑益气汤合清络饮加减。

西洋参、竹叶卷心、丝瓜络、知母、石斛、南豆花、麦门冬各10g，鲜莲叶半块，西瓜皮、忍冬藤各15g，甘草3g，崩大碗20g，1剂，水煎2次，分多次服。

二诊：1993年7月5日，服药后热降，神气佳，次日晨起，溏便1次，故守上法，但因便溏去知母，加葛根10g，以益气升阳止泻，2剂。

三诊：1993年7月7日，服药后热净身和，诸恙悉退。仍见肿大淋巴结，治以化痰散结，行气活血，用程氏消瘰丸加减。

［处方］玄参12g，浙贝母15g，牡蛎（先煎）25g，夏枯草15g，王不留行、罂粟壳各10g。10余剂。身上淋巴结肿大渐消退。

本病例发病时值盛暑，天暑下迫，暑热羁留，伤津耗气而致病。辨证属王氏清暑益气汤证，不必从西医病名强行对号入座。故治以清暑热，扶元气，生津液。因无心经烦热，去黄连之苦燥，易之以崩大碗之甘淡。因有骨节疼烦，复入黄芪清络饮，取丝瓜络，忍冬藤（代金银花）之清热透络，3剂则热退病除，继而用程氏消瘰丸，痰核亦渐消退。(《双乐室医集——何炎燊临床经验》)

案4　王小龙治疗流行性腮腺炎案

汪某，女，50岁，干部，2005年7月15日初诊。

患者左腮肿痛已1周，色红灼热，呈蔓延之势，左鼻下、人中沟左侧溃烂流脓，全天皆发热，体温38.5℃，经静脉滴注抗生素类西药无效。

症见：体温38℃，稍恶寒，身无汗，头痛鼻塞，流清涕，打喷嚏，一身骨节尽痛，咽喉灼热痒痛，稍咳嗽，少痰，口渴欲饮冷，胸稍闷，心不慌，纳呆食少，大便正常，小便稍黄且灼热，月经正常，舌质红，苔薄黄，脉稍数寸浮。

［处方］金银花12g，连翘12g，香薷6g，鲜扁豆花10g，川朴10g，滑石（布包）10g，生甘草6g，钩藤（后下）6g，薄荷（后下）6g，荷叶（后下）6g。3剂，常法煎服。

二诊：服药后，微得汗。热退尽，腮肿消退大半，再以清络饮治之。

［处方］鲜荷叶6g，西瓜翠衣6g，丝瓜皮6g，鲜竹叶6g，鲜扁豆花6g，鲜银花6g。

3剂后，痄腮肿已消，鼻下唇上之溃疡已收口。

按：《温病条辨·上焦》曰："暑温者，正夏之时，暑病之偏于热者也。"本案病发正值七月夏日，炎暑流行，病者体弱，又感外暑之邪，遂即伤暑。暑热上冲头面，疮疡肿毒骤变，聚于腮处则生腮疮。《温病条辨·上焦》云："手太阴暑温，如上条证，但汗不出者，新加香薷饮主之。"本案发热，微恶寒，身无汗，面红，胸闷，脉浮数，显一派暑温之病状，故投新加香薷饮无疑。微汗出热退后，不可再服香薷饮重伤其表。暑必伤气，焉令表虚，遂改投清络饮治之。《温病条辨·上焦》云："手太阴暑温，发汗后，暑证悉减，但头微胀，目不了了，余邪不解者，清络饮主之。"本案所选新加香薷饮加味，方中香薷辛温芳香，能由肺之经而达其络；鲜扁豆花解暑且保肺液；厚朴苦温，能泄食满，亦可治肺之皮毛；金银花、连翘取其辛凉达肺之表，纯从外走，不必走中也；六一散清暑利湿；钩藤、薄荷清利咽喉，芳香透邪；荷叶上清头目，升阳清窍。此案诸药合用，切中病机，3剂获效。［《江苏中医药》2007，39（6）：42–43］

案5　庞宪清治疗痹证案

孙某，女，42岁。1982年12月23日初诊。

患者以往有类风湿性关节炎5年，经治疗疼痛缓解。今年疼痛复作2个月余，手指关节红肿疼痛，伴双下肢疼痛，右腿痛甚，自觉筋短，行走困难，经用吲哚美辛等治疗，初服有效，再服效不显，又服马钱子，服后痛更甚来诊。察其苔白、舌质淡红，脉象沉数有力。

据脉症分析，此乃热痹。初由风寒凝滞，痹阻关节经络，已有化热之象，治宜清热、利湿、活血通痹。拟丁甘仁先生清络饮化裁。

［处方］忍冬藤30g，嫩桑枝10g，秦艽15g，威灵仙10g，制乳香、没药各6g，蒲公英30g，炮山甲10g，王不留行20g，当归10g，木瓜15g，川牛膝10g，炙地龙10g，片姜黄10g，甘草6g。5剂，水煎服，每日1剂。

上方服后，疼痛减轻，守方续服5剂，手指关节红肿已消，疼痛明显减轻。以上方随

症加减，约服30剂，逐渐好转，活动自如，已能做一些轻微劳动。(《庞宪清老中医临床经验集》)

香薷散

《太平惠民和剂局方》

【组成】香薷去土，一斤（10g） 白扁豆微炒 厚朴去粗皮，姜汁炙熟，各半斤（各5g）

【用法】上粗末。每三钱（9g），水一盏，入酒一分，煎七分，去滓，水中沉冷。连吃二服，立有神效，随病不拘时（现代用法：水煎服，或加酒少量同煎）。

【功用】祛暑解表，化湿和中。

【主治】阴暑。恶寒发热，头疼身痛，无汗，腹痛吐泻，胸脘痞闷，舌苔白腻，脉浮。

【方论选录】

清·薛生白：此由避暑而感受寒湿之邪，虽病于暑月，而实非暑病……其用香薷之辛温，以散阴邪，而发越阳气；厚朴之苦温，除湿邪而通行滞气；扁豆甘淡，行水和中。倘无恶寒头痛之表证，即无取香薷之辛香走窜矣。无腹痛吐利之里证，亦无取厚朴、扁豆之疏滞和中矣。故热渴甚者，加黄连以清暑，名四味香薷饮，减去扁豆名黄连香薷饮。湿盛于里，腹膨泄泻者，去黄连加茯苓、甘草，名五物香薷饮。若中虚气怯汗出多者，加入参、芪、白术、橘皮、木瓜，名十物香薷饮。然香薷之用，总为寒湿外袭而设，不可用治不挟寒湿之暑热也。(《温热经纬》)

清·顾松园：此夏月解表而兼和里之剂，盖纳凉广厦，阳气为阴寒所遏，故有头痛发热恶寒无汗之症，此在表而不在里也；过食生冷，则胃家为生冷所伤，故有吐泻腹痛之症，此在里而不在表也。均伤寒冷，表里悬殊，用药亦异。(《医镜》)

清·喻嘉言：日中劳役，而触冒暑者，此宜清凉解其暑毒，如白虎汤、益元散、黄连香薷饮、三黄石膏汤之类，皆可取用也；深居广厦，袭风凉，餐生冷，遏抑其阳而病暑者，一切治暑清凉之方，即不得径情直施。如无汗仍须透表以宣其阳，如吐利急须和解以安其中，甚者少用温药以从治之。故治冒暑之霍乱吐泻，以治暑为主；避暑之霍乱吐泻，以和中温中为主，不可不辨也。宋朝立和剂局方，萃集医家经验之方，于中暑一门独详……其香薷饮，用香薷、扁豆、厚朴为主方。热盛则去扁豆，加黄连为君，治其心火；湿盛则去黄连，加茯苓、甘草，治其脾湿……或用十味香薷饮，于局方五味中，增入人参、黄芪、白术、陈皮、木瓜益虚以去湿热。(《医门法律》)

清·徐灵胎：暑因感冒，以脾受之，不能敷化精微，故身热心烦、腹满、吐利焉。香薷散暑，能去肌表之湿热，而身热心烦可解；厚朴疏利，能散腹里之滞气，而腹满、呕吐可除；扁豆健脾祛暑，而泻利无不自止矣。乃健中除满、散暑解烦之剂，为烦热、腹满、吐利之专方。(《医略六书》)

近·蔡陆仙：香薷能宣散行水，为祛暑解表之主药，俗谓其功用可代麻黄，其实麻黄发汗之力望其背项者也。须知暑邪与寒邪不同，暑日皮毛开泄，其邪伤人也轻浅；冬日则皮毛闭束，其邪伤人也深，此其不同之点，已昭然若揭矣。而况暑日汗本易泄，当汗排泄之时，骤遇外邪，则毛窍旋敛，则所排泄之汗液，不得外去乃停着于肌表之内，故阻气于内，因壅而生热焉。此时若去其停着之水，稍助发散，则皮毛自开，气自得泄，而暑邪亦因而解散。香薷宣行皮肤之水，力有专长，故为暑日表散之特药；益以厚朴之辛温宣降，使内壅之气能泄能通；佐以扁豆，禀秋金肃杀之性，以退溽暑之炎威。三物并合为剂，此所以有宣散祛暑之特效也。昔人释此方者，多含糊未明其真义焉。(《中国医药汇海·方剂部》)

近·冉雪峰：查本方为夏日暑为寒折之要方，大意在疏表和中以解暑。方制虽不及经方精纯，而简洁不支。《局方》暑门类，以香薷为剂标名者，有香薷汤、香薷丸，此方为散也，后人改散为饮。去扁豆加甘草、黄连，名黄连香薷饮。加茯苓，名五物香薷饮。加人参、黄芪、白术、橘皮、木瓜，为十味香薷饮。随症加减，澈上澈下，澈内澈外，善用者，有各各适应之妙。寓香薷一名香菜，又名香莪。《左传》一董一莸，十年尚犹有臭。臭虽异气，各各十年，气胜可知。表气化则里气化，里气化则表气化，气化水行，水行暑降。稍加酒煎，大助香薷疏表之力，故可立效。冷服热服，均各有意义。在学者恰当病机，进退于其间耳。至暑何用于香薷为宜，暑何用于香薷不宜，谓此方治阴暑，不治阳暑，盖犹是中人以下知识矣。(《历代名医良方注释》)

【验案选录】

案1　蔡小荪治疗产后高热案

程某，30岁，1982年7月29日会诊。

剖腹产2周，恶露已净，自乳不多，突发高热，迄今未退，头胀少汗，苔白腻尖边红，脉软略数。

[辨证治法] 暑湿内滞，热蕴不化。治宜清宣化湿。

[处方] 淡豆豉9g，香薷4.5g，制川朴3g，黑山栀9g，青蒿9g，赤芍9g，焦米仁30g，川连2g，云茯苓12g，鲜藿香、佩兰各9g，连翘9g，鲜荷叶、梗各30g。2剂。(《蔡小荪医案》)

案2　蒲辅周治疗暑温伤肺（肺炎）案

谷某，男，9个月，肺炎8天，西药未能控制。身热无汗，两颊潮红，咳嗽不喘。昨日两眼上吊。腹满，大便次数多。舌红无苔，脉浮数，左大于右。

病在肺，属暑温范畴，治宜苦辛。

[处方] 香薷、杏仁、鲜藿香、竹叶各3g，扁豆衣、银花连叶、六一散、荷叶各6g，黄连1g，2剂（如见潮汗则去香薷、藿香、黄连，加麦冬、天冬、炒麦芽、化橘红）。

二诊：汗出热退，诸症亦减，脉滑。属余热夹痰，治宜调和肺胃、清热化痰。拟保和丸12g，水煎服。

三诊：昨天复发热，咳嗽有痰，有汗，腹满，舌质淡，舌根苔白腻，脉沉滑无力。属肺胃元气未复，湿滞，治宜宣肺和湿、调和脾胃。

[处方] 杏仁4.5g，苡仁12g，冬瓜仁9g，橘红、丝瓜络、法半夏各3g，炒麦芽、茯苓各1.5g，扁豆衣6g，生姜1片。连服2剂，病情逐渐好转，痊愈出院。(《蒲辅周医疗经验》)

案3　钱柏明治疗阴暑案

患者，男，47岁。2010年7月初诊。

1周来因觉身热，微恶风，汗少，头昏重，在当地医院西医内科就诊，测体温38.6℃，血常规白细胞11.2×10^{12}/L，给予头孢类抗生素静脉滴注，4天后症状未见明显好转，仍感身热，体温38.4℃，少汗，自觉神困肢疲，胸闷乏力，咳嗽痰黏，纳谷不香，倦怠，恶风，遂介绍来钱先生处就诊。

[刻下见症] 舌质红，苔薄黄而腻，脉濡微数，又觉口中黏腻，渴不多饮，先生即以香薷为君药的新加香薷饮方加减予之。

[处方] 香薷12g，白池菊9g，银花9g，连翘9g，杏仁6g，猪苓6g，白茯苓9g，滑石9g，桔梗5g，白扁豆9g，柴胡9g，黄芩6g，生薏苡仁15g，白豆蔻3g。

上方服用5剂后，患者口中黏腻时有，热已退，除仍觉神疲乏力外，余症明显减轻，见舌质红，苔薄微黄，脉濡。再予上方去柴胡、黄芩、杏仁、滑石；加太子参10g，山药9g，砂仁3g，陈皮6g，石斛9g，藿香12g，佩兰12g。

连服5剂后，恢复正常。

按：夏季感冒，感受当令之暑邪，暑多夹湿，每多暑湿并重，暑湿伤表，表卫不和，故见身热，微恶风，汗少，风暑夹湿上犯清空，则头昏重胀痛，湿浊中阻，气机不展，故口中黏腻，纳谷不香，渴不多饮，舌苔薄黄而腻，脉濡微数等都为暑热夹湿之征。(《钱柏明老先生香薷治疗阴暑验案选》)

案4　钱柏明治疗阴暑案

患者，女，28岁，2012年8月初诊。

患者长期在空调的环境中工作，平时喜食冷饮。3天前自觉恶寒发热，无汗，胸闷，纳谷不香，大便质软。自行服用泰诺感冒片2日，觉无效。遂来先生处就诊。

刻下见症舌苔白腻，脉浮。

经先生辨证论治，诊断患者是属夏月乘凉饮冷，伤于寒湿之阴寒证，给予新加香薷饮加减。

[处方] 香薷12g，金银花9g，扁豆花6g，厚朴6g，连翘9g，白茯苓9g，炒薏苡仁15g。连服5剂后，恶寒发热消失，余症均减轻，遂加党参10g，炒白术9g，怀山药9g。

连服 5 剂。

二诊：患者觉口渴隐隐，形寒，余症均减，舌质红，苔薄白，脉浮。原方加滑石 15g，甘草 3g，白豆蔻 3g，葛根 12g，石斛 12g，沙参 9g。以祛暑解肌行水，兼顾清热养阴，使邪去而正不伤。连服 7 剂后恢复正常。

病机：患者因长期在中央空调的环境中工作，平时喜食冷饮，是典型的阴寒证，所谓阴暑，乃夏月乘凉饮冷，感受寒湿所致。寒邪外束于肌表，故见恶寒发热，无汗，脉浮等风寒表证，又暑湿伤中，脾胃失和，则见胸闷，大便质软，舌苔白腻等症针对寒邪束表，暑湿伤中的病机，故以上法治之。(《钱柏明老先生香薷治疗阴暑验案选》)

新加香薷饮

《温病条辨》

【组成】香薷二钱（6g）　银花三钱（9g）　鲜扁豆花三钱（9g）　厚朴二钱（6g）　连翘二钱（6g）

【用法】水五杯，煮取二杯。先服一杯，得汗，止后服；不汗再服；服尽不汗，再作服（现代用法：水煎服）。

【功用】祛暑解表，清热化湿。

【主治】暑温夹湿，复感外寒证。症见发热头痛，恶寒无汗，口渴面赤，胸闷不舒，舌苔白腻，脉浮而数。

【方论选录】

清·吴鞠通：香薷辛温芳香，能由肺之经而达其络。鲜扁豆花，凡花皆散，取其芳香而散，且保肺液，以花易豆者，恶其呆滞也。夏日所生之物，多能解暑，唯扁豆花为最，如无花时，用鲜扁豆皮，若再无此，用生扁豆皮。厚朴苦温，能泻实满，厚朴皮也，虽走中焦，究系肺主皮毛，以皮从皮，不为治上犯中。若黄连、甘草，纯然里药，暑病初起，且不必用，恐引邪深入，故易以银花、连翘，取其辛凉达肺经之表，纯从外走，不必走中也。温病最忌辛温，暑病不忌者，以暑必兼湿，湿为阴邪，非温不解，故此方香薷、厚朴用辛温，而余则佐以辛凉云。(《温病条辨》)

清·薛生白：用其香薷辛温以散阴邪而发越阳气，厚朴之苦温以除湿邪，而通行滞气，扁豆甘淡，利水和中，倘无寒热之表证，即无取香薷之辛温走窜矣。无腹痛吐利之里证，亦无取厚朴、扁豆之疏滞和中矣。(《温热经纬·薛生白湿热病篇》)

清·雷丰：香薷辛温香散，宜于阴暑而不宜于阳暑也。盖阴暑无汗，用香薷以发之；阳暑发汗，用之能无害乎？李时珍曰：香薷乃夏月解表之药，犹冬月之麻黄，由是论之，其发表之功可见矣。今人不别阴阳，一概用之则误甚。(《时病论》)

【验案选录】

案1　谢兆丰治疗阴暑案

魏某某，女，34岁，农民。1978年7月4日就诊。

[自诉] 2天前外出受暑，当晚纳凉感寒，昨日高热畏冷，头痛，胸闷，烦躁不安，口渴欲饮，小便短赤，舌红苔薄黄，脉浮数。查体温39.8℃，X线胸透（-），血常规：白细胞$5.2 \times 10^9/L$，中性粒细胞0.54，淋巴细胞0.46。

证属感暑受寒，暑热内伏，复为寒闭所致，治以祛暑解表，清热化湿。用新加香薷饮加味。

[处方] 香薷10g，厚朴6g，鲜扁豆花30g，金银花、连翘各15g，生石膏40g（先煎）。

服药2剂，身出微汗，体温降至37.9℃，原方又服2剂，热退身凉，诸症悉除。（《中医名著名篇临床导读·方剂卷》）

案2　康广盛治疗暑温案

某，女，57岁。1998年7月26日初诊。

患者发热2天，自述因高温难当而多冷饮，入寐空调彻夜，翌日即发高热。

T 39.2℃，一般情况可，咽微充血，扁桃体不大，心肺无异常。血常规：WBC $7.8 \times 10^9/L$，N 0.69，L 0.31。诊为病毒性感冒。给予林可霉素小利巴韦林静脉注射，肌肉注射氨基比林，口服板蓝根冲剂。用药后，体温下降，停药后体温又逐渐回升。患者愿服中药治疗。查患者体胖，神疲乏力，头胀且疼，身燥热无汗，咽干，畏寒且肩背酸疼，纳呆而脘腹胀满，舌苔白，舌中稍厚，脉洪有力。

[辨证分析] 暑夏贪凉饮冷致夏季本已热盛之体为寒邪所束而失于疏泄，并及中焦，使原湿盛之质更致湿滞难化而现诸症。此即因暑兼夹寒湿之证。治宜解表散寒以疏泄清暑，运中淡渗以化解中焦之湿。

[处方] 香薷、银花、鲜扁豆皮、连翘各10g，厚朴、土炒白术各6g。

服药1剂，有微汗，热稍退，止服后汗又止，热又盛。原方加藿、苏梗（各）10g，竹叶10g，生石膏10g（打碎先煎），水飞滑石10g，生甘草梢10g，青黛2g，玉蝴蝶3g。连服2剂，汗出表解热退脉静。（《中医名方临床新用》）

案3　蒲辅周治暑湿挟风案

韩某，男，6岁，因2天来发热，头痛，嗜睡，抽风2次，于1964年8月18日住某医院。

[住院检查摘要] 体温40℃，脉搏128次/分，呼吸28次/分，发育正常，营养中等，心、肺、腹均阴性，神倦嗜睡，偶有烦躁。

[神经系统检查] 颈项部有抵抗，克氏征（-），布氏征、巴氏征（+），腹壁、提睾、膝反射俱为（+）。

[脑脊液检查] 外观薄毛玻璃样：蛋白（+），糖1~5，管型（+），细胞数$602 \times 10^9/L$，中性粒细胞81%，单核细胞19%。血常规：白细胞$24.9 \times 10^9/L$，中性粒细胞0.83，淋巴

细胞 0.16，单核细胞 0.01。咽拭子培养：有甲类链球菌，奈瑟氏球菌属。

［临床诊断］流行性乙型脑炎（重型）。

［病程与治疗］入院前 2 天开始发热，头痛头晕，嗜睡，食欲不振，入院前 10 小时内抽风 2 次，曾用解热剂无效，病情逐渐转重，体温升高达 40℃，嗜睡明显，入院后即用西药治疗，仍不见大效。

［8 月 19 日请蒲老会诊］症见高热无汗，面潮红，嗜睡明显，偶有烦躁，舌质红，苔白中挟黄，脉浮弦数，此为暑湿挟风，表里两闭之象。治宜清暑去风，表里两解。

［处方］香薷 4.5g，扁豆花 6g，川厚朴 4.5g，金银花 6g，淡豆豉 12g，炒僵蚕 6g，淡竹叶 6g，杏仁 6g，连翘 4.5g，葱白 3 寸（后下），六一散 12g（纱布包煎），紫雪丹 3g，分 5 次冲服。

8 月 20 日始服前方。

复诊：8 月 21 日。体温基本正常，偶有低热，能坐起食饭，大小便转正常，除颈部尚有轻度抵抗外，余症皆消失，前方续服 1 剂，不再用紫雪，服后诸症皆平，食、眠、便俱正常，停药观察以至痊愈出院。（《蒲辅周医案》）

案 4　刘仕昌治疗暑湿咳嗽案

洪某，男，28 岁。1991 年 7 月 10 日初诊。

患者感冒不清 1 个月，低热，以下午为甚，咳嗽痰多，色白质稠，胸闷不舒，出汗多，疲乏，头痛，纳差，舌尖红、苔黄白腻，脉浮滑数。

［辨证治法］证属暑湿咳嗽，拟消暑化湿、宣肺止咳，用止嗽散合新加香薷饮加减治疗。

［处方］紫菀、百部、白前、扁豆花、桔梗、银花、连翘、浙贝母各 12g，香薷 6g，北杏仁 10g，苡仁 20g，甘草 3g。3 剂，水煎服。

服药后咳嗽减轻，低热亦退，诸恙悉减，以上方加减再服 3 剂而病愈。（《刘仕昌医案》）

第二节　祛暑利湿剂

六　一　散

《黄帝素问宣明论方》

【组成】滑石六两（18g）　甘草一两（3g）

【用法】为细末，每服 9g，加蜜少许，温水调下，或无蜜亦可，每日三服。

或欲冷饮者，新井泉调下亦得（现代用法：为细末，每服 9~18g，包煎，或温开水调下，日 2~3 服，亦常加入其他方药中煎服）。

【功用】清暑利湿。

【主治】暑湿证。身热烦渴，小便不利，或泄泻。

【方论选录】

金·刘完素：统治上下表里诸病，盖取其能通除上下三焦湿热也。然唯体盛湿多之人宜服之，以解暑利水，使湿热从小便出。若无湿之人而服此，则反耗其津液，而渴转甚矣，又当用生脉散，清癯而无湿之人，及肥人内挟虚寒，误用六一散解暑驱湿，反促其脏腑气绝者比比。(《伤寒标本心法类萃》)

明·吴崑：中暑，身热烦渴，小便不利者，此方主之。身热口渴，阳明证也；小便不利，膀胱证也。暑为热邪，阳受之则入六腑，故见证若此。滑石性寒而淡，寒则能清六腑，淡则能利膀胱；入甘草者，恐石性大寒，损坏中气，用以和中耳。经曰：治温以清，凉而行之。故用冷水调服。是方也，简易而致捷，暑途用之，诚为至便；但于老弱、阴虚之人，不堪与也。此虚实之辨，明者详之。否则蹈虚虚之戒，恶乎不慎。(《医方考》)

明·李时珍：热散则三焦守而表里和，湿去则阑门通而阴阳利，完素以之治七十余证，赞为凡间仙药，不可缺之。(《本草纲目》)

清·王晋三：渗泄之剂，不损元气，故名益元。分两六一，取天一生水，地六成之，故又名天水。滑石味淡性利，色白入气，复以甘草载引上行，使金令肃降，故暑湿之邪伤上焦者，效甚速。其下清水道，荡热渗湿之功，亦非他药可及。(《绛雪园古方选注》)

清·费伯雄：六一散，施之于体壮热盛，浓厚太过之人则可。若体虚气弱者，则寒伤脾而滑伤肾，反致饮食减少，津亏作渴。(《医方论》)

清·张秉成：治伤暑感冒，表里俱热，烦躁口渴，小便不通，一切泻痢、淋浊等证属于热者。此解肌行水而为祛暑之剂也。滑石气清能解肌，质重能清降，寒能胜热，滑能利窍，淡能利水。加甘草者，和其中以缓滑石之寒滑，庶滑石之功，得以彻表彻里，使邪去而正不伤，故能治如上诸证耳。(《成方便读》)

清·王旭高：取天一生水，地六成之之义，故名“六一”又名天水散。滑石气轻，能解肌热，质重能清降，寒能胜热，滑能通窍，淡能行水，使肺气降而下通膀胱，故能祛暑止泻，解烦除渴而利小便。加甘草者，和其中气，又以缓滑石之寒滑也。(《王旭高医书六种》)

清·顾松园：此方驱暑邪从溺而出，以暑热伤心，心与小肠相表里，泄小肠之热，即所以清心也。按嘉言云：外暑蒸动内湿，二气交通，因而中暑。所以肥人湿多，中暑最易，故治中暑病，须知兼治其湿。益元散利水驱湿，故称夏月服之解暑。然体盛湿多则宜之。清癯无湿之人，津液为时令所耗，当用生脉散。若再利小水，竭其下泉，枯槁立至。凡汗多之体，亦不可利其小便，盖胃中只此津液，汗既外泄，又复下利，所谓立匮之术也。（《医镜》）

清·吴仪洛：滑石重能清降，寒能泻热，滑能通窍，淡能行水，使肺气降而下通膀胱，故能祛暑住泻，止烦渴而利小便也；加甘草者，和其中气，又以缓滑石之滑降也，其数六一者，取天一生水，地六成之之义也。（《成方切用》）

清·汪昂：此足太阳、手太阴药也。滑石气轻能解肌，质重能清降，寒能泻热，滑能通窍，淡能行水，使肺气降而下通膀胱（火退则肺气下降，故能生水而利小便），故能祛暑住泻，止烦渴而行小便也（小便利则大便实，而泻自止）；加甘草者，和其中气，又以缓滑石之寒滑也；加辰砂者，以镇心神，而泻丙丁之邪热也（小肠为丙火，心为丁火）。其数六一者，取天一生水、地六成之之义也（故又名天水散）。（《医方集解》）

近·张锡纯：天水散为河间清暑之圣药，最宜于南方暑证。因南方暑多挟湿，滑石能清热兼能利湿，又少加甘草以和中补气，是以用之最宜。若北方暑证，不必兼湿，甚或有兼燥，再当变通其方，滑石、生石膏各半，与甘草配制，方为适宜。（《医学衷中参西录》）

【验案选录】

案1　朱良春治疗痹症案

何某，女，38岁，营业员。1978年7月1日初诊。

近周来发热不退，甚则体温高达39℃，关节游走性疼痛，以致行走不利，乃往某院急诊室治疗，且于3天前入院观察，查抗“O”833u，血沉38mm/h，服阿司匹林有效，确诊为风湿热。刻下：体温38℃，关节痛剧，以下肢为甚，舌苔黄腻，脉象濡数。

证属湿热流注经隧，治拟清化湿热，祛风通络。

[处方]葎草20g，寒水石15g，炙僵蚕10g，生苡仁30g，酒炒桑枝20g，寻骨风20g，广地龙10g，知母12g，六一散（包）10g。4剂。

7月7日：药后关节疼痛显减，但脉数未静，此邪热尚未趋戢之征。体温37℃，口干纳呆，舌苔黄腻、质红，仍守原方出入，上方加老鹳草20g。6剂。

7月15日：服上药后关节疼痛明显缓解，且能行走，苔薄脉濡。湿热流注经络，已渐趋泄化，效不更法。原方加全当归、乌梢蛇各12g。6剂。

7月22日：关节疼痛已止，苔薄微腻，上方又进6剂，后复查抗“O”500u，血沉12mm/h，基本痊愈。（《朱良春（国医大师卷）》）

案2　张仲元治疗胁痛案

郝某某，男，60岁。

头眩呕苦胁肋作痛，倦怠，食不甘味，且厌食肥甘厚味，善太息，小溲黄，检查肝功能正常，苔微干，脉息弦数。证属脾虚不运，土囤木郁则胆逆，胆逆则胃逆，湿郁遏胆之患。

［药用］柴胡 6g，青蒿 10g，青皮 6g，陈皮 6g，生麦芽 15g，川朴花 6g，青黛 1.5g，六一散 10g，伏龙肝 15g，代赭石 10g，旋覆花 10g（包），黄芩 10g，郁李仁 6g，法半夏 10g，生姜 3 片。（《肝胆结石病和胰腺炎》）

案 3　丁甘仁治疗湿温案

杨左。湿温七天，身热有汗不解，午后入夜尤甚，口苦而干，渴不多饮，脉濡滑带数，舌苔薄腻，伏邪蕴湿，逗留膜原，少阳阳明为病。前进达原宣化不应，今拟柴葛解肌加味。

软柴胡八分，清水豆卷四钱，仙半夏一钱五分，六一散（包）三钱，粉葛根一钱五分，赤苓三钱，六神曲三钱，泽泻一钱五分，甘露消毒丹（包）四钱。

二诊：服药二剂，身热较前大减，胸脘不舒，纳减少寐，余邪湿热未除，胃不和则卧不安也。脉濡滑，苔薄腻微黄。今拟芳香淡渗，以靖余氛，更当避风节食，不致反复为要。

清水豆卷四钱，佩兰叶一钱五分，仙半夏一钱五分，炒枳壳一钱，广藿香一钱五分，赤茯苓三钱，炒秫米三钱，炒麦芽四钱，通草八分，益元散（包）三钱，佛手八分，甘露消毒丹（包）四钱。（《丁甘仁医案》）

案 4　赵心波治疗慢性细菌性痢疾案

刘某，女，5 岁。病历号：85349。

9 个月前患急性细菌性痢疾。当时下痢脓血，频作不止，曾住某院半月，服用合霉素、土霉素、新霉素及呋喃西林等药物，好转出院。此后仍有腹痛下坠，下痢脓血，时轻时重，间断不愈。3 个月后又住某院 11 日，经中西药物内服、灌肠等多种疗法，好转出院。7 日后又复发，频泻不止。现日泻 4 次，腹痛，饮食欠佳，乃来我院。

［检查］心、肺、腹未见异常。大便化验脓球满视野，培养阴性。舌质淡、苔白薄，脉沉缓。

［辨证治法］此为慢性细菌性痢疾，证属湿热浊秽，久羁中焦，脾失健运。立法化湿浊，导肠滞，健运中焦。

［处方］生杭芍 12g，炒枳壳 5g，广木香 2.4g，焦山楂、槟榔各 5g，黄芩 10g，川连 1.5g，当归 6g，云苓 10g，六一散 10g。

服药 2 剂，稍有好转，大便仍每日 1~3 次，有黏滞。请赵老会诊。舌质微红，苔薄黄，脉沉缓，认为湿浊久积胃肠，脾失健运之证。

［治法］清湿热，分利固肠之剂。

［处方］生杭芍 10g，焦山楂、槟榔各 6g，黄芩 6g，伏龙肝 10g，分心木 3g，煅牡蛎 10g，川连 1.2g，乌梅 2 枚，赤石脂 3g，炙甘草 5g。

服药 1 剂，下痢次数减少，日行 1 次。又进 3 剂，大便成形，腹痛，里急后重消失，

余症悉无，原方化裁调治，观察至住院13天，病情稳定，大小便化验正常，无复发迹象，病愈出院。(《赵心波医案》)

案5 单苍桂治疗疖肿案

熊某，女，4岁。

入夏以来，在头面部位发现疖肿，大者如樱桃，小者如粟米，局部红肿焮痛，同时伴有头痛，发热（体温38.5℃），食欲不振，心烦叨吵，大便燥结，脉象细数，舌质红，苔薄黄。

［辨证治法］感受暑毒，蕴于肌腠，发为疖肿。治以清热败毒。方用银翘败毒散。

［处方］银花12g，连翘、赤芍、蒲公英、六一散各10g，花粉、枳壳、竹叶各6g，荆芥、薄荷（后下）、甘草各3g。

局部用如意金黄散，清茶、蜂蜜各半调敷，每日换2~3次。

服上方2剂后，体温正常，疮顶已溃，大便通调，食欲转佳。上方去枳壳、制大黄，再进3剂。局部疮顶用九一丹，外盖黄连膏，周围继用如意金黄散围敷，按法继续治疗3天而愈。(《单苍桂医案》)

案6 马光亚治疗带状疱疹案

彭某，男，1977年12月10初诊。

右肋部发带状疱疹，发热恶寒，舌苔白厚微黄，患者平日嗜酒。

［辨证治法］诊断为热邪内伏，感受寒湿，卒然发于肌表使然，遂以疏风解表，清热祛湿治之。

［处方］羌活9g，白芷9g，黄芩9g，防风9g，薄荷6g，生地9g，红花3g，葛花9g，甘草3g，苍术6g，细辛2.5g，公英12g，皂刺6g。

二诊：12月12日。服方2剂，疱疹略见消退，唯胃感胀满，食欲不振，大便结。师谓此乃湿邪遏伏，热不得发越故也。更方如下。

［处方］连翘9g，藿香9g，佩兰9g，羌活9g，防风9g，栀子9g，丹皮9g，葛花9g，银花12g，砂仁6g，枳壳6g，甘草3g，广陈皮5g。

三诊：12月15日。疱疹红色减退，舌苔仍厚，乃湿邪留滞不去使然。师再予更方治之。

［处方］茵陈12g，苍术6g，薏苡仁9g，茯苓9g，枳实5g，竹茹12g，姜半夏9g，川连3g，佩兰9g，白蔻3g，橘红5g，焦栀子6g，黄芩6g，藿香9g，杏仁9g。

四诊：12月19日。服方4剂，舌苔已薄，然未化净；疱疹淡白不红，仍感灼痛，大便通而不畅。湿重于热，湿热内遏，不易清化，师遂以苦温之法，清化湿热。

［处方］苍术9g，黄芩9g，茯苓9g，连翘9g，藿香9g，川连3g，佩兰9g，橘红5g，槟榔9g，草果3g，法半夏9g，杏仁9g，石菖蒲6g，枳壳5g。

五诊：12月22日。服方3剂，舌苔渐退，大便通畅，胃纳已开，唯疱疹虽渐退，然尚有余痛，再以清化湿热治之。

［处方］连翘 9g，藿香 9g，银花 9g，栀子 9g，佩兰 9g，槟榔 9g，草果 5g，丹皮 9g，葛花 9g，橘红 5g，六一散 12g。

六诊：12 月 27 日。服方 5 剂，带状疱疹已然脱屑，痛已轻微，甚感疲倦。师以托里消毒饮加减，养正并清余蕴。

［处方］西党参 9g，银花 15g，连翘 9g，白术 9g，当归 9g，茯苓 9g，黄芪 9g，白芍 9g，天花粉 9g，皂刺 6g，川芎 6g，甘草 5g。

七诊：12 月 30 日。服方 3 剂，疱疹全无疼痛，精神好转，师用归芍六君子汤加味以善其后。

［处方］西党参 9g，白术 9g，茯苓 9g，广陈皮 5g，当归 9g，白芍 9g，炙甘草 5g，银花 9g，天花粉 9g，黄芪 9g。(《马光亚医案》)

案 7　朱仁康治疗湿疹案

柴某，男，38 岁。初诊日期：1970 年 9 月 2 日。

全身泛发皮疹，反复不愈已 3 年。3 年前冬季开始在两小腿起两小片集簇之丘疱疹，发痒，搔破后渗水，久治不愈，范围越见扩大。1969 年冬渐播散至两前臂，一般入冬即见加重。今年交秋皮损已渐播散至胸、腹、背部。平时胃脘部疼痛，纳食不思，食后腹胀，大便日 2~3 次，完谷不化，便溏，不敢食生冷水果。

［检查］胸、腹及后背、四肢可见成片红斑、丘疹及集簇之丘疱疹，渗水糜烂，搔痕结痂，部分呈暗褐色，瘙痒无度。脉缓滑，舌质淡，苔薄白腻。

［中医诊断］浸淫疮。

［西医诊断］泛发性湿疹。

［辨证治法］证属脾阳不振，水湿内生，走窜肌肤，浸淫成疮。治以温阳健脾，芳香化湿。

［处方］苍术 9g，陈皮 9g，藿香 9g，淫羊藿 9g，猪苓 9g，桂枝 9g，茯苓 9g，泽泻 9g，六一散（包）9g，蛇床子 9g。水煎服，10 剂。

［外用］①生地榆 30g，水煎后湿敷渗水处。②皮湿一膏。

二诊：药后皮损减轻，渗水减少，瘙痒不甚，便溏，胃纳仍差，脉苔同前。宗前法。

［处方］苍术 9g，炒白术 9g，藿香 9g，陈皮 9g，猪苓、茯苓（各）9g，炒苡仁 12g，山药 9g，淫羊藿 9g，蛇床子 9g，肉桂（研末冲服）1.5g。水煎服。

三诊：服前方 10 剂后，躯干皮损显见减轻，四肢皮损亦趋好转，大便成形，胃纳见馨，舌苔白腻渐化，继从前法。上方去肉桂加泽泻 9g，水煎服，10 剂。外用皮湿二膏。

四诊：躯干、四肢皮损均已消退，原发小腿皮损尚未痊愈，仍宗健脾理湿，以期巩固。

［处方］苍术 9g，炒白术 9g，陈皮 9g，藿香 9g，茯苓 9g，泽泻 9g，车前子 9g（包），扁豆衣 9g，炒苡仁 9g。

嘱服 10 剂后，皮疹消退而愈。1975 年初随访，称几年来未复发。(《朱仁康医案》)

案 8　赵炳南治疗药物性皮炎案

周某某，女，32 岁，本院职工，入院日期：1969 年 7 月 2 日，出院日期：1969 年 7 月 21 日。

颈项部生小疙瘩，瘙痒已 1 周。1 周前患者参加麦收劳动，因麦芒刺激后感觉颈项部肿起一小疙瘩，刺痒。曾外用药水（药物不详），后出现高热，颜面、胸部及颈项处皮肤潮红，瘙痒明显加重，颜面肿胀更甚，以致双眼封闭。伴有心烦急，不思食，喜冷饮，小便短赤，大便秘结。几个月来，月经量少。因病情逐渐加重住院治疗。

[检查] 体温 40.1℃，颜面、胸部及颈项部分布密集粟粒样丘疹，皮肤潮红肿胀，以颜面尤甚，双眼封闭，不能睁开。皮损面有大量渗出液。

[脉象] 弦滑略数。

[舌象] 苔薄黄，舌质微红，舌边有齿痕。

[西医诊断] 药物性皮炎。

[辨证治法] 血热蕴湿，湿热结毒，发为湿毒疮。治以清热凉血，解毒利湿。

[处方] 生玳瑁（另包）9g，龙胆草 12g，金银花 30g，干生地 30g，生槐花 30g，生栀仁 9g，黄柏 15g，生薏米 15g，生白术 15g，白鲜皮 30g，车前草 30g，六一散（包）30g。另人工牛黄散 0.9g，分 2 次冲服。

外用新三妙散 30g，黄柏末 30g，冰片 3g，混匀后甘草油调如糊状搽敷。

7 月 4 日，服药 2 剂后，体温恢复正常，皮损面仍有渗出液，大便已畅，心烦急消失。原方继服 3 剂，停人工牛黄散改用羚羊粉每次 0.3g，日冲服 2 次，六神丸每次 6 粒，日 3 次，口含化。外用马齿苋 60g，黄柏 60g，龙胆草 60g，煎水湿敷。

7 月 7 日，颜面、颈部皮疹已退，肿已消，皮色恢复正常，其他部位皮损渗出液减少，未见新皮疹出现。自述月经量已增多，小溲清。停羚羊粉，余药同前继服，外用药及湿敷不变。

7 月 10 日，病情好转，患者外出受风以致颈部及双颊部又出现粟粒样丘疹、色红、瘙痒。内服药同前，外用药增加寒水石 30g，油调外敷患处。

7 月 16 日，皮损已无渗出液，皮疹逐渐消退，停止湿敷，余药同前。7 月 19 日颈项部、颜面、胸部皮疹全部消退，皮肤颜色恢复正常，按前法拟以清热解毒、凉血利湿之法。

[处方] 金银花 30g，连翘 15g，公英 15g，龙胆草 9g，茜草根 15g，赤芍 9g，干生地 30g，天花粉 15g，白术 15g，黄柏 30g，菊花 12g，白鲜皮 30g。

7 月 21 日，病情稳定，临床治愈。带龙胆泻肝丸 3 袋，牛黄上清丸 5 丸，普连软膏、止痒药膏各 20g 出院，以巩固疗效。(《赵炳南医案》)

【附方】

附方1　益元散（《奇效良方》）

辰砂三钱（1g）　滑石六两（18g）　甘草一两（3g），上为细末，每服三钱（9g），不拘时，白沸汤调下。

功用：清暑利湿，镇心安神。

主治：暑湿证。症见烦渴多汗，心悸怔忡，失眠多梦，小便不利。

方论：**金·刘完素**：治身热吐痢泄泻，肠澼下痢赤白，癃闭淋痛，利小便，偏主石淋（乃服金石热药而结为砂石，从小便淋出者也），荡胃中积聚寒热，宣积气，通九窍六腑，生津液，去留结，消蓄水，止渴宽中，除烦热心躁，腹胀痛闷。补益五脏，大养脾肾之气（此肾水之藏，非为主之腑也），理内伤阴痿，安魂定魄，补五劳七伤，一切虚损。主痫痉惊悸（其季切，惊动貌），健忘，止烦满短气，脏伤咳嗽，饮食不下，肌肉疼痛，并口疮，牙齿疳蚀。明耳目，壮筋骨，通经脉，和血气，消水谷，保元真。解百药酒食邪毒，耐劳役饥渴，宣热，辟中外诸邪所伤。久服强志轻身，驻颜延寿，及解中暑伤寒疫疠，饥饱劳损，忧愁思虑，恚怒，惊恐，传染并汗后遗热，劳复诸疾，并解两感伤寒，能令遍身结滞宣通，气和而愈，及妇人下乳催生，产后损益，血衰阴虚热甚，一切热证，兼吹奶乳痈。此神验之仙药也。唯孕妇不宜服，滑胎也。（《黄帝素问宣明论方》）

明·虞抟：治中暑，身热烦渴，小便不利。此药能燥湿，分利水道，实大腑，化热毒，行积滞，逐凝血，补脾胃，降火之要药也。（《医学正传》）

清·程国龄：通利九窍，清暑热，除烦渴，为治暑之圣药。（《医学心悟》）

附方2　碧玉散（《黄帝素问宣明论方》）

滑石六两（18g）　甘草一两（3g）　青黛（9g）（原著无用量）研为散，每服三钱（9g），温开水调服，或水煎服。

功用：清暑利湿，凉肝解毒。

主治：暑湿证兼肝胆郁热，烦渴口苦，口赤咽痛。

方论：**元·罗天益**：治心肺积热，上攻咽喉，肿痛闭塞，水浆不下，或喉痹、重舌、木舌、肿胀。可服。（《卫生宝鉴》）

明·王肯堂：治心肺积热上攻，咽喉肿痛闭塞，水浆不下；或喉痹、重舌、木舌肿胀皆可服。（《证治准绳》）

附方3　鸡苏散（《黄帝素问宣明论方》）

滑石六两（18g）　甘草一两（3g）　薄荷叶末一分（6g）同研，每服三钱（9g），温开水调服。

功用：清暑利湿，疏风散热。

主治：暑湿证兼微恶风寒，头痛头胀，咳嗽不爽者。

方论：**宋·不详**：治小儿风痫。鸡苏、木贼、荆芥各等分为细末。以茶清调下半钱或

一字。无时。(《小儿卫生总微论方》)

宋·严用和：治劳伤肺经，唾内有血，咽喉不利。(《严氏济生方》)

金·张从正：治鼻衄血者，初出多不能止，用黄丹吹入鼻中，乃肺金受相火所制然也。(《儒门事亲》)

明·张洁：治劳伤肺经，唾内有血，咽喉不利。(《仁术便览》)

桂苓甘露散

《黄帝素问宣明论方》

【组成】茯苓去皮，一两(30g)　甘草炙，二两(60g)　白术半两(15g)　泽泻一两(30g)　桂去皮，半两(15g)　石膏二两(60g)　寒水石二两(60g)　滑石四两(120g)　猪苓半两(15g)(一方不用猪苓)

【用法】上为末，每服三钱(9g)，温汤调下，新水亦得，生姜汤尤良。小儿每服一钱(3g)，同上法(现代用法：水煎服)。

【功用】清暑解热，化气利湿。

【主治】暑湿证。发热头痛，烦渴引饮，小便不利，以及霍乱吐泻。

【方论选录】

明·吴崑：夏月引饮过多，小便不利，湿热为患者，此方主之。三石所以清六腑之热，五苓所以利三焦之湿。河间此方，诚治湿热之简捷者。张子和加人参、甘草，因其脉虚；干葛之加，解其暑渴；木香之加，化其湿气。(《医方考》)

清·张秉成：治中暑受湿，引饮过多，头痛烦渴，湿热便秘等证。夫暑湿一证，有伤于表者，有伤于里者。在表者邪留经络，当因其轻而扬之；在里者邪留脏腑，非用重剂清热利湿，终归无济。石膏、寒水石大寒质重，直清肺胃之热；滑石寒能清热，滑能利窍，外开肌表，内达州都；猪苓、茯苓、泽泻导湿于下，从小便而出；然湿为阴邪，无阳则不能化，虽利湿而湿亦不能尽除，故用肉桂之辛热以散阴邪；加白术扶土和中，安内攘外，此方用三石以清上焦，五苓以利下焦，甘草以和上下，亦治暑之大法耳。(《成方便读》)

清·王子接：消暑在于消湿去热，故用五苓祛湿，三石解热。湿热既去，一若新秋甘露降而暑气潜消矣。夫湿为阴邪，全赖太阳气化以利小便，莫若五苓散为当。若热在湿下者，则为黏着之邪，又当寒燥以胜之，莫妙于三石之功捷速。滑石性虽重而味淡，故能上利毛腠之窍，以清水湿之源；石膏辛寒入胃，辛能发汗，寒以胜热，故能泄中焦之热，出走膀胱；凝水石辛咸入肾，为盐之精。故能凉血涤热，从小便而出。子和亦有桂苓甘露饮，本方加人参、木香，再加干葛、藿香，虽兼补虚散邪，然湿家忌汗，不若河间之专

也。(《绛雪园古方选注》卷中)

清·邵新甫：参先生用意，宗刘河间三焦论立法。认明暑湿二气，何者为重，再究其病，实在营气何分。……于是在上者以辛凉微苦，如竹叶、连翘、杏仁、薄荷之类；在中者以苦辛宣通，如半夏泻心之类；在下者以温行寒性，质重开下，如桂苓甘露饮之类，此皆治三焦之大意也。(《临证指南医案·暑》)

清·汪绂：滑石泻水于上焦之上，而达之下焦之下，且甘则能补，故以为君；石膏辛淡，以泻肺邪而散胃热；寒水石辛咸，以补心除热行水；甘草，土厚而后可以行水，且甘能去热；白术健脾土，燥脾湿；茯苓补心神而渗心膈之水；泽泻咸能补心，且泻下焦之水；猪苓咸补心，泻小肠膀胱之水。此合六一散、五苓散酌之以治伤暑引饮过多。至于蓄湿者，加石膏、寒水石，所以靖胸膈之暑暍，而保肺宁心，故亦曰甘露饮也。(《戊笈谈兵》)

【验案选录】

案1　冉雪峰治疗霍乱案

武胜门外夏姓，因街市流行霍乱，夫妇均受传染同日病发，均大吐、大泻、大汗出，肢厥、脉厥，腹痛筋转，目陷皮瘪，证象颇同。但男则舌苔白，津满，渴不欲饮，喜热，吐泻清冷，不大臭，其筋转强直拘挛，是为寒多；女则舌苔黄，中心灰黑，津少，口大渴，饮冷不休，吐泻甚臭，其筋转抽掣急剧，是为热多。同居一室，同一样生活，又同日发病，满以为一病传化蔓延，细审病象，寒多热多两歧，疗法也不能不有所区别。是年疫证有用大热药愈者，有用大凉药愈者，此一夫一妇，一寒一热。

一用四逆汤，甘草、干姜、附子，加萸肉、木瓜。

一用甘露饮，白术、茯苓、猪苓、泽泻、条桂、滑石、石膏、寒水石，加蚕沙、省头草，均续续频进如前法。

结果三剂后，夫妇均吐泻止，厥回脉出而愈。设互易其药，则后果何堪设想；或同用一法，则必有一方损害。仲景寒多不欲用水者理中丸，热多欲饮水者五苓散，此案前之通脉加减，后之甘露加减，不过就仲景法再进一步，病势较重，故药力较加，各随其病机而归于至当。所以寒剂、热剂，大胆频频续进者，一则苔白、津满、不多饮、喜热；一则苔黄、津涸、大渴、饮冷不休。寒多、热多，寒多不是无热，特寒为多；热多不是无寒，特热为多。病既复杂，治易犹疑，因疑生悟则可，因疑致误则不可。(《冉雪峰医案》)

案2　张扣启治疗口渴案

刘某，男，54岁。2006年5月12日初诊。

患者于1996年1月中旬感冒后出现口干，后逐渐加重。曾先后到数家医院诊治，各种检查未见明显异常，中西治疗无效，迁延10余年。

刻诊：口干不欲饮，口气秽臭，面色黄润，形体肥胖，二便正常，舌胖大、边有齿痕，苔厚腻如积粉。

诊为湿热中阻，气化无权。治以清化湿热。方用桂苓甘露饮加减。

[处方] 茯苓、泽泻、猪苓各 15g，甘草 6g，白术 12g，肉桂 3g，石膏、滑石、寒水石各 30g。每日 1 剂，水煎服。

二诊：5 月 18 日。5 剂后口渴减轻，略感腹胀，上方加厚朴 15g，化湿行气。此后以上方加减出入，共服 20 剂治愈。随访 1 年未见复发。

按：口渴证，临床颇为常见。益气养阴，清热生津之法多效。本例前医屡用益胃生津之法而不效，在于病机未明，辨证有误。治病应谨守病机，用药宜知常达变，方能奏效。本例口渴，缘于湿热中阻，气化无权，津不上承，用桂苓甘露饮清化湿热，复其气化，故口渴能愈。[《山西中医》2008，24（03）：41]

案 3　张护启治疗发热案

高某，男，17 岁。2006 年 7 月 12 日初诊。

患者于 2006 年 6 月初出现不明原因发热，体温在 37.5~38.5℃之间，上午病轻，下午发热加重。曾在某综合医院住院治疗半月，多项检查未见异常，抗生素及中药治疗无效，遂休学回家接受中医治疗。

症见：发热，T 38.5℃，伴口干，乏力，食欲不振，小便黄，大便溏，每日 2~3 次，舌红、苔白腻，脉濡数。结合发病季节，诊为暑湿证。用三仁汤合藿朴夏苓汤加减治疗半月，药后大便转正常，食欲好转，但发热不退，遂改用桂苓甘露饮加味。

[药用] 茯苓、泽泻、猪苓各 15g，甘草 6g，白术 12g，肉桂 3g，石膏、滑石、寒水石、芦根各 30g，佩兰、青蒿各 10g。每日 1 剂，水煎服。

共用此方加减出入治疗 10 天，患者体温降至正常，诸症消失，恢复上学。

按：本例患者长期发热，反复检查，不明原因，中西医治疗不效。但根据症状特点，结合季节，仍认为是暑湿证，用三仁汤合藿朴夏苓汤不效，在于二方芳化有余，清解之力不足。后用桂苓甘露饮加味，清暑解热，化气利湿。切中病机，则湿清热化，长期发热得以治愈。[《山西中医》2008，24（03）：41]

第三节　祛暑益气剂

清暑益气汤

《温热经纬》

【组成】西洋参（5g）　石斛（15g）　麦冬（9g）　黄连（3g）　竹叶（6g）　荷

梗（15g） 知母（6g）甘草（3g） 粳米（15g） 西瓜翠衣（30g）（原著本方无用量）

【用法】水煎服（现代用法：水煎服）。

【功用】清暑益气，养阴生津。

【主治】暑热气津两伤证。身热汗多，口渴心烦，小便短赤，体倦少气，精神不振，脉虚数。

【方论选录】

清·王士雄：此脉此证，自宜清暑益气汤以为治。但东垣之方，虽有清暑之名，而无清暑之实，观江南仲治孙子华之案、程杏轩治汪木工之案可知。故临证时须斟酌去取也。余每治此等证，辄用西洋参、石斛、麦冬、黄连、竹叶、荷杆、知母、甘草、粳米、西瓜翠衣等，以清暑热而益元气，无不应手取效也。（《温热经纬》）

近·冉雪峰：暑为阳邪，当升当散，热蒸外越，则腠理开而多汗；汗泄过多，耗气伤津，则见口渴心烦，体倦少气，脉虚数等症。治疗上应清暑退热，益气生津并进。故方中西瓜翠衣、荷梗、黄连、知母、竹叶清暑退热；西洋参、石斛、麦冬、粳米、甘草益气生津。方名清暑益气汤，其意在此。以治疗暑热病气津两伤者为宜，若温而挟湿，呕恶吐泻者忌用。（《历代名医良方注释》）

近·何廉臣：此方轻清暑热以益元，故用人参白虎汤去石膏，代以麦、斛，甘寒益胃为君；臣以川连、竹叶，轻清暑热；佐以荷梗、瓜翠，肃清暑热。汪谢城曰：此方较东垣益气汤为妥，然黄连尚宜酌用。故余易以滑石，合本方甘草即天水散，以治溺黄。孟英自注：此治气虚伤暑，无不应手取效，余用亦验。晚近《温病学释义》方中以西洋参、石斛、甘草、粳米益气生津；黄连、知母、竹叶、荷梗、西瓜翠衣清热涤暑。本方与白虎加人参汤相较，清热之力较逊，而生津之力较胜。（《重订通俗伤寒论》）

今·裴正学：张洁古说：肺主气，夏日火热灼金，则肺受伤而气虚。可见暑热是最易伤气的。实热蕴于气分，则见白虎汤证；暑热伤气，则见汗多烦渴，脉大而虚。此与白虎证类似，所不同者，白虎证系邪热蕴于气分；此证系暑热蕴于气分。暑气通心，故用黄连泻心经之热以治其本而为主；西瓜翠衣、荷梗清热祛暑以为辅；暑易耗气伤阴，方中西洋参、粳米、甘草益气；麦冬、石斛、知母养阴，共为兼治；竹叶清热利水，使暑热自小便而去，可为引和。（《新编中医方剂学》）

今·湖北中医药大学方剂教研室：暑为夏天之主气，系火热之气所化。《黄帝内经·素问·五运行大论》说："其在天为热，在地为火，其性为暑。"所以，暑病必见于夏令。暑为阳邪，主升主散，故暑热伤人，则腠理开而汗泄。汗出过多，不仅耗气，亦且伤津，导致暑伤气津之证。张凤逵云："暑病首用辛凉，继用甘寒，终用甘酸敛津，不必用下。"本方即从甘寒清暑益气生津立法，是治疗暑伤气津证的重要方剂。方中配伍黄连一味，虽曰能清热泻火以解暑热之邪，但此药毕竟为苦寒之品，容易化燥伤津，用时必须审慎。汪日桢指出："此方较东垣之方为妥，然黄连尚应酌用。"此说颇有道理。

以清暑益气汤命名之方有二：一是本方，另一方见于李东垣的《脾胃论》一书。以上两方均具有清暑益气之作用，皆可用治暑病而兼气虚之证，但也有一定的区别。李氏方兼有运脾燥湿之作用，多用治元气本虚而伤于暑湿者，王氏方兼有养阴生津之功，多用于暑热耗伤气津之证。临证之时，当根据不同的情况，区别用之，不可偏废。至于王孟英批评李东垣方"有清暑益气之名，无清暑益气之实"，其言过于偏激，不可盲从。（《古今名方发微》）

【验案选录】

案1　朱进忠治疗肾病案

孙某，女，63岁。

患者近7~8个月来，疲乏无力，食欲不振，时见鼻衄。确诊为多囊肾、慢性肾炎、慢性肾衰。先用西药治疗不效，后又配合中药健脾补肾、活血利水、清热解毒、降逆止呕、通利泄下等治疗4个多月仍不效。近2个月来，更加疲乏无力，神志时清时昧，说话均感无力，轻度浮肿，且饮食入口，甚或稍闻食味即恶心呕吐，面色萎黄，并见脘腹微满，舌质淡，舌苔黄白厚腻，脉弦紧滑数。

证属寒热交结，痰积气滞，湿郁化热。三焦水道不通，凌犯脾胃之证。治宜理少阳，化湿浊，调脾胃。方用达原饮加减。

[处方]厚朴10g，草果10g，槟榔10g，黄芩10g，知母10g，菖蒲10g，甘草6g，紫苏6g，白芷6g。水煎服，每天1剂。

二诊：服药2剂，恶心呕吐稍减，饮食稍进，舌质淡，舌苔白，脉沉弦细涩。证属中气不足，木邪犯土，气血大衰也。治宜健脾抑肝，补气养血。

[处方]黄芪10g，当归3g，桂枝10g，白芍20g，甘草6g，生姜3片，大枣7个。水煎服，每天1剂。

三诊：服药1剂，精神好转，食欲增加，但服至第2剂时，诸症又加重，恶心呕吐，精神疲惫，口苦咽干，舌尖疼痛，心烦不安，舌苔黄白厚腻，脉虚大弦紧而数。证属气阴俱虚，寒热胶结，三焦不通，清升浊降失职。治用清暑益气汤加减。

[处方]黄芪15g，当归6g，人参10g，麦冬10g，五味子10g，甘草6g，陈皮10g，神曲10g，黄柏10g，葛根15g，青皮10g，苍术15g，白术10g，升麻10g，泽泻10g。水煎服，每天1剂。

四诊：服药4剂，食欲明显好转，气短心悸、恶心呕吐、头晕头胀稍有改善，血压亦由200/100mmHg降至180/90mmHg。继续服上方药2个多月，心包积液消失，二氧化碳结合力、尿素氮均恢复正常，临床病情缓解。（《当代名医肾病验案精华》）

案2　朱进忠治疗暑伤气阴案

李某，女，9岁。

十几天前，突然高热持续不退，颈部淋巴结肿大，串串成珠。急至某院住院治疗。诊为传染性单核细胞增多症。先予抗生素等西药治疗7天，其热不降，继又配合中药清热解毒之剂4天，其热虽有下降，但仍然不够显著。察其面色皖白，头身俱有汗出，颈部两侧结核串串连属20余，按之微痛，不红，体温38.5℃，舌质嫩红，苔薄白，脉虚大数。

综合脉证，思之：热者寒之，此治病之正法，何用之不效？结核串串成珠者，恐未与散结消核之故也。乃予夏枯草、连翘、蝉蜕、元参辈投入3剂，诸症不减。某医云：此病乃单核细胞增多症，中药哪个是降单核细胞的药物呢？答曰：中药典籍未见有降单核细胞的记载，杂志亦未见有报道。今思仲景《伤寒》《金匮》两书均言脉证并治，何不求脉证以立法处方耳。汗出身热脉大者，气阴俱虚，暑邪外客证也，可予东垣清暑益气汤。药进2剂，汗减热退，继服4剂，诸症消失，病愈。(《中医临证经验与方法》)

案3　朱进忠治疗慢性肾盂肾炎案

王某，女，45岁。

患者尿频、尿急、尿痛反复发作。经常疲乏无力，腰酸痛又年余。确诊为慢性肾盂肾炎，两侧肾盂积水。近半年来，发现身热，疲乏无力有所加重，体温持续在37.6~38.5℃之间，腰酸背痛，尿频尿痛发作更加频繁。且用多种抗生素及中药清热解毒、养阴清热、利湿通淋始终不效。

［现症见］除上症外，并见舌苔白，脉弦大紧数尺脉尤甚。证属气阴俱虚，湿热留恋。治宜补气养阴，除湿清热。方用李东垣清暑益气汤。

［处方］人参10g，甘草6g，黄芪15g，当归6g，麦冬10g，五味子10g，青皮10g，陈皮10g，神曲10g，黄柏10g，葛根15g，苍术10g，白术10g，升麻10g，泽泻10g。水煎服，每天1剂。

二诊：服药2剂，乏力、身热减，继服10剂，发热消失。体温36.5℃。继予肾康灵胶囊，1日3次，1次5粒，服药2个月后。诸症消失，痊愈出院。(《当代名医肾病验案精华》)

【附方】

清暑益气汤(《内外伤辨惑论》)黄芪汗少者，减五分　苍术泔浸去皮，以上各一钱五分(各4.5g)　升麻一钱(3g)　人参去芦　泽泻　神曲炒　橘皮　白术以上各五分(各2g)甘草炙　黄柏酒浸　当归身　麦门冬去心　青皮去白　葛根以上各三分(各2g)　五味子九个(2g)为粗末，水煎服。

功用：清暑益气，祛湿健脾。

主治：平素气虚，又感受暑湿。症见身热头痛，口渴自汗，四肢困倦，不思饮食，胸满身重，大便溏薄，小便短赤，苔腻脉虚。

方论：**金·李杲**：此病皆由饮食劳倦，损其脾胃，乘天暑而病作也，但药中犯泽泻、猪苓、茯苓、灯心、通草、木通，淡渗利小便之类，皆从时令之旺气，以泻脾胃之客邪，而补金水之不及也。此正方已是从权而立之，若于无时病湿热脾旺之证，或小便已数，肾肝不受邪者误用之，必大泻真阴，竭绝肾水，先损其两目也，复立变证加减法于后。（《脾胃论》）

第六章 温里剂

凡以温热药为主组成，具有温里助阳、散寒通脉作用，用以治疗里寒证的方剂，统称温里剂。本类方剂是根据《素问·至真要大论》“寒者热之”“治寒以热”的原则立法，属于“八法”中之“温法”。

里寒证的成因，或因素体阳虚，寒从中生；或外寒直中三阴，深入脏腑；或因表寒证治疗不当，寒邪乘虚入里；或因过食寒凉，损伤阳气，皆可形成里寒证。其主要临床表现有畏寒肢冷，喜温蜷卧，口淡不渴，小便清长，舌淡苔白，脉沉迟或缓等。里寒证在病位上有脏腑经络之异，在病情上有轻重缓急之分，故温里剂可分为温中祛寒剂、回阳救逆剂和温经散寒剂三类。

温里剂多以温热之品为主组方。因里寒证之形成，多与素体阳气不足相关，故常配伍补益药以扶正；阳气欲脱，证属危急者，须配伍补气固脱之品；若营血虚弱，应配伍养血之药等。

温里剂多由辛温燥热之品组成，临床使用时必须辨别寒热之真假，真热假寒证禁用；素体阴虚或失血之人亦应慎用，以免重伤阴血。再者，若阴寒太盛或真寒假热，服药入口即吐者，可反佐少量寒凉药物，或热药冷服，避免格拒。

第一节 温中祛寒剂

乌头汤

《金匮要略》

【组成】麻黄　芍药　黄芪各三两（各9g）　甘草炙，三两（9g）　川乌五枚（9g）

【用法】上五味，㕮咀四味，以水三升，煮取一升，去滓，内蜜煎中，更煎之，服七合，不知，尽服之（现代用法：水煎服）。

【功用】温经散寒，祛湿止痛。

【主治】病历节不可屈伸，疼痛；治脚气疼痛，不可屈伸。

【方论选录】

清·尤在泾：此治寒湿历节之正法也。寒湿之邪，非麻黄、乌头不能去，而病在筋骨，又非如皮毛之邪，可一汗而散者。故以黄芪之补，白芍之收，甘草之缓，牵制二物，俾得深入而去留邪。（《金匮要略心典》）

明·赵以德：此汤既治历节不可屈伸疼痛，于方下又复言治脚气疼痛，必仲景历节条下有方而无药石，见脚气中方名同而有药，集书者遂两出之，且二病皆因寒湿伤于筋，麻黄开玄府，通腠理，散寒邪，解气痹；芍药以理血痹；甘草通经脉而和药；黄芪益卫气，气壮则邪退；乌头善走，入肝筋逐风寒；蜜煎以缓其性，使之留连筋骨，以利其屈伸，且蜜之润，又可益血养筋，并治乌头燥热之毒也。（《金匮玉函经二注》）

今·丁学屏：《素问》以营卫不从，风寒湿三气杂至，合而成痹也。《素问·痹论》："帝曰：荣卫之气亦令人痹乎，岐伯曰：营者水谷之精气也。调和于五脏，洒陈于六腑，乃能入于脉也，故循脉上下，贯五脏络六腑也。卫者水谷之悍气也，其气标疾滑利，不能入于腑也，故循皮肤之中，分肉之间，熏于肓膜，散于胸腹，逆其气则病，从其气则愈，不与风寒湿合，故不为痹。"营卫不从，言其本，风寒湿三气杂至，言其标，此治痹之总纲也。乌头汤所主：病历节，不可屈伸，疼痛。此即《素问》"寒气胜者为痛痹"是矣。以寒主收引，筋脉拘急，故不为屈伸。方中黄芪实卫，芍药和营，以图根本；麻黄辛温以开痹着，乌头大辛大热，逐寒而燥湿，辛热雄烈之品，最易耗津伤血，芍药、甘草和营敛阴，制麻、乌之辛散太过，且具柔肝缓急之功，正可治筋脉牵掣，不可屈伸者也。治标治本，有主有从，相反相成，此经方之法度，犹绳墨之不可废也。（《古方今释》）

【验案选录】

案1 王付治疗痹证案

马某，男，33岁，职员。

2天前突然感到腰痛，诊为腰椎间盘突出症，经治疗后腰痛有所好转。约半天后发现左大腿外侧肌肉萎缩，服用中西药，仍不见好转。

刻诊：L3~4疼痛而沉重，左侧大腿肌肉萎缩，且温度明显低于右侧大腿，恶寒，疲劳困倦，失眠，大小便正常，舌质淡，苔薄白，脉沉弱。

辨为气虚寒湿痹证，治当益气散寒蠲痹，以乌头汤加味治疗。

［处方］麻黄9g，白芍9g，黄芪80g，炙甘草9g，生川乌（另包）10g，生草乌（另包）10g，当归12g，地龙12g，乳香9g，没药9g，川芎12g。12剂，每日1剂水煎服，分2次服。

二诊：疼痛明显减轻，左侧大腿温度也明显好转，又按前方续服12剂。之后，累计服用前方90余剂，左侧大腿肌肉萎缩基本恢复正常，腰椎疼痛也得到有效控制，随访1年，未复发。

按：左侧大腿肌肉萎缩，从中医辨证，以恶寒与沉重则辨为寒湿，审疲劳困倦则为气虚，参合其他病症表现而辨证为乌头汤主治病症，以乌头汤温阳散寒，益气除湿，加当归、川芎以行血活血益血，乳香、没药以活血止痛，地龙以通络止痛。方药相互为用，以收其效。［《中医学报》2014，29（01）：38–39］

案2 王付治疗关节疼痛案

谢某，女，65岁。

自诉关节疼痛已多年，屡经中西医治疗，可关节疼痛没有得到有效控制。

刻诊：关节疼痛，下肢浮肿，遇天气变化则加重，遇劳累也加重，不能正常活动，舌淡苔薄白，脉弱。

辨证为气虚寒湿骨节痹证，其治当温阳散寒，祛湿益气，以乌头汤加味。

［处方］麻黄9g，芍药9g，黄芪9g，炙甘草9g，防己3g，白术15g，生川乌10g（以蜜加水煎煮乌头约90分钟，去川乌，取蜜与其余药并用）。

6剂，1日1剂，水煎分2次服，嘱其若用药有效，当继续服用，有事电话联系。用药6剂，电话告知，关节疼痛有减轻，尤其是下肢浮肿大减。之后，累计服药有30余剂，关节不再疼痛，又以前方汤剂改为丸剂，以巩固疗效。至今已3年，一切尚好。（《经方实践论》）

案3 徐乃斌治疗风湿性关节炎案

王某，女性，27岁，工人。1990年2月3日初诊。

其母代述：女儿去年8月5日生一子，因天气炎热，未避冷热，月余后，周身关节疼痛，痛如锥刺，上肢痛而不能屈伸，遇冷加重，又感周身透风冒凉气，多次服吲哚美辛、吡罗昔康等西药，均无明显的效果。舌苔薄白，脉紧缓。

脉症合参，乃为风湿性关节炎。拟以辛温散寒，祛湿行痹为法。选用乌头汤治之。

[处方]麻黄9g，炙黄芪15g，炙甘草6g，芍药9g，制川乌9g（先煎2小时）。

取药3剂后，下肢关节痛减轻，上肢痛未减，舌脉无变化，照上方加桂枝6g，以引药上行，又取药3剂。

3日后来诊，述上肢疼痛减半，下肢痛已愈，透风冒凉气的感觉亦大有好转，继服上方5剂，其母来院告知痊愈。2年后随访未复发。[《实用中医药杂志》1992，(04)：31]

案4　徐乃斌治疗风湿性关节炎案

程某，男性，18岁，学生。1991年4月5日初诊。

患者自诉：患病月余，四肢关节疼痛，下肢尤甚，遇阴雨、寒冷天气疼痛加重，时而游走性肌肉痛，诸关节肿胀。苔薄白、脉紧。

脉症合参，乃属风、寒、湿杂至之风湿性关节炎。拟以祛风宣湿，温经散寒之法。方选乌头汤加味。

[处方]麻黄9g，炙黄芪18g，炙甘草6g，芍药9g，制川乌9g（先煎2小时），防风9g，独活9g。

连服12剂，自告痊愈。

1年后随访，无复发。[《实用中医药杂志》1992，(04)：31]

理　中　丸

《伤寒论》

【组成】人参　干姜　炙甘草　白术各三两（各9g）

【用法】上四味，捣筛，蜜和为丸，如鸡子黄许大（9g），以沸汤数合，和一丸，研碎，温服之，日三四服，夜二服。腹中未热，益至三四丸，然不及汤。汤法：以四物依两数切，用水八升，煮取三升，去滓，温服一升，日三服。服汤后，如食顷，饮热粥一升许，微自温，勿发揭衣被（现代用法：上药共研细末，炼蜜为丸，重9g，每次1丸，小蜜丸则每次9g，温开水送服，每日2~3次；亦可作汤剂，水煎服，药后饮热粥适量）。

【功用】温中祛寒，补气健脾。

【主治】

1. 脾胃虚寒证。脘腹疼痛，喜温欲按，呕吐便溏，脘痞食少，畏寒肢冷，口淡不渴，舌质淡苔白润，脉沉细或沉迟无力。

2. 阳虚失血证。便血、吐血、衄血或崩漏等，血色暗淡，质清稀，面色㿠白，气短神疲，脉沉细或虚大无力。

3. 中阳不足，阴寒上乘之胸痹。脾气虚寒，不能摄津之病后多涎唾；中阳虚损，土不荣木之小儿慢惊等。

【方论选录】

金·成无己：心肺在膈上为阳，肾肝在膈下为阴，此上下脏也。脾胃应土，处在中州，在五脏曰孤脏，属三焦曰中焦。自三焦独治在中，一有不调，此丸专治，故名曰理中丸。人参味甘温，《内经》曰“脾欲缓，急食甘以缓之”，缓中益脾，必以甘为主，是以人参为君；白术味甘温，《内经》曰“脾恶湿，甘胜湿”，温中胜湿，必以甘为助，是以白术为臣；甘草味甘平，《内经》曰“五味所入，甘先入脾”，脾不足者，以甘补之，补中助脾，必先甘剂，是以甘草为佐；干姜味辛热，喜温而恶寒者，胃也，胃寒则中焦不治。《内经》曰“寒淫所胜，平以辛热”，散寒温胃，必先辛剂，是以干姜为使。脾胃居中，病则邪气上下左右无所不至，故又有诸加减焉。(《伤寒明理论》)

元·王海藏：上吐下泻不止，当渴而反不渴，脉微细而弱者，理中汤主之。三阳传阴经而下利者，为协热利；阴寒直中阴经而下利者，为寒利。三阳下利身热，太阴下利手足温，少阴厥阴下利身冷，此大较也。(《阴证略例》)

明·许宏：霍乱者，乃一时之间，挥霍闷乱，上吐下泄者是也。若头痛发热，身疼痛，热多欲饮水者，邪生于阳也，属五苓散，与《外台》和中汤以散之。若脉微小，寒多不用水者，邪发于阴也，属理中丸汤，甚者加附子主之。经曰：“脾欲缓，急食甘以缓之。”故用人参为君，补中正气；以甘草为臣，辅之也；以白术为佐，正气固中；以干姜为使，温脾散寒。经曰：“寒淫所胜，平以辛热”是也。(《金镜内台方议》)

清·柯琴：太阴病，以吐利腹满痛为提纲，是遍及三焦矣。然吐虽属上，而由于腹满；利虽属下，而由于腹满，皆因中焦不治以致之也。其来由有三：有因表虚而风寒自外入者，有因下虚而寒温自下上者，有因饮食生冷而寒邪由中发者，总不出于虚寒。法当温补以扶胃脘之阳，一理中而满痛吐利诸症悉平矣。故用白术培脾土之虚，人参益中宫之气，干姜散胃中之寒，甘草缓三焦之急也。且干姜得白术，能除满而止吐；人参得甘草，能疗痛而止利。或汤或丸，随机应变，此理中确为之主剂欤。夫理中者，理中焦，此仲景之明训。且加减法中又详其吐多、下多、腹痛满等法。而叔和录之于大病瘥后治真吐一症，是坐井观天者乎！(《伤寒来苏集·伤寒附翼》)

清·程应旄：阳之动始于温，温气得而谷精运，谷气升而中气赡，故名理中。实以燮理之功，予中焦之阳也。若胃阳虚，则中气失宰，膻中无发宣之用，六腑无洒陈之功，犹如釜薪失焰，故下至清谷，上失滋味，五脏凌夺，诸症所由来也。参、术、炙草，所以固中州；干姜辛以守中，必假之以焰釜薪而腾阳气。是以谷入于阴，长气于阳，上输华盖，下摄州者，五脏六腑皆以受气矣。此理中之旨也。若水寒互胜，即当脾是肾双温，附子之加而命门益，土母温矣。(《古今名医方论》)

清·王子接：理中者，理中焦之气，以交于阴阳也。上焦属阳，下焦属阴，而中焦则为阴阳相偶之处，仲景立论，中焦热，则主五苓以治太阳；中焦寒，则主理中以治太阴。治阳用散，治阴用丸，皆不及于汤，恐汤性易输易化，无留恋之能，少致和之功耳。人参、甘草，甘以和阴也；白术、干姜，辛以和阳也。辛甘相辅以处中，则阴阳自然和顺矣。(《绛雪园古方选注》)

清·吴瑭：人参、甘草，胃之守药；白术、甘草，脾之守药；干姜能通能守，上下两泄者，故脾胃两守之。且守中有通，通中有守，以守药作通用，以通药作守用。(《温病条辨》)

清·张秉成：此脾阳虚而寒邪伤内也。夫脾阳不足，则失其健运之常，因之寒凝湿聚。然必其为太阴寒湿，方可用此方法，否则自利呕痛等证，亦有火邪为患者。故医者当望闻问切四者合参，庶无差之毫厘，谬以千里之失。若表里寒热虚实既分，又当明其病之标本。如以上诸病，虽系寒凝湿聚，皆因脾阳不足而来，则阳衰为本，寒湿为标。是以方中但用参、术、甘草，大补脾元。加炮姜之温中守而不走者，以复其阳和，自然阳长阴消，正旺邪除耳。(《成方便读》)

近·蔡陆仙：理中者，调理中土也，较建中轻而用广。凡太阴自利不渴，寒多而呕，腹痛便溏，脉沉无力，或厥冷拘急，或结吐蛔，及感寒霍乱者，均可治之。方中以干姜为主，为暖胃之要药；佐白术健胃去停饮，人参补中气，甘草以缓急迫。合而用之，为慢性胃肠病之泛恶吐酸、肠鸣便溏之专剂。(《中国医药汇海·方剂部》)

今·程门雪：三阳者，浅深之状也。太阳浅，少阳中，阳明深所言浅深之状也。三阴者，缓急之态也。太阴缓，少阴急，厥阴更急，所云缓急之态也。约此六者，统以阴阳，阴阳者，内外之分也……太阴为开，厥阴为阖，少阴为枢。三阴中之太阴，正如三阳中之太阳，最外最浅，故自阳病误治转阴病者，太阴最先最易受之也……太阴阳明，一脏一腑，脾胃同官，互相联系……太阴病提纲之中，既有吐证及食不下证，不单病脾，兼亦病胃，当为之分别曰：热则从阳，属阳明胃腑，寒则从阴，属太阴脾脏，脾寒胃亦寒，故太阴有吐利而食不下，胃热则脾亦热，故阳明有脾约证，唯有宾主之差别耳。太阴自利腹满时痛，吐食不下笃证，当以理中为唯一合方。太阴脏寒用理中，是正病正治，若病深再进一步，则可用四逆等汤，益火生土之法矣。此合其病情之缓急，治方之层次也。(《书种室歌诀二种》)

今·丁学屏：昔人治伤寒之学，有“实则阳明，虚则太阴”之论。盖阳明篇中，白虎、承气，为热证实证，而太阴篇中，理中丸（汤）、附子理中汤，系虚证寒证。其虚实之辨，据近代程门雪氏实践，须从下利、腹满、腹痛，标本主客间详辨细析，其谓：“太阴脏寒，下利清稀，完谷不化，小溲清长，与热利秽臭，色黄赤垢腻如酱，后重，小溲热赤而短者，大相异也。太阴腹满按之软，阳明腹满按之硬，阳明腹胀满，无有减轻之时，太阴腹胀满，则时甚时减，此二者同中大异之要点，即一虚一实之辨也。太阴腹痛，时时自痛而按之稍和，且喜温热之物熨之，所谓喜温喜按是也，不若阳明腹痛之拒按。脾胃同官，脾寒者，胃亦寒，故上吐而下利也，按吐为胃之主症，利为脾之主症，而阳明有下利热证，太阴有呕吐寒证，正系相连通引之理。唯主客须分，标本当辨，太阴以下利为本，呕吐为客为标也。”诚为练得之语，学者最须留意焉。（《古方今释》）

今·湖北中医药大学方剂教研室：本方是一首温补方剂，主治脾胃素虚，寒邪内伤所致的自利不渴、呕吐腹痛、腹满不食等症。阳虚宜温而补之，寒侵宜温而散之。方中干姜大辛大热，善于温暖脾胃之阳气，消除里寒，一药二用，标本兼治，为方中之主药。气属阳，阳虚多兼气虚，故辅以甘微温之人参，用以补中益气，使气旺阳亦旺，助干姜温补脾阳，为辅药。脾虚则运化无力，水湿内停。白术味甘性温，既可助人参补益脾胃，又可苦温燥湿，使脾健可运湿，湿除脾更健，为佐药。三药合用，一温一补一燥，配合甚为得宜。再用炙甘草补中扶正，调和诸药，为使药。诸药合用，共奏温中祛寒，补益脾胃之功。脾阳恢复，寒湿祛除，运化有力，升降相济，诸证自除。

方中之主药，历代医家持有不同的看法，以李东垣为代表者是以干姜为主药，而以成无己为代表者则认为应以人参为主药。持后一观点的医家较多。然而，笔者认为前一说法更确切妥当，理由有三条。

其一，本方为主治脾阳素虚，过食生冷，寒邪内侵所致的脾胃虚寒证。显然，其“虚”主要是指脾阳素虚，由于脾胃阳虚，机体既易感外寒，又易生内寒。方中干姜大辛大热，长于温补脾胃之阳气又可温散寒邪，标本兼治，使脾阳复，寒邪除。而人参功效重在补脾益气，虽有温脾之作用，但其效力逊于干姜。

其二，本方名理中丸。“理中”者，乃调理中焦（脾胃）阳气功能之意。正如程应旄所说：“阳之动始于温，温气得而谷精运，谷气升而中气赡，故名理中，实以燮理之功予中焦之阳也。”

其三，古今医方书籍多将该方列入温里剂内，说明本方功效的专长是温脾阳，散寒邪，而不重在补脾气。诚然，干姜温阳散寒与理中汤的功效是一致的，故为主药。（《古今名方发微》）

【验案选录】

案1　刘桂枝治疗唾液减少症案

向某，女，46岁。1998年6月8日初诊。

有胃病史3年。近4个月来，口咽干燥，以养阴润燥之剂及调节自主神经类药物治疗，效果不著。

诊见面色皖白，口干咽燥，唾液减少，干硬食物吞咽难下，纳少腹胀，畏寒肢冷，时有自汗，便溏而少。舌淡红，苔少而干，脉沉细弱。

证属中阳不振，运化失常，津液难以上承。治以补虚温中、升举清阳。方以理中汤加味。

人参（炖）9g，炒白术、炙甘草、怀山药各15g，黄芪30g，干姜、麦冬、枸杞子各

10g，升麻、柴胡各3g。

水煎服，连服6剂，精神转佳，口干减轻。原方加炒谷芽、麦芽各15g。继服10剂，唾液增多，诸症好转。

守原方再进8剂告愈。

随访2年未再复发。

按：唾液减少症，临床以口干为主要症状，病因与肾脾肺关系密切。肾主水，脾主运化水湿，肺为水之上源。生理情况下，土能生金，金能生水，以维持人体正常的津液代谢。若中阳虚而不运，金水不能相生，易致水液不能上承，导致口干、唾液减少；阳虚不达，卫外不固则畏寒肢冷。治以理中汤振奋中阳、化气升津。方中重用干姜、炙甘草温补中阳，可使脾阳恢复，肺主治节，津液得布，唾液自生；人参、炙黄芪、炒白术、怀山药补气健脾，以助生化有源，乃“虚则补其母，损者益其气”之理也；枸杞子补肾；麦冬生津；升麻、柴胡升举清阳。诸药合用，共奏温中化气、升津止渴之效。由于药中病机，故诸症息平。[《湖北中医杂志》2004，26（03）：40]

案2　贺有琰治疗吐泻案

夏某，男，40岁。

盛夏突发吐泻，甚剧。开始呕吐食物，随后干呕频作，汤药难以下咽，继则下利不消化食物，后来纯为稀水，日夜无度。腹中急痛，口不渴，小便短少，身不发热，但出汗，手足尚温，舌质淡，苔薄白滑，脉缓弱。

此属寒邪直中太阴，清不升而浊不降，正邪相争，有挥霍缭乱之势，急当温中散寒，否则吐已下断，亡阳竭阴则危矣。方用理中汤加味，反佐酸苦之品以治之。

处方：党参30g，干姜15g，炒白术10g，炙甘草10g，花椒10g，乌梅10g，黄连6g，熟附片15g。

水煎。先少量频服，吐止则顿服，2剂吐利止。

复进理中汤原方减量2剂，诸症皆平。嘱其糜粥自养以善后。(《贺有琰医案》)

案3　袁文裴治疗泄泻案

王某，男，39岁，江西人。

病者腹泻已逾1年，经常肠鸣，大便稀溏，日下8~9次，食欲欠佳，完谷不化，曾经数十医诊治而少效。予诊时，患者面色惨白无华，精神疲乏，腹部稍胀而喜按。舌苔浮有一层黄色厚腻，脉细迟。

此是脾虚泄泻，治以补中益土，方用仲景理中汤。

处方：人参9g，炒白术9g，黑干姜7.5g，炙甘草6g。

连服6剂后复诊，病情大有好转，继进前方6剂，药尽即瘥。(《袁文裴医案》)

案4　刘桂枝治疗慢性支气管炎案

高某，女，58岁，1999年11月26日初诊。

有慢性支气管炎病史2年。入冬来反复咳嗽，经中西医治疗不愈来诊。

诊见形体偏胖，咳声连连，痰白而稀，纳谷不馨，肢困乏力，畏寒，大便时溏，小便调，双下肢轻度浮肿。舌淡胖，苔薄白，脉细弱。胸片示：两肺纹理增多、增粗。

证属中阳不振、痰浊阻肺。治拟理中汤加减。

处方：人参、炒白术、干姜、陈皮、制半夏、白茯苓、白芥子、炒苏子、炙甘草各10g，炒莱菔子30g，车前子（包）15g。

连服6剂，双下肢肿消，诸症好转。

原方去车前子15g，加生山药30g，再服10剂，病告愈。其后，嘱患者于每次咳嗽复发时随服此方，每可收效。

按：脾为生痰之源，肺为贮痰之器。若肺脾两虚，则湿盛壅肺、肺失宣肃，则发咳嗽。咳嗽，可谓手足太阴同病。故治疗当以理中汤温中祛寒、补气健脾；二陈汤燥湿化痰和中；三子养亲汤降气化痰；山药、车前子补气健脾，使水归其壑。由于药切病机，故收佳效。［《湖北中医杂志》2004，26（03）：40］

【附方】

附方1　附子理中丸（《太平惠民和剂局方》）

附子炮，去皮、脐　人参去芦　干姜炮　甘草炙　白术各三两（各9g）上为细末，炼蜜为丸，每两作十丸。每服一丸（6g），以水一盏，化开，煎至七分，稍热服之，空心食前服。

功用：温阳祛寒，补气健脾。

主治：脾胃虚寒较甚，或脾肾阳虚证。脘腹疼痛，下利清谷，恶心呕吐，畏寒肢冷，或霍乱吐利转筋等。

方论：**明·王肯堂**：治脾胃冷弱，心腹绞痛，呕吐泻痢，霍乱转筋，体冷微汗，手足厥冷，心下逆满，腹中雷鸣，呕吐不止，饮食不进，及一切沉寒痼冷，并皆治之。（《证治准绳》）

清·吴世昌：治五脏中寒，口噤失语，大吐大泻之后，四肢皆冷，元气不接，不省人事。（《奇方类编》）

附方2　桂枝人参汤（《伤寒论》）

桂枝别切，四两（12g）　甘草炙，四两（9g）　白术三两（9g）　人参三两（9g）　干姜三两（9g）上五味，以水九升，先煮四味，取五升，内桂更煮，取三升，去滓，温服一升，日再，夜一服。

功用：温阳健脾，解表散寒。

主治：脾胃虚寒，复感风寒表证。恶寒风热，头身疼痛，腹痛，下利便溏，口不渴，舌淡苔白滑，脉浮虚者。

方论：**近·陆士谔**：盖唯中虚，是以客气得入，唯中寒是以不能逐而使出，故理中补虚，即其制出之权，其驱寒即其制入之威，于是加以桂枝，则治内寒外热，内虚外实，心

中痞鞕，利下不止，表里不解。(《士谔医话》)

清·吴谦：喻昌曰：误下而致里虚，外热乘之，变而为利不止者，里虚不守也。痞硬者，正虚邪实，中成滞碍，痞塞而不通也。以表未除，故用桂枝以解之。以里适虚，故用理中以和之。此方即理中加桂枝而易其名，乃治虚痞下利之法也。李中梓曰：经云，桂枝证医反下之，利遂不止，与葛根黄芩黄连汤。此则又与桂枝人参汤，何用药有温凉之异耶？盖彼证但曰"下之"，此则曰"数下之"；彼证但曰"利下"，此则曰"利不止"。合两论味之，自有虚实之分矣。程知曰：表证误下，下利不止，喘而汗出者，治以葛根、芩、连。心下痞硬者，治以桂枝、参、术。一救其表邪入里之实热，一救其表邪入里之虚寒，皆表里两解法也。程应旄曰：协热而利，向来俱作阳邪陷于下焦，果尔，安得用理中耶？盖不知利有寒热二证也。(《订正仲景全书伤寒论注》)

清·庆云阁：按表证不解而中气虚败，故用桂枝通经而解表热，参术姜甘温补中气以转升降之机也。(《医学摘粹》)

清·吴谦：此承上条、又言协热利之脉促者，以别其治也。太阳病桂枝证，宜以桂枝解肌，而医反下之，利遂不止者，是误下，遂协表热陷入而利不止也。若表未解，而脉缓无力，即有下利而喘之里证，法当从桂枝人参汤以治利，或从桂枝加杏子厚朴汤，以治喘矣。今下利不止，脉促有力，汗出而喘，表虽未解，而不恶寒，是热已陷阳明，即有桂枝之美，亦当从葛根黄芩黄连汤主治也。方中四倍葛根以为君，芩、连、甘草为之佐，其意专解阳明之肌表，兼清胃中之里热，此清解中兼解表里法也。若脉沉迟，或脉微弱，则为里寒且虚，又当用理中汤加桂枝矣。于此可见上条之协热利，利不止，心下痞，表里不解者，脉不微弱，必沉迟也。(《医宗金鉴》)

清·钱潢：以桂枝甘草为君者，桂枝所以解卫分之阳邪，以外证未除故也；甘草所以缓虚痞之坚结，救中土之崩陷，犹甘草泻心之义也。臣之以参术所以补正气之虚，救下利之不止也。然脾胃之虚寒，中焦之痞结，以及不止之下利，非以温热守中之干姜佐之，不能建奇功也。曰桂枝而去芍药者，盖桂枝汤中之芍药，以阴弱汗自出，故用之以敛营气而收阴液者也。误汗者宜之，误下而表邪未解者，不可与人参并用也，虽名曰桂枝人参汤，实桂枝人参理中汤也，以其辛温而能解散外邪，温补而能守中消痞，故为两解表里之剂云。(《伤寒溯源集》)

近·程门雪：合者同也，会也，二病三病相混也，谓之合病。盖其初感邪表里同时受病，故设此目，以为治法之标准也。张介宾曰：今时之病，皆合病并病耳，合并二者，治法之紧关，不可不明核，若内外并治，则不止难愈，百坏变出，古人云，发表未除，不可攻里，上盛未除，不可攻下，亦合病之谓也。此说非一定，如经方桂枝人参汤，桂枝大黄汤均表里并治之方也，须审证所要而施，不可一言限定耳。(《伤寒辨要笺记》)

小建中汤

《伤寒论》

【组成】芍药六两（18g）　桂枝去皮，三两（9g）　甘草炙，二两（6g）　大枣擘，十二枚（6 枚）　生姜切，三两（9g）　胶饴一升（30g）

【用法】上六味，以水七升，煮取三升，去滓，内饴，更上微火消解，温服一升，日三服（现代用法：水煎取汁，兑入饴糖，文火加热溶化，分两次温服）。

【功用】温中补虚，和里缓急。

【主治】中焦虚寒，肝脾失调，阴阳不和证。脘腹拘急疼痛，时发时止，喜温喜按；或心中悸动，虚烦不宁，面色无华；兼见手足烦热，咽干口燥等，舌淡苔白，脉细弦。

【方论选录】

金·成无己：脾者，土也，应中央，处四脏之中，为中州，治中焦，生育荣卫，通行津液。一有不调，则荣卫失所育，津液失所行，必以此汤温建中脏，是以建中名焉。胶饴味甘温，甘草味甘平，脾欲缓，急食甘以缓之。建脾者，必以甘为主，故以胶饴为君，甘草为臣。桂辛热，辛，散也、润也，荣卫不足，润而散之；芍药味酸微寒，酸，收也、泄也，津液不逮，收而行之，是以桂、芍为佐。生姜味辛温，大枣味甘温，胃者卫之源，脾者荣之本，《黄帝内经》曰：荣出中焦，卫出上焦是矣。卫为阳，不足者益之必以辛；荣为阴，不足者补之必以甘，辛甘相合，脾胃健而荣卫通，是以姜、枣为使。或谓桂枝汤解表而芍药数少，建中汤温里而芍药数多，殊不知二者远近之制，皮肤之邪为近，则制小其服也，桂枝汤芍药佐桂枝同用以发散，非与建中同体尔；心腹之邪为远，则制大其服也，建中汤芍药佐胶饴以建脾，非与桂枝同用尔。《内经》曰：近而奇耦（一作“偶”），制小其服；远而奇耦（一作“偶”），制大其服。此之谓也。（《伤寒明理论》）

元·李杲：《伤寒论》云：阳脉涩，阴脉弦，法当腹中急痛。以芍药之酸于土中泻木为君；饴糖、炙甘草甘温补脾养胃为臣；水挟木势亦来侮土，故脉弦而腹痛，肉桂大辛热，佐芍药为退寒水；姜、枣甘辛温，发散阳气，行于经脉、皮毛为使。建中之名，于此建焉。（《脾胃论》）

明·许宏：建中者，建其脾也。脾欲缓，急食甘以缓之，建中之味甘也。阳脉涩，阴脉弦者，为中虚内寒也。心中悸者为气虚，烦者为血虚。故用胶饴为君；甘草、大枣为臣，以甘佐甘缓之也；白芍药之酸，能收敛脾气，而益其中，故用之为佐；桂枝、生姜之辛，以散余邪而益气也。（《金镜内台方议》）

明·吴崑：伤寒腹中急痛者，此方主之。腹中急痛，则阴阳乖于中，而脾气不建矣，故立建中汤。桂肉与桂枝不同，枝则味薄，故用之以解肌；肉则味厚，故用之以建里。芍药之酸，收阴气而健脾。生姜之辛，散寒邪而辅正。经曰：脾欲缓，急食甘以缓之。故用甘草、大枣、胶饴以缓急痛。又曰：呕家不可用建中，为甘也。则夫腹痛而兼呕者，又非建中所宜矣。(《医方考》)

明·方有执：小建中者，桂枝汤倍芍药而加胶饴也。桂枝汤扶阳而固卫，卫固则荣和。倍芍药者，酸以收阴，阴收则阳归附也。加胶饴者，甘以润土，土润则万物生也。建，定法也，定法唯中，不偏不觉，王道荡荡，其斯之谓乎！(《伤寒论条辨》)

清·张璐：桂枝汤方中，芍药、桂枝等分，用芍药佐桂枝以治卫气；小建中方中加倍芍药，用桂枝佐芍药以治营气，更加胶饴以缓其脾，故名之曰建中。则其功用大有不同耳。(《伤寒缵论》)

清·柯琴：桂枝汤为治表而设，佐以芍药者，以自汗故耳。自汗本表证，而所以自汗者因于烦，烦则由里热也。此汤倍芍药加胶饴，名曰建中，则固为里剂矣。然由伤寒内虽发，而外寒未除，势不得去桂、姜，以未离于表，而急于建中，故以小名之。其剂不寒不热，不补不泻，唯甘以缓之，微酸以收之，故名曰建耳。所谓中者有二：一心中悸而烦，烦则为热，悸则为虚，是方辛甘以散太阳之热，酸苦以滋少阴之虚，是建膻中之宫城也；一腹中急痛，急则为热，痛则为虚，是方辛以散厥阴之邪，甘以缓肝家之急，苦以泻少阳之火，酸以致太阴之液，是建中州之都会也。若夫中气不足，劳倦所伤，非风寒外袭者，《金匮》加黄芪，以固腠理而护皮毛，则亡血、失精之症自宁。此阳密乃固之理也。(《古今名医方论》)

清·张志聪：夫皮肤经脉之血，生于胃腑水谷之精，由胃之大络而注于脾之大络，脾之大络名曰大包，从大包而行于脏腑之经隧，从经隧而外出于孙络、皮肤。伤寒阳脉涩，阴脉弦是皮肤经脉之血气逆于脾络之间。故法当腹中急痛，先与小建中汤。桂枝辛走气，芍药苦走血，故易以芍药为君，加胶饴之甘以守中，不宣发谷精而为汗，故名曰建中。曰先与，便含不差意，不差者与小柴胡汤，夫小柴胡汤主旋转少阳之枢者也，少阳三焦又与厥阴包络相合，而主通体之血脉，少阳枢转则通体之血脉亦行，故可与之。(《伤寒论集注》)

清·尤怡：此和阴阳调营卫之法也。夫人生之道，曰阴曰阳，阴阳和平，百疾不生。若阳病不能与阴和，则阴以其寒独行，为里急，为腹中痛，而实非阴之盛也；阴病不能与阳和，则阳以其热独行，为手足烦热，为咽干口燥，而实非阳之炽也。昧者以寒攻热，以热攻寒，寒热内贼，其病益甚。唯以甘酸辛药和合成剂。调之使和，则阳就于阴而寒以温，阴就于阳而热以和，医之所以贵识其大要也。岂徒云寒可治热，热可治寒而已哉！或问，和阴阳调营卫是矣，而必以建中者何也？曰：中者，脾胃也，营卫生成于水谷，而水谷转输于脾胃，故中气自立，则营卫流行而不失其和。又，中者，四运之轴，而阴阳之机也，故中气立则阴阳相循，如环无端，而不极于偏。是方甘与辛合而生阳，酸得甘助而

生阴，阴阳相生，中气立。是故求阴阳之和者，必于中气；求中气之立者，必以建中也。（《金匮要略心典》）

清·吴谦：是方也，即桂枝汤倍芍药加胶饴。名曰小建中，谓小小建立中气，以中虽已虚，表尚未和，不敢大补也。故以桂枝汤仍和营卫，倍芍药加胶饴调建中州，而不啜稀粥温服令汗，盖其意重在中虚，而不在伤寒之表也。中虚建立，营卫自和，津液可生，汗出乃解，烦悸可除矣。伤寒浮得脉涩，营卫不足也；沉得脉弦，木入土中营卫不足则表虚，木入土中则里急，表虚里急，故亦以此汤主治也。呕家不可用，谓凡病呕者不可用，恐甜助呕也。（《医宗金鉴·删补名医方论》）

清·费伯雄：肝木太强，则脾土受制，脾阳不运，虚则寒生，阴气自凝，阳气日削，故见肠鸣、泄泻、腹痛等症。小建中汤之义，全在抑木扶土，当从吴氏之说，用肉桂而不用桂枝。肉桂温里，桂枝解表，用各有当也。且肉桂性能杀木，合芍药以制肝。又用姜、枣、甘草、饴糖之甘温以补脾，斯中州之阳气发舒而阴寒尽退矣。（《医方论》）

清·张秉成：合三条观之，则知此方之治中虚木贼之病可知。然前二条既冠以伤寒二字，则知其肝脾虽病于里，而外寒仍留于表之意；后一条则纯是肝脾为患，肝有相火，故现出总总诸证。桂枝得生姜可以散表，桂枝得白芍可以平肝，是以仲景桂枝汤一方，外散风邪而救表，内伐肝木以防脾。足见仲景之方，并不拘定用法。但此方因土虚木克起见，故治法必以补脾为先。脾欲缓，急食甘以缓之，故以饴糖、大枣、甘草之甘缓，小小建其中脏，然后桂枝、生姜、白芍出表入里，随病势而各奏其长。况生姜、大枣有协和营卫之妙，白芍、甘草具安脾止痛之神。立方之意，真亦神化极矣。（《成方便读》）

【验案选录】

案1　王春玉治疗胃脘痛案

李玉，女，30岁，胃脘痛，食冷重3年，畏寒，手足心时热。多梦乏力，舌淡红苔薄白，脉沉细。

此证为脾胃阴阳两虚，治宜健脾益气，化生气血，拟以小建中汤加味。

桂枝10g，白芍20g，山药30g，知母80g，黄芪30g，鸡内金20g，元胡15g，枳实15g，甘草15g，干姜10g，蒲黄15g。7剂。

服药后明显减轻，又服5剂症状完全消失。［《医学信息》2009，1（6）：132］

案2　高家芹治疗老年性痰涕壅盛案

患者，男，74岁。

述偶纳食不慎则胃脘胀满。近1年余纳食减少，大便反多而溏薄，乏力。半年来痰涎壅盛，常涕不觉而淌，痰屡吐不绝，咳轻微，不喘。痰白质稀。其舌淡苔白滑，体瘦弱，面无华，脉滑缓。

［辨证］中气虚损，脾土虚寒。宜用温中补虚，健脾利湿之法。

[处方] 方用小建中汤加味。

白芍 12g，桂枝 6g，生姜 9g，炙甘草 3g，大枣 4 枚，川椒 6g。

诸药合用 4 剂后，老人痰涕皆减，纳稍增。

守方又进 14 剂，痰涕壅盛基本痊愈，胃纳复常。[《天津中医药》1994，11（3）：46]

案 3　万桂华治疗血虚案

刘某某，女，17 岁，学生。

[症状] 面色淡黄，心悸，月经量少色淡，40 余天来潮一次，经行腹痛绵绵。四肢酸痛，手足烦热，咽喉干燥，精神萎靡，食欲不振，形体消瘦，四肢乏力，呼吸气弱，大便稀，小便清长，脉弱无力，舌质淡红无苔。

[辨证] 脾土虚弱，生化无权，以致血虚亏损。

[治法] 补中强脾，脾旺则能生血，前人云脾为后天之本，生血之源。

[处方] 小建中汤。白芍 18g，桂枝 6g，炙甘草 12g，生姜 3 片，大枣 15 枚，饴糖 45g（冲服）。

服上方 2 剂后诸症痊愈。[《陕西中医》1980，1（5）：34]

案 4　张灿玾治疗胃脘痛案

汤某某，男，中年。

因受寒而突发胃脘痛。自述以前无此病，然怕食生冷，怕受凉。今因寒侵而疼痛难忍，屈身捧腹，稍觉舒适，大便正常，喜热饮，舌红苔白滑，脉沉迟。

此胃中虚冷所致。当以仲景小建中汤加减为法。

[处方] 白芍药 9g，肉桂 6g，枳壳 6g，广木香 6g，甘松 6g，白蔻 6g，炙甘草 3g，生姜 3 片，大枣 3 枚。

每日 1 剂，水煎，温服。

服上方 1 剂，疼痛即有缓解，继服前方。继服上方 2 剂即愈。(《国医大师经方临证实录》)

案 5　路志正治疗胃脘痛案

范某，女，35 岁，教师。

自述中学读书期间，常以凉食充饥，复饮冷水，久之渐感胃脘隐痛，下腹坠胀，呃逆时作，饮食日减，喜温喜按，经常不适。婚后，生育又失血过多，月余淋漓不断，致使身体极度虚弱，经服人参等药渐康复。自此阴道经常有气体排出，如矢气状，已有 10 年之久。今因脾胃病来诊，据述胃脘隐痛，按之觉舒，纳谷不馨，嗳气频作，下腹坠胀，四末不温，畏寒，阴道常有气体排出。面色皖白，神疲肢懒，舌淡苔白。脉来细弱，尺部尤甚。显系脾虚气陷，气血不足。法宜建中州以资化源，益气血以补气虚，佐以益肾固脱之品为治，拟小建中汤化裁。

[处方] 生黄芪 15g，桂枝 6g，白芍药 12g，当归 10g，云茯苓 15g，升麻 4.5g，甘松 9g，佛手 9g，炙甘草 6g，生龙骨、生牡蛎（先煎）各 30g。

每日 1 剂，水煎，温服。饴糖 3 匙为引。嘱患者如无不良反应，则可常服此方。进上药 20 剂后，患者前来复诊，面色红润，精神充沛，脉来沉细，言胃脘隐痛已止，纳谷已增，而 10 年之阴吹亦痊愈，甚为感谢。嘱继服香砂养胃丸、补中益气丸各 5 袋，以资巩固。（《国医大师经方临证实录》）

案 6　刘渡舟治疗产后腹痛案

李某，38 岁。

产后失血过多，又加天气严寒，而腹中疼痛，痛时自觉肚皮向里抽动。此时，必须用热物温暖，方能缓解。切其脉弦细而责，视其舌淡嫩，苔薄。

辨为血虚而不养肝，肝急而刑脾，脾主腹，是以拘急疼痛，而遇寒更甚。为疏：桂枝 10g，白芍 30g，炙甘草 6g，生姜 9g，大枣 7 枚，当归 10g，饴糖 40g（烊化）。

此方服 3 剂，而腹痛不发。转方用双和饮气血两补收功。（《现代名医用方心得》）

案 7　焦树德治疗虚劳案

任某，女，39 岁。1994 年 7 月 29 日初诊。

患者于 6 年前开始胸闷、气短、倦怠乏力，懒言低语，纳谷欠馨，时心悸惕惕，伴恶心欲呕，夜寐尚可，然寐则口干渴欲饮，大便偏干，小便黄，月经先期 10 天左右，淋漓不断达 10 天左右，服多种补养药品及食物均无效。患者身为教师，久言伤气，数次流产，故致气血阴阳诸虚劳不足之证。舌苔略白，脉沉细略弦。

治疗应健脾益气养血，方拟以小建中汤加味。

[处方] 桂枝 6g，白芍 12g，炙甘草 3g，生姜 2 片，大枣 2 枚，饴糖 30g，枳壳 10g，厚朴 10g，香附 10g，苏梗 12g，焦白术 6g，陈皮 6g。7 剂。

二诊：服上药后，胸闷、心悸均好转，周身较前有力，口干渴亦减轻，大便偏干，小便调，夜寐好转，然觉双目干涩，喜闭目为舒，舌苔薄白，脉沉。鉴于病情减轻，故守上方出入，然需加麻黄附子细辛汤，以助少阳之阳气。4 剂。

三诊：双目干涩、喜闭目为舒，程度明显减轻，胸闷、心悸好转，乏力、倦怠及大便偏干均明显减轻。患者自述无明显不适，唯平素受风寒后易皮肤发痒，苔薄白，脉沉细。故继以前方加高良姜、防风，10~20 剂巩固疗效。（《现代名医用方心得》）

案 8　丁甘仁治疗胃脘痛案

朱童。脘痛喜按，得食则减，脉象弦迟，舌苔薄白，中虚受寒，肝脾气滞。

拟小建中汤加味。

大白芍三钱，炙甘草一钱，肉桂心四分，云茯苓三钱，陈广皮一钱，春砂壳八分，乌梅肉四分，全当归二钱，煨姜二片，红枣四枚，饴糖（烊冲）四钱。（《丁甘仁医案》）

【附方】

附方 1　黄芪建中汤（《金匮要略》）

桂枝去皮，三两（9g）　甘草炙，二两（6g）　大枣擘，十二枚（6 枚）　芍药六两（18g）　生姜切，三两（9g） 胶饴一升（30g） 黄芪一两半（5g） 煎服法同小建中汤。

功用：温中补气，和里缓急。

主治：阴阳气血俱虚证。里急腹痛，喜温喜按，形体羸瘦，面色无华，心悸气短，自汗盗汗等。

方论：**清·罗美**：虚劳而至于亡血失精，津液枯槁，难为其力矣。黄芪建中汤，急建其中气，俾饮食增而津液旺，以至充血生精，而复其真阴之不足。伤寒有小建中一法，治二三日心悸而烦，以其人中气馁弱，不能送邪外出，故用饴糖之甘，小小建立中气以祛邪也。加黄芪治虚劳里急，自汗、表虚、肺虚，诸不足症，而建其中之卫气也。(《古今名医方论》)

附方2 当归建中汤（《千金翼方》）

当归四两（12g） 桂心三两（9g） 甘草炙，二两（6g） 芍药六两（18g） 生姜三两（9g） 大枣擘，十二枚（6枚） 上六味㕮咀，以水一斗，煮取三升，分为三服，一日令尽。若大虚，加饴糖六两（30g）作汤成，内之于火上暖，令饴糖消。

功用：温补气血，缓急止痛。

主治：产后虚羸不足，腹中痛不已，吸吸少气，或少腹拘急挛痛引腰背，不能饮食者。

方论：**唐·孙思邈**：治产后虚羸不足，腹中痛不止，吸吸少气，或苦小腹拘急，痛引腰背，不能饮食，产后一月，日得服四五剂为善，令人强壮宜。(《备急千金要方》)

清·吴谦：桂枝汤，桂枝、芍药、甘草、生姜、大枣也。根据本方倍芍药加饴糖，名小建中汤，更加当归，名当归建中汤。(《伤寒心法要诀》)

大建中汤

《金匮要略》

【组成】蜀椒炒去汗，二合（6g） 干姜四两（12g） 人参二两（6g）

【用法】上三味，以水四升，煮取二升，去滓，内胶饴一升（30g），微火煮取一升半，分温再服，如一炊顷，可饮粥二升，后更服，当一日食糜，温覆之（现代用法：水煎服，饴糖冲服）。

【功用】温中补虚，缓急止痛。

【主治】中阳虚衰，阴寒内盛之脘腹疼痛。心胸中大寒痛，呕不能食，腹中寒，上冲皮起，出见有头足，上下痛而不可触近，舌苔白滑，脉细沉紧，甚则肢厥脉伏。

【方论选录】

清·周禹载：中上二焦所以受寒邪者，皆由于中气素虚也。虚则阳气不布，而所积者为寒饮，所冲者为寒气，所显者有影无形为寒痛。故取辛热之品以散其邪，甘温之味以培其中。则中州已圮而复立矣，故名曰大建中。(《金匮要略方论集注》)

清·汪昂：此足太阴阳明药也。蜀椒辛热，入肺散寒，入脾暖胃，入肾命补火。干姜辛热通心，助阳逐冷散逆。人参甘温，大补脾肺之气。饴糖甘能补土，缓可和中。盖人之一身，以中气为主，用辛辣甘热之药，温健其中脏，以大祛下焦之阴，而复其上焦之阳也。(《医方集解》)

清·尤在泾：心腹寒痛，呕不能食者，阴寒气盛而中土无权也，上冲皮起，出见有头足，上下痛不可触近者，阴凝成象，腹中虫物乘之而动也。是宜大建中藏之阳，以胜上逆之阴。故以蜀椒、干姜，温胃下虫；人参、饴糖安中益气也。(《金匮要略心典》)

清·张石顽：虚寒积聚之治，此方最力。其方中人参辅椒、姜温散之法，人皆得之，至于胶饴为助满之首列，而反用以治痛呕不能食，是专用助满之味，引领椒、姜、人参为泄满之通使也。(《张氏医通》)

清·黄元御：心胸大寒痛，呕不能饮食者，土火俱败，寒水上凌，胃气奔逆不能下降也。腹中寒气上冲皮起，见头足出现上下走，痛而不可触近者，风木与寒水合邪，肆行无忌，排击冲突，势不可挡也。大建中汤胶饴、人参培土而建中，干姜、蜀椒补火而温寒也。(《金匮悬解》)

清·费伯雄：非人参不能大补心脾，非姜、椒不能大祛寒气，故名曰大建中。又有饴糖之甘缓，以杀姜、椒之辛燥。非圣于医者，不辨有此。(《医方考》)

清·李珥臣：人参、胶饴甘温，以补里虚；干姜辛热，以散内寒；蜀椒温中下气，以治腹中寒上冲也。方名建中者，建立也，脾主中州，则上下四旁寒邪悉散，阳春舒郁矣。(《金匮要略广注》)

清·张秉成：夫阳受气于胸中，胸中之阳不足，则阴寒得以乘之，为痛为呕，所由来也。然寒为无形之邪，必赖有形之物，或痰或血或食或虫，以为依附。否则虽满痛而决不拒按，以至手不可近也。但痰血虫食，均有见证可察，如此证之上冲皮起出见有头足之形，可见非痰、非血、非食，其为虫痛也无疑。而蛔动入膈者，皆因脏寒而来，故治法必先温建其中脏，而后蛔可安，寒可除。用人参、饴糖补中，以干姜之辛热，守而不走，以复其阳，更用蜀椒之大辛大热，上至肺而下至肾，逐寒暖胃，散积杀虫，自然虫去正安，法之尽善者也。(《成方便读》)

今·陆渊雷：上冲皮起，出见有头足上下者，肠蠕动过剧，可以望而知也。有此证，兼有呕吐，腹痛不可触者，为肠之闭塞套叠、急性肠炎及急性腹膜炎。程注寒气搏于肠胃之外，其痛近于外，故不可触近云云。说腹膜炎极明确，此证，痛上连心胸。是即泛发性腹膜炎，炎部所包被之脏器，多有同时发炎者。故本方亦治胃肠炎之寒证。至肠之套叠扭结，则椒姜温药，镇静肠蠕动后，其叠结自然宽解。唯瘢痕粘连之肠管闭塞，本方殆不能全治。(《金匮要略今释》)

【验案选录】

案1　刘保和治疗寒疝案

韦某，男，40岁，农民。1964年10月15日初诊。

患者下午在农田劳动，时天气较寒冷，又在地里吃煮熟的凉红薯，傍晚即发腹痛，以致未干完活儿即被迫回家，但腹痛仍未停止。自用热敷及喝姜糖水，痛曾稍减，但至夜间21点，腹痛更甚，遂急召余至其家诊治。见患者正在炕上来回翻滚，呻吟不止，地上并有呕吐物。余遂令其解衣，检查腹部，见其胃脘部及脐周时有条状凸起及蠕动，触之痛更甚，患者以手护其腹，拒绝再按。诊其脉弦紧而迟大，舌淡润苔白腻。当时因距医院较远，且正在夜间，患者又要求迅速止痛，来不及取药，因思《金匮》云："心胸中大寒痛，呕不能饮食，腹中寒，上冲皮起，出见有头足，上下痛而不可触近，大建中汤主之。"盖此方恰与本证相应，且患者为体壮农民，方中人参可以不用，余药均可就地取材，遂拟：花椒10g，干姜10g。水煎取汁200ml，冲入红糖30g，顿服。患者服药后20分钟，腹痛见轻，凸起于腹皮的条索状物消失，又过10分钟，腹痛完全消失。患者喝热稀粥一碗，痛未再发。(《张仲景方剂学》)

案2　谭日强治疗蛔虫性腹痛案

杨某，男，6岁。

患蛔虫性肠梗阻，脐腹绞痛，呕吐不能食。吐出蛔虫1条。其父正拟护送进城就医，适我从省城归里，转而邀我诊视，患儿面色萎黄有虫斑，身体瘦弱，手脚清冷，按其腹部有一肿块如绳团状，舌苔薄白，脉象细沉。

此中气虚寒，蛔虫内阻，治以温中散寒、驱虫止痛。用大建中汤加减。

[处方] 西党参10g，川椒3g，干姜3g，饴糖30g，槟榔10g，使君子10g。

嘱服2剂。因患儿哭闹不休，进城买药，缓不济急，乃先用青葱、老姜切碎捣烂，加胡椒末拌匀，白酒炒热，布包揉熨腹部，冷则加热再熨，肠鸣转气，腹痛渐减。此时药已买到。急煎成汤，分小量多次服一剂，呕吐已止，再剂腹痛消失，并排出蛔虫一百多条，后用当归生姜羊肉汤，加盐少许佐餐，治其贫血。(《金匮要略浅述》)

案3　李葆华治疗肠粘连案

张某，女，20岁，工人。1992年2月28日初诊。

患者13岁时阑尾炎手术，3年后发下腹部痛，病初不药自解。近3年腹痛加重，诊断肠粘连，经外科胃肠减压、输液等处理，效果不显。再次手术，治疗后仍发作。刻下腹疼剧作，恶心呕吐、汗出肢冷，下腹部有攻撑牵拉感，大便3日不解。舌质淡苔薄白，脉沉细。

中阳虚衰、阴寒内盛，故脘腹胀满疼痛；虚寒犯胃、升降失司则呕吐便秘。治宜益气温阳，和胃降逆，缓急止痛，方以大建中汤加味。

[处方] 党参20g，干姜15g，川椒10g，炙甘草12g，当归12g，赤芍15g，白芍15g，

炙甲片（先煎）10g，桃仁 10g，白蜜（冲服）60g。

5 剂后痛止大便解，进展如常。

嘱以原方隔日煎服 2 个月，大便正常时减白蜜，月经期前后 5 天停服。随访至今腹痛未作。[《南京中医药大学学报》1998，14（5）：308]

案 4　李葆华治疗胆绞痛案

钱某，女，55 岁，工人，于 1989 年 8 月 8 日本院留观。

患胆石症、胆囊炎 10 余年，每年不同程度发作，近 1 个月来因情绪波动，饮食不节诱发右上腹痛，引及脘腹并放至右肩背部，始则持续闷痛，继而痛不可忍。血常规：白细胞 5.2×10^9/L，中性粒细胞 0.71。

诊断为胆石症、胆绞痛。予抗感染，解痉止痛，38 小时后脘腹痛有增无减，神情委顿。外科议定手术，家属要求中医会诊。刻下疼痛拒按、汗出肢冷，呕吐不能食，面色苍白，口舌多津，溲清便秘，舌淡胖，苔薄黄。

证属中焦虚寒，气机逆乱，不通则痛，治以温中祛寒，和胃止痛。

［处方］党参 20g，干姜 10g，川椒 10g，甘草 10g，川楝子 10g，吴茱萸 5g，赤芍 15g，白芍 15g。

1 剂痛止，1 周后出院。[《南京中医药大学学报》1998，14（5）：308]

吴茱萸汤

《伤寒论》

【组成】吴茱萸洗，一升（9g）　人参三两（9g）　生姜切，六两（18g）　大枣擘，十二枚（4 枚）

【用法】上四味，以水七升，煮取二升，去滓。温服七合，日三服（现代用法：水煎服）。

【功用】温中补虚，降逆止呕。

【主治】

1. 胃寒呕吐证。食谷欲呕，或兼胃脘疼痛，吞酸嘈杂，舌淡，脉沉弦而迟。
2. 肝寒上逆证。干呕吐涎沫，头痛，巅顶痛甚，舌淡，脉沉弦。
3. 肾寒上逆证。呕吐下利，手足厥冷，烦躁欲死，舌淡，脉沉细。

【方论选录】

金·成无己：上焦主纳，胃为之市。食谷欲呕者，胃不受也，与吴茱萸汤以温胃气。得汤反剧者，上焦不纳也，以治上焦法治之。《内经》曰：寒淫于内，治以甘热，佐以苦辛。吴茱萸、生姜之辛以温胃，人参、大枣之甘以缓脾。（《注解伤寒论》）

明·许宏：干呕吐涎沫，头痛，厥阴之寒气上攻也；吐利手足逆冷者，寒气内甚也，烦躁欲死者，阳气内争也；食谷欲呕者，胃寒不受食也。此以三者之症，共用此方者，以吴茱萸能下三阴之逆气为君，生姜能散气为臣，人参、大枣之甘缓，能和调诸气者也，故用之为佐使，以安其中也。(《金镜内台方议》)

明·吴崑：阳明，胃也，以为仓禀之官，主纳水谷。有寒，故令食谷欲呕，吴茱萸汤温之宜矣。若得汤反剧，便非胃中寒，乃是上焦火，宜用凉剂，而吴茱萸非宜矣。少阴犯真寒者，足少阴肾脏中寒，与传来阳证不同也。肾间阴寒盛，则上格乎阳，而为吐。经曰：肾主二便。故肾寒则大便不禁而为利。手足得阳而温，受气于内者也，内有阴寒，故令手足厥逆而冷。烦躁者，阴盛格阳，阳气内争，故令阳烦而阴躁，斯其为证亦危矣，故欲死。厥阴者，肝也，寒气内格，故干呕吐沫。厥阴与督脉会于巅，故头痛。吴茱萸辛热而味厚，经曰味为阴，味厚为阴中之阴，故走下焦而温少阴、厥阴。佐以生姜，散其寒也；佐以人参、大枣，补中虚也。(《医方考》)

清·张石顽：凡用吴茱萸汤用三证：一为阳明食谷欲呕；一为少阴吐利，手足逆冷，烦躁欲死；此则干呕吐涎沫头痛。经络证候各殊，而治则一者，总之下焦浊阴之气，上乘于胸中清阳之界，真气反郁在下，不得安其本位，有时欲上不能，但冲动浊气，所以干呕吐涎沫也。头痛者，厥阴之经与督脉会于巅也，食谷欲呕者，浊气在上也，吐利者，虚阳扰乱者。故主吴茱萸汤，以吴茱萸专开豁胸中逆气，兼人参、姜、枣以助胃中清阳，共襄浊阴之功。由是清阳得以上升，而浊阴自必下降矣。(《张氏医通》)

清·吕震：此本温胃之方，而亦以通治厥少二阴吐利垂绝之证。盖阳明居中土，食谷欲呕，土受木克，胃气垂败。按吴茱萸本厥阴药，兹以人参、甘草、大枣，奠安中土，而主吴萸温中散寒，以泄土中之木，则呕止而谷可纳。至少阴吐利，手足逆冷，烦躁欲死，此因上下交争，胃气随吐利而将败，而厥阴更得侮其所不胜，病本在肾，病机在脾，而主治在胃。得此剂补火生土，而浊阴自退矣。(《伤寒寻源》)

清·吴谦等：少阴厥阴多合病，证同情异而治别也。少阴有吐利，厥阴亦有吐利；少阴有厥逆，厥阴亦有厥逆；少阴有烦躁，厥阴亦有烦躁，此合病而证同者也。少阴之厥有微甚，厥阴之厥有寒热；少阴之烦躁则多躁，厥阴之烦躁则多烦。盖少阴之病多阴盛格阳，故主以四逆之姜、附，逐阴以回阳也；厥阴之病多阴盛郁阳，故主以吴茱萸之辛烈，迅散以通阳也，此情异而治别者也。(《医宗金鉴·删补名医方论》)

清·尤在泾：食谷欲呕，有中焦与上焦之别。盖中焦多虚寒，而上焦多火逆也。阳明中虚，客寒乘之，食谷则呕，故宜吴茱萸汤以益虚而温胃，若得汤反剧，则仍是上焦火逆之病，宜清降而不宜温养者矣。(《伤寒贯珠集》)

清·方有执：茱萸辛温，散寒下气，人参甘温，固气安中，大枣益胃，生姜止呕。四物者，所以为阳明安谷之主治也。(《伤寒论条辨》)

清·徐彬：胸乃阳位，呕为阴邪，使胸中之阳气足以御之，则未必呕，呕亦胸中无恙也。乃呕而胸满，是中有邪乘虚袭胸，不但胃不知矣。虚邪属阴，故以茱萸之苦温善驱浊阴者为君，人参补虚为佐，而以姜、枣宣发上焦之正气也。(《金匮要略论注》)

清·柯琴：吴茱萸辛苦大热，禀东方之气色，入通于肝，肝温则木得遂其生矣，苦以温肾，则水不寒，辛以散邪，则土不忧。佐人参固元气，而安神明，助姜、枣调营卫，以补四末。此拨乱反正之剂，与麻黄附子之拔帜先登，附子、真武之固守社稷者，鼎足而立也。若命门火衰，不能腐熟水谷，故食谷欲呕。若干呕、吐涎沫而头痛，是脾胃虚寒，阴寒上乘阳位也，用此方鼓动先天之少火，而后天之土自生，培植下焦之真阳，而上焦之寒自散，开少阴之关，而三阴得位者，此方是欤。(《伤寒来苏集·伤寒附翼》)

清·罗美：仲景救阳诸法，于少阴四逆汤，必用姜、附；通脉四逆汤，加干姜分两，其附子生用；附子汤，又加生附至二枚。所以然者，或壮微阳使外达，或招飞阳使内返，或如断鳌之极，以镇元阳之根柢，此在少阳真阳命蒂，故以回阳为亟也。至其治厥阳，则易以吴茱萸，而并去前汤诸药，独用人参、姜、枣有故。盖人身厥阴肝木，虽为两阴交尽，而九地一阳之真气，实起其中，此谓生阳。此之真气大虚，则三阴浊气直逼中上，不唯本经诸症悉具，将阳明之健运失职，以致少阴之真阳浮露，且吐利厥逆，烦躁欲死，食谷欲呕，种种丛生矣。吴茱萸得东方震气，辛苦大热，能达木郁，又燥气入肝，为能直入厥阴，招其垂绝不升之生阳以达上焦，故必用以为君；而又虑无真元气以为之合，则一阳不徒升也，于是去药之燥、渗、酸、泻与偏阳亢气者，择人参之清和而大任之，以固元和阳为之辅，取姜、枣和胃而行四末。斯则震、坤合德，木、火、土同气以成一阳之妙用，而足三阴之间，皆成生生之气矣，诸症有不退者乎？盖仲景之法，于少阴重固元阴，于厥阴则重护生气。学者当深思而得之矣。(《古今名医方论》)

清·汪琥：吴茱萸汤之义，其略已见于阳明病食谷欲呕，及少阴病手足厥冷二条之中矣。然两条之证系借用，不若此条厥阴病干呕、吐涎沫、头痛，为正治之方也。吴茱萸色绿，得震、坤之气，性辛烈而味苦厚，入足厥阴风木之脏，善治痰涎上攻头痛，兼能温中，下逆冷气，止呕吐，故用之为君，以散泄阴寒之气；人参甘温能补五脏诸虚不足者也，故用之为臣，以补中气，敛涎沫；生姜辛温，为呕家圣药，故用之为佐使；以大枣大能和茱萸之毒，合人参之甘，配生姜之辛，而能发散寒邪，补益中州，奠安胃气。盖头痛虽由厥阴经阴寒之气上攻，实系胃中虚寒之极所致，得温得补，则寒气散而呕吐止，头痛亦除矣。(《伤寒论辨证广注》)

清·周扬俊：吴萸气味俱厚，为阳中之阴；气辛，故性好上，味厚，故又善降；其臭臊，故专入肝，而脾胃则旁及者也。寇氏言其下逆气最速；东垣云浊阴不降，厥气上逆胀满，非吴茱萸不为功，然则仲景立吴茱萸汤，本以治厥阴病，乃于阳明之食呕而用之何哉？盖脾胃既虚，则阳退而阴寒独盛，与辛热之气相宜，况土虚则木必乘，乘则不下泄，必上逆，自然之理也。然后知未得谷前已具上逆之势，况谷入而望其安胃耶？此非味厚能降者不能治之也。故以人参补胃而姜、枣益脾散滞，不与奠土者有殊功欤。故左金丸兼川连去肝家之火，用之神效，绝不以辛热为嫌。黄连炒吴茱萸，治寒利色白者，亦随手而验，更不以下

滞为虑。彼取其降，此取其辛，故有器使之道，学者是不可以不知也。(《伤寒论三注》)

清·章楠：吴茱萸苦辛而热，气臊入肝，故其平肝气，泄胃浊之功最速。因其厥阴中相火为寒邪所激，直冲犯胃，呕吐涎沫，故又头痛，以厥阴之脉上巅顶也。故以吴茱萸散寒平肝为君。若桂枝等汤，生姜用三两，配枣十二枚，以调营卫；此生姜用六两，以散逆止呕，使胃浊随吴茱萸而下泄，大枣仍用十二枚，配参以助气和中，取生姜升清降浊，与彼之用姜、枣调营卫者不同。若元阳之气根于肾，由肝胆而行，行于三焦，乃名相火，是故护生阳之气，必以参、附为先。若吴茱萸之热，其苦降辛散重用为君，反致耗散阳和，所以全赖参、枣之甘温固中，则吴茱萸得建平肝泄浊之功，而呕吐烦躁等证皆可愈。(《医门棒喝·伤寒论本旨》)

清·费伯雄：吴茱萸辛烈善降，得姜之温通，用以破除阴气有余矣。又恐辛燥太过，耗气劫阴，故用人参、大枣之甘缓以济之，又能补土扶阳，使浊阴不得上干清道，治法更为周到。(《医方论》)

近·张锡纯：吴茱萸汤之实用，乃肝胃同治之剂也。至于此证烦躁欲死，非必因肝邪盛极，实因寒邪阻塞而心肾不交也。盖人心肾之气，果分毫不交，其人即危不旋踵。至于烦躁欲死，其心肾几分毫不交矣。夫心肾之所以相交者，实赖脾胃之气上下通行，是以少阴他方中皆用干姜，而吴茱萸汤中则重用生姜至六两，取其温通之性，能升能降，以开脾胃凝滞之寒邪，使脾胃之气上下通行，则心肾自能随脾胃气化之升降而息息相通矣。(《医学衷中参西录》)

【验案选录】

案1　邓铁涛治疗呕吐案

某女，24岁。2000年12月5日初诊。

每天清晨起床后呕吐清痰3年余。遇疲劳或受凉加重，甚则呕酸水，早上胃纳差，勉强可进食，有饥饿感。某医辨证为脾虚，服中药未效。中医认为脾主运化、胃主受纳，纳差、呕吐清痰非脾虚乃胃寒，脾虚宜升运，胃寒须温降，升降不明故疗效不显。

证属阳明寒呕。拟吴茱萸汤。

[处方] 党参、姜半夏各12g，茯苓30g，桂枝6g，白术10g，炙甘草5g，吴茱萸4g，生姜3片，大枣3枚。

5剂，每天1剂，水煎服。

二诊：12月15日。服药2剂呕吐止，胃纳稍改善。守方加陈皮5g，略作调整以资巩固，又服7剂，嘱其坚持每天早上嚼生姜2片，温胃止呕。保持精神乐观，克服紧张情绪。再服香砂六君子丸善后。(《国医大师经方临证实录》)

案2　贺有琰治疗吐涎沫案

褚某，男，45岁。

常吐涎沫，半月来食后即作呕吐，有时饮水也呕，胃脘有冷感，喜用热水袋就温，二便自可，舌质淡，苔白滑，脉迟无力。

此属胃家虚寒之证，方用吴茱萸汤加姜半夏，温中降逆。

[处方]吴茱萸10g，党参10g，生姜15g，大枣10枚，姜半夏3g。

水煎，每日1剂，分3次服。服至2剂，呕止。

再服3剂，涎沫亦不再泛。嘱患者常嚼蜜姜，未再复发。(《贺有琰医案》)

案3　刘渡舟治疗十二指肠球部溃疡案

阎某，男，37岁。

患十二指肠球部溃疡已1年有余，某医院外科建议手术治疗。其病发作，常于每夜12时左右，见左下腹胀痛，呕吐反酸，周身寒战，头目眩晕。察脉弦缓，舌质淡嫩，苔白而润。此证从舌脉看，反映了肝胃寒邪上逆之象。子夜而阴盛，故病发胀痛呕吐；而阴来搏阳，故见寒战。为疏吴茱萸汤。

[处方]吴茱萸12g，生姜12g，党参9g，大枣12枚。

服2剂，诸症皆减，唯大便发干，原方加当归9g，共服12剂其得病愈。(《伤寒论通俗讲话》)

案4　赵明锐治疗呕吐案

杨某，男，42岁。

偶尔食不适时即呕吐，吐出未经消化之物及黏沫，吐出量并不多，为此未引起足够的重视，如此延续了将近10年。近1年多以来病情加重，发展为每饭后隔1~2小时，即频频呕吐不休，天气寒冷时尤其严重。曾用过不少止呕和胃健脾药，未曾获效。现手足厥逆，消化迟滞，脉沉而迟。治以吴茱萸汤。

[处方]吴茱萸12g，人参6g，生姜30g，大枣5枚。

服3剂后，呕吐减十分之五六。继服3剂呕吐又复发到原来的程度，经询问才知道因当时未找到生姜，而以腌姜代替，不仅无效反而使病情反复。后配以生姜再进4剂，呕吐减十分之七八，饮食增加，手足厥逆好转。

宗此方化裁，共服20余剂，呕吐停止。

观察1年来，未见复发。(《经方发挥》)

案5　赵明锐治疗头痛案

张某某，男，30岁。

患重感冒后引起头痛，疼痛剧烈难忍。并时时烦躁，恶心呕吐，吐出物皆痰涎之类，恶寒而不发热，手足不温，自觉口、鼻、齿冰冷难忍。脉沉迟，舌色淡，苔滑。从表现症状和脉象看为中焦虚寒，复感外邪，引起浊阴之气上逆于清阳之腑所致。治以吴茱萸汤，服一剂后，头痛顿减，呕吐、恶寒也有好转。守方共服3剂痊愈。(《经方发挥》)

第二节　回阳救逆剂

四逆汤

《伤寒论》

【组成】甘草炙，二两（6g）　干姜一两半（6g）　附子生用，去皮，破八片，一枚（15g）

【用法】上三味，以水三升，煮取一升二合，去滓，分温再服。强人可大附子一枚，干姜三两（现代用法：水煎服）。

【功用】回阳救逆。

【主治】少阴病，心肾阳衰寒厥证。四肢厥逆，恶寒蜷卧，神衰欲寐，面色苍白，腹痛下利，呕吐不渴，舌苔白滑，脉微细。以及太阳病误汗亡阳者。

【方论选录】

金·成无己：四逆者，四肢逆而不温也。四肢者，诸阳之本，阳气不足，阴寒加之，阳气不相顺接，是致手足不温，而成四逆也。此汤升发阳气，祛散阴寒，温经暖肌，是以四逆名之。甘草味甘平，《内经》曰：寒淫于内，治以甘热，却阴扶阳，必以甘为主，是以甘草为君；干姜味辛热，《内经》曰：寒淫所胜，平以辛热，逐寒正气，必先辛热，是以干姜为臣；附子味辛大热，《内经》曰：辛以润之，开发腠理，致津液通气也，暖肌温经，必凭大热，是以附子为使。此奇制之大剂也。四逆属少阴，少阴者肾也，肾肝位远，非大剂则不能达。《内经》曰：远而奇耦（一作偶），制大其服。此之谓也。(《伤寒明理论》)

明·许宏：病在于表之阳者，葛根汤、麻黄汤可汗之；病在于表之阴者，桂枝汤、麻黄附子细辛汤可汗之；病在于里之阳者，大、小承气汤、大柴胡汤皆可下之；病在于里之阴者，四逆汤、白通汤、真武汤皆可温之。今此四逆汤乃治病在于里之阴者用也。且下利清谷，脉沉无热，四肢厥逆，脉微，阳气内虚，恶寒脉弱，大吐大下，元气内脱，若此诸症，但是脉息沉迟微涩，虚脱不饮水者，皆属于阴也。必以附子为君，以温经济阳；以干姜为臣，辅甘草为佐为使，以调和二药而散其寒也。《内经》曰：寒淫于内，治以甘热；又曰：寒淫所胜，平以辛热。乃附子之热，干姜之辛，甘草之甘是也。(《金镜内台方议》)

清·汪昂：此足少阴药也。寒淫于内，治以甘热，故以姜、附大热之剂，伸发阳气，表散寒邪。甘草亦补中散寒之品，又以缓姜、附之上僭也。必冷服者，寒盛于中，热饮则格拒不纳。经所谓热因寒用，又曰治寒以热，凉而行之是也。(《医方集解》)

清·张璐：四逆汤用姜、附之辛热恢复其阳，即用甘草以缓其性，使之徐行以达四末，专为始病即见厥逆、脉沉不发热者而设。即太阴自利腹痛，厥阴下利拘急，总不出此。以厥阴之邪，无不由少阴而入也。非但三阴俱可取用，并太阳之头痛、发热、脉沉，亦须用此，先救其里，然后解表，方为合辙。（《张氏医通》）

清·王子接：四逆者，四肢逆冷，因证以名方也。凡三阴一阳证中，有厥者皆用之。故少阴用以救元海之阳，太阴用以温脏中之寒，厥阴薄厥，阳欲立亡，非此不救。至于太阳误汗亡阳，亦用之者，以太、少为水火之主，非交通中土之气，不能内复真阳。故以生附子、生干姜彻上彻下，开辟群阴，迎阳归舍，交接于十二经。反复以炙甘草监之者，亡阳不至于大汗，则阳未必尽亡，故可缓制留中，而为外召阳气之良法。（《绛雪园古方选注》）

清·张秉成：此治直中寒邪之证也。理中汤因中焦阳虚，寒凝湿聚，其来也渐，其治亦可从缓，且其见证虚象居多，故用药亦纯归温补。此为寒邪直中，其来也骤，所见之证，自表至里，皆寒邪充彻之象，此时无暇固本，不得不用急则治标之法，盛则逼阳于外，而见假热等证。故以生附子之大辛大热，解散表里之寒邪，不留纤芥，仍以干姜之守，而协济之；用甘草者，一则恐姜、附之僭，一则寓补正安中之意耳。煎成冷服者，寒盛于中，逼阳于上，热饮则格拒不纳，所谓热因寒用，治寒以热，凉而行之也。（《成方便读》）

清·吴谦：方名四逆者，主治少阴中外皆寒，四肢厥逆也。君以炙草之甘温，温养阳气，臣以姜、附之辛温，助阳胜寒。甘草得姜、附，鼓肾阳，温中寒，有水中暖土之功；姜、附得甘草，通关节，走四肢，有逐阴回阳之力。肾阳鼓，寒阴消，则阳气外达而脉升，手足温矣。（《医宗金鉴·删补名医方论》）

清·费伯雄：四逆者，必手冷过肘，足冷过膝，脉沉细无力，腹痛下利等象咸备，方可用之，否则不可轻投。（《医方论》）

近·张锡纯：干姜为暖脾胃之主药，伍以甘草，能化其猛烈之性，使之和平，更能留其温暖之力，使之长久也。然脾胃之温暖，恒赖相火之壮旺，附子色黑入肾，其非常之力，实能补助肾中之相火，以厚脾胃温暖之本源也。方名四逆者，诚以脾主四肢，脾胃虚寒者，其四肢常觉逆冷，服此药后，而四肢之厥逆可回也。（《医学衷中参西录》）

近·程门雪：六经纲领诸条，唯太阳、少阴二纲脉证兼详，其他四经只言证不及脉，可见太阳为三阳之始，少阴为三阴主矣。所以患少阴病者，以其人本虚寒体质，邪从阴化，阴盛阳微，或误汗、误下致亡其阳而使然也。凡少阴亡阳诸险证，多骤然而至，稍一大意，措手不及。故脉微细者，纵是实证热病，亦当刻刻留意，预为防范也。叶天士《温热论》曰：面色白者，须要顾其阳气。温病尚如此，伤寒三阴证更可知矣。故一见脉微细但欲寐虚寒之现象，便当决断，切勿迟疑，以免误事失机，追之不及耳。少阴证亦以自下利为主证，而与太阴病自下利有轻重之分。自利不渴属太阴，自利而渴者属少阴，同属下利，同属虚寒之证，不渴乃其常，渴者是其变。寒利应不渴而反渴者，以下焦虚寒，无阳不能蒸化，气不上腾，津液不升，故作渴，此与热渴大异……少阴下利清谷，亦主要征象，清是清水，谷是完谷不化，均虚寒下利之证据也，须辨之。又《伤寒论》原文："若小便色白者，少阴病形悉具，小便白者，以下焦虚有寒，不能制水，故令色白也。"以此推之，少阴病下利清谷，小便色白或清长而频，虚寒确实据也……而脉之细微，尤为主点，有是证，有是脉，脉证相合，方可用回阳、温阳诸热剂。若有是证，无是脉，便不可用也……四逆汤乃破阴回阳第一方也，重要之至。既见吐利，脉沉细，脏寒主证，纵有外热，亦当用此方。《伤寒》原文曰："少阴病，脉沉者，急温之，宜四逆汤。"曰急温之，又曰急温其里，可见四逆汤为温里主方也。干姜配生附子力极雄壮，故以炙甘草调和之，仲景以炙甘草为缓中益气主药，勿浅视之也。仲景方中，用附子与干姜相配者，附子多生用，如四逆汤、通脉四逆汤、白通汤、白通加猪胆汁汤、茯苓四逆汤以及干姜附子汤等皆是也。与他药相配者，附子皆炮。如附子汤、真武汤、麻黄附子细辛汤、麻黄附子甘草汤、甘草附子汤、桂枝附子汤、桂枝去芍药加附子汤、芍药甘草附子汤、附子泻心汤等皆是也。大概生用者，其证皆急；炮用者，其证多缓。可见生则峻烈，炮则和缓，治疗本自有别矣。(《书种室歌诀二种》)

【验案选录】

案1　俞长荣治疗阴盛阳亡案

苏某妻，三十余岁。

月经期中不慎冲水，夜间忽发寒战，继即沉沉而睡，人事不省，脉微细欲绝，手足厥逆。当即针人中及十宣穴出血，血色紫黯难以挤出。针时能呼痛，并一度苏醒但不久仍呼呼入睡。

此因阴寒太盛，阳气大衰，气血凝滞之故。急当温经散寒挽扶阳气。拟大剂四逆汤一方。

[处方] 炮附子 24g，北干姜 12g，炙甘草 12g。水煎，嘱分 4 次温服，每半小时灌服 1 次。

因其症状严重，故取"重剂缓服"办法。其目的为使药力相继，缓缓振奋其阳气而驱散阴寒。譬如春临大地冰雪自然溶解；如果一剂顿服，恐有"脉暴出"之变，譬如突然烈日当空，冰雪骤消，反致弥漫成灾。家属信服。服全剂未完，果然四肢转置，脉回，清醒如初。(《现代名医用方心得》)

案2　刘渡舟治疗阴缩案

罗某，男，50 岁。

夏日天热，汗出颇多，自觉燥渴，夜又行房，口渴更甚，乃瓢饮凉水甚多，未几则小腹窘痛，阴茎向里抽缩，手足发凉，自知病情为重，乃邀余诊治。切其脉沉无力，视其舌淡嫩而苔白。辨证为少阴阳气虚又受阴寒。寒主痛，主收引，故小腹作痛而又阴缩。如不急温少阴，则恐成阴寒"脏结"，而预后不良。《伤寒论》第 167 条说"病胁下素有痞，连在脐旁，痛引少腹，入阴筋者，此名脏结。死。”可见痛引阴筋一证，临床实不得忽视。

[处方]附子12g，干姜10g，炙甘草10g，小茴香6g，荜澄茄6g。

本方用四逆汤直补少阴之阳，加小茴香、荜澄茄温肝肾以祛下焦虚寒之邪。仅服1剂，其病即愈。(《刘渡舟论伤寒》)

案3　吴佩衡治疗狂证案

昔诊一男，20余岁，系一孀妇之独子，体质素弱。

始因腹痛便秘而发热，医者诊为瘀热内滞，误以桃仁承气汤下之。便未通而病情反重，出现发狂奔走，言语错乱。延余诊视，脉沉迟无力，舌红津枯但不渴，微喜热饮而不多，气息喘促而短，有欲脱之势。

据此断为阴证误下，逼阳暴脱之证，遂拟大剂回阳饮（即四逆汤加肉桂）与服。

附片130g，干姜50g，上肉桂13g（研末，泡水兑入），甘草10g。

服后，当天夜晚则鼻孔流血，大便亦下黑血，次日复诊则见脉微神衰，嗜卧懒言，神志已转清。其所以鼻衄及下黑血者，非服温热药所致。实由于桃仁承气汤误下后，致血脱成瘀，今得上方温运气血，既已离经败坏之血，不能再行归经，遂上行而下注。嘱照原方再服1剂。服后，衄血、便血均未再出，口微燥，此系阳气已回，营阴尚弱，继以四逆汤加人参连进4剂而愈。方中加人参者，取其益气生津养阴以配阳也。(《现代名医用方心得》)

案4　王付治疗闭塞性脉管炎案

侯某，女，53岁。

自诉在1年前左侧趾关节阵发性疼痛麻木，行走不便，经检查而确诊为闭塞性脉管炎，经常服用中西药，可治疗效果不佳，近日病证加重而前来诊治。

刻诊：形寒怕冷，尤其是足趾厥冷，并有麻木疼痛，趾端皮色发暗，舌淡，苔薄白，脉沉细。辨证为阳虚寒证，其治当温阳散寒，以四逆汤加味治疗。

[处方]附子10g，干姜9g，炙甘草12g，当归12g，桂枝12g，川芎9g。6剂，1日1剂，水煎2次分2服。

二诊：趾端发凉明显好转，麻木疼痛也有减轻，又以前方6剂。之后累计服用前方有120剂，复将前方汤剂改为丸剂，以资巩固疗效，又服用丸剂约半年左右，诸症悉除，2年后相遇，其曰一切尚好。(《经方实践论》)

案5　王付治疗睾丸冰冷案

史某，男，66岁。

自诉近3年来，自觉睾丸冰冷，尤其是近半年来睾丸更冷，在当地几家县级医院治疗，病证未除。

刻诊：睾丸冰冷，手足不温，大便溏薄，夜间小便3~4次，舌淡苔薄白，脉沉略弱。

辨证为少阴阳虚寒盛证，其治当温阳逐寒，以四逆汤加味。

[处方]生附子5g，干姜5g，炙甘草6g，山茱萸12g，桂枝6g，巴戟天10g。6剂，

1日1剂，水煎2次分3服。并嘱其用药6剂，若有治疗效果，可从电话联系，继续服用前方。

半年后，其亲戚转告，史某用药10剂左右，病证悉除。(《经方实践论》)

【附方】

附方1　白通汤(《伤寒论》)

葱白四茎（6g）　干姜一两（3g）　附子一枚，生，去皮，破八片（15g）上三味，以水三升，煮取一升，去滓，分温再服。

功用：破阴回阳，宣通上下。

主治：少明病，下利脉微者。

方论：**今·程门雪**：白通汤乃四逆汤独去甘草一味，而易以葱白也。去甘草者，以本方用意取通不取守，恐甘草碍其通阳作用，一味出入，严谨如此。白通汤又即干姜附子汤加葱白一味也，加葱白通阳，是其主旨，所以只添一味，便旌旗变色，面目全非矣。仲景之制方，妙乃如是。葱白为通阳第一要药，阳不通则气不化，气不化则水停蓄；气为水阻，不得达于四肢，则脉微而厥；水逆趋于大肠，则自利不止。姜、附温阳，固为要药，然无葱白则不尽其功；葱合姜、附，则温里通阳，其力伟且大矣。通阳则小便利，小便利则水行气化，阳无所阻，脉微自显，肢厥自温，下利自止，伟矣哉葱白之功能也。此云小便利者，非可用普通渗利药也。唯独葱白、附子合用，阳通气化，小便自行，水寒一去，阳自回，肢厥温，脉微自复，下利自止矣。……故“利小便”三字，须留意焉。叶天士著《温热论》有通阳不在温，而在利小便一语，学者易忽视之，岂知其言之妙，非于《伤寒论》有极深功夫，固无从悟会微旨；非有绝顶聪明，又安能为此语耶。(《书种室歌诀二种》)

附方2　参附汤(《医方类聚》引《济生方续编》)

人参半两　附子炮，去皮脐，一两　上㕮咀，分作三服。水二盏，加生姜十片，煎至八分，去滓，食前温服。

功用：益气回阳救脱。

主治：元气大亏，阳气暴脱，汗出厥逆，喘促脉微。

方论：**清·徐大椿**：附子补真阳之虚，人参扶元气之弱，姜、枣调和营卫，领参、附以补真阳之不足而卫外为固也。水煎温服，使真阳内充，则卫气自密而津液无漏泄之虞，何致厥冷不暖，自汗不止哉。(《医略六书》)

附方3　通脉四逆汤(《伤寒论》)

甘草炙，二两（6g）　附子生用，去皮，破八片，大者一枚（20g）　干姜三两，强人可四两（9~12g）上三味，以水三升，煮取一升二合，去滓，分温再服，其脉即出者愈。

功用：破阴回阳，通达内外。

主治：少阴病，阴盛格阳证。下利清谷，里寒外热，手足厥逆，脉微欲绝，身反不恶寒，其人面色赤，或腹痛，或干呕，或咽痛，或利止，脉不出者。若“吐已下断，汗出而厥，四肢拘急不解，脉微欲绝者”，加猪胆汁半合（5ml），名“通脉四逆加猪胆汁汤”“分温再服，其脉即来。无猪胆，以羊胆代之。”

方论：**清·程知**：前少阴篇中，下利清谷，里寒外热，手足厥逆，脉微欲绝，身反不恶寒，其人面色赤，用通脉四逆矣。此虽面未戴阳，而汗出有亡阳之虞，安得不主用姜附也。（《伤寒经注·厥阴证治》）

清·吴谦：下利清谷，里寒也；身有微热，外热也……此条汗出而厥，则已露亡阳之变。故主以通脉四逆汤救阳以胜阴也。（《医宗金鉴·订正仲景全书·伤寒论注·辨厥阴病脉证并治》）

清·陈念祖：治少阴病下利清谷。里寒外热。手足厥逆。脉微欲绝。身反不恶寒。其人面色痛，或干呕，或咽痛，或利止脉不出者此方主之。参各家说阳气不能营运宜四逆汤，元阳虚甚宜附子汤，阴盛于下格阳于上宜白通汤。岂能疾呼散阳而使返耶，故倍用干姜，而仍不减甘草者，恐散涣之余不能当姜、附之猛，还借甘草以收全功也。若面赤者虚阳上泛也，加葱白引阳气以下行。腹中痛者，脾络不和也，去葱加芍药以通脾络。呕者胃气逆也，加生姜以宣逆气。咽痛者，少阴循经上逆也，去芍药之苦泄，加桔梗之开提。利止脉不出者，谷气内虚脉无所禀而生，去桔梗加人参以生脉。（《长沙方歌括》）

清·吴谦：干姜、附子，名曰干姜附子汤。根据本方加葱，名曰白通汤，更加人尿、猪胆汁，名白通加人尿猪胆汁汤。根据本方加甘草，名四逆汤，更加葱白，名通脉四逆汤。（《医宗金鉴》）

附方4　四逆加人参汤（《伤寒论》）

甘草炙，二两（6g）　附子生用，去皮，破八片，一枚（15g）　干姜一两半（9g）　人参一两（6g）　上四味，以水三升，煮取一升二合，去滓，分温再服。

功用：回阳救逆，益气固脱。

主治：少阴病。四肢厥逆，恶寒蜷卧，脉微而复自下利，利虽止而余症仍在者。

方论：**金·成无己**：恶寒脉微而利者，阳虚阴胜也。利止则津液内竭，故云亡血。《金匮玉函》曰：水竭则无血。与四逆汤温经助阳，加人参生津液益血。（《注解伤寒论·辨霍乱病脉证并治法第十三》）

回阳救急汤

《伤寒六书》

【组成】肉桂（3g）　熟附子（9g）　干姜（6g）　人参（6g）　甘草炙（6g）　白术炒（9g）陈皮（6g）　五味子（3g）　茯苓（9g）　半夏制（9g）（原著本方无用量）

【用法】水二盅，姜三片，煎之，临服入麝香三厘（0.1g）调服。中病以手足温和即止，不得多服（现代用法：水煎服，麝香冲服）。

【功用】回阳固脱，益气生脉。

【主治】寒邪直中三阴，真阳衰微证。四肢厥冷，神衰欲寐，恶寒蜷卧，吐泻腹痛，口不渴，甚则身寒战栗，或指甲口唇青紫，或吐涎沫，舌淡苔白，脉沉微，甚或无脉。

【方论选录】

清·汪昂：此足三阴药也。寒中三阴，阴盛则阳微，故以附子、姜、桂辛热之药祛其阴寒，而以六君温补之药助其阳气。五味合人参可以生脉。加麝香者，通其窍也。（《医方集解》）

清·王旭高：寒中三阴，阴盛阳微，故以附子、姜、桂辛热之药，祛其阴寒。而以六君子温补之药，助其阳气；五味合人参，以生其脉。加麝香者，以通其窍；加胆汁者，热因寒用也。（《王旭高医书六种》）

清·何秀山：少阴病下利脉微，甚则利不止，肢厥无脉，干呕心烦者。经方用白通加猪胆汁温主之，然不及此方面面俱到，故俞氏根初，每用之以奏功。揣其方义，虽仍以四逆汤加桂温补回阳为君；而以《千金》生脉散为臣者；以参能益气生脉，麦冬能续胃络脉绝，五味子能引阳归根也；佐以白术、二陈健脾和胃，上止干呕，下止泻利；妙在使以些许麝香，斩关直入，助参、附、姜、桂以连奏殊功。浅学者每畏其散气而不敢用，岂知麝香同冰片及诸香药用，固属散气；同参、术、附、桂、麦、味等温补收敛药用，但显其助气之功，而无散气之弊矣！此为回阳固脱，益气生脉之第一良方。（《重订通俗伤寒论》）

近·何廉臣：急救阴阳，陶氏回阳救急汤最妙。凡治温热病凉泄太过，克伐元阳而阳虚神散者多效。此为节庵老名医得意之方。妙在参、附、桂与麝香同用。世俗皆知麝香为散气通窍之药，而不知其实为壮脑补神之要药。阅过丁氏实验化学新本草及曹氏麝香辨者，皆深悉之。（《重订通俗伤寒论》）

今·李畴人：此方从白通汤变出较为轻缓。参以肉桂之入肝走血分，五味之敛和肺肾阴阳，六君之调中益气，加麝香、胆汁，取其宣通关窍，而热因寒用之义也。若素体阳气虚者，此方更合。（《医方概要》）

今·丁学屏：此即白通加猪胆汁汤与生脉散复合之方也。白通加猪胆汁回阳救逆，生脉益气生脉，妙在参附与桂麝同用，回阳固脱，醒脑提神。以治少阴厥逆无脉或沉迟无力，环唇、爪甲青紫等厥脱重证。较之白通加猪胆汁原方，更为坚强有力。现今用治感染性休克，低血容量休克及心源性休克等危殆重证，确有转危为安之功。（《古方今释》）

【验案选录】

案1　杨家茂治疗扩张型心肌病

游某，男，58岁，干部。1991年4月13日。

患者以感冒后心悸气促，胸闷乏力10年，加剧伴水肿7天为主诉，于1991年4月13日入院。

曾在省市多家医院多次住院先后诊断为“病毒性心肌炎、冠心病、扩张型心肌病心力衰竭、心律失常”，用过利尿剂、能量合剂、多巴酚丁胺、地高辛等药物，症状未减。

刻诊：神清不安，精神萎靡，烦躁汗出，肢凉怕热，端坐呼吸，呕吐清水，便频尿少，口唇发绀，舌淡紫胖，苔白厚腻，脉细弱而乱。胸呈桶状，颈静脉怒张，心脏显著扩大并有抬举性搏动，心音低钝，心率平均126次/分，可闻及三联律，BP：105/67mmHg。胸部X线片：两肺纹理增粗，心脏扩大，肺门增宽，心影呈烧瓶状，心胸比为2∶1。EKG报告：频发性多源性期前收缩，莫氏Ⅰ型房室传导阻滞，左心肥厚伴劳损。

中医辨为阳微欲脱之证，治从回阳固脱，益气生脉。

[处方]制附子、红参、干姜、五味子、炙甘草各6g，桂枝、陈皮、制半夏、菖蒲各10g，丹参30g，茯苓60g。每日1剂，水煎内服。

1剂后汗出止，呕吐停，3剂后小便多，水肿消。

继续上方加减调养，心功能改善。心电图复查：窦性心律，Ⅰ度房室传导阻滞，极度顺钟转。经治疗后于5月30日病情稳定出院。[《辽宁中医杂志》1993，(01)：36-37]

案2　杨家茂治疗风湿性心脏病

盛某，女，58岁，居民。1991年4月10日入院。

心悸、气促20年，曾在省级某院确诊为“风心病、二尖瓣窄并反流”，因不能耐受麻醉未能手术而回家。近10天来症状加剧，伴尿少水肿，胁痛呕吐。查：神清喘促，二尖瓣面容，舌紫唇绀，全身水肿，尤以双下肢显著。心脏浊音界扩大，有抬举性搏动，心率平均118次/分，律绝对不齐，心尖区可闻及Ⅳ以上隆隆样杂音，并向腋下传导，肝在肋下四指。心电图报告：异位心律，心房纤颤，右心室肥厚并劳损，极度顺钟转。X线胸片示：心影心腰平直且隆起，心尖饱满向左扩大，右心房增大。B超报告：瘀血性肝大。此是心脉瘀滞，水气凌心。治从温阳通脉，化瘀利水。

[药用]茯苓30g，制附子、干姜、五味子、炙甘草各6g，吉林参、桂枝、陈皮、半夏、葶苈子各10g，车前子15g。水煎内服，每日1剂。

药进3天，小便多，呕吐止。再进7剂，心悸除，喘促轻，继以上加减调养，至5月9日房颤消失，心功能改善出院。[《辽宁中医杂志》1993，(01)：36-37]

第三节　温经散寒剂

当归四逆汤

《伤寒论》

【组成】当归三两（9g）　桂枝去皮，三两（9g）　芍药三两（9g）　细辛三两（3g）　甘草炙，二两（6g）　通草二两（6g）　大枣擘，二十五枚（8枚）

【用法】上七味，以水八升，煮取三升，去滓。温服一升，日三服（现代用法：水煎服）。

【功用】温经散寒，养血通脉。

【主治】血虚寒厥证。手足厥寒，或腰、股、腿、足、肩臂疼痛，口不渴，舌淡苔白，脉沉细或细而欲绝。

【方论选录】

明·许宏：阴血内虚，则不能荣于脉；阳气外虚，则不能温于四末，故手足厥寒，脉细欲绝也。故用当归为君，以补血；以芍药为臣，辅之而养营气；以桂枝、细辛之苦，以散寒湿气为佐；以大枣、甘草之甘为使，而益其中，补其不足；以通草之淡，而通行其脉道与厥也。（《金镜内台方议》）

明·吴崑：伤寒脉滑而厥者，里有热也，白虎汤主之。手足厥寒，脉细欲绝者，当归四逆汤主之。滑，阳脉也，故其厥为阳厥，乃火极盛，如乾之上九，亢龙有悔之象也，故用白虎……若手足厥寒，脉细欲绝，则非白虎所宜矣。手足厥寒，则阳气外虚，不温四末；脉细欲绝，则阴血内弱，脉行不利。阳气外虚，故用桂枝、细辛以温其表；阴血内弱，故用当归、芍药以调其里。通草通其阴阳，大枣、甘草和其营卫。是证也，由表入里，虽曰传至厥阴，始终只是阳证，与寒邪直中三阴不同，故不用吴萸、姜、附辈，而用桂枝汤加当归、细辛、通草尔。明者自得之。（《医方考》）

清·方有执：当归、芍药，养血而收阴；通草、细辛，行脉而通闭；桂枝辛甘，助阳而固表；甘草、大枣，健脾以补胃。夫心主血，当归补其心，而芍药以收之；肝纳血，甘草缓其肝，而细辛以润之；脾统血，大枣益其脾，而甘草以和之。然血随气行，桂枝卫阳，气固而血和也。（《伤寒论条辨》）

清·张志聪：桂枝、细辛助君火之神气以养阳，当归、芍药资中焦之血气以养阴，大

枣、甘草益其中土，通草通其脉络。阴阳血气通调，而脉体自和，寒厥可愈。（《伤寒论集注》）

清·周扬俊：圣人立四逆汤，全从回阳起见；四逆散，全从解表里之邪起见；当归四逆，全在养血通脉起见。不欲入一辛热之味，恐其劫阴也。（《伤寒论三注》）

清·王旭高：此四逆乃太阳之邪，传入厥阴，而表证犹未罢者，故用桂枝汤，加当归和肝血，细辛散里寒，木通通阴阳、利血脉。（《王旭高医书六种》）

清·柯韵伯：此厥阴伤寒发散表邪之剂也。厥阴居两阴之交尽，名曰阴之绝阳。外伤于寒，则阴阳之气不相顺接，故手足厥冷，脉微欲绝。然相火居于厥阴之脏，脏气实热，则寒邪不能侵，只外伤于经，而内不伤脏，故先厥者，后必发热。凡伤寒初起，内无寒证，而外寒极盛者，但当温散其表，勿遽温补其表。此方用桂枝汤以解外，而以当归为君者，因厥阴主肝，为血室也。肝苦急，甘以缓之，故倍加大枣，犹小建中加饴糖法。肝欲散，当以辛散之细辛，其辛能通三阴之气血，外达于毫端，比麻黄更猛，可以散在表之严寒。不用生姜，不取其横散也。通草即木通，能通九窍而通关节，用以开厥阴之阖，而行气于肝。夫阴寒如此，而仍用芍药者，须防相火之为患也。是方桂枝得归、芍，生血于营；细辛同通草，行气于卫；甘草得枣，气血以和。且缓中以调肝，则营气得至手太阴而脉自不绝；温表以逐邪，则卫气行四末而手足自温。不须参、术之补，不用姜、桂之燥，此厥阴之四逆与太、少不同治，而仍不失辛甘发散为阳之理也。（《伤寒来苏集·伤寒附翼》）

清·钱潢：此条之手足厥寒，即四逆也，故当用四逆汤。而脉细欲绝，乃阳衰而血脉伏也，故加当归，是以名之曰当归四逆汤也。不谓方名虽曰四逆，而方中并无姜、附，不知何以挽回阳气？即有桂枝，亦不过解散卫邪之药耳。李东垣所谓气薄则发泄，桂枝上行而发表，岂能如干姜之温中散寒耶？细辛虽能温少阴之经，亦岂能如附子之补真阳而入命门乎？且芍药不过敛阴，通草无非渗利，又焉能治手足厥寒、脉细欲绝哉？（《伤寒溯源集》）

清·尤怡：手足厥寒，脉微欲绝者，阳之虚也，宜四逆辈。脉细欲绝者，血虚不能温于四末，并不能荣于脉中也。夫脉为血之府，而阳为阴之先，故欲续其脉，必益其血，欲益其血，必温其经。方用当归、芍药之润以滋之，甘草、大枣之甘以养之，桂枝、细辛之温以行之，而尤借通草之入经通脉，以续其绝而止其厥。（《伤寒贯珠集》）

清·王子接：当归四逆不用姜、附者，阴血虚微，恐重劫其阴也。且四逆虽寒而不至于冷，亦唯有调和厥阴，温经复营而已。故用酸甘以缓中，则营气得至太阴而脉生，辛甘以温表，则卫气得行而四末温，不失辛甘发散之理，仍寓治肝四法。如桂枝之辛以温肝阳，细辛之辛以通肝阴，当归之辛以补肝，甘、枣之甘以缓肝，白芍之酸以泻肝，复以通草通利阴阳之气，开厥阴之络。（《绛雪园古方选注》）

清·吴谦：凡厥阴病则脉微而厥，以厥阴为三阴之尽，阴尽阳生，若受其邪，则阴阳之气不相顺接，故脉微而厥也。然厥阴之脏，相火游行其间，经虽受寒而脏不即寒，故先厥者，后必发热。所以伤寒初起，见其手足厥冷，脉细欲绝者，不得遽认为虚寒而用姜、附也。此方取桂枝汤，君以当归者，厥阴主肝为血室也。佐细辛，味极辛，能达三阴，外温经而内温脏。通草其性极通，善开关节，内通窍而外通营。倍加大枣，即建中加饴用甘之法。减去生姜，恐辛过甚而迅散也。肝之志苦急，肝之神欲散，甘辛并举，则志遂神悦，未有厥阴神志遂悦，而脉微不出，手足不温者，不须参、苓之补，不用姜、附之峻，此厥阴厥逆与太、少不同治也。(《医宗金鉴·删补名医方论》)

今·程门雪：此方乃正治厥阴本证厥逆者，当为厥阴病篇第一要方也。其方即桂枝汤加入当归、细辛、通草三味。大枣之分两，若照桂枝汤本方比例，当作十二枚为是；若以本方所主治言之，则大枣作二十五枚为佳。以病之表里不同，证之虚实各别。大枣温养营血，在本方中占重要地位，与桂枝汤之仅居次要者不同，故当多用也。通草即今之木通，性平淡，《本经》主治除脾胃湿热，通利九窍血脉关节。本方所以用此者，殆取其通利九窍血脉关节之用耳。(《书种室歌诀二种》)

今·王邈达：因手足厥寒而脉细为阳虚，脉细而至欲绝，则阴亦虚矣。桂枝汤原号阴阳之符檄也，故于桂枝内加当归以补济其阴血，加细辛、通草以宣发其阳气，更增大枣十三枚至二十五枚，于原方一倍已上，以滋其营而救其欲绝之脉。去生姜者，因厥寒仅在手足，得细辛之横解，通草之直通者，以宣发其阳气，则厥去而寒自罢，故无事生姜以散之也。(《汉方简义》)

今·秦伯未：本方主治厥阴伤寒，手足逆冷，脉细欲绝，系温肝祛寒，养血通脉之剂。如有久寒者，可加吴萸、生姜，名为当归四逆加吴茱萸生姜汤。一般对肝脏受寒或体用俱虚，惯常用此加减，成为温肝的主方。肝病中用温法，不论逐寒和回阳，不用附子、干姜，而用桂枝、细辛、吴萸、川椒，尤其虚证多用肉桂，因其入肝走血分，能助长生气。(《谦斋医学讲稿》)

今·岳美中：当归四逆汤系仲景为厥阴病“手足厥寒，脉细欲绝”而设。冻僵与厥阴似无关系，但手足厥寒，脉细或无，究其机理，则同为寒邪所干，机能减退或消失，故可异病同治。本方以当归、细辛、木通入桂枝汤中，内能温通血脉，外可解肌散寒，投之于冻伤而寒邪尚未化热之前，即可促进机体自我恢复，又能直驱寒邪从表而出，药证相合。如因迁延时日，或治不如法，转为冻疮，仍可用本方调治。(《岳美中医案集》)

今·湖北中医药大学方剂教研室：当归四逆汤为桂枝汤去生姜加当归、细辛、木通组成，变解表散寒之方为温经散寒之剂。前者主治寒邪客于肌表证，后者主治寒邪凝于经脉证。虽然二方组成基本相似，功用却明显不同。临证用方，不可混淆。

本方主治血虚寒凝导致的手足厥寒，脉细欲绝之证。“虚则补之”“寒者热之”，故治此证，养血通脉，温经散寒。方用当归、芍药、炙甘草、大枣等以温养血脉；桂枝、细辛等以温经散寒通脉。如此配伍，既可养血通脉，又能温经散寒。木通乃苦寒之品，此血虚寒凝证用之，岂不苦燥伤血，性寒助寒乎？勿须如此顾虑。其一，木通通行血脉之力颇强。《本经》谓其“能通利九窍、血脉、关节”，用之能加强当归、细辛、桂枝等药通行血脉之力。其苦寒之性味受细辛、当归、桂枝等温热药所制约，有“去性取用”之妙。其二，木通味苦入心，心主血脉，故其可引诸药入血脉，有引经之用。其三，木通苦寒之性味还可制约细辛、桂枝的温燥，防其燥烈而伤阴血，有反佐作用。(《古今名方发微》)

【验案选录】

案1　裴永清治疗痛经案

王某某，女，19岁，本校本科生。

患经前及经行腹痛数年，自服西药止痛为快，但痛经之情渐重，近半年来经前及经行腹痛甚剧，常伴有呕吵，改服中药数种，加味乌药汤和逍遥散加减不效。时值笔者在班中授课，课间休息时述其所苦，求予治之。询之少腹冷感，面色淡白，舌淡质暗，脉沉弦细，手足不温。以当归四逆加吴茱萸生姜汤治之。

［处方］当归18g，桂枝12g，酒白芍18g，细辛3g，炙甘草6g，木通9g，大枣7枚，吴茱萸6g，生姜12g。

连服7剂，少腹冷感减轻，手足不冷，又以原方出入，减吴茱萸3g，继服10余剂，面色转佳，痛经病愈。(《伤寒论临床应用五十论》)

案2　李克绍治疗下肢冰凉案

张某，男，约80岁。1974年冬初诊。

患者双下肢从膝盖凉至足部，两足颜色紫暗，足趾附近皮肤干枯，像厚厚的死皮一样，表面且有不少散在的小型溃疡，但不甚疼痛。诊其脉象迟而又细。此因1974年冬季寒冷较往年为长，患者虽然睡的火炕，但火力不足，被褥又不厚，以致两足得不到充足的温暖。加之年老，不下炕活动，因而血行不畅，阴寒凝滞而成本病。

治宜温经活血，方用当归四逆汤原方加红花。

因患者煎药不便，令将药轧为细末，每服6g，开水冲服，早晚各服一次。

服完1剂后，两腿颜色红活，发凉亦轻。再服1剂，死皮开始脱落，溃疡处有极浅表的小脓点破出。又服1剂，死皮脱尽，溃破点亦愈合而痊愈。(《伤寒解惑论》)

案3　岳美中治疗冻疮案

赵某，男，30余岁。滦县人。

患者于1946年严冬之季，天降大雪，为避匪乱，南奔至渤海滨芦丛中，风雪交加，冻仆于地，爬行数里，偃卧于地而待毙，邻近人发现后，抬回村中，其状亟危，结合病情，以其手足厥逆，卧难转侧，遂急投仲景当归四逆汤。

［处方］当归9g，桂枝9g，芍药9g，细辛3g，木通3g，炙甘草6g，大枣4枚。嘱连服数剂，以厥回体温为度。

4剂药后，遍身起大紫疱如核桃，数日后即能转动，月余而大愈。(《岳美中医案集》)

案4　班秀文治疗产后关节痛案

韦某，女，39岁，技术员。

婚后15年，曾5次堕胎半产，第6胎足月顺产已月余，现头晕，目眩，耳鸣，关节酸疼，指节有麻感，入夜加剧，气短懒言，精神不振，胃纳、二便尚可，脉虚细，苔薄白、舌质淡嫩。

证属气血两虚，筋脉失养，治宜养血通阳之法。

［处方］当归15g，炙北黄芪20g，桂枝9g，白芍药5g，北细辛（后下）5g，通草5g，炙甘草5g，大枣10g。每日水煎服1剂，连服3剂。(《国医大师经方临证实录》)

黄芪桂枝五物汤

《金匮要略》

【组成】黄芪三两（9g）　芍药三两（9g）　桂枝三两（9g）　生姜六两（18g）　大枣十二枚（4枚）

【用法】上五味，以水六升，煮取二升，温服七合，日三服（现代用法：水煎服）。

【功用】益气温经，和血通痹。

【主治】血痹。肌肤麻木不仁，微恶风寒，舌淡，脉微涩而紧。

【方论选录】

清·徐彬：此由全体风湿血相搏，痹其阳气，使之不仁。故以桂枝壮气行阳，芍药和阴，姜、枣以和上焦荣卫，协力驱风，则病原拔，而所入微邪亦为强弩之末矣。此即桂枝汤去草加芪也，立法之意，重在引阳，故嫌甘草之缓小，若黄芪之强有力耳。(《金匮要略论注》)

清·周扬俊：邪有兼中，人之受者必有所偏，如多于风者，则其流行不常，淫于四末。盖血以养筋，血不通行，则筋节为之阻塞；且血藏于肝，肝为肾子，肾既受邪，则血无不壅滞。于是以黄芪固卫，芍药养荣，桂枝调和荣卫，托实表里，驱邪外出；佐以生姜宣胃，大枣益脾，岂非至当不易者乎？(《金匮玉函经二注》)

清·魏念庭：黄芪桂枝五物汤，在风痹可治，在血痹亦可治也。以黄芪为主固表补中，佐以大枣；以桂枝治卫升阳，佐以生姜；以芍药入荣理血，共成厥美。五物而荣卫兼理，且表荣卫、里胃阳亦兼理矣，推之中风于皮肤、肌肉者，亦兼理矣，固不必多求他法也。(《金匮要略方论本义》)

清·陈元犀：此即桂枝汤去甘草之缓，加黄芪之强有力者，于气分中调其血，更妙倍用生姜以宣发其气，气行则血不滞痹除，此夫唱妇随之理也。(《金匮方歌括》)

清·王泰林：此方以桂枝汤加重生姜，佐桂枝领黄芪行阳通痹，既以祛风，且以固表，庶几血中之风出，而血中之阳气不与之俱去。不用甘草者，欲诸药周卫于身，不欲留顿于中也。然《金匮·血痹虚劳篇》又别出一条云：宜针引阳气，令脉和紧去则愈。盖血中之邪，始以阳气伤而得入，终必得阳气通而后出；而痹之为证，血既以风入而痹于外，阳亦以血痹而止于中，故必针引阳气，令脉和紧去乃愈。以是知血分受痹，必以宣通阳气为首务矣。此五物汤和营之滞，助卫之行，亦针引阳气之意。以脉阴阳俱微，故不可针而可药，《经》所谓"阴阳形气俱不足者，勿刺以针，而调以甘药"也。(《王旭高医书六种·退思集类方歌注》)

今·岳美中：既是血痹，故不能从风痹治以表散，又不能从历节治以温通，唯宜从黄芪桂枝五物汤以补卫和营，增强体力，煦燠皮肤，自行祛除病邪。此方以黄芪补卫为主，恢复皮肤组织之功能；以桂、芍和营，帮助营血之生长为辅；佐大枣和大量生姜，斡旋脾胃之气以发挥药力，同治血痹，故能收效。(《岳美中医案集》)

【验案选录】

案1　邓铁涛治疗糖尿病性末梢神经炎案

许某，男，52岁，干部。2001年3月11日初诊。

四肢麻木、乏力1个月。患者近1个月来出现四肢麻木，乏力，以夜间为甚，影响睡眠，伴口干，大便干结。有糖尿病史10余年，一直服消渴丸，血糖控制不理想。

[查体] 四肢呈手套、袜套样痛觉减退，空腹血糖9.6mmol/L。舌偏红、苔少，脉弦细数。

[西医诊断] 糖尿病性末梢神经炎。

[中医诊断] 痿证。辨证为肝肾阴虚型。治宜滋肝肾，通经络。邓老拟黄芪桂枝五物汤加味。

[处方] 桂枝10g，黄芪、白芍药、麦门冬、女贞子、玉竹各15g，生姜3片，大枣5枚，山药、玉米须、五爪龙、肉苁蓉、太子参各30g。

每天1剂，水煎服。

继续服用消渴丸以控制血糖。配合针灸治疗，取穴：足三里、阴陵泉、三阴交、解溪、八风、曲池、手三里、外关、八邪，均针双侧，平补平泻手法，合梅花针叩打腕、踝关节（即十二原穴）。经治疗1个月后，四肢麻木、乏力症状消失，血糖恢复到正常水平，痊愈出院。(《国医大师经方临证实录》)

案2　李济仁治疗类风湿性关节炎案

王某，女，55岁。

因"双手腕、手指及双膝关节疼痛1年"于2006年5月15日初诊。

患者1年前于劳累后出现双手腕、手指及双膝关节对称性疼痛、肿胀、活动受限，晨僵明显，曾到当地医院就诊不效，于2006年2月至我院风湿科就诊，查：血沉94mm/h，抗“O”102 IU/ml，类风湿因子1007 IU/ml，C反应蛋白60.69mg/L，诊断为类风湿性关节炎，服用非甾体类抗炎药鲜效，遂于2006年5月15日来中医科治疗。患者症同上述，伴神疲乏力，形体消瘦，面色无华，纳差，舌质淡红、苔薄白，脉沉细。

[中医诊断] 痹证。辨证为风寒湿痹。

[治法] 温经散寒，祛湿通络，活血止痛。方以黄芪桂枝五物汤加减。

[处方] 生黄芪30g，桂枝10g，赤芍药15g，当归15g，淫羊藿15g，鸡血藤15g，血藤15g，制川乌（先煎）10g，制草乌（先煎）10g，雷公藤（先煎）10g，苦参9g，焦三仙各15g，青风藤10g。

14剂，每日1剂，水煎服。另予醋氯芬酸美诺芬0.1g/次，早晚各服1次。

二诊：2006年6月1日。药后疼痛及关节肿胀减轻，仍有晨僵，活动受限，食欲渐增，舌脉同前。方已奏效，前方加威灵仙15g，田三七10g，继服14剂。

三诊：2006年7月2日。服药以后诸证明显好转，关节肿痛消失，时见晨僵，复查血沉28 mm/h，抗“O”160 IU/ml，类风湿因子233 IU/ml，C反应蛋白8.18 mg/L，病情逐渐缓解，正气渐复，痹闭已获宣通。原方加减，以善其后，加秦艽15g，继服3个月后，随访其病未见复发。(《国医大师经方临证实录》)

案3　宋永刚治疗腰痛案

孔某，女，63岁。2013年1月26日初诊。

形体胖壮而结实，面色红黄。其家虽然远离我诊室较远，但因其丈夫蛛网膜下腔出血在我处治愈而慕名来诊。

患者腰痛4年多，时轻时重，每因劳累而发。腰痛时则牵掣后项背痛及头痛，腰部怕冷、怕风，全身易汗出，特别是腰痛时更易汗出，平素易乏力。胃不好时，感觉火往上顶，偶口苦，口干，但从来不想喝水，胃纳一般，眠可，大便干，每日1次，下肢不肿，舌正，水滑舌，右脉沉细，左脉略滑。处以黄芪桂枝五物汤加味。

黄芪30g，桂枝30g，赤芍30g，干姜20g，红枣20g，白芍60g，石斛20g，怀牛膝20g，丹参20g，焦三仙各10g，威灵仙15g。6剂，每日1剂，煎服。

二诊：3月23日。上药服6剂后，感觉有效，故自行抓药6剂，共服药12剂，适逢春节，故中断治疗。现腰痛明显好转，胃部难受也好转，大便已经正常；仍手足乏力，手腕及足跟无力，眼肿而不清亮。其腰痛怕冷，怕风、易汗出病史达10多年，看过多名中医，也花了很多钱，没有治愈，服上药后，怕风、易汗出均已治愈，并表达感激之情。上方改黄芪为60g，改怀牛膝为川牛膝60g，加菟丝子20g，桑寄生20g，续断20g，杜仲20g。继服6剂。

三诊：3月30日。腰痛、背痛基本治愈，手腕、上肢痛也明显好转，乏力好转，舌苔薄黄而略腻，双脉沉弱。但感眼肿，面部发僵。上方加麻黄15g以治其眼肿、面僵。

4月6日再诊，上述症状基本消除，嘱上方继服以巩固疗效，可不必再诊。(《经方临证感悟》)

案 4　洪子云治疗冠心病案

谢某，女，57 岁。1982 年 4 月 4 日初诊。

体形肥胖，近年来常觉胸部憋闷，欲得一呼为快。有时隐痛，气短不续，心慌。最近有心绞痛典型发作，心电图示冠状动脉缺血，西医诊断为“冠心病”。脉涩，舌暗淡。

此属胸痹，以黄芪桂枝五物汤加减治之。

北黄芪 15g，桂枝尖 6g，炙甘草 6g，赤芍药 10g，红丹参 15g，玫瑰花 10g，苏薤白 10g，全瓜蒌 10g，炒枣仁 10g。10 剂。

二诊：4 月 16 日。诸证改善，未见心绞痛发作，原方再服 20 剂。(《现代名医用方心得》)

案 5　胡仲翊治疗产后关节痛案

孙某，25 岁。1958 年 1 月 11 日初诊。

产后逾月，不慎受风，四肢关节疼痛，肩肘尤甚，手指麻凉欠温，项强头痛，腰背畏风，头昏乏力，面色少华，舌质偏淡、苔薄白腻，脉缓弱。

证属产后血虚，筋脉失养，复感外邪所致。治宜益气养血，祛风通络。拟黄芪桂枝五物汤加减。

黄芪、葛根、鸡血藤、威灵仙、蚕沙各 15g，桂枝、白芍、秦艽、当归、羌活、生姜各 10g，大枣 5 枚。3 剂。

药后关节疼痛缓减，诸症好转，唯乳汁近来不足，继前方去蚕沙、羌活，加山海螺 30g，地龙 12g。又 5 剂而安。(《现代名医用方心得》)

第七章 表里双解剂

凡以解表药配伍清热药，或温里药，或泻下药等为主组成，具有表里同治、内外分解等作用，用以治疗表里同病的方剂，统称表里双解剂。

表里双解剂适用于表证未解，而又见里证，或原有宿疾，又感新邪，出现表证与里证同时并见的证候。表里同病因表证与里证的不同而病变各异，主要可见表证兼里热、表证兼里寒、表证兼里实及表证兼里虚四种类型。表证兼里虚证已在解表剂中论及，故本章方剂分为解表攻里剂、解表清里剂和解表温里剂三类。

表里同病，若单用解表，则里邪不去；仅治其里，则外邪不解。唯有表里同治，内外分解，才可使病邪得以表里分消。正如汪昂《医方集解》所云："病在表者，宜汗宜散；病在里者，宜攻宜清。"至于表证未除，里证又急者，则当"和表里而兼治之"。因此，对于表证兼里热证，当用解表药配伍清热药；表证兼里寒证，当用解表药配伍温里药；表证兼里实证，当用解表药配伍泻下药。

表里双解剂之使用，首先是有邪气在表，而里证又急之证候。其次，要辨别表证与里证的寒、热、虚、实属性，并分清表证与里证的轻重主次，权衡表药与里药的比例，以免出现太过或不及之弊。

第一节 解表攻里剂

大柴胡汤

《金匮要略》

【组成】柴胡半斤（24g） 黄芩三两（9g） 芍药三两（9g） 半夏洗，半斤（9g） 枳实炙，四枚（9g） 大黄二两（6g） 大枣擘，十二枚（4枚） 生姜切，五两（15g）

【用法】上八味，以水一斗二升，煮取六升，去渣，再煎。温服一升，日三服（现代用法：水煎服）。

【功用】和解少阳，内泻热结。

【主治】少阳阳明合病。往来寒热，胸胁苦满，呕不止，郁郁微烦，心下痞硬，或心下急痛，大便不解或协热下利，舌苔黄，脉弦数有力。

【方论选录】

元·王好古：大柴胡汤治有表复有里。有表者，脉浮，或恶风，或恶寒，头痛，四症中或有一二尚在者乃是，十三日过经不解是也。有里者，谵言妄语，掷手扬视，此皆里之急者也。欲汗之则里已急，欲下之则表证仍在。故以小柴胡中药调和三阳，是不犯诸阳之禁。以芍药下安太阴，使邪气不纳；以大黄去地道不通；以枳实去心下痞闷，或湿热自利。若里证已急者。通宜大柴胡汤，小柴胡减人参、甘草，加芍药、枳实、大黄是也。欲缓下之，全用小柴胡加枳实、大黄亦可。（《此事难知》）

明·许宏：大柴胡汤中必用大黄，古方中又云，一方加大黄。汤中若无大黄，何得令大柴胡汤下之者。大柴胡汤治表邪生内实者，下之急也；小承气汤治里邪生内实者，下之缓也；大承气汤治里邪生内实者，下之急也；调胃承气汤乃缓其中而下之缓也；桃仁承气汤治小腹急结，血证之急也；抵当汤乃破血证之峻者；大陷胸汤乃通开破结之峻者；十枣汤乃破停饮、下水积之驶烈者也。（《金镜内台方议》）

明·吴崑：伤寒阳邪入里，表证未除，里证又急者，此方主之。表证未除者，寒热往来、胁痛、口苦尚在也；里证又急者，大便难而燥实也。表证未除，故用柴胡、黄芩以解表；里证燥实，故用大黄、枳实以攻里。芍药能和少阳，半夏能治呕逆，大枣、生姜又所以调中而和荣卫也。（《医方考》）

清·张璐：此汤治少阳经邪渐入阳明之腑，或误下引邪内犯，而过经不解之证。故于小柴胡方中除去人参、甘草助阳恋胃之味，而加芍药、枳实、大黄之沉降，以涤除热滞也。与桂枝大黄汤同义，彼以桂枝、甘草兼大黄，两解太阳误下之邪；此以柴胡、芩、半兼大黄，两解少阳误下之邪，两不移易之定法也。(《伤寒缵论》)

清·柯琴：伤寒发热，汗出不解，十余日结热在里，心下痞硬，呕吐下利，复往来寒热，或妄下后，柴胡证仍在，与小柴胡汤，呕不止，心下急，郁郁微烦者，此皆少阳半表里气分之症。此方是治三焦无形之热邪，非治胃腑有形之实邪也。其心下急烦痞硬，是病在胃口而不在胃中，结热在里，不是结实在胃。因不属有形，故十余日复能往来寒热，若结实在胃，则蒸蒸而发热，不复知有寒矣。因往来寒热，故倍生姜，佐柴胡以解表；结热在里，故去参、甘，加枳、芍以破结。条中并不言及大便硬，而且有下利症，仲景不用大黄之意晓然。后要因有下之二字，妄加大黄以伤胃气，非大谬乎？……大、小柴胡，俱是两解表里之剂，大柴胡主降气，小柴胡主调气。调气无定法，故小柴胡除柴胡、甘草外，皆可进退；降气有定局，故大柴胡无加减法。后人每方俱有加减，岂知方者哉！（《伤寒来苏集·伤寒附翼》）

清·汪琥：大柴胡汤即小柴胡汤加减。何为乎不留人参也？余答云，小柴胡汤中用人参者，乃辅正气以除邪气也；大柴胡汤证，为邪实而正未虚……故去人参而加大黄、枳实。并甘草亦恐其满中而不用。其留大枣者，和诸药之性也。其加芍药者，非酸以涌泻之意，取其和营而助阴也。况病热之人，止虞阴虚，勿虚阳损。(《伤寒论辨证广注》)

清·周杨俊：心下者，胸也。满且痛，不属有形乎？古曰实。实则当去，然何取于大柴胡汤？柴胡，表药也，非有外邪，无取两解。乃必出于此者，正以实则必满，按则必痛，以至内发热，津液耗而元气下陷，势所必致也。故仲景以柴胡升清阳为主治。而散满者，去热者，收阴者，下结者，各有分治。且兼姜、枣以益脾液，取意岂浅鲜哉！（《金匮玉函经二注》）

清·吕震：此小柴胡去人参、甘草，加枳实、芍药、大黄，乃少阳、阳明合治之方也。往来寒热，热结在里，是邪已内实，因其内实而下解之，乃通以去塞之法也。心下痞硬，呕吐下利，是邪已内陷，因其内陷而下夺之，此通因通用之法也。表未罢仍主柴胡；里已实宜和枳实、大黄；不用人参、甘草者，惧其缓中而恋邪也；加芍药者，取其约营而存液也。(《伤寒寻源》)

清·吴仪洛：此汤治少阳经邪渐入阳明之府，或误下引邪内犯，而过经不解之证，故于小柴胡汤中除去人参、甘草，助阳恋胃之味，而加芍药、枳实、大黄之沉降，以涤除热滞也。与桂枝大黄汤同义，彼以桂枝、甘草兼大黄，两解太阳误下之邪；此与柴胡、黄芩、半夏兼大黄，两解少阳误下之邪，两不移易之定法也。(《成方切用》)

清·吴谦等：柴胡证在，又复有里，故立少阳两解法也。以小柴胡汤加枳实、芍药者，仍解其外以和其内也；去参、草者，以里不虚；少加大黄，以泻结热；倍生姜者，因呕不止也。斯方也，柴胡得生姜之倍，解半表之功捷；枳实得大黄之少，攻半里之效徐，虽云

下之，亦下中之和剂也。(《医宗金鉴·删补名医方论》)

清·何秀山：少阳证本不可下，而此方于和解中兼以缓下者，以邪从少阳而来，渐结于阳明，而少阳证未罢，或往来寒热，或胸痛而呕，不得不借柴胡、生姜以解表；半夏、黄芩以和里。但里证已急，或腹满而痛，或面赤燥渴。或便秘溺赤，故加赤芍以破里急，枳实、生军以缓下阳明将结之热；佐以大枣，以缓柴胡、大黄发表攻里之烈性，而为和解少阳阳明、表里缓治之良方。(《重订通俗伤寒论》)

今·李畴人：寒热往来，胸下硬满，呕吐不止，甚至心烦便秘，是胃家热结已重，少阳证少，阳明证多。故宜去小柴胡之参、草，以免壅滞，而以柴胡、黄芩疏少阳来路之邪以清热，芍药助柴胡泄犯胃之肝邪以止呕，半夏和胃气之滞，枳实、大黄攻其满而清其热，生姜、大枣以恢复胃气之疲，则证可解。故大柴胡汤为胃病已重，少阳未尽之主方。(《医方概要》)

今·王邈达：发热汗出，谓发热，自汗出也。系伤寒已传阳明之候，再见呕吐，则更入少阳，且与阳明并病也。阳明之腑属胃，夫唯邪入胃腑而化热，故犯胃中则呕吐，犯上则痞硬，犯下则泄利，无非邪热入胃之所致，故宜攻下。然不用调胃承气而独任大柴胡，盖由呕吐一症，止见于太、少二阳，今既伤寒，又曰汗出，则知伤寒非太阳之伤寒，而呕吐为少阳之呕吐矣。故用姜、半扶胃阳以平呕，芩、芍抑邪热以止利，枳以消痞，枣以生津，然后使轻芳之柴胡策外，沉雄之大黄靖内，一切姜、半、芩、芍、枳、枣为佐辅以成功。其邪之在阳明、少阳者，均得而解散矣。方名大柴胡者，即由柴胡汤加芍药、枳实、大黄而扩之使大云。(《汉方简义》)

【验案选录】

案1　张琪治疗急性胰腺炎案

王某，男，42岁，某公司负责人。2004年8月19日初诊。

患者素有嗜酒史，1个月前突然上腹剧痛，夜间睡眠中痛醒，入某医院检查，经B超、CT确诊为急性胰腺炎，给予抗生素及阿托品、止痛药，经1周治疗痛稍缓解，但仍时有上腹部剧痛，经家属要求为之会诊。病患体消瘦，上腹痛，两胁痛彻后背，恶心，干呕，不欲食，体温38.5℃，大便秘，舌苔白燥，脉象弦数。经抗生素治疗1周，效不明显，病者要求中药治疗。据上述证脉分析，主症是大便秘，发热，舌苔燥，脉弦数。

辨证为肝热气郁，胃腑实热内结。宜大柴胡汤疏利肝胆，泻热和胃之法治疗。

[药用]柴胡25g，黄芩15g，大黄10g，半夏15g，金银花30g，大枣3枚，赤芍15g，连翘20g，牡丹皮15g，甘草15g，枳实15g，桃仁15g，生姜15g。

服药3剂，病人家属来询问，谓现大便已泻，所泻之便污秽稠黏，上腹痛大轻，体温36.4℃，病人现思食物，可否继服此方。

嘱继服3剂观察，大便所下稠黏污秽乃热邪下行之兆，但未转溏，邪热仍未净，故宜继续下之。

再服药 3 剂后，病人在家属陪同下，自行来门诊，谓大便不仅未再下泻，日仅一行，转为正常便，上腹胁肋后背痛均除，能进饮食，舌苔转润，脉弦滑。原方去大黄，恐苦寒伤胃，加陈皮 10g，砂仁 10g，继续调理而愈。此病人经 7 天静脉点滴极贵之抗生素，住院 10 余天花费数千元，未效，仅服中药数剂而愈，可见中药不仅疗效卓越，而且有俭廉之特点。(《国医大师经方临证实录》)

案 2　周仲瑛治疗胆囊腺癌根治术后案

朱某，女，77 岁。

胆囊腺癌根治术后 1 个半月，胸胁闷痛，精神萎靡，面黄不华，大便或干、2~3 天 1 次，稍有腹胀。舌红、苔薄黄，脉细滑。

证属肝胆湿热郁滞，腑气不调。治以大柴胡汤加减。

[处方] 柴胡、九香虫各 5g，熟大黄 6g，赤芍药、枳实、黄芩、法半夏、莪术、太子参、麦门冬、延胡索、神曲各 10g，茵陈、全瓜蒌各 12g，黄连 3g。

每天 1 剂，水煎服。

二诊：服药 2 个月，胸胁闷痛缓解，食纳增多，大便每天 1~2 次，精神状态尚好，略有疲劳感，舌暗红有裂纹、苔薄黄腻，脉小滑。宗前方加桃仁、南沙参、北沙参、神曲、鸡内金各 10g，泽漆、山慈茹各 15g，肿节风 20g，砂仁（后下）3g，青皮、陈皮各 6g 善后。(《国医大师经方临证实录》)

案 3　刘渡舟治疗精神分裂症案

曲某，男，27 岁。初诊日期：1991 年 5 月 29 日。

其母代诉：因发高热送医院急诊。在医院狂躁不安，打骂医生，不接受治疗。西医诊为“精神分裂症”。

刻下：患者精神不安，视、听、言、动，时慧时眯，烦躁而又善悲，五天彻夜不眠，大便数日来解，且泛恶不欲食。脉弦按之有力，舌质红、舌苔黄而中褐。

脉证合参，证属肝胃气火交郁，火热上扰心神而致。其大便不通，舌苔黄褐则主阳明里实已成。

治法：疏肝清热，兼下阳明之实。拟大柴胡汤。

柴胡 18g，黄芩 10g，大黄 2g，枳实 12g，白芍 10g，半夏 15g，生姜 15g，大枣 7 枚。

药服 2 剂，大便得下，烦躁得减，但舌苔尤未退净。又继服 8 剂，大便又泻，舌苔方得退净，且有食欲，情绪稳定。唯夜间少寐，转用丹栀逍遥散（改为汤剂）以善其后。(《现代名医用方心得》)

案 4　岳美中治疗胁痛案

李某，女。

患胆囊炎。右季肋部有自发痛与压痛感，常有微热，并出现恶心，食欲不振，腹部膨满，嗳气，脉象弦大。投以大柴胡汤加味。

柴胡 12g，白芍 9g，枳实 6g，大黄 6g，黄芩 9g，半夏 9g，生姜 15g，大枣 4 枚（擘），金钱草 24g，滑石 12g，鸡内金 12g。

连服 7 剂，食欲见佳，鼓肠嗳气均大减，再进原方 4 剂，胁痛亦轻，唯微热未退。改用小柴胡汤加鳖甲、青蒿、秦艽、郁金治之。(《现代名医用方心得》)

案 5　王淑华治疗不寐案

孙某，女，38 岁。

患神经衰弱 10 余年，常服镇静安神药，每晚能睡 3~5 小时，近 1 周因精神刺激，夜不能寐，于 10 月 14 日诊以“不寐”收入院。

症见不思饮食，形瘦神疲，周身无力，舌淡苔薄黄，脉沉弦，每晚服 3 片安定仍不能入睡，头晕，嗜睡，大便不畅。诊为“不寐”证，系由虚热扰心所致。投以酸枣仁汤、黄连阿胶汤、养心汤、朱砂安神丸治疗近月均罔效。曾试用血府逐瘀汤效亦不佳。诊余思忖，症有胸闷、心烦、便秘乃由气机不畅升降失利所致。

治当疏肝泻热。予大柴胡汤加减。

柴胡 10g，白芍 15g，枳实 10g，黄芩 10g，大黄 5g（后下），法半夏 10g，柏子仁 15g，夜交藤 30g。

服 3 剂后，胸闷、心烦大减，每晚能睡 2~3 小时，守方续进 5 剂，大便每日畅行 1 次，余症缓解，停药观察 3 天，睡眠正常，痊愈出院。(《现代名医用方心得》)

防风通圣散

《黄帝素问宣明论方》

【组成】防风　川芎　当归　芍药　大黄　薄荷叶　麻黄　连翘　芒硝各半两（各 15g）　石膏　黄芩　桔梗各一两（各 30g）　滑石三两（90g）　甘草二两（60g）　荆芥　白术　栀子各半两（各 15g）。

【用法】上为末，每服二钱（6g），水一大盏，生姜三片，煎至六分，温服（现代用法：作水丸，每服 6g，日服二次；亦可作汤剂，水煎服）。

【功用】疏风解表，泻热通便。

【主治】风热壅盛，表里俱实证。憎寒壮热，头目昏眩，目赤睛痛，口苦而干，咽喉不利，胸膈痞闷，咳呕喘满，涕唾稠黏，大便秘结，小便赤涩，舌苔黄腻，脉数有力，并治疮疡肿毒，肠风痔漏，鼻赤，瘾疹等。

【方论选录】

明·吴崑：风热壅盛，表里三焦皆实者，此方主之。防风、麻黄，解表药也，风热之在皮肤者，得之由汗而泄；荆芥、薄荷，清上药也，风热之在巅顶者，得之由鼻而泄；大黄、芒硝，通利药也，风热之在肠胃者，得之由后而泄；滑石、栀子，水道药也，风热之在决渎者，得之由溺而泄。风淫于膈，肺胃受邪，石膏、桔梗清肺胃也，而连翘、黄芩，又所以袪诸经之游火。风之为患，肝木主之，川芎、归、芍，和肝血也，而甘草、白术，又所以和胃气而健脾。刘守真氏长于治火，此方之旨，详且悉哉。(《医方考》)

清·汪昂：此足太阳、阳明表里、气血药也。防风、荆芥、薄荷、麻黄轻浮升散，解表散寒，使风热从汗出而散之于上；大黄、芒硝破结通幽，栀子、滑石降火利水，使风热从便出而泄之于下。风淫于内，肺胃受邪，桔梗、石膏清肺泻胃。风之为患，肝木受之，川芎、归、芍和血补肝。黄芩清中上之火，连翘散气聚血凝，甘草缓峻而和中。(重用甘草、滑石，亦犹六一利水泻火之意)白术健脾而燥温。上下分消，表里交治，而能散泻之中犹寓温养之意，所以汗不伤表，下不伤里也。(《医方集解》)

清·王旭高：此即凉膈散变法，去竹叶、白蜜，而加发表和气血药。荆、防、麻黄、薄荷，发汗而散热搜风，栀子、滑石、硝、黄，利便而降火行水，芩、桔、石膏清肺泻胃，川芎、归、芍养血补肝，连翘散气聚血凝，甘、术能补中燥湿，生姜通彻表里。汗不伤表，下不伤里，名曰通圣，极言其用之效耳。此为表里、气血、三焦通治之剂。(《王旭高医书六种·退思集类方歌注》)

清·喻嘉言：按此方乃表里通治之轻剂。用川芎、当归、芍药、白术，以和血益脾，所以汗不伤表，下不伤里，可多服也。(《尚论篇》)

清·雷少逸：此方是河间所制，主治甚多，不能尽述，其药味表里气血皆备，医者不能拘守成方，务宜临时权变。本方除大黄、芒硝名双解散。汪讱庵曰：麻、防、荆、薄、川芎以解表，芩、栀、膏、滑、连翘以解里，复有归、芍以和血，甘、桔、白术以调气，故曰双解。(《时病论》)

近·何廉臣：此方发表攻里，清上导下，气血兼顾，面面周到。河间制此，善治四时春温夏热，秋燥冬寒，凡邪在三阳，表里不解者，以两许为剂，加鲜葱白两茎，淡豆豉三钱，煎服之，候汗下兼行，表里即解。形气强者，两半为剂；形气弱者，五钱为剂。若初服因汗少不解，则为表实，倍加麻黄以汗之；因便硬不解，则为里实，倍加硝、黄以下之；连进二服，必令汗出下利而解，其法甚捷，莫不应手取效，从无寒中痞结之变。顾松园于本方去麻黄、川芎、当归、白术、生姜等五味，加原麦冬五分，名加减防风通圣散，云表里三焦，分消其势，治伏火初起之良方也。外科以此方治里有实热疥疮满身者，余每加鲜生地、白菊花、银花各一两，绿豆一合煎汤代水煎药，饮之殊效。(《重订广温热论》)

今·秦伯未：防风通圣散治疗寒热、目赤、鼻塞、口干、咳嗽、咽喉不利、便秘溲赤等证。用麻、防、荆、薄、桔梗宣肺散风；芩、栀、翘、膏、滑石清里热，硝、黄泻实通便，又因饥饱劳役，气血拂郁，加入归、芍、芎、术、甘草等调肝健脾。此方用药较多，牵涉面较广，总的说来，也是以袪除表里之邪为目的。所以双解不等于和解，和解是双方兼顾，重在邪正，双解则着重在清除表里之邪。虽然防风通圣散亦用了调气养血的药，但主力仍在散风、清热、通便。(《谦斋医学讲稿》)

【验案选录】

案1　赵绍琴治疗病毒性心肌炎案

刘某，女，12岁。于1990年5月5日初诊。

自今年2月初因患感冒，咽痛、咳嗽、发热38.5~39℃，经治疗后，高热已降，低热不退，2周后并出现心悸、气短、易汗出。

某医院心电图检查：心动过速，心律不齐，室性早搏，以“病毒性心肌炎”住院治疗两月余，疗效不显，转请赵老师医治。

刻诊：面色㿠白，咳嗽有痰，胸闷心悸，心烦急躁，寐不安，纳差，小便黄赤，大便偏干，体温37.5℃，心率120次/分钟，舌质红，苔薄黄腻。

证属痰热蕴阻、气机不畅、肺气不宣。治以宣气机、畅三焦、清化痰热之法。方以防风通圣散加减。

荆芥6g，防风6g，麻黄2g，薄荷（后下）2g，银花10g，连翘10g，炒山栀6g，黄芩6g，桔梗10g，大黄1g，前胡6g，生石膏（先下）30g，滑石10g，生甘草10g。7剂，水煎服。嘱其忌食辛辣、鱼腥海味，饮食宜清淡。

二诊：5月22日。服药3剂，症状减轻，7剂服完咳平痰止，大便通畅，心率100次/分钟，体温36.5℃，仍烦急眠差，再以上方去麻黄加白芍10g，川芎10g，竹茹6g。7剂，水煎服。

三诊：5月29日。服上方后，精神转佳，寐安，心率80次/分钟，除偶有心悸外，余症皆去，又以此方加减服药30余剂，食欲较好，面色红润，二便正常。

心电图检查：大致正常心电图，体重增加，病获痊愈。

按：病毒性心肌炎是由多种病毒（或湿热毒邪）感染后，引起的急性或慢性的心肌局限性或弥漫性炎性病变。中医则根据临床症状，多归属于“心悸”“怔忡”等病的范畴：本患者痰热素盛，又复感外邪，表里同病，风邪与痰热相搏，上阻于肺，肺失肃降，咳嗽有痰热扰心神，胸闷心悸，心烦急躁。赵老师用防风通圣散加减表里双解，既不伤正，又不恋邪，邪渐去，正渐复。[《中国医药学报》2001，16（01）：49–51]

案2　赵绍琴治疗过敏性哮喘案

毕某，女，22岁，学生，于1988年6月9日初诊。

自今年3月初留学于新加坡，学习近1个月，自觉胸闷、喘促，以致不能坚持正常学习，后以“过敏性哮喘”住院治疗1个月余，疗效不明显，便回国就医。曾在某医院治疗效果不明显，后经一朋友介绍，求赵老师医治。

刻诊：面浮色暗，胸膈满闷，咳喘急促，痰白黏稠不爽，中脘堵满，纳食不香，心烦寐差，月经3个月未至，舌质暗红苔黄腻，脉濡滑且数。

证属痰湿素盛，郁久化热。先以化痰降逆，泻肺平喘。方以防风通圣散加减。

荆芥6g，防风6g，麻黄2g，连翘10g，炒山栀6g，黄芩6g，桔梗10g，苏子10g，炒莱菔子10g，浙贝母10g，大黄1g。7剂，水煎服。

二诊：6月16日。药后症状减轻，大便通畅，精神好转，食欲稍增，月经未至，上方加旋覆花（包煎）10g，当归10g，川芎10g。7剂，水煎服。

三诊：6月23日。服药5剂月经至，量中，喘平，他症皆除，舌红苔薄白，湿郁渐化，热郁渐除，上方去苏子、莱菔子加白术10g，甘草10g。7剂，水煎服。药后面色转润，又以上方加减服药20余剂未反复，改服防风通圣散水丸，每次6g，日服2次，以图缓功。服成药月余，未复发，于8月中旬，带防风通圣丸、加味保和丸各40袋，返校复读。后其母转告，哮喘未再发作，身体恢复如初，月经正常。

按：过敏性哮喘是临床常见病，以青少年为多见。其病因多由外感六淫侵袭或由饮食、情志、劳倦所伤而致。本患者素体虚弱，痰湿较重，又远涉南亚，地处潮湿，恣食海味，伤及脾土，运化失职，湿浊壅盛，郁久化热，痰热交蒸，上阻于肺，肺失清肃，发为喘促。本症气血表里俱实，此方药味气血表里俱备。方中麻黄、荆芥、防风、桔梗宣肺平喘，山栀、黄芩泻肺胃实热，滑石清热利湿，大黄通腑消食导滞，川芎、赤芍、当归活血化痰，加苏子、莱菔子、浙贝母化痰降浊。方证相符，疗效显著。后以防风通圣散合加味保和丸以健脾和胃，清热化湿。[《中国医药学报》2001，16（01）：49–51]

案3　赵绍琴治疗汗出过多症案

刘某，男，60岁，国家干部。1987年7月10日初诊。

自汗出已2个月余，曾经中西医专家诊治，服中药30余剂，随气温上升，汗出加重，后经别人介绍，转诊赵老。

刻诊时见：大汗淋漓，动则汗出尤甚，毛巾不离手，身体壮实，面赤，心烦急躁，壮热口渴，大便干结，小便黄赤，舌红苔黄厚燥老，脉沉滑且数。

证属胃热久羁，热蒸外越。治以清泻里热，方用防风通圣散加减。

荆芥6g，防风6g，连翘10g，薄荷（后下）2g，川芎10g，当归10g，山栀6g，大黄2g，元明粉（包，冲）3g，石膏（先下）30g，黄芩6g，桔梗10g，滑石10g，甘草10g。3剂，水煎服。忌辛辣。

二诊：7月15日。服药1剂，大便泻下，色黑秽浊，量多奇臭。2剂之后汗出明显减少，3剂服完，汗出基本得以控制，它证亦随之减轻。继以上方去元明粉改大黄为1g，加白术、芦根各10g。又服3剂而愈。

按：汗证有虚实寒热之分，临床以气虚或营卫不和为多见，因此多以益气固表或调和营卫为治。本患者大汗出已2个月余，动则汗出尤甚，前医用大量高丽参、炙黄芪、五味子等益气养阴、收汗固表之品治疗月余，非但不效反而加重，每剂药近百元。赵老师改弦易辙而根据脉舌色证，辨为里热炽盛，用防风通圣散加减，仅服6剂获愈。因此赵老师说："用药不在轻重，要在切中病机。"

体会：防风通圣散是赵老师临床常用方之一，亦视其保健药品。此方的使用范围很广，适用属于气血怫郁、内有蕴热、外有风邪、表里三焦俱实之证。如恶寒发热、口苦咽干、头晕目眩、大便秘结、小便短赤等证，或肝胃气血炽盛引起的疮疖痈毒、斑疹癣疥、皮肤瘙痒以及现代医学的胆囊炎、荨麻疹、败血症、脂肪肝、肥胖症、老年便秘等内科杂症，符合上述证候者均可以使用。需要注意的是：虽有“防风通圣治百病，有病无病防风通圣”之说，但使用时，凡属脾胃虚弱或兼有其他虚证而无实邪者当禁用之。[《中国医药学报》2001，16（01）：49-51]

第二节　解表清里剂

葛根黄芩黄连汤

《伤寒论》

【组成】葛根半斤（15g）　甘草炙，二两（6g）　黄芩三两（9g）　黄连三两（9g）

【用法】上四味，以水八升，先煮葛根，减二升，纳诸药，煮取二升，去滓，分温再服（现代用法：水煎服）。

【功用】解表清里。

【主治】表证未解，邪热入里证。身热，下利臭秽，胸脘烦热，口干作渴，或喘而汗出，舌红苔黄，脉数或促。

【方论选录】

明·许宏：太阳病桂枝证，宜发肌表之汗，医反下之，内虚协热，遂利不止。脉促者，为表邪未解，不当下而下之所致也；喘而汗出者，即里热气逆所致。故用葛根为君，以通阳明之津而散表邪；以黄连为臣，黄芩为佐，以通里气之热，降火清金，而下逆气；甘草为使，以缓其中而和调诸药者也。且此方亦能治阳明大热下利者，又能治嗜酒人热喘者，取用不穷也。(《金镜内台方议》)

清·柯琴：桂枝证，脉本缓，误下后而反促，阳气重可知。邪束于表，阳扰于内，故喘而汗出；利遂不止者，此暴注下迫，属于热，与脉微弱而协热利者不同。表热虽未解，而大热已入里，故非桂枝、芍药所能和，亦非厚朴、杏仁所能解矣。故君气轻质重之葛根，以解肌而止利，佐苦寒清肃之芩、连，以止汗而除喘，用甘草以和中。先煮葛根，后内诸药，解肌之力优，而清中之气锐，又与补中逐邪之法迥殊矣。(《伤寒来苏集·伤寒附翼》)

清·尤怡：太阳中风发热，本当桂枝解表，而反下之，里虚邪入，利遂不止，其证则喘而汗出。夫促为阳盛，脉促者，知表未解也。无汗而喘，为寒在表；喘而汗出，为热在里也。是其邪陷于里者十之七，而留于表者十之三，其病为表里并受之病，故其法亦宜表里双解之法……葛根解肌于表，芩、连清热于里，甘草则合表里而并和之耳。盖风邪初中，病为在表，一入于里，则变为热矣。故治表者，必以葛根之辛凉；治里者，必以芩、连之苦寒也。而古法汗者不以偶，下者不以奇，故葛根之表，则数多而独行；芩、连之里，则数少而并须，仲景矩矱，秩然不紊如此。(《伤寒贯珠集》)

清·王子接：是方即泻心汤之变，治表寒里热。其义重在芩、连肃清里热，虽以葛根为君，再为先煎，无非取其通阳明之津；佐以甘草，缓阳明之气，使之鼓舞胃气，而为承宣苦寒之使。清上则喘定，清下则利止，里热解而邪亦不能留恋于表矣。(《绛雪园古方选注》)

清·徐大椿：桂枝证，即太阳伤风之正病也。邪下陷则利无止时。促有数意，邪犹在外，尚未陷入三阴而沉微等象，故不用理中等法。因表未解，故用葛根；因喘而利，故用芩、连之苦，以泄之、坚之。芩、连、甘草为治痢之主药。(《伤寒论类方》)

清·陈修园：方主葛根，从里以达于表，从下以腾于上。辅以芩、连之苦，苦以坚之，坚毛窍而止汗，坚肠胃以止泻。又辅以甘草之甘，妙得苦甘相合，与人参同味而同功，所以补中土而调脉道，真神方也。(《长沙方歌括》)

清·王泰林：此条喘汗为轻，下利不止为重，故药亦先治其利。但下利乃寒热虚实俱有之证，脉促急者，则为热邪无疑。表虽未解，则不当用桂枝之辛热，故用葛根之甘凉以解表。因喘汗而利，用芩、连之苦以坚阴。甘草不特和胃，且以和表里也。若脉微弱，则属桂枝人参汤证矣。(《王旭高医书六种·退思集类方歌注》)

今·王邈达：方以甘平之葛根，能散阳邪，兼能起阴气者，用至半斤，且先煮之，奉以为君。更以甘平之甘草，能缓中，以解风热之搏结；苦平之黄芩，能疗胃中热，且以清肺止喘；苦寒之黄连，取其形之生成相连属，而名之曰连者，以清其自胃及小肠与大肠三腑，亦生成相连属者之热。得胃调肠厚，以止其利，更清心以止汗。且三物平配，胥听令于既入胃又解肌、既散阳又起阴之葛根，不但误入阳明之腑邪解，而太阳之经邪亦解。立方者圣乎而至于神矣！(《汉方简义》)

今·樊天徒：本方是解热剂而不是解表剂。前贤因葛根能协助麻、桂以发汗解肌，便误认葛根为解表药。但《本经》只说它“发汗解表”。尽管《别录》曾说它“解肌发表出汗”，但根据临床经验，葛根必须在麻、桂配合之下，才可以起一些解肌发汗作用，否则只能解热、解毒、解渴而已。本方里的葛根不配以麻、桂而配以芩、连，可见其主要作用是解热而不是解表。如误用于发热而恶寒未罢的太阳病，就非但无效，反可能撤其热而招致不良的后果。(《伤寒论方解》)

今·丁学屏：一代宗匠程门雪夫子谓：“此乃经腑同治之妙方也。葛根解表，芩、连清里，经腑同调。凡伏邪从阳明蕴发，初起即见自下利而壮热不解，烦躁口渴，或泛恶溲短而赤，其所利之物臭秽异常，自觉利时肛门烙热者，是协热而利也……此方用之最效……伏邪温病蕴发之地，以肠胃为最多，故一起即是阳明病也。蕴发时重者必自下利，此利为热毒之利，故本方之芩、连尤为相当。而伏邪之起，必有外邪相为牵引，伏邪如薪，外邪如火，一触即发，葛根解肌清热，亦在所必用。王孟英谓：葛根劫胃阴，乃穿凿之论。葛根清热生津，《本经》所载也。”葛根芩连汤之妙用，剖析无遗。非识验俱到者，焉能达此境地。今人恐难望其项背耳。(《古方今释》)

【验案选录】

案1 张志民治疗吐泻案

陈某某，男，5岁。

昨晚发热，今晨未退，腹泻2次，有黏液，嗜睡，抽搐昏迷，舌苔微黄，脉沉数。系胃肠症状，病属在里。

西医诊断为急性胃肠炎。与葛根芩连汤。经服3剂，病愈。

按：本案系太阳阳明合病。邪留太阳则发热；邪陷阳明则吐利，胃络通心，浊热循经上扰心神则昏迷、嗜睡。故予葛根芩连汤表里双解，坚阴止利。[(《江西中医药》, 1963,(08)：22]

案2 刘昌建治疗痿证案

赵某，女，28岁，1980年9月1日上午劳动时突然腹泻，泻下急迫，日10余次。伴发热口渴，小便短黄，肛门灼热。本村医生给予小檗碱片、对乙酰氨基酚等药，治疗3日后泻止热退。

1980年9月4日凌晨起床感觉下肢软弱，不能站立，由其丈夫用小车推来就诊，进诊室时需他人架起双肩，双腿拖拉在地。

检查：神疲倦怠，面色萎黄，双下肢肌肉松懈，感觉消失，皮肤发凉，舌苔黄腻而厚，脉滑数。

此湿热壅遏阳明，津液不濡筋脉。治拟清热燥湿，升提清阳。选葛根芩连汤。

葛根30g，黄芩10g，黄连10g，炙甘草6g，3剂晚分服，忌油腻辛辣。

服1剂腹痛较重，下肢知其痛痒，2剂腹不痛，能步行。13剂如常人，为巩固疗效，再服3剂。后几日患者喜眉登门致谢，体健如初。

按：本案属痿证范畴，脉证相参由湿热困阻脾胃所致。湿困脾胃，不行津液于四肢，筋骨肌肉皆元气以生，故痿而不用。治当遵《内经》“治痿独取阳明”之旨，以葛根芩连汤清利阳明湿热，兼升阳明清气。湿热一去，则四肢筋脉和利，而痿证自愈。[(《黑龙江中医药》, 1988,(04)：7]

案3 邵章祥治疗盗汗案

邹某，男，43岁。1987年6月18日诊。

患者3个月前偶因感冒，恶寒发热，咳嗽头胀，胸闷气促，服以杏仁薏苡汤，上症已解，唯见晚间夜寐汗出，湿透铺垫。服当归六黄汤、六味地黄丸等，仍汗出如初。诊时得知患者肛门灼热痒痛，大便涩滞，舌苔黄腻，脉濡数。

此内外湿邪相互搏结，蕴郁化热，上蒸于肺，下迫于肠。湿为阴邪，旺于阴分，蒸迫津液，故夜寐盗汗。方用葛根芩连汤解肌透热，使湿开热透，营卫和谐。

服药2剂，盗汗即止，肛门舒适。

按：本案盗汗，非阴虚所为，乃湿热陷于脾胃之中。其辨证眼目是肛门灼热，苔黄腻，脉濡数。脾主肌肉，湿热蕴蒸，迫津外泄，故而盗汗。《景岳全书》云："湿气乘脾者，亦能作汗……若热胜湿者，但去其火而湿自清。"并主张用黄芩芍药汤、清化饮等清利湿热之剂治之。葛根芩连汤既能清利中焦之湿热，又能透达肌腠之腑，用之使湿去表畅，则汗出可止。[《四川中医》，1989，(03)：11]

第三节　解表温里剂

五　积　散

《太平惠民和剂局方》

【组成】苍术　桔梗各二十两（各15g）　枳壳　陈皮各六两（各9g）　芍药　白芷　川芎　川当归　甘草　肉桂　茯苓　半夏汤泡，各三两（各5g）　厚朴　干姜各四两（各6g）　麻黄去根、节，六两（6g）

【用法】上除肉桂、枳壳二味，余锉细，用慢火炒，令色转，摊冷，次入桂、枳壳末令匀。每服三钱（9g），水一盏，加生姜三片，煎至半盏，去滓，热服；凡被伤头痛，伤风发寒，每服二钱（6g），加生姜、葱白煎，食后服（现代用法：上药为散，每服9g；亦可作汤剂，水煎服）。

【功用】发表温里，顺气化痰，活血消积。

【主治】外感风寒，内伤生冷证。身热无汗，头痛身疼，项背拘急，胸满恶食，呕吐腹痛，以及妇女血气不和，心腹疼痛，月经不调。

【方论选录】

清·喻昌：按此一方，能治多病，粗工咸乐用之。而海藏云：麻黄、桂、芍、甘草，即各半汤也；苍术、甘草、陈皮、厚朴，即平胃散也；枳壳、桔梗、陈皮、茯苓、半夏，即枳桔二陈汤也。又川芎、当归治血，兼干姜、厚朴散气。此数药相合，为解表、温中、泄湿之剂，去痰、消痞、调经之方。虽为内寒外感表里之分所制，实非仲景表里麻黄、桂枝、姜、附之的方也。（《医门法律》）

清·张璐：此方本平胃为主，参以二陈，专主内伤生冷；又合桂枝、麻黄，但少杏仁，故兼治外感寒邪；加以四物去地，而合甘草、干姜，为治血中受寒之圣药；枳、桔、甘草并为清气治嗽之首方；白芷一味为都梁丸，专走阳明而治风热头痛；桂、苓、甘、术换苍术以涤饮散邪，使饮半从表散；内藏小半夏茯苓汤，令未尽之饮乃从小便而驱之。古人以消食必先涤饮，发散必用辛温，此虽类集十余方而不嫌冗杂者，得辛温散邪之大旨也。但杂合复方，原不拘全用，如无血病，无借芎、归；设不咳嗽，何烦枳、桔？若非头痛，都梁奚取？苟或有汗，麻黄安施？要在临床谛审出入，斯可与言复方之妙用也。（《伤寒绪论》）

清·汪昂：此阴阳表里通用之剂也。麻黄、桂枝所以解表散寒，甘草、芍药所以和中止痛，苍术、厚朴平胃土而祛湿，陈皮、半夏行逆气而除痰，芎、归、姜、芷入血分而祛寒湿，枳壳、桔梗利胸膈而清寒热，茯苓泻热利水，宁心益脾，所以为解表温中除湿之剂，去痰消痞调经之方也。一方统治多病，唯活法者变而通之。（《医方集解》）

清·徐大椿：经腑中寒，营气壅遏，而胃气不化，湿伏于中，故腹痛、吐泻、身疼、发热、恶寒焉。麻黄开表逐邪于外，干姜温胃散寒于中，白芷散阳明之邪，川芎散厥阴之邪，当归养血益营，白芍敛营和血，茯苓渗湿和脾气，半夏除痰燥湿邪，枳壳泻逆气以止吐，厚朴宽中州以止泻，肉桂暖血温营，苍术强脾燥湿，桔梗清咽膈，会皮理胃气，甘草以和表里也，生姜散寒邪，葱白通阳气。使表里两解，则血气流行而脾胃调和，腹痛吐泻无不退，身疼发热无不除，何恶寒之有？此温中散寒之剂，为寒中经腑之尚方。（《医略六书·杂病证治》）

【验案选录】

案1　李士懋治疗夏日伤寒案

张某，男，34岁。2007年8月2日初诊。

暑热难耐，20日前卧地而眠，吹电扇，凌晨恶寒发热，无汗，头身痛，胸脘满闷，恶心欲吐，下利日二三四度。体温38.7℃，午后升至39.8℃。曾输液、服药，未能痊愈，迁延至今。体温仍在38.5℃左右，恶寒无汗，头昏沉，胸脘满闷，周身酸楚，倦怠无力，嗳呃不食，大便稀溏，脉沉滞，舌苔薄腻微黄。

[证属] 伤寒夹湿。

[法宜] 散寒解表，化湿畅中。

[方宗] 五积散加减。

麻黄7g，苍术10g，白芷8g，赤芍12g，白芍12g，当归12g，川芎8g，炒枳壳9g，桔梗10g，桂枝10g，川厚朴9g，陈皮9g，半夏10g，茯苓15g，生姜6片，葱白1茎。

2剂，水煎服。2小时服1煎，啜粥，温覆取汗。汗未透，隔2小时再服，得汗停后服。

二诊：8月4日。当夜畅汗，寒热、身痛已解，尚头沉，胸脘满闷，倦怠乏力，纳呆便溏。脉濡滑。舌苔白。此寒已解，湿未净，予藿香正气散合平胃散善后。（《平脉辨证治

专病》）

案 2　李继昌治疗咳嗽案

刘某，女，14 岁。

恶寒发热 2 日，体温 37.7℃，鼻阻清涕痰多，上腹及脐周痛，厌食恶心吞酸，大便稀溏，日 2 次，脉弦紧，舌苔白薄润。

此为外感寒邪，内伤饮食，表里合病，宜表里两解，用五积散加减治疗，1 剂而安。

处方：麻黄 9g，苍术 9g，吴白芷 9g，杭芍 12g，当归 9g，川芎 9g，枳壳 9g，桔梗 9g，桂枝 9g，炮姜 9g，甘草 3g，茯苓 12g，厚朴 9g，陈皮 9g，法半夏 12g，生姜 3 片，鸡内金（炒，研末调服）6g。（《内科病证・咳嗽》）

案 3　蒲辅周治疗产后受风案

李某，女，29 岁，1963 年 10 月 15 日初诊。

产后已二周（第三胎），恶露未尽，头痛身疼，恶寒不发热，微汗出，背及两膝关节发凉，饮食如常，大便干结，小便通畅，脉浮缓尺弱，舌质淡，苔薄白。

此属产后受风，营卫不和。宜和营卫，祛风为治。拟熟料五积散加减。

处方：党参一钱，茯苓二钱，炙甘草一钱，苍术一钱，厚朴一钱，枳壳（炒）一钱，陈皮一钱，当归一钱，川芎一钱，白芍一钱，桂枝一钱，白芷一钱，桔梗一钱，防风一钱，黑豆三钱，生姜三片，大枣三枚。

用好醋一小酒杯，水半杯，和匀，将药浸湿炒成黄色为度，再加水慢火煎，分三次温服，每日一剂，连服三剂。

复诊：头痛、身痛俱减，余症同前，脉沉细涩，舌质正常无苔。认为外感已解，血气未和，宜调和气血为治。

处方：当归一钱五分，川芎一钱，干生地三钱，白芍一钱五分，黄芪三钱，桂枝八分，炙甘草八分，阿胶珠二钱，艾叶一钱，续断一钱，炮姜一钱。

再服三剂，诸恙皆平而获痊愈。（《蒲辅周医案》）

案 4　李建强治疗慢性结肠炎案

刘某某，女，45 岁，2007 年 12 月 7 日初诊。

反复腹痛 3 年，进食或劳累后疼痛明显，大便带黏液，伴有腹胀腹泻，乏力畏寒。

[西医检查] 2007 年 9 月玉环县人民医院胃镜检显示：慢性浅表性胃炎；结肠镜检查：结肠炎。B 超示肝胆脾胰皆正常，血生化检查也正常。查体：左下腹轻压痛，舌体胖大，舌苔薄白，边有齿痕，脉沉细。

证属血虚湿阻，寒凝气滞。

[治法] 温里祛寒，理气化湿，活血止痛。

[组方] 麻黄 5g，白芷 10g，当归 12g，炒白芍 20g，陈皮 6g，厚朴 10g，川芎、姜半夏、茯苓、泽泻、炒白术各 12g，枳壳、桔梗各 10g，蒲公英 15g，苍术、干姜各 10g，肉桂（后下）3g，炙甘草 6g。

加减治疗3个月余，患者腹痛全除，进食后无腹部隐痛不适。[《浙江中西医结合杂志》2009，19（8）：505]

案5　杜玉梅治疗外感风寒案

陈某，男，32岁。

患者5天前发热恶寒，无汗，头痛，四肢酸痛，咳嗽稀痰，舌苔薄白，脉弦紧。初服维C银翘片及解痉镇痛等药无效而来诊。

[辨证]风寒束表，营卫失和。用五积散。

白芷、川芎、甘草、茯苓、当归、肉桂、芍药、半夏、枳壳、麻黄、干姜、厚朴各10g，苍术12g，陈皮、桔梗各6g，生姜3片。

连服2剂，诸症缓解，唯咳嗽不止，稀痰转稠。原方去麻黄、白芷、肉桂、干姜，重用半夏、茯苓，再服3剂，咳嗽逐日减轻，稠痰亦化。因患者素体卫阳虚，继以补中益气汤调补卫阳善其后。[《中医药学刊》2006，24（10）：1930]

案6　孙济仁治疗产后发热案

郎某某，女，26岁，1977年3月2日初诊。

患者今年1月初产，产后36天因感受风寒而发热，体温39℃，曾服西药半月，略有好转，但体温一直在37.6~38.2℃之间，经某医院检查血常规、尿常规结果均属正常。现头痛身疼，项背拘急，食纳尚好，二便如常，体胖面红润，脉弦滑苔薄。

[辨证]此为产后外感风寒，气血受阻，营卫失和。

[处方]投以五积散全方。

麻黄5g，白芷5g，苍术10g，厚朴10g，陈皮10g，炙甘草5g，茯苓10g，姜半夏10g，肉桂3g，干姜3g，当归10g，白芍10g，川芎6g，桔梗10g，枳壳10g，加姜、枣。

后家属告曰：厚朴缺货，以余药煎服，4剂低热即退净，诸症悉平。[《江苏中医药杂志》1980，(5)：30]

案7　孙济仁治疗胃痛，泄泻案

丁某某，男，40岁。1975年9月初诊。

患者长期食纳不佳，身体羸弱，稍一感寒或饮食稍多，即胃脘作痛，下腹膨胀，大便溏泄。近日气温下降，病情加重，胃痛泄泻，诊其脉弦细，苔薄腻。

投以五积散方加减。

姜半夏10g，茯苓10g，陈皮10g，炙甘草5g，川连3g，干姜3g，白术10g，枳壳10g，生鸡内金10g，当归10g，白芍10g，川芎6g，肉桂3g，苏梗10g。连服10剂，饮食增进，面色红润，诸症悉除。[《江苏中医药杂志》1980，(5)：30]

案8　王仆诚治疗疹毒内陷案

女，3岁，住万寿路二十六号。1957年1月3日，在301医院会诊。

患儿于1月28日入住医院，沉睡不醒，牙关紧闭，颈部强直，大小便失禁。入院前

12 天，曾发现麻疹，中间一度隐没，4 天前又欲出不出，欲透不透，迁延至今，只皮下隐隐，可见疹痕，医院诊断为中毒性脑炎。此系在发疹过程中，因风邪闭塞而见点不透，终变危候，急须辛凉宣透，以观后效。

升麻 3g，粉葛 4.5g，银花 6g，连翘 6g，芥穗 3g，牛蒡子 6g，黄芩 6g，桔梗 6g，木通 6g，甘草 1.5g，淡竹叶 6g，鲜芫荽 4.5g。

水煎 2 次合匀。不拘时服。

另外，用上列处方 1 剂，加酒煮水盛入伙内，用布秘水擦熨，从头面、前胸、后背熨起，然后遍于四肢，手足掌心，熨后拭干，用被覆盖，取微汗。

二诊：次日复诊，呼吸转匀称，疹色较红润，余症无增减，神知尚未恢复，不能吞咽，饮食药物，均佐以鼻饲。仍用原方去升麻，加菖蒲 4.5g，蝉蜕 4.5g，云苓 6g。外用五积散煮水洗熨。

三诊：气息渐调，偶一作啼，但仍嗜睡，曾大便一次，恶臭不成形。是疹毒尚未透尽，肺胃蓄有热邪，尚应清解。

银花 6g，连翘 6g，云苓 6g，黄芩 6g，木通 6g，桔梗 6g，花粉 6g，熟大黄 3g，芥穗 3g，麦冬 6g，防风 6g，枳壳 4.5g，甘草 3g，车前草 6g。

四诊：经调治 3 日，麻疹已没，只因疹毒客于经络，复逢风寒相折，神昏无汗，项背强直，左肢痉挛。唯息尚佳，虽未脱险，似有转机。以解表清热为治，前方去木通、花粉、枳壳、麦冬，加苏梗 6g、牛蒡子 4.5g、蝉蜕 3g、太乙丹 3 粒（化开分次兑药冲服）。

五诊：药后微汗，偶一转侧，即能啼哭，左手仍时作惊掣，下肢已能屈伸，风势已去，大有转机，2 日未大便，治宜解毒养阴以清热邪。

生地 6g，云苓 6g，麦冬 6g，花粉 6g，杭芍 3g，泽泻 6g，银花 6g，连翘 6g，蝉蜕 3g，桔梗 3g，枳壳 3g，熟大黄 3g，车前草 1 株。

六诊：3 日来诸证悉减，神识清楚，已能欢笑，四肢柔和，不再发搐。由于病时津液耗竭，不能荣其筋脉，故动作缓慢，尚感乏力，宜调理肝脾，助其恢复。

茯神 6g，麦冬 6g，生地 6g，银花 6g，连翘 6g，橘络 6g，蝉蜕 3g，杭芍 6g，稻芽 6g，甘草 1.5g，桑寄生 6g。

5 日，眠食俱佳，嬉笑如常，扶床学步，已无所苦。（《现代医案选》）

第八章 补益剂

凡以补益药为主组成，具有补养人体气、血、阴、阳等作用，治疗各种虚损病证的方剂，统称补益剂。本类方剂是根据“虚则补之”“损者益之”，以及“形不足者，温之以气；精不足者，补之以味”的理论立法，属于“八法”中的补法。

虚损病证的形成，或由先天禀赋不足，或由后天调养失宜所致。临床常见的虚证有气虚、血虚、气血两虚、阴虚、阳虚、阴阳两虚、气血阴阳俱虚等，故补益剂亦分为补气剂、补血剂、气血双补剂、补阴剂、补阳剂、阴阳并补剂及气血阴阳并补剂七类。

虚证的治法，通常是气虚者补气，血虚者补血，阴虚者补阴，阳虚者补阳。但气与血相互为用，互相依存，气为血之帅，血为气之母。因此，气虚较重者又应适当补血，使气有所归，血虚较重者，亦应适当补气，使气旺血生，《医方考》云：“有形之血不能自生，生于无形之气故也。”若血虚急证与大失血而致血虚者，尤当着重补气，此即“有形之血不能速生，无形之气所当急固”之理。阴阳亦然，二者互为其根，无阴则阳无以生，无阳则阴无以化。故补阴方中常佐以温阳之品，补阳方中每配补阴之味。此即张景岳所云：“善补阳者，必于阴中求阳，则阳得阴助而生化无穷；善补阴者，必于阳中求阴，则阴得阳升而泉源不竭。”至于五脏之虚，亦以直接补其虚脏为常法。《难经·十四难》云“损其肺者，益其气”，“损其肾者，益其精”。然五脏之间有其相生之规律，除直接补其虚脏外，亦可采取“虚则补其母”（《难经·六十九难》）的治疗方法。如肺气虚补益脾土，即培土生金法；肝阴虚补益肾水，即滋水荣木法等。

人体气血以流通为顺，虚损病人往往气血运行不畅，且补益之药，多有壅滞之弊，故补益剂中，常少佐行气活血之品，以使其补而不滞。

应用补益剂，首先应注意辨别虚实真假。张景岳云：“至虚之病，反见盛势；大实之病，反有羸状。”真虚假实，误用攻伐，必致虚者更虚；真实假虚，误用补益，必使实者更实。其次，因补益剂多为滋腻之品，易碍胃气，且须多服久服，故在应用时须时时注意脾胃功能，必要时宜酌加健脾和胃、消导化滞之品，以资运化。

第一节　补气剂

四君子汤

《太平惠民和剂局方》

【组成】人参去芦　白术　茯苓去皮，各等分（各9g）　甘草炙（6g）

【用法】上为细末，每服二钱（6g），水一盏，煎至七分，通口服，不拘时；入盐少许，白汤点亦得（现代用法：水煎服）。

【功用】补气健脾。

【主治】脾胃气虚证。气短乏力，语声低微，面色萎白，食少便溏，舌淡苔白，脉虚缓。

【方论选录】

明·吴崑：面色痿白，言语轻微，四肢无力，脉来虚弱者，此方主之。夫面色萎白，则望之而知其气虚矣；言语轻微，则闻之而知其气虚矣；四肢无力，则问之而知其气虚矣；脉来虚弱，则切之而知其气虚矣。如是则宜补气。是方也，人参甘温质润，能补五脏之元气；白术甘温健脾，能补五脏之母气；茯苓甘温而洁，能致五脏之清气；甘草甘温而平，能调五脏愆和之气。四药皆甘温，甘得中之味，温得中之气，犹之不偏不倚之君子也，故曰四君子。（《医方考》）

清·张石顽：气虚者，补之以甘，参、术、苓、草，甘温益胃，有健运之功，具冲和之德，故为君子。若合之二陈，则补中微有消导之意。盖人之一身，以胃气为本。胃气旺，则五脏受荫；胃气伤，则百病丛生。故凡病久不愈，诸药不效者，唯有益胃、补肾两途。故用四君子随症加减，无论寒热补泻，先培中土，使药引津气四达，则周身之机运流通，水谷之精微敷布，何患其药之不效哉？是知四君、六君，为司命之本也。（《张氏医通》）

清·王晋三：汤以君子名，功专健脾和胃，以受水谷之精气，而输布于四脏，一如君子有成人之德也。入太阴、阳明二经，然其主治在脾，故药品分两皆用偶数，白术健脾阳，复人参保脾阴，炙草和胃阴，复茯苓通胃阳，大枣悦脾，生姜通胃，理运阴阳，刚柔相济，诚为生化良方。加广皮、半夏名六君子，不特为脾经治痰，而半夏入胃，有交通上下阴阳之神妙。（《绛雪园古方选注》）

清·陈念祖：胃气为生人之本，参、术、苓、草从容和缓，补中宫土气，达于上下四旁，而五脏六腑皆以受气。故一切虚证皆以此方为主。若加陈皮，则有行滞进食之效；再加半夏，即有除痰宽胀之功；再加木香、砂仁，则行气之药多于补守，凡肿满、痰饮、结聚等症，无不速除，此犹人听易知也。而为数方之主，则功在人参。人皆曰人参补气补阳，温药借之，以尽其力量，而余则曰：人参补阴养液，燥药得之则臻于和平。故理中汤中姜、术二味，气胜于味以扶阳；参、草二味，味胜于气以和阴。此汤以干姜易茯苓，去其辛而取其淡，亦阴阳兼调之和剂也。(《时方歌括》)

清·张秉成：人参大补肺脾元气为君，白术补脾燥湿为臣，以脾喜温燥，土旺即可以生金，故肺脾两虚者，尤当以补脾为急。脾为后天之源，四脏皆赖其荫庇，不独肺也。而又佐以茯苓，渗肺脾之湿浊下行，然后参、术之功，益彰其效，此亦犹六味丸补泻兼行之意。然必施之以甘草，而能两协其平，引以姜、枣，大和营卫，各呈其妙，是以谓之君子也。(《成方便读》)

近·谢观：此为补气之主方。补气必从脾胃着手，故以参、苓、术、草为主。人参滋胃，白术健脾，茯苓渗湿以扶脾，甘草和中以养胃。四物均甘温之品，扶助中宫，展布津液，不偏不倚，纯粹无庛，故有君子之称。盖人身以脾胃为本。脾胃强则消化多而五脏受泽，脾胃弱则消化少而百病丛生。故凡病之久虚不愈，诸药不效者，唯有用此汤随症加减，增养中土，使消化之机能健全，水谷之精微敷布，则体气自然强壮。(《中国医学大辞典》)

今·湖北中医药大学方剂教研室：脾胃为后天之本，是气血营卫的泉源。脾胃虚弱，生化之机不足；脏腑不得禀水谷之气，则气虚之证见矣。李东垣说："脾胃有伤，则中气不足，中气不足，则六腑阳气皆绝于外。"故补气必从脾胃着手。本方具健脾养胃，甘温益气之功。方中人参性味甘温，入脾、肺二经，能大补人身之元气，是补气之佳品，《本经》谓其"主补五脏"，适用于各种气虚体弱之证，为方中主药。又脾主运化，脾虚则运化无力，湿浊内停。经曰：脾苦湿，急食苦以燥之，说明补脾应当祛湿。白术味苦而甘，苦能燥湿，甘能补脾，"为脾脏补气第一要药"。更以茯苓健脾渗湿，炙甘草益气补中，合用以奏甘温益气，健脾养胃之功。

从全方的用药来看，本方是从《伤寒论》理中汤加减化裁而来，于理中汤中去干姜加茯苓，二方仅一药之差，即由原来的温中健脾之剂变为补脾益气之方。两方虽均能治疗脾胃虚弱，运化失职等证，但理中汤为脾胃虚寒而设，其着跟点在"寒"，故以干姜为主药以温中散寒；本方是为脾胃气虚而设，其着配点在"虚"，故以人参为主药以补脾益气。因寒象不显，无须干姜之温，故去之。加茯苓者，一是以其渗湿，湿去则脾健；二是在诸补养药中配伍一味渗利之品，使补中有行，补而不滞。其组方用药，甚为精当。

四君子汤是补脾益气的基本方，亦是补虚法中的常用方剂，故很多补气方皆从此方化裁而成。本方药用四味，甘温补中，有健运之功，具冲和之德，不偏不倚，纯粹无庛，故名之为"四君子汤"。(《古今名方发微》)

【验案选录】

案1　乔宝璋治疗虚劳证案

张某，男，11岁。2011年4月17日初诊。

2010年10月无明显原因出现脑出血而行开颅术，愈后尚可，自感体质下降，求调理，易紧张，动易汗出，食欲可，易饱。二便调，眠可，舌淡红，苔白润，脉弦数滑。

[诊断] 虚劳（中气不足）。

[辨证] 脾气亏虚，运化不及。

[治法] 健脾益气。

[方药] 四君子汤加减。

党参15g，茯苓10g，山药12g，白扁豆15g，炒薏仁15g，川石斛12g，枳实12g，白术6g，焦三仙各10g，浮小麦15g。7剂，水煎服。

二诊：食增，易紧张如前，二便调，眠可。脉沉数短，舌暗红，苔薄。

上方加鸡血藤15g，柏子仁10g，丹参10g，麦冬8g。7剂，水煎服。

三诊：易紧张较前发生少，食欲增，二便调，眠稍不宁，舌淡红，苔白，脉滑数。上方加地骨皮6g，茯神12g。7剂，水煎服。

四诊：易紧张较前轻，食增，二便调，眠可。脉弦滑数，舌红苔微黄。

2011年4月17日方加竹茹8g，茯神10g，丹参10g，生龙齿15g。7剂，水煎服。

按：本案为手术后常见之症，术后多气血亏虚。故本例用四君子汤以健脾益气，佐以养心安神之品，而收效显著。(《榆林百年医粹》)

案2　姚荣顺治疗水肿案（慢性肾炎）

周某，男，28岁。

1999年3~8月在某医院诊断为慢性肾小球肾炎，诊治半年无效。尿比重常固定在1.020，尿蛋白（+++），管型（+），红细胞（+），颗粒微量，某院嘱其回家请老中医调治。同年10月求余诊治。自述饮食无味，神疲乏力，肢倦便溏、尿少、颜面浮肿。

[检查] 苔白腻而滑、脉沉弱。

[中医辨证] 脾阳虚衰。

[处方] 加味四君子汤。

党参、白术、茯苓、猪苓、黄芪、当归各10g，柴胡、半夏、陈皮、甘草、佛手各6g，生姜3片，大枣3枚。

加减治疗3个月余，水肿消退，并嘱其用作散剂，以白茅根、海金沙、玉米须，煎水冲服剂，再服3个月，巩固疗效，连续查尿3次，无异常，今未复发。[《陕西中医》2009，30（5）：610]

案3　杨晓碧治疗胃溃疡案

王某，45岁，因反复胃脘部隐痛3年，复发2天入院。

症见：胃脘隐痛，嗳气，泛酸，倦怠乏力，纳差，舌质淡红，苔白稍腻，脉细弱。

［体查］胃脘部痛。

［查胃镜］胃多发溃疡。

［中医诊断］胃痛，证属脾胃虚弱。

［西医诊断］胃溃疡。

［治法］健脾益胃，兼降气。

［方药］四君子汤加味。

茯苓 10g，白术 10g，党参 10g，芡实 10g，薏苡仁 15g，扁豆 100g，法半夏 10g，乌贼骨 15g，陈皮 10g，木香 10g，白芍 10g，元胡 10g，旋覆花 10g，代赭石 10g，生甘草 3g。水煎内服，1 日 1 剂，1 日 3 次。

服 10 剂后胃脘部隐痛减轻，无嗳气、泛酸。去法半夏、旋覆花、代赭石，加神曲 10g，炒麦芽 15g，炒谷芽 15g。

服 8 剂，无胃脘部隐痛、嗳气、泛酸、倦怠乏力，饮食增加，舌苔薄白，脉细。查胃镜：胃多发溃疡瘢痕愈合，病愈出院。［《中国民族民间医药杂志》2009，18（7）：97］

案 4　吴朝文治疗脾胃气阴两虚案

王某某，男，40 岁，干部。

因食生冷食物后，突然吐泻交作。初诊以藿香正气散进退，服一剂后，吐泻迅止，唯神气大伤，疲乏无力，食欲不振，口干舌红，四肢欠温。因思脾属阴土，胃乃阳土，脾当温守，胃宜清润。

此证由于脾气大伤，胃阴也由此而亏损。故治当健脾补气，润养胃阴，用变通四君子汤加味。

［处方］太子参 24g，怀山药 30g，莲米 15g，甘草 6g，黄精 24g，石斛 15g，生谷芽 18g，大枣 18g，荷叶 9g。

共进 4 剂，即康复痊愈。［《四川中医》1985，（4）：17］

案 5　颜正华治疗月经不调案

吕某，女，34 岁。初诊时间：2008 年 3 月 29 日。

［患者主诉］月经不调 3 年。月经色黑，量少，月经先后无定期，末次月经 3 月 6 日，带经 6 天。有血块，无痛经，行经期间偶有腰酸。盗汗，乏力，纳可，眠安，大便干，1~2 天一行。舌偏红少苔，脉细无力。

［辨证论治］证属脾肾不足，气亏血虚。治以健脾益肾，益气养血调经。

［处方］熟地 15g，砂仁（打碎，后下）3g，当归 10g，川芎 5g，赤芍 12g，丹参 12g，党参 15g，茯苓 30g，炒白术 20g，香附 10g，大枣 10g，益母草 15g，茺蔚子 12g，火麻仁 15g，玫瑰花 6g。7 剂，水煎服，日 1 剂。

二诊：2008 年 4 月 12 日。药后症状改善。末次月经 4 月 5 日，已净，量较多，仍有血块，行经期间偶觉腰酸。盗汗，便质软，日一行。脉弦细无力，舌红少苔，有齿痕。

[处方] 熟地 15g，砂仁（打碎，后下）3g，当归 10g，川芎 5g，赤白芍各 12g，丹参 12g，党参 15g，茯苓 30g，炒白术 20g，香附 10g，大枣 10g，益母草 15g，茺蔚子 12g，玫瑰花 6g，黄芪 10g，浮小麦 30g。

7 剂，水煎服，日 1 剂。药后随访，经期 1 年无异常。(《颜正华医案》)

案 6　李济仁治疗闭经案

杜某，女，26 岁，农民。1983 年 1 月 13 日初诊。

经闭载余，胃纳不馨，神困肢软。服中西药无效。脉沉细，苔薄白。究其病因，乃肝脾气郁。

[辨证治法] 闭经（肝脾气郁型）。治以疏肝行气，活血调经。

[处方] 制香附 9g，台乌药 9g，青陈皮各 6g，煨川楝 9g，制首乌 12g，当归 12g，川芎 9g，炒白芍 9g，广郁金 9g，益母草 15g。6 剂。

二诊：药后恙情如期，但觉两侧少腹隐痛。盖气滞必兼血瘀，前方行气有余，活血尚嫌不足。宗前方，加强活血之药。

[处方] 当归 15g，川芎 12g，丹参 15g，泽兰 12g，白芍 9g，益母草子各 15g，怀牛膝 9g，制香附 9g，红花 6g。6 剂。

二诊：经血已来潮，但量少色淡。腰酸肢软神困依旧。此为郁久暗耗肝阴，气血不足之象。宜培补气血，通利经脉。以桃红四物汤合四君子汤化裁投之。6 剂后病告痊愈。(《李济仁医案》)

案 7　秦亮甫治疗齿衄案

陈某，女，30 岁。2005 年 4 月 15 日初诊。

患者牙龈反复出血多年。症见牙龈反复出血，手足心黄，胃痛稍有，唇干，乙肝抗体 3 项阳性。察其舌淡，苔薄。

[辨证治法] 木旺脾虚牙宣（齿龈出血），此为木旺克土，气不摄血，治以益气止血、清肝退黄，方拟茵陈五苓散合四君子汤加减。

[处方] 党参 30g，白术 9g，茯苓 9g，炙甘草 6g，仙鹤草 30g，茜草炭 15g，白及 9g，蒲黄炭（包煎）9g，阿胶（烊化）9g，煅瓦楞子（先煎）30g，炙海螵蛸 15g，浙贝母 9g，茵陈 30g，归身 6g，红枣 10 个，泽泻 9g，猪苓 9g。水煎服，每日 1 剂。

二诊：14 剂后，手足心黄染已退，口唇干，舌淡，苔薄，脉弦。原方继续服 14 剂后，牙龈出血又多，手足心黄染已退，头痛，苔薄白，舌淡，脉右寸浮弦，此肝火偏旺，迫血妄行，方拟茵陈五苓散加减。

[处方] 天麻 15g，石决明（先煎）30g，白芷 6g，杭白菊 9g，桑叶 9g，血余炭 15g，仙鹤草 30g，阿胶（烊化）9g，归身炭 9g，熟地炭 15g，地骨皮 15g，茵陈 30g，泽泻 15g，川芎 6g，猪苓 15g，炒车前子（包煎）9g。水煎服，每日 1 剂。

三诊：2005年6月8日。龈血已止，手足心黄染已退，劳累则头痛，易惊，少有腹鸣，舌淡红，苔少，脉缓，方拟瓦楞海螵汤加减。

［处方］木香6g，煅瓦楞子（先煎）30g，炙海螵蛸15g，浙贝母9g，砂蔻仁各3g，焦谷麦芽各9g，天麻25g，枸杞子15g，川芎9g，白芷6g，阿胶（烊化）9g，仙鹤草30g，血余炭15g，茜草炭15g，茵陈30g，金钱草30g，炒车前子（包煎）9g，朱茯神15g，泽泻9g，煅龙骨（先煎）30g，煅牡蛎（先煎）30g。水煎服，每日1剂。

四诊：14剂后牙龈出血已止。手足心黄退。以后随访无复发。（《秦亮甫医案》）

【附方】

附方1　异功散（《小儿药证直诀》）

人参切，去顶　茯苓去皮　白术　陈皮锉　甘草炒，各等分（各6g）　上为细末，每服二钱（6g），水一盏，生姜五片，枣二枚，同煎至七分，食前温服，量多少与之。

功用：益气健脾，行气化滞。

主治：脾胃气虚兼气滞证。症见胃脘闷滞，不思饮食，大便溏薄，或呕吐、泄泻等。

方论：**清·徐大椿**：人参扶元气以补肺，白术燥湿气以健脾，茯苓渗湿清治节，橘红利气化痰涎，炙甘草以益胃气，姜汤煎服，使脾气鼓运，则痰涎自化而肺络清和。（《医略六书》）

附方2　六君子汤（《医学正传》）

茯苓一钱（3g）　甘草一钱（3g）　人参一钱（3g）　白术一钱五分（4.5g）　陈皮一钱（3g）　半夏一钱五分（4.5g）　上细切，作一服，加大枣二枚，生姜三片，新汲水煎服。

功用：益气健脾，燥湿化痰。

主治：脾胃气虚兼痰湿证。症见食少便溏，胸脘痞闷，呕逆等。

方论：**明·吴崑**：气虚痰喘者，此方主之。气壮则痰行，气虚则痰滞。痰遮气道，故令人喘。甘者可以补气，参、苓、术、草，皆甘物也；辛者可以治痰，半夏、陈皮，皆辛物也。用甘则气不虚，用辛则痰不滞，气利痰行，胡喘之有？或恶人参之补而去之，此不知虚实之妙者也。气虚，痰气不利者，此方主之。《内经》曰：壮者气行则愈，怯者着而成病。东南之土卑湿，人人有痰，然而不病者，气壮足以行其痰也。若中气一虚，则不足以运痰而痰证见矣。是方也，人参、白术、茯苓、甘草，前之四君子也，所以补气；乃半夏则燥湿以制痰，陈皮则利气以行痰耳。名之曰六君子者，表半夏之无毒，陈皮之弗悍，可以与参、苓、术、草比德云尔！（《医方考》）

附方3　香砂六君子汤（《古今名医方论》）

人参一钱（3g）　白术二钱（6g）　甘草七分（2g）　茯苓二钱（6g）　陈皮八分（2.5g）　半夏一钱（3g）　砂仁八分（2.5g）　木香七分（2g）　生姜二钱（6g），水煎服。

功用：益气健脾，行气化痰。

主治：脾胃气虚，痰阻气滞证。症见呕吐痞闷，不思饮食，脘腹胀痛，消瘦倦怠，或气虚肿满。

方论：清·柯韵伯：经曰："壮者气行则愈，怯者著而为病。"盖人在气交之中，因气而生，而生气总以胃气为本。食入于阴，长气于阳，昼夜循环，周于内外，一息不运，便有积聚，或胀满不食，或生痰留饮，因而肌肉消瘦，喘咳呕哕，诸症蜂起，而神机化绝矣。四君子气分之总方也。人参致冲和之气，白术培中宫，茯苓清治节，甘草调五脏，诸气既治，病从何来？然拨乱反正，又不能无为而治，必举夫行气之品以辅之，则补品不至泥而不行，故加陈皮以利肺金之逆气，半夏以疏脾土之湿气，而痰饮可除也。加木香以行三焦之滞气，缩砂以通脾肾之元气，而膹郁可开也。四君得辅而补力倍宣；四辅有四君而元气大振，相须而益彰者乎！（《伤寒来苏集》）

参苓白术散

《太平惠民和剂局方》

【组成】莲子肉去皮，一斤（9g） 薏苡仁一斤（9g） 缩砂仁一斤（6g） 桔梗炒令深黄色，一斤（6g） 白扁豆姜汁浸，去皮，微炒，一斤半（12g） 白茯苓二斤（15g） 人参去芦，二斤（15g） 甘草炒，二斤（10g） 白术二斤（15g） 山药二斤（15g）

【用法】上为细末，每服二钱（6g），枣汤调下，小儿量岁数加减服（现代用法：散剂，每服6~10g，大枣煎汤送服；亦可作汤剂，加大枣3枚，水煎服）。

【功用】益气健脾，渗湿止泻。

【主治】脾虚夹湿证。气短乏力，形体消瘦，胸脘痞闷，饮食不化，肠鸣泄泻，面色萎黄，舌质淡苔白腻，脉虚缓。

【方论选录】

明·吴崑：脾胃虚弱，不思饮食者，此方主之。脾胃者，土也。土为万物之母，诸脏腑百骸受气于脾胃而后能强。若脾胃一亏，则众体皆无以受气，日见羸弱矣。故治杂证者，宜以脾胃为主。然脾胃喜甘而恶苦，喜香而恶秽，喜燥而恶湿，喜利而恶滞。是方也，人参、扁豆、甘草，味之甘者也；白术、茯苓、山药、莲肉、薏苡仁，甘而微燥者也；砂仁辛香而燥，可以开胃醒脾；桔梗甘而微苦，甘则性缓，故为诸药之舟楫，苦则喜降，则能通天气于地道矣。（《医方考》）

清·汪昂：此足太阴、阳明药也。治脾胃者，补其虚，除其湿，行其滞，调其气而已。人参、白术、茯苓、甘草、山药、薏仁、扁豆、莲肉皆补脾之药也，然茯苓、山药、薏仁理脾而兼能渗湿；砂仁、陈皮调气行滞之品也，然合参、术、苓、草，暖胃而又能补中（陈皮、砂仁，入补药则补）；桔梗苦甘入肺，能载诸药上浮，又能通天气于地道（肺和则天气下降），使气得升降而益和，且以保肺，防燥药之上僭也。（《医方集解》）

清·冯兆张：脾胃属土，土为万物之母，东垣曰：脾胃虚则百病生，调理中州，其首务也。脾悦甘，故用人参、甘草、苡仁；脾喜燥，故用白术、茯苓；脾喜香，故用砂仁；心生脾，故用莲肉益心，土恶火，故用山药治肾；桔梗入肺，能升能降。所以通天气于地道，而无否塞之忧也。（《冯氏锦囊秘录》）

清·徐大椿：脾胃两虚，不能健运胜湿，而输纳无权，故食少体倦，吐泻不止焉。人参扶元补胃，白术燥湿健脾，山药补脾益阴，莲肉清心醒脾，扁豆健脾和胃气，米仁健脾渗湿热，炙草缓中，桔梗清肺，茯苓渗湿以和脾胃也。为散米饮煎服，使湿化气调，则脾胃壮盛而体强食进，何吐泻之不止哉？此健脾强胃之剂，为土虚不能胜湿吐泻之方。（《医略六书·杂病证治》）

清·费伯雄：此健脾和胃之正药也。唯扁豆性劣宜减去，尝见疟愈之后服扁豆者，无不复发，此可知也。（《医方论》）

近·谢观：此方不寒不热，性味和平，调理病后痢后尤宜。常服调脾悦色，顺正去邪，功难尽述。（《中国医学大辞典》）

今·盛心如：参苓白术散本治饮食不消，泄泻等症。所加诸药，无非健脾开胃利湿行滞，而其重要关键在于桔梗一味。盖桔梗开通肺气，肺气开通，则气之上下升降无阻。脾宜升而胃宜降，饮食不消、泄泻等症，无非升降不和，是以陈修园谓桔梗乃通利三焦之品，张洁古谓能载诸药上浮，此说吾无取焉。（《实用方剂学》）

今·湖北中医药大学方剂教研室：胃为水谷之海，主受纳；脾为仓廪之官，主运化。脾健胃和，则能腐熟水谷而化生气血，以行营卫，滋溉周身。若饮食失节，起居不时，以致脾胃受伤，则水反停聚而为湿，谷不消化反为滞，精华之气不能输化，是以形体消羸，纳呆吐泻等症作。汪讱庵说“治脾胃者，补其虚，除其湿，行其滞，调其气而已”，可谓简明扼要地概括了脾胃病的治疗法则。

本方证为脾虚挟湿滞所致。故以四君子汤加山药、扁豆、莲肉、砂仁、薏苡仁、桔梗组成。四君子汤是治疗脾胃气虚的代表方剂，现又加山药、扁豆、莲子肉健脾补中，砂仁理气行滞，薏苡仁健脾渗湿；桔梗载药上行。诸药合用，补虚、渗湿、行滞、调气之功俱备，从其功效来说，则较四君子汤原方更为泛应曲当。对于脾胃虚弱，饮食不消，吐泻体虚等证，用以益气健脾，和胃渗湿，自有良效。方中配伍桔梗，其用尤妙。盖桔梗为诸药之舟楫，可载药上行入肺，故本方又具补肺之功，所以，对于肺损虚劳诸病证，在“培土生金”法中，参苓白术散又为常用的一个重要方剂。李东垣说：“脾胃虚则百病生，调理中州，其首务也。”因此，对于一些慢性疾病，而出现消化功能减退，食欲不振，消瘦乏力者，用本方治疗，可使脾胃功能恢复正常，气血生化有源，则诸证可望康复。

《医方集解》所载参苓白术散多陈皮一味，适宜于脾胃虚弱兼气滞不畅者，临床上亦可参考使用。（《古今名方发微》）

【验案选录】

案1　黄延芳治疗咳嗽案

患者，张某，男，45岁，2015年7月10日初诊。

[主诉]咳嗽咯痰5天。

[现病史]患者于5天前到海边游玩，感受风寒，当晚即咳嗽咳痰，伴发热恶寒，自服感冒灵颗粒无缓解，翌日即到当地医院就诊，查X线胸片提示双肺纹理增粗，血常规提示白细胞总数略高，两肺闻及散在干湿啰音，部位不固定，诊断为急性气管–支气管炎，予抗生素消炎，盐酸氨溴索化痰止咳及雾化治疗，治疗5天，已无发热恶寒，但咳嗽咳痰无缓解，特来求诊。

刻诊：咳嗽咳痰，咳声沉闷重浊，痰多色白稠厚，劳累疲倦，食后加剧，伴恶心欲呕，纳呆，自诉平素多汗易感冒，大便时溏，小便正常，舌淡苔白腻，脉沉弱。查咽部充血不甚，扁桃体无红肿，X线胸片提示双肺纹理增粗，血常规正常，两肺闻及轻微散在干湿啰音。

[西医诊断]急性气管–支气管炎。

[中医诊断]咳嗽。

[辨证]脾湿犯肺，肺失宣降。

[治法]健脾化湿，宣肺止咳。

[处方]莲子肉15g，薏苡仁30g，砂仁（后下）6g，桔梗15g，扁豆20g，茯苓15g，党参30g，炙甘草6g，白术15g，山药20g，大枣5枚，杏仁10g，泽泻15g，车前子15g，紫苏子15g。共3剂，日1剂，水煎服。

复诊：3日后患者自诉服药后尿量明显增加，咳嗽亦大大减轻，便溏改善，但仍偶尔咳嗽，纳呆，舌淡苔薄白，脉沉缓。效不更方，于原方加藿香10g，豆蔻10g加强醒脾作用，再服3剂。

3日后来诊诸症全无，嘱用参苓白术散成药调理，治疗3个月后电话随访，未见复发。[《中国民族民间医药》2016，25（11）：35]

案2　宋秀霞治疗小儿厌食症案

李某，女，4岁。2012年4月20日初诊。

家长诉小儿纳差，拒食，活动汗出，大便每日一次，不成形，查体神志清楚，精神不振，形体消瘦，面色不华，少动言寡，舌淡胖边有齿痕，苔白厚，脉细。

诊断为厌食症。证属脾虚失运、湿邪中阻，治宜益气健脾、和胃除湿。方选参苓白术散加减。

莲子肉10g，薏苡仁10g，砂仁5g，桔梗5g，白扁豆6g，茯苓10g，党参10g，甘草10g，白术10g，山药10g，焦三仙各9g，防风6g，黄芪10g。5剂水煎服，每剂煎煮2次，2次共取汁200~300ml。分2次服用，早晚温服。

患儿服5剂后饮食增加。精神好转，活动汗出明显减少，去防风、黄芪继续服6剂以巩固疗效。嘱其忌食零食、甜食及肥腻之品，饮食清淡，以莲子山药粥调之。

后随访未复发。[《内蒙古中医药》2016，35（5）：47–48]

案3　宋秀霞治疗带下病案

王某，44岁，2013年10月22日初诊。

带下如水绵绵不断2个月，色白，质黏稠伴异味，脘胁不舒，精神疲惫，纳差，喜食肥甘，大便不成形，末次月经2013年10月8日，舌质淡边有齿痕，苔薄白，脉缓。

［中医诊断］带下病。

［辨证］脾虚失运，湿气下陷。

［治法］健脾益气、升阳除湿。

［处方］方选参苓白术散加减。莲子肉20g，薏苡仁30g，砂仁10g，桔梗10g，白扁豆15g，茯苓20g，党参10g，甘草10g，白术15g，山药20g。7剂，水煎服，1日1剂，1日2次，连服7剂。嘱辅以清水清洗外阴，保持外阴清洁。

7剂后带下症状消失，诸症明显好转。[《内蒙古中医药》2016，35（5）：47–48]

案4　宋秀霞治疗鼻鼽案

患者，男，72岁，2014年5月2日初诊。

病起2年，鼻塞不通，鼻涕黏白、鼻痒、喷嚏不断、饮食减少、大便溏泻，舌质淡红，苔薄白，脉细，经鼻腔镜检查，双鼻甲稍肿，黏膜淡白。

［西医诊断］过敏性鼻炎。

［中医诊断］鼻鼽。

［辨证］脾虚湿困、肺失充养，治以健脾益气，升清化湿，补肺敛气，宣通鼻窍。

［处方］方用参苓白术散加减。薏苡仁30g，莲子肉30g，桔梗15g，白扁豆20g，砂仁10g，党参15g，茯苓20g，甘草10g，山药30g，陈皮10g，白术20g，乌梅10g，苍耳子10g。煎服，1天1剂，1天2次，连服14剂。

2014年5月16日复诊，鼻通气改善，鼻痒、喷嚏好转。继服14剂，诸症明显改善，并嘱患者加强体质，增强抵抗力，平时要多注意天气变化，远离过敏源。随访至今未发。[《内蒙古中医药》2016，35（5）：47–48]

案4　何炎燊治疗大便失禁案

陈某，女，30岁。东莞市莞城区人。

［既往史］患者于2003年12月25日出现大便稀烂，每日排2~3次，带有血液，里急后重。患者以为是痔疮出血，未加治疗，迁延2年余。2005年8月5日广州某医院肠镜检查提示：乙状结肠腺癌。2005年8月16日行乙状结肠癌根治术，保留肛门。

［病理检查］乙状结肠腺癌，ER（–），已侵至外膜，伴少数淋巴细胞浸润及淋巴结转移癌，合并绒毛腺管状腺瘤，肠系膜下动脉根部淋巴结转移癌。术后化疗2次。

［现病史］2005年10月14日来诊。其人形体消瘦，面色萎黄，精神疲惫，表情痛苦，

声低气怯。自述手术后第4天至今，大便失禁，每日排便不计其数，大便稀烂，无黏液和血液。无腹胀、腹痛。由于频繁排便，导致肛门周围充血、糜烂。纳呆，恶心。进食稍多则排便亦多，四肢倦怠、短气。舌质淡红不华，舌苔薄白，脉弦数。

[辨证治法] 此乃平日操劳忧思过度，加上饮食不节，过食生冷及膏粱厚味，损伤脾胃；肝气郁结，横逆犯脾，以致脾胃腐熟、运化之功能失职，水湿化热，湿热久蕴成毒，下迫大肠，损伤肠络而演化为大肠癌。手术复加化疗，则气血大虚，脾胃更弱，中气下陷，升清降浊之功能失职，而肠道邪毒未清。法当补脾健胃，升清敛脾涩肠，清热解毒，标本兼治。方用葛根黄芩黄连汤合参苓白术散加减。

[处方] 葛根（煨熟）20g，黄芩12g，黄连8g，炙甘草6g，地榆15g，扁豆30g，乌梅10g，党参25g，白术20g，茯苓20g，山药30g，枳壳15g，石榴皮15g。3剂。

二诊：大便转稠，排便次数减少一半，矢气频，口淡。此乃湿热之标邪已减，脾胃虚寒，中气下陷，故转方用乌梅丸合理中丸加减，以温中祛寒，敛脾涩肠止泻为主，清热解毒为佐。

[处方] 党参20g，白术15g，茯苓20g，炮姜10g，炙甘草5g，山药50g，葛根（煨熟）20g，赤石脂20g，黄连10g，乌梅10g，石榴皮20g，石斛15g。4剂。

三诊：大便软，呈条状，每日排4~5次，恶心消失，每餐可以进食1碗软饭。精神明显好转。肛周充血、糜烂明显好转。舌质淡红不华，舌苔薄白，脉弦数。此乃脾胃功能渐复，效不更方。

[处方] 党参20g，白术15g，茯苓20g，炮姜10g，炙甘草5g，山药50g，葛根（煨熟）20g，赤石脂20g，黄连10g，乌梅10g，石榴皮20g，石斛15g。7剂。（《何炎燊医案》）

案5　刘弼臣治疗小儿反复呼吸道感染案

张某，男，3岁。1991年7月9日初诊。

患儿自1岁以后喉中痰鸣不断，时轻时重，每遇天气变化则发热，流涕，咳嗽。多方求治，均未效。患儿纳差，二便调。

[查体] 面色㿠白无华，舌红，苔白腻，脉滑数。咽红，扁桃体I度肿大，未见分泌物，心肺（–）。

[诊断] 易感儿并发急性扁桃体炎。

[辨证治法] 证属痰浊久羁，脾胃虚弱。治宜健脾化痰，和胃降浊。方用六君子汤加减。

[处方] 太子参10g，茯苓10g，炒白术10g，炙甘草3g，半夏3g，牛蒡子10g，焦山楂10g，焦神曲10g，焦麦芽10g，陈皮5g，枳壳5g，杏仁10g，薏苡仁10g。水煎服，每日1剂。

二诊：7月16日。痰浊已消，唯纳差，面色㿠白无华。改用参苓白术散加减治之。

[处方] 太子参10g，茯苓10g，炒白术10g，白扁豆10g，山药10g，鸡内金10g，香稻芽10g，陈皮5g，砂仁1.5g，桔梗6g，焦山楂10g，焦神曲10g，焦麦芽10g。水煎服，

每日1剂。

三诊：8月14日。服上方1个月后诸症悉除，面色红润，纳佳，二便调。继用上方加减以巩固疗效。追访2年未病。(《刘弼臣医案》)

案6　张士卿治疗泄泻案

吴某，女，7个月。2005年4月18日就诊。

患儿腹泻1个月余。现每日泻下2~3次，上午便质较稀，下午为黄色水样便，夹有泡沫，精神尚可，纳差，消瘦，眼屎多，舌淡苔白厚。

[辨证治法]此乃脾虚湿盛，夹有肝火之腹泻。治以清肝抑木，健脾扶土，渗湿助运以止泻。选用参苓白术散加减。

[处方]太子参、云茯苓、白扁豆、莲子、诃子、白菊花、桑叶、焦神曲、焦山楂、焦麦芽各10g，炒白术、陈皮、桔梗、鸡内金各6g，炒山药、炒薏苡仁各15g，炙甘草3g。6剂，水煎服。

服后大便成形，每日便次减少为1~2次，眼屎减少，纳食有所改善。继以原方服用6剂后诸症愈。(《张士卿医案》)

案7　施今墨治疗肠痨案

赵某，女，22岁，病历号517382。

病已经年，曾在天津中央医院治疗，诊断为肠结核症。肠鸣腹痛，大便溏泻，日行3~5次，且有黏液。胸胁胀满，呕逆不思食，每日下午自觉发热，小溲短赤。苔白质淡，六脉沉细而数。

[辨证立法]经云："清气在下，则生飧泻；浊气在上，则生䐜胀。"脾气宜升，胃气宜降，升降失调，既胀且泻，病患经年，正气已虚，表里不和，寒热时作，拟升清降浊调和表里法治之。

[处方]醋柴胡5g，苍术炭6g，赤茯苓10g，赤、白芍各6g，白术炭6g，赤小豆20g，炒吴萸5g，扁豆花10g，炒黄连5g，血余炭5g，禹余粮10g(同布包)，扁豆衣10g，米党参6g，车前子10g，怀山药25g，建莲肉15g，姜厚朴5g，御米壳12g，炙草梢3g，姜半夏6g。

二诊：前方服2剂，药效未显。前方去扁豆花、扁豆衣，改白扁豆30g，去车前子、滑石块，加姜竹茹6g，陈皮炭6g，服6剂再诊。

三诊：服药4剂，尚有2剂未服，寒热已退，呕逆亦减，大便次数已少，但仍溏泻，肠鸣依然，因需赴津一行，故来求诊。前方未服之药，仍要服完，再拟一方，必进10剂。

[处方]怀山药25g，白扁豆30g，五味子3g，苍术炭6g，黄连5g，吴萸5g(同炒)，白术炭6g，血余炭6g，禹余粮10g(同布包)，党参10g，莲肉12g，御米壳12g，云苓块12g，姜半夏6g，厚朴3g，干姜炭3g，炒白芍6g，炙草梢3g。

四诊：去津半月，共服12剂，诸症大为好转，腹痛肠鸣已止，大便一日一次，已呈软便，食欲渐增，呕逆已止，精神旺健，拟参苓白术散加减方巩固疗效。

［处方］米党参10g，云苓块10块，干姜炭3g，白扁豆30g，怀山药25g，五味子3g，苍术炭6g，霞天曲6g，白术炭6g，黄连5g，吴萸5g（同炒），半夏曲6g，焦薏仁15g，建莲肉15g，砂仁壳3g，炙甘草3g。（《施今墨医案》）

【附方】

七味白术散（原名白术散《小儿药证直诀》）

人参二钱五分（6g） 白茯苓 炒白术各五钱（各12g） 甘草一钱（3g） 藿香叶五钱（12g） 木香二钱（6g） 葛根五钱，渴者加至一两（15g） 为粗末，每服三钱（6g），水煎服。

功用：健脾益气，和胃生津。

主治：脾胃虚弱，清阳不升证。呕吐泄泻，频作不止，烦渴欲饮。

方论：**明·吴崑**：“脾胃虚弱，不思饮食者，此方主之。脾胃者，土也。土为万物之母，诸脏腑百骸受气于脾胃而后能强。若脾胃一亏，则众体皆无以受气，日见羸弱矣。故治杂证者，宜以脾胃为主。然脾胃喜甘而恶苦，喜香而恶秽，喜燥而恶湿，喜利而恶滞。是方也，人参、扁豆、甘草，味之甘者也；白术、茯苓、山药、莲肉、薏苡仁，甘而微燥者也；砂仁辛香而燥，可以开胃醒脾；桔梗甘而微苦，甘则性缓，故为诸药之舟楫，苦则喜降，则能通天气于地道矣。”（《医方考》）

补中益气汤

《脾胃论》

【组成】黄芪五分，病甚劳役热甚者一钱（18g） 甘草炙，五分（9g） 人参去芦，三分（9g） 当归身酒焙干或晒干，二分（3g） 橘皮不去白，二分或三分（6g） 升麻二分或三分（6g） 柴胡二分或三分（6g） 白术三分（9g）

【用法】上㕮咀，都作一服，水二盏，煎至一盏，去渣，食远，稍热服（现代用法：水煎服）。

【功用】补中益气，升阳举陷。

【主治】

1. 脾胃气虚证。饮食减少，体倦肢软，少气懒言，面色㿠白，大便稀薄，脉虚软。

2. 气虚下陷证。脱肛，子宫脱垂，久泻，久痢，崩漏，气短乏力，舌淡，脉虚。

3. 气虚发热证。身热，自汗，渴喜热饮，气短乏力，舌淡，脉虚大无力。

【方论选录】

元·李杲：若饮食失节，寒温不适，则脾胃乃伤。喜、怒、忧、恐，损耗元气。既脾胃气衰，元气不足，而心火独盛。心火者，阴火也，起于下焦，其系系于心。心不主令，相火代之；相火，下焦包络之火，元气之贼也。火与元气不两立，一胜则一负。脾胃气虚，则下流于肾，阴火得以乘其土位，故脾证始得，则气高而喘，身热而烦，其脉洪大而头痛，或渴不止，其皮肤不任风寒，而生寒热。盖阴火上冲则气高，喘而烦热，为头痛，为渴，而脉洪。脾胃之气下流，使谷气不得升浮，是春生之令不行，则无阳以护其荣卫，则不任风寒，乃生寒热，此皆脾胃之气不足所致也。然而与外感风寒所得之证，颇同而实异，内伤脾胃，乃伤其气，外感风寒，乃伤其形；伤其外为有余，有余者泻之，伤其内为不足，不足者补之。内伤不足之病，苟误认作外感有余之病而反泻之，则虚其虚也。实实虚虚，如此死者，医杀之耳！然则奈何？唯当以辛甘温之剂，补其中而升其阳，甘寒以泻其火则愈矣。经曰：劳者温之，损者温之。又云：温能除大热，大忌苦寒之药，损其脾胃。脾胃之证，始得则热中，今立治始得之证。（《脾胃论》）

元·李杲：夫脾胃虚者，因饮食劳倦，心火亢甚，而乘其土位，其次肺气受邪，须用黄芪最多，人参、甘草次之。脾胃一虚，肺气先绝，故用黄芪益皮毛而闭腠理，不令自汗，损其元气。上喘气短，人参以补之。心火乘脾，须炙甘草之甘以泻火热，而补脾胃中元气；若脾胃急痛并大虚，腹中急缩者，宜多用，经云：急者缓之。白术苦甘温，除胃中热，利腰脐间血。胃中清气在下，必加升麻、柴胡以引之，引黄芪、人参、甘草甘温之气味上升，能补卫气之散解，而实其表也，又缓带脉之缩急。二味苦平，味之薄者，阴中之阳，引清气上升也。气乱于胸中，为清浊相干，用去白陈皮以理之，又能助阳气上升，以散滞气，助诸甘辛为用。口干嗌干加干葛。脾胃气虚，不能升浮，为阴火伤其生发之气，荣血大亏，荣气不营，阴火炽盛，是血中伏火日渐煎熬，血气日减，心包与心主血，血减则心无所养，致使心乱而烦，病名曰悗。悗者，心惑而烦闷不安也，故加辛甘微温之剂生阳气，阳生则阴长。或曰：甘温何能生血？曰：仲景之法，血虚以人参补之，阳旺则能生阴血，更以当归和之。少加黄柏以救肾水，能泻阴中之伏火。如烦犹不止，少加生地黄补肾水，水旺而心火自降。如气浮心乱，以朱砂安神丸镇固之则愈。（《内外伤辨惑论》）

明·吴崑：脾主四肢，故四肢勤动不息，又遇饥馁，无谷气以养，则伤脾，伤脾故令中气不足，懒于言语；脾气不足以胜谷气，故恶食；脾弱不足以克制中宫之湿，故溏泄；脾主肌肉，故瘦弱。五味入口，甘先入脾，是方也，参、芪、归、术、甘草，皆甘物也，故可以入脾而补中气。中气者，脾胃之气也。人生与天地相似，天地之气一升，则万物皆生，天地之气一降，则万物皆死。故用升麻、柴胡为佐，以升清阳之气，所以法象乎天之升生也。用陈皮者，一能疏通脾胃，一能行甘温之滞也。（《医方考》）

明·赵献可：凡脾胃喜甘而恶苦，喜补而恶攻，喜温而恶寒，喜通而恶滞，喜升而恶降，喜燥而恶湿，此方得之……东垣创立此方，以为邪之所凑，其气必虚，内伤者多，外感者间或有之，纵有外邪，亦是乘虚而入，但补其中、益其气，而邪自退，不必攻邪，攻则虚者愈虚，而危亡随其后矣。倘有外感而内伤不甚者，即于本方中酌加对证之药，而外邪自退。所谓仁义之师，无敌于天下也。至于饮食失节，劳役过度，胃中阳气自虚，下陷于阴中而发热者，此阳虚自病，误作外感而发散之，益虚其虚矣，为害岂浅哉！心肺在上，肾肝在下，脾胃处于中州，为四脏之主气者，中焦无形之气，所以蒸腐水谷，升降出入，乃先天之气，又为脾胃之主，后天脾土非得先天之气不行。是方盖为此气因劳而下陷于肾肝，清气不升，浊气不降，故用升麻使由右腋而上，用柴胡使由左腋而上，非借参、芪之功，则升提无力，是方所以补益后天中之先天也。(《医贯》)

明·张景岳：补中益气一汤，允为东垣独得之心法。本方以升、柴助升气，以参、术、归、芪助阳气，此意诚尽善矣。然补阳之义，亦有宜否。如治劳倦内伤发热，为助阳也，非发汗也。然有不散而散之意，故于劳倦感寒，或阳虚痎疟及脾气下陷等症最宜。若全无表邪寒热，而中气亏甚者，则升、柴大非所宜。盖升、柴之味兼苦寒，升、柴之性兼疏散，唯有邪者可因升而散之，若无邪大虚者，即纯用培补，犹恐不及，再兼疏散，安望成功？凡补阳之剂，无不能升，正以阳主升也。寇宗奭极言五劳七伤，大忌柴胡，而李时珍以为不然。要之能散者，断不能聚；能泄者，断不能补；性味苦寒者，断非扶阳之物。故表不固则汗不敛者，不可用；外无表邪，而阴虚发热者，不可用；阳气无根，而格阳戴阳者，不可用；脾肺虚甚，而气促似喘者，不可用；命门火衰，而虚寒泄泻者，不可用；水亏火亢，而衄血吐血者，不可用；四肢厥，而阳虚欲脱者，不可用。总之，元气虚极者，不可泄；阴阳下竭者，不可升。人但知补中益气可以补虚，不知几微关系，判于举指之间，纤微不可紊，误者正此类也。(《古今名医方论》)

明·黄承昊：《内经》云：阳密乃固。阳密即腠理密矣。此气盖本于胃而主于肺，故胃充即卫充，肺虚即卫虚。益气汤以甘温养胃中生发之元气，以升、柴提下陷之清阳，清阳上升，卫气自实，汗不敛而自固矣。又谓脾气一虚，肺气先绝，汗乃大泄，故先以参、术壮其脾，使土旺金生，则腠理自密，而汗乃止。盖养胃助脾，即所以补肺大母，而充固卫气，无他法也。(《六醴斋医书·折肱漫录》)

明·傅仁宇：中气者，脾胃之气也。五脏六腑、百骸九窍，皆受气于脾胃而后治。故曰：土者，万物之母。若饥困劳倦，伤其脾胃，则众体无以滋气而生，故东垣谆谆以脾胃为言也。……是方人参、黄芪、甘草甘温之品，甘者中之味，温者中之气，气味皆中，故足以补中气。白术甘而微燥，故能健脾。当归质润辛温，故能泽土，术以燥之，归以润之，则不刚不柔，而土气和矣。复用升麻、柴胡，升清阳之气于地道也。盖天地之气一升，则万物皆生；天地之气一降，则万物皆死。观乎天地之升降，而用升麻、柴胡之意，从可知矣。或曰：东垣谓脾胃一虚，肺气先绝，故用黄芪以益皮毛，不令自汗而泄肺气，其辞切矣。予考古人之方，而更其论，何也？余曰：东垣以脾胃为肺之母故耳。余以脾胃为众体之母，凡五脏六腑，百骸九窍，莫不受其气而赖之，是发东垣之未发，而广其意

耳，岂曰更论？（《审视瑶函》）

清·柯琴：仲景有建中、理中二法。风木内干中气，用甘草、饴、枣培土以御风，姜、桂、芍药驱风而泻木，故名曰建中。寒水内凌于中气，用参、术、甘草补土以制水，佐干姜而生土以御寒，故名曰理中。至若劳倦，形气衰少，阴虚而生内热者，表证颇同外感，唯东垣知其为劳倦伤脾，谷气不盛，阳气下陷阴中而发热，制补中益气之法。谓风寒外伤其形为有余，脾胃内伤其气为不足，遵《内经》劳者温之、损者益之之义，大忌苦寒之药，选用甘温之品，升其阳以行春生之令。凡脾胃一虚，肺气先绝，故用黄芪护皮而闭腠理，不令自汗；元气不足，懒言气喘，人参以补之；炙甘草之甘以泻心火而除烦，补脾胃而生气。此三味，除烦热之圣药也。佐白术以健脾；当归以和血；气乱于胸，清浊相干，用陈皮以理之，且以散诸甘药之滞；胃中清气下沉，用升麻、柴胡气之轻而味之薄者，引胃气以上腾，复其本位，便能升浮以行生长之令矣。补中之剂，得发表之品而中自安；益气之剂，赖清气之品而气益倍，此用药有相须之妙也。是方也，用以补脾，使地道卑而上行，亦可以补心肺，损其肺者益其气，损其心者调其营卫也；亦可以补肝木，郁则达之也。唯不宜于肾，阴虚于下者不宜升，阳虚于下者更不宜升也。凡东垣治脾胃方，俱是益气。去当归、白术，加苍术、木香，便是调中；加麦冬、五味辈，便是清暑。此正是医不执方，亦正是医必有方。（《古今名医方论》）

清·陆丽京：此为清阳下陷者言之，非为下虚而清阳不升者言之也。倘人之两尺虚微者，或是癸水消竭，或是命门火衰，若再一升提，则如大木将摇而拔其本也。（《古今名医方论》）

清·陈士铎：人有气虚，气息短促不足以息，与劳役形体气急促者迥殊。懒于言语，饮食无味，身体困倦，人以为气痨也，谁知是阳虚下陷，由于内伤其元气乎！夫元气藏于关元之中，上通肺而下通肾。元气不伤，则肾中真阳自升于肺，而肺气始旺，行其清肃之令，分布于五脏七腑之间；若元气一伤，不特真阳不能上升，且下陷于至阴之中，以生热矣。此热乃虚热，非实热也。实热可泻，虚热宜补，故必用甘温之药，以退其虚热。然而单用甘温以退其热，不用升提之味以挈其下陷之阳，则阳沉于阴，而气不能举，虽补气亦无益也，即升提其气矣，不用补气之味，则升提力弱，终难轻举其气也。方用补中益气汤……李东垣一生学问，全注于此方，妙在用柴胡、升麻于参、术、芪、归之内，一从左旋而升心、肝、肾之气；从右旋而生肺、脾、胃、命门之气，非仅升举上、中二焦之气也。（《辨证录》）

清·王子接：气者，专言后天之气，出于胃，即所谓清气、卫气、谷气、营气、运气、生气、阳气、春升之气、后天三焦之气也。分而言之则异，其实一也。东垣以后天立论，从《内经》劳者温之，损者益之。故以辛甘温之剂，温足太阴、厥阴，升足少阳、阳明。黄芪、当归和营气以畅阳，佐柴胡引少阳清气从左出阴之阳，人参、白术实卫气以填中，佐升麻引春升之气从下而上达阳明，陈皮运卫气，甘草和营气。原其方不特重参、芪、归、术温补肝脾，义在升麻、柴胡升举清阳之气，转运中州，故不仅名补中，而复申

之曰益气。(《绛雪园古方选注》)

清·王泰林：补中益气汤原为外感中有内伤一种者设，所以补伤寒之未及，非补虚方也。今人于外感中毫不敢用，而于内伤辄任意用之，则失东垣之遗意矣。虽曰补气而非发汗，然实有不散而散之意。故于劳倦感寒，或气虚痎疟及脾气下陷等症，则最所宜也。若全无表邪寒热，而但中气衰弱者，则升、柴之属，大非所宜。虽升、柴能引清气上升，然唯有邪者，固可因升而散之，设或无邪，宁不因散而愈耗其中气乎？夫东垣之方，无论内伤、外感，一概以升提中气为主，想当时司天运气使然尔，今则不可不审也。(《王旭高医书六种·医方证治汇编歌诀》)

清·张秉成：人身中真阳之气，虽藏于两肾之中，然自有生以来，莫不借脾胃以为充长。故东垣发脾胃论，言之最详。若脾胃一虚，则阳气生化之源衰少，且所以为之敷布而运行者，亦失其权，于是阳气下陷，卫气不固，则外邪易感。但此等寒热，皆邪少虚多之候，自当补正以御邪，若因表证而仅用表药，则失之过矣。方中参、术、甘草，大补脾胃中气，恐补药多滞，故加陈皮以宣利之。黄芪益卫气而达表；当归和血脉而调营；升麻升脾胃之清气，从右而上，以达于表；柴胡升肝胆之清气，从左而上，以达于表，加之姜、枣和营卫，开腠理，致津液，御邪扶正，两者兼优。此东垣治劳倦内伤之法，假之以治外感者也。(《成方便读》)

今·盛心如：阴为中之守，阳为气所禀，中虚则阴无以守，而阴火上乘于阳位；气弱则阳无所禀，而阳气下陷于阴中，于是热渴烦汗，头痛喘乏诸症作矣。表证则颇类外感，而中气虚弱则不宜发汗，故东垣遵《内经》“劳者温之、损者益之”之意，制补中益气汤以治之。俾中气足，阴阳平秘，而自可热退；营卫和，肌腠宣扬，而自得汗解。开后世甘温退大热之一大法门，实亦脱胎于仲景建中之意也。唯建中为营虚血少，营出中焦，血生于心，故用芍药以补其营血，饴、枣建中以养营，姜、桂强心以生血，甘草调和于其间也。此症为中虚气弱，故用黄芪补中气之虚，人参益元气之不足，甘草泻心，使食气之壮火转为生气之少火。当归和血，养日损之营阴，以配烦劳之亢阳。气馁于中，升降失司，用白术以运之；气乱于胸，清浊相干，用陈皮以理之。升麻、柴胡轻清宣达，升其下陷之阳气，阳气升而阴火自还，复于本位。更以姜、枣调和营卫。所以异于建中者，一则心阳不宣而用桂枝，一则脾阳下陷而用升、柴。(《实用方剂学》)

【验案选录】

案1　赵棻治疗习惯性便秘案

陈某，男，78，退休工人，1988年10月7日初诊，门诊号：0937025。

排便欠畅，3~5日1行，已历7年。患者年事已高，逐渐出现习惯性便秘。常服一轻松、麻子仁丸等，初服有效，日久则效果不显。今日经友人之介请赵老诊治，就诊时症见头晕、泛恶、嗳气，纳食不馨而量少，脘腹时胀，小腹重坠而无便意，大便常秘，人感烦闷不舒。舌淡红，边见齿印，苔薄白，中稍厚，脉左弦细无力，右脉弱，寸尤甚。

［辨证治法］腑气不降，肠失润下，是老人气虚便秘常见机理。进而分析，该患者为何腑气不得通降，有症为据，头晕乏力，纳食不馨，脘腹时胀，舌淡红，边见齿印，是脾胃气虚，运化失职。在气虚基础上，清阳不升，则头晕乏力；清阳不升则下陷，下陷则气滞，故有小腹重坠之感，但无便意；如此大便秘结，阴浊不得排泄，继发浊气上逆，又见泛恶嗳气。总之，在清阳和腑浊双方都存在升降失常，但从舌脉来看，病之症结是升举之力不足，导致肠腑不得润降。所以证属中气亏虚，升举无力，腑浊不得通降，大便常秘。宜健运中气，通腑导滞，佐以升清，补中益气汤合自拟健运麦谷芽汤化裁。

［处方］党参 15g，生黄芪 20g，木香 9g，川朴 9g，枳实 9g，麦、谷芽各 30g，鸡内金 9g，郁李仁 9g，火麻仁 9g，光桃仁 9g，升麻 6g，甘草 6g。7 剂。

二诊：10 月 15 日。服药后，上述诸症减轻，大便 2~3 日 1 行，宜加强助气推动，步上法加减再进。

［处方］党参 15g，黄芪 30g，木香 9g，川朴 9g，枳实 9g，麦谷芽各 30g，鸡内金 12g，郁李仁 12g，火麻仁 9g，桃仁 9g，升麻 6g，肉苁蓉 12g，炙甘草 6g，柴胡 6g。7 剂。

三诊：10 月 23 日。药后大便日行 1 次，畅通为快，余症悉除。(《赵棻医案》)

案 2　万友生治疗胃脘不适案

魏某，男，34 岁。患者食入恶寒，已 8 个月。

病起于 1974 年底，初因感冒而胃脘不适（久患十二指肠球部溃疡和胃下垂），继而每天每餐（尤其是午、晚餐）食入未尽，即感恶寒，而口干渴喜热饮（不恶寒时口不渴），饮后胃脘作胀，恶寒从背部开始，旋即由上而下、寒彻足心，并延及于全身，同时哈欠连连，必须立即停止进食而去晒太阳或上床盖被取暖才能回温，夏天也不例外，每次阵寒发作大约持续二三十分钟至一小时不等，因此每餐饭常需在恶寒后继续吃完。今年 3 月和 5 月间，曾先后患过 2 次疟疾，虽经采用西药治愈，但食入恶寒至今未已，并伴有嗜睡、纳差、饮食喜热恶冷、嗳气多而矢气少、大便软烂不爽、尿色深黄如浓茶，皮肤时起痒疹，头昏，面色萎黄、泛黑晕，下肢乏力、行走有飘浮感等症，容易感冒，感冒即头痛、鼻塞，有时胸闷（有肺结核病史），舌红苔白黄厚腻，右脉稍呈濡细，左脉略见弦细，而均不任按。

［辨证立法］证属湿热郁伏少阳而脾胃中气虚弱所致。法当在开达少阳气机中利小便以通阳为主，并以升补脾气、和降胃气为佐。投以补中益气汤加减。

［处方］柴胡 15g，青蒿 15g，通草 10g，茯苓 15g，葛根 30g，升麻 15g，陈皮 30g，甘草 15g，党参 30g，黄芪 30g。

二诊：8 月 16 日。服上方 2 剂，食入恶寒减轻。脘胀下移为腹胀，矢气增多，大便渐欲成形，舌苔减退，脉力渐增。守上方再进。

三诊：8 月 19 日。再进上方 3 剂，食入恶寒续减，已不再打哈欠，小便转清（8 个月来从未见过），大便每晨畅行 1 次，但仍呈稀糊状，皮肤痒疹消除，脉濡象退而弦象显。守上方加重柴胡、青蒿各为 24g，再加焦白术、大腹皮各 15g。

四诊：8月23日。再进上方3剂，食入已不恶寒，腹胀全除，但仍头昏，乏力，胸痛时作时止，苔黄未净，脉弦见减。守上方减柴胡、青蒿各为18g，大腹皮为10g，加桔梗、橘络、丝瓜络各10g。

五诊：8月26日。再进上方3剂，食入恶寒未再发生，舌根苔仍黄腻，脉弦仍未全退，少佐苦寒以清解湿热。

[处方]黄芪30g，党参30g，焦白术15g，陈皮15g，升麻15g，柴胡15g，葛根30g，甘草5g，黄芩5g，黄连5g，半夏10g，生姜3片，红枣3枚。

六诊：8月29日。再进上方3剂，食入又微有寒意，但稍稍喝点热开水就能回温，胃脘亦不作胀，大便近似成形，尿稍黄而且多，胸痛减少。守上方加防风10g，车前草15g。

七诊：9月3日。再进上方5剂，前昨两日午晚餐食入又有点恶寒和胃脘作胀，但来势比较轻缓，不打哈欠，也不需晒太阳或上床盖被取暖，只需喝些热开水就可回温，今晨大便转稀，食欲不振。仍守三诊方加山楂、谷芽、麦芽各15g，六曲10g以进。

八诊：9月7日。再上方5剂，食入恶寒即复解除，并常自微汗出，小便黄短，舌根黄苔渐退，脉已不弦。守上方加猪苓、泽泻各10g，继进5剂以巩固疗效。

患者继进上方后，食入恶寒未再复发，病获痊愈。(《万友生医案》)

案3　刘渡舟治疗内伤发热案

马某某，女，74岁。

午后发热，体温38℃左右，饮食衰减，腹内有灼热之感并向背部及大腿放散。手心热甚于手背，气短神疲。然口不渴腹不胀，二便尚调。舌质红绛，苔薄白，脉大无力。

[辨证治法]辨为气虚发热。其病机为脾虚清阳下陷，升降失调，李东垣所谓“阴火上乘土位”所致。对于这种内伤发热，当用东垣“甘温除大热”之法。疏补中益气汤加生甘草。

[处方]黄芪20g，党参15g，炙甘草5g，生甘草5g，白术12g，当归12g，陈皮8g，升麻3g，柴胡6g，生姜3片，大枣12枚。

服5剂，食欲增加，体力有增，午后没有发热，腹中灼热大减。续服5剂，午后发热及腹中灼热等症均愈。(《刘渡舟医案》)

案4　李延治疗心衰案

金某，女，70岁，2010年11月15日初诊。

冠心病史8余年，胸闷、气短伴双下肢浮肿反复发作半年，曾因诊断为“冠心病、心衰”住院治疗，经强心利尿治疗后，症状一度缓解，但气短乏力、少气懒言、身热自汗之症有增无减。此次就诊前自感上述症状又有复发迹象，为求他法前来就诊。

诊见气短乏力，神疲肢倦，怠惰嗜卧，下肢略肿，身热自汗，面色㿠白纳呆，便溏，舌淡，脉虚无力。

[诊断]心衰。

[证属]脾气亏虚。

［处方］黄芪 30g，党参 20g，白术 25g，当归 15g，升麻 20g，柴胡 15g，陈皮 25g，茯苓皮 15g。7 剂，水煎服，日 1 剂，分 2 次服。

建议强心、利尿等西药配以中药治疗。

二诊：下肢肿消，自觉胸中之气得续，纳食得增，身不甚热，汗止，由此精神转佳，言语日渐增多。上方去茯苓皮，继服 10 剂。

三诊：诸症大为好转，但稍食多便觉腹胀。上方加焦三仙各 15g，以助消食。继服 7 剂，诸症渐除。

按：本案乃脾虚气弱、健运失职所致。脾主四肢肌肉，脾失健运，故神疲肢倦，怠惰嗜卧，运化水湿功能失常，则水溢四肢，故下肢略肿；脾失健运，水液运行输布失常，下趋肠道，故便溏；中阳不足，可见诸症；气虚卫表不固，故身热自汗，遂方以健脾益气为大法，佐以利水消肿之品，标本同治，获效颇佳。（《李延学术经验集》）

案 5　李延治疗脑动脉硬化案

唐某，男，46 岁。2008 年 9 月 22 日初诊。

眩晕反复发作半年余，每因思劳过度、休息欠佳而诱发，测得血压尤明显升高，曾几次检查头部 CT 未见明显异常，西医诊断为“脑动脉硬化，脑供血不足”，服用天麻胶囊等药物，效果不甚理想，遂求中医治疗。

诊见头晕目眩，倦怠乏力，面色㿠白，夜寐欠安，纳呆腹胀，便溏，形瘦语低。舌淡，苔薄白，脉沉细。

［诊断］脑动脉硬化。

［证属］脾气亏虚，清阳不升。

［方药］补中益气汤加减。

［处方］黄芪 30g，党参 20g，白术 25g，当归 25g，升麻 20g，柴胡 25g，茯苓 15g，甘草 10g。7 剂，水煎服，日 1 剂，分 2 次服。

二诊：眩晕程度减轻，发作次数明显减少，仍有腹胀，腰酸膝软。

上方加白芍 20g，陈皮 15g，桑寄生 15g，川续断 15g。继服 7 剂，水煎服，日 1 剂，分 2 次服。

三诊：眩晕少有发作，神清气复，面色红润，夜寐可安，腹胀腰酸减轻，继服 7 剂加以巩固。

按：本案归属“眩晕”范畴。《素问·至真要大论》云：“诸风掉眩，皆属于肝。”故医家大多以平肝息风化痰为治法。然本案李延教授认为乃中气不足、清阳不展所致。因脾气主升，胃气主降，为中焦气机升降之枢纽，中气不足，不升反陷，导致清阳不能上荣头目，故出现眩晕。遂治以补中益气，升举清阳。二诊症见腹胀腰酸，乃肝脾不和、久病肾虚之象，故投以柔肝理气、补肾健骨之品，由此诸症终得消解。（《李延学术经验集》）

【附方】

升陷汤（《医学衷中参西录》）

生黄芪六钱（18g） 知母三钱（9g） 柴胡一钱五分（4.5g） 桔梗一钱五分（4.5g） 升麻一钱（3g） 水煎服。

功用：益气升陷。

主治：大气下陷证。症见气短不足以息，或努力呼吸，有似乎喘，或气息将停，危在顷刻，脉沉迟微弱，或叁伍不调。

方论：**近·张锡纯**：升陷汤，以黄芪为主者，因黄芪既善补气，又善升气，且其质疏松，中含氧气，与胸中大气有同气相求之妙用，唯其性稍热，故以知母之凉润者济之；柴胡为少阳之药，能引大气之陷者自左上升；升麻为阳明之药，能引大气之陷者自右上升；桔梗为药中之舟楫，能载诸药之力上达胸中，故用之为向导也。至其气分虚极者，酌加人参，所以培气之本也；或更加萸肉，所以防气之涣也。至若少腹下坠或更作疼，其人之大气直陷至九渊，必需升麻之大力者，以升提之，故又加升麻五分或倍作二钱也。方中之用意如此，至随时活泼加减，尤在临证者之善变通耳。（《医学衷中参西录》）

玉屏风散

《究原方》录自《医方类聚》

【组成】防风一两（15g） 黄芪蜜炙 白术各二两（各30g）

【用法】上㕮咀，每服三钱（9g），水一盏半，加大枣一枚，煎至七分，去滓，食后热服（现代用法：散剂，每服6~10g；亦可作汤剂，水煎服）。

【功用】益气固表止汗。

【主治】表虚自汗。汗出恶风，面色㿠白，舌淡苔薄白，脉浮虚。亦治虚人腠理不固，易于感冒。

【方论选录】

明·吴崑：外冒风雨，则寒湿不免矣，以外得之，故令伤形而皮肤枯槁。然皮肤之间，卫气之所居也。《灵枢》经曰：卫气者，所以温分肉，充皮肤，肥腠理，而司开阖者也。故峻补其卫气，而形斯复矣。黄芪甘温，补表之圣药也，得防风而功愈速，故以防风等之；白术益脾，脾主肌肉，故以白术倍之。三药者，皆补气之品，《内经》曰：形不足者，温之以气，此之谓也。方名玉屏风，亦是以其补益卫气，足以为吾身之倚袭尔。（《医方考》）

明·李中梓：卫气虚薄，则玄府不闭，阳不能固，自汗乃出。黄芪甘温，专充肉分，是以为君。防风入肺，贯彻皮毛，故东垣曰黄芪得防风而功愈大，是以为臣。白术甘温入脾，脾主肌肉，故以为佐，以其善补卫外，足为吾身之倚庇，故玉屏风之名立焉。(《删补颐生微论》)

清·柯琴：邪之所凑，其气必虚。故治风者，不患无以驱之，而患无以御之；不畏风之不去，而畏风之复来。何则？发散太过，玄府不闭故也。昧者不知托里固表之法，遍试风药以驱之，去者自去，来者自来，邪气留连，终无解期矣。防风遍行周身，称治风之仙药，上清头目七窍，内除骨节疼痹，外解四肢挛急，为风药中之润剂，治风独取此味，任重功专矣。然卫气者，所以温分肉而充皮肤，肥腠理而司开阖，唯黄芪能补三焦而实卫，为玄府御风之关键，且无汗能发，有汗能止，功同桂枝，故又能除头目风热，大风癞疾，肠风下血，妇人子脏风，是补剂中之风药也，所以防风得黄芪，其功愈大耳！白术健脾胃，温分肉，培土以宁风也。夫以防风之善驱风，得黄芪以固表，则外有所卫；得白术以固里，则内有所据，风邪去而不复来。此欲散风邪者，当倚如屏、珍如玉也。其自汗不止者，亦以微邪在表，皮毛肌肉之不固耳！其与防风通圣等方悬殊矣。(《古今名医方论》)

清·汪昂：此足太阳、手足太阴药也。黄芪补气，专固肌表，故以为君；白术益脾，脾主肌肉，故以为臣；防风去风，为风药卒徒，而黄芪畏之，故以为使。以其益卫固表，故曰玉屏风。(《医方集解》)

清·王子接：黄芪畏防风。畏者，受彼之制也。然其气皆柔，皆主乎表，故虽畏而仍可相使。不过黄芪性钝，防风性利，钝者受利者之制耳！唯其受制，乃能随防风以周卫于身而固护表气，故曰玉屏风。一方有白术者，名白术防风汤。(《绛雪园古方选注》)

清·徐大椿：脾肺气亏，不能卫外，而腠理不密，故风邪易入，自汗不止焉。白术健脾燥湿，黄芪补气密卫，防风走表引领芪、术固腠理而止自汗也。为散煎服，使脾肺气充，则风邪外解而腠理致密，何自汗之不止哉？此补中托表之剂，为腠理虚受邪自汗之方。(《医略六书·杂病证治》)

清·张秉成：大凡表虚不能卫外者，皆当先建立中气，故以白术之补脾建中者为君，以脾旺则四脏之气皆得受荫，表自固而邪不干；而复以黄芪固表益卫，得防风之善行善走者，相畏相使，其功益彰，则黄芪自不虑其固邪，防风亦不虑其散表。此散中寓补，补内兼疏，顾名思义之妙，实后学所不及耳。(《成方便读》)

【验案选录】

案1　程门雪治疗表虚感冒案

王某，男，49岁。初诊：1954年2月14日。

易于伤风，鼻塞流涕，汗出，关节时痛。苔薄，脉濡软。

[辨证治法]表虚感冒，以玉屏风散合黄芪五物汤加减。

[处方] 生黄芪三钱，炒防风一钱半，桂枝三分，炒白芍一钱半，陈辛夷八分，云茯苓三钱，生白术一钱半，春砂壳八分，陈广皮一钱半，采云曲一钱半（包煎），炒香谷芽四钱，淮小麦四钱。

二诊：诸恙均瘥，原方合度，续进以治。方药同上，不录。（《程门雪医案》）

案2 王德鉴治疗慢性鼻炎案

陈某，男，26岁。

持续性鼻塞1年余，尤以夜间为甚，流白稠涕，量少，面色苍白，易感冒，舌淡苔白脉细。双下鼻甲肥厚肿胀，鼻黏膜淡红。

[辨证治法] 属肺气不足，邪滞鼻窍。治以补肺益气，通散鼻窍。

[处方] 黄芪25g，白术、升麻、红花、防风各10g，苍耳子、辛夷、白芷、泽泻各12g，茯苓、麦冬各15g。5剂。

二诊：涕少色淡，夜间鼻塞已不明显。因感冒而有少许咳嗽，舌脉如前。

[处方] 黄芪30g，防风、辛夷、前胡各10g，百部、藿香、苍耳子、杭菊花、白术各12g，芦根15g。

上方5剂而愈。（《王德鉴医案》）

案3 林爱武治疗肾病综合征案

李某，男，12岁，学生。2001年4月10日初诊。

反复浮肿、蛋白尿5年，加剧半月。患者8岁时初发肾病综合征，经足量泼尼松（40mg/天）口服2周后尿蛋白转阴，服足8周开始减量，正规服用泼尼松1年半后停药，治疗期间尿蛋白无反跳。半年后因感冒复发，尿蛋白升至（++++），口服泼尼松40mg/天后，尿蛋白再度缓解。此后经常因感冒而尿蛋白增加，激素加量及抗感染治疗有效，但易反复发作。

诊见：满月脸，面色苍白，神倦乏力，气短懒言，自汗，小便清长，舌淡，边有齿痕，脉细。查尿常规：PRO（++）。

肾功能检查：肌酐、尿素氮正常，血浆白蛋白、血脂检查均正常。

中医辨证属肺脾气虚型。予以防风30g，黄芪60g，白术90g。上药共研粗末，每天6g，煎2次，早、晚分服。且服药期间泼尼松量不增减。

1个月后复诊，患者尿蛋白转阴，全身症状改善。

嘱按原剂量再服1个月，感冒未发，尿蛋白持续阴性，后改隔日服1个月，以巩固疗效。

随访至今患者感冒未再发作，且每半个月复查尿常规1次，尿蛋白均为阴性，目前泼尼松已减至维持量5mg，隔日服。

按：患者为常复发型肾病综合征，但对激素却相当敏感，肾病综合征患者因长期服用激素后，机体免疫功能减低，抵抗力下降，正气不足，外卫不固，起居稍有不慎即易感邪，而使病情反复。玉屏风散为益气固表之代表方，其中黄芪益气固表，白术健脾益气，两药合用，使气旺表实，则汗不能外泄，邪亦不易内侵，再配防风走表祛风并御风邪，与黄芪相配，固表而不留邪，祛邪而不伤正。三药相配，有益气固表、祛邪、止汗的作用，切中其病因病机，故疗效较好。[《湖南中医杂志》2003，19（01）：48]

案4　林爱武治疗肿瘤术后低热自汗案

张某，女，66岁。2002年1月10日初诊。

乳腺癌根治术后1年。患者已化疗6次，而化疗后出现午后低热，查体温37.5~38℃，动则大汗淋漓，恶风，乏力，易于感冒，舌质淡，苔薄白，脉弱。

血常规检查：白细胞 3.6×10^9/L，血红蛋白10g/L，血小板 110×10^9/L。诊为气虚发热，采用益气健脾、固表止汗之法，拟玉屏风散加补中益气汤加味治疗。

[处方]生黄芪30g，炒白术15g，防风10g，党参30g，当归15g，陈皮6g，升麻6g，柴胡10g，煅牡蛎30g（先煎），浮小麦30g，炙甘草10g。日1剂，水煎，早、晚分服。

5剂后，患者汗出大减，体温降至37.5℃左右。按原方再续服10剂，患者汗止，体温基本恢复正常，全身情况改善，血常规复查：白细胞升至 4.5×10^9/L。故原方去牡蛎、浮小麦再服1个月，诸症悉除。追访至今，病情未见复发，感冒亦未发作。

按：肿瘤术后气血已虚，化疗后更伤正气，以致脾胃亏虚，中气不足，阴火内生而引起发热；气虚外卫不固，则汗液外泄，正气不足，抵抗力下降，则易于感冒。而补中益气汤能益气健脾，是甘温除热的代表方；玉屏风散则是益气固表止汗的经典方，两者合用，故可取得满意疗效。[《湖南中医杂志》2003，19（01）：48]

生　脉　散

《医学启源》

【组成】人参五分（9g）　麦冬五分（9g）　五味子七粒（6g）

【用法】长流水煎，不拘时服（现代用法：水煎服）。

【功用】益气生津，敛阴止汗。

【主治】

1. 温热暑热耗气伤阴证。汗多神疲，体倦乏力，气短懒言，咽干口渴，舌干红少苔，脉虚数。

2. 久咳伤肺，气阴两伤虚证。干咳少痰，气短自汗，口干舌燥，脉虚细。

【方论选录】

明·吴崑：气极者，正气少，邪气多，多喘少言，此方主之。肺主气，正气少，故少言；邪气多，故多喘。此小人道长，君子道消之象也。人参补肺气，麦冬清肺气，五味敛肺气，一补、一清、一敛，养气之道毕矣。名曰生脉者，以脉得气则充，失气则弱，故名之。东垣云：夏月服生脉散加黄芪、甘草，令人气力涌出。若东垣者，可以医气极矣。(《医方考》)

清·柯韵伯：肺为娇脏，而朝百脉，主一身元气者也。形寒饮冷则伤肺，故伤寒有脉结代与脉微欲绝之危；暑热刑金则伤肺，故伤热有脉来虚散之足虑。然伤寒是从前来者，为实邪，故虽脉不至，而可复可通；伤热是从所不胜来者，为贼邪，非先从滋化其源，挽回于未绝之前，则一绝而不可复。此孙真人为之急培元气，而以生脉名方也。麦冬甘寒，清权衡治节之司；人参甘温，补后天营卫之本；五味酸温，收先天天癸之原。三气通而三才立，水升火降，而合既济之理矣。仲景治伤寒有通脉、复脉二法。少阴病里寒外热，下利清谷，脉微欲绝者，制通脉四逆汤，温补以扶阳；厥阴病外寒内热，心动悸，脉结代者，制复脉汤，凉补以滋阴。同是伤寒，同是脉病，而寒热异治者，一挽坎阳之外亡，一清相火之内炽也。生脉散，本复脉立法，外无寒，故不用姜、桂之辛散；热伤无形之气，未伤有形之血，故不用地黄、阿胶、麻仁、大枣，且不令其泥膈而滞脉道也。心主脉而苦缓，急食酸以收之，故去甘草而加五味矣。脉资始于肾，资生于胃，而会于肺。仲景二方重任甘草者，全赖中焦谷气，以通之复之，非有待于生也，此欲得下焦天癸之元气以生之，故不借甘草之缓，必取资于五味之酸矣。(《古今名医方论》)

清·汪昂：此手太阴、少阴药也。肺主气，肺气旺则四脏之气皆旺，虚，故脉绝短气也。人参甘温，大补肺气为君；麦冬止汗，润肺滋水，清心泻热为臣；五味酸温，敛肺生津，收耗散之气为佐。盖心主脉，肺朝百脉（百脉皆朝于肺），补肺清心，则气充而脉复，故曰生脉也（人有将死脉绝者，服此能复主之，其功甚大）。夏月炎暑，火旺克金，当以保肺为主，清晨服此，能益气而祛暑也。(《医方集解》)

清·冯兆张：人参补气为君，所谓损其肺者，益其气也；五味子酸敛，能收肺家耗散之金；麦门冬甘寒，濡肺经燥枯之液。三者皆扶其不胜，使火邪不能为害也。司天属火之年，时令燥热之际，尤为要药。(《冯氏锦囊秘录》)

清·王子接：凡曰散者，留药于胃，徐行其性也。脉者，主于心，而发源于肺。然肺中之气，所赖以生者，尤必资借于肾阴。故《内经》言：君火之下，阴精承之也。麦冬清肺经治节之司，五味收先天癸水之原，人参引领麦冬、五味都气于三焦，归于肺而朝百脉，犹天之云雾清，白露降，故曰生脉。(《绛雪园古方选注》)

清·徐大椿：肺虚气耗，不能摄火，而热浮于外，故发热口干、自汗不止焉。人参大补，能回元气于无有；五味酸收，能敛元津之耗散；麦冬润肺清心。名之曰生脉，乃补虚润燥，以生血脉也。俾血脉内充，则元津完固而魄汗自敛，血脉无不生，虚热无不敛藏矣。此扶元敛液之剂，为气耗发热多汗之方。(《医略六书·杂病证治》)

清·吴瑭：汗多而脉散大，其为阳气发泄太甚，内虚不司留恋可知。生脉散酸甘化阴，守阴所以留阳。阳留，汗自止也。以人参为君，所以补肺中元气也。(《温病条辨》)

清·费伯雄：肺主气，心主血，生脉散养心肺之阴，使气血得以荣养一身，而又有酸敛之品以收耗散之气，止汗定咳。虚人无外感者，暑月宜之。(《医方论》)

清·唐宗海：人参生肺津，麦冬清肺火，五味敛肺气。合之酸甘化阴，是清润肺金，以清燥救肺汤之先声。(《血证论》)

清·张秉成：夫肺主这一身之气，为百脉所朝宗，肺气旺则脏腑之气皆旺，精自生而形自盛，脉自不绝矣。一受暑热之气，金受火刑，肺气被灼，则以上诸证叠出矣。然暑为夏月之正邪，人之元气充实者，原可不病，故邪之所凑，其气必虚。方中但以人参保肺气，麦冬保肺阴，五味以敛其耗散，不治暑而单治其正，以暑为无形之邪，若暑中无湿，则不致留恋之患，毕竟又无大热，则清之又无可清，故保肺一法，即所以却暑耳。此又治邪少虚多，热伤元气之一法也，在夏月肺虚者，可以服之。(《成方便读》)

今·丁学屏：诸凡热病，最易耗气伤津，昔人“温病须刻刻留意津液”之嘱，确是历练有得之语。盖热灼气津，液为汗耗，肺胃津伤者屡见不鲜也。洁古老人之生脉散，取人参之甘而微苦，通行十二经脉，大补肺中元气而生津液；麦冬甘凉，入心肺两经，养阴生津；五味子酸温，敛肺经耗散之气，还水脏散失之精，退虚热，止烦渴，定喘嗽。诚为益气生津，救阴敛液之良方。现今用治心源性休克，缓慢性心律失常，每收殊功。肺主一身之气而朝百脉，为水之上源而辅弼君主。肾藏五内之精，乃水火之宅元海之根。故人之呼吸吐纳，关系肺肾两脏，前人所谓“肺主出气，肾主纳气”此之谓也。洁古老人此方，取人参味甘性平，大补元气而生津液，补肺气而助摄纳；麦冬甘寒，养阴生津，上润肺燥，下济肾水；五味酸温而涩，敛肺津而纳肾气，合而成方，以为益气养阴敛津之用。(《古方今释》)

【验案选录】

案1　吴郁才治疗小儿肺炎喘嗽案

周某某，男，6岁。2004年10月16日诊。

因外感反复咳嗽，咯痰月余。曾用抗感染加激素，止咳平喘，清热宣肺化痰等中西药治疗10多天未见明显好转，证见咳嗽气喘，痰多黏稠，胸闷气促，低热不退，口干，动则汗出，精神疲倦，食欲不振，舌质红苔少，脉细数。听诊：两肺闻及少许干湿性啰音。体温37.5℃，面色少华。胸片示：肺部纹理增粗，有斑片状阴影。

[西医诊断]肺炎。

[中医诊断]证属气阴不足，脾肺两虚，痰浊闭肺。治拟益气养阴，化痰止咳。

[处方]太子参10g，麦冬6g，五味子3g，前胡6g，桔梗6g，防风5g，白芥子6g，苏子6g，南沙参10g，白术10g。

3剂后咳嗽气喘明显减轻，低热退，诸症好转，守原方继服5剂，患儿呼吸平稳，两肺呼吸音清晰，未闻及干湿性啰音，胸片复查正常，诸症痊愈。

按：小儿为稚阳之体，“稚阴未长”，阳气偏盛，阴液易伤，咳喘日久，缠绵不愈或过用消炎、激素、镇咳类药品，阴液耗伤，更加导致气阴两虚，脾肺两损，肺失宣肃，痰阻气道，肺气上逆，卫外不固，而见以上诸症。方中用太子参、南沙参、麦冬、五味子益气养阴敛肺；前胡、桔梗化痰止咳；苏子、白芥子止咳平喘且化黏痰尤效；佐以白术健脾益气燥湿，培土生金。全方扶正祛邪，双向调节，故疗效显著。[《江西中医药》，2006，（08）：56–57]

案 2　吴郁才治疗小儿外感发热案

吴某某，男，3 岁。2005 年 3 月 1 日诊。

反复发热 10 余天。体温在 38~39℃之间，经中西药治疗，热仍未退，午后发热明显，时汗出，但汗出热不解，伴纳少、流鼻水、质黏稠、精神疲乏。查：面色少华，咽部充血，舌质红，苔白而干，脉细数，指纹浮。

［诊断］感冒。证属外感发热，气阴不足。

［处方］党参 12g，太子参 12g，麦冬 10g，五味子 5g，天花粉 10g，赤白芍各 10g，葛根 10g，青蒿 8g，升麻 6g，黄芩 6g。3 剂，水煎服。

3 剂后复诊：热退诸症痊愈，再服 2 剂，以资巩固。

按：伤风感冒，往往不甚重视，因小儿为稚阴稚阳之体，脏腑娇嫩，易感外邪，且外邪侵袭后，其病理变化，又易虚易实，易寒易热，所以虽外感也易发生他症。该患者，反复服用发散、解热中西药物，使气阴两伤，肺卫益虚，邪气留连不去，故发热不退。本案治疗感冒时重视益气阴扶正，帮助透邪外出而获显著效果。总之，小儿外感病证，变化多端，不能墨守寒热二途，否则酿成他证，后患无穷，而应辨其标本所在，方能获效。[《江西中医药》，2006，（08）：56–57]

案 3　李仲愚治疗瘰疬案

彭某，男，62 岁。

半月前病人自觉右侧颈部和颌下有黄豆大数粒结块，有压痛，本单位医疗医务室医生诊断为淋巴结发炎，给抗生素治疗，1 周后，不但没有见效，反而包块有些长大，自觉有胀痛感，明显压痛，遂介绍到某县医院诊治。医生根据病人当时形体消瘦，精神欠佳，饮食减少等表现，有恶性肿瘤之虑，故介绍到成都某大医院作进一步检查。当时正处在“文化大革命”期间，各大医院都不作检查，只得求中医诊治。

就诊时颈部和颌下有胡豆大肿块数个，质软，边界清楚，有压痛，局部可见微微肿起，但皮色不红，病人形体消瘦，饮食不佳，精神萎靡不振，睡眠不实，二便不调，舌质红，苔薄黄，脉弦数。

［辨证治法］肝气郁结，痰热结滞于颈部、颌下而产生瘰疬。治宜疏肝理气，清热化痰，软坚散结。

［处方］方选柴胡疏肝散合五味消毒饮、二母丸。柴胡 10g，青皮 10g，夏枯草 15g，连翘 15g，蒲公英 30g，紫花地丁 30g，浙贝 20g，知母 15g，玄参 20g，牡蛎 20g，野菊花 30g，天花粉 20g，甘草 6g。

水煎服，连服 4 剂。

外用：苍术 15g，黄柏 15g，苦参 15g，连翘 15g，川乌 15g，胆南星 15g，半夏 15g，姜黄 15g，大黄 15g，栀子 15g，丹皮 15g，赤芍 15g。

水煎药液，浓缩至 100ml，用棉签蘸药水外擦患处一日数次，但不能入口。

二诊：内服、外擦药液，1 周后，肿块明显缩小，自觉胀痛消失，但仍然有压痛感。睡眠、饮食无改善，二便调，舌质红，苔薄黄，脉弦数。上方加合欢皮 30g，夜交藤 30g。连服 1 周，继续用外擦药液外擦。

三诊：又服 1 周药物，加外擦中药液，瘰疬已消散 2/3，已不胀痛，压痛也不明显。精神好转，能入睡 4~6 小时，饮食也好转。药能对症见效，再以上方内服和外用中药药液外擦 2 周。

四诊：肿块已基本消失，已无压痛表现，精神好，饮食增加，睡眠 4~6 小时，二便调，瘰疬基本消散。但考虑患者年龄较大，体质虚弱，故再以益气养阴，清除余热以善后调理，用四君子汤合生脉散加清除余邪之品。

[处方] 潞党参 15g，白术 15g，茯苓 10g，陈皮 15g，麦冬 15g，五味子 10g，合欢皮 30g，夜交藤 30g，焦山楂 20g，柴胡 10g，白芍 10g，甘草 6g，连翘 15g，夏枯草 15g。水煎服，连服 2 周。停用外擦药。

经 1 个月余的治疗，患者瘰疬已治愈，精神好，饮食、睡眠恢复正常，回单位上班。（《李仲愚医案》）

案 4　王云铭治疗呕吐案

张某，女，33 岁，职工，济南市历城唐五老北村人。于 1998 年 7 月 24 日诊。

23 岁结婚，婚后孕 4，正产 1，孩子已 10 岁，流产 3，末次流产日期：1997 年 11 月，孕 40 天流产。末次月经日期：1998 年 5 月 30 日，现停经 55 天。恶心呕吐剧烈，反复发作，有时呕吐苦水，或呕吐物呈血性，精神不振，形体消瘦，肌肤不泽，口渴尿少，舌红无津。

[检查] 尿妊娠试验（+）。查见：脉象滑细而数，舌质红，少津，苔薄黄。

[辨证治法] 证属气阴两虚。治宜养阴和胃止呕。

[处方] 红参 20g（去芦，另煎入），麦门冬 30g，五味子 9g，玄参 20g，生地黄 30g，陈皮 9g，竹茹 9g。水煎服。5 剂。

服法：每日 1 剂，早晚各煎服 1 次，连服 3 剂后，隔日，再服 2 剂。

二诊：1998 年 8 月 1 日。药后恶心呕吐即止，食欲增加，精神体力较前增加。查见脉象滑细而数，舌质红，苔薄黄。辨证同上，据方续理。

[处方] 红参 20g（去芦，另煎入），麦门冬 30g，五味子 9g，玄参 20g，大生地 30g，陈皮 9g，竹茹 9g。水煎服。5 剂。

服法：每日 1 剂，早晚各煎服 1 次，连服 3 剂后，则隔日 1 剂。（《王云铭医案》）

人参蛤蚧散

《博济方》

【组成】蛤蚧一对，全者，以河水浸五宿，逐日换水，浸洗净，去腥气，酥炙香熟 一对（10g） 甘草炙，五两（15g） 大杏仁炒汤洗，去皮、尖，烂煮令香，取出，研，六两（18g） 人参 茯苓 桑白皮 知母各二两（各6g） 贝母去心，煨过，汤洗，二两（6g）

【用法】上为细末，入杏仁拌匀研细。每服半钱，加生姜二片，酥少许，水八分，煎沸热服。如以汤点频服亦妙（现代用法：散剂，每服6 g，日3次，加生姜2片煎汤送服；或为汤剂，水煎服）。

【功用】补肺益肾，止咳定喘。

【主治】肺肾气虚，痰热内蕴之咳喘。咳嗽气喘，呼多吸少，声音低怯，痰稠色黄，或咳吐脓血，胸中烦热，身体羸瘦，或遍身浮肿，脉浮虚。

【方论选录】

明·吴崑：二三年肺气上喘，则病久而肺损矣。咳嗽出脓者气病，出血者脉病也。面为清阳之分，六阳之气皆会于面，其气常实，不易受邪，今满面生疮，此正气衰而邪气盛，乃小人道长，君子道消之象也。是方也，人参益气，蛤蚧补真，杏仁利气，二母清金，桑皮泻喘，若甘草、茯苓，乃调脾而益金之母也。又曰：蛤蚧为血气之属，能排血气之毒，故此方用之调脓理血，亦假其性而伏奇于正也。（《医方考》）

今·朱良春：本方对久病体虚，咳嗽气喘，胸中烦热，或咳唾脓血，或痰中带红，或四肢浮肿，脉象虚浮，舌苔薄白质淡诸症，最为适合。蛤蚧功能温补肺肾，益精定喘，善疗肺痿、肺痈；人参专于补气益血，滋阴生津，能治虚劳咳喘，二者是本方的主药；杏仁、贝母化痰宁咳，桑皮、知母泻肺清热，四药对肺热咳嗽，胸中烦热，最为有效；茯苓、甘草补中渗湿，同时茯苓配桑皮，又能利水消肿；贝母配知母为“二母散”（《局方》），可治肺痨咳嗽；甘草合贝母能润肺止咳。本方配伍非常严密周到，所以临床应用，屡奏佳效。（《汤头歌诀详解》）

今·冉先德：本方补气清肺，止咳平喘，主治久咳不已，损伤肺气，或肺虚有热，致成肺痿者。方中蛤蚧为君，大补肺气，增益精血，止咳定喘；人参、茯苓、甘草为臣，乃四君去辛燥之白术，避免耗气伤津，以和中健脾，补土生金，用虚则补其母之法，助蛤蚧补肺定喘；贝母、杏仁、桑白皮为佐，下气化痰，清肃肺气；知母为使，润肺生津，兼清虚热。合奏补气清肺，止咳平喘之效。（《历代名医良方注释》）

【验案选录】

案1　杨文娟治疗喘息性支气管炎案

杨某，男，68岁。1986年1月28日入院。

患慢性支气管炎肺气肿数十年，因天气变冷咳嗽气喘又作。入院时喘咳气喘，胸膺胀痛，不能平卧，痰多黏稠色黄，咯吐不爽，伴烦热，渴喜冷饮，面红咽干，溲赤，大便秘结，舌质偏红，苔黄腻，脉滑数。

［查体］体温39.5℃，神清，半卧位，呼吸困难，口唇发绀，颈静脉怒张，气管居中，桶状胸，肋间隙增宽，两肺叩诊呈过清音和肺底下移，听诊两肺吸音减低，满布干性啰音，肺底可闻少许湿性啰音。血常规：WBC 12×10^9/L，N 0.70，L 0.30。以上诸症符合喘息性支气管炎急性发作，肺气肿诊断入院后先予西药抗炎平喘化痰治疗，体温降至正常，血常规：WBC 10×10^9/L，但仍胸闷气喘不能平卧，痰黄稠，面红手足心发热，大便干结，舌质红，苔黄腻，脉滑数。

证属痰热壅盛，肾失摄纳，以邪实为主，治以清肺化痰，辅以补肾纳气。

［处方］生石膏30g（先下），知母10g，川贝粉（吞服）5g，甜杏仁10g，全瓜蒌10g，炒莱菔子10g，云茯苓15g，桑白皮10g，太子参15g，蛤壳（打碎）20g，当归12g，甘草5g，5剂。

药后身热退，痰变稀易吐，胸闷气喘减轻能平卧，大便通畅，但动则仍喘甚。听诊两肺呼吸音粗，闻及少许干湿啰音，血常规正常。

原方去生石膏加炙苏子10g，服药7剂，胸闷气喘大减，仅活动后稍喘，咯痰亦减少。方又转补肾纳气为主，辅以清肺化痰。

［处方］太子参20g，海蛤壳10g（打碎），知母10g，川贝粉（吞服）5g，甜杏仁10g，全瓜蒌15g，茯苓15g，怀山药15g，当归12g，枸杞子12g，沉香片（后下）2g，甘草5g。

服药10余剂，咳嗽、气喘平，夜寐安，纳谷正常，仅晨起咯吐白稀痰。

嘱出院续服上药，复诊数次未发作。［《实用中医内科杂志》1994，8（1）：20-21］

案2　范绍荣治疗咳喘症案

吴某，男，71岁，干部。住院号1601。

有慢性支气管炎、肺气肿病史20余年，因咳喘加重，伴胸闷，纳呆，于1986年1月7日入院。入院时体温36.5℃，呈桶状胸，听诊左下肺可闻及湿啰音。舌淡，苔薄腻，脉滑数。血白细胞总数10.5×10^9/L。胸透示：慢性支气管炎并感染、肺气肿。入院后予西药、中药药剂治疗不效，改用参蛤散加味，服药1周后咳嗽平息，精神大振，食纳亦增。再服3剂，咳喘诸症基本消失，住院96天，痊愈出院。［《云南中医中药杂志》1990，（2）：30］

案3　夏斌治咳疗喘案

张戈，女，38岁，干部。1986年9月12日诊。

反复咳喘9年，近3年来感冒后咳喘加重，约2个月须住院一次，每次历时半月始渐好转，平素必口服地塞米松、氨茶碱3次，病甚时则以之静脉注射维持。

现症：咳喘，动则气憋，痰稠色黄，自汗神疲，示烛火不能吹灭，予气球不能吹开，舌淡红。苔白黄相间，脉浮缓。X线胸片诊为慢性气管炎、肺气肿。心悸痰鸣，不能平卧，动则气憋。

［诊断］喘息，证属痰热内蕴、肺脾两虚。

服加味人参蛤蚧散3剂，病情大减，每日无须再服地塞米松及氨茶碱。

药至6剂，咳喘消除，能吹灭燃烛，吹胀气球，X线肺叶较前相对清晰。

随访4年余，每年极少感冒。

［处方］红参、茯苓、贝母、知母、桑皮各60g，蛤蚧2对，杏仁、甘草各150g，沉香、五味子各30g。［《安徽中医学院学报》1991，10（1）：24］

第二节　补血剂

四物汤

《仙授理伤续断方》

【组成】当归去芦，酒浸炒（9g）　川芎（6g）　白芍药（9g）　熟地黄酒蒸（12g）

【用法】上为粗末，每服三钱（15g），水一盏半，煎至七分，空心热服（现代用法：水煎服）。

【功用】补血和血。

【主治】营血虚滞证。头晕目眩，心悸失眠，月经不调，或经闭不行，脐腹疼痛，面色、唇爪无华，舌淡，脉细弦或细涩。

【方论选录】

明·吴崑：血不足者，此方调之。气血，人身之二仪也。天地之道，阳常有余，阴常不足。人与天地相似，故阴血难成而易亏。是方也，当归、芍药、地黄味厚者也，味厚为阴中之阴，故能生血；川芎味薄而气清，为阴中之阳，故能行血中之气。然草木无情，何以便能生血？所以谓其生血者，以当归、芍药、地黄能养五脏之阴，川芎能调营中之气，五脏和而血自生耳。若曰四物便能生血，则未也。师云：血不足者以此方调之则可，若上下失血太多，气息见微之际，则四物禁勿与之。所以然者，四物皆阴，阴者天地闭塞之令，非所以生万物者也，故曰禁勿与之。

又曰：当归入心脾，芍药入肝，熟地入肾，若川芎者，澈上澈下而行血中之气者也。此四物汤所以为妇人之要药，而调月者必以之为主也。脉数、血色紫黑为内热，本方加黄芩、黄连；脉迟，血凝结者为寒，本方加官桂、附子；人肥有痰，加半夏、陈皮、南星；人瘦有火，加山栀、黄柏、知母；有抑郁者，加香附、苍术、砂仁、神曲；有留滞者，加桃仁、红花、玄胡索、肉桂。先期者为热，后期者为寒、为郁、为气、为痰。气虚者，加参、芪；气实者，加枳、朴。或问：四物亦有不宜者乎？余曰有之，气息见微者不宜川芎，恐其辛香益散真气也；大便溏泄不宜当归，恐其濡滑益增下注也；脉迟腹痛不宜芍药，恐其酸寒益增中冷也；胸膈痞塞不宜地黄，恐其黏腻，益增泥滞也。明者解之，昧者误矣。(《医方考》)

明·张景岳：治血之剂，古人多以四物汤为主，然亦有宜与不宜者。盖补血行血无如当归，但当归之性动而滑，凡因火动血者忌之，因火而嗽，因湿而滑者，皆忌之；行血散血无如川芎，然川芎之性升而散，凡火载血上者忌之，气虚多汗，火不归原者，皆忌之；生血凉血无如生地，敛血清血无如芍药，然二物皆凉，见阳虚者非宜也，脾弱者非宜也，脉弱身凉、多呕便溏者，皆非宜也。故凡用四物以治血者，不可不察其宜否之性。(《景岳全书》)

清·张石顽：四物为阴血受病之专剂，非调补真阴之的方。而方书咸谓四物补阴，致后世则而行之，用以治阴虚发热、火炎失血等证，蒙害至今未熄。至于专事女科者，则以此汤随证漫加风、食、痰、气药，所以近代诸汤祖四物者纷然杂出，欲求足法后世者，究竟不可多得……姑以本汤四味言之，虽云熟地滋养阴血为君，芍药护持营血为臣，而不知其妙用实在芎、归调和诸血之功也。试观芎、归佛手，可以探胎，可以催生，以二味为阴中之阳，同气相求，故能引动胎气，若兼芍、地，即滞而不灵矣。(《伤寒绪论》)

清·汪昂：此手少阴、足太阴、足厥阴药也（心生血，脾统血，肝藏血）。当归辛苦甘温，入心脾生血，为君；生地甘寒，入心肾滋血，为臣；芍药酸寒，入肝脾敛阴，为佐；芎䓖辛温，通上下而行血中之气，为使也（川芎入厥阴心包、肝经，上行头目，下行血海）。(《医方集解》)

清·冯兆张：经曰：血主濡之。四物皆濡润之品，故为血分主药。地黄甘寒，入心肾以沃血之源；当归辛温，入心脾而壮主血，摄血之本；芍药酸寒，入肝家而敛疏泄之血海；川芎阴中之阳，可上可下，通足三阴而行血中之气。(《冯氏锦囊秘录》)

清·王子接：四物汤，物，类也。四者相类而仍各具一性，各建一功，并行不悖。芎、归入少阳主升，芍、地入厥阴主降。芎䓖，郁者达之；当归，虚者补之；芍药，实者泻之；地黄，急者缓之。能使肝胆血调，阴阳气畅，故为妇人专剂。(《绛雪园古方选注》)

清·汪绂：地黄非肝家专药，而芍药则以泻肝，唯其君以当归，协以川芎，并归于肝，则地、芍亦从之入肝以滋阴养血。且归、芎主血中之阳，以动荡者来之而血归焉；地、芍主血中之阴，以静敛者安之而血藏焉。此则所以调剂之，而不使有香窜妄行之失。(《医林

纂要探源》)

清·费伯雄：血之取义：一为荣，荣者发荣也，非血则无以润脏腑、灌经脉、养百骸，此滋长之义也；一为营，营者营垒也，非血则无以充形质、实腠理、固百脉，此内守之义也。水谷之精，聚于中焦，受气变化，然后成血，日生几何？不知调养，而反行耗散，血病多多矣。或目睛流血，耳中出血，鼻中衄血，口中吐血，舌痛出血，牙宣出血，毛窍出血，小溲溺血，大便泻血；或崩漏，或痔漏，或蓄血如狂，或血痞作胀，或经闭不通，或妄行血脱，以至跌扑之伤血，疮疡之溃血。病既种种不同，治病之法，或补之，或养之，或凉之，或温之，或散之，或破之，立方须一一对症。理血门以四物汤为主方，药虽四味而三阴并治。当归甘温养脾，而使血有统；白芍酸寒敛肝，而使血能藏；生地甘寒滋肾，而益血；川芎辛温通气，而行血。调补血分之法，于斯著矣。乃或有誉之太过，毁之失实者，不可以不辨也。誉之过者，谓能治一切亡血及妇人经病。夫亡血之症，各有所由起，此方专于补血滋肾而已，无他手眼，不溯其源而逐其流，岂能有济？至妇人经病，多有气郁、伏寒、痰塞等，正未可以阴寒之品一概混投，此誉之太过也。毁之失实者，谓川芎一味，辛散太过，恐血未生而气先耗。殊不知亡血之人，脾胃必弱，若无川芎为之使，则阴寒之品，未能滋补而反以碍脾，此毁之失实也。至精求之，此论最确。又恐执定有形之血不能速生，无形之气所当急固，遂至补气之药多于补血，以为凡治血症，当宗长沙法，兼用补气之药，无阳则阴无以生。是又矫枉过正，反坐抛荒本位之失矣，此愈不可不知也。(《医方论》)

清·张秉成：夫人之所赖以生存，血与气耳，而医家之所以补偏救弊者，亦唯血与气耳。故一切补气诸方，皆从四君化出；一切补血诸方，又当从此四物而化也。补气者，当求之脾肺；补血者，当求补血之正药。然血虚多滞，经脉坠道，不能滑利通畅，又恐地、芍纯阴之性，无温养流动之机，故必加当归、川芎辛香温润，能养血而行血中之气者，以流动之。总之，此方乃调理一切血证，是其所长，若纯属阴虚血少，宜静不宜动者，则归、芎之走窜行散，又非所宜也。(《成方便读》)

近·张山雷：四物出于《和剂局方》，实从《金匮》胶艾汤得来，即以原方去阿胶、艾叶、甘草三味。以地黄养阴，而以芍药收摄耗散之气，是为补血正义。特微嫌其偏于阴分，无阳和之气以燠煦之，则滞而不行，不能流动，乃以当归之辛温润泽者，吹嘘而助其运行；又以川芎升举之，使不专于下趋，而后心脾肝肾，交得其益。四物之所以专为补血者，其旨如是，若夫临证之时，随宜进展。病偏于阳者，宜减归、芎；病偏于阴者，宜减地、芍。本非教人拘守此四物，一成不变。(《沈氏女科辑要笺正》)

今·秦伯未：本方的配合，熟地、白芍是血中的血药，当归、川芎是血中的气药，阴阳动静相配，故能补血，又能和血。假如只用地、芍，便守而不走；只用归、芎，便走而不守。芎归汤，又名佛手散，主治通经祛瘀，便是一个明显的例子。养血通剂为四物汤。四物汤内地、芍、芎、归的配合，前人譬作春夏秋冬四个不同的气候，认为不仅在加减上，而且用量的轻重上，均能改变其性质。例如单用或重用地、芍，便是偏于滋阴；单用或重用芎、归，便是偏于活血。因此，一般用作养血的用量，熟地、当归较重，白芍次之，川芎又次之；在不用熟地的时候，白芍的用量又往往重于当归。这是用四物汤平补血虚的大法。(《谦斋医学讲稿》)

今·蒲辅周：此方为一切血病通用之方。凡血瘀者，俱改白芍为赤芍；血热者，改熟地为生地。川芎量宜小，大约为当归之半，地黄为当归的二倍。(《蒲辅周医疗经验》)

【验案选录】

案1　许鸿照治疗股骨头坏死案

李某，女，46岁。2006年6月24日初诊。

双侧髋关节疼痛10余年。曾以风湿治疗，效果不显。现双髋关节疼痛，痛引双大腿，下肢僵硬，下蹲困难，阴雨天加重，二便平，纳可，口不干苦，舌淡，苔薄，脉沉。双腹股沟压痛（+），双“4”字试验（+），左髋关节屈曲功能障碍。摄片示：双股骨头扁平，密度高，不均匀，囊性变，关节间隙变窄，髋臼密度不均匀。患者无跌仆外伤史，日渐感双髋部疼痛、跛行，后出现双股骨头坏死。

[辨证治法]此为气滞血瘀，瘀阻经络，经脉失养，筋骨无以濡养而为病。病因为瘀血停滞，病位于双髋部，病机为瘀血痹。治以活血养血，散瘀通络。

[处方]活络效灵丹合四物汤加减。当归15g，丹参15g，赤白芍各10g，川芎10g，川牛膝10g，蛇舌草15g，骨碎补15g，鸡血藤20g，防己10g，淫羊藿10g，甘草3g，知母10g，制乳没各10g。

7剂，水煎服，每日1剂，分2次服。

二诊：2006年7月1日。症缓，双膝以下肿胀，下午加重，时逢行经期，量多而有瘀血块，纳可，二便平，舌黯红，苔薄白，脉沉细。经过用药，瘀血已有消散之象，月经来潮而有瘀血块。辨证得当，方药治法不改，只加益气之品以加强益气养血之功。守方加黄芪20g，薏苡仁30g，地鳖虫10g，云茯苓15g，减知母、防己。10剂，水煎服，日1剂，分2服。

三诊：2006年7月19日。药后行走轻快，不痛，下肢肿胀明显减轻，患者停药已9天，今又稍感双髋部不适，故又来就诊。舌黯红，苔薄白，脉沉细。尿常规：无殊。FA-10：无殊。证属气血不足，瘀血阻络，久病入络，久病多虚。故活血养血为主法不变。守方同前。10剂，水煎服，日1剂，分2服。

四诊：2006年7月29日。患者自感双髋部疼痛大减，行走感轻松，双下肢肿胀已消失，纳可，二便平。查体：双腹股沟压痛明显好转，但双髋关节活动范围同前。舌淡，苔薄白，脉沉细。守方不变。水煎服，日1剂，分2服。(《许鸿照医案》)

案2　叶熙春治疗经行愆期案

陆某，女，30岁。10月，杭州。

去岁血崩，气血俱虚，经行愆期，色淡量少，拖延时日，头昏心悸，腰楚跗软，面色无华，舌淡红，苔薄白，脉涩无力。

［辨证治法］证属冲任两伤，治当调摄奇经。

［处方］大熟地 24g，炙当归 9g，炒阿胶珠 12g，炒枣仁 9g，制远志 3.5g，炙黄芪 9g，炒柏子仁 6g，炒白芍 9g，猪心血炒丹参 9g，炒川断 9g，炙川芎 1.5g。

二诊：前方服后，头昏、心悸、腰酸均减，但寐况欠佳，纳食乏味。续以心脾两顾。

［处方］米炒潞党参 9g，炒冬术 6g，炙当归 9g，炒枣仁 12g，制远志 3.5g，炙黄芪 9g，清炙甘草 2.5g，广木香 4.5g，炒杜仲 9g，潼蒺藜 9g，炒川断 9g，炒阿胶珠 12g。

三诊：寐况好转，面色较前红润，经汛将临，腰酸又甚，脉缓滑，苔白滑，原法出入。

［处方］炒潞党参 9g，丹参 12g，炙当归 9g，茯苓 12g，炒菟丝子 9g，制川断 9g，炒枣仁 12g，炒白芍 12g，炙川芎 2.5g，大熟地 12g，炒杜仲 12g。

四诊：此届经来如期，色量正常，脉缓，苔白薄。再拟养血调经。

［处方］炙当归 9g，炒丹参 12g，益母草 9g，炒白芍 9g，炙川芎 3g，炒菟丝子 9g，炒杜仲 12g，炒阿胶珠 9g，炒白术 4.5g，新会皮 4.5g。(《叶熙春医案》)

案 3　何晓霞治疗老年顽固性皮肤瘙痒症案

患者，女，83 岁。2000 年 3 月 21 日就诊。

自述全身皮肤游走性瘙痒半年，近日加重，入夜尤甚，夜不能寐，伴夜间潮热，头晕心悸，神疲乏力，口干纳差，曾服中西药及用中草药煎水洗浴疗效不佳。查患者形体瘦削，面色萎黄，全身皮肤干燥脱屑，舌质淡红少苔，脉细。

［辨证］气血不足，血虚生风。

［治法］补气养血兼以祛风。

［处方］当归 12g，川芎 6g，白芍 12g，熟地 15g，何首乌 15g，党参 15g，黄芪 30g，防风 10g，荆芥 6g，蝉衣 10g，夜交藤 30g。3 剂，水煎服，每日 1 剂。

二诊：自述全身皮肤瘙痒明显减轻，晚上能睡 4 小时，效不更方，上方再服 5 剂。1 周后患者特来告之，全身皮肤瘙痒缓解，睡眠已正常，精神饮食好转。

按：此病系年老体弱，气血不足，肌肤失养，血虚生风所致。阴血虚不能敛阳，阳不能入于阴致夜间潮热，全身瘙痒尤甚，夜不能寐。根据治病求本的原则，用参芪四物汤加味补气养血，兼以祛风。药用党参、黄芪、当归、白芍、川芎、熟地、何首乌补气养血，体现了“治风先治血，血行风自灭”，又根据痒自风来，故加入荆芥、防风、蝉衣、夜交藤以祛风、止痒、安神。[《西南医科大学学报》2001，(01)：77]

案 4　何晓霞治疗老年顽固性便秘案

患者，女，71 岁。初诊：1999 年 1 月 11 日。

述大便干结难解 10 年余，常服泻下药，停药后大便仍结，每日排便时间长达半小时以上，排便后仍感肛门坠胀不适，伴气短乏力，头晕多汗。查舌淡苔白，脉细。

［辨证］气血不足，血虚肠燥。

［治法］补气养血，润肠通便。

［处方］当归 10g，白芍 15g，川芎 6g，生地 15g，党参 15g，黄芪 30g，生首乌 30g，玄参 15g，枳实 10g，厚朴 10g，生大黄 3g。

服药 2 剂，大便通畅，上方去枳实、生大黄，加火麻仁 30g，杏仁 10g，肉苁蓉 20g，共研末做蜜丸，嘱患者每晚睡前吞服药丸 10g。

连续服药 2 个月，患者大便已正常，便软，排便时间缩短，气短乏力、头晕多汗等症好转，嘱患者以后宜调整饮食结构，多食粗粮、蔬菜、水果，多饮水，睡前做腹部按摩。半年后随访，大便基本正常。

按：老年性便秘是常见病，因年老精血津液亏损，肠道失润，致大便秘结，又气虚致大肠传送无力，大便排出更加艰难。方中当归、白芍、川芎、生地、首乌、玄参养血补血生津润肠；党参、黄芪补气养血，加小承气汤泻下燥结，以解临时排便之苦。由于老年性便秘是一个比较顽固的病症，需要较长时间服药来调整脏腑功能的失调，故在上方中去枳实、大黄峻下之品，加火麻仁、杏仁、肉苁蓉润肠通便之品，并做成蜜丸吞服。诸药相配，气血得养，津液得生，肠道得润，故大便通畅。［《西南医科大学学报》2001，（01）：77］

【附方】

附方 1　胶艾汤（又名芎归胶艾汤《金匮要略》）

川芎二两（6g）　阿胶二两（6g）　甘草二两（6g）　艾叶二三两（9g）　当归三两（9g）　芍药四两（12g）　干地黄六两（15g）以水五升，清酒三升，合煮，取三升，去滓，内胶令消尽，温服一升，日三服。不瘥更作。

功用：养血止血，调经安胎。

主治：妇人冲任虚损，血虚有寒证。症见崩漏下血，月经过多，淋漓不止，产后或流产损伤冲任，下血不绝；或妊娠胞阻，胎漏下血，腹中疼痛。

方论：**东汉·张仲景**：妇人有漏下者，有半产后因续下血都不绝者，有妊娠忽下者，假令妊娠腹中痛为胞阻，胶艾汤主之。此概言妇人下血，宜以胶艾汤温补其血，而妊娠亦其一。但致病有不同。无端漏下者，此平日血虚而加客邪；半产后续下血不绝，此因失血血虚，而正气难复；若妊娠下血，因瘕者固有之，而兼腹中痛，则是因胞阻。阻者，阻其欲行之血，而气不相顺，非瘕痼害也，故同以胶艾汤主之。养阴补血，莫如四物；血妄行，必挟风而为瘀浊，胶以骡皮为主，能袪风；以济水煎成，能澄浊；艾性温而善行，能导血归经，甘草以和之，使四物不偏于阴。三味之力也，而运用之巧，实在胶艾。（《金匮要略》）

唐·孙思邈：治妊娠二三月，上至七八月，其人顿仆失踞，胎动不下，伤损，腰腹痛欲死，若有所见，及胎奔上抢心，短气胶艾汤方。（《备急千金要方》）

明·薛己：若顿仆胎动，腹痛下血，用胶艾汤。（《女科撮要》）

明·王纶：胎前动红，此因失跌动伤，恶血破，来如水流不止，急用胶艾汤，以止其

血。(《明医杂著》)

明·吴崑：孕妇漏胎不安者，此方主之。漏胎者，怀胎而点滴下血也。此是阴虚不足以济火，气虚不足以固血，故有此证。是方也，阿胶、熟地、当归、川芎，益血药也。黄芪、甘草、艾叶，固气药也。血以养之，气以固之，止漏安胎之道毕矣。(《医方考》)

清·蒋介繁：胶艾汤治虚痢及妊娠产后下血。老人丹田气弱。脐腹畏冷者。(《本草择要纲目》)

附方2　圣愈汤(《医宗金鉴》)

熟地七钱五分（20g）　白芍酒拌，七钱五分（15g）　川芎七钱五分（8g）　人参七钱五分（15g）　当归酒洗，五钱（15g）　黄芪炙，五钱（15g）　水煎服。

功用：补气养血。

主治：气血虚弱。症见月经先期而至，量多色淡，四肢乏力，体倦神衰。

方论：**金·李东垣**：治诸恶疮，血出多而心烦不安，不得睡眠，亡血故也，以此药主之。(《兰室秘藏》)

明·薛立斋：治一切失血或血虚，烦渴燥热，卧睡不宁，或疮症脓水出多，五心烦热作渴等症。(《疠疡机要》)

明·薛立斋：治血虚心烦，睡眠不宁，或五心烦热。(《女科撮要》)

清·柯琴：《经》云：阴在内，阳之守也；阳在外，阴之使也。故阳中无阴，谓之孤阳；阴中无阳，谓之死阴。朱震亨曰：四物皆阴，行天地闭塞之令，非长养万物者也。故四物加知、柏，久服便能绝孕，谓嫌于无阳耳。此方取参、芪配四物，以治阴虚血脱等证。盖阴阳互为其根，阴虚则阳无所附，所以烦热燥渴。气血相为表里，血脱则气无所归，所以睡卧不宁。然阴虚无骤补之法，计在培阴以藏阳；血脱有生血之机，必先补气，此阳生阴长，血随气行之理也。故曰：阴虚则无气，无气则死矣。此方得仲景白虎加人参之义而扩充者乎？前辈治阴虚，用八珍、十全，卒不获效者，因甘草之甘，不达下焦；白术之燥，不利肾阴；茯苓渗泄，碍乎生升；肉桂辛热，动其虚火。此六味皆醇厚和平而滋润，服之则气血疏通，内外调和，合于圣度矣。(《医宗金鉴》)

清·罗美：前辈治阴虚，用八珍、十全卒不获效者，因甘草之甘，不达下焦；白术之燥，不利脾肾；茯苓渗泄，碍乎生升；肉桂辛热，动其虚火。此六味，皆醇厚和平而滋润，服之则气血疏通，内外调和，合于圣度矣。(《古今名医方论》)

清·张璐：燥热不宁，五心烦热，圣愈汤。(《张氏医通》)

附方3　桃红四物汤(原名加味四物汤《医垒元戎》，录自《玉机微义》)

即四物汤加桃仁（9g）　红花（6g）(原著本方无用量)　水煎服。

功用：养血活血。

主治：血虚兼血瘀证。症见妇女经期超前，血多有块，色紫稠黏，腹痛。

方论：**清·吴谦**：经水先期而至，血多有块，色紫稠黏，乃内有瘀血，用四物汤加桃仁，红花破之，名桃红四物汤。(《医宗金鉴》)

归　脾　汤

《正体类要》

【组成】白术　茯神去木　黄芪去芦　龙眼肉　酸枣仁炒，去壳，各一两（各18g）　人参　木香不见火，各半两（各9g）　甘草炙，二钱半（6g）　当归一钱（3g）　远志一钱（3g）（当归、远志从《内科摘要》补入）

【用法】上㕮咀，每服四钱（12g），水一盏半，加生姜五片，枣子一枚，煎至七分，去滓，温服，不拘时候（现代用法：加生姜5片，大枣1枚，水煎服）。

【功用】益气补血，健脾养心。

【主治】

1. 心脾气血两虚证。心悸怔忡，健忘失眠，气短乏力，食少，面色萎黄，舌淡，苔薄白，脉细弱。

2. 脾不统血证。妇女崩漏，月经超前，量多色淡，或淋漓不止，便血，皮下紫癜，舌淡，脉细者。

【方论选录】

明·吴崑：心藏神，脾藏意，思虑过度而伤心脾，则神意有亏而令健忘也。是方也，人参、黄芪、白术、茯苓、甘草，甘温物也，可以益脾；龙眼肉、酸枣仁、远志、当归，濡润物也，可以养心；燥可以入心，香可以醒脾，则夫木香之香燥，又可以调气于心脾之分矣。心脾治，宁复有健忘者乎？（《医方考》）

明·赵献可：凡治血证，前后调理，须按三经用药。心主血，脾裹血，肝藏血，归脾汤一方，三经之方也。远志、枣仁补肝以生心火，茯神补心以生脾土，参、芪、甘草补脾以固肺气。木香者，香先入脾，总欲使血归于脾，故曰归脾。有郁怒伤脾，思虑伤脾者，尤宜。（《医贯》）

清·张石顽：补中益气与归脾，同出保元，并加归、术，而有升举胃气，滋补脾阴之不同。此方滋养心脾，鼓动少火，妙以木香调畅诸气。世以木香性燥不用，服之多致痞闷，或泄泻、减食者，以其纯阴无阳，不能输化药力故耳。（《古今名医方论》）

清·罗美：方中龙眼、枣仁、当归，所以补心也；参、芪、术、苓、草，所以补脾也。立斋加入远志，又以肾药之通乎心者补之，是两经兼肾合治矣。而特名归脾何也？夫心藏神，其用为思；脾藏智，其出为意。是神智思意，火土合德者也。心以经营之久而伤，脾以意虑之郁而伤，则母病必传诸子，子又能令母虚，所必然也。其症则怔忡、怵惕、烦躁之征见于心；饮食倦怠，不能运思、手足无力、耳目昏眊之征见于脾。故脾阳苟不运，心肾必不交，彼黄婆者，若不为之媒合，则已不能摄肾归心，而心阴何所赖以养。此取坎填离者，所以必归之脾也。其药一滋心阴，一养脾阳，取乎健者，以壮子益母；然恐脾郁之久，伤之特甚，故有取木香之辛且散者，以闿气醒脾，使能急通脾气，以上行心阴。脾之所归，正在斯耳！（《古今名医方论》）

清·王晋三：归脾者，调四脏之神志魂魄，皆归向于脾也。盖五味入胃，必借脾与胃行其津液，以转输于四脏，而四脏亦必先承顺乎脾，而为气化流行之根本。假如土者，生万物而法天地，为博厚之体，然无水则燥，无火则滥，无木则实，无金则死。《阴符经》曰：生者死之根，死者生之根也。参、术、神、草四君子汤以健脾胃，佐以木香醒脾气，桂圆和脾血，先为调剂中州，复以黄芪走肺固魄，枣仁走心敛神，安固膈上二脏。当归入肝，芳以悦其魂，远志入肾，辛以通其志，通调膈下二脏。四脏安和，其神志魂魄自然归向于脾，而脾亦能受水谷之气灌溉四傍，荣养气血矣。独是药性各走一脏，足经方杂用手经药者，以黄芪与当归、枣仁与远志，有相须之理，且黄芪味入脾而气走肺，枣仁味入肝而色走心，故借用不悖。四君子汤用茯苓，改用茯神者，以苓为死气，而神得松之生气耳。(《绛雪园古方选注》)

清·唐容川：心主生血，脾主统血。养荣汤以治心为主，归脾汤以治脾为主。心血生于脾，故养荣汤补脾以益心；脾土生于火，故归脾汤导心火以生脾，总使脾气充足，能摄血而不渗也。(《血证论》)

清·费伯雄：归脾汤，专治心脾。阴中之阳药，故不用地黄、白芍。后人加作黑归脾，殊失立方之旨矣。(《医方论》)

近·张山雷：归脾汤方，确为补益血液专剂。其不曰补血而曰归脾者，原以脾胃受五味之精，中焦化赤，即是生血之源。但得精气归脾，斯血之得益，所不待言，制方之旨，所见诚高，若以俗手为之，则必以养血补血命名矣。药以参、术、归、芪为主，而佐之木香、远志。欲其流动活泼，且不多用滋腻导滞之品，尤其卓识。(《沈氏女科辑要笺正》)

【验案选录】

案1　蔡福养治疗耳鸣案

李某，女，18岁，学生。初诊：1982年9月5日。

素体偏弱，加以高考复习，饮食、休息不佳而发耳鸣，虽历经调治月余仍不愈。鸣声如蝉，昼夜不止，稍劳则甚，蹲下站起时头晕眼花，耳鸣更甚。自觉耳内有空虚、冷风吹拂之感，纳差腹胀，倦怠乏力，懒言怯语，健忘失眠，欲静厌动，面色微黄，月经量少色淡。

[检查] 双耳正常，舌质淡，苔薄白，脉细弱。

[诊断] 耳鸣。

[辨证治法] 心脾两虚，清阳不升，耳失温养。治宜健脾益气，养心安神。方用归脾汤加减。

[处方] 黄芪 15g，党参 15g，白术（炒）12g，当归 15g，龙眼肉 15g，茯苓 12g，陈皮 10g，枣仁 15g，远志 10g，升麻 6g，磁石 15g，甘草 6g，大枣 5 枚。

水煎服，每日 1 剂。

二诊：服药 3 剂，耳鸣大减，耳内空虚、发凉感消失。余症有所好转，守方继服。

三诊：守方出入 15 剂，耳鸣息止，诸症皆瘥。嘱服归脾丸，每日 1 次，连服月余，以善其后。(《蔡福养医案》)

案 2　李发枝治疗顽固性失眠案

患者，女，59 岁。2012 年 8 月 9 日初诊。

[主诉] 失眠 2 年，加重 5 天。患者 2 年前因家庭琐事常昼夜思虑，睡眠质量严重下降，每晚多则能睡 4 小时，少则 2 小时，睡后乱梦纷扰，醒后再难入眠，痛苦异常。近 5 天失眠加重，不能入眠。

[现症] 舌质暗淡，苔少，脉细涩。

[西医诊断] 顽固性失眠。

[中医诊断] 不寐。证属思虑过度，劳伤心脾。治宜养血益气，补益心脾。

[处方] 党参 20g，炒白术 12g，炙黄芪 40g，当归 20g，云茯苓 20g，制远志 20g，炒酸枣仁 20g，广木香 6g，龙眼肉 20g，淮小麦 30g，夜交藤 30g，柴胡 12g，黄芩 10g，川楝子 10g，炙甘草 15g。15 剂，每日 1 剂，水煎服。

二诊：2012 年 8 月 24 日。患者诉每晚能睡 6 小时左右，精神渐好，多梦消失，食欲渐增。守上方，继服 7 剂以善后。[《中医研究》2013，26（10）：40~41]

案 3　李发枝治疗抑郁症案

患者，女，46 岁。2012 年 5 月 26 日初诊。

[主诉] 抑郁 1 年，加重 10 天。患者 1 年前出现心境低落，对周围事物兴趣丧失，闷闷不乐，易疲劳，常出现幻觉、妄想，有自杀倾向，夜晚恐惧、失眠，在当地某医院精神科诊断为抑郁症，服用盐酸舍曲林后症状减轻，但停药后症状反复，10 天前症状加重。

[现症] 患者懒言少语，焦虑心烦，心中悸动，常烘热汗出，头晕沉，口干，月经量多，舌质淡，苔薄黄，脉细涩。

[西医诊断] 抑郁症。

[中医诊断] 郁证。证属心脾劳伤。治宜补养心脾。

[处方] 党参 20g，炒白术 12g，炙黄芪 40g，当归 20g，云茯苓 20g，制远志 20g，炒酸枣仁 20g，广木香 6g，龙眼肉 20g，熟地黄 20g，淮小麦 30g，夜交藤 30g，黄柏 10g，炙甘草 15g，大枣 10g。7 剂，每日 1 剂，水煎服。

二诊：2012 年 6 月 2 日。患者诸症均有减轻。继服 20 剂，患者自诉心情渐佳，焦虑抑郁、妄想失眠等症状全部消失。[《中医研究》2013，26（10）：40~41]

案4　王强治疗心律失常案

马某，女，56岁。患者主因“间断心悸、气短1年余，加重半个月”于2012年5月21日初诊。

患者1年前无明显诱因出现间断心悸、气短，曾就诊于某医院，诊断考虑心律失常、频发室性早搏，给予美西律口服，症状缓解后停药。近半月患者因劳累、情绪波动后心悸症状复发，未正规就诊，自行服用美西律200mg，1日3次，心悸有所缓解，但动辄复发，故前来就诊。

症见：心悸间作，动则甚，伴少气懒言，周身乏力，四肢不温，纳呆，失眠多梦，舌质淡，苔薄白，脉沉细。查心电图示：窦性心律，频发室性早搏（二联律）；24小时动态心电图示室性早搏总数12090次，二联律66阵。中医治以补心养血、宁心安神为法。予归脾汤加减。

［处方］党参20g，黄芪20g，白术15g，茯苓15g，熟地黄15g，当归10g，桂枝10g，淫羊藿10g，巴戟天10g，川芎15g，砂仁12g，丹参20g，生龙骨30g，生牡蛎30g，酸枣仁30g，香附10g，延胡索15g，炙甘草10g。7剂，每日1剂，早晚温服。嘱患者调情志，避免剧烈运动。

二诊：患者心悸发作次数显著减少，症状明显减轻。予原方加龙眼肉10g，以加强补气血、安心神之效，继服7剂。

三诊：患者自诉诸症减轻，复查Holter室性早搏明显减少。继予前方治疗14天后症状完全改善。［《长春中医药大学学报》2013，29（1）：69~70］

当归补血汤

《内外伤辨惑论》

【组成】黄芪一两（30g）　当归酒洗，二钱（6g）

【用法】上㕮咀，以水二盏，煎至一盏，去滓，温服，空心食前（现代用法：水煎服）。

【功用】补气生血。

【主治】血虚发热证。肌热面红，烦渴欲饮，脉洪大而虚，重按无力。亦治妇人经期、产后血虚发热头痛，或疮疡溃后，久不愈合者。

【方论选录】

明·吴崑：男女肌热，目赤面红，烦渴引饮，脉来洪大而虚，重按全无者，此方主之。血实则身凉，血虚则身热。或以饥困劳役，虚其阴血，则阳独治，故令肌热、目赤、面红、烦渴引饮。此证纯象伤寒家白虎汤之证，但脉大而虚，非大而长，为可辨尔。《内经》

所谓脉虚血虚是也。当归味厚，为阴中之阴，故能养血；而黄芪则味甘补气者也，今黄芪多于当归数倍，而曰补血汤者，有形之血不能自生，生于无形之气故也。《内经》曰阳生阴长，是之谓尔。(《医方考》)

清·张璐：气虚则身寒，血虚则身热，故用当归调血为主。然方中反以黄芪五倍当归者，以血之肇始本乎营卫也。每见血虚发热，服发散之药则热转剧，得此则泱然自汗而热除者，以营卫和则热解，热解则水谷之津液，皆化为精血矣。(《伤寒绪论》)

清·汪昂：此足太阴、厥阴药也。当归气味俱厚，为阴中之阴，故能滋阴养血；黄芪乃补气之药，何以五倍于当归，而又云补血汤乎。盖有形之血，生于无形之气，又有当归为引，则从之而生血矣。经曰：阳生则阴长，此其义耳。讱庵曰：病本于劳役，不独伤血，而亦伤气，故以二药兼补之也。(《医方集解》)

清·汪绂：此方君以黄芪。黄芪，胃气之主药，胃气盛而后脾血滋，然亦必当归滋之，而后血乃日盛，为之媒也。血生于脾，此方补脾胃以滋之，是为补生血之本。犹四君子为补生气之本，与四物汤之为补肝者，又有不同。(《医林纂要探源》)

清·陈念祖：凡轻清之药皆属气分，味甘之药，皆能补中。黄芪质轻而味微甘，故略能补益，《神农本草经》以为主治大风，可知其性矣。此方主以当归之益血，倍用黄芪之轻清走表者为导，俾血虚发热，郁于皮毛而不解者，仍从微汗泄之。故证象白虎，不再剂而热即如失也。(《时方歌括》)

清·唐宗海：此方以气统血，气行则血行，外充皮肤，则盗汗、身热自除；内摄脾元，则下血、崩漏能止。(《血证论》)

清·张秉成：凡病有真假，脉亦有真假。即如脉洪、身热一证，一望而知其为火邪阳亢矣。而脱血之后，每亦如之，以阳无所附，浮散于外也。全在医者细心详察，辨其舌苔之黄白润燥，口渴之欲冷欲热。其大要犹在于小便，如真热者必短赤，假热者必清长。胸次了然，用药自无毫厘千里之误。如果大脱血之后，而见此等脉证，不特阴血告匮，而阳气亦欲散亡。斯时也，有形之血不能速生，无形之气所当急固。以黄芪大补肺脾元气而能固外者为君，盖此时阳气已去里而越表，恐一时固里无及，不得不从卫外以挽留之；当归益血和营。二味合之，便能阳生阴长，使伤残之血，亦各归其经以自固耳，非区区补血滋腻之药所可同日语也。(《成方便读》)

今·湖北中医药大学方剂教研室：本方主治血虚发热证。盖血为人体重要营养物质，与气有密切的关系。古人说，“气为血之帅，血为气之宅”，二者互相维系；气虚则血无所摄，血虚则气无所依，二者又是互相依存的。由于大脱血后，营血暴虚，阴不维阳，阳气浮越于外，故出现肌热面赤、烦热渴饮、脉洪大而虚等血虚阳浮的假热证。此时，有形之血不能速生，无形之气所当急固，治当益气生血。方中重用黄芪，大补脾肺之气为主药，少佐当归养血和营。二药配伍，可使阳生阴长，阴平阳秘，阳气不致外浮，则诸症可愈。从本方的主治证来看，它与白虎汤证很相类似，唯白虎汤证是因外感引起的阳亢津伤，病情属实；当归补血汤证是由内伤所导致的气耗血虚。所以，白虎汤证的脉象洪大，按之有力；而此证的脉象虽亦洪大，但按之而虚。李东垣说："血虚发热，证象白虎，唯脉不长实有辨耳，误服白虎汤必死。"张秉成则更为明确地指出："辨其舌苔之黄白润燥，口渴之欲冷欲热，其大要犹在于小便，如真热者必短赤，假热者必清长。"虚实之辨，尤宜审慎。（《古今名方发微》）

【验案选录】

案1　张天星治疗崩漏案

张某，女，46岁，北京房山人。2013年1月6日就诊。

患者平素月经规律，近1年来月经较多，时间延长，淋漓不断。诉曾就诊于北京某三甲中医院，诊断为功能性子宫出血。给予口服止血化瘀类汤药治疗1个月余，效果欠佳，患者情志不畅，颇为所苦。症见面色无华，神疲乏力，腰膝酸软，畏寒，舌质暗、苔薄白，脉弦细。

辨证为脾肾气虚型崩漏。治以益气止血，健脾补肾之法，给予加减当归补血汤加味。

[处方]生黄芪30g，桑叶30g，当归30g，生地30g，三七粉（冲服）6g，柴胡15g，肉桂12g，生杜仲30g，巴戟天30g，生白术15g，炙甘草6g。共5剂。患者诉服用至第2剂崩漏即止，后以温经汤加减以善后。[《亚太传统医药》2013，9（10）：160]

案2　张天星治疗崩漏案

李某，女，26岁，本院职工。2013年3月10日就诊。

平素月经尚可，近3个月来月经量增多，色暗质稠，淋漓不断，需2周方能停止，妇科检查未见异常。口服中药汤剂10余剂，收效甚微，现气急易怒，心烦少寐，面色潮红，腰膝酸软，畏寒明显，口干口苦，喜热饮，胃痞满不适，便秘，舌质红，苔黄，脉弦细数无力。

病机为上热、中虚、下寒。治以清上、理中、温下，益气止血，给予加减当归补血汤加味。

[处方]生黄芪30g，桑叶30g，当归30g，生地30g，三七粉（冲服）6g，柴胡15g，黄芩12g，天花粉30g，肉苁蓉30g，肉桂12g，干姜12g，炙甘草6g，共5剂。

患者诉服用1剂崩漏即止，后以上方加减而痊愈。[《亚太传统医药》2013，9（10）：160]

案3　彭述宪治疗月经过多案

刘某，女，22岁，干部。1967年9月25日就诊。

月经过多已2个月，于本月13日经水来潮，其量较多，服丹栀逍遥散、奇效四物汤、归脾汤，血流未减，有时如崩，色淡红。精神萎靡，心悸气短，面色苍白，舌质淡，脉细弱。

证属气不摄血，气随血泄，治宜益气摄血养营调经。

［处方］生黄芪 30g，当归 6g，地榆炭 15g，阿胶 15g（烊化冲服），艾叶炭 6g，甘草 3g，服 1 剂流血减少，3 剂血止，月经正常。

1972 年 11 月 15 日经来如涌，色黑，头晕体倦，口苦，舌淡红、苔薄黄，脉细弦数。诊系气虚挟热，经血妄行。治宜益气止血，佐以清火。用加味当归补血汤加生地炭 12g，服 3 剂病愈。［《中医药学报》1981，（1）：52~53］

案 4　彭述宪治月经过多案

梁某，女，43 岁，干部。1976 年 10 月 9 日就诊。

月经过多，已 3 个月，2 天前经来量多，色黑成块，小腹疼痛，头晕目眩，气短神倦，口渴，舌淡边黯，苔薄黄，脉细数。

证属气虚挟热，兼有瘀血。治宜补气固经，清热化瘀。

生黄芪 30g，当归 9g，黄芩炭 9g，生地榆 15g，香附 9g，田七粉 3g（冲服），服 4 剂经净。尚有头晕体倦，纳差，舌淡红，苔薄白，脉细弱。

黄芪 12g，当归、白芍、菊花、党参、麦芽各 9g。

服 5 剂，月经正常。［《中医药学报》1981，（1）：53］

第三节　气血双补剂

八　珍　汤

《正体类要》

【组成】人参　白术　白茯苓　当归　川芎　白芍药　熟地黄各一钱（各 10g）　甘草炙，五分（5g）

【用法】加生姜三片，大枣五枚，水煎服（现代用法：加生姜 3 片，大枣 3 枚，水煎服）。

【功用】益气补血。

【主治】气血两虚证。面色萎白或无华，头晕目眩，四肢倦怠，气短懒言，心悸怔忡，饮食减少，舌淡苔薄白，脉细弱或虚大无力。

【方论选录】

明·吴崑：血气俱虚者，此方主之。人之身，气血而已。气者百骸之父，血者百骸之母，不可使其失养者也。是方也，人参、白术、茯苓、甘草，甘温之品也，所以补气；当归、川芎、芍药、地黄，质润之品也，所以补血。气旺则百骸资之以生，血旺则百骸资之以养。形体既充，则百邪不入，故人乐有药饵焉。气血，人身之阴阳也，两相得则治，一有失则病。故阴血虚损，则阳气独治，阳气亲上，故令头痛、眩晕。是方也，当归、川芎、芍药、地黄，味厚养血之品也。复用人参、白术、茯苓、甘草甘温之品以养气者，何哉？太极之妙，阴生于阳，故兼用此辈以益气耳。或问头痛而用人参，阳邪不益亢乎？余曰：虚火可补，人参、黄芪之类，此之谓也。(《医方考》)

清·张秉成：治气血两虚，将成虚损之证。细阅方意，止能调理寻常一切气血不足之证。若真正气血大虚，阴阳并竭之证，似又不宜再以归、芎之辛散扰阴，地芍之阴寒碍阳耳。(《成方便读》)

近·张山雷：四君、四物合为八珍。按之药理功能，可谓四君气药，能助脾胃之阳；四物血药，能养脾胃之阴。一属于气，一属于血。只可专主脾胃讲，决不能泛泛然谓四君补气，四物补血。然汪讱庵但认得一个气字，即曰肺主气，而遂谓四君即是补肺补气药；又居然认得一个血字，即曰心主血，而遂谓四物即是补心补血药。其《医方集解》之八珍汤下，竟曰：治心肺虚损，气血两虚。又注之曰：心主血，肺主气云云。于是八珍汤之专补心肺，乃为确切不移。究竟此八物之实在功用奚若？其他方书言之已详，分而审之，宜悟物理之真；合而参之，当识调剂之妙。(《沈氏女科辑要笺正》)

【验案选录】

案1　穆金花治疗失眠案

李某，女，35岁。2011年4月11日初诊。

间断性失眠2年多，加重半个月。患者2年前剖宫产后，经常睡眠不佳，有时连续几天不得眠，曾服安眠药维持。近半个月加重，彻夜难眠，服安眠药也不能入睡。并伴有头昏，神疲乏力，心悸健忘，不思饮食，面色无华，月经量少，舌质淡，苔薄白，脉细无力。患者曾在西医院诊断为神经衰弱。

[中医诊断]失眠。证属心脾气血亏虚。

[治法]补气养血，宁心健脾。

[处方]八珍汤加减。党参、当归、白芍、川芎、焦三仙各10g，酸枣仁、龙眼肉各20g，夜交藤25g，炒白术、枸杞子各12g，茯神15g，炙甘草5g，木香6g，生姜2片，大枣2枚。7剂。每日1剂，水煎服。

二诊：4月18日。服药后，纳食可，头昏、神疲乏力症状均有减轻，睡眠欠佳，舌质淡、苔薄白、脉细。原方去焦三仙、木香，加熟地8g，陈皮8g，法半夏10g。继用9剂。

三诊：4月25日。患者已能睡3~4小时，期间月经来潮，色量均正常，舌质淡红，脉细。守上方继续服用7剂后，睡眠基本正常停药。[《山西中医》2016，32(7)：35]

案2　穆金花治疗缺铁性贫血案

吴某，男，40岁。2012年3月13日初诊。

疲乏无力，加重3天。患者2个月前感冒后，感觉疲倦，乏困。3天前突然昏倒，及时送医院就诊。查血常规结果示：血红蛋白90g/L，红细胞压积0.366，平均红细胞体积71.20fL，平均血红蛋白量20.5pg/L，平均血红蛋白浓度281g/L，诊断为缺铁性贫血。现面色苍白，神疲，倦怠乏力，自汗，头晕，失眠多梦，食欲不振，舌质淡，苔薄白，脉沉细无力。证属气血两虚。

［治法］补气养血安神。

［处方］八珍汤加减。党参、茯苓、白芍、黄芪各12g，当归、白术、川芎、扁豆各10g，浮小麦、夜交藤各25g，合欢皮15g，炙甘草6g，砂仁8g，大枣2枚。7剂。每日1剂，水煎服。

二诊：3月19日。面色白，疲乏，头晕，眠差，舌质淡，苔薄白，脉沉细无力。上方去浮小麦、扁豆，加熟地8g，陈皮6g，法半夏8g。10剂。

三诊：3月26日。疲乏明显好转，睡眠佳，纳食可，舌质淡、苔薄白，脉沉细。上方去合欢皮、夜交藤，加桑椹子10g，枸杞子10g，龙眼肉12g，生姜2片。服7剂继续巩固。

该患者病情稳定后以上方为基础，稍做调整共服药40剂，康复停药。［《山西中医》2016，32（7）：35］

案3　穆金花治疗头晕案

杨某，女，54岁。2012年11月5日初诊。

头晕数天，不得缓解。患者自诉近来劳累，2天前早晨起床时头晕，目眩，不能坐立，自服药物没有缓解。患者平时基础血压偏低，正常时收缩压为90mmHg，舒张压为60mmHg。现伴有面色苍白，唇甲不华，耳鸣，少寐多梦，健忘，神疲懒言，食少，舌质淡，脉细弱。现收缩压为85mmHg，舒张压为50mmHg。诊为低血压症。

［中医诊断］眩晕，证属气血两虚、肝肾阴血不足。

［治法］补气养血，滋补肝肾。

［处方］八珍汤加减。党参、炒白术各12g，茯苓15g，熟地、当归、白芍、天麻、枸杞子各10g，珍珠母20g，甘草6g，生姜2片，大枣2枚。7剂。每日1剂，水煎服。

二诊：11月13日。眩晕稍有好转。上方茯苓改为10g，熟地8g，枸杞子12g，甘草3g。服用7剂。

三诊：11月21日。眩晕消失，精神好转，眠好，舌质淡红，脉细。加桑椹子10g，龙眼肉10g。又服7剂痊愈。之后血压又恢复到基础血压。［《山西中医》2016，32（7）：35~43］

案4　俞慎初治经闭证案

陈某，女，24岁。1962年1月12日诊。

患者自达发育年龄后，月经一直未曾来潮，其父母及亲戚长辈均认为结婚后或许能来潮受孕，然而2年多，仍未来潮，亦未受孕，特来求诊。询其病况，据述一向食欲不振，四肢疲乏无力，察其面色无华，环唇苍白，营养不良。

[辨证治法]严重血虚，以致血海枯竭，月经不来潮。治宜补脾气、益肝血，予八珍汤加味，并仿《素问·腹中论》“四乌贼骨一藘茹丸”意，主治血枯，月事衰少也。

[处方]

（1）八珍汤加味：潞党参15g，绵黄芪15g，白术10g，结茯苓10g，炙甘草3g，川芎4.5g，全当归9g，杭白芍9g，熟地黄15g，淫羊藿15g，制首乌10g。水煎服。10剂。

（2）四乌贼骨一藘茹丸：乌贼骨120g，茜草30g。研成细末，另以不落水鸡肝4~5个，和药末捣匀，丸如梧桐大，每次10g，每日早晚各服1次，米汤送下。嘱其按以上用量、用法照服。

患者按照上述的“八珍汤加味”连服10剂，“四乌贼骨一藘茹丸”连服3剂后，月经得以来潮，次年并举一子，病家喜甚，登门道谢。(《俞慎初医案》)

案5　徐志华治疗月经过少案

宋某，女，23岁，工人，未婚。1978年6月30日。

月经量少4年。患者月经16岁初潮，开始量期尚正常，因体胖而自行减肥，常不吃饭，其后月经量逐渐减少，月经周期35~50天一行，末次月经6月29日。平时头晕乏力，心慌气短，面色萎黄，小腹空坠。舌淡，苔薄，脉沉细。

[辨证治法]证属气血两虚，血海不充，治宜益气养血调经。处方拟用养血八珍汤。

[处方]黄芪10g，山药10g，枸杞10g，制首乌10g，当归10g，白芍10g，川芎5g，熟地10g，白术10g，茯苓10g，党参10g，甘草5g，砂仁6g。10剂。并嘱注意定时定量饮食。

二诊：1978年7月10日。服上方后，胃纳少，在家长督促下，饮食渐正常，头晕乏力减轻，动则心慌气短，嘱加强体育锻炼，本方再服10剂。

二诊：1978年8月20日。经加强营养及锻炼，饮食正常，面色转红，无心慌气短，末次月经8月2日，月经量略增多，2~3天净，经后继服本方10剂，巩固疗效。(《徐志华医案》)

【附方】

附方1　十全大补汤（《太平惠民和剂局方》）

人参（6g）　肉桂去粗皮，不见火（3g）　川芎（6g）　地黄洗，酒蒸，焙（12g）　茯苓焙（9g）　白术焙（9g）　甘草炙（3g）　黄芪去芦（12g）　川当归洗，去芦（9g）　白芍药（9g）上一十味，锉为粗末，每服二钱（9g），水一盏，生姜三片，枣子二个，同煎至七分，不拘时候温服。

功用：温补气血。

主治：气血不足。症见饮食减少，久病体虚，脚膝无力，面色萎黄，精神倦怠，以及疮疡不敛，妇女崩漏。

方论：宋·太平惠民和剂局：治男子、妇人诸虚不足，五劳七伤，不进饮食，久病虚损，时发潮热，气攻骨脊，拘急疼痛，夜梦遗精，面色萎黄，脚膝无力，一切病后气不如旧，忧愁思虑伤动血气，喘嗽中满，脾肾气弱，五心烦闷，并皆治之。此药性温不热，平补有效，养气育神，醒脾止渴，顺正辟邪，温暖脾肾，其效不可具述。(《太平惠民和剂局方》)

附方2　泰山磐石散(《古今医统大全》)

人参一钱（3g）　黄芪一钱（3g）　白术五分（1.5g）　炙甘草五分（1.5g）　当归一钱（3g）　川芎八分（2g）　白芍药八分（2g）　熟地黄八分（3g）　川续断一钱（3g）　糯米一撮（3g）　黄芩一钱（3g）　砂仁五分（3g）上用水一盅半，煎七分，食远服。但觉有孕，三五日常用一服，四月之后方无虑也（现代用法：水煎服）。

功用：益气健脾，养血安胎。

主治：堕胎、滑胎。胎动不安，或屡有堕胎宿疾，面色萎白，倦怠乏力，不思饮食，舌淡苔薄白，脉滑无力。

方论：今·程门雪：房室太过，以致胎动不安，腰酸坠痛，则有小产之虞。《大全》所谓妇人肾以系胞，腰酸甚则胎堕是也；又带脉环腰，房室伤任、带二脉，任主胞胎，带为系胞，二脉不固，胎安能牢耶！此受胎之后，必须分房之理也。泰山磐石散用参、芪、当归、续断各一钱，川芎、白芍、熟地各八分，白术二钱，炙草、砂仁各五分，糯米一撮水煎，食送散，治胎动不安，欲漏下者甚佳。(《书种室歌诀二种》)

附方3　人参养荣汤（《太平惠民和剂局方》)

白芍药三两（90g）　当归一两（30g）　陈皮一两（30g）　黄芪一两（30g）　桂心去粗皮，一两（30g）　人参一两（30g）　白术煨，一两（30g）　甘草炙，一两（30g）　熟地黄制，七钱半（20g）　五味子七钱半（20g）　茯苓七钱半（20g）　远志炒，去心，半两（15g）上剉散，每服12g，水一盏半，生姜三片，枣子二枚，煎至七分，去滓温服。

功用：益气补血，养心安神。

主治：积劳虚损，呼吸少气，行动喘息，心虚惊悸，咽干唇燥，形体瘦削等。

方论：明·吴崑：脉者，血之府。脉极者，血脉空虚之极也，此由失血所致。心主血脉，脉极则无血以养心，故令忽忽喜忘。荣血有余，则令人悦泽颜色；荣血不足，则令人色夭而颜色少也。眉发者，血之所养，荣血不足，故令眉发堕落。人参、黄芪、白术、茯苓、甘草、陈皮，皆补气药也，荣血不足而补气，此《大易》之教，阴生于阳之义也。阴者五脏之所主，故用当归泽脾，芍药调肝，熟地滋肾，五味益肺，远志宁心，五脏和而阴血自生矣。桂性辛热，热者入心而益火，辛者入经而利血，又心为生脉之原，故假之引诸药入心，而养荣血于脉耳。(《医方考》)

清·柯琴：古人治气虚以四君，治血虚以四物，气血俱虚者以八珍，更加黄芪、肉桂，名十全大补，宜乎万举万当也。而用之有不获效者，盖补气而不用行气之品，则气虚之甚者，无气以受其补；补血而仍用行血之物于其间，则血虚之甚者，更无血以流行。故加陈皮以行气，而补气者，悉得效其用；去川芎行血之味，而补血者，因以奏其功。此善治者，只一加一减，便能转旋造化之机也。然气可召而至，血易亏难成，苟不有以求其血脉之主而养之，则营气终归不足。故倍人参为君，而佐以远志之苦，先入心以安神定志，使甘温之品始得化而为血，以奉生身。又心苦缓，必得五味子之酸以收敛神明，使营行脉中而流于四脏。名之曰养荣，不必仍以十全之名，而收效有如此者。(《古今名医方论》)

清·王子接：养营者，调养营气循卫而行，不使其行之度数疾于卫也。故于十全大补汤中减川芎行血之品，独用血分填补收敛之药，则营行之度缓于气分，药中加广皮行气之品，则卫行之度速。观其一减一加，便能调平营卫，使其行度不愆。复远志、五味者，经言营出中焦，心经主之，以远志通肾，使阴精上奉于心；佐以五味收摄神明，一通一敛，则营有所主而长养矣。(《绛雪园古方选注》)

清·陈念祖：十全大补汤为气血双补之剂，柯韵伯病其补气而不用行气之品，则气虚之甚者，无气以受其补，补血而仍用行血之药于其间，则血虚之甚者，更无血以流行，正非过贬语。而人参养荣汤之妙，从仲景小建中汤、黄芪建中汤套出。何以知之？以其用生芍药为君知之也。芍药苦平破滞，本泻药，非补药也，若与甘草同用，则为滋阴之品；若与生姜、大枣、肉桂同用，则为和荣卫之品；若与附子、干姜同用，则能急收阳气，归根于阴，又为补肾之品。虽非补药，昔贤往往取为补药之主，其旨微矣。此方以芍药为君，建中汤诸品俱在，恶饴糖之过甜动呕，故以熟地、当归、白术、人参诸种甘润之品代饴糖，以补至阴。然饴糖制造，主以麦蘖，麦为心谷，心者化血而奉生身也，故又代以远志之入心；麦造为蘖，能疏达而畅气也，故又代以陈皮之行气。建中汤中原有胸满去枣加茯苓之例，故用茯苓。细思其用意，无非从建中套来，故气血两虚变见诸症者，皆可服也。其以养荣名汤奈何？心主营而苦缓，必得五味子之酸以收之，使营行脉中而流于四脏，非若十全、八珍之泛泛无归也。按《神农本草经》云：芍药气味平苦无毒，主治邪气腹痛，除血痹，破坚积寒热，止痛，利小便，益气。原文只此二十九字，后人妄改圣经而曰微酸，是没其苦泄攻坚之性，而加以酸敛和阴之名，则芍药之真面目掩矣。不知古人用法，或取其苦以泄甘，或取其苦以制辛，或取其攻利以行补药之滞，皆善用芍药以为补，非以芍药之补而用之也。但芍药之性略同大黄，凡泄泻必务去之，此圣法也。《本经》不明，宋、元以后，无不误认为酸敛之药，不得不急正之。(《时方歌括》)

清·唐宗海：此方即中焦取汁，奉心化赤以为血之义。参、芪、术、草、大枣，大补中焦，中焦谷化则汁益生，故加陈皮以化谷；中焦水停则谷不化，故加姜、苓以别水。水谷既化，中焦之汁自生矣。再用归、地多汁以引其汁，凡系妇人催乳，用此足矣。若必令其奉心化血，则宜芍、味以敛之，使荣行脉中而不外散；加桂心、远志启导心火，以助其化赤之令。补中者，开血之源也；导心者，化血之功也；敛脉者，成血之用也。此心火不足之治法，与炙甘草汤、建中汤相近。(《血证论》)

第四节 补阴剂

六味地黄丸

《小儿药证直诀》

【组成】熟地黄炒，八钱（24g） 山萸肉 干山药各四钱（各12g） 泽泻 牡丹皮 茯苓去皮，各三钱（各9g）

【用法】上为末，炼蜜为丸，如梧子大，空心温水化下三丸（现代用法：蜜丸，每服9g，日2~3次；亦可作汤剂，水煎服）。

【功用】填精滋阴补肾。

【主治】肾阴精不足证。腰膝酸软，头晕目眩，视物昏花，耳鸣耳聋，盗汗，遗精，消渴，骨蒸潮热，手足心热，舌燥咽痛，牙齿动摇，足跟作痛，以及小儿囟门不合，舌红少苔，脉沉细数。

【方论选录】

明·吴崑：肾非独水也，命门之火并焉。肾不虚则水足以制火，虚则火无所制，而热证生矣，名之曰阴虚火动。河间氏所谓肾虚则热是也。今人足心热，阴股热，腰脊痛，率是此证。老人得之为顺，少年得之为逆，乃咯血之渐也。熟地黄、山茱萸，味厚者也，经曰：味厚为阴中之阴，故能滋少阴，补肾水；泽泻味甘咸寒，甘从湿化，咸从水化，寒从阴化，故能入水脏而泻水中之火；丹皮气寒味苦辛，寒能胜热，苦能入血，辛能生水，故能益少阴，平虚热；山药、茯苓，味甘者也，甘从土化，土能防水，故用之以制水脏之邪，且益脾胃而培万物之母也。（《医方考》）

明·赵献可：熟地黄、山茱萸，味厚者也，经曰：味厚为阴中之阴，故能滋少阴、补肾水；泽泻味咸，咸先入肾；地黄、山药、泽泻，皆润物也，肾恶燥，须此润之。此方所补之水，无形之水，物之润者亦无形，故用之。丹皮者，牡丹之根皮也。丹者，南方之火色，牡而非牝，属阳，味苦辛，故入肾而敛阴火，益少阴，平虚热。茯苓味甘而淡者也，甘从土化，土能防水，淡能渗泄，故用之以制水脏之邪，且益脾胃而培万物之母。壮水之主，以镇阳光，即此药也。（《医贯》）

明·龚居中：六味丸，古人制以统治痰火诸证，又谓已病、未病并宜服之，此盖深得病之奥者也。何则？痰火之作，始于水亏火炽金伤，绝其生化之源乃尔。观方中君地黄，佐山药、山茱，使以茯苓、牡丹皮、泽泻者，则主益水、清金、敦土之意可知矣。盖地黄一味，为补肾之专品，益水之主味，孰胜此乎？夫所谓益水者，即所以清金也，唯水足则火自平而金自清，有子令母实之义也；所谓清金者，即所以敦土也，唯金气清肃，则木有所畏，而土自实，有子受母荫之义也。而山药者，则补脾之要品，以脾气实则能运化水谷之精微，输转肾脏而充精气，故有补土益水之功也。而其山茱、茯苓、丹皮，皆肾经之药，助地黄之能。其泽泻一味，虽曰接引诸品归肾，然方意实非此也，盖茯苓、泽泻，皆取其泻膀胱之邪。古从用补药，必兼泻邪，邪去则补药得力。一辟一阖，此乃玄妙。后世不知此理，专一于补，所以久服必致偏胜之害，六味之设，何其神哉！经有亢则害、承乃制之论，正此谓也。(《红炉点雪》)

明·洪基：肾者，水脏也。水衰则龙雷之火无畏而亢上，故王启玄曰：壮水之主，以制阳光。即经所谓求其属而衰之也。地黄味厚，为阴中之阴，专主补肾填精，故以为君。山茱萸酸味归肝，乙癸同治之义，且肾主闭藏，而酸敛之性正与之宜也；山药味甘归脾，安水之仇，故用二味为臣。丹皮亦入肝，其用主宣通，所以佐茱萸之涩；茯苓亦入脾，其主通利，所以佐山药之滞也，且色白属金，能培肺部，又有虚则补母之义。至于泽泻，有三功焉：一曰利小便，以清相火；二曰行地黄之滞，引诸药速达肾经；三曰有补有泻，诸药无喜补增气之虞，故用以为使。此丸为益肾之圣药，而昧者薄其功缓。盖用药者有四失也：一则地黄非怀庆则力浅；一则地黄非自制则不熟，且有犯铁之弊；一则疑地黄之滞而减之，则君主弱；一则恶泽泻之渗而减之，则使者缓。蹈是四失，而顾咎药之无功，毋乃愚乎！（《摄生秘剖》)

清·柯琴：肾虚不能藏精，坎宫之火无所附而妄行，下无以奉春生之令，上绝肺金之化源。地黄禀甘寒之性，制熟味更厚，是精不足者补之以味也，用以大滋肾阴，填精补髓，壮水之主。以泽泻为使，世或恶其泻肾去之，不知一阴一阳者，天地之道，一开一阖者，动静之机。精者，属癸，阴水也，静而不走，为肾之体；溺者，属壬，阳水也，动而不居，为肾之用。是以肾主五液，若阴水不守，则真水不足，阳水不流，则邪火逆行，故君地黄以护封蛰之本，即佐泽泻以疏水道之滞也。然肾虚不补其母，不导其上源，亦无以固封蛰之用。山药凉补，以培癸水之上源；茯苓淡渗，以导壬水之上源；加以茱萸之酸温，借以收少阳之火，以滋厥阴之液；丹皮辛寒，以清少阴之火，还以奉少阳之气也。滋化源，奉生气，天癸居其所矣。壮水制火，特此一端耳。(录自《古今名医方论》)

清·汪昂：此足少阴、厥阴药也。熟地滋阴补肾，生血生精；山茱温肝逐风，涩精秘气；牡丹泻君、相之伏火，凉血退蒸；山药清虚热于肺脾，补脾固肾；茯苓渗脾中湿热，而通肾交心；泽泻泻膀胱水邪，而聪耳明目。六经备治，而功专肾肝，寒燥不偏，而补兼气血。苟能常服，其功未易殚述也。(《医方集解》)

清·王子接：六味者，苦、酸、甘、咸、辛、淡也。《阴阳应象论》曰：精不足者，补之以味。五脏之精，皆赖肾气闭藏，故以地黄名其丸。地黄味苦入肾，固封蛰之本，泽泻味咸入膀胱，开气化之源，二者补少阴太阳之精也。萸肉味酸入肝，补罢极之劳，丹皮味辛入胆，清中正之气，二者补厥阴少阳之精也。山药味甘入脾，健消运之机，茯苓味淡入胃，利入出之器，二者补太阴阳明之精也。足经道远，故制以大；足经在下，故治以偶。钱仲阳以肾气丸裁去桂、附，治小儿纯阳之体，始名六味。后世以六味加桂，名七味；再加附子，名八味，方义昧矣。（《绛雪园古方选注》）

清·沈金鳌：肾之蛰藏，必借土封之力，《内经》所以谓肾合精，其主脾，不曰克，而反曰主也。罗淡生亦云：水藏土中。此前人补肾用六味，当知其入茯苓、山药之妙是已。但脾药甚多，而必用此二味者，实因补水故补土，水本湿土，又易生湿，故必须此二味能渗土中之湿，则土既无湿淫之患，而水之藏土中者，亦自若其性，而不至湿与湿并，多溃溢之病矣。此六味不用其他脾药，而必用茯苓、山药者，其旨更自深微，不可不知也。（《杂病源流犀烛》）

清·沈香岩：此为补阴之主方，补五脏之阴以纳于肾也。脏阴亏损，以熟地大滋肾阴，壮水之主以为君。用山萸肉之色赤入心，味酸入肝者，从左以纳于肾；山药之色白入肺，味甘入脾者，从右以纳于肾。又用三味通腑者，恐腑气不宣，则气郁生热，以至消烁脏阴，故以泽泻清膀胱，而后肾精不为相火所摇；又以丹皮清血分中热，则主血之心，藏血之肝，俱不为火所烁矣；又以茯苓清气分之热，则饮食之精，由脾输肺以下降者，亦不为火所烁矣，夫然后四脏之真阴无所耗损，得以摄纳精液，归入肾脏，肾受诸脏之精液而藏之矣。从来囫囵看过，未识此方之元妙，至于此极。今将萸肉、山药二味分看，一入心肝，一入肺脾，既极分明，而气味又融洽。将熟地、萸肉、山药三味总看，既能五脏兼入，不致偏倚，又能将诸脏之气，尽行纳入肾脏，以为统摄脏阴之主，而不致两歧。至泽泻、茯苓、丹皮与三补对看，其配合之妙，亦与三补同法。制方妙义，周备如此，非臻于神化者，其孰能之？唯其兼补五脏，故久服无虞偏胜，而为万世不易之祖方也。（录自《吴医汇讲》）

清·费伯雄：此方非但治肝肾不足，实三阴并治之剂。有熟地之腻补肾水，即有泽泻之宣泄肾浊以济之；有萸肉之温涩肝经，即有丹皮之清泻肝火以佐之，有山药收摄脾经，即有茯苓之淡渗脾湿以和之。药止六味，而大开大阖，三阴并治，洵补方之正鹄也。（《医方论》）

清·张秉成：此方大补肝脾肾三脏，真阴不足，精血亏损等证。古人用补，必兼泻邪，邪去则补乃得力。故以熟地之大补肾脏之精血为君，必以泽泻分导肾与膀胱之邪浊为佐；山萸之补肝固精，即以丹皮能清泄厥阴、少阳血分相火者继之；山药养脾阴，茯苓渗脾湿，相和相济，不燥不寒，乃王道之方也。（《成方便读》）

今·秦伯未：六味地黄丸主要是治肾阴亏损引起的瘦弱腰痛等证。虽然书上说治肝肾不足，也有说三阴并治，并谓自汗盗汗，水泛为痰，遗精便血，喉痛，牙痛……都能治疗，毕竟要认清主因、主脏、主症，根据具体病情而加减。假如认为阴虚证都能通治，对所有阴虚证都用六味地黄丸，肯定是疗效不高的。（《谦斋医学讲稿》）

今·丁学屏：清·董西园《医级》于六味地黄丸方中，加杞子、菊花，名杞菊地黄丸，以治肝肾不足之目糊涩痛，清·高鼓峰《医宗己任编》于六味地黄丸方中，加五味子一味，名都气丸，以治肾虚喘促、呃逆等证，清·鲍相璈《验方新编》于六味地黄丸方中，加苁蓉、白蜜，名苁蜜地黄丸，用治阴虚津枯之便秘。近代·何廉臣氏，于都气丸方中，加补骨脂、胡桃肉、淡附片，名加味都气丸，用治肾气不纳，浊阴上泛，稠饮漾漾，溢出口中者。清·吴谦等《医宗金鉴》于六味地黄丸方中，加知母、黄柏，名知柏地黄丸，以治两尺脉旺，阴虚火动，午热骨痿者，何廉臣于知柏地黄丸方中，加龟甲、蒙自桂、童便，名滋肾六味汤，用以清滋养脉。近代张山雷氏，于六味地黄丸方中，加煅磁石、五味子，名耳聋左慈丸。六味地黄丸之演绎变化，于此可见一斑矣。(《古方今释》)

【验案选录】

案1　杜雨茂治疗水肿案

袁某，男，20岁，宝鸡红星化工厂工人。1977年6月28日初诊。

患者去年4月中旬病水肿，在宝鸡市某医院住院治疗。诊断为肾病综合征。给予环磷酰胺、泼尼松及中药治疗，共住院224天，病情减轻，带药出院。6月初病复加重，当地医院再用上药而乏效，故来求治。查患者面部及下肢浮肿，按之有轻度凹陷，自感头晕乏力，腰酸痛，小便黄少，脉细弦，舌红苔黄厚，面部有少数痤疮，面色发红。化验：尿蛋白（+++），颗粒管型5~8/HP，脓球（+），红细胞少许，上皮细胞少许。

［辨证治法］久病水肿，病情起伏，肾阴亏虚，水湿留滞，夹有瘀热。治拟滋肾利水，清热化瘀。

［处方］生地黄12g，枸杞子12g，丹皮9g，泽泻12g，茯苓12g，车前子12g，怀牛膝9g，鱼腥草30g，连翘18g，丹参18g，当归12g，益母草30g，桑寄生12g，白茅根30g。

水煎服，日1剂。并令其在1周内撤去西药，专用中药治疗。

每周复诊1次，基本守上方，有时视病情增减一二味药。服药至32剂，肿全消，腰不痛，唯口干，稍劳后腰酸，余无明显不适，脉沉缓，舌淡红苔白微腻。化验：尿蛋白（–），上皮细胞及白细胞少许，余（–）。综前法，加重益肾，减少清利。

［处方］生熟地黄各9g，山药12g，女贞子12g，枸杞子12g，泽泻12g，茯苓12g，丹皮9g，猪苓12g，丹参18g，当归9g，鱼腥草30g，白茅根30g，生益母草30g。水煎服。

每周复查1次。基本宗此方稍事出入加减。至9月28日，共服54剂，期间因感冒1次尿蛋白出现（+），数日后随又转为（–）。近日化验：尿蛋白（–），上皮细胞及白细胞少许，余（–）。嘱其带方回家续服，以冀巩固。法以滋阴健脾为主，清利余邪为辅。

［处方］汤剂：以六味地黄汤加黄芪、党参、白术、旱莲草、石韦、金钱草、生益母草。水煎服。

丸剂：生地60g，熟地黄60g，山茱萸60g，山药45g，丹皮45g，茯苓45g，泽泻45g，党参45g，黄芪60g，旱莲草45g，巴戟天45g，石韦60g，车前子45g，茺蔚子45g。上药共为细末，炼蜜为丸，每日2次，每次服9g。此后主要服丸药，汤药间断服，回厂后边上班边服药，半年之后一切正常而停药。

1978~1982 年每年来院复查 1 次，尿常规均正常，疗效巩固。(《杜雨茂医案》)

案 2　曾润生治疗慢性肾炎案

李某，男，55 岁，干部。1983 年 9 月 10 日初诊。

自诉腰痛腿软，五心烦热，夜寐多梦，小便多，口干欲饮已 2 年余。某医院诊为慢性肾炎。经服中西药罔效，来门诊求治。诊见颜面虚浮，下肢轻度浮肿，舌红，苔根部黄腻，脉细数。尿常规化验：蛋白（+++），红细胞（++），白细胞（+）。肾功能正常。既往有急性肾炎的病史。

脉症合参，此肾阴不足，虚火上炎，下焦湿热蕴结之证，投以六味地黄汤加味。

［处方］生地黄 20g，山药 25g，牡丹皮 10g，茯苓 15g，泽泻 10g，山茱萸 10g，知母 10g，黄柏 10g，旱莲草 25g，生龙骨（先煎）30g，生牡蛎（先煎）30g，车前子 30g。每日 1 剂，水煎 2 次分服。连服 3 剂。

二诊时，诸症减轻，小便化验：蛋白（++），红细胞（+），白细胞少许。授原方续进 6 剂，小便化验正常，诸症悉除。嘱服六味地黄丸巩固治疗 1 个月，随访 2 年未复发。[《广西中医药》1989；12（6）：21］

案 3　王厚传治疗肾炎水肿案

唐某，男，50 岁，邵阳县中医院医生。1985 年 8 月 15 日复诊。

双下肢轻度浮肿，踝关节处肿甚，按之凹陷不起，历时 2 个月。面及眼睑无浮肿，饮食正常，腹胀，大便溏稀，小便短少，舌质稍红，舌苔薄白少津，脉沉细。心电图、超声波检查均正常，尿常规正常。初诊为脾肾阳虚，以真武汤加味治之，服完 3 剂，其肿益甚，细思其故，乃“阳损及阴”所致。治宜“阴中求阳”，拟六味地黄丸加味。

［处方］熟地 15g，丹皮 8g，泽泻 12g，茯苓 20g，淮山药 20g，山萸肉 12g，附片 10g，肉桂 6g，党参 15g，黄芪 3g，枸杞 15g。

服 3 剂后，小便量增多，双下肢浮肿稍减，原方肉桂改 8g 连服 25 剂，诸症消失。[《湖南中医学院学报》1987；（1）：25］

案 4　栗德文治疗尿毒症案

于某某，女，58 岁，工人。入院日期：1980 年 1 月。

患慢性肾炎多年，近半年来浮肿加剧，尿少，在某院住院治疗 6 个月，诊断为“尿毒症”，病情稍有好转而出院。刻下：血尿素氮 20.7mmol/L，血红蛋白 79g/L，尿蛋白（+++），血压 160/110mmHg。头晕、恶心，口中有尿味，周身发痒，纳呆，双下肢中度浮肿，腰酸痛，乏力，夜寐欠佳，舌质淡，舌体胖大，苔白中间稍黄而腻，脉沉缓而弱。证属脾肾两虚，湿浊内蕴。治拟健脾益肾，利湿降浊。

［处方］生地 20g，丹皮 20g，泽泻 20g，茯苓 30g，山药 30g，枸杞 20g，杜仲 15g，女贞子 20g，山楂 20g，益母草 25g，丹参 20g，大黄 10g，石韦 20g，甘草 15g。以上方加减，每日 1 剂。

治疗两个半月后痊愈出院。出院时尿蛋白（±），血尿素氮 3.93mmol/L，血红蛋白 130g/L，血压 140/90mmHg。随访半年，病情稳定。[《上海中医药杂志》1988；（5）：34]

【附方】

附方1　知柏地黄丸（又名六味地黄丸加黄柏知母方，《医方考》）

即六味地黄丸加知母盐炒　黄柏盐炒，各二两（各 6g）　上为细末，炼蜜为丸，如梧桐子大，每服二钱（6g），温开水送下。

功用：滋阴降火。

主治：肝肾阴虚，虚火上炎证。症见头目昏眩，耳鸣耳聋，虚火牙痛，五心烦热，腰膝酸痛，血淋尿痛，遗精梦泄，骨蒸潮热，盗汗颧红，咽干口燥，舌质红，脉细数。

方论：**明·吴崑**：肾劳，背难俯仰，小便不利，有余沥，囊湿生疮，小腹里急，便赤黄者，此方主之。肾者，藏精之脏也。若人强力入房，以竭其精，久久则成肾劳。肾主精，精主封填骨髓，肾精以入房而竭，则骨髓日枯矣，故背难俯仰。前阴者，肾之窍，肾气足，则能管摄小便，而溲溺唯宜。肾气怯，则欲便而不利，既便而有余沥，斯之谓失其开合之常也。肾者水脏，传化失宜，则水气留之，水气留之，则生湿热，故令囊湿生疮也。小腹里急者，此真水枯而真火无制。真水枯，则命门之相火无所畏，真火无制，故灼膀胱少腹之筋膜而作里急也。便赤黄者，亦皆火之所为。熟地、山萸，味浓者也，味浓为阴中之阴，故足以补肾间之阴血。山药、茯苓，甘淡者也，甘能制湿，淡能渗湿，故足以去肾虚之阴湿。泽泻、丹皮，咸寒者也，咸能润下，寒能胜热，故足以去肾间之湿热。黄柏、知母，苦润者也，润能滋阴，苦能济火，故足以服龙雷之相火。夫去其灼阴之火，滋其济火之水，则肾间之精血日生矣。王冰曰：壮水之主，以制阳光。此之谓也。（《医方考》）

清·吴谦：五行皆一，唯火有二，君火、相火也。君火为心经之火，君主一身之火也。相火为肾中之火，宣布一身之火也。使君火无相火，则不能宣布诸火，以奉生身之本，相火无君火，则不能君主诸火，以制其妄行之灾，故李杲立“内伤劳倦，火乘土位”之论，以心火有余，用升阳气、泻阴火朱砂安神等药，而未及心火之不足者，以前人已有归脾、养心等方也。加黄柏、知母，名知柏地黄丸，治两尺脉旺，阴虚火动，午热骨痿，王冰所谓“壮水之主，以制阳光”者是也。（《医宗金鉴·删补名医方论》）

附方2　杞菊地黄丸（《麻疹全书》）

即六味地黄丸加枸杞子　菊花各三钱（各 9g）　上为细末，炼蜜为丸，如梧桐子大，每服三钱（9g），空腹服。

功用：滋肾养肝明目。

主治：肝肾阴虚证。症见两目昏花，视物模糊，或眼睛干涩，迎风流泪等。

方论：**清·江涵暾**：耳聋者，虚闭也。六味地黄丸加枸杞主之。（《笔花医镜》）

清·程云鹏：人至中年，肾水衰耗，两目昏花，极宜六味地黄丸加枸杞。（《慈幼新书》）

附方3　都气丸（《症因脉治》）

即六味地黄丸加五味子二钱（6g）　上为细末，炼蜜为丸，如梧桐子大，每服三钱（9g），空腹服。

功用：滋肾纳气。

主治：肺肾两虚证。症见咳嗽气喘，呃逆滑精，腰痛。

方论：**元·朱丹溪**：肾气不足，肺气不能收摄，气不归原，都气丸主之。（《症因脉治》）

附方4　麦味地黄丸（原名八味地黄丸《医部全录》引《体仁汇编》）

即六味地黄丸加麦冬五钱（15g）　五味子五钱（15g）　上为细末，炼蜜为丸，如梧桐子大，每服三钱（9g），空腹时用白汤送下。

功用：滋补肺肾。

主治：肺肾阴虚证。症见虚烦劳热，咳嗽吐血，潮热盗汗。

方论：**清·郑钦安**：三消证奇于何因？消证生于厥阴，风木主气，盖以厥阴下木而上火，风火相煽，故生消渴诸证。消者化之速，如风前之烛，易于化烬。诸书称渴而多饮者为上消，为心包之火挟肝风而上刑于肺，肺金受克，不能资其化源，海枯水涸不能上升，欲乞外水为援，故渴而多饮，古人用人参白虎汤以救之。心包之火挟肝风而刑于胃，胃中风火相煽，食入犹如转轮，食而易饥，故为中消，以调胃承气汤治之。心包之火挟肝风而搅动海水，肾气不能收摄，遂饮一溲二二为下消，以大剂麦味地黄丸治之。（《医理真传》）

今·李翰卿：治肺肾阴虚咳嗽，黄昏时咳嗽发作者。（《李翰卿》）

附方5　耳聋左慈丸《重订广温热论》

熟地黄八两（240g）　山萸肉、怀山药各四两（各120g）　丹皮、泽泻、浙茯苓各三两（各90g）　磁石（煅）三两（60g）　石菖蒲一两五钱（45g）　北五味子五钱（15g）炼蜜为丸，每服9g，淡盐汤送下。

功用：滋阴镇逆。

主治：温热病后肾虚精脱之耳鸣耳聋。

方论：**近·何廉臣**：三因肾虚精脱，则耳鸣、耳聋，宜常服耳聋左慈丸，以滋阴镇逆。此二症，不关少阳，皆禁用柴胡升提。外治唯耳聋神丹，丝棉包裹，纳入耳中多效。（《重订广温热论》）

大补阴丸（原名大补丸）
《丹溪心法》

【组成】熟地酒蒸　龟甲酥炙，各六两（各18g）　黄柏炒褐色　知母酒浸，炒，各四两（各12g）

【用法】上为细末，猪脊髓蒸熟，炼蜜为丸。服七十丸，空心盐白汤送下

（现代用法：蜜丸，每服 9g，淡盐汤送服；亦可作汤剂，水煎服）。

【功用】滋阴降火。

【主治】阴虚火旺证。骨蒸潮热，盗汗遗精，咳嗽咯血，心烦易怒，足膝疼热或痿软，舌红少苔，尺脉数而有力。

【方论选录】

清·汪昂：此足少阴药也。四者皆滋阴补肾之药，补水即所以降火，所谓壮水之主，以制阳光是也。加脊髓者，取其能通肾命，以骨入骨，以髓补髓也。（《医方集解》）

清·王子接：丹溪补阴立法，义专重于黄柏，主治肾虚劳热，水亏火炎；以之治虚火呃逆，亦为至当。《难经》言：逆气而里急，冲之为病也。以冲为阴脉之海，并足少阴之脉，行乎幽门通谷夹巨阙而上，故丹溪谓呃逆属于肝肾之虚者，其气必从脐下直冲上出于口，断续作声。第肝肾之气，在下相凌，左肾属水，不能自逆，而右肾为相火所寓，相火炎上，挟其冲气，乃能逆上为呃。主之以黄柏，从其性以折右肾之相火，知母滋肾水之化源，熟地固肾中之元气，龟甲潜通奇脉，伏藏冲任之气，使水不妄动。治虚呃用参术汤下之者，人之阴气，依胃为养，胃土损伤，则相火直冲清道而上，此土败于相火之贼，当崇土以制龙雷火也。（《绛雪园古方选注》）

清·吴谦：朱震亨云：阴常不足，阳常有余，宜常养其阴，阴与阳齐，则水能制火，斯无病矣。今时之人，过欲者多，精血既亏，相火必旺，真阴愈竭，孤阳妄行，而痨瘵、潮热、盗汗、骨蒸、咳嗽、咯血、吐血等证悉作。所以世人火旺致此病者十居八九，火衰成此疾者百无二三。震亨发明先圣千载未发之旨，其功伟哉！是方能聚补真阴，承制相火，较之六味功效尤捷，盖因此时以六味补水，水不能遽生；以生脉保金，金不免犹燥；唯急以黄柏之苦以坚肾，则能制龙家之火，继以知母之清以凉肺，则能全破伤之金。若不顾其本，既使病去，犹恐复来，故又以熟地、龟甲大补其阴，是谓培其本、清其源矣。虽有是证，若食少便溏，则为胃虚，不可轻用。（《医宗金鉴·删补名医方论》）

清·陈念祖：知、柏寒能除热，苦能降火，苦者必燥，故用猪脊髓以润之，熟地以滋之，此治阴虚发热之恒法也。然除热只用凉药，犹非探源之治。方中以龟甲为主，是介以潜阳法。丹溪此方，较之六味地黄丸之力更优。李士材、薛立斋、张景岳辈以苦寒而置之，犹未参透造化阴阳之妙也。（《时方歌括》）

清·唐宗海：苦寒之品，能大伐生气，亦能大培生气。盖阴虚火旺者，非此不足以泻火滋阴。夫人之生气，根于肾中，此气全赖水阴含之。若水阴不足，则阳气亢烈，烦逆痿热。方用知、柏折其亢，龟甲潜其阳，熟地滋其阴，阴足阳秘，而生气不泄矣。（《血证论》）

清·张秉成：夫相火之有余，皆由肾水之不足，故以熟地大滋肾水为君。然火有余则少火化为壮火，壮火食气，若仅以滋水配阳之法，何足以杀其猖獗之势？故必须黄柏、知母之苦寒入肾，能直清下焦之火者以折服之。龟为北方之神，其性善藏，取其甘寒益肾，介类潜阳之意，则龙雷之火，自能潜藏勿用。猪为水畜，用骨髓者，取其能通肾命，以有形之精髓而补之也。和蜜为丸者，欲其入下焦，缓以奏功也。（《成方便读》）

近·冉雪峰：如虚劳阴渐竭，燥火燔灼，烦躁身热，汗出不止，阴愈伤而热愈炽，热愈炽而阴愈伤，病理生理，适得其反。不至津竭髓枯，以至于死亡不止。此际用六味等补水，水不能遽生；以生脉等保津，津不能终保。唯以此方，黄柏、知母大苦大寒，又益之以地黄之滋育，龟甲之镇降，以急平其火，急敛其火，急镇其火，急摄其火。去一分火热，即保一分阴液；留一分阴液，即保一分元气。此关不通，虚劳遇此等证，不可救药。本方妙在猪脊髓和炼蜜为丸，既合脏器疗法，又苦而回甘。（《八法效方举隅》）

今·湖北中医药大学方剂教研室：朱丹溪说："阴常不足，阳常有余，宜常养其阴，阴与阳齐，则水能制火，斯无病矣。"本方即据此理论而制。方中黄柏坚阴，知母泻热，二药皆苦寒坚阴之品，能平相火而保真阴，此为清源的一面；熟地滋阴，龟甲潜阳，猪脊髓以髓补髓，均能滋水填精，此为培本的一面，合而成为滋阴降火之剂。本方与六味地黄丸均为滋阴降火之剂，但六味地黄丸偏于滋养肝肾，降火之力不强，大补阴丸用有苦寒之黄柏、知母，清降相火之力颇著，二者相较，则又有一定区别，临证之时，当区别用之。（《古今名方发微》）

今·丁学屏：肾属坎水，雷火蛰伏。此水一亏，则雷火震荡，龙火随之而升，上灼肺金，则为肺痿咯血，骨蒸盗汗，或烦热易饥，足膝疼热等症。舌红少苔，尺脉数而有力，是其征也。朱氏此方，用熟地、龟甲、猪脊髓峻补真阴，精不足者，补之以味也；知母、黄柏，滋阴泻火，靖息龙雷。所谓"壮水之主，以制阳光"也。笔者尝以此方合猪苓汤加土茯苓、红藤、蚤休、连翘、紫花地丁等，以治劳淋（慢性肾盂肾炎），辄能应手取效。现今用治糖尿病，效用显著。（《古方今释》）

【验案选录】

案1　刘渡舟治疗强中案

高某，男，22岁，未婚。1991年6月5日初诊。

年壮火盛，素有失精走泄之患。有朋自远方来，馈赠红人参一大盒，置放床头，每晚在临睡前嚼服。经过数日，感觉周身烦热、躁动不安、口中干渴、晨起鼻衄。更为苦恼的是，阴茎勃起、阳强不倒、酸胀疼痛、精液频频走泄。心烦少寐、小便色黄、面色红赤、口唇深绛、舌边尖红、脉弦细数。

刘老辨为阴虚阳亢，水不制火，相火妄动之证。治以滋阴降火，"壮水之主"之法。

处方：生地20g，龟甲20g，知母10g，黄柏10g，当归10g，白芍10g，生甘草6g，炙甘草4g。

药服7剂，则身不燥热、鼻衄停止、阴茎变软。又继服5剂，以上诸症尽退而愈。（《刘渡舟临证验案精选》）

案2　张炳厚治疗血精早泄案

郭某，男，27岁。2005年7月23日初诊。

血精早泄3个月，既往有手淫史，有饮酒嗜好，精液呈鲜红色，现感会阴部不适，尿道灼痛，尿后滴白，尿流细，尿分叉，早泄，晨间尿道有分泌物，腰膝酸软，体倦神疲，目干涩，腹胀，大便时干，2日一行，阴囊潮湿，舌红苔黄，脉弦细。曾在当地医院诊为前列腺炎。

[辨证] 阴虚火旺。

[治法] 滋阴清热，凉血止血。

[处方] 以大补阴丸加减。生、熟地各30g，败龟甲（先煎）30g，炒黄柏6g，炒知母12g，川厚朴15g，花槟榔15g，山萸肉20g，覆盆子20g，粉丹皮20g，生甘草12g，潼蒺藜15g，炒芡实30g，金樱子30g。水煎，每日1剂，分2次服。

二诊：服药14剂后，血精瘥，会阴部不适减轻，尿道灼痛减轻，早泄减轻，乏力减轻，仍腰膝酸软，目干涩，阴囊潮湿，舌红苔黄，脉弦细。上方加锁阳30g，败酱草20g。

三诊：服药2个月后随诊，血精未作，会阴部不适、腰膝酸软均消失。(《神医怪杰张炳厚》)

案3　张炳厚治疗失眠案

张某，男，22岁。2006年1月12日初诊。

失眠史2年，近1周加重，曾各处求治，收效甚微。刻下：入睡困难，神思纷杂，烦躁不安，夜梦多，易早醒，醒后不易再眠，腰酸腿软，夜半咽干，左侧偏头痛，跳痛，纳呆，口干，乏力，自汗，二便调，舌质暗，苔黄腻，脉细滑。

[辨证] 肾阴亏虚，心肾不交。

[治法] 滋补肾阴，交通心肾。

[处方] 宜大补阴丸加味治疗。

大熟地30g，败龟甲（先煎）20g，炒黄柏6g，肥知母12g，山萸肉20g，枸杞子15g，大川芎30g，炒酸枣仁60g，柏子仁40g，珍珠母40g，紫贝齿40g，全蝎3g，全蜈蚣3条，生甘草15g，首乌藤20g，朱砂（冲）0.5g。

二诊：服药7剂，寐眠明显改善，夜梦减少，早醒瘥，自汗止，头痛减轻，烦躁减，但入睡仍有困难，口干不甚，腿胀腰痛不明显，舌暗苔薄黄，脉细弦。初诊方去全蝎、全蜈蚣，加玄参10g，败龟甲改为30g。

三诊：再服7剂，睡眠安好，平稳入睡，无头痛，证治相符，上方去朱砂继进。

1年后随诊，一直夜眠安和，精神饱满。

按：不寐是以经常不能获得正常睡眠为特征的一类病证，主要表现为睡眠时间、深度的不足，轻者入睡困难，或寐而不酣，时寐时醒，或醒后不能再寐，重则彻夜不寐，常影响人们的正常工作，生活，学习和健康。不寐多为情志所伤，饮食不节，劳逸失调，久病体虚等因素引起脏腑机能紊乱，气血失和，阴阳失调，阳不入阴而发病。不寐在《内经》

称为“不得卧”“目不瞑”，认为是邪气客于脏腑，卫气行于阳，不能入阴所得。《景岳全书·不寐》云：“真阴精血不足，阴阳不交，而神有不安其室耳。”本案属肾水亏虚，不能上济于心，心火炽盛，不能下交于肾，引起心神失宁所致。治当滋阴清热，交通心肾，佐以养心安神。吾师选大补阴丸为主方，以大熟地、山萸肉、枸杞子滋补肾阴，填精益髓；败龟甲育阴潜阳；炒黄柏、肥知母滋阴泻火；炒酸枣仁、柏子仁、首乌藤养血安神；珍珠母镇心安神；紫贝齿、朱砂重镇安神；全蝎、蜈蚣、大川芎活血通络止痛；生甘草调和诸药。仅服药7剂，宿疾已有明显改善。1年后随诊，症情改善显著。(《神医怪杰张炳厚》)

【附方】

二至丸（《医方集解》）

冬青子（即女贞子）冬至日采，不拘多少，阴干，蜜酒拌蒸，过一夜，粗袋擦去皮，晒干为末，瓦瓶收贮，或先熬干，旱莲草膏旋配用　旱莲草夏至日采，不拘多少，捣汁熬膏，和前药为丸。一方加桑椹干为丸，或桑椹熬膏和入　临卧酒服。（现代用法：女贞子不定量，蒸熟阴干，碾细筛净，将旱莲草不拘量水煮三次，取汁煎熬，浓缩成流浸膏，适量加蜂蜜搅匀；或加干桑椹与旱莲草混合煎熬，如土法浓缩成膏，仍适量加蜂蜜搅匀，女贞子粉末拌入和为丸，每丸约重15g，置玻璃缸中听用。早晚各服一丸，开水送下。）

功用：补肾养肝。

主治：肝肾阴虚。口苦咽干，头昏眼花，失眠多梦，腰膝酸软，下肢痿软，遗精，早年发白等。

方论：**元·危亦林**：治老人、虚弱人，肾气虚损，腰痛不可屈伸。(《世医得效方》)

清·吴仪洛：补腰膝，壮筋骨，强阴肾，乌髭发。价廉而功大。冬青子（即女贞子），冬至日采。不拘多少，阴干，蜜酒拌蒸，过一夜，粗袋擦去皮，晒干为末，瓦瓶收贮。或先熬干，旱莲膏旋配用，旱莲草（夏至日采，不拘多少，捣汁熬膏）和前药为丸，此足少阴药也。女贞甘平，少阴之精，隆冬不凋，其色青黑，益肝补肾；旱莲甘寒，汁黑。(《成方切用》)

清·顾锡：补腰膝，壮筋骨，强肾阴，乌须发。(《银海指南》)

补肺阿胶散

《小儿药证直诀》

【组成】阿胶麸炒一两五钱（4.5g）　鼠粘子（牛蒡子）炒香，二钱五分（8g）　甘草炙，二钱五分（8g）　马兜铃焙，五钱（15g）　杏仁去皮尖，七个（2g）　糯米炒，一两（30g）

【用法】上为细末每服一二钱（3~6g），水煎，食后温服（现代用法：水煎服）。

【功用】养阴补肺，清热止血。

【主治】小儿肺阴虚热证。咳嗽，气喘，痰少而黏或痰中带血，咽喉干燥，舌红少苔，脉细数。

【方论选录】

明·吴崑：肺虚有火，嗽无津液，咳而哽气者，此方主之。燥者润之，今肺虚自燥，故润以阿胶、杏仁。金郁则泄之，今肺中郁火，故泄以兜铃、黏子。土者，金之母，虚者补其母，故入甘草、糯米，以补脾益胃。(《医方考》)

清·程应旄：痰带红线，嗽有血点，日渐成痿。缘肺处脏之最高，叶间布有细窍，气从此出入，呼吸成液，灌溉周身，所谓水出高源也。一受火炎，吸时徒引火升，呼时并无液出，久则肺窍俱闭。喉间或痒或疮，六叶遂日焦枯矣。今用阿胶为君者，消窍瘀也；用杏仁、大力子者，宣窍道也；用马兜铃者，清窍热也。糯米以补脾，母气到，肺自轻清无碍矣。(录自《古今名医方论》)

清·汪昂：此手太阴药也。马兜铃清热降火，牛蒡子利膈消痰，杏仁润燥散风，降气止咳，阿胶清肺滋肾，益血补阴。气顺则不哽，液补则津生，火退而嗽宁矣。土为金母，故加甘草、粳米以益脾胃。(《医方集解》)

清·汪绂：治肺火嗽而无津液且气哽者。意重润肺泻火，然泻肺之药居多矣。但制方有法，则能用泻以成其补。阿胶甘咸黏润，能滋肺金之阴，而固其收敛之气，虽不酸而可与酸同用，且可以滋胜。肺液已枯，则宜胶以滋之；妙以文蛤粉之酸涩，又以助其敛固。阿胶难真，好黄明胶亦可代之。马兜铃苦辛，苦泄逆气，辛泻肺邪，其形似肺之下垂，而开裂向下，故有清热降火之能。牛蒡子味辛，而功专泻肺，然能利膈滑痰，解咽喉间热毒。杏仁甘苦辛，泄逆泻邪，而亦能滋润，且以软坚去哽，兼可宁心。甘草则补土以生金，且以和阴阳，使虚火自平。不能参、芪者，火方上逆，不欲骤益其气也。粳稻甘而晚稻又微酸，此亦补土生金，而性味冲和，且能助阿胶、文蛤之敛。此因肺气本不甚虚，而阴阳偏胜，气热上逆，遂成虚火，以致津液枯涸者而设，故滋润之意居多，不拘一于敛固，唯欲降其逆而平其阴阳也，要其功则归于补肺。(《医林纂要探源》)

今·李畴人：鼠黏子利膈滑痰，佐以杏仁，究是泄肺、开肺之品，更兼马兜铃之苦降清肺热，唯阿胶、甘草、糯米为补肺之品。乃是治肺阴素虚而有痰热、风温壅阻其中者宜之。若全属肺虚生热，而胃气不旺，谷食不多者，非所宜也。盖兜铃之苦异常，最伤胃耳，名为补肺，实泻肺多耳。(《医方概要》)

【验案选录】

案1　刘渡舟治疗音哑案

张某，女，36岁。1995年6月19日初诊。

患音哑 4 年，迭用中西药治疗无效。患者系个体经商者常年高声叫卖，兜售货品，口中干燥时而无暇饮水，渐至声音发生嘶哑。来诊时音哑较重，声音不响，说一句话很费力气。自觉咽喉不爽，连及项下血脉拘紧，气短乏力，咽干，口渴喜饮，痰中有时夹带血丝，大便偏干，舌质暗红少津，脉来细数。

此为久劳伤肺，肺之津亏火旺之候。治宜养阴补肺，润燥生津。刘老选用补肺阿胶汤法。

[处方] 阿胶 10g（烊化），马兜铃 5g，牛蒡子 6g，杏仁 10g，粳米 12g，生甘草 5g。

7 剂。嘱其勿食辛辣食品。

二诊：音哑明显好转，气力有增，大便正常。然仍感咽喉不舒，痰中带血丝，效不更方，嘱继服 5 剂而病愈。(《刘渡舟医案》)

案 2　丁甘仁治疗咳嗽案

陆左。咳嗽两月，音喑不扬，舌糙黄，脉滑数，燥邪痰热，上恋于肺，销烁阴液，肺体属金，譬如钟然，钟损则声短。

今拟补肺阿胶汤加减，润肺生津，而化痰热。

北沙参三钱，甜光杏三钱，冬桑叶三钱，北秫米（包）三钱，冬瓜子三钱，蛤粉炒阿胶二钱，川贝母二钱，炙兜铃一钱，炙甘草五分，瓜蒌皮二钱。(《丁甘仁医案》)

案 3　丁甘仁治疗肺痨案

冯右。咳呛两月，音声不扬，咽喉燥痒，内热头眩，脉濡滑而数，舌质红苔薄黄。初起风燥袭肺，继则燥热伤阴，肺金不能输化，津液被火炼而为稠痰也。谚云，伤风不已则成痨，不可不虑！姑拟补肺阿胶汤加减，养肺祛风，清燥化痰。

蛤粉、炒阿胶二钱，蜜炙兜铃一钱，熟大力子二钱，甜光杏三钱，川、象贝各二钱，瓜蒌皮三钱，霜桑叶三钱，冬瓜子三钱，生甘草五分，胖大海三枚，活芦根一尺（去节），北秫米三钱。

二诊：咳呛减，音渐扬，去大力子。

三诊：前方去胖大海，加抱茯神三钱，改用干芦根，计十二剂而愈。(《丁甘仁医案》)

案 4　陈开基治慢性支气管炎案

患者胡某，女，48 岁。1979 年 3 月 8 日初诊。

咳嗽已十余年，近 2 年来病情加重，现咳嗽胸部隐痛，多呈持续性干咳，有时吐少量干痰，间或痰中带血，咳嗽以夜间及晨起为重，咳嗽严重时一夜之间仅能睡上 2~3 个小时，伴有身热盗汗，初时曾被怀疑为结核，经胸透及肺部拍片排除，舌质红，脉细数。

证属肺阴亏虚，痰热内郁，肃降失常。治拟养阴润肺，清热化痰，理气止咳，予补肺阿胶散加味。

[处方] 真阿胶 15g（烊化冲服），牛蒡子 10g，杏仁 10g，马兜铃 10g，炙甘草 6g，怀山药 10g，款冬花 10g，桑白皮 10g，地骨皮 10g，3 剂。

二诊：3 月 11 日。服上方后身热盗汗停止，痰中带血消逝，咳嗽胸痛减轻，夜间已能入睡。原方去地骨皮加熟地10g，百合10g，继服12剂而愈，1年后因感冒来院就诊，述其咳嗽1年来未见复发。

按：肺为娇脏，畏寒畏热，不耐邪侵。风火拂郁，肺金被灼，失其清肃之用，遂有咳嗽、喘促之作。钱氏此方，取牛蒡子疏风利咽，清热解毒，马兜铃清降肺火，杏仁肃肺化痰，三者相伍，散风火而助肺肃。阿胶、粳米、甘草，旨在补肺润肺。以其标本兼顾，肺虚感邪者为相宜焉。(《黑龙江中医药》1986年第4期)

【附方】

月华丸(《医学心悟》)

天冬去心，蒸　麦冬去心，蒸　生地酒洗　熟地九蒸，晒　山药乳蒸　百部蒸　沙参蒸　川贝母去心，蒸　真阿胶各一两（各30g）　茯苓乳蒸　獭肝　广三七各五钱（各15g）　白菊花去蒂，二两（60g）　桑叶经霜者，二两（60g）熬膏，将阿胶化入膏内，和药，稍加炼蜜为丸，如弹子大，每服一丸（3~5g），噙化，日三服。

功用：滋阴降火，消痰祛瘀，止咳定喘，保肺平肝。

主治：肺肾阴虚，久咳或痰中带血，及劳瘵久嗽。

方论：**明·吴崑**："肺虚有火，嗽无津液，咳而哽气者，此方主之。燥者润之，今肺虚自燥，故润以阿胶、杏仁。金郁则泄之。今肺中郁火，故泄以兜铃、黏子。土者，金之母，虚者补其母，故入甘草、糯米以补脾益胃。"(《医方考》)

石斛夜光丸

《原机启微》

【组成】天门冬焙，二两（60g）　人参二两（60g）　茯苓二两（60g）　麦门冬一两（30g）　熟地黄一两（30g）　生地黄一两（30g）　菟丝子酒浸，七钱半（22.5g）　甘菊花七钱半（22.5g）　草决明七钱半（22.5g）　杏仁去皮尖，七钱半（22.5g）　干山药七钱半（22.5g）　枸杞七钱半（22.5g）　牛膝酒浸，七钱半（22.5g）　五味子半两（15g）　蒺藜半两（15g）　石斛半两（15g）　肉苁蓉半两（15g）　川芎半两（15g）　炙甘草半两（15g）　枳壳炒，半两（15g）　青葙子半两（15g）　防风半两（15g）　川黄连半两（15g）　乌犀角镑，半两（15g）　羚羊角镑，半两（15g）

【用法】碾为细末，筛净，炼蜜和丸，如桐子大，每服三五十丸，温酒或盐汤任下（现代用法：炼蜜为丸，温汤调下）。

【功用】滋阴补肾，清肝明目。

【主治】肝肾两亏，精血不足，阳虚火旺而致视物昏花，羞明流泪，头晕目眩，目生翳障。

【方论选录】

明·倪维德：补上治下利以缓，利以久，不利以速也。故君以天门冬、人参、菟丝子之通肾安神，强阴填精也；臣以五味子、麦门冬、杏仁、茯苓、枸杞子、牛膝、生熟地黄之敛气除湿，凉血补血也；佐以甘菊花、蒺藜、石斛、肉苁蓉、川芎、甘草、枳壳、山药、青葙子之疗风治虚，益气祛毒也；使以防风、黄连、草决明、羚羊角、生乌犀之散滞泻热，解结明目也。阴弱不能配阳之病，并宜服之。此从则顺之治法也。（《原机启微》）

清·罗东逸：此方为阳衰阴弱，不能升精于目而设，故目科与《千金》磁朱丸并重，治证亦同。然磁朱为镇坠药，此为羡补药。《针经》曰：五脏六腑精气，皆上于目，而为之精。故夫目之精明者，阴阳合传而为精明者也。若肾肝虚，则阴弱不能敛精以升养神水于内；脾肺虚，则阳衰不能摄阴而浮散神光于外，以致神水宽大，睹物成二。此其治法，其营在肝，其主在肾，其合在脾，能合肾脾之阴而使肝达之，则必能归经于两眸，而继明如昼夜矣。是方先补肾、肝，以二冬、二地、菟丝、枸杞、五味、牛膝、苁蓉群队滋阴之品，以之强阴、填精、敛气、安神、养血，此壮水之主，亦所以生木也；复以人参、炙草、茯苓、山药培补中宫，使调合阴阳也；佐之以蒺藜、甘菊、川芎、枳壳、防风行肝达气，青葙、决明子解结散滞，黄连、乌犀、羚角清火泻热，然必取石斛之妙合脾肾者，清而行之，要使升精归明之用，脏腑合德，专精致一耳。其以为丸者，补上治下，利以丸，利以久，不利以速也。（《古今名医方论》）

今·丁学屏：肝开窍于目，而瞳神属肾，故治目病，关系肝肾两脏。《素问》明言“目得血而能视”，叶香岩谓“五脏精华之血，六腑清阳之气，皆上注于目而走孔窍”，必以肝肾精血充沛，目始能见五色矣。若血虚生热生风，则两目干涩，迎风流泪；如肝肾阴亏，厥阳僭逆，则病头痛害目；设肝肾精血不足，无以上注肝窍，则为视瞻昏渺，或云翳遮睛，皆下虚上实病也。石斛夜光丸方，乃清上实下之法治也。方中二冬滋水之源，二地、枸杞养肝之血，菟丝、苁蓉益肾之精，三者填补下元，徐图根本；甘菊、蒺藜、青葙、决明、川连，平肝泻火；乌犀、羚羊清心凉肝，二者平肝之逆，泻肝之火，以治其标；人参、山药、石斛、茯苓悦脾养胃，斡旋中州；使以川芎、防风之升，牛膝、枳壳之降，使水升而火降，则坎离既济，阴平阳秘焉。（《古方今释》）

一贯煎

《续名医类案》

【组成】北沙参　麦冬　当归身（各9g）　生地黄（18g）　枸杞子（9g）　川楝子（6g）（原著本方无用量）

【用法】水煎服（现代用法：水煎服）。

【功用】滋阴疏肝。

【主治】肝肾阴虚，肝气郁滞证。胸脘胁痛，吞酸吐苦，咽干口燥，舌红少津，脉细弱或虚弦。亦治疝气瘕聚。

【方论选录】

清·魏之琇：高鼓峰治一妇人，胃痛，勺水不入，寒热往来，或从火治，用芩连栀柏，或从寒治，用姜桂茱萸，辗转月余，形体羸瘦，六脉弦数，几于毙矣。高曰：此肝痛也，非胃脘也，其病起于郁结生火，阴血受伤，肝肾枯干，燥迫成痛（色欲之人尤多此病），医复投以苦寒辛热之剂胃脘重伤，其能瘳乎？急以滋肾生肝饮与之，一昼夜尽三大剂，五鼓熟寐，次日痛定，再用加味归脾饮，加麦冬五味，十余剂而愈。

按：此病外间多用四磨、五香、六郁、逍遥，新病亦效，久服则杀人矣。又用肉挂亦效，以木得桂而枯也，屡发屡服，则肝血燥竭，少壮者多成劳，衰弱者多发厥而死，不可不知。吕东庄治吴维师，内患胃脘痛，叫号几绝，体中忽热忽寒，止觉有气逆左胁而上，呕吐酸水，饮食俱出。或疑停滞，成疑感邪，或疑寒凝，成疑痰积。脉之弦数，重按则濡，盖火郁肝血燥耳，与以当归、白芍、地黄、柴胡、枣仁、山药、山萸、丹皮、山栀、茯苓、泽泻顿安。唯胃口犹觉稍劣，用加味归脾及滋补肝肾丸而愈。高、吕二案，持论略同，而俱用滋水生肝饮。予早年亦尝用此，却不甚应，乃自创一方，名一贯煎。用北沙参、麦冬、地黄、当归、栀子、川楝六味，出入加减，投之应如桴鼓。口苦燥者，加酒连尤捷。可统治胁痛、吞酸、吐酸、疝瘕及一切肝病。（《续名医类案》）

近·张山雷：胁肋胀痛，脘腹搘撑，多是肝气不疏，刚木恣肆为病。治标之法，每用香燥破气，轻病得之，往往有效。然燥必伤阴，液愈虚而气愈滞，势必渐发渐剧，而香药、气药不足恃矣。若脉虚舌燥，津液已伤者，则行气之药，尤为鸩毒。柳洲此方，虽是从固本丸、集灵膏二方脱化而来，独加一味川楝，以调肝气之横逆，顺其条达之性，是为涵养肝阴第一良药。凡血液不充、络脉窒滞、肝胆不驯而变生诸病者，皆可用之。苟无停痰积饮，此方最有奇功。陆定圃《冷庐医话》肝病一节，论之极其透彻，治肝胃病者，必知有此一层理法，而始能觉悟专用青、陈、乌、朴、沉香、木香等药之不妥。且此法固不仅专治胸胁脘腹搘撑胀痛已也，有肝肾阴虚而腿膝酸痛、足软无力，或环跳、髀枢、足跟掣痛者，是方皆有捷效，故亦治痢后风及鹤膝、附骨、环跳诸证。读《续名医类案》一书，知柳洲生平得力，在此一方，虽有时未免用之太滥，其功力必不可没，乃养阴方中之别出机杼者，必不可与六味地黄同日而语。口苦而燥，是上焦之郁火，故以川连泻火。连本苦燥，而入于大剂养阴队中，反为润燥之用，非神而明之，何能辨此？方下舌无津液四字，最宜注意，如其舌苔浊垢，即非所宜。（《中风斠诠》）

今·秦伯未：治疗肝气不畅不难，难于肝阴不足而肝气横逆，因为理气疏肝药大多香燥伤阴，存在着基本上的矛盾。本方在滋肝润燥药内稍佐金铃子，使肝体得养，肝用能

舒，对肝虚气滞引起的胸胁满痛，吞酸口苦，以及疝气瘕聚等证，可得到缓解，可以说是法外之法。(《谦斋医学讲稿》)

今·丁学屏：肝属乙木，肾属癸水，乙癸同源者也。肝为刚脏，体阴而用阳，肝体不足，则肝用有余。魏氏此方，乃养肝体以柔肝用法也。沙参、麦冬、生地，滋水涵木；归身、杞子养血柔肝，佐入川楝子一味，疏利气机，遂肝木条达之性也。凡素体阳虚血少，而患肝气郁悖，胁痛、泛酸、脘痛、疝瘕等症，舌红少苔，脉弦细或弦濡者，最为对证。(《古方今释》)

【验案选录】

案1　谢海洲治疗脏躁案

林某，女，39岁，农民。1965年10月27日。

半年前其长女突然病故，遂精神忧伤，心悸不安，头晕烦躁，夜寐不宁。或悲或喜，反复无常，有时喃喃自语，有时放声号哭，多忧善虑，面容憔悴，形体消瘦，骨蒸潮热，周身疼痛，引及两胁，其痛楚难以名状，胃纳呆钝，二便不畅。舌红少津，脉虚弦。

[辨证治法] 证属肝肾阴虚。治宜滋养肝肾为主，略参疏利肝气。

[处方] 北沙参10g，麦冬10g，生地30g，川楝子10g，丹皮10g，枸杞子15g，桑白皮10g，瓜蒌仁10g。水煎服，7剂。

二诊：1965年11月5日。药后纳已增，寐渐安，全身及胁肋疼痛均见减轻，稍有时头晕。拟增平肝扶脾之品于前方之内。

[处方] 北沙参10g，生地30g，乌梅5g，枸杞子15g，当归10g，山药10g，川楝子10g，石斛15g，苡仁20g，石决明15g，白蒺藜15g，牡丹皮10g。水煎服，7剂。

药后诸症悉除，嘱其家属注意劝慰，以免再发。(《谢海洲医案》)

案2　程康明治疗萎缩性鼻炎案

陈某，女，57岁。

有萎缩性鼻炎病史20多年。近年鼻息腥臭，鼻腔结痂虽少，却见涕中带血，伴耳鸣目涩，咽干口燥。查见鼻背凹陷如鞍，鼻孔外翻，鼻镜中见鼻道空阔，咽部壁直观可见，其黏膜干燥萎缩，中鼻甲代偿性肥大，苍白变性，表面红丝缕缕，上有黄色痂皮附着，中道亦有少许脓痂。舌红苔薄，脉细。

[辨证治法] 证属气阴两亏，水不涵木，肺津受损。治以滋肝润燥，培土生金法，用一贯煎合四君子汤加减。

[处方] 南北沙参、生地黄各15g，麦冬、茯苓、白术、当归、辛夷各10g，山药、白芍、女贞子、旱莲草各12g。外用蜂蜜滴鼻。

上方连服30剂后症状明显改善，仍以原方略加减，制蜜为丸，早、晚服，以图缓功。(《程康明医案》)

案3　刘渡舟治疗慢性迁延性肝病

李某某，男，35岁，北京人。

患慢性迁延性肝病，服药二百余剂，效果不显。观其所服之方，不外疏肝理气而已。其人两胁闷痛、脘腹胀满，呃逆时作、格格有声，饮食衰少、体力日渐虚衰、夜晚则口干舌燥、手足心热。诊其脉左弦而右滑，视其舌光红如绵而无苔。

刘老辨为胃阴不足，肝气横逆，三焦气滞之证。

川楝子10g，白芍12g，麦冬30g，川石斛15g，青皮9g，荷蒂9g，玉竹15g，沙参15g，川贝6g，木瓜10g。

服3剂药后，呃逆明显减少，口舌干燥、五心烦热亦有所减轻。乃守上方加减进退，并嘱勿食辛辣食品。服至二十余剂，症状皆除。(《刘渡舟医案》)

左　归　丸

《景岳全书》

【组成】大怀熟地八两（24g）山药炒，四两（12g）　枸杞四两（12g）　山茱萸四两（12g）　川牛膝酒洗，蒸熟，三两（9g）　鹿角胶敲碎，炒珠，四两（12g）　龟甲胶切碎，炒珠，四两（12g）　菟丝子制，四两（12g）

【用法】上先将熟地蒸烂，杵膏，炼蜜为丸，如梧桐子大。每食前用滚汤或淡盐汤送下百余丸（现代用法：蜜丸，每服9g，亦可水煎服，用量按原方比例酌定）。

【功用】滋阴补肾，填精益髓。

【主治】真阴不足证。头目眩晕，腰酸腿软，遗精滑泄，自汗盗汗，口燥舌干，舌红少苔，脉细。

【方论选录】

清·徐大椿：肾脏虚衰，真水不足，故见虚烦虚躁血气痿弱之证。熟地补阴滋肾，萸肉秘气涩精，枸杞填精补髓，山药补脾益阴，菟丝补肾脏以强阴，龟胶强肾水以退热，牛膝引药下行兼利二便也。然甘平之剂，不得阳生之力，而真阴之枯槁者，何以遽能充足乎？故少佐鹿胶以壮肾命精血，则真阴无不沛然矣，何虚躁虚烦之足患哉？其所去所加恰当。(《医略六书·杂病证治》)

清·徐镛：左归宗钱仲阳六味丸，减去丹皮者，以丹皮过于动汗，阴虚必多自汗、盗汗也；减去茯苓、泽泻者，意在峻补，不宜于淡渗也。方用熟地之补肾为君；山药之补脾，山茱之补肝为臣；配以枸杞补精，川膝补血，菟丝补肾中之气，鹿胶、龟胶补督任之元。虽曰左归，其实三阴并补，水火交济之方也。(《医学举要》)

清·顾松园：此方壮水之主，以培左肾之元阴。凡精气大损，年力俱衰，真阴内乏，不能滋溉荣卫，渐至衰羸，即从纯补犹嫌不足，若加苓、泽渗利，未免减去补力，奏功为难，故群队补阴药中，更加龟、鹿二胶，取其为血气之属，补之效捷耳。景岳云：余及中年，方悟补阴之理，因推广其义而制左归丸、饮，但用六味之义，而不用六味之方，活人应手之效，不能尽述。凡五液皆主肾，故凡属阴分之药，亦无不皆能走肾，有谓必须引导者，皆属不明耳。(《顾松园医镜》)

【验案选录】

案1 程门雪治疗腰背痛案

戴某，女，成年。初诊：1956年2月4日。

腰背挟脊俱酸痛，头眩不清，纳不香。以调补肝肾为主。

酒炒大白芍一钱半，穞豆衣四钱，炒杭菊二钱，潼白蒺藜各三钱，抱茯神三钱，炙远志一钱，炒枣仁三钱，炒补骨脂一钱半，炒杜仲三钱，桑寄生三钱，酒炒杜狗脊二钱，酒炒巴戟肉二钱，炒川断三钱，炒香谷芽四钱，左归丸四钱（包煎）。

二诊：腰脊酸痛均见轻减，头眩未尽，少腹弦痛，胃纳稍增。再以归脾出入为治。

炒潞党参一钱半，酒洗当归身二钱，炒冬术一钱半，清炙甘草八分，云茯苓三钱，炙远志一钱，炒枣仁三钱，酒炒巴戟肉一钱半，炒川断二钱，穞豆衣四钱，焦白芍二钱，茴木香各一钱，红枣四枚。

三诊：腰脊酸痛大减，头眩尚未清。再以原方出入，续进以治。

大生地三钱，炒川断三钱，炒杜仲三钱，酒炒山萸肉二钱，细石斛三钱，酒炒巴戟肉二钱，枸杞子二钱，炒杭菊二钱，潼白蒺藜三钱，酒洗当归身二钱，酒炒大白芍一钱半，穞豆衣四钱，桑寄生三钱，左归丸四钱（包煎）。(《程门雪医案》)

案2 王淑云治疗崩漏案

王某，18岁，未婚。1997年8月12日初诊。

1997年春，月经初潮，量多色鲜红，持续7~8日，用止血药始止。本次月经为第2次，持续10日不止，且经量增多，近日量多势急如注，血色鲜红，伴头晕耳鸣，腰膝酸软，手足心发热，舌红而干，苔少，脉沉细数。

诊为崩漏（肾阴虚）。治宜滋补肾阴，固冲止血。予左归丸加减。

[处方] 生地黄15g，枸杞子10g，菟丝子10g，生白芍15g，鹿角胶（烊）10g，龟甲胶（烊）10g，墨旱莲15g，血余炭10g，棕榈炭10g。3剂，每日1剂，水煎，早、晚各服1次。

二诊：1997年8月16日。出血量减少，自觉诸症稍减。血海空虚，非峻补真阴不可。上方去血余炭、棕榈炭。3剂，水煎服，日1剂。

三诊：1997年8月20日。出血已净，诸症均减。继服二诊方5剂以巩固疗效。下次经来服初诊方药5剂，连服3个月经周期，服药20余剂痊愈。

按：崩漏一证，以青春期、更年期多发。其病机多为肾气不足，封藏不固，冲任失约。本例即为肾阴虚型。因其久漏不止又忽然大下如注，独治本不能获捷效，故应标本兼治。方中以生地黄、墨旱莲、血余炭、棕榈炭滋阴清热，凉血止血；仙鹤草补气止血，防气随血脱；鹿角胶补肾填精，寓阴中求阳之意；山茱萸、菟丝子、枸杞子、龟甲胶滋补肝肾；山药补肾健脾；生白芍养血敛阴。川牛膝有活血引血下行之弊，故不用。[《河北中医》2001，（11）：837~838]

案3　王淑云治疗闭经案

路某，30岁，已婚。初诊：1996年10月10日。

经闭16个月，伴头晕乏力，腰膝酸软，发稀脱落，服中西药无效。刻诊：面色晦黯，精神萎靡，舌淡红，苔白，脉沉细弱。

辨证为肾精亏虚，冲任失养。治宜补肾填精。予左归丸加减。

熟地黄24g，山茱萸12g，山药12g，菟丝子10g，枸杞子15g，鹿角胶（烊）10g，龟甲胶（烊）10g，当归10g，牛膝10g，炒白芍10g，川芎6g。3剂，每日1剂，水煎，早、晚各服1次。

二诊：1996年10月14日。服药后少腹隐痛，阴道少量出血，色黯红，2日即净。继服上方5剂，自觉诸症减轻。予六味地黄丸巩固。下次经前服初诊方3剂，连用3个月经周期，经血按期来潮，经量正常。

按：《医学正传》云："月水全借肾水施化，肾水既乏，则经血日以干涸。"本例患者屡经堕胎，肾精亏少，冲任失养而经闭。以左归丸方补肾填精，加四物汤养血活血，精血充足，冲任得养，经脉畅通故月经按期来潮。[《河北中医》2001，（11）：837~838]

案4　王淑云治疗痛经案

杨某，40岁，已婚。2000年05月15日初诊。

痛经12年，加重3年。1989年行输卵管结扎术后受凉遂致经行腹痛，逐年加重，常剧烈难忍，辗转反侧于床，初用一般止痛药尚效，近3年需用酚待因，甚则哌替啶方能止痛。

曾经某医院检查：子宫后倾，子宫骶韧带处触及2粒黄豆大小结节，触痛明显，诊断刮宫及输卵管造影未见异常。诊为子宫内膜异位症。拒绝手术，求余诊治。询之周期尚准，经量一般，经血黯红或血块，平素腰腿酸软，遇凉少腹胀痛，带下色白量多。

诊见面色黯黑，舌淡边尖有瘀点，脉弦细弱。

证属肾虚血寒，胞脉失养。经期将近，治宜补肾温阳，化瘀止痛。予左归丸加减。

熟地黄24g，山茱萸12g，山药12g，当归10g，菟丝子10g，枸杞子15g，鹿角胶（烊）10g，炮姜10g，吴茱萸10g，肉桂10g，莪术10g，牛膝10g，川芎10g，炒白芍20g，血竭（冲）5g。3剂，每日1剂，水煎，早、晚各服1次。

二诊：2000年5月19日。月经已来，腹痛基本消失，头晕耳鸣，腰酸腹胀，舌淡红，边尖瘀点减少。效不更方，继服前方3剂。

三诊：2000年5月22日。经净，仍腰背酸困，下肢无力，舌淡红，瘀点消失。原方去血竭、莪术，继服5剂。以后月经前服初诊方3剂，经后服三诊方5剂，连用3个月经周期，痛经痊愈。妇科复查：子宫骶韧带处结节消失。

按：本例患者肾虚精血不足，感寒受凉，寒凝胞络，不通则痛，属虚实夹杂证。故经期治疗以左归丸加肉桂、炮姜、吴茱萸补肾温阳；四物汤、莪术、血竭等破瘀止痛。经后以补肾填精、温经散寒为主，故去莪术、血竭。方证合拍，故沉疴立愈。[《河北中医》2001，(11)：837~838]

【附方】

左归饮（《景岳全书》）

熟地二三钱，或加之一二两（6~9g）　山药　枸杞子各二钱（6g）　炙甘草一钱（3g）　茯苓一钱半（4.5g）　山茱萸一二钱，畏寒少用之（3~6g）以水二盅，煎至七分，食远服。

功用：补益肝肾。

主治：真阴不足证。腰酸遗泄盗汗，口燥咽干，口渴欲饮，舌尖红，脉细数。

方论：清·王旭高：此为壮水之正法，不用苦寒泻火，独任甘温补阴，可师，可师。左归是育阴以涵阳，不是壮水以制火；右归是扶阳以配阴，不是益火以消水，与古方知柏八味、附桂八味盖有间矣。虽壮水益火，所用相同，而绾照阴阳，尤为熨贴。改饮为丸，皆除甘草，强精益髓，并入鹿胶，补下治下，不欲留中，加味去味，取舍有法。非达道者，其孰能之。按肾有两枚，左阴右阳，故有左归、右归之名。(《王旭高医书六种·医方证治汇编歌诀》)

虎潜丸

《丹溪心法》

【组成】黄柏半斤，酒炒（250g）　龟甲四两，酒炙（120g）　知母二两，酒炒（60g）　熟地　陈皮　芍药各二两（60g）　锁阳一两半（45g）　虎骨一两，炙（30g）　干姜半两（15g）

【用法】上为末，酒糊丸，一方加金箔一片，一方用生地黄，懒言者加山药。（现代用法：上为细末，炼蜜为丸，每丸重9g，每次1丸，日服2次，淡盐水或温开水送下。亦可水煎服，用量按原方比例酌减。）

【功用】滋阴壮火，强壮筋骨。

【主治】肝肾不足，阴虚内热之痿证。腰膝酸软，筋骨痿弱，腿足消瘦，步履乏力，或眩晕，耳鸣，遗精，遗尿，舌红少苔，脉细弱。

【方论选录】

明·李中梓：人之一身，阴气在下，阴不足则肾虚，肾主骨，故艰于步履。龟属北方，得天地之阴气最厚，故用以为君。虎属西方，得天地之阴气最强，故用以为臣。独取胫骨，从类之义也。用此二物者，古人所谓草木之药性偏难效，气血之属，异类有情也。黄柏、知母所以去骨中之热也；地黄、归、芍所以滋下部之阴。阴虚则阳气泄越而上，故加锁阳以禁其上行。加陈皮以导其下降。精不足者，补之以味，故用羊肉为丸。命曰虎潜者，虎，阴也，潜，藏也，欲其封闭气血而退藏于密也。(《删补颐生微论》)

清·王又原：肾为作强之官，有精血以为之强也。若肾虚精枯，而血必随之，精血交败，湿热风毒遂乘而袭焉，此不能步履、腰酸、筋缩之症作矣。且肾兼水火，火胜烁阴，湿热相搏，筋骨不用宜也。方用黄柏清阴中之火，燥骨间之湿，且苦能坚肾，为治痿要药，故以为君；虎骨去风毒，健筋骨，为臣。然高原之水不下，母虚而子亦虚，肝脏之血不归，子病而母愈病，知母清肺原，归、芍养肝血，使归于肾，龟禀天地之阴独厚，茹而不吐，使之坐镇北方；更以熟地、牛膝、锁阳、羊肉群队补水之品，使精血交补；若陈皮者，疏血行气，兹又有气化血行之妙。其为筋骨壮盛，有力如虎也必矣。(《古今名医方论》)

清·叶仲坚：痿原虽分五脏，然其本在肾，其标在肺。《内经》云：五脏因肺热叶焦，发为痿躄。又曰：阳气内伐，水不胜火，则骨痿髓虚，故足不任身。骨痿者，生于大热也，若视为虚寒而投以桂、附，多致不救。是方以虎名者，虎于兽中禀金气之至刚，风生一啸，特为肺金取象焉；其潜之云者，金从水养，母隐子胎，故生金者必丽水，意在纳气归肾也。(虎潜之义，发明妙极！)龟应北方之象，禀阴最厚，首常向腹，善通任脉，能大补真阴，深得夫潜之义者。黄柏味厚，为阴中之阴，专补肾、膀之阴不足，能使足膝中气力涌出。故痿家必用二者为君，一以固本，一以治标，恐奇之不去则偶之也。熟地填少阴之精，用以佐龟甲；知母清太阴之气，用以佐黄柏；牛膝入肝筋，归、芍佐之，肝血有归；陈皮疏之，气血以流，骨正筋柔矣。又虑热则生风，逗留骨节，用虎骨所以驱之；纯阴无阳，不能发生，佐锁阳所以温之。羊肉为丸，补之以味；淡盐汤下，急于入肾。斯皆潜之为义。(《古今名医方论》)

清·汪昂：此足少阴药也。黄柏、知母、熟地，所以壮肾水而滋阴；当归、芍药、牛膝，所以补肝虚而养血；牛膝又能引诸药下行，以壮筋骨，盖肝肾同一治也。龟得阴气最厚，故以补阴而为君；虎得阴气最强，故以健骨而为佐，用胫骨者，其气力皆在前胫，故用以入足，从其类也。锁阳益精壮阳，养筋润燥。然数者皆血药，故又加陈皮以利气，加干姜以通阳。羊肉甘热属火而大补，亦以味补精，以形补形之义，使气血交通，阴阳相济也。名虎潜丸，虎，阴类；潜，藏也。一名补阴丸，盖补阴所以称阳也。(《医方集解》)

清·张璐：虎体阴性，刚而好动，故欲其潜，使补阴药咸随其性，潜伏不动，得以振刚劲之力，则下体受荫矣。其膝胫乃筋骨结聚，功力最优。若用掌骨，各随患之前后左右取用，不必拘于左前为善也。(《张氏医通》)

清·冯兆张：人之一身，阴气在下，阴不足则肾虚。肾主骨，故艰于步履。龟属北方，得天地之阴气最厚，故以为君；虎属西方，得天地之阴气最强，故以为臣，独取胫骨，从类之义也。草木之药，性偏难效，气血之属，异类有情也。黄柏、知母去骨中之热，地黄、归、芍滋下部之阴。阴虚则阳气泄越而上，用锁阳以禁其上行；加陈皮以导其下降。精不足者，补之以味，故用羊肉为丸。命曰虎潜者，虎，阴也；潜，藏也。欲其封闭气血而退藏于密也。(《冯氏锦囊秘录》)

清·王晋三：虎，阴兽。潜，伏藏也。脏阴不藏，内热生痿者，就本脏分理以伏藏其阴也。故用龟甲为君，专通任脉，使其肩任三阴，臣以虎骨息肝风，丸以羊肉补精髓，三者皆有情之品，能恋失守之阴，佐以地黄味苦补肾，当归味辛补肝，使以牛膝行血，陈皮利气，芍药约阴下潜，知、柏苦以坚之，锁阳涩以固之，其阴气自然伏藏而内守矣。(《绛雪园古方选注》)

清·费伯雄：虎潜丸，息肝肾之虚风。风从虎，虎潜则风息也。唯知柏苦寒，用以泻肾经之邪火则可；若谓补肾滋阴，则予不以为是，不如用枸、菟等类为佳。(《医方论》)

清·吴仪洛：治精血不足，筋骨痿弱，足不任地，及骨蒸劳热。肝主筋，血不足则筋痿。肾主精不足则骨痿，故步履为艰也。骨蒸劳热，本乎阴虚。(《成方切用》)

【验案选录】

案1　朱平东治疗肌无力案

王某，男，41岁，农民。初诊：1977年5月。

素体羸瘦，挑煤月余，生活不济，饮水充饥，渐至乏力，仍坚持下重体力，直至双腿不能行走，到县医院检查，无任何病理指征，住院3个月无效。延余诊治，双腿不能站立，不痛不痒、不麻木，知觉正常，肌肉与未病前无异，舌红无苔，脉细无力。诊断为“肌无力”，拟虎潜丸加味3剂。

二诊：症状如前，舌红少苔，脉细缓，用虎潜丸原方加枸杞子、当归、牛膝、山药。

三诊：足能履地，拄拐能慢步，药已对症，上方加减调理半年余，已康复，随访30余年无复发。[《光明中医》2014，29（9）：1991]

案2　朱平东治疗肌萎缩案

张某，男，30岁，农民。2010年8月初诊。

唯足小腿、大腿肌瘦削，膝关节无力、冷厥，站立时不能屈，屈则不能站立，饮食不佳。舌光无苔，脉细缓无力。自述父母系近亲结婚，兄姐皆为“肌萎缩”，不能行走，全身消瘦，智力低下。患者本人26岁发病，足乏力，消瘦、平素饮食味重，在北京、深圳等地求医。诊断为“肌萎缩”进行性加重。

证属肝肾脾阴阳俱虚，阳虚偏重，拟虎潜丸去黄柏，加山药、白蔹、鸡矢藤，10剂。

二诊：饮食增加，舌有薄苔，脉细缓，药对症；仍用前方加紫河车、五味子、菟丝子、鹿角，该方加减治疗1年，腿肌肉丰满，强劲有力，体重回治疗前。[《光明中医》2014，29（9）：1991］

案3　龚其恕治疗带下案

刘某，女，42岁。1988年10月21日诊。

腰膝酸软无力，头昏失眠，两胁胀痛，呃逆，月经错乱，量少色黑，行经腹痛，白带量多，舌红，舌边有瘀点。苔薄黄，脉弦细。

［诊断］肝郁气滞之带下。

［拟方］黄柏、知母、白芍（醋制）各12g，陈皮、丹皮、苏荷、锁阳、生姜各10g，茯苓、生地各15g，山药30g，白鸡冠花50g。

连服2剂显效，继服5剂痊愈，至今无恙。[《四川中医》1989，（8）：36］

案4　龚其恕治疗带下案

卫某，女，41岁。1955年3月2日诊。

白带量特多，月经量少，头昏耳鸣眼黑，腰痛畏寒，身软无力，腰酸胀不适，小便频数，夜间量多，脉沉迟，舌淡苔白微腻。

［诊断］肾虚带下。

［拟方］黄柏（盐炒）、知母（盐炒）、熟地、锁阳、杜仲、淫羊藿、补骨脂各15g，龟甲、山药、鹿角胶各30g，炮姜、陈皮各6g，白鸡冠花50g。共服7剂痊愈。[《四川中医》1989，（8）：36］

案5　龚其恕治疗带下案

张某，女，24岁。1988年4月6日诊。

白带增多，色黄腥臭，下腹疼痛，腰酸腿痛，软弱无力，月经量多，行经不畅，淋漓不断，阴部疡痒，小便频数、色黄、有刺痛感，舌红苔黄腻，脉弦滑。

［诊断］湿热带下。

［拟方］黄柏（盐炒）、知母（盐炒）、生地各15g，陈皮、锁阳、丹皮各12g，龟甲30g（盐炒），茯苓、茵陈各20g，薏苡仁30g，甘草5g，白鸡冠花50g。

服8剂痊愈。[《四川中医》1989，（8）：36］

案5　徐恕甫治疗腰痛案

李某，35岁。

腰痛10余年，日趋严重，形体大虚，小水浑浊，腰腿疼痛不能起，日夜呻吟，脉细而数。照此情形，已成下痿现象。姑拟虎潜丸方出入试服之。

［处方］虎胫骨9g（现已不能用），当归身6g，炙黄芪9g，川牛膝6g，盐水炒川柏

6g，炙龟甲 15g，金毛狗脊 9g，大熟地 9g，制乳香、没药各 9g，粉甘草 3g，白酒 1 杯（冲）。

二诊：上方服 4 剂，腰腿痛减，稍能活动，又 4 剂，腰不痛，腿不受限。再投 4 剂，可渐次收功。(《徐恕甫医案》)

案 6　程门雪治疗痿躄案

荣某，男，37 岁。初诊：1958 年 7 月 7 日。

左足痿软酸楚，不便步履，溲黄咽干。脉细左沉，舌苔黄腻。阴亏之体。湿热下注，痿躄之象已见。拟予养阴化湿热，补肝肾，强筋骨。

北沙参 6g，酒炒川黄柏 3g，川牛膝 9g，酒炒陈木瓜 4.5g，厚杜仲 9g，桑寄生 9g，生苡仁 12g，晚蚕沙 12g（包煎），酒炒丝瓜络 9g，虎潜丸 9g（包煎），5 剂。

二诊：左足痿软酸楚，不便步履见减，溲黄已清。仍拟养阴化湿热，强筋骨。

北沙参 9g，米炒麦冬 9g，酒炒川柏 3g，川牛膝 9g，酒炒陈木瓜 4.5g，炒苡仁 12g，炒杜仲 9g，桑寄生 9g，晚蚕沙 12g（包煎），威灵仙 4.5g，虎潜丸 12g（包煎）。6 剂。

三诊：左足痿软酸楚、不便步履均见轻减，咽中干燥。前法奏效，原方加减。

北沙参 12g，泡麦冬 9g，酒炒川柏 4.5g，川牛膝 9g，酒炒陈木瓜 3g，威灵仙 4.5g，晚蚕沙 12g（包煎），炒杜仲 9g，桑寄生 9g，虎潜丸 15g（包煎）。六剂。(《程门雪医案》)

第五节　补阳剂

肾　气　丸

《金匮要略》

【组成】干地黄八两（24g）　薯蓣（即山药）　山茱萸各四两（各 12g）　泽泻　茯苓　牡丹皮各三两（各 9g）　桂枝　附子炮，各一两（各 3g）

【用法】上为细末，炼蜜和丸，如梧桐子大，酒下十五丸，日再服（现代用法：蜜丸，每服 6g，日 2 次，白酒或淡盐汤送下；亦可作汤剂，水煎服）。

【功用】补肾助阳，化生肾气。

【主治】肾阳气不足证。腰痛脚软，身半以下常有冷感，少腹拘急，小便不利，或小便反多，入夜尤甚，阳痿早泄，舌淡而胖，脉虚弱，尺部沉细；以及痰饮，水肿，消渴，脚气，转胞等。

【方论选录】

明·王履：张仲景八味丸用泽泻，寇宗奭《本草衍义》云：不过接引桂、附等归就肾经，别无他意，而王海藏韪之。愚谓八味丸以地黄为君，而以余药佐之，非止为补血之剂，盖兼补气也。气者，血之母，东垣所谓阳旺则能生阴血者，此也。若果专为补肾而入肾经，则地黄、山茱萸、白茯苓、牡丹皮皆肾经之药，固不待夫泽泻之接引而后至也。其附子、官桂，虽非足少阴本药，然附子乃右肾命门之药，况浮、中、沉无所不至，又为通行诸经引用药；官桂能补下焦相火不足，是亦右肾命门药也。易老亦曰补肾用肉桂。然则桂、附亦不待夫泽泻之接引而后至矣。唯干山药虽独入手太阴经，然其功亦能强阴，且手太阴为足少阴之上源，源既有滋，流岂无益？夫其用地黄为君者，大补血虚不足与补肾也，用诸药佐之者，山药之强阴益气，山茱萸之强阴益精而壮元气，白茯苓之补阳长阴而益气，牡丹皮之泻阴火而治神志不足，泽泻之养五脏、益气力、起阴气而补虚损五劳，桂、附之补下焦火也。由此观之，则余之所谓兼补气者，非臆说也。且泽泻也，虽曰咸以泻肾，乃泻肾邪，非泻肾之本也。故五苓散用泽泻者，讵非泻肾邪乎？白茯苓亦伐肾邪，即所以补正耳。是则八味丸之用泽泻者，非他，盖取其泻肾邪，养五脏，益气力，起阴气，补虚损五劳之功而已。寇氏何疑其泻肾，而为接引桂、附等之说乎？且泽泻固能泻肾，然从于诸补药群众之中，虽欲泻之，而力莫能施矣……夫八味丸，盖兼阴火不足者设；六味地黄丸，则唯阴虚者用之也。（《医经溯洄集》）

明·吴崑：渴而未消者，此方主之。此即前方六味地黄丸加附子、肉桂也。渴而未消，谓其人多渴，喜得茶饮，不若消渴之求饮无厌也。此为心肾不交，水不足以济火，故令亡液口干。乃是阴无阳而不升，阳无阴而不降，水下火上，不能相济耳！故用肉桂、附子之辛热壮其少火，用六味地黄丸益其真阴。真阴益则阳可降，少火壮则阴自生。故灶底加薪，枯笼蒸溽，槁禾得雨，生意维新，唯明者知之，昧者鲜不以为迂也。肾间水火俱虚，小便不调者，此方主之。肾具水火，主二便，而司开阖。肾间之水竭则火独治，能阖而不能开，令人病小便不出；肾间之水竭则火独治，能开而能阖，令人小便不禁。是方也，以附子、肉桂之温热益其火；以熟地、山萸之濡润壮其水；火欲实，则丹皮、泽泻之酸咸者，可以收而泻之；水欲实，则茯苓、山药之甘淡者，可以制而渗之。水火既济，则开阖治矣。（《医方考》）

明·赵献可：夫一阳居于二阴为坎，此人生与天地相似也。今人入房盛而阳事易举者，阴虚火动也。阳事先痿者，命门火衰也。真水竭则隆冬不寒，真火息则盛夏不热。是方也，熟地、山萸、丹皮、泽泻、山药、茯苓皆濡润之品，所以能壮水之主；肉桂、附子辛润之物，能于水中补火，所以益火之原。水火得其养，则肾气复其天矣。益火之源以消阴翳，即此方也。盖益脾胃而培万物之母，其利溥矣。（《医贯》）

清·柯琴：命门之火，乃水中之阳。夫水体本静，而川流不息者，气之动，火之用也，非指有形者言也。然少火则生气，火壮则食气，故火不可亢，亦不可衰。所云火生土者，即肾家之少火游行其间，以息相吹耳。若命门火衰，少火几于熄矣。欲暖脾胃之阳，必先温命门之火，此肾气丸纳桂、附于滋阴剂中十倍之一，意不在补火，而在微微生火，即生肾气也。故不曰温肾，而名肾气，斯知肾以气为主，肾得气而土自生也。且形不足者，温之以气，则脾胃因虚寒而致病者固痊，即虚火不归其原者，亦纳之而归封蛰之本矣。(《医宗金鉴·删补名医方论》)

清·张璐：金匮八味肾气丸治虚劳不足，水火不交，下元亏损之首方，专用附、桂蒸发津气于上，地黄滋培阴血于下，萸肉涩肝肾之精，山药补黄庭之气，丹皮散不归经之血，茯苓守五脏之气，泽泻通膀胱之气。原夫此方《金匮》本诸崔氏，而《千金》又本诸南阳，心心相印，世世相承，洵为资生之至宝，固本之神丹，阴阳水火各得其平，而无偏胜之虑也。(《千金方衍义》)

清·陈士铎：人有年老遗尿者，不必夜卧而遗也，虽日间不睡而自遗……此命门寒极不能制水也。夫老人孤阳，何至寒极而自遗乎？盖人有偏阴、偏阳之分，阳旺则有阴虚火动之忧，阳衰则有阴冷水沉之患。少年时过泄其精，水去而火又亏。夫水火必两相制者也，火无水制则火上炎，水无火制则水下泄。老人寒极而遗，正坐水中之无火耳。唯是补老人之火，必须于水中补之，以老人火衰而水亦不能甚旺也。方用八味地黄汤……八味地黄汤正水中补火之圣药。水中火旺，则肾中阳气，自能通于小肠之内，下达于膀胱。膀胱得肾之气，能开能合，一奉令于肾，何敢私自开关，听水之自出乎？气化能出，即气化能闭也。唯是八味汤中茯苓、泽泻过于利水，老人少似非宜。丹皮清骨中之热，遗尿之病，助热而不可助寒，故皆略减其分量，以制桂、附之横，斟酌得宜，愈见八味汤之妙。然此方但可加减而不可去留，加减则奏功，去留则寡效也。(《辨证录》)

清·魏念庭：肾气丸，以附、桂入六味滋肾药中，益火之源以烘暖中焦之阳，使胃利于消而脾快于运，不治水而饮自无能留伏之患。是治痰饮，以升胃阳、燥脾湿为第一义，而于命门加火，又为第一义之先务也。(《金匮要略方论本义》)

清·高鼓峰：此方主治在化元，取润下之性，补下治下制以急。茯苓、泽泻之渗泻，正所以急之使直达于下也。肾阴失守，炀燎于上，欲纳之复归于宅，非借降泄之势，不能收摄宁静。故用茯苓之淡泄，以降阴中之阳；用泽泻之咸泻，以降阴中之阴，犹之补中益气汤用柴胡以升阳中之阴，用升麻以升阳中之阳也。升降者，天地之气交，知仲景之茯苓、泽泻，即东垣之升麻、柴胡，则可与言立方之旨矣。(《医宗己任编》)

清·王子接：肾气丸者，纳气归肾也。地黄、萸肉、山药补足三阴经，泽泻、丹皮、茯苓补足三阳经。脏者，藏精气而不泄，以填塞浊阴为补；腑者，如府库之出入，以通利清阳为补。复以肉桂，从少阳纳气归肝；复以附子，从太阳纳气归肾。(《绛雪园古方选注》)

清·费伯雄：附桂八味为治命肾虚寒之正药，亦导龙归海之妙法。然虚阳上浮，火无所附者，必于脉象细参，或脉洪大，而重按甚弱；或寸关洪大，而两尺独虚细者宜之。否

则抱薪救火，必成燎原之势矣。(《医方论》)

清·唐宗海：肾为水脏，而其中一点真阳，便是呼吸之母。水足阳秘，则呼吸细而津液调。如真阳不秘，水泛火逆，则用苓、泽以行水饮，用地、萸以滋水阴，用淮药入脾，以输水于肾，用丹皮入心，以清火安肾，得六味以滋肾，而肾水足矣。然水中一点真阳，又恐其不能生化也，故用附子、肉桂以补之。(《血证论》)

清·齐秉慧：愚谓八味丸以地黄为君，而以众药佐之。非止为补血之刘，盖兼补气也。若专为补肾而入肾经，则熟地、山萸、茯苓、丹皮皆肾经之药，固不待泽泻之接引而后至也。其附子乃右命门之药，浮中沉无所不至，又为通行诸经引用之药。肉桂能补下焦相火不足，是亦右肾命门药也。然则桂附亦不待夫泽泻之接引而后至矣。且泽泻虽曰咸以泻之，乃泻肾邪，非泻肾之本也，故五苓散中用之。白茯苓亦泻肾邪之品也。八味用泽泻者，非但为引经泻邪，盖取其攻邪，即以补正，能养五脏益气力，起阴气补虚损、五劳之功。寇氏又何疑而去之耶。况泽泻虽能泻肾，然用之大补药中，即欲泻之而力莫能使矣。其蕴妙岂冒昧所能窥毫末耶。(《齐氏医案》)

清·蔡陆仙：此方以熟地、山药滋肾脏之阴。山萸、附子壮肾脏之阳。桂枝化腑气。茯苓行水道。丹皮、泽泻，以排除血液中毒质。使肾脏之机能健，则小便之多者能少，秘者可通，肾脏之精血充，则虚损可除，而腰痛可止矣。(《中国医药汇海·方剂部》)

近·张山雷：仲师八味，全为肾气不充，不能鼓舞真阳，而小水不利者设法，故以桂、附温煦肾阳，地黄滋养阴液，萸肉收摄耗散，而即以丹皮泄导湿热，茯苓、泽泻渗利膀胱，其用山药者，实脾以堤水也。立方大旨，无一味不从利水着想。方名肾气，所重者在一气字。故桂、附极轻，不过借其和煦，吹嘘肾中真阳，使溺道得以畅遂。(《小儿药证直诀笺正》)

今·湖北中医药大学方剂教研室：本方为温补肾阳之祖方。盖肾为水脏，中寓真火，人体的蒸腾气化，全赖于此，故肾为先天之本。若肾阳一虚，不能温养下焦，则见腰痛脚软，身半以下常有冷感；不能气化，则小便不利或失禁，甚或水聚而成痰饮。治当温补肾阳。然阴阳互根，阴为阳之守，阳为阴之使，二者是相互为用的，故善补阳者，必于阴中求阳，则阳得阴助而生化无穷。方中熟地、山茱萸、山药、茯苓、泽泻、丹皮皆濡润之品，所以能壮水之主。另用少量附子、桂枝温阳暖肾，意在微微生火，鼓舞肾气，取少火生气之义。方以“肾气”命名，实寓此义。

因汉代以前无桂枝与肉桂之分，故仲景原方用桂枝，然温阳暖肾之功，桂枝不及肉桂，故后世用此方，多选用肉佳，鲜有用桂枝者。(《古今名方发微》)

今·丁学屏：唐·王焘《外台秘要》引崔知悌，于肾气丸方中，以肉桂易桂枝，名桂附八味丸，治脚气上入少腹，少腹不仁。宋·严用和《济生方》于肾气丸方中，加牛膝、车前、名加味肾气丸，以治水肿，今人谓之济生肾气丸，以示区别。明·龚廷贤《寿世保元》于肾气丸方中，去附子、桂枝，加麦冬、五味子，名八仙长寿丸，以治老人阴虚，筋骨柔弱，面无光泽，食少痰多，或喘或咳，或便溺数，阳痿，足膝无力及形体瘦弱，憔悴盗汗发热作渴等症。所谓病有万变，方亦万变。全在学者之融会贯通耳。（《古方今释》）

【验案选录】

案1　丁启后治疗月经减少案

熊某，女，33岁。2005年2月20日初诊。

人工流产后月经减少8月。自述8月前妊娠50天时行人工流产术，手术顺利，流血6天净。术后月经40余天复潮，量少色暗，用纸半包，3天净（术前用纸1包多，周期30天左右）。自此后经来常推后10余天，经量渐进性减少。就诊时述经净3天，末次经来呈点滴状，2天净，未用纸垫，末次月经：2005年1月15日。间或在经前服过“当归丸”“乌鸡白凤丸”等无效。3个月前开始时感乳胀并挤出少量乳汁，到某医院查内分泌，诊为“高泌乳激素血症”。建议口服“溴隐亭”未执行。

就诊时见其面有暗斑，表情抑郁，感腰酸不适，四肢不温，时面浮肢肿，乳房胀痛，仍可挤出少量乳汁。舌淡暗苔白，脉沉细无力。妇科检查、B超检查无异常发现。

[辨证治法]诊为月经过少（高泌乳激素血症），证属肾虚肝郁。此为人工流产术后损伤肾气，致肾虚精血不充，血海不能按时满溢，经来推后量少，因服药疗效不佳，致气机郁滞，气血不循常道下注冲任胞宫，上行变为乳汁溢出的肾虚肝郁之证。治宜补肾助阳，调理气血，方拟肾气丸加味。

[处方]熟地黄15g，山药15g，肉桂10g，制附子（先煎）15g，泽泻15g，茯苓15g，山茱萸12g，丹皮12g，桃仁15g，红花12g，怀牛膝12g，生麦芽60g，川楝子15g。水煎服，日1剂，半月后复诊。

二诊：2005年3月5日。服上药后手足逆冷减轻，乳胀次数减少，乳汁挤出量减少质变稀薄，上方持续服用1个月。

三诊：2005年4月10日。乳汁已不能挤出，乳房不胀，月经40天来潮，量稍增，色转红，用纸2张，末次月经：2005年4月5日。上方去丹皮、红花，加菟丝子15g，当归15g，川芎15g。服至月经来潮后。

四诊：2005年5月15日。月经35天来潮，末次月胫：2005年5月10日。量增多，用纸5张，色鲜红，乳房未有乳汁挤出，余症好转，面斑变淡，舌淡苔薄白，脉细。上方服至经来。

五诊：2005年6月20日。月经32天来潮，用纸1包，4天净，无乳汁挤出，嘱其少食生冷，停止服药。（《丁启后医案》）

案2　黄培光治疗虚火喉痹案

李某，男，40岁，公司干部。2001年10月16日初诊。

咽痛3年，加重2个月。3年前患者因工作紧张，情志不畅，常感咽痛不适，咽痒干咳，遂去医院治疗。诊断为慢性咽炎，曾用大量抗生素治疗，病情时好时坏，终未治愈。患者对西药失去信心，遂就中医治疗，前后更医数人，服用大量清热解毒，养阴利咽之品，收效甚微，近2个月来病情加重，咽喉干灼不适，疼痛不甚，咽痒吞咽不利，伴腰膝酸软，手足畏寒怕冷等，经多方治疗无效而来我院要求中药治疗。既往无其他慢性病史。

［检查］咽部轻度充血，咽后壁滤泡增生，腭扁桃体未见肿大，舌淡红，苔薄白，脉沉迟。

［辨证治法］喉痹，证属肾阳不足，阴寒内盛，格阳上越，客于咽喉。治宜肾补阳，引火归元。

［处方］附子、肉桂、山药、山萸肉、云苓、泽泻、牡丹皮、甘草、浙贝母、当归、川芎各10g，赤芍、生地黄、桔梗各15g，玄参、牡蛎各30g。

每日1剂，水煎3次，将3次药液混合在一起，分早、中、晚3次温服。

上方服7剂，咽部疼痛消失，但仍有不适感，原方加知母10g。

再服7剂，症状消失，检查咽部仍有轻微充血及滤泡，原方再进14剂病愈。

3个月后随访，未见复发。(《黄培光医案》)

案3　丁甘仁治疗咳喘案

童左。脉沉弦，弦为饮。饮泛咳呛，动则气喘，乃下虚无以制上，中虚易于化饮。拟早服肾气丸三钱，摄纳下焦，以治水泛之饮；午服外台茯苓饮，斡旋中焦，使食不致酿痰，无求速功，只图缓效。

［一丸方］金匮肾气丸三两，每服三钱。

［二煎方］云茯苓三钱，仙半夏三钱，薄橘红八分，生白术二钱，枳实炭一钱，炙远志一钱，旋覆花（包）五钱，炙款冬五钱，鹅管石一钱。(《丁甘仁医案》)

【附方】

附方1　加味肾气丸(《济生方》)

附子炮，二枚（15g）　白茯苓　泽泻　山茱萸取肉　山药炒　车前子酒蒸　牡丹皮去木，各一两（各30g）　官桂不见火　川牛膝去芦，酒浸　熟地黄各半两（各15g）　上为细末，炼蜜为丸，如梧桐子大，每服七十丸，空心米饮送下。

功用：温肾化气，利水消肿。

主治：肾（阳）虚水肿。症见腰重脚肿，小便不利。

方论：**清·罗美**：治肾虚脾弱，腰重脚肿，小便不利，腹胀，喘急，痰盛，已成鼓证其效如神。张景岳曰：水肿乃脾、肺、肾三脏之病。盖水为至阴，故其本在肾；水化于气，故其标在肺无所关，即为必先失其之真故用牛膝即所减。(《古今名医方论》)

附方2　十补丸(《济生方》)

附子炮，去皮、脐　五味子各二两（各9g）　山茱萸取肉　山药锉，炒　牡丹皮去木　鹿茸去毛，酒蒸　熟地黄酒蒸　肉桂去皮，不见火　白茯苓去皮　泽泻各一两（各 4.5g）上为细末，炼蜜为丸，如梧桐大，每服七十丸，空心盐酒、盐汤任下。

功用：补肾阳，益精血。

主治：肾阳虚损，精血不足证。症见面色黧黑，足冷足肿，耳鸣耳聋，肢体羸瘦，足膝软弱，小便不利，腰脊疼痛，或阳痿，遗精，舌淡苔白，脉沉迟尺弱。

方论：**宋·严用和**：治肾脏虚弱，面色黧黑，足冷足肿，耳鸣耳聋，肢体羸瘦，足膝软弱，小便不利，腰脊疼痛，但是肾虚之。（《严氏济生方》）

明·王纶：右尺脉迟软或沉细而数欲绝，是命门之相火不足也，用八味丸；至于两尺微弱，是阴阳俱虚也，十补丸。此皆滋其化源也。（《明医杂著》）

清·吴仪洛：治两尺微弱，阴阳俱虚。（景岳）治元阳不足，或先天禀衰，或劳伤过度，以致命门火衰不能生土。而为脾胃虚寒，饮食少进，或呕恶膨胀，或反胃噎膈，或欲寒畏冷，或脐腹疼痛，或大便不实，泻痢频作，或小水自遗。虚淋寒疝，或寒侵溪谷，而肢节痛痹。或寒在下焦，而水邪浮肿。总之真阳不足者，必神疲气怯。或心跳不宁，或四肢不收，或眼见邪祟，或阳衰无子等证。速宜益火之原，以培右肾之元阳，而神气自强矣。（《成方切用》）

右归丸

《景岳全书》

【组成】熟地黄八两（24g）　山药炒，四两（12g）　山茱萸微炒，三两（9g）　枸杞子微炒，四两（12g）菟丝子制，四两（12g）　鹿角胶炒珠，四两（12g）　杜仲姜汁炒，四两（12g）　肉桂二两，渐可加至四两（6g）　当归三两（9g）　制附子二两，渐可加至五六两（6g）

【用法】将熟地蒸烂杵膏，余为细末，加炼蜜为丸，如弹子大。每嚼服二三丸（6~9g），以滚白汤送下（现代用法：蜜丸，每服 9g，亦可作汤剂，水煎服）。

【功效】温补肾阳，填精益髓。

【主治】肾阳不足，命门火衰证。年老或久病气衰神疲，畏寒肢冷，腰膝软弱，阳痿遗精，或阳衰无子，或饮食减少，大便不实，或小便自遗，舌淡苔白，脉沉而迟。

【方论选录】

清·徐大椿：肾脏阳衰，火反发越于上，遂成上热下寒之证，故宜引火归原法。熟地补肾脏，萸肉涩精气，山药补脾，当归养血，杜仲强腰膝，菟丝补肾脏，鹿角胶温补精血以壮阳，枸杞子甘滋精髓以填肾也。附子、肉桂补火回阳，专以引火归原，而虚阳无不敛藏于肾命，安有阳衰火发之患哉？此补肾回阳之剂，为阳虚火发之专方。（《医略六书·杂

病证治》)

清·徐镛：仲景肾气丸，意在水中补火，故于群队阴药中加桂、附。而景岳右归峻补真阳，方中唯肉桂、附子、熟地、山药、山茱与肾气丸同，而亦减去丹皮之辛，泽泻、茯苓之淡渗。枸杞、菟丝、鹿胶三味，与左归丸同；去龟胶、牛膝之阴柔，加杜仲、当归温润之品，补右肾之元阳，即以培脾胃之生气也。(《医学举要》)

【验案选录】

案1　范文甫治疗虚劳案

冯袁。舌色淡白，有横裂纹，脉来不振指，左右如线，气血双虚之明据；心悸胆怯，乃是心神不宁所致；手臂麻木，手指不和，即是血虚生风；肾阳虚衰，则见阳事不举，腰膝酸软。单补气，恐其升；单补血，恐其滞，莫如气血双补。下方放胆服之，唯伤风、腹泻停服，此刻正可服此药。此病针灸所短，汤药所长也。

大熟地30g，生黄芪60g，归身9g，白芍9g，西党参30g，炙甘草3g，桃仁6g，红花3g，地龙9g，淡附子3g，巴戟肉3g，补骨脂9g，肉桂12g。

二诊：舌中横裂纹已浅，脉亦稍有转机。

真阿胶4.5g，生黄芪30g，枸杞子9g，白芍6g，地龙6g，桃仁6g，红花3g，陈皮3g，甘草3g，当归身6g。

三诊：肉桂0.9g，黄芪60g，白芍9g，枸杞子9g，阿胶9g，地龙9g，西党参30g，陈皮30g，甘草3g，冬术9g，归身9g，附子4.5g。

四诊：连进气血双补，病情虽未全好，但舌中横裂纹渐浅，脉能振指，是气苏之佳兆。放胆服之，勿误。

黄芪60g，党参15g，归身9g，生白芍9g，生冬术9g，炙甘草3g，淡附子9g，广地龙9g，枸杞子15g，肉桂0.9g。

五诊：诸症渐瘥。

昨日方中加入人参末3g，鹿茸粉0.3g（吞下）。

六诊：前方加人参粉3g，鹿茸粉0.9g（吞下）。

七诊：将愈矣。尚须节饮食，慎起居，忌房室。

生黄芪6g，党参15g，当归9g，白芍9g，白术9g，甘草3g，地龙9g，枸杞子24g，真阿胶9g，淡附子3g，肉桂0.3g，鹿茸0.6g，人参1.2g。(《范文甫医案》)

案2　程门雪治疗喑痱案

左某，男，成年。

初诊：消瘦萎缩，精神不振，面色及肌肤暴露部分均见黯黑，脏色外露，为肾气虚败之象。失眠声喑，毛发稀疏，舌色淡紫，脉沉迟细微。幸纳食未衰，尚可峻补阴阳。

大生地四钱，山萸肉一钱半，细石斛三钱，淡苁蓉三钱，巴戟肉二钱，远志肉一钱半，五味子五分，大麦冬三钱，干菖蒲一钱，茯苓三钱，夏枯草三钱，淡昆布三钱。

七剂。

二诊：诸象略有起色，仍按原法治之。

大生地五钱，山萸肉三钱，细石斛三钱，大麦冬四钱，炙远志一钱半，干菖蒲一钱，淡苁蓉三钱，巴戟肉四钱，五味子八分，桑白皮三钱，肥玉竹四钱，菟丝子三钱，夏枯草三钱。七剂。

三诊：精神见振，面黧略淡，语言亦渐有力，舌紫稍润，脉弱较起，仍沉且迟。再拟前法加入鼓舞肾阳之品，宗河间地黄饮子。

大生地四钱，山萸肉三钱，川石斛三钱，大麦冬三钱，五味子一钱半，干菖蒲一钱半，炙远志一钱半，云茯苓三钱，巴戟肉三钱，淫羊藿四钱，淡附片八分，肉桂心五分，菟丝子四钱，肥玉竹五钱。七剂。(《程门雪医案》)

案 3　弋杰治疗滑胎案

龚某，女，24 岁。2008 年 4 月初诊。

自诉结婚 2 年，自然流产 3 次，每当受孕 50 天左右即无故流产，屡治无效。就诊时面色黯淡无泽，精神疲惫，言语低微，头晕健忘，月经量少色淡质稀，白带多而清稀，尿频，夜间尤甚，腰酸腿软，四肢不温，脉象沉缓而弱。

[辨证] 肾阳不足，命火虚衰型。

[处方] 投以右归丸加减方。

熟地黄 20g，山药 15g，菟丝子 15g，巴戟天 15g，杜仲 20g，川续断 15g，桑寄生 30g，枸杞子 15g，山茱萸 12g，当归 12g，芡实 15g。水煎服，8 剂，1 剂 / 天。

半月后复诊，病情较前好转，诊其脉象缓而有力，患者自述偶感乏力，在原方基础上加党参、白术、大枣。

2 个月后复诊，自诉月经已停闭 50 余天，常感厌食，呃逆。尿 HCG（+）。给予党参 15g，菟丝子 10g，川续断 10g，桑寄生 15g，阿胶（烊化）10g。4 剂水煎服，2 日 1 剂，次年 4 月顺产 1 女婴。[《甘肃中医》2010，23（11）：36]

案 4　弋杰治疗绝经期综合征案

王某，女，48 岁。2009 年 5 月初诊。

自述近半年来情绪焦躁，心烦，四肢发凉，怕冷，小便频多，入夜尤甚。末次月经 2009 年 4 月 25 日，平素月经量多，色淡红有小块，经行小腹冷痛，腰背酸痛。就诊时见病人精神萎靡，面色黯淡，纳差失眠，舌质淡，苔薄白，脉沉细。

诊断为绝经期综合征。辨证为肾阳虚衰，命门火衰。

[处方] 投以右归丸加减。

熟地黄 20g，山药 15g，山茱萸 15g，制附子（先煎）9g，肉桂 10g，枸杞子 15g。8 剂，2 日 1 剂，水煎服，服药同时配以心理治疗。

5 剂后诸症减轻，后续服 7 剂，配以天王补心丹巩固。[《甘肃中医》2010，23（11）：36]

案5　弋杰治疗月经后期案

方某，女，25岁。2008年11月初诊。

患者诉近2年来月经50~90天来1次，四处求医未果，患者2年前行剖宫产一男婴，产后4个月月经来潮，50~90天一行，量少，色淡黯，夹少许小血块，平素白带多质清稀，夜尿多，间断性天明时溏泻一次，冬天畏寒较明显，手足不温，舌淡白，齿痕明显，脉沉弱。

［处方］方用右归丸加减。熟地黄15g，怀山药20g，山茱萸15g，枸杞子15g，鹿角胶12g，菟丝子20g，制附子（先煎）6g，杜仲12g，当归12g，肉桂9g。8剂，2日1剂，3次/天，水煎服。

二诊：次月。仍感四肢发冷，白带减少，偶尔有一次夜尿，大便正常，原方继服4剂。

三诊：半月后。白带基本消失，天明腹泻已罢，齿痕已消，原方加白术15g，五味子15g，炒艾叶12g。

继服4剂。服药后月经按月而至，后随访3个月未复发。［《甘肃中医》2010，23（11）：36］

案6　杨雪英治疗胸痹证案

患者，男，62岁。2003年3月9日初诊。

患者3年前因感冒后出现心悸，经治疗症状缓解。2001年10月再次出现心悸、胸闷等症，心电图检查诊为心肌缺血。治疗后症状缓解，但经常发作。2002年9月又患感冒，胸闷、心悸等症加重，且发作频繁，检查心电图示：ST段升高，Ⅱ度房室传导阻滞。X线胸片示：心脏扩大，轻度肺水肿。病毒抗体滴度定性试验阳性。

［诊见］胸闷、心悸，时有心前区疼痛，咳喘气急，咳吐稀白痰液，面色暗淡，畏寒肢冷，腰膝酸软，遇寒或劳累则加重，不渴，舌淡嫩、苔白滑，脉沉迟。

［查体］心率70次/分，早搏15次/分，三尖瓣区4级收缩期杂音，肺野满布湿啰音。

［西医诊断］慢性病毒性心肌炎。

［中医诊断］胸痹，证属心肾阳虚，寒凝痰阻。治以温补心肾，祛寒化痰。方用右归丸加减。

［处方］熟地黄30g，鹿角胶（烊化）20g，炙麻黄6g，白芥子、干姜、酸枣仁、五味子各15g，生甘草、瓜蒌仁、肉桂、薤白、法半夏各10g，细辛3g，加米酒10ml同煎。每天1剂，水煎服。

二诊：服3剂，咳痰减少，胸闷、心悸好转，未再出现胸痛。以本方化裁服30余剂。

三诊：2003年5月6日。无不适症状。复查心电图示：窦性心律，心率78次/分，各波段正常。X线胸片示：肺水肿消失，心脏扩大有明显好转。随访半年未复发。［《新中医》2008，40（1）：85］

案 7　杨雪英治疗胸痹证案

患者，男，60 岁。2004 年 12 月 10 日初诊。

患者 8 年前患心肌炎治愈。2 年前出现间断性心悸、胸闷，伴胸痛，气短乏力，头晕目眩。近 1 个月诸症加重，并发生 2 次晕厥。

诊见：胸痛、胸闷，心悸不宁，头晕目眩，气短乏力，气喘而咳，动则尤甚，腰膝酸软，畏寒肢冷，甚或肢冷彻骨，触之四肢凉至肘膝，面色苍黄，形瘦憔悴，舌淡、苔白，脉沉结。

[查体] 心率 45 次 / 分，心律不齐，二尖瓣区闻及 3 级收缩期杂音，双肺可闻及支气管哮鸣音。BP：90/60mmHg。心电图检查示：窦房并房室传导阻滞，有窦性停搏。

[西医诊断] 病态窦房结综合征。

[中医诊断] 胸痹，证属心肾阳虚、胸阳不振。

[治法] 温补心肾，通阳化痰。

[处方] 方以右归丸加减。熟地黄 30g，鹿角胶（烊化）20g，肉桂、制附子（先煎）、红参（另炖）、枳实、半夏各 10g，炙甘草、炮干姜各 15g，麻黄 6g，细辛 3g，加黄酒 50ml 同煎。每天 1 剂，水煎服。

二诊：服 5 剂，心率 50 次 / 分。守方又服 12 剂，心率 56 次 / 分，加大用药量：细辛 6g，麻黄 10~15g，肉桂 20g，附子 15~20g。续服月余，诸症明显好转，复查心电图示：窦性心律，心率 62 次 / 分。继续以此方间断调服，巩固疗效。

1 年后随访，复查心电图正常，无不适症状。[《新中医》2008，40（1）：85]

【附方】

右归饮（《景岳全书》）

熟地二三钱或加至一二两（9~30g）　山药炒，二钱（6g）枸杞子二钱（6g）　山茱萸一钱（3g）甘草炙，一二钱（3~6g）　肉桂一二钱（3~6g）　杜仲姜制，二钱（6g）　制附子一二三钱（3~9g）以上水二盅，煎至七分，食远温服。

功用：温补肾阳，填精补血。

主治：肾阳不足证。气怯神疲，腹痛腰酸，肢冷脉细，舌淡苔白，或阴盛格阳，真寒假热之证。

方论：**清·徐大椿**：肾脏阳虚，不能吸火归原，卒然厥逆倒仆，故曰非风。熟地、萸肉补阴秘气，枸杞、山药补脾填精，炙草、杜仲缓中强肾，附子、肉桂补火温脏也。使脏暖水充，则火自归原，而非风之证自除矣……洵为引火归原之专方。（《医略六书·杂病证治》）

清·王旭高：此益火之剂，即附桂八味之变方也。意甚平平，然平稳而不杂，尚属可取。（《王旭高医书六种·医方证治汇编歌诀》）

第六节　阴阳并补剂

地黄饮子（又名地黄饮）

《圣济总录》

【组成】熟干地黄（18~30g）　巴戟天去心　山茱萸　石斛　肉苁蓉酒浸，焙（各9g）附子炮　五味子　官桂　白茯苓　麦门冬去心　石菖蒲　远志去心，各等分（各6g）

【用法】上为粗末，每服三钱（9g），水一盏半，生姜五片，大枣一枚，薄荷五七叶同煎至八分，不计时候（现代用法：加生姜5片，大枣1枚，薄荷2g，水煎服）。

【功用】滋肾阴，补肾阳，开窍化痰。

【主治】喑痱。舌强不能言，足废不能用，口干不欲饮，足冷面赤，脉沉细弱。

【方论选录】

清·汪昂：此手足少阴、太阴、足厥阴药也。熟地以滋根本之阴，巴戟、苁蓉、官桂、附子以返真元之火，石斛安脾而秘气，山茱温肝而固精，菖蒲、远志、茯苓补心而通肾脏，麦冬、五味保肺以滋水源。使水火相交，精气渐旺，而风火自熄矣。（《医方集解》）

清·冯兆张：肾之脉出然谷，循内踝，上踹及股，故虚则足痿不能行。其直者，挟舌本，故虚则舌謇不能言。地黄、巴戟、茱萸、苁蓉，精不足者补之以味也；附子、官桂，阳不足者温之以气也；远志、菖蒲使心气下交也；麦冬、五味壮水之上源也；茯苓、石斛走水谷之府，化荣卫而润宗筋者也。不及肝者，肝肾同治也。诸脏各得其职，则筋骨强而机关利矣，謇涩痿废，夫复何虞！（《冯氏锦囊秘录》）

清·王子接：饮，清水也。方名饮子者，言其煎有法也。喑痱之证，机窍不灵，升降失度，乃用一派重浊之药，务在药无过煎，数滚即服，取其轻清之气，易为升降，迅达经络，流走百骸，以交阴阳。附子、官桂开诸窍而祛浊阴，菖蒲、远志通心肾以返真阳，川石斛入肾以清虚热，白茯苓泄胃水以涤痰饮，熟地、山萸滋乙癸之源，巴戟、苁蓉温养先天之气，麦冬、五味入肺肾以都气。开之、通之、清之、泄之、补之、都之，不使浊阴之气横格于喉舌之间，则语自解，体自正矣。（《绛雪园古方选注》）

清·徐大椿：肾气虚厥不能至舌下而舌痿、足痿，状类虚风，故曰类风，是虚寒从下上也。熟地补肾脏真阴，茯苓化心脾元气，巴戟温肾脏之寒，苁蓉润肾脏之燥，附子补火回阳，官桂温经散寒，菖蒲开窍发音声，石斛制药除痿废，萸肉、五味涩精固气，麦冬、远志通肾交心，薄荷清利咽舌，姜、枣调和营卫。可知水火交济而关扃自透，营卫分布，痿厥无不自痊矣。(《医略六书·杂病证治》)

清·罗国纲：肾之脉，循内踝上踹及股，故虚则足痿不能行；其直者挟舌本，故虚则舌謇不能言。地黄、巴戟、枣皮、苁蓉，肾精不足者，补之以味也；附子、肉桂，肾阳不足者，温之以气也；远志、菖蒲，使心气下交也；五味、麦冬，壮水之上源也；茯苓、石斛，走水谷之府，化荣卫而润宗筋者也。不及肝者，以肝肾同源也。诸脏各得其职，则筋骨强而机关利矣，謇涩痿废，夫复何虞？(《罗氏会约医镜》)

清·黄庭镜：风痱风痹，此方主之。风痱，舌强语涩，足废步蹇。风痹即《内经》行痹、痛痹之谓。盖脾肾素虚，运化水火不及，风气杂合而成。治宜和脏腑、通经络，河间地黄饮子主之。余考其方，地黄、巴戟天、山茱萸、苁蓉、麦冬、五味，滋水药也，水足可以制飞越之火。附子、肉桂、茯苓、远志、石斛、菖蒲，熯湿药也，湿去足以回厥逆之阳。再加人参补其气，当归养其血，豨莶草兼驱风湿。进数剂稍减，更等分各一两，以姜汁煮红枣肉为丸，尽料而痱、痹已矣。风湿内外障，取法乎此，当亦有效。(《目经大成》)

清·陈念祖：命火为水中之火，昔人名为龙火。其火一升，故舌强不语，以肾脉荣于舌本也。火一升而不返，故猝倒不省人事，以丹田之气，欲化作冷风而去也，方用桂、附、苁蓉、巴戟以导之。龙升则水从之，故痰涎如涌，以痰之本则为水也，方用熟地、茯苓、山药、石斛以安之。火进于心，则神志昏迷，方用远志、菖蒲以开之。风动则火发，方用麦冬、五味以清敛之。肾主通身之骨，肾病则骨不胜任，故足废不能行，方用十二味以补之。然诸药则质重性沉，以镇逆上之火，而火由风发，风则无形而行疾，故用轻清之薄荷为引导。又微煎数沸，不令诸药尽出重浊之味，俾轻清走于阳分以散风，重浊走于阴分以镇逆。(《时方歌括》)

清·费伯雄：清肝气以益水之源，纳肾气以制火之僭。水能涵木，孤阳不升则心气通，而舌喑自解矣。唯足废不能行，尚当加壮筋利节之药。至其不用风药，正恐以风助火，故特为迸去，未可议之也。(《医方论》)

清·张秉成：夫中风一证，有真中，有类中。真中者，真为风邪所中也。类中者，不离阴虚、阳虚两条。如肾中真阳虚者，多痰多湿；真阴虚者，多火多热。阳虚者，多暴脱之证；阴虚者，多火盛之证。其神昏不语，击仆偏枯等证，与真中风似是而实非，学者不得不详审而施治也。此方所云少阴气厥不至，气者，阳也，其为肾脏阳虚无疑矣。故方中以熟地、巴戟、山萸、苁蓉之类，大补肾脏之不足，而以桂、附之辛热，协四味以温养真阳。但真阳下虚，必有浮阳上僭，故以石斛、麦冬清之；火载痰升，故以茯苓渗之；然痰火上浮，必多堵塞窍道，菖蒲、远志能交通上下而宣窍辟邪；五味以收其耗散之气，使正有攸归；薄荷以搜其不尽之邪，使风无留着；用姜、枣者，和其营卫，匡正除邪耳。(《成方便读》)

近·张山雷：河间是方，用意极为周密，是治肾脏气衰，阴阳两脱于下，而浊阴泛溢于上，以致厥逆肢废，喑不成声。其证必四肢逆冷，或冷汗自出，其脉必沉微欲绝，其舌必润滑淡白，正与肝阳上冒之面赤气粗，脉弦或大者，绝端相反。故以桂、附温肾回阳，萸、戟、苁、地填补肾阴，麦、味收摄耗散。而又有浊阴上泛之痰壅，则以菖蒲、远志之芳香苦涩为开泄，茯苓之纳气为镇坠，庶乎面面俱到。果是肾虚下脱，始为适用，若气升火升之猝然喑废者，此方万万不可误投。(《中风斠诠》)

今·丁学屏：《素问·脉解》“内夺而厥，发为喑痱，此肾虚也。”盖肾足少阴之脉，走于小趾之下，斜走足心，出于然谷之下，循内踝之后，别入跟中，以上踹内，出腘内廉，上股内后廉，贯脊属肾络膀胱；其直者，从肾上贯肝膈，入肺中，循喉咙，挟舌本。肾精内夺，未能潜注脉络，故口不能言，足不任地焉。刘河间取肾气丸、定志丸两方加减，以为地黄饮子，乃阴阳并补之法，所谓温柔濡润者也。然必以阴阳两虚之中风脱证，始为合辙。如施于肝阳化风，痰火升浮之中风，则无异抱薪救火矣。(《古方今释》)

【验案选录】

案1　程门雪治疗类中风案

郭某，男，成年。初诊1949年1月30日。

偏中，左半身不遂，舌强言謇，四肢麻木，大便不行，脉弦滑数，舌苔腻厚。厥阳化风，夹痰上扰清空之府。拟清泄厥阳，化痰通络。

炒白蒺藜三钱，煅石决八钱（先煎），煨天麻八分，炒杭菊一钱半，云茯苓三钱，水炙远志一钱，竹沥半夏二钱，薄橘红一钱半，枳实一钱，炒竹茹一钱半，广郁金一钱半，干菖蒲五分，瓜蒌皮仁各三钱，冬瓜子四钱，淡竹沥二两（炖温，分冲）。

二诊：舌强言謇，半身不遂，夜寐不安，大便不爽，舌苔腻厚。再拟温胆、导痰两方加味。

竹沥半夏三钱，薄橘红一钱半，姜川连三分，陈胆星一钱半，抱茯神三钱，枳实一钱，炒竹茹一钱半，水炙远志一钱半，炒白蒺藜三钱，干菖蒲一钱，煅石决五钱（先煎），煨天麻八分，广郁金一钱半，指迷茯苓丸五钱（包煎）。

三诊：半身不遂，大便已通，舌强言謇略见轻减、吐痰渐爽，头痛，脉弦滑，苔黄腻舌尖红。内风挟痰，阻塞经络，再拟导痰、温胆、地黄饮子加减治之。

细石斛四钱，盐水炒山萸肉一钱半，炙远志一钱半，干菖蒲一钱，抱茯神三钱，半夏曲三钱（包煎），化橘红一钱半，枳实一钱，炒竹茹一钱半，煅石决五钱（先煎），陈胆星一钱半，广郁金一钱半，京元参三钱，指迷茯苓丸五钱（包煎），嫩钩钩一钱半（后下）。

四诊：舌强言謇已见轻减，大便通，头痛瘥，唇燥不欲饮，阴伤之故，脉弦滑，舌红，苔腻厚渐化。再从前方加减之。

细石斛三钱，大生地、海浮石各四钱（同打），泡麦冬三钱，盐水炒山萸肉一钱半，抱茯神三钱，炙远志一钱半，竹沥半夏三钱，化橘红一钱半，陈胆星一钱半，枳实一钱，炒竹茹一钱半，广郁金一钱半，煅石决四钱（先煎），炒白蒺藜三钱，干菖蒲一钱。

五诊：舌强言謇渐见爽利，诸恙均有轻减，舌尖红已淡，苔根腻未化。前进地黄饮子出入，尚觉合度，仍从原法。

大生地五钱，海浮石四钱（同打），细石斛三钱，盐水炒山萸肉二钱，泡麦冬三钱，辰茯神三钱，炙远志一钱半，姜川连三分，广郁金一钱半，竹沥半夏三钱，化橘红二钱，陈胆星一钱半，枳实一钱，炒竹茹三钱，干菖蒲一钱，淮小麦四钱。（《程门雪医案》）

案2　丁甘仁治疗类中风案

钱左。类中偏左，半体不用，神识虽清，舌强言謇，切牙嚼齿，牙缝渗血，呃逆频仍，舌绛，脉弦小而数。诸风掉眩，皆属于肝，阴分大伤，肝阳化风上扰，肝风鼓火内煽，痰热阻于廉泉之窍，肺胃肃降之令不行，恙势正在险关。勉拟地黄饮子合竹沥饮化裁，挽堕拯危，在此一举。

鲜生地四钱，川石斛三钱，瓜蒌皮二钱，柿蒂十枚，大麦冬二钱，抱茯神三钱，生蛤壳六钱，老枇杷叶四张，西洋参一钱五分，川贝母二钱，鲜竹茹三钱，嫩钩（后入）三钱，活芦根（去节）一尺，淡竹沥（冲）一两。真珍珠粉一分，真猴枣粉一分，二味另服。（《丁甘仁医案》）

案3　丁甘仁治疗类中风案

严左。右手足素患麻木，昨日陡然舌强，不能言语，诊脉左细弱，右弦滑，苔前光后腻，此乃气阴本亏，虚风内动，风者善行而数变，故其发病也速。挟痰浊上阻廉泉，横窜络道，营卫痹塞不通，类中根苗显著。经云：邪之所凑，其气必虚。又云：虚处受邪，其病则实。拟益气息风，化痰通络。

吉林参须一钱（另煎汁冲服），云茯苓三钱，炙僵蚕三钱，陈广皮一钱，生白术一钱五分，竹节白附子一钱，炙远志肉一钱，黑豆衣三钱，竹沥半夏二钱，陈胆星八分，九节菖蒲八分，姜水炒竹茹一钱五分，嫩钩钩（后入）三钱。

二诊：舌强謇于语言，肢麻艰于举动，口干不多饮，舌光绛中后干腻，脉象右细弱，左弦滑，如昨诊状。心开窍于舌，肾脉络舌本，脾脉络舌旁，心肾阴亏，虚风内动，挟痰浊上阻廉泉。先哲云：舌废不能言，足痿不能行，即是喑痱重症。再仿地黄饮子意出入。

大生地三钱，云茯苓三钱，陈胆星八分，九节菖蒲一钱，川石斛三钱，竹沥半夏二钱，川象贝各二钱，炙远志一钱，南沙参三钱，煨天麻八分，炙僵蚕三钱，嫩钩钩（后入）三钱。

三诊：昨投地黄饮子加减，脉症依然，并无进退。昔人云：麻属气虚，木属湿痰。舌强言艰，亦是痰阻舌根之故。肾阴不足是其本，虚风痰热乃是标，标急于本，先治其标，标由本生，缓图其本。以养阴之剂，多能助湿生痰，而化痰之方，又每伤阴劫液，顾此失彼，煞费踌躇，再宜涤痰通络为主，而以养正育阴佐之，为急标缓本之图，作寓守于攻之策，能否有效，再商别途。

南沙参三钱，云茯苓三钱，川象贝各二钱，西秦艽一钱五分，竹沥半夏二钱，炙远志一钱，炙僵蚕三钱，枳实炭一钱，煨天麻八分，广陈皮一钱，陈胆星八分，嫩钩钩（后入）三钱，九节菖蒲一钱，淡竹沥一两，生姜汁两滴同冲服。

四诊：脉左细滑，右濡数，舌中剥，苔薄腻。诸恙均觉平和，养正涤痰，通利节络，尚属获效，仍宗原法再进一筹。

前方去秦艽、枳实，加焦谷芽四钱，指迷茯苓丸（包）四钱。

五诊：舌强言语謇涩，已见轻减，左手足麻木依然，脉象细滑，舌苔薄腻，投剂合度，仍拟涤痰通络为法。照前方去煨天麻、焦谷芽、指迷茯苓丸，加生白术二钱，云茯苓三钱，竹节白附子八分。（《丁甘仁医案》）

案4　何炎燊治疗颅脑挫伤后遗症案

尹某，男，60岁。2005年7月25日初诊。

车祸颅脑挫伤后，眩晕健忘，言语謇涩10个月。

患者于2004年9月19日发生车祸（驾驶摩托车，被大货车撞倒），当时昏迷，不省人事12天。西医诊断为颅脑挫伤，脑裂出血，并3根肋骨骨折，给予吸氧、脱水、预防感染、营养神经、改善微循环等治疗，12天后，患者才苏醒，但右侧肢体瘫软如废。经西医治疗2个月，右侧肢体功能逐步恢复。目前右上肢拘急，筋惕肉瞤，右下肢乏力，尚能行走。

2005年7月25日请何炎燊诊治，自诉精神不振，眩晕，健忘。家人代诉，言语謇涩，思维不敏捷，表达能力较差，烦躁易怒，胃纳、二便、睡眠均正常。察其舌质黯红，苔黄白相兼厚腻，脉沉细涩。

［西医诊断］颅脑挫伤后遗症。

［辨证治法］此为车祸损伤后，肝肾精血亏虚，脑髓不充，元气亏虚，不能周流全身，血瘀痰浊痹阻清窍所致。经曰：“人年四十，阴气自半。”此例年届花甲，肝肾精血亏虚，跌仆后精血更伤，脑髓不充，水不涵木，阳亢化风，故眩晕健忘，反应迟钝，表达能力差，右上肢拘急，筋惕肉瞤；痰瘀交阻心窍，肾阴不上荣舌本，故言语謇涩。法当补气养血，育阴潜阳，活血通窍。方拟加减补阳还五汤合加减地黄饮子治之。

［处方］黄芪20g，川芎10g，当归20g，赤芍20g，熟地黄20g，丹参15g，三七6g，地龙15g，酸枣仁15g，远志10g，石菖蒲10g，龟甲25g，龙齿25g。水煎服，日1剂。

二诊：服用前方7剂后，症状无改变，脾胃功能未受影响，说明病人尚能耐受此方。前方加入血肉有情之品，以滋肾填精。又7剂而言语稍清晰，对医生问话反应较快，表达能力稍强。继续用三甲复脉汤合加减补阳还五汤、加减地黄饮子复方治之。服18剂则疗效显著，诸恙悉退，言语清晰，对答较前流利，右下肢功能日趋康复。（《何炎燊医案》）

案5　丁甘仁治疗类中风案

沈左。年逾古稀，气阴早衰于未病之先，旧有头痛目疾，今日陡然跌仆成中，舌强不语，人事不省，左手足不用。舌质灰红，脉象尺部沉弱，寸关弦滑而数，按之而劲。良由水亏不能涵木，内风上旋，挟素蕴之痰热，蒙蔽清窍，堵塞神明出入之路，致不省人事，痰热阻于廉泉，为舌强不语，风邪横窜经，则左手足不用。《金匮》云：风中于经，举重不胜，风中于腑，即不识人，此中经兼中腑之重症也。急拟育阴息风，开窍涤痰，冀望转机为幸。

大麦冬三钱，玄参二钱，羚羊片（先煎汁冲）八分，仙半夏二钱，川贝二钱，天竺黄一钱五分，明天麻八分，陈胆星八分，竹茹一钱五分，枳实一钱，全栝楼（切）四钱，嫩钩钩（后入）三钱，淡竹沥（冲）一两，生姜汁（冲）二滴，至宝丹一粒，去壳研末化服。

二诊：两投育阴息风、开窍涤痰之剂，人事渐知，舌强不能言语，左手足不用，脉尺部细弱，寸关弦滑而数，舌灰红。高年营阴亏耗，风自内起，风扰于胃，胃为水谷之海，津液变为痰涎，上阻清窍，横窜经，论恙所由来也，本症阴虚，风烛堪虑！今仿河间地黄饮子加味，滋阴血以熄内风，化痰热而清神明，风静浪平，始可转危为安。

大生地四钱，大麦冬二钱，川石斛三钱，羚羊片（先煎汁冲）四分，仙半夏三钱，明天麻一钱，左牡蛎四钱，川贝母三钱，陈胆星八分，炙远志一钱，九节菖蒲八分，全栝楼（切）四钱，嫩钩钩（后入）三钱，淡竹沥（冲服）一两。

三诊：叠进育阴息风，清热化痰之剂，人事已清，舌强言语謇涩，左手足依然不用。苔色灰红，脉象弦数较静，尺部细弱，内风渐平，阴血难复。津液被火炼而为痰，痰为火之标，火为痰之本，火不清，则痰不化，阴不充，则火不清。经枯涩，犹沟渠无水以贯通也。前地黄饮子能获效机，仍守原意进步。然草木功能，非易骤生有情之精血也。

西洋参一钱五分，大麦冬三钱，大生地三钱，川石斛三钱，生左牡蛎四钱，煨天麻八分，竹沥半夏二钱，川贝三钱，炙远志一钱，全栝楼（切）四钱，鲜竹茹二钱，嫩钩钩（后入）三钱，黑芝麻（研包）三钱。

四诊：神识清，舌强和，言语未能自如，腑气行而甚畅，痰热已有下行之势。左手足依然不用，脉弦小而数，津液亏耗，筋无血养，犹树木之偏枯，无滋液以灌溉也。仍议滋下焦之阴，清上焦之热，化中焦之痰，活经之血，复方图治，尚可延年。

西洋参一钱五分，大麦冬二钱，大生地二钱，川石斛三钱，生左牡蛎四钱，仙半夏二钱，川贝三钱，全栝楼（切）四钱，浓杜仲二钱，怀牛膝二钱，西秦艽二钱，嫩桑枝三钱，黑芝麻（研包）三钱。（《丁甘仁医案》）

龟鹿二仙胶

《医便》

【组成】鹿角用新鲜麋鹿杀，角解的不用，马鹿角不用；去角脑梢，角二寸绝断，劈开，净用，十斤（5000g）　龟甲去弦，洗净，捶碎，五斤（2500g）　人参十五两（450g）　枸杞子三十两（900g）

【用法】上前二味袋盛，放长流水内浸三日，用铅坛一只，如无铅坛，底下放铅一大片亦可。将角并板放入坛内，用水浸高三五寸，黄蜡三两封口，放入锅内，桑柴火煮七昼夜，煮时坛内一日添热水一次，勿令沸起，锅内一日夜添水五次，候角酥取出，洗，滤净去滓。其滓即鹿角霜、龟板霜也。将清汁另放。另将人参、枸杞子用铜锅以水三十六碗，熬至药面无水，以新布绞取清汁，将滓置石臼水捶捣细，用水二十四碗又熬如前；又滤又捣又熬，如此三次，以滓无味为度。将前龟、鹿汁并参、杞汁和入锅内，又火熬至滴水成珠不散，乃成胶也。每服初起一钱五分（4.5g），十日加五分（1.5g），加至三钱（9g）止，空心酒化下（现代用法：熬胶，初服每日4.5g，渐加至9g，空心以酒少许送服）。

【功用】滋阴填精，益气壮阳。

【主治】真元虚损，精血不足证。全身瘦削，阳痿遗精，两目昏花，腰膝酸软，久不孕育。

【方论选录】

明·吴崑：精极者，梦泄遗精，瘦削少气，目视不明，此方主之。精、气、神，有身之三宝也。师曰：精生气，气生神。是以精极则无以生气，故令瘦削少气。气少则无以生神，故令目视不明。龟、鹿禀阴气之最完者，其角与板，又其身聚气之最胜者，故取其胶以补阴精。用血气之属剂而补之，所谓补以类也。人参善于固气，气固则精不遗。枸杞善于滋阴，阴滋则火不泄。此药行则精日生，气日壮，神日旺矣。(《医方考》)

明·李中梓：人有三奇，精、气、神，生生之本也。精伤无以生气，气伤无以生神，故曰天一生水，水为万物之元。精不足者，补之以味，故鹿角为君，龟甲为臣。鹿得天地之阳气最全，善通督脉，足于精者，故能多淫而寿。龟得天地之阴气最厚，善通任脉，足于气者，故能伏息而寿。二物气血之属，又得造化之玄微，异类有情，竹破竹补之法也。人参为阳，补气中之怯；枸杞为阴，清神中之火，故以为佐。是方也，一阴一阳，无偏攻之忧，入气入血，有和平之美。由是精生而气旺，气旺而神昌，庶几享龟鹿之年矣，故曰二仙。(《删补颐生微论》)

清·汪昂：此足少阴药也。龟为介虫之长，得阴气最全（介虫阴类），鹿角遇夏至即解，禀纯阳之性（阴生即解），且不两月长至一二十斤，骨之速生无过于此者（人身唯骨难长），故能峻补气血，两者皆用气血以补气血，所谓补之以其类也；人参大补元气；枸杞滋阴助阳。此气血阴阳交补之剂，气足则精固不遗，血足则视听明了，久服可以益寿，岂第已疾而已哉（李时珍曰：龟鹿皆灵而寿，龟首常藏向腹，能通任脉，故取其甲以补心、补肾、补血以养阴也；鹿首常返向尾，能通督脉，故取其角以补命、补精、补气以养阳也。(《医方集解》)

近·冉雪峰：查此方既无桂附之刚燥，亦无知柏之苦滞，且无熟地、首乌、肉苁蓉、补骨脂之滋腻黏滞，平平无奇中，大有出奇者在，鹿卧则抵鼻以吹尾，龟栖则缩头以吹板，故鹿之督脉通，龟之任脉通，任督环周，河车轮转，为道家筑基第一步功夫。本方两两合用，尽物之性以尽人之性，鹿角得龟甲，则不虑其浮越之过升，龟甲得鹿角，则不虑其沉沦之不返，且鹿角系兴奋药，而不可近丈夫阴处，龟板系潜降药，而可疗小儿顶门不合，人参本阴药，而能益气，枸杞本阳药，而实补血，互根互换，为此方者，其知道乎，古人方剂中用鹿角或茸，欲其下达者，则用五味、山萸以敛之，或佐牛膝、车前以引之，或加龙齿、磁石、桑螵蛸、禹余粮，以摄纳之，吸之镇之，莫不各有深意，但衡以龟、鹿、板、角，天然互为功用，则瞠乎其后矣，学者潜心体认，然后知此方颇有价值也。(《历代名医良方注释》)

【验案选录】

案1　何炎燊治疗不孕案

张某，25岁，1976年3月来诊。

据云婚后3年未孕。视其人，身体修长，面色萎悴；诊其尺脉沉涩无力，舌淡红有齿印。细询其病史，盖此女自幼体弱，17岁始来月经，量少色淡，一两日即净。嗣后一直愆期，甚至三四月始有一次。妇检：幼稚型子宫，外阴发育不良，无阴毛、腋毛，第二性征极不明显。遍用雌激素类药物未见效果。中医则云女子以肝为先天，肝血不足，则月汛愆期而且少，求子之道，必先调经。广服四物汤加黄精、红枣、鸡血藤、首乌等不下百余剂，竟如石投大海。近日翁姑啧有烦言，已萌家庭之变矣。何氏告其夫，此女并无畸形器质之疾，劝其再待半载。

[辨证治法]肾阳虚衰，肾阴不充。治宜调补阴阳。方以二仙胶合阳和汤加减。

[处方]鹿角胶24g，龟甲胶24g，吉林人参15g，杞子18g，生甘草15g，炮姜6g，肉桂3g，熟地30g，菟丝子18g，巴戟天18g，肉苁蓉24g，砂仁6g，白术15g。

嘱其每日1剂，若经至之日，即来就诊。

17天后，妇来院告知，今晨汛至。往昔逾三月始来，今仅一月半耳。持其脉如前，方中加入川芎15g，当归24g，川红花6g，嘱服3剂。此次经量多，色较鲜，持续3日。经后续用原方，改为隔日1剂，每次经来仍加芎、归、红花如前。于是精神气色日好，第二性征亦渐显露，越五月即孕，顺产一男，逾三年，又诞一女。(《何炎燊医案》)

案2　施今墨治疗鼻衄案

时某，女，19岁。

诉2年来齿龈经常出血，时发鼻衄，两腿均出现血点，月经量多，经期不定。近时头晕而痛，心跳气短，全身乏力，来诊时曾化验血小板 80×10^9/L。经某医院诊为原发性血小板减少症。舌淡，脉沉弱。

[辨证治法]心脾气血不足，气不摄血，治以养心益气摄血法。

[处方]生地黄炭、熟地黄炭各30g，沙蒺藜、杜仲、白蒺藜、续断、二仙胶（烊化兑服）、阿胶（烊化兑服）、艾炭、丹参、当归身、茯神、麦冬、远志各10g，侧柏炭12g，炙黄芪25g，白术、炙甘草各6g。

二诊：上方服20剂，除出血减少外余症无大进展。近日睡眠不良。

前方去艾炭、侧柏炭，加仙鹤草15g，五味子、生枣仁、熟枣仁各10g。服1日停1日。

三诊：上方服20剂，月经量大减，4日即净，2年间无此佳象。齿衄停，鼻衄只1次，量亦少，两腿出血点已消。头晕心跳气短均好转。血小板数未升高。

［处方］紫草、小蓟炭、茯神、阿胶、麦冬、酒当归、西党参、白术、炙甘草各10g，黄芪25g，仙鹤草、二仙胶各12g，生地黄炭、熟地黄炭各20g，米醋60g。

四诊：服14剂，血小板升至$140 \times 10^9/L$，饮食睡眠均好。精神旺，要求常服。以三诊方5倍量为丸，早、晚各服10g。(《施今墨医案》)

七宝美髯丹

《本草纲目》引《积善堂方》

【组成】赤白何首乌米泔水浸三四日，瓷片刮去皮，用淘净黑豆二升，以砂锅木甑，铺豆及首乌，重重铺盖，蒸之。豆熟，取出，去豆，曝干，换豆再蒸，如此九次，曝干，为末，各一斤（各500g） 赤白茯苓去皮，研末，以水淘去筋膜及浮者，取沉者捻块，以人乳十碗浸匀，晒干，研末，各一斤（各500g） 牛膝去苗，酒浸一日，同何首乌第七次蒸之，至第九次止，晒干，八两（250g） 当归酒浸，晒，八两（250g） 枸杞子酒浸，晒，八两（250g） 菟丝子酒浸生芽，研烂，晒，八两（250g） 补骨脂以黑芝麻炒香，四两（120g）

【用法】上药石臼捣为末，炼蜜和丸，如弹子大，每次一丸，一日三次，清晨温酒下，午时姜汤下，卧时盐汤下（现代用法：为蜜丸，每服9g，日2服，淡盐水送服）。

【功用】补益肝肾，乌发壮骨。

【主治】肝肾不足证。须发早白，脱发，齿牙动摇，腰膝酸软，梦遗滑精，肾虚不育等。

【方论选录】

明·萧京：主乌须发，壮筋骨，固精气，续嗣延年。其方用赤白何首乌各一斤，如法制炼，入赤白茯苓各一斤，牛膝、枸杞、当归、菟丝子各八两，补骨脂四两，以蜜炼丸晨夕吞服。为滋益上药，功能不可阐述，此古成方也。大都人有阴藏阳藏之不同，其属阴藏者，宜与此丸，为有骨脂温暖真阳也。若阳藏而脏腑燥热，素耐寒凉者，则当去骨脂减当归，加熟地黄十两、酒蒸知母二两，可令水火两平而免偏胜之患。愚意又以赤苓性属渗泄，须禁之，庶久饵而无隐耗之弊，得全善矣。(《轩岐救正论》)

清·吴仪洛：（邵应节）治精血不足，羸弱周痹，肾虚无子，消渴淋沥，遗精崩带，痈疮痔肿等证。(周痹，周身痿痹也，由气血不足。无子，由肾冷精衰。消渴淋沥，由水不制火。遗精，由心肾不交。崩带疮痔，由营血不调。)何首乌涩精固气，补肝坚肾为君。茯苓交心肾而渗脾湿，牛膝强筋骨而益下焦。当归辛温以养血，枸杞甘润而补水。菟丝子益三阴而强卫气，补骨脂助命火而暖丹田。此皆固本之药，使营卫调适，水火相交，则气血太和，而诸疾自已也。(何首乌流传虽久，服者尚寡。明嘉靖间方士邵应节进此方，世宗服之，连生皇子，遂盛行于世。)(《成方切用》)

清·费伯雄：此温补命肾、兼摄纳下元之剂。地黄补肾中之阴，首乌补肾中之阳，各为君药，不可合并，用各有当也。(《医方论》)

【验案选录】

案1　周宝宽治疗斑秃案

金某，男，41岁。2008年12月9日初诊。

主诉及现病史：脱发伴头晕耳鸣半年。自述半年前头发片状脱落，不久，眉毛也脱光，头晕耳鸣，腰膝酸软。曾外涂过多种“生发药”，未见疗效，来协和中医门诊求治于周宝宽主任医师。

[诊见]患者头顶有两块鸭蛋大小脱发区，皮肤光滑，无炎症，无瘢痕，境界清楚；头晕耳鸣，腰膝酸软，舌淡，苔薄黄，脉细数。

[西医诊断]斑秃。

[中医诊断]油风。

[辨证]肝肾不足。

[治法]滋补肝肾。

[方药]七宝美髯丹加减。何首乌20g，茯苓10g，牛膝10g，当归10g，枸杞子10g，菟丝子10g，补骨脂10g，桑椹20g，黑芝麻20g，炙甘草5g，川芎10g，鸡血藤10g。口服及外涂。

二诊：上方用21剂后，脱发区可见新生细发，无再脱发现象，头晕耳鸣症状改善。上方继续口服及外涂。

三诊：上方又用35剂，毛发及眉毛均已长出，头晕耳鸣、腰膝酸软症状消除。上方继续口服21剂，巩固疗效。

按：肝肾不足，精不化血，血不养发，毛发生长无源，空虚而落，是脱发中最常见的证型，即使其他证型也有肝肾不足之表现。方中何首乌补肝肾，益精血，乌须发，壮筋骨，配伍枸杞子滋肾益精，补肝养血；菟丝子温肾强腰，壮阳固精；当归养血补肝；补骨脂温阳补肾；牛膝补肝肾、强筋骨；茯苓健脾助运，制诸药之腻；川芎、鸡血藤行气活血；桑葚、黑芝麻补肝肾，益精血。全方共奏滋补肝肾之功。(《很灵很灵的中药方。面部皮肤病一扫光》)

案2　单梅英治疗更年期综合征案

方某，53岁。

月经停闭已半年余，在经绝2个月后，即时有自汗，近3个月来，日出汗数次，或数分钟1次，且出汗量多，自汗前全身烘热，约2分钟后即周身大汗淋漓，衣衫尽湿，汗出数分钟后即止，经胸透、抗“O”、血沉检查均未发现异常。

刻诊：头昏乏力，时自汗淋漓，纳谷欠香，舌淡红，脉濡数。证属肾阴虚，腠理疏，卫表不固，热蒸汗出。汗为心液，治当滋肾养心，用七宝美髯丹加党参、五味子连服半月，自汗明显减轻，偶有急躁时，始有大汗出。原方续服26剂，自汗消失，头昏乏力亦减。

按：运用七宝美髯丹（《医方集解》）加减治疗该证，以补肝肾为主，方中首乌涩精固气，补肝坚肾；茯苓交心肾，渗脾湿；怀牛膝强筋骨，益下焦，引药下行；当归养血；枸杞补水；菟丝子益阴，强卫气；补骨脂助火，暖丹田。诸药相伍，使营卫调适，水火相交，气血太和，诸症当愈。更年期综合征，除服药治疗外，精神治疗和饮食调养及规律的生活亦很重要。[《四川中医》1995，（9）45]

第七节　气血阴阳并补剂

炙甘草汤

《伤寒论》

【组成】甘草炙，四两（12g）　生姜切，三两（9g）　桂枝去皮，三两（9g）　人参二两（6g）　生地黄一斤（50g）　阿胶二两（6g）　麦门冬去心，半升（10g）　麻仁半升（10g）　大枣擘，三十枚（10枚）

【用法】上以清酒七升，水八升，先煮八味，取三升，去滓，内胶烊消尽，温服一升，日三服（现代用法：水酒各半煎服，阿胶烊化）。

【功用】滋阴养血，益气温阳，复脉定悸。

【主治】

1. 阴血不足，阳气虚弱证。脉结代，心动悸，虚羸少气，舌光少苔，或舌干而瘦小者。

2. 虚劳肺痿。咳嗽，涎唾多，形瘦短气，虚烦不眠，自汗盗汗，咽干舌燥，大便干结，脉虚数。

【方论选录】

清·王晋三：此汤仲景治心悸，王焘治肺痿，孙思邈治虚劳，三者皆是津涸燥淫之证。《素问·至真要大论》云："燥淫于内，金气不足，治以甘辛。"第药味不从心肺，而主导肝脾者，是阳从脾以致津，阴从肝以致液，各从心肺之母子补之也。人参、麻仁之甘以润脾津；生地、阿胶之咸苦以滋肝液；重用地、麦浊味，恐其不能上升，故君以炙甘草之气厚；桂枝之轻扬；载引地、麦上润肺燥；佐以清酒，芳香入血，引领地、冬归心复脉；仍使姜、枣和营卫，则津液悉上供于心肺矣。(《绛雪园古方选注》)

清·王旭高：此伤寒邪尽之后，气血两虚，故现此证。王叔和《脉经》云："脉来缓时一止复来者，名曰'结'，阴盛则结，脉来动而中止，不能自还，固而复动者，名曰'代'，几动一息亦曰'代'。"皆气血两虚，经隧不通，阴阳不交之故。(《王旭高医书六种》)

清·尤在泾：脉结代者，邪气阻滞而营卫涩少也；心动悸者，神气不振而都城震惊也。是虽有邪气，而攻取之法无所施矣。故宜人参、姜、桂以益卫气；胶、麦、麻、地、甘、枣以益荣气，荣卫既充，脉复神完，而后从而取之，则无有不服者矣。此又扩建中之制，为阴阳并调之法如此。(《伤寒寻源》)

清·吕震：按脉结代而心动悸，则心悸非水饮搏结之心悸，而为中气虚馁之心悸矣。经以结阴代阴，昭揭病因，证津液衰竭，阴气不交于阳，已可概见。君以炙甘草，坐镇中州，而生地、麦冬、麻仁、大枣、人参、阿胶之属，一派甘寒之药，滋阴复液，但阴无阳则不能化气，故复以桂枝、生姜，宣阳化阴，更以清酒通经隧，则脉复而悸自安矣。(《伤寒寻源》)

清·喻嘉言：昌每用仲景诸方，即为生心之化裁，亦若是而已矣。《外台》所取在于益肺气之虚，润肺金之燥，无出是方。至于桂枝辛热，似有不宜，而不知桂枝能通荣卫，致津液，荣卫通，津液致，则肺气转输，浊沫以渐而下，尤为要药，所以云治心中温温液液者。(《医门法律》)

清·张石顽：细绎其方，不出乎滋养真阴，回枯润燥兼和营散邪之剂。必缘其人胃气素虚，所以汗下不解。胃气转伤，真阴枯竭，遂致心悸脉代，与水停心悸之脉，似是而非。水则紧而虚则代，加之以结，则知正气虽亏，尚有阳邪伏结，凌烁真阴，阴阳相搏，是以动悸不宁耳。邪留不解，阴已大亏，计唯润燥养阴，和营散邪，乃为合法。方中人参、甘草，补益胃气；桂枝、姜、枣，调和营卫；麦冬、生地、阿胶、麻仁，润经益血，复脉通心。尚恐药力不及，更须清酒以协助成功。盖津液枯槁之人，预防二便秘涩之虞，其麦冬、生地，专滋膀胱之化源；麻仁、阿胶，专主大肠之枯约，免致阴虚泉竭，火燥血枯。此仲景救阴退阳之特识也。(《伤寒缵论》)

清·柯韵伯：仲景于脉弱者，用芍药以滋阴，桂枝以通血，甚则加人参以生脉，未有地黄、麦冬者，岂以伤寒之法，义重扶阳乎。抑阴无骤补之法与？此以心虚脉代结，用生地为君，麦冬为臣，峻补真阴，开后学滋阴之路。地黄、麦冬味虽甘而气大寒，非发陈蕃秀之品，必得人参、桂枝以通脉，生姜、大枣以和营，阿胶补血，酸枣安神，甘草之缓不使速下，清酒之猛捷于上行。内外调和，悸可宁而卧可复矣。酒七升，水八升，只取三升者，久煎之则气不峻，此虚家用酒之法，且知地黄、麦冬得酒良。（《古今名医方论》）

清·程知：此又为议补者立变法也。曰伤寒，则有邪气未解也。心主血，曰脉结代，心动悸，则是血虚而真气不相续也。故峻补其阴以生血，更通其阳以散寒，无阳则无以绾摄微阴，故方中用桂枝汤去芍药，更渍以清酒，所以挽真气于将绝之候，而避中寒于脉弱之时也。观小建中汤，而后知伤寒有补阳之方；观炙甘草汤，而后知伤寒有补阳之法也。（《医宗金鉴·订正伤寒论注》）

清·魏念庭：仲景用炙甘草汤，盖不问其表里，而问其阴阳，不治其气血，而理其神志，然究何尝外于补阳益阴、生卫养营之为治乎？甘草、生姜、桂枝、参、枣，补阳生卫，助其气也；麦冬、麻仁、生地、阿胶，益阴养营，滋其血也。气旺精足，而神有昭昭朗朗者乎！缘此证不见气血之为病，而实为病甚大，仲景用阴阳两补之法，较后人所制八珍、十全等汤纯美多矣。（《金匮要略方论本义》）

清·唐容川：此方为补血之大剂。乡先辈扬西山言，此方亟戒加减，惜未能言明其义。余按此方，即中焦受气取汁，变化而赤，是为血之义。姜、枣、参、草，中焦取汁，桂枝入心化气，变化而赤，然桂枝辛烈能伤血，故重使生地、麦冬、芝麻以清润之，使桂枝雄烈之气变为柔和，生血而不伤血；又得阿胶潜伏血脉，使输于血海，下藏于肝。合观此方，生血之源，导血之流，真补血之第一方，未可轻议加减也。时方养荣汤，亦从此套出。第养荣汤较温，此方多用生地、麦冬，则变为平剂，专滋生血脉。若催乳，则无须桂枝；若去桂，加枣仁、远志，则更不辛烈；若加丹皮、桃仁，则能清心化血；加山栀，又是清心凉血之剂；加五味，则兼敛肺金。此虽加减，而仍不失仲景遗意，又何不可？（《血证论》）

清·钱潢：此方以炙甘草为君，故名炙甘草汤。又能使断脉复续，故又名复脉汤。甘草生能泻心下之痞，熟能补中气之虚，故以为君。生姜以宣通其郁滞，桂枝以畅达其卫阳，入大枣而为去芍药之桂枝汤，可解邪气之留结。麦冬生津润燥，麻仁油滑润泽，生地黄养血滋阴，通血脉而益肾气。阿胶补血走阴，乃济水之伏流所成，济为十二经水中之阴水，犹人身之血脉也，故用之以导血脉。所以寇氏《本草》云：麦冬、地黄、阿胶、麻仁，同为润经益血复脉通心之剂也；人参补元气之虚，同麦冬又为生脉散之半；更以清酒为使，令其宣通百脉，流行血气，则经络自然流贯矣。（《伤寒溯源集》）

清·陈修园：病久正气大亏，无阳以宣其气，更无阴以养其心，此脉结代，心动悸所由来也。方中人参、地黄、阿胶、麦冬、大枣、麻仁，皆柔润之品以养阴；必得桂枝、生姜之辛以行阳气，而结代之脉乃复；尤重在炙甘草一味，主持胃气，以资脉之本源；佐以清酒，使其捷行于脉道也。其煮法用酒七升，水八升，只取三升者，以煎良久，方得炉底变化之功，步步是法。要之，师言结代者，用此方以复之，非谓脉脱者以此方救之也，学者切不可泥。(《伤寒论浅注》)

日·丹波元坚：此方，仲景滋阴之正方，而《千金翼》文出于仲景，必有其证，故宋人取附于此也。《医学入门》称一切滋补之剂，皆自此方而变化之者，其言为当。盖此方炙甘草为君，生姜、大枣为臣，地黄、麻仁、阿胶、麦冬为佐，专以滋阴润燥为务，然惧其黏腻凉湿，不利中土，故人参、桂枝为使。更用清酒，并以救护元阳，旁宣达诸药之力，与肾气丸之桂、附，救肾中之阳，其趣似异而实同。如后世滋阴诸方，徒衰合群队凉润之品，诚非知制方之旨者矣。(《金匮玉函要略述义》)

清·田宗汉：本方亦名复脉汤，为滋阴之祖方也。其功固在地黄、麦冬、人参、甘草等一派甘寒纯静之品，而其妙全在姜、桂、白酒耳。盖天地之机，动则始化，静则始成。使诸药不得姜、桂、白酒动荡其间，不能通行内外，补营阴而益卫阳，则津液无以复生，枯槁无以复润，所谓阳以相阴，阴以含阳，阳生于阴，柔生于刚，刚柔相济，则营卫和谐。营卫和则气血化，气血化则津液生，津液生则百虚理，脉之危绝安有不复者乎？兹阴邪已退，而燥涸复起，若非本方滋阴和阳，不足以化生津液而润枯槁。(《医寄伏阴论》)

近·曹颖甫：夫血统于脾，而出于胃中之水谷，胃虚则无以济生血之源，生血之源不继，则营气不足。脉见结代者，心阳不振，而脉中之血，黏滞不得畅行也。故炙甘草汤用炙草、生姜、人参、大枣和胃以助生血之源，麦冬润肺以溉心脏之燥，阿胶、生地黄以补血，桂枝以达心阳，麻仁润大肠，引中脘燥气下行而不复熏灼心脏，与麦冬为一表一里。和胃养血，则脉之结代舒；润肺与大肠，而心之动悸安。更加桂枝以扶心阳，而脉之失调者顺矣。(《伤寒发微》)

近·张锡纯：炙甘草汤之用意甚深，而注疏家则谓方中多用富有汁浆之药，为其心血亏少，是以心中动悸以致脉象结代，故重用富有汁浆之药，以滋补心血，为此方中之宗旨。不知如此以论此方，则浅之乎视此方矣。试观方中诸药，唯生地黄重用一斤，地黄原补肾药也，唯当时无熟地黄，多用又恐其失于寒凉，故煮之以酒七升、水八升，且酒水共十五升，而煮之减去十二升，是酒性原热，而又复久煮，欲变生地黄之凉性为温性者，欲其温补肾脏也。盖脉之跳动在心，而脉之所以跳动有力者，实赖肾气上升与心气相济，是以伤寒少阴病，因肾为病伤，遏抑肾中气化不能上与心交，无论其病为凉为热，而脉皆微弱无力，是明征也。由斯观之。是炙甘草汤之用意，原以补助肾中之气化，俾其壮旺上升，与心中之气化相济救为要着也。至其滋补心血，则犹方中兼治之副作用也，犹此方中所缓图者也。又方中人参原能助心脉跳动，实为方中要药，而只用二两，折为今之六钱，再三分之一，剂中止有人参二钱，此恐分量有误，拟加倍为四钱，则奏效当速也。然人参必用党参，而不用辽参，盖辽参有热性也。(《医学衷中参西录》)

今·岳美中：仲景炙甘草汤以炙甘草为名，显然是以甘草为君。乃后世各注家都不深究仲景制方之旨，意退甘草于附庸地位，即明如柯韵伯，精如尤在泾，也只认甘草留中不使速下，或囫囵言之，漫不经意。不知甘草具“通经脉、利血气”之功能，载在陶弘景《名医别录》，而各注家只依从甘草和中之说法，抛弃古说不讲。顾甘草命方，冠诸篇首，日人丹波元坚还知注意。若方中大枣，无论中外医家，多忽而不谈，不知此方用大枣至30枚之多，绝非偶然。在《伤寒》《金匮》诸方中，大枣用量居多者，唯此方为最，而本方中药味用量之中堪与比肩者，唯生地黄为500g。考大枣，《神农本草经》主“补少气、少津液”；可互证此义者，在仲景十枣汤用十枚，煎送甘遂等峻药，皂荚散、葶苈大枣泻肺汤，也用枣膏，大枣量很重，都是恐怕峻药伤津，为保摄津液而设。生地黄，《神农本草经》主“伤中，逐血痹”；《名医别录》主“通血脉，利气力”。则大枣、地黄为辅助甘草“通经脉，利血气”之辅无疑。乃柯氏只认大枣与生姜相配，佐甘草以和营，直看作如卒徒之侣，不知仲景在大枣、生姜相配之方，从未有如此方为30枚者。此方生姜是合人参、桂枝、酒以益卫气，各有专职，非寻常姜、枣配伍之例。前医把炙甘草汤各味药量平列起来，而欲取复脉之效，何怪其无验。

问曰：“此方以胶、麦、麻、地、草、枣为补益营血，以参、姜、桂、酒为补益卫气，使阳行阴中，脉得以复，则已有领会。唯用阴药则大其量，而阳药用量反不及其半，还不能理解？”所问正是关键处。阴药非重量，则仓促间无能生血补血。但阴本主静，无力自动，必凭借阳药主动者，以推之挽之而激促之，才能上入于心，催动血行，使结代之脉去，动悸之证止。假令阴阳之药平衡，则濡润不足而燥烈有余，如久旱之禾苗，仅得点滴之雨露，立见干，又怎能润枯泽槁呢？此方煮服法中以水、酒浓煎，取汁多气少，其用意也是可以理解到的。(《岳美中医案集》)

今·丁学屏：炙甘草汤，一名复脉汤。《伤寒论》治伤寒脉结代，心动悸。考《素问·热论》：“今夫伤寒者，皆热病之类也。”则伤寒为热病之总称明矣。热病壮热烁津，液为汗耗，汗、下亡津，津血同源，津亏血少，血不养心，则心动悸。《脉经》：“脉来缓，时一止，复来者，名曰‘结’，阴盛则结。脉来动而中止，不能自还，因而复动者，名曰‘代’”。《素问·脉要精微论》“代则气衰”，以阴邪盛、心气衰，故脉结、代并见。炙甘草汤以炙甘草名方，重用大枣，重在补中缓急，则毋庸待言矣。地黄用至半斤，重在养心血；人参补心气，阿胶滋心阴，麦冬、麻仁滋液润燥；桂枝、生姜，辛以散邪，温以驱寒；又桂枝辛温，入血通脉，加以水、酒煎药，复气血之运行。经方之周密如此，令人叹服！伤寒邪从水化，暴寒折阳，故《伤寒论》中，回阳救逆之方独多，如四逆、白通、真武之类；邪从火化，伤人阴液，则有黄连阿胶汤、炙甘草汤、猪苓汤等方治。一寒一热，一阴一阳，遥相对峙，正教人以法程焉。(《古方今释》)

【验案选录】

案1　李翰卿治疗心悸怔忡案

陈某，男，34岁。门诊号：33452。1960年8月9日初诊。

心悸失眠，疲乏少力，面色无华，前几天咳嗽、咯血，舌质暗，苔薄白，脉细无力。西医诊断为风湿性心脏病、二尖瓣狭窄与闭锁不全。

［辨证治法］气阴两虚，心失所养，治宜气血双补，镇惊安神。

［处方］炙甘草 9g，党参 7.5g，桂枝 7.5g，熟地 9g，生白芍 7.5g，黑芝麻 7.5g，阿胶 4.5g（烊化），生龙牡各 9g，茯神 7.5g。2 剂，水煎服。(《李翰卿医案》)

案 2　李寿山治疗病窦综合征案

赵某，男，30 岁。1985 年 5 月 10 日初诊。

患者素体健壮，因外感风热后，继发心悸气短，胸闷，头眩，倦怠无力，口干欲饮，约 3 个月不愈。曾经某医院诊为“病窦综合征”，中西医药治疗未能缓解。诊脉沉结，舌质淡红，无苔，舌下络脉淡红细短。

［辨证治法］病始由外感风热之邪未能及时表解，内传少阴，邪恋不解，耗伤气阴，导致心血亏虚、血不养心而心悸不安。治宜益气养阴，补血复脉。

［处方］炙甘草 15g，太子参 15g，麦冬 10g，五味子 6g，生地 20g，丹参 15g，桂枝 6g，阿胶 10g（烊化分服），柏子仁 5g，水煎服，日 1 剂，早晚分服。

二诊：6 月 17 日。进药 6 剂，心悸诸症好转，脉舌同前，初见功效，原方增减，继进 30 余剂，心悸稳定，舌质红润，脉来和缓而恢复工作。(《李寿山医案》)

案 3　范文甫治疗伤寒案

王老婆婆。伤寒入少阴，已经灼液化燥，喉间咯咯有声，是燥气，非痰声也。脉来细而数，舌微灰而干，不得已急救其津。

炙甘草 9g，陆水桂 1.8g，炒麻仁 12g，麦冬 12g，生地黄 24g，红枣 12 枚，生姜 3g，阿胶 4.5g，党参 4.5g。(《范文甫医案》)

案 4　范文甫治疗温病案

袁静芳。温病之后，神疲气馁，液耗津脱，温温欲吐，卧之将起，昏昏不爽，正气不复。有此之据，正是贼去城空之候也。

炙甘草 1.5g，党参 3g，生姜 1.5g，桂枝 1.5g，麦冬 3g，生地黄 6g，麻仁 6g，大枣 2 枚，阿胶 3g。

二诊：稍稍瘥些。恐虚不受补也，药量宜轻。

炙甘草 3g，党参 6g，桂枝 2.4g，麦冬 6g，生地黄 9g，麻仁 6g，大枣 4 枚，阿胶 6g，生姜 3g。(《范文甫医案》)

【附方】

加减复脉汤(《温病条辨》)

炙甘草六钱（18g）　干地黄六钱（18g）　生白芍六钱（18g）　麦冬不去心，五钱（15g）　阿胶三钱（9g）　麻仁三钱（9g）　上以水八杯，煮取三杯，分三次服。

功用：滋阴养血，生津润燥。

主治：温热病后期，邪热久羁，阴液亏虚证。症见身热面赤，口干舌燥，脉虚大，手足心热甚于手足背者。

方论：**清·吴鞠通**：温邪久羁中焦，阳明阳土，未有不克少阴癸水者，或已下而阴伤，或未下而阴竭。若实证居多，正气未至溃败，脉来沉实有力，尚可假手于一下，即《伤寒论》中急下以存津液之谓。若中无结粪，邪热少而虚热多，其人脉必虚，手足心主里，其热必甚于手足背之主表也。若再下其热，是竭其津而速之死也。故以复脉汤复其津液，阴复则阳留，庶可不至于死也。去参、桂、姜、枣之补阳，加白芍收三阴之阴，故云加减复脉汤。在仲景当日，治伤于寒者之结代，自有取于参、桂、姜、枣，复脉中之阳；今治伤于温者之阳亢阴竭，不得再补其阳也。用古法而不拘用古方，医者之化裁也。（《温病条辨》）

清·高秉钧：温病误用升散，脉结代，甚则两至者，法当急救其里，所谓留人治病也，重与复脉汤。温病汗下后，口燥咽干，神倦欲眠，舌赤苔老者，少阴液亏也，与复脉汤。（《温病指南》）

清·陈修园：其脉虚细，夜热晨寒，烦倦口渴，汗出，脏液已亏，当春风外泄，宗仲师凡元气有伤，当与甘药之例。虚劳治法，舍建中别无生路。又有一种脾阳不亏，胃有燥火，当从时贤养胃阴诸法。（《医学从众录》）

第九章 固涩剂

凡以固涩药为主组成，具有收敛固涩作用，用以治疗气、血、精、津耗散滑脱病证的方剂，统称为固涩剂。属于“十剂”中“涩可去脱”范畴。

固涩剂为正气内虚，气、血、精、津液耗散或滑脱而设。凡自汗盗汗、久咳不止、泻痢不止、遗精滑泄、小便失禁、血崩带下等，皆为其适应范围。根据气、血、精、津液耗散滑脱致病之因和发病部位的不同，本章分为固表止汗剂、敛肺止咳剂、涩肠固脱剂、涩精止遗剂、固崩止带剂五类。

固涩剂所治的耗散滑脱之证，皆由正气亏虚所致，故应根据气、血、精、津耗伤的程度，配伍相应的补益药，以标本兼顾。若是元气大虚，亡阳欲脱所致的大汗淋漓、小便失禁或崩中不止者，非单纯固涩所能治，需急用大剂参附之类回阳固脱。

固涩剂为正虚无邪者而设。若外邪未去者，不宜过早使用，以免有闭门留寇之弊。病证后邪实者，如热病汗出、痰饮咳嗽、火扰遗泄、伤食泄泻、热痢初起，以及实热崩中带下等，均非本类方剂所宜。

第一节　固表止汗剂

牡　蛎　散

《太平惠民和剂局方》

【组成】黄芪去苗、土　麻黄根洗　牡蛎米泔浸，刷去土，火烧通赤，各一两（各 30g）

【用法】上三味为粗散。每服三钱（9g），水一盏半，小麦百余粒，同煎至八分，去渣，热服，日二服，不拘时候（现代用法：加小麦或浮小麦 15g，水煎服）。

【功用】敛阴止汗，益气固表。

【主治】自汗、盗汗证。自汗，盗汗，夜卧尤甚，久而不止，心悸惊惕，短气烦倦，舌淡红，脉细弱。

【方论选录】

宋·太平惠民和剂局：治诸虚不足，及新病暴虚，津液不固，体常自汗，夜卧即甚，久而不止，羸瘠枯瘦，心忪惊惕，短气烦倦。(《太平惠民和剂局方》)

清·汪昂：此手太阴、少阴药也。陈来章曰：汗为心之液，心有火则汗不止。牡蛎、浮小麦之咸凉，去烦热而止汗；阳为阴之卫、阳气虚则卫不固，黄芪、麻黄根之甘温，走肌表而固卫。(《医方集解》)

清·张秉成：夫自汗、盗汗两端，昔人皆谓自汗属阳虚，盗汗属阴虚立论。然汗为心液，心主血，故在内则为血，在外则为汗。不过自汗、盗汗，虽有阳虚、阴虚之分，而所以致汗者，无不皆由郁蒸之火，逼之使然。故人之汗，以天地之雨名之，天地亦必郁蒸而后有雨，但火有在阴在阳之分，属虚属实之异。然二证虽有阴阳，其为卫虚不固则一也。此方用黄芪固卫益气，以麻黄根领之达表而止汗；牡蛎咸寒，潜其虚阳，敛其津液，麦为心谷，其麸则凉，用以入心，退其虚热耳。此治卫阳不固，心有虚热之自汗者也。(《成方便读》)

近·费伯雄：固表清烦，即以止汗，此法是也。(《医方论》)

今·湖北中医药大学方剂教研室：《素问·阴阳应象大论》篇说："阴在内，阳之守也，阳在外，阴之使也。"阴平阳秘，精神乃治。若阳虚不能卫外固秘，腠理空虚，卫表不固，阴津乘机外泄，则自汗之证作。《医学正传》说："自汗者，无时而濈濈然汗出，动则为甚，属阳虚，卫气所司也。"汗为心液，汗泄太过，心阴受损，则心阳不潜。本方证既是卫气不固，又复心阳不潜，阴不内守，故体常自汗，夜卧尤甚。治当益气固表，敛阴止汗。

方用牡蛎敛阴止汗，黄芪益气固表，二药配伍，标本兼顾。另佐以麻黄根、浮小麦则止汗之功更强。四药合用，共奏固表敛汗之功。本方虽配伍有益气固表之黄芪，但从整个方剂来看，其功能偏于收涩止汗，故是以治标为主，临床上自汗、盗汗皆可用之。若亡阳汗出，大汗淋漓，汗出如珠如油者，则当以独参汤、参附汤等益气回阳固脱。若误以此方治之，则缓不济急，贻误病机。(《古今名方发微》)

【验案选录】

案1　林军梅治疗手术后汗证案

黄某，女，45岁。1995年12月3日初诊。

患者子宫肌瘤术后3天，时时汗出，夜卧尤甚，汗常湿透衣衫，夜寐欠佳，乏力。舌质淡、苔薄白，脉沉。

中医辨证属卫虚不固自汗。治拟益气固表，敛汗潜阳。

[处方]煅牡蛎、生黄芪各20g，麻黄根、浮小麦、白术、酸枣仁、炙鸡内金各10g，清甘草4g，防风6g。每日1剂。

服药3剂后汗止，睡眠改善。[《浙江中医杂志》1998，33(6)：254]

案2　李志善牡蛎散加味治疗小儿多汗症案

牛某，男，3岁。1995年3月18日就诊。

患儿日夜多汗半年余，汗出时头发、衣被均湿透，伴面黄肌瘦，神疲乏力，食欲欠佳。口渴喜饮，易感冒，X线检查及血沉均正常。舌质红、苔微黄，脉沉细无力。

辨证属气阴两虚，以益气敛汗、养阴生津。

[处方]黄芪、牡蛎、白术、当归各10g，浮小麦、麦冬各7.5g，麻黄根、五味子、防风各5g，大枣3枚。每日1剂。

连服15剂，出汗减轻，食欲好转，面有起色，前方又进10剂，诸证悉除。[《陕西中医》，2001，22(5)：282~283]

案3　李志善牡蛎散加味治疗小儿多汗症案

姜某，女，6岁。1997年11月3日就诊。

患儿不明原因出汗3个月余，无论白天夜间均易出。活动与进食后加重，头发、衣服、被褥经常湿透，并伴有神疲乏力，食欲减少，气短，大便溏等，舌质淡、苔薄白，脉弱。

辨证属阳虚自汗，治以益气固表、收涩止汗。

[处方]黄芪25g，牡蛎15g，龙骨、白术、麻黄根各10g，防风、浮小麦各7.5g，五味子6g。

连服10剂。汗出减少。但其他症状仍存在，前方去龙骨、防风加党参、山药，健脾而益气，又进15剂，得以痊愈。[《陕西中医》2001，22(5)：282~283]

第二节　敛肺止咳剂

九　仙　散

《卫生宝鉴》

【组成】人参　款冬花　桑白皮　桔梗　五味子　阿胶　乌梅各一两（各 12g）　贝母半两（6g）　罂粟壳八两，去顶，蜜炒黄（6g）

【用法】上为末，每服三钱（9g），白汤点服，嗽住止后服（现代用法：散剂，每次 6g，温开水送服；亦可作汤剂，水煎服）。

【功用】敛肺止咳，益气养阴。

【主治】久咳伤肺，气阴两伤证。咳嗽日久不已，咳甚则气喘自汗，痰少而黏，脉虚数。

【方论选录】

元·罗天益：治一切咳嗽，太医王子昭传，甚效。此方得之于河中府姜管勾。（《卫生宝鉴》）

明·赵献可：产后月余，因怒气，恶露不止，如有块淡红色似米粒者，以九仙散治之。（《邯郸遗稿》）

元·曾世荣：有热极夹风，则目赤肿痛，昼夜不开，惊啼不已，先用九仙散，水、姜、葱煎投，次三解散，温米泔水调下，及点以黄连膏。（《活幼心书》）

今·陈潮祖：久咳不已导致肺气不敛，法当敛肺；肺气不敛导致肺气虚损，又当补肺，只有补敛同施，才合肺气耗散病情。故方用乌梅、五味子、罂粟壳三味酸涩药物为主，收敛耗散的肺气，人参、阿胶两补肺的气阴，五药专为肺气耗散而设。咳是肺气宣降失调与肺津凝结不布所致，若只补敛而不宣降肺气，止咳化痰，则肺仍不能复。故配桔梗、桑皮宣降肺气，冬花、贝母止咳化痰，四药两调津气，专为调理肺脏功能而设。九药合用，呈为敛肺与宣肺并用，补肺与泻肺同施的结构，将两类功效对立药物合成一方，反映了矛盾对立的统一，是结构较为复杂的一种配伍形式。（《中医治法与方剂》）

今·冉先德：本方为治疗慢性支气管炎的有效方剂之一，除应用一般性止咳化痰药外，加乌梅收敛，人参培元，阿胶养血，治中寓补，适合老年、产后或体弱者服用。方中御米壳即罂粟壳，为鸦片的果实，含有微量的吗啡和可待因等麻醉性生物碱，对咳嗽有显著的近期效果。王子昭为元代太医，治疗对象为王公贵族，处方既要平和无副作用，又要求近期效果好，所以组合这样的处方，为适用计。适应范围应收缩在虚咳的范畴为好。(《历代名医良方注释》)

今·李大琦：久咳不已，咳甚则气喘自汗，是本方主证；肺虚气弱，肺气不敛，是本证病机。单凭久咳不已这一证象，不足以说明此证为肺气不敛；今久咳不已，而兼见咳甚则气喘自汗，则为肺气不敛的客观依据。故久咳不已，咳甚则气喘自汗，是本方辨证要点。肺虚久咳之证，治当益气补肺，收敛止咳。方用人参、阿胶，以益气补肺；用五味子、乌梅、罂粟壳，以收敛肺气而止喘咳；辅以款冬花、桔梗、桑白皮、贝母等，以止咳平喘祛痰。诸药合用使肺气敛，正气复，则喘咳自平。本方对于咳嗽经久不愈，肺气耗散者，较为适用。若喘咳更甚者，加蛤蚧、胡桃，以补虚定喘。痰湿壅盛或外感所致咳喘，不宜使用本方。(《中医方剂学》)

【验案选录】

案1　张宏治疗喉源性咳嗽案

李某，女，34岁。1998年1月23日就诊。

1个月前曾患感冒，经某医院门诊治疗1周，咳嗽始终不除。咽痒则咳，无痰，夜间咳嗽尤甚，影响睡眠，先后服用多种抗生素、止咳药及输液治疗，均未见效。自述咽部干痒，痒则咳。诊见频咳，无痰，气逆，咽后壁淋巴滤泡轻度增生，舌红少津。脉细数。听诊双肺无干湿啰音，胸部X线示肺纹理增粗。

[辨证] 肺燥阴虚。

[处方] 九仙散加减。桑白皮、玄参、乌梅、款冬花、麦冬、浙贝各15g，桔梗、五味子各12g，荆芥10g。每日1剂，水煎早晚分服。

上方浙贝易川贝10g，加罂粟壳、蝉蜕各10g。

服药3剂而愈。[《四川中医》2000，18（8）：30~31]

案2　李萌治久咳案

刘某，女，4岁。1992年4月6日。

反复咳嗽2个月余而初诊。2个月前因患感冒咳嗽，痰多色白，鼻塞头痛，涕清量多。在家用板蓝根冲剂、感冒灵治疗1周，鼻塞等症状消失，唯咳嗽仍作，渐至声嘶，干咳为主，咽痒咽干，自汗神疲。查体温38℃，胸未见异常，咽部暗红微肿，双侧扁桃体无红肿。服用消炎丸、草珊瑚含片及肌注青霉素钠盐1周，症状不减。

诊见面色无华，精神不振，声音低怯，咳声短促，哭闹不休，舌质淡红，舌干少苔，脉虚而数。为气阴两伤，肺虚失敛。肺气上逆而喘。

[治法] 益气养阴，敛肺止咳。

[处方] 九仙散化裁治疗。

乌梅、五味子各6g，罂粟壳4g，款冬花、桑白皮、贝母各8g，桔梗、党参各10g，黄芪 12g。2 剂，每日 1 剂，水煎服。服药后患儿咳嗽减轻，但出现口渴、便干。遂于上方去五味子、罂粟壳，加天花粉、沙参各 9g。

服药 2 剂后诸症消失。随访 1 个月未见再咳。[《广西中医药》1995，18（2）：38]

案 3　石林阶治疗肺气阴两虚型久咳案

金某，女，65 岁。1988 年 3 月 5 日初诊。

患者素来容易感冒，6 个月前感冒后发热，咳嗽，咯痰。西医诊断为肺部感染，用青霉素等西药抗炎、化痰止咳治疗 6 天后，发热退，咳嗽咯痰稍减。而后虽经青霉素等多种抗生素抗炎及中药治疗，历经数月，未予间断，除咯痰减少外，咳嗽依然，且伴喘促，动则汗出。多次胸片检查诊断为慢性支气管炎。

诊见面白神疲，咳嗽痰少，动则喘促，声音低怯，口燥咽干，舌红脉细。此乃久咳耗伤肺气，阳损及阴。

证属肺气阴两虚。治宜补气养阴，化痰敛肺止咳。

[处方] 九仙散加百合、麦冬各 15g，北沙参 10g。

服药 3 剂后，咳嗽明显缓解。

再守原方减罂粟壳剂量为 2g，服 3 剂咳嗽告愈。后用补肺汤合沙参麦冬饮化裁调理半月，诸症悉除，咳嗽未再复发。[《陕西中医》1991，12（7）：299~300]

第三节　涩肠固脱剂

真人养脏汤

《太平惠民和剂局方》

【组成】人参　当归去芦　白术焙，各六钱（各 6g）　肉豆蔻面裹，煨，半两（8g）　肉桂去粗皮　甘草炙，各八钱（各 6g）　白芍药一两六钱（12g）　木香不见火，一两四钱（3g）　诃子去核，一两二钱（9g）　罂粟壳去蒂、盖，蜜炙，三两六钱（6g）

【用法】上锉为粗末。每服二大钱（6g），水一盏半，煎至八分，去滓，食前温服。忌酒、面、生、冷、鱼腥、油腻。（现代用法：水煎服。）

【功用】涩肠固脱，温补脾肾。

【主治】久泻久痢，脾肾虚寒证。大便滑脱不禁，甚则脱肛坠下，腹痛喜温喜按，或下痢赤白，或便脓血，里急后重，日夜无度，不思饮食，舌淡苔白，脉沉迟细。

【方论选录】

宋·太平惠民和剂局：治大人小儿肠胃虚弱，冷热不调，脏腑受寒，下痢赤白，或便脓血，有如鱼脑，里急后重，脐腹绞痛，日夜无度，胸膈痞闷，胁肋胀痛，全不思食，及治脱肛坠下，酒毒便血，诸药不效者，并皆治之。(《太平惠民和剂局方》)

明·吴崑：下痢日久，赤白已尽，虚寒脱肛者，此方主之。甘可以补虚，故用人参、白术、甘草；温可以养脏，故用肉桂、豆蔻、木香；酸可以收敛，故用芍药；涩可以固脱，故用粟壳、诃子。是方也，但可以治虚寒气弱之脱肛耳。若大便燥结，努力脱肛者，则属热而非寒矣，此方不中与也，与之则病益甚。(《医方考》)

清·汪昂：此手足阳明药也。脱肛由于虚寒，故用参、术、甘草以补其虚，肉桂、肉蔻以祛其寒，木香温以调气，当归润以和血，芍药酸以收敛，诃子、罂壳则涩以止脱也。(《医方集解》)

清·汪绂：气者阳也，有阳之生而后有阴之敛，无气则肺何所敛？气虚则肺寒矣。凡物之不坠，大气举之，若泻痢邪尽而气亦随以衰，肺不上举，故形下脱，此寒而脱肛也。是宜益气以实其肺，以举其脱，而不徒事收敛。肉桂以生阳，而参、术、甘草、木香皆能益气行气以输之肺，然要以肺之能敛为主，上敛则下举，故必以罂粟壳、诃子、芍药为之主，是此方之治也。(《医林纂要探源》)

清·吴仪洛：脱肛由于虚寒，故用参术甘草，以补其虚。肉桂肉蔻，以祛其寒。木香温以调气，当归润以和血。芍药酸以收敛，诃子罂壳，则涩以止脱也。(此虚寒脱肛，故宜大补气血，或加川芎以调血，及升柴以升提之，又有气热血热，而肛反挺出者，宜用芩连槐柏，或四物加升柴艽防之类)。(《成方切用》)

清·徐大椿：泻久虚滑，肛门时脱，此少火不能熏蒸脾土，故脐腹疼痛，滑泄不禁焉。人参补气扶脾元，白术健脾壮中土，肉果固胃涩肠，肉桂温营补火，白芍敛阴和血脉，木香调气厚肠胃，诃子涩肠止虚滑，粟壳涩肠止泻利，炙草缓中益脾胃也……水煎温服，使气阳内充，则火土合德而输纳有权，安有利久滑脱，脐腹疼痛之患乎？此补虚涩脱之剂，为痢久腹痛滑脱之方。(《医略六书·杂病证治》)

清·费伯雄：此亦涩中寓温之法，加入补气补血之药，于久病正虚者尤宜。(《医方论》)

清·张秉成：夫脱肛一证，皆大肠之病，寒热虚实皆可致之。虚而挟热者，如前之诃子散；虚而有寒者，即用此方。然脱肛虽属大肠，推其致此之由，皆多因脾虚而致，故以人参、白术、甘草大补其脾。但泻痢日久，赤白虽无，其气分与血分不无虚而留滞，故以木香理气，归、芍和血，肉桂温其下而散其寒。肉蔻、罂粟、诃子三味，皆可固肠止脱，而为收涩之剂耳。(《成方便读》)

今·丁学屏：此治痢疾久治不愈，病及脾肾之法也。方中人参、白术、甘草，乃四君子之制，益气健脾；肉桂、肉豆蔻温补脾肾；当归、白芍药养血和营；木香辛温理气，后世倪涵初《疟痢三方》所谓“和营则脓血自愈，调气则后重自除”也；诃子味苦酸温，入肺大肠经，敛肺涩肠，善治泻血脱肛；罂粟壳酸涩微寒，止久痢，固脱肛。其下利脓血，必如鱼脑冻状，色黯淡或瘀晦不鲜，其腹痛非滞、非热，乃肠伤之虚寒痛。能识此二者，方可言真人养脏汤应用之要领也。(《古方今释》)

【验案选录】

案1　吴樾治疗溃疡性结肠炎案

李某，男，17岁。

自诉左侧腹痛伴腹泻1年，加重1个月，曾住院治疗，予锡类散、柳氮磺吡啶等灌肠，并于出院后口服美沙拉嗪（剂量不详）1个月治疗，无明显好转。

症见：每日排脓血便4次，便时腹痛，每日晨必排便1次，于2002年10月就诊。

[检查] 神清，形寒肢冷，形体偏瘦，舌淡，苔白腻，脉沉细，左侧腹压痛（+），无反跳痛，电子镜检：降结肠、乙状结肠黏膜肿胀，多发散在溃疡，最大为0.5cm×0.4cm，覆白苔，黏膜散在糜烂出血。便常规：红细胞3~10/HP，脓细胞4~12/HP，潜血阳性，血沉增快。

[辨证] 脾肾阳虚，肠络受损。

[处方] 真人养脏汤合四神丸加当归、白芍、三七、白术、防风、陈皮加减。

经4周基本症状消失，又服1个疗程，腹痛腹泻消失，大便成形，每日1次，便常规正常，半年后复查肠镜，全结肠黏膜形态正常。[《实用中医内科杂志》2007，21（60）：66~67]

案2　郝占敏治疗黑带案

常某，40岁，已婚。2000年4月12日初诊。

患者白带多、月经减少且延后2年余。2个月前因劳累过度及受凉后，卒然带下色黑如注，继之夹有小血块，气腥秽、质稀，量多如黑豆汁，时时下注。淋漓不止，曾用清热止血药屡治不效而延余诊治。

诊见带下不止，伴腰酸困，少腹冷痛，倦怠乏力。食少便溏，面色晦暗，舌淡、苔白滑，脉沉细缓。证属脾肾阳虚。寒湿凝聚于下焦，带脉失约，任脉不固所致。

治当温补脾肾、固涩止带，方以真人养脏汤加味。

[处方] 人参、肉桂、木香各6g，当归、肉豆蔻、炙甘草、白芍、诃子各10g，白术、罂粟壳各15g，生黄芪30g。3剂，每天1剂，水煎服。

尽剂后腰酸痛、少腹冷痛减轻，黑带明显减少。大便正常，药已对证。仍用上方加淫羊藿10g。

续服5剂后。诸症大减，少腹已无疼痛，仅有少量白带。

继服5剂。诸恙消失。[《新中医》2002，34（10）：67~68]

案3　陈宗光治疗小儿秋泻案

江某，男，1岁半。

腹泻蛋花水样便，日10余次，量多、口渴欲饮，饮入则吐，面肢冷，形瘦畏寒，精神萎靡，寐后露睛，舌质淡，苔薄白，脉微细、指纹青。皮肤干燥、前囟和眼窝凹陷。

证属脾胃阳虚，不能温化水谷，化湿祛寒，则完谷不化，澄澈清冷，泄泻无度。治宜温补脾阳，方用真人养脏汤。

［处方］杭白芍5g，当归4g，白术5g，桂枝3g，炙甘草3g，肉豆蔻3g（去油），广木香3g，诃子肉4g，罂粟壳4g。水煎服，日1剂，1日2次温服，3~4天痊愈。［《福建中医药》1994，25（5）：18］

案4　程门雪治疗虚泻案

杨某，男，39岁。初诊：1970年1月28日。

腹鸣泄泻，泻前腹痛，胃纳不佳，已有半年之久。拟予温中运化法。

防风炭三钱，焦白芍三钱，淡吴萸八分，公丁香一钱，诃子肉三钱，广木香一钱，青陈皮各一钱，焦六曲三钱，炒谷麦芽各三钱，荷蒂四枚。三剂。

二诊：药后泄泻已止，腹痛亦瘥，纳尚欠佳。再予前法出入。

防风炭三钱，焦白芍三钱，淡吴萸一钱，公丁香一钱，煨诃子三钱，广木香一钱，煨益智一钱，炮姜炭八分，焦六曲三钱，煨肉果一钱，炒谷麦芽各三钱，荷蒂四枚，二剂。（《程门雪医案》）

四　神　丸

《证治准强》

【组成】肉豆蔻二两（6g）　补骨脂四两（12g）　五味子二两（6g）　吴茱萸浸炒，一两（3g）

【用法】上为末，生姜八两，红枣一百枚，煮熟，取枣肉和末丸，如桐子大。每服五七十丸，空心或食前白汤送下（现代用法：丸剂，每服9g，每日2次，用淡盐汤或温开水送服；亦可作汤剂，加姜6g，枣10枚，水煎服）。

【功用】温肾暖脾，固肠止泻。

【主治】脾肾阳虚之五更泻。五更泄泻，不思饮食，食不消化，或久泻不愈，腹痛喜温，腰酸肢冷，神疲乏力，舌淡，苔薄白，脉沉迟无力。

【方论选录】

明·洪基：脾主水谷，又主上升，虚则不能消磨水谷，而反行下降。肾主二便，又主闭藏，虚则不能禁固二便，而反为渗泄。夫肾水受时于子，弱土不能禁制，故子后每泻也。肉豆蔻之涩温，可固滑而补脾；吴茱萸之辛温，可散邪而补土；五味子酸咸，可入肾而收敛；破故纸辛温，可固本而益元。土受温补，则燥能制水；水受温补，则功能闭藏，子后之泻从可瘳矣。（《摄生秘剖》）

清·程应旄：命门无火，不能为中宫腐熟水谷，藏寒在肾，谁复司其闭藏？故木气才萌，不疏泄而亦疏泄，虽是木邪干土，实肾之脾胃虚也。此际补脾不如补肾，补骨脂有温中暖下之能，五味子有酸收固涩之性，吴茱萸散邪补土，肉豆蔻涩滑益脾，暖肾而使气蒸，破滞而使气壮，补肾仍是补脾矣。（《古今名医方论》）

清·柯琴：泻利为腹疾，而腹为三阴之都会，一脏不调，便能泻利。故三阴下利，仲景各为立方以主之。太阴有理中、四逆，厥阴有乌梅、白头翁，少阴有桃花、真武、猪苓、猪肤、四逆汤（散）、白通、通脉等剂，可谓曲尽病情，诸法备美。然只为一脏立法，若三脏相关，久留不痊，如子后作泻一症，犹未之及也。夫鸡鸣至平旦，天之阴，阴中之阳也，因阳气当至而不至，虚邪得以留而不去，故作泻于黎明。其由有四：一为脾虚不能制水，一为肾虚不能行水，故二神丸君补骨脂之辛燥者，入肾以制水，佐肉豆蔻之辛温者，入脾以暖土，丸以枣肉，又辛甘发散为阳也。一为命门火衰不能生土，一为少阳气虚无以发陈，故五味子散君五味子之酸温，以收坎宫耗散之火，少火生气以培土也，佐吴茱萸之辛温，以顺肝木欲散之势为水气开滋生之路，以奉春生也。此四者，病因虽异，而见症则同，皆水亢为害。二神丸是承制之剂，五味子散是化生之剂也；二方理不同而用则同，故可互用以助效，亦可合用以建功。合为四神丸，是制生之剂也，制生则化，久泄自瘳矣。称曰四神，比理中、八味二丸较速欤！（《古今名医方论》）

清·汪昂：此足少阴药也。破故纸辛苦大温，能补相火以通君火，火旺乃能生土，故以为君；肉蔻辛温，能行气消食，暖胃固肠；五味咸能补肾，酸能涩精；吴茱辛热，除湿燥脾，能入少阴、厥阴气分而补火；生姜暖胃，大枣补土，所以防水。盖久泻皆由肾命火衰，不能专责脾胃，故大补下焦元阳，使火旺土强，则能制水而不复妄行矣。（《医方集解》）

清·王子接：四神者，四种之药，治肾泄有神功也。补骨脂通癸水之真阳，肉豆蔻保戊土之真气，俾戊癸化火以运谷气；吴茱萸远肝邪而散虚寒，五味子摄肾气而固真阴，姜、枣和营卫。辛酸相辅，助阳强阴，则肾关自键固矣。（《绛雪园古方选注》）

清·费伯雄：命门为日用之火，所以熏蒸脾胃，运化谷食。若肾泻者，宜二神丸；脾泻者，若由木旺克土，则吴萸能散厥阴之气，用以抑木则可，非此则不如去五味、吴萸，加茴香、木香者之为佳也。（《医方论》）

近·张锡纯：人禀天地之气而生，人身一小天地也。天地之一阳生于子，故人至夜半之时，肾系命门之处，有气息息萌动，即人身之阳气也。至黎明寅时，为三阳之候，人身之阳气亦应候上升，自下焦而将达中焦，其人或元阳之根柢素虚，当脐之处，或兼有凝寒遮蔽，即互相薄激，至少腹作疼，久之阳气不胜凝寒，上升之机转为下降，大便亦即溏下，此黎明作泻之所由来也。夫下焦之阳气，少火也，即相火也，其火生于命门，而寄于肝胆。故四神方中用补骨脂以补命门，吴茱萸以补肝胆，此培火之基也。然泻者关乎下焦，实由关乎中焦，故又用肉豆蔻之辛温者以暖补脾胃，且其味辛而涩，协同五味之酸收者，又能固涩大肠，摄下焦气化。且姜、枣同煎，而丸以枣肉，使辛甘化合，自能引下焦之阳以达于中焦也。(《医学衷中参西录》)

今·李畴人：故纸之辛燥，入肾以制水，补肾命之火而壮阳且涩；茱萸之辛温，以顺肝木欲散之势，为水气开滋生之路；肉蔻之辛温，入脾以暖土，温肾健脾；佐以五味之酸温，收坎宫耗散之火，敛肾关而固脱，使少阴闭而太阳开，则便溺有节矣。丸以姜、枣，又辛甘发生诸阳之义。或用木香代五味，但阴虚恶燥者忌之。更助以大枣之甘温和脾，使四味不致燥太过也。治五更寅卯泄泻，确有奇效。(《医方概要》)

今·湖北中医药大学方剂教研室：本方主治五更肾泻。张路玉说："五更泻，是肾失其闭藏之职也。《经》曰：肾司开阖，肾开窍于二阴。可见肾不但司小便，而大便之开阖，皆肾操权也。今肾既衰，则命门之火熄而水独治，故令人水泻不止。"可见，本证是命门火衰，不能温暖脾阳，造成脾肾阳虚所致。汪讱庵谓："久泻皆由肾命火衰，不能专责脾胃，故大补下焦元阳，使火旺土强，则能制水而不复妄行矣。"故治疗此证，立法当温肾暖脾，涩肠止泻。

本方是以《本事方》的二神丸和五味子散二方组合而成，二神丸用肉豆蔻、补骨脂组成。其中补骨脂具温肾壮阳，涩肠止泻之功，用治肾虚泄泻，最为得宜。肉豆蔻能温脾暖肾，涩肠止泻，且其气香，其味辛，辛则能散能行，故能行脾之气，达到涩而不滞的目的。二药配伍，能补脾肾，涩肠止泻，主治脾肾虚弱，五更作泻，不思饮食等症。五味子散用五味子、吴茱萸组成，能止泻温中。今合二方为一，则其温肾暖脾，涩肠止泻之功更佳。用之可使命门火旺，脾得速运，大肠得以固摄，则五更泄泻可愈。若久泻气陷脱肛者，宜于方中加用益气升提之品，如参、芪、升、柴等，使清阳得升，则一切泻利脱肛之证可除。若肾阳虚衰，泄泻无度，见腰酸肢冷者，又当于方中加用附子、肉桂等以温肾壮阳。原方服法"临睡时淡汤或白开水送下"。何以要如此服法？汪讱庵解释得很清楚，他说："若平旦服之，至夜药力已尽，不能敌一夜之阴寒故也。"本方名"四神丸"是因方中药用四味，其疗效迅速如神，故名之。王晋三说："四神者，四种之药治肾泄有神功也，故曰四神丸。"(《古今名方发微》)

【验案选录】

案1　刘振华治婴幼儿腹泻案

刘某，男，1岁。2006年3月2日初诊。

患儿腹泻长达半年多，少则3~4次/日，多则6~7次/日，曾在多地就医，服药后症状好转，停药后复发。诊见面色淡白，精神差，拟用四神丸加味。

[处方] 补骨脂、益智仁、藿香、苍术、茯苓各5g，吴茱萸、黄连、五味子、甘草、

焦山楂各 3g，大枣 2 枚，每日 1 剂，水煎服，服 10 剂。

腹泻次数明显好转，精神也随之好转，续服 5 剂，诸症痊愈。随后未复发。[《中国民族民间医药》2012，21（11）：30]

案 2　刘振华治遗尿案

关某，女，8 岁，2008 年 7 月 5 日初诊。

患儿遗尿年余，夜间少则 1~2 次，多则 3~4 次，夜夜如此，经多地就医，收效甚微。

诊见面色淡白，食欲差，大便稀溏，小便清长，舌淡，苔薄白，脉沉细。

证属肾阳虚弱，固摄无权。治以温肾补阳，固涩止遗。拟用四神丸加味。

［处方］补骨脂、益智仁、黄芪各 10g，吴茱萸、肉豆蔻、覆盆子、桑螵蛸各 6g，五味子 4g，甘草 3g，大枣 3 枚，每天 1 剂，水煎服。

服 10 剂，胃纳转佳，遗尿次数明显减少，连服 15 剂，诸症痊愈，随访 1 年未见复发。[《中国民族民间医药》2012，21（11）：30]

案 3　杨俊龙治疗尿失禁案

金某，女，48 岁。2001 年 3 月 6 日初诊。

小便失禁 1 年余。小便清长，尿频急，日解数十次，夜间尤甚，常因此而难以入睡。少腹冷痛，四肢不温，口淡不渴。舌淡、苔白，脉沉迟。尿常规检查及空腹血糖测定均无异常。

证属肾阳亏虚，水液失约。治以温肾收涩、固脬止溺。方以四神丸加味。

［处方］煨肉豆蔻、益智仁、补骨脂各 12g，桑螵蛸、五味子各 10g，吴茱萸、桂枝各 6g。水煎服，每天 1 剂。

服 5 剂后小便失禁明显减轻，上方去桂枝加菟丝子、覆盆子各 10g。又服 10 剂，能自主排尿，诸症悉除。[《新中医》2002，34（9）：32]

案 4　王金果治疗寐时口中流涎案

患者，女，45 岁。初诊：2005 年 11 月 8 日。

患者每于凌晨 3~5 时，因口中流涎而醒，枕边浸湿，吐稀涎数口，方可安卧，历时月余，伴神疲乏力，舌淡苔薄白，脉缓。

中医辨证为脾肾阳虚，津液失摄。治宜温肾暖脾，收摄津液。方用四神丸。

［处方］肉豆蔻 10g，补骨脂 10g，五味子 10g，吴茱萸 10g。水煎服，每日 1 剂。

1 剂后，吐涎明显减少。2 剂后，凌晨 3~5 时未醒，但晨起后，枕边仍有小片浸渍。

上方继服，6 剂后，痊愈。[《北京中医》2006，25（8）：30]

案 5　赵冠英治疗泄泻案

王某，男，82 岁。初诊：1981 年 11 月 11 日。

腹泻日十余次。患者年高体虚，久病缠身，宿患慢性气管炎、肺气肿。近日因外感并发肺炎。因应用多种抗生素，肺炎得以控制，但腹泻不止。西医诊为菌种失调。

［诊查］大便日行十余次，如稀水样，伴少量黏液、腹胀、肠鸣辘辘，口淡乏味，神疲乏力，少气懒言，形寒肢冷。大便细菌培养，进行菌群分析，大肠杆菌 30%~40%，大肠球菌 25%~30%，产气杆菌 20%~25%。舌质稍暗，苔薄白，脉沉细。

［辨证治法］脾肾阳虚、温煦乏力、寒从内生、固涩无权而致泄泻。治宜温补脾肾。方宗附子理中汤合四神丸增损；并考虑泻下有日，气散不收，统摄无能，佐以涩肠之品。

［处方］生晒参 6g（另煎兑服），党参 10g，炒白术 10g，云茯苓 10g，肉豆蔻 9g，炮姜 3g，炙甘草 9g，莲子肉 10g，怀山药 12g，煨葛根 10g，川附子 6g，补骨脂 10g，诃子肉 3g。

二诊：上方药服 2 剂，腹泻已止，日行 1 次，但大便仍稍溏。体力有增，胃纳好转。舌苔薄白，脉细弱。治效不更方，续进药 2 剂，大便已调，成形软便，日行 1 次；诸症已解，精神、食纳正常。查大便常规及培养均在正常范围。病告痊愈。（《赵冠英医案》）

案 6　施今墨治疗久泻伤脾案

刘某，男，41 岁。病历号 551089。

便溏近 2 年，日行 4~5 次，便前后腹部隐痛，当发病后 4~5 个月，曾经协和医院检查为功能性肠蠕动过速，如厕频频，而大便不爽，颇以为苦。苔白薄，舌质淡，脉象濡弱，右关独甚。

［辨证立法］经云“湿多成五泄”，但久泄则伤脾，右关濡弱，舌淡苔白即为脾虚湿寒之征。《金匮要略》云“脾气衰则鹜溏”，故以温中健脾利湿，兼防滑脱为法治之。

［处方］川附片 10g，淡干姜 5g，禹余粮 10g、白石脂各 10g（同布包），米党参 10g，炙甘草 6g，紫厚朴 5g，云苓块 12g，茅苍术 10g，焦薏仁 20g，怀山药（打碎炒）30g。

二诊：服药 8 剂，腹痛见轻，而腹泻次数未减，便亦较前畅快，因服汤药不便，要求丸方常服。

［处方］早服参苓白术丸 10g，午服七宝妙灵丹半瓶，晚服附子理中丸 1 丸。

三诊：服丸药 1 个月，溏泻次数减少，有时大便正常，腹痛消失，但时作胀。仍用丸药收功。

［处方］早服香砂六君子丸 10g，下午服七宝妙灵丹半瓶，晚服附子理中丸 1 丸、四神丸 6g，交替服用。（《施今墨医案》）

案 7　丁甘仁治疗五更泻案

裴左。五更泄泻，延经数月，泻后粪门坠胀，纳谷衰少，形瘦色萎，舌无苔，脉濡细。命火式微，不能生土，脾乏健运，清气下陷。拟补中益气合四神加减，益气扶土，而助少火。

炒潞党参三钱，清炙黄芪三钱，土炒于术二钱，清炙甘草五分，陈皮一钱，炒补骨脂一钱五分，煨益智一钱五分，淡吴萸五分，煨肉果一钱，炮姜炭八分，桂附地黄丸（吞服）三钱。（《丁甘仁医案》）

案8　施今墨治疗命门火衰泄泻案

吴某，男，29岁。病历号524686。

4年前曾患腹泻，未经医生治疗，服成药数日，腹泻次数减少。以后逐渐形成晨醒即急入厕便泻一次。初不介意，近2年则感体力日虚，消化无力，有时恶心，小便短少。舌苔白垢，六脉沉弱。

[辨证立法]鸡鸣之泻是属肾虚，肾司二便，故有便泻溲少。六脉沉弱，虚寒之征；舌苔白垢，寒湿不化，拟理中汤合四神丸加味治之。

[处方]破故纸6g，五味子3g，炒萸连5g，肉豆蔻6g，米党参10g，川附片5g，苍术炭6g，赤茯苓12g，白术炭6g，赤小豆12g，血余炭6g，禹余粮10g（同布包），干姜炭5g，炙甘草3g。

二诊：服药2剂，无变化，症如前，药力未及，前方姜、附各加5g。

三诊：服药10剂，见效，大便时间已可延至中午如厕，仍属溏便。体力较好，食欲增进，已不恶心，小溲也多，改用丸剂。

[处方]七宝妙灵丹，早晚各服半瓶服20日。

四诊：服七宝妙灵丹不如服汤药时效果明显，大便一日一次，仍溏泻，肠鸣不适，拟甘草干姜茯苓白术汤合四神丸治之。

五诊：前方服7剂，大便每日1次已成软粪，肠鸣止，食欲强，拟用丸方收功。

[处方]每日早服四神丸10g，晚临卧服附子理中丸1丸。（《施今墨医案》）

桃花汤

《伤寒论》

【组成】赤石脂一半全用，一半筛末，一斤（20g）　干姜一两（12g）　粳米一升（15g）

【用法】上三味，以水七升，煮米令熟，去滓，温服七合，内赤石脂末方寸匕（5g），日三服。若一服愈，余勿服。（现代用法：水煎服。）

【功用】涩肠止痢，温中散寒。

【主治】虚寒痢。下痢不止，或滑脱不禁，便脓血，色暗，腹痛喜温喜按，舌淡苔白，脉迟弱或微细。

【方论选录】

金·成无己：涩可去脱，赤石脂之涩，以固肠胃；辛以散之，干姜之辛，以散里寒；粳米之甘，以补正气。（《注解伤寒论·辨少阴病脉证并治》）

明·吴崑：少阴病，下利便脓血者，此方主之。盖少阴肾水也，主禁固二便，肾水为火所灼，不能济火，火热克伐大肠金，故下利且便脓血。此方用赤石脂，以其性寒而涩，寒可以济热，涩可以固脱。用干姜者，假其热以从治，犹之白通汤加人尿、猪胆，干姜黄芩黄连人参汤用芩、连，彼假其寒，此假其热，均之假以从治尔。《内经》曰：寒者热之，热者寒之，微者逆之，甚者从之；逆者正治，从者反治，从少从多，观其事也。正此之谓。用粳米者，恐石脂性寒损胃，故用粳米以和之。向使少阴有寒，则干姜一两之寡，岂足以温？而石脂一斤之多，适足以济寒而杀人矣！岂仲景之方乎？（《医方考》）

明·李时珍：张仲景用桃花汤治下利便脓血，取赤石脂之重涩，入下焦血分而固脱；干姜之辛温，暖下焦气分而补虚；粳米之甘温，佐石脂、干姜而润肠胃也。（《本草纲目·石部》）

明·方有执：腹痛，寒伤胃也；小便不利，下利不止者，胃伤而土不能制水也；便脓血者，下焦滑脱也。石脂之涩，固肠虚之滑脱；干姜之辛，散胃虚之里寒；粳米甘平，和中而益胃。故三物者，所以为少阴下利便脓血之主治也。（《伤寒论条辨》）

明·王肯堂：涩可去脱，赤石脂之涩以固肠胃；辛以散之，干姜之辛以散里寒；甘以补之，粳米之甘以补正气。（《证治准绳·伤寒》）

清·汪昂：如此证成氏以为寒，而王肯堂、吴鹤皋皆以为热，窃谓便脓血者，固多属热，然岂无下焦虚寒，肠胃不固，而亦便脓血者乎？若以此为传经热邪，仲景当用寒剂以散其热，而反用石脂固涩之药，使热闭于内而不得泄，岂非关门养盗，自贻伊戚也耶？观仲景之治协热利，如甘草泻心、生姜泻心、白头翁等汤，皆用芩、连、黄柏，而治下焦虚寒下利者，用赤石脂禹余粮汤。比类以观，斯可见矣。此证乃因虚以见寒，非大寒者，故不必用热药，唯用甘辛温之剂以镇固之耳。《本草》言石脂性温，能益气、调中、固下，未闻寒能损胃也。（《医方集解》）

清·柯琴：本证与真武不同。彼以四肢沉重疼痛，是为有水气；此便脓血，是为有火气矣。盍不清火，反用温补？盖治下焦水气，与心下水气不同法；下焦便脓血，与心下痛、心中烦，亦应异治也。心为离火，而真水居其中，法当随其势之润下，故用苦寒以泄之；坎为水而真火居其中，法当从其性之炎上，故用苦温以发之。火郁于下，则克庚金；火炎于上，则生戊土。五行之理，将来者进，已往者退。土得其令，则火退位矣：水归其职，腹痛自除、脓血自清、小便自利矣。故制此方，不清火，不利水，一唯培土，又全赖干姜转旋，而石脂、粳米得收平成之绩也。名桃花者，取春和之义，非徒以色言耳……石脂性涩以固脱，色赤以和血，味甘而酸。甘以补元气，酸以收逆气，辛以散邪气，故以为君。半为块而半为散，使浊中清者，归心而入营，浊中浊者，入肠而止利。火曰炎上，又火空则发，得石脂以涩肠，可以遂其炎上之性矣。炎上作苦，佐干姜之苦温，以从火化，火郁则发之也。火亢则不生土，臣以粳米之甘，使火有所生，遂成有用之火。土中火用得宜，则水中火体得位，下陷者上达，妄行者归原，火自升而水自降矣。少阴病，腹痛下利，是坎中阳虚。故真武有附子，桃花用干姜，不可以小便不利作热治。真武是引火归原法，桃花是升阳散火法。（《伤寒论注》）

清·周扬俊：盖下利至于不止，热势已大衰，而虚寒滋起矣。故非固脱如赤石脂不能愈也。且石性最沉，味涩易滞，不以辛散之味佐之，不能取效。加粳米者，脾与胃先得其养，不特中和已也。然则半全半末者，意仲景为便脓血非细故，欲全力止脱，特用石脂斤许，但全用则气味不出，纯末则又难于下咽，殆亦斟酌其当而为之者欤。（《伤寒论三注》）

清·王子接：桃花汤，非名其色也，肾脏阳虚用之，一若寒谷有阳和之致故名。石脂入手阳明经，干姜、粳米入足阳明经，不及于少阴者，少阴下利便血，是感君火热化太过，闭藏失职，关闸尽撤，缓则亡阴矣。故取石脂一半，同干姜、粳米留恋中宫，载住阳明经气，不使其陷下，再纳石脂末方寸匕，留药以沾大肠，截其道路，庶几利血无源而自止，其肾脏亦安矣。（《绛雪园古方选注》）

近·张锡纯：石脂原为土质，其性微温，故善温养脾胃，为其具有土质，颇有黏涩之力，故又善治肠下脓血。又因其生于两石相并之夹缝，原为山脉行气之处，其质虽黏涩，实兼能流通气血之瘀滞，故方中重用之以为主药。至于一半煎汤一半末服者，因凡治下利之药，丸散优于汤剂，且其性和平，虽重用一斤，犹恐不能胜病，故又用一半筛其细末，纳汤药中服之也。且服其末又善护肠中之膜，不至于脓血凝滞所伤损也。用干姜者，因此证其气血因寒而瘀，是以化为脓血，干姜之热既善祛寒，干姜之辛又善开瘀也。用粳米者，以其能和脾胃，兼能利小便，亦可治下利不止者之辅佐品也。（《医学衷中参西录》）

近·谢观：此治少阴直中寒证之法。少阴经虚寒，至肠内亦虚寒，不能固血而外泄，故以石脂涩之，干姜温之，粳米补之。虚甚者，虽参亦可加入。明其并无热滞，与白头翁及葛根芩连之证截然不同也。（《中国医学大辞典》）

近·曹颖甫：少阴为病，水凝而血败，寒水过多，不及注渗膀胱而为溺，乃溢入回肠而下利，水寒血凝，浸成朽腐，乃便脓血，非温化其寒，而填止其湿，不唯下利不止，而脓血又将加剧。此证先下利而见脓血，与《金匮》先便后血正同，故桃花汤方治，宜与《金匮》黄土汤略相似。方中用赤石脂，与用灶中黄土同，用干姜与用附子同，用粳米与用甘草同。唯下血为湿热伤血而下注，与水寒伤血不同，故彼方有黄芩，而本方无之。下血为鲜血，与腐败而成脓血者又不同，故彼方有养血之阿胶、地黄，而本方无之。此则二证之不可通治者也……盖此证寒湿为第一因，由寒湿浸灌致内脏血络腐败为第二因，由下利而脾精耗损为第三因。方治所以用赤石脂为主药，干姜次之，而粳米又次之也。（《伤寒发微》）

今·湖北中医药大学方剂教研室：《伤寒论》云："少阴病，下利便脓血者，桃花汤主之。"由于原文叙证简略，故后世医家对本证的属性，其见解颇不一致。或认为下焦虚寒所致，或认为乃传经热邪所致。若仔细分析本方的药物组成，以方测证，我们认为以前者为是。下利便脓血，一般湿热者多。今言少阴病下利便脓血，知是脾肾阳衰，下焦不能固摄所致。此时必有一派虚寒见证，如舌淡苔白，脉迟弱或微细，神疲气弱，腹痛喜温，按之痛减，以及脓血黯淡不鲜等，采用本方取其温涩固脱。若下利便脓血，而见口渴、舌红、苔黄、里急后重者，则非本方所宜。汪讱庵说："窃谓便脓血者，固多属热，然岂无下焦虚寒，肠胃不固，面赤便脓血者乎？若以此为传经热邪，仲景当用寒剂以散其热，而反用石脂固涩之药，使热闭于内而不得泄，岂非关门养盗，自殆伊戚也邪？"汪氏之论，是很有见地的。

本方为温涩固脱之剂。方中赤石脂有良好的涩肠止泻的作用，《本经》谓其"主泻痢，肠澼脓血，下血赤白"，《本经逢原》说："赤石脂功专止血固下。仲景桃花汤治下利便脓血者，取石脂之重涩，入下焦血分而固脱。"用于本证，颇为合拍。因内有寒邪，则当散之，故用辛热之干姜温中散寒。用粳米者，以其味甘性平，能养胃益气和中，可顾护其虚，并能缓和赤石脂金石之性，使不致碍胃。诸药合用，共奏涩肠止泻之效。

仲景原方赤石脂一半入煎剂，一半筛末冲服，其用法颇具深义。盖赤石脂为矿物类药物，不易煎出其成分，若均入煎剂，则药效不著，而以一半筛末冲服，可令留着肠中，则其涩肠止泻之力更著。

方名"桃花汤"，是因赤石脂色红赤，煎成汤剂，其色如春天之桃花，故名之。张志聪说："赤石脂色如桃花，故名桃花汤。"（《古今名方发微》）

【验案选录】

案1　冉雪峰治疗痢疾案

湖北王某之内侄，年约二十许。体质素不大健，患痢日久，下便赤白，里急后重，脱肛，一身肌肉消脱。予初诊时，病已造极，方入病室即秽臭难闻，见病者俯蹲床上，手足共撑，躬背如桥，瘦削不堪，脸上秽浊模糊，唯见两只黑眼，频频哀号，病象特异。扪之，皮肤炕炽蒸热，脉弱而数，舌上津少，所下如鱼脑、如败酱，无所不有，日百数十行，羁滞近两月，古人谓下痢身热脉数者死，况此子尪羸如此，热毒甚炽，阴液过伤，精华消磨殆尽，恐未可救。

[处方]白头翁四钱，杭芍六钱，黄连、苦参各一钱五分，黄芩三钱，广木香一钱，马齿苋四钱，甘草一钱，煎浓汁，日二服，夜一服。

四日略安，前方黄连加为二钱，并加干姜四分，炒半黑。

又四日，痢减三之一，平静，勉能安卧，效显著，前方加赤脂四钱，粳米八钱。

守服一星期，痢减三之二，脱肛愈，勉可进食。后以黄芩芍药甘草汤加知母、栝楼根、麦冬、生谷芽等缓调善后，一月痊愈，两月恢复健康。

查痢病，仲景轻用白头翁汤，清热升陷；重用桃花汤，排脓血，疗溃伤，生肌（注家释为温涩者误）。上各方不过两方合裁，合两方为一治。痢以黄连为正药，兼用苦参者，黄连清心热，苦参乃清大肠热，补虚不用参、术，举陷无取升麻，均值得注意。干姜合黄连，可以杀虫灭菌，干姜合粳米，可以补虚复脉，白头翁不仅升清举陷，兼善清血解毒。中医治疗，调气升陷，实乃从整体疗法上着眼（喻嘉言谓逆流挽舟，对此颇有体会）。（《冉雪峰医案》）

案 2　张伯熙治疗久痢案

刘左。诊脉虚数，久痢未已，封固惫矣，法宜堵截阳明，仿仲景桃花汤合六君子意。赤石脂 12g（包），云茯苓 9g，新会皮 3g，冬术 9g，西砂仁 2g，炮干姜 2g，禹余粮 18g，潞党参 9g，炒白芍 6g，陈米一撮（荷叶包）。（《现代医案选》）

案 3　熊廷诏治疗冷痢案

邱某。患痢月余，久治未效，脉现沉缓，便如蛋清，时欲滑出。予认为冷痢，用桃花汤二剂而愈。（《现代医案选》）

第四节　涩精止遗剂

金锁固精丸

《医方集解》

【组成】沙苑蒺藜炒　芡实蒸　莲须各二两（各 12g）　龙骨酥炙　牡蛎盐水煮一日一夜，煅粉，各一两（各 6g）

【用法】莲子粉糊为丸，盐汤下（现代用法：丸剂，每服 9g，日 2 次，淡盐汤或开水送下；亦可作汤剂，加莲子肉 6g，水煎服）。

【功用】补肾涩精。

【主治】肾虚不固之遗精。遗精滑泄，腰疼耳鸣，四肢酸软，神疲乏力，舌淡苔白，脉细弱。

【方论选录】

清·汪昂：此足少阴药也。蒺藜补肾益精，莲子交通心肾，牡蛎清热补水，芡实固肾补脾，合之莲须、龙骨，皆涩精气之品，以止滑脱也。（《医方集解》）

清·吴仪洛：蒺藜补肾益精，莲子交通心肾，牡蛎清热补水，芡实固肾补脾，合之莲须龙骨，皆涩精秘气之品，以止滑脱也。（《成方切用》）

清·费伯雄：潜阳纳气，火不动则精宫自固矣。（《医方论》）

清·张秉成：夫遗精一证，不过分其有火无火，虚实两端而已。其有梦者，责相火之强，当清心肝之火，病自可已；无梦者，全属肾虚不固，又当专用补涩，以固其脱。既属虚滑之证，则无火可清，无瘀可导。故以潼沙苑补摄肾精，益其不足。牡蛎固下潜阳，龙骨安魂平木，二味皆有涩可固脱之能。芡实益脾而止浊，莲肉入肾以交心，复用其须者，

专赖其止涩之功，而为治虚滑遗精者设也。（《成方便读》）

今·朱良春：金锁固精丸，顾名思义，功能固秘精关，治疗肾虚精关不固所引起的遗精诸症。方中沙苑蒺藜补肾益精，莲子交通心肾，牡蛎、龙骨安神，涩精秘气。芡实固肾补脾，与龙、牡同用，为固精止遗的要药。本方汇集益肾收涩诸品，是治疗肾虚遗精及滑精的名方，用之得当，确有良效。假若遗精而见阳虚者，宜加人参、破故纸、鹿茸、山萸肉等补气补阳之品；阴虚而有内热者，宜加知母、白芍等养阴清滋之品。这样辨证使用，其效果必然会提高。但肝经湿热下注或君相火旺以致遗精者，本方切不可施用，而应酌情选用龙胆泻肝汤或知柏八味丸之类。（《汤头歌诀详解》）

【验案选录】

案1　吴品琮治疗梦交案

卓某，女，35岁。1998年8月3日初诊。

患者离异2年，苦于梦交频作，心神恍惚，心烦口干，带下缠绵，腰膝酸软，精神萎靡，舌质红、苔薄，脉稍数。

证属心肾失交。治宜补肾固精，养心安神。

［处方］方以金锁固精丸合甘麦大枣汤加味。

蒺藜、芡实、莲子各12g，莲须2g，龙骨（先煎）、牡蛎（先煎）各25g，山茱萸、麦冬各10g，远志、炙甘草各6g，小麦30g，大枣10枚。7剂，每天1剂，水煎服。

复诊：精神转佳，带下明显减少，服药期间仅梦交1次，余症改善。

守方连服10剂，诸症消失，心定神安，身体恢复健康。［《新中医》2006，38（3）：70］

案2　滕晓林治疗早泄案

冉某，43岁。1990年1月29日诊。

早泄2个月，同房几十秒便泄精，甚时尚未插入便射，每欲房事，阴茎勃起不坚，性欲减退，每周同房不足一次，自服雄狮丸3盒、男宝2盒后无好转，无畏寒、腰膝酸软等，舌质淡、苔薄白，脉平。

证属肾气不固。治宜益肾固精。

［方药］龙骨、牡蛎各30g，芡实18g，沙苑、莲须、菟丝子、覆盆子、淫羊藿、狗脊各12g，五味子、仙茅、锁阳、枸杞各10g。

服5剂后，诸症消失，同房时间可达5分钟以上，阴茎勃起坚硬有力，遂愈。［《四川中医》1992（3）：29］

案3　严忠金治疗重症盗汗案

吴某，男，30岁，会计。1984年6月20日就诊。

盗汗三载，逢夜必作，曾服用当归六黄汤、知柏地黄汤、玉屏风散、黄芪煮红枣等

1 年余未症。近年来，厌恶房事，举阳不坚，伴见早泄遗精，夫妻关系不睦，深知恙重又羞对人云，自购补肾强身片内服鲜效，故求治。经四诊获悉，患者除阳事不兴，早泄遗精外，婚前即患头昏盗汗，早泄遗精。思：壮阳补肾非一日之功，精关不固为当务之急，治当涩精止遗，补养下元，拟金锁固精丸（1 个月量，15 粒 / 次，3 次 / 日），并嘱其远房事，求静养，常食雄猪骨，中途不可停药。

药尽复诊，遗精明显减少，头昏腰酸未作，3 年盗汗顽疾已去大半。续服该丸 15 日，盗汗全止。因感举阳无力，嘱其晨服金锁固精丸，蓉连健身全鹿丸，又连续服药 3 个月，诸症向安。[《湖南中医杂志》1987（3）：46~47]

案 4　程门雪治疗不寐案

顾某，男，35 岁。初诊：1958 年 7 月 21 日。

不寐已久，口苦，舌麻辣，后脑热，时痛。心肾不交，阴虚阳扰之故。拟与育肾柔肝，清心安神。

阿胶珠二钱，酒炒大白芍二钱，珍珠母四钱（先煎），抱茯神三钱，炙远志一钱，枣仁三钱，川连三分（同炒），酒炒黄芩八分，嫩钩钩一钱半（后下），夜交藤四钱，莲子心八分，淮小麦四钱。五剂。

二诊：不寐、口苦、舌麻辣、后脑痛均见轻减，腰酸痛。再从前方加减之。

阿胶珠三钱，酒炒大白芍二钱，珍珠母四钱（先煎），抱茯神三钱，炙远志一钱，枣仁三钱，川连三分（同炒），酒炒黄芩一钱，炒川断三钱，桑寄生三钱，嫩钩钩三钱（后下），夜交藤四钱。五剂。

三诊：不寐、头痛虽减未安，腰酸痛，遗泄。再拟育肾柔肝安神。

阿胶珠二钱，酒炒大白芍二钱，珍珠母五钱（先煎），抱茯神三钱，枣仁三钱，川连三分（同炒），炒杜仲二钱，炒潼白蒺藜各三钱，炒川断三钱，桑寄生三钱，金锁固精丸四钱（包煎）。五剂。

四诊：夜寐安，头痛止，口舌和，已二旬余。近日上为耳后疼痛、头痛耳鸣，下则遗泄，寐少梦多，相因同发。苔薄，脉细弦。再拟育阴清肝。

阿胶珠三钱，生白芍二钱，抱茯神三钱，枣仁四钱，川连四分（同炒），酒炒黄芩一钱半，黑山栀一钱半，夏枯草二钱，炒杭菊二钱，三才封髓丹四钱（包煎）。五剂。（《程门雪医案》）

桑螵蛸散

《本草衍义》

【组成】桑螵蛸　远志　菖蒲　龙骨　人参　茯神　当归　龟甲酥炙，以上各一两（各 10g）

【用法】上为末，夜卧人参汤调下二钱（6g）（现代用法：共研细末，每服6g，睡前以人参汤调下；亦可作汤剂，水煎服）。

【功用】调补心肾，涩精止遗。

【主治】心肾两虚证。小便频数，或尿如米泔色，或遗尿，或滑精，心神恍惚，健忘，舌淡苔白，脉细弱。

【方论选录】

清·汪昂：此足少阴、手足太阴药也。虚则便数，故以螵蛸、龙骨固之。热则便数，故以当归、龟甲滋之。人参补心气，菖蒲开心窍，茯苓能通心气于肾，远志能通肾气于心，并能清心解热。心者，小肠之合也，心补则小肠不虚，心清则小肠不热矣。（《医方集解》）

清·徐大椿：心不下交，肾气不密，故封藏不固，遗溺不止焉。桑螵蛸固涩脬气，龙骨固涩溺窍，人参扶元气以摄水，当归养血脉以荣经，茯神渗湿清水府，龟甲滋阴壮肾水，菖蒲开窍通神明，远志宁神交心肾。为散参汤下，使真元布，则心肾相交，而真阳秘密，脬气自固，遗溺无不止矣。此通心固肾之剂，为心肾不交遗溺之方。（《医略六书·杂病证治》）

清·费伯雄：交通心肾，去虚热而固精，此方最佳。（《医方论》）

清·张秉成：夫便数一证，有属火盛于下者，有属下虚不固者。但有火者，其便必短而赤，或涩而痛，自有脉证可据。其不固者，或水火不交，或脾肾气弱，时欲便而不能禁止，老人小儿多有之。凡小儿睡中遗溺，亦属肾虚而致。桑螵蛸补肾固精，同远志入肾，能通肾气上达于心。菖蒲开心窍，使君主得受参、归之补。而用茯苓之下行者，降心气下交于肾，如是则心肾自交。龙与龟皆灵物，一则入肝以安其魂，一则入肾而宁其志，以肝司疏泄，肾主闭藏，两脏各守其职，宜乎前证皆瘳也。（《成方便读》）

今·湖北中医药大学方剂教研室：本方证为水火不交，心肾不足所致。心气不足，则神思恍惚而健忘，肾虚不摄，则尿频或遗尿。《诸病源候论》说："遗尿者，此由膀胱有冷，不能约于水故也。"治当调补心肾，固涩止遗。方中桑螵蛸甘咸入肾，有突出的补肾助阳之功，又能涩精止遗，善治滑精遗溺之证。《本经逢原》说："桑螵蛸，补肾命门之药也。功专收涩，故男子虚损，肾衰阳痿，梦中失精，遗溺白浊方多用之。"一药而兼两用，标本兼顾，用于本证颇为合拍，故以之为主药。又以血肉有情之龟甲滋肾益阴，以培其源。龙骨收涩止遗，镇心安神。由于心气不足，故又配伍远志、茯苓、石菖蒲养心安神定志。人参、当归以补气血。且人参可补肺气，肺为水之上源，肺气足则能约束水道，若肺气亏虚，上虚不能制下，亦可致小便不禁，此即《金匮要略》所谓"上虚不能制下"之证。张景岳说："盖小水虽利于肾，而肾上连肺，若肺气无权，则肾水绝不能摄，故治水者必须治气，治肾者必须治肺，宜以参、芪……为主。"由此可见，本方配伍人参，颇具深义。方中诸药合用，具有补肾固精，养心安神，交心肾，调气血等作用。是一首涩精止遗的良方。

综观本方的药物配伍，其温补肾阳之力尚嫌不足。若肾阳虚甚者，当于方中加用巴戟天、补骨脂、菟丝子、附子、肉桂等。张景岳说："凡治小便不禁者，古方多用固涩，此固宜然。固涩之剂不过固其门户，此亦治标之意，而非塞源之道也。"强调治疗本病应标本兼顾，实属经验之谈，可供临证时参考。本方亦可治疗遗精滑泄之证，若于方中加山茱萸、沙苑蒺藜、芡实、金樱子等，则其疗效更著。(《古今名方发微》)

【验案选录】

案1　李求兵治疗尿频案

患者，女性，65岁。因"尿频3周"来诊。

患者尿频，偶有尿痛，心烦难忍，夜寐不安，疲倦乏力，舌淡红、苔薄黄微腻，脉沉细。多次尿常规及培养均未见异常，妇科检查正常，服用抗生素治疗后症状不缓解。诊断为膀胱过度活动症。

中医辨证为心肾不交，膀胱气化失司。方用桑螵蛸散加减调补心肾、安神定志。

桑螵蛸12g，龟甲12g，当归12g，生龙骨30g，茯苓15g，石菖蒲12g，远志9g，益智仁10g，乌药6g，山茱萸12g，生地黄12g，熟地黄12g，黄柏12g。服药7剂。

二诊、三诊，症状日见减轻，效不更方，4周后症状缓解。[《国际中医中药杂志》2011，33（5）：474~475]

案2　赵明治疗小儿肾虚遗尿案

患儿，男，13岁。2002年10月5日初诊。

患儿多年来常常入睡后遗尿，基本上每晚都遗尿在床，家长及患儿都苦不堪言，曾用过很多偏方治疗均无效，遂来就诊。诊见患儿神疲乏力，面部㿠白，肢凉怕冷，平时小便清长，记忆力不好，舌质淡，苔薄白。

此证属于肾气不固、下元虚寒，宜治以温补肾阳、固摄下元。

药用桑螵蛸散加减：桑螵蛸、菟丝子、益智仁各15g，制龟甲2个，茯苓、石菖蒲、远志、山药、白术、谷芽、麦芽各10g，甘草5g。每日1剂，水煎服，分早晚口服，并嘱其少吃辛辣厚味之食物，劳逸结合。

服3剂后自我感觉好转，后又服5剂，睡中遗尿不觉、频数不禁等症状减轻，精神渐佳，面色略显红润。守原方并加山茱萸10g以滋肾阴，制附片5g助肾阳以温煦，继续服药10剂。遗尿次数减少，继服5剂以巩固疗效，随访半年，未见复发。[《广西中医药》2004，27（4）：34]

案3　熊茂洋治疗儿童外伤性尿频案

余某，女，5岁。1992年2月3日诊。

1个月前小腹部被男童踢伤，立即小便失禁。6天后活动则欲解小便，日行20~25次，但夜寐或平坐时不需解溲，夜卧欠安，无尿痛、血尿、腹痛、发热等症。曾服诺氟沙星、吡哌酸无效。无口渴多饮和遗尿病史。

［查体］发育营养稍差。下腹部及双肾区无叩击痛。外阴无分泌物，会阴无搔痕。舌淡苔薄白。尿常规和腹部平片均正常。

［处方］桑螵蛸、炙龟甲各10g，石菖蒲、当归、茯神、益智仁各6g，远志、台乌药各3g，龙骨15g。

连服3剂后，尿次减至日十次，寐差。复查小便常规仍正常。再3剂后，告愈。随访半年，未复发。［《四川中医》1992，（3）：26］

缩泉丸

《校注妇人良方》

【组成】天台乌药细锉　益智仁大者，去皮，炒，各等分（各9g）

【用法】上为末，酒煎山药末为糊，丸桐子大，每服七十丸，盐、酒或米饮下（现代用法：山药为糊丸，每服6g，日2次；亦可作汤剂，加山药6g，水煎服）。

【功用】温肾祛寒，缩尿止遗。

【主治】膀胱虚寒证。小便频数，或遗尿不禁，舌淡，脉沉弱。

【方论选录】

明·吴崑：脬气虚寒，小便频数，遗尿不止者，此方主之。脬气者，太阳膀胱之气也。膀胱之气，贵于冲和，邪气热之则便涩，邪气实之则不出；正气寒之则遗尿，正气虚之则不禁。是方也，乌药辛温而质重，重者坠下，故能疗肾间之冷气；益智仁辛热而色白，白者入气，故能壮下焦之脬气。脬气复其天，则禁固复其常矣。（《医方考》）

清·徐大椿：脬气不固，小便频数，精府亦因之以动，故遗精昼甚，明是阳虚气不施化焉。乌药顺九天之气，敷气化于脬中；益智补先天之火，缩小便于水府；山药糊丸，淡盐汤下，乃以补脾阴兼益肾脏也。使脾肾两充，则阳化阴施，而精溺自分，积室完固，安有溺数遗精之患乎？此化气摄液之剂，为阳虚气不施化之方。（《医略六书·杂病证治》）

今·丁学屏：清代名医王九峰先生有云“精之藏制虽在肾，精之蓄泄则在心”是以遗精、白浊方治，须以心肾为依归。寇氏此方，即心肾同治之例也。方中人参、茯神养心怡神；菖蒲、远志，开心益智；又菖蒲、龙骨一开一阖，以复神明出入之用焉；当归辛润，以养心血；龟甲咸寒，以滋肾阴；桑螵蛸咸平入肾，固肾益精而止遗浊。合《素问》“主明则下安”之经旨。其立意之深远，用药之精当，非谙熟本草者莫为也。（《古方今释》）

【验案选录】

案1 汤一新治疗遗尿案

某某，4岁，学生。初诊日期：1977年3月15日。

自小遗尿，久服多种中西药并针灸治疗，均未见效。经常夜晚遗尿，甚至多达一夜二三次。诊见舌苔薄腻，脉缓。

[处方]新定缩泉丸（补骨脂31g，潞党参15g，土炒贡术12g，蜜炙黄芪15g，桑螵蛸9g，盐炒益智仁9g，萆薢9g，台乌药9g，石菖蒲15g，肉桂6g，炒陈皮9g，炙甘草3g。上药共研细末，再加入青盐3g，混合均匀，掺入米糊，制成3丸。）重用参、芪各至31g，加枣皮12g，炒鸡内金9g，2剂，按法制丸，每服2丸，一日2次。

1个月后复诊，遗尿次数减半。再予二剂制丸，服法同前。又1个月后，遗尿已止。随访5年余，从未复发。[《四川中医》1985，(10)：55]

案2 黎炳南治疗尿频案

李某，男，6岁。1987年9月15日初诊。

因尿频尿急5个月余来诊。患儿于今年4月初开始出现尿频、尿急，但无尿痛，每日排尿20~30次，每次尿量少。尤以吃绿豆、芋头或饮五花茶后病情加重，服用人参蜂王浆则小便次数稍减。病势缠绵，反复难愈。曾在多家医院诊治，初疑为“尿道炎”，作尿常规、尿培养等多项检查未见异常，拟诊为小儿神经性尿频，用过多种药物，未见明显效果。

遂请黎炳南医生诊治。症见患儿面色皖白，小便频数短少，不欲饮水，胃纳较差，四末稍凉，大便微溏，精神疲倦，舌淡，苔白略腻，脉细缓。

[辨证治法]肾阳虚弱，下元不固，兼有湿浊未化，治法当益肾助阳固摄。

[处方]益智10g，桑螵蛸10g，菟丝子20g，五味子8g，熟地黄10g，覆盆子10g，枸杞子10g，泽泻10g，茯苓10g，乌药8g，韭菜子10g，石菖蒲8g。3剂。每日1剂，复煎，分3次服用。

二诊：9月18日。服药后小便次数明显减少，量多而长，胃纳转佳，四末转暖，然而面色仍较皖白，大便稍溏，舌淡，苔白略腻，脉细缓。证有转机，仍守原法。前方去熟地黄、乌药，加补骨脂12g，白术12g。再进7剂。

三诊：9月25日。家长诉，服完上方后尿频、尿急症状基本控制，唯神倦、面色苍白，大便时有不成形。黎炳南医生以四君子汤合水陆二仙丹（芡实、金樱子）调理善后，巩固疗效。此后随访病情半年，未再复发。(《黎炳南医案》)

案3 丁启后治疗遗尿案

朱某，女，3岁半。1992年11月2日初诊。

遗尿半年。患儿半年前行脊柱手术（术名不详），术后1周不能自行解小便，依靠导尿。其后渐出现遗尿，夜昼无规律，有则遗，神疲嗜睡，曾多方求医无效。就诊时见患儿神软乏力，面无红色，舌淡红，苔白。诊为：肾虚气弱遗尿（小便失禁）。

［辨证治法］此为手术损伤肾气，膀胱气化失职。治法补肾益气，固涩缩泉。方拟缩泉丸加减。

［处方］黄芪12g，生地黄12g，麦门冬12g，山药12g，益智仁9g，乌药9g，萆薢9g，桑螵蛸12g，覆盆子12g，仙茅6g，党参15g，山茱萸12g。

5剂。每2日1剂，每日3次，每次100ml。

二诊：1992年11月16日。服药后大便变软，白天尿稍有管束，患儿可有尿意感，自行蹲下解小便。上方去生地黄、麦门冬，加莲子15g，五味子9g，龙骨12g，熟地黄12g，鸡内金12g。5剂，服法同上。

三诊：1992年11月27日。此剂显效，尿意感明显，遗尿次数减少，只偶尔因来不及而尿湿裤。上方不变，续服2个月。

四诊：1993年1月29日。患儿已长胖，精神好，面色红润，白天小便自解，唯入睡深不叫醒偶有遗尿现象。(《丁启后医案》)

第五节　固崩止带剂

固　经　丸

《丹溪心法》

【组成】黄芩　白芍药　龟甲各一两（各30g）　椿根白皮七钱（21g）　黄柏三钱（9g）　香附二钱半（7.5g）

【用法】为末，酒糊为丸，梧桐子大，每服五十丸，酒送下（现代用法：水煎服）。

【功用】滋阴清热，固经止血。

【主治】阴虚血热之崩漏。月经过多，及崩中漏下，血色深红，兼夹紫黑瘀块，心胸烦热，腹痛溲赤。

【方论选录】

明·吴崑：月来过多不止者，此方主之。月来过多不止，是阴血不足以镇守胞络之火，故血走失而越常度也。是方也，黄芩、黄柏、芍药、龟甲，皆滋阴制火之品，所谓壮水之主，以镇阳光也；樗皮之涩，所以固脱，香附子之辛，所以开其郁热尔。(《医方考》)

清·汪昂：此足少阴、厥阴药也。经多不止者，阴虚不足以制包络之火，故越其常度也。崩中漏下者，虚而挟热也。紫黑成块者，火极似水也。黄芩清上焦之火，黄柏泻下焦之火，龟甲、芍药滋阴而养血，皆壮水以制阳光也。香附辛以散郁，樗皮涩以止脱。（《医方集解》）

清·汪绂：《金匮》胶艾汤为冲任受伤，致虚寒而不能主持经血者之治。此方为二火交郁，逼于冲任，致相搏而血以妄行者之治。心肾不交，水不能以济火，故龟以通之；火逼而血妄行，白芍以敛之；火炎而气不下降，黄芩以泄之；火逼居下极，黄柏以清之；香附以破其郁，樗皮以涩其脱。郁开于上，脱止于下，上下可交安也。（《医林纂要探源》）

清·张秉成：夫崩中一证，有因气虚，血不固而下陷者；有因热盛，血为热逼而妄行者；有因损伤肝脾冲任之络，而血骤下者，当各因所病而治之。如此方之治火盛而崩者，则以黄芩清上，黄柏清下，龟板之潜阳，芍药之敛阴，樗皮之固脱。用香附者，以顺其气，气顺则血亦顺耳。（《成方便读》）

今·盛心如：《内经》曰：天地温和，则经水安静；天寒地冻，则经水凝滞；天暑地热，则经水沸溢；卒风暴起，则经水波涌而垄起。冲任为经脉之海，故凡崩漏等症无非由于血热之故。其因劳动过度，则五志内燔，或郁怒伤肝，则郁而生火，皆足以入于冲任而不能约制经血。经云：阴虚阳搏谓之崩。且紫黑成块，终因火盛煎熬之所致。本方用黄柏入下焦，所以泻胞宫之火；黄芩走中上，所以清冲任之热，则血海安静，血无沸腾泛滥之虑。然崩下之后，则血脉空虚，龟甲大补其真阴，白芍安养其营血者为臣，则阴血内充而火自不炎，既足以滋水以济火，复足以养阴而潜阳。香附调气散郁以为佐。樗皮止脱固涩以为使。阴阳调而气血和，风平浪静，海晏河清，与养营、归脾等剂并用，诚标本兼治之良方也。（《实用方剂学》）

今·丁学屏：水亏火炎，热逼冲任，则经行先期，量多色紫，甚或崩中漏下，五心烦热，治须壮水之主，以制阳光。朱氏此方，即从此处着眼耳。方中龟甲咸寒，滋肾益精以养任脉；黄柏苦寒，泻下焦相火，二者相反相成，以为滋阴泻火之用；黄芩、白芍，黄芩汤之制也，敛阴泻热；香附为女科之主帅，善于疏肝达郁，以散郁火，亦《内经》“火郁发之”之义也；椿根白皮苦寒而涩，主月经来多，血崩及产后出血不止，涩可固脱也。（《古方今释》）

【验案选录】

案1　程海山治疗崩漏案

吕某，女，43岁。1972年1月初诊。

患者8年来子宫经常不规则出血，时间长短不一，长时达15~20天，短时1~2天即止，出血量时多时少。妇科诊断为功能性子宫出血。曾服多种中、西药无效。此次月经淋漓不断已10余天，出血量多，颜色鲜红，腹微痛，五心烦热，睡眠差，头晕眼花，时有耳鸣，入夜口干甚，两胁稍胀，大便干，舌质红，脉弦细而稍数。

证属肾阴不足，水不涵木，肝阳偏亢，肝不藏血之崩漏。

[处方]炙龟甲16g，炒黄柏10g，炒黄芩10g，炒白芍10g，炒香附9g，炒椿皮9g，水煎服。如肝郁甚者可加醋柴胡10g；有疾血者可加粉丹皮12g，益母草16g。

二诊：服药后月经仍淋漓不断，但血量已明显减少，余症减轻。是药已对证，仍守原方再服5剂。

三诊：出血已停止，诸症已解，考虑其病情时间较长，又较顽固，为预防再发，嘱原方继服15剂，以善其后。

几年来随访并无复发。[《中医杂志》1981，(1)：20]

案2　贾遇春治疗湿热带下案

吕某，女，42岁。

数月来带下色黄，质稠气秽，小腹胀滞，时或隐痛，溲热短赤，口干，纳呆，脉弦濡数，苔黄腻舌红。

此为肝火内郁，气机失疏，湿浊内蕴，久则化热，下注成带。拟清热化湿，分利固带。

[处方]川柏、淡芩、椿根白皮、丹皮各10g，制香附、炒白芍、生熟苡仁、车前子各12g，元参、泽泻、萆薢各15g，六一散20g。前后共服15剂，诸症均瘥，随访2个月，疗效巩固。[《时珍国医国药》2001，12(5)：436]

案3　贾遇春治疗月经过多案

张某，女，34岁。

3个月来带下颇多，小溲黄热，月事来潮，小腹疼痛，腰府酸楚，经量多如泉涌，头晕，寐不熟，口干不欲饮，苔黄腻，脉濡数。

证属湿热内阻，逼血妄行。治拟清湿热而固冲任，调经止血。

[处方]川柏、椿根白皮、淡芩、丹皮炭、侧柏炭各10g，制香附、炒白芍、熟地榆、茜草炭各12g，熟蒲黄5g，仙鹤草30g。

服5剂经净而诸症安，尔后月经来潮即服5剂，如此连服3个月经周期，随访2天，疗效巩固。[《时珍国医国药》2001，12(5)：436]

案4　诸伯星治疗青春期月经不调案

钟某，女，18岁，学生。1979年8月20日初诊。

14岁月经初潮后就开始漏经，每月周期短，经行拖延量少。本月2日来经后，仅13日净1天，14日阴道内又有漏红，迄今不止，腰痛，头昏，面色少华，舌苔薄微黄，脉小滑，寸口软弱。

此为肾阴不足，不能制约胞络之火，虚火扰动冲任，迫血妄血而致。

方用固经丸加减：淡鳖甲(代龟甲)、白芍、炒黄芩、椿根皮、制香附、白薇(代黄柏)、炒白术、炒乌梅各10g，炒党参18g，女贞子、墨旱莲各12g，炙甘草5g，5剂。

二诊：8月26日。服药后，阴道出血于22日止，胃纳正常，头昏，腰痛，继用前方加减7剂。

三诊：同年9月13日。9月5日行经，第一天量偏多，以后经量逐渐减少，历时6天净，或有小腹痛，头昏，呕泛等症，改用妇科十味片2瓶，每次4片，每日3次吞服，以巩固。[《浙江中医药大学学报》1981，(2)：43]

案5 诸伯星治生育期月经过多案

谢某，女，27岁，已婚，工人。1979年1月11日初诊。

17岁月经初潮，因患崩漏曾多次住院治疗。行经前及行经至第2日小腹部疼痛较剧，月经量多色紫，胃纳减退，头昏，脉濡数，舌红苔薄。

辨证为胞宫痰热内留，热邪扰动冲任，血得热而妄行。

[处方]固经丸加味。淡鳖甲（代龟甲）、白芍、椿根皮、太子参、地榆炭各12g，炒黄芪、炒黄柏、丹皮、制香附、乌贼骨、十灰丸（分吞）各10g，茜草炭6g。

服1剂后，经量明显减少，小腹部疼痛消失，原方又服3剂。

几月后随访，患者告知每次经前服用上方数剂，经量减少，小腹部疼痛均能减轻。[《浙江中医药大学学报》1981，(2)：44]

完带汤

《傅青主女科》

【组成】白术土炒，一两（30g） 山药炒，一两（30g） 人参二钱（6g） 白芍酒炒，五钱（15g） 车前子酒炒，三钱（9g） 苍术制，三钱（9g） 甘草一钱（3g） 陈皮五分（2g） 黑芥穗五分（2g） 柴胡六分（2g）

【用法】水煎服。

【功用】补脾疏肝，化湿止带。

【主治】脾虚肝郁，湿浊下注之带下证。带下色白，清稀无臭，倦怠便溏，舌淡苔白，脉缓或濡弱。

【方论选录】

清·傅青主：夫带下俱是湿证。而以“带”名者，因带脉不能约束而有此病，故以名之。盖带脉通于任、督，任、督病而带脉始病。带脉者，所以约束胞胎之系也。带脉无力，则难以提系，必然胎胞不固，故曰带弱则胎易坠，带伤则胎不牢。然而带脉之伤，非独跌闪挫气已也，或行房而放纵，或饮酒而癫狂，虽无疼痛之苦，而有暗耗之害，则气不能化经水，而反变为带病矣。故病带者，唯尼僧、寡妇、出嫁之女多有之，而在室女则少也。况加以脾气之虚，肝气之郁，湿气之侵，热气之逼，安得不成带下之病哉！故妇人有终年累月下流白物，如涕如唾，不能禁止，甚则臭秽者，所谓白带也。夫白带乃湿盛而火衰，肝郁而气弱，则脾土受伤，湿土之气下陷，是以脾精不守，不能化荣血以为经水，反复成白滑之物，由阴门直下，欲自禁而不可得也。治法宜大补脾胃之气，稍佐以疏肝之品，使风木不闭塞于地中，则地气自升腾于天上，脾气健而湿气消，自无白带之患矣……此方脾、胃、肝三经同治之法，寓补于散之中，寄消于升之内，开提肝木之气，则肝血不燥，何至下克脾土？补益脾土之元，则脾气不湿，何难分消水气？至于补脾而兼补胃者，由里及表也。脾非胃气之强，则脾之弱不能旺，是补胃正所以补脾耳。（《傅青主女科》）

今·岳美中：此方用大量白术、山药为君药，双补脾胃阴阳；用中量人参、苍术为臣药，补中气，燥脾土；芍药、甘草合用，为甲己化土，车前子利湿，均为正佐之药。方中最妙者，柴胡、陈皮、黑芥穗俱用不及钱之小量，柴胡用以升提肝木之气，陈皮用以疏导脾经之滞，黑芥穗用以收涩止带，并有引血归经作用。方中山药、白术用量可谓大矣，陈皮、柴胡、黑芥穗用量可谓小矣。大者补养，小者消散，寓补于散，寄消于升，用量奇而可法，不失古人君臣佐使制方之义。（《岳美中医话集》）

今·裴正学：脾虚，则颜面萎黄，食欲不振，体乏无力；湿滞，则带下色白，脉滑而弱。肝主带脉，肝郁亦能带下。此方重用白术、山药健脾燥湿以治其本而为主；党参、苍术亦具健脾燥湿之功，与主药相伍，其效益确而为辅；柴胡疏肝，白芍柔肝，陈皮理气，车前子利水，荆芥穗收敛止带，诸药从不同角度促进除湿止带之功而为兼治；甘草调和诸药，是为引和。（《新编中医方剂学》）

今·冉先德：方中党参、山药、苍术、白术四药合用，健脾燥湿，脾旺则湿无由生；柴胡、白芍疏肝解郁，疏泄正常，则不克脾土；陈皮、车前子、黑芥穗行气、利湿、止带；甘草调和诸药，共成健脾疏肝，燥湿束带之剂。（《历代名医良方注释》）

今·湖北中医药大学方剂教研室："带下俱是湿证"，这是傅青主经验之谈。《内经》说："诸湿肿满，皆属于脾"，脾弱气虚，运化无权，水谷精微不能上输化生气血，必停聚而为湿邪，湿浊下注即成白带。又肝主疏泄，脾的升降运化，有赖肝气的疏泄，若肝失条达，即可影响脾的健运功能，所以带下一证，论其病机，多责之于脾、肝二脏。缪仲淳说："白带多是脾虚，肝气郁则脾受伤，脾伤则湿土之气下陷，是脾精不守，不能输为荣血，而下白滑之物，皆由肝木郁于地中而然。法当开提肝气，辅助脾气。盖以白带多属气虚，故健脾补气要法也。"所以，治疗带下病，当以健脾疏肝化湿为首务，傅氏完带汤即本此旨而制。

本方在药物的用量上很有分寸。原方白术、山药用一两，而柴胡、陈皮、荆芥穗则仅用五分，比例甚是悬殊，其理何在？盖中医治疗疾病，强调治本，抓住疾病的本质，针对病因，而重用主药，其他药只是起辅佐作用，用量宜轻。本方证脾虚气弱是本，故益气健脾的白术、山药重用，量轻则难以奏功。岳美中指出：完带汤以静药（指补益药）为主，故白术、山药用量很重；引经报使的药物（指理脾疏肝药），旨在引诸药入肝经、冲脉、带脉，推动静药，使其补益作用增强，副作用减少，故柴胡、陈皮、黑芥穗的用量皆轻。

岳氏可谓深得傅青主用药之妙。前人说："中药不传之秘在用量上"，不能说没有道理。临床用药的实践证明，药量的或大或小，关系甚大，在复方中，常因增减一味或几味药物的用量，每致方剂的作用发生改变。所以，我们在处方用药时，绝不可无原则地随意增减药量。否则，其疗效定然不佳。(《古今名方发微》)

今·丁学屏：脾为至阴之脏，孤脏以灌四旁者也。脾虚生湿，湿浊下注，带脉弛缓，遂为带下之疾。方中人参、山药、白术、甘草，益气培元，助脾土四布水精；苍术、陈皮、车前子健脾燥湿；芍药、甘草，酸甘化阴，以久带脂膏日去，营阴耗伤耳；少佐荆芥、柴胡，借其轻扬疏散之味，助人参以升清阳，以其"知标与本，用之不殆"焉。(《古方今释》)

【验案选录】

案1　任利军治疗白带案

患者，女，34岁，已婚。2004年7月18日初诊。

带下年余，缠绵不已，量多，色白清稀，无臭味，面色萎黄，纳呆便溏，四肢困倦，腰酸乏力，经期尚准，舌淡苔薄白，脉濡细。

证属脾虚不运，寒湿带下。治拟健脾运中，升阳除湿。

[处方] 党参15g，苍术10g，炒白术30g，炒山药30g，柴胡5g，黑荆芥5g，炙甘草3g，陈皮6g，车前子10g，炒白芍10g，芡实30g。7剂。

二诊时白带明显减少，胃纳转佳，大便成形，腰酸如故。前方加川续断12g，菟丝子12g，续进7剂而愈。[《中国民间疗法》2013，21(12)：48~49]

案2　任利军治疗经行泄泻案

经行泄泻女，30岁。2010年11月15日初诊。

患病二载，经行即腹泻，每日3~4次，虽经治疗，仍时愈时患。月经量多色淡，面色萎黄虚浮，饮食不思，神疲肢软，带下淋漓，腰酸背痛，舌胖苔白，脉沉缓。

证属脾肾阳虚，湿濡中焦。治拟健脾温肾，调中胜湿。

[处方] 党参12g，炒白术30g，炒山药30g，炙甘草3g，柴胡5g，陈皮6g，苍术10g，巴戟天10g，炒薏苡仁15g，炒白芍10g，茯苓10g，黑荆芥5g。7剂。

二诊时，纳谷渐强，带下甚少，诸症亦愈。嘱每月经前10天服上方7剂，调治3月而愈。[《中国民间疗法》2013，21(12)：48–49]

案3　李龙骧治疗乳糜尿案

患者某，女，46岁。2006年11月10日初诊。

有乳糜尿病史9年余，反复发作。1个月前进油腻食物后病情复发，小便浑浊如米泔水，有时从尿道排出如棉絮状物，胀憋不适，伴纳少肢倦，口黏乏味，舌质淡红边有齿印、苔白腻，脉细缓。曾服萆薢分清饮治疗半月无效。

尿常规：红细胞（+），尿蛋白（±），乳糜定性阳性。

［西医诊断］乳糜尿。

［中医诊断］证属脾气虚馁，湿浊下注。治宜补中健脾，渗化湿浊。方用完带汤加减。

［处方］党参、炒白术、苍术各12g，车前子（包煎）、炒山药各15g，茯苓、萆薢、薏苡仁各30g，陈皮10g，荆芥、柴胡各6g，甘草3g，7剂，水煎早晚分服各300mL。

药尽后棉絮状物消失，晨尿微浑浊，纳食增加，苔薄白微腻。

守方继服7剂，小便转清，余症悉除。尿液检查正常，乳糜定性阴性。随访1年无复发。[《世界中医药》2010，5（3）：183]

案4　李龙骧治疗慢性结肠炎案

患者某，女，41岁。2003年10月9日初诊。

2年前因琐事争吵后出现黎明前腹痛腹泻，此后稍有情志不遂即复发，曾2次肠镜检查提示"慢性结肠炎"。数服小檗碱片、诺氟沙星胶囊、逍遥丸及补脾益肠丸等治疗无效。近半个月来加重，几乎每于黎明前即觉腹中鸣响，脐腹疼痛必登厕排便而后舒，便黄质稀如水，口黏泛酸，形体消瘦，舌质淡苔白略黄，脉弦缓。

证属肝郁脾虚，水湿不运。治宜抑木扶土，化湿止泻。方用完带汤加减。

［处方］苍术、党参、陈皮各10g，白术、炒山药各15g，白芍12g，车前子（包煎）15g，扁豆花30g，柴胡、防风、砂仁各6g，炙甘草3g，每天1剂，水煎服。

服药5剂后，腹痛减轻，便质转为稀溏，口黏泛酸消失，舌苔薄白，脉弦略缓。

守方继服10剂，腹痛消失，大便成形，余症悉除。嘱服参苓白术丸月余善后。随访年余，未见复发。[《世界中医药》2010，5（3）：183]

案5　张永全治疗鼻渊案

张某，女，20岁，学生。2006年3月8日初诊。

［主诉］鼻塞，流浊涕，头痛1天余，在某医院诊断为慢性上颌窦炎，鼻中隔偏曲。近日因流感而病情加重，嗅觉减退，体乏、纳呆、头痛闷胀。

［检查］两鼻旁压痛，舌质淡，苔白厚，脉沉细。按脾虚湿浊证治，拟完带汤加减。

［处方］党参、白术、山药各15g，白芍10g，荆芥穗10g，桔梗10g，车前子10g，苍术10g，陈皮10g，柴胡10g，辛夷10g，苍耳子10g。5剂，水煎服。

二诊：服5剂后症状大减，只有少量脓涕或轻许头痛，继用5剂。

三诊：诸症基本消失，又用10剂，随访3个月未复发。

按：脾居中土，职司运化，脾肺母子之脏，肺气赖脾的升清输布，清阳不升，阴邪笼罩，浊邪害清而为病，患者病久，脾虚证为多，当以健脾升清通窍为主，用完带汤加桔梗、苍耳子、辛夷花，健脾除湿，鼓舞中气，清阳上升，肺气得宣，阴邪自化。[《河南中医》2007，27（10）：72]

固冲汤

《医学衷中参西录》

【组成】白术炒，一两（30g） 生黄芪六钱（18g） 龙骨煅，捣细，八钱（24g） 牡蛎煅，捣细，八钱（24g） 萸肉去净核，八钱（24g） 生杭芍四钱（12g） 海螵蛸捣细，四钱（12g） 茜草三钱（9g） 棕榈炭二钱（6g） 五倍子轧细，药汁送服，五分（1.5g）

【用法】水煎服（现代用法：水煎服）。

【功用】益气健脾，固冲摄血。

【主治】脾肾虚弱，冲脉不同证。血崩或月经过多，或漏下不止，色淡质稀，心悸气短，神疲乏力，腰膝酸软，舌淡，脉细弱。

【方论选录】

近·张锡纯：血崩之证，多有因其人暴怒，肝气郁结，不能上达，而转下冲肾关，致经血随之下注者，故其病俗亦名之曰气冲。兹方中多用涩补之品，独不虑于肝气郁者有妨碍乎？答曰：此证虽有因暴怒气冲而得者，然其血大下之后，血脱而气亦随之下脱，则肝气之郁者，转可因之而开。且病急则治其标，此证诚至危急之病也。若其证初得，且不甚剧，又实系肝气下冲者，亦可用升肝理气之药为主，而以收补下元之药辅之也。（《医学衷中参西录》）

今·冉先德：本方益气健脾，固冲摄血，治冲脉不固，脾气虚衰，不能摄血，以致月经过多或血崩者。方中黄芪、白术益气健脾以摄血；山萸、白芍养肝和营；煅龙牡、海螵蛸、棕榈炭、五倍子收涩止血；茜草活血祛瘀，使血止而无留瘀之弊。（《历代名医良方注释》）

【验案选录】

案1　丁启后治疗月经过多案

杨某，女，25岁。2004年12月3日初诊。

月经量多8年，阴道流血10天。初潮14岁，月经正常来潮3年，8年前开始月经来潮逐渐量多。28~30天一至，7天内可干净，到医院检查多次诊为“功能失调性子宫出血”，对症处理治疗，病情时好时坏。3年前开始，月经来潮量增多明显，可持续10余日，每次用纸数包。多次住院，给予“大量雌激素及其他止血药”治疗，血止后出院，下次月经来潮时又复发。常贫血到血红蛋白70g/L左右，8个月前到贵阳中医学院一附院就诊，诊断为“原发性血小板减少症”，血小板最低时仅22×10^9/L。给予“中药及升血小板药治疗”，月经量仍多，但周期基本正常。26~30天一至。就诊时月经来潮10天未净，量多，白天用纸大半包，夜间用“尿不湿”3张，色淡红，无血块，无腹痛，面色苍白，口唇爪甲黏膜苍白，神疲乏力，头昏欲仆，口干。舌淡苔薄白，脉细数无力。

［辨证治法］诊断为月经过多（原发性血小板减少症），证属气血亏虚。此为月经量多，耗伤气血，气虚不摄血，冲任不固而导致经血更多；出血多耗伤阴精，血虚不能上荣而至面色苍白，口唇爪甲黏膜苍白，神疲乏力，头晕欲仆的气阴血亏，冲任不固证候。治宜益气固崩止血，方拟固冲汤加减。

［处方］炙黄芪30g，白术15g，山药15g，阿胶珠15g，鹿角霜15g，旱莲草15g，仙鹤草15g，血余炭15g，陈棕炭15g，茜草10g，生龙牡（各）30g，乌贼骨15g，熟地黄15g，益母草15g。5剂，日1剂，水煎服。

二诊：2004年12月9日。服药2天后流血明显减少，4天止血，头昏神疲等症稍有好转。上方去血余炭，加续断15g，续服4剂，服法同前。

三诊：2004年12月14日。流血已尽1周。当归补血汤合归脾汤加减，益气养血，调理冲任。

［处方］炙黄芪30g，当归10g，白术15g，山药15g，阿胶珠15g，鹿角霜15g，女贞子15g，枸杞子15g，熟地黄15g，山茱萸15g，杜仲15g，旱莲草15g，砂仁（后下）10g。上方服至经来改服初诊方。

四诊：2005年1月5日。述月经12月22日来潮，经量已减少1/3，8天净，头昏神疲乏力好转，仍有口干。二方服至经来，改服一方。服法同前。

五诊：2005年2月6日。述月经量已减少一半，用纸不足两包，余症明显好转（查血小板：$102 \times 10^9/L$）。

续按上法服药3个月。3个月后随访月经正常。（《丁启后医案》）

案2　龚谨治疗崩漏案

患者，韩某，女，17岁。2012年10月8日初诊。

［主诉］经血淋漓41天，末次月经2012年8月30日。经血迄今未止，量或多如注，或淋漓不断，色红，血块多。

［刻诊］小腹坠痛，腰酸乏力，头晕，呈贫血貌。患者15岁初潮，自初潮起，月经周期不准，或月行两三次，或二三月一行，量或多或少，色可，少有血块，7~10天净。舌淡，苔薄，脉沉细。

辨证为脾肾亏损，冲任不固，瘀血阻络，血不归经。治以益肾健脾，化瘀固冲。

［处方］固冲汤合逐瘀止血汤化裁。炙黄芪30g，党参、山药、山萸肉、白芍各15g，煅龙牡、乌贼骨各30g，当归、丹参、三七粉（冲服）、桃仁、生地各6g。4剂，水煎服，日1剂，早晚分服。

二诊：2012年10月12日。上药服用4剂后，月经量明显减少，呈点滴状，色红，无血块，但仍觉腰酸，小腹微坠，头晕乏力，舌淡红，苔薄白，脉细。故以上方加五倍子、棕榈炭各15g，以增强固涩止血之功；加女贞子15g，旱莲草20g，龟甲6g，用以二至之意，一则补肾固冲，二则止血敛气。3 剂水煎服，用法同前。

三诊：2012 年 10 月 15 日。上方服药 2 剂后血止，患者自我感觉良好，以上诸症皆见明显改善。舌淡，苔薄，脉细。效不更方，遂守方治疗，巩固疗效，续服前方剂。予以调补肝肾之法至下次月经第 6 天，依据临床症状用固冲汤合逐瘀止血汤化裁调理 3 个月，经量转为正常，经期亦随之恢复规律。[《四川中医》2014，(01)：134~135]

【附方】

震灵丹（《太平惠民和剂局方》）

禹余粮火煅，醋淬不计遍，以手捻得碎为度　紫石英　赤石脂　丁头代赭石如禹余粮炮制，各四两

以上四味，并作小块，入坩埚内，盐泥固济。候干，用炭一十斤煅过，红火尽为度，入地坑埋二宿。出火毒滴乳香（别研）、五灵脂（去砂石，研）、没药（去砂石，研）各二两，朱砂（水飞过）一两。上为细末，以糯米粉煮糊为丸，如小鸡头子大，晒干出光。每服一粒，空心温酒下，冷水亦得。忌猪、羊血，恐减药力。妇人醋汤下，孕妇不可服。

功用：止血化瘀。

主治：冲任虚寒，瘀阻胞宫。症见妇女崩漏，血色紫红或紫黑，夹有血块，小腹疼痛，脉沉细弦。

方论：**元·危亦林**：治面黧黑，齿消脱，骨力弱，小腹痛，泄多白脓。上用三丸为末，火钟乳粉半钱，以炒破故纸一钱半，生肉豆蔻一钱，大枣二枚，煎取清汁，乘热调，空心灌下。(《世医得效方》)

易黄汤

《傅青主女科》

【组成】山药炒，一两（30g）　芡实炒，一两（30g）　黄柏盐水炒，二钱（6g）　车前子酒炒，一钱（3g）　白果十枚，碎（12g）

【用法】水煎，连服四剂（现代用法：水煎服）。

【功用】补益脾肾，清热祛湿，收涩止带。

【主治】脾肾虚弱，湿热带下。带下黏稠量多，色黄如浓茶汁，其气腥秽，舌红，苔黄腻者。

【方论选录】

清·傅青主：此不特治黄带方也，凡有带病者，均可治之，而治带之黄者，功更奇也。盖山药、芡实专补任脉之虚，又能利水，加白果引入任脉之中，更为便捷，所以奏功之速也。至于用黄柏清肾中之火也，肾与任脉相通以相济，解肾中之火，即解任脉之热矣。凡

带症多系脾湿。初病无热但补脾土兼理冲任之气其病自愈，若湿久生热必得清肾火而湿始有去路。方用黄柏、车前子妙！山药、芡实尤能清热生津。丹邪元邪四字未晰拟，易以真水真火为湿热之气所侵，绕于任脉云云，较无语病，然原书究不可轻改，姑仍之。妇人带下色发黄，任脉湿热邪气伤。补任之虚清肾火，临证当服易黄汤。（《傅青主女科》）

清·彭逊之：黄带者，任脉之湿热也，督脉象乾为天，而督率万物，故曰督，厥色白。任脉象坤为地，而任载万物，故曰任，厥色黄，此任脉之气化所以化湿为黄带也。任脉上走唇齿，下达胞宫，水液往来其间，而不能容留，今以胞宫有热阻其水液，化而为湿，积多下注，色如黄丹浓汁。傅青主曰：法宜以山药、芡实补任脉即以利水，加白果为引，以黄柏清肾火，则庶几矣，方曰易黄汤。（《竹泉生女科集要》）

清·黄宫绣：“山药之补，本有过于芡实，而芡实之涩，更有胜于山药”，故共为君药。白果收涩止带，兼除湿热，为臣药。用少量黄柏苦寒入肾，清热燥湿；车前子甘寒，清热利湿，均为佐药。诸药合用，清补兼施，通涩并行，重在补涩，辅以清利，使肾虚得复，热清湿祛，则带下自愈。（《本草求真》）

【验案选录】

案1　谢兆丰治疗慢性盆腔炎案

唐某，女，45岁。1978年7月24日就诊。

带下如淋，色白灰黄，质稠黏滞，量多气腥，外阴瘙痒，经常头晕腰酸，身倦乏力，纳谷不香，舌淡苔白，诊脉缓弱。妇科检查诊为慢性盆腔炎。

此乃脾肾虚损，湿热内蕴，流注下焦，带脉失约。治以健脾补肾，利湿止带。方用易黄汤。

山药10g，黄柏10g，芡实20g，车前子（布包）20g，白果（去壳）10个。另配外洗方：黄柏10g，槟榔10g，苦参15g，枯矾10g，每日煎水熏洗2次。

服药9剂后病愈。［《中医杂志》，1989，（2）：19］

案2　张腊利治疗黄带案

刘某，女，27岁，公务员，已婚。2002年8月26日就诊。

患者半年前自觉头重，腰背沉重，带下量多，呈泡沫状，色黄有臭味伴外阴瘙痒，或灼热疼痛。经某院妇科检查，诊断为滴虫性阴道炎，采用甲硝唑等药物治疗数月，气味腥臭，尿频尿痛，小腹坠痛，食纳欠佳，面色萎黄，神疲乏力，五心烦热，午后尤甚，舌质胖大，苔黄腻，脉弦滑数。辨证为脾虚湿盛，为日久化热，湿热下注，蕴结胞宫，任脉受损所致；同时结合现代医学检查。认为该病由阴道滴虫引起，同时混合细菌感染。

拟健脾祛湿，调理肝肾，清热解毒，结合抗滴虫、抗菌疗法。用加减易黄汤，加青蒿10g，芡实10g治疗，每日1剂。

服药6剂，诸证明显减轻，五心烦热消失，仍原方12剂痊愈。［《现代中医药》，2005，25（5）：38］

【附方】

清带汤（《医学衷中参西录》）

生山药一两（30g） 生龙骨捣细，六钱（18g） 生牡蛎捣细，六钱（18g） 海螵蛸去净甲，捣，四钱（12g） 茜草三钱（9g） 水煎服。

功用：滋阴收涩，化瘀止带。

主治：妇女赤白带下，绵绵不绝者。

方论：**近·张锡纯**：清带汤按其药物组成可谓精炼至极，药精量少而效宏。方中山药为五脏六腑补阴之要药，色白入肺，味甘入脾，液浓入肾，能滋润血脉，固摄气化，宁嗽定喘，强志安神且性平，常服多服为延年益寿之佳品；海螵蛸、茜草二药为开通之品，而实具有收涩之力；龙骨、牡蛎乃收敛浮气，潜降虚火之佳品，四药合用，通中有涩，涩中有通，集通、涩、补于一炉，凡五脏漏下之疾，皆可用之。此中消息之妙，有非言语所能罄者。（《医学衷中参西录》）

第十章 安神剂

凡以安神药为主组成，具有安神定志作用，治疗神志不安病证的方剂，统称为安神剂。

安神剂适用于神志不安病证。神志不安，常表现为心悸怔忡、失眠健忘、烦躁惊狂等。心藏神、肝藏魂、肾藏志，故此类证候主要责之于心、肝、肾三脏之阴阳偏盛偏衰，或其相互间功能失调。其基本病机为外受惊恐，神志不安；或郁怒所伤，肝郁化火，内扰心神；或思虑太过，暗耗阴血，心神失养。

神志不安病证分为实证、虚证及虚实夹杂证。以惊狂易怒，烦躁不安为主者，多属实证，遵“惊者平之”(《素问·至真要大论》)之旨，宜重镇安神；若以心悸健忘，虚烦失眠为主者，多属虚证，根据“虚则补之”“损者益之”(《素问·阴阳应象大论》)的治疗大法，治宜补养安神；若以心悸怔忡，健忘遗精，耳聋耳鸣，腰膝酸软为主者，多属虚实夹杂证，治当虚实兼顾。心属火而藏神，肾属水而藏精，若肾阴不足，或心火独亢，则心肾水火不相制约，失于协调，则出现心肾不交，治宜交通心肾。故本章方剂分为重镇安神、补养安神剂及交通心肾剂三类。

安神剂虽有重镇安神与补养安神之分，但其病机多为虚实夹杂，且互为因果，故组方配伍时，重镇安神与滋养安神又常配合运用，以顾虚实。此外，因火热而狂躁谵语者，治当清热泻火；因痰而癫狂者，则宜祛痰；因瘀而发狂者，又宜活血祛瘀；因阳明腑实而狂乱者，则应攻下；以虚损为主要表现而兼见神志不安者，又重在补益。诸如此类，应与有关章节互参。

重镇安神剂多由金石、贝壳类药物组方，易伤胃气，不宜久服。脾胃虚弱者，宜配伍健脾和胃之品。此外，朱砂等安神药有一定的毒性，不可久服。

第一节　重镇安神剂

朱砂安神丸

《医学发明》

【组成】朱砂另研，水飞为衣，五钱（1g）　黄连去须净，酒洗，六钱（15g）　甘草五钱五分（15g）　生地黄一钱五分（6g）　当归去芦，二钱五分（8g）

【用法】上药除朱砂外，四味共为细末，汤浸蒸饼为丸，如黍米大，以朱砂为衣。每服十五丸或二十丸，津唾咽之，或温水、凉水少许送下亦得（现代用法：上药研末，炼蜜为丸，每次服6~9g，临睡前温开水送服；亦可作汤剂，水煎服，朱砂研细末冲服1g）。

【功用】镇心安神，清热养血。

【主治】心火亢盛，阴血不足证。心神烦乱，失眠多梦，惊悸怔忡，或胸中懊侬，舌尖红，脉细数。

【方论选录】

元·李杲：热淫所胜，治以甘寒，以苦泻之。以黄连之苦寒，去心烦，除湿热为君；以甘草、生地黄之甘寒泻火补气，滋生阴血为臣；以当归补其血不足，朱砂纳浮游之火，而安神明也。(《医学发明》)

明·吴崑：忧愁思虑，则火起于心，心伤则神不安，故苦惊；心主血，心伤则血不足，故喜忘；心愈伤则忧愁思虑愈不能去，故夜不能寐。苦可以泻火，故用黄连；重可以镇心，故用朱砂。生地凉心，当归养血。炙甘草者，所以益脾，脾是心之子，用之欲其不食气于母故尔。梦中惊悸者，心血虚而火袭之也。是方也，朱砂之重，可使安神；黄连之苦，可使泻火；生地之凉，可使清热；当归之辛，可使养血，乃甘草者，一可以缓其炎炎之焰，一可以养气而生神也。(《医方考》)

清·叶仲坚：经曰：神气舍心，精神毕俱。又曰：心者，生之本，神之舍也。且心为君主之官，主不明则精气乱，神太劳则魂魄散，所以寤寐不安，淫邪发梦，轻则惊悸怔忡，重则痴妄癫狂耳。朱砂具光明之体，赤色通心，重能镇怯，寒能胜热，甘以生津，抑阴火浮游，以养上焦之元气，为安神之第一品。心苦热，配黄连之苦寒，泻心热也，更佐甘草之甘以泻之。心主血，用当归之甘温，归心血也，更佐地黄之寒以补之。心血足，则肝得所藏而魂自安；心热解，则肺得其职而形自正也。(《古今名医方论》)

清·张璐：凡言心经药，都属心包。唯朱砂外禀离明，内含真汞，故能交合水火，直入心脏。但其性徐缓，无迅扫阳焰之速效，是以更需黄连之苦寒以直折其势。甘草之甘缓以款启其微，俾膈上之实火虚火，悉从小肠而降泄之。允为劳心伤神，动作伤气，扰乱虚阳之的方，岂特治热伤心包而已哉？然其奥又在当归之辛温走血，地黄之濡润滋阴，以杜火气复炽之路。其动静之机，多寡之制，各有至理，良工调剂之苦心，岂可忽诸！（《张氏医通》）

清·陈念祖：此方用朱砂之重以镇怯，黄连之苦以清热，当归之辛以嘘血，更取甘草之甘以制黄连之太过，地黄之润以助当归所不及。方意颇纯，亦堪节取。（《时方歌括》）

今·时逸人：血热内扰，发为心神烦乱。朱砂、黄连、生地清热凉血，以安心神，当归补血，甘草和中。此为清热、安神之剂。如失眠者，加熟枣仁、知母以安神清热，更为有效。（《时氏处方学》）

今·湖北中医药大学方剂教研室：五志过极，火自内生，心火炽盛，灼伤阴血，形成血虚火炎之证。心火上扰神明则心神烦乱；血虚不能养心则惊悸不安。治宜镇惊安神，清热养血。方中朱砂重镇，可宁心安神；黄连苦寒，可直折心火，二药配伍，标本兼顾。另以归、地补血养心，甘草以缓急迫。合而用之，以奏养血清火，镇心安神之功。方中朱砂为矿物类药品，含硫化汞等物质，虽能镇惊安神，但服多则有中毒之弊，故本方只可暂用，不可久服。本方在《医学发明》和《内外伤辨惑论》中名朱砂安神丸，而在《兰室秘藏》中名安神丸，组成与证治皆同，名称虽稍异，实为一方。（《古今名方发微》）

【验案选录】

案1　陈建明治疗心悸案

韩某某，男，57岁，营销人员。2011年6月2日诊。

心慌半年。患者有多年高血压病史，长期口服缬沙坦片80mg/天、硝苯地平控释片30mg/天，血压控制尚可。半年来反复心慌、胸闷而收住他院。查三大常规、肝肾功能、血脂、血糖、甲状腺功能、肿瘤标志物、心脏彩超均未见异常。24h动态心电图：窦性心动过缓，室性期前收缩5440次，房性期前收缩15次，部分ST–T改变。心率40~103次/分，平均心率57次/分。加服盐酸曲美他嗪片、血塞通，10天后出院。患者自觉心慌未能缓解，转来我院门诊。

刻下：心悸不宁，心烦少寐，或有胸闷，叹息为舒，口干口苦，舌红少苔，脉缓结代。

辨证属心火亢盛，灼伤阴血，心神不宁。

[治法] 清心泻火，滋阴宁心。

[处方] 朱砂安神丸。黄连5g，生地黄15g，炒当归10g，生甘草6g，郁金10g，丹参15g，佛手片10g，珍珠母30g（先煎），生龙齿30g（先煎），酸枣仁20g，炙远志10g，夜交藤30g。7剂。

服药后心悸减，心烦少寐、口干等症亦减，唯大便偏干，睡眠不实，加柏子仁15g，改当归10g继服。前后调治月余而症状不显，嘱其择期行冠状动脉造影明确诊断。

按：患者患高血压病、室性期前收缩，属中医“眩晕”“心悸”范畴。外院住院资料显：患者基础心率偏慢且有室性期前收缩，自觉症状明显，住院中为明确心律失常原因，建议患者行冠脉造影检查，患者拒绝，外院医生考虑抗心律失常药物治疗的安全性，未予抗心律失常治疗，患者心悸不适、胸闷等症明显，转而求诊中医。就诊时患者表现为心火内扰，心神不宁。治疗选用朱砂安神丸为基本方，重用黄连清心泻火，并在原方基础上加珍珠母、生龙齿以重镇宁心，更加丹参、酸枣仁、炙远志、夜交藤、柏子仁以养心安神，郁金、佛手片以梳理气机，心悸、胸闷等症缓解。[《江苏中医药》2012，(07)：49-50]

案2　陈建明治疗头昏伴焦虑案

高某，女，76岁，退休教师。2010年4月30日就诊。

头昏伴焦虑1个月。患者患高血压病多年，长期口服培哚普利片每天5mg，缬沙坦每天80mg，血压控制尚可。1个月前因情志不遂，患者出现焦躁不安，多疑，情绪易激动，失眠，且血压波动而收住院。查三大常规、肝肾功能、血脂、血糖、甲状腺功能、心脏彩超等无明显异常，诊断为高血压病、焦虑状态，加服美托洛尔每天25mg，黛力新每天10.5mg，经治4周症状稍缓出院。2日后来院门诊。

[刻下]心烦，急躁易怒，少寐，口苦，舌红，苔薄黄，脉弦。

辨证属心肝火旺，阴血不足，心神不宁。

[治法]清心泻火，滋阴宁心。选方朱砂安神丸。

[处方]黄连5g，生地黄10g，炒当归10g，生甘草6g，牡丹皮10g，黑山栀10g，郁金10g，佛手片10g，珍珠母（先煎）30g，生龙齿（先煎）30g，酸枣仁20g，炙远志10g，夜交藤30g。7剂。并嘱继续口服培哚普利片、缬沙坦胶囊、美托洛尔、黛力新。

药后心烦、急躁易怒稍减，效不更方，继续服药调治月余而症状缓解。[《江苏中医药》2012，44（7）：49]

案3　时逸人治疗心悸怔忡案

罗某，女，43岁，心跳气短，睡眠易惊，口渴喜饮，有时便秘，舌赤，脉细而数，拟养心安神。

[处方]条沙参24g，龙眼肉24g，柏子仁9g，生地6g，当归身9g，生杭芍9g，熟枣仁12g，莲子心6g，川黄连2g，天花粉15g，远志3g，朱茯神9g。4剂。

二诊：心跳气短均见减轻，唯饮食略减。

[处方]上方加鸡内金4.5g，焦建曲9g，再服4剂。

三诊：已无心悸，眠食俱佳，拟丸药方。

[处方]条沙参60g，龙眼肉60g，柏子仁15g，生地15g，当归身15g，生杭芍15g，熟枣仁30g，琥珀6g，川黄连9g，朱茯神15g，莲子心12g，谷麦芽各12g，鸡内金9g，陈皮9g。共研细末，蜜丸。每服9g，早、晚各1次，开水送下。

按（时振声）：心悸怔忡指心跳不安貌，《素问·至真要大论》谓“心澹澹大动”、《灵枢·本神》篇谓“心怵惕”皆是心悸怔忡的表现，《金匮要略》则称为惊悸，并指出“动则为惊，弱则为悸”。后世医家对此又作了详细说明，认为“惊自外至者也，惊则气乱，故脉动而不宁；悸自内惕者也，悸因中虚，故脉弱而无力”。《济生方》提出了怔忡病名，指出：“夫怔忡者，此心血不足也……真血虚耗，心帝失辅，渐成怔忡……又有冒风寒暑湿，闭塞诸经，令人怔忡，五饮停蓄，堙塞中脘，亦令人怔忡，当随其证，施以治法。”本案怔忡则属心血不足，故治以养心安神，方以朱砂安神丸（朱砂、黄连、生地、当归、甘草）加减，以黄连、莲心清心泻热，朱茯神镇心安神，当归、生地、白芍、龙眼肉补养心血，柏子仁、熟枣仁、远志养心安神，药后心跳气短减轻，饮食略减可能由养血滋腻碍胃所致，加入焦曲、内金则纳食好转，改服丸方，仍以朱砂安神丸加减治之，以巩固疗效。(《内科病证心悸胸痹》)

珍珠母丸（真珠丸）

《普济本事方》

【组成】真珠母未钻真珠也，研如粉，同碾，三分（1g）　龙齿半两（15g）　熟干地黄酒洒，九蒸九晒，焙干，一两半（45g）　当归洗，去芦，薄切，焙干后秤，一两半（45g）　酸枣仁微炒，去皮，研，一两（30g）　柏子仁一两（30g）　人参去芦，一两（30g）　茯神去木，半两（15g）　犀角（水牛角代），半两（15g）　沉香忌火，半两（15g）

【用法】上为细末，炼蜜为丸，如梧桐子大，辰砂为衣。每服四五十丸，金银花、薄荷汤下，日午、夜卧服（现代用法：水煎服）。

【功用】滋阴养血，镇心安神。

【主治】阴血不足，心肝阳亢，神志不安。症见入夜少寐，时而惊悸，头目眩晕，脉细弦。

【方论选录】

宋·许叔微：绍兴癸丑，予待次四明，有董生者，患神气不宁，每卧则魂飞扬，觉身在床而神魂离体，惊悸多魇，通夕无寐，更数医不效……以脉言之，肝经受邪，非心病也。肝经因虚，邪气袭之，肝藏魂者也，游魂为变。平人肝不受邪，故卧则魂归于肝，神静而得寐。今肝有邪，魂不得归，是以卧则魂扬若离体也。肝主怒，故小怒则剧……故予处此二方以赠，服一月而病悉除。此方大抵以真珠母为君，龙齿佐之，真珠母入肝经为第一，龙齿与肝相类故也。龙齿、虎睛，今人例作镇心药，殊不知龙齿安魂，虎睛定魄，各言类也……余谓治魄不宁者，宜以虎睛，治魂飞扬者，宜以龙齿，万物有成理而不失，亦在夫人达之而已。(《普济本事方》)

清·徐大椿：肝虚热炽，热盛生风，心气不降，不能藏魂，而梦寐不安，故惊悸不寐焉。珠母益阴潜热，龙骨安魂定魂，人参扶元气以生津，熟地补肝阴以济火，柏仁养心气，枣仁养心神，当归养血荣肝，茯神安神定志，犀角清血分之风，沉香降九天之气，朱砂镇心安神以宁梦也。蜜丸薄荷汤下，使肝虚顿复，则魂魄自安，而梦寐亦宁，何惊悸之不痊哉？此清补宁神剂，为肝虚热炽惊悸之方。(《医略六书·杂病证治》)

近·张山雷：此方治肝风，是专治肝阳自动之风。珠母、龙齿沉重潜阳，其色皆青，故专于平肝降逆。许氏以此方列为中风门之第一方，盖亦知是病之为内因，非潜镇清热不可。枣、柏、茯神清养摄纳，辅佐亦最得力，参、归、熟地则为滋养阴者设法。苟无热痰上涌，是为培本之上策。唯犀角专清心火，凡治肝风内动，宜易羚角。(《中风斠诠》)

近·冉雪峰：查此方以润为补，以补为通，培育生机，斡旋正气，为镇静剂中之最缓和者。珍珠乃老蚌壳部分泌珠素，多年孕育而成，气血荣周，壳际骨脉潜通，其壳之道路，不啻骨部一种特殊神经。近代科学研究，蚌所分泌珠素，与壳内光辉之质相同，故用珍珠母，不啻实用珍珠。功能泻热潜阳，安神定惊，明目去翳，好颜色，鹿戴璃而角班，泽藏珠而川媚，气化相感，爰力相袭，与神经合而为一，为镇静神经灵异之品。佐犀角、龙齿，龙、犀均灵物，其齿其角，均精华凝聚，质重能升，气清而降。再佐沉香，既借其香以醒豁，又借其沉以下纳。方共十药，半数俱为补药，地黄、当归，滋养肝肾，二仁、茯神，涵濡心脾，纯以补益为运化之本。全方无一暴悍峻厉，攻伐洩泄之品，在镇静剂中，实为最清纯，最平缓之方，血少精亏，虚风上僭，此为合拍。主治条文，因虚受风，须知此方非外感风邪所宜。所谓魂散不守，状如惊悸，皆脑神经病变。此方可疗脑充血之虚证，脑贫血之实证。(《历代名医良方注释》)

今·丁学屏：肝为风木之脏，体阴而用阳，体不足则用有余，气有余便是火，内风多从火出。肝风上冒，则头目昏眩，旁走四肢，手足麻木。肝血不足，浮阳飞越，魂梦不安。许氏此方，真珠、龙齿镇摄浮阳；熟地、当归养血柔肝；枣仁、柏子仁、人参、茯神甘酸柔润，养肝体以柔肝用，补心体以定神志。若以羚羊易犀角，则凉肝息风之力倍增，于病机更为熨帖矣。近代用治高血压病、子痫、精神神志疾病，效大力宏。(《古方今释》)

【验案选录】

案1　杨学峰治疗老年性痴呆案

赵某，女，83岁。1997年10月12日就诊。

患者早年生活经历曲折，近来健忘，表情淡漠，举止失常，呆滞寡言，时而自吟，时而自笑，询其病史，矢口否认，语无伦次，舌淡，苔薄，脉沉细。神经内科诊为老年性痴呆，辨证属心肾亏虚，神明无主。

[处方] 人参10g，熟地黄20g，当归15g，山药20g，白茯苓15g，肉苁蓉20g，桑椹15g，核桃仁12g，酸枣仁15g，川芎15g，生龙齿15g，炙甘草10g，百合30g。

服10剂后，诸症减轻，但仍呆痴。继服1个月，症状基本消失，仍健忘，上方去龙齿、山药，加丹参 30g，水蛭 10g，改汤为丸，服至 1 年，病人健康如常人。[《河南中医药学刊》2002，17（3）：15–22]

案 2 周宝宽治疗结节性痒疹案

高某，男，27 岁。2011 年 4 月 8 日初诊。

[主诉] 双下肢起结节、剧痒 8 个月。

[现病史] 平素阴虚阳亢，头晕心悸，8 个月前又因蚊虫叮咬，双下肢起丘疹、瘙痒，丘疹渐渐形成半球状结节，质坚实，灰褐色，散在孤立，剧痒，多方求医。均未治愈。

现症双下肢均可见灰褐色、散在、半球形结节，质坚实，剧痒，大面积抓痕、血痂及色素沉着，头晕，失眠，心烦，舌红，苔少，脉细弦。

[西医诊断] 结节性痒疹。

[中医诊断] 马疥。

[辨证] 阳亢血虚，心神不安，毒邪蕴肤。

[治法] 镇心安神，平肝潜阳，滋阴养血，解毒消疹。

[处方] 珍珠母丸加减。珍珠母（打碎先煎）30g，党参 10g，当归 10g，熟地黄 10g，酸枣仁 20g，柏子仁 20g，茯神 15g，水牛角 30g，沉香（锉末冲服）2g，白鲜皮 15g，刺蒺藜 15g，蜈蚣 2 条，全蝎 10g，炙甘草 5g。水煎服，2 次 / 天。

外涂止痒散结酊（苦参、防风、土槿皮、地肤子、蛇床子、当归、土茯苓、大青叶、猫爪草、全蝎等量，75% 乙醇浸泡 1 周）2 次 / 天。

二诊：2011 年 4 月 15 日。上方用 7 剂，头晕明显减轻，睡眠好转，神安，瘙痒减轻，结节有所回缩。守方继服。外用药同前。

三诊：2011 年 4 月 29 日。上方又用 14 剂，头晕止，睡眠良，心悸除，瘙痒明显减轻，结节大部分缩小，二便通畅。上方去蜈蚣、沉香、水牛角，加白术 10g，木香 10g，继续口服。外用药同前。

四诊：2011 年 5 月 13 日。上方又服 14 剂，结节已部分消失，偶发瘙痒，二便通畅。上方去全蝎、珍珠母，又服 28 剂，诸症悉除。[《辽宁中医药大学学报》2012，14（9）：30~31]

案 3 曹永康治疗冠心病案

胡某某，女，49 岁。

于半年前自觉胸闷心悸心慌，查心电图示："频繁性早搏呈三联律""二级梯双倍运动负荷试验可疑阳性"，被诊断为"冠心病频繁室性早搏"。

就诊时症见：胸闷心悸，气短自汗，头晕肢麻乏力，脉细弦寸弱结代明显，舌淡红，苔薄白。证属心气不足，血不养心。先以益气和营的炙甘草汤后，不效，脉转细弦带滑，苔黄白。此因心阳不潜，神不守宅。当育阴平阳以调心神，用珍珠母丸合生脉散化裁。

[处方] 太子参 12g，麦冬 10g，五味子 10g，青龙齿 12g，珍珠母 24g，生白芍 10g，

炙甘草 6g，生地 12g，百合 10g，炙远志 5g，黄连 10g，炒枣仁 10g，丹参 10g，沉香（后下）15g，淮小麦 12g。

服 7 剂后。早搏逐渐告愈。复查心电图示“窦性心律过缓”。

信访 5 年，未见复发。(《四川中医杂志》1986，(1)：38)

案 4　丁甘仁治疗惊悸案

钱左。肝藏魂，心藏神，肾藏精，肝虚则魂不安宁，心虚则神无所根据，肾虚则封藏失职，以致惊悸惕息，恍若有亡，遗泄频频，心肾之阴不足，君相之火有余也。盗汗甚多，汗为心液，虚阳迫津液而外泄也。脉象软弱，右尺虚数，肝与胆为表里，肾与肝为乙癸，三阴既虚，君相内动，欲潜其阳，必滋其阴，王太仆云：壮水之主，以制阳光。当拟三才合六味珍珠母丸加减，滋肾阴以柔肝木，清君相而安神志，俾得阴平阳秘，水升火降，则诸恙可愈。

北沙参三钱，粉丹皮二钱，珍珠母八分，生白芍二钱，天麦冬各一钱五分，抱茯神三钱，青龙齿三钱，炒枣仁三钱，大生、熟地各三钱，怀山药三钱，左牡蛎四钱，炙远志肉一钱，封髓丹三钱（包煎），金器一具，入煎。(《丁甘仁医案》)

案 5　程门雪治疗不寐案

吴某，男，成年。初诊：1944 年 10 月 31 日。

肝阳上亢，水火不交，则为不寐。治以珍珠母丸合温胆汤加减。

珍珠母五钱（先煎），煅龙齿三钱（先煎），泡麦冬二钱（去心），竹沥半夏一钱半，北秫米一钱半（包煎），抱茯神三钱，炙远志一钱，川连三分，炒枣仁三钱，薄橘红一钱半，枳实五分，炒竹茹一钱半，夜交藤四钱，硃灯芯一扎，淮小麦四钱。

二诊：木旺水亏之体，水不涵木则肝阳上扰，水不济火则心神不安，举凡心悸不眠、头眩耳鸣，肢胀诸恙，均缘乎此。治法：滋水涵木，柔肝养心，安神和胃。既已得效，今再于前方中加入黄连阿胶汤法，以资调理。

蛤粉炒阿胶珠二钱，川连三分，炒枣仁三钱，大白芍一钱半，煅牡蛎四钱（先煎），炙龟甲三钱（先煎），辰茯神三钱，炙远志一钱，淮小麦四钱，炙甘草八分，北秫米三钱（包煎），竹沥半夏二钱，广橘白一钱半，红枣四枚。

三诊：水不济火，则为不寐。前进清心平肝、安神和胃法，尚合病机。仍从原法加味，以治其本。

蛤粉炒阿胶珠二钱，炙龟甲三钱（先煎），大白芍二钱，煅牡蛎六钱（先煎），川连三分，炒枣仁三钱，抱茯神三钱，盐水炒肥知母一钱半，夜合花二钱，夜交藤四钱，硃灯芯一扎，鸡子黄一个（包煎），青盐一撮（服时调入）。(《程门雪医案》)

案 6　程门雪治疗类中风案

邹某，男，成年。初诊：1940 年 10 月 17 日。

下虚上实，肝阳化风上升，烦躁不宁，神志不清，脉象虚弦。先以平肝潜阳，安神定志。

珍珠母五钱（先煎），生石决五钱（先煎），青龙齿四钱（先煎），辰茯神三钱，川连五分，炒枣仁三钱，盐水橘红一钱半，枳实八分，炒竹茹一钱半，嫩钩钩三钱（后下），竹沥半夏一钱半，朱灯芯一扎，淮小麦四钱。一剂。

二诊：诸恙均有转机，原法出入治之。

珍珠母四钱（先煎），生石决四钱（先煎），青龙齿四钱（先煎），川连五分，辰茯神三钱，竹沥半夏二钱，盐水橘红一钱半，枳实八分，炒竹茹一钱半，瓜蒌皮三钱，广郁金一钱半，陈胆星八分，石菖蒲八分，淮小麦四钱。一剂。

三诊：进珍珠母丸合六神汤加味，平肝阳、化痰热、安神明，尚觉合度，神志已清，诸恙均见减轻。脉弦滑，苔薄腻。仍从原方加减之。

珍珠母八钱（先煎），生石决六钱（先煎），黛蛤散四钱（包煎），川雅连五分，辰茯神三钱，竹沥半夏一钱半，盐水橘红一钱半，枳实八分，炒竹茹一钱半，瓜蒌皮三钱，广郁金一钱半，陈胆星八分，干菖蒲五分，淮小麦四钱。一剂。（《程门雪医案》）

磁朱丸

《备急千金要方》

【组成】磁石二两（60g） 光明砂一两（30g） 神曲四两（120g）

【用法】三味末之，炼蜜为丸，如梧桐子大，饮服三丸，日三服（现代用法：上药研末，炼蜜为丸，每次3g，日2次，温水送服）。

【功用】重镇安神，交通心肾。

【主治】心肾不交证。视物昏花，耳鸣耳聋，心悸失眠。亦治癫痫。

【方论选录】

明·王肯堂：磁石辛咸寒，镇坠肾经为君，令神水不外移也。辰砂微甘寒，镇坠心经为臣，肝其母，此子能令母实也，肝实则目明。神曲辛温甘，化脾胃中宿食为佐，生用者，发其生气；熟用者，敛其暴气也。服药后俯视不见，仰视渐睹星月者，此其效也。亦治心火乘金，水衰反制之病，久病累发者，服之则永不更作。（《证治准绳·类方》）

清·王又原：经曰：五脏六腑之精，皆上注于目。则目之能视者气也，目之所以能视者精也。肾唯藏精，故神水发于肾；心为离照，故神光发于心。光发阳而外映，有阴精以为守，则不散而常明；水发阴而凝结，有阳气以为布，则洞悉而不穷。唯心、肾有亏，致神水干涸，神光短少，昏冒、内障诸证所由作也。磁石直入肾经，收散失之神，性能引铁吸肺金之气归藏肾水。朱砂体阳而性阴，能纳浮游之火而安神明。水能鉴，火能烛，水火相济，而光华不四射与？然目受脏腑之精，精资于谷，神曲能消化五谷，则精易成矣。盖神水散大，缓则不收，赖镇坠之品疾收而吸引之，故为急救之剂也。其治耳鸣、耳聋等

症，亦以镇坠之功，能制虚阳之上奔耳。(《古今名医方论》)

清·柯琴：此丸治癫痫之圣剂。盖狂痴是心、肾、脾三脏之病。心藏神，脾藏意与智，肾藏精与志。心者，神明之主也；主不明则十二官危，使道闭塞而不通，形乃大伤。即此谓也。然主何以不明也？心法离而属火，真水藏其中；若天一之真水不足，地二之虚火妄行，所谓天气者蔽塞，地气者昌明，日月不明，邪害空窍，故目多妄见，而作此奇疾也。非金石之重剂以镇之，狂必不止，朱砂禀南方之赤色，入通于心，能降无根之火而安神明。磁石禀北方之黑色，入通于肾，吸肺金之气以生精，坠炎上之火以定志。二石体重而主降，性寒而滋阴，志同道合，奏功可立俟矣。神曲推陈致新，上交心神，下达肾志，以生意智；且食入于阴，长气于阳，夺其食则已。此《内经》治狂法也，食消则意智明而精神治，是用神曲之旨乎！炼蜜和丸，又甘以缓之矣。(《古今名医方论》)

清·王子接：瞳神散大，孙思邈、倪维德、李东垣皆言心火乘肺，上入脑灼髓，以火性散溢，故瞳子散大。倪云忌用辛热，李云忌用寒凉，孙云磁朱丸益眼力，众方不及。磁石辛咸寒，镇摄肾精，令神水不外驰；朱砂微甘寒，收纳心经浮溜之火；磁石伏丹砂，水胜火也，故倍用磁石。《易》象曰：水在火上，乃为既济。第磁石入足少阴，朱砂入手少阴，手足经之走殊途，水火之气性各异，故倪曰微妙在乎神曲，非但生用化滞，发生气，熟则敛暴气，今以脾经之药配入心肾药中，犹之道家黄婆媒合婴姹，有相生相制之理。(《绛雪园古方选注》)

清·张秉成：治神水宽大渐散，光采不收，及内障拨后翳不能消，用此镇之。朱砂禀南方离火之气，中怀阴质，镇邪荡秽，随磁石吸引之，能下行入肾，自然神水肃清，而阴霾退避矣。用神曲者，借以发越丹石之性，而助其建功也。用米饮下者，取谷气以和脾胃，使朱砂之入心，磁石之入肾，婴儿姹女，借中土以既济之耳。立方之意，岂浅鲜哉。(《成方便读》)

近·张锡纯：磁朱丸方，乃《千金方》中治目光昏冒，神水宽大之圣方也。李濒湖解曰：磁石入肾，镇养真阴，使肾水不外移；朱砂入心，镇养心血，使邪火不上侵；佐以神曲，消化滞气，温养脾胃生发之气。然从前但知治眼疾，而不知治痫风，至柯韵伯称此方治痫风如神，而愚试之果验，然不若加赭石、半夏之尤为效验也。(《医学衷中参西录》)

近·谢观：此为治内伤目疾之第一方。五脏六腑之精，皆上注于目，神水发于肾，神光发于心，故二脏之关系尤重，心肾有亏，致神水干涸，神光短少，则有昏冒内障诸证。方中以磁石之辛咸寒涩为君，收散失之神，吸肺金之气，以归之于肾；辰砂之甘寒重镇为臣，收浮游之火，壮清明之神，以归之于心；神曲之辛甘微温为佐，以消食化谷健脾，俾水谷之精华，可以速化而上注于目；再用炼蜜和丸之甘缓，以为之使。心肾之精华既聚，脾胃之运化复强，则真阴充沛，而目疾自除矣。(《中国医学大辞典》)

今·湖北中医药大学方剂教研室：目之所以能视万物，辨五色者，实有赖于五脏六腑之精气上行灌输。又因肾为水脏，主藏五液，眼目得以精明，与肾脏有密切关系。正如

《灵枢·大惑论》篇云："五脏六腑之精气，皆上注于目而为之精……骨之精为瞳子。"前人又说："水为鉴""火主烛"。可见，不仅肾亏可以影响精明，如正气不足，亦可使目视不明，眼光昏花。又肾开窍于耳，肾精不足又可致耳鸣耳聋。所以，本方证之病机乃心肾失调，水火不交所致。治宜交通心肾，益阴潜阳。方中磁石入肾，镇养真精，使神水不致外散，朱砂入心，能安神定志，镇养心血，使邪火不致上侵。二药合用，益阴潜阳，使心肾相交。神曲健脾以助消化，一以使金石之品不致碍胃，而有利于药物得以运化输布；一以消化水谷，使水谷之精华速化而上注于目。蜂蜜甘缓，和胃补中。此方药味虽少，但配伍严谨，故用之能获佳效。无怪乎谢观称其为"治内伤目疾之第一方"。磁朱丸亦可用治癫痫证，是取其镇坠安神之力，能息内风，制止虚阳上窜。但如癫痫痰多者，须配合祛痰剂使用，则其疗效更著。又本方中磁石、朱砂皆为金石类药物，易于损伤脾胃，故胃气虚弱，纳谷不佳，消化迟钝者，本方以少用为宜。同时，朱砂为有毒之品，多用能引起中毒。《本草从新》说：朱砂"独用多用，令人呆闷"。故运用本方时，尤宜慎之。(《古今名方发微》)

【验案选录】

案1　熊继柏治疗产后病痉案

李某，女，24岁，农民。1970年3月就诊。

患者新产之后10余日，全身痉挛麻木，口唇抽搐，鼓颔（嗑牙），神志时清时昧，语言时清时乱，心悸不眠。医或以为痫病，或以为癫病，或以为破伤风病，治疗近1个月，其病仍然不愈。询其病症，自诉全身痉挛麻木，尤以口唇为甚，日发4~6次，且伴心悸、自汗；发则神志恍惚，甚或蒙昧不清；夜卧易惊，怔忡不宁；饮食不思，口淡无味。观患者面白无华，精神疲乏；舌质淡，苔薄白。当病人发作痉挛时，其上下嘴唇相互撞击，发出嘭嘭之声；时或鼓颔咬牙，亦嘎然有声。切其脉搏，细而无力。观此病舌淡，脉细，当属虚证。因再询问患者："产后下血情况如何？"答曰："下血甚多。"于此可见，其病当属产后血虚生风之痉病，遂拟益气养血，息风定痉之法，取十全大补汤加炒荆芥治之。

［处方］党参15g，炙黄芪15g，炒白术10g，茯苓12g，炙甘草10g，当归10g，白芍15g，川芎6g，熟地10g，桂枝6g，炒荆芥15g。

此方服完10剂，病人惊止悸平，神志清晰。继以原方去荆芥，再合磁朱丸，合制丸剂1料早晚吞服，调治月余，诸症悉愈。(《熊继柏医论集》)

案2　施今墨治疗慢性风湿性心脏病案

钟某，女，50岁。

关节疼痛10年，心悸气短，足跗浮肿，屡经求医，均诊断为慢性风湿性心脏病，近数月来视物模糊，睡不实，头常晕。舌苔正常，脉细软。

［辨证立法］目得血而视，今血不上荣，遂致视物不清。血不足者，心之疾也，拟强

心养血佐以清肝明目之味治之。

［处方］鹿角胶 10g（烊化），炒远志 10g，酸枣仁 12g，柏子仁 10g，白蒺藜 6g，密蒙花 10g，节菖蒲 6g，炒桑枝 20g，磁朱丸 6g（包煎），北秫米 10g，沙苑蒺藜 6g，川杜仲 10g，川续断 10g，桑寄生 20g，谷精草 10g。

二诊：服药 10 剂，心悸、气短、头晕、跗肿均甚减轻，视物不清如旧，拟用丸剂缓图。

［处方］鹿角胶 30g，大生地 30g，柏子仁 30g，陈阿胶 30g，大熟地 30g，龙眼肉 30g，紫河车 30g，制首乌 30g，朱茯神 30g，原寸冬 30g，酒川芎 15g，白蒺藜 30g，炒远志 30g，沙苑子 30g，石决明 60g，节菖蒲 15g，黄菊花 30g，密蒙花 30g，谷精草 30g，磁朱丸 230g，酸枣仁 30g。共研细末，炼蜜为丸，如小梧桐子大，每日早晚各服 10g，白开水送服。

三诊：服丸药月余，即将服完，经过情况良好，诸症均减。现症：头时晕，多动则心悸气促，晚间看书时间长则感眼力疲劳。

［处方］再按原方配丸药 1 料，以资巩固。(《施今墨临床经验集》)

案 3　张伯臾治疗心阴不足，湿滞热瘀交阻型心悸（急性心肌梗死合并心律失常）案

成某，男，71 岁。住院号 7612057。

初诊：1976年6月21日。左胸阵发性刺痛2天，大便秘结7日未通，口臭目干，心悸，心电图示急性前壁心肌梗死，伴有多发性房性早搏及偶发性室性早搏，脉弦小不匀，舌边红带紫，苔白腻。

证属劳伤心阴，湿滞热瘀交阻，宜清热通腑，活血祛滞。

［处方］黄连 4.5g，制半夏 12g，全瓜蒌 12g，川朴 9g，枳实 15g，生川军 6g（后下），当归 24g，川芎 9g，红花 6g，失笑散 9g（包煎），苦参 15g。稍加减连服 5 剂。

二诊：1976 年 6 月 26 日。动则左胸作痛，大便已解 2 次，但舌苔腻中灰未化，口不干，脉虚弦。痰湿瘀热，虽减未化，心脏气血流行未畅，再宜前法出入。

［处方］苦参 15g，制半夏 12g，全瓜蒌 12g，川朴 10g，枳实 12g，制川军 9g，当归 18g，川芎 6g，石菖蒲 9g，失笑散 9g（包煎）。7 剂。

三诊：1976 年 7 月 3 日。左胸闷痛未发，便秘 4 日未通，夜间惊惕，烦懊不宁，舌苔厚腻已化，脉弦滑，热瘀尚未尽化，心阴已见耗伤，宜养心清热，活血化瘀。

［处方］北沙参 15g，麦冬 15g，生山栀 9g，苦参 15g，丹参 15g，当归 15g，降香 4.5g，石菖蒲 9g，失笑散 9g（包煎），磁朱丸 6g（夜吞）。7 剂。

四诊：1976 年 7 月 10 日。左胸痛未发，头晕，大便间日一次，质软，夜寐较安，有时惊扰，心电图示前间壁心肌梗死恢复期，脉弦小，苔腻净化，舌质边紫。痰热已清，心阴渐复，再宜养心安神活血。

［处方］北沙参 30g，大麦冬 18g，五味子 4.5g，生茯苓 9g，丹参 15g，赤芍 12g，红花 6g，广郁金 9g，龙齿（先煎）24g，火麻仁（打）24g。(《张伯臾医案》)

案 4　孔伯华治疗吐血案

赵某，男，6 月 20 日。

脾湿肝热，吐红太多，阴分为之大伤，肺家之气亦弱。纳物极少，津液不复，小便短赤，吐红盈口，六脉短滑而数，舌苔中微见黄糙。

［辨证治法］亟宜清育养阴，兼维后天。

［处方］川黄柏 9g，肥玉竹 9g，磁朱丸 12g（布包先煎），血余炭 9g，知母 9g，生珍珠母 30g（研，先煎），鲜地黄 12g，龙胆草 9g，黛蛤粉 18g（布包先煎），生川牛膝 9g，地骨皮 9g，鲜石斛 24g（先煎），鲜茅根 30g，藕节 5 枚，犀黄丸 1.8g（分 2 次随汤药化服）。

二诊：6 月 23 日。尽服前方药之后，症象较转，但阴液正气不能即复。近以冬至后阳动热生，外兼邪束，肺金又不能畅，吐红已少，胁下仍有痞满之感，脉如前，宜尊前方变通。

［处方］蜜紫菀 9g，苦桔梗 3g，生石膏 18g（先煎），地骨皮 9g，芡实米 9g，珍珠母 30g（生研先煎），川黄柏 9g，砂仁 4.5g，犀黄丸 1.2g（研细二次，冲服），焦麦芽 9g，焦稻芽 9g，磁朱丸 12g（布包先煎），炙款冬花 9g，生甘草 3g，黛蛤粉 24g（包先煎），苏子霜 3g，知母 9g，鲜杷叶 12g（洗净去毛），合欢花 30g，地黄 24g，甜葶苈子 4.5g，甜杏仁泥 9g。2 剂。

三诊：6 月 26 日。前方治标较力，证势大转，唯阴虚已久，胃热未熄，肺络仍虚而多痰，吐血已止，偶于痰中尚夹有血丝，脉象亦转，不似以前之短数，再予标本兼顾之法。

［处方］炙冬花 9g，生侧柏叶 6g，磁朱丸 12g（布包先煎），合欢花 30g，炒稻芽 12g，生牡蛎 24g（布包先煎），地骨皮 9g，鲜藕 30g，黛蛤粉 18g（布包煎），蜜紫菀 9g，甜杏仁 9g，石决明 30g（生研先煎），砂仁米 4.5g，焦六曲 9g，珍珠母 24g（生研先煎），鲜九节菖蒲根 9g，竹沥水 6g（冲服），血琥珀 0.9g（冲），车前子 12g（布包），生龙骨 12g（先煎），珍珠粉 0.3g（冲）。2 剂。(《孔伯华医案》)

案 5　施今墨治疗咳嗽案

马某，女，47 岁。病历号 611112。

自十余岁即患咳嗽，三十多年以来，屡经治疗，迄未根除。最畏热，热即咳，咳即有血，痰多而气促。据云：经西医检查为右肺中叶支气管扩张。最近数月，病情依旧，又增睡眠不佳，痰中有血，饮食正常，大便溏。舌苔黄而腻，脉滑数。

［辨证立法］久嗽咳逆，肺虚生热，络伤血溢，遂有畏热咳痰出血诸症。先拟清肺祛痰之剂后改常方补虚保肺法治之。

［处方］炙百部 5g，炙化红 5g，炙白前 5g，炙紫菀 5g，旋覆花 6g，代赭石 15g（同布包），杏仁 6g，云苓块 10g，枯芩 6g，炙款冬 5g，苦桔梗 5g，远志 6g，白茅根 20g，赤白芍各 6g，甘草 3g。

二诊：服药 5 剂，咳嗽减，血痰已无，吐痰甚爽，胸间畅快，睡眠尚不甚安。拟用丸方图治。

[处方] 百部 30g，白前 30g，血琥珀 30g，磁朱丸 30g，紫菀 30g，杏仁 30g，西洋参 30g，云苓块 30g，贝母 30g，知母 30g，款冬花 30g，苦桔梗 30g，阿胶 30g，条芩 30g，清半夏 30g，化橘红 30g，百合 30g，远志 30g，酸枣仁 60g，炒枳壳 30g，石斛 30g，炙草 30g。

共研细末，枣肉 300g，合为小丸，每日早晚各服 6g，白开水送。

三诊：丸药服八十日，现将服完，服药至今未曾吐血，痰少，咳嗽大减。患者自云："三十年来从未感觉如此舒畅，现已能上堂授课。"尚觉口干，希再配丸药。

[处方] 前方去桔梗、杏仁、枳壳、白前，加北沙参 30g，白术 30g，紫草 30g，寸冬 30g。(《施今墨医案》)

案 6　施今墨治疗心内膜炎案

邓某，女，41 岁。病历号 51319。

原患风湿性心脏病二尖瓣闭锁不全，经常心跳、气短，过劳即胸闷气促，3 日前发热心跳殊甚，气促呼吸困难，经医院检查为心内膜炎症。舌质红，苔薄白，脉细数时有间歇。

[辨证立法] 心血亏损，阴虚发热，即拟滋阴清热强心治之。

[处方] 大生地 10g，柴胡 5g，茅根 12g，生地 10g，白芍 6g，芥穗 6g，炒丹皮 6g，炒丹参 6g，柏子仁 10g，生鳖甲 10g，北沙参 10g，炒远志 10g，嫩青蒿 5g，阿胶珠 10g，龙眼肉 10g，炙甘草 3g。

二诊：前方服 2 剂，热稍退，心跳较前好，然效果并不显著，拟前方加减。

[处方] 银柴胡 5g，朱茯神 10g，生熟地 6g，赤白芍 10g，朱寸冬 10g，酒黄连 3g，炒丹皮 6g，生鳖甲 15g，炒丹参 6g，酒川芎 3g，生龟甲 10g，春砂仁 3g，炒远志 10g，阿胶珠 10g，柏子仁 10g，野百合 10g，炙甘草 3g。

三诊：服药 3 剂，发热退、心跳缓和平稳，气促见好，唯心烦、睡不安。前方加生龙齿 10g，生牡蛎 10g，秫米 12g，与磁朱丸 6g（同布包）。(《施今墨医案》)

第二节　补养安神剂

酸枣仁汤

《金匮要略》

【组成】酸枣仁二升（15g）　甘草一两（3g）　知母二两（6g）　茯苓二两（6g）　川芎二两（6g）

【用法】上五味，以水八升，煮酸枣仁，得六升，内诸药，煮取二三升，分温三服（现代用法：水煎服）。

【功用】养血安神，清热除烦。

【主治】肝血不足，虚热内扰之虚烦不眠证。虚烦失眠，心悸不安，头目眩晕，咽干口燥，舌红，脉弦细。

【方论选录】

清·喻昌：虚劳虚烦，为心肾不交之病，肾水不上交心火，心火无制，故烦而不得眠，不独夏月为然矣。方用酸枣仁为君，而兼知母之滋肾为佐，茯苓、甘草调和其间，芎入血分，而解心火之躁烦也。(《医门法律》)

清·徐彬：虚劳虚矣，兼烦是夹火，不得眠是因火而气亦不顺也，其过当责心。然心火之盛，实由肝气郁而魂不安，则木能生火。故以酸枣仁之入肝安神最多为君；川芎以通肝气之郁为臣；知母凉肺胃之气，甘草泻心气之实，茯苓导气归下焦为佐。虽曰虚烦，实未尝补心也。(《金匮要略论注》)

清·罗美：经曰：肝藏魂，人卧则血归于肝。又曰：肝者，罢极之本。又曰：阳气者，烦劳则张，精绝。故罢极必伤肝，烦劳则精绝，肝伤、精绝则虚劳虚烦不得卧明矣。枣仁酸平，应少阳木化，而治肝极者，宜收宜补，用枣仁至二升，以生心血，养肝血，所谓以酸收之，以酸补之是也。故肝郁欲散，散以川芎之辛散，使辅枣仁通肝调营，所谓以辛补之。肝急欲缓，缓以甘草之甘缓，防川芎之疏肝泄气，所谓以土葆之。然终恐劳极，则火发于肾，上行至肺，则卫不合而仍不得眠，故以知母崇水，茯苓通阴，将水壮、金清而魂自宁，斯神凝、魂藏而魄且静矣。此治虚劳肝极之神方也。(《古今名医方论》)

清·张璐：虚烦者，肝虚而火气乘之也，故特取酸枣仁以安肝胆为主，略加芎䓖调血以养肝，茯苓、甘草培土以荣木，知母降火以除烦，此平调土木之剂也。(《张氏医通》)

清·尤怡：人寤则魂寓于目，寐则魂藏于肝。虚劳之人，肝气不荣，则魂不得藏，魂不得藏故不得眠。酸枣仁补肝敛气，宜以为君。而魂既不归，容必有浊痰燥火乘间而袭其舍者，烦之所由作也。故以知母、甘草清热滋燥；茯苓、川芎行气除痰，皆所以求肝之治，而宅其魂也。(《金匮要略心典》)

清·王子接：虚烦、胃不和、胆液不足，三者之不寐，是皆虚阳混扰中宫，心火炎而神不定也。故用补母泻子之法，以调平之。川芎补胆之用，甘草缓胆之体，补心之母气也；知母清胃热，茯苓泄胃阳，泻心之子气也。独用枣仁至二升者，取酸以入心，大遂其欲而收其缓，则神自凝而寐矣。(《绛雪园古方选注》)

清·张秉成：夫肝藏魂，有相火内寄。烦自心生，心火动则相火随之，于是内火扰乱，则魂无所归。故凡有夜卧魂梦不安之证，无不皆以治肝为主。欲藏其魂，则必先去其邪。方中以知母之清相火，茯苓之渗湿邪，川芎独入肝家，行气走血，流而不滞，带引知、茯搜剔而无余。然后枣仁可敛其耗散之魂，甘草以缓其急悍之性也。虽曰虚劳，观其治法，

较之一于呆补者不同也。(《成方便读》)

近·曹颖甫：酸枣仁汤之治虚烦不寐，予既屡试而亲验之矣。特其所以然，正未易明也。胃不和者寐不安，故用甘草、知母以清胃热。藏血之脏不足，肝阴虚而浊气不能归心，心阳为之不敛，故用酸枣仁以为君。夫少年血气盛，则早眠而晏起；老年血气衰，则晚眠而晨兴。酸枣仁能养肝阴，即所以安神魂而使不外驰也。此其易知者也。唯茯苓、川芎二味，殊难解说。盖虚劳之证，每兼失精、亡血，失精者留湿，亡血者留瘀。湿不甚，故仅用茯苓；瘀不甚，故仅用川芎。此病后调摄之方治也。(《金匮发微》)

今·湖北中医药大学方剂教研室：不眠一证，原因颇多，本方所治之失眠，乃肝血亏虚所致。盖肝藏血，血舍魂，人卧则血归于肝。肝血充足，魂能守舍，则夜寐安宁；若肝血不足，魂不守舍，则睡眠不安。又肝为刚脏，内寄相火，阴虚生内热，虚火上扰胸膈故烦；肝与心为母子之脏，母病可以及子，肝血虚亦可导致心血虚，心失所养，故悸动不安。可见，本方证乃肝血不足，阴虚内热所致。治宜养肝血，宁心神。方中酸枣仁味甘酸性平，可养肝血，生心血，“治烦心不得眠”(《名医别录》)。经曰：肝欲酸。故以酸枣仁之酸以养肝。然肝之为脏，体阴用阳，其性喜条达。肝之阴血不足，水不涵木，虚阳上扰，致其条达之性不遂，故用川芎之辛温芳香，以调畅气机，疏达肝气。二药相伍，一酸收，一辛散，相反相成，以达到补肝之体，遂肝之用的目的。知母能清热养阴，清上炎之虚火以除烦，同时又可制川芎辛燥之性，使无伤阴之弊。茯苓宁心神而补脾胃，甘草补中土而和诸药，可使脾能健运，则气血之生化有源。诸药合用，共奏养血安神，清热除烦之功。用之可使虚热除，虚烦止，而睡眠自宁。(《古今名方发微》)

今·丁学屏：《内经》有云：“肝藏血”“人卧则血归于肝”。酸枣仁汤方，《金匮》以治虚劳虚烦不得眠。盖血虚营热，血不归肝，故虚烦不得眠耳。方中酸枣仁味酸平，入足厥阴、手少阴经血分，滋营气而敛心液，补肝之体；川芎辛温，血中气药，上行头目，下行血海，则其疏肝达郁之用，不言自明矣，肝体得养，肝用得遂，则血能归于肝矣。知母苦寒，滋化源，泻肾火，止渴而除烦；茯苓甘淡，性上行而下降，通心气以交肾，则魂梦自安矣。肝苦急，急多甘以缓之，甘草缓肝急而补中虚。铢两悉称，此经方之法度，最须留意焉。(《古方今释》)

【验案选录】

案1 蒲辅周治疗汗多案

许某，48岁，女，已婚，干部。初诊：1960年9月24日。

患者素有头晕、目眩，汗多，一星期前突然昏倒，不省人事，当时血压80/20mmHg。经医务所大夫急救，很快即醒，是后仍有心慌、气短、头晕、目眩、嗜睡、汗多，以夜间汗出更甚，食欲尚佳，二便及月经正常。曾经针灸治疗2个月余，并服归脾汤加川断、巴戟天、牡蛎、浮小麦、枸杞子、小茴香等，未见显效。脉两寸尺沉细有力，两关弦数，舌质正常无苔。

证属肝热阴虚，肝阳不潜，兼心血不足；治宜滋阴潜阳，兼养血宁心；酸枣仁汤加味。

[处方]酸枣仁9g，知母3g，川芎3g，茯神6g，炙甘草3g，白蒺藜9g，珍珠母（打）12g，石决明（打）12g，女贞子9g，怀牛膝6g，地骨皮6g，龟甲（打）12g。连服数剂。

二诊：10月6日。服药后诸症见好，汗出大减，尚有心慌及疲乏感，饮食及二便正常。改为丸剂以滋阴养血为主而缓治之。

[处方]炒柏子仁60g，枸杞子30g，麦冬24g，当归18g，石菖蒲18g，玄参30g，茯神18g，干地黄60g，炙甘草18g，地骨皮30g，炒枣仁30g。

共研细末，炼蜜为丸，每丸重9g，每日早晚各一丸。

以后渐愈，恢复正常。(《蒲辅周医案》)

案2　蒲辅周治疗心肝失调（冠心病）案

林某，男，52岁。1958年11月初诊。

心前区绞痛频发，两次住院，心电图不正常，确诊为冠心病。睡眠不好，只能睡3~4小时，梦多心烦，醒后反觉疲劳，头痛，心悸，气短，不能久视，稍劳则胸闷，隐痛，脉沉迟，舌边缘燥，中有裂纹。为操劳过甚，脑力过伤，肝肾渐衰，心肝失调。治宜调理心肝。

[处方]酸枣仁15g，茯神9g，川芎4.5g，知母4.5g，炙甘草3g，天麻9g，桑寄生9g，菊花3g。5剂。

二诊：服药后睡眠好转，头痛减，脉微弦，右盛于左，舌同前。原方加淡苁蓉12g，枸杞子9g。

三诊：睡眠好，心脏亦稳定，未犯心绞痛。脉两寸和缓，两关有力，两尺弱，舌正红无苔。原方去知母、天麻、桑寄生，加黄精12g，山萸肉6g，山药9g。5剂。桑椹膏，每晚服15g。并制丸药，滋养肝肾，强心补脑，以资巩固。

[处方]人参9g，白术9g，菊花9g，枸杞子15g，山药15g，茯苓9g，茯神9g，麦冬9g，川芎6g，山萸肉15g，苁蓉15g，生地黄30g，黄精30g，酸枣仁15g，远志6g，广陈皮9g。共研为细末，炼蜜为丸，每丸重9g，早晚各服一丸，温开水送下。

按：本例冠心病，属内伤虚损，先用酸枣仁汤加味调理心肝，病情显著好转。因尺脉虚弱，复诊时，原方加苁蓉、枸杞子滋补肝肾，病情基本稳定后，以丸药徐服巩固。若不辨认，认为气滞血瘀，而用活血化瘀之剂，则犯虚虚之弊。(《蒲辅周医疗经验》)

案4　仝小林治疗失眠案

南某，女，62岁。

[主诉]失眠10余年。

[现病史]患者10年前患糖尿病后因精神压力过大，出现入睡困难，早醒，并逐渐加重，常需服艾司唑仑片，有时需服用3片安定方可入睡3~4小时。

[刻下症]入睡困难，每晚仅睡1~2小时，醒后难以复睡。常因夜不能寐致心情急躁，

痛苦不堪，几欲轻生。汗出多，心悸气短，双目干涩，口干口苦，鼻干，头痛，阴雨天加重，常需服用止痛片，双下肢午后浮肿，晨起消失。舌暗，苔少，脉沉细。

[既往史] 左肺切除术后 2 年，颈椎病 20 年，左心功能低下，心电图 ST-T 段改变。

[辨证] 阴血亏虚。方用酸枣仁汤加减。

[处方] 炒酸枣仁 120g，知母 45g，川芎 15g，煅龙骨 60g，煅牡蛎 60g，全蝎 6g。晚饭前及睡前服用，服药 7 剂，睡眠好转 70%，入睡较易，每日可睡 5 小时，情绪好转，对生活充满信心。[《辽宁中医杂志》2012，39（2）：343]

案 5　余秋平治疗失眠案

余某，男，45 岁，教师。

慢性乙型肝炎小三阳患者，肝功能正常，长期深受失眠困扰，形瘦色苍，舌质偏红，苔薄，脉左关弦细。

辨其为肝阴虚损，血不养肝，肝不藏魂。拟酸枣仁汤原方加味。

[处方] 炒酸枣仁 30g，川芎 5g，茯苓 10g，知母 10g，甘草 3g，生龙骨 15g，生牡蛎 15g，柏子仁 15g，夜交藤 30g。水煎服，3 剂失眠即愈。

笔者总结此类失眠临床特点有三：①形瘦色苍，舌体瘦薄，舌质偏红；②平素性急或患有慢性肝病；③脉左关多见弦细之脉。轻者用酸枣仁汤即可，重者宜兼滋肾水，或兼养心血、潜浮阳方妥。[《吉林中医药》2011，31（10）：972~974]

天王补心丹

《摄生秘剖》

【组成】酸枣仁　柏子仁炒　当归身酒洗　天门冬去心　麦门冬去心，各一两（各 9g）　生地黄酒洗，四两（12g）　人参去芦　丹参微炒　玄参　白茯苓去皮　五味子烘　远志去心，炒　桔梗各五钱（各 5g）

【用法】上药为末，炼蜜丸如梧子大，朱砂用三 15g 为衣，空心白滚汤下 9g（9g），或圆眼汤俱佳。忌胡荽、大蒜、萝卜、鱼腥、烧酒（现代用法：上药共为细末，炼蜜为小丸，用朱砂水飞 9~15g 为衣，每服 6~9g，温开水送下，或用桂圆肉煎汤送服；亦可作汤剂，水煎服）。

【功用】滋阴养血，补心安神。

【主治】阴虚血少，神志不安证。心悸怔忡，虚烦失眠，神疲健忘，或梦遗，手足心热，口舌生疮，大便干结，舌红少苔，脉细数。

【方论选录】

明·吴崑：心者，神明之脏，过于忧愁思虑，久久则成心劳。心劳则神明伤矣，故忽忽喜忘；心主血，血濡则大便润，血燥故大便难；或时溏利者，心火不足以生脾土也；口内生疮者，心虚而火内灼也。人参养心气，当归养心血，天、麦门冬所以益心津，生地、丹、玄所以解心热，柏仁、远志所以养心神，五味、枣仁所以收心液，茯苓能补虚，桔梗能利膈。诸药专于补心，劳心之人宜常服也。(《医方考》)

明·李中梓：心者，神明之宫也。忧愁思虑则伤心，神明受伤则主不明而十二官危，故健忘、怔忡。心主血，血燥则津枯，故大便不利；舌为心之外候，心火炎上，故口舌生疮。是凡以生地为君者，取其下入足少阴以滋水主，水盛可以伏火，况地黄为血分要药，又能入手少阴也。枣仁、远志、柏仁，养心神者也；当归、丹参、元参，生心血者也。二冬助其津液，五味收其耗散，参、苓补其气虚。以桔梗为使者，欲载诸药入心，不使之速下也。(《摄生秘剖》)

清·柯琴：心者主火，而所以主者，神也。神衰则火为患，故补心者必清其火而神始安。补心丹用生地黄为君者，取其下足少阴以滋水主，水盛可以伏火，此非补心之阳，补心之神耳，凡果核之有仁，犹心之有神也。清气无如柏子仁，补血无如酸枣仁，其神存耳。参、苓之甘以补心气，五味之酸以收心气，二冬之寒以清气分之火，心气和而神自归矣；当归之甘以生心血，玄参之咸以补心血，丹参之寒以清血中之火，心血足而自藏矣；更假桔梗为舟楫，远志为向导，和诸药入心而安神明。以此养生则寿，何有健忘、怔忡、津液干涸、舌上生疮、大便不利之虞哉？(《古今名医方论》)

清·汪昂：此手少阴药也。生地、元参，北方之药，补水所以制火，取既济之义也。丹参、当归，所以生心血。血生于气，人参、茯苓所以益心气。人参合麦冬、五味，又为生脉散，益心主脉，肺为心之华盖而朝百脉，补肺生脉，所以使天气下降也。天冬苦入心而寒泻火，与麦冬同为滋水润燥之剂。远志、枣仁、柏仁，所以养心神，而枣仁、五味酸以收之，又以敛心气之耗散也。桔梗清肺利膈，取其载药上浮而归于心，故以为使。朱砂色赤入心，寒泻热而重宁神。读书之人，所当常服。(《医方集解》)

清·王子接：补心者，补心之用也。心藏神，而神之所用者，魂、魄、意、智、精与志也，补其用而心能任物矣。《本神》篇曰：随神往来者为之魂，当归、柏子仁、丹参流动之药，以悦其魂；心之所忆谓之意，人参、茯神调中之药，以存其意；因思虑而处物谓之智，以枣仁静招乎动而益其智；并精出入者为之魄，以天冬、麦冬、五味子宁静之药而安其魄；生之来谓之精，以生地、元参填下之药定其精；意之所存谓之志，以远志、桔梗动生于静而通其志。若是，则神之阳动而生魂，魂之生而为意，意交于外而智生焉；神之阴静而生魄，魄之生而为精，精定于中而志生焉，神之为不穷矣，故曰补心。(《绛雪园古方选注》)

清·徐大椿：血虚挟热，虚热生风而心神失养，故怔忡、惊悸不已。生地、元参壮水制火，枣仁、柏仁养心安神，人参助心气，当归养心血，天冬、麦冬清心润燥，茯神、远志渗湿交心，丹参理心血，五味收心阴，少佐桔梗载药上行，俾诸药入心。若心火太旺，加黄连以直折之。此是心虚挟热惊悸、怔忡之方。炼蜜为丸，朱砂为衣，使火降神宁，则

虚风自熄，而心悸诸证无不痊矣。(《医略六书·杂病证治》)

清·陈念祖：小篆心字篆文，只是一倒火耳。火不欲炎上，故以生地黄补水，使水上交于心；以元参、丹参、二冬泻火，使火下交于肾；又佐参、茯以和心气，当归以生心血，二仁以安心神，远志以宣其滞，五味以收其散；更假桔梗之浮为向导。心得所养，而何有健忘、怔忡、津液干枯、舌疮、秘结之苦哉？(《时方歌括》)

清·张秉成：夫心为离火，中含真水，凡诵读吟咏，思虑过度，伤其离中之阴者，则必以真水相济之。故以生地、元参壮肾水，二冬以滋水之上源，当归、丹参虽能入心补血，毕竟是行走之品，必得人参之大力驾驭其间，方有阳生阴长之妙。茯苓、远志泄心热而宁心神，去痰化湿，清宫除道，使补药得力。但思虑过度，则心气为之郁结，故以柏子仁之芳香润泽入心者，以舒其神，畅其膈。枣仁、五味收其耗散之气，桔梗引诸药上行而入心。衣以朱砂，取其重以镇虚逆，寒以降浮阳，且其色赤属离，内含阴汞，与人心同气相求，同类相从之物也。(《成方便读》)

今·丁学屏：心属离火，肾属坎水，坎离既济，则心神安泰，目能交睫矣。杂事冗繁，心神过用，暗吸肾阴，水亏于下，火炎于上，而成水火不交之否，遂有不寐、怔忡之疾。大便不利，津枯液涸显然，口舌生疮，心火上炎耳。薛氏取玄参、生地之甘凉柔润，毓养肾阴；天冬、麦冬甘寒润肺，滋水之上源，俾金水相生，则泉源不绝，自能上交于心矣；当归、丹参补心体，枣仁、柏子仁、远志、怡心神；坎离既济，须赖媒合黄婆，人参、茯苓，复中州上下斡旋之用耳。义理明、构思巧、选药精，其流传之广，岂偶然欤。(《古方今释》)

【验案选录】

案1　朱建生治疗阴血亏虚型眩晕案

王某，女，37岁，干部。1981年4月6日初诊。

有低血压史10年。3年来失眠，梦多，烦躁，口燥咽干，注意力不集中，工作时间稍长即感头晕脑胀，乏力，记忆力明显减退，经期延长，淋漓不断，色红量少，心悸怔忡，手足心热，大便干燥，小便量少色黄。

［查体］消瘦，两颧潮红，血压80/54mmHg。舌红无苔，脉细数。证属阴亏血少，心肾不足，冲任不固。方用天王补心丹加减。

［处方］人参15g，玄参12g，丹参15g，白茯苓12g，麦冬10g，天冬10g，桔梗10g，柏子仁20g，酸枣仁20g，大生地20g，五味子20g，远志10g，当归15g，炙椿根皮12g，朱砂1g（研细末冲服）。

服药5剂，心悸失眠大有好转，血压88/60mmHg，守方22剂，诸症皆除，血压110/68mmHg，后服生脉散善后。［《四川中医》1981，(7)：32］

案2　郭士魁治疗急性心包炎案

郭某，男，34岁，病历号16579。1978年9月20日初诊。

9月15日始胸痛、心慌气短，高热39℃，以后症状加重而入院。检查病人半卧位，心尖搏动不明显，心界向两侧扩大（内至胸骨右缘，外达腋前线），心率106次/分，遥远感，心尖部Ⅱ级收缩期杂音Ⅱ度，胸骨左缘3~4肋间闻心包摩擦音。胸透心影中等度扩大呈烧瓶状。心缘正常弧形消失，心膈角变钝，超声波探测符合心包积液波形。血常规：白细胞15.3×10^9/L，中性粒细胞0.81，淋巴细胞0.18，血沉12mm/h，血培养二次均为金黄色葡萄球菌。患者呼吸急促，唇紫，舌质红，苔薄黄，中心剥脱，脉弦细数。心电图低电压，ST、Ⅱ、Ⅲ、aVL，V_1–V_5抬高。

[西医诊断]急性心包炎。

[中医辨证]心悸，心阴不足。治疗以益气育阴，清热解毒之剂，方用补心丹加当归六黄汤加减。

[处方]当归12g，黄芪15g，生地18g，党参18g，丹参18g，马尾连12g，黄芩12g，黄柏10g，麦冬15g，远志10g，甘草6g，桑白皮15g，生石膏30g。

二诊：9月27日。体温降至37.2℃，自觉症状逐渐好转，胸闷，心前区痛缓解，心包摩擦音消失，心音增强，心率80次/分。继服前方。

三诊：10月4日。无明显不适感，只偶有心前区不适感。心脏检查：心界缩小，心音增强，偶有心律不齐，早搏1~3次/分（房性），舌质黯紫，苔薄黄，脉弦细，心电图低电压。继服上方中药，并加用ATP 20mg，辅酶A 100单位肌内注射。

四诊：10月16日。胸透胸片对比观察：心影明显缩小，已大致正常。无明显不适感。继用上方。

五诊：11月3日。病情稳定，无任何不适感，心律整，心界无明显扩大，胸透心界正常，心电图低电压，血培养二次阴性，白细胞正常。继续予养心健脾之剂，巩固疗效。

11月18日，病人体力完全恢复，食欲好。心肺听诊透视均正常，复查白细胞正常，血培养阴性，无任何自觉症状。带方调养善后，痊愈出院。（《郭士魁医案》）

案3　王平治疗失眠案

于某，女，会计，52岁。2006年9月13日初诊。

自述睡眠不佳，时好时坏，心烦尤甚，伴潮热盗汗。近期晨起自觉头昏时有耳鸣，颈部偶有轻微掣痛，二便尚可，纳可，舌尖红，少苔，脉弦细。

此由肾阴亏损，不能上济于心，心火炽盛，不能下交于肾。治以补心安神，滋阴清热。宜用天王补心丹加减。

[处方]生地黄15g，酸枣仁30g，柏子仁15g，百合15g，远志15g，法半夏6g，厚朴12g，太子参15g，山药15g，浮小麦20g，龙齿10g，沙参10g。7剂，水煎服，1日1剂，分3次服用。

二诊：2006年9月27日。服完上方后，诸症减轻，偶有头昏，舌尖红，苔薄白，脉弦细。仍守上方，去太子参，加丹参15g，苍术15g，龙眼肉15g。5剂，水煎服，1日1剂，分3次服用。

上方加减，服药20余剂，诸症平复，恢复日常工作。

按：患者年过七七，天癸将竭，肾精不足，加之职业为会计，平素思虑过度，易耗伤阴血，血少阴亏，阴虚生内热，虚火上扰心神，神不守舍而致心烦失眠、潮热。肾主骨，开窍于耳，肾虚则出现耳鸣等症状。舌尖红亦为心火上炎之象。方中生地黄能上养心血，下滋肾水，并可清泄虚火，使心神不为虚火所扰而宁静，使精关不为虚火所动而固秘；酸枣仁、柏子仁养心安神兼润燥；远志、龙齿安神定志；百合清心安神；沙参、山药滋阴清热，壮水制火；法半夏、厚朴燥湿健脾行气；浮小麦益气阴，除虚热。服上方后患者偶有头昏，为心血不足、髓窍失养之故，加以龙眼肉补益心脾，养血安神；丹参补血和血，养心除烦；加以苍术燥湿健脾行气，使补而不滞，故去生津之太子参防湿邪留滞。诸药合用，共奏滋养心血、益水降火、宁心安神之效。[《光明中医》2011，26（12）：2405~2407]

案4　杨弋治疗崩漏案

廖某，女，25岁。2010年10月12日初诊。

患者平素月经正常，近日因工作不顺，恰逢失恋，致心情低落，时而悲哀，时而烦躁，闭门不出，拒绝与他人交谈，渐致不寐，多梦，精神恍惚，健忘。本次月经提前8天而至，经量多，来势急，色红黏稠，伴口燥咽干、烦热、心悸易惊，舌质红，苔少津，脉细数。

［中医诊断］崩漏。

［辨证］属心阴亏虚。心火亢盛，冲任不固。治以滋阴补血，清心安神，固冲止血。

［处方］方用天王补心汤加减。丹参10g，玄参10g，天冬10g，麦冬15g，酸枣仁10g，当归10g，生地黄20g，五味子6g，山栀子10g，黄连6g，海螵蛸10g，仙鹤草10g，芥穗炭10g，桔梗5g，水煎服，每天1剂，分3次温服。

二诊：5剂后血止仍惊悸，寐不佳，伴神疲乏力，舌淡红，苔薄、脉细，症见虚热渐退，气阴未复。治宜益气养血安神。

［处方］上方减山栀子、海螵蛸、仙鹤草、芥穗炭，加太子参30g，茯苓15g，甘草5g，远志10g，水煎服，每天1剂，分3次温服。

服药7剂上述症状减轻，嘱其连续口服天王补心丹巩固疗效，随访半年未再复发。

按：《医学正传·妇人科》曰："崩漏不止之证，先因心火亢盛，于是血脉泛溢，以致肝实而不纳血，出纳之道遂废。"《素问·痿论》云："悲哀太甚，则胞络绝，络绝则阳气内动，发则心下崩数溲血也。"张子和亦有"女子血崩多因大悲哭甚，则肺叶布，心系为之急，血不禁而下崩"之语。患者乃因悲哀、焦虑太甚而伤神损心、阳气内动、冲任不固以致血崩。治宜滋阴补心，清热固冲。方用天王补心丹以滋阴补心；加用生地黄、黄连、栀子以清热凉营；海螵蛸、仙鹤草、芥穗炭以固冲止血而止崩；待血止后继以太子参、茯苓、远志加强益气养血安神。后继以补心丹补益心之气阴，方能获得满意疗效。[《中国中医基础医学杂志》2013，19（1）：76~77]

案5　杨弋治疗闭经案

李某，女，39岁。2010年10月26日初诊。

患者平素月经周期基本正常，经量中等。因忙于职称晋升，又要照顾家庭，劳心过度，月经已经7个月余不行，曾用西药治疗无效。诊见：月经突然停闭7个月余，伴心悸心烦易怒、失眠多梦、口干、口舌生疮，大便3~4天未解，舌质红，舌苔薄少津，脉细数。尿妊娠试验阴性，B超提示子宫附件未见明显异常。

［中医辨证］劳心过度，心阴耗损，心火上炎，胞脉闭塞。治宜滋阴泻火，调经通脉。方用天王补心汤加减。

［处方］丹参10g，玄参10g，天冬10g，麦冬15g，酸枣仁15g，柏子仁15g，当归10g，生地黄10g，茯苓15g，五味子10g，远志10g，山楂10g，莲子心2g，甘草5g，桔梗5g。水煎服，每天1剂，分3次温服。

服12剂后症状明显改善，无新生口疮，心悸等减轻，大便1~2天解1次，睡眠好转，但月经仍未至，继续以上方减莲子心，加益母草15g，香附10g。

服用14天后月经已经来潮，量可，色红、黏稠，6天月经干净。

后嘱其于月经干净后3天，口服天王补心丹、逍遥散以巩固疗效。随访半年月经恢复正常。

按：心主血脉，主神志，为脏腑之大主，生命之主宰，故有“君主之官”之称。正如《素问·五脏生成》指出：“诸血者，皆属于心。”《素问·灵兰秘典论》云：“心者，君主之官也，神明出焉。”女子以血为本，经水为血所化，而血有赖于脏腑化生，心与胞宫借胞脉直接联系。《素问·评热病热论》云：“月事不来者，胞脉闭也，胞脉者属心，终于胞中，今气上迫肺，心气不得下通，故月事不来也。”说明了心与胞脉的关系，指出胞脉属心而络于胞中，为心包至胞宫的经脉，是心气下达胞宫的经脉，心气能畅利下达胞宫则经、带、胎、产正常，反之则产生胞脉闭塞等一系列妇科疾患。本例乃因长期劳心过度，心阴暗耗，导致心火上炎、胞脉闭塞、心气心阴不得下通胞中而致经闭。治疗上，李东垣提出“安心补血泻火，则经自行”。朱丹溪云：“因七情伤心，心气停结，故而血闭而不行，宜调心气，通心经，使血生而经自行矣。”两者均指出要养心阴，泻心火，通心气，和气血。故用酸枣仁、柏子仁、天冬、麦冬、五味子以养心之阴；玄参、生地黄、莲子心以泻心之火；丹参、当归、山楂、益母草、香附以活血通调心经，开通胞脉；远志、茯苓以宁心安神，桔梗载药入心经；继以天王补心丹、逍遥丸以善其后，方能经来病愈。[《中国中医基础医学杂志》2013，19（1）：76~77]

【附方】

附方1　柏子养心丸（《体仁汇编》）

柏子仁四两（120g）　枸杞三两（90g）　麦门冬　当归　石菖蒲　茯神各一两（各30g）　玄参　熟地黄各二两（各60g）　甘草五钱（15g）　蜜丸，梧桐子大。每服四五十丸（9g）。

功用：养心安神，滋阴补肾。

主治：阴血亏虚，心肾失调所致之精神恍惚，惊悸怔忡，夜寐多梦，健忘盗汗，舌红少苔，脉细数。

方论：**清·洪缉庵**：虚损而兼遗泄者，如实漏卮，最难调治也。或缘君火之摇，或缘相火之盛，或缘玉门，或缘心肾之不交，又或气不摄精，而滑脱不禁，或元阳衰惫，而关开乱流，急须反观内养，而以药饵调剂，必使痛断根株，然后本病可得瘳也。君火不清，神摇于上，精摇于下。火甚者，宜先以二阴煎之类，清去心火；火不甚者以柏子养心丸收养心气，然后用药固之。(《虚损启源》)

附方2　孔圣枕中丹（原名孔子大圣枕中方，《备急千金要方》）

龟甲　龙骨　远志　菖蒲各等分　上为末，食后服方寸匕（3g），一日三次，黄酒送服。常服令人大聪。

功用：补肾宁心，益智安神。

主治：心肾阴亏，心神不安证。健忘失眠，或头目眩晕，舌红苔薄白，脉细弦。

方论：**清·王清源**：治心肾不交，怔忡健忘等症。(《医方简义》)

清·吴仪洛：治读书善忘，久服令人聪明。（读书易忘者，心血不足，而痰与火乱其也。）曰龟者，介虫之长，阴物之至灵者也。龙者，鳞虫之长，阳物之至灵者也。假二物之阴阳，以则志仙。(《成方切用》)

清·汪昂：此手足少阴药也。龟者，介虫之长，阴物之至灵者也；龙者，鳞虫之长，阳物之至灵者也；藏于气上达于心，强志益智；菖蒲辛散肝而香舒脾，能开心孔而利九窍，去湿除痰（菖蒲为水草之精英，神仙之灵药）；又龟能补肾（玄武龟蛇属肾，肾藏志），龙能镇肝（青龙属肝，肝藏魂），使痰火散。(《医方集解》)

甘麦大枣汤

《金匮要略》

【组成】甘草三两（9g）　小麦一升（15g）　大枣十枚（10枚）

【用法】上三味，以水六升，煮取三升，温分三服（现代用法：水煎服）。

【功用】养心安神，和中缓急。

【主治】脏躁。精神恍惚，常悲伤欲哭，不能自主，心中烦乱，睡眠不安，甚则言行失常，呵欠频作，舌淡红苔少，脉细略数。

【方论选录】

清·吴谦：脏，心脏也，心静则神藏。若为七情所伤，则心不得静，而神躁扰不宁也。故喜悲伤欲哭，是神不能主情也。象如神灵所凭，是心不能神明也，即今之失志癫狂

病也。数欠伸，呵欠也，呵欠顿闷，肝之病也。母能令子实，故证及也。(《医宗金鉴》)

清·徐彬：小麦能和肝阴之客热，而养心液，且有消烦利溲止汗之功，故以为君；甘草泻心火而和胃，故以为臣；大枣调胃，而利其上壅之燥，故以为佐。盖病本于血，必为血主，肝之子也，心火泻而土气和，则胃气下达。肺脏润，肝气调，燥止而病自除也。补脾气者，火为土之母，心得所养，则火能生土也。(《金匮要略论注》)

清·尤怡：脏躁，沈氏所谓子宫血虚，受风化热者是也。血虚脏躁，则内火扰而神不宁，悲伤欲哭，有如神灵，而实为虚病。前《五脏风寒积聚篇》，所谓邪哭使魂魄不安者，血气少而属于心也。数欠伸者，经云：肾为欠为嚏，又肾病者，善伸数欠，颜黑。盖五志生火，动必关心，脏阴既伤，穷必及肾也。小麦为肝之谷，而善养心气；甘草、大枣甘润生阴，所以滋脏气而止其躁也。(《金匮要略心典》)

清·王子接：小麦，苦谷也。经言心病宜食麦者，以苦补之也。心系急则悲，甘草、大枣甘以缓其急也，缓急则云泻心。然立方之义，苦生甘是生法，而非制法，故仍属补心。(《绛雪园古方选注》)

清·陈念祖：此为妇人脏躁而出其方治也。麦者，肝之谷也，其色赤，得火色而入心；其气寒，秉水气而入肾；其味甘，具土味而归脾胃。又合之甘草、大枣之甘，妙能联上下水火之气而交会于中土也。(《金匮要略浅注》)

清·莫枚士：此为诸清心方之祖，不独脏躁宜之，凡盗汗、自汗皆可用。《素问》麦为心谷；《千金》曰：麦养心气。(《经方例释》)

清·顾松园：此方以甘润之剂调补脾胃为主，以脾胃为生化气血之源也，血充则燥止，而病自除矣。(《顾松园医镜》)

清·唐容川：三药平和，养胃生津化血。津水血浓，下达子脏，则脏不燥，而悲伤太息诸证自去。此与麦门冬汤滋胃阴以达胞室之法相似，亦与妇人乳少催乳之法相似。乳多即是化血之本，知催乳法，则知此汤生津润燥之法。(《血证论》)

今·冉先德：脏燥，指喜悲伤欲哭，精神恍惚，烦闷急躁，或作痉挛，或惊狂如癫痫，种种神态失常状态，以妇人较为多见。本病乃怯老之病，多由肝气抑郁和心气不足所致，治宜和中缓急，养心宁神。方中甘草甘缓和中，以缓急迫，深合内经“肝苦急，急食甘以缓之”之意；小麦甘寒，补养心气，兼能宁神；大枣甘平，补益中气，坚老除烦；三药相配，共奏甘润缓急、养心宁神之效。(《历代名医良方注释》)

今·湖北中医药大学方剂教研室：“脏躁”之“脏”字，究指何脏？由于《金匮要略》原文阐述简略，故历代医家有不同的解释。有人认为是五脏之总称，如徐忠可说：“脏，五脏也。”有人认为，是指心脏，如《医宗金鉴》云：“脏，心脏也。”还有人认为当指子宫，如《内聚方广义》说：“脏，子宫也。”李彦师亦说：“妇人脏燥，谓妇人血虚，子脏干燥也。”近贤蒲辅周颇赞同此观点，他也认为脏躁一证乃子脏血虚，受风化热，虚热上扰神明所致。观脏躁一证，多因素体虚弱，又多忧愁思虑，积久伤心，劳倦伤脾，心脾受伤，则精血化源不足，加之肝郁化火伤阴，致五脏失于濡养，五志之火内动，上扰心神所致。所以，脏躁证之“脏”字，应为五脏之总称。徐氏的看法是正确的。五脏之中，心主神明，“为五脏六腑之大主”“精神之所舍”，心伤，则人之精神情志失常。肝为将军之官，体阴而用阳，出谋虑，与精神情志之调节功能直接相关。因此，脏躁虽为五脏之病，但与心、肝二脏之关系最为密切。本方以小麦滋养心、肝之阴。徐忠可说：“小麦能和肝阴之客热，而养心液”。甘草、大枣培补中土，补益气血，以资生化之源。心主血，肝藏血，脾统血，心、肝、脾之血充，则五脏之阴亦旺，五志之火自降，躁急之证可愈。综观全方药物配伍，深合“肝苦急，急食甘以缓之”之意。甘麦大枣汤药仅三味，看似平淡，但配伍得法，随症加减运用，疗效卓著。但必须注意，在使用本方时，药量宜重，疗程宜长，否则效果不佳。临床运用此方时，酌情加入当归、白芍、茯神、枣仁、柏子仁、龙齿、牡蛎之属，其疗效将更为显著。(《古今名方发微》)

今·丁学屏：甘麦大枣汤方，《金匮》治妇人脏躁，喜悲伤欲哭，象如神灵所作，数欠伸者。蒲辅周、程门雪、张耀卿诸前辈，推重备至。程师门雪谓：脏躁一症，歌哭不常，多言多语如有神灵依附之状，在孕妇谓之脏躁，即非孕妇亦多有之。大概虚体汗出过多所致，故时邪之后每每见此症。否则忧郁过度亦能致此也，与经言五精相并，并于肺则悲，并于心则喜，并于肾则恐云云，甚为相合，而尤以悲伤欲哭为主症，均以甘麦大枣汤主之，此方极灵验非常，实不二之妙法也。盖麦为心之谷，诸药多甘，甘以缓诸急。经云肺系急则悲……此本方之要妙也。药简力专，非寻常意想可及，《伤寒》《金匮》方之可贵，实非后贤制之可比也。(《古方今释》)

【验案选录】

案1　沈自尹治疗头痛案

钱某，女，54岁。初诊：2007年11月15日。

反复头颊部抽紧感5年余。患者常因激动、生气、失眠、焦虑等因素出现眉际间或脸颊部抽紧感。头痛呈持续性束带样紧箍感。曾服用中西药物治疗，但疗效欠佳。

[现症] 头痛，以眉际间为主，呈紧箍感，烦躁易怒，焦虑不安，失眠多梦，纳尚可，二便可，舌红，苔薄，脉弦细。

[中医诊断] 头痛。

[西医诊断] 神经性头痛。

[辨证治法] 肝风内动。治以平肝息风止痉。逍遥散合甘麦大枣汤加减。

[处方] 柴胡10g，白芍10g，龙齿（先下）30g，牡蛎（先下）30g，炙甘草12g，淮小麦60g，大枣7枚，天麻15g，钩藤（后下）30g，丹参30g，炒酸枣仁30g，夜交藤30g，合欢皮30g，绿萼梅10g。7剂。

二诊：2007年12月27日。近日因感冒，出现咽痛，无发热，咳嗽等症。

[处方] 金银花10g，连翘10g，玄参10g，板蓝根10g，生甘草4g，桔梗4g，蒲公英

30g，青陈皮各 10g。7 剂。

三诊：2008 年 1 月 3 日。服上药后，感冒症状完全消失。现时常有头晕，但程度不剧烈，寐差。

[处方] 天麻 10g，钩藤（后下）10g，白术 10g，牡蛎（先下）30g，丹参 30g，炒酸枣仁 30g，夜交藤 30g，合欢皮 30g，青陈皮各 6g，甘草 6g。14 剂。

四诊：2008 年 1 月 17 日。服上药后无明显头晕头痛，但近日时有心悸怔忡。

[处方] 炙甘草 10g，桂枝 6g，白芍 10g，石决明（先下）30g，淮小麦 30g，大枣 7 枚，牡蛎（先下）30g，丹参 30g，炒酸枣仁 30g，绿萼梅 30g，青陈皮各 10g。14 剂。

五诊：2008 年 2 月 28 日。心悸症状有改善，偶有眉际间抽动。

[处方] 天麻 10g，钩藤（后下）30g，丹参 30g，炙甘草 10g，淮小麦 30g，石决明（先下）30g，大枣 7 枚，白术 10g。14 剂。

六诊：2008 年 3 月 27 日。药后前症明显改善，近日又感眉际间偶有抽动。

[处方] 柴胡 10g，白芍 10g，龙牡各（先下）30g，炙甘草 12g，淮小麦 60g，大枣 7 枚，天麻 15g，钩藤（后下）30g，全蝎 10g，青陈皮各 6g，炒酸枣仁 30g。14 剂。

七诊：2008 年 4 月 10 日。头晕头痛等症无明显发作。

[处方] 柴胡 10g，白芍 10g，龙牡各（先下）30g，炙甘草 12g，淮小麦 60g，大枣 7 枚，天麻 15g，钩藤（后下）30g，全蝎 10g，炒酸枣仁 30g，青陈皮各 6g，丹参 30g，石决明（先下）30g。14 剂。(《沈自尹医案》)

案 2　李今庸治疗脏躁案

患者张某，女，45 岁，家庭妇女。1951 年 2 月某日就诊。

发病半月，易悲伤，说话则欲哭，语音低微，多重语，善忘，喜欠伸，睡眠不佳，苔薄，脉虚。

[辨证治法] 心气不足，神失守持，发为“脏躁”。治宜补心安神，养血润燥。方以甘麦大枣汤加味。

[处方] 小麦 15g，炙甘草 10g，党参 10g，大枣（擘）4 枚，远志 10g，茯神 10g，熟地 12g，当归 10g，丹参 10g，酸枣仁（炒，打）10g。水煎服，日 2 次。

药服 10 余剂，诸症减退。又将原方研末，炼蜜为丸，服 1 月余，痊愈。(《李今庸医案》)

案 3　邓铁涛治疗眩晕案

某女，工人，38 岁。

2 年前觉头晕眼花，睡眠欠佳，下肢酸软无力，胃纳尚可，二便正常。得病后屡用补气血、养肝潜阳、祛痰息风及温补等法治疗未效。来诊时症状加剧，眩晕持续，不敢外出，若步行六七十米至百米左右则头晕加剧，需坐下休息片刻，方能继续行走。眩晕非旋转性，无恶心、呕吐、耳鸣，头部时有麻痹感。此外，背部汗出，汗出后背部觉凉，失眠多梦。胃纳一般，二便正常，月经准期而量少，经前后腰腹痛。

诊其面色如常，唇色正常，舌尖红、苔白稍干，脉弦稍浮。

[检查]体温正常，血压正常，听力正常，血象及大小便常规无异常发现，X线胸透心肺正常。从辨证看，头晕、失眠、多梦、脉弦，即所谓“诸风掉眩，皆属于肝”，似属肝风内动之眩晕，但历经养肝潜阳、息风等方药均无效，可见本病虽与肝有关，但不是矛盾的主要方面。根据其每步行稍远即晕甚，休息后又能起行来看，则与神志有密切关系，故予甘麦大枣汤稍加疏肝健脾之药。

[处方]甘草9g，麦芽24g，大枣3枚，钩藤（后下）15g，素馨花6g，扁豆花9g，云茯苓12g。2剂，每日1剂，水煎服。

二诊：症状大致同前，胸胁痛已除而见腹痛，舌质红活，苔白润，脉弦。

[处方]甘草9g，大枣6枚，白芍12g，麦芽12g，面粉（冲服）1匙。

服3剂后头晕大为减轻，后以甘麦大枣汤加龙骨、牡蛎，或加糯稻根、白芍、何首乌之属以养肝肾，或加参、术之属以健脾。治之4个月而愈。追踪4年未见复发。（《国医大师经方临证实录》）

案4　邓铁涛治疗汗证案

文某某，男性，42岁，汉族，山东人，已婚，部队干部。

症见每遇风吹则大汗不止，伴心悸不安5个月。于1973年6月，因胃脘剧痛到某医院急诊入院。经体检及胃肠钡餐透视检查，未发现器质性病变，住院20天左右出现白天或夜间稍一吹风则大汗不止，伴心悸，恶寒，乏力，头痛，失眠，五心烦热，腰膝酸软，大便结，小便少，腹胀，胃痛等症状，而大汗出后，各种症状相继缓解，但仍觉周身酸软无力。在该院诊断为“神经症”，治疗未效出院。后又曾到某院会诊，诊为“自主神经功能紊乱”。另于同年5月发现尿蛋白（+），自感骶骨部及膀胱两侧有时隐痛不适，尿次数较少，12~14小时一次，量不多，曾在某院诊为“慢性前列腺炎”。既往史余无特殊记载。

1973年11月住某医院。体检：体温37.4℃，脉搏92次/分，血压100/64mmHg，对光反射正常，颈软，甲状腺不大，气管居中，胸廓对称，双肺呼吸音正常，未闻及啰音，心界不大，律整，心率92次/分，未闻杂音，腹软，肝脾未触及，左侧脐旁轻度压痛，肠鸣音正常，脊柱无畸形，四肢活动无障碍，膝反射正常，无病理神经反射。

刻诊：患者于1974年6月17日来诊，证如上述，诊其舌质稍红、苔白，脉弦、两寸弱。

[西医诊断]自主神经功能紊乱。

[中医初诊]表虚自汗。予玉屏风散合牡蛎散加减及补肾法治疗多月，曾一度好转，后又反复，仍然风吹汗出，心悸不安。

[处方]治之以甘麦大枣汤加味。浮小麦45g，甘草9g，太子参15g，大枣4枚，糯稻根30g，黄芪12g，云茯苓15g，白芍15g共服20剂（1剂服2天，共40天）。

二诊：症见好转，恶风，出汗已少，精神体力见佳。舌红、边有齿印、苔白稍厚，脉两寸弱、关尺稍弦。

[处方] 上方加白术 6g。共服 7 剂（14 天）。

三诊：见风出汗的症状明显好转，心已不慌，胸闷改善，小便较前增多，膀胱区及腹部不痛，胃纳改善，大便正常，两下腹及腰背部肌肉酸痛消失。但迎风仍有小量汗出，睡眠差。诊其舌质淡嫩、苔白、上有薄黄苔，脉右稍滑、左稍弦、两寸弱。照前方继服 30 天，诸症悉愈。

追踪 1 年半未见复发。（《国医大师经方临证实录》）

第三节　交通心肾剂

黄连阿胶汤

《伤寒论》

【组成】黄连四两（12g）　黄芩二两（6g）　芍药二两（6g）　鸡子黄二枚（2 枚）　阿胶三两（9g）

【用法】上五味，以水六升，先煮三物，取二升，去滓，纳胶烊尽，稍冷，入鸡子黄，搅令相得。温服七合，日三服（现代用法：上五味，以水 1200mL，先煎三物，取 600ml，去滓，入阿胶烊尽，稍冷，入鸡子黄，搅匀，每次温服 200ml，日三服）。

【功用】养阴泻火，益肾宁心。

【主治】治少阴病，得之二三日以上，心中烦，不得卧。

【方论选录】

金·成无己：阳有余，以苦除之，黄芩、黄连之苦以除热；阴不足，以甘补之，鸡子黄、阿胶之甘以补血。酸，收也，泄也，芍药之酸，收阴气而泄邪热。（《注解伤寒论》）

明·吴崑：寒邪径中三阴者，名曰阴证，始终只是一经，不复再传。今自三阳经传来，虽至三阴，犹曰阳证。所以有传、有不传者，以阴静阳动也。少阴病者，有舌干口燥，欲寐诸证也。欲寐而不得寐，故曰心烦不得卧也。少阴者水藏，水为热灼，不足以济火，故心烦。阳有余者，泻之以苦，故用黄芩、黄连之苦；阴不足者，补之以甘，故用鸡子黄、阿胶之甘；阴气耗者，敛之以酸，故复佐以芍药之酸。（《医方考》）

清·柯琴：此少阴之泻心汤也。凡泻心借连、芩，而导引有阴阳之别。病在三阳，胃中不知，而心下痞硬者，虚则加参、甘补之，实则加大黄下之。病在少阴，而心中烦不得卧者，既不得用参、甘以助阳，亦不得用大黄以伤胃矣。用连、芩以直折心火，佐芍药以收敛神明，所以扶阴而抑阳也。然以但欲寐之病情，而至不得卧，以微细之病脉，而反见心烦，非得气血之属以交合心肾，甘平之品以滋阴和阳，不能使水升而火降。若苦从火化，而阴火不归其部，手少阴之热不除。鸡子黄秉离宫之火色，入通于心，可以补心中之血，用生者搅和，取润下之义也。驴皮禀北方之水色，入通于肾，可以补坎宫之精；济水内合于心，而性急趋下，与之相溶而成胶，是降火归原之妙剂也。经曰：火位之下，阴精承之；阴平阳秘，精神乃治。斯方之谓欤。(《古今名医方论》)

清·汪琥：上方乃治足少阴肾水不足，手少阴心火有余。火有余者，阳热内盛也。阳热盛，必以苦泄之，以寒胜之，故用黄连为君，黄芩佐之；水不足者，阴血下虚也，阴血虚，必以甘温补之，酸平收之，故以阿胶、鸡子黄为君，白芍药为使也。且也，白芍药能敛阴益血，成注反云其泄邪热，殊非善解。(《伤寒论辨证广注》)

清·周扬俊：里热当祛之，内燥须滋之，然滋之而即得其润，祛之而适涤其热，唯圣人合宜也。心烦故主黄连，佐以黄芩，则肺胃之邪俱清。然热甚已消少阴之水，水源既燥，津液有不匮乏者乎？鸡子黄、阿胶，深益血分之味，以滋其阴，以熄其风，连、芩得此，功莫大矣；况加芍药，以敛消烁之心气，兼以入肝，遂使烦者不烦，不卧者卧矣。(《伤寒论三注》)

清·王子接：芩、连，泻心也；阿胶、鸡子黄，养阴也，各举一味以名其汤者，当相须为用也。少阴病烦，是君火热化为阴烦，非阳烦也，芩、连之所不能治，当与阿胶、鸡子黄交合心肾，以除少阴之热。鸡子黄色赤，入通于心，补离中之气；阿胶色黑，入通于肾，补坎中之精。此四者沉阴滑利，恐不能留恋中焦，故再佐芍药之酸涩，从中收阴，而后清热止烦之功得建。(《绛雪园古方选注》)

清·徐大椿：芩、连以直折心火，佐芍药以收敛神明，非得气血之属交合心肾，苦寒之味安能使水火升降？阴火终不归，则少阴之热不除。鸡子黄入通于心，滋离宫之火；黑驴皮入通于肾，益坎宫之精，与井水相融成胶，配合作煎。是降火归原之剂，为心虚火不降之方。(《医略六书·伤寒约编》)

清·吴仪洛：此汤本治少阴湿热之证，以其阳邪暴虐，伤犯真阴，故二三日以上便见心烦不得卧，所以始病之际，即用芩、连大寒之药，兼芍药、阿胶、鸡子黄以滋养阴血也。然伤寒六七日后，热传少阴，伤其阴血者，亦可取用之，与阳明腑实用承气汤法，虽虚实补泻悬殊，而祛热救阴之意则一耳。(《伤寒分经》)

清·吴瑭：以黄芩从黄连，外泻壮火而内坚真阴；以芍药从阿胶，内护真阴而外捍元阳。名黄连阿胶汤者，取一刚以御外侮，一柔以护内主之义也。(《温病条辨》)

清·章楠：此病发二三日以上，而无咽痛下利，其邪热不甚也；心烦不得卧者，是阴亏而水不济火也，与前各条不同。故以芩、连泻火，芍药、阿胶滋阴，妙在用鸡子黄不但奠安中宫，而使旋转阴阳，水火既济，自得安卧矣。此冬不藏精之虚证，故以滋阴泻火为主治也。(《医门棒喝·伤寒论本旨》)

清·王泰林：此少阴传经之热邪，扰动少阴之阴气，故心烦不得卧。以芩、连直折少阴之热，阿胶、鸡子黄滋少阴之阴，交合心肾，此四者沉阴滑利，恐不能留恋中宫，故再佐芍药之酸敛，从中收阴，而后清热止烦之功得建。此酸甘咸苦，收摄欲亡之阴，与四逆汤收摄亡阳，一水一火为不同矣。(《王旭高医书六种·退思集类方歌注》)

【验案选录】

案1 王琦治疗失眠案

张某，女，32岁。2004年10月12日初诊。

患者失眠多年，症见头晕而眩，面部升火，心烦，卧则更烦，不能安于枕席，口干易汗，耳鸣，腰酸，舌质红少苔，脉细数。

此由肾水不足、阴亏于下、心火上炎、阳亢于上、阳不入阴所致。用黄连阿胶汤加味。

[处方] 黄连6g，黄芩9g，白芍9g，肉桂3g，甘草6g，龙骨、牡蛎各30g（先煎），浮小麦30g，阿胶（烊化兑服）9g，鸡子黄1枚搅匀和入。

二诊：2004年10月21日。患者心烦、口干改善，睡眠好转，效不更方，原方继进。共用此方加减调治月余，患者阴虚内热之证已除，睡眠转安。

按：此证为阴虚火旺、心肾不交所致心烦不寐，方用黄连阿胶汤加味，意在育阴清火，使既亏之真阴得以滋补，上亢之虚阳得安其位，如是则心肾交泰，自能入寐。(《王琦临床方药应用十讲》)

案2 刘渡舟治疗厥逆案

李某，男，43岁，干部。初诊：1978年10月。

无明显诱因而自觉下肢发凉。厂医诊为肾阳虚证，曾予金匮肾气丸、虎骨酒、青娥丸等大量温补之药，而病情未能控制，仍逐渐发展。冷感向上至腰部，向下则冷至足心，如赤脚立冰上，寒冷彻骨，同时伴有下肢麻木，痒如虫行，小便余沥与阳痿等证。曾先后在北京诸医院检查，均未见异常，并服用补肾壮阳、益气和血等中药200余剂，未能见效，于1980年1月11日转请刘老诊治。

患者素体健康，面部丰腴，两目有神，舌质色绛，少苔，脉弦而略数。问其饮食如故，大便不爽，小便短少而发黄。

初投四逆散，按阳厥之证治之，药进3剂，厥冷依然，乃反复追询其病情，患者才说出睡眠不佳，且多乱梦，而心时烦，容易汗出。视其舌尖红如杨梅，脉来又数，反映了阴虚于下而心火独旺于上之证。刘老认为，心火上炎，无水以承，是以心烦少寐、多梦汗出；火盛于上，阳气不能下达，则水火不相交通，是以为厥，四逆散疏气通阳而不能泻上盛之火，是以服药无效，遂处以下方治疗。

[处方] 黄连9g，黄芩3g，白芍6g，阿胶9g（烊化），鸡子黄2枚（自备）。

上5味，以水3碗，先煮3物，取1碗，去滓，纳胶烊尽，小冷，纳鸡子黄，搅令相得，分2次服下。

服药3剂后，患者自觉下肢寒冷麻木之感逐渐减退，心烦、汗出、失眠多梦等症均有明显好转，小便余沥和阳痿亦有所改善。察其舌，仍红赤而少苔，脉弦而微数，继宗原法治之。

[处方] 黄连9g，阿胶10g（烊化），黄芩3g，白芍9g，鸡子黄2枚（自备），丹皮6g。6剂，煎服法同前。

1月30日，适值降雪，寒风凛冽，但患者并无异常寒冷之痛感，腰以下厥冷证基本告愈。1个月后，据患者言，未再复发。

按：黄连阿胶汤出自《伤寒论》等303条，原文为“少阴病，得之二三日以上，心中烦，不得卧，黄连阿胶汤主之，主治心肾不交之失眠证”。该例患者，上则见有心火亢盛的心烦、汗出、失眠多梦、舌红少苔、脉数等症；下则见有水寒之证的小便余沥、阳痿、腰以下厥冷等症，属于阴阳上下不相交通，水火不相既济之证，故投以黄连阿胶汤交通心肾，使水火既济，阴阳调和，则下肢厥冷之证得以痊愈。(《现代名中医内科绝技》)

案3　张俊庭治疗男性不育症案

[主治] 男性不育症（肾阴虚火旺证）。

[处方] 黄连12g，黄芩、阿胶、白芍各9g，鸡子黄2枚，女贞子、旱莲草各12g，川断、淫羊藿各10g，肉桂3g。

[用法] 水煎服，日1剂。

[疗效] 治疗1例33岁男患者，3剂服完性交时开始排精，头痛头晕减。又进3剂，诸症消失。5个月后随访，其妻怀孕2个月。

按：肾藏精，精含元阴、元阳，主司人体生长、发育、繁殖后代。若梦遗失精，元阴耗伤，不能上济心火，心火独亢而见心烦、失眠、梦遗滑精。方用芩连清泻心火以坚护真阴；白芍、阿胶、旱莲、女贞养血滋阴；川断、淫羊藿补肾以固本；少佐肉桂引火归元；鸡子黄滋脾胃、补心入肾。诸药合用，心肾交通，水火互济，不育自愈。(《中国中医特治新法大全》)

案4　张俊庭治疗舌尖奇痒案

[主治] 舌尖奇痒。

[处方] 黄连15g，黄芩、白芍各8g，阿胶10g，元参、生地各12g，鸡子黄1枚，竹叶6g。

[用法] 水煎服1日1剂，早晚分服。

[疗效] 治疗1例41岁女患者，服上方6剂后症减，又服6剂，症状基本痊愈，后以上方略有增损，连服20余剂至今未复发。

按：舌痒一病临床较为鲜见，中医认为本病多由肾水不足，心火炽盛而致，病机十九条目：“诸痛痒疮皆属于心。”《素问·至真要大论》言：“舌为心之苗。”本例病属肾水亏乏，不能上济心阴，致使心火独亢，故舌尖奇痒，心烦不寐，咽干口燥。方中黄连、黄芩苦寒清心泻火以治标，生地、玄参滋补肾水以治本，更配阿胶、鸡子黄、白芍滋阴养血安神，竹叶清心火以利小便。诸药配伍，共奏清心泻火，滋补肾水，使水火相济，阴阳调和，故奇病速愈。(《中国中医特治新法大全》)

案 5　刘渡舟治疗失眠案

李某某，男，49 岁。

患失眠已 2 年，西医按神经衰弱治疗，曾服用多种镇静安眠药物，收效不显，自诉入夜则心烦神乱，辗转反侧，不能成寐，烦甚时必须立即跑到空旷无人之地大声喊叫，方觉舒畅，询问其病由，素喜深夜工作，疲劳至极时为提神醒脑起见，常饮浓厚咖啡，习惯成自然，致入夜则精神兴奋不能成寐，昼则头目昏沉，萎靡不振。视其舌光红无苔，舌尖宛如草莓之状，红艳格外醒目，切其脉弦细而数。

脉证合参，此乃火旺水亏，心肾不交所致。治法当以下滋肾水，上清心火，令其坎离交济，心肾交通。

[处方] 黄连 12g，黄芩 6g，阿胶（烊化）10g，白芍 12g，鸡子黄 2 枚。

此方服至 3 剂，便能安然入睡，心神烦乱不发，续服 3 剂，不寐之疾从此而愈。

按：失眠，《内经》谓之“不寐”“不得卧”成因有痰火上扰者；有营卫阴阳不调者；有心脾气血两虚者；有心肾水火不交者。本案至夜则心神烦乱，难以入寐，乃心火不下交于肾而独炎于上。陈士铎《辨证录》云：“夜不能寐者，乃心不交于肾也……心原属火，过于热则火炎于上而不能下交于肾。”思虑过度，暗耗心阴，致使心火翕然而动，不能下交于肾，阳用过极，则肾水难以上济于心。又饮咖啡，助火伤阴，使火愈亢，阴愈亏。观其舌尖赤如草莓，舌光红无苔，脉细而数，一派火盛水亏之象，辨为心肾不交之证。故用黄连阿胶汤以滋阴降火，交通心肾，体现了《难经》所谓“泻南补北”的精神。(《伤寒名医案例精选》)

案 6　刘渡舟治肾小球肾炎案

高某某，男，40 岁。

因体检发现尿潜血（+++），尿蛋白（+），血压 165/100mmHg。B 超提示：左肾结构欠规则，膀胱镜（–），结核（–），GFR 降低，西医认为“肾小球肾炎”可能性大。给予激素及双嘧达莫等西药，兼服中药，然血尿始终不消，经一年有余，特请余会诊，现尿潜血（+++），尿蛋白（±），伴心烦不寐，口干，五心烦热，腰痛，下肢痿软无力，小便频数，量少色黄，视其舌红绛而苔薄黄，切其脉细数薄急。

脉证合参，辨为少阴热化之证。因肾水不足，心火上炎，心肾不交，当滋阴泻火，养血止血，通心肾为法。

[处方] 黄连 10g，黄芩 6g，阿胶（烊化）12g，白芍 15g，鸡子黄 2 枚，当归 15g，生地 15g。7 剂水煎服。

[医嘱] 勿食辛辣肥腻之食品。

检查尿潜血（++），红细胞（0~10）/HP，心烦与不寐均减，仍有多梦，小便黄赤，带有泡沫颇多。舌质仍红，脉来弦滑。

反映了药虽对证，尚未全面控制病情，因阴中伏火不能速解也，继用上方加减出入，1个月余诸恙悉退，随访已无复发。

按：少阴热化，伤阴动血，辨证关键在于心烦不寐，脉来细数，故用黄连阿胶汤治疗。（《刘渡舟临证验案精选》）

案7　刘炯夫治疗咯血案

夏某某，男，35岁。初诊：1972年3月5日。

咯血宿疾，历时5年，曾X片检查，发现右上肺有透光区，近因生活失节复发咯血，曾经西医诊治未能制止。初诊证见咳嗽，咯血盈盂，胸部隐痛，心烦不眠，舌质红、苔薄黄，脉细数。以为肝火犯肺，法以泻肝清肺，药用青黛、山栀、瓜蒌、海浮石、白及、茅根。服2剂，病无进退。更细加辨析，视其面红，心烦不寐，舌红转绛，苔黄腻，脉细数。始知其为肾水不足，心火亢盛。因而改用黄连阿胶汤，滋阴清热，安神止血。服2剂，血止咳减，后以上方出入，服15剂而愈。

按：本案咯血，伴有心烦不寐，舌绛苔黄等症，显系肾水不足，心火有余，致络脉损伤而出血。初诊时所予咯血方，只能清肝火而不能泻心火，更无滋阴之能，宜乎不效，复诊时改投黄连阿胶汤，既可清心火，又能滋肾水，水升火降，标本同治，始得应手取效。（《伤寒名医案例精选》）

案8　张云治疗精神异常案

于某，女，73岁。1990年3月2日初诊。

无故大笑不止7天，非但开口即笑，独处亦笑，影响饮食及睡眠。西医诊断为脑动脉硬化。服药不效，邀笔者诊治。症状如前，面部潮红，舌红无苔，脉细数。心主神明，火盛伤心阴，责肾水之亏。滋水清热，交通心肾，乃为本病治疗之肯綮。黄连阿胶汤加味治之。

[处方] 黄连10g，黄芩12g，阿胶15g，白芍30g，鸡子黄2枚，夜交藤50g，生龙牡各60g。

2剂笑止。随访年余，未见复发。

按：《灵枢·本神》云："心气虚则悲，实则笑不休。"本案大笑不止见面红、舌红少苔、脉细数，乃肾水不足，心火亢盛，上扰神明所致，属"肾虚"而"心实"。故用黄连阿胶汤滋肾水之"虚"，清心火"实"，心肾相交，坎离既济，神无火煎，则狂笑自已。（《伤寒名医案例精选》）

【附方】

交泰丸（《韩氏医通》）

黄连15g　肉桂10g 水煎服。

功用：清心温肾。

主治：心肾不交证。心烦不安，失眠多梦，下肢不温。

方论：宋·张锐：治阴阳痞隔，营卫差错，水火不交，冷热乖适，邪热炎上，烦躁闷乱，昏塞不省人事，冷气上冲胸膈痞塞。（《鸡峰普济方》）

金·李东垣：升阳气，泻阴火，调营气，进饮食，助精神，宽腹中，除怠惰嗜卧，四肢不收，沉困懒。（《脾胃论》）

第十一章 开窍剂

凡以芳香开窍药为主组成，具有开窍醒神作用，治疗窍闭神昏证的方剂，统称开窍剂。

窍闭神昏之证多由邪气壅盛，蒙蔽心窍所致。其有热闭和寒闭之分。热闭由温邪热毒内陷心包所致，治宜清热开窍；寒闭由寒湿痰浊之邪或秽浊之气蒙蔽心窍所致，治宜温通开窍。因此，本章方剂分凉开剂和温开剂两类。

窍闭者，心窍闭塞也。治当通关启闭，以复心主神明之常。故开窍剂，当以芳香开窍药为主组成。热闭者，治以清热解毒、开窍醒神；寒闭者，治以行气化浊、温通开窍，又因闭证常与痰浊内壅、肝风内扰有关，故祛痰、平肝之品亦应酌情选用。

应用开窍剂，首先当辨清闭证和脱证。凡见神昏口噤、两手握固、二便不通、脉实有力之闭证者，方可应用；而对汗出肢冷、呼吸气微、手撒尿遗、口开目合、脉象虚弱无力或脉微欲绝之脱证则不宜使用。其次辨清闭证寒热之属，正确地选用凉开或温开。至于阳明腑实而兼邪陷心包，应根据病情的轻重缓急，或先投寒下，或开窍与攻下同用。开窍剂多由气味芳香、辛散走窜之品组成，易耗伤正气，应中病即止，不宜久服；孕妇亦当慎用或禁用。本类方剂多制成丸、散剂，不宜加热煎煮，以免药力散失，影响疗效。

第一节　凉开剂

安宫牛黄丸

《温病条辨》

【组成】牛黄一两（30g）　郁金一两（30g）　犀角（水牛角代）一两（30g）　黄连一两（30g）　朱砂一两（30g）　山栀一两（30g）　雄黄一两（30g）　黄芩一两（30g）　梅片二钱五分（7.5g）　麝香二钱五分（7.5g）　真珠五钱（15g）

【用法】上为极细末，炼老蜜为丸，每丸一钱（3g），金箔为衣，腊护。脉虚者人参汤下，脉实者银花、薄荷汤下，每服一丸。大人病重体实者，日再服，甚至日三服；小儿服半丸，不知，再服半丸（现代用法：口服，1 次 1 丸。小儿 3 岁以内，1 次 1/4 丸；4~6 岁，一次 1/2 丸。一日 1~3 次。昏迷不能口服者，可鼻饲给药）。

【功用】清热解毒，豁痰开窍。

【主治】邪热内陷心包证。高热烦躁，神昏谵语，口干舌燥，或舌謇肢厥，舌红或绛，脉数。亦治中风昏迷，小儿惊厥，属邪热内闭者。

【方论选录】

清·吴瑭：此芳香化秽浊而利诸窍，咸寒保肾水而安心体，苦寒通火腑而泻心用之方也。牛黄得日月之精，通心主之神。犀角主治百毒，邪鬼瘴气。真珠得太阴之精，而通神明，合犀角补水救火。郁金草之香，梅片木之香，雄黄石之香，麝香乃精血之香，合四香以为用，使闭锢之邪热温毒深在厥阴之分者，一齐从内透出，而邪秽自清，神明可复也。黄连泻心火，栀子泻心与三焦之火，黄芩泻胆、肺之火，使邪火随诸香一齐俱散也。朱砂补心体，泻心用，合金箔坠痰而镇固，再合真珠、犀角为督战之主帅也。（《温病条辨》）

清·张秉成：夫热邪内陷，不传阳明胃腑，则传入心包。若邪入心包，则见神昏谵语诸证，其势最虑内闭。牛黄芳香气清之品，轻灵之物，直入心包，辟邪而解秽，然温邪内陷之证，必有黏腻秽浊之气留恋于膈间，故以郁金芳香辛苦，散气行血，直达病所，为之先声；而后芩连苦寒性燥者，袪逐上焦之湿热。黑栀清上而导下，以除不尽之邪；辰砂色赤气寒，内含真汞，清心热，护心阴，安神明，镇君主，辟邪解毒。（《成方便读》）

近·何廉臣：此方芳香化秽浊而利诸窍，咸寒保肾水而安心体，苦寒通火腑而泻心用，

专治热陷包络，神昏谵语，兼治飞尸猝厥，五痫中恶，及大人、小儿痉厥之因于热者，多效。(《重订通俗伤寒论》)

今·李畴人：安宫者，比万氏增进一层，较《局方》虽多羚羊角，而少珠粉、梅片。此方可兼治痰蒙，化秽利窍，保肾安心；治温暑、时邪挟痰浊内闭，口噤神昏，飞尸卒厥，五痫中恶，及痉厥之因于热者……黄芩、黄连、黑栀苦降肝热，清理三焦。犀角、雄黄、郁金、梅片清营解热毒，开郁结。珍珠豁痰蒙，加辰砂、金箔安神魂，牛黄、麝香芳得开窍。温病热邪锢结一齐从内达外，邪秽自消，神明可复。(《医方概要》)

今·湖北中医药大学方剂教研室：本方是根据其功效和主要药物而命名的。所谓安宫，"宫"此处指心包而言。心包即心之包膜，为心之外围，温毒热邪内陷，侵犯心脏时，往往由心包代其受邪。《灵枢·邪客》篇曰："诸邪气在于心者，皆在心之包络"。大凡温热病，热邪炽盛，内陷心包，必扰及神明，《素问·灵兰秘典论》篇曰："心者，君主之官，神明出焉。"心主失其清灵之常，故见神昏谵语。本方善清内陷心包之痰热，热清痰化，心神方能安其"宫"，故名"安宫"。方中以清心解毒，豁痰开窍之牛黄为主药，并与它药共研成极细末，用和胃调中的蜂蜜制成丸剂，故名安宫牛黄丸。根据安宫牛黄丸证的病因、病机，本方除牛黄、蜂蜜外，大抵由三方面药物组成：清热解毒药——犀角、黄连、黄芩、栀子；开窍化痰药——麝香、冰片、郁金、雄黄；镇心安神药——珍珠、金箔、朱砂。诸药合用，有清热解毒、豁痰开窍、镇心安神之效。用于温热病，热邪内陷心包，痰热壅闭心窍者，颇为适宜。(《古今名方发微》)

【验案选录】

案1 熊曼琪治疗脑膜炎后遗症案

文某某，男，29岁，1986年10月16日入院。

[代诉]反应迟钝，记忆力减退，四肢阵发性震颤7年，加重半年。患者于1979年患"急性脑膜炎"，经治疗后遗下手足震颤，反应迟钝，记忆力减退等症，生活不能自理。在香港多家医院治疗，用过中西药均无效。近半年来，上述症状加重而来本院就诊。初诊时除上述症状外，尚有大便干结，口臭，舌淡红，苔白厚，脉弦滑。

[诊断]癔疭、郁证(脑膜炎后遗症)。属肝郁脾虚，虚风内动，痰凝络阻，清窍不通。

[治疗]以疏肝解郁，化痰息风为主。方用四逆散、大定风珠加味，针刺手足厥阴经等经络穴位，治疗1周，效果不显。后加用安宫牛黄丸，每日1丸，分2次服，开水送服。

服药5天后出现疗效，震颤减少，反应稍好转，记忆力有所恢复；10天后，诸症皆显著减轻；30天后，精神良好，反应灵敏，记忆力恢复，四肢震颤消失。复查脑电图：呈界限性，脑功能明显改善。各生理常数正常，睡眠好，胃纳佳，二便如常，痊愈出院。[《中国医药学报》1988，(04)：44~46]

案2　彭万年治疗痴证案

孙某某，女，13岁，泰国人。邀诊时间：1957年8月14日。

患者为滞产、剖腹产患儿。产下时不会哭，发绀，经全力抢救后幸存。长大后一直不会走路、站立，大小便失控。至7、8岁时，常整晚不能入睡，有时白天坐着突然栽倒，时有手足抽动。曾延请泰国医生久治无效。11岁时，又请一位有名的神经内科医生给其诊治，诊为大脑发育不全，予服西药（具体不详，据其父母介绍，其中有镇静药，营养神经药物等）后，睡眠好转。近半年又请一位医生每周予以针灸2次，取神门、内关、足三里、三阴交等穴位。患者2年多来，赖服上述西药始能入睡，而余症毫无改善。赴诊时症见患者头颅小，营养尚佳，第二性征发育良好，目光不定，不辨亲疏，不能言语，遗大小便，不能站，坐不稳，1年前月经初潮，3~4月后续潮一次，至今未再来潮，纳可，眠差，舌淡红，苔薄白，脉细滑。

［诊断］痴证。属肝肾不足，痰迷心窍。

［治疗］以补益肝肾，化痰开窍为主，方用六味地黄丸加菟丝子、女贞子、珍珠末、羚羊角等，每日1剂。服药2周后，患者除精神较好外，余无明显改善。于是在上述汤剂基础上试加安宫牛黄丸，每天1丸。岂料自服安宫牛黄丸后，患者不仅睡眠转安，抽搐等症亦有好转。共服20丸后，停服上述西药，睡眠仍佳，且逐渐能站立迈步扶行，会哭会笑，见到父母每表现出高兴、亲近的样子，共服1个多月，所有症状均大为改观，排二便前亦有所表示。至此，考虑患者已服安宫丸30余丸，初步取效，暂予停服，并嘱原中药汤剂内加金戒指煮服，以加强重镇作用。但停安宫丸第二天，患者即不能入睡。5天后，不仅眠差，精神亦差，表情呆板，无力行走。此时恢复使用安宫丸，诸证又随之好转。3个月后，病情稳定，改为每日服安宫丸半粒，滋补肝肾方1剂，坚持治疗至今已近半年，患儿各症均见稳步好转。亲属及邻里皆赞中国医药治此顽疾，功效显著，出人意外。［《中国医药学报》1988，(04)：44~46+79］

案3　彭万年治疗消渴案

黄某某，男，70岁，澳门同胞，1985年2月8日首次入院。

［主诉］患糖尿病17年，伴神志恍惚年余，加重2个月。

患者于1968年起长期应用胰岛素治疗糖尿病，症状反复出现。至1984年上半年开始出见双下肢浮肿，步态不稳，精神异常，病情逐渐加剧，曾在澳门某医院诊断为“糖尿病并高血压动脉硬化症，肾功能不全”，住院治疗无效，专程返广州，由本院急诊留观一天后转入病房。入院时症见神志恍惚，骚动不宁，答非所问，双下肢浮肿，步履蹒跚欲倒，消食善饥，口渴，尿频，舌嫩红，少苔，脉象细数。查空腹血糖7mmol/L，CO_{2}-CP46ml/100ml，二氯化氮结合力20.66mmol/L，尿素氮6.39mmol/L。

［诊断］消渴病、昏谵、视朦（糖尿病合并动脉硬化症，左角膜带状变性），属肝肾不足，气阴两虚，痰瘀阻窍。

［治疗］除继续应用自备长效胰岛素每日12u（患者在院外长期每日应用胰岛素

12~20u）等药外，中医以滋养肝肾，益气养阴，祛痰开窍为主。予安宫牛黄丸1丸，每天1次，并予六味地黄丸（汤）及炖服吉林参。2天后，躁动谵语停止。初步取效后，守上法不变，续进安宫牛黄丸半个月，病情明显好转，神志清楚，思维正确，对答合理，无口渴，二便正常，自觉全身舒适。空腹血糖降至4.22mmol/L。予停服安宫牛黄丸。继以补肝肾，益气阴汤剂调理月余。出院时精神转佳，记忆力大为好转，胃纳一般，烦渴、尿频等症消失，步态如常，视力也有所恢复。[《中国医药学报》1988，(04)：44~46+79]

【附方】

附方1　牛黄清心丸（《痘疹世医心法》）

辰砂一钱半（4.5g）　黄连五钱（15g）　黄芩　山栀仁各三钱（各9g）　郁金二钱（6g）　牛黄二分半（0.75g）上为细末，腊雪调面糊为丸，如黍米大。每服七八丸，灯心汤下。

功用：清热解毒，开窍安神。

主治：温热之邪，内陷心包，身热，神昏谵语，烦躁不安，以及小儿高热惊厥，中风窍闭等属热闭心包者。

方论：**清·王子接**：喻嘉言治中风门云：热阻关窍，汤剂中调入牛黄清心丸。但古有数方，其义各别，若治温邪内陷包络神昏者，唯万氏之方为妙。盖温热入于心包络，邪在里矣，草木之香仅能达表，不能透里，必借牛黄幽香物性，乃能内透胞络，与神明相合，然尤在佐使之品配合咸宜。万氏用芩、连、山栀以泻心火，郁金以通心气，辰砂以镇心神，合之牛黄相使之妙。是丸调入犀角、羚羊角、金汁、甘草或人中黄、连翘、薄荷等汤剂中，定建奇功。（《绛雪园古方选注》）

附方2　行军散（《温疫论》）

犀牛黄　麝香　珍珠　冰片　硼砂各一钱（各3g）　明雄黄飞净，八钱（24g）　硝石精制，二三分（1g）　飞金二十页（3g）　上各研极细如粉，再合研匀，瓷瓶密收，以蜡封之，每服三分至五分（1~1.5g），凉开水调下，或点眼，搐鼻。

功用：清热开窍，辟秽解毒。

主治：暑秽窍闭证。吐泻腹痛，烦闷欲绝，头目昏晕，不省人事；或治口疮咽痛；或点目去风障翳；搐鼻可避时疫。

方论：**清·王士雄**：开闭透伏之良方也。而飞龙夺命丹，即合行军、绛雪二方而加峻者，且有人中白引浊下行，尤具斩关夺命之能。上虞陈君香谷闻之，概为制送，嘱余详叙方治刊布，因而救全不少，厥功伟哉。（《随息居重订霍乱论》）

清·雷丰：治霍乱痧疫，去一切秽恶。（《时病论》）

清·俞根初：暑厥乃中暑之至急证，其人面垢肢冷，神识昏厥，急用芳香开窍药如行军散最效。（《重订通俗伤寒论》）

紫雪丹

苏恭方，录自《外台秘要》

【组成】黄金百两（3000g） 寒水石三斤（1500g） 石膏三斤（1500g） 磁石三斤（1500g） 滑石三斤（1500g） 玄参一斤（500g） 羚羊角屑，五两（150g） 犀角屑（水牛角浓缩粉代），五两（150g） 升麻一升（250g） 沉香五两（150g） 青木香五两（150g） 丁子香一两（30g） 甘草炙，八两（240g）

【用法】上十三味，以水一斛，先煮五种金石药，得四斗，去滓后内八物，煮取一斗五升，去滓，取硝石四升（1000g），芒硝亦可，用朴硝精者十斤（5000g）投汁中，微火上煮，柳木篦搅，勿住手，有七升，投在木盆中，半日欲凝，内研朱砂三两（90g），细研麝香五分（1.5g），内中搅调，寒之二日成霜雪紫色。病人强壮者一服二分（0.6g），当利热毒；老弱人或热毒微者，一服一分，以意节之。（现代用法：口服，一次1.5~3g，一日2次。周岁小儿一次0.3g，每增1岁，递增0.3g，每日1次。五岁以上小儿遵医嘱，酌情服用。）

【功效】清热开窍，息风止痉。

【主治】热闭心包，热盛动风证。高热烦躁，神昏谵语，痉厥，口渴，唇焦，齿燥，尿赤，便秘，舌质红绛，苔干黄，脉数有力或弦数，以及小儿热盛惊厥。

【方论选录】

清·汪昂：此手足少阴、足厥阴阳明药也。寒水石、石膏、滑石、硝石以泻诸经之火，而兼利水为君；磁石、玄参以滋肾水而兼补阴为臣；犀角、羚羊以清心宁肝，升麻、甘草以升阳解毒，沉香、木香、丁香以温胃调气，麝香以透骨通窍，丹砂、黄金以镇惊安魂，泻心肝之热为佐使。诸药用气，硝独用质者，以其水卤结成，性峻而易消，以泻火而散结也。（《医方集解》）

清·张秉成：治内外皆热，狂叫奔走，发斑发黄，口疮脚气，一切蛊毒药毒等证。方中独以砂麝二硝四味用其质，以之为君。朴硝下导，硝石上散，二物皆水卤结成，性峻而易消，为破滞散邪之专药，辰砂辟邪安神，麝香通关达窍，为之臣，其余诸药，皆取其气，不用其质，如黄金之镇邪，犀角、羚羊清之于上，寒、滑、磁石，清之于下，升麻之上升，沉香之下降，甘草守中而解毒，丁、木散气而疏邪，用为佐使，在用者之得心应手耳。（《成方便读》）

清·徐大椿：毒侵经腑，热闭神明，故狂越躁乱，心腹疼痛焉。此方驱降毒瘴，护心宁神，专治一切实火闭结证。即《千金》元霜，《局方》于紫雪方中参入甘草、丁香、朱砂三味，仍用紫雪之名，一方而兼两方之制，但此专主石药毒火。方中丁香一味，用方者审之。黄金本无气味，必铺中叶子曾经煅炼煮过，方有气味可用，此乃坠热、通关之剂，为火壅猝厥之方。(《医略六书·杂病证治》)

清·吴瑭：诸石利水火而通下窍，磁石、元参补肝肾之阴而上济君火，犀角、羚羊泻心、胆之火，甘草和诸药而败毒，且缓肝急，诸药皆降，独用一味升麻，盖欲降先升也。诸香化秽浊，或开上窍，或开下窍，使神明不至于坐困于浊邪，而终不克复其明也。丹砂色赤，补心而通心火，内含汞而补心体，为坐镇之用。(《温病条辨》)

清·雷丰：是方药力峻猛，体非强壮，证非实火，不宜浪用。尝见今之医者，一遇神昏谵语，不分虚实，遂谓邪入心包，随手用之，毫无忌惮。倘郑声喃喃，由心神不足而致者，一妄用之，祸必旋踵。临证之际，当分虚实而施，庶无差误。(《时病论》)

近·张山雷：此方清火降气，盖与至宝丹相近，而重用二硝，则地道通，泻热下行，尤为“釜底抽薪”要诀。凡气火甚盛，有升无降诸证，尤为相宜……故温热昏狂，尤以此方为必需之品。但犀、羚并用，在今日已是价值奇昂，而益之以黄金煎熬，贵而无裨实用。此乃方士之陋，《局方》本用百两，阎氏只用其十之一，已有见于此而减之。近人有以金箔代之者，亦是无谓。若欲镇定火升，则龙、牡、磁石、石决之类，何不可用？况二硝为主，导之下行，则决去壅塞，已得其要，又何必依赖重药？唯升麻、丁香二物最不可解，即欲其降，何又杂之以升提？本欲其清，忽复济之以温燥，不可不知改革。(《阎氏小儿方论笺正》)

近·何廉臣：此方辟秽开窍，泻火散结。徐洄溪云：邪火毒火，穿经入脏，无药可治，此能消解，其效如神。(《重订通俗伤寒论》)

近·冉雪峰：查此方清热镇逆，宣窍透络，沉静循环，柔畅经隧……方用寒水石、磁石、石膏、滑石，四复味为药，即西法芳香神经剂。又用犀角、羚角、元参、升麻，四解毒药，再重用二硝，消坚软坚，荡涤下泄，何毒不解，何热不清，何结不散。复假黄金坐镇，甘草调护，朱砂窜透变质，逼邪伸正，意义实为周匝。石药中不用暴悍；香药中不用燥烈；解毒药中不用涩滞；荡涤药中不用苦寒，处处均显超越。方中用硝独多，为毒热开出路也。用丁香独少，以该药近温烈也……方制各药煎汁，唯二硝、麝香、朱砂，浑全用质，尤饶义蕴，学者所当各各领会。(《历代名医良方注释》)

今·李畴人：黄金、寒水石、磁石、石膏、滑石，皆寒凉镇坠之品，犀、羚清心肝肺之火而解毒，合木香、丁香、沉香宣发三焦气分，升麻、元参、甘草解毒救阴，二硝开结，麝香透窍，朱砂入心，萃气血三焦，通彻表里上下之药，而解穿经入络之邪火，其效如神，乃治瘟毒邪火奇怪之症。(《医方概要》)

今·潘澄濂：本方中石膏、寒水石、滑石甘寒清热，犀角、元参、升麻凉血解毒，羚羊、磁石平肝息风，木香、沉香、丁香调气畅中，朴硝、牙硝软坚通便，麝香开窍，朱砂安神。综观其作用，是以清气营之热，并导之而下行，以抑制炎上之火，为全方之要键。盖毒解而热清，火降而风息，此为因高热而引起痉厥昏迷的基本治则。但热毒上炎，心包被扰，开窍安神，亦为当务之急。且本方之妙，尤有滑石的通调水道，朴硝的软坚导结，其与现代医学之脱水疗法，似出一辙，值得重视。(《潘澄濂医论集》)

【验案选录】

案1　王静安治疗小儿高热案

王某，男，5岁。2005年1月9日初诊。

发热半天。患儿昨日下午出现精神萎靡，肌肤灼热等现象，家长测其体温，达39℃，在某医院门诊给予“感冒颗粒”等，热未退，今晨出现喷嚏、咳嗽等症。现体温39℃，烦躁不安，喷嚏，微咳，尿黄，恶心，精神萎靡，倦怠嗜睡，面色红赤，舌质红，苔黄腻，脉浮数，指纹紫。血常规：WBC 4.7×10^9/L，L 33.4%，N 59.3%。

[辨证治法]此为邪犯肺卫，内传气分之外感高热。法当清气泻火，疏表导滞。方拟清宣导滞汤。

[处方]柴胡10g，荆芥10g，青蒿30g，赤芍6g，栀子6g，连翘9g，黄连3g，黄芩9g，石膏30g，板蓝根30g，天花粉30g，紫苏梗9g，山楂15g，建神曲15g。1剂。1日1/2剂，水煎服，每次40ml，每日4次。另予紫雪丹2支，下午4~5点，晚上9~10点各服半支。嘱忌鸡、鱼。

二诊：服药后当晚即热退，服完余药后诸症消失，治愈。(《王静安医案》)

案2　董廷瑶治疗咳嗽案

袁某，男，2岁，初诊：1962年3月1日。

患儿咳嗽5日，高热4日(40.5℃)，气逆喘急，于1962年2月28日入院。听诊两肺呼吸音粗糙，胸透提示两侧支气管肺炎。初诊时见病孩常有发热咳喘，因而反复住院，前后8次，其肺气素虚可知。近因风温侵袭而高热不退，四肢厥逆，烦躁不安，干咳气促，口燥少津，脉象细数，舌绛无苔，便溏腹软，小溲尚通，面部有细小紫斑。

[辨证治法]温邪鸱张，阴分大耗。亟须清肺救阴。

[处方]鲜沙参12g，麦冬9g，元参9g，鲜生地15g，生甘草3g，花粉9g，生石膏30g，鲜竹叶50片，桑叶9g，枇杷叶9g。2剂。

二诊：3月3日。服上药后，四肢已温，舌绛较润，咳嗽稍松；唯热度仍高达40.3~40.7℃，时有呕恶，神识尚清，但昏沉喜睡，溲通，便黏而次少量多，泪汗均无，脉细急数。温热内炽，肺阴不复。再以清燥救肺加减。

[处方]桑叶9g，枇杷叶9g，鲜沙参12g，生石膏30g，鲜生地30g，天花粉9g，川连2.4g，鲜石菖蒲4.5g　生黄芩4.5g，川贝母4.5g。

另紫雪丹3g，分2次化服，1剂。

三诊：3月4日。温邪鸱张，热势炽盛，迭进救阴解毒、清热生津之品，病情初平。但正气耗伤，故神倦露睛，舌绛津干，涕泪均无。再以扶正救阴，兼清余热。

[处方]西洋参4.5g，移山参9g，鲜生地30g，鲜石斛12g，麦冬9g，鲜芦根30g，生

甘草 2.4g，桑叶 9g，枇杷叶 9g，白茅根 30g，羚羊角粉 1.8g。1 剂。

四诊：3 月 5 日。昨服扶正救阴之剂，颈部见汗，四肢潮润，形神较振，目中隐隐有泪，胃能受食，舌绛滋润，咳嗽有痰，面部斑点已淡，便下一次，小溲通调。正气渐复，阴津初回。原方合辙，续进前法。

[处方] 元参 24g，鲜生地 15g，麦冬 9g，移山参 9g，生甘草 2.4g，桑叶 9g，枇杷叶 9g，鲜石斛 12g，花粉 9g，羚羊角粉 1.2g。1 剂。

药后神振津回，气和思食，哭声洪亮，脉证均平；唯药后神振津回，气和思食，哭声洪亮，脉证均平；唯气阴尚虚，继以养阴扶正调治而愈。(《董廷瑶医案》)

案 3　董水樵治疗急惊风案

杨某，女，13 岁。

初诊：壮热不退，神志昏乱，狂妄躁扰，手足掣搐，二脉数实，舌苔黄腻，便结 5 天，而矢气频仍，有汗而溲长。

[辨证治法] 阳明经腑实热，治宜急下存津。

[处方] 川朴 3g，生枳实 6g，西锦纹 9g，玄明粉 9g，紫雪丹 3g (分 2 次化服)。

二诊：昨晚汗出较多，而神志依然昏迷，腑气仍未通行，小溲反不通畅，苔化舌绛，是实火逗留胃腑，势已化燥。拟白虎汤以透邪热，紫雪丹以清解热毒。

[处方] 生石膏 60g，知母 9g，生甘草 3g，鲜竹叶 50 片，鲜生地 30g，天花粉 9g，陈粳米 30g (包)，紫雪丹 3g (分 2 次化服)。

三诊：药后下宿矢半盂，小溲通而色赤，神识顿清，知饥索食，舌苔滋润，热和脉静，但余邪未清，虑其死灰复燃，续进竹叶、白虎 2 剂，后经调理而愈。(《董水樵医案》)

案 4　燕庆祥治疗缠喉风案

姜孔印，年四十余岁，江西永修人。

其人素好饮酒，奔走路途过多，感受秋燥而发。症见喉忽红肿，项外亦然，汤水不能下咽，痰涎壅塞，声如拽锯。发后约四旬钟时，呼吸几绝，忽又发狂，手舞足蹈，六七人不能揿住。

[辨证治法] 虽因其狂不能诊脉，而症实见表面，一视便明。盖由肺胃积热，复感风燥，则明明为缠喉风。此为急症，不可缓图。即嘱其用多数人，将病者揿住，用针刺两手少商穴，随用温水两钟、桐油两匙，将鸡翎蘸油探入喉内，连探两次，涌出许多痰涎，病势稍平。

[处方] 生石膏一钱，硼砂六分，牙硝三分，胆矾三分，玄明粉二分，梅冰片二分，名白绛雪散。加牛蒡子八分，射干一钱，青黛六分。共研细末，用笔管吹入喉中三次，其肿已消一半。

[处方] 加减清咽利膈汤。

牛蒡子一钱，青连翘二钱，煅石膏六分，川贝母二钱，玄参二钱，苏薄荷一钱，金银

花二钱，片芩一钱，外加紫雪丹五分，射干五分，药汤调下。服二剂，病即痊愈。(《燕庆祥医案》)

至宝丹

《灵苑方》引郑感方录自《苏沈良方》

【组成】生乌犀（水牛角代） 生玳瑁 琥珀 朱砂 雄黄各一两（各 30g） 牛黄一分（0.3g） 龙脑一分（0.3g） 麝香一分（0.3g） 安息香一两半，酒浸，重汤煮令化，滤过滓，约取一两净（30g） 金银箔各五十片

【用法】上药丸如皂子大，人参汤下一丸，小儿量减（现代用法：研末为丸，每丸重 3g，每服 1 丸，一口 1 次，小儿酌减）。

【功用】清热开窍，化浊解毒。

【主治】痰热内闭心包证。神昏谵语，身热烦躁，痰盛气粗，舌绛，苔黄垢腻，脉滑数。亦治中风、中暑、小儿惊厥属于痰热内闭者。

【方论选录】

清·王子接：至宝丹，治心脏神昏，从表透里之方也。犀角、牛黄、玳瑁、琥珀，以有灵之品内通心窍；朱砂、雄黄、金银箔，以重坠之药安镇心神；佐以龙脑、麝香、安息香，搜剔幽隐诸窍……故热入心包络，舌绛神昏者，以此丹入寒凉汤药中用之，能祛阴起阳，立展神明，有非他药之可及。若病起头痛而后神昏不语者，此肝虚魂升于顶，当以牡蛎救逆以降之，又非至宝丹之所能苏也。(《绛雪园古方选注》)

清·徐大椿：诸中卒倒，痰热闭遏，血气不能流利而神志失养，故寒热交错，神昏不语焉。生犀、玳瑁清心热以存阴，朱砂、琥珀散瘀结以安神，牛黄、雄黄燥湿豁痰，麝香、龙脑通窍开闭，金箔、银箔镇坠心热以安神明也。诸药为末，入安息膏丸，取其解热散结、通窍辟邪，为暴仆卒中，痰血闭结之方。调化用参汤、用童便、用姜汁，乃扶元、散瘀、降火、开痰之别使也。(《医略六书》)

清·吴瑭：此方荟萃各种灵异，皆能补心体，通心用，除邪秽，解热结，共成拨乱反正之功。大抵安宫牛黄丸最凉，紫雪次之，至宝又次之。主治略同，而各有所长，临用对证斟酌可也。(《温病条辨》)

近·张山雷：此《局方》也，清热镇怯，定魄安神。凡肝胆火炎，冲击犯脑，非此不可，洄溪所云必备之药。方下所谓诸痫急惊，卒中客忤，烦躁不眠，及伤寒狂语等症，方后所谓卒中不语云云，无一非脑神经之病，投以是丸，皆有捷效。名以至宝，允无愧色。(《阎氏小儿方论笺正》)

今·李畴人：方中犀角、玳瑁清解心肝营分之热毒，琥珀、朱砂镇心神而开心窍，牛

黄、脑、麝幽香透窍，雄黄开结，安息透窍安神，金、银箔重以镇怯，亦可坠痰。治心脏神昏，从表透里之方也……《本事方》加入竺黄、南星等药，亦颇入彀。(《医方概要》)

近·冉雪峰：香可避邪，麝香、龙脑，香臭甚浓，又益之安息香，解秽宣结，悦心透脑，醒豁神经，宣通经隧。佐以乌犀、玳瑁二鳞介药，金箔、银箔二金药，朱砂、雄黄二石质药，镇降潜纳之功甚大。又佐琥珀通瘀，牛黄化痰，秽浊黏滞，络阻痰塞，得之靡不开豁。西法有芳香神经剂及镇定神经剂，此方两两兼收，萃为双壁……细察方义，不宁诸香药窜透力大，而朱砂含汞，雄黄含砒，何一非大力窜透？不宁二金属药镇降力大，而乌犀、玳瑁、琥珀、朱砂、雄黄，何一非大力镇降？且香而不烈，镇而不泄，尤显优异。(《历代名医良方注释》)

今·丁学屏：自叶天士创导“热入营血，邪陷心包”之说，用《局方》紫雪丹、至宝丹清心开窍、芳通包络至今，为感染性热病极期神志迷乱者开一法门。吴鞠通之安宫牛黄丸，王孟英之新定牛黄清心丸，莫不由此衍化。然细绎紫雪、至宝二方，实同中有异；考紫雪原方，实由《千金》玄霜脱胎。方中石膏、寒水石、滑石清气分无形之热；朴硝、硝石通腑泻热；玄参、升麻清热解毒；要在犀、羚并用，清心凉肝，开窍息风；全蝎、磁石、朱砂重镇安神；青木香，沉、丁二香疏豁气机。至宝丹中，犀角、牛黄、雄黄、玳瑁同用，重在清心解毒；麝香、龙脑、安息香芳透包络；金、银二箔、琥珀重可去怯，镇心宁神。以其药力各有侧重，用者须深究焉。(《古方今释》)

【验案选录】

案1　董廷瑶治疗麻疹并发症案

景某，女，4岁，住院号：22881。1961年1月22日初诊。

发热6天，疹见3日，两颧不明，四肢不温，疹已呈回，壮热烦躁不安，舌红苔黄，口唇干裂，干咳不爽，大便泄利，小溲短少。

［辨证治法］毒邪内陷营分，拟清营解毒、活血透疹。

［处方］葛根6g，生条芩9g，川连3g，鲜石菖蒲4.5g，炒枳壳4.5g，杜红花4.5g，桃仁泥9g，赤芍4.6g，连翘9g，另至宝丹1粒（开水化服）。1剂。

二诊：1月23日。麻疹明布，热势亦和（38℃），四肢温暖，神志清晰，舌润苔黄，口唇干燥，大便溏利，小溲短少，血活疹透，兹拟表里双解。

［处方］葛根6g，生黄芩9g，荆芥穗4.5g，桑叶9g，连翘9g，银花9g，枇杷叶9g，鲜石菖蒲4.5g，白茅根（去心）30g，另神犀丹1粒（开水化服）。1剂。

三诊：1月24日。药后疹回热退，神志亦清，咳爽气平，舌色红润，口唇干燥，时有叫吵，便黏溲少。肺阴受耗，拟清肺增液。

［处方］鲜生地30g，元参9g，知母6g，麦冬（去心）9g，天花粉9g，桑叶9g，生黄芩6g，枇杷叶9g，淡竹叶6g，生甘草3g，白茅根（去心）30g。3剂后平。(《董廷瑶医案》)

案2 丁甘仁治疗类中风案

沈左。年逾古稀，气阴早衰于未病之先，旧有头痛目疾，今日陡然跌仆成中，舌强不语，人事不省，左手足不用。舌质灰红，脉象尺部沉弱，寸关弦滑而数，按之而劲。良由水亏不能涵木，内风上旋，挟素蕴之痰热，蒙蔽清窍，堵塞神明出入之路，致不省人事，痰热阻于廉泉，为舌强不语，风邪横窜经，则左手足不用。《金匮》云：风中于经，举重不胜，风中于腑，即不识人，此中经兼中腑之重症也。急拟育阴息风，开窍涤痰，冀望转机为幸。

[处方] 大麦冬三钱，玄参二钱，羚羊片（先煎汁冲）八分，仙半夏二钱，川贝二钱，天竺黄一钱五分，明天麻八分，陈胆星八分，竹茹一钱五分，枳实一钱，全栝楼（切）四钱，嫩钩钩（后入）三钱，淡竹沥（冲）一两，生姜汁（冲）二滴，至宝丹一粒，去壳研末化服。

二诊：两投育阴息风、开窍涤痰之剂，人事渐知，舌强不能言语，左手足不用，脉尺部细弱，寸关弦滑而数，舌灰红。高年营阴亏耗，风自内起，风扰于胃，胃为水谷之海，津液变为痰涎，上阻清窍，横窜经，论恙所由来也，本证阴虚，风烛堪虑！今仿河间地黄饮子加味，滋阴血以熄内风，化痰热而清神明，风静浪平，始可转危为安。

[处方] 大生地四钱，大麦冬二钱，川石斛三钱，羚羊片（先煎汁冲）四分，仙半夏二钱，明天麻一钱，左牡蛎四钱，川贝母三钱，陈胆星八分，炙远志一钱，九节菖蒲八分，全栝楼（切）四钱，嫩钩钩（后入）三钱，淡竹沥（冲服）一两。

三诊：叠进育阴息风，清热化痰之剂，人事已清，舌强言语謇涩，左手足依然不用。苔色灰红，脉象弦数较静，尺部细弱，内风渐平，阴血难复。津液被火炼而为痰，痰为火之标，火为痰之本，火不清，则痰不化，阴不充，则火不清。经枯涩，犹沟渠无水以贯通也。前地黄饮子能获效机，仍守原意进步。然草木功能，非易骤生有情之精血也。

[处方] 西洋参一钱五分，大麦冬三钱，大生地三钱，川石斛三钱，生左牡蛎四钱，煨天麻八分，竹沥半夏二钱，川贝三钱，炙远志一钱，全栝楼（切）四钱，鲜竹茹二钱，嫩钩钩（后入）三钱，黑芝麻（研包）三钱。

四诊：神识清，舌强和，言语未能自如，腑气行而甚畅，痰热已有下行之势。左手足依然不用，脉弦小而数，津液亏耗，筋无血养，犹树木之偏枯，无滋液以灌溉也。仍议滋下焦之阴，清上焦之热，化中焦之痰，活经之血，复方图治，尚可延年。

[处方] 西洋参一钱五分，大麦冬二钱，大生地二钱，川石斛三钱，生左牡蛎四钱，仙半夏二钱，川贝三钱，全栝楼（切）四钱，浓杜仲二钱，怀牛膝二钱，西秦艽二钱，嫩桑枝三钱，黑芝麻（研包）三钱。(《丁甘仁医案》)

案3 郭士魁治疗脑溢血案

王某，男，50岁，干部。

患者原有高血压病史多年，1周前因劳累后突然神志不清。腰穿脑脊液为血性，压力值过高未测数值，西医诊断为脑出血。

现仍处于昏迷状态，牙关紧闭，左侧肢体抽搐，呃逆，出汗较多，体温38.2℃，舌质红，脉弦缓。

证属中风中脏，由闭转脱，治疗宜扶正祛邪，平肝息风，芳香开窍为主，佐以益气固脱之剂。

［方用］天麻10g，钩藤10g，菊花12g，元参15g，丹皮12g，莲子10g，黄连粉3g（分冲），菖蒲12g，郁金12g，蜈蚣1g，黄芪30g，山萸肉12g。局方至宝丹1丸，1日2次。苏合香丸半丸，1日2次。

服药7剂后抽搐渐止，体温逐步降至正常，神志转清，呼之能应，但仍有半身不遂。（《郭士魁医案》）

案4　冉雪峰治疗喉痧案

武昌黄土坡严某之妻，病温，热毒颇剧，六日发痧，点粒攒簇，头面肿如大头瘟状，咽喉肿痛，凡物不得下咽，昏顿瘈疭，前医以为不治辞去。予诊时已届十日（痧出第四日），谓同诊门人曰：此病造极，颇难挽救，此时首要问题，在于服药不得下咽。因仿五汁饮愈，给梨汁一两，荸荠汁一两，甘蔗汁一两，青蒿露、银花露各五钱，缓缓咽之，如汁得下，续以六神丸五粒，温水浸湿，置舌面，含化咽津。拒他物不得下咽，此汁则病人能咽喜咽，丸药亦咽下二次，续续频进五汁。

翌日复诊，咽喉肿痛已缓，勉可通气，头面痧点虽深赤，其气有回意，拟用至宝丹一粒先化服。

又方：生地汁一两，大黄一钱，犀角、羚角各五分磨汁，鲜蒲公英二两捣汁，竹沥八钱。和匀烫微温，分三服，居间仍以前五汁当茶。

越日复诊，喉肿渐消，神识渐清，仍用前方去至宝，生地加为一两五钱，大黄加为一钱五分，药后得大便畅行一次。又越日复诊，上半身点粒渐化，神清气平，已能进稀粥，以归地养营，竹叶石膏去参、半，复脉去姜、桂等收功痊愈。

门人问曰：此病药不下咽，先生用药得下，何故？予曰：叶香岩云：热甚拒药，徒用煎剂无益。此病热毒太盛，得此甘润清凉，如得上池玉液，故可下。又问：初诊病危用药甚轻，复诊病渐轻药反渐重，何故？予曰：此是喉痧，须注意痧点，六日痧点始出，是为迟出，十日只能作普泛七日看，其热甚炽，其气正旺，不敢遽尔重药清里，防点化毒未化，内攻生变。复诊头面气已渐回，已届十一日（为普泛八又日正靥之期）故可清下。（《冉雪峰医案》）

案5　冉雪峰治疗中恶案

汉口某姓子，方五岁，突尔晕厥，冥然若死；请速往救。按其脉，平平微数，无大异，扪其体，不大热，不冷厥，亦无大异，鼻息微粗，时偶一太息，唯不知人，不语，僵卧几似尸厥。问之昨晚临睡时甚好，无他病，今晨察其有异，再审，始知晕厥。予曰：此卒中也，类似客忤中靥，内部闭阻，连脏则死，连腑则生。今脉和如常，体温无异，并无脉停脉死及冷逆青紫等现象，与扁鹊所谓血脉治也，而何病类似，大抵气过血还，移时方痹，半日一日间，可望苏醒。

[拟方]苏合香丸一粒，用竹沥三钱，姜汁数滴，加温水半杯，二次化服，半日二剂。

午后复诊，手足渐可移动，眼珠微活，改苏合香丸为至宝丹，服法如上，服至一粒半，渐次眼睁，随即坐起。

傍晚再诊，嘱令静养，明日将下剩半粒药服完，以后不必再服药。

或问：卒中中恶，古人仓公散、《外台》丹砂丸、《录验》五疰丸、八毒赤丸，均大毒大温，今所用苏合香微温，通则有余，温则不足。曰：此病无沉寒痼冷证象，故不取其温，唯取其通。又问：既用苏合香之温，何以又用至宝之寒？曰：此病既无大寒，又无大热，故寒温并用，多方以求，随其所宜，适得其平。治病不可不明古方，不可不明古法，又岂可泥守古方，泥守古法，一言以蔽之曰，以适合现实病机病情则宜。（《冉雪峰医案》）

第二节　温开剂

苏合香丸

《太平惠民和剂局方》

【组成】吃力伽（即白术）　光明砂（即朱砂）研　麝香　诃梨勒皮　香附子中白　沉香重者　青木香　丁子香　安息香　白檀香　荜茇上者　犀角（水牛角代）各一两（各30g）　熏陆香（即乳香）　苏合香　龙脑香（即冰片）　各半两（各15g）

【用法】上十五味，捣筛极细，白蜜煎，去沫，和为丸。每朝取井华水，服如梧子四丸，于净器中研破服，老小每碎一丸服之，冷水、暖水，临时斟量。仍取一丸如弹丸，蜡纸裹，绯袋盛，当心带之。忌生血物、桃、李、雀肉、青鱼、酢等。（现代用法：口服，每次1丸，小儿酌减，一日1~3次，温开水送服。昏迷不能口服者，可鼻饲给药。）

【功用】温通开窍，行气止痛。

【主治】寒闭证。突然昏倒，牙关紧闭，不省人事，苔白，脉迟。亦治心腹卒痛，甚则昏厥。中风、中气及感受时行瘴疠之气等属寒凝气滞之闭证者。

【方论选录】

清·吴崑：病人初中风，喉中痰塞，水饮难通，非香窜不能开窍，故集诸香以利窍；非辛热不能通塞，故用诸辛为佐使。犀角虽凉，凉而不滞；诃黎虽涩，涩而生津。世人用此方于初中之时，每每取效。丹溪谓辛香走散真气，又谓脑、麝能引风入骨，如油入面，不可解也。医者但可用之以救急，慎毋令人多服也。(《医方考》)

清·王子接：苏合香能通十二经络、三百六十五窍，故君之以名其方；与安息香相须，能内通脏腑。龙脑辛散轻浮，走窜经络，与麝香相须，能内入骨髓。犀角入心，沉香入肾，木香入脾，香附入肝，熏陆香入肺。复以丁香入胃者，以胃亦为一脏也。用白术健脾者，欲令诸香留顿于脾，使脾转输于各脏也。诸脏皆用辛香阳药以通之，独心经用朱砂寒以通之者，以心为火脏，不受辛热散气之品，当反佐之，以治其寒阻关窍，乃寒因寒用也。(《绛雪园古方选注》)

清·徐大椿：苏合香丸诸香凑合，白术健中，功专温中通窍，善开寒闭厥晕，为中风斩关夺门之将。独用犀角一味，为热因寒用之向导。白蜜润燥，朱砂安神，菖蒲通窍，酒以行其药力也。洵为崇乘诸中窍闭厥晕之方。(《医略六书·杂病证治》)

清·张秉成：此方汇集诸香以开其闭，而以犀角解其毒，白术、白蜜匡其正，朱砂辟其邪，性偏于香，似乎治邪中气闭者为宜耳。(《成方便读》)

今·李畴人：苏合香丸用诸香合成。苏合香出自外国。安息香出自安息国，并能透窍开闭，犀角、脑、麝幽香凉心肺，香附、木香、丁香、沉香，宣气通窍化痰，以白术一味，坐镇中宫，朱砂宁心安神。而后诸香彻上彻下，无所不通，亦无所不开，斯气厥、痰秘、尸厥、一切不正之邪，无所不祛矣。此方专治气分闭结，不入血分。一方加檀、荜、勒，则燥涩太过，不相宜矣。(《医方概要》)

近·谢观：此方取诸香以开寒闭，与牛黄丸皆为中风门中夺门开关之将。然牛黄丸开热阻关窍，此则开寒阻关窍。方中用犀角为寒因寒用之向导，与至宝中用龙脑、桂心无异……一方去檀香、荜茇、诃黎勒三味，以其太涩燥之故。又方中冰、麝分量太重，用时宜减大半。(《中国医学大辞典》)

今·丁学屏：中风跌仆，卒急而危殆，尤于闭脱之辨，最关紧要。脱者元阳暴脱，魄汗淋漓，目合口开，撒手遗尿，脉沉微欲绝或沉伏不见，亟须回阳固脱，参附龙牡汤回阳敛阴，庶或可救。闭者风痰闭窍，偏寒偏热，不可不审。偏于热者，风从火出，痰火蒙闭，痰声辘辘，面红目赤，口秽喷人，溲赤便秘。舌尖边红，苔黄腻，脉弦滑且数。偏于寒者，痰郁气结，闭塞络窍，面白唇青，四肢不温，小溲清长。舌淡红苔白腻有津，脉弦紧。苏合香丸荟集诸类异香，宣窍开闭，且麝、脑同用，尤有醒脑提神之功，故于中风、痰厥之属于痰闭气结者，用之得当，确有起死回生之功，若因痰火蒙闭清窍者，则非其所宜矣，学者最须留意焉。苏合香丸，一名吃力伽丸。初见于唐，王焘《外台秘要》引《广济方》。宋《苏沈良方》亦有苏合香丸，较本方少熏陆香。《太平圣惠方》亦收此方，治传尸。《普济本事方》亦载此方。疗传尸……客忤鬼气，卒心痛。可见当时流传之广。(《古方今释》)

【验案选录】

案1 李玉奇治疗蛛网膜下腔出血案

高某，男，44岁，沈阳制鞋厂工人。于1973年8月3日急诊抢救入院。

病人瞳孔散大，神昏不语，鼾声大作，流涎，四肢不用，呼吸急迫，二便失禁，体温38.9℃，脉来洪大有力，口噤肢软。确诊为蛛网膜下腔出血，给以中西医结合治疗。中医采用真牛黄2g，真麝香1g，珍珠5g，安宫牛黄丸2丸。共研为汁样，经鼻饲灌下，日2次。

1周后病情急剧恶化，西医仍采取对病治疗，别无良策。而余继续用安宫牛黄丸2丸，配真牛黄3g，真麝香2g，珍珠15g，苏合香丸1丸。共研如汁状，经鼻饲渐入，日2次。

2周后，病人体温降至38℃，但依然神志不醒，病势趋于平稳，呼吸渐调匀，痰鸣渐减，脉由原来洪大有力转为弦实有力。经会诊认为仍未脱离险情，征得患者家属同意、签字，余决定采取第二治疗方案，即在原来药味基础上加入水蛭炭。通常认为脑出血禁用活血药物，而水蛭恰恰是活血化瘀药物，为医家用药之大禁。《本草纲目》载："水蛭咸若平有毒。"主治逐恶血瘀血月闭，破血癥积聚无子，利水道，堕胎。治女子月闭，欲成血痨，咂赤白游疹及痈肿毒肿。治折伤坠仆，蓄血有功。可见，古今医家用水蛭治疗脑中风尚不多见。余认为水蛭具有双向作用，既破血，亦能吮血，而吮血可加速吸收溢血，经过炭化处理亦可降低活血而增加止血成分。

［处方］水蛭炭1g，安宫牛黄丸2丸，真牛黄1g，真麝香1g，珍珠5g。

共研末调成汁状，鼻饲，日3次，加强监护。

经用2周后病情好转，下肢渐能活动，瞳孔由散大而接近正常，体温降至37.8℃，脉来弦细。按此治疗方继续观察，2周后，病人突然醒来，记忆如常，语言不再謇涩，体温降至37℃，脉来和缓。散去胃管，能进流食，四肢活动自如。在治疗过程中水蛭由1g逐渐加到5g，可谓出奇制胜。(《李玉奇医案》)

案2 李继昌治疗神经性耳聋案

张某，男，25岁。

1951年修路炸石，放炮时不慎震伤双耳，当即感到如棉花堵塞，继则耳鸣，嗡嗡声忽大忽小，持续不止，渐至耳聋重听。在某医院诊断为"神经性耳聋"，经多方医治无效。诊察患者年轻体壮，发育营养俱良，脉弦劲有力，舌苔正常。

［辨证治法］此足少阳经脉闭阻之故，因足少阳经脉由眼外眦向上至颞部，向下至耳后，沿颈至肩，今巨音震动，损伤足少阳经脉，是致耳道瘀阻，清窍不利。治宜和解少阳枢机，活血化瘀通络以开清窍。方用小柴胡汤加减。

［处方］柴胡15g，法半夏9g，黄芩（炒）6g，菖蒲9g，胡黄连6g，川芎9g，郁金9g，磁石15g（醋淬），五味子9g，甘草6g，生姜3片。

二诊：上方连服3剂后，耳鸣减轻，知药中病所，宗前方加柴胡为18g，续服3剂。

三诊：耳鸣声音减低，时鸣时止，耳道堵塞感已消失，唯耳聋重听如前。宗前方减磁石、五味子，加血竭 9g，苏木 9g，并加柴胡量至 24g，以增其祛瘀通络之力。继服 3 剂。

四诊：耳鸣基本停止。耳聋重听亦减半，守前方减苏木，加桃仁 15g（捣），川红花 6g，并将柴胡量加为 30g，配苏合香丸，每日早晚各服半丸。

五诊：上方连服 3 剂，共服苏合香丸 3 丸后，耳聋重听大为好转，对于讲话基本能听见。嘱停药，改用针刺翳风、听宫、听会等穴治疗，每日 1 次，2 个月而愈。(《李继昌医案》)

案 3　丁甘仁治疗中暑案

方左。长夏酷热，炎威逼人，经商劳碌，赤日中暑。暑热吸受，痰浊内阻，心包被蒙，清阳失旷，以致忽然跌仆，不省人事，牙关紧闭，肢冷脉伏。暑遏热郁，气机闭塞，脉道为之不利，中暑重症，即热深厥深是也。急拟清暑开窍，宣气涤痰，以冀挽回。

薄荷叶八分，银花三钱，连翘壳三钱，碧玉散四钱（包），广郁金一钱五分，川贝母三钱，天竺黄二钱，枳实炭三钱，炒竹茹一钱五分，鲜石菖蒲一钱，西瓜翠衣三钱，另苏合香丸一粒（研冲），淡竹沥五钱（研冲）。

二诊：服清暑开窍、宣气涤痰之剂，神识已清，牙关亦开，伏脉渐起，而转为身热头胀，口干不多饮，胸闷不能食，舌苔薄黄，暑热有外达之机，暑必夹湿，湿热蕴蒸，有转入阳明之象。今拟清解宣化，以善其后。

炒香豉三钱，薄荷八分，银花三钱，桑叶三钱，菊花三钱，郁金一钱，黑山栀一钱五分，连翘一钱五分，枳实一钱五分，竹茹、竹叶一钱五分，六一散三钱（包），川贝三钱，西瓜翠衣四钱。(《丁甘仁医案》)

案 4　丁甘仁治疗心胸大痛案

孙右。盛怒后忽然心胸大痛，喜笑不休，脉沉伏，肢冷。久郁伤肝，肝病善怒，怒则气上，所以心胸大痛；气郁化火，扰于膻中，所以喜笑不休；气机窒塞，所以肢冷脉伏。种种见证，皆由肝病为患。木郁则达之，宜疏肝解郁，而理气机，若误为寒厥则殆矣。

银花炭三钱，金铃子二钱，制香附一钱五分，川贝母三钱，薄荷叶八分，青陈皮各一钱，上沉香四分，大白芍二钱，广郁金一钱五分，白蒺藜一钱五分，金器一具，入煎，苏合香丸一粒（去壳研细末化服）。(《丁甘仁医案》)

案 5　丁甘仁治疗胃脘痛案

关右。旧有脘痛，今痛极而厥，厥则牙关拘紧，四肢逆冷，不省人事，超时而苏，舌薄腻，脉沉涩似伏。良由郁怒伤肝，肝气横逆，痰滞互阻，胃失降和，肝胀则痛，气闭为厥。木喜条达，胃喜通降，今拟疏通气机，以泄厥阴，宣化痰滞，而畅中都。

银州柴胡一钱五分，大白芍一钱五分，清炙草五分，枳实炭一钱，金铃子三钱，延胡索一钱，川郁金一钱五分，沉香片四分，春砂壳八分，云茯苓三钱，陈广皮一钱，炒谷麦芽各三钱，苏合香丸一粒（去壳研末化服）。

二诊：服药2剂，厥定痛止，唯胸脘饱闷嗳气，不思纳谷，腑行燥结，脉左弦右涩。厥气渐平，脾胃不和，运化失其常度。今拟柔肝泄肝，和胃畅中，更当怡情适怀，以助药力之不逮也。

全当归二钱，大白芍二钱，银州柴胡一钱，云茯苓三钱，陈广皮一钱，炒枳壳一钱，川郁金一钱五分，金铃子二钱，沉香片四分，春砂壳八分，全栝楼（切）四钱，佛手八分，炒谷麦芽各三钱。(《丁甘仁医案》)

紫金锭（又名太乙神丹、玉枢丹）

《丹溪心法附余》

【组成】雄黄一两（30g） 文蛤一名五倍子，捶碎，洗净，焙，三两（90g） 山慈菇二两（60g） 红大戟一两半（45g） 千金子霜一两（30g） 朱砂五钱（15g） 麝香三钱（9g）

【用法】上除雄黄、朱砂、千金子、麝香另研外，其余三味为细末，却入前四味再研匀，以糯米糊和剂，杵千余下，作饼子四十个，如钱大，阴干。体实者一饼作二服，体虚者一饼作三服，凡服此丹但得通利一二行，其效尤速；如不要行，以米粥补之。若用涂疮，立消。孕妇不可服。（现代用法：上为细末，糯米糊作锭子，阴干。口服每次0.6~1.5g，每日2次；外用醋磨，调敷患处。）

【功用】化痰开窍，辟秽解毒，消肿止痛。

【主治】

1. 暑令时疫。脘腹胀闷疼痛，恶心呕吐，泄泻，以及小儿痰厥。

2. 外敷治疔疮疖肿，虫咬损伤，无名肿毒，以及痄腮、丹毒、喉风等。

【方论选录】

明·孙文胤：解诸毒疗诸疮，利关窍，治百病，开顽痰，功过于牛黄，居家出外，不可无此。(《丹台玉案》)

清·王孟英：此方比苏合丸而无热，较至宝丹而不凉，兼玉枢丹之解毒，备二方之开闭，洵为济生之仙品，立八百功之上药也。又，按昔人所云：太乙丹能治多病者，即上二方也。今俗传太乙之，误人匪浅。(《随息居重订霍乱论》)

清·张璐：紫金锭用之，亦是解诸毒耳。(《本经逢原》)

清·林佩琴：若夫尸疰瘵症，由瘵久生虫，食入脏腑，其症蒸热呛嗽，胸闷背痛，或面色皖白，两颊时红，亦有面色不衰，肌肉不损，名桃花疰，宜紫金锭。(《类证治裁》)

清·王泰林：能万病解，却邪解毒是其长。(《医方歌括》)

清·刘一明：此药能治百病，效验如神，居家出门，不可不备。(《经验奇方》)

【验案选录】

案1 谢海洲治疗噎膈案

赵某，男，59岁，干部。1976年3月5日初诊。

患者于1976年1月在北京某医院检查：食道上、中段大致正常，食道下段距门齿35cm处可见食道右侧壁有一个直径0.2cm突出隆起物，其下外方食道前壁可见不规则的黏膜肿物，向管腔突出，表面水肿苍白，披以白色伪膜，碰触易出血，进入贲门后，见贲门部小弯侧黏膜肿物呈菜花状隆起，界限不清，有胃壁浸润，肿物表现糜烂充血，有黄色分泌物，触之易出血，病变长5~6cm，约在距门齿45cm处。胃底黏膜尚正常。

［诊断］贲门癌（侵及食管下段）；胃腺癌2级。

患者拒绝手术治疗，就治于中医。

［诊查］患者吞咽困难，咽物滞涩而痛，伴有呕吐，只能吃流食，疲倦消瘦，脘痛堵闷，食少腹胀，睡眠欠佳，面色无华，肩背及肋骨窜痛，不欲食，舌体胖嫩，苔水滑，脉沉弦。

［辨证治法］湿热蕴结，结毒盘踞，幽膈滞碍，呈噎膈反胃之象，正虚邪盛，颇虑难挽。治宜清热利湿解毒，活血通络，启膈通幽。

［处方］蚤休30g，生苡仁30g，赤芍15g，桃仁12g，冬瓜仁8g，银花15g，郁金12g，菖蒲9g，龙葵15g，天葵子15g，土贝母9g，桔梗15g，枳实9g，红花12g，铁树叶30g，王不留行9g，石燕15g，急性子9g，石见穿15g，苏木6g，山慈菇9g。

水煎服，14剂，效不更方，可继服多剂。同服散结灵，每次4粒，日3次。

二诊：1976年6月15日。守方治疗3个月，诸症稍减，吞咽稍利。仍继前法，适当加入扶正之品，如黄芪、党参、菟丝子、生熟地、当归、太子参、甘松、荜茇、娑罗子。另用紫金锭1.5g（分2次冲服）。水煎服，14剂，效验可继服。

三诊：1976年10月14日。又经治4个月，症状基本消除。原方继进，并加紫硇砂（分冲）1.5g，日2次；西黄丸（分服）1.5g，日2次。

四诊：1976年12月16日。又服药2个月，一般情况良好，食物吞咽较畅，食量已增，舌质淡嫩，苔薄白，脉弦缓。拟下方以巩固疗效。

［处方］北沙参12g，丹参15g，茯苓30g，土贝母9g，郁金12g，蟾皮3g，凌霄花9g，川贝母9g，蚤休15g，苏木6g，八月札9g，忍冬藤30g，山慈菇9g，麝香0.9g，牛黄6g，乳香30g，没药30g，神曲30g。制糊丸，每次1.5g，日2次。

五诊：1977年4月12日。药后复经医院校查，病灶消失。又续拟解毒抗癌、益气扶正法善后。

［处方］

（1）山慈菇9g，浙贝母9g，蚤休15g，龙葵15g，白花蛇舌草15g，连翘12g，急性子9g，生苡仁30g，天、麦冬各9g，生、熟地各12g，北沙参12g，黄药子9g。水煎服，日

1剂。

（2）紫硇砂9g，紫金锭30g。两药研细粉混匀分为10包，每服1包，日2次。

药后精神转佳，饮食二便如常。眠安，面色华泽，舌苔正，脉缓滑，全部疗程1年余，共服药200余剂。3年后随访，患者病未复发。(《谢海洲医案》)

案2　许瑞珍治疗带状疱疹案

李某某，男，59岁，1992年8月就诊。

主诉：腰部出现小水疱已经3天，刺痛难忍。检查发现：右侧腰背部有六簇成带状排列的小水疱。每簇5~7个，呈绿豆至黄豆大小。疱群之间皮肤正常，疱壁很厚，压痛明显，水疱中可见透明水液。

诊为带状疱疹。用紫金锭外敷，3日而愈。[《中医外治杂志》1996，(01)：46]

案3　许瑞珍治疗带状疱疹案

王某某，女，17岁，1994年7月就诊。

患者4天前有轻度发热，颈部有条状刺痛，皮肤发红，继而出现密集成簇的小水疱，西医诊为带状疱疹。用西药治疗2天，效果不显。疼痛异常，要求中医治疗。

检查：颈部右侧有五簇绿豆至黄豆大小水疱密集成簇，3~5个一簇，成带状排列。疱群间皮肤正常，水疱中浆液混浊，有的成血疮，患处火烧样疼痛，立即给予紫金锭醋磨外敷，第二天疼痛明显减轻，水疱停止发展，继而干涸、萎缩，4天治愈。[《中医外治杂志》1996，(01)：46]

第十二章 理气剂

凡以理气药为主组成，具有行气或降气的功用，用于治疗气滞或气逆病证的方剂，统称理气剂。本类方剂根据《素问·至真要大论》中“逸者行之”“结者散之”“高者抑之”的原则立法，属于“八法”中的消法。

气机升降失常可分为气虚、气陷、气滞、气逆四类。气虚证和气陷证的方剂已在补益剂中介绍。本章方剂主要适用于气滞和气逆的证候。气滞即气机阻滞，多为肝气郁滞或脾胃气滞，治宜行气以调之；气逆即气机上逆，多见肺气上逆或胃气上逆，治当降气以平之。本章方剂分为行气剂与降气剂两类。

使用理气剂首先应辨清病证的虚实，勿犯虚虚实实之戒。若气滞实证，治当行气，若误补则气滞愈甚；若气虚之证，当用补法，若误用行气，则使其气更虚。其次应辨清有无兼证，若气滞与气逆相兼为病，应分清主次，行气与降气结合应用。此外，理气剂中用药多为辛温香燥之品，易耗气伤津，助热生火，慎勿过剂，或适当配伍益气滋阴之品以制其偏。对于年老体弱、阴虚火旺，或有出血倾向者，或孕妇及正值经期的妇女，均应慎用。

第一节　行气剂

越鞠丸（又名芎术丸）

《丹溪心法》

【组成】香附　苍术　川芎　栀子　神曲各等分（各 6~10g）

【用法】上为末，水泛为丸如绿豆大（现代用法：水丸，每服 6~9g，温开水送下；亦可作汤剂，水煎服）。

【功用】行气解郁。

【主治】六郁证。胸膈痞闷，脘腹胀痛，嗳腐吞酸，恶心呕吐，饮食不消。

【方论选录】

元·朱震亨：郁为燥淫，燥乃阳明秋金之位，肺属金主气，主分布阴阳，伤则失职，不能升降。故经曰：诸气膹郁，皆属于肺。又郁病多在中焦。中焦脾胃也，水谷之海，五脏六腑之主，四脏一有不平，则中气不得其和而先郁矣。此方药兼升降者，将欲升之，必先降之；将欲降之，必先升之。苍术辛烈雄壮，固胃强脾，能径入诸经，疏泄阳明之湿，通行敛涩；香附阴中快气之药，下气最速，一升一降，故郁散而平；杭芎足厥阴药，直达三焦，上行头目，下行血海，为通阴阳血气之使，不但开中焦而已；胃主行气于三阳，脾主行气于三阴，脾胃既布，水谷之气得行，则阴阳脏腑，不受燥金之郁，皆由胃气而得通利矣。(《丹溪心法》)

明·吴崑：越鞠者，发越鞠郁之谓也。香附理气郁，苍术开湿郁，抚芎调血郁，栀子治火郁，神曲疗食郁。此以理气为主，乃不易之品也。若主湿郁加白芷、茯苓；主热郁加青黛，主痰郁加南星、海石、瓜蒌；主血郁加桃仁、红花；主食郁加山楂、砂仁。此因病而变通也。如春加防风，夏加苦参，秋冬加吴茱萸，乃《经》所谓升降浮沉则顺之，寒热温凉则逆之耳。(《医方考》)

清·季楚重：《内经》论木郁达之五句，前圣治郁之法最详。所谓郁者，清气不升，浊气不降也。然清浊升降，皆出肺气，使太阳失治节之令，不唯生气不升，收气亦不降，上下不交而郁成矣。故《经》云：太阴不收，肺气焦满；又云：诸气膹郁，皆属于肺。然肺气之布，必由胃气之输；胃气之运，必本三焦之化；甚至为痛，为呕，为胀，为利，莫非胃气不宣、三焦失职所致。方中君以香附快气，调肺之怫郁；臣以苍术开发，强胃而资生；神曲佐化水谷，栀子清郁导火，于以达肺，腾胃而清三焦；尤妙抚芎之辛，直入肝胆以助妙用，则少阳之生气上朝而营卫和，太阴之收气下肃而精气化。此丹溪因五郁之法而变通者也。然五郁之中，金木尤甚。前人用逍遥散调肝之郁，兼清火滋阴；泻白散清肺之郁，兼润燥降逆。要以木郁上冲，即为火；金郁敛涩，即为燥也。如阴虚不知滋水，气虚不知化液，是又不善用越鞠矣。（《古今名医方论》）

清·吴谦：夫人以气为本，气和则上下不失其度，运行不停其机，病从何生？若饮食不节，寒温不适，喜怒无常，忧思无度，使冲和之气升降失常，以致胃郁不思饮食，脾郁不消水谷，气郁胸腹胀满，血郁胸膈刺痛，湿郁痰饮，火郁为热，及呕吐恶心，吞酸吐酸，嘈杂嗳气，百病丛生。故用香附以开气郁，苍术以除湿郁，抚芎以行血郁，山栀以清火郁，神曲以消食郁。此朱震亨因五郁之法而变通者也。五药相须，共收五郁之效。然当问何郁病甚，便当以何药为主。至若气虚加人参，气痛加木香，郁甚加郁金，懒食加谷蘖，胀加厚朴，痞加枳实，呕痰加姜、夏，火盛加萸、连，则又存乎临证者之详审也。（《医宗金鉴·删补名医方论》）

清·费伯雄：凡郁病必先气病，气得流通，郁于何有？此方注云统治六郁，岂有一时而六郁并集者乎？须知古人立方，不过昭示大法。气郁者，香附为君；湿郁者，苍术为君；血郁者，川芎为君；食郁者，神曲为君；火郁者，栀子为君。相其病在何处，酌量加减，方能得古人之意而不泥古人之方。读一切方书，皆当如是观。（《医方论》）

清·张秉成：越鞠者，发越郁鞠之意也。郁者，抑郁不伸之谓也。《内经》本有五郁之治，此特以五运而言。然五运六气之郁，皆属无形之邪，故虽郁而易愈。若夫湿痰、瘀血、食积等物有形者，一有郁遏，则为患多矣。而治郁者，必先理气，以气行则郁行，气阻则郁结耳。故首以香附流行气分之品为君，而以苍术燥湿郁，川芎行血郁，神曲消食郁。三者皆能调有形之郁，而致平和。但郁则必热，所谓痞坚之处，必有伏阳，故以山栀之降火，化阴中之伏热，使之屈曲下行，而合之香附开气郁，山栀降火郁，亦仿《内经》五郁之治。此丹溪之大法，学者尤当临证变通，观病之所在，加减可也。（《成方便读》）

今·盛心如：是方也，丹溪本《内经》五郁之法而变通以治气血痰食湿火诸郁也。气统于肺，血藏于肝，痰湿与食则并属于太阴阳明，火则并司于少阴少阳。香附长于行气，所以开气之郁也；苍术苦燥，所以泄湿与痰之郁也；川芎上升，所以调血之郁也；栀子苦寒，所以清火之郁也；神曲消食郁，更所以发越其郁遏之气也。气郁则血与痰食湿火靡不因之而俱郁，故以香附为君。方后更备随症加减之法，用治一切郁症，无余蕴矣。（《实用方剂学》）

今·蒲辅周：郁之为病，人多忽视，多以郁为虚，唯丹溪首创五郁、六郁之治，越鞠丸最好。郁证主要抓气郁、肝胃不和。（《蒲辅周医疗经验》）

今·秦伯未：本方系一般行气解郁的主方，不是肝气的主方。方内用苍术解湿郁，香附解气郁，川芎解血郁，山栀解火郁，神曲解食郁，并因气行湿去，痰亦不化自解。故药仅五种，总治六郁之病。六郁之病，多由气滞为先，然后湿、食、痰、火、血相因而郁，但并非一郁而六者皆郁；又六郁的出现各有轻重，不能同样看待。故用药应分主次，对本方亦当加减。如气郁偏重加木香，湿郁偏重加茯苓，血郁偏重加红花，火郁偏重加青黛，食郁偏重加砂仁，又痰多可加半夏，挟寒可加吴萸等。凡研究和使用成方，须从前人的理论和实践去认识它。朱丹溪对于本方明白指出，诸气郁，皆属于肺。又认为郁病多在中焦，脾胃失其升降，如果误为解郁便是疏肝气，先失其本意了。(《谦斋医学讲稿》)

近·程门雪：凡经行腹痛，其宗旨总不出肝郁气滞也。气滞则胀，血滞则痛，然血随气行，气为血之帅，气滞血亦滞，气行血亦行也。气生于郁，郁主于肝，故行气解郁疏肝，乃一定不易之法也。行气之药多偏于辛温香燥一路，非血虚之质所宜，当选血中气药，如柴胡、川芎、香附、乌药、金铃子、延胡索、郁金之类是也。越鞠丸、抑气散、逍遥散乃解郁调肝理气祖方，最当熟记。(《书种室歌诀二种》)

今·丁学屏：本方为通治气、血、火、湿、痰、食六郁之剂，重在行气解郁。气机不畅，升降失常，而为六郁之证，临床依其偏重而化裁，成方活用：气郁偏重，香附为主，加郁金、乌药、川楝子；血瘀偏重，川芎为主，加桃仁、红花、丹参；湿郁偏重，苍术为主，加茯苓、泽泻、白芷；食郁偏重，神曲为主，加麦芽、山楂；痰郁偏重，加半夏、南星、瓜蒌；火郁偏重，栀子为主，加黄芩、青黛、夏枯草；证兼寒者，去栀子，加干姜、吴萸、小茴香。但本方所治诸郁终属实证，若为虚证郁滞，则当扶正为主，理气解郁佐之可也。近代常用本方治疗上消化道溃疡、慢性胃炎、慢性肝炎、胆囊炎、肋间神经痛、胃肠神经官能症、更年期综合征、盆腔炎、痛经、小儿消化不良证属六郁者。(《古方今释》)

【验案选录】

案1　郭少华治疗郁证案

患者，女，39岁。

失眠，心烦，焦虑，情绪不稳定，喜哭，善叹息半年，加重半个月入院，伴两胁胀满，上腹部不适，纳差，乏力。月经后期，行经腹痛，血色黑。舌淡红、布瘀点，苔白，脉弦。查体和相应理化检查未见异常。

［诊断］郁证（神经衰弱）。辨证为肝气郁结。治以理气解郁。

［处方］投予越鞠丸加柴胡15g。

二诊：服药10剂，患者情绪好转，可以自控，心情焦虑程度减轻，但睡眠仍差，乏力，舌脉无明显变化。

［处方］上方加远志20g，丹参15g，黄芪30g，再进10剂。临床症状基本消失，其间行经1次，腹痛消失，周期正常。治疗35天，痊愈出院。[《湖北中医杂志》2001，23（1）：35]

案2　蒲辅周治疗月经失调案

葛某，女，41岁，干部，已婚。1960年5月10日初诊。

患者月经失常已久，每月后期，量少，色黑有块，来时少腹胀痛，并有头痛头晕，午后五心烦热，汗出，口干喜凉饮，失眠，两下肢膝关节时痛，偶尔面和四肢浮肿，大便不爽，肛门灼热，小便黄而热感。脉沉涩有力，舌质淡红，中心有黄腻苔。

根据脉证，由湿热郁闭三焦，络脉阻塞，肝失疏泄，胆火上蒸，以致月经不利，形成上述诸症状。治宜清热利湿，解郁活络，消瘀行滞。拟龙胆泻肝汤加减兼当归龙荟丸并进。

[处方]龙胆草 4.5g，细生地 9g，车前子 9g，麦门冬 6g，当归尾 3g，炒栀子 4.5g，枯黄芩 4.5g，柴胡 4.5g，甘草梢 3g，鸡血藤 6g，白通草 4.5g，泽泻 4.5g。水煎取汁，送当归龙荟丸 3g，连服 3 剂。

复诊：服药后烦热、汗出、口干俱减，月经来潮，色转淡红，偶尔尚见黑色，血块已减，量仍不多，仍感头痛，少腹胀，胃脘不舒，消化欠佳。脉右三部细数，左寸尺沉数，左关细数，舌红少津，苔黄中心有裂纹。壮火虽挫，病势略减，但消化力弱，未可急攻。主继续宣通郁热、和络消瘀为治，以越鞠丸加味，做成小剂缓图，以顾胃气。

[处方]炒栀子 15g，制香附 15g，川芎 15g，炒苍术 15g，建曲 15g，刺蒺藜 30g，郁金 15g，桃仁 15g，桑枝 30g，川萆薢 15g，当归尾 15g，血竭花 15g，怀牛膝 15g，没药 15g。共研为粗末，和匀，分 20 包，每日煎一包，分 2 次热服。

服后诸症消失，食欲增进，月事亦畅通，腹胀及血块均亦消失。(《蒲辅周医案》)

案 3　赵绍琴治疗神经性胁痛案

阮某，女，57 岁。暴怒之后，两胁气窜作痛，心烦不寐。脉来弦急滑数，舌红且干，尖部起刺。怒伤肝，木郁化火，气分郁结，先用越鞠丸方法。

川芎 6g，苍术 3g，香附 10g，枳壳 10g，竹茹 6g，川楝子 10g，片姜黄 6g，杏仁 10g，元胡 6g，炒山栀 6g。

3 剂。上方服后疼痛即止。遂停汤药，令服成药越鞠丸，并戒恼怒，以善其后。(《赵绍琴医案》)

柴胡疏肝散

《证治准绳》

【组成】柴胡　陈皮醋炒，各二钱（各 6g）　川芎　香附　芍药　枳壳麸炒，各一钱半（各 4.5g）　甘草炙，五分（1.5g）

【用法】水一盅半，煎八分（2.5g），食前服（现代用法：水煎服）。

【功用】疏肝解郁，行气止痛。

【主治】肝气郁滞证。胁肋疼痛，胸闷喜太息，情志抑郁或易怒，或嗳气，脘腹胀满，脉弦。

【方论选录】

明·叶文龄：治怒火伤肝，左胁作痛，血菀于上……吐血加童便半盅。(《医学统旨》)

清·林佩琴：血成块出于肝，恚怒所致也，宜柴、芍、丹、栀、生地、枣仁、沉香，或柴胡疏肝散；血从脘胁呕出，系木火乘胃所致。良有暴怒火逆，胸满胁痛，伤肝动血，柴胡疏肝散；怒伤肝火，痞结刺痛，柴胡疏肝散，或左金丸。(《类证治裁》)

今·秦伯未：本方即四逆散加川芎、香附和血理气，治疗胁痛，寒热往来，专以疏肝为目的。用柴胡、枳壳、香附理气为主，白芍、川芎和血为佐，再用甘草以缓之。系疏肝的正法，可谓善于运用古方。(《谦斋医学讲稿》)

今·宗全和等：本方由四逆散加陈皮、川芎、香附组成。方中柴胡疏肝解郁；白芍柔肝敛阴缓急止痛；香附、枳壳、川芎理气行血止痛，陈皮醒脾和中；甘草益气补脾，实脾防变。诸药合用，有疏肝解郁、和血止痛之功。认为本方长于疏肝气、止疼痛、散郁热之经验颇为吻合，特别是抗损害和抗炎作用十分显著，并有抗菌作用。(《中医方剂通释》)

今·迟华基等：肝脏病证候复杂多变，故有“肝为五脏之贼”“肝木如龙”之说，内科杂病中，肝病十居六七。因此，对其治法的探讨，具有重要的临床意义。前贤对肝胆病的治法不外乎扶正祛邪两种途径，张珍玉先生在继承前人的经验的基础上结合自己的临床经验，提出对肝胆病的治疗应该肝胆同治，这是先生治肝胆病的特色。先生用药处方味少量轻，通常一方不超过10味，剂量亦轻，6~12g为常……疏泄太过，肝气亢奋，治当柔肝。肝气亢逆，气机逆乱，气血上涌，或横逆乘脾犯胃，或协胆火而动致胆汁上逆或外泄，情志表现为急躁易怒等。方用柴胡疏肝散，调理肝用。先生认为柴胡疏肝散重在气分，调气为主，主肝用为病，兼顾肝体，故常用于治疗肝气疏泄太过之证。方中柴胡、白芍两味药，一为气药，一为血药；一主辛散，一主酸收；一主行气，一主养血。配伍得当，能调肝用，补肝体，使肝体、用俱舒。方中柴胡用量大于白芍，以柴胡舒其肝用，酸收太过则滞碍肝用，故芍药用量少于柴胡。柴胡疏肝散重在调气，主治肝之疏泄太过，故用柴胡配枳壳、陈皮、香附调气为主，但恐其辛散之性往往损伤肝体，伤肝之阴血，故需配白芍等补血养阴之药以养肝。(《张珍玉学术经验辑要》)

【验案选录】

案1　李仲愚治疗瘰疬案

彭某，男，62岁。

半月前病人自觉右侧颈部和颌下有黄豆大数粒结块，有压痛，本单位医疗医务室医生诊断为淋巴结发炎，给抗生素治疗，1周后，不但没有见效，反而包块有些长大，自觉有胀痛感，明显压痛。遂介绍到某县医院诊治，医生根据病人当时形体消瘦，精神欠佳，饮食减少等表现，有恶性肿瘤之虑，故介绍到成都某大医院作进一步检查。当时正处在“文化大革命”期间，各大医院都不做检查，只得求中医诊治。

就诊时颈部和颌下有胡豆大肿块数个，质软，边界清楚，有压痛，局部可见微微肿起，但皮色不红，病人形体消瘦，饮食不佳，精神萎靡不振，睡眠不实，二便不调，舌质红，苔薄黄，脉弦数。

［辨证治法］肝气郁结，痰热结滞于颈部、颌下而产生瘰疬。治宜疏肝理气，清热化痰，软坚散结。方选柴胡疏肝散合五味消毒饮、二母丸。

［内服处方］柴胡 10g，青皮 10g，夏枯草 15g，连翘 15g，蒲公英 30g，紫花地丁 30g，浙贝 20g，知母 15g，玄参 20g，牡蛎 20g，野菊花 30g，天花粉 20g，甘草 6g。水煎服，连服 4 剂。

［外用处方］苍术 15g，黄柏 15g，苦参 15g，连翘 15g，川乌 15g，胆南星 15g，半夏 15g，姜黄 15g，大黄 15g，栀子 15g，丹皮 15g，赤芍 15g。

水煎药液，浓缩至 100ml，用棉签蘸药水外擦患处一日数次，但不能入口。

二诊：内服，外擦药液，1 周后，肿块明显缩小，自觉胀痛消失，但仍然有压痛感。睡眠、饮食无改善，二便调，舌质红，苔薄黄，脉弦数。上方加合欢皮 30g，夜交藤 30g。连服 1 周，继续用外擦药液外擦。

三诊：又服 1 周药物，加外擦中药液，瘰疬已消散 2/3，已不胀痛，压痛也不明显。精神好转，能入睡 4~6 小时，饮食也好转。药能对症见效，再以上方内服和外用中药药液外擦 2 周。

四诊：肿块已基本消失，已无压痛表现，精神好，饮食增加，睡眠 4~6 小时，二便调，瘰疬基本消散。但考虑病员年龄较大，体质虚弱，故再以益气养阴，清除余热以善后调理，用四君子汤合生脉散加清除余邪之品。

［处方］潞党参 15g，白术 15g，茯苓 10g，陈皮 15g，麦冬 15g，五味子 10g，合欢皮 30g，夜交藤 30g，焦山楂 20g，柴胡 10g，白芍 10g，甘草 6g，连翘 15g，夏枯草 15g。

水煎服，连服 2 周。停用外擦药。

经 1 个月余的治疗，病人瘰疬已治愈，精神好，饮食、睡眠恢复正常，回单位上班。（《李仲愚医案》）

案 2　谭华儒治疗反流性食管炎案

患者，男，45 岁，农民。2005 年 5 月 21 日初诊。

泛酸伴胃脘部胀痛反复发作半年余。半年来常感泛酸，胃脘胀痛，窜及两胁，嗳气，纳差，善太息，每因情志因素而加重，矢气后胃脘部胀痛略减轻。苔薄白，脉沉弦。内镜示食管Ⅱ度糜烂，结合 24 小时食管 PH 试验，诊断为反流性食管炎。

中医辨证属肝气郁结，横逆犯胃。治宜疏肝理气，和胃降逆。治以柴胡疏肝散合左金丸加减。

［处方］柴胡、白芍、枳壳、川芎、陈皮、香附各 10g，乌贼骨 30g，沉香、旋覆花、

黄连、甘草各6g，吴萸2g。每日1剂，水煎服。

服药3剂，矢气频作，症状大减。去沉香、旋覆花，加川楝子、玄胡、大枣各10g，再进10余剂，诸症悉除。

按：反流性食管炎常参照“胃脘痛”“嘈杂”“呕吐”“吐酸”等相关病证辨证施治。中医认为，胆汁反流的发生，常与肝气犯胃有关，因此，治疗选用柴胡疏肝散加味。柴胡疏肝散疏肝行气、和血止痛（现代医学研究表明，柴胡疏肝散有促进胃肠排空功能），乌贼骨制酸止痛，沉香、旋覆花降气止逆，黄连、吴萸清肝泻火、降逆止呕、开郁化滞，诸药合用，气机疏理，胃气得降，食管黏膜的充血、水肿等病理改变得到改善乃至消除，故可收到桴鼓之效。[《四川中医》2008，(01)：125~126]

案3　谭华儒治疗更年期综合征案

患者，女，46岁，干部。2006年9月16日初诊。

2年来经期紊乱，时感胸膺闷痛，脘痞纳呆，心情烦躁，情绪不宁，易怒善哭，咽中如有异物梗阻，失眠多梦，西医诊断为更年期综合征，经激素治疗，效果不显。舌苔薄腻，脉弦涩。

中医辨证当属木郁乘脾，气血不和。治以疏肝理气，活血解郁。药用柴胡疏肝散加味。

[处方]柴胡、赤芍、川芎、郁金、香附、枳实、当归各12g，陈皮、厚朴、焦三仙、栀子各10g，石菖蒲、甘草各8g。每日1剂，水煎服。

服药10剂，诸症减轻，患者信心大增，前方去枳实、陈皮，加紫苏、合欢花各8g，再服10余剂，以资巩固。

按：随着社会的发展，人们工作学习生活的压力越来越大，更年期出现症状者越来越多。情志之郁总由乎心，诸郁起之皆由于肝，肝失条达，郁而不伸，宜用柴胡、香附、枳实等疏肝行气，川芎理血中之气，郁金行气中之血，栀子清心，菖蒲宁神，木郁达之，血瘀通之，即可收功。[《四川中医》2008，(01)：125~126]

金铃子散

《太平圣惠方》

【组成】金铃子　延胡索各一两（各9g）

【用法】上为末，每服二三钱（6~9g），酒调下，温汤亦可。（现代用法：为末，每服6~9g，酒或开水冲服；亦可作汤剂，水煎服。）

【功用】疏肝泻热，活血止痛。

【主治】肝郁化火证。胸腹、胁肋、脘腹诸痛，或痛经、疝气痛，时发时止，口苦，舌红苔黄，脉弦数。

【方论选录】

清·张璐：金铃子能降火逆，延胡索能散结血，功胜失笑散，而无腥秽伤中之患。（《本经逢原》）

清·王子接：金铃子散，一泄气分之热，一行血分之滞。《雷公炮炙论》云：心痛欲死，速觅延胡。洁古复以金铃治热厥心痛。经言诸痛皆属于心，而热厥属于肝逆，金铃子非但泄肝，功专导去小肠膀胱之热，引心包相火下行；延胡索和一身上下诸痛。时珍曰：用之中的，妙不可言。方虽小制，配合存神，却有应手取愈之功，勿以淡而忽之。（《绛雪园古方选注》）

清·徐大椿：热伏厥阴，木火气郁而厥阳不伸，故热厥心痛，作止不常焉。金铃子入厥阴，化伏热以祛湿；延胡索走血分，活血脉以调血。为散酒调，使血气和则湿热自化而木火气伸，热厥心痛无不痊矣。此调血泻湿热之剂，为热厥心痛之方。（《医略六书·杂病证治》）

近·张锡纯：刘河间有金铃子散……与玄胡索等分，为末服之，以治心腹胁下作疼，其病因由于热者甚效。诚以金铃子能引心包之火及肝胆所寄之相火下行，又佐以玄胡索以开通气血，故其疼自止也。（《医学衷中参西录》）

今·秦伯未：本方主治肝气肝火郁滞，胁痛、少腹胀痛。方仅两药，用量相等，而以金铃子为名，说明以疏肝气、泻肝火为主。金铃子只能走气分，并且偏于苦寒，配合延胡辛温活血，亦能行气止痛。（《谦斋医学讲稿》）

今·丁学屏：河间此方，为辛苦通降之范例也。川楝子苦寒，入足厥阴肝经气分，导小肠膀胱湿热，引心包相火下行，皆以苦寒为用也；延胡索辛温，入足厥阴经血分，能行血中气滞，理一身内外上下诸痛，其辛通之用，不言而愈矣。李时珍极言其效用之妙，极是。（《古方今释》）

今·湖北中医药大学方剂教研室：本方药只两味，合而用之，可疏肝泻热，行气止痛，尤长于止痛。故为治疗肝郁化火，气滞血郁诸痛的常用方剂，以胸腹胁肋疼痛，食热物益甚，舌红苔黄，脉弦或数为辨证要点。方中金铃子清热行气，泄气分热而止痛。延胡索“能行血中气滞”（《本草求真》），以加强金铃子止痛之效。近人马有度氏认为：“本方止痛之效，可能完全来自延胡索的镇痛和松弛骨骼肌的药理作用，似与川楝子无明显关系，这与临床上单用延胡粉吞服，其镇痛之效，并不亚于复方之经验甚为符合。”我们认为，此说似宜商榷，益肝郁化火之证，若不用川楝子，气郁所化之火如何能泄，肝气郁滞又如何能解？肝郁不解，郁火不泄，痛如何得止？本方与丹参饮均有行气止痛作用。但本方偏于行气止痛，丹参饮偏于活血祛瘀。（《古今名方发微》）

【验案选录】

案1 吴少怀治疗瘕聚案

于某某，女，22岁，学生。1963年3月5日初诊。

［病史］患疝气已3年之久，做手术未愈，现左少腹仍经常拘急下坠痛，并有软块突出，如鸡蛋大，平卧可消失，遇冷则剧，月经不调，有时倒经，纳食胃满，气逆泛酸，大小便正常。

［检查］舌苔薄白，脉沉迟。

［辨证］瘕聚腹痛，多由寒滞肝脉所致。

［治法］宜温通。拟气疝饮合苦楝散加减。

［方药］小茴香9g，吴茱萸1.5g，炒川楝子4.5g，半夏9g，陈皮4.5g，茯苓9g，青皮3g，生白术9g，炒杭芍9g，木香4.5g，生甘草3g。水煎服。

二诊：3月12日。服药3剂，症无进退，活动时左少腹仍坠痛，口干气逆，纳食胃满泛酸，大便干，痔疮下血，舌苔薄白，质红，脉沉细，肝胃不和，气机不利，瘕聚浊逆，湿热壅迫，更方变法，疏肝降逆，兼清利湿热，拟金铃子散合芍药甘草汤加味。

［方药］炒川楝子6g，炒元胡4.5g，白芍9g，生甘草3g，沙参9g，丹参9g，苦参6g，炒枳壳6g，花粉9g，生地黄9g，黄柏4.5g。水煎服。

服药5剂，诸症消失。(《吴少怀医案》)

案2 吴少怀治疗胃溃疡案

王某某，男，42岁，军人。1965年9月1日初诊。

［病史］患十二指肠球部溃疡及胃溃疡已10多年，经常胃脘作痛，喜按，胃呆纳少，口干唇燥，右胁及腰部隐痛，大便干黑（有隐血），小便黄，面色萎黄，无华，消瘦。

［检查］舌苔薄白，舌质红，脉沉细数。

［辨证］肝胃气痛，郁热伤阴。

［治法］柔肝泄降，养阴和胃。拟叶氏养胃汤合金铃子散加减。

［方药］北沙参9g，炒扁豆9g，肥玉竹9g，麦冬9g，麻仁9g，白芍9g，元胡4.5g，炒川楝子4.5g，生甘草4.5g，炒山栀4.5g。水煎服。

二诊：9月6日。服药4剂，胃脘痛止，大便畅行，右胁仍痛，纳呆少眠，舌苔少，质红，脉同前。按上方去麻仁、元胡，加炒山药9g，炒枣仁9g，焦山楂6g，水煎服。

三诊：9月29日。服药20余剂，诸症基本消失。近因过劳脘胁微有不适，眠食均可，二便调，舌苔薄白露质，边尖红，脉沉细。按上方去炒川楝子，加青、陈皮各3g，炒谷芽9g。水煎服。

［丸药］玉竹30g，麦冬15g，浙贝18g，海螵蛸18g，连翘18g，炒山药18g，陈皮18g，白芍18g，炒谷芽18g，生甘草12g。共为细末，炼蜜为丸，如梧桐子大，早晚各服20丸。(《吴少怀医案》)

案3　蒲辅周治疗痛经案

吕某某，女，成年，干部，已婚。1956年2月初诊。

患者月经不准，已十余年，周期或早或迟，血量亦或多或少，平时小腹重坠作痛，经前半月即痛渐转剧，既行痛止，经后流黄水十余天。结婚9年，从未孕育。近3个月月经未行，按脉沉数，舌苔黄腻，面黄不荣，知本体脾湿素重，先予温脾化湿，和血调经，双方兼顾。

［处方］白术、桂枝、当归、泽泻、香附各6g，茯苓、益母草各9g，川芎、延胡索各4.5g，3剂后舌苔化薄，觉腰腹痛，有月经将行之象。

接予：当归、白芍、白术各6g，官桂、川芎、苏叶各4.5g，炒干姜、炒木香各3g，吴萸2.4g，益母草9g，温经和血。

服后未见变动，因之细询问病原因：冬令严寒，适逢经期，又遇大惊恐，黑夜外出，避居风雪野地，当时经水正行而停止，从此月经不调，或数月一行，血色带黑，常患腰痛，四肢关节痛，白带多等症。据此由内外二因成病，受恐怖而气乱，感严寒而血凝，治亦宜内调气血，外去风寒，遂予虎骨木瓜丸，早晚各服6g，不数天月经行而色淡挟块，小腹觉胀，脉象沉迟。

［处方］金铃子散、四物汤去地黄加桂枝、吴萸、藁本、细辛。经净后仍予虎骨木瓜丸，经行时再予金铃子散合四物汤加减。

如此更迭使用，经过3个月的调理，至6月初经行而血色转正常，量亦较多，改用桂枝汤加味调和营卫。因病情基本好转，一段时间用八珍丸调补。此后或因劳动或其他因素，仍有痛经症状，治法不离温经和血，平时兼见胃痛、腰痛和腹泻等症，则另用温中化浊、活络等法，随症治疗。

由于症状复杂，病史较长，经过1年多诊治，逐渐平静，于1957年4月始孕，足月顺产。(《蒲辅周医案》)

案4　张伯臾治疗胁痛（慢性肝炎）案

艾某某，女，43岁。门诊号：75/91301。初诊：1975年11月28日。

患肝炎迁延不愈，达6年之久，肝区隐痛，中脘作胀，纳少便软乏力，头晕升火面红，舌质红苔薄，脉弦细，肝功能：麝香草酚浊度试验18单位，麝香草酚絮状试验（+++），锌浊度试验13单位，蛋白电泳23.2%。

肝肾阴伤，阳亢火升，气郁则胀，血涩则痛，拟补肝汤合金铃子散加减。

［处方］炙生地12g，白芍12g，当归12g，炒枣仁9g，木瓜9g，甘草4.5g，金铃子9g，炒玄胡9g，广郁金9g，党参12g，石斛18g，山药12g，牡蛎30g（先煎）。本方加减服2个月。

二诊：1976年1月28日。肝区痛胀改善，心烦易怒升火亦瘥，口干，脉小弦，舌质红。肝阴损伤已久，难以骤复，服药外还应舒情戒怒方能奏效。

［处方］生地12g，银柴胡9g，炒黄芩9g，制首乌15g，白薇9g，木瓜9g，炒枣仁

9g，川楝子 9g，白蒺藜 9g，合欢花 12g，牡蛎（先煎）30g，生甘草 4.5g。本方加减服1个月。

三诊：1976 年 3 月 3 日。右胁刺痛减而未止，心烦，咽痛淡红不肿，近感胃痛，泛吐酸水，舌胖质红，有齿痕，脉细。肝肾两亏，虚阳上越，今拟滋肝肾以敛浮阳，佐以清胃制酸。

[处方] 北沙参 9g，麦冬 9g，玄参 9g，生熟地各 12g，枸杞子 12g，川楝子 9g，肉桂 2.4g，黄连 3g，吴茱萸 1.5g，银柴胡 9g，赤白芍各 9g，枳壳 9g，甘草 4.5g。14 剂。

四诊：1976 年 3 月 17 日。咽痛止，胃痛泛酸亦瘥，肝区时或隐痛，头晕，脉细，舌淡红。仍应滋阴疏肝。

[处方] 北沙参 12g，生地 12g，枸杞子 9g，麦冬 9g，炒川楝 9g，橘叶 4.5g，炒当归 9g，炒白芍 9g，制香附 9g，广郁金 9g。21 剂。

五诊：1976 年 4 月 7 日。肝区痛未发，腰酸头晕均见好转，偶有腹胀，肝功能及蛋白电泳均恢复正常，脉小弦，苔薄。再守前法，以冀巩固。

[处方] 炙生地 12g，制首乌 12g，枸杞子 9g，当归 9g，白芍 9g，炙甘草 4.5g，银柴胡 9g，炒枳壳 9g，郁金 9g，桑寄生 12g，钩藤 12g。14 剂。

按：本例为慢性肝炎迁延 6 年不愈，主症为胁隐痛，脘腹胀，兼见头晕升火，纳少乏力等症，舌红而脉细，此为肝肾阴亏，血虚肝郁之证。治肝病不外甘缓、辛散、酸泻三法，凡胁痛，药忌刚燥，以肝为刚脏，宜以柔济之。故本例先以补肝汤养血和肝，甘酸化阴，滋水涵木，参以金铃子散行气活血，泄肝止痛；后因见心烦、咽痛等虚阳上越之象，方改一贯煎合四逆散滋阴解郁，反佐肉桂引火归元。治疗始终，均以滋阴柔肝为本，配以疏肝解郁，故无刚燥耗液伤气之弊。调治半年，使迁延 6 年之肝病趋愈，肝功能也恢复正常，愉快地重返工作岗位。(《张伯臾医案》)

案 5　孟澍江治疗胃脘痛案

郑某，女，46 岁。初诊：1989 年 3 月 25 日。

胃脘痛已 3 年。钡透示慢性浅表性胃炎。频繁发作，发时就医服药。常服三九胃泰、复方铝酸铋、快胃片等也能缓解。但一遇有诱发因素，特别是情绪波动、肝气横逆时，发作较频，疼痛较前加剧。

[诊查] 形体不丰，胃痛频繁发作，时时作嗳，嗳则稍舒，胃酸少，食纳差，咽干口燥，舌红少津，脉象细弦。纤维胃镜检查并活体组织病检确诊为慢性浅表萎缩性胃炎。

[辨证治法] 胃痛多年，医者多用行气香燥之品，日而久之，胃阴渐伤而胃痛不止。此为胃阴伤胃痛可知。舌红苔少，是辨证关键。

治宜养阴止痛，以养阴而不呆滞，止痛而不伤阴为当。用五花金铃子散。

[处方] 川朴花 5g，白蔻花 4g，佛手花 4g，香橼花 4g，绿萼梅 5g，金铃子 10g，延胡索 6g。

二诊：用疏理气机合止痛法，服药近月，胃痛减轻，嗳气亦渐平，但感口干，舌质偏红，苔薄少，脉弦而滑。显然胃阴未复，按前方再佐养阴之品。

［处方］前方加南、北沙参各15g，麦冬10g。

其后，又复诊数次，均以前方为主，稍事加减。如大便偏干加火麻仁、生首乌，食纳差加麦芽等。间断服药近半年，症情一直稳定，即使偶因情绪波动或饮食不慎，胃痛小有发作，却稍之即逝。胃镜复查显示好转。再以清养胃阴、和止胃痛之剂间断服用，以资巩固。(《孟澍江医案》)

案6　林沛湘治疗腹痛案

李某，女，32岁。1991年7月20日初诊。

腹痛8年。于1983年出现腹痛，疼痛以脐下隐痛和阵发性拘急疼痛为主，大便烂，日解1~3次，带有黏液，做纤维结肠镜检查，诊断为慢性结肠炎。经治疗后，大便有所好转，腹痛未减轻。现腹痛情况如前，大便偏烂，日解1次，无明显黏液。查面色暗而少华，精神不佳，舌质暗红，舌苔黄白相兼，脉弦软。

［辨证治法］腹痛（肝木乘土，湿热下蕴）。治法清热燥湿，行气缓急，兼活血化瘀。方用金铃子散合芍药甘草汤、左金丸等方化裁。

［处方］白芍30g，炙甘草7g，川楝子10g，延胡索10g，木香（后下）7克，黄连3g，吴茱萸4g，红花7g，柴胡10g，贯众10g，地榆10g。6剂，水煎服，每日1剂。

二诊：1991年7月27日。上药服后症状明显减轻，查舌质偏红仍暗，舌苔黄白相兼，脉弦软。证候偏于热，于上方加丹参30g，15剂。服药后症状消失，半年后再访，病证未见复发。(《林沛湘医案》)

案7　盛国荣治疗少腹痛案

周某，女，40岁，炊事员。

1984年9月下旬因子宫糜烂，做妇科治疗，病不减且增左少腹痛。并于同年10月发现左下腹一包块，伴发热，曾就诊于当地医院。

妇科检查：外阴及阴道正常，白色分泌物多，宫颈肥大，下唇轻度糜烂，子宫中后位，大小正常，右附件（-），左附件压痛（+），稍增厚。影像诊断为慢性附件炎。经局部理疗、注胎盘组织液1疗程，并配合中药治疗，效不显。于1985年4月2日就诊于盛老。

刻诊：患者面色苍白，头晕，左少腹疼痛，可摸及龙眼大一包块。月信半个月来潮1次，每次10余日始净，白带多。食欲不振，时有日晡潮热，口干，二便如常，舌红苔白，脉弦涩。证因肝郁气滞，气血流行不畅，气滞血瘀，不通则痛，而见少腹疼痛；肝藏血，性喜条达，今肝郁则血行无常，故月信半个月来潮，每次缠绵10余日；气郁化热，故日晡潮热、口干；脉弦涩乃肝郁气滞血瘀之证。

［辨证治法］肝郁气滞血瘀。治宜疏肝解郁，活血止痛。方以丹栀逍遥散合金铃子散加减。

［处方］当归6g，柴胡6g，丹参10g，白芍15g，炒栀子6g，元胡10g，川楝子10g，

木香6g，茯苓15g，甘草3g。6剂。

药后少腹痛稍减，包块尚存，潮热、口干等症已失。药已中病，乃守前法，于上方加三棱6g，桃仁、红花各5g，以增强活血祛瘀之力，再服6剂。

患者于1985年4月17日，阴道排出一紫黑色如龙眼大小之血块。经上述治疗后，少腹痛顿减，包块缩小，头晕改善，食欲增进，月经亦趋正常。最后投以党参、当归、川芎、熟地、白芍药、甘枸杞调补气血，佐以丹参、桃仁、红花、木香理气活血，又6剂，包块消失，诸症亦除，病乃瘥。(《盛国荣医案》)

半夏厚朴汤

《金匮要略》

【组成】半夏一升（12g） 厚朴三两（9g） 茯苓四两（12g） 生姜五两（15g） 苏叶二两（6g）

【用法】上五味，以水七升，煮取四升，分温四服，日三夜一服（现代用法：水煎服）。

【功用】行气散结，降逆化痰。

【主治】梅核气。咽中如有物阻，咯吐不出，吞咽不下，或咳或呕，舌苔白润或白滑，脉弦缓或弦滑。

【方论选录】

宋·陈师文等：治喜怒悲思忧恐惊之气，结成痰涎，状如破絮，或如梅核，在咽喉之间，咯不出，咽不下，此七气所为也。或中脘痞满，气不舒快；或痰涎壅盛，上气喘急；或因痰饮中结，呕逆恶心。并宜服之。(《太平惠民和剂局方》)

明·吴崑：三因者，内因、外因、不内外因也。七气者，寒气、热气、怒气、恚气、喜气、忧气、愁气也。以三因而郁，七气升降有妨，则攻冲而痛。是方也，紫苏之辛芳，可使散七气；厚朴之苦温，可使下七气；半夏之辛温，茯苓之淡渗，可使平水谷相干之七气。(《医方考》)

清·徐彬：气为积寒所伤，不与血和，血中之气溢而浮于咽中，得水湿之气而凝结难移。妇人血分受寒，多积冷结气，最易得此病，而男子间有之。药用半夏厚朴汤，乃二陈汤去陈皮、甘草，加厚朴、紫苏、生姜也。半夏降逆气，厚朴兼散结，故主之；姜、苓宣至高之滞而下其湿；苏叶味辛气香，色紫性温，能入阴和血而兼归气于血，故诸失血以赤小豆和丸服，能使血不妄行，夏天暑伤心阴，能下暑郁，而炙脔者用之，则气与血和，不复上浮也。(《金匮要略论注》)

清·尤在泾：妇人咽中如有炙脔，半夏厚朴汤主之。此凝痰结气，阻塞咽嗌之间，《千金》所谓咽中帖帖，如有炙肉，吞不下，吐不出是也。半夏、厚朴、生姜辛以散结，苦以降逆；茯苓佐半夏以利痰气；紫苏芳香，入肺以宣其气也。(《金匮要略心典》)

清·吴谦：咽中如有炙脔，谓咽中有痰涎，如同炙肉，咯之不出，咽之不下者，即今之梅核气病也。此病得于七情郁气，凝涎而生。故用半夏、厚朴、生姜，辛以散结，苦以降逆；茯苓佐半夏，以利饮行涎；紫苏芳香，以宣通郁气，俾气舒涎去，病自愈矣。此证男子亦有，不独妇人也。(《医宗金鉴·订正金匮要略注》)

清·黄元御：土湿堙塞，浊气上逆，血肉凝涩，结而不消，则咽中如有炙脔。半夏厚朴汤茯苓泄湿而消瘀；朴、半、姜、苏降逆而散滞也。(《金匮悬解》)

清·高学山：妇人心境逼窄，凡忧思愤闷，则气郁于胸分而不散。故咽中如有炙脔，嗳之不得出，咽之不得下者，留气之上塞横据而不降不散之候也。故以降逆之半夏为君，佐以开郁之厚朴、宣郁之生姜。加渗湿之茯苓，以去郁气之依辅；散邪之苏叶，以去郁气之勾结。则下降旁散，而留气无所容矣。(《高注金匮要略》)

清·陈元犀：盖妇人气郁居多，或偶感客邪，依痰凝结，窒塞咽中，如有炙脔状。即《千金》所谓咽中帖帖状，吞之不下，吐之不出者，今人名曰梅核气是也。主以半夏厚朴汤者，方中以半夏降逆气，厚朴解结气，茯苓消痰，尤妙以生姜通神明，助正祛邪；以紫苏之辛香散其郁气，郁散气调，而凝结焉有不化者哉？后人以此汤变其分两，治胸腹满闷呕逆等症，名七气汤，以治七情之病。(《金匮方歌括》)

清·张秉成：半夏、茯苓化痰散结，厚朴入脾以行胸腹之气，紫苏达肺以行肌表之气，气顺则痰除。故陈无择《三因方》以此四味而治七情郁结之证。《金匮》加生姜者，亦取其散逆宣中，通彻表里，痰可行而郁可解也。(《成方便读》)

近·程门雪：自觉喉中有物梗塞，吐之不得，吞之不下，视之却无形踪，后人名之为梅核气也。仲景治此有奇方，即半夏厚朴汤是也。其方苦辛开泄，疏通气分，降气散结，最佳也。后人四七汤，即此方也。以治一切气郁之症，极有功用，不可不知。若是阴虚火旺之人，气火结成梅核气者，则半夏厚朴汤温辛太过，非其所宜。当以乌梅、黄连、黛蛤散、瓜蒌皮、贝母、海浮石、杏仁、桑白皮、绿萼梅、枇杷叶等味，酸苦泻热，肃肺涤痰。(《书种室歌诀二种》)

近·曹颖甫：湿痰阻滞，咽中气机不利，如有物梗塞……即俗称梅核气也。方用姜、夏以去痰，厚朴以宽胸膈，苏叶以升肺，茯苓以泄湿。务令上膈气宽，湿浊下降，则咽中出纳无阻矣。(《金匮发微》)

近·谢观：此方以半夏降逆气，厚朴解结气，茯苓消痰，尤妙以生姜通神明，助正祛邪，以紫苏之辛香，散其郁气，郁散气调，而凝结自化。后人之七气汤，盖取法于此。(《中国医学大辞典》)

今·丁学屏：妇人最多肝郁，肝郁既久，气机失其升降，未免湿郁痰滞，痰气互结，气机更形窒塞，梅核气为其例也。半夏厚朴汤辛苦开泄，实为后世理气开郁，化痰散结之祖方也。方取厚朴之苦温，紫苏之辛芳，苦温开泄，疏利气机；半夏、生姜、茯苓，即小半夏加茯苓汤也，其化痰降逆之用，不言而喻矣。近代常用本方治疗癔病，慢性咽炎，急、慢性支气管炎，胃肠神经官能症，妊娠呕吐等证属气滞痰凝药，也可用于治疗风寒咳嗽，气郁痰湿之头痛，寒湿泄泻等病证。(《古方今释》)

【验案选录】

案1　范文甫治疗梅核气案

丁全兴。病梅核气，方书名炙脔，咽中如有物梗，咽之不下，吐之不出。其实是湿痰结成，半夏厚朴汤。

半夏9g，厚朴9g，苏叶9g，茯苓9g，生姜3g，大枣4枚。

二诊：较前稍瘥。原方再服。

三诊：详前。已有效，将愈。原方再服2剂。(《范文甫医案》)

案2　刘渡舟治疗梅核气案

王某某，女，37岁，住北京西城区。1994年8月29日初诊。

患者性格内向，素日寡言少语，喜独处而不善与人交往。因家庭琐事烦思忧虑，导致情绪不稳，时悲时恐，悲则欲哭，恐则如人将捕之状。更为痛苦者，自觉有一胶冻块物梗噎咽喉，吐之不出，咽之不下。心慌，胸闷，头目眩晕，失眠，食少，恶心呕吐，大便日行2次，舌苔白，脉沉弦而滑。

辨为肝胆气机不疏，痰气交郁于上之“梅核气”病。治当疏肝解郁，化痰开结。方用“柴胡半夏厚朴汤”。

[处方] 柴胡16g，黄芩6g，半夏15g，生姜10g，党参8g，炙甘草8g，大枣7枚，厚朴14g，紫苏8g，茯苓20g。

服药7剂，咽喉梗噎消失，情绪逐渐稳定，诸症渐愈。继服逍遥丸疏肝补血，以善其后。(《刘渡舟临证验案精选》)

案3　庄奕周治疗咳嗽案

赵某，男，48岁，渔民。

日前气候突变，出海捕鱼归来即觉畏冷发热，头痛体楚，自服红霉素、索米痛片，症状似有减轻，昨起咽痒阵咳，气闷胸痛，痰多色白，纳谷不香，脉浮紧，苔白腻，胸透见两侧肺纹理增粗，西医诊为急性支气管炎。

[中医辨证] 拟为风寒袭肺，痰湿内重。治宜宣肺散寒，止咳化痰。

[处方] 半夏9g，厚朴9g，苏叶9g，茯苓12g，生姜15g，橘红6g，甘草3g。服2剂，咳止痰少，头痛若失，仅觉胸闷气满，按原方，苏叶改为苏梗6g，再服2剂告安。[《福建中医药》1987(4)：43]

案4　王日光治疗声带麻痹案

苏某，男，49 岁，干部。2002 年 11 月 15 日初诊。

患者声带麻痹半年余，每遇精神负担过重时症情加重，经多方治疗仍发音困难。有胆结石、萎缩性胃炎等病史。

[刻下] 声音嘶哑，心烦，寐差，咽喉暗红，舌稍暗，苔薄白，脉滑。用半夏厚朴汤加味。

姜制半夏 10g，川厚朴 6g，苏梗 10g，茯苓 15g，枳壳 6g，栀子 10g，连翘 12g，黄芩 6g，生甘草 5g。水煎服，每日 1 剂，分 2 次服。并嘱其多参加室外活动。

服 3 剂后，喜来告之，上午发音已正常，下午稍有嘶哑。继用原方 20 余剂而安。[《光明中医》2011，26（6）：1097]

案 5　王瑞丽治疗头痛案

韩某，女，61 岁。2010 年 11 月 19 日就诊。

头痛 2 年余，以额、巅顶部疼痛为主，多在心情郁闷不舒时疼痛加重，并伴有恶心欲呕，胃脘部胀满不适，其头痛发作严重时需要揪自己头发来缓解疼痛，头痛严重时胃脘部不适症状也明显加重，咽喉部有堵塞感。曾就诊于京城多家三级中医院，无明显好转。舌暗淡，苔白腻，脉滑。

[辅助检查] 查胃镜示：浅表性胃炎。腹部超声示：胆囊壁增厚，肝囊肿。血生化检查示：肌酸肌酶轻度升高。

[中医诊断] 肝郁气结，肝气犯胃，肝胃经脉不利而致头痛。

[处方] 予以半夏厚朴汤合四逆散治疗。半夏 20g，厚朴 10g，苏梗 10g，苏叶 10g，茯苓 15g，柴胡 10g，枳壳 10g，白芍 10g，生姜 15g，炙甘草 6g。

7 剂配方颗粒剂，每日 1 剂，分 2 次沸水冲服。

1 周后复诊诉，诸症均明显减轻，查舌暗，苔白，脉弦细，再以原方 7 剂巩固疗效。

按：患者情志经常不得舒畅，咽部异物感，为气郁痰阻之梅核气，半夏厚朴汤主之；头痛严重时需揪头发而有所缓解乃为疏发郁结之肝气而得暂时减轻，治以疏肝解郁之四逆散。两方合用能获佳效。[《实用中医内科杂志》2011，25（4）：104–105]

瓜蒌薤白白酒汤

《金匮要略》

【组成】栝楼实捣，一枚（24g）　薤白半升（12g）　白酒七升（适量）

【用法】三味同煮，取二升，分温再服（现代用法：用适量酒，加水煎服）。

【功用】通阳散结，行气祛痰。

【主治】胸痹，胸阳不振，痰气互结证。胸部闷痛，甚至胸痛彻背，咳唾喘息，短气，舌苔白腻，脉沉弦或紧。

【方论选录】

清·徐彬：人之胸中如天，阳气用事，故清肃时行，呼吸往还，不愆常度，津液上下，润养无壅。痹则虚而不充，其息乃不匀而喘，唾乃随咳而生。胸为前，背为后，其中气痹则前后俱痛，上之气不能常下，则下之气不能时上而短矣。寸口主阳，因虚伏而不鼓，则沉而迟；关主阴，阴寒相搏，则小紧而数，数者，阴中挟燥火也。故以栝楼开胸中之燥痹为君，薤白之辛温以行痹着之气，白酒以通行荣卫为佐。其意谓胸中之阳气布，则燥自润，痰自开，而诸证悉愈也。(《金匮要略论注》)

清·周扬俊：寒浊之邪滞于上焦，则阻其上下往来之气，塞其前后阴阳之位，遂令为喘息、为咳唾、为痛、为短气也。阴寒凝泣，阳气不复自舒，故沉迟见于寸口，理自然也。乃小紧数复显于关上者何耶？邪之所聚，自见小紧，而阴寒所积，正足以遏抑阳气，故反形数。然阳遏则从而通之，栝楼实最足开结豁痰，得薤白、白酒佐之，既辛散而复下达，则所痹之阳自通矣。(《金匮玉函经二注》)

清·魏念庭：栝楼实，苦以降气也；薤白独多用，升阳散聚也；白酒更多用，温中和血也。徐徐煎取，温温再服，缓以治上，汤以荡邪也。诚治胸痹之善术也。(《金匮要略方论本义》)

清·尤怡：胸中阳也，而反痹，则阳不用矣。阳不用，则气之上下不相顺接，前后不能贯通，而喘息、咳唾、胸背痛、短气等证见矣。更审其脉，寸口亦阳也，而沉迟则等于微矣；关上小紧，亦阴弦之意，而反数者，阳气失位，阴反得而主之，《易》所谓“阴凝于阳”，《书》所谓“牝鸡司晨也”。是当以通胸中之阳为主。薤白、白酒辛以开痹，温以行阳；栝楼实者，以阳痹之处，必有痰浊阻其间耳。(《金匮要略心典》)

清·王子接：胸痹三方皆用栝楼实、薤白，按其治法却微分三焦。《内经》言：“淫气喘息，痹聚在肺。”盖谓妄行之气随各脏之内因所主而入为痹，然而病变有不同，治法亦稍异。止就肺痹喘息咳唾、胸背痛短气者，君以薤白滑利通阳，臣以栝楼实润下通阳，佐以白酒熟谷之气上行药性，助其通经活络，而痹自开。若转结中焦，而为心痛彻背者，但当加半夏一味和胃而通阴阳。若结于胸胁，更加逆气上抢于心，非但气结阳微，而阴气并上逆矣，薤白汤无足称也，须以枳实、厚朴先破其阴气，去白酒之醇，加桂枝之辛，助薤白、栝楼行阳开痹，较前法之从急治标，又兼治本之意焉。(《绛雪园古方选注》)

清·徐大椿：胸中阳气不化，浊阴乘间窒塞，故倚息喘促，咳唾引胸背痛焉，谓之胸痹。栝楼实搜涤胸中痰垢之痹结，薤白头解散胸中滞气之闭散，白酒温行暖胃，以壮清阳之布，正如离照当空，阴霾自灭也。俾痹结顿开，则阳气化而窒塞通，何患胸痹喘息之不去，咳嗽引痛之不除哉！此搜涤垢腻之剂，为胸痹咳唾引痛之方。(《医略六书·杂病证治》)

清·黄元御：胸痹之病，凡喘息咳唾即胸背疼痛、短气、喘促，寸口之脉沉而迟，关上之脉小而紧数，是中气不通，浊阴上逆，气道痞塞而不通也。栝楼薤白白酒汤，栝楼涤瘀而清烦，薤白、白酒开壅而决塞也。(《金匮悬解》)

清·陈心典：方中用瓜蒌开胸结；薤白宣心阳；尤妙在白酒散痹通阳，引气血环转周身，使前后之气贯通无碍，则胸中旷若太空，有何胸痹之患哉？(《金匮方歌括》)

清·王泰林：薤白滑利通阳，瓜蒌润下通阴，佐以白酒熟谷之气，上行药性，助其通经活络，而痹自开。胸中阳也，而反痹，则阳不用矣。阳不用则气上下不相顺接，其津液必凝滞而为痰，故喘息咳唾、胸背痛、短气等证见矣。脉紧沉迟为阳虚之验，故主以通阳。(《王旭高医书六种·退思集类方歌注》)

清·费伯雄：薤白通阳，栝楼散团结之气，再加白酒以行气血自能消阴翳而开痹结。故不必用辛散耗血之品，以伤至高之元气也。(《医方论》)

今·丁学屏：胸为至高之处，心肺所居，旷然无补，痰结胸中，阴乘阳位，胸阳痹阻，痛引胸背；金行失肃，右降不及，喘息咳唾，短气。栝楼味苦性寒，善开痰结，用之为君；薤白辛温滑利，善通阳气，以之为臣；白酒载药上行。三者相辅相成，以为胸痹千古不易之法。以不得卧而加半夏，取法《灵枢》，以心中痞而加枳实，胸满而加厚朴，胁下逆挽心而加桂枝，此仲景用药之例也。经方一丝不苟如此。故后人有“张仲景一部，最为万方之祖宗”之誉，信非虚语。(《古方今释》)

【验案选录】

案1　李敬孝治疗冠心病案

王某，52岁。2008年9月10日初诊。

[病史] 胸闷、胸痛4年余，在西医院查心电图示：T波倒置，ST段下移，确诊为冠心病，心绞痛。近日来自感胸闷胸痛频作，每日发作2~3次，每次持续5~6分钟，心前区有重物堵压感，饱食后诸症加重，纳谷不香，双下肢浮肿，继往无其他病史。

[检查] 舌质紫暗，苔白腻，脉象细滑，血压140/80mmHg，面色晦暗，形体肥胖，墨菲氏征阳性。

[辨证] 证属痰瘀壅阻，胸阳被遏。痰浊盘踞，胸阳不展，可见胸闷且痛，心前区有重物堵压感，痰湿困脾，纳谷不香，脾失健运，水湿内停，下肢浮肿，饱食后气机运行受阻，故感诸症加重。面色晦暗，形体肥胖均为痰瘀之症，其病位在心。

[诊断] 胸痹心痛，痰浊痹阻，痰瘀互结证，冠心病稳定型劳累性心绞痛。

[治法] 清热祛痰，宽胸理气。选用《三因极一病证方论》温胆汤合《金匮要略》瓜蒌薤白白酒汤加减。

[处方] 薤白15g，瓜蒌30g，竹茹15g，枳壳15g，茯苓15g，陈皮15g，石菖蒲15g，郁金10g，川芎10g，菊花15g，丹参30g，赤芍15g，牡丹皮15g，车前子30g，葛根15g。每日1剂，水煎日服2次。

连服14剂后，自感心前区重物堵压感缓解，因情绪不舒而血压升高160/90mmHg，苔薄腻，治疗改用平肝潜阳，祛痰利湿法，选用导师经验方心舒汤合瓜蒌薤白白酒汤。

[处方]钩藤15g（后下），泽泻10g，莱菔子10g，川芎10g，丹参25g，川楝子10g，延胡索10g，车前子30g，石菖蒲10g，郁金10g，瓜蒌30g，薤白15g，连翘10g，葛根10g，菊花10g。

服用6小时后血压降为120/80mmHg，偶感心前区窒塞憋闷，疼痛牵涉及背部，遇情绪变化加重，纳可，舌淡黯，苔黄腻，脉细弦。上方去钩藤、泽泻，以温胆汤加牡丹皮、栀子、金银花清热泻肝。加减连服3个月后偶有胸闷气短，后背疼痛，胃脘部胀痛，舌淡红，苔薄黄，脉弦细，痰瘀之邪渐除，故停用汤药，查心电图大致正常，患者生活如常。[《长春中医药大学学报》2009，25（5）：685-686]

案2　焦鼎九治疗陈旧性胸内伤案

张某某，男，17岁。1991年5月就诊。

诉2年前练习举重用力不当，致胸部疼痛不敢深吸气，咳嗽震痛，但外无肿胀及固定压痛点。经服用跌打丸、云南白药、百宝丹等药后缓解，但遗留胸部闷胀感伴短气，劳累后症状加重，此次买煤推车后胸部胀痛而就诊。检查见两侧胸廓对称。自感右侧胸部疼痛不舒，呼吸不畅，语言低微，时需深吸一口长气方感舒适，脉细弱涩滞，苔薄白。心电图检查无异常。临床诊断为陈旧性胸内伤而致胸阳不振、气机结滞。治宜通阳散结，行气止痛。

[处方]全瓜蒌15g，薤白12g，广木香9g，枳壳9g，青、陈皮各9g，乌药9g，玄胡索9g，炙甘草9g，白酒30g。水煎，饭后服用。服药3剂后症状大部缓解停诊。

3个月后遇劳累又复发，续按上方嘱服8剂而痊愈，至今未见复发。[《四川中医》2005，23（4）：82]

案3　陈建丰治疗多寐案

莫某某，男，42岁。2008年3月3日诊。

患者近2个月来，头昏头重，时时欲睡，或伏案或倚椅即可呼呼入睡，鼾声阵阵，醒则倦怠乏力，胸闷气短，纳食呆钝，自饮咖啡醒神而无明显效果。中医曾投化湿醒脾或化痰醒神之剂无效。

刻下见症如前，体态肥胖，口中发黏。舌质红、苔薄白而腻，脉弦缓。

[实验室检查]血钙正常2.3mmol/L，胆固醇8.8mmol/L，甘油三酯2.1mmol/L，HDL-C 0.7mmol/L，LDL-C 5.5mmol/L。西医诊断为高脂血症。

证属脾虚停饮，抑遏胸阳，清阳不升，心神困顿。治拟健脾蠲饮，通阳醒脾。方用苓桂术甘汤合瓜蒌薤白白酒汤化裁。

[处方]太子参、生白术、云茯苓、泽泻、瓜蒌皮、薤白、白芍各10g，川桂枝5g，茵陈蒿、生山楂各30g，制首乌、炒枳实各12g。10剂，水煎分服，日1剂，并嘱低脂饮食。

药后，患者精神振作，嗜睡全除，心胸舒畅，食欲正常，苔脉如前。再守上方出入

治疗月余，复查血脂正常，半年后随访，未见多寐症再发。[《浙江中医杂志》2010，45（8）：612]

瓜蒌薤白半夏汤

《金匮要略》

【组成】栝楼实捣，一枚（24g）　薤白三两（9g）　半夏半升（12g）　白酒一斗（适量）

【用法】上同煮，取四升，温服一升，日三服（现代用法：水煎服）。

【功用】通阳散结，祛痰宽胸。

【主治】胸痹而痰浊较甚，心痛彻背，不能安卧者。

【方论选录】

清·徐彬：此冠以胸痹，是喘息等证或亦有之也，加以不得卧，此支饮之兼证。又心痛彻背，支饮原不痛，饮由胸痹而痛，气应背。故即前方加半夏，以去饮下逆。（《金匮要略论注》）

明·赵以德：胸痹不得卧，心痛彻背者，以胸中痰垢积满，循脉而溢于背，背者胸之府，故于前药量减薤白之秽浊，加半夏以祛痰积之痹逆。（《金匮玉函经二注》）

清·尤在泾：胸痹不得卧，是肺气上而不下也。心痛彻背，是心气塞而不和也，其痹为尤甚矣。所以然者，有痰饮为之援也，故于胸痹药中加半夏以逐痰饮。（《金匮要略心典》）

清·唐容川：用药之法，全凭乎证，添一证则添一药，易一证亦易一药。观仲景此节用药，便知义例严密，不得含糊也……故但解胸痛，则用栝楼薤白白酒；下节添出不得卧，是添出水饮上冲也，则添用半夏一味以降水饮；再下一节又添出胸痞满，则加枳实以泄胸中之气，胁下之气亦逆抢心，则加厚朴以泄胁下之气。仲景凡胸满均加枳实，凡腹满均加厚朴，此条有胸满胁下逆抢心证，故加此二味，与上两方又不同矣……读者细心考求，则仲景用药之通例，乃可识矣。（《金匮要略浅注补正》）

近代·陆渊雷：栝楼薤白半夏汤，即是前方加半夏一味，则前条之证，亦为此条所有。故知不得卧者，喘息咳唾短气之甚也，心痛彻背者，胸背痛之甚也。（《金匮要略今释》）

【验案选录】

案1　范文甫治疗胸痹案

沈右。苦胸痹，痛不可忍，为日已久。阳气不运，复受寒邪所致，气机痹阻，故胸痛彻背。拒按是邪实，舌淡红，脉象沉迟，似可温化。

桂枝6g，瓜蒌皮9g，薤白9g，炒枳壳9g，生姜6g，姜半夏9g，厚朴6g，陈皮3g。

二诊：药后胸痹痛好转许多。

桂枝6g，薤白9g，瓜蒌皮9g，炒枳壳6g，半夏9g，厚朴6g，陈皮3g，生姜6g。（《范文甫医案》）

案2　刘渡舟治疗胸痹案

杨某，女，70岁。1994年1月31日初诊。

患者于2个月前因冠心病大面积心肌梗死入某医院抢救。出院后，因气候突变，寒流袭来，又感胸部闷胀，气短，心前区隐隐作痛，两胁亦持痛不休，左手臂胀麻。伴有咳吐白黏痰，腹胀，大便干燥等症。患者精神紧张，夜寐易发惊悸。视其舌苔白腻，脉来沉弦而滑。

脉证合参，辨为胸阳痹阻，痰浊凝聚，心胸脉络不通则痛，治宜宣痹通阳，豁痰通络止痛，疏方。

糖栝楼（先煎）30g，薤白6g，半夏15g，旋覆花10g，红花10g，茜草10g，桂枝10g，丹参20g，郁金10g，木香10g，紫降香10g。

服5剂后胸满、胸痛大为缓解，咳痰减少，夜睡已能成寐，又续服5剂，诸症皆安。（《刘渡舟医案》）

案3　王晓戎治疗慢性胃炎案

邓某，女，50岁。2003年7月10日初诊。

［主诉］胃脘不适3年。该患者3年前出现胃脘部痞满胀痛，情志失调或饮食不节，上述症状加剧。

胃镜病理诊断：慢性萎缩性胃炎。曾服用斯达舒、奥美拉唑、复方氢氧化铝、养胃舒、三九胃泰等中西药治疗，疗效不显著。1周前因过食生冷，出现上腹部痞满胀痛，伴嘈杂不适，不欲饮食，反酸嗳气，大便溏薄，舌质淡、苔白腻，脉弦滑。

辨证为肝气犯胃，胸阳被阻。治宜疏肝和胃、通阳宣痹。

药用：全瓜蒌15g，薤白头10g，姜半夏10g，杭白芍10g，佛手干10g，九香虫10g，丹参10g，蒲公英20g，甘松6g，炙甘草6g。7剂，水煎服。

二诊：服上药后，上腹部痞满胀痛明显减轻，食欲较前增加，无反酸，大便较溏，舌淡苔薄白，脉细。上方去九香虫、蒲公英，加潞党参15g，焦白术、茯苓各10g。

续服20剂，诸症缓解。效不更方，前方续服2个月余。

2003年10月复查胃镜，诊断为慢性浅表性胃炎。后予香砂六君丸调理善后。［《实用中医内科杂志》2008，22（12）：83~84］

案4　段雪光治疗慢性胆囊炎案

孔某，女，32岁。2006年7月5日初诊。

患者自诉慢性胆囊炎病史4年余，平素右胁部隐痛反复发作，1周前因过食油腻之品病情再次发作，且伴有胸部闷痛，如有物阻塞感，背部沉重感，自服消炎利胆片无效。查心电图未见异常。墨菲征阳性。查舌暗，苔厚腻，脉弦滑。

中医辨证应属“胸阳不振，痰浊瘀阻”，治疗以“温通胸阳，祛痰止痛”为主。

拟以瓜蒌薤白半夏汤加味。

［拟方］瓜蒌 20g，薤白 20g，半夏 10g，柴胡 20g，川楝子 10g，元胡 20g，苍术 10g，白术 10g，石菖蒲 10g，陈皮 6g，茯苓 10g。

应用 5 剂后症状基本消失，舌质暗，苔薄白。

在原方基础上加用活血化瘀和清热解毒之品，前后应用 30 余剂，至今未再发作。[《中国现代医生》2008，46（7）：91］

案 5　段雪光治疗神经官能症案

王某，女，47 岁。2005 年 8 月 5 日初诊。

患者平素性格内向。近日因工作不如意心情不佳。时觉咽部及心前区闷塞不适，如有物梗阻感，夜间偶有闷痛感。曾查心电图及胸片均正常。舌质紫暗，苔腻，脉濡细而弦。

此为情志不遂，痰气互阻。治疗以“开痹涤痰解郁”为法。予瓜蒌薤白半夏汤加味。

［拟方］法半夏 6g，薤白 10g，瓜蒌皮 10g，生代赭石 15g（先煎），炒枳实 6g，厚朴 6g，制香附 12g，炒元胡 10g，丹参 15g，广郁金 10g，茯苓 12g，莱菔子 10g，石菖蒲 6g，合欢皮 20g。

此方加减出入 20 余剂，患者病情痊愈。[《中国现代医生》2008，46（7）：91–92］

枳实薤白桂枝汤

《金匮要略》

【组成】枳实四枚（12g）　厚朴四两（12g）　薤白半升（9g）　桂枝一两（3g）　栝楼实捣，一枚（24g）

【用法】上以水五升，先煎枳实、厚朴，取二升，去滓，内诸药，煮数沸，分温三服（现代用法：水煎服）。

【功用】通阳散结，祛痰下气。

【主治】胸痹。气结在胸，胸满而痛，甚或气从胁下上逆抢，舌苔白腻，脉沉弦或紧。

【方论选录】

清·徐彬：胸痹而加以心中痞，胸满，似痞与结胸之象，乃上焦阳微，而客气动膈也。经云：留气结在胸，即客气也。更胁下逆抢心，是无独上焦虚而中焦亦虚，阴邪得以据之，为逆为抢。故于薤白、栝楼，又加枳、朴以开其结，桂枝行阳以疏其肝。人参汤亦主之者，病由中虚，去其太甚，即可补正，以化邪也。(《金匮要略论注》)

清·魏念庭：心中痞气，气结在胸，正胸痹之病状也，再连胁下之气俱逆而抢心，则痰饮水气，俱乘阴寒之邪，动而上逆，胸胃之阳气，全难支拒矣。故以枳实、厚朴开郁温中，薤白、桂枝升阳益胃，微用栝楼实而不用根，以甘代苦，使作先驱，引阳入阴。犹必先后煮治，以融和其气味，俾缓缓除其结聚之邪。(《金匮要略方论本义》)

清·吴谦：心中，即心下也。胸痹病，心下痞气，闷而不通者虚也。若不在心下，而气结在胸，胸满连胁下，气逆撞心者实也。实者用枳实薤白桂枝汤主之，倍用枳、朴者，是以破气降逆为主也。虚者用人参汤主之，是以温中补气为主也。由此可知痛有补法，塞因塞用之义也。(《医宗金鉴·订正金匮要略注》)

清·黄元御：胸痹心中痞塞，浊气留结在胸，胸膈壅闷，胁下气逆上抢于心，是皆胆胃逆升，浊阴不降之故也。枳实薤白桂枝汤，枳实、薤白破壅塞而消痹结，栝楼、桂枝涤浊瘀而下冲气也。(《金匮悬解》)

清·陈元犀：枳实、厚朴泄其痞满，行其留结，降其抢逆；得桂枝化太阳之气而胸中之滞塞自开；以此三药与薤白、栝楼之专疗胸痹者而同用之，亦去痰莫如尽之旨也。(《金匮方歌括》)

清·唐宗海：用药之法，全凭乎证，添一证则添一药，易一证亦易一药。观仲景此节用药，便知义例严密，不得含糊也……故但解胸痛，则用栝楼薤白白酒；下节添出不得卧，是添出水饮上冲也，则添用半夏一味以降水饮；再下一节又添出胸痞满，则加枳实以泄胸中之气，胁下之气亦逆抢心，则加厚朴以泄胁下之气。仲景凡胸满均加枳实，凡腹满均加厚朴，此条有胸满胁下逆抢心证，故加此二味，与上两方又不同矣……读者细心考求，则仲景用药之通例，乃可识矣。(《金匮要略浅注补正》)

清·陈灵石：枳实厚朴泄其痞满，行其留结，除其抢逆，得桂枝化太阳之气而胸中之滞塞自开，以此三药与薤白栝楼之专疗胸痹者而同用之，亦去疾莫如尽之旨也。(《金匮方歌括》)

近·蔡陆仙：栝楼薤白桂枝汤不但多枳、朴，且增一桂枝，只此一味，当非泛泛加入，因此条有痞气，胁下逆抢心症，则系心气被阻，不得下交，故用桂枝以下气，导心火下交太阳，以成其气化斡旋之功用。即理中加桂，亦是因脾气不运，水气滞逆，亦用桂枝，其义可思矣。(《中国医药汇海·方剂部》)

【验案选录】

案1　刘永生治疗心痛（心包炎）案

李某，男，44岁。

主诉：心悸气短，胸闷痛3个月。曾诊断为慢性心包炎。

刻诊见：心胸痞闷如窒，偶有刺痛，心悸气短，苔白腻，舌胖嫩有瘀斑，脉滑微涩。胸片示：心影略呈烧瓶形，双肺野清晰。心电图示：T波低平倒置。

辨证为痰浊痹阻兼血瘀，治当通阳散结，化痰下气，活血化瘀。方以枳实薤白桂枝汤加味。

枳实 10g，薤白 10g，桂枝 10g，厚朴 10g，瓜蒌 20g，川芎 10g，五灵脂 10g，元胡 15g，茯苓 20g。每天 1 剂，水煎 2 次。

服药 7 剂症状明显好转，继予原方调治 2 个月余，诸症消失，痊愈。

按：本证为痰浊壅塞，胸阳痹阻，心脉阻滞所致。用枳实薤白桂枝汤通阳散结，祛痰下气；川芎、五灵脂、元胡活血化瘀，行气止痛；茯苓化痰利水，健脾宁心。故病愈。[《四川中医》2014，(06)：143–144]

案 2　刘永生治疗肺胀（肺心病）案

薛某某，女，62 岁。

反复喘咳上气，痰多，胸部膨满，心慌动悸多年，曾诊断为慢性肺源性心脏病。

刻诊见：咳嗽气紧，痰多，胸部膨满，胀闷如窒，面色晦暗，唇甲发绀，心慌动悸，肢体浮肿，舌体胖大质紫暗，苔白腻，脉滑。胸片示：双肺纹理增粗，心影梨形。心电图示：窦性心律，肺性 P 波。

[辨证治疗] 痰浊壅肺，痹阻胸阳，心脉瘀阻。

[治法] 豁痰散结，宣通胸阳，兼益气，活血化瘀利水，方以枳实薤白桂枝汤加味。

枳实 10g，薤白 10g，桂枝 10g，瓜蒌 20g，厚朴 10g，川芎 10g，茯苓 30g，泽兰 10g，杏仁 10g，桔梗 10g，党参 30g。每天 1 剂。

水煎 2 次，服药 10 剂症状明显好转，继予原方调治 1 个月余，病情平稳，能参加一般体力劳动。

按：本证为痰浊壅肺，痹阻胸阳，心脉瘀阻所致。用枳实薤白桂枝汤通阳散结，祛痰下气；川芎、泽兰活血化瘀；杏仁、桔梗一升一降，止咳化痰，宣肺平喘；久病气虚，加党参补益心肺之气；茯苓化痰利水，健脾宁心。故病情趋于平稳。[《四川中医》2014，(06)：143–144]

橘　核　丸

《济生方》

【组成】橘核炒　海藻洗　昆布洗　海带洗　川楝子去肉，炒　桃仁麸炒，各一两（各 30g）　厚朴去皮，姜汁炒　木通　枳实麸炒　延胡索炒，去皮　桂心不见火　木香不见火，各半两（各 15g）

【用法】上为细末，酒糊为丸，如桐子大，每服七十丸（9g），空心温酒盐汤送下。（现代用法：丸剂，每次 9g；汤剂，水煎服。）

【功用】行气止痛，软坚散结。

【主治】㿗疝。睾丸肿胀偏坠，或坚硬如石，或痛引脐腹，甚则阴囊肿大，轻者时出黄水，重者成痈溃烂。

【方论选录】

清·汪昂：此足厥阴药也。疝病由于寒湿，或在气，或在血，证虽见乎肾，病实本乎肝。橘核、木香，能入厥阴气分而行气；桃仁、延胡，能入血分而活血；川楝、木通，能导小肠、膀胱之热，由小便下行，所以祛湿；官桂能平肝暖肾，补命门之火，所以祛寒；厚朴、枳实，并能行结水而破宿血；昆布、藻、带，咸注下而软坚，寒行水以泻热，同为散肿消坚之剂也。(《医方集解》)

清·费伯雄：此乃治㿉疝专剂，理气、破血、软坚、行水之法俱备。其知痛楚者不可误用。(《医方论》)

今·李畴人：此方治疝卵核肿胀，偏有大小，或坚硬如石，痛引脐腹。橘核、川楝辛香苦泄，疏利阳明、厥阴之逆气；肉桂温肝散下焦结气；厚朴、枳实开中焦逆满；延胡、桃仁和血中气滞，气中血滞；昆布、海藻沉而下降，咸而软坚；木香利三焦气滞，木通渗小肠、膀胱湿热。合散寒通气，疏利厥少膀胱，其少腹胀痛，睾丸结疝可冰释而消矣。(《医方概要》)

今·丁学屏：橘核丸方，严用和以治阴疝。严氏云："夫阴㿉之证有四种：一曰肠㿉，二曰气㿉，三曰卵胀，四曰水㿉是也。"多由不自卫生，房事过度，久蓄忧思、恐、怒之气，或坐卧冷湿处，或劳役无节，皆能致之……大抵卵胀，肠㿉皆不易治，气㿉、水㿉灸之易愈也……四㿉治法，橘核丸用之屡验。方中川楝子、枳实、延胡索、厚朴，辛苦通降，川楝子配延胡索，疏泄肝气，后世名金铃子散，以疝病不离于肝也；枳实伍厚朴，消积破滞，取法小承气汤；桃仁、木通，一入手厥阴血分，破瘀生新，一入手厥阴气分，通九窍血脉，以气滞日久，必有脉络瘀阻也；肉桂辛热，补命门相火而通阴结，以为入血通脉之用；橘核苦平，入足厥阴肝经，乃㿉疝之专药。海藻、昆布、海带，皆咸寒之品，软坚破结，海藻、昆布尤为治㿉疝之要药也。主从标本，有章有法，严氏谓其屡有效验，信非偶然。(《古方今释》)

【验案选录】

案1　蒋健治疗乳癖疼痛案

龚某，女，59岁。2014年4月8日就诊。

主诉：双侧乳房阵发性疼痛2个月余。乳腺科检查示：乳腺小叶增生。疼痛严重时双侧乳头有灼热感，压痛明显，触之未及明显结块，伴见咽痛，胃痛，夜寐欠佳，大便欠畅，舌淡红，苔薄黄腻，脉细弦。

证属气滞痰凝血阻，湿热内蕴。治拟行气活血，化痰散结，佐以宁心安神。

处方：瓜蒌皮30g，当归12g，炙乳香、没药各9g，炙甘草12g，橘核12g，荔枝核12g，夏枯草30g，射干12g，山豆根3g，夜交藤30g，合欢皮15g，白芍30g。7剂。

二诊：4月22日。患者自行改变服药方法，即每剂药服用2天。药后乳房阵发性疼痛减轻九成。此后以上方为基本方服用至6月10日，乳痛全消。

按：本案乳癖疼痛兼见乳头灼热，大便干结，苔薄黄腻等热象，予神效瓜蒌散加橘核丸之橘核、荔枝核，再加夏枯草，首诊后乳痛即减九成。神效瓜蒌散本治乳痈、奶劳，正可针对本案蕴热。《妇人大全良方》载："妇人乳痈方甚多，独此一方神效无比，万不失一。"射干、山豆根治咽痛，夜交藤、合欢皮治失眠，均治疗兼夹症。[《西部中医药》2016，29（4）：57–59]

案2　杨晨东治梅核气案

张某，男，54岁。2010年6月18日初诊。

患者自觉咽部梗咽不适2个月。

刻诊：自觉咽部梗噎，如有异物，时觉吞咽困难，头晕时作，纳尚可，夜寐欠安，小腹胀闷不适，肛门重坠，大便1日一行，成形软便，舌红，苔薄黄，脉细弦。

[胃镜检查示]食管炎（LA–A），慢性胃炎。

[西医诊断]食管炎。

[中医诊断]梅核气。

[辨证]肝气郁结证。

[治则]疏肝理气，行气散结。

[处方]川楝子10g，橘核10g，荔枝核10g，乌药8g，柴胡10g，小茴香10g，白芍30g，茯苓20g，木香10g，沉香8g，陈皮10g，枳壳15g，厚朴10g，砂仁10g，败酱草30g，生甘草10g，炒白术15g，丹参10g，川芎10g，天麻10g。每日1剂，水煎服。

二诊：6月25日。患者服药后自觉咽部梗噎症状缓解，小腹胀闷不适感减轻明显，头晕好转，夜寐时有不安，仍有肛门重坠之感，舌淡红，苔薄白，脉细弦。患者症状好转，故原方中去天麻、败酱草，另加入秦皮20g，胡黄连6g，以解肛门重坠之感。

三诊：6月30日。患者症状缓解，异物感明显减轻，余未诉明显不适，原方去丹参、川芎。患者前后共服药19剂，病愈。[《吉林中医药》2012，32（4）：416]

案3　涂秋林治男性老年乳腺纤维腺瘤案

涂某，男，72岁，退休干部。1999年1月3日就诊。

3年前因不明原因右侧乳房生一肿物，先如荔枝大小，逐年增长，今约鸭蛋大小，边缘清楚，质坚硬，无粘连，活动度大，右腋下淋巴结不肿大，伴有手抬举痛及右精索坠胀，睾丸大小正常，无静脉曲张、纳差，舌苔薄白，脉弦涩。曾用"青霉素""阿司匹林""雌激素"治疗无效，经县人民医院西医诊断"乳腺纤维腺瘤"，需手术切除，患者年事已高，不同意手术治疗，愿意中医中药治疗。停止一切其他疗法，来院就诊。

[中医诊断]寒湿内侵，男性乳房肉瘤。

[治法]行气止痛，软坚散结。

[方药]橘核丸（汤）加味。

橘核12g，海藻12g，昆布12g，川楝12g，桃仁12g，厚朴12g，良姜12g，木通12g，枳实12g，玄胡索12g，上桂12g，广木香12g，小茴香12g，槟榔12g，乌药12g。1次1剂，文火水煎，分3次口服。

1999年1月14日来院复查，右侧乳房肿块胀痛，压痛减轻，精索仍有坠胀感，舌脉同前，守原方加荔枝核12g，续10剂。

1999年1月28日，患者感觉轻松许多，右乳房肿块明显缩小40%，质软；精索坠胀好转，食欲增加，精神状态明显好转，消除了乳腺癌顾虑，舌脉同前。继服前方的基础上去桃仁、厚朴、枳实、木通，加青皮12g，吴萸12g，当归15g，枸杞12g，茯苓12g。20剂。

1999年2月16日，患者来院兴奋地告诉我，右乳房肉瘤完全消失，但做较重的体力活动精索稍有坠胀感，舌脉正常，其他一切正常，为巩固疗效，继服前方15剂，随访几个月未复发。(《第一届全国中西医结合乳腺疾病学术会议论文汇编》)

案4　丁甘仁治疗疝气案

江左。高年气虚，疝气屡发，坠胀作痛，小溲短赤，睡则略安。治宜补中气，疏厥气，以丸代煎，缓图功效。

补中益气丸一两，橘核丸二两，每早晚各服二钱，开水送下。(《丁甘仁医案》)

案5　丁甘仁治疗疝气案

黄左。劳倦奔走，元气下陷，睾丸坠胀，不能行动，胸脘不舒。肝主筋，睾丸为筋之所聚。先建其中气，俾得元气上升，睾丸自能不坠。

炙黄芪三钱，炙升麻一钱，小茴香五钱，炒潞党三钱，柴胡梢五分，陈广皮一钱五分，炒白术三钱，清炙草五分，广木香五分，橘核丸三钱（吞服）。

又诊坠痛已止，举动亦便。前进补中益气汤，甚为合度，仍守原法治之。

炙黄芪三钱，云苓三钱，炙升麻六分，炒潞党三钱，细青皮一钱五分，金铃子一钱五分，清炙草五分，荔枝核三钱，延胡索五分，佛手柑八分。(《丁甘仁医案》)

案6　丁甘仁治疗偏疝案

费左。偏疝坠胀作痛，头内眩晕，泛泛作恶，厥气失于疏泄，肝气肝阳易于上升，治宜清肝理气。

金铃子一钱五分，云苓三钱，荔枝核三钱，延胡索五分，姜半夏三钱，橘核丸三钱（吞服），石决明二钱，细青皮一钱五分，小茴香五分，白蒺藜三钱，酒炒桑枝三钱。(《丁甘仁医案》)

天台乌药散

《圣济总录》

【组成】乌药　木香　茴香微炒　青橘皮汤浸，去白，焙　高良姜炒，各半两（各15g）　槟榔锉，二个（9g）　楝实十个（15g）　巴豆微炒，敲破，同楝实二味用麸一升炒，候

麸黑色，拣去巴豆并麸不用，七十粒（12g）

【用法】上除炒巴豆不用外，捣罗为散。每服一钱匕（3g），食前温酒送下；疼甚，炒生姜、热酒调下（现代用法：为散，每服3~5g，食前温服；亦可作汤剂，水煎服）。

【功用】行气疏肝，散寒止痛。

【主治】寒凝气滞证。小肠疝气，少腹痛引睾丸，舌淡，苔白，脉沉弦。亦治妇女痛经、瘕聚。

【方论选录】

清·汪昂：此足厥阴、手太阴药也。乌药散膀胱冷气，能消肿止痛；川楝导小肠邪热，引小便下行；木香、青皮行气而平肝；良姜、茴香散寒而暖肾；槟榔性如铁石，能下水溃坚；巴豆斩关夺门，破血瘕寒积，皆行气祛湿散寒之品也。（《医方集解》）

清·徐大椿：气逆于中，寒滞不散，不能敷化精微，乃成疝瘕于腹，故小腹疼痛，控引睾丸焉。乌药顺九天之气，小茴祛九地之阴，槟榔破滞气以达下，木香调中气以醒脾，青皮破气平肝，良姜涤寒散滞，川楝子泻湿热以除疝气也。为散，温酒调服，使湿化气行，则寒邪解散而疝瘕自平，其小腹疼痛亦退，何控引睾丸之有哉？此温中散滞之剂，为气逆寒滞疝瘕之方。（《医略六书·杂病证治》）

清·吴瑭：此寒湿客于肝肾、小肠而为病，故方用温通足厥阴、手太阳之药也。乌药祛膀胱冷气，能消肿止痛；木香透络定痛；青皮行气伐肝；良姜温脏祛寒；茴香温关元，暖腰肾，又能透络定痛；槟榔至坚，直达肛门散结气，使坚者溃，聚者散，引诸药逐浊气由肛门而出；川楝导小肠湿热，由小便下行，炒以斩关夺门之巴豆，用气味而不用形质，使巴豆帅气药散无形之寒，随槟榔下出肛门；川楝得巴豆迅烈之气，逐有形之湿从小便而去，俾有形、无形之结邪一齐解散，而病根拔矣。（《温病条辨》）

清·张秉成：夫治疝之法，皆不外暖下祛寒、逐湿行气。然阴寒之气，若与厥阴之气或血或痰凝结为积者，又非前药所能卒除，则必以推荡之品，从其性而温下之，方能有效。方中乌药、木香辛温香烈，善行善散，能上能下，以宣气中之滞；茴香暖下而祛寒；良姜温中而止痛；青皮入肝破气；槟榔导积下行；其妙用在巴豆与川楝二味同炒，去巴豆不用，但取其荡涤攻坚刚猛直前之性味，同川楝入肝，导之下行，又不欲其直下之意。一如用兵之法，巴、楝钦点之上将也，青、槟前导之先锋也，乌药、木香为偏裨之将，茴香、良姜为守营之官，立方之神，真战无不克也。（《成方便读》）

今·李畴人：乌药、大茴、木香、青皮并疏通厥阴之气，槟榔沉降破坚，良姜辛通化肝胃之寒结，巴豆泻寒积而破结气，引以川楝之苦寒入厥阴。全方并温通厥、少气分而化寒痰结气者也，故能治睾丸肿胀、寒疝下坠、气结不通作痛之病。亦治气厥、寒厥。或加麝香三厘调服更妙。（《医方概要》）

今·丁学屏：肝足厥阴之脉，循股阴入毛中，过阴器抵少腹，挟胃属肝络胆。而疝病之作，多由寒邪触发，肝经气滞，故治疝之方，总不离辛温散寒，泄肝理气之主旨。东垣此方，即其例也。巴豆辛热有毒，刚猛雄烈，荡涤胃膈之积滞，驱脏腑之阴霾。与川楝同炒，弃豆不用，畏其峻猛，仅取其温散之气耳；乌药、良姜、茴香皆辛温之品，入肝经散寒邪；川楝、青皮、泄肝理气；木香、槟榔破气导滞。寒邪一散，气血流畅，疝痛自可霍然耳。(《古方今释》)

【验案选录】

案1　熊继柏治睾部肿痛案

周某，男，30岁，长沙市人。初诊：2004年6月20日。

诉1周来左睾部肿痛，行步则痛甚。曾用抗生素等注射和口服，未见减轻，反而有所加重，遂前来就诊。

诊见左睾明显肿大，但皮色不红，伴疼痛，口不苦，舌苔薄白，脉弦。

[辨证]寒凝肝脉，气机郁滞。

[治法]行气疏肝，散寒止痛。

[主方]天台乌药散加减。

乌药15g，木香6g，小茴香10g，川楝子10g，青皮15g，槟榔15g，橘核20g，荔枝核15g，天葵子20g。10剂，水煎服。

二诊：2004年7月7日。诉左睾疼已止，行步时亦无疼痛，诊见左睾肿大已明显减轻，无疼痛，舌苔薄黄，脉弦。拟原方合金铃子散治之。

乌药15g，木香6g，小茴香10g，川楝子10g，青皮15g，槟榔15g，延胡索20g，橘核20g，荔枝核15g，山楂20g，车前子20g，天葵子20g，王不留行20g。10剂，水煎服。

三诊：2004年7月20日。左睾肿大已全消退，无任何不适，舌苔薄白，脉细。病已痊愈，拟原方再进7剂，以巩固疗效，防止复发。

按：《儒门事亲》云："诸疝皆归肝经。"《灵枢·经脉》云"肝足厥阴之脉……环阴器，抵小腹"故肝经病变可引起睾丸偏坠肿胀。《景岳全书》云"治疝必先治气"，所以本案用天台乌药散行气疏肝，散寒止痛，肝经寒气得以疏散，疝气自愈。(《熊继柏临证医案实录》)

案2　吉庆治慢性盆腔疼痛综合征案

刘某，男，42岁，司机。2008年10月18日初诊。

6年来少腹、腰骶、会阴、睾丸等部坠胀不适，伴有小便不畅，滴沥不尽，偶有尿末滴白。在某医院诊断为"慢性前列腺炎"，前后选用抗生素、α－受体阻滞剂等西药及清热利湿、活血化瘀中成药治疗，未能获得满意疗效。

[现证]少腹引控睾丸而痛，并放射至右侧腹股沟及大腿根部，遇寒痛甚，得暖稍舒，尿道灼热，有蚁行感，尿有余沥，汗不出，口不渴，舌淡苔白，脉弦细。肛门指检：前列腺中央沟变浅，左侧叶有结节感，轻触痛。

[前列腺液检查]卵磷脂小体（+），WBC 4~6/HP。

考虑为素体阳虚或过用寒凉，导致寒凝肝脉，肝失疏泄，气机阻滞而引发疼痛。治以温经散寒、行气止痛为主，方从天台乌药散加减出入。

［处方］台乌药 15g，广木香 6g，小茴香 6g，青皮 6g，高良姜 6g，槟榔 10g，川楝子 12g，延胡索 12g，威灵仙 15g，防风 6g，桂枝 10g，泽兰 12g，皂角刺 6g。水煎服，每日 1 剂。

服药 14 剂后，疼痛大有改善，尿道灼热刺痒基本消失。随症加减，再服 21 剂，诸症消失。随访 3 个月，未见反复。［《长春中医药大学学报》2010，26（6）：863］

案 3　张蜀武治慢性骨盆疼痛综合征案

袁某，男，39 岁，办公室人员。初诊：2010 年 6 月 3 日。

［主诉］少腹、腰骶、睾丸、会阴等部位坠胀不适，伴有阴囊微冷、小便滴沥不尽 5 年余。经数家医院诊断为“慢性前列腺炎”。

［治疗史］先后服用过喹诺酮及大环内酯类抗生素、Ⅱ受体阻滞剂等西药及清热利湿、活血化瘀中药，疗效不甚满意。现腰骶、会阴部坠胀疼痛，阴囊冷感，遇寒痛甚，得暖稍减，尿有余沥，口淡不渴，舌淡苔薄白，脉弦细。

［查体］肛诊前列腺中央沟变浅，双侧叶有结节感，压痛，肛门括约肌无松弛。

前列腺液检查：卵磷脂小体（+），白细胞 6~8/HP。

辨证为过用寒凉药物，久而导致寒凝肝脉，肝失疏泄，气机阻滞，不通则痛。治以温经通络、暖肝散寒为主。方用天台乌药散加减。

［处方］台乌药 12g，广木香 9g，小茴香 9g，青皮 9g，高良姜 9g，槟榔 9g，川楝子 9g，延胡索 12g，威灵仙 15g，桂枝 10g，泽兰 12g，皂角刺 6g。水煎服，每日 1 剂。

服药 10 剂后，腰骶及会阴部疼痛减轻，阴囊冷感消失。效不更方，再服 20 剂，诸症消失。(《世界中联男科专业委员会第七届学术大会、国际中医男科第九届学术大会暨第四届海峡两岸中医男科学术论坛论文集》)

案 4　程门雪治疗偏疝案

潘某，男，成年。初诊：1943 年 11 月 3 日。

寒热，小腹偏右作痛，下引睾丸，脉沉弦。小腹两旁属厥阴，寒袭厥阴之络也，七疝皆属于肝。法当疏泄厥气。

川桂枝八分，淡吴萸八分，川楝子二钱，带皮槟榔二钱，盐水炒细柴胡六分，炒赤、白芍各一钱半，枳实炭一钱，台乌药一钱半，盐水炒小茴香八分，荔枝核四枚（炙），橘叶一钱半，橘核四钱，细木通一钱，炒当归一钱半。

二诊：当归四逆汤合四逆散加减，疝痛已减，寒热亦退。苔薄腻，脉弦缓。仍从原方出入。

紫苏梗一钱半，细柴胡八分，炒赤白芍各一钱半，酒炒全当归一钱半，北细辛三分，细木通八分，吴萸八分，炒川楝子二钱，盐水炒黑小茴香八分，枳实炭一钱，酒浸两头尖一钱半（包），橘叶一钱半，橘核四钱，炙荔枝核四枚。(《程门雪医案》)

暖 肝 煎

《景岳全书》

【组成】当归二三钱（6~9g） 枸杞子三钱（9g） 小茴香二钱（6g） 肉桂一二钱（3~6g） 乌药二钱（6g） 沉香或木香亦可，一钱（3g） 茯苓二钱（6g）

【用法】水一盅半，加生姜三五片，煎七分，食远温服（现代用法：水煎服）。

【功用】温补肝肾，行气止痛。

【主治】肝肾不足，寒滞肝脉证。睾丸冷痛，或小腹疼痛，疝气痛，畏寒喜暖，舌淡苔白，脉沉迟。

【方论选录】

明·张介宾：疝之暴痛或痛甚者……非有实邪而寒胜者，宜暖肝煎主之。寒疝最能作痛，多因触冒寒邪或犯生冷所致。凡喜暖畏寒，脉弦细，鼻尖手足多冷，大小便无热之类皆是也。（《景岳全书》）

清·徐镛：此治阴寒疝气之方，疝属肝病，而阴寒为虚，故用当归、枸杞以补真阴之虚，茯苓以泄经腑之滞，肉桂补火以镇浊阴，乌药利气而疏邪逆，小茴、沉香为疝家本药，生姜为引，辛以散之。如寒甚者，吴萸、附子、干姜亦可加入。（《医学举要》）

近·蔡陆仙：所谓乙癸同源，虚则补其母也。肝之所以寒者，肾之温气不足也。本方肉桂、茴香温肾之品，亦暖肝之品也。沉香温纳肾气，乌药温顺肝气，枸杞补肝肾而益精，茯苓调水道以通阳，用当归为君，俾诸药尽汇于肝，于是寒凝解冻，阳和敷布，向之飒飒以无风者，今则欣欣以向荣矣。经云：木位之主，其补以辛，寒淫所胜，平以辛热，佐以甘苦。肝木不及则金过于亢，清反胜之，则当以辛平之也。酸甘合化为阴，辛甘合化为阳，大抵补肝之体者，宜酸甘之品，补肝之用者，宜辛甘之品也。（《中国医药汇海·方剂部》）

今·秦伯未：本方以温肝为主，兼有行气、散寒、利湿作用，主治小腹疼痛和疝气等证。它的组成，以当归、枸杞温补肝脏；肉桂、茴香温经散寒；乌药、沉香温通理气，茯苓利湿通阳。凡肝寒气滞，症状偏在下焦者，均可用此加减。（《谦斋医学讲稿》）

今·丁学屏：疝之病因固多，然总其要领，不离寒凝气滞四字。张氏此方，为寒疝暴痛而设也。方中茴香辛甘而温，补命门、暖丹田，治癞疝冷痛之专药也；肉桂甘辛而热，补命门之相火，通上下之阴结，凡虚寒之病，皆所宜也；乌药、沉香，皆辛苦温，一治腹冷气痛，一纳肾气而疗寒湿，所谓“急则治标”者也；当归、杞子，补肝之体以柔肝用，

以疝痛总不离于肝也。茯苓殊不可解，或以为伐肾邪可耳。(《古方今释》)

【验案选录】

案1　熊继柏治胃痛案

聂某，女，70岁，湖南益阳人。初诊：2006年11月29日。

胃脘部反复疼痛50余年。患者诉自20多岁开始就反复出现胃脘疼痛不适，多次胃镜检查均为慢性浅表性胃炎。中西药服用无数，均未见显效，几乎绝望，经人介绍特从益阳赶到长沙就诊。症见胃脘及少腹疼痛，痛无定处，走窜不定，痛甚则呕逆不止，形寒，食少纳差，疲乏头晕，形体消瘦，舌淡紫，苔白腻，脉沉细。

[辨证]肝胃虚寒，气滞夹瘀。

[治法]温胃暖肝，行气止痛。

[处方]暖肝煎合香砂六君子汤加味。

党参20g，炒白术10g，茯苓15g，陈皮10g，法半夏10g，木香6g，砂仁10g，炙甘草6g，乌药15g，官桂6g，沉香8g，延胡索15g，生姜3片，大枣5枚。10剂，水煎服。

二诊：2006年12月8日。服上方后疼痛大减，此乃前所未有之疗效，而且精神转佳，畏寒呕吐之症也明显减轻，但仍纳差，食后腹胀，泛酸，舌淡红，苔白薄，脉细。守方再进20剂，50年顽疾得以平定。

按：患者久病体虚，脾胃虚寒投理中汤之属理当有效，但患者除胃脘疼痛之外，还有少腹疼痛、疼痛走窜不定的特点，此乃寒凝肝经之证，故用香砂六君子汤温补脾胃，合暖肝煎加减，投之辄效。暖肝煎中的君药是官桂，《药性赋》中言："官桂善能调冷气。"官桂还有平冲降逆之功，仲景桂枝加桂汤即是明证。(《熊继柏临证医案实录》)

案2　李杰治阴茎癌案

郭某，男，50岁。2011年10月19日初诊。

患者于2011年4月行阴茎肿物广泛切除加皮瓣转位修补术。

术后病理：中分化鳞状细胞癌，断段(－)。术后行多西他赛加卡铂化疗3个周期。

刻诊时症见：患者自述体倦乏力，小腹部掣痛，遇寒加重，两侧腹股沟酸胀不适，纳可，大便黏腻不成形。

[查体]双侧腹股沟可触及肿大淋巴结，舌暗淡，苔白厚腻，脉弦缓滑。

[中医诊断]肾岩翻花。

证属：肝肾阴寒，气滞湿阻。治以暖肝温肾，行气化痰，散结止痛。

[处方]暖肝煎加减治疗。乌药15g，柴胡15g，清半夏10g，陈皮6g，茯苓20g，当归10g，枸杞子10g，干姜10g，橘核12g，防风6g，紫苏梗10g，炙甘草15g，黄连6g，苍术10g，白术10g，砂仁6g，佩兰10g，鹿角霜10g。

二诊：2011年10月26日。患者自觉乏力，小腹及两侧腹股沟不适感较前减轻，纳可，大便尚可，时不成形，舌暗淡，苔白微厚，脉弦。结合患者病情，于前方加白豆蔻12g，生薏苡仁30g以助化湿行气，继服。

三诊：2011年11月1日。患者自述乏力症状消失，小腹及两侧腹股沟不适感明显改善，偶感不适，纳可，二便调，舌淡，苔白，脉弦。

效不更方，前方继续服用。以此方为基础，随症加减治疗至今。现患者形神俱佳，工作如常。[《长春中医药大学学报》，2013，29（5）：857]

案3　秦钟治痛经案

女，42岁，因经血淋漓不断伴少腹疼痛3个月就诊。

患者诉3个月来经行不断，腹痛难忍，需服用芬必得等药方能止痛。曾经西医输液治疗（具体药物不详），症状无明显缓解。现诉头晕乏力，不欲饮食，少腹疼痛，牵引腹股沟部位，经血淋漓不尽，舌淡苔白，脉细弱。

［证属］痛经、崩漏（寒凝肝脉）。

［治则］暖肝益气止血。

［方拟］暖肝煎合黄土汤化裁。

干姜9g，茯苓15g，当归10g，川断10g，小茴香6g，肉桂6g，台乌药12g，木香6g，枸杞15g，白术15g，附片12g（先煎），甘草3g，生地15g，黄芩10g，阿胶15g（烊化），山楂18g。3剂，水煎服。

3天后复诊，诉经血已止，少腹已无疼痛，唯自觉头晕乏力，以归脾汤调理善后，嘱其经行前1周服上方3剂，连续3个周期，追踪，未再复发。[《现代中西医结合杂志》，2004，13（23）：3158]

枳实消痞丸

《兰室秘藏》

【组成】干生姜　炙甘草　麦蘖面（麦芽曲）　白茯苓　白术各二钱（各6g）　半夏曲　人参各三钱（各9g）　厚朴炙，四钱（12g）　枳实　黄连各五钱（各15g）

【用法】上为细末，汤浸蒸饼为丸，如梧桐子大，每服五七十丸，白汤送下，食远服。（现代用法：共为细末，水泛小丸或糊丸，每服6~9g，饭后温开水送下，日2次。亦可作汤剂，水煎服。）

【功用】行气消痞，健脾和胃。

【主治】脾虚气滞，寒热互结证。心下痞满，不欲饮食，倦怠乏力，舌苔腻而微黄，脉弦。

【方论选录】

明·吴崑：心下虚痞，恶食懒倦，右关脉弦者，此方主之。痞与“否”同，不通泰也。

《易》曰：天地不交而成否。故肺气不降，脾气不运，升降不通，而名病也。脾为邪气乘之，不足以胜谷，故令恶食。脾者卑藏，投气于四肢，而后肢体强健，脾病则不能致气于肢体，故令懒倦。弦，肝脉也，水来克土，故令右关脉弦。是方也，枳实、黄连、厚朴之苦，可以下气；半夏曲、干生姜之辛，可以行滞；人参、甘草、白术、茯苓之甘，可使健脾；麦蘖善消，则可以推陈而致新矣。(《医方考》)

清·汪昂：此足太阳、阳明药也。枳实苦酸，行气破血；黄连苦寒，泻热开郁，并消痞之君药。厚朴苦降，散湿满而化食厚肠；麦芽咸温，助胃气而软坚破结；半夏燥痰湿而和胃；干姜去恶血而通关，皆所以散而泻之也。参、术、苓、草，甘温补脾，使气足脾运而痞自化，既以助散泻之力，又以固本使不伤真气也。(《医方集解》)

清·徐大椿：胃虚寒滞，膈热不化，故心气不降，脾胃不磨，乃成痞满焉。黄连清膈热，厚朴泻中满，白术助脾运化，人参益胃扶元，干姜温中散寒，枳实消痞除满，茯苓渗湿气，甘草和中气，半夏化痰涎以醒脾气也。俾寒化气调，则膈热自解，而胃气温暖，脾元健运，何痞满之不除哉？此疏补兼行、寒热并施之剂，为胃寒膈热痞满之专方。(《医略六书·杂病证治》)

清·费伯雄：此方佳处，全在姜、连，苦辛便能平木。否则全不关照肝经，主治条下右关脉弦一语，其谓之何？(《医方论》)

清·张秉成：夫满而不痛者为痞。痞属无形之那，自外而入，客于胸胃之间，未经有形之痰血饮食互结，仅与正气搏聚一处为患。放以黄连、干姜并用，一辛一苦，一散一降，则无论寒热之邪，皆可开泄，二味实为治痞之主药。然病结于中，则气壅湿聚。必渐至痰食交阻，故以枳实破气，厚朴散湿，麦芽化食，半夏行痰，自无胶固难愈之势。但邪之所凑，其气必虚，故必以四君子坐镇中州，祛邪扶正，并驾齐驱。故此方无论虚实之痞，皆可治之。用蒸饼糊丸者，以谷气助脾胃之蒸化耳。(《成方便读》)

今·李畴人：以参、术、苓、草扶正气，以枳实、麦芽化滞消痞，佐以半夏曲、厚朴之开痞化痰，干姜、黄连一辛一苦，而治中焦无形湿热。丸以蒸饼，和中化滞，去邪不伤正，斯为王道之法。(《医方概要》)

今·朱良春：本方是半夏泻心汤去黄芩、大枣合四君子汤再加枳实、厚朴、麦芽所组成。方中黄连、干姜苦降辛开，善调心下之寒热，解除心下之痞；枳实、厚朴宽中下气去积，除湿散满；半夏祛湿强脾、止呕，配合枳、朴消痞除胀；四君、麦芽补气健脾，助消化。综合起来，本方具有消痞去积、燥湿散满、补气健脾的作用。(《朱良春医集》)

【验案选录】

案1　石闻光治肿瘤化疗后消化道反应案

患者，男性，56岁。

于2009年6月确诊为肺癌，伴肺门、纵隔淋巴结转移；病理诊断中分化鳞癌，分期

T3N3M0。患者于同年7月采用顺铂联合长春瑞滨化疗。用药第2天即出现恶心呕吐，食欲锐减，脘腹胀满，身困乏力，舌红苔白腻，脉数无力。

投以枳实消痞丸加味，1剂/天，水煎服。1剂药后恶心呕吐缓解。服药3天后诸症基本缓解。继续服用4剂，症状改善，化疗完成全疗程。[《国际中医中药杂志》2014,(7)]

案2　武三鳞治疗慢性胃炎案

男，40岁。

患者胃脘嘈杂胀痞1年余。因饮食不节，胃脘胀，痞满不通，牵及后背，喜温喜按，恶心呕吐，吐出物为食物，嗳气，两胁不舒，胃脘自觉凉气阵阵，体倦乏力，纳差，大便干，3~4日甚或7~8日一行，小便调。舌红，尖红甚，苔白满略厚，脉弦。

辨证为脾虚气滞，寒热错杂，兼少阳阳明不和。

[处方]枳实消痞丸加味。

枳实15g，厚朴10g，半夏15g，党参10g，茯苓10g，白术30g，干姜10g，黄连10g，炒谷芽、炒麦芽各30g，炙甘草6g，柴胡15g，黄芩10g，生大黄10g，白芍20g，7剂，水煎服。

二诊：诸症缓解，饮食注意时胃脘痞满不明显，现偶于过量饮食后加重，仍觉胃脘及后背凉，大便排不尽，不干，2~3日一行。舌红，苔白腻，脉弦。上方加肉苁蓉30g，焦槟榔15g，草果10g。7剂，水煎服。

三诊：胃胀感减轻，嗳气缓，后背不适减轻，无恶心，胃脘凉感轻，纳可，大便日1次，质可，小便调，体力增加，舌红，苔薄黄，略腻。继续上方枳实减至6g，白术减至15g，柴胡减至10g，党参加至15g，生大黄改为熟大黄3g。加陈皮10g，山药10g，扁豆15g。7剂，水煎服。

四诊：7剂后，自已又续服此方7剂，症状基本消失。做蜜丸以善后。随访3个月未再复发。[《山东中医杂志》，2010，(5)]

案3　王桂芳治疗慢性萎缩性胃炎案

李某，男，55岁。2001年4月1日诊。

患浅表性胃炎、十二指肠球部溃疡20年，经常胃脘不舒、疼痛，胃中烧灼或嗳气，经中西药治疗后有所好转。半年前一度心情郁闷，又感胃脘不舒，阵发性疼痛，胃中有烧灼感，渐至胃脘痞胀如有气囊堵塞，且昼轻夜重，每晚须揉按2~3小时，待矢气后方能入睡。

诊见面色萎黄，形体消瘦，神倦乏力，食欲不振，厌油，大便溏，日1~2次，舌质淡紫，舌体略胖边有齿痕，舌下脉络青紫迂曲，舌苔淡黄腻，脉弦滑。胃镜示胃黏膜充血水肿，粗糙不平，有结节隆起。病理活检示胃黏膜萎缩，腺体减少，肠上皮化生。

诊断为萎缩性胃炎。此为气郁日久损伤脾胃，气壅湿聚，气机升降失调，胃络瘀阻所致。治以健脾和胃，消痞除满，化瘀通络。方用枳实消痞丸加减。

[处方]枳实、橘皮、厚朴、莪术、木香各15g，党参、茯苓、白花蛇舌草、麦芽各

30g，白术、法夏、丹参各 20g，干姜 3g，砂仁 10g，甘草 5g。1 日 1 剂，水煎取 600ml，分早、中、晚 3 次温服。

治疗 2 周后胃脘痞胀如气囊堵塞，由 2~3 小时减为 1~2 小时，嗳气减少，已无烧灼感。

继服上方 30 天后痞胀嗳气消失，偶感胃脘隐痛，仍食欲不振，厌油，大便溏，日 1 次。改用香砂六君子汤加当归、白芍、柴胡以养血柔肝，健脾和胃。

1 个月后胃痛消失，面色红润，体重增加，食欲和精神状态俱佳，大便成形，日 1 次，舌淡红苔薄白，舌下脉络青紫迂曲好转。胃镜复查示胃黏膜萎缩病变消失，腺体增多，肠上皮化生消失。嘱坚持服用香砂六君子丸理气健脾以巩固疗效，随访至今未见复发。[《实用中医药杂志》2006，（1）]

厚朴温中汤

《内外伤辨惑论》

【组成】厚朴姜制　橘皮去白，各一两（各 15g）　甘草炙　草豆蔻仁　茯苓去皮　木香各五钱（各 8g）　干姜七分（2g）

【用法】上为粗散，每服五钱匕，水二盏，生姜三片，煎至一盏，去滓，食前温服。忌一切冷物（现代用法：加生姜三片，水煎服）。

【功用】行气除满，温中燥湿。

【主治】脾胃气滞寒湿证。脘腹胀满或疼痛，不思饮食，舌苔白腻，脉沉弦。

【方论选录】

金·李杲：治脾胃虚寒，心腹胀满，及秋冬客寒犯胃，时作疼痛。（《内外伤辨惑论》）

元·罗天益：治脾胃虚寒，心腹胀满。及秋冬客寒犯胃，时作疼痛，或戊火已衰，不能运化，又加客寒，聚为满痛。散以辛热，佐以苦甘，以淡泄之，气温胃和，痛自止矣?（《卫生宝鉴》）

今·李畴人：夫寒邪之伤人也，为无形之邪，若无有形之痰、血、食积互结，则亦不过为痞满，为呕吐，即疼痛亦不致拒按也。故以厚朴温中散满者为君；凡人之气，得寒则凝而行迟，故以木香、草蔻之芳香辛烈，入脾脏以行诸气；脾恶湿，故用干姜、陈皮以燥之，茯苓以渗之；脾欲缓，故以甘草缓之；加生姜者，取其温中散逆，除呕也。以上诸药，皆入脾胃。不特以温中，且能散表，用之贵得其宜耳。（《成方便读》）

今·陈潮祖：脾胃虚寒，湿浊凝滞，影响气机不畅而脘腹胀满，宜温中阳化湿浊，畅气机以宽胀满。本方用厚朴为主药，温中行气，燥湿宽中；干姜助其温运脾阳，陈皮、木香、草蔻助其行气宽胀，诸药均芳香而温，有燥湿化浊作用，再佐茯苓，则除湿功效更为显著。（《中医治法与方剂》）

【验案选录】

案1　彭述宪治寒湿阻胸、气塞作痛案

张某，男，40岁，干部。1998年11月20日就诊。

患者从当年2月上旬开始，胸中胀痛，曾服瓜蒌薤白白酒汤、枳实薤白桂枝汤，症状时重时轻。半月来，胸痛彻背，痞塞胀闷，呼吸不利，脘满纳差，舌苔白滑而厚，脉弦缓。

证属寒湿阻胸，气塞作痛。治宜温阳祛寒，除湿宽胸。用厚朴温中汤加减。

厚朴15g，广橘皮、草豆蔻、茯苓、佩兰、干姜、玄胡索、枳实各9g，广木香、石菖蒲各6g，鲜橘叶（自入）4片。

服8剂，胸痛蠲去。

按：本案为寒湿之邪，凝结于胸，胸阳不振，气机痹阻，而致胸痛。用厚朴温中汤去甘草，加佩兰宣化湿浊，枳实破气宽胸，石菖蒲辛苦温通，芳香散湿，玄胡索利气止痛，橘叶行气散结。寒散温除，气调胸豁，则痛自愈。[《怀化医专学报》2003，2（1）：55]

案2　王雨亭治疗偏头痛案

张某某，男，52岁，工人。1972年3月10日诊。

左侧偏头痛2个月有余，针灸服药罔效，诊见头痛、头晕沉，肢倦心烦，恶心欲呕，咳嗽痰多，怕风冷棉帽不离头，纳呆，苔白腻，脉沉滑。

［处方］厚朴10g，陈皮10g，甘草10g，草豆蔻10g，茯苓20g，干姜10g，白芷15g，柴胡15g，川芎15g，水煎服，日服3次。

4剂痛减，11剂诸症消食，迄今无复发。[《吉林中医药》1984，（5）：26]

案3　沈舒文治疗病毒性肝炎案

张某某，男，21岁。1981年9月15日就诊。

患者半月前自觉乏力，腹胀，不思饮食，恶心，继之巩膜、皮肤黄染。本院门诊诊断为“急性黄疸型肝炎”，从湿热内郁论治，投茵陈蒿汤合丹栀逍遥散十余剂，无明显好转，且腹胀加重，大便溏薄。

查体：发育正常，巩膜及皮肤黄染，色微暗，腹软，肝剑突下三指，右胁下两指，质软。舌质淡，苔白滑腻，脉沉缓。

笔者辨为寒湿气滞，用厚朴温中汤加味。

［处方］厚朴15g，干姜、陈皮、草豆蔻、泽泻、茯苓9g，木香6g，茵陈20g，郁金、板蓝根12g。水煎服，5剂。

二诊：9月12日。皮肤黄染明显消退，唯巩膜轻度黄染。腹胀减轻，右胁微胀，大便稍稀，肝剑突下2.5cm，右胁下1.5cm，舌苔白滑，脉沉迟。于上方去木香、板蓝根，茵陈减量为15g，加柴胡、香附9g，丹参15g。水煎服，6剂。

三诊：9月28日。自觉症状消失，肝右胁下刚触及，复查肝功均复常。[《新中医》1984，（8）：20]

【附方】

良附丸（《良方集腋》）

高良姜酒洗七次，焙，研　香附子醋洗七次，焙，研，各等分（各9g）　上味各焙，各研，各贮，用时以米饮加生姜汁一匙，盐一撮为丸，服之立止。

功用：行气疏肝，祛寒止痛。

主治：气滞寒凝证。胃脘疼痛，胸胁胀闷，畏寒喜温，苔白脉弦，以及妇女痛经等。

方论：**今·冉先德**：本方主治脘腹胁诸痛，以及通经等属寒凝气滞，不通则痛者，方中香附辛温，疏肝行气，兼能散寒；良姜辛温，温胃散寒，兼能行气；二药相须，共奏温中祛寒，行气止痛之效。（《历代名医良方注释》）

第二节　降气剂

苏子降气汤

《太平惠民和剂局方》

【组成】紫苏子　半夏汤洗七次，各二两半（各9g）　川当归去芦，两半（6g）　甘草爁，二两（6g）　前胡去芦　厚朴去粗皮，姜汁拌炒，各一两（各6g）　肉桂去皮，一两半（3g）

【用法】上为细末，每服二大钱（6g），水一盏半，入生姜二片，枣子一个，紫苏五叶，同煎至八分，去滓热服，不拘时候。（现代用法：加生姜3g，大枣1枚，水煎服。）

【功用】降气平喘，祛痰止咳。

【主治】上实下虚之喘咳证。喘咳痰多，短气，胸膈满闷，呼多吸少，或腰疼脚软，或肢体浮肿，舌苔白滑或白腻，脉弦滑。

【方论选录】

清·汪昂：此手太阴药也。苏子、前胡、厚朴、橘红、半夏，皆能降逆上之气，兼能除痰，气行则痰行也；数药亦能发表，既以疏内壅，兼以散外寒也。当归润以和血，甘草甘以缓中，下虚上盛，故又用肉桂引火归元也。（《医方集解》）

清·张璐：脚气患在浊气上攻。故以苏子、橘皮、前胡、厚朴辛温降气，半夏、生姜涤除痰湿，桂心、当归温散滞血，甘草、大枣调和中气。全以降泄逆气为主，故《局方》更名苏子降气汤。后世取治虚阳上攻，痰涎壅盛，肺气喘满，服之气降即安。可见用方但

取合宜，不必拘执何病主治也。(《千金方衍义》)

清·费伯雄：此等方施之于湿痰壅塞、中脘不舒者，尚嫌其太燥，乃注中主治虚阳上攻，喘嗽呕血等症，是益火加薪，吾见其立败也。(《医方论》)

清·唐宗海：气即水也，水凝则为痰，水泛则为饮。痰饮留滞，则气阻而为喘咳。苏子、生姜、半夏、前胡、陈皮，宣除痰饮，痰饮去而气自顺矣。然气以血为家，喘则流荡而忘返，故用当归以补血；喘则气急，故用甘草以缓其急。出气者肺也，纳气者肾也，故用沉香之纳气入肾，或肉桂之引火归元为引导。(《血证论》)

清·张秉成：夫风邪外来，必先犯肺，于是肺中之气壅而不行，肺中之津液郁而为痰，故喘嗽不宁。肺与大肠相表里，肺津虚则大肠不润，故大便不利，甚则引动下焦虚阳上逆，而为呕血等证。先哲有见痰休治痰、见血休治血之论，虽证见痰血，仍必究其受病之源。方中苏子、前胡、厚朴，皆降气之品，有疏邪之能，半夏、橘红化其痰；火载血上，故以肉桂引火归元，当归导血归经；上下交病者治其中，故以甘草培中补土；加姜煎者，病因风邪而来，仍不离辛散之意耳。(《成方便读》)

今·岳美中：本方以苏子为主，其主要作用有三：一为除寒温中，一为降逆定喘，一为消痰润肠。苏子得前胡，能降气祛痰，驱风散积；得厚朴、陈皮、生姜、能内疏痰饮，外解风寒；得当归，能止咳和血，润肠通便；得肉桂，能温中散寒。加沉香纳气入肾，同肉桂相伍，治上盛下虚，更为有力。此方有行有补，有润有燥，治上不遗下，标本兼顾，为豁痰降气，平喘理嗽，利胸快膈，通秘和中，纳气归元之方剂。(《岳美中医案集》)

今·湖北中医药大学方剂教研室：本方主治上实下虚，痰嗽气喘之证。所谓上实，是指寒痰壅肺，肺气不降；所谓下虚，是指肾阳不足，不能纳气归元。盖肾阳亏虚之体，最易感受外邪，一旦受邪，则肺气不利，宣降失常，水津不布，则停蓄而为痰，痰阻气机，则喘咳胸闷之症作。又肺虽为气之主，而肾为气之根，肺之气当下纳于肾。若肾能纳气，则气机之升降正常；倘肾虚不能纳气，则上逆而为喘。本证既为痰涎壅肺，肾不纳气，上实下虚之候，立法则当以降气化痰为主，兼以温肾纳气。仲景曰“病痰饮者，当以温药和之”，前贤亦说：“治痰先治气，气行痰自利。”故方以苏子、半夏、厚朴、陈皮等辛温之品降气化痰，以定喘嗽；前胡一味，用意颇妙，本品既宣且降，可使肺脏之宣降功能得以恢复。以上五药配伍，降气化痰，以治上实。肉桂性味辛温，具有温肾纳气之功，可补肾阳，以疗下虚。且本品又能温阳化饮，可助橘皮、半夏以温化寒痰。方中当归之作用有二：一则能治咳嗽气逆，如《神农本草经》说“当归治咳逆上气”；二则能养血润燥，可制诸温药燥烈之性。甘草调和诸药。全方各药合用，有行有补，有燥有润，治上顾下，标本兼顾，为治疗上实下虚，而以上实为主之喘咳证的效方。(《古今名方发微》)

【验案选录】

案1　吴少怀治哮喘案

董某某，女，52岁，居民。1965年4月20日初诊。

[病史] 咳嗽，喘急，鼻干，痰声如拽锯，彻夜不眠，倚息难卧。病已10余日，最怕油烟刺激，胃不思纳，二便尚调。

[检查] 舌苔淡黄腻，脉滑数。

[辨证] 热哮气逆。

[治法] 清热化痰，肃肺。拟苏子降气汤加减。

[方药] 炒苏子4.5g，橘红4.5g，炙前胡4.5g，姜川朴4.5g，杏仁9g，炒山栀4.5g，炒枳壳4.5g，苦葶苈子3g，桑白皮6g，桔梗4.5g。水煎服。

服药5剂，喘哮大减，安卧如常。(《吴少怀医案》)

案2　吴少怀治湿痰中阻案

王某某，男，43岁，教师。1965年2月2日初诊。

[病史] 近4年来，每逢冬季即喘咳气逆，痰涎壅滞，少食乏力，急躁易怒。

[检查] 舌苔淡黄厚，脉沉弦滑。

[辨证] 肝热肺郁，痰热壅滞。

[治法] 清热、化痰、降气。拟苏子降气汤加减。

[方药] 炒苏子4.5g，橘红4.5g，姜川朴4.5g，炙白前4.5g，杏仁泥9g，炒枳壳4.5g，炒黄芩4.5g，炒山栀4.5g，竹茹9g，生牡蛎12g，旋覆花9g。水煎服。

二诊：2月8日。服药5剂，喘咳已平，痰热未尽。仍按上方去旋覆花、牡蛎，加蒌仁9g，桑皮4.5g，炙杷叶9g。水煎服。

服药3剂，久喘缓解。(《吴少怀医案》)

案3　岳美中以苏子降气汤治疗慢性气管炎案

旷某某，男性，42岁，夙患慢性气管炎，每逢秋凉，则犯咳嗽。于1969年9月20日初次就诊。

诊其寸脉弦滑，视其舌润而胖，有齿痕。

症状：痰涎壅盛，肺气不利，咳喘频频。

投以苏子降气汤原方：苏子7.5g，炙甘草6g，半夏7.5g，当归4.5g，肉桂4.5g，化橘红4.5g，前胡3g，川厚朴3g，生姜3片。水煎服。

4剂咳喘见轻。复诊仍原方照服4剂，咳止喘平。嘱日后若遇风凉再复发时，可按方服之。(《岳美中医案》)

案4　何任治咳喘案

徐某某，男，40岁。初诊：1974年1月25日。

咳嗽气喘，痰涎壅盛，胸膈满闷，倚息难卧（西医诊为肺气肿），苔润脉滑，以温降平咳喘为主。

姜半夏9g，橘红4.5g，前胡9g，炒苏子9g，炙甘草4.5g，当归9g，沉香粉1g（吞），川朴6g，生姜2片，肉桂1.5g（分2次吞）。3剂。

二诊：1月27日。前方只服2剂，能睡卧，虽有咳嗽，而气喘渐平，痰壅胸满之感亦显松舒。原方加减。

姜半夏9g，苏子9g，前胡6g，橘红4.5g，杏仁9g，浙贝9g，炙草4.5g，生姜2片，肉桂1.5g，川朴4.5g。4剂。

按：痰饮阻肺，肺气不得宣降，故咳喘，倚息不得卧，用苏子降气汤加减，温降肺气，化痰平喘，应手而效。李士材《医宗必读》常用此方治疗痰涎壅盛，胸胁噎塞，并久年肺病。用得其宜，确是效方。(《何任医案》)

案5　丁甘仁治疗咳嗽案

虞右。产后肺脾两亏，肃运无权，遍体浮肿，咳嗽气逆，难以平卧，脉象濡软而滑。经云：诸湿肿满，皆属于脾。脾虚生湿，湿郁生水，水湿泛滥，无所不到。肺为水之上源，不能通调水道，下输膀胱，聚水而为肿也。肺病及肾，肾气不纳，肺虚不降，喘不得卧，致是故也，喘肿重症。拟五苓、五皮合苏子降气汤，肃运分消，顺气化痰，以望转机。

生白芍4.5g，肉桂心0.9g，炙白苏子6g，淡姜皮1.8g，连皮苓12g，化橘红2.4g，炙桑皮9g，川椒目10粒，粉猪苓6g，光杏仁9g，象贝母9g，济生肾气丸（包煎）9g。(《丁甘仁医案》)

案6　岳美中治疗肺气肿案

王某，男性，年43岁，有肺气肿宿疾。1970年5月2日就诊。

切其脉右关浮大，咳嗽咯痰，呼吸不利，短气不足以息。患者自诉胸部满闷，周身无力，腰腿酸困，小便频数，午后两胫部浮肿，并有肝下垂症。因其脉右大主气虚兼患肝下垂，投以柴芍六君子汤。用以补气化痰兼顾其肝。服4剂。

复诊：5月27日，腿肿见好，咳稍减，痰仍多，脉浮大如故，前方加苏子、桑白皮，再服4剂。

三诊：6月3日，咳稍轻而痰仍未减，乃改投苏子降气汤原方，咳与痰虽俱减，而胸满，腰酸，便数等症未见消除。因考虑苏子降气汤原方是治疗咳喘的，咳喘是矛盾的普遍性，此外，尚有胸满，腰酸等症，由于原方中未加入针对性药物，所以未能一起得到解决。于是加入人参以补气，加入沉香以纳气归肾，同肉桂治上盛下虚，更入冬虫夏草以化痰益气。服10余剂，诸症基本痊愈。(《岳美中医案集》)

定喘汤

《摄生众妙方》

【组成】白果去壳砸碎，炒黄色，二十一枚（9g）　麻黄三钱（9g）　苏子二钱（6g）　甘草一钱（3g）　款冬花三钱（9g）　杏仁去皮尖，一钱五分（4.5g）　桑白皮蜜炙，三钱（9g）　黄芩微炒，一钱五分（4.5g）　法制半夏如无，用甘草汤泡七次，去脐用，三钱（9g）

【用法】上用水三盅，煎二盅，作二服，每服一盅，不用姜，不拘时候，徐徐服（现代用法：水煎服）。

【功用】宣肺降气，清热化痰。

【主治】痰热内蕴，风寒外束之哮喘。咳嗽痰多气急，痰稠色黄，或微恶风寒，舌苔黄腻，脉滑数。

【方论选录】

明·吴崑：肺虚感寒，气逆膈热，作哮喘者，此方主之。声粗者为哮，外感有余之疾也，宜用表药；气促者为喘，肺虚不足之证也，宜用里药。寒束于表，阳气不得泄越，故上逆。气并于膈，为阳中之阳，故令热。是方也，麻黄、杏仁、甘草，辛甘发散之物也，可以疏表而定哮；白果、款花、桑皮，清金保肺之物也，可以安里而定喘；苏子能降气，半夏能散逆，黄芩能去热。（《医方考》）

清·汪昂：此手太阴药也。表寒宜散，麻黄、杏仁、桑皮、甘草，辛甘发散，泻肺而解表；里虚宜敛，款冬温润，白果收涩，定喘而清金；苏子降肺气，黄芩清肺热，半夏燥湿痰，相助为理，以成散寒疏壅之功。（《医方集解》）

清·王泰林：此定喘之主方也。凡病哮喘，多由寒束于表，而气并于膈中，不得泄越，故膈间必有痰热胶固，斯气逆声粗而喘作矣。治之之法，表寒宜散，膈热宜清，气宜降，痰宜消，肺宜润，此方最为合度。白果收涩，二十一枚恐太多，宜减之。（《王旭高医书六种·退思集类方歌注》）

清·费伯雄：治痰先理气，不为疏泄则胶固不通，此定喘用麻黄之意也。（《医方论》）

清·张秉成：夫肺为娇脏，畏热畏寒，其间毫发不容，其性亦以下行为顺，上行为逆。若为风寒外束，则肺气壅闭，失其下行之令，久则郁热内生，于是肺中津液，郁而为痰，哮嗽等疾所由来也。然寒不去则郁不开，郁不开则热不解，热不解则痰亦不遽除，哮咳等疾，何由而止？故必以麻黄、杏仁、生姜，开肺疏邪，半夏、白果、苏子，化痰降浊；黄芩、桑皮之苦寒，除郁热而降肺；款冬、甘草之甘润，养且燥而益金。数者相助为理，以成其功。宜乎喘哮痼疾，皆可愈也。（《成方便读》）

今·湖北中医药大学方剂教研室：本方由宣、清、降三法组合，具有宣降肺气，定喘化痰，兼清热透表之功。主治风寒外束，痰热内蕴之哮喘证。临证以痰稠色黄，苔黄腻，脉滑数为辨证要点。对无表证者，此方亦可运用。因为麻黄宣畅肺气，能恢复肺之肃降而定喘。正如费伯雄所说："治痰先理气，不为疏泄，则胶固不通，此定喘而用麻黄之意也。"本方证既为风寒外束，痰热壅肺，用药最忌敛涩之品。而方中却有甘涩之白果，如此配伍，其因有二：第一，白果有定喘嗽，降痰浊之功。李时珍谓白果"熟食温肺益气，定喘嗽……生食降痰"。第二，能收敛肺气，特别是与麻黄配伍，一散一收，既增强麻黄止咳平喘之功，又能牵制麻黄过于耗散。由于白果毕竟不是方中主药，故王旭高说："白果收涩，二十一枚恐太多，宜减之。"此言值得参考。（《古今名方发微》）

今·丁学屏：喘分虚实，诚如叶天士所云：“喘之一症，在肺为实，在肾为虚。”是矣。凡病哮喘，其人平素必有痰热水饮蕴伏。复因气虚卫疏，触冒风寒而发。若内有水饮停伏，外被风寒搏束，则有小青龙汤一法，辛散风寒，温化水饮，病自霍然。如内有痰热胶固，复为风寒外搏，而成内热外寒之势，则舍白果定喘汤，辛宣苦泄之法，不能为功矣。现今用治哮喘性支气管炎、喘息性支气管炎等症，辄能应手取效。(《古方今释》)

【验案选录】

案1　李晓丹治疗哮病案

徐某，女，32岁，工人。2011年5月17日初诊。

患者间断咳喘1个月余，加重伴喉间哮鸣有声半月。既往过敏性鼻炎病史10年。患者1个月前外感着凉后引起咳嗽，鼻塞不通，自服阿奇霉素1周后未见明显好转，甚则咳声加重，咯黄白色黏痰，并于半月前咳嗽夜间加重，喉间哮鸣有声，纳食可，大便略干，小便调，夜寐安，舌红，苔黄厚腻，脉弦滑数。

[查体] 双肺呼气相干鸣音。

[中医诊断] 哮病，证属热哮。

[治法] 清热宣肺，化痰定喘。

用定喘汤加减：炙麻黄6g，杏仁10g，桑白皮20g，黄芩16g，鱼腥草20g，前胡10g，桔梗10g，射干10g，浙贝母10g，蝉蜕10g，僵蚕10g，地龙20g，百部20g，紫菀20g，款冬花20g，苍耳子10g，辛夷10g，甘草6g，水煎服，日1剂，分2次温服。

服7剂中药后，患者病情稳定，已无明显症状。

按：患者既往过敏性鼻炎病史，素体易感，此次外感风寒后，未能及时消散，邪蕴于肺，壅阻肺气，气不布津，聚液生痰，肺气郁闭，郁而化热，形成热哮，正如《症因脉治·哮病》:“哮病之因，痰饮留伏……外有时令之风寒束其肌表，则哮喘之症作矣。”故治疗以“既发以攻邪气为急”的原则，化痰以平喘，清热以宣肺。[《吉林中医药》2012，32(4)：417]

案2　龚新月治疗痰热壅肺型肺胀案

凌某，女，68岁。2014年12月20日初诊。

患者间断咳嗽咳痰20余年，喘息3年，加重2天，无吸烟史。自诉2天前因亲人去世后出现咳嗽、咯痰加重，伴喘息气促，服头孢类抗生素（具体不详）后未见好转。

现患者咳嗽、咳大量黄色黏液痰，易咯出，喘息气促，少气懒言，胁肋部疼痛，晨起口苦，口干欲饮冷，偶伴头晕，口淡无味，纳差，睡眠差，大便稀不成形，小便黄，舌质淡红，苔黄厚腻，脉滑。

[中医诊断] 肺胀。

[中医辨证] 痰热郁肺兼湿阻中焦。

[中医治法] 降气化痰，清热燥湿。治以定喘汤加减。

［处方］炙麻黄 10g，紫苏子 20g，法半夏 15g，桑白皮 15g，郁金 15g，香附 20g，柴胡 15g，厚朴 20g，前胡 15g，紫菀 15g，款冬花 15g，浙贝母 20g，莱菔子 30g，白豆蔻（后下）20g，砂仁（后下）20g，茯苓 20g，陈皮 15g，龙胆草 20g。水煎服，每日 1 剂温服，每日 3 次。

连服 7 剂后咳嗽次数减少，咳少量白色痰，喘息气促缓解，无口干、口苦等症状，大便稍稀、成形。

门诊随访 1 年余，病情稳定，未见复发。［《亚太传统医药》2016，12（1）：89］

案 3　程门雪治疗咳喘案

伍某，女，31 岁。初诊：1958 年 6 月 2 日。

咳嗽气喘，发作甚剧，痰多白沫，口苦，头汗多，苔腻，脉弦滑。拟小青龙汤加味治之。

炙麻黄五分，川桂枝五分，炒白芍一钱半，淡干姜三分，五味子三分，白杏仁三钱，竹沥半夏二钱，薄橘红一钱半，水炙紫菀二钱，水炙款冬二钱，煅牡蛎四钱（先煎），酒炒黄芩一钱半。三剂。

二诊：咳嗽气喘较见轻减，痰多白沫，口苦，头汗出，胃纳不香。再以原方出入。

生黄芪三钱，炙麻黄八分，川桂枝八分，炒白芍一钱半，淡干姜四分，五味子三分，竹沥半夏二钱，薄橘红一钱半，白杏仁三钱，酒炒黄芩一钱半，水炙紫菀三钱，水炙款冬二钱，淮小麦六钱。五剂。

三诊：哮喘渐平，头汗渐少，咽间紧窄不舒，再拟定喘汤出入为治。

生黄芪四钱，炙麻黄八分，嫩射干八分，桑白皮三钱，炙白苏子一钱半（包煎），白杏仁三钱，竹沥半夏二钱，水炙紫菀二钱，水炙款冬二钱，酒炒黄芩一钱半，薄橘红一钱半，五味子三分、淡干姜三分（二味同打），银杏肉六枚。五剂。（《程门雪医案》）

【附方】

葶苈大枣泻肺汤（《金匮要略》）

葶苈熬令黄色，捣丸如弹子大　大枣十二枚　上先以水三升，煮枣取二升，去枣，纳葶苈，煮取一升，顿服。

功用：泻水逐痰。

主治：肺痈，喘不得卧，葶苈大枣泻肺汤主之。肺痈胸满胀，一身面目浮肿，鼻塞清涕出，不闻香臭酸辛，咳逆上气，喘鸣迫塞，葶苈大枣泻肺汤主之。支饮不得息，葶苈大枣泻肺汤主之。

方论：清·张璐：肺痈已成，吐如米粥，浊垢壅遏清气之道，所以喘不得卧，鼻塞不闻香臭。故用葶苈破水泻肺，大枣护脾通津，乃泻肺而不伤脾之法，保全母气以为向后复长肺叶之根本。然肺胃素虚者，葶苈亦难轻试，不可不慎。（《千金方衍义》）

四磨汤

《重订严氏济生方》

【组成】人参（6g） 槟榔（9g） 沉香（6g） 天台乌药（6g）（原著本方无用量）

【用法】上各浓磨水，和作七分盏，煎三五沸，放温服，或下养正丹尤佳（现代用法：水煎服）。

【功用】行气降逆，宽胸散结。

【主治】肝气郁结证。胸膈胀闷，上气喘急，心下痞满，不思饮食，苔白，脉弦。

【方论选录】

清·吴谦：七情随所感皆能为病，然壮者气行而愈，弱者气著为病。愚者不察，一遇上气喘息，满闷不食，谓是实者宜泻，辄投破耗等药，得药非不暂快，初投之而应，投之久而不应矣。若正气既衰，即欲消坚破滞，则邪气难伏，法当用人参先补正气，沉香纳之于肾，而后以槟榔、乌药从而导之，所谓实必顾虚，泻必先补也。四品气味俱厚，磨则取其气味俱足，煎则取其气味纯和，气味齐到，效如桴鼓也。（《医宗金鉴》）

清·张璐：四磨汤虽用人参，实为散气之峻剂。盖槟、沉、乌药得人参助之，其力愈峻。服后大便必有积沫，下后即宽。若六磨更加破气二味，下气尤迅。近世医人以气滞不敢用参，但用诸破气药磨服，殊失本方之旨。（《张氏医通》）

清·唐宗海：取人参滋肺，以补母之气；取沉香入肾，以纳气之根；而后以槟榔、乌药从而治之。泻实补虚，洵为调纳逆气之妙法。盖肺为阳，而所以纳气下行者，全赖阴津，故用人参以生津；肾为阴，而所以化气上行者，全赖真阳，故用沉香以固阳，为沉其水，故能直纳水中之阳也。（《血证论》）

清·汪昂：此手太阴药也，气上宜降之，故用槟榔、沉香，槟榔性如针石，沉香入水独沉，故皆能下气；气逆宜顺之，故用乌药；加人参者，降中有升，泻中带补，恐伤其气也。（《医方集解》）

清·张秉成：夫七情之病，所因各自不同，有虚实之分，脏腑之异。大抵此方所治，皆为忧愁思怒得之者多。因思则气结，怒则气上，忧愁不已，气多厥逆，故为上气喘急，妨闷不食等证。然气之所逆者，实也，实则泻之，故以槟榔、沉香之破气快膈峻利之品，可升可降者，以之为君；而以乌药之宣行十二经气分者助之。其所以致气逆者，虚也。若元气充足，经脉流行，何有前证？故以人参辅其不逮，否则气暂降而郁暂开，不久已闭

矣。是以古人每相需而行也。若纯实无虚者，即可去参，加枳壳，在用者神而明之耳。（《成方便读》）

今·秦伯未：本方主治肝气横逆，上犯肺脏，旁及脾胃，引起上气喘息，胸懑不食，甚至气噎昏厥。有沉香为主，槟榔、乌药从而导之，降气行气，力量专一。用人参者，恐诸药耗散正气。若去人参，加木香、枳壳，即“五磨饮子”，就成为单纯的调气方了。（《谦斋医学讲稿》）

【验案选录】

案1 刘千治疗肺心病案

崔某，男，60岁。2005年10月20日初诊。

［主诉］气喘、胸闷、心悸10余年。患者长年吸烟，20年前即常咳嗽、咯痰，每年反复发作，10年前出现气喘、胸闷、心悸等，多方求治效不佳，经介绍延余诊治。

［诊见］神疲，咳嗽不已，咯吐黄痰，气喘，动则尤甚，心悸，胸闷憋气，舌红、苔黄腻，脉弦滑。

［检查］BP 130/90mmHg，心率100次/分，体温36.8℃。心电图检查示：窦性心动过速，电轴右偏，极度顺钟向转位，右室肥厚。

［西医诊断］肺源性心脏病。

［中医诊断］喘证，心悸，胸痹。

证属肝气犯肺，痰热阻肺，心血瘀阻。治以降气平喘，活血化瘀，清热化痰，方用四磨汤加减。

［处方］黄芪、丹参、山药各30g，沉香6g，槟榔、乌药、麦冬各12g，瓜蒌、木瓜各15g，黄芩10g。每天1剂，水煎服。

二诊：服3剂，气喘减轻，咳痰减少，余症亦减轻。继续以本方加减调理，又服20余剂，诸症皆除。［《新中医》2008，40（7）：97］

案2 孙艳红治疗糖尿病胃轻瘫案

患者，男性，49岁。

饱胀、厌食、烧心、上腹胀痛3年，严重时伴有呕吐，吐出物为胃潴留之食物，患者有糖尿病史10年，排除胃肠道器质性病变，诊断为糖尿病胃轻瘫。给予莫沙比利及助消化药物口服，症状时轻时重。遂给予中药治疗，患者舌质淡红，苔薄黄，脉弦数。

辨证属于脾气虚弱，肝胃不和，给予健脾疏肝和胃。

［处方］沉香（冲服）6g，槟榔10g，乌药10g，党参10g，枳壳10g，柴胡10g，赤芍10g，白芍10g，半夏10g，甘草6g。10剂水煎服，每日1剂。

再诊，腹痛腹胀减轻，食欲有所好转。仍有恶心欲呕，上方加丁香、柿蒂各6g，继服15剂后，症状明显缓解，上方继服7剂后痊愈。［《中国当代医药》2010，17（9）：78］

案3　刘九环治气虚胃痛案

谢某某，女，40岁。2010年4月16日就诊。

自诉胃痛5年，曾以胃炎、十二指肠球部炎症服西咪替丁、颠茄片等治疗，时轻时重疗效不佳。近日来因精神刺激，旧病复发，服逍遥汤加减，25剂后痛仍不除。详审其面色不华，食欲不振，四肢酸楚，气短乏力，上腹部胀闷疼痛，时胀时消，劳则疼甚，舌淡红，苔薄白，脉缓无力。

此乃气虚胃疼。法当补气止痛。

[处方] 党参90g，槟榔10g，沉香10g，乌药10g，木香10g，红花6g。每日1剂，水煎服。3剂疼止病愈。嘱其服补中益气丸1个月，巩固疗效。

2年来得知未再复发。[《光明中医》2012，27（8）：1655-1656]

【附方】

附方1　五磨饮子（《医便》）

沉香　槟榔　乌药　木香　枳实（原书未注用量）　以白酒磨服。

功用：行气降逆。

主治：肝郁气逆证。大怒暴厥，或七情郁结，上气喘急，心腹胀痛，走注攻痛等。

方论：**明·吴崑**：怒则气上，气上则上焦气实而不行，下焦气逆而不吸，故令暴死。气上宜降之，故用沉香、槟榔；气逆宜顺之，故用木香、乌药；佐以枳实，破其滞也；磨以白酒，和其阴也。（《医方考》）

附方2　六磨饮子（《重订通俗伤寒论》）

沉香　槟榔　乌药　木香　枳实　大黄（原书未注用量）　水煎服。

功用：下气降泄。

主治：肝郁气逆证。郁火伤中，上气喘急，痞满便秘等。

方论：**清·徐大椿**：气亏挟滞，气化不绝，故胸腹痞满，小便癃闭焉。六磨汤虽用人参一味，实为散气之峻剂。盖槟、沉、香、枳、乌药得人参助之，其力愈峻，服后大便必有积沫，下后气即舒化而宽。近世医人见其气滞，不敢用参，但纯用诸般破气药磨服，殊失本方养正行滞之旨。（《医略六书》）

旋覆代赭汤

《伤寒论》

【组成】旋覆花三两（9g）　人参二两（6g）　代赭石一两（3g）　甘草炙，三两（9g）　半夏洗，半升（9g）　生姜五两（15g）　大枣擘，十二枚（4枚）

【用法】以水一斗，煮取六升，去滓再煎，取三升，温服一升，日三服（现代用法：水煎服）。

【功用】降逆化痰，益气和胃。

【主治】胃虚痰气逆阻证。心下痞硬，噫气不除，或见纳差、呃逆、恶心，甚或呕吐，舌苔白腻，脉缓或滑。

【方论选录】

金·成无己：大邪虽解，以曾发汗吐下，胃气弱而未积虚气上逆，故心下痞硬，噫气不除，与旋覆代赭石汤降虚气而和胃。硬则气坚，咸味可以软之，旋覆之咸，以软痞硬。虚则气浮，重剂可以镇之，代赭石之重，以镇虚逆。辛者散也，生姜、半夏之辛，以散虚痞。甘者缓也，人参、甘草、大枣之甘，以补胃弱。（《注解伤寒论》）

明·许宏：汗吐下后，大邪虽解，胃气已弱而未和，虚气上逆，故心下痞硬，而噫气不除者。与旋覆花下气除痰为君；以代赫石为臣，而镇其虚气；以生姜、半夏之辛而散逆气，除痞散硬以为佐；人参、大枣、甘草之甘，而调缓其中，以补胃气而除噫也。（《金镜内台方议》）

明·吴崑：伤寒发汗，若吐若下解后，心下痞硬，噫气不除者，此方主之。汗、吐、下而解，则中气必虚，虚则浊气不降而上逆，故作痞硬；逆气上于心，心不受邪，故噫气不除，《素问·宣明五气》篇曰：五气所病，心为噫是也。旋覆之咸，能软痞硬而下气；代赭之重，能镇心君而止噫；姜、夏之辛，所以散逆；参、草、大枣之甘，所以补虚。或曰：汗、吐中虚，肺金失令，肝气乘脾而作上逆，逆气干心，心病为噫，此方用代赭石固所以镇心，而亦所以平肝也。亦是究理之论。（《医方考》）

明·方有执：解，谓大邪已散也。心下痞硬，噫气不除者，正气未复，胃气尚弱，而伏饮为逆也。旋覆、半夏，蠲饮以消痞硬；人参、甘草，养正以益新虚；代赭以镇坠其噫气；姜、枣以调和其脾胃。然则七物者，养正散余邪之要用也。（《伤寒论条辨》）

清·罗美：仲景此方，治正虚不归元，而承领上下之对圣方也。盖发汗吐下解后，邪虽去，而胃气之亏损亦多；胃气既亏，三焦因之失职，阳无所归而不升，阴无所纳而不降，是以浊邪留滞，伏饮为逆，故心下痞硬，噫气不除。方中以人参、甘草养正补虚，姜、枣和脾养胃，所以安定中州者至矣。更以代赭石得土气之甘而沉者，使之敛浮镇逆，领人参以归气于下；旋覆之辛而润者，用之开肺涤饮，佐半夏以蠲痰饮于上。苟非二物承领上下，则何能使噫气不除者消，心下硬自除乎？观仲景治下焦水气上凌，振振欲擗地者，用真武汤镇之；利在下焦者，下元不守，用赤石脂禹余粮固之。此胃虚在中，气不得下，复用此法领之，而胸中转否为泰。其为归元固下之法，各极其妙如此。（《古今名医方论》）

清·汪琥：夫旋覆花味辛气温，乃散气开痞之药。痞气开散则心下之硬自消。前二条证，泻心汤内有芩、连，以泻心下之痞硬；此汤中药味与泻心汤药味相同，因无芩、连，故以旋覆为君也。伤寒解后，心下已无邪热，所以不用芩、连，又噫气不除，纯系虚气上逆。《尚论篇》云：胃气全不下行，有升无降。故用代赭领人参下行，以镇安其逆气，因名为旋覆代赭石汤也。(《伤寒论辨证广注》)

清·周扬俊：旋覆花能消痰结软痞，治噫气；代赭石治反胃，除五脏血脉中热，健脾，乃痞而噫气者用之，谁曰不宜？于是佐以生姜之辛，可以开结也，半夏逐饮也，人参补正也，桂枝散邪也，甘草、大枣益胃也。余每借之以治反胃、噎食气逆不降者，靡不神效。(《伤寒论三注》)

清·尤怡：伤寒发汗，或吐或下，邪气则解。而心下痞硬，噫气不除者，胃气弱而未和，痰气动而上逆也。旋覆花咸温，行水下气；代赭石味苦质重，能坠痰降气；半夏、生姜辛温，人参、大枣、甘草甘温，合而用之，所以和胃气而止虚逆也。(《伤寒贯珠集》)

清·王子接：旋覆代赭石汤，镇阴宣阳方也，以之治噫。噫者，上焦病声也。脾失升度，肺失降度，阴盛走于胃，属于心而为声。故用旋覆咸降肺气，代赭重镇心包络之气，半夏以通胃气，生姜、大枣以宣脾气，而以人参、甘草奠安阳明，不容阴邪复遏，则阴宁于里，阳发于表，上中二焦皆得致和矣。(《绛雪园古方选注》)

清·唐宗海：此方治哕呃，人皆知之，而不知呃有数端，胃绝而呃不与焉。一火呃，宜用承气汤；一寒呃，宜理中汤加丁香、柿蒂；一瘀血滞呃，宜大柴胡加桃仁、丹皮。此方乃治痰饮作呃之剂，与诸呃有异，不得见呃即用此汤也。方取参、草、大枣以补中，而用生姜、旋覆以去痰饮，用半夏、赭石以镇逆气。中气旺则痰饮自消，痰饮清则气顺，气顺则呃止。治病者，贵求其本，斯方有效，不为古人所瞒。兼火者，可加麦冬、枯芩；兼寒者，可加丁香、柿蒂；痰多者，加茯苓。盖既得真面目，然后可议加减。(《血证论》)

清·黄元御：外证虽解而汗下伤中，土败胃逆，石亥胆经降路，胃口痞塞，肺气郁蒸而化痰饮，胃土壅遏而生哕噫。旋覆花代赭石汤，参、甘、大枣补其中脘；半夏、姜者，降其逆气；旋覆花行痰饮而开郁浊也。浊气上填，痞闷嗳气，以旋覆花、代赭石补虚降逆，噫气立除。若除后再用，则病下陷，不可常服也。(《伤寒悬解》)

清·张秉成：夫伤寒既云解后，则无邪可知，但既经发汗吐下，则正虚亦可知。正虚无邪而心下痞硬者，其必因素有之痰涎，虚而不化，遏郁气道而不通，故时欲噫气以伸之。旋覆花能斡旋胸腹之气，软坚化痰，而以半夏之辛温散结者协助之。虚则气上逆，故以代赭之重以镇之。然治病必求其本，痞硬、噫气等疾，皆由正虚而来，故必以人参、甘草补脾而安正，然后痰可消，结可除；且旋覆、半夏之功，益彰其效耳。用姜、枣者，病因伤寒汗吐下后而得，则表气必伤，借之以和营卫也。(《成方便读》)

今·左季云：此汤用人参、甘草养正补虚，姜、枣以和脾养胃，所以安定中州者至矣；更以旋覆花之力，旋转于上，传阴中阻隔之阳，升而上达；又用代赭石之重量，镇坠于下，使恋阳留滞之阴降而不远；然后参、甘、大枣可施其补虚之功，而生姜、半夏可施其开痰之效。(《伤寒论类方汇参》)

近·蔡陆仙：诸家注此方，虽各有见地，然总未能确切指出方中药味配合之功用，及除痞硬、噫气之实理也。盖此方之所以异乎泻心者，则以汗、吐、下后，已无外邪，只虚水虚火之气，逆阻于心下，而不能旋运上下。故心下仍痞硬，而噫气不除也。故不用芩、连以泻心，而用赭石清镇心热，即借旋覆咸寒，秉水阴之气，滴露而生之品，使水气复旋运于下以归根，仍用姜、半以散降水逆，甘草以和中土，则水降热除。升降之气既复，痞硬噫气自除，岂徒以镇逆软坚而已哉！（《中国医药汇海·方剂部》）

今·湖北中医药大学方剂教研室：本方原书用治汗、吐、下后，胃气虚弱，失于和降的“心下痞硬，噫气不除”之证。但是，临床上并非一定是患者因汗、吐、下后才可用，在杂病范围内，若因胃气虚弱，痰湿内阻，气逆不降而致呃逆呕吐者，亦可以之治疗。方中旋覆花味苦辛咸，性微温，具降逆气、消痰浊、软坚散结之功，代赭石质地重坠，善镇逆气，且具降痰涎之功。此二药配伍，既能降逆气，止呃逆，又能散水气，化痰结。半夏辛温，性滑而降，为降逆止呕、燥湿化痰之要药，配合生姜则降逆止呕之功更著。其辛味又可散结，以助旋覆花、代赭石降逆化痰散结之功。然胃气虚弱，若仅降逆化痰止呕，且脾胃气弱不顾，则诸症非但不除，反而更为加重。故用人参、大枣、炙甘草以补脾益气使中气健运，则水湿化而痰饮消，痰饮消则气机顺，气能顺则呕逆止，此治本之图也。故前人谓此方为“辅正祛邪蠲饮下气之良方”。本方证与生姜泻心汤证虽均见心下痞硬、噫气不除等症，但其病机则不尽相同，方剂的配伍用药也有区别，临证之时，当区别用之。（《古今名方发微》）

【验案选录】

案1　盛国荣治疗呃逆案

黄某，女，40岁。

半年前患呃逆，每天打呃上百次，纳食欠佳，自感脘腹胀气积水，寐寤不安，经各种治疗未见改善。1990年3月经胃肠钡餐透视发现大气泡，西医诊断为神经官能症。此外，尚觉口淡，喜吐痰，白带多而稀，舌淡无苔，脉沉而细。

［辨证治法］证因中虚痰结，气逆不降。盖中焦脾胃主运化水湿，然脾气宜升不宜降，胃气宜降不宜升，方能达到升清降浊。今中气虚弱，不能运化水湿，阳应升而不升，阴宜降而不降，乃致湿浊留滞，胃气上逆，而噫气呃逆。法当降逆祛痰，益气和中。方用旋覆代赭汤合橘皮竹茹汤化裁。

［处方］洋参3g，党参15g，赤茯苓15g，代赭石30g，半夏6g，橘皮6g，吴茱萸6g，旋覆花（布包）6g，干姜6g，降香6g，炙草6g。

服药4剂后，诸症明显好转。乃宗前法，再以温胃理气之砂仁、香橼、枳实、花椒随症加减，逾旬日而病告愈。（《盛国荣医案》）

案2　蒲辅周治疗呃逆案

龚某，男，70岁，干部。1964年4月21日诊。

患肺结核已多年。因痰中带菌而住某医院治疗，自今年4月5日起呃逆频作，嗳声响亮，有时自觉气从小腹或胁肋部上冲咽喉，其气带有臭味，偶然伴有胸闷塞憋气，胃纳减少，稍多吃更不舒适，形体较瘦，性情常易急躁，大便每日 2 次、成形，小便略黄，曾用多种西药治疗。蒲老诊其脉沉细弦微数，舌质黯，苔秽腻。

据脉证分析属肝胃气逆，宜疏肝和胃降逆。

[处方] 茯苓 9g，法半夏 6g，广陈皮 4.5g，旋覆花 9g（布包），代赭石 9g（醋制 3 次布包），竹茹 6g，柿蒂 6g，炒麦芽 6g，苏梗 6g，伏龙肝（另包，开水泡浸 1 小时取汁成药）30g。3 剂。

二诊：1964 年 4 月 24。服药后见好转，呃逆明显减轻，饮食略好转，二便正常。脉沉弦数，舌质正常，苔减退，续宜和胃降逆。原方加宣木瓜 3g，降香 1.5g，3 剂。

三诊：1964 年 4 月 28 日。服上药 1 剂后嗳气已平，亦无气上冲现象，纳谷尚少一点。因肺部不健已多年，轻微咳嗽，有少量泡沫痰，脉弦细有力，舌质淡、苔薄黄腻。逆气已平，宜调肺胃，疏利痰湿善其后。

[处方] 沙参 6g，天冬 6g，百合 9g，玉竹 4.5g，苡仁 12g，扁豆衣 6g，宣木瓜 3g，炒麦芽 6g，橘红 3g，川贝 3g，炙枇杷叶 6g。4 剂（隔日 1 剂）。

服后嘱以食物调理停药观察，病未复发。(《蒲辅周医案》)

橘皮竹茹汤

《金匮要略》

【组成】橘皮二升（12g） 竹茹二升（12g） 大枣三十枚（5 枚） 生姜半斤（9g） 甘草五两（6g） 人参一两（3g）

【用法】上六味，以水一升，煮取三升，温服一升，日三服（现代用法：水煎服）。

【功用】降逆止呃，益气清热。

【主治】胃虚有热之呃逆。呃逆或干呕，虚烦少气，口干，舌红嫩，脉虚数。

【方论选录】

明·赵以德：中焦者，脾胃也。土虚则在下之木得以乘之，而谷气因之不宣，变为哕逆。用橘皮理中气而升降之；人参、甘草补土之不足；生姜、大枣宣发谷气，更散其逆；竹茹性凉，得金之正，用之以降胆木之风热耳。(《金匮玉函经二注》)

明·吴崑：呃逆者，由下达上，气逆作声之名也。大病后，则中气皆虚，余邪乘虚入里，邪正相搏，气必上腾，故令呃逆。脉来虚大，虚者正气弱，大者邪热在也。是方也，橘皮平其气，竹茹清其热，甘草和其逆，人参补其虚，生姜正其胃，大枣益其脾。(《医方考》)

清·徐彬：此不兼呕言，是专胃虚而冲逆为哕矣。然非真元衰败之比，故以人参、甘草培胃中元气，而以橘皮、竹茹一寒一温，下其上逆之气。亦由上焦阳气以御之，乃呃逆不止，故以姜、枣宣其上焦，使胸中之阳渐畅而下达。谓上焦固受气于中焦，而中焦亦禀承于上焦，上焦既宣，则中气自调也。（《金匮要略论注》）

清·魏念庭：哕逆者，胃气虚寒固矣。亦有少挟虚热作哕者，将何以为治？仲景主之橘皮竹茹汤。橘皮、竹茹行气清胃，而毫不犯攻伐寒凉之意。佐以补中益气温胃之品，而胃气足，胃阳生，浮越不必留意也……橘皮竹茹为胃气既虚、复有痰热者立也。（《金匮要略方论本义》）

清·王子接：橘皮汤治呕哕，橘皮竹茹汤治哕逆。呕者，张口有物有声；哕者，撮口有声无物。若呕哕四肢厥冷，乃胃中虚冷，阴凝阳滞，主之以陈皮、生姜，辛香温散，开发胃阳，而呕哕自止。若哕逆无寒证，明是胃虚，虚阳上逆，病深声哕，当重用橘皮通阳下气，臣以竹茹清胃中虚火，又不涉寒凉，佐以参、甘、姜、枣奠安胃气，御逆止哕。病有虚实，治有浅深，勿谓病深声哕为难治之候也。（《绛雪园古方选注》）

清·李彣：哕有属胃寒者，有属胃热者，此哕逆因胃中虚热气逆所致。故用人参、甘草、大枣补虚；橘皮、生姜散逆；竹茹甘寒，疏逆气而清胃热，因以为君。（《医宗金鉴·订正金匮要略注》）

清·吴谦：哕即干呕也。因其有哕哕之声，而无他物，故不曰干呕，而曰哕逆，属气上逆为病也。上逆之气，得出上窍，皆能作声，故肺虚气上逆，则作咳，气从喉出而有咳逆之声，若为邪所阻，则为喘满，故无声也。胃虚气上逆，则作哕，气从咽出而有哕逆之声。若与物凝结，则为痞痛，故无声也，是知气病也明矣。然邪之所凑，正气必虚，故用橘皮、竹茹、生姜以清邪气，人参、甘草、大枣以补正气，则上逆之气自可顺矣。（《医宗金鉴·订正金匮要略注》）

清·徐大椿：胃气虚弱，虚热内迫，不能发育而输纳无权，故呃逆不止焉，人参扶元补胃虚，竹茹清热解胃郁，橘皮利气和中，甘草缓中和胃，生姜温胃口，大枣缓脾元也。俾脾胃调和，则虚热自解，而输纳不权，呃逆无不止矣。此补虚解热之剂，为胃虚热呃之方。（《医略六书·杂病证治》）

清·陈元犀：《金匮》以呃为哕。凡呃逆证，皆是寒热错乱，二气相搏使然。故方中用生姜、竹茹，一寒一热以祛之；人参、橘皮，一开一阖以分之；甘草、大枣奠安中土，使中土有权，而哕逆自平矣。此伊圣经方，扁鹊丁香柿蒂散即从此方套出也。（《金匮方歌括》）

清·张秉成：夫人之常气皆禀于胃。胃者，五脏六腑之海，其气常下行。虚则逆而上行，所谓气有余即是火。火蒸津液则为痰，于是呕呃之证所由来矣。故呕呃一证，无论其寒、热、虚、实，悉因胃病而起也。如此方之治胃虚呕呃，病因虚而起者，仍以治虚为先，故以参、甘之助胃气，麦冬之养胃阴。二陈除痰散逆，竹茹和胃清烦。然虚火上逆，肺必受戕。故以枇杷叶之清金降气者，助胃气以下行。用姜、枣者，以胃乃卫之源，脾乃营之本，营卫和则脾胃自不失其常度耳。（《成方便读》）

近·曹颖甫：方以橘皮、竹茹为名者，橘皮以疏膈上停阻之气，竹茹以疏久郁之胆火，而呃逆可止矣。然呃逆之由，起于膈上不散之气，胆火之上冲，亦为此不散之气所郁。而气之所以不得外散者，实因中气之虚。故知此方橘皮、竹茹为治标，大枣、生姜、甘草、人参为治本。不然，但用橘皮、竹茹，亦足以治呃矣，既愈之后，能保其不复哕耶？（《金匮发微》）

近·蔡陆仙：胃火上冲，肝胆之火助之，肺金之气不得下降，故呕。竹茹、枇杷叶、麦门冬，皆能清肺而和胃，肺金清则肝气亦平矣。二陈所以散逆气，赤茯苓所以降心火，生姜呕家之圣药，久病虚羸，故人参、甘草、大枣扶其胃气也。（《中国医药汇海·方剂部》）

今·丁学屏：橘皮竹茹汤方，《金匮》以治哕逆。王肯堂云：成无己、许学士以哕为呃逆，东垣、海藏又以哕为干呕，诸论不同。按《灵枢·杂病》篇末云：哕，以草刺鼻嚏，嚏而已；无息而疾引之，立已，此谓闭口鼻气，使之无息也；大惊之，亦可已。详经文之法，正治呃逆之法。故取成、许二家，以哕为呃逆，为得经旨也。哕逆有因胃寒者，有因胃热者，有因病后体虚未复，胃气上逆者。详其方意旨，为病后体虚，胃气上逆者立法也。橘皮、竹茹辛苦通降，人参、甘草补虚缓中，生姜、大枣调和营卫，正与此病机相契焉。（《古方今释》）

【验案选录】

案1　吴少怀治疗妊娠恶阻案

高某某，女，32岁，干部。1965年3月26日初诊。

[病史] 怀孕3个月，恶心呕吐，吞酸嘈杂，脘部作痛，食欲不振，夜眠尚可，大便正常，小便微黄。

[检查] 舌苔白厚，脉沉弦滑。

[辨证] 冲任上壅，胃热气郁。

[治则] 清热降逆，和胃安胎。橘皮竹茹汤加减。

[方药] 姜竹茹9g，陈皮4.5g，沙参9g，姜半夏4.5g，炒黄连3g，白术9g，炒黄芩3g，姜杷叶9g，炒砂仁3g，炒谷芽4.5g，生姜0.9g。水煎服。

服药3剂，痊愈。（《吴少怀医案》）

案2　马大正治疗妊娠恶阻案

邱某，28岁。2005年2月21日就诊。

妊娠45天，7天来恶心呕吐，呕出胆汁，口苦，二便正常。妊娠之前患有慢性肾炎、高血压病史，经药物治疗控制后，血压130/90mmHg。舌稍红，苔薄白，脉沉细。

[西医诊断] ①早孕反应。②肾性高血压。

[治法] 清肝和胃。

[处方] 橘皮竹茹汤加味。党参12g，陈皮10g，竹茹10g，甘草5g，枇杷叶12g，菊花10g，石决明（先煎）15g，大枣6个，生姜4片，3剂。

复诊：2005 年 2 月 25 日。恶心呕吐消失，胃纳增加。舌淡红，苔薄白，脉沉细。中药守上方续进 5 剂。

按：竹茹可清胃中之热，此热非实热，而是虚热，故《本经逢原》称其“为虚烦、烦渴、胃虚呕逆之要药”，《经效产宝》多用之。枇杷叶、菊花也是清胃中虚热之药。（《马大正中医妇科医论医案集》）

案 3　黄斌藩治暑温误治并发呃逆案

郑某，男，三十多岁。6 月间患暑温病。症见恶寒发热，头痛如劈，热盛则人事不知。发病已 10 天，曾延中西医诊治，有谓系疟疾，有谓系恶性疟疾，或用凉药，或用温药，不但无效，而且并发呃逆，日夜不止，汤药不能下咽。病者烦扰不宁，脸色红赤，唇齿干燥，大便秘结，舌苔黄腻而间带灰浊，脉象滑数，右关中取鼓指。本病是暑温误用燥药，热邪蕴结中焦所致。遂以橘皮竹茹汤加石膏、竹叶与服。服后，热稍退，呃逆次数显著减少。后照原方合增液汤加减，连服 5 剂痊愈。橘皮竹茹汤是治足阳明兼手太阴主药，能治胃火上冲，肺金失降。方中陈皮、半夏能降逆和胃，竹茹、枇杷叶、麦冬、沙参甘寒清肺，重用石膏泻火生津，所以一剂见效。后合增液汤加减，取其养阴润燥，因此仅数剂而痊愈。

［处方一］橘皮 8g，竹茹 24g，沙参 12g，麦冬 15g，半夏 4.5g，枇杷叶 9g，石膏 90g，鲜竹叶 100 片。

［处方二］麦冬、元参各 15g，生地、竹茹各 24g，芦根 30g，石膏 60g，枇杷叶 9g，粳米 24g。（《古方医案选编（中、下集）》）

案 4　程门雪治疗噫嗳案

诸某，男，成年。初诊：1955 年 6 月 25 日。

胃气不和，则为噫嗳频频。法当和胃安中为治。

旋覆花 6g（包煎），煅代赭石 9g，辰砂拌云茯苓 9g，竹沥半夏 6g，薄橘红 4.5g，炒竹茹 4.5g，佛手花 2.4g，炒香枇杷叶 3g（去毛包煎）。

二诊：胃气已和，噫嗳已止。前方有效。毋事更弦。

原方加炙甘草 4.5g。（《程门雪医案》）

丁香柿蒂汤

《脉因证治》

【组成】丁香（6g）　柿蒂（9g）　人参（3g）　生姜（6g）（原著本方无用量）

【用法】水煎服（现代用法：水煎服）。

【功用】降逆止呃，温中益气。

【主治】胃气虚寒之呃逆。呃逆不已，胸脘痞闷，舌淡苔白，脉沉迟。

【方论选录】

清·汪昂：此足阳明、少阴药也。丁香泄肺温胃而暖肾，生姜去痰开郁而散寒，柿蒂苦涩而降气，人参所以辅真气使得展布也。火呃亦可用者，盖从治之法也。(《医方集解》)

清·费伯雄：呃逆之症非一端。若肾气不收，厥逆而上，头汗微喘，当用大剂参附以收摄真阳，此治连珠发呃之要法，非丁香、柿蒂等所能胜任也。若因寒犯胃，气郁而呃者，则此方为宜。丹溪乃以相火上冲之呃为辞，岂呃逆之症，但有火呃，竟无寒呃乎？是又过当之谈矣。(《医方论》)

清·张秉成：夫呃逆一证，其声短促，连续不断之象，虽其证有火有寒，皆能所致，然无不皆自胃腑而来者。以胃气下行为顺，上行为逆，或邪搏胃中，则失其下降之令，即上出于口而为呃矣。昔人有谓肾病者，究竟脏气不能上至于口，必因于胃而出也。亦犹咳之一证，虽有五脏之分，然亦总不离于肺也。方中以丁香温胃祛寒，补火生土。柿蒂苦温降气，生姜散逆疏邪，二味皆胃经之药。用人参者，以祛邪必先补正，然后邪退正安，且人参入胃，镇守于中，于是前三味之功，益臻效验耳。(《成方便读》)

今·秦伯未：呃逆连声不止，以胃寒为多，一般采取丁香柿蒂汤，用丁香温胃，柿蒂苦涩降气。此证最易损伤中气，久病及年老患者，须防胃气垂败，可加人参、生姜。此外，寒重的可用吴萸、干姜，痰湿重的厚朴、半夏亦为常用。(《谦斋医学讲稿》)

今·冉先德：本方为治虚寒呃逆的常用方。虚寒呃逆，乃因脾阳不振，胃气上逆所致。治宜调补脾胃，祛寒降逆。方中丁香、柿蒂为主药，温中散寒、降逆止呕；人参、生姜为辅药，补中益气，调和脾胃。诸药合用，共奏调补脾胃，祛寒降逆之功。(《历代名医良方注释》)

今·丁学屏：呃逆之作，有胆火上冲，客寒犯胃，痰饮留阻，虚气上逆等种种不同。此方为治虚寒呃逆之法，非泛治一切恶逆之方也。方中丁香味辛气温，入脾、胃、肾经，温中降逆；柿蒂味苦温性平，入胃经，降逆止呃；生姜味辛性凉，解郁调中，善治呕哕；党参味甘性平，入肺、脾经，补中气而健脾胃。以其有主有从，条理井然，为广大医务工作者所乐用。(《古方今释》)

【验案选录】

案1　何任治疗呃逆案

袁某某，女，24岁。初诊：1971年4月14日。

诉急行多汗，饮冷开水，即呃逆连声，平素胃弱而饮食不多，宜养胃降逆。

党参12g，淡竹茹12g，柿蒂6g，陈皮9g，炙甘草6g，生姜2片，大枣5枚，丁香4.5g。3剂。

按：呃逆，古称“哕”，是由逆气上冲所产生的一种症状。病因有寒、有热、有虚、有实。寒由胃中寒冷，热由胃火上冲，虚由脾肾阳虚，或胃阴不足，实由燥热内盛或痰食内阻。治法分寒则温之，热则清之，虚则补之，实则泻之。而总以和胃降逆为主。本平时纳食不多，脾胃素弱，因急行多汗，饮冷开水，寒邪阻遏于胃，胃失通降，气逆于上而为呃呃连声。治以党参、甘草、大枣补益脾胃，陈皮和胃理气，竹茹清胃以降逆气，即丁香柿蒂汤与橘皮竹茹汤合用，共奏温胃散寒，降气止呃作用。处方3剂，仅服1剂，呃即止。(《何任医案》)

案2　王军捷治疗呃逆案

徐某，男，36岁。

田里干农活，渴喝矿泉水，喝后呃声连连，进食后稍有缓解，片刻呃声有起，经西医药治疗效果不好，前来求中医治疗。

刻诊：呃声频作，胸膈及胃脘不适，进食减少，口淡不渴，舌苔白润，脉迟。

此乃寒气动膈之呃逆。温中散寒益气，降逆止呃。予丁香柿蒂汤加味。

丁香5g，柿蒂10g，人参10g，炙甘草10g，陈皮10g，高良姜10g，生姜6g，枳壳8g。嘱服3剂，服药后复诊。

诉服药后半小时呃逆停止，胸膈胃脘不适减轻，嘱再服3剂，巩固疗效。[《北方药学》2012，9（7）：107–108]

案3　叶常春治疗呃逆案

徐某，男，48岁，农民，于2013年10月21日11:00时许以“①腰椎间盘突出症，②神经根型颈椎病”收住院治疗，住院号：13101644。

次日03:00时许，患者因呃逆不止，遂唤笔者（笔者值班），速于病房查看。见患者：神情紧张，裹衣被端坐于病床，呃声频频。即刻予针刺双侧攒竹、内关，强刺激，大幅度提插捻转6次，留针20分钟后呃逆止而入睡。

次日08:00时许查房，患者诉呃逆复作，见患者神疲，面色少华，手足欠温，食少，喜热饮，大便溏，舌淡胖边有齿痕、苔白润，脉沉细弱。遂予：回旋灸百会5分钟，膻中平刺、平补平泻法，膈俞、中脘、内关（双侧）、足三里（双侧）行针刺提插补法，并于中脘、足三里（双侧）行温针灸，留针30分钟；配合丁香柿蒂汤、附子理中汤加味。

[处方]公丁香6g，柿蒂10g，党参20g，制附子15g，干姜15g，白术20g，茯苓15g，生姜10g，大枣10g，砂仁6g，石菖蒲6g，枳壳10g，法半夏6g，炙甘草10g。水煎服，每日1剂，每天3次，饭后1小时服用。

针药合用，每天1次，共治5天，未见发作。

继续内服补气健脾中药调理1周，直至出院半个月随访未见复发。[《医药与保健》2014，22（1）]

案4　程门雪治疗蓐劳案

朱某，女，成年。初诊：1949年1月5日。

产后五旬，体虚不复，色皖不荣，夜不安寐，不能纳谷，呕吐，大便泄泻，虚汗自出，脉右濡软，左虚弦，苔白腻。心营失养，脾胃两伤，脾不升则泻，胃不降则呕。拟和胃降逆，运脾畅中，佐以安神止汗。

焦白术 3g，炒扁豆衣 9g，云茯苓 9g，淮小麦 12g，炙远志 3g，制半夏 4.5g，姜川连 0.9g，炮姜炭 1.5g，陈广皮 4.5g，春砂壳 2.4g，佛手柑 4.5g，炒香谷芽 12g。

二诊：自汗甚多，神疲肢倦，呕吐，便泻，寐不安，纳不香。营卫不和，心神不安，脾胃运化失常。苔腻，脉濡软，左虚弦。再从昨方进展，和营卫、止虚汗、安心神、调脾胃，兼顾以治。

桂枝 0.9g，炒白芍 4.5g，煅龙齿 9g（先煎），煅牡蛎 12g（先煎），炙远志 3g，抱茯神 9g，制半夏 4.5g，姜川连 0.9g，春砂壳 2.4g，煨益智仁 3g，炮姜炭 1.5g，薄橘红 4.5g，炒香谷芽 12g，淮小麦 15g。

三诊：昨进和营卫、止虚汗，安心神、和脾胃之剂，呕吐、泄泻、自汗较见轻减。食后呃逆，肺胃之气失于降和也。再从前方加味治之。

桂枝 0.9g，炒白芍 4.5g，煅龙齿 9g（先煎），煅牡蛎 12g（先煎），刀豆壳 9g，抱茯神 9g，制半夏 4.5g，姜川连 0.9g，柿蒂 4 枚，炙远志 3g，薄橘红 4.5g，春砂壳 2.4g，炒香枇杷叶 9g（去毛包煎），炒香谷芽 12g，淮小麦 15g。

三诊用丁香柿蒂散法时，因丁香香味太浓，胃弱者不易接受，所以改用刀豆壳之甘温；同时配伍炒香枇杷叶肃气降逆，其法可取。

四诊：呃逆已止，自汗亦瘥，呕吐间作，便溏一次，心悸不安寐。前方养心止汗、调和脾胃，尚觉合度，再从原方加减之。

桂枝 0.9g，炒白芍 6g，煅龙齿 9g（先煎），煅牡蛎 12g（先煎），淮小麦 15g，辰茯神 9g，炙远志 3g，煨益智 3g，春砂壳 2.4g，制半夏 4.5g，姜川连 0.9g，薄橘红 4.5g，炮姜炭 1.5g，炒香谷芽 12g。

五诊：虚汗已止，大便渐复正常，唯心悸不安寐依然不减，呕吐偶作，脉濡软，左弦较平。再拟养心宁神，和胃安中，前方出入为治。

桂枝 0.9g，炒白芍 4.5g，煅龙齿 12g（先煎），真珠母 12g（先煎），淮小麦 12g，辰茯神 9g，炙远志 3g，炒枣仁 9g，姜川连 0.9g，薄橘红 4.5g，制半夏 4.5g，春砂壳 2.4g，枳壳钱，炒竹茹 4.5g，炒香谷芽 12g，夜交藤 9g。

六诊：呕吐已止，大便复常，心悸亦瘥，纳渐香，寐欠安，苔薄腻，脉濡软。再拟养心安神，健脾和胃，转入归脾法治之。

当归身 4.5g，大白芍 4.5g，淮小麦 12g，夜交藤 12g，辰茯神 9g，炙远志 3g，炒枣仁 9g，姜川连 0.9g，炒白术 4.5g，春砂壳 2.4g，制半夏 4.5g，北秫米 4.5g（包煎），薄橘红 4.5g，炒香谷芽 12g。（《程门雪医案》）

第十三章 理血剂

凡以理血药为主要组成，具有活血化瘀或止血作用，治疗瘀血证或出血证的方剂，统称理血剂。

血主于心，藏于肝，统于脾。若血行不畅，瘀蓄内阻，或血不循经，离经妄行，或亏损不足，均可形成瘀血、出血、血虚等证。血瘀证治宜活血祛瘀，出血证治宜止血为主，血虚证则当补血。因补血剂已在补益剂中叙述，故本章方剂分为活血祛瘀剂与止血剂两类。

使用理血剂时，应辨清致瘀或出血之因，分清标本缓急，急则治标，缓则治本，或标本兼顾。使用活血祛瘀剂时，若逐瘀过猛，或久用逐瘀，每易耗血伤正，故常配伍养血益气之品，使祛瘀而不伤正；峻猛逐瘀之剂，不可久服，当中病即止。使用止血剂时，应防其止血留瘀之弊，可在止血剂中少佐活血祛瘀之品，使血止而不留瘀；如出血因瘀血内阻，血不循经者，法当祛瘀为先。此外，活血祛瘀剂虽能促进血行，但其性破泄，易于动血、伤胎，故凡妇女经期、月经过多及孕妇，均当慎用或忌用。

第一节　活血祛瘀剂

桃核承气汤

《伤寒论》

【组成】桃仁去皮尖，五十个（12g）　大黄四两（12g）　桂枝去皮，二两（6g）　甘草炙，二两（6g）　芒硝二两（6g）

【用法】上四味，以水七升，煮取二升半，去渣，内芒硝，更上火，微沸，下火，先食，温服五合，日三服，当微利（现代用法：水煎服，芒硝冲服）。

【功用】逐瘀泻热。

【主治】下焦蓄血证。少腹急结，小便自利，至夜发热，其人如狂，甚则谵语烦躁，以及血瘀经闭，痛经，脉沉实而涩者。

【方论选录】

明·许宏：太阳者，膀胱也。本经邪热不解，随经入腑，结于膀胱，热不得散，故作蓄血之症，其人如狂。经曰：血在上喜忘，血在下如狂，是也。若其久症不解，或脉带浮，或恶寒，或身痛等症，尚未可攻，且与葛根汤以解其外。外已解，但小腹急结者，乃可攻之。以桃仁为君，能破血结，而缓其急；以桂枝为臣，辛热之气，而温散下焦蓄血；以调胃承气汤中三味为佐为使，以缓其下者也。此方乃调胃承气汤中加桃仁、桂枝二味，以散其结血也。（《金镜内台方议》）

明·吴崑：伤寒外证已解，小腹急，大便黑，小便利，其人如狂者，有蓄血也，此方主之。无头痛、发热、恶寒者，为外证已解；小腹急者，邪在下焦也；大便黑者，瘀血渍之也；小便利者，血病而气不病也。上焦主阳，下焦主阴，阳邪居上焦者，名曰重阳，重阳则狂。今瘀热客于下焦，下焦不行，则干上部清阳之分，而天君弗宁矣，故其证如狂。桃仁，润物也，能泽肠而滑血；大黄，行药也，能推陈而致新；芒硝，咸物也，能软坚而润燥；甘草，平剂也，能调胃而和中；桂枝，辛物也，能利血行滞。又曰：血寒则止，血热则行。桂枝之辛热，君以桃仁、硝、黄，则入血而助下行之性矣。斯其制方之意乎！（《医方考》）

清·柯琴：若太阳病不解，热结膀胱，乃太阳随经之阳热瘀于里，致气留不行，是气先病也。气者血之用，气行则血濡，气结则血蓄，气壅不濡，是血亦病矣。小腹者，膀胱所居也，外邻冲脉，内邻于肝。阳气结而不化，则阴血蓄而不行，故少腹急结；气血交并，则魂魄不藏，故其人如狂。治病必求其本，气留不行，故君大黄之走而不守者，以行其逆气，甘草之甘平者，以调和其正气；血结而不行，故用芒硝之咸以软之，桂枝之辛以散之，桃仁之苦以泄之。气行血濡，则小腹自舒，神气自安矣。此又承气之变剂也。此方治女子月事不调，先期作痛，与经闭不行者最佳。(《伤寒来苏集·伤寒附翼》)

清·钱潢：此方自成氏以来即改桂为桂枝，其何故也？揣其臆见，是必因热结膀胱，迫血妄行，畏桂之辛热而不敢用，故易之以桂枝耳。不知血既瘀蓄，而以大黄之苦寒、芒硝之咸寒下之，非以桂之辛热佐之，安能流通其凝结，融化其瘀滞乎？况硝、黄得桂，则无苦寒之虑；桂得硝、黄，亦无辛热之虞矣。(《伤寒溯源集》)

清·张锡驹：桃为肺之果，其核在肝，为厥阴血分之药，故能破瘀。大黄推陈致新而下血，芒硝上清气分之热，以推血分之瘀，甘草所以调中，桂枝辛能走气，血随气行也。(《伤寒论直解》)

清·章楠：此即调胃承气汤加桂枝、桃仁，引入血脉以破瘀结也。硝、黄、桃仁咸苦下降，佐桂枝、甘草辛温甘缓载之，使徐行入于血脉，导瘀热邪由肠腑而去，故桂枝非为解太阳之外邪也。所以《论》言，其外不解者，未可攻；外解已，乃可攻之，宜桃核承气。而不以桂枝名汤，见得太阳表邪已解，直从阳明主治，借桂枝引入膀胱之脉以破瘀结也。良以大黄倍于桂枝，则桂枝不得不从大黄下行，而不能升散走表；大黄得桂枝之辛甘而不直下，庶使随入血脉以攻邪也。盖胃为脏腑之海，故各脏腑之邪皆能归胃，则各脏腑之病皆可从胃主治，但佐导引之药，如此方之用桂枝者，自可取效也。诸家多谓桂枝以解太阳外邪，恐非其义。若使桂枝走表，则调胃承气焉能入膀胱破瘀结，而仲景亦不言外已解乃可攻之也。(《医门棒喝·伤寒论本旨》)

清·费伯雄：此方《准绳》以为当用桂，喻西江等以为当用枝。予则以为主治注中有“外症不解”一语，此四字最为着眼。有桃仁、大黄、芒硝、甘草以治里，必当用桂枝以解表。仲景立方，固无遗漏也。(《医方论》)

清·唐宗海：桂枝禀肝经木火之气，肝气亢者，见之即炽；肝气结者，遇之即行。故血证有宜有忌。此方取其辛散，合硝、黄、桃仁，直入下焦，破利结血。瘀血去路不外二便，硝、黄引从大便出，而桂枝兼化小水，此又是一层意义。(《血证论》)

近·张锡纯：此证乃外感之热，循三焦脂膜下降结于膀胱，膀胱上与脑室之脂膜相连，其热上蒸，以致脑室亦蕴有实热，血蓄而不行，且其热由任脉上窜，扰乱神明，是以其人如狂也。然病机之变化无穷，若其脑室之血蓄极而自下，其热即可随血而下，是以其病可愈。若其血蓄不能自下，且有欲下不下之势，此非攻之使下不可。唯其外表未解，或因下后而外感之热复内陷，故又宜先解其外表而后可攻下也。大黄味苦、气香、性凉，原能开气破血，为攻下之品，然无专入血分之药以引之，则其破血之力仍不专。方中用桃仁者，取其能引大黄之力专入血分以破血也。徐灵胎云：桃核得三月春和之气以生，而花色鲜明似血，故凡血郁血结之疾，不能自调和畅达者，桃仁能入其中而和之散之。然其生血之功少而去瘀之功多者，何也？盖桃核本非血类，故不能有所补益。若瘀血皆已败之血，非生气不能流通，桃之生气在于仁，而味苦又能开泄，故能逐旧而不伤新也。至方中又用桂枝者，亦因其善引诸药入血分，且能引诸药上行以清上焦血分之热，则神明自安，而如狂者可愈也。(《医学衷中参西录》)

今·李飞：于桃仁、硝、黄破血泻热的同时，佐以少量辛散温通的桂枝，清热而无凝涩之弊，祛瘀亦无助热之虞，如此寒热相合，去性存用，而有相反相成之功。此外，桂枝辛温上行，若与活血祛瘀的桃仁，与泻热下行的硝黄同用，不仅制其辛散之性，并随硝黄泻下之势直入下焦，起到破血下瘀之作用。(《中医历代方论精选》)

近·程门雪：蓄血症前人均以为血蓄膀胱，此误会也，若膀胱瘀塞，血蓄不行，又何能小便自利耶……按太阳之邪，随经入府，热虽结于膀胱，血实蓄于回肠，自来注家，只钱潢一人明其旨耳。小腹急结是蓄血现症，尤须验其小便，小便自利而少腹仍急者，方能确诊为蓄血证耳。此与五苓散证之小便不利，正相对待。伤寒四大法，发表、温里、清气、攻瘀是也，四法错综变化而成诸方。调胃承气乃大黄、芒硝、甘草三味，再增桃仁、桂枝，便是桃仁承气汤也。调胃缓下，桃仁去瘀，桂枝解表，因当先解表，故下不用峻，即原文刻不可攻之意耳。桂枝合芒硝、大黄同用，不致辛温助热，与单用桂枝汤者，不可同日语也。此证与此方极贴切，舍之另求他方，自趋歧路矣。(《书种室歌诀二种》)

【验案选录】

案1　萧伯章治疗外感未愈并发狂案

李某，年二十余。

先患外感，诸医杂治，证屡变，医者却走，其人不远数十里踵门求诊。审视面色微黄，少腹满胀，身无寒热，坐片刻即怒目注人，手拳紧握，伸张如欲击人状，有倾即止，嗣复如初。脉沉涩，舌苔黄暗，底面露鲜红色。诊毕，主人促疏方，并询病因，答曰：病已入血，前医但知用气分药，宜其不效。《内经》言："血在上善忘，血在下如狂"，此证即《伤寒论》"热结膀胱，其人如狂也"，当用桃核承气汤，即疏方授之。一剂知，二剂已。嗣以逍遥散加丹、栀、生地调理而安。

按：病起外感，但经诸医杂治，表证已罢，邪陷于里，故身无寒热，但见少腹满胀，其人如狂，舌暗红，脉觉沉，此下焦蓄血证俱备。遵大论"热结膀胱，其人如狂，血自下，下者愈"及"外解已，但少腹急结者，乃可攻之"之旨，当用桃核承气汤下之。本案辨证准确，用药果敢，故"一剂知，二剂已"。(《遯园医案》)

案2　刘渡舟治疗惊狂案

杜某某，女，18岁。

因遭受惊吓而精神失常，或哭或笑，惊狂不安。伴见少腹疼痛，月经愆期不至。舌质紫暗，脉弦滑。

此乃情志所伤，气机逆行，血瘀神乱。桃核承气汤主之。

桃仁12g，桂枝9g，大黄9g，炙甘草6g，柴胡12g，丹皮9g，赤芍9g，水蛭9g，2剂。

药后经水下行，少腹痛止，精神随之而安。

按：刘老指出本证的病机关键在于下焦蓄血，瘀血与邪热相结。从临床实际情况来看，多与妇女经血瘀阻有关，如瘀热闭经、少腹硬痛而心情烦躁或如狂者，服用本方多有疗效。另外，产后恶露不下，瘀血内阻而见喘胀欲死，或精神狂妄者，亦可使用本方，本方还可与桂枝茯苓丸交替使用，治疗妇女癥瘕痼结。若与大柴胡汤合用，则应用范围更广，凡是胸腹胁肋疼痛，以两侧为主，每遇阴雨寒冷而痛势加剧，或有跌仆损伤病史者，是为瘀血久停干内，无论其部位在上在下，皆能获效。(《经方临证指南》)

案3　牟允方治疗癃闭案

患者，男，74岁。

突然小便癃闭，当地医院导尿多次，均因剧痛未成，乃行膀胱穿刺，排出尿液后，转我院治疗，诊断为淋病性尿道狭窄伴发尿潴留。按其少腹硬满拒按，小便癃闭，大便十余日未行，身热38℃，弛张不退。

处方用桃仁承气汤加滑石、木通、车前。

1剂即大便下如羊矢，小便也涓滴而下，但不通利。再服1剂，二便俱畅。

按：《类聚方广义》云："淋家，少腹急结，痛连腰腿，茎中疾痛，小便涓滴不通者，非利水剂所能治，用桃仁承气汤二便通利，痛苦立除。"本案所见，与此相合，果用之止效。[《浙江中医》，1963，(7)：13]

案4　陈正昭治疗热入血室案

李某某，女，28岁。

春三月经水来多，八日方止。因当烈日摘茶，忽然小腹急痛，上冲心膈，寒热往来，喜呕，药不得入口，手足厥冷，气闭神昏。医以附子五积散加减等方治之不效。更延余诊。脉象沉伏，舌苔黄，质暗红。查此病经水大来八日，医者无不以虚治之，岂知热邪乘虚内入血室。仲景治热入血室有小柴胡法。然小柴胡乃和解之方，今热邪势急，必用急攻。况血海隶于阳明，以少阳为来路，当以阳明为去路。宜泻热逐瘀，拟桃仁承气汤。

方用桃仁12g，桂枝6g，大黄12g，芒硝6g，炙草6g。

连服3剂，厥回呕平，粪下黑物，痛缓神清，唯肚腹胀大。

二诊改进小柴胡汤加山楂、益母草、当归、川芎、广皮、厚朴、云连，调治2周痊安。

按：用桃仁承气汤治热入血室实证，确有新义，值得进一步探讨。[《江西医药》，1964，(2)：107]

案5　丘敏治疗妊娠胎弱案

刘某某，女，38岁。

已产两胎。今又停经8个月，但腹不甚大。自觉胀满不舒，医投以疏气行血之药而见减，后经某医院确诊为"妊娠"，乃身体虚弱，胎儿不能正常发育之故。诊其脉涩不滑，按脐下膨硬而有痛感，此乃气血停滞不能养胎。因思前医用行血之药既已见效，法当取用桃仁承气汤以调之。

［处方］大黄 12g，桃仁 9g，桂枝、芒硝、甘草各 6g，水煎分 3 次服。

药后腹中感痛，翌晨下腻便频多，腹部顿爽。嘱以饮食调养，逾月，产下一男婴，母子平安。

按：桃核承气汤，本是妊娠禁用之剂，但其证若确为瘀血内结，新血不生，使胞胎失养，影响胎儿之发育者，又当果敢使用而不疑。此《素问·六元正纪大论》所谓“有故无殒，亦无殒也”之意也。[《福建中医药》，1964，(5)：封三]

案 6　邓铁涛治疗产后腹胀案

邱某，产后六七日，午后发热，既而但热不寒，少腹感觉胀满。自恃体壮，不以为病。病数日胀益甚，其夫始来邀诊。

询之，产后三四日恶露即止。遂与桃仁承气汤，晚间进药，至夜半腹中痛不可忍。约 2 小时后，排下脓血极多，次日往诊，其病快然若失。

按：产后恶露闭止过早，残败之血内留，瘀而化热，致发热、少腹胀满，下焦蓄血之证备矣，故用桃核承气汤下其瘀热，瘀热一尽，则“其病快然若失”。(《经方应用》，1981：208)

案 7　郝文轩治疗喘证案

焦某某，女，65 岁。

胃强健啖，体瘦面苍。1964 年中秋，因过食羊肉，致病哮喘，医予麻杏石甘汤，其势弥甚。症见痰声雷鸣，气逆难降，苔黄舌紫，脉象沉数。大便艰涩而味臭质黏。此为大肠实热上干肺金，用釜底抽薪法，使肺气降而喘自止。以桃核承气汤加葶苈子，蠲痰泻热，直取阳明。2 剂便下喘定，苔退食进。嗣后予泻白散加知母、花粉、大贝清阳明而肃肺金，4 剂痊愈。

按：喘证以肠热肺闭最为常见，《素问·缪刺论》：“邪客于手阳明之络，令人胸满气逆。”《伤寒论》亦谓：“短气腹满而喘，有潮热者，大承气汤主之。”本案之治，即是以喘取阳明，启上导下，俾肺中之邪，由肠而解。[《国医论坛》，1986，(2)：27]

【附方】

附方 1　抵当丸（《伤寒论》）

水蛭熬　虻虫去翅足，熬，各二十个（5g）　桃仁去皮尖，二十个（5g）　大黄酒洗，三两（9g）

右四味，捣分四丸。以水一升，煮一丸，取七合服之。晬时当下血，若不下者，更服。

功用：破瘀下血。

主治：下焦蓄血证。少腹硬满，小便自利，喜忘，如狂或发狂，大便色黑易解；或妇女经闭，少腹硬满拒按者。

方论：**明·方有执**：名虽丸也，犹煮汤焉。夫汤，荡也；丸，缓也。变汤为丸，而犹

不离乎汤，其取欲缓不缓，不荡而荡之意欤。(《伤寒论条辨·辨太阳病脉证并治上》)

清·尤在泾：此条证治，与前条大同，而变汤为丸，未详何谓，尝考其制，抵当丸中水蛭、虻虫，减汤方三分之一，而所服之数，又居汤方十分之六，是缓急之分，不特在汤丸之故矣。此其人必有不可不攻，而又有不可峻攻之势，如身不发黄，或脉不沉结之类。(《伤寒贯珠集·太阳篇下》)

清·吕震：同一抵当而变汤为丸，另有精义。盖病从伤寒而得，寒主凝泣，血结必不易散，故煮而连滓服之，俾有形质相著得以逗留血所，并而逐之，以视汤之专取荡涤者不同也。(《伤寒寻源·抵当丸》)

清·莫枚士：此一方二法也。汤法以散为汤，丸法以丸为汤，为合丸散于汤之法。二方为一切瘀血内结之总治，故以治妇人经闭，腹痛大效。《千金》荡胞汤，亦祖此。(《经方例释》)

附方2　下瘀血汤(《金匮要略》)

大黄二两(6g)　桃仁二十枚(12g)　䗪虫熬，去足，二十枚(9g)上三味末之，炼蜜和为四丸。以酒一升，煎一丸，取八合，顿服之，新血下如豚肝。

功用：泻热逐瘀。

主治：瘀血化热，瘀热内结证。产后少腹刺痛拒按，按之有硬块，或见恶露不下，口燥舌干，大便燥结，甚则可见肌肤甲错，舌质紫红而有瘀斑瘀点，苔黄燥，脉沉涩有力。亦治血瘀而致经水不利之证。

方论：**明·赵以德**：血之干燥凝着者，非润燥荡涤不能去也。芍药、枳实不能治，须用大黄荡逐之。桃仁润燥，缓中破结；䗪虫下血；用蜜补不足，止痛和药，缓大黄之急，尤为润也。与抵当同类，但少缓尔。(《金匮玉函经二注》)

清·尤怡：腹痛服枳实芍药而不愈者，以有瘀血在脐下，着而不去，是非攻坚破积之剂不能除矣。大黄、桃仁、䗪虫下血之力颇猛，用蜜丸者，缓其性不使骤发，恐伤上二焦也。酒煎顿服者，补下治下制以急，且去疾唯恐不尽也。(《金匮要略心典》)

清·吴谦：产妇腹痛，属气结血凝者，枳实芍药散以调之。假令服后不愈，此为热灼血干，著于脐下而痛，非枳实芍药之所能治也，宜下瘀血。主之下瘀血汤，攻热下瘀血也，并主经水不通，亦因热灼血干故也。(《医宗金鉴·订正金匮要略注》)

复元活血汤

《医学发明》

【组成】柴胡半两(15g)　栝楼根　当归各三钱(各9g)　红花　甘草　穿山甲炮，各二钱(各6g)　大黄酒浸，一两(18g)　桃仁酒浸，去皮尖，研如泥，五十个(15g)

【用法】除桃仁外，锉如麻豆大，每服一两，水一盏半，酒半盏，同煎至七分，去滓，大温服之，食前，以利为度，得利痛减，不尽服（现代用法：共为粗末，每服 30g，加黄酒 30ml 煎服；或加水四分之三，黄酒四分之一同煎，空腹温服。亦可作汤剂，水煎服）。

【功用】活血祛瘀，疏肝通络。

【主治】跌打损伤，瘀血阻滞证。胁肋瘀肿，痛不可忍。

【方论选录】

元·李杲：《黄帝针经》云：有所堕坠，恶血留内。若有所大怒，气上而不行，下于胁，则伤肝。肝胆之经，俱行于胁下，经属厥阴、少阳，宜以柴胡为引用，为君，以当归和血脉。又急者，痛也，甘草缓其急，亦能生新血，甘生血，阳生阴长故也，为臣。穿山甲、瓜蒌根、桃仁、红花，破血润血，为之佐。大黄酒制，以荡涤败血，为之使。气味和合，气血各有所归，痛自去矣。(《医学发明》)

清·徐大椿：血瘀内蓄，经络不能通畅，故胁痛，环脐腹胀，便闭焉。大黄荡涤瘀热以通肠，桃仁消破瘀血以润燥，柴胡散清阳之抑遏，蒌根清浊火之内蕴，甲片通经络破结，当归养血脉荣经，红花活血破血，甘草泻火缓中。水煎温服，使瘀行热化，则肠胃廓清而经络通畅，腹胀自退，何胁痛便闭之不瘳哉？此破瘀通闭之剂，为瘀热胁痛胀闭之方。(《医略六书·杂病证治》)

清·费伯雄：治跌仆损伤之法，破瘀第一，行气次之，活血生新又次之，此方再加一二味行气之药更佳。(《医方论》)

清·张秉成：夫跌打损伤一证，必有瘀血积于两胁间，以为藏血之脏，其经行于两胁，故无论何经之伤，治法皆不离于肝。且跌仆一证，其痛皆在腰胁间，尤为明证。故此方以柴胡之专入肝胆者，宣其气道，行其郁结；而以酒浸大黄，使其性不致直下，随柴胡之出表入里，以成搜剔之功。当归能行血中之气，使血各归其经；甲片可逐络中之瘀，使血各从其散。血瘀之处，必有伏阳，故以花粉清之；痛盛之时，气脉必急，故以甘草缓之。桃仁之破瘀，红花之活血，去者去，生者生，痛自舒而元自复矣。(《成方便读》)

今·秦伯未：胁痛如刺，痛处不移，按之更剧，脉象弦涩或沉涩，多由跌仆殴斗损伤，瘀积胁下，痛处皮肤有青紫伤痕，宜逐瘀为主，用复元活血汤。方内柴胡系引经药，不以疏肝为目的。(《中医临证备要》)

今·湖北中医药大学方剂教研室：肝为藏血之脏，其经脉循行于两胁，跌打损伤，瘀血积于两胁间，血瘀气滞，不通则痛，故见胸胁痛不可忍。《经》曰“血实宜决之”，故本方汇集活血祛瘀之品，以消瘀通络止痛。方中大黄之用，颇具深意。盖本品具逐瘀活血之功，可加强桃仁、红花、穿山甲等活血化瘀之功。同时，大黄有“下瘀血”的良好功效。可荡涤凝瘀败血，引瘀血下行。且大黄用酒浸泡并与他药同煎，则泻下之力减，而祛瘀之功强。可见，本方之用大黄，意在逐除瘀血，并非通导大使，虽无便秘之症，亦可用之。方中天花粉有两方面的作用：一是本品有祛瘀消肿之功，《日华诸家本草》谓其能“消仆损瘀血”；二是天花粉能清热消肿，张秉成说：“血瘀之处，必有伏阳，放以花粉清之。”柴胡疏肝解郁，引药直达病所。甘草缓急止痛，又能调和诸药。原方用水酒同煎，借酒行散之力以行药势，增强方剂活血化瘀之功。诸药合用，共奏活血化瘀，疏肝通络，消肿止痛之效。用之能使瘀去新生，气行络通，则诸症自愈。张秉成说：“去者去，生者生，痛自舒而元自复。”故名“复元活血汤”。(《古今名方发微》)

今·丁学屏：气主煦之，血主濡之，气血周流，如环无端，运行不息。坠下跌仆，肿痛瘀紫，必有瘀血停蓄经络，则气血仄涩不通矣。以故跌仆伤痛之治，以行气活血为第一要旨。李氏此方，以柴胡之轻扬疏达为君，引领桃仁、红花、酒制大黄破瘀活血，推陈致新；当归、山甲深入血络，破瘀散结；虑柴胡之辛散太过，劫伤肝阴，故伍以栝楼根之甘酸微寒，润燥生津。若能增益乳香、没药等行气活血之品，则处方更为周密矣。(《古方今释》)

【验案选录】

案1　刘柏龄治疗腰痛案

郑某，男，46岁，工人。1968年8月27日初诊。

腰痛1小时许。患者于8月27日上午在劳动工地高架上坠落地面，致腰痛不敢活动，当日住院。

[入院检查]该患胸腰段触痛明显，但无神经损伤症状。X线显示：腰1、2脊椎屈曲型压迫骨折，椎体压缩Ⅱ度，无附件骨折。患者精神状态良好，面色略显苍白。唇干，舌苔薄白根腻，脉弦滑。血压：120/80mmHg。二便未解，少腹略膨隆，无包块。

[诊断]腰1、2脊椎屈曲型压迫骨折椎体压缩Ⅱ度。

[辨证治法]血阻经络，血实气壅。宜活血化瘀，疏通脏腑，理气祛痛。投复元活血汤加减。

[处方]当归尾20g，川芎15g，丹参15g，赤芍15g，杜仲20g，桃仁15g，北柴胡15g，红花15g，山甲珠15g，厚朴15g，陈皮15g，车前子(包)20g，大黄(后下)15g。水煎300ml，分2次，早晚温服。

复诊：1968年8月28日上午患者解大便1次，头硬色黑，小溲深黄。腰痛减轻，小腹部膨隆亦减，饮食正常。治按前方大黄减5g，煎300ml，早晚服之。

即日于伤椎后凸处垫一薄枕促其缓慢复位，第3日开始腰背肌功能锻炼。继服前药，第5日于前方中减去大黄，加郁李仁15g，神曲15g，保持润肠通便，疏通腑气，理脾和胃，固护中州，促进机体恢复。于是日始，每次冲服接骨丹5g，增强接骨续筋之力。第10天行X线片复查椎体已基本复位。嘱加强功能锻炼，继服接骨丹，每次5g，每日3次。住院56天痊愈出院。

1968年12月20日来院复查，脊椎无后凸畸形，活动自如，无腰背痛，已恢复正常工作。

按：垫枕复位练功法治疗脊椎压迫性骨折，是根据中医学“脊柱屈曲型压迫性骨折过伸复位法”亦即危亦林（1341年）在《世医得效方》中首次记载的脊椎骨折的复位法。“背脊骨折法：凡脊骨不可用手整顿，须用软绳从脚吊起，坠下身，其骨自归窠，未直则未归窠，须要坠下，待其骨直归窠。”然后用“大桑皮、松树皮”做夹板固定，危氏还强调“莫令屈，药治之”，是世界医学史上的最早创举。后世明清时代不仅沿用，更有发展，《医宗金鉴》对腰椎骨折脱位提出“但宜仰睡，不可俯卧或侧眠，腰下以枕垫之，勿令左右移动。”实践证明“垫枕复位法”疗效可靠，其适应证广。如身体状况允许，伤后第2天即可开始腰背肌功能锻炼。要求患者在3周内达到一定的背伸练功姿势，在6周内达到最大背伸肌力，6周以后的练功要求主要是维持一定的背伸肌力（如俯卧飞燕式）。（《刘柏龄医案》）

案2　熊继柏治疗外伤后胁痛案

韦某，女，72岁，长沙市人。门诊病例。初诊：2006年3月1日。

诉上个月外出不慎摔倒，右胁部撞在石头上，当时疼痛不显。过数日，右胁肋疼痛，转侧不利。近1个月来，右胁下疼痛逐渐加重，伴心慌，心悸。询及大便正常，舌苔薄白腻，舌紫，脉细。

［辨证］外伤损络，瘀滞胁肋。

［治法］活血化瘀，疏肝通络。

［主方］复元活血汤加味。

当归10g，赤芍6g，柴胡10g，花粉10g，炮甲15g，桃仁10g，红花3g，田七粉30g，西洋参片10g，丹参30g，白芥子20g，枳实10g，法半夏10g，炙甘草10g。10剂，水煎服。

二诊：2006年3月12日。诉胁痛已减，仍心慌，心悸，大便稍秘，舌苔薄白，脉细。拟复元活血汤加味再进10剂。

当归10g，丹参30g，炮甲15g，桃仁8g，红花3g，炙甘草10g，酒大黄2g，炒枣仁30g，柏子仁10g，炙远志10g，田七粉30g，党参15g，延胡索10g。10剂，水煎服。

三诊：2006年3月24日。诉胁痛已止，但胸闷，心慌，心悸，少寐，舌苔薄白，脉细。改拟十味温胆汤治之。

西洋参片10g，丹参30g，炒冬仁30g，炙远志10g，柏子仁10g，陈皮10g，法半夏6g，茯神15g，枳实10g，竹茹10g，炙甘草10g，田七片30g。15剂，水煎服。

按：《医宗金鉴·正骨心法要旨》云：“伤损之证肿痛者，乃瘀血凝结作痛也。”本案患者右胁肋部受伤而后局部疼痛，显属瘀滞。然患者伴有心慌、心悸、舌苔白腻等症，且其年事已高，当属心气虚而夹痰浊之证。故始以复元活血汤活血化瘀，止其胁痛，急则治其标也，后以十味温胆汤养心气，化痰浊，缓则治其本也。（《熊继柏医案》）

案3　岳美中治疗头痛案

患者，刘某，男，1969年7月29日来诊。

六脉弦硬，左关尤甚。自诉头痛已年久不愈，并时发身痛，有脑动脉硬化症，尝服中西药迄无显效。自述“头痛身痛如针刺”。这种疼痛，多属瘀血症，追寻病史，而知其因跌倒后而患此症。而断定是瘀血性头痛兼身痛。先投复元活血汤以化瘀。

柴胡 9g，天花粉 9g，当归尾 9g，穿山甲（炮）9g，桃仁 6g，红花 6g，川军 6g。清水黄酒各半煎，温服。连服 7 剂。

8 月 20 日复诊，头痛已愈，再按原方服数剂，身疼亦愈。

按：从年深日久的头痛看，因已有脑动脉硬化症，往往会认为是寻常肝阳僭越，肝风上扰的头痛证，多意识不到是瘀血性头痛。在问诊中，因有刺痛而理会到是瘀血，由瘀血而问出曾受过外伤，肯定了外伤性瘀血是本病的实质，从而取到了满意的疗效。头痛是现象，外伤性瘀血是本质，它的如针刺的特殊点与长期的顽固性，都表明了和其他性质的头痛不一样。(《岳美中医案集》)

案 4　曾庆骅治疗肝脓肿案

熊某，男，34 岁，农民，住院号 151339。

患者于 1987 年 1 月末出现恶寒发热，右胁部疼痛，经当地赤脚医生诊治无效，恶寒发热加重，无时间性，最高体温 39℃，且感右胁部剧痛难忍，于 1987 年 2 月 15 日入丰矿医院住院，胸片示：①右胁下脓肿，②左肺炎及左脾区脓肿。用“核糖霉素”后，体温降至正常，肺炎消失，但右胁部仍疼痛，食后上腹不适。

1987 年 3 月 9 日转入我院，肝脏 B 超：右锁骨中线第 7 肋间见液平 2.5cm。胸片示右膈肌抬高。以“肝脓肿”收入院。

[查体] T 36.6℃，BP112.5/60mmHg，心肺（–），腹肌紧张，肝剑下 4cm，肋下 1cm，质软，剑下压痛明显，脾（–）。血沉 20mm/h，血 WBC 7.2×10^9/L，肝功能（–）。体外血栓形成试验：血栓长度 33mm，湿重 109.9mg，干重 41.2mg。

[诊断] 混合性肝脓肿。

[中医症状] 右胁部疼痛，深呼吸或打哈欠时痛剧，痛处固定，食后上腹部饱胀、纳尚可，大便偏稀，日 2 行，舌质暗红，苔薄腻偏黄，脉弦。

[辨证] 肝经气滞血瘀夹湿热。治以疏肝行瘀，清利湿热。用复元活血汤加减。

穿山甲、柴胡、桃仁、丹皮各 10g，红花、黄连各 5g，当归 8g，大黄 4g，金银花 30g，甘草 3g。

服上方 16 剂后，一般情况良好，右胁部疼痛及上腹部饱胀症状消除，大便正常，B 超肝区仅探及液平 0.5cm。

于 1987 年 3 月 26 日临床治愈出院，随访近 1 年无复发。[《中国中西医结合杂志》，1993，（08）：491–492]

【附方】

七厘散（《同寿录》）

上朱砂水飞净，一钱二分（3.6g）　真麝香一分二厘（0.36g）　梅花冰片一分二厘（0.36g）　净乳香一钱五分（4.5g） 红花一钱五分（4.5g） 明没药一钱五分（4.5g） 瓜儿血竭一两（30g） 粉口儿茶二钱四分（7.2g） 上为极细末，瓷瓶收贮，黄蜡封口，贮久更妙。治外伤，先以药七厘（0.5~1g），烧酒冲服，复用药以烧酒调敷伤处。如金刃伤重，急用此药干掺。

功用：散瘀消肿，定痛止血。

主治：跌打损伤，筋断骨折之瘀血肿痛，或刀伤出血。并治无名肿毒，烧伤烫伤等。伤轻者不必服，只用敷。

方论：**今·陈潮祖**：本方血竭、红花、乳香、没药，均有活血祛瘀、散肿止痛功效，配伍行气通络的麝香、冰片，不仅有气行则血行之义，而且活血药得走窜通络无所不到的麝香为辅助，则活血行瘀之力大为增强。佐入镇心宁神的朱砂，生肌止血的儿茶，又能照顾到损伤出血的症状。本方是伤科名方。对跌打损伤、瘀滞作痛，内服和外敷同时并举，效果甚好。配制时尚可加入三七、土鳖、自然铜、番木鳖等，以增强活血止血、接骨止痛的作用。(《中医治法与方剂》)

今·南京中医药大学：本方是伤科名方。方中血竭、红花祛瘀活血，乳香、没药行气去瘀，消肿止痛，儿茶清热止血，朱砂镇心安神，麝香、冰片辛散走窜，善于行气血，止疼痛，合用以奏活血散瘀，定痛止血之效。凡跌打损伤、金疮出血，以及一切无名肿毒、水烫火灼，用之内服外敷，收效甚捷。唯方中香窜走泄、行气祛瘀之药，皆能耗气坠胎，故孕妇忌服。(《中医方剂学讲义》)

血府逐瘀汤

《医林改错》

【组成】桃仁四钱（12g） 红花三钱（9g） 当归三钱（9g） 生地黄三钱（9g） 川芎一钱半（4.5g） 赤芍二钱（6g） 牛膝三钱（9g） 桔梗一钱半（4.5g） 柴胡一钱（3g） 枳壳二钱（6g） 甘草一钱（3g）

【用法】水煎服（现代用法：水煎服）。

【功用】活血祛瘀，行气止痛。

【主治】胸中血瘀证。胸痛，头痛，日久不愈，痛如针刺而有定处，或呃逆日久不止，或饮水即呛，干呕，或内热瞀闷，或心悸怔忡，失眠多梦，急躁易怒，入暮潮热，唇暗或两目暗黑，舌质暗红或舌有瘀斑，或瘀点，脉涩或弦紧。

【方论选录】

清·唐容川：王清任著《医林改错》，论多粗舛，唯治瘀血最长。所立三方，乃治瘀活套方也。一书中唯此汤歌诀“血化下行不作痨”句颇有见识。凡痨所由成，多是瘀血为害，吾于血症诸门，言之綦详，并采此语以为印证。(《血证论》)

今·岳美中：方中以桃红四物汤合四逆散，动药与静药配伍得好，再加牛膝往下一引，柴胡、桔梗往上一提，升降有常，血自下行，用于治疗胸膈间瘀血和妇女逆经证，多可数剂而愈。(《岳美中医话集》)

今·裴正学：血瘀上焦，清阳不升则头痛胸闷；血瘀日久，瘀而化火则胸中烦热、心悸不眠、急躁易怒；瘀血外挤气门则呃逆，下压脾胃则干呕。斯证之本全在血瘀胸中，方以桃仁、红花活血化瘀以治其本而为主。赤芍、川芎与之相配，其功更著故为辅。生地、当归养血滋阴，使祛瘀而不伤正；柴胡、枳壳、桔梗疏畅胸中之气机，使气行则血行；牛膝活通血脉，使瘀血易除，诸药或扶正，或行气，或通脉，各当一面，意在瘀血之速行，正气之速复，皆为兼治。甘草调和诸药而为引和。(《新编中医方剂学》)

今·高体三：本方主治胸部的瘀血证。胸部属肝而包括上焦，肝司营血，性喜畅达，功能疏泄。今血瘀胸中，肝失疏泄畅达，故症见头痛、胸痛、失眠、心慌、呃逆等证。治宜调肝逐瘀为法。故本方除桔梗引药上行，牛膝引邪下行，甘草和中调药外，其余药物均入肝经。如当归、生地、柴胡养血活血，清热疏肝，适用于血瘀热证；桃仁、赤芍、红花逐瘀活血；血不得气不活，气不得血不行，川芎为血分气药，枳壳擅长理气疏肝，二者合用，助本方理气活血，并有调理肝脾作用。诸药配伍，共成活血逐瘀，理气疏肝之剂。(《汤头歌诀新义》)

今·冉先德：胸中瘀血阻滞，气机不畅，故胸痛。瘀血阻滞，清阳不升，故头痛如针刺，痛有定处，日久不愈。瘀血于内，瘀久化热，故内热烦闷，入暮渐热。瘀热内扰，神明不安，故心悸失眠。瘀热上冲，引动胃气上逆，故见呃逆。面、唇、舌有瘀斑瘀点，颜色黑暗，脉涩，都为瘀血内阻之象。治宜活血祛瘀，调气止痛。方由桃红四物汤为主，养血活血，破结散瘀。加柴胡、桔梗升达清阳，枳壳、牛膝降引浊阴，一升一降，调理气机，使气行则血行，通则不痛。更用甘草，调和诸药。合为活血祛瘀，行气止痛之剂。(《历代名医良方注释》)

今·丁学屏：《素问·脉要精微论》："夫脉者，血之府也。长则气治，短则气病，数则烦心，大则病进……代则气衰，细则血少，涩则心痛。"涩脉往来涩滞，如轻刀刮竹，血瘀之征也，故主心痛。盖营血之周流全身，贯通藏府，全赖气之推动，所谓"气主煦之，血主濡之"是矣。王氏此方，以血府逐瘀名者，属意浚通血脉，细绎此方，乃桃红四物合四逆散之制也，意在养血活血，柴胡、枳壳，一升一降，调畅气机；桔梗、牛膝二味，一载药以上行，一引血以下行，调节升降者也。现今用治冠心病心绞痛、风心病、肺心病水瘀交阻、动脉硬化性脑梗死、血管性头痛及经行腹痛，无非亦取其理气活血之用也。(《古方今释》)

【验案选录】

案1　张怀安治疗目疾案

任某，男，30岁。1976年11月5日就诊。

左眼下方突然看不见5天，曾在外院诊断为左眼视网膜中央动脉阻塞（颞上二支）。检查视力：右眼1.5，左眼0.02。双眼外观正常。视野：右眼正常，左眼下方缺损。眼底：左眼视盘颞侧边缘模糊，颞上支动脉显著变细，该处网膜色泽淡，黄斑部暗，中心凹光反射不清。血压142/105mmHg。左侧额部及眼眶胀痛，伴胸闷心烦，心悸失眠，入暮潮热。舌质紫黯，舌下有瘀点，脉涩。

[辨证治法]证属气滞血瘀，脉络阻滞，治宜疏肝祛瘀，方用血府逐瘀汤加减。

[处方]生地黄30g，赤芍10g，当归尾10g，川芎6g，桃仁10g，红花6g，川牛膝10g，柴胡10g，桔梗10g，三棱10g，莪术10g，水蛭5g，青皮10g，甘草5g，三七粉6g（冲服）。

服药20剂，症见好转，左眼视力达0.6。

原方去三棱、莪术、水蛭，加黄芪30g，党参15g，又服22剂，诸症若失。双眼视力均1.5，左眼底可见视盘颞上支动脉有白线包绕，黄斑部上方有少许黄色渗出物，中心凹光反射清晰，血压128/82mmHg。

嘱服杞菊地黄丸2个月，以善其后，观察3年，未见复发。

按：气为血之帅，气行则血行，气滞则血瘀。瘀血阻络，血脉不畅，目失所养则盲无所见。病情急重之际，当需攻伐，治宜行气破血，以治其标；但“帮敌者存乎将，祛邪者赖乎正”，若瘀滞渐行，则宜加入补气、活血之品，以扶正祛邪，调整气血。(《张怀安医案》)

案2　刘云鹏治疗不育案

陈某，男，24岁，门诊病历号为2887。初诊：1993年10月20日。

患者婚后2年未育，精神不振，胸胁胀满，纳食不佳，舌暗，苔黄，脉弦软。（84次/分）。查精液：黏稠度一般，精子活动不良，存活率40%，计数54×10^9/L。

[诊断]①精子活力异常；②原发性不育。

[辨证治法]证属肝郁血瘀，精通不畅，疏肝化瘀。治以通利精窍，佐以补精。方用血府逐瘀汤加减。

[处方]柴胡9g，枳实9g，赤芍15g，甘草6g，桃仁9g，红花9g，当归9g，枸杞子15g，川芎9g，牛膝9g，桔梗9g，菟丝子15g，生地9g。15剂。

二诊：1993年11月13日。复查精液属正常范围，不久其爱人受孕。

按：此乃肝郁血瘀，精通不畅之证。足厥阴肝经布两胁，下绕阴器。今肝郁不舒而胸胁胀痛，肝横犯脾而纳食不佳，肝郁气滞，气滞血瘀，阴器之脉道不通，精关不利，故精液异常。然精液之化生又赖肾气之充养，故治宜疏肝化瘀，通利精窍，佐以补肾益精，方用血府逐瘀汤加菟丝子、枸杞子补肾养精，药证相合，药后其爱人怀孕。(《刘云鹏医案》)

案3　顾兆农治疗小儿夜啼案

吴某，女，2岁4个月。

患儿素时身体健壮，少有病恙。月前某晚夜半于熟睡中，突然肢体躁动，哭闹不已。其母疑其梦惊，急即搂抱抚慰，少顷，小儿复睡入眠，遂安如常。嗣后，如上病状，夜间常作，有时1晚竟发数次，以致家人夜受其扰，难以安寝，患儿显见消瘦。某医院儿科曾疑所患系“缺钙”所致，但先后2次化验，血钙值均属正常，试行对症治疗，亦不见效。小儿双亲急不可耐，进改求中医诊治。

初诊：患儿面色微黄，精神尚可，目光有神。白昼玩耍如常，日间憨睡平稳，至晚亦应时而眠。唯子夜后，常于熟睡中乍然哭闹，四肢扰动，面神不安，偶尔朦胧起坐，口中喃喃碎语，呼之不醒，2、3分钟后，渐自息声，随之着枕入睡，每晚如是症见，素多发1、2次，亦偶有3、4次者，现已历时月余，几无虚夕。病后纳食减少，二便正常。舌质嫩红，舌苔薄白，指纹微紫，见于风关。

[辨证治法]神气不敛，心君失宁。试予宁心安神，兼以镇惊之治。

[处方]云茯神9g，合欢花6g，远志3g，生龙骨（先煎）9g，珍珠母（先煎）9g，五味子4.5g，甘草3g，生牡蛎（先煎）9g，琥珀末（冲服）1g。3剂。

二诊：上药服后不效，夜间病作依然。详询起病经过，其母忆曰：约在病前周日，患儿院中嬉闹，不慎绊倒，是时，扑地前额遂起血肿，两膝皮伤出血，手臂亦数处青紫。复查舌象、指纹：舌质红而尖边色暗，指纹紫而纹形深沉。参合上情，其病非一般心神不安，而实系瘀血作祟，试投药活血化瘀治之，径取方血府逐瘀汤。

[处方]当归9g，生地黄6g，赤芍4.5g，桃仁6g，红花5g，川芎4.5g，柴胡5g，枳壳4.5g，甘草3g，川牛膝6g。2剂，每剂药2煎相混，4次分服，3小时1次。

三诊：服药有效，故二诊继用，现进5剂，疗效甚佳，一连3夜安睡平稳，未发哭闹，同时饭食增多，精神甚好。舌质红，苔薄白，指纹稍紫，纹形显露，见于风关。暂停用药，观其后效。并嘱家人：免外伤，勿惊吓，谨慎护理，若病再发，遂诊勿误。半月后，其父专程来告：治疗效果巩固，小儿体胖亦渐复如前，并盛赞药效，感谢再三。

按：夜啼，其因不一。本案病儿年龄已逾2岁，是疾亦经月余，故所患非可责生母肝旺之胎热，亦非为一时病痛所伴发。鉴于其夜啼乍哭之时，或并见四肢扰动，面神不安，或偶发喃喃碎语，朦胧起坐，故初诊认其患为神气不敛，心君失宁。遂立安神镇惊之法，施方予以投治。然，进3剂，是病竟不应药，夜夜病作依然。遵循常情“投方不效，当重询病史；用药无功，宜再辨脉证”。而本案复诊中，其母果言及病前外伤动血之情，又于审症时，其疾果隐现舌象指纹病血之变，遂悟所患非属心神本病而实为瘀邪作祟，故即更用活血化瘀之剂，并择方《医林改错》之血府逐瘀汤原剂，服药5剂，其患遂去，见收全功。小儿夜睡惊哭，治取活血化瘀之剂，非为其常。但据顾老经验，因瘀而致小儿晚眠不安者，绝非罕见。临证凡遇是疾，但询及外伤病史，即使无脉舌（或指纹）佐证，亦当考虑瘀血为患。抑或全无伤史可考，凡他治罔效之小儿夜啼不安，祛瘀之治也值当一试，其喜收意外之效者，亦常有之。（《顾兆农医案》）

案4　蒲辅周治疗肾痈案

王某，男，11岁，因发热15天，于1959年2月23日住某医院。

[住院检查摘要]白细胞总数9.15×10^9/L，中性粒细胞0.75，淋巴细胞0.23，单核细

胞0.02。血沉：第1小时43mm/h，第2小时88mm/h。Goombs试验（-），肝功正常，血培养（-），肥达反应（-），嗜异性凝集试验1∶10。心电图：①窦性心律不齐；②中间型心电位；③心电图大致正常。咽培养：有甲种链球菌。

［初步诊断］①双侧支气管淋巴结结核，左侧已纤维化；②高热待查。

［病程与治疗］曾给予链霉素、青霉素、对氨基水杨酸钠、异烟肼、氯霉素、金霉素等药物，并服中药青蒿鳖甲汤加味等养阴清热之剂。而患儿之高热持续月余之久，未见减退，最高体温达42℃，每日午后两度热势上升，至早则稍降。虽然体温在40℃以上，而患者自觉并不发热。

［蒲老会诊］1959年3月23日其脉弦涩，其舌色黯，面无热色，右胁下痛而不移，口不渴，大便自调，小便亦利。蒲老默思良久日：此血瘀发热也。观其体温虽高而自觉反不热，是无表热可知；口不渴，便亦不结，是无里热又可知；脉弦涩，胁痛不移而舌质黯，是血瘀发热，已可征信。遂议用活血化瘀之法，方用血府逐瘀汤加减。

［处方］当归尾4.5g，赤芍药4.5g，干生地9g，川芎4.5g，净桃仁6g，西红花4.5g，川牛膝6g，炒枳壳4.5g，苦桔梗3g，生甘草3g，北柴胡4.5g，制没药4.5g，干地龙6g。

连服1周，其中或加生鳖甲、生牡蛎，或加延胡索、血竭，而午后发热略有下降趋势。在此期间，曾作腰椎穿刺，脑脊液：压力不高，蛋白（-），细胞数个。X线腹部平片，疑为腹腔肿物。钡餐灌肠，结肠未见异常。淋巴结活组织病理检查，疑为慢性增生性淋巴腺炎。但对患者午后发热，从西医学看，原因仍属不明，右胁下疼痛仍固定不移，脉仍弦涩，舌质仍黯，精神似稍佳。宜继续以活血化瘀为主，原方再进，并佐以小金丹，早晚各服一丸。

1周后，体温继续有所下降，右胁下痛点亦有减轻，食纳稍佳，精神益见好转。遂续服原方至4月12日，午后之热已低，胁痛消失，大便曾见黑粪，舌黯稍减而脉细，改为2日1剂。盖因胁痛止而大便下黑粪，此乃瘀血渐去之象，故缓其势而续和之，使病尽去而正不伤。

至5月5日，热退已2周余，停药亦已达1周，而患者体重渐增，由入院29.5kg增至31kg，舌色红活而不黯，脉象缓和而不弦涩，精神、体力均渐恢复正常。最后化验：白细胞总数7.6×10^9/L，中性粒细胞0.50，淋巴细胞0.44，单核细胞0.06。血沉2mm/h。并经泌尿系静脉造影，可能符合临床肾痛之诊断。

按：发热一证，原因很多，有表热，有里热，有虚热，有实热，有食积发热，有血瘀发热，种种不一。若不细心辨别，往往容易为一“热”字所蔽，而只用“以寒治热”之法，则将会出现热终不退而病亦不解。如本例初起以其热久不退，并发在午后，误作阴虚发热，而用养阴清热法，结果迁延月余之久。迨经蒲老分析其脉证，始根究为血瘀所致，故坚持用活血化瘀之方，瘀去而热亦退。（《蒲辅周医案》）

案5　范文甫治疗吐血案

元甫兄，咳呛吐血，间息而作，已有月余。脉沉而涩，舌微红，面有滞色，非一般凉药所能了事，以血得凉而凝，凝而有瘀，既瘀，未有不吐血者也。如褚澄云：用童便者，百无一死，用凉止者，百无一生。以童便有破血之性也。推此之意，于古法近似。如吐血属身热，热伤络道，迫血妄行，宜当别论。

桃仁9g，象贝母9g，红花9g，赤芍9g，当归9g，小生地9g，炙甘草3g，柴胡9g，川芎9g，怀牛膝9g，炒枳壳6g。

二诊：服前药，咯血渐止，而脉尚沉涩，离经之血以祛净为要。

血府逐瘀汤再服。

按：脉沉而涩，面有滞色，均为内在血瘀之明证。瘀血不去，血不循经，因而咳呛吐血间息而作。若再用寒凉止血之剂，血得凉则凝，使离经之血反而阻滞经络，吐血因而加剧。唐容川《血证论》云："吐衄便漏，其血无不离经，凡系离经之血，与营养周身之血已睽绝不……此血在身不能加于好血，而反阻新血之化机。"方用血府逐瘀汤加减，以去除离经之血，瘀血去则咳呛吐血必自止也。(《现代著名老中医名著重刊丛书：范文甫专辑》)

【附方】

附方1　通窍活血汤（《医林改错》）

赤芍　川芎各一钱（各3g）　桃仁研泥　红花各三钱（各9g）　老葱切碎，三根（6g）　鲜姜切碎，三钱（9g）　红枣去核，七个（5g）　麝香绢包，五厘（0.15g）　黄酒半斤（250g）　前七味煎一盅，去滓，将麝香入酒内，再煎二沸，临卧服。

功用：活血通窍。

主治：瘀阻头面的头痛昏晕，或耳聋年久，或头发脱落，面色青紫，或酒渣鼻，或白癜风，以及妇女干血痨、小儿疳积见肌肉消瘦，腹大青筋、潮热，舌暗红，或有瘀斑、瘀点。

方论：今·李庚韶：方中赤芍、川芎行血活血，桃仁、红花活血通络，葱、姜通阳，麝香开窍，黄酒通络，佐以大枣缓和芳香辛窜药物之性。其中麝香味辛性温，功专开窍通闭，解毒活血，因而用为主要药，与姜、葱、黄酒配伍更能通络开窍，通利气血运行的道路，从而使赤芍、川芎、桃仁、红花更能发挥其活血通络的作用。(《医林改错评注》)

今·冉小峰：妇女干血痨或小儿疳证，腹大青筋暴露，都因瘀血内停，经络的营养和卫气的运行受其影响，因而产生肌肉消瘦，午后潮热等症。瘀血不去，则新血不生，正气无由恢复，必须活血化瘀，推陈致新，使瘀去新生，诸症才能逐步好转。本方用活血通窍之品治疗痨证，深得此法。方中麝香为君，芳香走窜，通行十二经，开通诸窍，和血通络；桃仁、红花、赤芍、川芎为臣，活血消瘀，推陈致新；姜、枣为佐，调和营卫，通利血脉；老葱为使，通阳入络。诸药合用，共奏活血通窍之功。(《历代名医良方注释》)

附方2　膈下逐瘀汤（《医林改错》）

灵脂炒，二钱（6g）　当归三钱（9g）　川芎二钱（6g）　桃仁研泥，三钱（9g）　丹皮　赤芍乌药各二钱（各6g） 延胡索一钱（3g） 甘草三钱（9g） 香附一钱半（4.5g） 红花三钱（9g） 枳壳一钱半（4.5g） 水煎服。

功用：活血祛瘀，行气止痛。

主治：膈下瘀血证。膈下瘀血，形成结块，或小儿痞块，或肚腹疼痛，痛处不移，或卧则腹坠似有物者。

方论：**清·王清任**：方中当归、川芎、赤芍养血活血，与逐瘀药同用，可使瘀血祛而不伤阴血；丹皮清热凉血，活血化瘀；桃仁、红花、灵脂破血逐瘀，以消积块；配香附、乌药、枳壳、元胡行气止痛；尤其川芎不仅养血活血，更能行血中之气，增强逐瘀之力；甘草调和诸药。全方以逐瘀活血和行气药物居多，使气帅血行，更好发挥其活血逐瘀，破癥消结之力。(《医林改错注释》)

附方3　少腹逐瘀汤（《医林改错》）

小茴香炒，七粒（1.5g） 干姜炒，二分（3g） 元胡一钱（3g） 没药研，二钱（6g） 当归三钱（9g） 川芎二钱（6g） 官桂一钱（3g） 赤芍二钱（6g） 蒲黄生，三钱（9g） 灵脂炒，二钱（6g） 水煎服。

功用：活血祛瘀，温经止痛。

主治：少腹寒凝血瘀证。少腹瘀血积块，疼痛或不痛，或痛而无积块，或少腹胀满，或经期腰酸，少腹作胀，或月经一月见五次，接连不断，断而又来，其色或紫或黑，或有瘀块，或崩漏兼少腹疼痛，或瘀血阻滞，久不受孕，舌暗苔白，脉沉弦而涩。

方论：**今·陈士奎**：本方乃《金匮要略》温经汤合《和剂局方》失笑散化裁而成。方中以干姜、肉桂、小茴香通达少腹，温经散寒，除寒凝气滞；蒲黄、灵脂（失笑散）活血祛瘀止痛；当归、川芎、赤芍养血活血调经；配没药、元胡行瘀止痛。共奏温经散寒治本，活血化瘀治标，标本同治，相得益彰，善治寒凝血瘀之症。(《活血化瘀名家王清任》)

附方4　身痛逐瘀汤（《医林改错》）

秦艽一钱（3g） 川芎二钱（6g） 桃仁　红花各三钱（各9g） 甘草二钱（6g） 羌活一钱（3g） 没药二钱（6g） 当归三钱（9g） 灵脂炒，二钱（6g） 香附一钱（3g） 牛膝三钱（9g） 地龙去土，二钱（6g） 水煎服。

功用：活血行气，祛瘀通络，通痹止痛。

主治：瘀血痹阻经络证。肩痛、臂痛、腰痛、腿痛，或周身疼痛，痛如针刺，经久不愈。

方论：**今·翁维良**方中桃仁、红花、五灵脂、当归活血祛瘀，地龙、牛膝活血通络，川芎、香附、没药活血、理气、止痛，羌活、秦艽散风活络，甘草缓中。(《活血化瘀治疗疑难病》)

今·陈士奎：王清任认为“风寒湿三气杂至，合而为痹”者，日久多显血瘀。从而制本方融活血化瘀与祛风除湿于一炉。方中以桃仁、红花、当归、川芎活血祛瘀，意在使血行风自灭、血行湿也行；没药、灵脂、香附则理气化瘀止痛；牛膝、地龙活血通经络而利关节；另用秦艽、羌活祛风除湿，甘草和药。全方以活血化瘀为主，兼用祛风除湿之药，体现了王氏“痹证有瘀血”学术思想特点。(《活血化瘀名家王清任》)

补阳还五汤

《医林改错》

【组成】黄芪生，四两（30~120g） 当归尾二钱（6g） 赤芍一钱半（5g） 地龙去土，一钱（3g） 川芎一钱（3g） 红花一钱（3g） 桃仁一钱（3g）

【用法】水煎服（现代用法：水煎服）。

【功用】补气，活血，通络。

【主治】气虚血瘀之中风证。半身不遂，口眼㖞斜，语言謇涩，口角流涎，小便频数或遗尿不禁，舌黯淡，苔白，脉缓无力。

【方论选录】

清·王清任：初得半身不遂，依本方加防风一钱，服四五剂后去之。如患者先有入耳之言，畏惧黄芪，只得迁就人情，用一二两，以后，渐加至四两，至微效时，日服两剂，岂不是八两。两剂服五六日，每日仍服一剂。如已病三两个月，前医遵古方用寒凉药过多，加附子四五钱；如用散风药过多，加党参四五钱；若未服则不必加。此法虽良善之方，然病久气太亏，肩膀脱落二三指缝，胳膊曲而搬不直，脚孤拐骨向外倒，哑不能言一字，皆不能愈之症；虽不能愈，常服可保病不加重。若服此方愈后，药不可断，或隔三五日吃一付，或七八日吃一付，不吃，恐将来得气厥之症。方内黄芪不论何处所产，药力总是一样，皆可用。(《医林改错》)

清·陆懋修：方以黄芪为君，当归为臣，若例以古法当归补血汤，黄芪五倍于当归，则二钱之归宜君以一两之芪，若四两之芪即当臣以八钱之归。今则芪且二十倍于归矣，大约欲以还五成之亏，有必需乎四两之多者。(《世补斋医书》)

近·张锡纯：至清中叶王勋臣出，对于此证专以气虚立论，谓人之元气，全体原十分，有时损去五分，所余五分，虽不能充体，犹可支持全身。而气虚者，经络必虚，有时气从经络虚处透过，并于一边，彼无气之边，即成偏枯。爰立补阳还五汤，方中重用黄芪四两，以峻补气分，此即东垣主气之说也。然王氏书中，未言脉象何如，若遇脉之虚而无力者，用其方原可见效。若其脉象实而有力，其人脑中多患充血，而复用黄芪之温而升补者，以助其血愈上行，必至凶危立见，此固不可不慎也。(《医学衷中参西录》)

今·岳美中：补阳还五汤是王氏以补气活血立论治病的代表方剂，方中选药精，配伍当，动静得宜，主次分明。主药黄芪用以培补已损失之五成元气，药量达四至八两，助药归、芍、芎、桃、红、地龙辅黄芪流通血脉，化瘀行滞，每味仅在一至二钱之间，其总量为七钱半，是主药的五至十分之一。适用于中风右半身不遂，神志清醒，右脉大于左脉，重取无力，舌苔右半边尤白，舌质淡，动转困难，属于气虚不运者。此方对左手不用者疗效较差，黄芪用量不足一两无效，而且原方服后还能有发热反应，使用时应予注意。(《岳美中医话集》)

今·高体三：本方所治半身不遂证候，系由气虚血瘀所致。半身不遂亦称中风。肝主风又主藏血，喜畅达而行疏泄，邪之所凑，其气必虚，气为血之帅。本证中风半身不遂，一属中气不足则邪气中之，二属肝血瘀滞经络不畅，气虚血瘀发为半身不遂。治宜补气活血为法。气虚属脾，故方用黄芪120g补中益气为主；血瘀属肝，除风先活血，故配伍当归尾、川芎、桃仁、赤芍、红花入肝，行瘀活血，疏肝祛风，加入地龙活血而通经络。共成补气活血通络之剂。(《汤头歌诀新义》)

【验案选录】

案1　何任治疗中风后遗症案

骆某某，71岁。初诊：1971年11月4日。

卒中以后，肌肤不仁；痛痒少知，手足麻木，行动迟缓，脉小而紧，以和营助卫益气利经络为治。

黄芪24g，当归9g，白芍12g，丹参9g，木瓜9g，地龙12g，红花4.5g，生姜3片，红枣5枚，川桂枝9g。7剂。

复诊：11月17日。药后行动自觉轻舒，两腿外侧知觉已较前恢复，诸证亦有好转，效不更方。

照上方加丝瓜络9g。10剂水煎服。(《何任医案》)

案2　熊继柏治疗疼痛、麻木案

陈某，女，54岁，湖南长沙市退休工人门诊病例。初诊：2006年5月7日。

诉双手麻木、僵直，兼精神疲乏，肩颈胀痛，病已半年不愈。诊见舌淡紫，苔薄白，脉细。

[辨证] 气虚血瘀。

[治法] 补气活血，化瘀通络。

[主方] 补阳还五汤合虫藤饮、姜黄饮。

黄芪30g，当归尾10g，赤芍10g，川芎10g，桃仁10g，红花3g，地龙10g，僵蚕10g，全蝎6g，鸡血藤15g，海风藤10g，葛根30g，片姜黄10g，威灵仙15g。10剂，水煎服。

二诊：2006年5月17日，诉服上方后肩颈胀痛消失，双手麻木、僵直，神疲减轻。继用补阳还五汤合虫藤饮。

黄芪30g，当归尾10g，赤芍10g，川芎10g，桃仁8g，红花3g，地龙10g，乌蛇肉

10g，全蝎 6g，鸡血藤 15g，海风藤 10g，防风 10g，桑枝 10g。10 剂，水煎服。

三诊：2006 年 5 月 31 日，诉双手麻木基本消失，精神好转。诊见舌淡红，苔薄白，脉细。继服上方 10 剂巩固治疗。

按：患者乃因气虚，脉络瘀阻，筋脉肌肉失养而双手麻木，肩颈胀痛，故用补阳还五汤为主方补气活血化瘀，合虫藤饮祛风通络以治麻木，合姜黄散以治肩颈上肢之痹痛。三方共奏行气活血、祛风通络之功，因之麻木痊愈。(《熊继柏临证医案实录》)

案 3　李延治疗血栓闭塞性脉管炎案

王某，男，41 岁。2009 年 6 月初诊。

右下肢疼痛 3 个月余，左下肢麻木，自觉发凉、下肢乏力、水肿，间歇性跛行。体检左侧足趾呈苍白色，左侧足背动脉搏动明显减弱。舌质暗红，苔薄白，脉沉涩。经西医检查，诊断为血栓闭塞性脉管炎 I 期。

中医辨证为气虚血瘀，方用补阳还五汤加减。

[处方] 黄芪 40g，当归 20g，赤芍 15g，川芎 15g，桃仁 10g，红花 15g，党参 15g，地龙 15g，鸡血藤 15g，忍冬藤 15g，丹参 20g，茯苓 15g。每日 1 剂，水煎服。

二诊：服 7 剂后，左下肢麻木、下肢乏力等症状减轻，上方加水蛭 5g，又服 10 剂，诸证消失，随访 1 年未复发。[《中医药学报》，2012，40（1）：107]

案 4　李萍治疗脑梗死案

陈某，男，74 岁，2009 年 12 月 4 日初诊。

患者于 1 天前早晨，发现右侧肢体乏力，口眼歪斜，言语欠清，伴头目昏眩，来院急诊，以“脑血管意外”留观。口角右歪，右手握力 1 级，右下肢肌力 1 级。血脂分析：总胆固醇 6.4mol/L，高密度胆固醇 1.2mol/L，甘油三酯 4.1mol/L，头部 CT 扫描示：右叶脑梗死。舌黯，苔薄白，脉弦涩。

证属：气虚血瘀，风中经络，脉络痹阻，筋脉失养，治宜益气活血，化瘀通络。方选补阳还五汤增损。

[处方] 生黄芪 45g，丹参、当归尾、赤芍、桃仁、红花、泽兰、地龙各 10g，三七（杵）3g，天麻、南星、石菖蒲各 9g。10 剂后，右侧肢体活动明显改善，言语较前畅利，头昏减轻。于原方去天麻、南星、石菖蒲，加续断、牛膝、杜仲各 15g，继服 10 剂，诸恙明显改善，症情基本痊愈，随访半年，未见反复。[《中国民族民间医药》，2012，21（10）：54]

案 5　邓铁涛治疗中风案

林某，女，64 岁，港澳同胞。初诊：1978 年 1 月。

患者 3 个月前因患脑血栓形成，左侧上、下肢完全瘫痪而入香港某医院治疗，经西医治疗 3 个月稍效而出院返穗治疗。诊查见左上肢全瘫，左下肢能抬高 20~30cm，需家人扶持方能坐稳，生活无法自理。面色潮红，烦躁，易激动，口咽干燥，消瘦，大便结，舌质嫩红少苔，脉浮弦。左上肢肌力 1 级，左下肢肌力 3 级，左上、下肢肌张力增强，腱反射亢进，血压基本正常。

［辨证治法］中风（中腑），气阴虚兼血瘀。宜补气祛瘀，佐以养肝肾。

［处方］黄芪 60g，当归 12g，川芎 6g，赤芍 15g，桃仁 10g，红花 5g，地龙 12g，豨莶草 15g，牛膝 15g，桑寄生 30g。

每日 1 剂，留渣复煎当日服。并嘱其家人每日按摩及被动活动患肢 3 次，每次 20~30 分钟。

一方到底，仅黄芪逐步增加至每剂 150g。治疗 75 天后，已不需扶持，自行站立，借助手杖在户外步行 20 分钟左右，左上肢有所恢复而返回香港。返港后继续服上方治疗，2 个月后来信言下肢功能基本恢复，上肢亦大有好转，但欠灵活，尤其是手指，走路已不用手杖，煮饭、洗衣等一些日常家务基本能自理，去信嘱其黄芪量减半，隔日服 1 剂，再服药 1 个月以巩固疗效。

按：脑血栓形成属中医中风病范畴，西医对其病理生理改变认识比较具体，尤其是近年来头颅 CT 的广泛临床应用，其辨病更为清楚。而中医对本病的治疗，有丰富的经验，行中西医结合，借用西法诊查，疗效比较理想。邓氏曾治疗卒病数十例，并于 1956 年与某医院搞协作时治疗 20 多例，疗效均较满意，特别偏气虚血瘀的病人疗效更明显。在中医方药使用方面，邓氏十分重视张山雷之《中风斠诠》和王清任之《医林改错》中所提供的经验。张山雷重视肝阳夹痰夹火，治用降气化痰，潜镇摄纳诸法，乃治闭证、脱证通用法则，但是要根据病情，分缓急主次施用。张山雷对中风的治疗是在尤在泾《金匮翼》卒中八法的基础上又前进一大步，值得学习。但张氏略于治瘀，反对补气法，诋毁王清任用四两黄芪治疗半身不遂，故其对瘫废不用之症，认为病延已久，“皆无痊愈之望”。其实补阳还五汤对于脑血管意外后遗症（中腑），疗效比前人方法有其独到之处。补阳还五汤取效的主要关键，在于重用黄芪 60~120g，甚至 120g 以上（此时煎药用水量及煎药时间，必须相应增加，否则便不能获得应有的疗效）。补阳还五汤对于脑血管意外后遗症，用之得当，多获良效。(《邓铁涛医案》)

案 6　万友生治疗腰椎病合并髋关节炎案

刘某，女，37 岁。1991 年 9 月 5 日初诊。

患腰椎病多年，今年 6 月间，又患髋关节炎，经住院治疗诸症减轻而出院。现感两侧髋关节持续性疼痛拒按，弯腰困难，腰部酸胀痛引下肢及下腹部，痛与天气变化无关。尿黄时有急胀感，大便色黑。自觉胃中灼热而喜热饮，浑身发热易出汗而恶风寒（须盖被而卧，否则口出清水）。胃纳尚可，但饱食则胀满难消。舌淡红苔薄白，脉细而数。

［辨证治法］气虚血瘀生热，投以补阳还五汤加味。

［处方］黄芪 50g，当归 15g，赤白芍各 30g，生地 15g，川芎 10g，地龙 30g，桃仁 10g，红花 10g，桑寄生 50g，杜仲 30g，续断 30g，甘草 10g，山楂 30g，六神曲 10g，麦芽 30g，鸡内金 15g。4 剂。

二诊：1991 年 9 月 9 日。腰痛稍减，食后脘胀减轻，但浑身及胃中热如故，守上方加丹皮 10g，生栀子 10g，竹叶 15g，白通草 10g，再进 3 剂。

三诊：1991 年 9 月 12 日。浑身及胃中热减退，腰痛大减，小便急胀感消失，知饥，食后胃中舒适，守二诊方去山楂、六神曲、麦芽、鸡内金再进 4 剂。

1992 年 12 月 28 日患者介绍类似病人来就诊时而告，患者自服上方后，病即痊愈。

按：本例腰椎病合并髋关节炎，是因气虚血瘀生热所致。故采用补阳还五汤全方为主以益气活血化瘀，并合导赤散加丹皮、栀子以清热为佐，获得良效。(《万友生医案》)

案 7　何炎燊治颅脑挫伤后遗症案

尹某，男，60 岁，2005 年 7 月 25 日初诊。

车祸颅脑挫伤后，眩晕健忘，言语謇涩 10 个月。患者于 2004 年 9 月 19 日发生车祸（驾驶摩托车，被大货车撞倒），当时昏迷，不省人事 12 天。西医诊断为颅脑挫伤，脑裂出血，并 3 根肋骨骨折，给予吸氧、脱水、预防感染、营养神经、改善微循环等治疗，12 天后，患者才苏醒，但右侧肢体瘫软如废。经西医治疗 2 个月，右侧肢体功能逐步恢复。目前右上肢拘急，筋惕肉瞤，右下肢乏力，尚能行走。

2005 年 7 月 25 日请何炎燊诊治，自诉精神不振，眩晕，健忘。家人代诉，言语謇涩，思维不敏捷，表达能力较差，烦躁易怒，胃纳、二便、睡眠均正常。察其舌质黯红，苔黄白相兼厚腻，脉沉细涩。诊其为：颅脑挫伤后遗症。

[辨证治法] 此为车祸损伤后，肝肾精血亏虚，脑髓不充，元气亏虚，不能周流全身，血瘀痰浊痹阻清窍所致。经曰：“人年四十，阴气自半。”此例年届花甲，肝肾精血亏虚，跌仆后精血更伤，脑髓不充，水不涵木，阳亢化风，故眩晕健忘，反应迟钝，表达能力差，右上肢拘急，筋惕肉瞤；痰瘀交阻心窍，肾阴不上荣舌本，故言语謇涩。法当补气养血，育阴潜阳，活血通窍。方拟加减补阳还五汤合加减地黄饮子治之。

[处方] 黄芪 20g，川芎 10g，当归 20g，赤芍药 20g，熟地黄 20g，丹参 15g，三七 6g，地龙 15g，酸枣仁 15g，远志 10g，石菖蒲 10g，龟甲 25g，龙齿 25g。水煎服，日 1 剂。

二诊：服用前方 7 剂后，症状无改变，脾胃功能未受影响，说明病人尚能耐受此方。前方加入血肉有情之品，以滋肾填精。又 7 剂而言语稍清晰，对医生问话反应较快，表达能力稍强。继续用三甲复脉汤合加减补阳还五汤、加减地黄饮子复方治之。服 18 剂则疗效显著，诸恙悉退，言语清晰，对答较前流利，右下肢功能日趋康复。

按：中医内科，无颅脑挫伤后遗症之病名，然可通过详细之辨证论治而处方用药。此例脉症合参，类似中风后遗症，故采用王清任治中风半身不遂的补阳还五汤，合刘河间治风痱病足废不能行，口喑不能言之地黄饮子加减治之。此两方乃古代名方，何炎燊每用补阳还五汤，若非急症，常以和平之丹参、三七代药性峻猛之红花、桃仁；用地黄饮子，若非寒证，则去附桂之辛热补阳，易以介类之育阴潜阳，此乃运用古方加减之妙。(《何炎燊医案》)

案 8　陈潮祖治疗中风后遗症案

王某，女，52 岁，已婚，1985 年 5 月 6 日初诊。

患者诉 1985 年 4 月 3 日因急怒卒然倒仆，不省人事。送某医学院附属医院住院抢救，脱险后留右侧半身不遂，头错重痛，检查诊断为“脑血管痉挛”，医治2周无效，又转住入空军医院治疗2周，也无效果，遂求治于陈老。

刻诊：右侧肢体不遂，活动不利，握力减小，口齿不清，右口角流涎。纳少，小便基本失禁，大便无力，日1次，量少，询知发病因乃与邻居激烈争吵引起。

诊查：舌质淡胖，边有齿痕，苔薄白水滑，脉沉缓无力。

辨证为气虚血瘀，兼阳虚水停，治宜益气活血，温阳利水，舒缓经脉挛急，拟补阳还五汤合真武汤加味。

黄芪120g，当归10g，川芎10g，白芍60g，红花10g，桃仁12g，地龙30g，干姜10g，白术12g，茯苓15g，川牛膝30g，粉葛根40g，全蝎10g，制附片30g（先煎40分钟）。日1剂，水煎服，守方长服。

6月11日复诊：诉上方服用10剂以后，头不重痛而呈颈痛难忍；继服10剂，颈部不痛而腰痛甚剧；再服6剂腰痛突然消失，一切恢复正常，计服此方26剂而愈。

按：陈老对此患者的辨证，与常规辨治中风有所不同，吾等认为其要有二。其一，辨治中风后遗症，气虚血络不通乃常见病机，益气活血是常法，补阳还五汤是常方，此患者确实出现了气虚血瘀之证，所以补阳还五汤当用。然其舌质淡胖，有齿痕，提示其不仅有气虚血瘀之征，还有阳虚水停之象，阳气虚衰，不能温运气血，可致气血运行不畅而加重加瘀，且阳气虚衰，不能温化水液，每致水液停聚，水停则导致气机不畅，气乃血之帅，气滞则血运不利，亦加重瘀血之病变。因此，治疗不仅要益气活血，还必须温阳利水。此患者脉沉细无力，气虚不能鼓动脉管乃一因，而心阳不振，不能充分泵血也是一因，因此益气还要强心，真武汤既能强心，又能温阳化气行水，所以合用该方。用真武汤治疗中风后遗症，此确乃陈老之独到思维之处。其二，陈老素来辨治疾病，不仅重在辨其基础物质——气、血、精的盈、虚、通、滞，还重视组织结构的改变，也就是有无痉挛、松弛、增生、破损等。此患者西医诊断为脑血管痉挛，提示其血脉因气虚失于濡养挛急不舒，导致脑之血管因挛急而气血运行不畅，因此一方面当益气温阳，疏通其气血，以治其本，另一方面当缓解其血管痉挛，血管筋膜由肝所主，所以重用白芍、粉葛、地龙，缓解筋膜痉挛，以治其标。如此既可使气血津畅行流通，又能复筋膜组织的正常伸展功能，此亦陈老之独特辨治的另一体现。(《陈潮祖医案精解》)

丹　参　饮

《时方歌括》

【组成】丹参一两（30g）　檀香　砂仁各一钱半（各6g）

【用法】以水一杯，煎七分服（现代用法：水煎服）。

【功用】活血行气止痛。

【主治】血瘀气滞证。心胸刺痛，胃脘疼痛，痛有定处，拒按。

【方论选录】

今·秦伯未：本方原治气瘀郁结的心胃痛，我用于胁痛入络，影响肠胃，效果亦佳。取其丹参和血，檀香调气，砂仁和中，痛剧者可酌入郁金、乳香。（《谦斋医学讲稿》）

今·朱良春：丹参活血去瘀可治血瘀腹痛、月经不调；檀香、砂仁理气温中，疏通气滞，檀香尤能治气滞脘腹作痛。正因三药相协，能调气和血，使气血运行通畅，临床不但用它治疗心腹、胃脘气痛，还常用它治疗血瘀气滞的痛经以及肝大而胁肋疼痛的症候。（《汤头歌诀详解》）

今·湖北中医药大学方剂教研室：《妇人明理论》曰：丹参一味，功同四物。此乃言丹参活血养血之佳效也。盖丹参一药，味苦而性微温，为心、脾、肾、肝血分之药。《本草汇言》说："丹参善治血分，去瘀生新，调经顺脉之药也。"《本经》谓其"主心腹邪气"，《别录》谓其能"养血，去心腹痼疾，结气"。胃脘疼痛一证，初起多为气结在经，久病则为血滞在络，叶天士所谓"久痛入络"者是也。血滞则当化瘀行血，故方用丹参为主药。然血之运行，有赖气之推动，若气有一息不运，则血有一息不行。所以，方中又配伍檀香、砂仁以行气止痛。盖檀香性味辛温，具理气散寒，和胃止痛之功，善散腹中冷气而除结滞，放汪讱庵称其为"理气要药"。砂仁亦为辛温之品，具温脾调中行气之功效。张洁古说砂仁"治脾胃气结滞不散"。以上三药合用，使气行血畅，则诸痛自除。本方药味虽简，但配伍得法，气血并治，其功颇著，是一首化瘀行气止痛之佳方，陈修园谓其"稳"。本方原治气滞血瘀之胃脘疼痛，目前临床上对其运用颇多发展。据报道，以本方加味治疗上腹部疼痛性疾病，如肝炎、胆囊炎、胰腺炎等，亦获佳效。此皆用其行气化瘀止痛之功。又丹参善入心及心包经，《本草求真》说："丹参，书载能入心包络破瘀一语，已尽丹参功效矣。"因此，临床上常以本方与桃红四物汤合用，治疗冠心病而属于心脉瘀阻者，其效亦佳。以上诸证，虽病变不同，然其气滞血瘀之病机则一，故用之而均获效，此即中医异病同治之法。（《各家名方发微》）

【验案选录】

案1　吴少怀治疗气滞血瘀案

路某某，男，38岁，干部，1961年3月16日初诊。

［病史］胃痛拒按，食后加剧，泛酸，嘈杂，不欲食，心烦少眠，大便正常，小便黄热。

［检查］舌苔白厚腻，脉沉弦不畅。

［辨证］气滞血瘀，兼挟湿热。

［治则］调气化瘀，清热利湿。拟丹参饮合左金丸、二陈汤加减。

［方药］丹参9g，檀香4.5g，砂仁4.5g，清半夏9g，陈皮4.5g，茯苓9g，炒山栀子6g，吴茱萸0.6g，炒黄连2.4g，六神曲4.5g，通草4.5g。水煎服。

二诊：3月21日。服药5剂，胃痛已止，泛酸、嘈杂已少，仍不欲食，舌苔薄白，质仍紫，脉转弦缓。改用丸剂调理。

［丸药］丹参24g，檀香12g，砂仁9g，清半夏18g，陈皮12g，茯苓15g，炒麦芽15g，炒山栀子15g，炒枳壳12g，甘草12g。共为细末，六神曲糊丸，如梧桐子大，早晚各服20丸。

服丸药1料，痊愈。(《吴少怀医案》)

案2　吴少怀治疗胃脘痛案

孙某某，女，31岁，干部，1961年9月6日初诊。

［病史］胃脘胀痛已2年，现拒按，烧心，泛酸，纳食不香，大便经常泄泻，身倦乏力，行经腹痛，心烦易怒。

［检查］舌苔白黏，尖边赤，舌下瘀血，脉沉弦长。

［辨证］肝气横逆，犯胃乘脾，久病入络。

［治法］调气化瘀，健脾和胃。拟丹参饮合三白汤加减。

［处方］丹参9g，檀香4.5g，砂仁4.5g，香附9g，炒山药9g，茯苓9g，杭白芍9g，煨木香4.5g，吴茱萸0.3g，炒黄连1.8g，陈皮4.5g。水煎服。

二诊：9月13日。服药6剂，胃痛止，脘中已舒，纳食渐香，大便正常，舌苔薄白，质红，舌下瘀血减轻，脉沉弦。

［处方］按上方去木香、吴茱萸、黄连，加生瓦楞子9g，郁金4.5g。以5倍量共研细末，炼蜜为丸，如梧桐子大，早晚各服20丸。(《吴少怀医案》)

案3　李遇春治疗胃痛案

张某，女，69岁。2004年10月9日初诊。

［主诉］胃脘疼痛3个月余，加重3日。

病人诉3个月前因家事不顺，引发胃脘疼痛，服中药调治。3日前因饮食不慎致胃脘疼痛加重，每于凌晨四五点钟疼痛较明显，伴胃脘堵闷不舒、灼热感，起床活动后可减轻。口干，鼻热，大便偏稀，每日2~3次，舌质淡暗、苔薄黄。诊断为胃痛气滞血瘀型。治宜理气活血止痛。

［处方］丹参30g，檀香（后下）6g，砂仁（后下）3g，柴胡6g，枳壳10g，白芍15g，延胡索10g，陈皮6g，黄连6g，黄芩10g，炙甘草6g。

服药期间胃痛偶作，现仍有胃脘灼热感，大便次数同前。

［处方］丹参30g，檀香（后下）6g，砂仁（后下）3g，百合30g，乌药6g，蒲公英20g，延胡索10g，茯苓10g，党参15g，炙甘草6g。

服5剂后胃痛未作，清晨起又腹泻1次。继服上方3剂后，胃痛已愈，偶有腹泻。予成药参苓白术散益气健脾以善后。随访半年胃痛未作。

按：此案为气滞、血瘀、郁热相兼为病，故用丹参饮加延胡索活血化瘀，四逆散疏肝理气，加黄连、黄芩清解郁热。服药后郁热稍清而脾虚暂现，故先加用健脾益气之品，最后纯用健脾药物善后。［《实用中医内科杂志》，2005，19（6）：513］

案 4　张伯臾治疗胃脘痛（慢性胃炎）案

耿某某，女，40 岁。住院号：75/4485。初诊：1975 年 10 月 14 日。

半年来，中脘隐痛，食后作胀，泛恶吞酸，1 小时后始适。便秘腹泻交替互见。口干，脉细，苔白。肝气横逆，侮脾犯胃，久郁化热，胃热脾弱，拟先清肝胃之热而和中助运。

［处方］炒川连 2.4g，炒吴萸 1.5g，炒白术 6g，炒枳壳 9g，苏梗 9g，橘红 4.5g，鸡内金 9g，丹参 12g，檀香 3g，砂仁 2.4g（研，后下）。7 剂。

二诊：1975 年 10 月 21 日。泛恶吞酸已止，中脘隐痛，纳胀，口干而不欲饮，脉细，苔薄白滑。肝胃之热已平，而脾虚运化失职，拟调治脾胃。

［处方］孩儿参 9g，白蒺藜 9g，丹参 12g，当归 9g，茯苓 9g，制香附 9g，炒白芍 9g，佛手片 6g，鸡内金 9g，谷麦芽 12g。7 剂。

三诊：1975 年 10 月 28 日。中脘隐痛已瘥，食后作胀减轻，纳食增加，大便或软或硬，苔薄白润。胃病已入稳定阶段，前法已合病机，击鼓再进。

［处方］上方孩儿参改党参 9g，加砂仁 2.4g（研，后下）。7 剂。

四诊：1975 年 11 月 4 日。中脘胀痛向愈，纳馨，腑行正常，脉细，舌净。脾胃运化已得好转。再拟调补脾胃以善后。

［处方］党参 9g，炒白术 9g，炒枳实 9g，茯苓 9g，丹参 12g，当归 12g，砂仁 2.4g（研，后下），制香附 9g，佛手 6g，鸡内金 9g。10 剂。

按：患者脘痛吞酸，纳胀泛恶，便秘腹泻互见，乃肝胃有热，脾弱失运之证，故用左金丸清肝抑木，枳术丸健脾消胀，丹参饮调气化瘀，使肝胃之热得平，但脘痛纳胀之症犹在，知肝气未舒，脾运未复，故二诊时改予白蒺藜、香附、白芍、当归、丹参疏肝和血，孩儿参、茯苓、佛手片、鸡内金、谷麦芽健脾助运，疏肝而不伤正，健脾而不滞气，治疗章法分明，遂使病情日趋稳定。(《张伯臾医案》)

案 5　熊继柏治疗胃痛案

梁某，女，73 岁，长沙市人。门诊病例。初诊：2005 年 11 月 29 日。

诉胃痛反复发作 50 年不愈。现胃脘部疼痛，连及胸痛，时伴呕逆，舌淡紫，苔薄白腻，脉细。

［辨证］脾虚气滞血瘀。

［治法］健脾，理气，活血。

［处方］香砂六君子汤合丹参饮加减。党参 10g，炒白术 10g，茯苓 10g，陈皮 10g，砂仁 10g，法半夏 10g，广木香 6g，乌药 15g，檀香 10g，延胡索 10g，丹参 20g，甘草 6g。10 剂，水煎服。

二诊：2005 年 12 月 8 日。诉胃痛略减，胸痛已止，纳少，食后脘胀，舌苔薄白，脉细。拟香砂六君子汤合枳实芍药散加味。

［处方］党参 10g，炒白术 10g，丹参 20g，茯苓 10g，陈皮 10g，法半夏 10g，砂仁 10g，广木香 6g，乌药 15g，甘草 6g，延胡索 15g，神曲 15g，山楂 10g，白芍 15g，枳壳

10g。15剂，水煎服。

三诊：2005年12月24日。诉胃痛已显减，纳食亦增，舌苔薄白，脉细。拟香砂六君子汤加鸡内金，再服20剂，水煎服。善后收功。

按："久病多虚"，此证胃痛反复发作50年不愈，且呈一派虚候，故以香砂六君子汤加乌药健脾理气。伍以丹参饮加延胡索行气活血，寓"通则不痛"之义。(《熊继柏医案》)

案6　熊继柏治疗胃病案

李某，女，76岁，长沙市人，退休工人。门诊病例。初诊：2004年11月10日。

诉胃脘痛反复发作，并兼胸痛，心下痞满，纳食则更甚，口苦泛酸，嗳气频频，背胀痛。伴神疲乏力，形体消瘦，夜寐不安，舌紫红，苔薄黄腻，脉弦细。病已1年不愈。

[辨证]肝胃郁热兼瘀血阻滞。

[治法]清肝泻热和胃，活血化瘀止痛。

[处方]丹参饮、化肝煎合金铃子散。丹参30g，檀香10g，砂仁10g，延胡索15g，川楝子10g，青皮10g，陈皮10g，浙贝母20g，丹皮10g，片姜黄15g，栀子6g，白芍10g。7剂，水煎服。

二诊：2004年11月17日。诉服上药后，胸背胀痛显减，心下痞满若失，但胃脘仍痛而有灼热感，纳谷不香，大便秘结，干涩难下，舌红，苔薄黄，脉弦。予化肝煎合金铃子散加枳实、大黄治之。

[处方]青皮10g，陈皮10g，丹皮10g，栀子10g，浙贝母20g，泽泻10g，白芍10g，延胡索15g，川楝子10g，片姜黄10g，广木香6g，枳实15g，生大黄3g，甘草6g。10剂，水煎服。

三诊：2004年12月1日。胃中热痛显减，但仍感胃脘胀闷不适，伴背微胀，大便已通，舌红，苔薄黄，脉弦。续用化肝煎加减治之。

[处方]青皮10g，陈皮10g，浙贝20g，丹皮10g，栀子10g，延胡索15g，泽泻10g，白芍10g，神曲15g，炒麦芽15g，枳实15g，片姜黄10g，广木香6g。10剂，水煎服。

按：胃痛属胃不和者多见。盖"初病在经，久痛入络"，治宜理气通络，方可止其痛也。(《熊继柏医案》)

案7　程门雪治疗心悸案

郑某某，女，成年。初诊：1971年9月14日。

心动悸，胸满闷时痛，头眩，寐不安，梦多。苔薄，脉细弦。拟瓜蒌薤白、丹参饮加味。

薤白头9g，瓜蒌皮9g，紫丹参15g，白檀香2.4g，广木香2.4g，云茯苓9g，制半夏9g，陈广皮4.5g，干菖蒲3g，酒炒黄芩4.5g。

二诊：诸恙见减，原方加川桂枝1.5g。

按：本例用《金匮》瓜蒌薤白白酒汤和《金鉴》丹参饮，治心动悸、胸满闷痛，取得疗效。胸气郁痹则中阳不展，心络瘀阻则心气结滞，必致痰湿留聚，程老用二陈汤法佐以

化痰湿，很有意义。(《程门雪医案》)

案 8 胡敬宝治疗冠心病心绞痛（胸痹）案

刘某，女，57 岁，1997 年 9 月 5 日因胸及脘腹部闷痛 2 小时入院。

患者有冠心病史 5 年，常因情志及劳累因素诱发，胸及脘腹部闷痛或胀痛，一般持续 3~5min 或口服冠心苏合香丸等药后缓解。近 1 个月来因情志不畅致胸部闷痛频繁。此次发作因服药不及时而症状缓解不明显，故入院以求治疗。

刻诊：胸及脘腹部闷痛，嗳气太息，乏力气短，胁胀不舒，烦躁易怒，胃纳不佳，失眠多梦，舌质紫暗有斑痕，苔薄黄腻，脉弦紧。血压：150/115mmHg，心电图：T 波Ⅱ、Ⅲ、avF 倒置，ST 段从 V_{4-6} 下移 0.10mV。

[西医诊断] 冠心病心绞痛。

[中医诊断] 胸痹（气滞血瘀，络脉痹阻）。

[治法] 疏肝理气，活血通络。

[处方] 予丹参饮加减。木香 15g，丁香 6g，白蔻仁 12g，砂仁 6g，藿香 12g，檀香 6g，丹参 30g，甘草 6g，前胡 12g，防风 12g，炒酸枣仁 30g。

服 3 剂后胸及脘腹部闷痛改善，胁胀、烦躁不安、乏力气短等症减轻，失眠多梦、胃纳不佳改善不明显。上方加夜交藤 30g，生山楂 15g，连服 20 天病情稳定，病愈出院。11 月 8 日复查心电图大致正常，患者已能正常工作。[《河南中医》，2000，(04)：45]

案 9 李敬林治胃痛案

王某，女，52 岁，2006 年 3 月 12 日初诊。

胃脘隐痛，时轻时重，反复发作 6 年余，无呕血、黑便史，面色灰暗，目光无神，四肢不温，舌质暗，苔白微腻，胃脘部喜温喜按，未扪及腹部包块，脉细涩。胃镜检查报告：浅表性胃炎。2 年来，先后应用庆大霉素、快胃片、多潘立酮、颠茄片、西咪替丁等西药治疗，效果不佳，药停脘痛即发，遂改寻中医治疗。

辨证属脾胃久虚，渐至瘀阻中焦，即以百合汤合丹参饮加黄芪 15g，桂枝 15g，吴茱萸 15g，白芍 15g，甘草 8g，5 剂。

二诊：3 月 18 日。脘痛大减，食欲增进，精神好转。以前方续进 7 剂。

三诊：3 月 28 日。诸症尽减，舌质转淡，脉体稍弱。继以前方去吴茱萸加术，7 剂。

四诊：4 月 12 日。精神、体力、胃纳已基本恢复正常。再服上方 5 剂，隔日 1 剂，以巩固效果。5 月 12 日复查胃镜，病变基本恢复正常。门诊随访，至今未复发。

按：胃为多气多血之腑，主受纳腐熟水谷，且以通降为顺。胃脘痛的发病原因复杂，病机多样，但总离不开脾胃不和，气机郁滞，“不通则痛”是其基本病机。胸为阳位，阳气不足或寒邪乘袭，均可使气机痹阻。喻嘉言云：“胸中阳气如离照当空，设地气一上，则窒塞有加。”故胸阳不振，寒浊之邪上逆，可使阳气不宣，气血郁结而致胸中痞闷、疼痛等症。故此二病之发病机理主要以血瘀、气滞、痰浊、寒凝为主。百合汤中百合入肺心经，解郁气，使肺气降、胃气和则诸气俱调；乌药为常用中药，入肺脾肾膀胱经，具有顺气止痛、温肾散寒的功效，广泛用于胸腹胀痛、气逆喘急、膀胱虚冷、遗尿尿频、疝气、痛经等证。《时方歌括》中之丹参饮，功能行气化瘀止痛，用于治疗心腹诸痛，功能行滞化瘀，行气止痛。丹参入手少阴、厥阴血分，归心肝经，功能养血活血祛瘀，中医有“一味丹参，功同四物”之论，为方中君药；檀香入脾胃肺经，辛温调气、和胃通络，常用于治疗胸腹冷痛，胃脘寒痛，砂仁入脾胃经，可行气调胃解郁，为醒脾胃之良药，二药又可制约丹参之寒。百合汤合丹参饮两方合用，临床随症加减，阴阳并行，刚柔相济，通补兼施，标本同治，共奏行气活血化瘀、散寒通络镇痛之功效，治疗胃脘痛及冠心病心绞痛疗效确切。[《吉林中药》，2008，(09)：633-634]

温　经　汤

《金匮要略》

【组成】吴茱萸三两（9g） 当归二两（6g） 芍药二两（6g） 川芎二两（6g） 人参二两（6g） 桂枝二两（6g） 阿胶二两（6g） 牡丹皮去心，二两（6g） 生姜二两（6g） 甘草二两（6g） 半夏半升（8g） 麦冬去心，一升（9g）

【用法】上十二味，以水一斗，煮取三升，分温三服（现代用法：水煎服，阿胶烊冲）。

【功用】温经散寒，养血祛瘀。

【主治】冲任虚寒，瘀血阻滞证。漏下不止，血色黯而有块，淋漓不畅，或月经超前或延后，或逾期不止，或一月再行，或经停不至，而见少腹里急，腹满，傍晚发热，手心烦热，唇口干燥。舌质黯红，脉细而涩，亦治妇人宫冷，久不受孕。

【方论选录】

明·赵以德：盖小产是胞脉已虚，不能生新推陈，致血瘀积在下。而生发之气起于下焦，固藏之政亦司下焦，下焦瘀积在下，而既结于阴，则上焦之阳不入矣，遂成少腹里急、腹满。四脏失政，则五液时下。其阳至暮当行于阴而不得入，独浮于上，为发热，为掌上热，为唇口干燥，故必开痹破阴结。引阳行下，皆吴茱萸主之。益新推陈，又芎、归为臣，丹皮佐之。然推陈药固多，独用丹皮者，易老谓其能治神志不足，血积胞中，心肾不交，非直达其处者不能通其神志之气。用半夏以解寒热之结，阿胶、人参补气血之不足，麦冬助丹皮引心气入阴，又治客热唇口干燥，桂枝、生姜发达生化之气，甘草益元气，和诸药。妇人小腹寒不受胎者，崩中去血，皆因虚寒结阴而阳不得入耳，尽可治之。（《金匮玉函经二注》）

清·徐彬：药用温经汤者，其证因半产之虚而积冷气结，血乃瘀而不去。故以归、芍、芎调血，吴茱、桂枝以温其血分之气，而行其瘀。肺为气主，麦冬、阿胶以补其本；土以统血，参、甘以补其虚，丹皮以去标热。然下利已久，脾气有伤，故以姜、半正脾气。名曰温经汤，治其本也。唯温经，故凡血分虚寒而不调者，皆主之。(《金匮要略论注》)

清·张璐：此方本胶艾汤而立，以虚火上炎，唇口干燥，故用麦冬；湿浊下渗，不时滞下，故用半夏。若无二证，不必拘执成方也。(《张氏医通》)

清·魏念庭：盖带下之故，成于瘀血，而瘀之故，由于曾经半产，胎未满足，有伤而堕。其人阳盛则易致于崩漏，阴盛则易成乎邪癥。瘀血在少腹，久留不去，迨年齿已衰，积瘀成热，伤阴分，发邪火，与经血方行之少妇经闭作热，理无二也。其外证必见唇口干燥，唇口为津液征验，津液之亏，干燥必甚，不治将与脉数无疮、肌若鱼鳞，渐成危迫之证无异也。知之早，斯可以预图之。主以温经汤，开散瘀血为主治。而瘀血之成，成于阴盛，故用吴茱萸之辛温，以引芎䓖、芍药、丹皮、阿胶入阴血之分，补之正所以泄之也；加人参、桂枝、生姜、甘草、半夏群队阳性之药，以开阴生阳，温之即所以行之也；再加麦冬以生津治标。洵阴阳本末兼理之法也。方后云：妇人少腹寒，久不受胎，兼崩中去血，或月水之来过期，及至期不来，俱主之。可见经水之来去失度，悉关血分之寒热。而血分之寒热，实由气分之虚实。方中以补气为调血，以温经为行瘀，较之时下滋阴养血之四物汤、破瘀行气之香附丸，义理纯驳粲然矣。竟有不知瘀血阴寒而妄施攻下者，则又下工之下者也。(《金匮要略方论本义》)

清·尤怡：吴茱萸、桂枝、丹皮入血散寒而行其瘀；芎、归、芍、药、麦冬、阿胶以生新血；人参、甘草、姜、夏以正脾气。盖瘀久者荣必衰，下多者脾必伤也。(《金匮要略心典》)

清·陈元犀：方中当归、芎䓖、芍药、阿胶肝药也，丹皮、桂枝心药也，吴茱萸肝药亦胃药也，半夏胃药亦冲药也，麦门冬、甘草胃药也，人参补五脏，生姜利诸气也。病在经血，以血生于心，藏于肝也。冲为血海也，胃属阳明，厥阴冲脉丽之也。然细绎方义，以阳明为主，用吴茱萸驱阳明中土之寒，即以麦门冬滋阳明中土之燥，一寒一热，不使偶偏，所以谓之温也。用半夏、生姜者，以姜能去秽而胃气安，夏能降逆而胃气顺也。其余皆相辅相成温之之用，绝无逐瘀之品，故过期不来者能通之，月来过多者能止之，少腹寒而不受胎者并能治之，统治带下三十六病，其神妙不可言矣。(《金匮方歌括》)

今·李畴人：此方为调经之祖方。以麦冬滋胃液，人参补胃气，生姜行胃气，半夏和胃气。胃气既顺，则水谷之精微易于消化，阳生阴长，而血液可充。更以阿胶补血之不足，芍药、甘草酸甘相合以助之，当归、川芎以行血之停滞，丹皮以泻血之伏火，桂枝以和营卫，吴萸以和肝胃。全方之意注重阳明，一寒一热，一滋一燥，不使偶偏，故能统治带下三十六病，经少能通，经多能止，子宫虚寒者能孕。后世调经种子诸方，皆莫能脱此范围也。(《医方概要》)

今·蒲辅周：此方乃温经和血，益气生津之法。重点在厥阴、阳明。改汤为丸，对于妇科月经不调、痛经、少腹冷，余用之多年，颇有效。亦治妇人少腹寒久不孕。(《蒲辅周

医疗经验》)

近·程门雪：原文出《金匮要略》。“下利”《医宗金鉴》改“下血”，诸家都然之，理与文合，丹溪亦云尔。余初信之，继思不如，仍作“下利”乃“带下”也。瘀血在少腹不去，则津液不布，新血不生。带多而冲，或崩中失血不正，或月经至期不来，均可应用大温经汤。大温经汤，出《金匮要略》。任脉为病，女子带下瘕聚是也；冲脉血阻不行，则阳明津液衰少不能濡润。任为胞胎，冲为血海，少腹瘀血，属于冲任，虽论带下，实属血病，仲景方最佳而妙。此方内四物汤去熟地，恐其滞腻不流通也。四物以补肝肾血虚，即青主调肝汤之所本也。吴茱萸、桂枝乃温寒止痛主药，另佐人参、麦冬、半夏、甘草，人多不解其意，释者亦多敷衍言之，以为气血双补耳，不知此数味即麦门冬汤也，为通补阳明主药，经出于冲，隶于阳明，故以麦门冬汤佐入之，以治其根，意更深邃。又丹皮、麦冬相合，以制萸、桂之过。亦与吴茱萸汤相同，两方极是妙理，须并观细想，始知古人制方之精湛也。(《书种室歌诀二种》)

今·刘渡舟：“温”不当“热”讲，应该当“和”讲，是温和经水的方子。治妇女半产漏下等证如神。从药物结构分析：吴茱萸、桂枝、生姜以温寒通气为主，阿胶、麦冬、丹皮、当归、川芎、芍药润燥补血，参、草甘温扶正，半夏调和阴阳。本方集温润不同药，阴阳兼顾，故寒者温而燥者润，瘀者行而下者断。(《山东中医学院学报》)

今·丁学屏：孙思邈《千金翼方》谓：“温经汤治崩中下血，出血一斛，服之即断，或月水来过多，或至期不来，服之即佳。”陈修园《女科要旨》对温经汤之效用，倍加赏识：“《金匮》温经汤一方，无论阴阳、虚实、闭塞、崩漏、老人，善用之，无不应手取效。”盖妇科首重调经，冲为血海，任主胞胎，八脉隶于冲任，冲脉附于阳明。温经汤方，以四物去地黄，加阿胶补肝肾血虚，灌溉冲任，复入麦门冬汤通补阳明，以滋冲脉，二者相合，则和养八脉，调摄冲任，全在其中矣；吴萸、桂枝温经散寒，入血通脉，使气血流畅。以其标本兼顾，澄流清源，取效广泛而迅捷焉。近代用治冲任虚寒，瘀血阻滞之月经不调，子宫肌瘤，功能失调性子宫出血等。倘遇出血如注，可去生姜，加炮姜6g，冬桑叶30g。或用于治宫寒不孕等。(《古方今释》)

【验案选录】

案1　盛国荣治疗月经不调案

吴某，女，23岁，未婚，1986年4月5日初诊。

患者1年来，每次月经来潮当天则少腹剧痛，双下肢抽痛难忍，每须用热水袋局部热敷并配服西药以镇痛，有时痛剧则需注射镇痛剂，经量多而夹有血块，每次行经期5~6天，月经后期，白带少，脘腹时冷痛，口不干，舌淡苔白、脉弦。

[辨证治法] 证因寒凝血滞。治宜温经散寒，活血祛瘀。投以温经汤加减化裁。

[处方] 淡吴茱萸5g，当归10g，川芎10g，丹皮5g，半夏6g，桂枝6g，蒲黄6g，丹参15g，赤芍10g，川楝子10g，茯苓10g，炙甘草3g。

嘱于月经来潮前，连服3剂，再来诊视。

二诊：4月20日。上方于4月17日开始内服3剂，月经于昨日来潮，少腹仍痛，但病势减轻，未服西药止痛片，尚可忍受，经量较正常，血块少，唯双下肢抽痛如故，舌脉同上。上方已显效应，仍宗前法。上方加阿胶（另烊化）10g，鸡血藤15g，以滋阴养血，服3剂。并嘱于下次月经来潮前再服3剂。

三诊：5月20日。月信今日来潮，本月经期较准，小腹痛基本消失，双下肢痛亦减，唯人疲腿酸。嘱以八珍丸调服，作善后之图。

按：本例患者经行少腹剧痛，须赖热敷配服西药止痛，平时胃脘冷痛，月信愆期，行经期拖长，舌淡，一派寒凝之象，然月经夹有血块，又系瘀血阻滞。故投温经汤以温经散寒，并配丹参、川楝子、蒲黄、鸡血藤以活血祛瘀滞。寒凝温散，瘀血亦行，痛经渐愈，最后以八珍丸调补气血而收全功。(《盛国荣医案》)

案2　柴浩然治疗异位妊娠案

范某，女，32岁，1966年4月19日初诊。

患者停经50余天，于当日上午突发右侧少腹剧烈疼痛，渐扩散至全腹疼痛，冷汗淋漓，晕厥2次，以妇科急诊住院。入院后疼痛稍有缓解。

妇科检查：宫颈呈紫蓝色，后穹窿饱满，穿刺抽出不凝固暗红色血液；右腹部压痛明显，叩诊有移动性浊音，诊为宫外孕，建议立刻手术。因患者拒绝手术，急请柴老诊治，并做好术前准备。

刻诊：自诉全腹疼痛，右下腹为甚，但较发病时缓和，冷汗时出，阴道少量出血。望诊见面色苍白，口唇、眼睑无血色，腹诊见腹肌紧张，疼痛拒按，右少腹痛甚，舌质淡白，苔白润，脉沉涩略数，重按微细弱。血压80/60mmHg。

辨证治法：气血暴脱、血蓄少腹之内崩。治宜温经止血，养血祛瘀。方以《金匮要略》之温经汤加减。

[处方] 当归30g，炒白芍9g，桂枝9g，吴茱萸6g，川芎6g，半夏9g，麦冬12g，阿胶（烊化）9g，党参15g，益母草15g，鲜生姜6g，炙甘草6，红糖60g。2剂，水煎，空腹服。

二诊：4月21日。腹痛减轻，右腹有20mm×20mm大小囊性包块，按之痛增、稍有胀感；阴道仍有少量出血，色暗夹有血块，舌脉同前。仍用上方加丹皮6g，元胡6g，6剂，水煎，空腹服。

三诊：4月28日。腹部微痛，包块触摸不清，阴道出血增多，色暗，夹有血块。今晨下床活动，突然昏厥约10分钟后清醒，面色苍白，四肢逆冷，时冷汗出，脉沉弱而涩。此为妊娠终止，子宫内膜剥脱而阴道大量出血，属“内崩致脱”，急当益气固脱，回阳救逆，方用参附汤合当归补血汤加减。

[处方] 生黄芪30g，当归15g，白参15g，熟附子9g，炒枣仁15g，炙甘草6g，1剂，开水煎，分两次急服。药后四肢渐温，冷汗甚微，腹痛绵绵，后投益气补血、甘缓止痛之芪归建中汤、温经汤、当归补血汤等调治10余日，痊愈出院。

按：宫外孕破裂是输卵管妊娠破裂或流产发生腹腔内急性大量出血、剧烈疼痛的妇产科急腹症。因内崩之后既有阴血暴脱、阳气衰微之虚，又有少腹瘀血、经脉阻滞之实，故标本兼治，虚实兼顾，以益气固脱、温经止血、养血祛瘀为治疗原则。柴老认为，临证时应权衡标本缓急的轻重不同而治疗有所侧重，若因内崩致脱，病情危笃，阳气衰微，宜益气固脱、回阳救逆以治其标，方用《证体类要》之参附汤合《内外伤辨惑论》之当归补血汤加味化裁；若内崩而脱证较轻，或脱证既经急救，气充阳回，脱证渐复则宜温经止血、养血祛瘀以标本同治，方用《金匮要略》之温经汤为主，或用黄芪建中汤合胶艾汤加味化裁。切忌孟浪攻逐，宜慎用三棱、莪术、水蛭、虻虫等破血逐瘀之品，做到祛瘀而不伤正，止血又不留瘀。对此，柴老提出温经止血、养血祛瘀之法，一则温通血脉，促进腹腔内出血的吸收；二则祛瘀止血，制止出血并消散腹腔血肿包块；三则补血养血，治疗气血暴虚之不足。三者相合，标本同治，虚实兼顾是较为安全、稳妥的治疗方法。(《柴浩然医案》)

案3　许润三治疗月经病案

张芳，女性，30岁。2005年3月4日初诊。

经行腹痛，带经期延长1年。患者既往月经规则，3~4天/30天，量中，色红，无明显痛经。近1年来出现经行腹痛，痛经或发生在经前或者经后，无明显规律，但经前发作疼痛较剧，经后发作则绵绵作痛。经前疼痛呈中度，喜温喜按，无恶心呕吐，有时需服用止痛药物，带经期延长至8~9天干净。平时畏寒，无其他明显不适，饮食可，大小便正常。舌质暗淡，苔薄白，脉沉细。末次月经：2005年2月24日。妇科检查无明显异常发现。B超亦正常。

[西医诊断]痛经。

[中医诊断]1.痛经（寒凝血瘀）；2.经期延长（气虚血瘀）。

[治法]温经活血，散瘀止痛。温经汤加减。

[处方]党参50g，当归10g，川芎10g，桃仁10g，炮姜10g，阿胶（烊化）10g，甘草10g，枳壳15g，三七粉（冲）3g，益母草10g。7剂。

二诊：2005年3月11日。服上方后未诉明显不适，饮食二便调，舌脉如前。继服上方加鹿角霜10g，7剂。

三诊：2005年3月18日。患者现为经前，未诉明显下腹疼痛，仅偶尔觉腰酸，舌暗，脉细滑。现为经前期，宜通经活血。

[处方]桂枝10g，桃仁10g，天花粉10g，白芍10g，全蝎10g，甘草10g，三七粉3g（冲），7剂。

四诊：2005年3月25日。患者月经3月20日来潮，腹痛未作，偶有腰酸，今日月经基本干净。患者欣喜之情溢于言表，特来感谢许老。因患者要到国外定居，要求继续照方抓药。许老告诉患者可以继续服用二诊方一段时间。

按：该患者痛经为继发性，发病恐因乎素体质虚弱，经期受风冷，致气滞寒凝，血行不畅，导致痛经。瘀血未下之前腹痛较剧，既下之后绵绵作痛，此种情况同时包括虚实两个方面：剧痛时属血瘀实痛，隐痛时属血瘀虚痛，故经行时应活血通经，从实论治，经血畅通之后，需温养气血兼活血，按虚实夹杂证处理。同一病例，经前经后治法有一定差异，临证不可不慎。该患者因要到国外定居，实属遗憾，若能定时来调理，恐效果更佳。(《许润三》)

案4　程门雪治疗痛经案

姚某某，女，33岁。初诊：1971年9月15日。

经行少腹胀痛，疲乏不振，形萎，色晄，乳痛，呕吐，口干。拟仲景温经汤为主。

炒党参9g，大麦冬9g，炒全当归9g，炒赤芍9g，肉桂心3g，淡吴萸3g，姜川连2.1g，炙甲片4.5g，小茴香2.4g，淡海藻30g，淡昆布30g，制半夏9g。

二诊：此次经行准期，腹痛、乳痛均减，容色萎晄见振。仍有腹胀、呕吐之象。再用前法出入治之。

炒党参9g，大麦冬9g，大生地9g，全当归9g，炒赤白芍各6g，肉桂心3g，制半夏9g，姜川连2.1g，淡吴萸3g，炙甲片4.5g，杜红花4.5g，淡海藻30g，淡昆布30g。

按：本例气虚血寒，治以仲景温经汤为主，方中麦冬，治其口干；又加入《妇科大全》穿甲散（原治经闭腹痛）中的穿山甲片、当归、红花、桂心等药，仍是以温经止痛为治则。加川连、半夏以止呕吐，是左金丸、泻心汤之意；同时川连也是全方诸温通药之反佐法。方中党参、麦冬、当归、生地等助其恢复；海藻、昆布、半夏等化痰消结，顾其乳痛。(《程门雪医案》)

案5　门纯德治疗慢性前列腺炎案

阎某某，男，62岁，1964年8月7日初诊。

患者会阴部胀痛3个月余，伴有排尿困难，尿频尿痛等症。入院治疗，经直肠指诊，前列腺充血增大、压痛，诊为前列腺炎。中西医治疗月余不效，邀余诊之。

诊见：形体消瘦，情绪低沉，脉沉而细，舌淡苔白，自诉：会阴部隐痛不休，痛引少腹，腰酸重，每与热水坐浴，少得舒适。辨此为下焦虚寒，瘀血阻滞。拟方如下。

吴茱萸9g，当归12g，生白芍9g，川芎6g，党参15g，桂枝9g，阿胶10g（烊化），丹皮6g，麦冬9g，半夏6g，生姜9g，炙甘草6g，水煎服。

服用5剂，诸痛大减，精神好转，又拟上方与“当归生姜羊肉汤”二方各服5剂，此症渐愈。(《名方广用》)

生　化　汤

《傅青主女科》

【组成】全当归八钱（24g）　川芎三钱（9g）　桃仁去皮尖，研，十四枚（6g）　干姜炮黑，五分（2g）　甘草炙，五分（2g）

【用法】黄酒、童便各半煎服（现代用法：水煎服，或酌加黄酒同煎）。

【功用】活血养血，温经止痛。

【主治】血虚寒凝，瘀血阻滞证。产后恶露不行，小腹冷痛。

【方论选录】

清·汪绂：妇人产子，血既大破矣，而用力已劳，气亦耗泄，故产后多属虚寒。其有恶露不行，儿枕作痛诸病，皆气不足以行之故，故治此宜用温以行之。然所谓虚寒者，以虚为寒，非真寒也。俗于产后有用红糖、吴茱萸、胡椒煎汤饮之者，此过于热；又有用山楂汤者，则又恐耗气，皆非善治。当归以滋养其新血，川芎以行血中之气，干姜以温之，而微用桃仁以行之。治余血作痛之方，宜莫良于此矣。（《医林纂要探源》）

清·徐镛：产后忌用酸寒，故于四物中去白芍。炮姜去血中之寒，凡外受新邪及内伤积冷咸宜。桃仁去皮尖生用，则能和血；留皮尖炒用，则能破血。且地黄生熟异功，亦可随症施用。大便难者，加肉苁蓉。若虚甚，则加人参，又当从补气生血之例矣。（《医学举要》）

清·陆懋修：天曰大生亦曰大化，生化汤所由名也。生化汤之用，莫神于傅征君青主。凡胎前产后，彻始彻终总以佛手散芎、归二物为女科要药，生化汤亦佛手加味耳，方中炮姜只用四分，不过借以为行气之用，助芎、归、桃仁以逐瘀生新，而甘草补之，寒固可消，热亦可去。丹溪谓产后宜大补气血，虽有他证，以末治之，非置他证于不问，只是调和气血为本，而他证第从其末耳。不善会丹溪大补两字，又不免以大补害人，而不知生化汤即是大补。征君加减各有至理，后人见方中有炮姜炭，遂援其例，而干姜、生姜、桂、附、丁、萸一概羼入，以为产后宜温，又将丹溪所言认作黄芪、肉桂之十全大补而用之，且将川芎、桃仁疑前人之不通而去之，于是而生化汤遂多变相，宜谓生化汤不可用，不知所说之不可用者，即此变相之生化汤，非此但用四分炮姜之生化汤，亦非以芎、归、桃仁为治之生化汤也。灵胎言姜、桂、芍药不可用，亦是已变之生化汤，不可不辨。（《世补斋医书》）

清·张秉成：夫产后血气大虚，固当培补，然有败血不去，则新血亦无由而生，故见腹中疼痛等证，又不可不以祛瘀为首务也。方中当归养血，甘草补中，川芎理血中之气，桃仁行血中之瘀，炮姜色黑入营，助归、草以生新，佐芎、桃而化旧，生化之妙，神乎其神。用童便者，可以益阴除热，引败血下行故道耳。（《成方便读》）

今·冉先德：本方有产后第一方之誉，产后必瘀，以养血和血，去瘀生新。方中当归为君，养血和血；川芎、桃仁为臣，活血化瘀，去瘀生新；黑姜为佐，温经散寒，通利血脉；甘草为使，益中气，调和诸药。诸药相配，有化瘀生新之功，故有“生化”之名。（《历代名医良方注释》）

今·丁学屏：傅氏此方，程国彭《医学心悟》减其用量之半。当归三钱、川芎钱半、桃仁七粒去皮尖及双仁炒研、黑炮姜五分、炙草五分，水煎服。程门雪先生倍加赞许，或加黄芩，入童便少许尤妙。程师认为："此方化血块，行恶露而不伤母体，有块痛而恶露少者，确甚佳妙。初产服此一二剂，以祛瘀生新为妙也。若块痛恶露已除者，不必用之。自《达生篇》风行海内，妇人、孺子无不知生化汤者，几乎产后无病不用之。若傅青主《产后篇》则然，观其每门证治，均以生化汤加减，未免太滥矣。若逢阴虚阳亢，津液亏耗，气火沸腾之体，则有大害也。如形瘦，脉弦数，舌尖红者，则当慎之。"诚历练有得之语，学者留意焉。(《古方今释》)

【验案选录】

案1　庞泮池治疗子宫内膜炎案

乌某，36岁。初诊：1977年7月12日。

剖宫产后38天，腹痛腹胀，恶露甚少，黄白带下黏稠而腥，脉细数，苔薄白腻，舌边尖红。经外院诊断为子宫内膜炎，曾服用四环素、红霉素，并注射麦角剂催产素等治疗，疗效不显，故欲求中医治疗。

[辨证治法] 产后气血两亏，邪气湿毒乘虚而入，阻滞下焦，气机失畅。治宜益气养血，以固其本；清热解毒，以祛其邪；化瘀生新，复其胞宫。

[处方] 党参9g，当归9g，川芎9g，甘草3g，白术9g，金银花9g，红藤15g，败酱草15g，薏苡仁9g，桃仁9g，生地12g，益母草30g，赤白芍各9g。5剂。

二诊：1977年7月18日。带下减少，腹痛亦瘥，腰酸，脉左细数，右弦滑，苔薄腻。湿毒郁热未清，流注带脉。仍以清解湿毒，化瘀生新。

[处方] 金银花9g，连翘15g，红藤30g，败酱草30g，桃仁9g，薏苡仁9g，赤芍9g，丹皮9g，当归9g，川芎9g，炮姜3g，益母草15g，党参9g。5剂。

三诊：1977年7月25日。服药10剂，黄白黏带大减，腹痛显缓，腰仍酸，脉小滑数，苔薄腻。湿毒瘀露，减而未净，但病久肾气受损，故仍宗前法，增以益肾。

[处方] 党参9g，当归9g，白术、白芍各9g，陈皮6g，川芎9g，炮姜9g，黄芩9g，败酱草30g，薏苡仁9g，桃仁9g，丹皮9g，川断9g，桑寄生9g。7剂。

四诊：1977年8月2日。恶露已净，少腹亦舒，但大便溏薄，日行3次，脉细，苔薄腻。治守前法，以善其后。原方加怀山药9g。10剂。

按：患者产后逾月，湿毒内阻，瘀露未清，屡用抗生素等效不显，乃属产后气血不足，胞宫收缩乏力，湿毒缠绵不去所致，故仿傅青主加参生化汤和银翘仁酱汤，攻补并施而获显效。(《庞泮池医案》)

案2　丁甘仁治疗产后发热案

庄右。未产之前，发热咳嗽，风温伏邪，蕴蒸气分，肺胃两经受病。今产后发热不退，更甚于前，恶露未楚，苔黄脉数。良由气血已亏，宿瘀留恋，伏邪不达，邪与虚热相搏，所以身热更甚也。投解肌药不效者，因正虚不能托邪外出也。今宗傅青主先生加参生化汤，养正达邪，去瘀生新，助入宣肺化痰之品。(《丁甘仁医案》)

案 3　姜洪玉治疗咳嗽案

赵某，女，46 岁。初诊：2002 年 2 月 20 日。

咳嗽 1 个月余。1 个多月前因受凉出现喷嚏，流清涕，恶寒，发热，体温一般在 37.8~38.5℃之间，咳嗽，痰少稀白，自服速效感冒胶囊、阿莫西林治疗 5 天后，喷嚏，流清涕，发热症状消失，但仍咳嗽，咯痰稀白量少，遇风寒加重，晨起尤甚，在某医院查血常规示：WBC 11.8×10^9/L，N 0.8。胸片示：双肺纹理增多。西医诊断为急性支气管炎。曾先后静滴青霉素、头孢塞肟钠及口服川贝枇杷膏、蛇胆川贝液等化痰止咳中成药治疗 20 余日，症状未见明显好转而来求治于中医。

刻下症见：咳嗽，痰少稀白，怕冷背甚，舌淡紫黯有瘀斑，苔白，脉沉。听双肺呼吸音粗，未闻及干湿性啰音。

证属肺寒，瘀痰阻肺，宣降不利。治宜祛瘀散寒，宣降肺气，化痰止咳。方用生化汤加味。

[处方] 当归、陈皮各 12g，川芎、桃仁、半夏各 10g，干姜、麻黄、杏仁、甘草各 6g。3 剂水煎，分 2 次温服。

二诊：药后咳嗽减轻，诸症改善，效不更方，再服 6 剂而愈。

按：本例风寒袭肺，气不布津，凝聚为痰，病程日久，瘀血内生，痰瘀阻肺，因而缠绵难愈。上方中当归、川芎、桃仁活血化瘀；麻黄、干姜温肺宣肺散寒；杏仁、陈皮、半夏化痰止咳；甘草调和诸药。上药合用，使肺寒散，瘀痰去，则咳嗽自止。[《陕西中医》2003，(03)：270–271]

案 4　张聪毅治疗子宫内膜炎案

患者，女，32 岁，2005 年 8 月 9 日初诊。

[主诉] 月经先期，经期延长半年。现月经来潮 20 天，前 3 天量中等，以后量少，色紫暗淋漓不断，伴腹痛拒按，腰困，舌边有瘀点，苔薄黄，脉弦涩。妇科内诊：外阴婚产式，阴道畅，有血迹，宫颈举痛，轻度糜烂，宫体前位饱满，质中活动可，有压痛，双侧附件未触及异常。B 超提示：子宫内膜炎。

[中医辨证] 瘀热互结，留滞胞宫，冲任失调，血不归经。

[治则] 活血化瘀、清热利湿。方用生化汤加减。

当归 10g，川芎 6g，桃仁 5g，炙甘草 6g，蒲黄 10g，五灵脂 10g，紫花地丁 15g，茵陈 30g，焦地榆 15g。3 剂水煎服，日 1 剂，早晚温服。

二诊：8 月 12 日。服药后腹痛减轻，阴道仍有少许咖啡色分泌物，效不更方，继服 2 剂，水煎服，日 1 剂，早晚温服。

三诊：8 月 14 日。阴道出血止，无明显不适，嘱患者服妇乐冲剂 1 周善后。半年后随访未复发。

按：本病多因经期产后余血未净，不禁房事或感受湿热之邪以及宫腔操作消毒不严格，湿毒未清故使瘀血、湿热之邪互结，留滞胞宫，使冲任失调，血不归经。本例辨证为瘀热互结，用生化汤活血化瘀，炮姜乃为辛热之品，故不用。加益母草、蒲黄、五灵脂、三七粉化瘀止血、止痛；茵陈、地丁、地榆清热利湿。诸药合用，瘀血消、湿热除，故获良效。[《中国民间疗法》，2009，（04）：35-36]

案 5　程爱英治疗闭经案

患者，女，28 岁，2008 年 5 月 8 日初诊。

患者 5 年前产下 1 子夭折，以后月经错乱，经来时少腹胀痛，腰酸痛，经量少伴有紫血块，多方找人诊治，效果不佳，近 1 年半未见月经，少腹胀痛，纳呆嗳气，有时呕逆，随邀余诊治。

症见：面色不华，肢体倦怠，畏寒，舌质紫黯，脉沉细。

证属气滞血瘀、寒凝胞宫，治以理气活血，温经散寒，方用生化汤加减。

当归 30g，川芎 10g，炮姜 6g，桃仁 10g，益母草 15g，香附 12g，柴胡 12g，桃仁 10g，炙甘草 10g。

服药 4 剂后，少腹胀痛减轻，嗳气呕逆减少。上方酌情增加白术 15g，党参 12g，茯苓 12g，调理 10 天，诸症大退，精神好。

用上方比例配成药丸，调理月余，患者怀孕得女，举家欢喜。

按：患者婴子夭折，悲痛忧伤，又适寒冬，邪气内侵，气滞瘀阻，寒邪互结胞宫不散，导致闭经之证。今用生化汤加减，理气活血化瘀温经之法，则气消，瘀化、寒退，病得痊愈。[《中国社区医师》，2010，（11）：128]

案 6　张美阁治疗产后尿潴留案

赵某某，26 岁。2000 年 6 月 13 日入我科足月分娩一男婴，会阴Ⅱ度裂伤，给予缝合，分娩后 5 小时无排尿，自觉症状不明显，膀胱充盈拒按，病人会阴部疼痛较甚，精神紧张烦躁，纳差，舌质稍暗，舌边有齿印，苔白，脉弦细。

辨证为气滞血瘀。生化汤基本方加红花、赤芍、益母草、黄芪、党参。水煎一次服。服后 30 分钟，小便排出。连服 3 天，以巩固疗效。[《四川中医》，2001，（08）：54]

案 7　宋逸民治疗流产不全案

史某某，36 岁。2001 年 4 月 11 日初诊。

患者行人流术后 21 天，阴道出血不止，量时多时少，色黯红，少腹疼痛拒按，就诊前又做过 1 次诊刮及 1 次吸宫，阴道出血仍未能停止。因下腹疼痛，疑有宫内感染而转来中医科治疗。B 超提示：子宫后倾、增大，宫腔内实质样结构 17mm × 10mm × 15mm。

刻诊所见：舌质红、苔薄黄腻，脉细数。诊断为人流术后宫内胎膜残留，继发感染。拟活血化瘀，清宫止血。以“二血生化汤”加减治疗。当归、桃仁、血余炭、侧柏炭、炒山栀、五灵脂各 10g，川芎、炮姜、炙甘草各 5g，参三七（研粉吞服）6g，血竭 3g，藕节炭 30g，酌加蚤休治之，5 剂。

服药 3 剂时，从阴道脱落一小块膜样组织，旋即出血减少，5 剂尽，阴道出血止，少腹痛消。

复诊经B超复查：宫腔内无异常回声，继用养血益气以善其后。

按：人流、药流或自然流产后，由于残留胚胎组织附着于宫壁，胞络受阻，血不循常道，且残留物瘀滞宫内使子宫不能很好收缩，均可造成阴道出血不止。残留时间过长而致机化，可与子宫壁紧密粘连。有的因子宫位置异常，子宫畸型，或有子宫肌瘤、腺肌症的存在，使再次刮宫、吸宫造成困难。残留物滞留日久，以及不断出血可引起宫内感染，出现少腹坠胀疼痛。根据中医辨证，本病应属于瘀血留滞于胞宫，瘀久化热，瘀热互结之症。故治疗以活血逐瘀为主以动其根，配伍清热消肿以去其毒，止血收敛以枯其源，少佐温经散滞以去其凝。生化汤为傅青主治疗产后血虚，寒凝胞宫，瘀血不化，少腹冷痛，恶露不下而设。然对人流、药流后的胎膜残留来说，其实质是有所区别的，前者是血瘀，后者是膜留。血得温易化，而膜粘附则难解，故非加强活血祛瘀则胎膜不能脱落。前者是寒凝，后者常伴有郁热，非兼用清热消肿则郁热难祛。故笔者在生化汤的基础上加以化裁，组成"二血生化汤"，方中参三七、五灵脂、当归、川芎、桃仁合用，加强了活血祛瘀之力度，增强宫腔内血液循环，促使胎膜脱落；血余炭、血竭祛瘀止血，且能祛腐生肌，促使宫内疮面愈合，则残留胎膜受新生组织排挤而脱落；炒山栀清热消肿、抑菌、抗宫内感染；藕节炭、侧柏炭收敛止血，既能防失血过多，与清热消肿药同用，又有加快宫壁的创面愈合，则残留组织易枯萎而脱落；少佐炮姜以化宫内之凝血；炙甘草调和诸药。全方活血与止血同用，温经与清热兼施，共奏活血化瘀，生新脱膜之功。[《浙江中医杂志》，2002，(3)：99]

失　笑　散

《太平惠民和剂局方》

【组成】五灵脂酒研，淘去沙土　蒲黄炒香，各等分（各6g）

【用法】先用酽醋调二钱，熬成膏，入水一盏，煎七分，食前热服（现代用法：共为细末，每服6g，用黄酒或醋冲服，亦可作汤剂，水煎服）。

【功用】活血祛瘀，散结止痛。

【主治】瘀血疼痛证。心胸刺痛，或产后恶露不行，或月经不调，少腹急痛。

【方论选录】

清·罗美：经云：心主血，脾统血，肝藏血。故产后瘀血停滞，三经皆受其病，以致心腹疼痛，恶寒发热，神迷眩晕，胸膈满闷。凡兹者，由寒凝不消散，气滞不流行，恶露停留，小腹结痛，迷闷欲绝，非纯用甘温破血行血之剂，不能攻逐荡平也。是方用灵脂之甘温走肝，生用则行血，蒲黄甘平入肝，生用则破血；佐酒煎以行其力，庶可直抉厥阴之滞，而有其推陈致新之功。甘不伤脾，辛能逐瘀，不觉诸证悉除，直可以一笑而置之矣。（《古今名医方论》）

清·汪昂：此手、足厥阴药也。生蒲黄性滑而行血，五灵脂气臊而散血，皆能入厥阴而活血止痛，故治血痛如神。(《医方集解》)

清·徐大椿：血瘀心脾，胃气不化，而冲任少蓄泄之权，故血崩于下，心痛于上焉。蒲黄炒黑，散瘀止血；灵脂炒灰，散瘀定痛。为散以散之，米饮以和之，使瘀化新生，则经脉清利，而脾胃气化有权，血无妄行之患，何血崩、心痛之不已哉！(《医略六书·女科指要》)

清·汪绂：产余之血瘀，与他病血瘀有不同者，其留在冲任，其逆循心包络，不得滥及他经也。其血气已虚，不可重虚其血气，瘀非寒凝，亦非火结，则寒热之药，不可概施。蒲黄、五灵脂，皆下和冲任，而上行手厥阴、少阴者，其性和平，去瘀而能补。方名失笑者，盖以药微而能去危疾也。(《医林纂要探源》)

清·费伯雄：产后以去瘀为最要，此方得之。(《医方论》)

清·唐宗海：蒲生水中，花香行水，水即气也，水行则气行，气止则血止，故蒲黄能止刀伤之血。灵脂气味温行以行血。二者合用，大能行血也。(《血证论》)

今·湖北中医药大学方剂教研室：方中五灵脂性味甘温，善入肝经血分，生用则能通利血脉而散瘀血，适用于血滞疼痛等证，有良好的化瘀止痛效果。《本草经疏》谓其“性专行血，故主女子血闭，味甘而温，故疗心腹冷痛，妇人产后少腹儿枕诸痛，所必需之药”。蒲黄性味甘平，亦入肝经血分，生用有行血散瘀之作用，与五灵脂同用，则活血化瘀之力更强。李时珍说蒲黄“与五灵脂同用，能治一切心腹诸痛”。以醋煎以行药力，庶可直抉厥阴之滞，而有推陈致新之功。本方甘不伤脾，辛能散瘀，古人用此方则病人每于不觉中诸证悉除，直可以一笑置之，故名“失笑散”。失笑散活血化瘀之力颇强，临床效果亦佳,《局方》虽仅用其治疗妇人产后心腹疼痛，后世却有很大的发展。如李时珍在《本草纲目》中说：“失笑散，不独治妇人心痛腹痛，凡男女老幼，一切心腹、胁肋、少腹痛、疝气，并治胎前产后，血气作痛，及血崩经溢，百药不效者，俱能奏功，屡用屡验，真近世神方也。”近来，临床上用本方加味治疗心绞痛及宫外孕等病属于瘀血停滞者，亦获显著效果，从而进一步证明了失笑散确是一首活血化瘀的效方。(《古今名方发微》)

【验案选录】

案1　章次公治疗痛经案

吴，女。经不以时下，有一月再见者，有四五十日一行者，但行必痛，其痛与经相终始。

全当归9g，粉丹皮9g，官桂皮6g，失笑散12g，大川芎6g，延胡索12g，小茴香4.5g，桃仁泥12g。

按：此方为王清任少腹逐瘀汤加减而成。王氏此方，为治疗妇女痛经之名方，且能调经种子。(《章次公医案》)

案2　邓铁涛治疗气阴不足，痰湿阻滞型心悸（冠心病、心律失常）案

陈某，男，47岁，工人。

心悸、怔忡间歇发作已2年余。常感胸闷，气短，心前区窒闷，间有疼痛，痛彻肩背，容易出汗，面红，夜睡不宁，食纳不甘，大便干结，2日一解。曾在本市某医院诊为冠心病、心律不齐，服西药治疗效果不显，于1975年7月来我院门诊治疗。初诊时舌红嫩，苔黄，脉弦滑时结，唇红。听诊：心律不齐，呈心房纤颤。

心电图检查：心房纤颤，心动过速（心率110~150次/分），室性早搏。

[中医辨证]病由营卫不调，心气心阴不足，痰湿阻滞，致使心失所养，胸阳不宣，脉络瘀塞。宜从调和营卫，益气养阴，除痰通瘀为治，用温胆汤合生脉散加减。服药后自觉心悸减轻，睡眠好，但有时仍胸闷不适，口干，大便干结，舌嫩红，苔薄黄，脉缓偶结。

继续服以下方药：党参15g，麦冬9g，五味子6g，玉竹30g，天花粉12g，白芍12g，橘红4.5g，云茯苓12g，炙甘草4.5g，丹参12g。

经4个多月治疗，诸症好转，心电图复查正常，但仍间有胸痛阵阵，在上方基础上合用失笑散，现患者一般情况良好，能坚持半天或全天工作。（《当代名医临证精华·冠心病专辑》）

桂枝茯苓丸

《金匮要略》

【组成】桂枝　茯苓　丹皮　桃仁去皮尖，熬　芍药各等分（各6g）

【用法】上五味，末之，炼蜜和丸，如兔屎大，每日食前服一丸（3g），不知，加至三丸（9g）（现代用法，共为末，炼蜜和丸，每日服3~5g；亦可作汤剂，用量按原方比例酌定）。

【功用】活血化瘀，缓消癥块。

【主治】瘀阻胞宫证。妇人素有癥块，妊娠漏下不止，或胎动不安，血色紫黑晦暗，腹痛拒按，或经闭腹痛，或产后恶露不尽而腹痛拒按者，舌质紫暗或有瘀点，脉沉涩。

【方论选录】

明·赵以德：宿有癥痼内结，及至血聚成胎，而癥病发动，气淫于冲任，由是养胚之血，不得停留，遂漏不止。癥痼下迫，其胎动于脐上，故曰癥痼害也。凡成胎妊者，一月血始聚，二月始胚，三月始胎，胎成始能动。今六月动者，前三月经水利时，胎（也）；下血者，未成也。后断三月，始胚以成胎，方能动。若血下不止者，而癥乘故也，必当去其癥。《内经》曰：有故无殒，亦无殒也。癥去则胎安也。桂枝、桃仁、丹皮、芍药能去

恶血，茯苓亦利腰脐间血，即是破血。然有散有缓，有收有渗，结者散以桂枝之辛；肝藏血，血畜者肝急，缓以桃仁、丹皮之甘；阴气之发动者，收以芍药之酸；恶血既破，佐以茯苓之淡渗，利而行之。（《金匮玉函经二注》）

清·徐彬：药用桂枝茯苓丸者，桂枝、芍药一阳一阴，茯苓、丹皮一气一血，调其寒温，扶其正气；桃仁以之破恶血，消癥癖……桂能化气而消其本寒；癥之成，必挟湿热为窠囊，苓渗湿气，丹清血热；芍药敛肝血而扶脾，使能统血，则养正即所以去邪耳。然消癥方甚多，一举两得，莫有若此方之巧矣。每服甚少而频，更巧。要之癥不碍胎，其结原微，故以渐磨之。此方去癥之力不独桃仁。癥者，阴气也，遇阳则消，故以桂枝扶阳，而桃仁愈有力矣。其余皆养血之药也。（《金匮要略论注》）

清·张璐：癥病妇人恒有之，或不碍子宫，则仍行经而受孕。虽得血聚成胎，胎成三月而经始断，断未三月而癥病复动，遂漏下不止，癥在下，迫其胎，故曰癥痼害。胎以脐上升动不安，洵为真胎无疑，若是鬼胎，即属阴气结聚，断无动于阳位之理。今动在于脐上，是胎已六月，知前三月经水虽利而胎已成，后三月经断而血积成衃，是以血下不止。故用桂心、茯苓、丹皮、桃仁以散其衃，芍药以护其营，则血方止而胎得安。世本作桂枝茯苓丸，乃传写之误。详桂枝气味俱薄，仅堪越走表，必取肉桂之心，方有去癥之功。安常所谓桂不伤胎，勿疑有碍于妊。观下条子脏开用附子汤，转胞用肾气丸，俱用桂、附，《内经》所谓有故无殒是也。（《张氏医通》）

清·林礼丰：血不止者，其癥不去，必害其胎，去其癥即所以安其胎，故曰当下其癥。主以桂枝茯苓丸者，取桂枝通肝阳，芍药滋肝阴，茯苓补心气，丹皮运心血，妙在桃仁监督其间，领诸药直抵于癥痼而攻之，使瘀血去而新血无伤。瘀既去则新血自能养胎，虽不专于养胎，而正所以安胎也。（《金匮要略浅注补正》）

【验案选录】

案1　姜春华治疗肝硬化案

邹某某，男，51岁。

患肝病10多年，现诊断为早期肝硬化腹水，腹围105cm，小便量少，大便秘结已3日未解。巩膜黄染，皮肤黄染不明显，蜘蛛痣未见。腹部有转移性浊音，下肢有凹陷性水肿。肝大，肋下二指许。胃弱不佳，面黄唇黑，脉弱，苔白腻。

辨证为瘀热互结，水湿壅阻，正气虚惫。治宜益气健脾，清热泻火，活血化瘀偏重。

黄芪15g，党参15g，白术60g，生大黄9g（后下），防已9g，椒目9g，葶苈15g，茯苓皮15g，桃仁9g，䗪虫9g，车前子30g。

连服30剂后，尿量逐渐增加，腹围减至85cm，腹部转移性浊音已不明显。苔白腻减为薄白，脉细弦。后又加入黑大豆、鳖甲增加白蛋白，调整白球比。

续服20余剂，患者已恢复健康，肝功能和蛋白电泳及慢性指标下降稳定。出院后1年未复发。（《辽宁中医杂志》，1986）

案 2　姜春华治疗胃溃疡案

蒋某某，女，47 岁。溃疡病胃痛，有块鼓起，今年已发数次。胸闷吐酸，太息则舒，脉弱，舌有瘀斑两条。治拟活血化瘀。

桃仁 9g，熟大黄 9g，䗪虫 3g，党参 9g，黄芪 9g，煅瓦楞 30g，高良姜 6g，川朴 9g。14 剂。（《辽宁中医杂志》，1986）

案 3　赖良蒲治疗崩漏案

患者，邓某某，女，48 岁，萍乡人。

［症状］经血暴下，势不可止，色呈紫黑，腥臭难闻。小腹闷痛，脉弦有力，舌青苔黄。

［诊断］瘀积日久，陡然暴崩。

［治疗］法当因势利导，通因通用。议以桂枝茯苓丸合失笑散加味治之。

桂枝 3g，茯苓 9g，桃仁 3g，丹皮 6g，赤芍 7.5g，炒蒲黄 3g，生蒲黄 3g，炒五灵脂 6g，生鹿角片 9g，水煎服。

3 剂腹不痛，出血减。再予加味四物汤调理善后，5 剂而痊。

当归 9g，赤芍 9g，川芎 1.5g，小蓟炭 6g，蒲黄炭 1.5g，醋炒香附 6g，醋炒棉花籽 6g，生地黄 12g。水煎服。（《蒲园医案》）

案 4　门纯德治疗高血压病案

朱某某，女，34 岁。

患高血压病近 5 年，血压常在 170/100mmHg 左右。患者素体肥胖，颜面较红，口唇微紫，头痛如刺，心烦失眠，月经推迟，量少色暗，脉象弦滑，舌质暗，苔薄黄。予以桂枝茯苓丸加味。

桂枝 9g，茯苓 12g，生白芍 12g，桃仁 9g，丹皮 10g，石决明 12g，当归 12g，川芎 9g，丹参 12g。水煎服，2 剂后诸症大减，又令服 3 剂则诸症渐除，查血压 150/90mmHg，后血压偶有反复，但诸症不显，嘱其服用降压药结合体育锻炼，血压一直较为平稳。（《名方广用》）

案 5　胡希恕治疗房室传导阻滞合心肌劳损案

朱某，男，48 岁，病案号 134621。初诊：1964 年 8 月 12 日。

近半年来心慌不适，在某医院以补气养血治疗，曾用炙甘草汤、柏子养心丹、天王补心丹等方加减，多治无效，反出现恶热、喜冷、失眠等症。心电图提示：房室传导阻滞、心肌劳损。

现在症状：心慌，失眠，纳差，胃脘疼，心区隐痛，手脚麻木，口苦涩，小便黄，大便干，舌苔白腻，脉结代。与大柴胡汤合桂枝茯苓丸加生龙牡。

［处方］柴胡 12g，半夏 9g，黄芩 9g，桂枝 9g，茯苓 9g，白芍 9g，枳实 9g，桃仁 9g，红花 6g，大枣 4 枚，生姜 9g，大黄 6g，生龙骨 15g，生牡蛎 15g。

［结果］上药服3剂，胃脘疼已，纳增，手脚麻木已，眠好转，上方去红花，加丹皮9g。服6剂，胸痛减，眠佳，心慌不明显，脉结代已不显。

按：病有常有变，欲知其变，当细审其证。该患者有心慌、纳差、手脚麻木、脉结代等，似是虚证，初用炙甘草汤加减等补益无可厚非。但治疗后出现口苦涩、小便黄、大便干、心区隐痛等，证属少阳阳明合病挟瘀，故用大柴胡汤合桂枝茯苓丸加龙骨牡蛎和解少阳阳明，活血祛瘀，佐以安神，因药已对证，不久均安。(《胡希恕医案》)

案6　胡希恕治疗慢性肝炎案

张某，男，40岁，病案号178517。初诊：1965年10月28日。

1962年即确诊为十二指肠球部溃疡，去年又查出有慢性肝炎，经常疲乏无力，纳差，右胁痛，胃脘痛，时有头晕、吐酸烧心，怕冷，前医辨证为脾胃虚寒，投与黄芪建中汤加味，服6剂，头晕加重，每早起右胁痛，胃脘痛更明显，咽干思饮，大便干，苔白腻浮黄，舌尖有瘀点，脉沉细。

胡老认为是瘀血胃脘及胁痛，为大柴胡汤合桂枝茯苓丸方证。

［用药］柴胡12g，枳实9g，黄芩9g，半夏9g，赤芍9g，桂枝9g，桃仁9g，生姜9g，大枣3枚，大黄6g。

［结果］上药隔日1剂，服第2剂后胃脘痛已，服9剂后胁痛已，纳增，大便如常。

按：本例因有乏力、怕冷、纳差等，很易看作虚寒，但如能仔细辨证，则不难发现，患者有头晕、胁痛、咽干思饮等，其证当属少阳阳明合病。又有头晕、吐酸、烧心、大便干等，为气上逆，胃气不降。此时应以降为法，用黄芪升提中气，必然加重气逆，因此出现头晕、胁痛、胃胀痛更重。本例还有两个特点，即一是右胁痛，一是舌尖有瘀点，为有瘀血的特征，因此，本例证属少阳阳明合病并挟瘀血，故用大柴胡汤和解少阳阳明，并以桂枝茯苓丸祛除瘀血。其中有半夏、生姜、桂枝、大黄降逆和胃，全方标本兼顾，且方药对证，故见效迅速。回过头来再分析患者的乏力、怕冷、纳差等，可知并非因虚寒，而是瘀血，气滞不疏所致，辨证时当有所借鉴。(《胡希恕医案》)

案7　门纯德治疗子宫肌瘤案

唐某某，女，45岁。

子宫体部有一8cm×6cm大小肌瘤。每至月事行则下血不止，少则七八日，多则十几日，且色黑量多。患者面色苍白，唇白无华，神疲乏力，心慌气短，腰困腹痛，少腹拒按，小便频数，脉沉滑，舌淡苔白。予以桂枝茯苓丸为汤。

［处方］桂枝10g，生白芍12g，茯苓12g，丹皮10g，桃仁10g，土鳖虫6g，穿山甲珠12g，水煎，饭前服3剂。

1剂后，少腹痛甚，嘱其继服，3剂毕，从阴道流出黑色瘀血数块后疼痛大减。后又予桂枝茯苓丸合自拟夏枯消瘤丸：桂枝、生白芍、茯苓、丹皮、桃仁、三棱、莪术、甲珠、川贝母、元参、煅牡蛎、煅花蕊石、夏枯草等共为丸剂。先后服用近2个月，而下血止，腹痛除。经查：瘤体萎缩。(《名方广用》)

案8　岳美中治疗子宫肌瘤案

赵某某，女，47岁，1961年4月3日初诊。

患者于4年前发现下腹部有一鸡蛋大肿物，未予介意。但以后肿物逐渐增大，4年后肿物增大使腹围增至97cm，较前增加17cm，如怀胎状。2天前突发下腹剧痛，冷汗淋漓。经某某医院诊为“子宫肌瘤”，并要立即手术治疗，患者未允，乃请岳老诊治。

诊见形体瘦弱，面色萎黄，下腹肿物按之坚硬，压痛明显，舌质暗，少苔，脉沉细而涩。经水2~3个月一行，量少色黯，夹有血块。证属癥积瘀血，治以疏肝健脾，破瘀消癥。

[处方] 桂枝9g，茯苓9g，川芎9g，丹皮9g，桃仁9g，白芍21g，当归9g，泽泻21g，白术12g。

服药10剂后，腹痛明显减轻，乃将原方改为散剂，每服9g，日服2次。服用2个月，下腹肿物日渐变小，症状大见好转，又服药半年，下腹肿物消失，经水正常，诸症悉除。7年以后，患者复因处境不顺，情志不舒，下腹肿物又起，逐渐增大，症状同前，经岳老诊治，仍继服原方散剂，3个月后又获痊愈。

按：此病系肝郁气滞，血行不畅，气血滞于小腹，久积而成。岳老虑其体虚，不宜攻逐，当治病留人，缓消其癥。故选用当归芍药散合桂枝茯苓丸以疏肝健脾，活血消瘀，病虽重却免于手术、药治半年而愈。[《北京中医》，1985，(1)：7]

当归芍药散

《金匮要略》

【组成】当归三两（9g）　芍药一斤（30g）　川芎半斤（一作三两）（9g）　茯苓四两（12g）　泽泻半斤（15g）　白术四两（12g）

【用法】右六味，杵为散。取方寸匕，酒和，日三服（现代用法：水煎服）。

【功用】养血调肝，健脾利湿。

【主治】妇人妊娠或经期，肝脾两虚，腹中拘急，绵绵作痛，头晕心悸，或下肢浮肿，小便不利，舌质淡、苔白腻者。

【方论选录】

清·徐彬：㽲痛者，绵绵而痛，不若寒疝之绞痛，血气之刺痛也。乃正气不足，使阴得乘阳，而水气胜土，脾郁不伸，郁而求伸，土气不调，则痛而绵绵矣。故以归、芍养血，苓、术扶脾，泽泻泻其有余之旧水，芎䓖畅其欲遂之血气。不用黄芩，疼痛因虚，则稍挟寒也。然不用热药，原非大寒，正气充则微寒自去耳。（《金匮要略论注》）

清·陈灵石：怀妊腹痛，多属血虚，而血生于中气，中者土也，土过燥不生物，故以

归、芎、芍药滋之。土过湿亦不生物，故以苓、术、泽泻渗之。燥湿得宜，则中气治而血自生，其痛自止。（《金匮方歌括》）

清·赵以德：此与胞阻痛者不同，因脾土为木邪所克，谷气不举，浊淫下流以沸阴血而痛也。故君以芍药泻肝，利阴塞沸，佐以芎、归补血止痛，白术益脾，茯、泽渗湿，盖内外六淫皆能伤胎成痛，不但湿而已也。（《金匮玉函经二注》）

清·魏念庭：妇人妊娠，腹中疠痛，血气虚阻，如上条所言而证初见者也，主以当归芍药散。归、芍以生血，芎劳以行血，茯苓、泽泻渗湿利便，白术固中补气。方与胶艾汤同义。以酒和代干姜，无非温经补气，使行阻滞之血也。血流通而痛不作，胎斯安矣。（《金匮要略方论本义》）

清·尤在泾：按《说文》，疠，腹中急也，乃血不足而水反侵之也。血不足而水侵，则胎失其所养，而反得其所害矣，腹中能无疠痛乎？芎、归、芍药益血之虚，苓、术、泽泻除水之气。（《金匮要略心典》）

近·程门雪：本方用白芍、当归身、川芎以和肝养血，调血中之气，故能止腹中疠痛也。按本方白芍、白术是和肝脾止疠痛主药；归、芍、苓、泽为佐使。须知芎、泽二味，行气渗利，不可多用，随症加减之可也。后人逍遥散即从此方化出。《金匮》妇人妊娠宜常服，当归散主之，常服即易产，胎无疾苦，亦治胎气不安，即四物去地黄，加黄芩、白术为散，饮服方寸匕也。当归散与当归芍药散相近，唯易苓、泽二味，为黄芩，倍白术耳。二味乃安胎主药也。后人种子安胎方，不出上数方范围矣。（《书种室歌诀二种》）

今·岳美中：此方之证，腹中挛急而痛，或上迫心下及胸，或小便有不利，痛时或不能俯仰。腹诊：脐旁拘挛疼痛，有的推右则移于左，推左则移于右，腹中如有物而非块，属血与水停滞。方中芎、归、芍药和血疏肝，益血之虚；苓、术、泽泻运脾胜湿，除水之气。方中多用芍药，芍药专主拘挛，取其缓解腹中急痛。合用之，既疏瘀滞之血，又散郁蓄之水。服后小便或如血色，大便或有下水者，系药中病，是佳兆，应坚持多服之。（《岳美中医案集》）

今·丁学屏：此当归散之变法。《金匮》妇人妊娠，宜常服当归散。其方用当归、芎劳、黄芩、芍药各一斤，白术半斤。此言妊娠常例，当归、白芍、川芎补血养胎；白术、黄芩安胎，故宜常服。《千金》去川芎、当归，日饮一剂，全易产，意亦相同。今妇人怀妊、腹中疠痛，乃其变也。清李珥臣言有停水敛渍，莫枚士言由肾气上僭，故变当归散为当归芍药散，即于当归散方中，去黄芩，以腹中疠痛，此小柴胡汤加减之例也，加茯苓、泽泻，利水散瘀。故为医者，贵在知常达变焉。（《古方今释》）

【验案选录】

案1　张子才治疗甲状腺腺瘤案

张某某，女，38岁，干部。2003年8月2日初诊。

患者于2个月前始觉吞咽时如有异物阻，又发现左颈前有一包块，曾到其他医院就诊，服中药1个月半，症状无明显缓解，且发现包块渐增大。来诊时，症见胸闷，纳呆，大便溏，舌淡有齿印，苔薄白，脉弦细。检查甲状腺功能与血清甲状腺激素均正常，甲状腺B超示甲状腺腺瘤，约1cm×1cm大小，同位素扫描提示为甲状腺冷结节，检查左侧可扪及约2cm×1.5cm大小包块，质中等，可随吞咽移动。

[辨证治法]证属肝郁脾虚，气滞血瘀，痰凝成瘿，治以柔肝健脾，化痰理气，活血散结。方用当归芍药散加减。

[处方]当归10g，赤芍10g，川芎10g，白术20g，茯苓20g，泽泻20g，山甲15g，夏枯草15g，半夏15g，郁金20g，猫爪草20g，象贝10g，莪术15g，每天1剂，分早晚2次服。10剂后自觉症状缓和，继服50剂后肿块消失。

按：甲状腺腺瘤囊性变属中医中的“肉瘿”范畴。此症多由于长期忿郁，气机郁滞，津液输布失调，气滞痰凝，壅结颈前，日久使血液运行不畅，血脉瘀滞所致，一般认为脾虚肝郁、痰凝、血瘀为本病的病机。方中当归养血活血，为血中之润剂；川芎活血行气，为血中之气药；白术、茯苓、姜半夏健脾化痰，消生痰之源。赤芍、莪术、象贝行血散结；山甲、猫爪草、夏枯草软其坚，消其瘿，郁金疏肝理气。全方只要辨证明确，用药得当，则疗效确切。(《张子才医案》)

案2　陈潮祖治疗慢性萎缩性鼻炎案

陈某，男，63岁，2004年3月29日初诊。

半年前曾患中风，口眼㖞斜，右半身偏瘫。后经中西医结合治疗，说话、写字、走路基本恢复正常。近2个月自觉鼻腔干痛，鼻涕减少，伴咽干，嗅觉减退。经四川省人民医院确诊为“慢性萎缩性鼻炎”。

刻诊：患者体形偏胖，面色稍白。饮食尚可，小便清长，大便不成形，日1次。观其舌歪斜，色黯，边有齿痕，苔白腻，脉沉缓。

[辨证治法]陈老谓之为肺脾两虚，肺气不宣，血滞痰凝，予健脾宣肺，活血行津，方用当归芍药散合半夏散及汤加味。

[处方]白芍10g，当归10g，川芎10g，炙甘草10g，生白术20g，桂枝20g，茯苓20g，泽泻20g，葛根15g，法半夏15g，北细辛6g，麻黄10g，上方水煎服，每日1剂，连服6剂。

二诊：4月5日。鼻干略有好转，药后鼻内时有胀痛，大便较前成形，舌黯略转微红，脉象如前。考虑到患者中风病史，尚有风痰阻络，原方加白附子20g，5剂，水煎服。

三诊：4月11日。鼻干明显好转，嗅觉改善，舌淡红，苔薄黄腻，脉沉缓。陈老曰：久病入络，加虫药之走窜以搜风通络。故加蜈蚣3条，水蛭4g，厚朴10g，车前子15g。并嘱患者连服10剂，以资巩固。

1个月后，患者前来诊所，面有喜色。自述又服18剂，自觉鼻腔内有湿润感，嗅觉提高。

经五官科检查：鼻黏膜红润，鼻甲饱满。仍以上方去水蛭，再服 10 剂，以善其后。

按：萎缩性鼻炎，属中医“鼻槁”范畴，为顽难之症。多数医家认为病机为肺肾阴虚，阴虚火旺，法循清肺泻火，益气养阴，用药主张清润甘寒。但该患者中风后继发此病，加之舌歪斜，色黯，边有齿痕，苔白腻，脉来沉缓，湿浊阻滞血络比较明显。陈老指出：咽干、鼻干世人皆以为是因津液不足导致，其实更常见的是血络不通，津液敷布障碍。大便不干反溏，苔白腻，表明脾气虚弱，清阳不升。故辨为肺脾气虚，肺气不宣，津液不布，脉络闭阻之证。陈老还指出：鼻的窒塞和不闻香臭，与人体气血津液输布不畅，不能上升到达鼻部密切相关。鼻黏膜整体萎缩、鼻甲缩小乃精微物质不能充盈。诊治此类疾病，应注意把握“流通气血津液”，在流通中获得充这一治疗思路，方能治收全功。

方选当归芍药散合半夏散及汤加减化裁。方中当归、川芎、白芍调血滞，白术、茯苓、泽泻渗脾湿，针对血瘀津滞；麻黄、细辛宣通肺气；白术、茯苓健脾益气，培土生金。半夏散及汤原治疗寒凝少阴鼻咽之疼痛，配入旨在温通津血。

二诊效不更方，并结合患者中风后的体质特征为风痰阻络，故加白附子以祛风化痰。三诊患者症状改善明显，但考虑到该病的顽固性，亦即叶天士所云：“初病在经，久病入血”，故加虫药以搜剔通络，蜈蚣性善走窜，通络止痛；水蛭为虫蚁之品，破瘀通络，更是升降灵动，凡沉疴顽疾，血瘀于络者，用之可以去其病根。二药配合，陈老谓其具有“通”（蜈蚣）、“破”（水蛭）的特点，为搜风通络常用药对，是散瘀祛顽之上品。萎缩性鼻炎属瘀阻重证，多为久治不愈，二药合麻黄、细辛，气血水津与经络齐通，更与病变特点相符。加厚朴、车前子助化湿利湿之力。(《陈潮祖医案》)

案 3　门纯德治疗全腹肿大案

周某某，女，21 岁，未婚。

全腹肿大 4 个月之久，曾赴医院妇科，内科及 X 线透视详细诊查确定：无怀胎，肝肾无病变。医院查无病因，故请中医诊治。余触之溶溶大腹，实感异常，询其无痛感，脉象略弦，如此全腹肿大竟无病证？余思时许，是瘀血？积气？虫疾？最后细思辨为肝脾不和，水湿内停，试与当归芍药散汤剂，茯苓倍量一剂。

岂知药后小便增多，腹肿大减，医患均为之赞叹。再拟当归芍药散汤加茯苓皮 12g，木香 9g，生姜 9g，令服 3 剂肿胀消解，全腹柔软而告愈。

按：当归芍药散具有调养气血，和血利湿之功，临证常基于此理灵活运用，曾治疗多类如上述病机之难证，此不赘述。(《名方广用》)

案 4　胡希恕治疗美尼尔氏综合征案

陈某，女，25 岁，清华大学学生。初诊：1965 年 10 月 16 日。

四五个月来头晕、目眩、恶心、心慌，不能进食，不能看书，西医诊断为美尼尔氏综合征，服西药治疗无效，查血压正常，口干不思饮、思睡、乏力，但行动自如，月经后期量少，舌苔白根腻，脉沉细弦。

证属血虚水盛，治以养血利水，与当归芍药散合小半夏汤加吴茱萸：当归9g，白芍9g，川芎6g，苍术9g，泽泻15g，茯苓9g，半夏15g，生姜12g，吴茱萸9g。结果上药服3剂，证已。（《胡希恕医案》）

案5　赵锡武治疗心肌炎案

曹某，女，37岁，感冒后胸闷微痛，心率100/分，频繁发作期前收缩，为心肌炎后期表现。

初诊：1975年2月，脉沉迟无力，三动一止显有代象。首剂投桂枝加芍药汤合当归芍药散加公英以通阳活血利水，调和营卫，清热解毒。

茯苓12g，白术9g，泽泻18g，当归9g，白芍15g，川芎9g，蒲公英30g，甘草9g，桂枝9g，生姜9g，大枣7枚，10剂。

二诊：3月17日。药后诸证略减，照上方去桂枝、姜、枣加瓜蒌薤白白酒汤加党参30g。继服10剂，证消病愈。（《赵锡武医案》）

大黄䗪虫丸

《金匮要略》

【组成】大黄蒸，十分（7.5g）　黄芩二两（6g）　甘草三两（9g）　桃仁一升（6g）　杏仁一升（6g）　芍药四两（12g）　干地黄十两（30g）　干漆一两（3g）　虻虫一升（6g）　水蛭百枚（6g）　蛴螬一升（6g）　䗪虫半升（3g）

【用法】上十二味，末之，炼蜜和丸小豆大。酒饮服五丸，日三服（现代用法：共为细末，炼蜜为丸，重3g，每服1丸，温开水送服；亦可作汤剂，水煎服）。

【功用】活血消癥，祛瘀生新。

【主治】五劳虚极。形体羸瘦，腹满不能饮食，肌肤甲错，两目黯黑。

【方论选录】

明·吴崑：腹胀有形块，按之而痛不移，口不恶食，小便自利，大便黄色，面黄肌错者，血证谛也，此丸与之。腹胀有形块，按之而痛移者，气与火也。今痛不移，则属有形矣。然食与血皆有形，食而腹胀则恶食，今不恶食，则知其为血矣。小便自利者，血病而气不病也；大便色黑者，病属于阴也；面黄肌错者，血病则不能荣养其容，濡泽其肤，故令萎黄甲错耳。大黄，攻下之品也，引以干漆、虻虫、蛴螬、水蛭、䗪虫、桃仁之辈，则入血而攻血；芍药、地黄生新血于去瘀之际；杏仁、甘草致新气于逐败之余；而黄芩之苦，又所以厚肠坚胃，而不为攻下所伤耳。（《医方考》）

明·李中梓：劳伤之证，肌肤甲错，两目黯黑，此内有瘀血者也。瘀之日久，则必发热，热涸其液，则血干于经隧之间，愈干愈热，愈热愈干，而新血皆损。人之充养百骸、光华润泽者，只借此血，血伤则无以润其肤，故甲错也；目得血而能视，血枯则无以荣其目，故黯黑也。仲景洞见此证，补之不可，凉之无益，而立此方。经曰：血主濡之，故以地黄为君；坚者削之，故以大黄为臣；统血者，脾也，脾欲缓，急食甘以缓之，又酸苦涌泄为阴，故以甘、芍、桃仁、杏仁、黄芩为佐；咸走血，苦胜血，故以干漆之苦，四虫之咸为使。夫浊阴不降，则清阳不升；瘀血不去，则新血不生。今人一遇劳证，便用滋阴之药，服而不效，坐以待毙，术岂止此耶？（《金匮要略五十家注》）

清·徐彬：五劳者，血、气、肉、骨、筋各有虚劳病也，然必至脾胃受伤而虚乃难复。故虚极则羸瘦，大肉欲脱也；腹满，脾气不行也；不能饮食，胃不运化也。其受病之源，则因食、因忧、因饮、因房室、因饥、因劳、因经络荣卫气伤不同，皆可以渐而至极。若其人内有血在伤时溢出于回薄之间，干而不去，故使病留连，其外证必肌肤甲错。甲错者，如鳞也。肝主血主目，干血之气内乘于肝，则上熏于目而黯黑。是必拔其病根，而外证乃退。故以干漆、桃仁、四虫破其血；然瘀久必生热，气滞乃不行，故以黄芩清热，杏仁利气，大黄以行之，而以甘、芍、地黄救其元阴，则中之因此而里急者，可以渐缓；虚之因此而劳极者，可以渐补，故曰缓中补虚，大黄䗪虫丸。（《金匮要略论注》）

清·张璐：举世皆以参、芪、归、地等以补虚，仲景独以大黄䗪虫丸补虚，苟非神圣，不能行是法也。夫五劳七伤，多缘劳动不节，气血凝滞，郁积生热，致伤其阴。世俗所称干血劳是也。所以仲景乘其元气未漓，先用大黄、䗪虫、水蛭、虻虫、蛴螬等蠕动啖血之物，佐以干漆、生地、桃仁、杏仁行去其血，略兼甘草、芍药以缓中补虚，黄芩开通热郁，酒服以行药势。待干血行尽，然后纯行缓中补虚收功。（《张氏医通》）

清·尤怡：虚劳症有夹外邪者，如上所谓风气百疾是也；有夹瘀血者，则此所谓五劳诸伤、内有干血者是也。夫风气不去，则足以贼正气而生长不荣；干血不去，则足以留新血而渗灌不周，故去之不可不早也。此方润以濡其干，虫以动其瘀，通以去其闭，而仍以地黄、芍药、甘草和养其虚，攻血而不主专于血，一如薯蓣丸之去风而不着意于风也。喻氏曰：此世俗所称干血痨之良治也。血瘀于内，手足脉相失者宜之。兼入琼玉膏补润之剂尤妙。（《金匮要略心典》）

清·王子接：若五劳虚极，痹而内成干血者，悉皆由伤而血瘀，由瘀而为干血也……细绎本文云：腹满不能食，肌肤甲错，两目黯黑，明是不能内谷以通流营卫，则营卫凝泣，瘀积之血，牢不可破，即有新生之血，亦不得畅茂条达，唯有日渐羸瘦，而成内伤干血劳，其有不死者几希矣。仲景乃出佛心仙手，治以大黄䗪虫丸。君以大黄，从胃络中宣瘀润燥。佐以黄芩清肺卫；杏仁润心营；桃仁补肝虚；生地滋肾燥；干漆性急飞窜，破脾胃关节之瘀血；虻虫性升，入阳分破血；水蛭性下，入阴分逐瘀；蛴螬去两胁下之坚血；䗪虫破坚通络行伤，却有神功，故方名标而出之；芍药、甘草扶脾胃，解药毒。缓中补虚者，缓，舒也、绰也，指方中宽舒润血之品而言也。（《绛雪园古方选注》）

近·程门雪：肌肤粗糙如鳞甲，环目一圈紫黑色者，内有干血，名曰干血痨。盖有血结日久，郁热内蒸，津液日枯，失其濡润，而成干血痨证，室女患之者为多。仲圣大黄䗪虫丸治此为专方也。方中用诸虫蚁动物，走窜飞腾，诸毒品引其深入血分之意。此破瘀结之峻方也，非证确勿妄用之。观其选方之精，玩其配合之法，无一味可少，自是仲圣经方圣法，后人之方不能及者也。其用生地、黄芩、大黄而不杂一温辛药品，即余前所谓郁结久必从热化之意，此最注意研求之也。(《书种室歌诀二种》)

【验案选录】

案1　张胜荣治疗不寐案

郭某某，女，37岁，1987年3月5日初诊。

自诉失眠4年余，心中烦乱，噩梦纷纭，纳少便干，月经量少色黑有块。面色晦暗，舌黯有瘀点，苔黄脉涩。

证因劳伤过度，导致心血暗耗，气血运行失调，血脉离经而成干血之候。道先师之法，祛瘀生新，缓中补虚，予大黄䗪虫丸，每日4丸（早晚各2丸）。

药后3天，病人来述：4年来第一次夜寐变实，心中沉静。嘱其继续服药。前后共服大黄䗪虫丸50丸，睡眠正常，月经量均多，色初黑后红，舌质由黯变淡。考虑其瘀血已去，当补其虚，而投以滋补肝肾，养血安神之剂，前后共15剂而愈。

按：瘀血内停，久则化热，瘀热上扰于心，则见失眠、心烦、多梦。又见面黯、经少有块，病程既久，已成干血劳之疾，故投大黄䗪虫丸而愈。[《北京中医》1988,（4）：58]

案2　白炳森治疗臌胀（肝硬化腹水）案

王某某，男，47岁。1975年7月19日诊。

患肝炎5年余，前年见胁痛、腹水、鼻衄、肌衄，经诊断为肝硬化腹水、脾亢，治后症状好转。近2个月来又右胁刺痛，腹胀，纳呆，鼻衄，面色晦黯。查两胁拒按，肝肋下二指，剑突下五指，脾肋下五指，血小板50×10^9/L。舌体胖大色紫黯有瘀点、苔厚腻，脉沉弦滑细。

用大黄䗪虫丸，早晚各1丸，配服三甲散（穿山甲、龟甲、鳖甲等各份）。

服药后泻下棕褐色黏冻状大便，污气逼人。1月后诸症悉减，腹胀消退，查肝脾缩小二指，血小板83×10^9/L。连服2个月后改服归脾丸、逍遥丸、三甲散，半年告愈。随访多次，未见复发，并可参加体力劳动。

按：《医学入门》："凡胀初起是气，气下走则阻塞血行，久而成水。"本例素性躁急，肝气郁滞过久，脾胃受损，遂成血瘀气滞痰凝，故见右胁刺痛，肝脾肿大。既有瘀血，新血难以生成，纵有生成，然脉络受阻难以运送，故面色晦黯，肌衄、鼻衄。大黄䗪虫丸缓中补虚，去瘀生新，药中肯綮，故疑难之疾迎刃而解。[《浙江中医杂志》，1988,（4）：177]

案 3　聂印治疗劳伤案

陈某，男，40 岁，工人。1984 年 12 月 13 日初诊。

3 个月前因强力负重不慎将腰扭伤，当时经推拿、服药治疗好转后上班。此后，每逢劳累、负重或说笑，稍不留心即突然腰痛不能活动，俯仰及转侧受限，行走困难，甚则呼吸、咳嗽均感疼痛难忍，每次务需卧床数天疼痛方可缓解，一月数次。

遂邀余诊治：自述腰部经常有冷感，双下肢膝关节以下有时麻木，舌淡苔白，舌边有瘀斑，两脉寸关弦紧，尺脉沉涩。此病与《金匮》的“劳伤”相近，宜攻补兼施，给服大黄䗪虫丸，每次 1 丸，日 2 服。

1 周后，腰疼消失，至 2 周后腰部冷感，下肢麻木均明显减轻。继服 1 周，以资巩固。追访半年余，再未复发。[《福建中医药》，1986，(3)：63]

案 4　高永祥治疗便秘（回盲部增殖型肠结核）案

吴某某，女，18 岁，1987 年 6 月就诊。

自述半年来经常便秘，大便干如羊粪状，其色黑，便出困难，3~5 日不解。腹部胀满，且痛。不欲食，体重日减，骨瘦如柴，肌肤甲错。月经已八九个月来至。偶尔下午低热，脉沉细，舌质溃烂。X 线钡剂注肠透视诊为回盲部增殖型肠结核。治以逐瘀生新。嘱服大黄䗪虫丸，每次 2 丸，日 2 次口服，1 个月后，大便如常，2 日一行，食欲略增，身体渐复，体重增加，继服 1 个月，腹满消失，肌肤柔润，月经来潮。X 线复查，回盲部通过正常。

按：本案脉证所现颇系阳明蓄血证。唐容川说：旧血不去，则新血断不能生，血不生不能濡润五脏六腑、四肢百骸，致便干人体消瘦，肌肤甲错，新血不生，血海干涸，月经不至，故用大黄䗪虫丸治疗。[《黑龙江中医药》，1988，(5)：33]

案 5　唐丽治疗消渴案

患者，女，55 岁，工人，初诊日期：1988 年 1 月 29 日。

糖尿病患 3 年。就诊时只觉口干渴，多食、多尿不明显。大便干，伴阵发性胸背刺痛，舌紫暗，苔白腻，脉弦缓。查血糖 8.27mmol/L。心电图示心肌缺血。

参其脉证，考虑为瘀血所致。胸背刺痛亦为瘀血之征。故给予大黄䗪虫丸 1 剂，每日 2 次。

服药后口渴较前减轻，大便不干。服药 1 周后查尿糖阴性，2 周后查血糖正常，且自觉胸背痛亦较前明显好转。嘱其出院后继续服药以巩固疗效，2 个月后复查心电图较前明显改善。

按：唐容川在《血证论》中指出：“瘀血在里则口渴，所以然者，血与气本不相离，内有瘀血，故气不得通，不能载水津上升，是以发渴，名为血渴，瘀血袪则不渴矣。”目前，活血化瘀治疗糖尿病其效果已经临床证实良好，实验研究方面亦硕果累累。[《天津中医》，1988，(6)：38]

抵 当 汤

《伤寒论》

【组成】水蛭熬 虻虫去翅足，熬，各三十个（各6g） 桃仁去皮尖，二十个（5g） 大黄酒洗，三两（9g）

【用法】以水五升，煮取三升，去滓，温服一升，不下，更服（现代用法：水煎服）。

【功用】破瘀下血。

【主治】下焦蓄血证。少腹硬满，小便自利，喜忘，如狂或发狂，大便色黑易解；或妇女经闭，少腹硬满拒按者。

【方论选录】

金·成无己：人之所有者，气与血也。气为阳，气流而不行者则易散，以阳病易治故也；血为阴，血蓄而不行者则难散，以阴病难治故也。血蓄于下，非大毒峻剂则不能抵当其甚邪，故治蓄血曰抵当汤。水蛭味咸苦微寒，《内经》曰：咸胜血，血蓄于下，胜血者必以咸为主，故以水蛭为君；虻虫味苦微寒，苦走血，血结不行，破血者必以苦为助，是以虻虫为臣；桃仁味苦甘平，肝者血之源，血聚则肝气燥，肝苦急，急食甘以缓之。散血缓急，是以桃仁为佐；大黄味苦寒，湿气在下，以苦泄之，血亦湿类也，荡血逐热，是以大黄为使。四物相合而方剂成，病与药对，药与病宜，虽苛毒重疾，必获全济之功矣。(《伤寒明理论》)

明·许宏：太阳病者，膀胱之经也。若太阳之病不解，至六七日，热气内甚，结于膀胱，必为血证也。若脉微而沉，反不结胸者，其人小便自利，少腹硬满者，此为内蓄血证也。更其人发狂，以热在下焦，必下血乃能愈也。所以然者，以太阳随经，瘀热在里故也。经曰：血在上则忘，血在下则狂。故与水蛭为君，能破结血；虻虫为臣辅之，此咸能胜血也；以桃仁之甘平，破血散热为佐；以大黄之苦为使，而下结热也。且此四味之剂，乃破血之烈峻剂者也。(《金镜内台方议》)

清·柯琴：膀胱为水府，血本无所容蓄者也。然太阳为诸阳主气，是气之最多者，而其经则又多血少气，则知太阳在表，阳分之气多，而在经血分之气反少也，少气者，膀胱之室热结硬满，法当小便不利，而反利者，是太阳上焦之气化行，而下焦血海之气化不行可知，必其随经之营血，因瘀热而结于里矣。此为小腹之里而非膀胱之里，故小便虽利，而硬满急结，蓄血仍瘀于小腹也。热淫于内，神魂不安，故发狂；血瘀不行则营不运，故脉微而沉；营不运则气不宣，故沉而结也；营气不周于身则身黄；消谷善饥者，胃火炽盛也；大便反易者，血之濡也；色黑者，蓄血渗入也；善忘者，血不荣，智不明也。此皆瘀血之征兆，非至峻之剂不足以抵其巢穴而当此重任，故立抵当汤。蛭，虫之善饮血者，而利于水；虻，虫之喜吮血者，而猛于陆，并举水陆之善取血者以攻之，同气相求；更佐桃仁之苦甘，推陈致新；大黄苦寒，荡涤邪热，此名抵当也。若热虽盛而未狂，小腹满而未硬，宜小其制，为丸以缓治之。若外证已解，小腹急结，其人如狂，是转属阳明，用调胃承气加桃仁、桂枝之行血者于其中以微利之，胃和则愈矣，此桃仁承气又为治之缓也。(《古今名医方论》)

清·魏念庭：妇人经水不利快而下，有瘀血在血室也。非得之新产后，则血之积于血室，坚而成衃必矣。不同生后之积血易为开散也，必用攻坚破结之治，舍抵当不足以驱逐矣。此则重浊之物，非可清道而出，随其邪而为祛，因其性而利导之，不与之相乖忤，斯邪易已，而疾易愈矣。(《金匮要略方论本义》)

清·尤怡：太阳之邪随经入里，与血俱结于膀胱，所谓经邪入腑，亦谓之传本是也。抵当汤中水蛭、虻虫食血去瘀之力倍于芒硝，而又无桂枝之甘辛，甘草之甘缓，视桃仁承气汤为较峻矣。盖血自下者，其血易动，故宜缓剂，以去未尽之邪；瘀热在里者，其血难动，故须峻药以破固结之势也。(《伤寒贯珠集》)

近·程门雪：徐灵胎云：桃核承气乃治瘀血将结之时，抵当乃治瘀血已结之后，唯坚结甚者，方可用之，不可妄投也。蛭，虫之善饮血者而利于水；虻虫之善吮血者而猛于陆。仲景于血结重症，破血活血，一切草木药力所不及者，必取用之，灵活生动，同气相求之意耳。不独本症也。(《书种室歌诀二种》)

【验案选录】

案1　刘景棋治疗肿胀案

栾某某，48岁，女，1982年7月20日就诊。

少腹胀，全身浮肿已1个月。尿时尿道有发热疼痛感，但小便通畅，化验无异常发现，全身浮肿憋胀，夜卧不宁，不能坚持工作，曾服中药八正散等20余剂无效。少腹部有压痛，烦躁，健忘，易怒。脉滑，舌胖苔白。

[辨证] 膀胱蓄血，气化不利。

[治则] 破血逐瘀。

[处方] 大黄9g，桃仁9g，水蛭9g，虻虫（去翅足）3个。3剂，水煎服。

服药后大便稀，色黑，日3~4次，3剂服完后全身浮肿憋胀消失，少腹硬痛消失。

按：水肿多见小便不利，今小便自利，且见少腹满痛等瘀血之征；又见烦躁、健忘、易怒等情志异常，乃膀胱蓄血，水气不化所致。盖水瘀相关，血瘀则气滞，气滞则水停。其治但当活血化瘀，以行气化水。果用抵当汤而愈，慨叹仲景之方神耳！(《伤寒名医验案精选》)

案2　沈炎南治疗闭经案

余尝治一周姓少女，住小南门，年约十八九，经事五月未行。面色萎黄，少腹微胀，证似干血痨初起。因嘱其吞服大黄䗪虫丸，每服9g，日三次，尽月可愈。自是之后，遂不复来，意其瘥矣。越二月，忽一中年妇女挟一女子来请医。顾视此女，面颊之下几不成人，背驼腹胀，两手自按，呻吟不绝。余怪而问之，病已至此，何不早治？妇泣而告曰：此吾女也，三月前曾就诊于先生，先生令服丸药，今胀加，四肢日瘦，背骨突出，经仍不行，故再求诊！余闻而骇然，深悔前药之误。然病已奄奄，尤不能不一尽心力，察其情状，皮骨仅存，少腹胀硬，重按痛亦甚。此瘀积内结，不攻其瘀，病焉能除？又虑其原气已伤，恐不任攻。思先补之，然补能恋邪，尤为不可。于是决以抵当汤予之。

虻虫3g，水蛭3g，大黄15g，桃仁50粒。

次日母女复偕来，知女下黑瘀甚多，胀减痛平，唯脉虚甚，不宜再下，乃以生地、黄芪、当归、潞党参、川芎、白芍、陈皮、茺蔚子，活血行气，导其瘀积。1剂之后，遂不复来，6年后，值于途，已生子，年四五岁矣。

按：（引《经方临证集要》按）本案初病闭经，少腹微胀，只须活血化瘀，或可痊愈。但医者率尔操弧，一见闭经，面色萎黄，即诊为虚劳挟瘀之干血劳，径投大黄䗪虫丸缓中补虚，致令血结日重，病势日增，少腹胀硬，皮肉仅存，濒于死亡。幸此时医者迷途知返，镇定用药，予抵当汤破血逐瘀，1剂瘀下胀减痛平，并改进补正化瘀而痊。[《广东中医》，1963，（4）：40]

案3　刘渡舟治疗瘀血目障（中心性视网膜炎）案

刘某某，女，31岁。

产后受风引起目疼，以致视力逐渐下降已2年余。病变先从右眼开始，视力从1.2降至0.1，经眼底检查发现眼底水肿，黄斑区呈棕黑色变化，被诊断为“中心性视网膜炎”经过治疗，右眼视力恢复到1.0，但左眼视力又从1.5下降至0.1，用中成药石斛夜光丸后，视力有所上升，左眼达0.8，右眼至1.2。但患者常觉后背疼痛，右侧少腹亦疼，每临月经两腿发胀，腰腹剧痛。而且精神紧张，惊怖不安，少寐善忘，舌质暗绛，舌边有瘀斑，脉弦滑。

根据上述脉证，辨为下焦蓄血，气滞血瘀，瘀浊上扰，乃用逐瘀活血之法治疗。

大黄9g，桃仁15g，虻虫6g，水蛭6g，丹皮9g，白芍9g。

服药后6~7小时，出现后脑部跳动性疼痛，同时小腹疼痛难忍，随即大便泻下颇多，小便赤如血汁，而后诸痛迅速减轻，顿觉周身轻松，头目清晰。此后转用血府逐瘀汤加决明子、茺蔚子，又服6剂后，视力恢复如常人，经眼科检查，黄斑区棕黑色病变已基本消失。

按：本案辨证抓住了两点：一是少腹疼痛，经期加剧，此瘀血之特征；二是精神紧张，惊怖不安，此情志之异常。故辨为下焦蓄血，血蓄于下，新血不生，肝血不能养目，故致视力下降。用抵当汤使瘀去新生，目得血养，而视力恢复。（《经方临证指南》）

案4　张意田治疗发狂案

冉口焦姓人，七月间患壮热舌赤，少腹闷满，小便自利，目赤发狂已三十余日。初用解散，继则攻下，但得微汗，而病终不解。诊之脉至沉微，重按疾急。夫表证仍在，脉反沉微者，邪陷于阴也。重按疾急者，阴不胜真阳，则脉流薄疾，并乃狂矣。此随经瘀血结于少腹也，宜服抵当汤。乃自制虻虫、水蛭，加桃仁、大黄煎服。服后下血无算，随用熟地一味捣烂煎汁，时时饮之，以救阴液。

按：壮热舌赤，里有热也；少腹闷满，病在于下也；小便自利，其人发狂，血证谛也；脉沉而微，重按疾急，瘀热内结也。此蓄血重证，当下瘀血，宜服抵当汤，本案识证准确，叙理甚明，果断用药而不拖泥带水，正中病鹄，故疗效非凡，一剂竟愈。(《续名医类案》)

第二节　止血剂

十　灰　散

《十药神书》

【组成】大蓟　小蓟　荷叶　侧柏叶　茅根　茜根　山栀　大黄　牡丹皮　棕榈皮各等份（各9g）

【用法】上药各烧灰存性，研极细末，用纸包，碗盖于地上一夕，出火毒，用时先将白藕捣汁或萝卜汁磨京墨半碗，调服五钱，食后服下，如病势轻，用此立止（现代用法：各药烧炭存性，为末，藕汁或萝卜汁磨京墨适量，调服9~15g；亦可作汤剂，水煎服）。

【功用】凉血止血。

【主治】血热妄行之上部出血证。呕血、吐血、咯血、嗽血、衄血等，血色鲜红，来势急暴，舌红，脉数。

【方论选录】

清·周扬俊：治吐血者，首推葛氏，而先以此方止血，明明劫剂，毫无顾忌，细玩始知先行意之到、理之深也。人生于阳，根于阴，阴气亏则阳自胜，上气为之喘促，咳吐痰沫，发热面红，无不相因而生，故留得一分自家之血，即减得一分上升之火，易为收拾。何今日之医，动以引火归经为谈，不可概用止血之味，甚至有以吐之为美，壅反为害之说。遂令迁延时日，阴虚阳旺，煎熬不止，至于不救，果谁灾害咎乎？引经而缓时日，冀复无神。有形之血，岂能使之即生；而无偶之阳，何法使之即降？此先生所以急于止血之大旨也。(《续名医类案》)

清·陈念祖：前散自注云烧灰存性，今药肆中止积压烧灰则色变为黑，而不知存性二字大有深义。盖各药有各药之性，若烧之太过则成死灰，无用之物矣。唯烧之初燃，即速放于地上，以碗复之，令灭其火。俾各药一经火炼，色虽变易，而本来之真性俱存，所以用之有效。人以为放地出火气，犹其浅焉者也。然余治症四十余年，习见时医喜用此药，效者固多，而未效者亦复不少。推原其故，盖因制不如法，亦因轻药不能当此重任，必须深一步论治，审其脉洪面赤，伤于酗醉、怒恼者，为火载血而上行症，余制有惜红丸，日夜三四服，但须以麻沸汤泡服，不可煮服为嘱，审其素能保养，脉沉而细，而色淡白，血来时外有寒冷之状者，为阳虚阴必走症，余制有惜红散，加鲜竹茹日夜服三剂，其药之配合，散见于拙刻各种中，兹因集隘，不能备登。(《十药神书注解》)

清·王士雄：诸药烧黑，皆能止血，故以十灰名其方。然止涩之品，仅棕榈一味，余皆清血之热，行血之滞，破血之瘀者，合以为剂，虽主止血，而无兜涩留瘀之弊。雄每用之，并无后患，何可视为劫剂乎？(《中国医药汇海·方剂部》)

清·唐宗海：黑为水之色，红见黑即止，水胜火之义也。故烧灰取黑，得力全在山栀之清，大黄之降，火清气降，而血自宁。余药皆行血之品，只借以向导耳。吹鼻止衄，刃伤止血，皆可用之。(《血证论》)

清·张秉成：治一切吐血、咯血不止，先用此遏之。夫吐血、咯血，固有阳虚、阴虚之分，虚火、实火之别，学者固当预为体察。而适遇卒然暴起之证，又不得不用急则治标之法，以遏其势。然血之所以暴涌者，姑无论其属虚属实，莫不皆由气火上升所致。丹溪所谓气有余即是火。即不足之证，亦成上实下虚之势。火者，南方之色，凡火之胜者，必以水济之，水之色黑，故此方汇集诸凉血、涩血、散血、行血之品，各烧灰存性，使之凉者凉，涩者涩，散者散，行者行，各由本质而化为北方之色，即寓以水胜火之意。用童便调服者，取其咸寒下行，降火甚速，血之上逆者，以下行为顺耳。(《成方便读》)

近·冉雪峰：查此方为诸般血证止血之正方，大意以凝固血液，收缩血管为主。大蓟、小蓟，大清其热；荷叶、柏叶，清散其气；茅根、茜根，防制其瘀，且栀子、大黄，凉折以安之；棕榈收涩以固之。而十药烧灰，虽存性已大减，唯取收敛、吸摄、填固，急则治标，以为先止其呕、其吐、其咯、其嗽之扼要张本，收束危迫阶段，再商第二步疗法。(《历代名医良方注释》)

今·湖北中医药大学方剂教研室：导致出血的原因很多，临床上有阳虚阴虚之分，虚火实火之别。而本方证之出血，乃火热之邪亢盛、迫血妄行所致。法当清热凉血，以达到止血的目的。本方集凉血、止血、清降之品于一方。方中大蓟、小蓟、荷叶、茜草、丹皮、侧柏、茅根皆为凉血止血之佳品，且茜草、丹皮又可活血化瘀。棕榈皮性味苦涩而平，具收敛止血之功。然气盛火炎，血热妄行之证，倘不泻火，则血络不宁，张景岳论“火热逼血妄行者……可以消火为先，火清则血自安矣。”故方中以栀子清肝泻火，导三焦之热邪从小便而出，大黄苦寒泻火，折其上逆之势。火热既清，则血不为其所扰而自宁。故唐容川认为：“其妙全在大黄降气即以降血。”本方之配伍特点是以凉血止血为主，而又寓有降逆、化瘀、收涩之功。诸药合用共奏凉血止血之功。原方诸药炒黑存性，乃取血见黑则止之义。但炒炭之法，必须注意掌握“存性”二字的深义，若过烧，则药物失去性味而成死灰，焉能奏功？修园之论颇是。(《古今名方发微》)

【验案选录】

案1　刘惠民治疗鼻衄案

张某兄妹，男18岁，女12岁，1973年6月11日就诊。

兄妹二人自幼即经常鼻出血，长则1~2个月，短则10~12天即发病一次，每至春夏之交发作尤频。每次发病出血量均较多，伴有头晕，需用中西药物才能止血，但反复发作不能根除，甚感痛苦。医院检查为鼻黏膜干燥血管破裂所致。近鼻衄又发，信邀刘老医生为其处方治疗。

刘老医生认为，鼻衄一证属肺胃有热者居多，乃宗清泻肺胃，养阴凉血佐以止血为法，以《十药神书》十灰散及《景岳全书》玉女煎为主，综合加减，为其处方，嘱其试服。

[处方]金银花15g，生石膏24g，百合15g，大小蓟各9g，生地15g，旱莲草12g，知母12g，山药30g，茜草根9g，陈皮9g，白茅根45g，水煎2遍，分2次温服。

1974年5月患者家长来信述：兄妹二人先后各服上药3剂，鼻衄即愈，至写信时已近1年，未再复发。(《刘惠民医案》)

案2　熊继柏治疗乳衄案

陈某，女，79岁，长沙市居民，门诊病例。初诊：2004年5月16日。

患左侧乳头渗血，连续4个月不愈，每日需用纱布易换数十次，换下的纱布均被鲜血所染，医院B超发现其左乳腺导管异常，并建议手术治疗，因病人年迈不愿做手术，故前来就诊。观察其乳头在3分钟之内约有数颗血珠渗出，血色鲜红，乳头并无红肿疼痛，左乳房略有胀痛感，但乳中并无结节肿块，询其右乳则一切正常。过去曾有胃炎病史，现胸中常有灼热嘈杂感，伴心烦，口苦，口干欲饮，大便较干，小便略黄，舌红，苔薄黄腻，脉细数。

[辨证]血热乳衄。

[治法]凉血止血。

[处方]十灰散合犀角地黄汤。

水牛角片30g，生地20g，白芍10g，丹皮10g，生大黄5g，小蓟10g，栀子炭10g，蒲黄炭(纱布包)15g，茜草炭15g，白茅根15g，侧柏炭10g，荷叶10g，棕榈炭(纱布包)15g。10剂，水煎服。

二诊：2004年5月26日。服药后乳头出血约减少1/3，左乳房中仍时有胀痛感，心烦及胸中灼热明显减轻，舌红，苔薄黄，脉细。药已取效，效不更方，拟原方加味再进10剂。

[处方] 水牛角片 30g，生地 20g，白芍 10g，丹皮 10g，生大黄 4g，小蓟 10g，栀子炭 10g，蒲黄炭（纱布包）15g，茜草炭 15g，白茅根 15g，侧柏炭 10g，田七粉（纱布包）20g，棕榈炭（纱布包）15g。10 剂，水煎服。

三诊：2004 年 6 月 5 日。左乳头出血已止，胸中灼热亦除，左乳房胀痛感明显减轻，舌红，苔薄黄，脉细。药已中病，再拟原方加味，进一步巩固疗效，以期痊愈。

[处方] 水牛角片 30g，生地 20g，白芍 10g，丹皮 10g，生大黄 3g，小蓟 10g，栀子炭 10g，蒲黄炭（纱布包）15g，茜草炭 15g，白茅根 15g，侧柏炭 10g，田七粉（纱布包）20g，棕榈炭（纱布包）15g，蒲公英 20g。10 剂，水煎服。

按：乳头属肝，乳衄多为肝郁所致。老妇乳衄，临床少见，而本证具备一派火热征象，当属心、肝郁热，迫血妄行，故以凉血止血之方药而获效。(《熊继柏临证医案实录》)

案 3　徐国胜治疗脑出血案

某女，74 岁。2009 年 8 月初诊。

患高血压病、糖尿病 10 余年，今因突发头痛伴呕吐 2~3 小时入院。

查体：BP 210/142mmHg，右侧肢体活动障碍伴肌力 0 级，戈登征及巴宾斯基氏征阳性，双下肺湿啰音，心率 153 次 / 分，双下肢高度浮肿。血糖 20mmol/L，BNP 6000ng/L。CT 提示左侧基底节区脑出血，出血量约 30~40ml。考虑为脑出血，吸入性肺炎，2 型糖尿病，冠心病，心功能Ⅳ级。积极予以脱水、抗炎、降糖、降压、抗心衰及其他综合对症处理，治疗期间血糖、血压波动较大。治疗 1 周后，突发暗红色血便，每日 300~500ml，血小板、血红蛋白及纤维蛋白原急剧下降，连续 1 周。考虑为心衰导致的应激性溃疡、下消化道出血、DIC 形成。经制酸、止血、反复输血等综合处理，疗效不显。观面色苍白，舌强不举，舌面干而少苔，脉象细数。

证属中阳不振，统摄无功。治拟益气摄血，固涩止逆。仿独参汤合十灰散加减（均为颗粒剂）。

茜草根、丹皮炭、赤芍、大蓟、当归、白茅根、槐米、侧柏叶、艾叶炭、小蓟各 10g，地榆炭、党参、苎麻根、白芍各 20g，黄芪 30g，血余炭 2g，大黄炭 6g。

因患者已插鼻饲管，以温水 50ml 冲泡后，经鼻饲管缓慢滴入（约 30 分钟），每日 2 剂。服药 5 天后凝血功能已正常，大便渐转黄，1 周后病情好转。[《浙江中医杂志》，2010，45（10）：771]

案 4　李凤仙治疗面部激素依赖性皮炎案

杨某，女，50 岁，忻州某县，2014 年 6 月 15 日初诊。

面部红斑伴丘疹脓疱 1 个月。患者因面部瘙痒，自行间断外用皮炎平软膏 3 年，外用软膏后皮肤好转，停药后加重，现停药 1 个月面部出现红斑丘疹脓疱，瘙痒烧灼刺痛，不能忍受故前来就诊。

现身体状况基本良好，月经周期、经量正常，饮食二便调，舌红苔黄腻脉弦。

[皮科检查] 面部潮红，伴红色丘疹脓疱，干燥脱皮，微肿，皮肤变薄，毛细血管扩张。

西医诊断为面部激素依赖性皮炎。中医诊断为药毒进展期。证属血热内蕴夹湿。

［治则］凉血解毒收涩，清热燥湿。

［方药］十灰散加水牛角 30g，大青叶、板蓝根各 10g，土茯苓 30g，赤小豆 30g，14 剂，外加抗组胺药枸地氯利他定胶囊，日 1 粒口服，嘱咐患者停用皮炎平软膏，面部禁用一切化妆品，可用无刺激清水保湿。

二诊：2014 年 6 月 29 日。面部丘疹脓疱基本消退，瘙痒刺痛感减轻，面部红色较前变淡，现面部稍红，轻微烧灼感，食欲下降，腹部饱胀感，舌红苔白脉细。

［方药］上方去土茯苓、赤小豆加炒三仙各 10g，麸炒白术 10g，莱菔子 10g，14 剂，白天外用硼酸氧化锌冰片软膏，夜间外用重组人牛碱性成纤维细胞生长因子。

三诊：2014 年 7 月 15 日。患者面部微红，遇热后面部稍感烧灼，自觉面部干燥，无其他不适。

［方药］十灰散加水牛角 30g，女贞子 15g，墨旱莲 15g，炒三仙各 10g，14 剂。

2014 年 10 月，电话随访，基本痊愈，未见复发。［《光明中医》，2015（12）：2526–2528］

案 5　李凤仙治疗面部激素依赖性皮炎案

钱某，女，35 岁，太原市，2014 年 7 月 1 日初诊。

面部刺痛，红肿 1 周。患者因使用某化妆品半年，皮肤光泽细腻，嫩白，因出差停用 1 周则出现面部红肿，刺痛瘙痒，后继续使用则明显好转。后因用完此种化妆品 5 天，又出现上述症状，曾在某医院诊断为过敏性皮炎，服氯雷他定胶囊 4 天效果不明显，逐渐加重，故前来我科治疗。

现患者面部深红，瘙痒、灼热较明显伴有刺痛、紧绷等强烈不适感，口苦，眼干，饮食可，二便调，舌质红苔黄，脉弦数。

皮科检查：面部肿胀、深红色，表皮角质层较薄，毛细血管明显。因患者有明显的使用化妆品后面部皮肤变细嫩白，停用后红肿瘙痒刺痛等不适感，后发现此种化妆品中含有某激素，故导师诊断为激素依赖性皮炎。

证属初期热毒炽盛，血热妄行。治疗以凉血收涩，清热解毒。

方用十灰散加水牛角 30g，大青叶 10g，板蓝根 10g，薄荷 6g，龙胆草 9g，7 剂，氯雷他定继续服用 7 日，嘱咐患者坚持治疗，几日后有可能出现丘疹或脓疱均属停用激素后的正常反应，禁止外用任何化妆品，清水冷敷保湿。

二诊：2014 年 7 月 8 日。面部红斑但较前稍浅，面部瘙痒灼热减轻，出现丘疹及少许小脓疱，肿胀刺痛明显。不欲饮食，大便次数增多，一日 3 次，舌淡红苔黄腻，脉弦滑。治疗凉血收涩，清热利湿。方用十灰散加土茯苓 30g，赤小豆 30g，茯苓 15g，麸炒白术 15g，7 剂。

三诊：2014 年 7 月 15 日。面部丘疹增多，脓疱减少，红斑肿胀减轻，饮食二便调，舌质红苔白腻，脉弦滑。治疗上方加金银花 10g，连翘 10g，7 剂。

四诊：2014年7月23日。面部丘疹减少，未见新出丘疹，面部潮红不肿，干燥起皮脱屑，遇热及日晒、情绪激动时面部灼热，饮食可，二便调，舌红苔白，脉细。治疗十灰散加女贞子、墨旱莲、麦冬、白术、炒三仙各15g，14剂。白天外用硼酸氧化锌冰片软膏，夜间外用重组人牛碱性成纤维细胞生长因子。

五诊：2014年8月10日。面部基本恢复正常，皮肤干燥，基本情况正常，患者为巩固疗效，继续服用四诊上方7剂。

2014年10月电话随访，未复发。[《光明中医》，2015，(12)：2526-2528]

案6　梅芬治疗咳嗽案

方某，女，53岁，1996年10月19日初诊。

诉久患咳嗽，反复发作，本次感冒致咳嗽加重10余日。近3天咯痰带血，血量逐日增多。经前医治以抗炎，止血（药不详）等法，仍咯血不止，遂延余治。

刻诊：患者精神萎靡，倚床半卧，面色萎黄，胸闷微喘，咳声不绝，时咯出暗红色血液，舌淡红，苔薄黄，脉细数。胸片示：支气管扩张并感染。

辨证为外感引动内伤，肺络受损，气阴两虚。治应止血为先，拟“十灰散”遏之。

[药用]大蓟、小蓟、大黄、栀子、白茅根、丹皮、荷叶、棕榈皮、侧柏叶、茜草各等份，炮制如上，备用。同时选用沙参15g，麦冬15g，川贝母10g，田三七6g，白及15g，阿胶（烊化兑服）15g，5剂，每剂煎取浓汁200ml，调服十灰散30g，一日3次。

服上药2剂，咯血减半，4剂血止咳轻，继服滋阴润肺养血化瘀之百合固金汤加减，调治旬日而安。[《湖北中医药大学学报》，2009，(01)：59-60]

四　生　丸

《妇人大全良方》

【组成】生荷叶　生艾叶　生柏叶　生地黄各等份（各9g）

【用法】共研，丸如鸡子大，每服一丸。亦可做汤剂水煎服（现代用法：水煎服）。

【功用】凉血止血。

【主治】血热妄行所致之吐血、衄血，血色鲜红，口干咽燥，舌红或绛，脉弦数。

【方论选录】

明·吴崑：阳乘于阴，血热妄行，或吐或衄，此方亦良。统而论之，生之则寒，则四生皆能去火。析而论之，则荷、艾清香，去火于气；地、柏质实，泻火于阴。火去则血归经而吐、衄愈矣。（《医方考》）

清·柯琴：心肾不交，则五脏齐损；阴虚而阳无所附，则火炎上焦；阳盛则阳络伤，故血上溢于口鼻也。凡草木之性，生者凉，而熟之则温；熟者补，而生者泻。四味皆清寒之品，尽取其生者，而捣烂为丸，所以全其水气，不经火煮，更以远于火令矣。生地多膏，清心肾而通血脉之源；柏叶西指，清肺金而调营卫之气；艾叶芳香，入脾胃而和生血之司；荷叶法震，入肝家而和藏血之室。五脏安堵，则水火不相射，阴平阳秘，而血归经矣。是方也，可暂用以遏妄行之热血，如多用则伤营。盖血得寒则瘀血不散，而新血不生也。设但知清火凉血，而不用归脾、养营等剂以善其后，鲜有不绵连岁月而毙者。非立方之不善，妄用者之过耳！（《古今名医方论》）

清·程国彭：暴吐血，以祛瘀为主，而兼之降火；久吐血，以养阴为主，而兼之理脾。古方四生丸、十灰散……祛瘀降火之法也；古方六味汤、四物汤、四君子汤，养阴补脾之法也。（《医学心悟》）

清·张秉成：此即仿《金匮》柏叶汤之意。凡吐血一证，热伤阳络者，当清其火；劳伤阳络者，当理其虚；有热伏阴分，用寒凉直折其热，而热仍不解者，则必用辛温芳香之品，从血分以宣发其邪，使热自阴出阳，然后清之、泄之，乃为得当。如艾叶、荷叶，虽所入脏腑、主治各有不同，而性味气质大都相似，芳香入血，辛苦而温，且其叶皆有解散之机，从此阴中伏热涣散不留。而以侧柏、生地直清其血，况侧柏之凉，仍寓香燥之意，恐留不尽之邪；生地之凉，乃有安抚之功，防有虚羸之失。皆用汁者，取其新鲜力专之意。由是知古方虽简，必有深意存焉，学者不可草草忽之也。（《成方便读》）

近·冉雪峰：查此方疏于清，清不滋滞，寓行于止，止不凝泣，四药生用，取其质清，捣而为丸，取其汁出，所以全其水性，而远于火令也。以丸剂为汤剂，另是一格。艾叶性暖，最易燃烧，故诸药针多用艾，其香沉郁，能化诸药之滞，俾血不冲溢，亦不凝泣，准以中法，是凉血而佐以化气。况本方不宁艾叶香，荷叶、柏叶亦清香，生气未漓，稀释醒豁，因热妄行之血，何致遽寒，血因热壅，正待清释，何得遽瘀……予谓此方当热血腾沸，未静止时，尚不宜过煎，以开水浸泡可矣。血止后再用煎，尚须续服二三剂，以防再发，然后再议调摄可也。（《历代名医良方注释》）

今·朱良春：生侧柏叶凉血清热，止血，为君药；生地黄凉血清热，养阴生津，为臣药；荷叶轻清，专清上焦热邪，艾叶和血去瘀，止血，二者为佐使。四药生用，寒凉之性俱全，清热止血的作用较强，如非十分必要，不可妄投，以免寒凉滞瘀，造成不良后果。（《汤头歌诀详解》）

今·湖北中医药大学方剂教研室：火热之邪亢盛，阳乘于阴，或吐或衄者，此方主之。张介宾曰："凡诸口鼻见血，多由阳盛阴虚，二火逼血而妄行诸窍也……盖血随气上，则有升无降，故唯补阴抑阳，则火清气降，而血自静矣，此治阳盛动血之大法也。"方中鲜生地具凉血止血之功，《本草求真》曰："生地黄性未蒸焙，掘起即用，甘苦大寒……力专清热泻火，凉血消瘀，故凡吐血、咯血、衄血、蓄血、溺血，崩中带下，审其证果因于热成者，无不用此调治。"且本品既能清心火，又能滋肾水，补阴抑阳，心肾同治，俾君相之火得清，则血不妄行矣，故以之为主药。辅以侧柏叶凉血止血，二药相伍，则凉血止血之功更著。方中何以要用艾叶？盖艾叶虽属温性，却具有良好的止血功效。《新修本草》谓其“主衄血、下血”，故可加强生地、侧柏止血之功。其温性又可制诸药之寒凉，免致寒凝太过，而致凝滞之弊。《本草述钩元》说：“四生丸之治吐血，兼投艾叶于寒凉中，使阴血有主，而得以归经。”荷叶具清热、止血、散瘀之功。本方药仅四味，但配伍严谨，凉血止血之功卓著。用之可使“五志之火既清，五脏之阴安堵，则阴平阳秘，而血归经矣”。犹妙在用四药生捣为丸，新鲜力专，汁液俱存，寒凉之性皆全，此固“四生丸”之所得名也。本方寒凉之品居多，只可暂用遏止其妄行之血，过服则寒凉太过，有血凝成瘀之弊；且血止之后，当以归脾、养荣等方，斟酌用之，善后之法，不可不知。(《古今名方发微》)

【验案选录】

案1　孙浩铭治疗崩漏案

林某某，20岁，未婚，1973年5月19日初诊。

[病史] 月经从初潮以来均先期而且量多，色红伴有血块。近数月来月经更是紊乱，1个月2次，每次行经持续1周或10余天才能干净。末次月经1973年4月22日，此次5月10日又见流血，迄今已10天未净，无腹痛。平时常感面浮肢楚，纳谷不馨，睡眠欠佳，二便自调。脉滑微数，舌质淡红、苔黄滑。

[中医诊断] 湿热互郁，热伤冲任，迫血妄行。

[治法] 先凉血止血，佐以和中化湿。方拟四生丸加减。

[方药] 侧柏叶12g，干藕节30g，生艾叶9g，生地黄24g，黑地榆9g，十灰散9g（布包），赤小豆15g，宣木瓜9g，漂白术9g，川厚朴花9g。服2剂。

二诊：5月22日，药后血止，面浮腰酸仍在，头晕欲呕，食欲不佳，白带多。舌苔微浊，脉象滑。此为热清而湿仍困，故血止而带现。湿属阴邪，治法转为化湿理脾，以舒带脉。拟香砂六君丸继续观察。(《古今名医妇科医案赏析》)

案2　郭解宁治鼻衄案

马某，男，14岁，1989年3月5日初诊。

患者鼻衄反复发作已3年余，先后经中西医多次治疗无效。每于清晨起床低头或洗脸时即有鼻血流出，色鲜红，量较多。心烦少寐，急躁，头胀头昏，耳鸣，面红目赤，口干唇燥，大便干结，小便黄赤。舌质红，苔薄黄，脉弦紧。

证属血热阴虚阳亢。治当清热凉血、滋阴潜阳。

[处方] 黄芩15g，银花10g，侧柏叶10g，生荷叶10g，大蓟10g，白茅根15g，藕节炭10g，丹皮10g，生地30g，甘草6g，因患者出血日久，气阴耗伤过多，故加黄芪30g，石斛10g，元参10g，麦冬10g，益气止血，滋阴潜阳，连服3剂，出血停止，诸症减轻，但觉食欲较差，仍守原方，减去大蓟、银花，加炒白术10g，炒麦芽10g，以健脾扶中，连服7剂而愈，半年后随访未见复发。[《内蒙古中医药》，1995，14（A1）：64]

案 3　郑晓静治崩漏（更年期功血）案

张某，女，47 岁，于 2002 年 4 月 14 日经人介绍前来我科诊治。

［主诉］经血时多时少，淋漓不断已有 7 个多月。

妇检、B 超探查均示子宫较大。诊刮病检示：增殖期子宫内膜。妇科诊断更年期功血。经妇科刮宫、西药抗菌及止血治疗，病情时轻时重。现查阴道仍旧出血，血色淡而质稀，神疲，面色皖白浮肿，腰腿酸软，体胖，舌质淡，舌略胖，苔白，脉细弱。

［中医诊断］崩漏（脾肾阳虚，冲任不固）。

［处方］生地黄 12g，生白芍 12g，生荷叶 12g，生侧柏叶 12g，黑地榆 12g，阿胶（另包烊化）、山茱萸、菟丝子各 15g，生艾叶 3g。

二诊：服 2 剂，血止，唯腹隐痛，病人大喜，前来复诊。嘱病人，因患病已久，易伤气耗血，气机失去推动及温煦作用，胞宫内恐有瘀血滞留。故前方中加益母草 15g，黄芪 20g 补气活血，连服 5 剂。

三诊：继而复诊，出血、腹痛症状消失，又开六味地黄丸 2 瓶，嘱其服用，巩固疗效，4 个月后随访，月经恢复正常。(《中原医刊》，2003，11：41）

案 4　吴翰香治疗原发性血小板减少性紫癜案

钱某某，女，37 岁，纺织女工。

患者 1989 年 6 月份因头昏乏力，下肢皮肤瘀斑 1 个月，伴齿衄 1 周，在职工医院就诊。查血小板 14×10^9/L，行骨髓穿刺后确诊为原发性血小板减少性紫癜，予口服泼尼松治疗，血小板曾一度上升至正常，但激素减量后，血小板又下降至 30×10^9/L。

1990 年 1 月 4 日来吴师处就诊时，仍服泼尼松 20mg/ 日，患者面色萎黄，头晕肢软，两腿皮肤散在性瘀斑，齿衄频作，夜寐欠安，舌质淡嫩，边有瘀点，苔薄白，脉细。按心脾两虚，气血不足论治，拟益气健脾，凉血宁络法（渐停用激素）。

［处方］党参 10g，白术 10g，茯苓 15g，炙甘草 10g，生黄芪 15g，当归 10g，生地 15g，艾叶 10g，侧柏叶 30g，荷叶 10g，龙眼肉 6 枚，木香 5g，远志 5g，山萸肉 10g，生龙牡（先入）各 30g，参三七粉（蜜调吞）2g。

连服 14 剂后，诸恙见缓解，齿衄止，下肢瘀斑消退，续用前方调治 2 个月后，患者面色红，精神佳，无下肢瘀斑，复查血小板计数为 100×10^9/L，巩固治疗 1 个月，嗣后停药观察至今，未见复发，血小板计数持续稳定在 100×10^9/L 以上。[《北京中医》，1993，（03）：27–28］

案 5　李保良治经行鼻衄案

刘某，17 岁，学生。1988 年 5 月 10 日初诊。

既往身体健康，月经 13 岁初潮，经期 30 天，行经 5~6 天，量中等，色鲜，无痛经。半年前正值经期而高热不退 3 天，鼻孔出血。此后每逢经期第一天鼻孔出血，量多难止，经量较前明显减少，似有似无，但仍 5~6 天方净。曾用维生素 K_4、卡巴克络、云南白药及中草药治疗，无效。

末次月经5月8日来潮，鼻衄如故。诊时自述头晕、口干、便秘，舌红少苔，脉滑数有力。此为肺阴不足，血热上冲，灼伤脉络所致。予以茅花四生丸滋阴清火，凉血止血。

［处方］茅花10g，生地30g，生侧柏叶15g，鲜生荷叶30g，生艾叶3g，生大黄6g。水煎服，日1剂，早晚分服。

复诊：5月13日。服药3剂血止。后随访访知患者坚持每月服上方3剂，共服用3个周期，至今未再发。

按：此病多由阴亏于下，且素体血有伏热，每逢经期阴不潜阳，虚阳上行与血分之伏热搏结，上灼肺窍，肺窍脉络受伤，发为鼻衄。茅花四生丸的中白茅花，性味甘凉，入肺胃经，能清热润肺，凉血止血；生地，甘寒质润、微苦，能清热滋阴凉血；生荷叶，苦涩性平，能清热化湿止血；生侧柏叶，苦涩微寒，可清热凉血，收敛止血；用少量的生艾叶温经止血，又可减轻大量苦寒药伤阴之弊；大黄一味既是气分药又是血分药，止血而不留瘀。据现代药理实验研究，以上六味药均有缩短血凝时间的作用。生艾叶、白茅花二者还可降低血管通透性，有很好的止血功用。故本方用于治疗经行鼻衄，效果较为显著。［《山东中医杂志》，1993，（03）：24］

案6　范宏宇治疗肺癌咯血案

患者，男，67岁，干部，2006年5月来诊。

咳嗽痰中带血半月，血痰1天。胸部CT示“左上肺占位”。纤维支气管镜加病理诊为“肺腺癌”。患者不接受放化疗，曾口服卡巴克洛等，效不佳。现咳嗽痰黄，身热口渴，血腥痰，舌红，苔黄，脉数。

病机为热灼伤肺络，耗津为痰。治宜清肺化痰、凉血止血。方用桑白皮汤合四生丸加减。

桑白皮12g，黄芩9g，川贝母9g，鱼腥草30g，栀子炭9g，知母9g，杏仁9g，荷叶12g，艾叶9g，侧柏叶12g，生地黄10g，降香10g，壁虎6g。每日1剂，水煎服。

5剂后血痰明显减少，继服10余剂血痰消失。［《中国中医药信息杂志》，2009，（05）：82］

咳血方

《丹溪心法》

【组成】青黛（6g）　瓜蒌仁（9g）　海粉（9g）　山栀子（9g）　诃子（6g）（原著本方无用量）

【用法】上为末，以蜜同姜汁为丸，噙化（现代用法：共研末为丸，每服9g；亦可作汤剂，水煎服）。

【功用】清肝宁肺，凉血止血。

【主治】肝火犯肺之咯血证。咳嗽痰稠带血，咯吐不爽，心烦易怒，胸胁作痛，咽干口苦，颊赤便秘，舌红苔黄，脉弦数。

【方论选录】

明·吴崑：咳嗽痰血者，此方蜜丸噙化。肺者，至清之脏，纤芥不容，有气有火则咳，有痰有血则嗽。咳者有声之名，嗽者有物之义也。青黛、山栀所以降火，瓜蒌、海粉所以行痰，诃子所以敛肺。然而无治血之药者，火去而自止也。(《医方考》)

清·汪昂：此手太阴药也。肝者将军之官，肝火上逆，能烁心肺，故咳嗽痰血也。青黛泻肝而理血，散五脏郁火；栀子凉心而清肺，使邪热下行，二者所以治火。栝楼润燥滑痰，为治嗽要药；海石软坚止嗽，清水之上源，二者降火而兼行痰。加诃子者，以能敛肺而定痰喘也。不用治血之药者，火退则血自止也。(《医方集解》)

清·费伯雄：咳嗽痰血，固属君相之火犯肺。此方但清火而不治血，乃去所扰则自安之义。然业经失血，则肺已大伤，岂可置之不论不议。去诃子而加清养肺阴之药，始为得之。(《医方论》)

今·李畴人：青黛清肝泻火，栀子清肺凉心，栝楼润燥滑痰，海石软坚止嗽，诃子敛肺定喘。不用血药者，火退而血自止也。(《医方概要》)

今·湖北中医药大学方剂教研室：肝火上炎，灼金犯肺，咳嗽痰中带血者，此方主之。肝者，将军之官，其性刚，体阴而用阳。内寄相火，性喜条达而恶抑郁。若暴怒伤肝，肝气郁结，气郁化火，丹溪所谓“气有余即是火”者是也。肝火上炎，灼金犯肺，肺络受伤，咯血之证见矣。气不降则咳不止，火不清则血难宁。故本方遵《内经》治病求本之旨，以清肝泻火为首务。方以青黛清肝泻火凉血，《本草纲目》曰：“青黛，解毒除热，因其成长，古方多有用之于诸血证者。”栀子性味苦寒，具泻火凉血之功，《本草纲目》谓其“治吐血、衄血、血痢、下血、血淋、损伤瘀血”。三药配伍，其泻火凉血之功更著，为方中主药。瓜蒌清热、润肺、化痰，海浮石清肺化痰，三药同用，可使热消痰去，其肺自宁。又止血必兼止咳，咳不止则血不宁，故方中用诃子清热敛肺止咳。诸药合用，共奏清热化痰，止咳止血之效。观方中唯用泻火之品，未伍止血之药，不止血而血自止，因火清血自宁，此治本之图也。吴鹤皋曰：“咳嗽痰血，因属君相之火犯肺，此方但清火而不止血，乃去所扰则自安之义。”用药之妙，于斯可见。盖肝火灼肺之证，肺阴必已耗伤，清养肺阴，不可忽视，费氏之说，于理甚当。故运用本方时，应酌加滋阴之品，其效当更著。(《古今名方发微》)

【验案选录】

案1　魏鹏治疗支气管扩张症案

患者，女，76岁。

患者近15年咳嗽，咯痰，气候变化时加重，连年发病，每次发病持续3个月以上，病情逐年加重。患者就诊前出现阵咳，咳白色泡沫痰，痰液无脓臭味，偶痰中带血，气喘明显，活动后加重，饮食、睡眠差，尿少，大便干，舌紫暗苔黄厚，有瘀斑，脉弦涩。

［查体］T 36.8℃，P 97 次 / 分，R 28/ 分，BP 130/80mmHg，颈静脉怒张，肝颈静脉回流征阳性，桶状胸，触觉语颤减弱，双肺叩诊呈过清音，双肺呼吸音粗，可闻及散在干湿啰音。血常规：白细胞 6.81×10^9/L，中性粒细胞 80.01%，淋巴细胞 14.22%。肺 CT 平扫：右肺叶内及左肺下叶以下支气管扩张，呈柱状、囊状，及混合样，周边有渗出模糊影，心脏肺动脉段略突。

［中医诊断］咯血（痰热伤肺，瘀血阻络）。

［西医诊断］双侧支气管扩张合并肺感染，慢性支气管炎、肺气肿。

［处方］诃子 15g，瓜蒌仁 10g，海浮石 10g，山栀 10g，青黛粉（包煎）5g，旱莲草 10g，白茅根 10g，白及 10g，藕节 2 枚，仙鹤草 10g，白术 10g，茯苓 10g，黄芪 20g，10 剂，水煎服，每日 2 次，早晚分服。

二诊：患者咳嗽明显减少，咳痰量少，偶痰中带血，气喘好转，活动后稍加重，饮食好转，睡眠差，二便正常，舌紫暗苔黄，脉弦涩。血常规：白细胞 9.41×10^9/L，中性粒细胞 72.31%，淋巴细胞 31.2%，单核细胞 12.3%。原方基础上加健脾化痰之半夏 10g，陈皮 10g，酸枣仁 10g，10 剂，水煎服，每日 2 次，早晚分服。

三诊：患者咳嗽明显好转，咳痰量少，无痰中带血，气喘明显好转，饮食好转，睡眠好转，二便正常，舌紫暗苔黄，脉弦涩。血常规正常，原方不变，续服 10 剂，后电话联系，说诸症好转。［《中国农村卫生》，2015，（12）：91］

案 2　谢江平治疗咯血案

池某某，女，38 岁。1981 年 1 月 21 日初诊。

［主诉］咯血 5 天。现咳嗽，痰中带血，血色鲜红，量中等。伴气紧，口干苦，心烦，思饮。尿黄少，苔薄黄，舌质红，脉细数。

［辨证］阴虚肺燥，木火刑金。

［治则］清热润肺，平肝宁络。

［处方］炒芥穗 9g，青黛 15g，栀子 12g，蛤粉 15g，海浮石 30g，诃子 12g，白芍 15g，藕节 40g，金钱草 30g，牛膝 9g，茅根 30g，瓜蒌 15g。

一二日后复诊，咳嗽大减，痰血减少，仿“桑菊”“止嗽”之法，予养阴润肺之品，更方二剂，痰血全消。咳嗽减轻，尚感口干夜甚，咽燥喜饮，此乃内热侵扰，以养阴清热、润肺柔肝之法，投药 2 剂，病告愈。后访咯血未再复发。［《四川中医》，1984，（1）：21］

案 3　高永祥治疗咯血案

石某某，女性，60 岁，门诊病志号 06337。

患者以每日咯血 5~20ml，咳嗽、胸胁胀痛、满闷约 1 个月为其主诉而求诊。该患少量、反复咯血病史 10 余年。曾以胸部平片、支气管碘油造影及体征诊断为支气管扩张。每次病情发作与季节、气候无关系，但遇怒及情志不遂后，往往要咯血，小量的咯血常持续数月。1个月前该患因大怒后，即觉胸闷，频咳阵阵、牵连胸胁胀痛，随之咳出鲜血约100ml。进某医院急诊室，给予垂体后叶素10个单位静脉注射后，大咯血止。但每日晨起或上午仍咳嗽或咯血6~20ml不等。曾用卡巴克洛、青霉素、可待因等止血、抗炎、镇咳药，血量仍不见减少，有时咯血量还增加。至今患者常为咯血不止所苦，同时伴有心中烦、性情急躁等症。查：舌质红、苔微黄、脉弦数。血压：170/100mmHg。胸部听诊右肺下可见小水泡音。胸片示：右肺下纹理增粗、紊乱，散在边缘不清的点状阴影。

[中医诊断]咯血（肝火犯肺型），即给予咳血方加味治疗。

[处方]瓜蒌20g，诃子、山栀、海浮石、寸冬各15g，丹皮10g，青黛5g,（冲）3剂，水煎服。

二诊：患者自述，服上方后，即觉胸闷、咳嗽症减。胸胁胀痛减轻，咯血量减少，现每日可见2~3次。舌质仍红，脉弦数，继续服上方3剂。

三诊：患者面有喜色，胸胁痛明显好转，咳嗽减轻，大口咯血已止，仅有时咳痰带少量丝，嘱其再服原方3剂。患者咯血停，症状舌脉象正常，右肺下水泡音明显减少。

观察2个月，未见咯血再发，3个月后又因情志不遂再次咯血，证同前，给予前方6剂后，血停症消，1周后即可参加家务劳动。(《黑龙江中医药》，1987，01：45）

槐　花　散

《普济本事方》

【组成】槐花炒　柏叶杵，焙　荆芥穗　枳壳麸炒，各等份（各9g）

【用法】上为细末，用清米饮调下二钱（6g），空心食前服（现代用法：为细末，每服6g，开水或米汤调下；亦可作汤剂，水煎服）。

【功用】清肠止血，疏风行气。

【主治】风热湿毒，壅遏肠道，损伤血络便血证。肠风、脏毒，或便前出血，或便后出血，或粪中带血，以及痔疮出血，血色鲜红或晦暗，舌红苔黄，脉数。

【方论选录】

明·吴崑：肠风、脏毒下血，此方主之。槐花、侧柏能凉大肠之血；荆芥、枳壳能疗大肠之风，风热相搏者治之良。(《医方考》)

清·汪昂：此手、足阳明药也。侧柏养阴燥湿，最清血分；槐花疏肝泻热，能凉大肠；荆芥散瘀搜风；枳壳宽肠利气。(《医方集解》)

清·汪绂：治肠风、脏毒下血。按肠风俗名也，大便出血，多由于火，非由于风。大抵浓酒炙肉，热伤于胃，不逆而上则逼而下，血伤于热，因而下血；或则劳役伤血，因而下血者亦有之；又或者因外寒清燥湿气，抑遏其阳，郁以成热，不能上越，逼而下流者，亦有之。要其证亦总由于胃热，胃热下流则二肠亦热，而大肠为燥金，尤火热所喜乘而伤血者，非由时行外淫，故其证异于痢。由胃而下，病不专在大肠，血自肠中与大便同出，非由大肠热聚肛门伤而成痔，血自痔孔出，故其证亦异于痔。其火热之伤，近而即发，则血色鲜红；久积而发，则血瘀而黑。或分色鲜为热，色瘀为寒，非也。先血后便伤在大肠，先粪后血，伤在胃及小肠，或谓风邪淫胃为肠风，湿邪淫胃为脏毒，亦非也。槐花苦寒，色绿入肝而能去血分之热，体轻入肺而能泄气分之逆，苦能坚肾水而平相火。大肠，肺之腑也，故此用以清大肠之火。侧柏叶苦涩微辛，平肝火，靖血分之热，荆芥散血中之风热、湿热，且炒黑能止妄血；枳壳以宽肠胃而行结气，且能敛阴，又此于血分药中加气分药，气为血倡也。等分为末，每服9g，米饮下，引以下胃肠也。积久不愈，宜加补气生血及升举之药，如人参、黄芪、当归、白术、甘草，及葛根、升麻之类。（《医林纂要探源》）

清·费伯雄：槐花散寒凉太过，肠风下血，中气必虚，再用阴寒，血更凝结。方中去柏叶，加参、术、当归、陈皮、甘草，庶有瘳乎。（《医方论》）

清·张秉成：肠风者，下血新鲜，直出四射，皆由便前而来，或风客肠中，或火淫金燥，以致灼伤阴络，故血为之逼入肠中而疾出也。脏毒者，下血瘀晦，点滴而下，无论便前、便后皆然。此皆由于湿热蕴结，或阴毒之气，久而酿成，以致守常之血，因留着之邪溃裂而出，则渗入肠中而泄矣。然二者之血，与痔漏之血，各自不同。肠风、脏毒之血，出于肠脏之间，痔漏之血，出于肛门蚀孔处。治法亦稍有异同也。槐花禀天地至阴之性，疏肝泻热，能凉大肠；侧柏叶生而向西，禀金兑之气，苦寒芳香，能入血分，养阴燥湿，最凉血分之热。荆芥散瘀搜风，枳壳宽肠利气。四味所入之处，俱可相及，宜乎肠风、脏毒等病，皆可治耳。（《成方便读》）

今·盛心如：本方乃不论其肠风、脏毒，治标之剂也。槐花凉血泻热，直入于大肠；侧柏养阴以解毒；荆芥散瘀而搜风，兼为止血之品；更有枳壳下气以宽肠，肠宽气下，而血自止矣。（《实用方剂学》）

今·湖北中医药大学方剂教研室：本方是治疗肠风下血的主方。肠风下血乃风热毒邪壅遏肠道所致。立法当清肠凉血，疏风行气。方以槐花为主药，本品味苦性寒，入肝及大肠经，可清泻肝热及大肠之火热毒邪。肝为藏血之脏，肝热清则能司藏血之职，本证的病变在大肠，肠热除则血不致妄行，故槐花有良好的泻热凉血止血之功效。《药品化义》曰：槐花"主清肠红下血，痔疮肿痛，脏毒淋漓，此凉血之功独在大肠也。"侧柏叶亦为苦寒之品，苦能燥湿，寒能清热，为凉血止血之要药。《名医别录》谓其"疗吐血、衄血、痢血、崩中赤白"。《本草从新》谓其"凉血，去血分湿热"。槐花与侧柏叶配伍，凉血止血之功更著。方中何以要用荆芥？荆芥在本方之作用有二：其一，荆芥可疏泄风邪，配伍寒凉之品，能疏泄壅结于肠道的风热邪毒，以治其本；其二，荆芥入肝经，肝藏血，故其具有理血之功。《本草求真》曰：荆芥"既入于肝经风木之脏，则肝即属于藏血之地，故又能以通利血脉，俾吐、衄、肠风、崩痢、产后血晕……靡不借其轻扬以为宣泄之具。"汪昂称其为“风病血病之要药”。枳壳可宽肠行气，使肠通气机通畅，则邪毒易解。四药合用，共奏清肠凉血、疏风行气之功。用于肠风下血之证，其效颇佳。本方药性寒凉，仅宜于用治血热所致之肠风下血等证。若下血过久，见气血亏虚者，则非本方所宜。如《本经逢原》即谓侧柏叶“性寒而燥，大能伐胃，虽有止血之功，而无阳生之力，故亡血虚家不宜擅服”。用比方时，当慎之。(《古今名方发微》)

【验案选录】

案1　熊继柏治疗痔疮案

邓某，女，52岁，门诊病例，2009年3月20日初诊。

患者有痔疮病史多年。时常大便下血，就诊时伴潮热，盗汗，舌红，苔薄黄，脉细数。

[辨证]肠风下血兼阴虚盗汗。

[治法]清肠止血，滋阴泻火。

[处方]槐花散合六黄三甲汤。槐花15g，荆芥炭10g，侧柏炭15g，枳壳10g，黄芪30g，黄芩10g，黄柏10g，黄连3g，生地15g，熟地15g，当归10g，煅龙骨30g，煅牡蛎30g，炒龟甲30g，地榆炭20g，甘草6g。15剂，水煎服。

二诊：4月5日。药后大便血止，但近日便秘，便血小有发作，有时潮热，但盗汗已止，舌苔黄腻，脉细数。再用槐花散合当归六黄汤，黄连改大黄。

[处方]槐花15g，荆芥炭10g，侧柏炭15g，枳壳10g，黄芪30g，黄芩10g，黄柏6g，大黄3g，生地15g，熟地15g，当归10g，知母10g，甘草6g。10剂，水煎服。

按：本案素患“痔疮”，风热邪毒壅于肠间，久病伤阴，阴虚火旺，虚火灼伤肠中血络，则致便血常作。《血证论·便血》曰：“凡治肠风下血，总以清火养血为主，火清血宁而风自息矣。”以槐花散清热止血，六黄汤滋阴泻火，加用三甲滋阴敛汗，故邪去血止热除，病获痊愈。(《一名真正的名中医：熊继柏临证医案实录1》)

案2　张瑾治疗痢疾案

冯某某，女，49岁，工人，住院号8905200。1988年10月31日入院。

自述痔疮出血20余年，1983年做过痔疮手术。近20天来大便下血较多，色鲜红，肛门肿痛，有异物感。头晕目眩，肢软，纳食无味，舌质淡红，苔薄黄，脉濡数。肛诊见混合痔。

前医实为肠胃郁热，用清热泻火、凉血止血之剂，药用生地、大黄、丹皮、侧柏叶等治疗4天，不效。

余据苔黄腻，大便溏而不爽，脉濡数，从湿热论治，拟清肠健脾利湿，活血止血法，更用赤小豆当归散合槐花散加味。

[处方]当归10g，赤小豆30g，薏苡仁30g，地榆15g，枳壳10g，防风10g，荆芥10g，槐花10g，侧柏叶10g，仙鹤草10g，熟大黄3g。

服药12剂，便血止，肛门不适等症状消失。[《江西中医药》，1984（03）：38]

案3　熊继柏用槐花散加味治痔疮案

某，女，40岁，长沙市人。门诊病例。初诊：2005年11月27日。

诉素患痔疮，近日大便下血，血色鲜红，痔疮疼痛不显，舌淡，苔薄白，脉细。

[辨证]湿热遏肠，损伤脉络。

[治法]清热利湿，凉血止血。

[主方]槐花散合赤小豆当归散。

当归身15g，赤小豆30g，槐花20g，侧柏炭15g，荆芥炭10g，炒枳壳10g，白芍15g，甘草10g，15剂，水煎服。

二诊：2005年12月14日。诉痔疮下血已止，但舌质仍淡，苔薄白，脉细。拟原方再进15剂。

当归身15g，赤小豆30g，槐花20g，侧柏炭15g，荆芥炭10g，炒枳壳10g，白芍15g，甘草10g，15剂，水煎服。

按：本案因湿热壅遏肠道，损伤脉络，血渗外溢所致。须清肠凉血止血，取槐花散治之。《金匮要略》云："下血，先血后便，此近血也，赤小豆当归散主之。"故又合赤小豆当归散，则肠中湿热清，便血愈。(《熊继柏医案》)

案4　谢宝慈治疗便血（内痔）案

患者，男，35岁。

[主诉]便后肛门滴血3天。血色鲜红，出血量多，无肛门疼痛及肿物脱出，大便正常，舌质淡红、苔薄黄、脉弦。肛检：截石位3点、7点齿线上黏膜隆起各约1cm×2cm大小，可见少许渗血。

[诊断]Ⅰ期内痔。方用槐花散加味口服，次日出血减少，服用3剂后肛门无出血。

按：槐花散在原方的基础上加用地榆炭、当归、生地黄、槐角等药，方中地榆、侧柏叶、槐花能缩短出凝血时间，炒炭后作用更显著，生地的提取物可促进血液凝固而有止血作用，当归、槐角有润肠通便作用，能使患者保持通软便而减轻出血，故该方具有良好的止血作用。[《中国现代药物应用》，2008，(04)：67-69]

案5　张瑾治疗便血案

熊某某，男，74岁，职工，住院号8903107。1989年4月1日入院。

[主诉]便血3个月，加重3天，有痔疮史38年。

症见：面色萎黄，爪甲苍白，大便软，先便后血，色鲜红，量多，每次达30ml左右，日4~5次，肛门灼热疼痛，有异物感，尿黄。舌体胖大，舌质淡暗，苔薄黄而干，脉沉细滑数。外科会诊环状痔直肠未触及肿块。入院后即输同型血300ml。

辨为大肠湿热，气血两亏证，拟清肠止血，益气养血法，给槐角丸加黄芪、党参、当归、大黄等治疗3天未效，血压下降为80/50mmHg，遂加用云南白药止血，2天后便血量略减。

从4月5日起，更用赤小豆当归散合槐花散加味。

［处方］赤小豆30g，当归10g，槐花10g，侧柏叶10g，荆芥炭10g，枳壳10g，贯仲30g，仙鹤草30g，红参10g（另煎冲服），生黄芪30g。

服药6剂，便血止，肛门灼热及异物感除。4月12日复查大便未见异常。［《江西中医药》，1989，（06）：38］

案6　陈映标治疗痔疮案

陈某某，男，42岁，1993年12月20日初诊。

自诉患痔疮10余年，虽多方治疗未见好转，近来加重。

［检查］肛缘3，11点混合痔突出肛外，如红枣大，用食指复位，肿物能回纳肛内，质地柔软，肛内未扣及硬块，肛镜下齿状线上3，7，11点内痔，以3，11点为甚，黏膜充血水肿。诊为：内痔、混合痔。抗感染治疗后，于12月24日局麻下行内注（1∶1消痔灵按四步注射法）、内扎加外剥术，3、11点内扎，切口2个，手术顺利，自觉轻度疼痛。术后按常规换药。

［中药处方］银花15g，蒲公英15g，野菊花15g，地榆15g，槐花15g，当归10g，生地15g，枳壳10g，黄柏10g，连翘10g，牛膝10g，甘草6g。

2天后患者未见排便。自觉肛门疼痛，按上方加大黄（后下）12g，白芷10g，乳香、没药各6g。第4天时排便疼痛减轻，按原方去大黄，继续服用，至第7天时两个线头全部脱落，大便正常，肛门有轻度不适，原方去乳香、没药、白芷，加北黄芪以托疮生肌，12天创口基本愈合。15天时复查，肛缘皮肤完整，肛镜下未见肿物，随访至今未见复发。［《北京中医》，1996，（02）：37-38］

小蓟饮子

《济生方》录自《玉机微义》

【组成】生地黄　小蓟　滑石　木通　蒲黄　藕节　淡竹叶　当归　山栀子　甘草各等份（各9g）

【用法】上㕮咀，每服半两（15g），水煎，空心服（现代用法：水煎服）。

【功用】凉血止血，利水通淋。

【主治】热结下焦之血淋、尿血。尿中带血，小便频数，赤涩热痛，舌红，脉数。

【方论选录】

明·吴崑：下焦结热，血淋者，此方主之。下焦之病，责于湿热。法曰：病在下者，引而竭之。故用生地、栀子凉而导之，以竭其热。用滑石、通草、竹叶淡而渗之，以竭其湿。用小蓟、藕节、蒲黄消而逐之，以去其瘀血。当归养血于阴，甘草调气于阳。古人治下焦瘀热之病，必用渗药开其溺窍者，围师必缺之义也。(《医方考》)

清·汪昂：此手、足太阳药也。小蓟、藕节退热散瘀，生地凉血，蒲黄止血，木通降心肺之火，下达小肠，栀子散三焦郁火，由小便出，竹叶凉心而清肺，滑石泻热而滑窍，当归养阴，能引血归经，甘草益阳，能调中和气也。(《医方集解》)

清·汪绂：小蓟甘寒，坚肾水，泻心火，去血热……蒲黄清血热，炒黑以止妄行之血；藕味甘咸微涩，散瘀血，退血热，其节亦能止血；滑石滑关窍，行水道，泻三焦之火；栀子去心及三焦之火，炒黑亦能止妄血；木通导心、小肠之火而通之于下；淡竹叶行相火之郁，而散之于膻中；甘草和中，亦能泻火；当归滋阴而行阳，以萃津液于肝，使血得所归，血得所归则不妄行于小便矣；生地黄以滋肾水，安相火，且上升以济心火，退血热。火上行者，而或热结下焦，热在血分，阴不足也。邪凑所虚，肾阴不足，热随水道下行，而侮所不胜，相火合焉，二腑皆热，火沸热，止其妄行，而君以生地，佐以当归，水壮而血有所滋，热清而下焦不结矣。(《医林纂要探源》)

清·张秉成：夫淋之为病，或膏，或砂，或石，或气，或劳，种种不同，血者亦其一也，必小便闭涩，淋沥而下。治此者固当分别，然治病必求其本，疏流必清其源。若不清其源，而徒治其流，无益也。大抵血淋一证，无不皆自心与小肠积热而来。心为生血之脏，小肠为传导之腑，或心移热于小肠，小肠移热于膀胱，有不搏血下渗而为淋者乎？山栀、木通、竹叶，清心火下达小肠，所谓清其源也。滑石利窍，分消湿热从膀胱而出，所谓疏其流也。但所瘀之血，决不能复返本原，瘀不去则病终不能瘳。故以小蓟、藕节，退热散瘀，然恐瘀去则新血益伤，故以炒黑蒲黄止之，生地养之。当归能使瘀者去而新者生，引诸血各归其所当归之经。用甘草者，甘以缓其急，且以泻其火也。(《成方便读》)

今·朱良春：本方是由导赤散（生地、木通、甘草、淡竹叶）加味组成。导赤散原能凉血清心，泻下焦小肠之火，具有利尿通淋的作用。现加小蓟、藕节、蒲黄、当归，功在凉血散瘀，和血养阴止血，是专为尿血而设；加滑石是增强泻热、利尿的作用；加山栀是增强清热泻火的功能。热退血止，淋通尿畅，则自然痛止病除。(《汤头歌诀详解》)

今·李飞：小蓟性凉滋润，善入血分，清下焦血分之结热，并能散瘀，使血热得清，则血不妄行，且可防血止留瘀之弊，故小蓟当为方中君药。(《中医历代方论精选》)

今·湖北中医药大学方剂教研室：小蓟饮子乃是治疗血淋、尿血的常用方剂。但血淋的成因很多，本方所治者乃因下焦瘀热所致。故治当凉血止血，利尿通淋。方中小蓟性味甘凉，具凉血止血之功，尤长于治尿血，且有良好的利尿作用，能清利膀胱的湿热，一药而两擅其功，故以之为主药。蒲黄在方中的作用有三点：一是凉血止血，协助主药以加强其凉血止血之功；二是活血化瘀，使血止而不留瘀；三是利尿通淋。《本经》说：蒲黄“主心腹膀胱寒热，利小便，止血，消瘀血”。藕节、生地亦为凉血止血之佳品。以上四药配伍，凉血止血，兼以化瘀。热结膀胱，又当清之利之，故方中又配伍长于清热利湿的滑石、竹叶、木通，利水通淋，以导热下行。又血淋尿血之证，每致阴血耗伤，故用生地、当归养血益阴，使瘀去而新血能生，利水而不伤阴。用甘草者，甘以缓急止痛也。诸药合用，于凉血止血中寓化瘀之意，泻火通淋中有养阴之功。用治血淋、尿血之属于膀胱湿热蕴结所致者，其效甚佳。观本方用药是以清利为主，若血淋日久正虚者，则非此方所宜。(《古今名方发微》)

【验案选录】

案1　施赛珠治疗血尿案

张某某，男，60岁。初诊：1998年1月15日。

发现间歇性无痛性肉眼血尿10天。查尿常规：红细胞满视野。舌偏红、苔薄黄，脉细。

治宜凉血止血。方拟小蓟饮子加减。

[处方]生黄芪30g，赤芍15g，丹皮12g，小蓟草30g，地榆30g，侧柏叶15g，蒲黄12g，生地12g，水牛角30g。7剂。

服药4天后肉眼血尿消失，7剂服完尿常规转阴。

按：患者为急性发病，急则治其标，止血暂先。邪热下迫移于小肠、膀胱迫血妄动，先宜清热凉血止血，以小蓟饮子加减，但患者高龄，本有气虚，气不摄血，间歇而发，加用黄芪固气摄血，以共奏效。(《施赛珠医案》)

案2　马居里治疗肾性血尿案

崔某，男，9岁，兴平市人。初诊：2008年08月15日。

患者母亲诉1年前静脉输液后出现过敏，发现尿液颜色呈淡红色，查尿常规：隐血(++)，尿液红细胞形态分析：均为变形红细胞，其中圈形红细胞为40%，小球样红细胞为60%，肾穿示：IgA肾病(Lee2级)。在西京医院住院治疗，疗效不佳。尿常规：隐血一直存在。为求中西医治疗，遂求诊于马教授。

症见：小便频数短赤、尿时有灼热感，尿液呈鲜红色，夜寐差，双下肢无水肿，舌红苔黄，脉滑数，尿常规：隐血(++)。

马教授根据患者症状、体征、舌脉辨证为：膀胱郁热，病因病机为：心经有热，郁而化火下移膀胱，治宜清热利尿、凉血止血。方选小蓟饮子加减。

[处方]小蓟15g，蒲黄15g，藕节12g，滑石18g，生地20g，淡竹叶12g，当归15g，炙甘草6g，栀子12g，茯苓12g，黄连6g，白茅根15g，旱莲草15g，酸枣仁10g。7剂，水煎服，日1剂，同时口服金水宝、芦丁、双嘧达莫。

二诊：2008年08月22日，患者诉上述症状明显好转，舌红苔薄黄，脉滑稍数，查尿常规：隐血(++)。嘱患者继服上方7剂。

三诊：2008年08月29日，患者诉无小便频数短赤、尿时灼热感消失，尿液颜色正常，夜寐可，舌淡红，苔白，脉和缓，尿常规：隐血(+)。去上方之黄连、酸枣仁加女贞子10g，三七粉（冲服）3g，远志12g，14剂。

四诊：2008年09月12日，患者诉无不适症状，舌淡红苔白，脉缓有力，查尿常规（-）。易三诊方之茯苓为薏苡仁12g，14剂。

五诊：2008年09月26日，患者诉无不适，舌淡红，苔薄白，脉和缓有力，尿常规正常，嘱患者取四诊方7剂，做成水蜜丸，每次6粒，每日3次，并同时口服金水宝、双嘧达莫。禁辛辣食物、注意休息、预防感冒，定期查尿常规，不适即复诊。随访尿常规一直正常。[《黑龙江中医药》，2010，(04)：20]

案3　熊继柏治疗膀胱炎案

刘某，女，57岁，长沙市人。门诊病例。初诊：2005年12月11日。

诉尿血6年不愈。尿常规示：隐血（+++），白细胞（++）。膀胱镜检示：膀胱炎。现症：尿血，腰痛，小腹疼痛，伴便秘，咽红，舌苔薄黄腻，脉细数。

[辨证]下焦湿热。损伤血络。

[治法]清热泻火，凉血止血。

[主方]小蓟饮子。

小蓟20g，藕节15g，蒲黄炭15g，川木通6g，滑石10g，生地30g，栀子炭15g，竹叶10g，生甘草10g，白茅根30g，玄参30g，生大黄8g。10剂，水煎服。

二诊：2005年12月28日。诉服1剂后血尿更重，口苦，尿黄，因而停药未服。考虑因火毒太重所致，嘱其加服下药：黄柏10g，黄芩15g，车前子15g。配入上次药中煎服。

三诊：2006年1月18日。诉尿血显减，便秘、腰痛稍缓，伴口疮，舌苔薄黄，脉数。拟小蓟饮子加味再进10剂。(《熊继柏医案》)

案4　李顺民从脾论治血尿案

患者，男性，39岁。初诊时间：2012年10月16日。

[主诉]发现镜下血尿7个月。

[现病史]患者7个月前因腰痛于外院查尿蛋白（+），隐血（+++），红细胞385个/UL。诊断为"隐匿性肾炎"，未予系统诊治，此后多次复查尿隐血（+++）。

[刻诊]腰酸不痛，疲乏、劳累后加重，无尿频尿急尿痛，纳眠可，大便调。

[查体]舌胖，边有齿印，苔薄黄，脉细；双肾区叩击痛阴性，双下肢无水肿。

[尿常规]蛋白（+），隐血（+++），红细胞385个/UL。

[西医诊断]慢性肾病综合征。

[中医诊断]尿血（脾肾气虚，夹有湿热）。治以健脾益肾，清利湿热为法。

[处方]方以小蓟饮子加减。黄芪30g，生地黄20g，山药20g，山茱萸10g，小蓟炭15g，墨旱莲15g，白茅根30g，蒲黄炭10g，仙鹤草15g，甘草5g，白术10g，牛膝30g。7剂，日1剂，水煎分2次服。

二诊：2012年10月23日。腰酸乏力稍改善，舌暗，边有齿印，苔薄黄，脉细。尿常规：尿蛋白（±），尿隐血（+++），红细胞145个/UL。原方加莪术30g，莲须10g。7剂，煎服方法同前。

三诊：2012 年 11 月 13 日。患者已无明显不适，舌边齿印变浅，苔薄白，脉细。尿常规：尿蛋白（-），尿隐血（+），红细胞 11 个 /UL。前方去莪术，加芡实 30g。7 剂，煎服方法同前。

按：一般认为血尿多因下焦湿热引起，治疗多以清利下焦湿热、凉血止血为主，但李教授经多年临床发现，单纯热结下焦所致血尿临床并不多见，许多肉眼血尿及镜下血尿患者都不同程度存在脾肾亏虚或气阴两虚，因此对于这类患者，李教授主张从脾论治，其惯用方为加减小蓟饮子。小蓟饮子出自《玉机微义》，为凉血止血的名方，其组成有：生地黄 120g，小蓟根、滑石、通草、炒蒲黄、淡竹叶、藕节、当归、山栀子、炙甘草各 15g。原方有凉血止血，利水通淋之功，主要用于热结下焦之血淋、尿血。导师在小蓟饮子的基础上去滑石、通草、淡竹叶、藕节、当归、山栀子，加黄芪、山药健脾益气，加山茱萸益肾固摄，加墨旱莲清虚热，加白茅根、茜草炭凉血止血。经改良后的加减小蓟饮子（黄芪 30g，生地黄 20g，山药 20g，山茱萸 10g，小蓟炭 15g，墨旱莲 15g，白茅根 30g，蒲黄炭 10g，茜草炭 15g，甘草 5g）主要从健脾益肾入手，兼以凉血活血止血，常应用于气阴两虚或脾肾气虚夹有明显下焦湿热者，大大拓展了其应用范围。[《世界中医药》，2015，（06）：831-833］

案 5　江花治疗血淋并蛔虫症案

李某，女，28 岁，2003 年 12 月 23 日来诊。

自述昨日傍晚时右腰部隐隐酸痛不适，未予特殊处理，今晨起觉咽喉略痛，小便有热灼感，下午病情加重，每隔 15~30 分钟小便 1 次，小便将尽时，自觉膀胱有拘急空痛感，尿道热涩刺痛，心烦，小便滴沥有未尽之感，便纸上有淡红血迹，此后几次发现有血块，血丝，精神异常紧张，故前来就诊。检见颜面部额头、鼻部及下颌有痤疮如丹，无脓，肾区无叩痛，小腹膀胱区有轻压痛，外阴尿道口处有红肿，未见异常分泌物。舌红苔薄白，脉滑数。

诊断为实证血淋。予以小蓟饮子以清热通淋，凉血止血。

［处方］小蓟 30g，生地黄 20g，通草 12g，淡竹叶 12g，藕节 15g，栀子 10g，滑石 15g，当归 10g，石韦 10g，橘皮 10g，白茅根 15g，赤小豆 10g，黄柏 6g，生甘草 10g。

2 剂。每剂水煎取汁 400ml，分 4 次频服。

二诊：自述未再见尿中有血，小便次数明显减少，1~2 小时 /1 次，膀胱拘急空痛感及心烦减轻，小便热灼感减轻，察看其面部上额及下颌部的痤疮减少变小，红晕减淡，仅鼻梁中部痤疮仍红赤如丹，舌质红减淡，苔白，脉数。故予原方加金银花 20g，半枝莲 10g，再进 2 剂。

三诊：诉诸症已平，然晨起大便中有一条长略 15cm 的已死蛔虫，大便成条，性状正常。再观其鼻部，痤疮已无，仅鼻中部稍余红晕，遂告知病情已无大碍，宜后期调养，清淡饮食，注意外阴清洁，静心节劳，服用一些祛虫药。

四诊：患者告知服祛虫药后并未再见虫下。嘱其观察随访。

按：本例用小蓟饮子治疗血淋乃正法正治，原本无奇，但出新之处为其对兼证的治疗。一是本案病人有新发痤疮、心烦等症，《素问·至真要大论》中有云："诸痛痒疮，皆属于心"，心火沿小肠下移，致小便淋沥涩痛的淋证，心火灼伤血脉，则有血淋；心火上炎，热毒壅滞于局部不得宣泄而致面部痤疮，亦因原方中有清泄心火，导热下行，活血归经之药，而达到不治而治之效；其二，本案服中药后下虫一事，实出乎意料，以古之仲景治疗蛔厥名方乌梅丸为例，有酸以治蛔原则，而有不期之效。[《河南中医》，2005，(03)：80]

案6　沈庆法治疗IgA肾病血尿案

患者，男，22岁，学生。

因"肉眼血尿1个月伴泡沫尿"于2005年3月6日来诊。患者此前曾入住市某医院，诊断为"IgA肾病可能"，入院后作肾脏穿刺，病理诊断明确。患者来诊诉有时腰酸，乏力，大便时稀，平时感冒时多见咽喉疼痛。查体咽稍红，无浮肿，舌红苔少，脉小弦。血压正常。尿常规：蛋白(+)，红细胞(+++)，尿微量蛋白146.6mg/L。

证属脾肾不固，气阴受损，治拟益气养阴，化瘀止血。

[药用]生黄芪15g，炒白术10g，防风炭6g，茯苓15g，生地黄15g，白芍药12g，川断12g，芡实15g，蚕茧壳15g，旱莲草30g，侧柏炭12g，血余炭12g，白茅根30g，陈皮6g，焦谷芽、焦麦芽各15g。1剂/天，水煎服。

1个月后复诊，尿常规示：尿蛋白(–)，红细胞(+)。患者自觉腰酸已减，口干，舌质干红、苔少，提示阴虚肾亏，须标本兼治，法当养阴益肾止血。

[药用]生地黄15g，白芍药15g，女贞子15g，旱莲草30g，血余炭12g，茜草炭12g，炒山栀12g，仙鹤草12g，南瓜蒂3个，苎麻根30g，米仁根30g，白茅根30g。以后在此方的基础上加减用药，经过1年的治疗，患者症状明显缓解，尿常规：尿蛋白(–)，红细胞3~5个/UL。

又服药半年，后随访，病情仍趋稳定。[《浙江中医药大学学报》，2012，(09)：982–985]

黄土汤

《金匮要略》

【组成】甘草　干地黄　白术　附子炮　阿胶　黄芩各三两（各9g）　灶心黄土半斤（30g）

【用法】上七味，以水八升，煮取三升，分温二服（现代用法：先将灶心土水煎取汤，再煎余药，阿胶烊化冲服）。

【功用】温阳健脾，养血止血。

【主治】脾阳不足，脾不统血证。大便下血，先便后血，或吐血，衄血，及妇人崩漏，血色暗淡，四肢不温，面色萎黄，舌淡苔白，脉沉细无力。

【方论选录】

明·赵以德：治远血者，黄土汤主之。然则血聚于胃者，何也？盖血从中焦所化，上行于荣，以配于卫，荣卫之流连变化，实胃土所资也。胃与脾为表里，胃与脾为表里，胃虚不能行气于三阳，脾虚不能行津于三阴，气日以衰，脉道不利，或痹而不通于血中，积随其逆而出，或呕或吐，或衄或泄也。若欲崇土以求类，莫如黄土。黄者，土之正色，更以火烧之，火乃土之母，其得母燥而不湿，血就温化，则所积者消，所溢者止。阿胶益血，以牛是土畜，亦是取物类。地黄补血，取其象类。甘草、白术养血补胃和平，取其味类。甘草缓附子之热，使不僭上。是方之药，不唯治远血而已，亦可治久吐血，胃虚，脉迟细者，增减用之。盖胃之阳不化者，非附子之善走，不能通诸经脉散血积也；脾之阴不理者，非黄芩之苦，不能坚其阴，以固其血之走也。黄芩又制黄土、附子之热，不令其过，故以二药为使。(《金匮玉函经二注》)

清·徐彬：下血较吐血势顺而不逆，此病不在气也，当从腹中求责。故以先便后血，知未便时血分不动，直至便后努责，然后下血。是内寒不能温脾，脾元不足，不能统血。脾居中土，自下焦而言之，则为远矣。故以附子温肾之阳，又恐过燥，阿胶、地黄壮阴为佐；白术健脾之气，脾又喜凉，故以黄芩、甘草清热；而以经火之黄土与脾为类者，引之入脾，使暖气于脾中，如冬时地中之阳气而为发生之本，真神方也。脾肾为先后天之本，调则荣卫相得，血无妄出，故又主吐、衄。愚谓吐血自利者，尤宜之。(《金匮要略论注》)

清·张璐：经言大肠、小肠皆属于胃，又云阴络伤则血内溢。今因胃中寒邪，并伤阴络，致清阳失守，迫血下溢二肠，遂成本寒标热之患。因取白术附子汤之温胃助阳，祛散阴络之寒，其间但去姜、枣之辛散，而加阿胶、地黄以固护阴血，其妙尤在黄芩佐地黄分解血室之标热，灶土领附子直温中土之本寒，使无格拒之虞。然必血色瘀晦不鲜者为宜，若紫赤浓厚光泽者，用之必殆，斯皆审证不明之误，岂立方之故欤？(《张氏医通》)

清·尤怡：下血先便后血者，由脾虚气寒失其统御之权，而血为之不守也。脾去肛门远，故曰远血。黄土温燥入脾，合白术、附子以复健行之气，阿胶、生地黄、甘草以益脱竭之血，而又虑辛温之品转为血病之厉，故又以黄芩之苦寒，防其太过，所谓有制之师也。(《金匮要略心典》)

清·王子接：先便后血，此远血也，黄土汤主之。明旨肝经别络之血，因脾虚阳陷生湿，血亦就湿而下行。主之以灶心黄土，温燥而去寒湿。佐以生地、阿胶、黄芩入肝以治血热；白术、附子、甘草扶阳补脾以治本虚。近血内瘀，专力清利；远血因虚，故兼温补。治出天渊，须明辨之。(《绛雪园古方选注》)

清·吴瑭：此方则以刚药健脾而渗湿，柔药保肝肾之阴，而补丧失之血，刚柔相济，

又立一法，以开学者门径。后世黑地黄丸法，盖仿诸此。(《温病条辨》)

清·唐宗海：血者，脾之所统也。先便后血，乃脾气不摄，故便行气下泄，而血因随之以下。方用灶土、草、术健补脾土，以为摄血之本；气陷则阳陷，故用附子以振其阳；血伤则阴虚火动，故用黄芩以清火；而阿胶、熟地，又滋其既虚之血。合计此方，乃滋补气血，而兼用温清之品以和之，为下血、崩中之总方。古皆用为圣方，不敢加减，吾谓圣师立法，指示法门，实则变化随宜。故此方热症可去附子，再加清药；寒证可去黄芩，再加温药。(《血证论》)

清·张秉成：凡人身之血，皆赖脾脏以为主持，方能统御一身，周行百脉。若脾土一虚，即失其统御之权，于是得热则妄行，得寒则凝涩，皆可离经而下，血为之不守也。此方因脾脏虚寒，不能统血，其色或淡白或瘀晦，随便而下。故以黄土温燥入脾，合白术、附子，以复健行之气；阿胶、地黄、甘草，以益脱竭之血；而又虑辛温之品，转为血病之灾，故又以黄芩之苦寒防其太过，所谓王者之师，贵有节制也。(《成方便读》)

近·曹颖甫：脾寒不能统血，则下陷而便血。尤在泾谓脾去肛门远，故曰远血是也，黄土汤方治，温凉并进，以血之下泄，久久必生燥热也，故用地黄、黄芩、阿胶以润而清之。以脾脏之虚寒下陷也，故用甘草、白术以补虚，炮附子以散寒，更用灶中黄土以去湿，而其血当止。(《金匮发微》)

近·陆渊雷：灶中黄土（即伏龙肝）为镇静止血剂（西医治伤寒肠出血务镇静其肠部)。观于本草而可知也。分量作半斤为是，《千金》《外台》用半升，太少。此物质重而味淡，用少则不效。升盖斤字形近而讹。地黄去瘀生新而续绝伤，出血在肠者，血止后无须消瘀，即可补益，故与灶中黄土及阿胶相协止血，三味为方中主药。用附子者，大量肠出血之际，必有失神面白，肢冷脉细等虚寒证故也。用术者，促肠管吸收，吸收盛则渗出自减也。用黄芩者，平肠部之充血，减低其血压，使血易止也。《千金》有干姜者，制止肠蠕动，使肠动脉不受压力，则破裂处易愈合也。其为治肠出血之专药，方义至明白，而何与于远血近血哉？又治吐血衄血者，方中唯术一味与吐血不相应，他药俱可借用也。又治妇人崩中者，崩中与便血治法略同也。(《金匮要略今释》)

今·吴考磐：黄土名汤，明示此证系中宫不守，血无所摄而下也。佐以附子者，以阳气下陷非此不能举之。使黄芩者，以血虚则生火，故用黄芩以清之。仲景此方原为温暖中宫，所用黄芩乃以济附子之性，使不燥烈，免伤阴血也。后人以附子过燥，改用干姜以代，其义亦通。(《金匮要略五十家注》)

【验案选录】

案1　伏新顺治疗黑便案

79岁的黑便患者，胃镜检查提示胃溃疡合并出血，每天黑便1~3次，采用奥美拉唑、巴曲酶、凝血酶等多种西药治疗半月无效，患者大便下血，排便无力，精神疲倦，畏寒肢冷、舌淡苔白，脉沉迟。

中医诊断为脾胃虚寒，治以温补脾胃、养血摄血，方用黄土汤加减。

［处方］灶心土 100g，阿胶 20g，熟地、白术、白及各 15g，炙甘草、炮附子、黄芩各 6g，三七粉（冲服）3g。3 剂，每日 1 剂，水煎服。

药后发现，病人黑便日渐减少。遂效不更方，在继用黄土汤加减治疗的同时逐渐停用西药，在 1 周后病人痊愈出院。

按：黄土汤出自《金匮要略》，张仲景以灶心土与甘草、干地黄、白术、附子（炮）、阿胶、黄芩同用，取名黄土汤，用治脾气虚寒之大便下血、吐血、衄血、崩漏等病症。在黄土汤方中，以灶心土温中止血为君；白术、附子温脾阳而补中气，助君药以复统摄之权为臣；出血量多，阴血亏耗，而辛温之白术、附子又易耗血动血，故用生地、阿胶滋阴养血，黄芩清热止血为佐；甘草调药和中为使。诸药配合，寒热并用，标本兼治，刚柔相济，温阳而不伤阴，滋阴而不碍阳，则其病可治。此后笔者反复多次用过黄土汤，效果确实不错，同道可以一试。[《中国中医药报》，2009，（005）]

案 2　程门雪治疗便血案

许某，男，成年。初诊：1948 年 8 月 24 日。

先便后血，血色黯黑，腹胀不舒，动则头眩，此谓远血，乃阴络损伤，脾失统血之能所致。拟黄土汤出入。

蛤粉炒阿胶珠二钱，炮姜炭五分，条芩炭一钱，炒冬术一钱半，辰茯神三钱，炙远志一钱，炒枣仁三钱，净槐米（包煎）三钱，炙黑甘草八分，侧柏炭一钱半，焦白芍一钱半，藕节炭四枚，灶心黄土（包煎）三钱。二剂。

二诊：进黄土汤加味，便血色黑较见轻减，腹胀亦缓，动则头眩，夜不安寐，苔薄腻，脉虚弦。仍从原法出入。

蛤粉炒阿胶珠三钱，炒冬术一钱半，炙黑甘草八分，土炒白芍二钱，辰茯神三钱，炒枣仁三钱，炮姜炭五分，侧柏炭二钱，条芩炭一钱半，槐花炭三钱，藕节炭四枚，淮小麦四钱，荷叶边一圈，灶心黄土（包煎）四钱。二剂。

三诊：便血止，腹胀减，夜寐安，头蒙不清，血去阴伤，肝阳上亢之故，再拟柔肝潜阳。

大白芍一钱半，穞豆衣四钱，熟女贞三钱，炒杭菊一钱半，煅石决五钱（先煎），辰茯神三钱，炙远志一钱，炒枣仁三钱，薄荷炭八分，霜桑叶三钱，炒白蒺藜三钱，嫩钩钩三钱（后下），荷叶边一圈。三剂。

按：《灵枢·百病始生》指出："卒然多食饮则肠满，起居不节、用力过度则络脉伤……阴络伤则血内溢，血内溢则后血。"起居不节、用力过度均可致脾虚失于统血，如本例即是。《金匮要略》说："下血，先便后血，此远血也，黄土汤主之。"除此条之外，还有"下血，先血后便，此近血也，赤小豆当归散主之"的一条，是为脾虚或肠热下血的区别。其诊断在于远血是先便后血，血色黯黑，如本例兼有腹胀征象，更是脾虚的明证；

近血是先血后便，血色鲜红，属实证。

张仲景的黄土汤由甘草、白术、附子、阿胶、地黄、黄芩、灶心黄土所组成，其中白术、甘草、黄土、阿胶是健脾止血的主药。鉴于患者阴虚阳亢，程老不用附子，而以炮姜炭代之，引血归经。因值盛暑，也不用地黄，这是他用药审慎之处。黄芪炭既与炮姜相颉颃，也是入肠的引经药，佐用槐米、侧柏、藕节以止血，取得了很好的疗效。由于血去心失所养，以致夜不安寐；阴伤肝阳上亢，以致动则头眩，故用养心安神、柔肝潜阳之法以兼顾之。(《程门雪医案》)

案3　丁甘仁治疗便血案

丁左，便血色紫，腑行不实，纳谷衰少，此远血也。近血病在腑，远血病在脏，脏者肝与脾也。血生于心，而藏统之职，司于肝脾。肝为刚脏，脾为阴土，肝虚则生热，热迫血以妄行；脾虚则生寒，寒泣血而失道，藏统失职，血不归经，下渗大肠，则为便血。便血之治，寒者温之，热者清之，肝虚者柔润之，脾虚者温运之，一方而擅刚柔温清之长，唯《金匮》黄土汤最为合拍，今宗其法图治。

土炒於术一钱五分，阿胶珠二钱，炒条芩一钱五分，灶心黄土（荷叶包煎）四钱，陈广皮一钱，炙甘草五分，炒白芍一钱五分，抱茯神三钱，炮姜炭五分，炙远志一钱。(《丁甘仁医案》)

案4　丁甘治疗痢疾案

王右，脾寒肠湿，血痢色紫，腹无痛苦，久而不止，纳少神疲，脉象沉细，苔薄黄。拟黄土汤加味，温运中阳，而清湿热，以冀火土相生，阳气得以上升，阴血不致下泄矣。

炮姜炭三分，生地炭三钱，酒炒黄芩一钱，白归身二钱，生於术二钱，阿胶珠三钱，炒赤芍二钱，肉桂心三分，清炙草五分，地榆炭三钱，灶心黄（土煎汤代水），一两。(《丁甘仁医案》)

案5　叶熙春治疗便血案

陈某，男，40岁。10月。双溪。

便下紫褐已近匝月，形寒畏冷，脘部隐痛，得温则减，胃纳欠佳，面色少华，脉来细涩，舌苔白薄。此属远血，病在肝脾，肝虚不能藏血，脾虚不能统血，藏统失司，血不归经，溢于下则为便血。治仿《金匮》黄土汤法。

伏龙肝15g（包），炒於术2g，炒白芍12g，淡子芩5g，炒阿胶珠9g，槐米炭9g，大熟地炭15g，炮姜5g，炙黑甘草5g，地榆炭9g，仙鹤草15g。

二诊：前用黄土汤加味，脘痛已止，而便色仍然紫黑，精神委顿，脉来较前有神，苔白薄。脾虚夹寒，阴阳不为相守，病已日久，药力一时难逮，仍守原法出入。

伏龙肝12g（包），炒於术8g，炙黑甘草5g，炮姜5g，地榆炭9g，炒阿胶珠9g，大熟地炭15g，槐米炭9g，旱莲草15g，炙当归9g，酒炒白芍9g。

三诊：大便由紫转黄，而胃纳依然不佳，形寒怯冷如故，脘腹不时隐痛，头昏，四肢乏力，脉象弦细。阴络之血虽止，而留瘀未尽耳。

大熟地15g，炮姜5g，炒阿胶珠9g，炙当归9g，蒲黄炭9g，酒炒白芍9g，炒晒术6g，云苓9g，炙黑甘草3g，旱莲草12g，陈皮5g。

四诊：前方服后，脘腹之痛已止，而脉细无力如故。血去气阴俱伤，再拟补气益血，以善其后。

米炒上潞参9g，炒於术8g，炙黄芪9g，茯神9g，炒枣仁（杵）9g，制远志5g，炒阿胶珠9g，炙当归9g，炒白芍9g，煨木香5g，炙甘草3g，连核龙眼15g。

按：景岳云："脾胃气虚，大便下血者，其血不甚鲜红，或紫或黑。"即《金匮》所谓之远血。近血病在腑，远血病在脏。盖脾主统血，脾气盛，运化有力，脾气虚，则统摄无能；肝主藏血，肝气和，血得畅行，肝气虚，则藏血失司。肝脾为病，血不归经，下渗大肠，则成便血。肝虚宜柔和，脾虚宜温运，用黄土汤加味，意即在此。方中伏龙肝、炮姜，不仅温运脾胃，并能止血，术、草健脾和中，白芍、阿胶、熟地黄养血柔肝，黄芩清火制燥，为反佐之法。综合方意，乃温清兼施，气血两顾。二诊血未尽止，正如方案所云："病日已久，药力一时难逮。"故仍以原法踵步。三诊血止留瘀未净，又加蒲黄炭一味，止中有行，妙在一药两用。(《名老中医名著重刊丛书：叶熙春专辑》)

案6　胡希恕治疗胃溃疡案

甄某，男，45岁，病案号61442。初诊日期：1965年12月9日。

1963年曾患胃脘痛，经X线钡剂检查确诊为胃溃疡，经治疗一度缓解，近1个月来又常胃脘痛，饭前明显，口干不思饮，时感头晕、乏力，大便溏黑，潜血强阳性，苔白，脉沉弦细。与黄土汤。

伏龙肝9g，炮姜9g，川附子9g，党参9g，炒白术9g，生地炭24g，当归9g，川芎6g，白芍12g，艾叶9g，生阿胶9g，炙甘草6g，黄芩9g。

[结果]上药服3剂胃脘痛已，6剂潜血转阴性。

按：患者因有远血又有口干、头晕、乏力等寒热交错证，故用附子、白术、甘草温中祛寒，且用伏龙肝温中收敛止血，伍以生地炭、阿胶协力止血，佐以黄芩苦寒清上热。(《胡希恕医案》)

案7　蒲辅周治便血案

苗某，女，58岁。

患者大便后流鲜血，或无大便亦流大量鲜血，每次流血量约1~2茶碗之多，每日2~3次，已20余日。两少腹有隐痛，自觉头晕心慌，气短自汗，脸肿，饮食尚可，素有失眠及关节疼痛，月经已停止2年，脉沉数，舌微淡无苔。《内经》谓："结阴者，便血一升，再结二升，三结三升。"以阴气内结，不得外行，血无所禀，渗入肠间。今去血过多，治宜温养脾肾，方用《金匮要略》黄土汤加味。

熟地30g，白术18g，炙甘草18g，黑附子9g，黄芩6g，阿胶15g，黄土60g，侧柏叶（炒）9g。用开水泡黄土，澄清取水煎药，服2剂。

二诊：服上方已有好转，昨日大便3次，仅有1次流血，今日又便后流血1次，仍心跳气短，无头晕及自汗出，饮食尚可，眠佳，舌无苔，脉为沉数。原方再服3剂。

三诊：便血已很少，心跳气短亦减，舌微黄薄苔，脉如前。血虽渐止，但日久伤血，中气亦伤，仍宜益气滋阴补血以资善后。

[处方] 生黄芪15g，当归6g，干地黄12g，东阿胶9g，甘草6g，生地榆6g，侧柏叶（炒）6g，枯黄芩4.5g，炒槐花6g，地骨皮6g。5剂。

3个月后随访，未再便血，心跳气短亦较前好转。

按：便血量多，见头晕心慌、气短自汗，乃脾虚失统之象，蒲老断证准确，经用黄土汤原方，使便血大减。尤其高明的是，最后以益气滋阴养血之剂善后，乃顾本之法也，真可谓步步为营，进退有序，大病焉有不愈之理。(《蒲辅周医案》)

芎归胶艾汤

《金匮要略》

【组成】川芎二两（6g） 阿胶二两（6g） 甘草二两（6g） 艾叶三两（9g） 当归三两（9g） 芍药四两（12g） 干地黄六两（15g）

【用法】以水五升，清酒三升，合煮，取三升，去滓，内胶令消尽，温服一升，日三服。不瘥更作（现代用法：水煎服）。

【功用】养血止血，调经安胎。

【主治】妇人冲任虚损，血虚有寒证。症见崩漏下血，月经过多，淋漓不止；产后或流产损伤冲任，下血不绝；或妊娠胞阻，胎漏下血，腹中疼痛。

【方论选录】

明·吴崑：孕妇漏胎不安者，此方主之。漏胎者，怀胎而点滴下血也。此是阴虚不足以济火，气虚不足以固血，故有此证。是方也，阿胶、熟地、当归、川芎，益血药也；黄芪、甘草、艾叶，固气药也。血以养之，气以固之。止漏安胎之道毕矣。(《医方考》)

清·徐彬：无端漏下者，此平日血虚而加客邪，半产后续下血不绝，此因失血血虚，而正气难复。若妊娠下血如前之固瘕者，固有之，而兼腹中痛则是因胞阻。阻者，阻其欲行之血，而气不相顺，非癥痼害也，故同以胶艾汤主之。盖芎、归、地、芍，此四物汤也，养阴补血莫出其右；血妄行必挟风而为痰浊，胶以骡皮为主，能去风，以济水煎成能澄浊；艾性温而善行，能导血归经；甘草以和之；使四物不偏于阴，三味之力也。而运用之巧，实在胶、艾。(《金匮要略论注》)

清·汪昂：此足太阴、厥阴药也。四物以养其血，阿胶以益其阴，艾叶以补其阳，和以甘草，行以酒势，使血能循经养胎，则无漏下之患矣。(《医方集解》)

清·魏念庭：妊娠而下血腹中痛，此胞气阻滞之故也。胞气何以阻？以气虚寒也。气虚寒则血必不足而凝，凝则血愈阻而作痛，气阻血凝则又内生虚热，血之凝者尚凝，而余血遂漏不止。甚则伤胎而动，动而竟堕，此胞中气血因虚而寒，因寒而阻，因阻而凝，因阻凝而热，因热而下血，因下血而伤胎坠孕，递及之道也。师主之以胶艾汤。用芎䓖引血中之凝，阿胶、甘草、当归、地黄、芍药五味全补胞血之虚，艾叶温子脏之血。(《金匮要略方论本义》)

清·尤怡：妇人经水淋漓及胎前产后下血不止者，皆冲任脉虚，而阴气不能守也。是唯胶艾汤为能补而固之。中有芎、归，能于血中行气，艾叶利阴气，止痛安胎，故亦治妊娠胞阻。胞阻者，胞脉阻滞，血少而气不行也。(《金匮要略心典》)

清·徐大椿：劳伤营气，血不归经，故崩漏不止，腹痛频频焉。熟地补阴滋血，当归养血荣经，川芎行血中之气，白芍敛妄行之血，阿胶补任脉以和冲脉，艾灰暖子室以除腹痛，炙甘草以缓中和胃也。水煎空心服之，使胃气调和则经脉受荫，而腹痛自退，血无妄行之患，何崩漏之不止哉！(《医略六书·女科指要》)

清·陈元犀：芎 、芍、地，补血之药也；然血不自生，生于阳明水谷，故以甘草补之；阿胶滋血海，为胎产百病之要药；艾叶暖子宫，为调经安胎之专品。合之为厥阴、少阴、阳明及冲任兼治之神剂也。(《金匮方歌括》)

清·张秉成：冲为血海，为血脉冲聚之区；任主胞胎，有胎元任载之意，合之督脉，皆起下极，同源而异流，与夫带脉之横围于腰者，皆属奇经，而无配偶也。然妇人之病，隶于八脉者为多，故古人有通补奇经之法，为治妇人之范围。阿胶补血液以达于肺肝，使左右升降之道路润泽自如；艾叶暖命门而通于冲任，使奇经上下之循环，赖其温养；甘草协和诸药，通补咸宜，合之四物调理血分之药，亦可为妇人通补奇经之一法欤。(《成方便读》)

近·曹颖甫：胞中之血，不得上行冲任二脉，阻塞下陷，故名胞阻。胶艾汤方，地黄、阿胶以养血；川芎、艾叶以升陷而温寒；炙草以扶统血之脾；归、芍以行瘀而止痛，而下血、腹痛愈矣。(《金匮发微》)

近·程门雪：《素问》阴虚阳搏一语，实为崩漏之要旨。盖崩之来因，总是阴分不足，阳邪搏之，血热不藏，妄行而致。其有宜于温补者，即血去过多，阴损及阳之后果。至其致此之主因。仍是阴虚阳搏四字也。既是阴虚阳搏，则壮水之主，以制阳光是为正法矣，当从此消息之……许叔微制奇效四物汤，以治阴虚阳搏之症，其方即胶艾四物汤加黄芩一味也。大要宜是，尚非精细，盖芎归并用，流窜过甚，实崩冲所不宜，阴虚阳搏者所宜禁者也；再则艾叶、黄芩之用，亦各有其味，笼统不当，但知其意，自为加减可耳。(《书种室歌诀二种》)

近·陆渊雷：此条言胶艾汤治非月经性之子宫出血也。此种出血，不因妊娠者，即为漏下。其起于妊娠中者，或因半产而下血不绝，或胎不损伤，但腹痛下血，即为胞阻。苟其证偏于虚者，胶艾汤悉主之。唯此条次于妊娠篇中，故说者以胞阻为主，他二症为宾矣。胞阻之名，实无深意，注家多从阻字望文凿说，不知阻塞者不当下血，且脉经作“胞漏”《巢源》名“漏胞”，其义颇觉允惬。子宫出血之原因甚多，或由炎症，或由癌肿，或由精神刺激，用方者旧法但视其外证。今能索其原因，则大有助于择方之当否也。(《金匮要略今释》)

今·丁学屏：冲任虚损，封藏失职，血虚不得内守，则崩漏下血，月经过多，产后恶露不绝；系胞无力，胎孕不固，则为胎漏。胎动不安。治当养血止血，调经安胎，微寓温宫。其一，以养为涩，标本兼顾。阿胶滋阴补血，复能止血；艾叶暖胞宫，温经止血，止痛安胎；归、芍、地、芎（即《局方》四物汤），养血调肝，尤重用地黄补肝肾、益冲任，主女子伤中胎漏下血；芍药甘草合方缓急止痛。其二，防塞留瘀，寓破于养。归、芎二药寓活血于补血之中，更以水酒共煎，宣行药力。本方为治崩漏及胎漏之要方，证属冲任亏损、血虚偏寒者宜之。如兼气虚，加党参、黄芪补气摄血；兼肾虚，加杜仲、续断补肾固冲；兼有郁热者，酌加黄芩清热安胎；瘀象明显者，可加蒲黄、茜草化瘀止血；流血量多，加用地榆、贯众炭、苎麻根等收敛止血可也。(《古方今释》)

今·湖北中医药大学方剂教研室：本方为治妇女崩漏及安胎之要方。盖妇人下血，常见者有三种情况：其一，是月经淋漓不断，谓之“漏下”；其二，是半产后下血不止；其三，为妊娠下血，而不因于癥瘕癖者，谓之“胞阻”。三种出血证之病因虽不尽相同，然其病机则皆为冲任虚损，阴血不能内守所致也。经曰：“冲为血海”“任主胞胎”。而胞宫主月事和孕育胎儿，与奇经八脉中的冲、任、督、带有着密切的关系，其中，冲、任二脉对胞宫的作用尤为紧要。正如徐灵胎所云：“冲任二脉，皆起胞中，上循背里，为经络之海，此皆血之所以生，而胎之所由系。”若脏腑功能失常或气血失调，影响冲、任二脉之生理机能，致冲任虚损，则导致崩中漏下等种种病证。治之之法，当调补冲任，固经止血，安胎止漏。胶艾汤乃其代表方。方中地、芍、归、芎即后世之四物汤，有补血调经之功，汪讱庵谓其能治“血家百病”，为治疗营血虚滞之要方。然肝肾不足，冲任虚损之证，若单以草木之品滋之，则终难胜任。经曰：精不足者，补之以味。味者阴也，故用血肉有情之阿胶，养血滋阴。《本草纲目》说：“阿胶气味俱阴，既入肝经养血，复入肾经滋水。”俾精血充盈，则冲任不虚矣。盖虚损之证，必兼寒湿，故用苦辛性温之艾叶温暖子宫，去内蕴之寒湿；调经安胎，止漏下之经血。阿胶与艾叶配伍，滋阴和阳，使阴阳得以平调，则经调血止，其胎自安。《本草述钩元》说：“古方调经多用艾，与疗崩漏及妊娠下血，旨合阿胶投之，以阿胶入手太阴为气中之阴，艾叶入肝、脾、肾之经为血中之阳，有升有降，和合以调气血，而即以固脱也。”另伍以甘草补益中土而调和诸药。且芍药合甘草即芍药甘草汤，有缓急止痛之效，阿胶合甘草善于止血，如仲景白头翁加甘草阿胶汤以治血痢，黄土汤之治便血等，均以二药配伍。综合成方，共奏补血调经、安胎止漏之功。观本方既可和血止血，亦可暖宫调经，又可安胎止痛，实为妇科之常用方剂。诚如李时珍所云：“胶艾汤治虚痢及妊娠产后下血，尤著奇效”，张山雷说：“妇人下血则中气虚寒，下焦无摄纳之权，以致血行失道，无故妄下，《金匮》胶艾汤温经升举，固阴和阳，是其正治。”……本方虽为治疗崩中漏下，妊娠下血之效方，然其究为冲任虚损证而设，倘血分有热，或癥瘕碍胎，以致胎动下血者，则禁用本方。经曰：有者求之，无者求之，盛者责之，虚者责之。虚实之证，判若水火，辨析不明，生死反掌，临证之时，能不慎哉？（《古今名方发微》）

【验案选录】

案1 蒋庚太治疗盆腔瘀血综合征案

杨某，女，38岁。1996年2月26日初诊。

主诉下腹部坠痛。低位腰痛，痛经，性感不快，白带过多，极度疲劳感，外阴着色较重，阴唇肿胀发暗，近5年来症状日渐加重，舌质淡暗，可见瘀斑、瘀点，脉象细涩，盆腔静脉造影，静脉回流速度22s，询问病史，既往人工流产3次，自然流产1次，正常分娩2胎。

［处方］小茴香15g，干姜10g，官桂（后下）3g，延胡索12g，蒲黄10g，五灵脂12g，当归12g，川芎9g，熟地12g，阿胶（烊化）15g，艾叶9g，甘草6g。

服药1个月，症状明重减轻。小茴香30g，进药60余剂，诸症消失，后以少腹逐瘀汤合胶艾汤各半量为用，再服月余，诸症消失。

1996年10月21日盆腔静脉造影，静脉回流速度31s。

按：该患者乃多孕产损伤胞络，气滞血瘀，脉络瘀阻。又“产后多寒”，无论正常产或早产后，属虚寒者多。则产后气血亏虚，易受寒邪侵袭，如《诸病源候论》说：“胞络之间有瘀血”，“遇冷则血结”此属冲任虚损，寒瘀气滞，脉络瘀阻，法当调补冲任，活血祛瘀，交通胞脉，方中四物汤、阿胶补血活血，调补冲任，小茴香、干姜、官桂、艾叶温暖胞脉，温经止痛，延胡索为血中之气药，甘草调和诸药，配白芍缓急止痛，二方合用调补冲任，活血祛瘀，温通下元。［《吉林中医药》，1997，（04）：20］

案2 焦树德治疗月经先期案

张某某，女，28岁。

素日健康，但近半年来月经赶前，每月提前约10天，经色鲜红，略有口干渴，腰腿酸困，余无大苦。舌苔薄白，舌质微红，脉细滑略数。

诊为血虚生内热，热扰血海，故月经提前来潮，其色鲜红无血块，而有口干渴之证。

［治法］调经固冲，凉血止血。

方宗胶艾汤出入：生地20g，川断18g，炒杜仲15g，当归10g，白芍12g，阿胶块（烊化服）12g，艾炭20g，黄芩炭12g，补骨脂9g，水煎服。另用三七粉2g，分2次随汤药冲服。

连进14剂，月经按期来潮。嘱下月来潮前10天即服上方10剂，使月经应期而至。照此服法，连用3个月，均在月经来前2周即服上方12剂，使月经每月按期来潮。自此治后，诸症痊愈，月经正常。（《焦树德·跟名师学临床系列丛书》）

案3　焦树德治疗妊娠出血案

我曾治一中年妇人，怀孕已4个多月，近半个多月来子宫不断出血，腰腹略感发坠，到妇产科检查，谓胎儿正常，经注射止血剂未效。

我诊其脉沉细滑数，舌苔略白厚微黄，诊为下元不足，阳精进入阴血（怀胎），阴受阳扰，胎前多热，血热妄行故发为胎漏，此属血虚夹胎热之证。

治法滋养下元，固冲安胎，凉血止血，方用胶艾汤加减。

桑寄生30g，川断炭30g，炒白术6g，子黄芩12g，苏梗12g，生地30g，当归10g，白芍12g，艾叶6g，阿胶（烊化）12g，黄柏炭12g，共进12剂而安。（《焦树德·跟名师学临床系列丛书》）

案4　邹云翔治疗习惯性流产案

霍某，女，35岁，干部，1960年4月2日初诊。

连续滑胎17次，肝肾不足，气血虚亏可知。今妊娠2个月，前天开始，少腹坠胀，阴道见红，腰府酸痛，头昏，泛恶欲吐，脉象滑大而数，舌苔薄白。

[辨证治法]证属肝肾不足，气血虚亏。治宜补气血，养肝肾，和胃安胎。

[处方]东北人参6g，大白术9g，当归身9g，炒白芍9g，陈艾炭3g，清阿胶（烊化）12g，枸杞子9g，桑寄生9g，抱茯神9g，老苏梗2.4g，干薤白3g，炒谷芽9g，荷叶蒂3枚，鲜生姜2片，黑大枣（切开）5个。

复诊：4月4日。服药2剂后，少腹坠胀、阴道见红、泛恶欲吐之症皆除，今已安然无事矣，唯觉头晕。脉来细滑，舌苔薄白。治守原法，以巩固疗效。

[处方]大潞党9g，大白术9g，当归身9g，炒白芍9g，清阿胶（烊化冲入）6g，陈艾炭2.4g，枸杞子9g，桑寄生9g，抱茯神9g，老苏梗1.8g，鲜生姜1片，黑大枣（切开）5个。

嘱上方间日服1剂，连续服2~3个月，以巩固疗效患者于1960年11月，足月生一子。

按：习惯性流产，《巢氏病源》称为“坠胎”，《医宗金鉴》称为“滑胎”。导致滑胎之主要原因，《巢氏病源》谓“气血不足，故不能养胎，所以致坠胎”。陈良甫谓“妊娠胎动不安者，由冲任血虚，受胎不实故也”。《医宗金鉴》认为与纵欲有关。冲为血海，任主胞胎，肾主藏精系胞，又主封藏。“气血亏损，冲任不固，肾气虚弱，胎儿难得滋养，所以屡次发生坠胎。治疗当以健脾养肾，补气血，固冲任为主。所以重在健脾者，以脾为后天之本，气血生化之源。如脾不健，则生化乏源，肾精无以滋生，冲任无以滋养。陈修园《女科要旨》之所以载丸重用参、术、苓、枣，《景岳全书》之泰山磐石散重用参、芪、术、草，盖即此意也。如因纵欲而致滑胎者，孕后即宜节欲，以免震动胎儿。本例为肝肾不足，气血亏损所致之滑胎，以人参、白术、谷芽大补元气，健运脾胃；当归、白芍、阿胶养血止血；枸杞子、桑寄补脾肾，固冲任；艾炭止血安胎；茯神安神止呕；荷蒂、薤白、苏梗升举清气，和中安胎；姜、枣温中健脾，调和气血。本方由寿胎丸、泰山磐石散和仲景之胶艾汤化裁而成，重在健脾胃，补气血，养肝肾，固冲任，安胎元。（《邹云翔医案》）

案5 刘渡舟治疗崩漏（功能性子宫出血）案

于某某，女，40岁，1993年11月29日初诊。

素来月经量多，近月余淋漓不断，某医院诊为“功能性子宫出血”。经色鲜红，质稀，头晕乏力，腰酸腿沉，口渴，口苦，便干。舌体肥大，舌边有齿痕，苔白，脉沉按之无力。此证属气血两虚兼有虚热。《经》云：冲为血海，任主胞胎。今冲任不固，阴血不能内守，而成漏经。治当养血止血，益气养阴调经，方用胶艾汤加味。

阿胶珠12g，艾叶炭10g，川芎10g，当归15g，白芍15g，生地20g，麦冬20g，太子参18g，炙甘草10g。

服7剂而血量大减，仍口苦，腰酸，大便2日一行，于上方中加大麻仁12g。又服7剂，诸症皆安。

按：综合本案脉证，月经不止、质稀、头晕、乏力、舌胖、脉沉无力，究为气血两虚，冲任不固，故用胶艾汤调补冲任，固经止血。又见经色鲜红、口渴，此出血日久，伤阴损津所致，故加麦冬以养阴生津也。（《刘渡舟临证验案精选》）

案6 丁甘仁治疗胞阻案

唐右，腰为肾府，胎脉亦系于肾，肾阴不足，冲任亦亏，妊娠4个月，忽然腹痛坠胀，腰酸漏红，脉细小而弦。胎气不固，营失维护，虑其胎堕，急拟胶艾四物汤养血保胎。

阿胶珠6g，生白术4.5g，厚杜仲6g，大白芍4.5g，广艾炭2.4g，炒条芩4.5g，川断肉9g，苎麻根6g，当归身6g，生地炭12g，桑寄生6g。

按：本案用胶艾汤去川芎、甘草，加诸安胎之品，可见处处从保胎入手，此为治胞阻之第一要事也。（《丁甘仁医案》）

案7 裘笑梅治疗痛经案

俞某某，37岁，1965年4月初诊。

经后少腹绵绵作痛，已逾6年。按之痛减，量少，色淡红，面色苍白，精神倦怠，眩晕心悸，自诉由流产大出血而起，脉细无力，舌质口唇均淡红，苔薄白。

证属脾虚失运，气血不足，治宜健脾胃，补气血，养冲任。

[处方] 党参、阿胶各12g，炙芪30g，当归20g，熟地15g，白芍9g，川芎、艾叶各3g，陈皮4g。

二诊：服14剂，痛经已除，纳谷已馨，经量尚少，经色稍红，腰酸乏力，头晕心悸，目眩，脉舌如前。

[处方] 前方除艾叶，加丹参30g。服14剂后，获全功而妊娠。

按：痛经发于流产之后，乃因失血过多，气血两虚，冲任失养所致，正合胶艾汤证病机，以之加减，其痛即瘥。（《医林荟萃·第四辑》）

案8 李存敬治疗便血案

李某，男，37岁，农民，1984年7月10日就诊。

患者有大便反复下血病史4年，每次均服消炎止痛、止血西药而得以缓解。此次大便下血已3日，再用上药不效，而求诊于余。症见面色萎黄，眼睑淡红，头晕乏力，劳累后心悸，夜寐多梦，口微苦，大便秘，有时如羊粪，排便时肛门阵发性灼痛或刀割样疼痛，数分钟即减轻，排便后剧烈疼痛持续数小时，十分痛苦，严重时咳嗽、喷嚏都可引起疼痛，大便时出血鲜红，量不多，轻时染红便纸，或附着于粪便表面，重时滴血，舌质稍红、苔薄黄，脉稍数。血常规：血红蛋白95g/L，血红细胞310×10^9/L，白细胞11×10^9/L，中性粒细胞0.76，淋巴细胞0.24。肛门视诊：见肛门前面有一约0.2cm×0.9cm纵形裂口。

病属便血（肛裂出血），由阴血亏虚，肠道热壅所致。治宜补血止血，兼清热通便之法。用胶艾汤加味。

阿胶（烊化）、白芍、麦冬各15g，艾叶炭、甘草各6g，熟地20g，川芎3g，当归身12g，生地炭30g，玄参25g，大黄、黄连各10g，日1剂，水煎服。每晚用沸开水熏洗、红霉素软膏挤入肛门。

二诊：7月12日。大便转溏，大便时不出血，肛门疼痛减轻。仍予前方去大黄、黄连，加黄芪25g。

三诊：7月15日。诸证渐平，口不苦，肛门不痛，肛门视诊：裂口愈合。

按：虽非妇人下血，毕竟为气血两虚之出血，同样可用胶艾汤治之。因其口苦、便秘、舌稍红、脉偏数，有热象表现，故随证加入玄参、大黄、黄连、麦冬以清热养阴，使冲任固谧。[《新中医》，1990，（9）：4]

第十四章 治风剂

凡以辛散祛风或息风止痉药为主组成，具有疏散外风或平息内风作用，治疗风病的方剂，统称治风剂。

风病分为外风与内风。外风是指外来风邪，侵袭人体肌表、经络、筋骨、关节等。由于外感六淫常相兼为病，故其证又有风寒、风湿、风热等区别。风邪毒气从皮肤破伤之处侵袭人体而致破伤风等，亦属外风。内风是指由于脏腑功能失调所致的风病，其发病多与肝有关，有肝风上扰、热盛风动、阴虚风动及血虚生风等。外风宜疏散，内风宜平息。因此，本章方剂分为疏散外风和平息内风两类。

治风剂的运用，首先需要辨清风病的内、外属性，以确立疏散或平息之法。其次，应鉴别病邪的兼夹及病情的虚实，进行针对性配伍。此外，外风可以引动内风，而内风又可兼夹外风，对此应该分清主次、轻重、缓急，兼而治之。

第一节　疏散外风剂

小续命汤

《备急千金要方》

【组成】麻黄　防己　人参　桂心　黄芩　芍药　甘草　川芎　杏仁各一两（各9g）　防风一两半（12g）　附子一枚（9g）　生姜五两（6g）

【用法】上十二味，㕮咀，以水一斗二升，先煮麻黄三沸去沫，纳诸药，煮服三升，分三服甚良。不瘥，更合三四剂必佳，取汗随人风轻重虚实也（现代用法：水煎服）。

【功用】祛风散寒，益气温阳。

【主治】阳气不足，风中经络。口眼㖞斜，语言不利，筋脉拘急，半身不遂，或神志闷乱等。亦治风湿痹痛。

【方论选录】

明·吴崑：麻黄、杏仁，麻黄汤也，仲景以之治太阳证之伤寒；桂枝、芍药，桂枝汤也，仲景以之治太阳证之中风。如此言之，则中风而有头疼、身热、脊强者，皆在所必用也。人参、甘草，四君子之二也，《局方》用之以补气；芍药、川芎，四物汤之二也，《局方》用之以养血。如此言之，则中风而有气虚、血虚者，皆在所必用也。风淫末疾，故佐以防风；湿淫腹疾，故佐以防已；阴淫寒疾，故佐以附子；阳淫热疾，故佐以黄芩；盖病不单来，杂揉而至，故其用药亦兼赅也。热者，去附子，用白附子；筋急、语迟、脉弦者，倍人参，加薏苡、当归，去黄芩、芍药，以避中寒；烦躁、不大便，去附、桂，倍加芍药、竹沥；日久大便不行，胸中不快，加枳壳、大黄；语言謇涩，手足颤掉，加石菖蒲、竹沥；口渴，加麦门冬、瓜蒌、天花粉；身痛发痒，加羌活；烦渴、多惊，加犀角、羚羊角；汗多，去麻黄；舌燥，加石膏，去附、桂。(《医方考》)

清·张璐：续命方，专为中风六经形证而立，以其死生反掌，较之伤寒尤为叵测。盖伤寒之邪，卒然从表而入，非若中风皆由本虚，虚风直犯无禁，且多痰涎内壅，表里纠缠之难于分解也。所以小续命汤虽本《古今录验》，而麻黄、桂枝两方皆在其中，以其本虚，必加人参驾驭。麻、桂发越在表之邪，又需附子直入少阴，搜逐在里之邪，不使外内交攻，正气立断，续命之名，信乎不虚。其余川芎、黄芩、防风、防已，不过为麻黄之使，以祛标热耳。(《千金方衍义》)

清·张秉成：此方所治之不省人事、神气愦乱者，乃邪气骤加，正气不守之象。筋脉拘急者，筋得寒则收引也。半身不遂者，乘人所禀阴阳之偏盛，气血之盈亏，以致虚邪客于身半也。语言謇涩者，风中于络而舌本强也。口眼㖞斜者，受邪之处反缓，正气为邪所引而急也。方中用麻黄、桂枝、防风、防己大队入太阳之经祛风逐湿者，以开其表；邪壅于外，则里气不宣，里既不宣，则郁而为热，故以杏仁利之，黄芩清之；而邪之所凑，其气必虚，故以人参、甘草益气而调中；白芍、川芎护营而和血；用附子者，既可助补药之力，又能济麻黄以行表也；姜、枣为引者，亦假之以和营卫耳。（《成方便读》）

【验案选录】

案1　丁甘仁治中风案

罗左，年甫半百，阳气早亏，贼风入中经，营卫痹塞不行，陡然跌仆成中，舌强不语，神识似明似昧，嗜卧不醒，右手足不用。风性上升，痰湿随之，阻于廉泉，堵塞神明也。脉象尺部沉细，寸关弦紧而滑，苔白腻，阴霾弥漫，阳不用事，幸小溲未遗，肾气尚固，未至骤见脱象，亦云幸矣。急拟仲景小续命汤加减，助阳祛风，开其痹塞，运中涤痰，而通络道，冀望应手，始有转机。

净麻黄四分，熟附片一钱，川桂枝八分，生甘草六分，全当归三钱，川芎八分，姜半夏三钱，光杏仁三钱，生姜汁（冲服）一钱，淡竹沥（冲服）一两。

另再造丸，去壳，研细末化服，一粒。

二诊：两进小续命汤，神识稍清，嗜寐渐减，佳兆也。而舌强不能言语，右手足不用，脉息尺部沉细，寸关弦紧稍和，苔薄腻。阳气本虚，藩篱不固，贼风中经，经痹塞，痰湿稽留，宗气不得分布，故右手足不用也。肾脉络舌本，脾脉络舌旁，痰阻心脾之络，故舌强不能言，灵机堵塞也。虽见小效，尚不敢有恃无恐，再拟维阳气以祛邪风，涤痰浊而通络道，努力前进，以观后效。

三诊：又服三剂，神识较清，嗜寐大减，略能言语，阳气有流行之机，浊痰有克化之渐，是应手也。

唯右手足依然不用，腑气六七日不行。苔腻，脉弦紧渐和，尺部沉细，肾阳早亏，宗气不得分布，腑中之浊垢，须阳气通，而后能下达，经腑之邪风，必正气旺，始托之外出。仍拟助阳益气，以驱邪风，通胃涤痰，而下浊垢，腑气以下行为顺，通腑亦不可缓也。

生黄芪三钱，桂枝八分，附子一钱，生甘草五分，当归三钱，川芎八分，云茯苓三钱，风化硝五分，全瓜蒌三钱，枳实炭一钱，淡苁蓉三钱，半硫丸吞服，一钱五分。

四诊：腑气已通，浊垢得以下行，神识已清，舌强，言语未能自如，右手足依然不用，脉弦紧转和，尺部沉细，阳气衰弱之体，风为百病之长，阴虚之邪风，即寒中之动气，阳气旺一分，邪风去一分。湿痰盘踞，亦借阳气充足，始能克化。经所谓阳气者，若天与日，失其所则折寿而不彰，理有信然。仍助阳气以祛邪风，化湿痰而通络道，循序渐进，自获效果。

生黄芪五钱，生白术二钱，生甘草五分，熟附子一钱，桂枝八分，全当归三钱，川芎八分，姜半夏三钱，西秦艽二钱，怀牛膝二钱，嫩桑枝三钱，指迷茯苓丸（包）五钱。

服前方，诸恙见轻，仍守原法扩充。生黄芪用至八钱，间日用鹿茸二分，研细末，饭为丸，陈酒吞服，大活络丹，每五日服一粒，去壳研末，陈酒化服，共服六十余帖，舌能言，手能握，足能履。接服膏滋方，药味与煎药仿佛，以善其后。（《丁甘仁医案》）

案2　吕沧洲治疗下利案

吕沧洲治帅府从事帖木失尔，病下利完谷，众医咸谓洞泄寒中，日服四逆理中辈，弥剧。吕诊其脉，两尺寸俱弦大，右关浮于左关一倍，其目外如草滋，盖知肝风传脾，因成飧泄，非脏寒所致，饮以小续命汤，损麻黄加白术三五升，利止，续命非止利药，饮不终剂而利止者以从本治故也。

震按：此条与张子和治赵明之条似同而不同，彼为外风所伤，此则内风相传，治虽仿佛，义有分别也。又沧洲治御史王彦芳内飧泄弥年，当秋半，脉双弦而浮，乃曰：夫人之病，盖由惊风，非饮食劳倦所致也。以肝主惊，故虚风自甚，因乘脾而成泻，当金气正隆尚尔，至明春则病将益加，夫人自述因失铜符而惊惧，由是疾作，乃用黄牛肝，和以攻风健脾之剂，逾月泻止，是又内风一种也。（《古今医案按》）

案3　徐灵胎治疗中风案

运使王公叙，自长葫罢官归里，每向余言，手足麻木而痰多。余谓公体本丰腴，又善饮啖，痰流经脉，宜撙节为妙。一日忽晕厥遗尿，口噤手拳，痰声如锯，皆属危证。医者进参、附、熟地等药，煎成不服。

余诊其脉，洪大有力，面赤气粗。此乃痰火充实，诸窍皆闭，服参附立毙矣。以小续命汤去附桂，加生军一钱，为末，假称他药以纳之，恐旁人之疑骇也。戚党莫不哗然，太夫人素信余，力主服余药。三剂而有声，五剂而能言，然后以消痰养血之药调之，一月后步履如初。（《洄溪医案·中风》）

大秦艽汤

《素问病机气宜保命集》

【组成】秦艽三两（9g）　川芎　川独活　当归　白芍药　石膏　甘草各二两（各6g）　川羌活　防风　吴白芷　黄芩　白术　白茯苓　生地　熟地各一两（各3g）　细辛半两（2g）

【用法】上十六味锉。每服一两（30g），水煎，去滓温服，无时（现代用法：水煎服）。

【功用】疏风清热，养血活血。

【主治】风邪初中经络证。口眼㖞斜，舌强不能言语，手足不能运动，风邪散见，不拘一经。

【方论选录】

明·虞抟：此方用归、芎、芍药、生熟地黄以补血养筋，甚得体。既曰外无六经之形证，但当少用羌活、秦艽，引用以利关节。其防风、独活、细辛、白芷、石膏等药，恐太燥而耗血。虽用此，川芎止可六分之一。尤宜加竹沥、姜汁同剂最好，达者详之。（《医学正传》）

明·吴崑：中风手足不能运动，舌强不能言语，风邪散见，不拘一经者，此方主之。中风，虚邪也。许学士云：留而不去，其病则实。故用驱风养血之剂，兼而治之。用秦艽为君者，以其主宰一身之风，石膏所以去胃中总司之火，羌活去太阳百节之风疼，防风为诸风药中之军卒。三阳数变之风邪，责之细辛；三阴内淫之风湿，责之苓、术。去厥阴之风，则有川芎；去阳明经之风，则有白芷；风热干乎气，清以黄芩；风热干乎血，凉以生地；独活疗风湿在足少阴；甘草缓风邪上逆于肺，乃当归、芍药、熟地者，所以养血于疏风之后，一以济风药之燥，一使手得血而能握，足得血而能步也。（《医方考》）

明·张介宾：大秦艽等汤，在《机要》《发明》俱云治中风外无六经之形证，内无便溺之阻隔，如是血弱不能养筋，宜养血而筋自荣，以大秦艽汤、羌活愈风汤主之。夫秦艽汤虽有补血之药，而寒散之剂居其半。夫既无六经之外邪，而用散何为也？既无阻隔之火邪，而用寒何为也？寒散既多，又果能养血气而壮筋骨乎？（《景岳全书·杂证谟·诸风》）

明·张介宾：此汤（大秦艽汤），自河间、东垣而下，俱用为中风之要药。夫既无六经之外证，而胡为用羌、辛、防、芷等药？既内无便溺之阻隔，而何用石膏、秦艽、黄芩之类？其为风寒痛痹而血虚有火者，乃宜此方耳。（《景岳全书·古方八阵·和阵》）

清·汪昂：此六经中风轻者之通剂也。以秦艽为君者，祛一身之风也；以石膏为臣者，散胸中之火也。羌活散太阳之风，白芷散阳明之风，川芎散厥阴之风，细辛、独活散少阴之风，防风为风药卒徒，随所引而无所不至者也。大抵内伤必因外感而发，诸药虽云搜风，亦必固里。当归养血，生地滋血，芎活血，芍药敛阴和血，血活则风散而舌本柔矣。又气能生血，故用白术、茯苓、甘草补气以壮中枢，脾运湿除，则手足健矣。又风能生热，故用黄芩清上，石膏泻中，生地凉下，以共平逆上之火也。（《医方集解》）

【验案选录】

案1　周宝宽治疗荨麻疹案

某男，42岁。2010年7月26日初诊。

全身起扁平疙瘩5天。在某医院诊断为荨麻疹，口服西替利嗪片，无明显疗效，现来我中医门诊求治。

［诊见］颈部、前胸、后背、腰臀均可见淡红色风团，灼热瘙痒，恶寒，咽痛，舌红，苔黄，脉浮紧。

［西医诊断］荨麻疹。

［中医诊断］瘾疹。

［辨证］风邪犯表，营血不和。

［治法］祛风清热，养血活血。

［方药］大秦艽汤化裁。

秦艽 15g，川芎 10g，当归 10g，白芍 10g，细辛 3g，羌活 5g，独活 5g，防风 15g，黄芩 10g，石膏 10g，白芷 10g，白术 15g，生地黄 10g，熟地黄 10g，茯苓 10g，白鲜皮 10g，刺蒺藜 15g，炙甘草 5g。水煎服，200ml，2 次 / 天。

二诊：2010 年 8 月 2 日。上方用后，风团消，瘙痒、咽痛止。上方去石膏、黄芩，又服 7 剂愈。随访 1 年，未见复发。(《周宝宽屡用屡效方：疑难病一扫光》)

案 2　周宝宽治玫瑰糠疹案

某男，21 岁。2010 年 10 月 8 日初诊。

上身起淡红色丘疹 5 天。5 天前先在左肋下起一元硬币大椭圆形淡红色斑片，继之，前胸、后背、上肢均出现类似丘疹，用丁酸氢化可的松乳膏（尤卓尔软膏）外涂，无明显疗效，现来我中医门诊求治。

诊见前胸、后背、上肢均可见淡红色丘疹，大小不等，边界清楚，上覆细小鳞屑，瘙痒，无薄膜现象及点状出血，身热恶风，心烦口渴，小便黄，大便干，舌红，苔黄，脉浮数。

［西医诊断］玫瑰糠疹。

［中医诊断］风热疮。

［辨证］风热蕴肤。

［治法］祛风清热，凉血止痒。

［方药］大秦艽汤加减。

秦艽 15g，川芎 10g，当归 10g，白芍 10g，羌活 5g，独活 5g，防风 10g，黄芩 10g，石膏 20g，栀子 10g，北沙参 15g，白术 10g，茯苓 10g，生地黄 10g，牡丹皮 10g，紫草 10g，白鲜皮 10g，刺蒺藜 10g，炙甘草 10g。水煎服，200ml，2 次 / 天。第 3 遍煎液外洗，1 次 / 天。

二诊：2010 年 10 月 13 日。上方用 5 剂，皮疹大部分消失，无新生皮疹，痒止，热退，心烦口渴消失，二便通调。上方去石膏、羌活、独活，又进 5 剂愈。

按：血热之体，感受风邪，或汗出当风，风邪闭塞腠理，郁于肌肤。治宜祛风清热，凉血止痒。大秦艽汤中有生地黄，又加牡丹皮、紫草清热凉血之品，祛风清热，养血和血同时，又能凉血消疹。(《周宝宽屡用屡效方：疑难病一扫光》)

侯氏黑散

《金匮要略》

【组成】菊花四十分（30g）　白术十分（7.5g）　细辛三分（2.25g）　茯苓三分（2.25g）　牡蛎三分（2.25g）　桔梗八分（6g）　防风十分（7.5g）　人参三分（2.25g）　矾石三分（2.25g）　黄芩五分（3.75g）　当归三分（2.25g）　干姜三分（2.25g）　川芎三分（2.25g）　桂枝三分（2.25g）

【用法】上十四味，杵为散，酒服方寸匕，日一服。初服二十日，温酒调服，禁一切鱼肉大蒜，常宜冷食，六十日止，即药积在腹中不下也。热食即下矣，冷食自能助药力（现代用法：作散剂，每服3g，每日1次，黄酒送下）。

【功用】驱风除热，通经活络。

【主治】大风，四肢烦重，心中恶寒不足者。

【方论选录】

清·徐彬：此为中风家挟寒而未变热者，治法之准则也。谓风从外入，挟寒作势，此为大风，证见四肢烦重，岂非四肢为诸阳之本，为邪所痹而阳气不运乎，然但见于四肢，不犹愈体重不胜乎。证又见心中恶寒不足，岂非渐欲凌心乎，然燥热尤未乘，不犹愈于不识人乎。故侯氏黑散用参、苓、归、芎补气血为君，菊花、白术、牡蛎养肝脾肾为臣，而加防风以行痹著之气，细辛、干姜以驱内伏之寒，兼桔梗、黄芩以开提肺热为佐，矾石所至，除湿解毒，收涩心气，酒力运行周身为使。且必为散，酒服六十日止。又常冷食，使药积腹中不下，填塞胸中之空窍，而邪不复内，《内经》所谓塞其空窍，是为良工之理也。（《金匮要略论注》）

清·沈明宗：直侵肌肉脏腑，故为大风，邪困于脾，则四肢烦重，阳气虚而风未化热，则心中恶寒不足，故用参、术、茯苓健脾安土，用干姜温中补气，以菊花、防风能驱表里之风，川芎宣血养血为助，桂枝引导诸药而开痹者，以矾石化痰除湿，牡蛎收阴养正，桔梗开提邪气，而使大气得转，风邪得去，黄芩专清风化之热，细辛祛风而通心肾之气相交，以酒引群药到周身经络为使也。（《金匮要略编注》）

清·莫枚士：此石发家服食之方也。《病源·寒食散发候》云皇甫云：寒食药者，世莫知焉。或曰华佗，或曰仲景，考之于实，佗之精微，方类单省，而仲景经有侯氏黑散，紫石英方，皆数种相出入，节度略同，然则寒食草、石二方，出自仲景，非佗也。据此知侯氏黑散，乃服食之药，故有冷填肠胃之说，所以然者，石药性热，热极生风，故经以黑散入之中风门，大约服石之风，开于汉季，盛于隋唐，故仲景出治而后。《外台》一书，用此方者，尤不一也。自宋以来，服石者鲜，此方几乎息矣。近喻昌说：中风主方之者，见其药不对症，专取菊花一味，以为本之仲景，而此方之义湮，幸有《病源》可考，用者审诸云侯氏者，侯姓所传也。其人盖在仲景以前，《伤寒论》序所谓：博采众方者，此类是也。《千金》无此二方，有寒食钟乳散，与此二方相似。此当为治风眩之方……经文当云：风眩四肢烦重，心中恶寒不足者，侯氏黑散主之。烦重者，气血寒痰之壅也；恶寒者，风邪之内追也。不足，故用参、姜、术、苓，合理中法，其用菊、术、防、芎、参、桂、茯六味者，与徐嗣伯天雄散同，是半皆治眩晕倒旋也，不离桂、术、防三味。徐嗣伯治眩十方，八方用防风，是防风风眩要药也。（《经方例释》）

近·曹颖甫：侯氏黑散，以桂枝为《伤寒论》中风主药；防风以去风；菊花能清血分之热；黄芩解清肺热；白术、茯苓以去湿；湿胜必为痰，故用桔梗以开肺；细辛、干姜、牡蛎以运化湿痰；但湿热之生由于气血两虚，故用人参以补气；当归、川芎以和血，此药味之可知者也。唯矾石一味不甚了然，近人张锡纯始发明为皂矾，按皂矾色黑，能染黑布，主通燥粪而清内脏蕴热。（《金匮发微》）

今·丁学屏：此为气血不足，风从外入，挟寒作势者立法也。方中人参、白术、茯苓以补气；当归、川芎以养血，以治其本；防风、桂枝辛以散风，细辛、干姜温以散寒；菊花清散风热；黄芩清泄肺热，以风邪挟寒作势，邪从热化焉；矾石燥湿化痰，除风清热，后世白金丸，取义于此；桔梗载药上行。以此治大风四肢烦重，心中恶寒不足者则可，以治中风则不可。以其方载中风历节病脉证治篇中，未加深究者以之治中风，为后世外风学说之张本，贻祸非浅矣。（《古方今释》）

【验案选录】

案1　何任治疗四肢烦重（高血压病）案

赵某，男，54岁。1978年8月24日初诊。

患者平时嗜酒，患高血压已久，近半年来感手足乏重，两腿尤甚，自觉心窝部发冷。曾服中西药未能见效。诊脉弱虚数，苔白。血压160/120mmHg。乃予侯氏黑散。

［方用］杭菊花120g，炒白术30g，防风30g，桔梗15g，黄芩15g，北细辛3g，干姜9g，党参9g，茯苓9g，当归9g，川芎5g，牡蛎15g，矾石3g，桂枝9g。各药研细末和匀，每日2次，每次服3g，以温淡黄酒或温开水吞服，先服半个月。

1个月以后来复诊，谓：心窝冷已很少见，手脚亦有力，能步行来城，血压正常，要求再配一料续服。

按：仲景方如能用得适当，其效用十分满意。而侯氏黑散之以菊花为君，其量数倍于他药，必按原方比例用之，方能捷效。仲景方不传之秘，极多在剂量比例上欤！［《上海中医药杂志》，1984，（8）：18］

案2　周志龙治疗类中风（腔隙性脑梗塞）案

丁某，男，58岁。于1990年11月19日入院，住院号3425。

患者有腔隙性脑梗塞、高血压病史3年余。入院时，右手写字颤抖，且头晕胀痛，心慌气短，疲乏易困，畏寒肢冷，足冷至股，足汗不出，指头麻木，双下肢浮肿，按之没指，舌体右斜，舌淡胖边有齿痕，舌尖红，苔薄黄腻，脉细弦。

［查体］血压 140/90mmHg，右手指精细动作不灵敏，余无异常发现。

［实验室检查］血白细胞总数低于正常，血脂增高。

［辨证］肝阳上亢，脾虚湿盛，痰瘀内阻。

［治法］平肝潜阳，息风化痰，温阳化湿，活血通络。

《金匮》侯氏黑散主之：菊花 40g，白术、防风各 10g，桔梗 8g，黄芩 5g，细辛、茯苓、生牡蛎粉、红参（另炖兑入）、明矾、当归、干姜、川芎、桂枝各 3g。日 1 剂，以水加少量黄酒煎两次服。并嘱停服复方降压片等其他药物。

晚服头剂头煎后，夜寐甚佳，晨起即感头晕胀痛、心慌气短等症减轻，精神转佳，脉转弦而有力。5 剂后，头晕胀痛、心慌气短等症除，右手写字已不颤抖，手指精细动作灵敏，精神爽，舌苔转为薄白。又进 10 剂，下肢浮肿消退，脚汗絷絷，余症皆失。

又 5 剂巩固疗效，复查 BP 140/90mmHg，血白细胞正常。

按：肝亢化风，脾虚阳亏，切中侯氏黑散证之病机，投之果效。于此益信仲景之方，乃经验之结晶，用之不殆，则历验不爽。［《四川中医》，1992，（4）：21］

案 3　黄泰生治疗偏瘫案

陈某，男，63 岁。退休工人，1984 年 6 月 27 日诊。

患脑栓塞，左侧肢体偏瘫已 2 年。由家属扶持勉强行走。血压 160/90mmHg。神清、语言欠流利，左侧鼻唇沟变浅，左侧上下肢肌张力减弱，呈弛缓型瘫痪。自诉头昏，全身沉重，畏寒。舌淡红，体歪、苔薄白，脉沉细。

投以黄芪桂枝五物汤加减。

15 剂后自觉头昏稍减，肢体活动稍有进步，病侧上肢略能上举，可拄棍行走，步态不稳，四肢仍觉重着如灌铅，并恶风寒。舌淡红，苔薄白，脉沉细。血压 150/90mmHg。思《金匮》侯氏黑散可治“大风四肢烦重，心中恶寒不足者”。

［处方］牡蛎、丹参各 15g，菊花、云苓各 12g，桔梗、防风、地龙各 10g，当归、天麻各 6g，黄芪 20g，桂枝 5g，细辛 3g。

连服 5 剂，感左侧肢体如释重负，左手能抬手过肩，端碗嗽口吃饭，晨起可弃棍行走半小时。又续服 10 剂后，上肢能抬举过头，终日可不用拐杖走路，语言清楚，上下肢功能活动接近正常，血压稳定在 130/80mmHg 左右。嘱继服 20 剂，以固疗效，随访偏瘫肢体活动良好。

按：偏瘫一证，重在活血祛瘀治疗。黄芪桂枝五物汤是治疗“血痹”的常用方。但本例有四肢苦重、恶风寒的特点，是外邪风寒内侵空虚之络脉，使经脉之气痹阻而偏瘫，故用侯氏黑散合黄芪桂枝五物汤化裁，疗效颇佳。［《新中医》，1986，（10）：21–22］

案 4　王占玺治疗顽痹案

张某，女性，51 岁，工人，1981 年 8 月 22 日初诊。

肢体关节疼痛20多年，周身肌肉窜痛，且伴以麻木，肢体沉重而烦，尤以夜间上述症状加重，一年四季均发，但以夏季连雨天时更加严重，虽经多方服用中西药如保泰松、止痛片，及针灸等治疗，效果不显，因近日加重，来诊就医。目前除上述症状外，偶有口干，但不欲饮水，二便正常，观其舌根苔厚而腻，六脉俱滑。余无其他阳性体征。查血沉，抗“O”均属正常。吾思及良久，如此顽痹以往多种方法治疗无效，一般方剂亦难取效，试按“大风”拟侯氏黑散去矾石改汤剂治之。

菊花10g，白术10g，细辛3g，云苓10g，生牡蛎10g，桔梗10g，防风10g，党参10g，当归10g，干姜10g，川芎10g，桂枝10g。4剂。

1981年9月3日二诊，上方服用4剂后，周身关节疼痛等症状大为减轻。服用8剂后疼麻等症状基本消失，口亦不干，二便正常，精神转佳。患者自欲停药，然思及如此顽证，仍宜继服4剂以善其后。(《张仲景药法研究》，1984：677)

风引汤

《金匮要略》

【组成】大黄　干姜　龙骨各四两(56g)　桂枝三两(42g)　甘草(《外台》有“炙”字)　牡蛎各二两(《千金》作“各三两”,《外台》牡蛎下有“熬”字)(28g)　寒水石(《千金》作凝水石)　滑石　赤石脂　白石脂(《本草纲目》紫石英附方引作“白石英”)　紫石英　石膏各六两(84g)

【用法】上十二味，杵，粗筛，以韦囊盛之。取三指撮，井花水三升，煮三沸，温服一升(现代用法：水煎服)。

【功用】清热息风，镇惊安神。

【主治】癫痫、风瘫。突然仆卧倒地，筋脉拘急，两目上视，喉中痰鸣，神志不清，舌红苔黄腻，脉滑者。

【方论选录】

明·赵以德：风者，外司厥阴，内属肝木，上隶手经，下隶足经，中见少阳相火，所以风自内发者，由火热而生也。风生必害中土，土主四肢，土病则四末不用，聚液成痰。瘫痪者，以风邪挟痰于四肢故也；痫者，以风热急其筋脉，内应于心主故也。由是二者，尽可用此汤治之。首用大黄之寒，走而不止者泻之，俾火退风息，凝痰扫去矣。复用干姜之热，止而不走者，何哉？前哲有云：大黄之推陈致新，如将军之戡定祸乱，然使将无监军，兵无向导，能独成其功乎？夫一阴一阳之为道，故寒与热相济，行与止相须，然后寒者不惨，热者不酷，行者不疾，止者不停。所以大黄逐热行滞，以通营卫而利关节，则必以干姜安之，桂枝导之，佐大黄之达四肢脏腑而不肆其峻快；不然，将从诸药石而下走矣。桂枝又散风木，干姜之热中，更以石膏、滑石制之，禀清之金性，经制木救土，泻阳明热，解肌肉风痹也。阴水不足，火因妄动而生风，满招损，自役其心，精神不守，非镇重之剂则不能安其神、益其水，故以寒水石补阴水，紫石英、白石脂、赤石脂、牡蛎、龙骨敛精神、定魂魄、固根本也。(《金匮玉函经二注》)

清·徐彬：风邪内并，则火热内生，五脏亢甚，迸归入心，故以桂、甘、龙、牡通阳气、安心肾为君；然厥阴风木与少阳相火同居，火发必风生，风生必挟木势侮其脾土，故脾气不行，聚液成痰，流注四末，因成瘫痪，故用大黄以荡涤风火湿热之邪为臣；随用干姜之止而不行者以补之为反佐；又取滑石、石膏清金以伐其木，赤、白石脂厚土以除其湿，寒水石以助肾水之阴，紫石英以补心神之虚为使。故大人、小儿风引惊痫皆主之。巢氏用治脚气，以石性下达可胜湿热，不使攻心也。(《金匮要略论注》)

清·沈明宗：热风而乘血虚中人，邪正相搏，木火互征，风化为热，则心热炽盛，血脉痹着，故成热瘫痫也，是以大黄下彻心脾之热，龙牡收摄心肾相交，牡蛎同寒水石济水主而镇阳光，赤白二脂、紫石英以养心脾之正，石膏专清风化之热，滑石以利窍通阳，桂枝、甘草和营卫而驱风外出。然以大黄、石膏、牡蛎、寒水石诸寒药为君者，因时令热风之制，恐寒凉太过致伤胃气，故用干姜温中为佐。巢氏治脚气，因其药性下达，龙牡收镇心肾故也。(《张仲景金匮要略》)

清·尤怡：此下热、清热之剂，孙奇以为中风多从热起，故特附于此欤？中有姜、桂、石、脂、龙、蛎者，盖以涩驭泄，以热监寒也。然亦猛剂，用者审之！(《金匮要略心典》)

清·汪绂：此治以风成惊，外有余则生热者。重以镇之，滑石靖三焦火，石膏靖肺胃火，寒水石靖心火，紫石英益心肝之血，白石脂附胃火，寒水石靖心火，紫石英益心肝之血，白石脂坠肺胃之痰，赤石脂去血中之瘀。风火动摇，重所以镇之。寒以荡之，滑石、石膏、大黄，皆以荡除邪热。辛以补之，干姜、桂枝、石膏、大黄，皆辛以补肝。酸以敛之，龙骨、牡蛎，皆涩而敛。甘以和之。要以去风除热，而镇安心神，则惊定矣。此证日数十发，是急惊也，故属之外有余而宜镇静。(《医林纂要探源》)

清·陈元犀：大人中风牵引，小儿惊痫，正火热生风，五脏亢盛，及其归迸入心，其治同也。此方用大黄为君，以荡除风火热湿之邪，随用干姜之止而不行者以补之，用桂枝、甘草以缓其势，又用石药之涩以堵其路。而石药之中，又取滑石、石膏清金以平其木，赤、白石脂厚土以除其湿，龙骨、牡蛎以敛其精神魂魄之纷驰，用寒水石以助肾之真阴不为阳光所烁，更用紫石英以补心神之虚，恐心不明而十二经危也。明此以治入脏之风，游刃有余矣。后人以石药过多而弃之，昧孰甚焉！(《金匮方歌括》)

今·丁学屏：《外台》引深师紫石汤方，与此方药味相同，唯六石各八两为异耳。六石同出一方，他处甚少见焉，其间不无深意。莫枚士之论，颇能窥见其中堂奥。其谓："考《本草》紫石，镇心除邪，滑石利小肠除热，赤石、白石亦分治心肺，但主泄利。赤白要之，赤入血分，白入气分，与二石英皆治惊悸也。寒水石、石膏、滑石皆除热利小便……盖经意以紫石与滑石同用者，以紫石入血活心，滑石入气治小肠，一脏一腑之义也。二膏（指软、硬石膏）治热，二脂攻积，六石共为君；大黄、干姜，一泄一守为臣；龙骨、牡蛎，一入一敛为佐；桂枝、甘草治惊悸为使。风引之病，既由于风，故方从桂枝来。引者，一缓一急之谓。缓故用龙、蛎之收，急故用姜、黄。风则生热，故用四石及大黄之寒以清之，热则主痰，故用二脂、滑石以攻之，二脂承紫石来，二膏承滑石来；风性善瘗逆，故用紫石之重以治逆，滑石之利以治瘗。此方之妙如此。”（《古方今释》）

【验案选录】

案1　戴丽三治疗小儿风痉频发案

刘某某，男，2岁。患抽搐，已3月余，日发四五次，若受惊则发作更甚。经某医院治疗已2个月，邀余会诊。

见患儿两目直视，舌绛、面赤、唇紫，脉弦数。证属热郁生风，肝风内动。先以通络、养肝、清热息风为治。用加味三豆饮。

[处方] 绿豆9g，黑豆6g，红豆饭9g，银花3g，连翘3g，橘络6g，丝瓜络6g，钩藤3g。另加服猴枣散，一瓶分2次服，日服1次。

方中三豆，专以养肝、润燥、和胃，银花、连翘清热解毒，橘络、丝瓜络化痰通络，钩藤清热平肝、息风镇痉。再以猴枣散清热化痰，镇惊息风。

患儿服上方3剂后，抽搐已止。但1周后，又复发，次数较前减少。继以息风、镇惊潜阳之剂，用《金匮要略》风引汤。

[处方] 生代赭石9g，白石英9g，紫石英9g，赤石脂9g，龙骨9g，生石膏9g，牡蛎6g，桂枝9g，干姜9g，酒军3g，甘草6g。

方中赤石脂、白石英、紫石英皆能镇痉息风。赭石平肝镇逆，龙骨收敛元气，牡蛎滋阴潜阳，更以桂枝、干姜为反佐。酒军、生石膏清化伏热。如此制方，全面兼顾。服2剂，抽搐全止。为巩固疗效，嘱用鹿茸9g，分10次服，一周服2次，以扶元阳。继用陈夏六君汤加麦冬调理而愈。追踪观察3年，未复发。（《戴丽三医疗经验选》）

案2　颜德馨治疗中风（脑卒中）案

陈某，男，59岁。

初诊：水亏木旺，头晕复发，曾经昏仆，不省人事，苏醒后头额两侧胀痛，右侧肢体痿废，大便干燥，小溲黄赤，面部潮红，脉弦细而数，舌苔薄黄。血压180/120mmHg。

头为诸阳之会，唯风可到，外风引动内风，急以风引汤平肝息风。

石膏30g（先煎），寒水石30g（先煎），滑石15g（包），生牡蛎30g（先煎），石决明15g（先煎），龙骨30g（先煎），大黄4.5g，生甘草4.5g，川牛膝9g，川杜仲9g，7剂。

二诊：药后血压下降，肢体活动灵活。原方加桂枝4.5g，7剂。药已中鹄，诸症次第减退，健康在望。

按：脑卒中是急性脑血管疾病，与中医学“中风”大体相同。多由忧思恼怒、饮食不节、恣酒纵欲等因，以致阴阳失调，脏腑气偏，气血错乱。颜老运用风引汤加减治疗，效果显著。方中大队石类药潜镇以制肝阳之暴逆，辅以大黄苦寒直折，釜底抽薪，俾炎上之风火不得再萌。初诊去桂枝、干姜、石英、石脂，以内风动摇当避辛温固涩，加入牛膝、石决明则增强潜阳息风作用。二诊添桂枝疏通经络，目的利于肢体活动之复原。颜老说："中脏得回，邪滞经络，麻木不仁，昏冒流涎，肢废不能动，舌喑不能言，此等痼疾，治风养血，不堪保久，良非善策。宜祛瘀通络。方中大黄、桂枝同用，内外合辙，是治风之大手法，仲景早开其端绪矣"。[《国医论坛》，1992，(3)：22]

案3　杨天知治疗阳亢动风（高血压）案

姜某某，男，52岁，农民。1975年9月3日初诊。

素患高血压病，半月前与人口角后，头晕头痛，烦躁易怒，有时感到左上肢抽动，唇战。面红如醉，油亮发光，诊断为高血压，服降压西药及中药镇肝息风汤、龙胆泻肝汤、温胆汤等方剂，诸症不减，血压不降。舌质红，苔黄厚，脉弦滑，血压170/100mmHg。

治宜清热泻火，息风潜阳。方用风引汤加生石决明、双钩各30g，5剂。

9月15日二诊：血压140/85mmHg，上方连服月余，血压一直维持在（130~150）/（85~90）mmHg之间。

按：《素问·至真要大论》曰："诸风掉眩，皆属于肝。"《丹溪心法·头眩》有"无痰不作眩"的说法。本例眩晕，由于恼怒郁懑，气郁化火，火盛生风，风生必挟木侮脾土，脾气不行，聚液成痰。风火皆为阳，阳主动，两动相搏，挟痰上扰清窍所致。前者虽用镇肝息风、清泻肝热、燥湿化痰之方药，然均不及风引汤清热泻火、息风涤痰之力。故改服本方后，数剂证候即见好转，连服告愈。[《浙江中医杂志》，1985，(9)：418]

案4　黄竹斋治疗半身不遂案

冯某，女，17岁。北京市人。1956年6月12日初诊。

患痉挛性右半身不遂病近1年。

检查患者左臂不能举，时屈腕挛，手指拳曲如钩，不能伸展，下肢强直，脚腕挛急，行走不便，两手脉弦细，诊断为痉挛性半身不遂，初期偏枯病。针肩髃、肩髎、曲池、阳溪、合谷、后溪、风市、阳陵泉、解溪、丘墟、内庭等穴，共针19次；服小续命汤，每日1剂，分2次服，共27剂；防风汤5剂。手能上举至头，但手腕拘急，掌指蜷曲，须用右手力擘才能伸屈，而放手随曲如故。改服风引汤散剂，每剂15g，水煎服，日2次，共服20剂而手腕舒展恢复正常。至11月20日停诊。

按：黄氏认为，所谓"风引"，指中风而牵引，即指瘛疭，也就是类似癫痫的病。巢元方《诸病源候论》、王焘《外台秘要》、孙思邈《千金要方》等书，均有关于运用此方治疗脚气、风痫等病的记载，疗效可靠。[《陕西中医》，1988，(3)：97]

案5　杨天知治疗瘛纵（癔病性抽搐）案

王某某，女，15岁，学生。1973年4月5日初诊。

10天前因情志不遂，夜晚外出受风，回宿舍后，突然抽搐，近日来，每晚均有发作，前天又发作数次，伴昏睡。

[检查]神识恍惚，瞳孔对光反射稍迟钝。克氏征（-），巴宾斯基征（-），四肢肌张力微高。体温38.5℃。

[检查]白细胞9.7×10^9/L，中性粒细胞77%，淋巴细胞23%。既往健康，无家族病史。诊断为癔病性抽搐。望舌质红，苔黄厚腻，切脉弦滑而数。

治宜息风潜阳。方以风引汤加橘红、全蝎、防风各10g，2剂。

二诊：4月7日。精神安定，抽搐次数已减，继予上方3次出院。1周后复学，一切如常。

按：抽搐，古称“瘛疭”。《素问玄机原病式》曰：“热胜风搏，并于经络，风主动而不宁，风火相乘，是以瞀瘛生矣。”本例抽搐是由情志不遂，郁而化火生痰；外风引动内风，风动痰升，闭塞经络，蒙蔽清窍所致。故用风引汤清热涤痰，配橘红、全蝎、防风祛风化痰通络，方药中肯，故效若桴鼓。[《浙江中医杂志》，1985，(9)：418]

案6　匡显祥治疗癫痫案

方某某，男，12岁。

突然双目上视，旋即仆地，不省人事。口流涎沫，手足抽搐，醒后如常人。一日发1~2次，反复发作历时三载余，曾服中西药罔效。近来加剧，每日发作2~3次，每次约2~3分钟方醒，伴头晕、口苦、目赤、胸胁烦闷、大便干结、溲赤、寐中梦多或惊叫，两颧部有时泛赤色（发作前自觉灼热）。舌边尖红，脉沉弦。《证治准绳》记述刘宗厚论痫谓：痫者，因其有痰有热，客于心胃之间，常闻大惊而作，若热盛，虽不闻惊亦发作。

本证日趋加重，属肝火益炽，肝阳亢盛，引动肝风为患，症虽急，病难速已。痰热蕴结，痰火迷心，治宜除热祛风，豁痰开窍。

[处方]生大黄30g，干姜30g，生龙牡各24g，桂枝15g，寒水石、赤白石脂、紫石英、生石膏各45g，生甘草15g，芦根40g，枳实15g。共研粗末，每次60g煎服。

连服20天，症状明显减轻（每半月发作一次，发作时间也缩短）。守方加石菖蒲20g，川贝10g，调治月余未见发作。嘱坚持服药3个月，并间以六君子汤送服，以助脾运化。随访1年余未发。

按：本案为肝风挟痰火上扰清窍而发，宜用风引汤以平肝息风，豁痰开窍。[《江西中医药》，1986，(3)：16]

消　风　散

《外科正宗》

【组成】当归　生地　防风　蝉蜕　知母　苦参　胡麻　荆芥　苍术　牛蒡子　石膏各一钱（各6g）　木通　甘草各五分（各3g）

【用法】水二盅，煎八分，食远服（现代用法：水煎服）。

【功用】疏风养血，清热除湿。

【主治】风疹、湿疹。皮肤疹出色红，或遍身云片斑点，瘙痒，抓破后渗出津水，苔白或黄，脉浮数。

【方论选录】

明·孙一奎：消风散治痰盛惊搐，谵语，狂急，口张，目作上视。(《赤水玄珠》)

明·徐谦集：消风散治痘前热则生风，项强，牵引，直视，口渴，舌强，如中风状。(《痘疹仁端录》)

今·裴正学：方中荆芥、防风、牛蒡子、蝉蜕疏散风邪，开发腠理而为主药。苦参、苍术、木通，皆主除湿而为辅药。风湿搏郁，久则化热，方中石膏、知母清热泻火而为兼治。治风先治血，当归养血活血；郁久化热则血燥，生地、麻仁养血润燥，同为兼治。甘草调和诸药，而为引和。(《新编中医方剂学》)

今·湖北中医药大学方剂教研室：本方所治之证，是因风毒之邪侵袭人体，与湿热相搏，内不得疏泄，外不能透达，郁于肌肤腠理之间而发。方以疏风、清热、祛湿、养血四方面的药物组成。方中荆芥、牛蒡子、防风、蝉蜕透解风邪，开发腠理；石膏、知母清热泻火，苍术散风燥湿，苦参清热燥湿，木通渗利湿热，合用而清除湿热之邪。由于风毒湿热之邪久羁，阴血耗伤，故又用当归、生地、胡麻仁等以滋阴养血。各药合用，具有上疏、下渗、内清、外透等功效。用之能使风毒之邪得以疏散从外而透达，湿热之邪得以清泄由内而疏泄。凡风毒湿热所致之湿疹、风疹之证，皆可用之。(《古今名方发微》)

【验案选录】

案1　熊继柏治漆疮案

苏某，女，35岁，门诊病例，2010年10月8日初诊。

患者在新装修办公楼上班，当日即皮肤发痒，入夜更甚。来诊时遍身疮疹，色潮红，身发烦热，且延及面部；舌苔黄，脉细数。

[辨证] 风热邪毒。

[治法] 消风清热。

[主方] 消风散加减。

金银花10g，连翘15g，黄柏10g，黄连4g，牛蒡子10g，蝉蜕10g，赤芍10g，知母10g，生石膏15g，紫草10g，浮萍10g，刺蒺藜15g，防风10g，苦参10g，生甘草10g。5剂，水煎服。

艾叶200g，煎水外洗患处，每日多次。

二诊：10月15日。药后2天，痒疹明显减退。5剂后，疮疹尽消，痒止。

按：《诸病源候论·漆疮候》："漆，有毒，人有禀性畏漆，但见漆便中其毒。喜面痒，然后胸、臂皆悉瘙痒，面为起肿，绕眼微赤，诸所痒处，以手搔之，随手辇展，起赤瘰。"

显然，本症为患者接触油漆过敏致漆疮，为西医的接触性皮炎。病程尚短，审其脉症，当属风热邪毒证，治以消风散清热消风止痒；酌加黄连、黄柏、金银花、连翘等清热解毒，紫草、赤芍、浮萍凉血祛风，寓“治风先治血，血行风自灭”之意。消风散为皮肤科治风热瘙痒常用方，《外科正宗》载其“治风湿浸淫血脉，致生疥疮，瘙痒不绝，及大人小儿风热瘾疹，遍身云片斑点，乍有乍无并效。”（《一名真正的名中医：熊继柏临证医案实录》）

案2　查玉明治荨麻疹案

马某，女，35岁，商店营业员。初诊：1999年5月10日。

因洗浴汗出，未待汗净，急于穿衣出门，汗出当风。于晚间皮肤出现红色小丘疹。始于面部、前胸，日渐增多，瘙痒甚，加重2周，夜不能寐而来诊。

症见：前胸、躯干、四肢可见大小不等的淡红色风团，胸、腹、背部明显，边缘起屑，抓痕血迹显见，部分皮肤破损结痂，通风则痒甚，表情痛苦不可忍状。伴有低热37.5℃，舌红苔薄，脉浮数。

［辨证治法］汗出感受风邪，郁于肌肤不得外泄而诱发。风胜则痒。诊为风疹块、痒风（丘疹状荨麻疹）。治以祛风除湿，清热止痒。取荆防四物汤、消风散加减。

［处方］当归15g，川芎15g，生地15g，防风10g，荆芥10g，蝉蜕25g，蛇蜕5g，僵蚕10g，蒺藜15g，白鲜皮25g，牛蒡子10g，银花50g，连翘25g。水煎煮，日2次，口服。

二诊：5月17日。进药5剂，症状稍减。丘疹风团消退，瘙痒明显减轻，夜能成寐，体温恢复正常。仍守前方继投6剂，连服1周。全身症状改善，风团消失，皮痒止，诸症平复痊愈。

按：内有里热，外有表邪，采取表里双解之剂。治风先治血，首选四物以养血和血、清血凉血；与荆芥、防风为伍，疏风解表，血和风自散；配蛇蜕、僵蚕、蒺藜、白鲜皮祛风止痒；加牛蒡子、蝉蜕疏散风热、透疹解毒，增强祛风止痒之力；银花、连翘清热解毒，既散表热，又清里热，用于风疹块、皮肤瘙痒，尤有良效。（《近代名医类案》）

川芎茶调散

《太平惠民和剂局方》

【组成】川芎　荆芥去梗，各四两（各12g）　白芷　羌活　甘草各二两（各6g）　细辛去节，一两（3g）　防风去芦，一两半（4.5g）　薄荷叶不见火，八两（12g）

【用法】上为细末。每服二钱（6g），食后茶清调下。（现代用法：共为细末，每服6g，每日2次，饭后清茶调服；亦可作汤剂，水煎服。）

【功用】疏风止痛。

【主治】外感风邪头痛。偏正头痛或巅顶作痛，恶寒发热，目眩鼻塞，舌苔薄白，脉浮。

【方论选录】

清·汪昂：此足三阳药也。羌活治太阳头痛，白芷治阳明头痛，川芎治少阳头痛，细辛治少阴头痛，防风为风药卒徒，皆能解表散寒，以风热在上，宜于升散也。头痛必用风药者，以巅顶之上唯风（药）可到也。薄荷、荆芥并能消散风热，清利头目，故以为君，同诸药上行，以升清阳而散郁火。加甘草者，以缓中也。用茶调者，茶能上清头目也。（《医方集解》）

清·徐大椿：风邪久郁遏热，而清阳之气不舒，故头痛连额，眩晕不已焉。川芎上行头角，下行血海，能行血中之气，香附内调血气，外达皮毛，能彻腠理之邪；羌活散太阳之经，白芷散阳明之经，防风散肌表之风，荆芥散血分之风，薄荷清利头目，甘草缓中和药也。为散茶调，使风邪外解，则热亦得泄而头目清利，何头痛眩晕之不瘳哉？此疏风解郁之剂，为久风头痛眩晕之方。（《医略六书·杂病症治》）

清·费伯雄：川芎茶调散，轻扬解表，三阳并治。兼用细辛，并能散寒，唯虚人宜去此一味。盖细辛善走，试恐重门洞开，反引三阳之邪内犯少阴，此不可以不虑也。（《医方论》）

清·张秉成：夫头痛久而不愈，即为头风。头风久必害眼者，以目为肝窍，风气通于肝。若风热相灼，则肝肾所聚之精华，渐致耗损，故目亦渐致失明。斯时如不先去风热，徒与滋水柔肝，无益也。故以薄荷之辛香，能清利头目，搜风散热者，以之为君。川芎、荆芥皆能内行肝胆，外散风邪，其辛香走窜之性，用之治上，无往不宜，故以为臣。羌、防散太阳之风，白芷散阳明之风，以病在于巅，唯风可到也，以之为佐。细辛宣邪达窍，甘草和药缓中，茶性苦寒，能清上而降下，以之为使也。食后服者，欲其留恋于上，勿使速下耳。（《成方便读》）

今·丁学屏：此方乃清散上焦风热之法也。薄荷用量达八钱之多，为川芎、荆芥之倍，羌活、白芷之二倍，故为君药，取其辛凉散风也；荆芥为伍，则散风之力倍增，川芎上行头目，善于走窜者也，二者以为臣药；佐以羌活、白芷，一入太阳，一入阳明，以治偏正头痛；使以防风，以其为风药之卒徒也；香附辛香理气，以为风药之佐使也。诸药杵为散，以茶清调之，以茶能清头耳。（《古方今释》）

【验案选录】

案1　李惠治疗急性额窦炎案

干某，女，30岁，干部，1986年3月25日就诊。

诉患习惯性感冒近5年，每于感冒后即前额部胀痛、鼻塞，时有黄绿色脓涕流出。经用青、链霉素肌注及口服索米痛片等疗效不显，每次反复半个月难愈。3天前又因感冒致前额部剧痛难忍。

［诊见］急性痛苦貌，前额处压痛明显。五官科确诊为急性额窦炎。

辛夷12g，苍耳子15g，银花15g，防风10g，白芷10g，黄芩10g，菊花10g，川芎9g，薄荷6g，甘草6g，嘱煎服上方，一服痛减，三剂而愈。他日发作，亦三剂而愈。（《百病临床指南》）

案2　李葆富治疗偏头痛案

王某，女，32岁。初诊：2012年12月6日。

［主诉及病史］头痛3天，3天前因天气寒冷，受凉后鼻塞流涕，头痛，以左侧偏头痛为重，恶寒，身痛，体温正常。舌质淡红苔薄白，舌体肿大，脉浮数。

［辨证］外感风寒。

［治法］辛温解表，疏风止痛。

［处方］川芎10g，荆芥10g，甘草6g，香附10g，薄荷6g，茶叶10g，蔓荆子10g，辛夷10g，白芷10g，细辛3g，桔梗10g，羌活10g，防风10g，天麻12g。

［治疗经过］5剂水煎服，每日1剂，上方服5剂后诸症悉除。（《李葆富行医60年临床经验选集》）

案3　王经邦治疗头痛案

陈训臣，年六十余岁，前清庠生，住天台城内。

［病名］湿热头痛。

［原因］由于湿热上盛，暴风袭脑。

［证候］头重压下如山，痛不可忍。

［诊断］脉浮紧数，浮紧虽属冷风，而数为湿热上蒸之候。

［疗法］发汗透邪，用清空膏合川芎茶调散意。

［处方］北柴胡一钱，淡枯芩一钱，小川连七分，川羌活二钱，北防风一钱，小川芎二钱，生甘草七分，雨前茶叶二钱。

［效果］煎服一剂，头痛如失，如脱重帽。

廉按：证属外风，与湿热相合，故方用清散，从表里两解之法。（《全国名医验案类编》）

苍耳子散

《济生方》

【组成】辛夷仁半两（15g）　苍耳子二钱半（7.5g）　白芷一两（30g）　薄荷半钱（1.5g）

【用法】为细末，每服6g，食后用葱、茶清调下（现代用法：水煎服）。

【功用】散风邪，通鼻窍。

【主治】风邪上攻，致成鼻渊，鼻流浊涕不止，前额疼痛。

【方论选录】

宋·严用和：夫鼻者，肺之所主，职司清化，调运得宜，则肺脏宣畅，清道自利；摄养乖方，则清道壅塞，故鼻为之病焉。盖肺主于气，肝藏于血，邪热伤则血热，血热则气亦热，气血俱热，随气上逆，故为鼻衄，甚则生疮，风寒乘之，阳经不离，则为壅塞，或为清涕。蕴积不散，或为鼻痈，或生息肉鼻痛之患矣。又有留热胆府，邪移于脑，遂致鼻渊，鼻渊者，浊涕下不止也。(《重订严氏济生方》)

明·吴崑：鼻流浊涕不止者，名曰鼻渊。乃风热在脑，伤其脑气，脑气不固，而液自渗泄也。此方四件皆辛凉之品，辛可以驱风，凉可以散热。其气轻清，可使透于巅顶，巅顶气清，则脑液自固，鼻渊可得而治矣。(《医方考》)

清·汪讱庵：此手太阴、足阳明药也。凡头面之疾，皆由清阳不升，浊阴逆上所致。白芷主手足阳明，上行头面，通窍表汗，除湿散风。辛夷通九窍，散风热，能助胃中清阳上行头脑。苍耳疏风散湿，上通脑顶，外达皮肤。薄荷泄肺疏肝，清利头目。葱白升阳通气，茶清苦寒下行。使清升浊降，风热散而脑液自固矣。(《医方集解》)

清·王晋三：《准绳》芷辛散专治鼻渊，《三因方》易名苍耳散，又谓其统治鼻中之病。按《灵枢》云：手太阴开窍于鼻，而手阳明之脉挟鼻上行，故以白芷入手阳明，疗风去腐；辛夷入手太阴，消涕止渊，然二者性皆外通九窍，升清气于表之功居多。故王好古曰：白芷与辛夷同用，则能入里托散鼻中之病矣。苍耳仁善通顶脑，去鼻中恶肉死肌；薄荷叶气味俱薄，能清至高之风热。合而言之，风火在上，非辛散不能愈也。再按：经言胆移热于脑，则为鼻渊，是胆热为病之本矣。余谓前方与黄芩、鲜生地、无麦冬同用，以清胆热，亦治本之理欤。(《绛雪园古方选注》)

清·张秉成：治鼻渊证浊涕不止，时时下流，乃热灼于脑。而液下渗为涕也。经有云：胆移热于脑，则辛頞鼻渊。以胆火最易上升，而其经又络于脑也。脑病虽悉由热致，但清者既化而为浊，病在上焦，不得不用辛香上达之品，以解散之。若徒以苦寒清降之品服之，不特浊不能化，即上热亦不能遽除。故以白芷辛温香燥入阳明而疏邪胜湿者为君；阳明之脉络于脑而挟于鼻，白芷又治头面之疾也。薄荷散风热于上焦，辛夷宣浊邪于清窍，苍耳之疏风散热，能上通脑预，外达皮肤，所以成其升散之力。引以葱茶调服，葱可升清阳而上达，茶乃引热势以下行，其浊自降耳。然此方总嫌其升散之药多，苦降之药少，不如用藿香叶净末，猪胆汁泛丸服之愈为妙也。(《成方便读》)

今·丁学屏：严氏此方，治鼻渊浊涕不止法也。经以胆移热于脑，则为辛通鼻渊。盖足少阳之正……循胸里属胆，散之上肝贯心，以上挟咽，出颐颔中，散于面，系目系，合少阳于目外眦。故胆火最易上冲也。辛夷辛温，入肺胃两经气分，通九窍而散上焦风热；苍耳子甘苦性温，善通顶脑疗头风鼻渊；白芷性温而气芳香，入手足阳明气分，能通窍散风，退热止痛，排脓生肌，凡鼻渊、齿痛、眉棱骨痛、头痛颊痛等症，皆可施治。盖足阳明之脉，起于鼻之交通中……下行鼻外，入上齿中……出大迎，循颊车，上耳前，过客主人，循发际，至额颅故也。薄荷味辛气凉，散上焦风热而清头目。要之，四者皆能散风热而利九窍，故为治鼻渊之专方也。(《古方今释》)

【验案选录】

案1　王德鉴治疗鼻塞案

陈某，男，26岁。

持续性鼻塞1年余，尤以夜间为甚，流白稠涕，量少，面色苍白，易感冒，舌淡苔白脉细。双下鼻甲肥厚肿胀，鼻黏膜淡红。

[辨证治法]属肺气不足，邪滞鼻窍。治以补肺益气，通散鼻窍。

[处方]黄芪25g，白术、升麻、红花、防风各10g，苍耳子、辛夷、白芷、泽泻各12g，茯苓、麦冬各15g。5剂。

二诊：涕少色淡，夜间鼻塞已不明显。因感冒而有少许咳嗽，舌脉如前。

[处方]黄芪30g，防风、辛夷、前胡各10g，百部、藿香、苍耳子、杭菊花、白术各12g，芦根15g。

上方5剂而愈。

按：王氏认为鼻甲肥厚肿胀，流白稠涕，量少，面色苍白，易感冒，舌淡苔白脉细等为肺脾气虚的典型表现，故取玉屏风散为基本方，因肺气虚易致邪气袭鼻，导致肺气壅塞，闭阻鼻窍，故配合苍耳子散以宣肺通窍，临证时再根据不同情况，或加升麻开发阳气，藿香、茯苓、泽泻化浊利湿而健脾。本类病病程长，治疗非一时一日，治疗时应鼓励患者坚持治疗方可取效。(《近代名医类案》)

案2　许履和治疗鼻痔案

王某，男，17岁。

鼻塞流涕，或黄或白，有时带血，其味腥臭，病已2年，在某医院诊为“慢性鼻炎”，又X线摄片诊断为“右上额窦腔内囊肿”。平时容易伤风口干，脉舌如常。

[辨证治法]按风热郁于肺经论治，方选清肺宣壅之苍耳子散合甘桔汤加味。

[处方]苍耳子10g，辛夷6g，白芷5g，薄荷（后下）5g，生甘草3g，桔梗5g，桑白皮10g，黄芩6g，枇杷叶（去毛）10片，丹皮6g，鱼腥草10g。

连服20剂，除有眉头部胀痛外，各种症状全部消失，原方加炒白菊6g，服10剂，眉心部胀痛亦除，X线摄片复查，右上额窦腔内囊肿已消失。

按：鼻渊而兼鼻痔，容易发现，若兼囊肿，西医则采取手术摘除，而中医内服汤药亦能消散。本案许氏用苍耳子散治鼻渊为主方合甘桔汤，使肺热得清，壅滞得通，故不仅鼻渊告愈，而且囊肿亦随之消失。所谓正本清源，源清则流自洁是也。此案说明一些被西医认为必须手术的病证，采用中医药非手术疗法常可获效，医者不可思维定式，舍中求西。(《近代名医类案》)

牵　正　散

《杨氏家藏方》

【组成】白附子　白僵蚕　全蝎去毒，并生用，各等分（各 5g）

【用法】上细为末，每服一钱（3g），热酒调下，不拘时候（现代用法：共为细末，每次 3g，温酒送服，日服 2~3 次；亦可作汤剂，水煎服）。

【功用】祛风化痰，通络止痉。

【主治】风痰阻于头面经络所致口眼㖞斜。

【方论选录】

明·吴崑：中风，口眼㖞斜，无他证者，此方主之。艽、防之属，可以驱外来之风，而内生之风，非其治也；星、夏之辈，足以治湿土之痰，而虚风之痰，非其治也。斯三物者，疗内主之风，治虚热之痰，得酒引之，能入经而正口眼。又曰：白附之辛，可使驱风；蚕、蝎之咸，可使软痰；辛中有热，可使从风；蚕、蝎有毒，可使破结。医之用药，有用其热以攻热，用其毒以攻毒者，《大易》所谓同气相求，《内经》所谓衰之以属也。（《医方考》）

清·费伯雄：但口眼㖞斜而别无他症，则经络、脏腑均未受伤，乃太阳、阳明两经之风痰蕴热所致。三药直走内络，祛风化痰，极为得力，故不必加血药也。（《医方论》）

清·张秉成：夫中风口眼㖞斜一证，《金匮》有言，邪气反缓，正气即急，正气引邪，㖞僻不遂数语。尤注谓其受邪之处，筋脉不用而缓；无邪之处，正气独治而急。是以左㖞者邪反在右，右㖞者邪反在左也。然足阳明之脉，挟口环唇；足太阳之脉，起于目内眦；足少阳之脉，起于目外眦。则中风一证，无不皆自三阳而来。然二气贯于一身，不必分左血右气，但左右者，阴阳之道路，缘人之禀赋，各有所偏，于是左右不能两协其平，偏弊相仍，外邪乘袭而病作矣。此方所治口眼㖞斜、无他证者，其为风邪在经，而无表里之证可知。故以全蝎色青善走者，独入肝经，风气通于肝，为搜风之主药；白附之辛散，能治头面之风；僵蚕之清虚，能解络中之风。三者皆治风之专药，用酒调服，以行其经，所为同气相求，衰之以属也。（《成方便读》）

清·雷丰：以上诸方，皆治其中之病。若东垣所谓：烦劳过度，清气不升而中者；丹溪所谓：湿热生痰，痰气上冒而中者；河间所谓：七情过极，五志之火内发而中者，此皆为类中之病，慎毋误投。（《时病论》）

今·冉先德：足阳明之脉挟口环唇，足太阳之脉起目内眦，阳明内蓄痰浊，太阳外中于风，风痰阻于头面经络致经隧不利，故见口眼㖞斜，甚或面部肌肉抽动。方中白附子辛散，善去头面之风；僵蚕化痰，能驱络中之风；全蝎为祛风止搐要药，三药合用，力专效著。并用热酒调服，以助药势，更能引药入络，直达头面病所。使风去痰消，经络畅通，则诸症自除。(《历代名医良方注释》)

今·湖北中医药大学方剂教研室：本方主治中风面瘫、口眼㖞斜之证。盖中风之候，有真中、类中之别，中经络、中脏腑之分。本方所治者，乃真中风范畴，为风痰阻于头面经络所致。由于风痰阻于经络，治当祛风痰，疏经络。方中白附子辛温性燥，散而能升，善祛风痰，为中风痰壅，口眼㖞斜之要药；白僵蚕味咸辛性平，长于祛风化痰解痉，能驱络中之风；全蝎性味辛平而善于走窜，能祛厥阴风痰而息风镇痉。三药合用，直走经络，祛风化痰，力专效著。并用热酒调服，更能引药入络，直达病所。本方药性辛燥，唯适宜于风痰而偏于寒湿者，若气虚血瘀或肝风内动而致口眼㖞斜，并出现半身不遂等症者，本方则不宜单独使用。又白附子、全蝎均为有毒之品，用量不宜过大，以防耗伤正气。(《古今名方发微》)

今·丁学屏：胃足阳明之脉，起于鼻之交頞中，旁纳太阳之脉，下循鼻外，入上齿中，还出挟口环唇，下交承浆，却循颐后下廉，出大迎，循颊车，上耳前，过客主人。阳明脉络空虚，风邪承而袭之，引动少阳相火，厥阴风痰，内外相引，壅阻脉络，而病口眼㖞斜，面肌抽搐之疾。杨氏此方，取白附子之辛甘温散，入足阳明气分，搜风逐痰；僵蚕之咸辛而平，入肺肝两经，善平相火逆结之毒痰而搜肝风；全蝎辛咸有毒，为息风止痉要药，善于搜风通络者也。三药相辅相成，扫平内外之风邪痰毒，复气血营卫之周流焉。(《古方今释》)

【验案选录】

案1　关幼波治疗面神经麻痹

袁某，男，42岁。初诊日期：1960年12月31日。

[主诉]口眼㖞斜已9天。

[现病史]患者于12月22日受风感冒后，自觉左侧嘴角不适，次晨醒后即发现口眼㖞斜，左侧嘴角不能闭合，唾液自左侧口角外流，不能正常鼓气和吹气，舌左侧味觉稍差，饮食睡眠尚好。曾用硝酸士的宁、维生素B_{12}、穴位封闭、针刺治疗均未见好转，遂于12月31日来诊。

[检查]面色稍黄，左口角下垂，人中偏向左侧，笑时更明显，左鼻唇沟较对侧为浅，右眼较左侧大，言语尚清楚。

[舌象]苔薄白。

[脉象]沉弦细。

[西医诊断]左侧面神经麻痹。

[中医辨证]气血两虚，风痰阻络。

[治法]养血活血，化痰通络。

［方药］杭白菊 10g，当归 10g，僵蚕 10g，钩藤 10g，蝉蜕 3g，天麻 10g，全蝎 10g，生地 12g，川芎 3g，丝瓜络 10g，路路通 10g，橘红 10 克。

服药后，症状逐渐好转，配合针灸治疗，共服药 13 剂，临床痊愈。

按：面神经麻痹多由面神经炎所致，且与受寒、受风冷刺激有关。关老医生认为，气血不足为发病之内因，外风乘虚而入，留于经脉，正不抗邪，不能鼓邪外出，气血不足，流行不畅。《外科明隐集》中说："运行不周液即痰"。意思是说气血运行不周滞塞闭涩经络，气虚不能运化，浊液相兼则凝结成痰。所以风痰阻于经络，营卫不通，肌肤不用，则见口眼㖞斜、嘴角眼睑不能闭合等症。关老医生用牵正散加减，方中僵蚕、钩藤、蝉蜕、天麻、全蝎祛风化痰通络，橘红和胃化痰，生地、杭白菊滋阴养血，当归、川芎、丝瓜络、路路通养血活血通络，实有"若欲通之，必先充之"之意，不但符合"治风先治血，血行风自灭"的说法，而且也补充了"治风需化痰，痰去风无恋"的临床体会。同时认为养阴血，充血脉，扶正固本是成败的关键，如果单纯祛风，反而化燥伤阴，气血不通，风邪反而留恋不易祛除。(《关幼波临床经验选》)

案 2　印会河治疗中风案

王某，女，81 岁，中日友好医院病案号 400999。初诊：1993 年 7 月 15 日。

［主诉］口眼歪斜，口唇麻木半年。病史：半年来口眼歪斜，口唇及上肢麻木，语言謇涩，左下肢活动不和，步履维艰，记忆力下降，大便干结，1~2 日 1 次。

［检查］神情呆滞，口眼右偏，语言謇涩，左侧上下肢肌力弱。舌淡苔白腻，脉弦。

［辨证］风中血络。

［治法］理血祛风。牵正散四物汤合剂。

［处方］白附子 10g，僵蚕 9g，全蝎 6g，赤芍 24g，当归 15g，川芎 10g，生地 12g，桃仁 12g，红花 10g，生薏仁 30g，木瓜 15g，防己 10g，天麻 10g，白蒺藜 12g。7 剂，每日 1 剂，水煎分 2 次服。

二诊：1993 年 7 月 22 日。药后左下肢活动较前有力，口眼歪斜亦减轻，记忆力增强。舌根苔厚腻，脉弦。前方已效，继服原方加减。

［处方］白附子 12g，僵蚕 9g，全蝎 5g，生地 15g，白芍 18g，鸡血藤 24g，当归 15g，川芎 12g，桃仁 9g，红花 6g，桑枝 24g，丝瓜络 9g，姜黄 10g，天麻 9g，钩藤 24g。7 剂，每日 1 剂。水煎服。

随诊：患者连续服用上方 1 个月后，口眼歪斜恢复正常，语言流利，唯下肢活动尚欠有力，嘱其继服原方治疗，加强锻炼，力争痊愈。

按：本病主要由于面神经受到损害而产生的周围性面神经麻痹，最常见者为面神经风湿性疾患及内耳疾病引起；此外，脑基底部炎症也可引发本病。中医认为本病主要由风中于络引起，属中风之轻症。由于面络不通，因而引起麻痹不仁、弛张不用、口眼歪斜、肌肤不仁等症状。以白附子祛头面之风；僵蚕祛经络之风，全蝎息风解痉，桃仁四物汤活血祛风，桑枝、丝瓜络通经活络；天麻、钩藤平肝息风解痉。(《名医印会河教授抓主症经验集粹》)

玉 真 散

《外科正宗》

【组成】天南星　防风　白芷　天麻　羌活　白附子各等分（各6g）

【用法】上为细末，每服二钱（6g），用热酒一盅调服。外用适量，敷伤处。若牙关紧急、腰背反张者，每服三钱（9g），用热童便调服（现代用法：共为细末，每次3~6g，每日3次，用热酒或童便调服；外用适量，敷患处；亦可作汤剂，水煎服。服药后，盖被取汗，避风）。

【功用】祛风化痰，定搐止痉。

【主治】破伤风。牙关紧急，口撮唇紧，身体强直，角弓反张，甚则咬牙缩舌，脉弦紧。

【方论选录】

今·裴正学：风邪自破口而入，遂致痉，牙关紧闭，角弓反张等均为痉之风症。方中防风祛风，南星止痉，共奏祛风止痉之功而为主。白附子亦具祛风止痉之功，以助上药而为辅。羌活解太阳之风，白芷解阳明之风，天麻息厥阴之风，三药使祛风之力更大，而为兼治。(《新编中医方剂学》)

今·冉先德：破伤风是由风毒之邪，侵入破伤之处而成。亦属外风为患。它的临证特征是：神志清楚，有持续性或发作性口噤，手足拘急，初起多有寒热间作，牙关微紧，继则口噤目斜，身体强直，角弓反张。《沈氏尊生书》说得很明确，其云："唯跌打损伤，疮口未合，贯风而成，乃为真破伤风。"治法当以搜风定搐，导邪外出。方中以防风、南星祛风化痰，白附子祛头面之风，定搐解痉，羌活散太阳之风，白芷祛阳明之风，天麻息厥阴之风。诸祛风药合用，疏散经络中之风邪，导邪外出。热酒、童便，疏通经络，且助药势。各药合用，使风散搐定，诸证可图解。(《历代名医良方注释》)

今·湖北中医药大学方剂教研室：本方主治破伤风。破伤风一证，是因风毒之邪侵入破伤之处所致。《沈氏尊生书》说："唯跌打损伤，疮口未合，贯风而成，乃为真破伤风。"可见，本病实因外风为患。外风当疏散，故治宜疏风解痉，导邪外出。刘河间在《素问玄机原病式》中说："大法破伤风……宜以辛热治风之药，开冲结滞，荣卫宣通而愈。"本方是在《本事方》玉真散之基础上加味而成，许叔微原方只有天南星、防风两味药。陈实功又增羌活、白芷、天麻、白附子等药，其祛风解痉之功更著。加天麻一味，其用尤妙。盖本方证虽为外风所致，但外风容易引动内风，所以在疏散外风的同时，也必须兼以平息内风，加入天麻后，治外以顾内，使方剂更臻完善，疗效更为显著。古今运用本方治疗破伤风，皆强调服药以得汗为度，或服药后盖被取汗。认为是否汗出与疗效密切相关。说明本方是通过疏风发汗，使风毒之邪由表而去。本方药性偏于辛燥，易伤津耗气，故破伤风后期，津气虚者不宜使用。且服用本方后当忌风，以防复感。同时，方中白附子、天南星均生用，有毒性，所以服用时不得过量，且孕妇忌服。（《古今名方发微》）

【验案选录】

案1　张觉人治疗破伤风案

朱某某，男，32岁。

1951年左脚掌被锈钉刺入约4分深，但出血不多，是晚回家用草药敷包局部，并不十分疼痛。在第三日忽感咀嚼不便，吞咽困难，颈部亦觉不自由，当晚10点钟发生痉挛一次，至第四天，痉挛次数增多，颈部、脊、腰均呈强直状态，由人介绍来所求治，上下包车均需人扶持始能勉强行动。体温39.6℃，脉搏跳动甚速，大小便如常，神识清醒，不异常人。

在诊察刚毕时又痉挛一次，但不严重，约3分钟即恢复正常。当将患部包扎草药除去，洗洁患部，见伤口呈肿硬状态，即以玉真散厚撒伤部，外用纱布绷带包扎，另给药散3包，每包重9g，命其回家时用热黄酒调服，每隔3小时一包。

次日由人抬来复诊，揭示伤口肿硬较昨日初诊时减退约1/3，据称服药3包后，痉挛次数大减；洗净患部后，仍以玉真散撒布伤处包扎，仍给玉真散3包带回服用。至第3天来诊时伤部僵硬已完全软化平复，唯伤口尚未愈合，当即易以生肌收口药散，吞咽已恢复如常，痉挛次数大为减少，发作间隔延长，发作症势已转轻缓，内服玉真散如前，唯每包减量为6g，如此延续服用，计12天而完全恢复正常。附方玉真散：白附子320g，生南星（姜汁炒），天麻、羌活、防风、白芷各30g，蝉衣90g共研细末，贮瓶备用，不可泄气。

按：玉真散（《外科正宗》方）为治疗破伤风常用方，功能祛风镇痉。张氏运用此方内服并配合外治，甚见功效。已故余无言氏在其《金匮要略新义》中介绍，用蝉衣（去净头足）为极细末，另以黄酒半斤，将蝉衣末15~30g放入酒内，文火多煮数沸，一次顿服。一般患者于服药后，周身淅淅汗出，其汗胶黏，其气腥臭，微汗颇久，一汗之后，邪去而病乃可愈。此方原见明·龚信《古今医鉴》，方名脱凡散，治破伤风良效。如患者有便结内热，再以承气汤下之。[《中医杂志》，1956，(8)：421]

案2　陈如芳治疗带下病案

李某，女，30岁，山东省平邑县郑城镇人，1992年8月18日初诊。

带下量多年余。1年前因冒雨涉水后，遂腰疼、带下量多，时呈尿浊样，色白质稀、腥味浓厚，面色㿠白无华，疲惫乏力，精神委顿，嗜睡不堪。反复更医，治无著效。近日诸症加剧，且腰重冷痛，头重如裹，舌淡苔白、脉沉细。

此系脾虚湿盛，带脉失约使然。治宜健脾升阳，除湿祛风，方宜加味玉真散出入。

药如：天麻15g，白附子15g，天南星10g，羌活6g，防风6g，白芷6g，狗脊30g，山药 30g，焦术 20g，茯苓 30g，干姜 10g，炙甘草 5g。

3 剂。服后带下量减，嗜睡、腰痛头重减轻，舌脉同前。

又 6 剂，诸症消失，带下量恢复正常，痊愈。[《实用中医药杂志》，1994，(03)]

案 3　肖俊逸治疗脐风案

周某，男，6 天。1981 年 10 月 28 日就诊。

婴儿频繁抽搐伴张口困难 1 天。初哭声嘶哑，继则无声，伴抽搐频作，发作时颜面、口唇青紫，面呈苦笑，牙关紧闭并有呼吸暂停，体温正常。白细胞 16×10^9/L，中性粒细胞 0.41，淋巴细胞 0.59。西医诊断为新生儿破伤风。曾用破伤风抗毒素、青霉素加庆大霉素控制感染。应用镇静抗惊厥药物，以地西泮（安定）为主，辅以复方氯丙嗪（氯丙嗪）、苯巴比妥及水合氯醛；应用洛贝林兴奋呼吸并及时吸氧，保温、鼻饲、输液等支持疗法。诊察患儿不发热，身强直，口噤不开，面唇青紫，筋脉拘挛，频频抽搐，不会吮乳，苦笑面容，口溢痰涎，指纹青紫已过气关。有不洁剪刀断脐史。

[辨证治法] 辨证由金创破伤风毒之邪外袭，引动肝风发为脐风。应凉肝解毒，祛风镇痉。方用五虎追风散合玉真散加羚羊角粉与钩藤。

[处方] 羚羊角粉（代）0.6g，钩藤 3g，蝉蜕 3g，制天南星 1g，防风 3g，全蝎 6g，僵蚕 2g，制白附子 1g，蜈蚣 1g。每日 2 剂。

鼻饲困难而改保留灌肠，药量加倍。

6 日后病情好转，改为鼻饲。

10 日后搬出保温箱，能啼哭睁开眼，抽搐次数减少，时间缩短，程度减轻，尚不能吮乳。中药改为每日服 1 剂。服药 25 日后能自行吮乳，抽搐基本消失。

11 月 27 日痊愈出院。

按："脐风"病死率极高，五虎追风散及玉真散均属古方，临床屡见效验。方中白附子、天南星祛风化痰；蝉蜕、全蝎、僵蚕、蜈蚣止痛解毒；钩藤凉肝息风。若中途出现身凉肢冷，可加川乌 2g；大便秘结不通，可加大黄 1g，枳实 1g，豁痰逐秽。此案药证相符，终邪去正安，痊愈出院。(《近代名医类案》)

小活络丹（活络丹）

《太平惠民和剂局方》

【组成】川乌炮，去皮、脐　草乌炮，去皮、脐　天南星炮　地龙去土，各六两（各 6g）　乳香研　没药研，各二两二钱（各 5g）

【用法】上为细末，入研药和匀，酒面糊为丸，如梧桐子大，每服二十丸，空心，日午冷酒送下，荆芥茶下亦得。（现代用法：为蜜丸，每丸重 3g，每服 1 丸，每日 2 次，陈酒或温开水送服；亦可作汤剂，水煎服，川乌、草乌先煎 30 分钟。）

【功用】祛风除湿，化痰通络，活血止痛。

【主治】风寒湿痹。肢体筋脉疼痛，麻木拘挛，关节屈伸不利，疼痛游走不定。亦治中风，手足不仁，日久不愈，经络中湿痰瘀血，而见腰腿沉重或腿臂间作痛。

【方论选录】

明·吴崑：中风手足不用，日久不愈者，经络中有湿痰死血，此方主之。南星之辛烈，所以燥湿痰；二乌之辛热，所以散寒湿。地龙即蚯蚓也，湿土所生，用之者何？《易》曰方以类聚，欲其引星、乌直达湿痰所聚之处，所谓同气相求也。亦《内经》佐以所利，和以所宜之意。风邪注于肢节，久久则血脉凝聚不行，故用乳香、没药以消瘀血。（《医方考》）

清·费伯雄：（此方）药力颇峻，果有顽痰死血则可用。若寒湿流筋，及血不养筋者，不可误投。（《医方论》）

清·张秉成：夫风之中于经也，留而不去，则与络中之津液气血浑合不分。由是卫气失其常道，络中之血，亦凝而不行；络中之津液，即结而为痰。经络中一有湿痰死血，即不仁且不用，腿臂间痛，所由来也。然治络一法，较治腑治脏为难，非汤剂可以荡涤，必须用峻利之品，为丸以搜逐之。故以川乌、草乌直达病所，通行经络，散风邪，逐寒湿，而胆星即随其所到之处，建祛风豁痰之功。乳、没之芳香通络，活血行瘀；蚯蚓之蠕动善穿，用为引导。用酒丸酒下，虽欲其缓，而仍欲其行也。（《成方便读》）

今·湖北中医药大学方剂教研室：正气不足，不能抵御外邪，风邪侵入肢体关节，羁留不去，则气血涩滞，津液凝结为痰，湿痰瘀血阻滞经络，更加阻滞气血的运行，营卫失其流畅，是以肢体麻木不仁，甚或筋脉挛痛，屈伸不利。病邪既留滞经络，非汤剂可以荡涤，必须选用峻厉之品作丸剂缓以搜剔。方中川乌、草乌辛散温通，长于逐风邪，祛寒湿，故能温经止痛。天南星祛风豁痰，又能燥湿，以祛络中之风痰湿浊。用乳香、没药行气活血，通络逐瘀，取“治风先治血，血行风自灭”之意，使气血流畅，则风寒痰湿不复滞留，且二药皆有较好的止痛作用。地龙性善走窜，为入络之佳品，用以通经活络。陈酒辛散温通，以助药势，导诸药直达病所。诸药合用，共奏温经活络，搜风除湿，祛痰逐瘀之功，用之可使经络通畅，营卫调和，则肢体肌肤得以温养，诸症自可痊愈。本方药力峻猛，且川乌、草乌为大毒之品，故仅宜于体质壮实者，阴虚有热及孕妇当忌用。（《古今名方发微》）

【验案选录】

案1　荣莉治疗痛风案

叶某，男，49岁。1998年12月19日初诊。

患痛风2年。2天前外出遇寒冷刺激，于昨晚突发右足趾关节肿痛。行走不便，局部漫肿、皮色白微温，轻触之则痛剧，畏寒肢冷，加衣盖被，口淡不渴，舌质淡、苔白厚滑，脉沉弦。查 ESR 56mm/h、BUA 628mmol/L。

[西医诊断] 痛风。

[中医诊断] 痹证，证属寒湿痰瘀闭阻。

治宜温化寒湿痰瘀，利尿排毒泄浊。方用小活络丹加味。

[处方] 麻黄 6g，制川乌、制草乌、乳香、没药、炒白芥子、制南星各 10g，土茯苓、薏苡仁、萆薢、黄芪各 30g，怀牛膝 15g，甘草 5g。每天 1 剂，水煎温服。

服 5 剂后，病情缓解。关节痛轻，局部不肿、皮肤微红，原方川乌、草乌减半量，加肉桂 6g。继又服 6 剂后病情控制，以补肝肾，健脾胃，祛瘀泄毒之剂善后。

按：痛风证属痹证范畴，属本虚标实之证，急性期多表现关节红、肿、热、痛等湿热内蕴证。本例素体阳虚，遇寒引发而见关节肿痛、局部漫肿，色白，形寒肢冷，病机为寒凝、痰瘀痹阻经隧。故投以小活络丹以温散寒邪祛痰瘀，加麻黄、白芥子驱腠理、经隧痰湿，黄芪益气，土茯苓、萆薢、薏苡仁泄浊解毒；怀牛膝引药下行，药中病机，故收效佳。(《举一反三如破竹古方新用·下册》)

案 2　荣莉治疗肩周炎案

黄某，女，50 岁，初诊：1996 年 2 月 10 日。

右肩部疼痛 2 年，入夜痛甚，活动加剧。半月前因气候寒冷而加重。右臂外展、内旋、外旋均痛，不能穿戴梳头。

诊见：形肥面白，肩部疼痛且上肢麻木，举臂则肩部牵引作痛，舌质淡、苔白腻，脉沉弦迟。X 线摄片检查示：肩关节未见异常，抗“O”、血沉正常。

[西医诊断] 肩关节周围炎。

[中医诊断] 肩凝证，证属血虚寒凝，痰湿阻滞。

治以温经散寒除湿，养血通络止痛。拟小活络丹加味。

[处方] 制川乌、制草乌、乳香、没药、地龙、制南星各 10g，桂枝 6g，石楠藤 15g，天仙藤、鸡血藤、丹参、黄芪各 30g，甘草 5g。每天 1 剂，水煎温服。

服 6 剂，肩痛轻。右臂已能抬举，仍觉隐隐作痛。上方又进 6 剂，自觉症状消失，肩关节活动自如，遂以养血益气、祛风通络之剂巩固。

按：肩周炎多为中老年患者，皆因气血不足，风寒湿邪入侵或有外伤史，复加劳累过度引发，治疗时多注重补气血而忽略祛寒湿痰瘀，本例寒湿久羁，气血凝滞，气血亏虚是本，寒湿痰瘀为标，急则治标，故投小活络丹温阳散寒，除湿祛痹，加黄芪、鸡血藤、丹参益气养血活血；桂枝、天仙藤善走上肢温阳通络；石楠藤引药上行肩背，诸药合用，共奏温阳散寒、除湿祛瘀、通络止痛之功。(《举一反三如破竹古方新用·下册》)

【附方】

大活络丹（《兰台轨范》）　白花蛇　乌梢蛇　威灵仙　两头尖俱酒浸　草乌　天麻煨

全蝎去毒　首乌黑豆水浸　龟甲炙　麻黄　贯众　炙草　羌活　官桂　藿香　乌药　黄连　熟地　大黄蒸　木香　沉香各二两（各60g）细辛　赤芍　没药去油，另研　丁香　乳香去油，另研　僵蚕　天南星姜制　青皮　骨碎补　白蔻　安息香酒蒸　黑附子制　黄芩蒸　茯苓　香附酒浸，焙　玄参　白术各一两（各30g）防风二两半（75g）葛根　虎胫豹骨代　当归各一两半（各45g）血竭另研，七钱（21g）地龙炙　犀角水牛角代　麝香另研　松脂各五钱（各15g）牛黄另研　片脑（冰片）另研，各一钱半（各4.5g）人参三两（90g）

上共五十味为末，蜜丸如桂圆核大，金箔为衣。每服一丸（5g），陈酒送下，一日2次。

功用：祛风扶正，活络止痛。

主治：中风瘫痪、痿痹、阴疽、流注，或跌打损伤等。

方论：清·徐灵胎：顽痰恶风，热毒瘀血，入于经络，非本方不能透达，凡治肢体大症必备之药也。本方组成药物达五十味，以通络为主导，集辛香、辛温、辛润通络，搜风、化瘀通络为一体，并配伍祛风、散寒、除湿、清热、行气、活血、祛痰、开窍、补气、养血、强筋、壮骨诸药，祛风通络，除邪而不伤正，补肝肾而不恋邪。方中草乌、附子、天麻、麻黄、羌活、细辛、肉桂、防风、葛根所以祛风散寒也；白花蛇、乌梢蛇、全蝎、地龙所以搜风剔邪也；藿香、乌药、木香、沉香、丁香、白蔻、青皮、安息香、香附所以行气化湿也；两头尖、赤芍、没药、乳香、血竭所以活血止痛也；僵蚕、南星所以祛痰通络也；麝香、牛黄、冰片所以辛香走窜流气畅络也；黄连、黄芩、贯众、犀角、大黄、玄参所以清伏热也，又可防它药燥热之性太甚；人参、白术、茯苓、甘草即四君子所以补气也；熟地、当归所以补血也；首乌、龟甲、骨碎补、虎骨、威灵仙、松脂所以补肝肾强筋骨也。诸药合用，共奏祛风扶正，活络止痛之功。（《兰台轨范》）

第二节　平息内风剂

羚角钩藤汤

《通俗伤寒论》

【组成】羚角片先煎，一钱半（4.5g）　双钩藤后入，三钱（9g）　霜桑叶二钱（6g）　滁菊花三钱（9g）　鲜生地五钱（15g）　生白芍三钱（9g）　京川贝去心，四钱（12g）　淡竹茹鲜刮，与羚羊角先煎代水，五钱（15g）　茯神木三钱（9g）　生甘草八分（3g）

【用法】水煎服（现代用法：水煎服）。

【功用】凉肝息风，增液舒筋。

【主治】热盛动风证。高热不退，烦闷躁扰，手足抽搐，发为痉厥，甚则神昏，舌绛而干，或舌焦起刺，脉弦而数。

【方论选录】

清·何秀山：肝藏血而主筋，凡肝风上翔，症必头晕胀痛，耳鸣心悸，手足躁扰，甚则狂乱痉厥，与夫孕妇子痫，产后惊风，病皆危险。故以羚、藤、桑、菊息风定惊为君。臣以川贝善治风痉，茯神木专平肝风。但火旺生风，风助火势，最易劫伤血液，尤必佐以芍、甘、鲜地，酸甘化阴，滋血液以缓肝急；佐以竹茹，不过以竹之脉络通人之脉络耳。此为凉肝息风，增液舒筋之良方。然唯便通者，但用甘咸静镇，酸泄清通，始能奏效；若便闭者，必须犀连承气，急泻肝火以息风，庶可救危于俄顷。(《重订通俗伤寒论》)

今·秦伯未：本方原为邪热传入厥阴，神错搐搦而设。因热极伤阴，风动痰生，心神不安，筋脉拘急，故用羚羊、钩藤、桑叶、菊花凉肝息风为主。佐以生地、白芍、甘草甘酸化阴，滋液缓急；川贝、竹茹、茯神化痰通络，清心安神。由于肝病中，肝热风阳上逆，与此病机一致，故亦常用于肝阳重证，并可酌加石决明等潜镇。(《谦斋医学讲稿》)

今·李飞：本方中配伍川贝、竹茹、茯神木化痰安神，既能治疗肝风夹痰热之证，又能宁心安神，增强平肝息风之效，为同类方剂所未备。(《中医历代方论精选》)

今·湖北中医药大学方剂教研室：本方证系邪热传入厥阴，阳热亢盛，热极动风所致。病情属热属实，故治宜清热凉肝息风。方中羚羊角为清热平肝息风之要药，钩藤可清热平肝，息风定惊，二药相伍，则清热凉肝，息风止痉的作用更著。桑叶既能散风热，又可凉肝，菊花亦具凉肝息风之功，二药合用，以加强主药凉肝息风之作用。热邪亢盛，必致阴液耗伤，故用白芍、生地、甘草酸甘合化，滋养阴液，以柔肝舒筋，缓解挛急。津为热灼则为痰，痰浊壅盛又可动风，故用竹茹、贝母清热化痰，热邪上扰心神；故以茯神平肝安神。诸药合用，共奏清热凉肝息风之功。服之可使热去阴复，痰消风息。凡热病过程中，出现高热烦躁、手足抽搐者，均可用之。但综观本方的药物配伍，其清热凉血解毒之力尚嫌不足，临证之时，可适当加入清热活血解毒之品，以加强其疗效。此方虽伍有养阴之品，但整个方剂仍是以清热凉肝息风为主，故多用于热盛动风。若邪热久羁，耗伤真阴，以致虚风内动者，又非本方所宜。(《古今名方发微》)

今·丁学屏：感受温热暑湿，邪不外达，内陷厥阴，痉厥动风，势已危急，凉肝息风，刻不容缓。俞氏此方，羚羊、钩藤、桑叶、菊花凉肝之用，息风止痉；鲜地、白芍、炙草甘酸柔润，补肝之体，缓肝之急；更以竹茹、川贝轻清络热，清火涤痰，以肝风僭逆，必有痰涎随之耳。以其配伍得体，标本同治，可谓法之善者也。近代用治热病痉厥、高血压病、妊娠子痫等症，功效卓著。若症势重笃者，与止痉散合用，取效尤捷。(《古方今释》)

【验案选录】

案1　丁甘仁治疗热陷心包兼血热动风案

汪左，诊脉沉细而数，苔薄黄，表热不扬而里热甚炽，神识昏糊，谵语妄言，甚则逾垣上屋，角弓反张，唇焦渴不知饮，此温邪伏营，逆传膻中，温郁化火，火灼津液为痰，痰随火升，蒙蔽心包，神明无主，肝风骤起。风乘火势，火借风威，所以见证如是之猖狂也。脉不洪数，非阳明里热可比，厥闭之险，势恐难免，暨拟清温息风，清神涤痰，以救涸辙而滋化源，是否有当，质之高明。

鲜石斛三钱，犀角五分，薄荷八分，茯神三钱，川贝三钱，花粉三钱，羚羊片三分，连翘一钱半，枳实一钱，竹茹一钱半，天竺黄一钱半，石菖蒲八分，竹沥（冲）二两，紫雪丹（冲）四分。

二剂风平神清，表热转盛，去紫雪、犀、羚，加芩、豉，重用银、翘，数剂而安，伏温由营达表而解。

按：此案病情危重，既有神昏谵语之心包证，又有角弓反张之肝风证，确为心肝同病，病在营血。但丁氏除用清营血之犀、羚、紫雪外，大部分药物都为气分之品，其目的就是要透营分之热由气分而解，结果妙手回春，深得叶氏之奥妙。(《丁甘仁医案》)

案2　赵绍琴治疗病毒性脑炎案

邹某某，女，25岁。

发热已半月，由于经济情况过差，无力求医，从昨日起开始高热昏迷抽风，遂请往诊。顷诊两脉细弦而数，高热昏迷，形体消瘦，极度营养不良，头胀痛，躁扰不安，手足抽搐，角弓反张，舌绛干无液，质老，苔根略厚，唇焦色紫，大便三日不通，小溲色赤。西医检查怀疑为病毒性脑炎。

素体阴虚血少，温邪蕴热直追血分，热邪上蒸则头胀头痛。热扰心神则昏迷躁动，血虚肝阴失养，筋脉拘急，故手足抽搐而颈项强直。此营热动风，血少筋急，必须清营热，佐以凉肝息风方法。正虚邪实，深恐本不胜病，备候高明政定。

细生地30g，生白芍24g，茯神9g，桑叶9g，钩藤（后下）12g，川贝母6g，菊花9g，珍珠母（先煎）30g，羚羊角粉（分2次冲服）0.6g，2剂。

二诊：药后身热渐退，体温38℃，抽搐未作，神志已渐清醒，今晨大便一次而干，小便黄少，昨夜渐能入睡，两脉细数无力，弦势已减，舌苔干势已缓，质仍绛，头仍痛，口干不欲饮，唇紫且干。体质薄弱，血虚已久，温邪蕴热，阴分大伤，药后肝热已减，抽搐未作，热在营血，阴虚津亏，再以养血育阴增液，清心安神定抽，病势深重，防其厥变，诸当小心。

鲜生地30g，生白芍24g，鲜石斛30g，晚蚕沙12g，知母9g，元参18g，丹皮9g，钩藤12g，鲜茅根、鲜芦根各30g，羚羊角粉（分2次冲服）0.6g，2剂。

三诊：身热渐退，日晡仍重，体温37.6℃，4天未抽，神志清醒，言语对答正确。昨日大便又通一次，色深不多，小便渐畅，夜寐安，两脉细弱略数，沉取似有弦象，舌已渐润，边尖红，根略厚。温邪渐解，营热已清，胃肠滞热，化而未清。再以养血育阴，兼化滞热，以退晡热。饮食当慎。

淡豆豉9g，香青蒿6g，鲜生地30g，生白芍24g，元参15g，丹皮9g。钩藤9g，鲜茅根、鲜芦根各30g，焦三仙各9g，2剂。

四诊：晡热已退净，体温正常，胃纳渐开，二便如常，舌苔已化，脉象细弱，温邪蕴热已解，胃肠滞热已化，再以疏调胃肠，以善其后。

北沙参12g，细生地24g，白芍15g，焦三仙各9g，鸡内金9g，砂仁（研冲）1.5g，5剂。

药后胃纳大增，精神体力渐复。嘱其清淡饮食，休息1周，即可恢复工作。

按：素体阴血不足，复感温邪，深入血分，热盛动风，病及厥阴风木。阴伤是本，风动为标，治当标本兼顾。故重用生地黄、白芍药养阴柔肝，合入羚角钩藤汤凉肝息风，药中病机，故药后即神清风定。二诊即增加育阴之力。三诊以其低热不退，日晡为甚，辨为胃肠滞热，遂加入疏调肠胃之药。终以调理脾胃收功。全案治疗以育阴为主导，随证变药，既体现了温病存阴的原则性，又体现出随证治之的灵活性。(《赵绍琴临证验案精选》)

镇肝息风汤

《医学衷中参西录》

【组成】怀牛膝一两（30g） 生赭石轧细，一两（30g） 生龙骨捣碎，五钱（15g） 生牡蛎捣碎，五钱（15g） 生龟甲捣碎五钱（15g） 生杭芍五钱（15g） 玄参五钱（15g） 天冬五钱（15g） 川楝子捣碎，二钱（6g） 生麦芽二钱（6g） 茵陈二钱（6g） 甘草一钱半（4.5g）

【用法】水煎服（现代用法：水煎服）。

【功用】镇肝息风，滋阴潜阳。

【主治】类中风。头目眩晕，目胀耳鸣，脑部热痛，心中烦热，面色如醉，或时常噫气，或肢体渐觉不利，口角渐形㖞斜；甚或眩晕颠仆，昏不知人，移时始醒，或醒后不能复原，脉弦长有力者。

【方论选录】

近·张锡纯：风名内中，言风自内生，非风自外来也。《内经》谓“诸风掉眩，皆属于肝”。盖肝为木脏，木火炽盛，亦自有风。此因肝木失和风自肝起。又加以肺气不降，肾气不摄，冲气、胃气又复上逆，于斯，脏腑之气化皆上升太过，而血之上注于脑者，亦因之太过，致充塞其血管而累及神经。其甚者，致令神经失其所司，至昏厥不省人事。西医名为脑充血证，诚由剖解实验而得也。是以方中重用牛膝以引血下行，此为治标之主药。而复深究病之本源，用龙骨、牡蛎、龟甲、芍药以镇息肝风，赭石以降胃降冲，玄参、天冬以清肺气，肺中清肃之气下行，自能镇制肝木。至其脉之两尺虚者，当系肾脏真阴虚损，不能与真阳相维系。其真阳脱而上奔，并挟气血以上冲脑部，故又加熟地、萸肉以补肾敛肾。从前所拟之方，原止此数味。后因用此方效者固多，间有初次将药服下转觉气血上攻而病加剧者，于斯加生麦芽、茵陈、川楝子即无斯弊。盖肝为将军之官，其性刚果，若但用药强制，或转激发其反动之力。茵陈为青蒿之嫩者，得初春少阳生发之气，与肝木同气相求，泻肝热兼疏肝郁，实能将顺肝木之性。麦芽为谷之萌芽，生用之亦善将顺肝木之性使不抑郁。川楝子善引肝气下达，又能折其反动之力。方中加此三味，而后用此方者，自无他虞也。心中热甚者，当有外感，伏气化热，故加石膏。(《医学衷中参西录》)

今·李飞：配伍用药上有两大特点值得重视，一是重用牛膝引气血下行。盖肝肾阴虚，肝阳上亢，气血逆乱，并走于上，单纯平潜镇逆，其力较逊，若能与引血下行药并驾齐驱，则相得益彰。张氏指出："重用牛膝以引血下行，此为治标之主药。"……二是佐以茵陈、川楝子、生麦芽条达肝气之郁滞，清泄肝阳之有余。盖肝阳偏亢，风阳上扰，气血内乱之内中风证，每寓肝失疏泄条达之病机，加之肝为将军之官，喜条达而恶抑郁，若单用平潜镇逆，难免肝气受抑，使气血郁滞进一步加重。因此，在平肝潜阳，引血下行的同时，酌情配伍疏肝理气，清泄肝热之品，则有利于肝气的条达与肝阳的平降。(《中医历代方论精选》)

今·冉先德：本方证属类中风。其病机由肝肾阴亏，肝阳上亢，肝风内动，气血逆乱并走于上所致。《素问·调经论》所谓："气之与血，并走于上，则为大厥。"即是此意。肝肾阴亏，肝阳偏亢，甚则肝阳化风、风阳上扰，故见头目眩晕，目胀耳鸣，面色如醉，胸中热痛；肝风上逆，并走于上，阻塞经络，或蒙蔽清窍，则出现眩晕跌仆，不知人事，或肢体活动不灵，半身不遂等中风症状。脉弦长有力，亦为肝阳亢盛之象。故治宜镇摄亢阳，滋养肝肾，以增强镇纳降逆作用。伍用天冬、玄参、白芍滋阴柔肝，养阴配阳。至于川楝子、茵陈（实际张氏所用系青蒿）、生麦芽，主要用以疏肝解郁，遂其肝气调达之性，以利于肝阳之平降；甘草调和诸药，且与麦芽相配，并能和中益胃，以减少金石药物碍胃之弊。诸药合用，成为镇肝息风之剂。(《历代名医良方注释》)

今·湖北中医药大学方剂教研室：本方证属类中风。乃因肝肾阴虚，肝阳上亢，肝风内动，气血并走于上所致。内风宜熄，故方中重用牛膝引血下行，折其亢阳，同时还可滋养肝肾。代赭石味苦质重，可降气镇逆，平肝潜阳，生龙骨、生牡蛎亦为平肝潜阳的要药。四药配合使用，可镇肝息风，潜阳降逆，以治其标。龟甲、玄参、天冬、白芍滋养阴液，使阴足则能制阳，肝阳不亢，肝风自熄，以治其本。以上两组药同用，标本兼顾，配伍颇为严谨。方中何以要用茵陈、川楝子、麦芽？盖肝为将军之官，其性喜条达而恶抑郁。若单纯镇肝，则肝气受抑，影响其条达之性，不利于肝阳之平降。配伍茵陈、川楝子、麦芽，既可协助主药清泄肝阳之有余，又可条达肝气之郁滞，有利于肝阳之平降。且麦芽又有和胃之功，与甘草相配，调中和胃，使金石之品不致伤胃。本方滋阴与潜阳并用，标本兼顾，为一首治疗阴虚阳亢的有效方剂。临床上不论中风前、中风时、中风后，凡具有阴虚阳亢之征者，皆可用之。本方滋腻潜镇之药颇多，有碍脾阳，故脾胃气弱者，应当慎用。(《古今名方发微》)

今·丁学屏：肝主左升，肺主右降，此人身阴阳气血升降之理也。肝为刚脏，相火内寄，体阴用阳，肝体不足，肝用有余，气火升浮，厥阳化风上僭，冲气上逆，胃气亦因之上逆，而成左升太过，右降不及之势，则人体之气血逆乱，自不待言。《素问》所谓"血之与气，并走于上，则为大厥"是矣。张氏此方，为清上实下之范例。方中龟、芍滋柔酸寒，涵育真阴；芍、草酸甘化阴，柔肝缓急，以固根本；龙、牡潜摄浮阳，代赭镇冲降胃，牛膝引血下行，则为清上摄下之用；玄参、天冬助肺之肃，抑肝之强；更借茵陈、麦芽生发之气，川楝辛散之味，调达肝木。其法不可谓不详矣。近代用治高血压病、颈性眩晕、血管性头痛、围绝经期综合征等疾患，靡不应手取效。(《古方今释》)

【验案选录】

案1　李可治疗急性肾小球肾炎案

王某某，女，34岁。初诊：1982年11月14日。

患急性肾小球肾炎，入院治疗3个月，服中药70余剂，前后经治7个月，中西药物罔效。脑血流图示初期脑动脉硬化。其症面肿，如葫芦状，乃过用激素所致。面颊着枕之一侧，晨起肿甚，目不能睁，按之成一凹坑。尿少，头眩，面赤如醉，肢麻，似有抽搐感。脚膝无力，不肿。畏恶风寒，口苦烦渴。舌红苔黄，血压正常，脉浮滑而数。病虽缠绵7个月之久，风水表证仍在，郁久化热，肝阳化风上扰。拟麻黄连翘赤小豆汤合镇肝息风汤加止痉散。

[处方]麻黄、杏仁各10g，连翘、赤小豆各30g，甘草10g，赭石末、怀牛膝各30g，白芍、生龙牡、龟甲、元参、天冬各15g，嫩青蒿10g，全蝎3g，蜈蚣2条（研末冲服）。

上药服3剂，得汗，面肿消去七八，面赤退，肢麻亦减。

唯觉服后有几分钟之心悸烦躁感，且连续三晚失眠。仍予原方加蝉蜕15g，2剂。服后肿退净，心悸烦躁未出现。表证既解，侧重养阴平肝，疏镇肝息风汤止痉散加桃仁、红花各10g，又服6剂，蛋白尿消失而愈。(《急危重症疑难病经验专辑》)

案2　唐素敏治疗鼻衄案

李某，女，36岁，农民。1995年10月22日初诊。

患者2年来每因郁怒鼻部出血，出血量约100~150ml，色淡红，不经治疗自行停止。2日前又因情志不畅，鼻出血不止，量多，曾经本院五官科行鼻腔压迫止血及西药治疗，出血仍未止，伴有头痛头晕，心烦易怒，五心烦热。平素大便略干，2日一行，月经先后无定期，舌红，少苔，脉弦细数。血压125/80mmHg。

中医诊断为鼻衄。证属肝肾阴虚，肝阳上亢。治宜镇肝息风，滋阴降火，宁络止血。予镇肝息风汤加减。

［处方］怀牛膝30g，生代赭石30g，生杭白芍5g，天门冬10g，川楝子10g，玄参20g，夏枯草10g，三七粉（冲服）5g，龟甲（先煎）10g，陈皮10g，生龙骨30g，生牡蛎30g。3剂，水煎服，日1剂。

复诊：1995年10月25日，鼻出血、头痛头晕、烦热等症状明显减轻，续服上方5剂，诸症悉除。后以六味地黄丸合加味逍遥丸调理善后，随访1年未发。

按：鼻衄即鼻腔出血，是血证中常见的一种。鼻衄多由火热迫血妄行所致。其中以肺热、胃热、肝火为常见，另有少数患者，可由正气亏虚，血失统摄引起。本例患者，平素性情急躁，情志不舒，易暗耗阴血，阴虚阳亢，阳亢化火，肝火上炎，灼伤血络，血液外溢而发鼻衄，予镇肝息风汤加减，重用牛膝引血下行，并有补益肝肾之效；生代赭石、生白芍、龟甲、生牡蛎、生龙骨益阴潜阳，镇肝降逆，折其阳亢，阻其化火之势；玄参、天门冬滋阴清热，壮水涵木；夏枯草、川楝子、陈皮清肝泻热，调肝理气；三七粉止血。诸药合用，镇肝以治其标，滋阴以治其本，标本兼治。后期六味地黄汤滋阴为本，加味逍遥丸调理肝气以防复发。［《河北中医》，2003，（6）：436］

天麻钩藤饮

《中医内科杂病证治新义》

【组成】天麻（9g）　钩藤后下（12g）　石决明先煎（18g）　山栀　黄芩（各9g）　川牛膝（12g）　杜仲　益母草　桑寄生　夜交藤　硃茯神（各9g）（原著本方无用量）

【用法】水煎服（现代用法：水煎服）。

【功用】平肝息风，清热活血，补益肝肾。

【主治】肝阳偏亢，肝风上扰证。头痛、眩晕，失眠，舌红苔黄，脉弦数。

【方论选录】

今·胡光慈：本方为平肝降逆之剂。以天麻、钩藤、生决明平肝祛风降逆为主，辅以清降之山栀、黄芩，活血之牛膝，滋补肝肾之桑寄生、杜仲等，滋肾平肝之逆；并辅以夜交藤、硃茯神以镇静安神，缓其失眠，故为用于肝厥头痛、眩晕、失眠之良剂。若以高血压而论，本方所用之黄芩、杜仲、益母草、桑寄生等，均经研究有降低血压之作用，故有镇静安神，降压缓痛之功。（《中医内科杂病证治新义》）

【验案选录】

案1　蓝青强治疗眩晕案

黄某，女，45岁，白领。2014年2月初诊。

［主诉］头痛半年，加重10天。

［病史］患者自诉近半年来头晕，头胀痛不适，以两侧太阳穴部位疼痛明显，偶有耳鸣，视物昏花，伴有心悸等不适。无恶心、呕吐，无肢体麻木等其他特殊不适。曾请中医就诊，服用羚角钩藤汤治疗，症状有所好转。近10天来头痛、眩晕症状明显加重。

［刻诊］精神状态差，睡眠欠佳，多梦，舌质红，苔薄黄，脉弦。

［诊断］眩晕。

［辨证］肝肾不足，肝火偏亢。

［治法］平肝潜阳，补益肝肾。

［处方］天麻钩藤饮。天麻10g，钩藤（后下）15g，生决明20g，栀子10g，黄芩10g，川牛膝15g，杜仲10g，益母草10g，桑寄生10g，夜交藤50g，茯神30g。7剂，每天1剂，水煎服。(《全国名老中医蓝青强临床用方选辑》)

案2　蓝青强治疗眩晕案

梁某，女，62岁，退休工人。2014年7月29日初诊。

［主诉］头晕伴耳鸣3个月有余。

［病史］患者主诉3月前无故出现头晕症状，发作时自觉天旋地转同时伴有恶心。近日头晕加重并伴有耳鸣，腰膝酸软等症状。刻下便溏，纳少，舌淡苔白，脉弦数。

［诊断］眩晕。

［辨证］肝肾阴亏，肝阳风火，上扰清窍。

［治法］补肾填精，平肝潜阳。

［处方］天麻钩藤饮加减。

天麻20g，石决明（先煎）20g，钩藤（后下）10g，葛根20g，法半夏20g，夏枯草15g，杜仲10g，牛膝15g，黄芩6g，桑寄生15g，甘草6g。7剂，每天1剂，水煎服。

二诊：病人自述服上方后，诸证皆减，但今日胃口较差，闻油腻则恶心欲吐。守上方出入加谷芽30g，麦芽30g，神曲15g。7剂，每天1剂，水煎服。(《全国名老中医蓝青强临床用方选辑》)

案3　范文甫治疗高血压病案

安某，男，53岁，工人，1967年5月14日诊。

年已半百，嗜烟酒茶，性情刚烈，血压常在（200~160）/（120~100）mmHg之间，近因工作烦劳，事不顺心，意欲以酒消愁，但事与愿违，反致引动肝风，上扰头目致发眩晕欲仆倒，头胀头疼剧烈，急来求诊。诊其脉弦劲而数，舌质红绛。证乃肝阳上亢之急证，血压196/118mmHg，急投平肝息风潜阳之剂。

［处方］天麻12g，钩藤15g，白蒺藜30g，炒山栀10g，黄芩10g，夏枯草25g，茯苓12g，夜交藤30g，生牡蛎30g，京半夏10g。急煎服，日2剂，每剂2煎，共4服，嘱卧床休息，忌烟酒，饮食宜清淡。

次日复诊，述服药后，夜能安静入眠，晨起头疼眩晕大减，查脉弦，舌质红，血压180/110mmHg，药已见效，守上方服2剂，日1剂，以巩固疗效。

此类病实属本虚标实，本肝肾阴虚，标气火升腾，兼挟湿浊痰火上攻，发为眩晕头疼。方用天麻钩藤饮，乃治其标之法，待气平火降，湿浊见化，标证已缓，则当培补肝肾治其本，并节饮食，养性情，忌房事，善自调摄，方可治愈。(《近代名医学术经验选编·范文甫专辑》)

案4　印会河治疗高血压病案

陈某，男，58岁。

[主诉]发作性眩晕1年余。

[病史]1年来，眩晕每天发作3~6次，头脑不清，如登云雾，如乘舟车，每于发作时必须闭目静坐或卧床休息方能缓解。面赤耳热，下肢无力，足凉，失眠多梦，夜间尿频，每夜4~5次，大便干燥。

[检查]BP 180/100mmHg，面色红润，舌质红，苔黄，脉弦劲有力。

[中医辨证]肝阳上越。

[西医诊断]高血压病。

[治法]平肝潜阳。方以天麻钩藤饮加减。

[处方]天麻10g，钩藤15g，菊花10g，龙胆草10g，赤芍15g，川断10g，夏枯草15g，青葙子15g，苦丁茶10g，珍珠母（先煎）30g。7剂，每日1剂，水煎分2次服。

二诊：药后眩晕消失，血压下降，睡眠增加，大便已正常，小便次数减少，舌红，舌苔微黄，脉弦，上方已效，继服7剂，以期巩固，力争痊愈。

按：该患者经西医诊断为原发性高血压病。发作性眩晕，与血压升高密切相关，同时伴有头热足凉、头重脚轻、面赤心烦、失眠多梦等，皆由于肝阳上亢所致。该方以天麻、钩藤、菊花、夏枯草、龙胆草、苦丁茶、青葙子予平肝泻热、息风潜阳；珍珠母镇肝定风以治眩晕，川断滋补肝肾，并用能引气血下行，使浮阳潜降，故用药后病情明显好转，但尚须较长时间服药治疗。(《名医印会河教授抓主症经验集粹》)

阿胶鸡子黄汤

《通俗伤寒论》

【组成】陈阿胶烊冲，二钱（6g）　生白芍三钱（9g）　石决明杵，五钱（15g）　双钩藤二钱（6g）　大生地四钱（12g）　清炙草六分（2g）　生牡蛎杵，四钱（12g）　络石藤三钱（3g）　茯神木四钱（12g）　鸡子黄先煎代水，二枚（2个）

【用法】水煎服（现代用法：水煎服）。

【功用】滋阴养血，柔肝息风。

【主治】邪热久羁，阴血不足，虚风内动证。筋脉拘急，手足瘛疭，心烦不寐或头目眩晕，舌绛少苔，脉细数。

【方论选录】

清·何秀山：血虚生风者，非真有风也，实因血不养筋，筋脉拘挛，伸缩不能自如，故手足瘛疭。类似风动，故名曰内虚暗风，通称肝风。温热病末路多见此症者，以热伤血液故也。方以阿胶、鸡子黄为君，取其血肉有情，液多质重，以滋血液而熄肝风；臣以芍、草、茯神木，一则酸甘化阴以柔肝，一则以木制木而息风。然心血虚者，肝阳必亢，故佐以决明、牡蛎，介类潜阳；筋挛者，络亦不舒，故使以钩藤、络石通络舒筋也。此为养血滋阴、柔肝息风之良方。(《重订通俗伤寒论》)

近·何廉臣：此方甘咸静镇，善息肝风，专治肝风上翔，头眩心悸，耳鸣躁扰，狂厥等症。(《重订广温热论》)

今·冉先德：本方为邪热久羁，阴伤血虚，阴虚不能制阳，血虚不能养筋，以致肝风内动之证。根据治病求本的原则，应以滋阴养血为主，柔肝息风为辅，使阴血得充，阴能制阳，则头目眩晕可疗；血能养筋，则筋脉拘急，手足蠕动可除。方中用阿胶、鸡子黄为君，取其血肉有情之品，滋阴养血，而息风阳；生地、白芍、甘草为臣，酸甘化阴，柔肝息风；石决明、生牡蛎、茯神木、双钩藤为佐，平肝潜阳，息风解痉；络石藤为使，取其通络舒筋。(《历代名医良方注释》)

今·丁学屏：肝为刚脏，体阴用阳，肝体不足，肝用有余，厥阳化风，手足瘛疭，温病后期，最多是症，所谓液劫动风也。治之大法，不外咸寒救阴，介属潜阳。俞氏此方，用阿胶、鸡子黄、生地黄、白芍，滋阴养血，补肝之体；石决、牡蛎、钩藤、茯神，潜阳息风，柔肝之用也。何廉臣氏《重订广温热论》亦有阿胶鸡子黄汤，较本方少石决、钩藤、茯神、络石、清炙草五味，多女贞子、黄甘菊、童便三味，但旨意相近，仅用药稍有出入耳。(《古方今释》)

【验案选录】

案1　苗明三治疗乙型脑炎后遗症案

男孩3岁，患极重乙型脑炎，经治疗10天无效，用阿胶鸡子黄汤加味。

[处方]阿胶（烊化）、石决明（先煎）、络石藤各10g，牡蛎（先煎）20g，炙龟甲15g（先煎），茯神5g，甘草3g，鸡子黄1只。另用羚羊角粉1.5g，分2次冲服。

[结果]服药3剂后诸症大减，体温降至37.2℃，舌红有津，头摇，眼球震颤减至20分钟发作1次，乳食有增，大便不干。

5剂后头摇已止，但眼球震颤未平（原方去络石藤，加芍药、钩藤各10g）。

再服5剂已能自行站立移步，眼球震颤停止。另有储明焕报道，用阿胶鸡子黄汤治疗本病获良效。(《现代方剂学药理与临床·下》)

案 2　苗明三治高血压脑病案

患者，男，68 岁。

高血压病多年，常年头晕目眩，耳鸣肢麻。4 天前因酒后突然昏仆，舌强不语，恶心欲吐，四肢僵直不能活动，二便失禁。

诊为高血压脑病，予阿胶鸡子黄汤加减。

[处方] 阿胶（烊）10g，生白芍 30g，钩藤（后下）15g，石决明 30g，细生地 30g，茯苓 10g，生牡蛎 30g，夜交藤 15g，远志 6g，石菖蒲 10g，寸冬 25g，生甘草 6g，鸡子黄（后下搅匀）2 枚，水煎服。

3 剂后，神志时清，原方加胆南星 10g。继服 3 剂，便识人能语，四肢渐能屈伸。服至 18 剂，可下床迈步。前方加减连服 30 余剂，诸恙悉退，生活能自理，自行停药。

随访 2 年未复发。(《现代方剂学药理与临床·下》)

案 3　吴佩衡治疗春温案

吴某某，昆明人，住昆明市绣衣街，有长子，年 15 岁。于 1921 年 3 月患病，延余诊视，发热不退已 11 日。面红唇赤而焦，舌红苔黄而无津，虚烦不得卧。食物不进，渴喜冷饮，小便短赤，大便不解，脉来沉细而数。查其先前所服之方，始而九味羌活汤，继则服以黄连、栀子、连翘、黄芩、银花、苏叶、薄荷等未效。

此系春温病误以辛温发散，又复苦燥清热，耗伤真阴，邪热内蕴，转为少阴阴虚热化证。拟黄连阿胶鸡子黄汤治之。

黄连 10g，黄芩 12g，杭白芍 24g，阿胶 10g（烊化兑入），鸡子黄 2 枚。

先煎芩、连、芍药为汤，稍凉，兑入已烊化之阿胶，再搅入生鸡蛋黄二枚和匀而服。

服 1 剂后即得安静熟寐，烦渴已止，唇舌转润，脉静身凉。继以生脉散加生地、玄参、黄连。

[处方] 米洋参 10g，寸冬 15g，五味子 5g，甘草 6g，黑玄参 10g，生地 12g，黄连 5g。

上方连进 2 剂而愈。(《吴佩衡医案》)

案 4　吴佩衡治疗麻疹案

王某某之子，年 5 岁，出麻疹后，邪热内伏，阴虚阳燥，发热八九日不退，脉息沉数，唇焦舌燥，渴思冷饮，虚烦不寐，大便不解已五六日，小便短赤。以温补之剂服之，病势更甚。此系少阴热化之证，拟以黄连阿胶鸡子黄汤主之。

[处方] 黄连 5g，黄芩 6g，杭白芍 12g，阿胶（烊化兑入）6g，鸡子黄（搅化兑入）1 枚。

待芩、连、芍三味煎汁，少冷，兑入阿胶、鸡子黄调匀而服。

次日再诊，患儿烦止得寐，身热退去十之八九，唇舌已回润，再以生脉散加味治之。

[处方] 米洋参 5g，寸冬 10g，五味子 3g，甘草 6g，生地 6g，玄参 6g。

第三日复诊，患儿脉静身凉，津液满口，二便通利，续以前方去生地、玄参，加黄芪 20g，当归 10g，补中益气，养阴生血，连服 2 剂，食增神健，诸病俱愈。(《吴佩衡医案》)

大定风珠

《温病条辨》

【组成】生白芍六钱（18g） 阿胶三钱（9g） 生龟甲四钱（12g） 干地黄六钱（18g） 麻仁二钱（6g） 五味子二钱（6g） 生牡蛎四钱（12g） 麦冬连心，六钱（18g） 炙甘草四钱（12g） 鸡子黄生，二枚（2个） 鳖甲生，四钱（12g）

【用法】水八杯，煮取三杯，去滓，入阿胶烊化，再入鸡子黄，搅令相得，分三次服（现代用法：水煎去渣，入阿胶烊化，再入鸡子黄搅匀，温服）。

【功用】滋阴息风。

【主治】阴虚动风证。温病后期，神倦瘈疭，舌绛苔少，脉弱有时时欲脱之势。

【方论选录】

清·吴瑭：此邪气已去八九，真阴仅存一二之治也，观脉虚苔少可知。故以大队浓浊填阴塞隙，介属潜阳镇定。以鸡子黄一味，从足太阴，下安足三阴，上济手三阴，使上下交合，阴得安其位，斯阳可立根基。俾阴阳有眷属一家之义，庶可不致绝脱与！（《温病条辨》）

今·李畴人：方中阿胶补肺阴，五味子收肺气，白芍和脾，鳖甲育肝阴，龟甲潜肾阴，牡蛎敛阳和阴，麦冬、熟地养金壮水，麻仁润肠，甘草立中，鸡子黄取其混元之意。酸甘化阴，咸降其火，庶几水火有既济之效，心神宁而得安寐也。若转虚喘汗，则加人参以补气，龙骨扶阳和卫，小麦敛阴止汗。(《医方概要》)

今·秦伯未：本方主治温热之邪消烁真阴，神倦，脉弱舌绛，时有虚脱的现象，故用大队滋阴药，佐以介类潜阳镇定。在肝病中遇到肝肾阴血极虚，内风煽动不息，如眩晕不能张目，耳鸣，筋惕肉瞤，心慌泛漾，亦常用此加减。凡风阳上扰，肝阴多虚，且有水不涵木现象，故常用白芍、生地治本，结合息风潜阳。但肝阳宜于凉镇，肝风必须填补，将本方和羚角钩藤汤对比，可以看到用药的浅深程度。(《谦斋医学讲稿》)

今·湖北中医药大学方剂教研室：本方证是温病邪热久羁，灼伤真阴，虚风内动所致。此时邪热虽已去八九，真阴却仅存一二。故以大队养阴滋液之品，填补欲绝之真阴，潜镇上越之浮阳，平息内动之虚风。方中鸡子黄味甘入脾，镇定中焦，上通心气，下达肾气。阿胶亦为血肉有情之品，养血滋阴之作用颇佳，为养血益阴之要药，二药合用，养阴息风，为主药。芍药苦酸微寒，甘草甘平，五味子酸温，三药相伍，酸甘化阴，滋阴柔肝。地黄滋阴养液，麦冬养阴润肺，麻仁质润多液，可养阴补虚。以上六药能加强鸡子黄、阿胶滋阴养液之效，共为辅药。复用龟甲、鳖甲、牡蛎等介类药育阴潜阳，为佐药。其中甘草又可调和诸药，为使药。诸药合用，使真阴生，浮阳潜，虚风息，则诸症自愈。麻仁有火麻仁、胡麻仁之分。火麻仁性味甘平，入脾胃大肠经，功可润燥滑肠。主治肠燥便秘等症。胡麻仁性味甘平，入肝、肾经，功可补肝肾，润五脏，主治肝肾阴虚之证。虽然二药性味功能相似，但同中有异，所以，我们认为本方以用胡麻仁更为适宜。

今·丁学屏：伤寒伤人阳气，温病耗人津液。乃热病诊治千古不易要决焉。温病末路，邪热虽渐平复，而热烁津液，液为汗耗，脏真亦日见消蚀矣。元阴既亏，心神浮越，厥阳蠢动，虚烦少寐，手足蠕动。舌红苔少，脉虚细少神。病至此，则滋养营阴、潜摄浮阳之法，已不可少者也。吴氏此方，治熔咸寒救液、酸甘化阴、甘柔育阴、介属潜阳于一炉，为热病伤阴者，立一法程。然细绎此方，实从《指南医案》温热门中，张姓一案套出。叶氏原案：进甘药颇安，奈阴液已涸。舌强音缩，抚之干板，较诸以前龈肉映血有间，小便欲解掣痛，犹是阴气欲绝。欲寝昏沉，午间烦躁，热深入阴之征。方用生白芍、炙草、阿胶、鸡子黄、生地、麦冬、麻仁、人参，吴氏但从叶氏方中，参入龟甲、鳖甲、牡蛎、五味等阴柔潜摄耳。(《古方今释》)

【验案选录】

案1　李可治疗小儿舞蹈病案

孟金娥，女，11岁。灵石仁义公社道阡村学生，1978年12月16日来诊。

患病1周，全身舞动无片刻宁静。其状，颈转头摇，吐舌咂嘴，眉眼频搐，四肢摇摆。舌短不能言，手颤不能握物，脚飘摇不能迈步。嘴不停开合如嚼物状，生活不能自理，进食亦需人喂之，且必须按其口部开合之节奏喂食，痛苦万状。52949部队医院诊为“小儿舞蹈病”，曾用激素、镇静剂，并服虫类息风之剂皆无效，建议去省一院神经科住院治疗。患儿父母系农村社员，生活困难，邀余诊视。视其舌光绛无苔，全身疲软，入夜盗汗，烦渴。由于喉头亦随舞蹈之节奏而抽搐，饮水即呛，脉沉细数，据其父言，起病时似曾感冒发热。当年冬应寒反温，晋南洪洞以南桃花开放。症既从发热而来，必是温邪久羁，消灼肝肾真阴，故内风妄动。肾之经脉络舌本，肾阴亏耗不能上承于舌，故舌短难言，且肝肾同源，肾精匮乏不能滋荣肝木，故阳无所制而风动。乃选大定风珠滋肾柔肝而息内风。

[处方] 牡蛎、龟甲、鳖甲各15g，生地、麦冬各18g，阿胶12g（烊化），枣仁15g，炙甘草12g，天麻、五味子、远志各10g，菖蒲12g，蛋黄1枚（冲），3剂。

12月20日再诊，舞动已止，语言大有进步，生活可以自理。唯盗汗不止，神情疲惫，腰困膝软。乃气阴未复，肾元受损。仍予原方，去菖蒲、远志、天麻，加山萸肉45g，黑小豆30g，生黄芪、肾四味各18g，上方服5剂后随班学习。

腰为肾之府，诸症凡见腰痛如折或腰酸膝软，即为肾虚的据，随证选用肾十味（枸杞、菟丝子、盐补骨脂、淫羊藿、沙苑子、杜仲、盐巴戟肉、仙茅、骨碎补、狗脊）于对

症方内，其效如神。(《急危重症疑难病经验专辑》)

案 2　石明山治疗甲状腺功能亢进症案

江某，女，47 岁。2005 年 2 月 3 日初诊。

自述半年来明显消瘦，体重下降 10kg，但饭量反较平时增加 1 倍，躁动不安，口干苦，心烦失眠，手足心热，眼突手颤，肠鸣辘辘，大便溏。检查甲状腺肿大，听诊心音亢进，心脏扩大，心率 100 次 / 分，舌质稍绛少津，脉虚细数而上鱼际、寸强尺弱。同位素检查：T_3 616μmol/L，T_4 4213μmol/L。确诊为甲状腺功能亢进症。

辨证属阴虚引动内风，阳亢不敛。治宜滋阴潜阳息风。选大定风珠加减。

[处方] 生地黄、生牡蛎、生白芍各 30g，阿胶（烊化）10g，浙贝母 10g，炙甘草 20g，生鸡子黄（冲）2 个，夏枯草、五味子、玄参各 15g，黄连、黄芩各 6g，龟甲粉（冲）6g，鳖甲粉（冲）6g，乌梅 24g。每日 1 剂，水煎服。

上方服 10 剂后，烦热渐轻，可入眠。20 剂后手颤已微，眼突减轻，多食易饥现象消失，体重增加 2.5kg。因口苦已除，上方去芩、连，又服 10 剂，诸证基本消失，体重增加 5kg，复查 T_3 3.8μmol/L，T_4 20μmol/L。随访 4 年未复发。[《山西中医》，2010，(5)：6]

案 3　劳建和治疗震颤麻痹案

患者，男，62 岁。1983 年 11 月 26 日诊。

双手颤抖不能控制已 2 年余，精神紧张时症状加重，睡眠时自行消失。伴四肢、躯干强直，活动受限，言语时声音震颤难于听清，曾经省某医院神经内科诊治，诊断为震颤麻痹，给予苯海索、东莨菪碱等治疗后有好转，但断药后症状有增无减。诊其脉细弦而数，重按无力，舌薄红少苔。嘱停服西药。

予大定风珠：麦冬、干地黄、白芍各 12g，炙鳖甲、龟甲、牡蛎各 12g（三药先煎），甘草 12g，阿胶（烊冲）9g，五味子 6g，麻仁（杵）6g，鸡子黄（打冲）2 只。

服 5 剂后症状好转，以后多次复诊，均略为加减，共进 40 剂，震颤、强直基本消失。[《浙江中医杂志》，1985，(6)：275]

【附方】

小定风珠(《温病条辨》)

鸡子黄生用，一枚（1 个）　真阿胶二钱（6g）　生龟甲六钱（18g）　童便 1 杯（50ml）　淡菜三钱（9g）

水五杯，生煮龟甲、淡菜得二杯，去滓，入阿胶，上火烊化，内鸡子黄，搅令相得，再冲童便，顿服之。

功用：滋阴息风。

主治：温邪久羁下焦。烁肝液为厥，扰冲脉为哕，脉细弦。

方论：**清·吴瑭**：暑热久踞下焦，烁肝阴为厥，扰冲脉为哕，脉阴阳俱减则细，肝木横强则劲，故以鸡子黄实土，而定内风；龟甲补任（谓任脉），而镇冲脉；阿胶沉降，补液而熄肝风；淡菜生于咸水之中而能淡，外偶内奇，有坎卦之象，能补阴中之真阳，其形翕阖，故又能潜真阳之上动；童便以浊液仍归浊道，用以为使也。名定风珠者，以鸡子黄宛如珠形，得巽木之精，而能熄肝风，肝为巽木，巽为风也。龟亦有珠，具真武之德而镇震木，震为雷，在人为胆，雷动未有无风者，雷静而风亦静矣。亢阳直上巅顶，龙上于天也，制龙者，龟也。古者豢龙御龙之法，失传已久，其大要不出乎此。(《温病条辨》)

第十五章　治燥剂

凡以辛散轻宣或甘凉滋润药物为主组成，具有轻宣外燥或滋阴润燥等作用，用以治疗燥证的方剂，统称治燥剂。

治燥剂适用于感受燥邪或脏腑津液枯耗所致的燥证。燥证分外燥和内燥两类。凡感受秋令燥邪所致的凉燥或温燥，均属外燥证。《通俗伤寒论》云："秋深初凉，西风肃杀，感之者多病风燥，此属燥凉，较严冬为轻。若久晴无雨，秋阳以曝，感之者病多温燥，此属燥热，较暮春风温为重。"内燥是由于津液亏耗、脏腑失润所致，常累及肺、胃、肾、大肠等脏腑，上燥多病在肺，中燥多涉及胃，下燥多病在肾与大肠。

根据"燥者濡之"的原则，治疗燥证当以濡润为法。外燥宜轻宣祛邪外达，凉燥治以辛苦温润，温燥治以辛凉甘润；内燥宜滋养濡润复津，治以甘凉濡润。故治燥剂分为轻宣外燥剂和滋润内燥剂两类。

治燥剂多由甘凉滋润药物为主组成，易于助湿碍气及影响脾胃运化，故素体多湿、脾虚便溏、气滞痰盛者均当慎用。燥邪最易化热，伤津耗气，故运用治燥剂有时尚需配伍清热泻火或益气生津之品，不宜配伍辛香耗津或苦寒化燥之品，以免重伤津液。

第一节　轻宣外燥剂

杏　苏　散

《温病条辨》

【组成】苏叶（9g）　半夏（9g）　茯苓（9g）　甘草（3g）　前胡（9g）　苦桔梗（6g）　枳壳（6g）　生姜（3片）　橘皮（6g）　大枣去核（3枚）　杏仁（9g）（原著本方无用量）

【用法】水煎温服（现代用法：水煎服）。

【功用】轻宣凉燥，理肺化痰。

【主治】外感凉燥证。恶寒无汗，头微痛，咳嗽痰稀，鼻塞咽干，苔白，脉弦。

【方论选录】

清·叶天士：秋深初凉，长年发热咳嗽，证似春月风温证。但温乃渐热之称，凉即渐冷之意。春月为病，犹是冬令固密之余，秋令感伤，恰值夏月发泄之后，其体质之虚实不同……若果暴凉外束，身热痰嗽，只宜葱豉汤，或苏梗、前胡、杏仁、枳、桔之属，仅一二剂亦可。(《叶香岩三时伏气病篇》)

清·吴瑭：经有嗌塞而咳之明文，故上焦之病自此始。燥伤皮毛，故头微痛恶寒也，微痛者，不似伤寒之痛甚也。阳明之脉，上行头角，故头亦痛也。咳嗽稀痰者，肺恶寒，古人谓燥为小寒也；肺为燥气所搏，不能通调水道，故寒饮停而咳也。鼻塞者，鼻为肺窍。嗌寒者，嗌为肺系也。脉弦者，寒兼饮也。无汗者，凉搏皮毛也。按杏苏散，减小青龙一等。此条当与下焦篇所补之痰饮数条参看。再杏苏散乃时人统治四时伤风咳嗽通用之方，本论前于风温门中已驳之矣。若伤燥凉之咳，治以苦温，佐以甘辛，正为合拍，若受重寒夹饮之咳，则有青龙；若伤春风，与燥已化火无痰之证，则仍从桑菊饮、桑杏汤例。……此苦温甘辛法也。外感燥凉，故以苏叶、前胡辛温之轻者达表。无汗脉紧，故加羌活辛温之重者，微发其汗。甘、桔从上开，枳、杏、前、苓从下降，则嗌塞鼻塞宣通而咳可止。橘、半、茯苓，逐饮而补肺胃之阳。以白芷易原方之白术者，白术中焦脾药也，白芷肺胃本经之药也，且能温肌肉而达皮毛。姜、枣为调和营卫之用。若表凉退而里邪未除，咳不止者，则去走表之苏叶，加降里之苏梗。泄泻腹满，金气太实之里证也，故去黄芩之苦寒，加术、朴之苦辛温也。(《温病条辨》)

清·张秉成：夫燥淫所胜，平以苦温，即可见金燥之治法。经又云：阳明之胜，清发于中，大凉肃杀，华英改容。当此之时，人身为骤凉所束，肺气不舒，则周身气机为之不利，故见以上等证。方中用杏仁、前胡，苦以入肺，外则达皮毛而解散，内可降金令以下行；苏叶辛苦芳香，内能快膈，外可疏肌。凡邪束于表，肺气不降，则内之津液蕴聚为痰，故以二陈化之。枳、桔升降上下之气，姜、枣协和营卫，生津液，达腠理，且寓攘外安内之功，为治金燥微邪之一则耳。(《成方便读》)

清·李畴人：此方治伤风咳嗽。以紫苏芳香辛散，宣散肺家风寒而利气。杏仁泄肺，降气消痰，桔梗、枳壳开泄肺气，而利咽喉。前胡、甘草降肺散风开结，陈皮、半夏化痰利气，茯苓渗湿，佐陈皮以消痰。形寒畏寒，口不燥，加生姜、红枣；畏热口燥，加芦根。(《医方概要》)

今·湖北中医药大学方剂教研室：吴鞠通《温病条辨》所载之杏苏散，是为治疗凉燥证而设。秋燥为发于秋令的外感热病，其特点是初起邪在肺卫而有津气干燥之见症。故临床见咽干、鼻燥、咳嗽痰少、皮肤干燥等。由于秋季气候有偏寒、偏热之不同变化，故燥证又有凉燥与温燥之分。俞根初说："秋燥初凉，西风肃杀，感之者多病风燥，此属燥凉，较严冬风寒为轻；若久晴无雨，秋阳以曝，感之者多病温燥，此属燥热，较暮春风温为重。"由此可知，燥而偏寒者为凉燥，燥而偏热者为温燥。本病之病机，多为邪在肺卫，而见肺卫之证候。其中凉燥颇类风寒，温燥颇类风热，然不论凉燥温燥，初起除具表证外，都必兼津气干燥之见症，是为本病之特征。《素问·至真要大论》篇说："燥者润之"，可见治疗燥证，当以滋润为主。然而秋燥毕竟是外感燥气为病，故其初起的治疗，当于润燥的同时，还必须分别病情属性，辅以解表之治。故凉燥初起，则宜辛开温润为法，杏苏散是其代表方。

方中杏仁苦温质润，能降气化痰以止咳，《本草求真》说："杏仁既有发散风寒之能，复有下气除喘之力，缘辛则散邪，苦则下气，润则通秘，温则宣滞行痰。杏仁气味俱备，故凡肺经感受风寒，而见喘嗽咳逆，胸闷便秘……无不可以调治。"苏叶气味辛苦芳香，内能行气宽中快膈，外可疏风散寒解表，《本草纲目》谓其能："解肌发表，散风寒，行气宽中，消痰利肺。"二药配伍，既可外疏风寒以解表，又可降气化痰以止咳，故同为方中主药。桔梗、枳壳一升一降，助杏仁宣降肺气以化痰止咳，半夏、茯苓、橘皮健脾燥湿，理气化痰，生姜、大枣调和营卫以和胃调中，甘草调和诸药。本方的配伍，乃遵《素问·至真要大论》"燥淫于内，治以苦温，佐以甘辛"之旨，故其轻宣凉燥、宣肺化痰之功颇著。本方除治疗外感凉燥证之外，其止咳化痰之效亦佳，故临床多用以治疗外感风寒咳嗽者。或谓杏苏散可治四时咳嗽，吴鞠通已驳之矣。他说："今世佥用杏苏散通治四时咳嗽，不知杏苏散辛温，只宜风寒，不宜风温，且有不分表里之弊。"又说："杏苏散乃时人统治四时伤风咳嗽通用之方，本论前于风温门中驳之矣。若伤凉燥之咳，治以苦温，佐以甘辛，正为合拍。若受重寒夹饮之咳，则有青龙，若伤春风，与燥已化火无痰之证，则仍从桑菊饮、桑杏汤例。"吴氏之论，颇有道理，可供学习运用本方时参考，表里寒热之

辩，尤宜审慎。(《古今名方发微》)

今·丁学屏：费伯雄谓："立秋以后，湿气去而燥气来，初秋尚热，则燥而热；深秋既凉，则燥而凉。"吴氏杏苏散，乃治凉燥之方也。苏叶味辛气香性温，入手太阴气分，温而不燥，疏风散寒；杏仁味甘苦性温，入手太阴气分，润燥化痰，肃降肺气，以之为君；半夏、橘皮、茯苓，燥湿化痰，前胡下气化痰，以之为臣；桔梗、枳壳，一升一降，开畅气机，以之为佐；生姜、大枣谐和营卫，以之为使。(《古方今释》)

【验案选录】

案1　于天星治疗风寒犯肺案

滕某某，女，44岁。

患者咳嗽，咽痒声嘶，咽干喜热饮，痰多稀白易出，身冷，无汗，脉沉迟略滑，舌淡水滑少苔。

此属风寒犯肺，法宜散寒肃肺，杏苏散加减。

[处方]杏仁12g，苏叶6g，前胡10g，半夏10g，桑皮12g，桔梗10g，板蓝根10g，川芎6g，蝉衣3g，麦冬10g，竹叶3g，泽泻6g，甘草12g。(《中医临床200解》)

案2　孔媛媛治疗小儿咳嗽案

患者，男，9岁。

患者感冒3天，见鼻塞流涕，咳嗽有痰，不发热，有时恶心，食欲不振，小便稍黄，大便正常，日1次，精神稍差，咽稍红，苔白，脉弦。

本证为脾肺素虚，痰湿阻遏，风寒外束。治宜宣肺散寒、燥湿化痰。

[处方]苏叶6g，杏仁6g，半夏6g，枳壳6g，桔梗6g，前胡6g，茯苓6g，陈皮6g，生姜3g，大枣3枚，甘草6g。因有咳嗽另加旋覆花6g(布包)。取3剂，水煎分多次服，每日1剂。表寒解，咳嗽大减，又照原方继服3剂而愈。[《中国民间疗法》，2006，(07)：43-44]

案3　庄志薪治疗咳嗽案

患者，钟某，男，71岁。2008年12月17日初诊。

患者原有慢性支气管炎病史，3天前受凉感冒而恶寒、头痛无汗、频发咳嗽、咳白色稀痰量多、咳甚更觉胸部作痛、流涕。自服阿莫西林胶囊、氨咖黄敏胶囊等西药，未见寸效。

诊见：咽喉不红，扁桃体不肿大，肺部听诊呼吸音稍增粗，舌红苔白，脉浮弦。X线胸片示：双肺纹理增粗紊乱。血常规正常。

证属外感风寒、肺气不宣、兼挟痰湿。治宜宣肺解表、化痰止咳。

[处方]苏叶15g，荆芥12g，杏仁10g，茯苓10g，半夏10g，前胡12g，枳壳12g，桔梗10g，紫菀10g，款冬花10g，生姜3片，陈皮10g，甘草3g，生姜3片，大枣6g。每

日1剂，水煎分2次服。3剂后复诊，诉咳嗽诸症大减，原方稍事调整，再进3剂而咳愈。［《江西中医药》，2010，41（07）：41］

案4　吴鞠通治疗头痛案

乙酉十一月廿九日，赵，十三岁，头痛，脉浮弦不甚紧，无汗，与杏苏散法。

杏仁二钱，羌活一钱，生姜三片，苏叶三钱，桔梗三钱，大枣（去核）二枚，防风二钱，甘草一钱五分。

煮二茶杯，先服一杯，复被令微汗，不可使汗淋漓，得汗止后服，不汗再服第二杯，又不汗再作服，以得汗为度。汗后避风，只啜粥，须忌荤。（《伤寒温病医案·上》）

桑　杏　汤

《温病条辨》

【组成】桑叶一钱（3g）　杏仁一钱五分（5g）　沙参二钱（6g）　象贝一钱（3g）　香豉一钱（3g）　栀皮一钱（3g）　梨皮一钱（3g）

【用法】水二杯，煮取一杯，顿服之，重者再作服。（现代用法：水煎服。）

【功用】清宣温燥，润肺止咳。

【主治】外感温燥证。头痛，身热不甚，口渴，咽干鼻燥，干咳无痰，或痰少而黏，舌红，苔薄白而干，脉浮数而右脉大者。

【方论选录】

清·叶天士：秋深初凉，积年发热咳嗽，证似春月风温证，但温乃渐热之称，凉即渐冷之意。春月为病，犹是冬令固密之余，秋令伤感，恰值夏月发泄之后，其体质之虚实不同。但温自上受，燥自上伤，理亦相等，均是肺气受病……若果暴凉外束，身热痰嗽，只宜葱豉汤，或苏梗、前胡、杏仁、枳、桔之属，仅一二味亦可……当以辛凉甘润之方，气燥自平而愈。慎勿用苦燥劫烁胃汁。（《叶香岩三时伏气病篇》）

清·吴瑭：前人有云：六气之中，唯燥不为病，似不尽然。盖以《内经》少秋感于燥一条，故有此议耳。如阳明司天之年，岂无燥金之病乎？大抵春秋二令，气候较冬夏之偏寒偏热为平和，其由于冬夏之伏气为病者多，其由于本气自病者少；其由于伏气而病者重，本气自病者轻耳。其由于本气自病之燥证，初起必在肺卫，故以桑杏汤清气分之燥也。（《温病条辨》）

清·张秉成：此因燥邪伤上，肺之津液素亏，故见右脉数大之象，而辛苦温散之法，似又不可用矣，止宜轻扬解外，凉润清金耳。桑乃箕星之精，箕好风，故善搜风，其纹象络，其味辛苦而平，故能轻解上焦脉络之邪。杏仁苦辛温润，外解风寒，内降肺气。但微寒骤束，胸中必为不舒，或痰或滞，壅于上焦，久而化热，故以香豉散肌表之客邪，宣胸

中之陈腐。象贝化痰，栀皮清热。沙参、梨皮养阴降火，两者兼之，使邪去而津液不伤，乃为合法耳。(《成方便读》)

近·何廉臣：此辛凉宣上，甘凉润燥之方也。凡秋燥初起，必在肺卫，症必喉燥而咳，右脉数大。故以桑杏汤清气分之燥也。(《通俗伤寒论》)

今·湖北中医药大学方剂教研室：温燥初起，宜以辛凉甘润之剂以治之，桑杏汤为其代表方。盖温邪化热之后，若津液未至大伤，可轻用苦寒之剂以折之，火去则阴复。然燥证津液已伤，最忌苦寒，唯宜甘寒柔润之剂治之。因甘能生津，寒能胜热，阴得滋而热清，液得润而燥除。前人说："治火可用苦寒，治燥必用甘寒；火郁可以发，燥胜必用润，火可以直折，燥必用濡养。"此火证与燥证在治法上的主要区别。本方证为温燥初起，邪袭肺卫所致。故除凉润之外，必兼辛透。方中桑叶味甘苦性寒，具疏风清热之功。《本草经疏》云："桑叶，甘所以益血，寒所以凉血，甘寒相合，故下气而益阴。"杏仁苦辛温润，能降利肺气。《医学启源》说："杏仁除肺中燥，治风燥在膈。"二药配伍，轻宣风热以润肺燥，为方中之主药。淡豆豉助桑叶以轻宣解表；沙参、梨皮生津润燥以增液；栀子皮轻清上浮，以消上焦肺经之热；贝母清肺热以止咳化痰。诸药合用，使燥热除而肺津复，共奏清宣凉润之功。(《古今名方发微》)

【验案选录】

案1　刘渡舟治疗慢性咽炎案

沈某，男，56岁。1995年6月7日初诊。

自诉咽喉紧束，喉中如物梗阻之状2个月。患者为某大公司总经理，商海鏖战，日夜操劳，忧怒之余，渐觉口干咽痛，咽部拘紧，喉中介如梗而不爽，情绪激动时竟言语不能发声。某医以清热解毒治之，非但其症不除，反增咳痰，就诊时频频咳吐白痰。视其舌红苔白，刘老切其脉，左弦出于寸口。

证属肝火犯肺。治宜清泄肝火，宣肺化痰开结。方药以桑杏汤合黛蛤散加减。

[处方] 海蛤壳20g，鲜芦根30g，藏青果、杏仁、青黛、菊花、桑叶各10g，青竹茹、沙参各15g，浙贝母、枇杷叶各14g，梨皮2个。

服药7剂，咽喉之疼痛、拘紧、痰涎均有减轻，再加瓜蒌皮12g，耳环石斛4g，续服7剂而痊愈。

按：本证"脉弦出于寸口"，则为肝火犯肺之候。在临床上多因情志不畅，气候干燥，或劳累过度而诱发或加重。治疗着眼两个方面：一是清泄肝火，二是养肺润燥。尤其是养肺润燥一途，最为关键。这是因为喉主于肺，喉病不止于肺亦不离于肺的缘故。故刘老用本方治疗慢性咽炎属肝气有余、肺阴不足者，疗效确切。黛蛤散、菊花清泄肝火，杏仁、鲜芦根、桑叶、青竹茹、枇杷叶、浙贝母宣肺化痰，梨皮、沙参、藏青果养肺润燥利咽。(《刘渡舟医案》)

案 2　戚建明治疗喉源性咳嗽案

王某，女，67 岁，教师。2003 年 11 月 20 日就诊。

患者 5 天前因用空调感冒后出现咳嗽少痰，咯痰不爽，咽干微痛。咽痒则咳，自在药店购买阿奇霉素、氧氟沙星（患者对青霉素药过敏）、抗病毒冲剂、感冒清、桑菊片等药服后，虽感冒症状有所缓解，但仍咳嗽不止，咽痒如蚁行，前来我处就诊。

患者除咳嗽、咽痒外，还有痰黏难咯，口干不欲多饮，大便干燥，咽部微充血，咽后壁有淋巴滤泡增生，舌质略红，苔薄少，脉弦细。细问病史后，分析该患者适逢冬季气候寒冷干燥使用热空调，加之患者年事已高，抵抗力下降，而致燥热侵犯咽喉，内犯于肺，肺失清肃之功，故出现上述症状。根据辨证施治的特点，处以桑杏汤加减。

[处方] 桑叶、杏仁、栀子、浙贝母、麦冬、防风、薄荷、牛蒡子、桔梗、木蝴蝶、射干、僵蚕各 12g，梨皮、板蓝根、金银花各 30g，蝉蜕 10g，甘草 5g。

服上方 3 剂后，病人症状缓解，嘱继服 3 剂，咳嗽、咽痒症状消失，咽部已不充血。因患者为教师职业，平素讲话较多，有慢性咽炎史，并反复发作，致咽后壁淋巴滤泡增生，甚至后壁黏膜有轻度萎缩现象，故给予六味地黄汤合沙参麦冬汤化裁治疗 1 个月，查咽后壁淋巴滤泡增生减少，随访 3 个月咽炎未发作。[《四川中医》，2004，(09)：86]

案 3　高津娟治疗咳嗽案

张某，女，43 岁。于 2001 年 6 月初诊。

患者于 2 周前发热，咳嗽，吐黄白痰，曾按肺炎治疗 1 周。发热渐去，但咳嗽仍未痊愈，日渐加重，咳嗽少痰，口干，舌苔薄白，脉浮数。体检：听诊双肺呼吸音粗，血常规正常，X 光胸片显示双肺纹理增强。

证属燥热伤肺。方用桑杏汤加减。

[处方] 桑叶、杏仁、川贝母各 10g，栀子 6g，沙参、玄参、金银花各 10g，梨皮 6g，桔梗、板蓝根、甘草各 10g。水煎服，日 1 剂。

服药 3 剂后，咳嗽明显减轻，再用前方加减。

[处方] 桑叶 10g，杏仁、贝母、栀子各 6g，麦冬、沙参、玄参、金银花各 10g，梨皮、桔梗、甘草各 6g。水煎服，日 1 剂。再服药 3 剂诸症消失。[《辽宁中医药大学学报》，2006，(04)：37]

清燥救肺汤

《医门法律》

【组成】 桑叶经霜者，去枝、梗，净叶，三钱（9g）　石膏煅，二钱五分（7.5g）　甘草一钱（3g）　人参七分（2g）　胡麻仁炒，研，一钱（3g）　真阿胶八分（2.5g）　麦门冬去

心，一钱二分（3.5g） 杏仁泡，去皮尖，炒黄，七分（2g） 枇杷叶刷去毛，蜜涂，炙黄，一片（3g）

【用法】水一碗，煎六分，频频二三次，滚热服。痰多加贝母、瓜蒌；血枯加生地黄；热甚加犀角、羚羊角，或加牛黄。（现代用法：水煎服）。

【功用】清燥润肺，益气养阴。

【主治】温燥伤肺证。头痛身热，干咳无痰，气逆而喘，咽喉干燥，鼻燥，胸满胁痛，心烦口渴，舌干少苔，脉虚大而数。

【方论选录】

清·喻昌：诸气郁之属于肺者，属于肺之燥也。而古今治气郁之方，用辛香行气，绝无一方治肺之燥者。诸痿喘呕之属于上者，亦属于肺之燥也。而古今治法，以痿、呕属阳明，以喘属肺，是则呕与痿属之中下，而唯喘属之上矣。所以千百方中，亦无一方及于肺之燥也。即喘之属于肺者，非表即下，非行气即泻气，间有一二用润剂者，又不得其旨矣。总之，《内经》六气，脱误秋伤于燥一气，指长夏之湿，为秋之燥。后人不敢更端其说，置此一气于不理，即或明知理燥，而用药夹杂。如弋获飞虫，茫无定法示人也。今拟此方，命名清燥救肺汤，大约以胃气为主，胃土为肺金之母也。其天门冬虽能保肺，然味苦而气滞，恐反伤胃阻痰，故不用也。其知母能滋肾水、清肺金，亦以苦而不用。至如苦寒降火，正治之药，尤在所忌。盖肺金自至于燥，所存阴气，不过一线耳。倘更以苦寒下其气，伤其胃，其人尚有生理乎？诚仿此增损以救肺燥变生诸证，如沃焦救焚，不厌其频，庶克有济耳。（《医门法律》）

清·柯琴：古方用香燥之品以治气郁，不获奏效者，以火就燥也。唯缪仲淳知之，故用甘凉滋润之品，以清金保肺立法。喻氏宗其旨，集诸润剂而制清燥救肺汤，用意深，取药当，无遗蕴矣。石膏、麦冬禀西方之色，多液而甘寒，培肺金主气之源，而气可不郁；土为金母，子病则母虚，用甘草调补中宫生气之源，而金有所恃；金燥则水无以食气而相生，母令子虚矣，取阿胶、胡麻黑色通肾者，滋其阴以上通生水之源，而金始不孤；西方虚，则东实矣，木实金平之，二叶禀东方之色，入通于肝，枇杷叶外应毫毛，固肝家之肺药，而经霜之桑叶，非肺家之肝药乎？损其肺者益其气，人参之甘以补气；气有余便是火，故佐杏仁之苦以降气，气降火亦降，而治节有权，气行则不郁，诸痿喘呕自除矣。要知诸气膹郁，则肺气必大虚。若泥于肺热伤肺之说，而不用人参，必郁不开而火愈炽，皮聚毛落，喘而不休。此名之救肺，凉而能补之谓也。若谓实火可泻，而久服芩、连，反从火化，亡可立待耳！愚所以服膺此方而深赞之。（《古今名医方论》）

清·王子接：燥曰清者，伤于天之燥气，当清以化之，非比内伤血燥，宜于润也。肺曰救者，燥从金化，最易自戕肺气，经言秋伤于燥，上逆而咳，发为痿厥，肺为娇脏，不容缓图，故曰救。石膏之辛，麦冬之甘，杏仁之苦，肃清肺经之气；人参、甘草生津补土，培肺之母气；桑叶入肺走肾，枇杷叶入肝走肺，清西方之燥，泻东方之实；阿胶、胡

麻色黑入肾，壮生水之源，虽亢火害金，水得承而制之，则肺之清气而治节行，尚何有喘呕痿厥之患哉？（《绛雪园古方选注》）

清·吴谦：《经》云：损其肺者益其气。肺主诸气故也。然火与元气不两立，故用人参、甘草甘温而补气，气壮火自消，是用少火生气之法也。若夫火燥膹郁于肺，非佐甘寒多液之品，不足以滋肺燥，而肺气反为壮火所食，益助其燥矣。故佐以石膏、麦冬、桑叶、阿胶、胡麻仁辈，使清肃令行，而壮火亦从气化也。《经》曰：肺苦气上逆，急食苦以降之。故又佐以杏仁、枇杷叶之苦以降气。气降火亦降，而制节有权；气行则不郁，诸痿喘呕自除矣。（《医宗金鉴·删补名医方论》）

清·张秉成：夫燥之一证，有金燥，有火燥，前已论之详矣。此方为喻氏独创，另具卓识，发为议论，后人亦无从置辨。虽其主治固无金燥、火燥之分，而细阅其方，仍从火燥一端起见。此必六淫火邪，外伤于肺，而肺之津液素亏，为火刑逼，是以见诸气膹郁、诸痿喘呕之象。然外来之火，非徒用清降可愈，《经》有火郁发之之说。故以桑叶之轻宣肌表者，以解外来之邪；且此物得金气而柔润不凋，取之为君。石膏甘寒色白，直清肺部之火，禀西方清肃之气，以治其主病。肺与大肠为表里，火逼津枯，肺燥则大肠亦燥。故以杏仁、麻仁降肺而润肠，阿胶、麦冬以保肺之津液，人参、甘草以补肺之母气，枇杷叶苦平降气，除热消痰，使金令得以下行，则膹郁喘呕之证，皆可痊矣。（《成方便读》）

今·李畴人：喻氏改《内经》秋伤于燥，冬生咳嗽之文，而立此方治之。人参、甘草、阿胶、麦冬补肺气而救肺阴，杏仁泄肺化痰，石膏泻肺胃之火，麻仁润燥而滋大肠，桑叶、枇杷叶清肺络，化痰止咳。肺胃之火热去，津液还，秋燥平，而津气复矣。（《医方概要》）

【验案选录】

案1　张千里治疗秋燥案

桐乡曾，八月初寒热似疟，是新凉外迫、伏暑内动之感证。奈挟食挟怒而脘痛，呕逆吐蛔特甚。客反胜主，治法不免喧宾夺主矣。脏病宜通，得潘润而痛减，得溏泄而痛竟暂止。感症之流，连肺者每每如此。纠缠一月，病未了了，寒热又作，顿加咳嗽面浮，则又病中体虚，复加一层秋燥之邪，肺气益痹，以致腹痛作，而龈齿干燥也。脘痛连及胸背，动辄气逆，肺之膹郁极矣。耳鸣汗出，齐颈而还，则病邪伤阳也。腹痛便瘀，溺色似血，病邪伤阴也。体之阴阳虽皆受伤，而秋燥之邪大队尚聚在胸膈之间，脉右虚凝，左小弦数，顾正但须养胃存津，化邪但宜宣肺化燥。眼光但照大局，未可偏执一隅，枝枝节节为之矣。至于病机之危，何须再说。

西洋参4.5g，川贝母6g，茯苓6g，金石斛9g，麦冬4.5g，驴皮胶6g，丹皮4.5g，炙甘草1.2g，杏仁4.5g，橘红4.5g，紫菀4.5g，霜桑叶4.5g。

按：此乃喻氏清燥救肺汤加减，唯既有脘痛彻背，则辛润之品不可缺少。（《伤寒名医

案例精选》)

案 2　范文甫治疗风温案

裘小孩风温齁鮯，肺热化燥，虽有食，亦不顾及，此乃伏邪因新感引动耳。

水芦根 30g，麦冬 12g，杏仁 9g，炙鳖甲 9g，小青皮 2.4g，炒麻仁 18g，元参 9g，清甘草 3g，枇杷叶 9g，肺露代水煎。

按：小儿肺热齁鮯，喉中痰鸣，而兼有食滞，则是上焦中焦同病。处方从清燥救肺汤化出，加小青皮以消食，中上二焦并治。(《近代名医学术经验选编·范文甫专辑》)

案 3　范文甫治疗秋燥案

赵外孙，肺液炙，肺气闷，热入于里，邪不外达，元气又虚。于无法之中姑设一法。

麦冬 24g，小生地 24g，生石膏 12g，鲜石斛 12g，炒麻仁 12g，西洋参 4.5g，真阿胶 3g，炙甘草 3g，杏仁 6g，枇杷叶 9g，霜桑叶 9g。

按：此案虽未列症状脉舌，但从“肺液炙”三字来看，必已化燥，其症当见气喘、鼻煽，其舌质当是红。所用方药亦为清燥救肺法，因元虚故加鲜石斛以养胃、小生地以滋阴。(《近代名医学术经验选编·范文甫专辑》)

案 4　范文甫治疗温热犯肺案

齐金士，温热犯肺，津劫，气喘，烦躁，症殊严重。

生石膏 30g，小生地 24g，鲜水芦根 30g，麦冬 24g，炒麻仁 24g，炙鳖甲 9g，杏仁 9g，炙甘草 3g，肺露 500g，枇杷叶露 500g，代水煎药。

按：此案所用方药，亦为清燥救肺法，具清润养液化痰诸功效。从方药来看，除气喘烦躁外，当有身热口干、脉数、舌焦燥、苔黄等症。(《近代名医学术经验选编·范文甫专辑》)

案 5　范文甫治疗痰饮气喘案

宋老婆婆素有痰饮气喘，新感秋后燥热以致内热气紧加甚。

大生地 12g，炙甘草 3g，麻仁 12g，生石膏 12g，杏仁 9g，麦冬 9g，枇杷叶 9g，鳖甲 9g，沙参 9g，桑叶 9g。

二诊：身热见减，咳喘未止，燥热伤肺，当以甘润。

沙参 9g，甘草 3g，枇杷叶 9g，石膏 12g，阿胶 9g，麦冬 9，麻仁 9g，桑叶 9g，杏仁 9g。

三诊：清燥救肺汤，另用麻黄 3g，生梨 1 只，蒸服。

按：燥为深秋之主气，久晴无雨，秋阳肆暴，遂感其气而发病。本例为燥热犯肺，引动痰饮之证，“燥者润之”。前后三诊均用清燥救肺汤加减以清肺、润燥、养阴。梨皮，王孟英氏称之为天生甘露饮，具甘凉润肺，止嗽除热，养阴润燥之功。麻黄与梨同煎，则治咳喘之力更佳，亦先生所常用。特别是对小儿畏惧服药者更宜。(《近代名医学术经验选编·范文甫专辑》)

第二节　滋润内燥剂

沙参麦冬汤

《温病条辨》

【组成】沙参三钱（9g）　玉竹二钱（6g）　生甘草一钱（3g）　冬桑叶一钱五分（4.5g）　麦冬三钱（9g）　生扁豆一钱五分（4.5g）　花粉一钱五分（4.5g）

【用法】水五杯，煮取二杯，日再服。久热久咳者，加地骨皮三钱（现代用法：水煎服）。

【功用】清养肺胃，生津润燥。

【主治】燥伤肺胃阴分，或热或咳者。

【方论选录】

近·何廉臣：此为甘寒养胃之平剂也。沙参清养肺气，麦冬甘润肺窍，为清金保肺之要药，故用以为君；臣以玉竹、花粉，清滋胃液；佐以桑叶、扁豆，肃清肺气；挟以甘草，和诸药而养胃。凡燥伤肺胃气液，或热或咳者，投之辄效。若咳甚痰黏者，加瓜蒌仁12g，京川贝9g，活痰润燥以止咳。若咳久发热者，再加地骨皮9g，生桑皮9g，泻肺火以退热。(《温热病方汇选》)

今·李畴人：此方治深秋燥热伤肺咳嗽之症。以沙参、麦冬、玉竹清滋甘润，并补肺气，而养肺液，桑叶清肺络，花粉清胃热，白扁豆清脾热而养阴，生甘草生津和胃，共收清肺热，养肺阴之效。挟外感者不宜，嫌沙参、麦滋腻也。(《医方概要》)

近·蔡陆仙：夫阴虚火旺之人，其肺之津液先虚，再感秋令燥热之气，则阴愈亏。肺津涸，则形体萎缩，叶焦举而气不下降，全失其清肃之令，大便恒燥结，气上逆则作咳，或吐类似白沫之痰。肺气枯灼，则不能润泽皮毛，则皮毛焦热而肌表干燥，水津不外布，亦不能作汗而透解也。胃为阳明，本主燥金，胃津既亏，燥热复凑合，则胃之津液两伤矣。胃为中焦，为水谷之化源，胃津虚者，则水先消竭，不能化津，谷之濡润之汁，亦被燥热消耗殆尽，则又何能滋生以化充血耶？故见脉细而无力也。然燥热从外而凑合，究属表邪，内之津液虽伤，而气必仍须辐辏于外，此脉之所以仍浮也。水津不上潮于口，虚热上腾，故舌干绛，阳明热炽，则苔色必黄，所以咳吐白沫如津唾者，胃之液，肺之津，不能滋养百脉，化生血液，则煎熬聚阻于上，咳则从口而出也。总其治法，必当两清肺胃，兼以滋养液津，以为作汗之源，再用清轻疏越皮毛之品，令燥热之郁于表分者，仍作微汗，从表而宣泄之，表气宣泄，燥热自不内蕴，肺津胃液，逐渐恢复，肺气一肃降，而脉皆得濡润，则身热口渴、咳嗽均止矣。有沙参、玉竹以清肺胃，麦冬、花粉滋生血液之源，佐扁豆之禀秋金凉爽之气者以清燥金，而祛暑热之余气，复得大甘之甘草调剂其间，成为甘寒润燥、增液清热之妙方。本方尤必赖桑叶之微辛，以透表宣达也，唯于津液两亏之燥热者宜之。若外感秋凉之表证多者，则又逗留邪势，而反致病内遏不解矣，此又辨治者之所宜慎焉。(《中国医药汇海·方剂部》)

今·冉先德：本方证为燥伤肺胃阴津，尤以胃阴损伤为甚所致。胃津伤则咽干口渴，肺津伤则干咳不已而少痰。方中沙参、麦冬清养肺胃，玉竹、花粉生津止咳，生扁豆、生甘草益气培中、甘缓和胃，配以桑叶轻宣燥热。诸药相配，具有清养肺胃，生津润燥之功。(《历代名医良方注释》)

今·裴正学：燥之为病，必见口干、咽干、鼻干；伤肺则干咳少痰，伤胃则口渴欲饮。方中沙参、麦冬清润肺胃，以治其本而为主；玉竹、花粉生津止渴，以治其标而为辅。燥之所凑，其气乃虚，生扁豆益气培中，甘缓和胃；温燥属火，桑叶清热宣燥，二药均为兼治。甘草调和诸药，而为引和。(《新编中医方剂学》)

今·丁学屏：吴氏此方，从《临证指南医案·润燥门》卞姓案出，方药无一味差异。叶氏原案，治夏热秋燥致伤，都因阴分不足。冬桑叶、玉竹、生甘草、白沙参、生扁豆、地骨皮、麦冬、花粉，与吴氏此方，无一味差异。其实，《温病条辨》所录各方，从叶案衍化者，为数不少。(《古方今释》)

【验案选录】

案1　畅洪昇治疗胃痛案

郭某，男，29岁，于2003年2月1日就诊。

患者平素嗜酒，3天前因亲友相聚，中午饮白酒近1斤，当晚7时开始呕吐，呕吐物为胃内容物，可见黏液及少量胆汁、血丝等，昨日至今仍时作呕吐。

诊见：患者胃痛，时作呕吐或干呕，腹胀纳差，精神疲倦，口干不欲饮，舌红苔薄，脉弦细。

[诊断] 胃热津伤。

[治法] 益胃生津，培中醒脾。

[药用] 沙参、麦冬、玉竹、天花粉各12g，扁豆、党参、荷叶各9g，白及、甘草、焦三仙、枳壳各6g。6剂水煎服。

服药4天后胃痛、呕吐、腹胀消失，上方去白及、焦三仙、枳壳，加茯苓，3剂水煎服。患者服完3剂后，诸症全消。(《吴鞠通传世名方》)

案2　冯莉治疗食管炎案

余某某，男，54岁，村干部。1994年3月7日初诊。

半年来，患者每进餐时，便吞咽梗塞作痛，固体食物难入，汤水可下，食后觉剑突部灼热隐痛，且干呕不能平卧，平卧则呕，呕物带有鲜血，口干，咽燥，便秘，舌质红干，脉弦细数。

食道吞钡检查诊为食道炎症。属津亏热结，食道失于濡养所致。

治以养胃生津为主，方用沙参、麦冬、玉竹、扁豆花、白芍、藕节炭、石斛各10g，生地15g，生甘草3g。

服药6剂，吐血止，食后灼热痛亦减，便畅。前方去藕节炭、生地，继服20剂，诸症痊愈。食道吞钡复查为：食道正常。

随访1年，未见复发。[《时珍国药研究》，1996，(02)：84-85]

案3　邓燕治疗痤疮案

张某，女，19岁。2006年6月6日初诊。

面部粉刺、丘疹、脓疱1个月余，伴口干心烦，舌红，苔薄黄，脉细数。

[查体]面部皮疹以红色或皮色粉刺丘疹为主，脓疱较少。面部“T”字部位皮肤呈油性，面颊部位皮肤偏干有细纹。患者自服“凉茶”数剂，皮疹无明显改变。

笔者四诊合参，辨证为肺阴亏虚兼肺经风热，宗滋阴润肺，清肺解毒之法。

[处方]沙参麦门冬汤。沙参12g，玉竹10g，麦冬10g，冬桑叶10g，天花粉10g，蒲公英15g，枇杷叶15g，知母10g，黄芩12g，生地15g，生甘草3g，每天1剂，水煎，分服。

服药7剂，面部粉刺、丘疹颜色转淡，数目减少，脓疱熟后经消毒挤出脓栓，已结痂，口干心烦均明显改善，自觉面部“T”字部油脂稍减少。继宗润肺清热之法调理3周，并嘱患者面部混合性皮肤护理，面部皮疹渐消失，面部皮肤美感明显改善。[《中医药导报》，2008，14(11)：60]

养阴清肺汤

《重楼玉钥》

【组成】大生地二钱(6g)　麦门冬一钱二分(4g)　生甘草五分(2g)　玄参钱半(5g)　贝母去心，八分(3g)　丹皮八分(3g)　薄荷五分(2g)　炒白芍八分(3g)

【用法】水煎服(现代用法：水煎服)。

【功用】养阴清肺，解毒利咽。

【主治】阴虚肺燥之白喉。喉间起白如腐，不易拭去，咽喉肿痛，初期或发热或不发热，鼻干唇燥，或咳或不咳，呼吸有声，似喘非喘，脉数无力或细数。

【方论选录】

清·郑梅涧：喉间起白如腐一证，其害甚速。……缘此症发于肺肾，凡本质不足者，或遇燥气流行，或多食辛热之物，感触而发。初起者发热，或不发热，鼻干唇燥，或咳或不咳，鼻通者轻，鼻塞者重，音声清亮气息调匀易治，若音哑气急即属不治。……经治之法，不外肺肾，总要养阴清热，兼辛凉而散为主。(《重楼玉钥》)

今·裴正学：此郑梅涧为白喉而专设。中医认为白喉一证，乃疫气伏于上焦，伤其阴津则肺阴不足；疫气成毒，随火上炎则疫毒攻上。肺阴不足，则鼻干咽燥，劳热盗汗；疫毒攻上，则喉间白膜，呼吸有声，似喘非喘。方用生地、麦冬养阴清肺为主，元参、薄荷清热解毒而为辅。疫毒自肺而发，必生痰浊于肺，贝母清热化痰，而为兼治。疫毒入血，丹皮、白芍活血凉血，亦为兼治。生甘草调和诸药，而为引和。(《新编中医方剂学》)

今·冉先德：阴虚白喉，多由肺肾阴虚，复感疫毒，津液被灼，热毒熏蒸于咽喉所致。方中生地、玄参、麦冬清热解毒，养肺肾之阴。白芍助生地、玄参养阴清肺而润燥；丹皮助生地、玄参凉血解毒，而消痈肿。佐以贝母润肺止咳、清热化痰；薄荷宣肺利咽。使以生甘草泻火解毒，调和诸药。合用有养阴清肺解毒的作用。(《历代名医良方注释》)

今·丁学屏:《素问遗篇·刺法论》有云“正气存内，邪不可干”,《灵枢·经脉》篇谓“肾足少阴之脉，从肾上贯肝膈，入肺中，循喉咙，挟舌本”。又肺为水之上源，肺肾为子母之脏。若其人肺肾阴虚，以燥感燥，疫毒之邪，从口鼻吸入，从手太阴经脉上犯喉咙，发为白喉。故郑氏此方，以玄参、麦冬、生地上润肺燥，下济肾水；白芍、甘草酸甘化阴；丹皮清厥阴血中伏火，贝母清火化痰，薄荷散上焦风热而利咽喉。宜其“知标与本，用之不殆”故能取效迅捷如此，岂偶然欤。(《古方今释》)

【验案选录】

案1　翟竹亭治疗白喉案

本城内李金镇，于四月间，合家均患白喉。金镇有两女，大者十岁，次者岁余，同时而病。小者不甚在意，及已剧乃迎余治，时败症俱见，辞不治，次日而殁。大者天性执拗，死不尝药，病至五日，夜间鼻子忽流鲜血，约有半碗，自觉不了，未晓即邀余往，及诊六脉皆无，痰声如锯，天庭黑暗，不可救药，当日而殁。金镇之弟金镜，禀赋极薄，亦病白喉，鉴侄女日前车覆，初得即为诊治，用养阴清肺汤加减，一日二剂，二日痊愈。又二日，金镇之母年六十余亦病，白喉甚重，寒热如疟，周身骨节酸疼，昏不知人，全家惊恐，急备后事。余诊脉尚有神，亦用养阴清肺汤，四帖痊愈。加减养阴清肺汤。

麦冬18g，玄参15g，白芍21g，生地15g，金银花30g，知母12g，丹皮10g，栀子12g，全当归10g，连翘12g，青果24g，木通10g，龙胆草10g，焦山楂12g，泽泻10g，甘草6g，水煎服。

按：养阴清肺汤原是治疗白喉的专用方剂，养阴清肺，凉血解毒。现代实验证明，该方对白喉杆菌有较强的抑制作用，并有极高的“中和”白喉毒素的作用。白喉初起，加牛膝30g，效果更好。若白喉初起，夹有表证者，可适当加入轻清宣肺的荆芥、葛根、桑叶等；热毒重者，加入清热解毒之品，如石膏、金银花、连翘等。本方亦可用于急性扁桃体

炎、咽炎等偏于阴虚者。有的中医专家还将此方用于痤疮、经期吐衄、喉痈等。(《湖岳村叟医案》)

案 2　翟竹亭治疗喉症案

邑西堤外平厂村李某，系余瓜葛亲，其妇年四十余，染喉症数日。请余时声哑痰鸣，已濒于危，辞不治。伊再三恳求，念其情切，先用三棱针刺少商二穴，又刺二尺泽穴，均泻肺经温毒，又刺两曲池穴。

服养阴清肺汤，加大黄 18g，芒硝 12g，黄连 6g，金银花 24g，青果 8 个，栀子 10g，龙胆草 6g。午时服一帖，申刻大便，泻下污秽臭粪。

第二日早晨，复邀往视，诸症皆轻。后用养阴清肺汤，原方又服三帖而愈。(《湖岳村叟医案》)

案 3　吴康衡治咽痛案

李某，女，30 岁。2005 年 9 月 12 日初诊。

咽喉疼痛 2 年，加重 1 天。患者常因外感反复发作，咽喉疼痛，历次逐渐加重，时伴声音嘶哑，异物感明显，工作生活影响颇大。1 天前因工作熬夜后咽痛加重而来就诊。现症见：患者神志清楚，精神不畅，语音粗重，面色潮红。咽喉疼痛似有异物，微咳痰稠，喜饮水。舌红，苔白黄，脉细数。

[辨证治法] 诊其为乳蛾阴虚火旺证，法当养阴清肺，治以自拟方养阴清肺汤加减。

[处方] 生地黄 15g，麦冬 15g，赤芍 15g，射干 15g，玄参 15g，贝母 15g，丹皮 15g，甘草 6g，腊梅花 10g。5 剂，水煎服，每日 1 剂。

二诊：2005 年 9 月 17 日。痰净不咳，咽痛缓解，异物感消退过半。舌红，苔白而干，脉细。因热毒伤阴，予滋肾养肺，清解余热，方拟六味地黄汤加味。

[处方] 生地黄 15g，山药 15g，泽泻 15g，枸杞子 15g，玄参 15g，丹皮 15g，麦冬 15g，茯苓 15g，腊梅花 15g。5 剂，水煎服，每日 1 剂。

无痰不咳，咽痛缓解。追访半年未复发。

按：患者外感风寒久郁化热，搏于咽喉，津液受灼成痰，热毒化火，痰火蕴结，则见咽核赤肿疼痛。治疗一般以清热解毒为主，表邪甚者主以疏风解表；里热伤阴，则应佐以养阴；阴虚火旺，则应养阴清肺。因病久反复，体质阴虚，加用六味地黄以滋肾水，治其根本。(《近代名医类案》)

百合固金汤

《慎斋遗书》

【组成】熟地　生地　当归身各三钱（各 9g）　白芍　甘草各一钱（各 3g）　桔梗　玄参各八分（各 3g）　贝母　麦冬　百合各一钱半（4.5g）

【用法】水煎服（现代用法：水煎服）。

【功用】滋润肺肾，止咳化痰。

【主治】肺肾阴亏，虚火上炎证。咳嗽气喘，痰中带血，咽喉燥痛，头晕目眩，午后潮热，舌红少苔，脉细数。

【方论选录】

清·汪昂：此手太阴、足少阴药也。金不生水，火炎水干，故以二地助肾滋水退热为君；百合保肺安神，麦冬清热润燥，元参助二地以生水，贝母散肺郁而除痰，归芍养血，兼以平肝（肝火盛则克金）。甘桔清金，成功上部（载诸药而上浮），皆以甘寒培元清本，不欲以苦寒伤生发之气也。(《医方集解》)

清·汪绂：肺为相傅之官，治节所从出，而居近心位，畏火之逼。然使肺金肃清，而五脏平和，则不畏火之克，而治节自能从容，气有所主，以无游散拂逆之病。肺之化虚，则治无节，而不能主气，气逆脉乱，此宜酸以收之。然肺本多气而少血，易失之燥，而或人之肾水亏失，相火上炎，金虽生水，而不足以胜火则肺劳。君火无畏，相火助之。合而上炎，则且愈受伤，是因肾之虚而反致肺之虚，肺已劳于用也。此方唯百合、芍药为补肺主药，而君以熟地则补肾滋水，佐以生地以壮水而制相火，而当归、元参又引水以上行，引血以归肝，麦冬、贝母、生甘草则上下其间，以通金水相生之路，又以桔梗泻肺之余邪，而降其逆气。盖主于制火，使不至刑金，而后助金以下生肾水，则其意亦归于固金而已。(《医林纂要探源》)

清·费伯雄：此方金水相生，又兼养血，治肺伤咽痛失血者最宜。李士材谓“清金之后，急宜顾母”，识解尤卓。予谓：咽痛一定，急当培土生金也。(《医方论》)

清·张秉成：百合色白，其形象肺，故能独入金家，为保肺宁神、清金润燥之品。又肺肾为子母之脏，《医贯》所谓母藏子宫，子隐母胎，故水虚则金受火刑。地黄、玄参壮水之主，麦冬、贝母清肺之烦，白芍平肝以保肺，当归引血以归经，甘、桔本为成方，可利咽喉而宣上部之结热也。(《成方便读》)

今·湖北中医药大学方剂教研室：肾水不足，虚火刑金，而致喘咳痰血等证者，此方主之。盖肺之与肾，乃母子之脏，金水得以相生，则二脏之功能正常。倘肺阴亏耗，不能下荫于肾，则肾水之上源竭，肾水亏耗，则虚火上炎而刑肺金，致肺肾两虚，故喘咳痰血等症作。当此之时，宜以滋养肺肾，清热化痰之法为治。方中百合性味甘寒质润，为养阴清肺润燥之要药。二地滋肾水而敛虚火。麦冬助百合以养肺阴，清肺热。玄参助地黄益肾阴而降虚火。五药相伍，使肺肾之阴复，上炎之火降。又用当归、芍药养血益阴，甘草、贝母、桔梗清热化痰止咳。诸药合而用之，使阴液充足，肺肾得养，虚火自降，诸症自能随之而愈。本方之疗效颇佳，费伯雄说：“此方金水相生又兼养血，治肺伤咽痛、失血者最宜。”然而，土能生金，脾乃肺之母脏，故当咽痛、咯血等阴虚火旺之症愈后，则应补益脾胃，培土生金，虚则补其母也。李士材曰：“蕺庵此方殊有卓见，然土为金母，清金之后，

亟宜顾母，否则金终不可足也。”李氏此论不无道理，可供学者参考。（《古今名方发微》）

今·丁学屏：此金水相生之法也。虚劳咳嗽痰红，劳热骨蒸，寝汗口干者，最为合辙。方中麦冬、百合，滋阴润肺，滋水之上源；玄参、生地、熟地，甘凉柔润，滋阴养血，此肺肾同治，金水相生之法；当归、白芍，养荣敛阴；川贝母清肺火而化痰热；桔梗、甘草，即甘桔汤之制也。若病人食减便溏者，则须培土生金以治，则非此方所宜矣。（《古方今释》）

【验案选录】

案1　刘英鹰治疗阴虚便秘案

赵某，女，56岁，大便干结，欲大便而艰涩不畅，5~6日一行，已6年余，便如羊屎状，平素经常饮用蜂蜜水，或自服泻下药，能维持大便3~4天一行，伴有口干咽燥目涩，腰膝酸软，时心悸，舌红少苔，脉细数。

诊为便秘（阴虚）。治宜滋阴补肾。方药百合固金汤化裁。

［处方］生地12g，熟地12g，百合18g，麦冬15g，当归15g，白芍10g，贝母9g，生甘草6g，玄参10g，桔梗12g。每日1剂，水煎服。嘱其多饮水，多食粗粮蔬菜等粗纤维食物，适当运动，畅情志。

服用2剂有便意，并可自行排便，效不更方，继服9剂后症状改善，改百合12g，麦冬10g，当归10g，余未变，再服10剂，大便基本正常，1~2天排便1次，1年后随访，病无复发。［《中医临床医生》，2009，37（06）：58–59］

案2　欧炯昆治肺结核案

陈某，男，55岁。1998年1月12日初诊。

患者于1998年4月因咳嗽、咯血、潮热、盗汗就诊，经胸部X线胸片及痰菌检查确诊为肺结核。经用异烟肼、利福平、吡嗪酰胺、链霉素系统抗结核治疗半年后病情稳定，痰菌检查正常，咳嗽、潮热、盗汗基本消失，但少量咯血（每次少于100mL）或血痰反复发作，一天数次，或数天一次不等。抗炎及西药止血剂应用后，咯血量减少或停止，但停药数天后又发。此次突然发作，出血量约100mL，经西药治疗未止。经X线及CT检查诊断为肺结核并发支气管扩张咯血。

诊见：少量咯血或血痰、偶咳痰少，形体消瘦，心烦失眠，口燥咽干，舌红苔薄黄，脉细数。

［诊断治法］咯血。证属肺肾阴虚，虚火内扰，血络不宁。治当滋阴降火，宁络止血。

［处方］玄参、生地、熟地、麦冬、百合、白芍、白及、仙鹤草、黄芩各15g，当归、川贝、桔梗各12g，田七（冲）7g，甘草10g。水煎服，每日1剂。服上方3剂后，咯血已止，但痰中仍有血丝。

守方服药至7剂，痰中血丝消失、口燥咽干及心烦失眠亦有好转。原方再服至半个月，诸症悉除。

为巩固疗效，于上方去仙鹤草、白及，加阿胶、沙参以滋阴养血润肺。嘱隔日服1剂，连服1个月。随访1年，患者未再发生咯血。[《实用中医药杂志》，2001，(05)：39]

案3 邓淑云治疗支气管扩张案

吴某，女，57岁。反复咳嗽，痰中血丝多年，每因劳累或受凉即触发，曾经肺部拍片2次，均诊断为支气管扩张出血，本次因劳动汗出洗澡致咳嗽发作，胸前闷痛，咳嗽痰少，色白而稀，早晚尤剧，痰中又见血丝，神疲乏力，纳少无味，口干咽燥，大便难下，多日一行，曾服药1周未效，前来求治中医。

诊见：神疲态，面颊红赤，舌赤津干，咽红，咽后壁滤泡增生，双肺可闻及干湿性啰音，脉来虚大弦数。脉证参合，拟为久病正虚，肺阴不足，虚火上犯，扰乱肺络，致咳嗽痰血；肺虚火盛故面颊红赤，脉虚大而数。治当滋肺阴，降虚火，止咳化痰，宁血为安。方选百合固金汤增损。

[处方]京百合30g，生地黄、熟地黄各15g，京玄参10g，川贝母6g，北桔梗、麦门冬、炒白芍、全当归各10g，东阿胶15g，白及10g，粉甘草5g。3剂水煎服。

二诊：咳嗽明显好转，痰血全消，咽干亦减，大便畅通，药已应证，未曾更方，前后诊治4次，症状消失。

按：中医无支气管扩张病名，本病与阴虚咯血相似，以补肺阴、滋肾水、益水生金之法治之，从而达到阴液足、虚火退、咯血止之功效。[《辽宁中医杂志》，2002，(03)：156-157]

案4 马纯清治疗慢性咽炎案

庄某，女，38岁，教师。2005年10月2日初诊。

患者自述2年前因连续授课，自觉喉部有灼热感，时常干痒、疼痛。上个星期因感冒后病情加重，出现声音沙哑，干咳，无痰，咽部异物感，喜做“吭咯”动作，讲课过久而上症加剧。查：患处黏膜弥漫性充血、水肿，声音嘶哑，咳嗽无痰，心烦易怒，舌红苔黄燥，脉沉细而数。

[治法]滋阴清热，润肺利咽。

[处方]生地黄12g，玄参10g，熟地黄20g，麦冬15g，百合12g，荆芥10g，防风10g，桔梗15g，川贝母15g，太子参15g，岗梅根20g，玉蝴蝶10g，甘草5g。服7剂后，症状减轻许多，去荆芥、防风加女贞子10g，怀山药12g，山茱萸15g。

服数剂后诸症悉除，随访半年无复发。[《光明中医》，2008，(11)：1710-1711]

麦门冬汤

《金匮要略》

【组成】麦门冬七升(42g)半夏一升(6g)人参三两(9g)甘草二两(6g)粳米三合(6g)大枣十二枚(4枚)

【用法】上六味，以水一斗二升，煮取六升，温服一升，日三夜一服（现代用法：水煎服）。

【功用】滋养肺胃，降逆下气。

【主治】

1. 虚热肺痿。咳唾涎沫，短气喘促，咽干口燥，舌红少苔，脉虚数。

2. 胃阴不足证。气逆呕吐，口渴咽干，舌红少苔，脉虚数。

【方论选录】

清·喻昌：此胃中津液干枯，虚火上炎之证，治本之良法也。夫用降火之药，而火反升；用寒凉之药，而热转炽者，徒知与火热相争，未思及必不可得之数，不唯无益，而反害之。凡肺病有胃气则生，无胃气则死。胃气者，肺之母气也。《本草》有知母之名者，谓肺借其清凉，知清凉为肺之母也；有贝母之名者，谓肺借其豁痰，实豁痰为肺之母也。然屡施于火逆上气，咽喉不利之证，而屡不应，名不称矣。孰知仲景有此妙法，于麦冬、人参、甘草、粳米、大枣，大补中气，大生津液，此中增入半夏之辛温一味，其利咽下气，非半夏之功，实善用半夏之功，擅古今未有之奇矣。（《医门法律》）

清·张璐：此胃中津液干枯，虚火上炎之候。凡肺气有胃气则生，无胃气则死。胃气者，肺之母气也。故于竹叶石膏汤中偏除方名二味，而加麦门冬数倍为君；人参、甘草、粳米，以滋肺母，使水谷之精微，皆得上注于肺，自然沃泽无虞。当知火逆上气，皆是胃中痰气不清，上溢肺隧，占据津液流行之道而然，是以倍用半夏，更加大枣通津涤饮为先，奥义全在乎此。若浊饮不除，津液不致，虽日用润肺生津之剂，焉能建止逆下气之绩哉？俗以半夏性燥不用，殊失立方之旨。（《张氏医通》）

清·魏念庭：火逆上气，挟热气冲也；咽喉不利，肺燥津干也。主之以麦冬，生津润燥，佐以半夏，开其结聚，人参、甘草、粳米、大枣，概施补益于胃土，以资肺金之助，是为肺虚有热，津短者立法也，亦所以预救乎肺虚而有热之痿也。（《金匮要略方论本义》）

清·王子接：麦门冬汤，从胃生津救燥，治虚火上气之方。《金匮》云：火逆上气，咽喉不利，止逆下气。按《内经·脉解篇》云：呕咳上气喘者，阴气在下，阳气在上，诸阳气浮，无所依从，故呕咳上气喘也。《五脏生成篇》云：咳逆上气，厥在胸中，过在手阳明、太阴。是则上气病在肺，下气病在大肠也明矣。盖金位之下，火气承之，非独肺也，大肠亦然。若徒以寒凉冷燥，止肺经火逆上气，而手阳明之下气未平，仍然胸中膹郁闭塞呻吟，岂非大肠之燥传入于肺，而为息贲有音，上奔而不下也乎？仲景另辟门户，用人参、麦门冬、甘草、粳米、大枣大生胃津，救金之母气，以化两经之燥，独复一味半夏之辛温，利咽止逆，通达三焦，则上气下气皆得宁谧，彻土绸缪，诚为扼要之法。止逆下气，或注曰止其逆则气下，是申明火逆上气，于理亦通。（《绛雪园古方选注》）

清·费伯雄：半夏之性，用入温燥药中则燥，用入清润药中，则下气而化痰。胃气开通，逆火自降，与徒用清寒者，真有霄壤之别。（《医方论》）

清·唐宗海：参、米、甘、枣四味，大建中气，大生津液，胃津上输于肺，肺清而火自平，肺调而气自顺。然未逆未上之火气，此固足以安之，而已逆已上之火气，又不可任其迟留也。故君麦冬以清火，佐半夏以利气。火气降，则津液生，津液生而火气自降，又并行而不悖也。用治燥痰咳嗽，最为对症。以其润利肺胃，故亦治膈食。又有冲气上逆，挟痰血而干肺者，皆能治之。盖冲脉起于胞中，下通肝肾，实则丽于阳明，以输阳明之血，下入胞中。阳明之气顺，则冲气亦顺，胞中之血与水皆返其宅，而不上逆矣。此方与小柴胡合看更明，小柴胡是从胃中引冲气上行，使火不下郁之法；此方是从胃中降冲气下行，使火不上干之法。或去粳米加蜜，更滋润。(《血证论》)

清·张秉成：此手太阴、足阳明之方也。夫肺与胃之气，皆以下行为顺，上行为逆，若肺胃阴伤，虚火内动，则气上逆矣。气上逆则痰涎随之，于是咽喉不利，所由来也。麦冬甘苦而寒，养肺胃之阴而降火，故以为君。然胃者，肺之母也，为水谷之海，后天之源，凡人有胃则生，无胃则死，故人之生气出胃中，虽阴虚火逆，不可纯用甘寒润降之品，有伤生气。故以参、甘、枣、米等药，甘温润泽，益气生阴，补而不燥，用麦冬即可大补中气，大生津液。而以半夏辛温之品，参赞其间，可以利咽喉，散结气，行痰降逆，以之为臣。然后立方之功，益彰其大耳！(《成方便读》)

今·黄树曾：麦门冬汤以麦门冬为君。因此证为肺胃之津液干枯，虚火上炎，若投苦寒降火之剂，反致燥津而火益升，用麦门冬养胃家阴津润泽心肺，以通肺道，以下逆气，且协人参、甘草、粳米、大枣大补中气，以生津液。尤妙在半夏之辛以开胃行津，兼革麦门冬滞腻之性。矧此证非纯在上焦，故以半夏降中焦之逆，俾咽中之气阻除。更以其既无表邪，亦不咳嗽，且肺胃之津液少，非用人参不可。粳米为益气止烦之品，夫咽喉不利，不可谓无烦，且胃液干枯者，中气必不足，法当益气，是以用之。唯其烦终近于上，故用量少耳。甘草生用能养胃阴，清咽中之火。大枣和中，生津液，补不足。夫如是，服后焉有水不升火不降者乎？(《金匮要略释义》)

【验案选录】

案1　何炎燊治疗鼻咽癌案

尹某，女，48岁。2004年8月24日初诊。

患者鼻咽癌放射治疗后，眩晕、纳呆20余天。患者于2004年8月2日因出现鼻衄、耳聋、耳鸣，经广州某医院检查确诊为鼻咽低分化鳞癌Ⅱ期，未见新转移灶，2004年8月5日开始行根治性外照射，鼻咽DT68Gy/34次/48天。放射治疗后，患者自觉口甚干燥，胃纳极差，四肢倦怠，眩晕，寐差。察其舌体暗红，苔老黄色，中心厚，干燥如砂粒，诊脉沉细。

［辨证治法］失荣阴虚火旺证，此为平日操劳熬夜，忧思郁结，肾阴暗耗，水不能制火，虚火灼津液成痰，痰火热毒蕴结。放射治疗后脾胃气阴俱伤，法当甘凉濡润、益脾养胃、清火除痰散结。方拟麦门冬汤加减。

［处方］太子参20g，北沙参20g，石斛15g，麦冬15g，百合20g，玉竹20g，小麦30g，生甘草5g，玄参10g，海蛤壳15g，竹茹15g，浙贝母15g。14剂，水煎服，每日1剂。

复诊：服用前方14剂后，胃纳好转，口干稍转润，眩晕大减，睡寐好转，但大便溏滞，每日排2次。此乃脾胃气阴稍复，但脾气虚弱，腐熟、运化功能失职，转方用四君子汤加减，以补脾养胃助消化，除痰散结。又14剂而大便正常，眩晕消失，面色、精神好转，转方用麦门冬汤加减，以益脾养胃，除痰散结，解毒抗癌。服用前方7剂后，自觉耳鸣，此乃久病肾精亏虚，水不涵木，肝阳偏亢，法当育阴潜阳，平肝降火，方用二至丸加减治之。服14剂后，耳鸣不减，此乃肾精甚虚之征象。改用三甲复脉汤合六味地黄丸、二至丸加减，以滋填肾精。又14剂而耳鸣明显好转，后以六味地黄丸、麦门冬汤加减，以巩固疗效。

按：本案鼻咽癌的治疗，是"西医治病，中医治病人"的中西医有机结合。何炎燊治疗癌症患者，极重视脾胃功能，"有胃则生"，故此例治疗经年，自始至终不离养胃之药：太子参、北沙参、麦冬、石斛、玉竹、百合等极纯正和平之品。此等处方，看似儿戏，实际上病人久服，于是"得谷者昌"。体质大大增强，自能巩固疗效，防止复发和转移。(《近代名医类案》)

案2　程门雪治疗梅核气案

李某某，女，32岁，初诊：1958年5月19日。

咽梗如梅核气，"火逆上气，咽喉不利。麦门冬汤主之"。

［处方］米炒麦冬6g，竹沥半夏6g，炙甘草2.4g，旋覆花6g（包煎），煅代赭石12g（先煎），炙乌梅0.9g，左金丸2.1g（吞），煅瓦楞12g，枳壳3g，炒竹茹4.5g，绿萼梅3g，姜汁枇杷叶12g（去毛，包煎），7剂。

二诊：咽梗梅核已见轻减，咽干鼻燥，溲热。再从前方加味。

［处方］北沙参9g，米炒麦冬9g，竹沥半夏6g，炙甘草2.4g，旋覆花6g（包煎），煅代赭石12g（先煎），炙乌梅0.9g，左金丸2.1g（吞），煅瓦楞12g，枳壳3g，炒竹茹4.5g，绿萼梅3g，姜汁枇杷叶9g（去毛，包煎），福泽泻4.5g，7剂。

三诊：精神疲乏，心烦胸闷，咽梗又发，饮食不香，运化失常，苔腻，脉弦。再拟平肝调胃。

［处方］旋覆花6g（包煎），煅代赭石12g（先煎），姜半夏6g，左金丸1.8g（吞），煅瓦楞12g，陈广皮4.5g，紫苏梗3g，焦白芍4.5g，绿萼梅3g，姜汁枇杷叶9g（去毛，包煎），煅白螺丝壳12g，6剂。

四诊：咽梗又减，咽干少津，噫嗳。再拟麦门冬汤加味。

［处方］北沙参9g，米炒麦冬6g，竹沥半夏6g，炙甘草2.4g，煅瓦楞12g，旋覆花6g（包煎），左金丸2.1g（吞），辰茯神9g，煅白螺丝壳12g，5剂。

按：梅核气是临床常见的一种症状，多见于妇人，可以反复发作，大都由于七情郁结，气滞不畅，痰气凝结所致。《金匮》："妇人咽中如有炙脔，半夏厚朴汤主之。"即指咽中似吞食烤热肉块，有吞不下、吐不出之感，但只是一种感觉，并不妨碍饮食。《金匮》又云："火逆上气，咽喉不利，止逆下气，麦门冬汤主之。"与本例症情颇合。程老认为：麦门冬汤用参、麦、甘草以润肺养阴，半夏虽味辛性温，却是不可缺少的配合，因肺气虚者必然气不化津，聚而为痰；如属肺阴虚者，更是火灼津液，结而为痰；半夏化痰最佳，他常用竹沥制半夏以减其辛温之性。本例方中又有黄连、代赭石的苦寒，沙参、麦冬的甘润，均有监制与调和的作用，可以不必顾虑。三诊时，患者因疲劳，又有发作，说明此类疾病常易反复。(《近代名医类案》)

案3　蒋卫东治疗燥咳案

张某某，女，74岁，1988年11月8日诊。

患者近2个多月来，咳嗽胸痛，曾服中西药，收效甚微，症见咳嗽胸痛，痰少带血丝，不易咯出，咽干口燥，形体消瘦，神萎，食欲不振，肚脐部疼痛，按之痛甚，大便八日未解。舌淡红、苔薄，脉细软微数。

此系患者年老阴亏，虚热内生，肠失濡润，大便秘结，腑气不通，肺失肃降，复感燥热之邪，更耗阴液，最终导致阴虚燥咳，故治以滋阴通腑，润肺止咳。

处方：麻仁丸合麦门冬汤加减。麻仁、麦冬、沙参、紫菀、百合各15g，白芍20g，生大黄（泡）、甘草各5g，枳实、黄芩、杏仁各10g

药进2剂，咳嗽大减，大便通畅，药已中病，恐大黄泻下伤正，厚朴温燥伤阴，故去之，又进2剂，诸症基本消失，继以麦门冬汤善后。

按：本案根据"肺与大肠相表里"原则，以滋阴通便为主治其本，配合润肺止咳法治其标。标本兼顾，咳嗽向愈。(《伤寒名医验案精选》)

案4　黄仕沛治疗肺痿吐浊唾涎沫案

王某，女性，58岁。2009年9月8日初诊。

患者自幼患慢性支气管炎、支气管扩张，曾常咳嗽咯血，近年咯血少发，唯清晨必咯痰盈汤碗。患者形体矮胖，面红如妆，自诉有咯血史。近年来咯血却少，每于清晨起床咳嗽，气微喘，必须咯出一碗痰水混合之涎沫，气息方顺，痰如脓液稍黄，无腥臭气味。舌色偏红，苔少，食欲、精神如常。曾经多医屡用二陈、蒌贝等祛痰方药，了了无效。黄师谓此肺痿肺中冷却又气津两伤。拟甘草干姜汤合麦门冬汤。

[处方] 麦冬60g，法半夏24g，干姜15g，党参30g，炙甘草20g，大枣20g，苡仁60g。时或加蒌仁、桔梗、枳实之类一两味，干姜或用至20g。

守方而治，至2010年1月，患者治疗后痰涎日渐减少，现清晨起仅咯一两口痰，无咳嗽、气喘。自谓多年来痰涎壅盛之困已解。

按：肺痿一证，《金匮要略》描述颇详，但后世方书多分为虚寒、虚热二型。前者用甘草干姜汤，后者用麦门冬汤。《金匮要略》："肺痿吐涎沫而不咳，其人不渴，必遗尿，小便数，所以然者，以上虚不能制下也。此为肺中冷，必眩，多涎唾，甘草干姜汤以温之。若服汤已渴者，属消渴。"又曰："大逆上气，咽喉不利，止逆下气，麦门冬汤主之。"

看之似是寒热两途、互不相干。其实，肺痿一证，以咳唾涎沫为主症，临床上，往往涎沫未止，气津已伤。尝独见肺中冷吐诞沫者有之，气阴两伤而不见吐唾涎沫者少也。如本案面红如妆、舌红苔少显是气阴两伤之象，唾涎沫自是肺中冷之征。故宜两方合之。仲景甘草干姜汤仅甘草、干姜两味。清·莫枚士《经方例释》称之为“温中方之祖”也。加苓术而为肾着，加参术而为理中，加附子而为四逆类方，复方如续命汤中有之、小青龙中有之、苓甘五味姜辛汤中有之、柴胡桂枝干姜汤中有之，寒热互用方如半夏泻心汤、生姜泻心、甘草泻心、麻黄升麻汤中皆有之，可谓广矣。肺痿以之温肺止浊唾为必不可少之品。麦门冬汤（麦冬、半夏、人参、甘草、大枣、粳米）之着眼处为麦门冬，必须重用，原方用七升，为仲景用麦冬各方之最重者，可见非重用之不足以为功。正如《本草新编》中说：“世人未知麦冬之妙用，往往少用之而不能成功为可惜也。不知麦冬必须多用，力量始大。”两方合用，守方守法，自见其功。(《经方亦步亦趋录》)

琼　玉　膏

《洪氏集验方》引申铁瓮方

【组成】新罗人参舂一千下，为末，二十四两（6g）　生地黄九月采、捣，十六斤（30g）　雪白茯苓木舂千下，为末，四十九两（12g）　白沙蜜十斤（20g）

【用法】人参、茯苓为细末，蜜用生绢滤过，地黄取自然汁，捣时不得用铁器，取汁尽去滓，用药一处，拌和匀，入银、石器或好瓷器内封用。每晨服二匙，以温酒化服，不饮酒者，白汤化之（现代用法：前三味加水煎3次，合并药液，浓缩至稠膏。另取白蜜加入搅匀，加热微炼，瓶装密封备用。每服9~15g，早晚各服1次，温开水冲服或酒化服）。

【功用】滋阴润肺，益气补脾。

【主治】肺肾阴亏之肺痨。干咳少痰，咽燥咯血，气短乏力，肌肉消瘦，舌红少苔，脉细数。

【方论选录】

明·吴崑：干咳嗽者，有声无痰之名也。火乘于肺，喉咙淫淫而痒，故令有声。病原于脾者有痰，病不由脾，故无痰也。《易》曰：燥万物者，莫熯乎火。相火一熯，则五液皆涸。此干咳之理也。生地黄能滋阴降火，白蜜能润肺生津；损其肺者益其气，故用人参；虚则补其母，故用茯苓。又地黄、白蜜皆润，铢两又多，茯苓甘而属土，用之以佐二物，此水位之下，土气乘之之义，乃立方之道也。(《医方考》)

明·李中梓：干咳者，有声无痰，火来乘金，金极而鸣也。此本元之病，非悠游渐渍，难责成功。若误用苦寒，只伤脾土，金反无母，故丹溪以地黄为君，令水盛则火自息也。

损其肺者，益其气，故用人参以鼓生发之元。虚则补其母，故用茯苓以培万物之本。白蜜为百花之精，味甘归脾，性润悦肺，且缓燥急之火。四者皆温良和厚之品，诚堪宝重。郭机曰：起吾沉瘵，珍赛琼瑶，故有琼玉之名，示人知所珍也。（《删补颐生微论》）

清·汪昂：此手太阴药也。地黄滋阴生水，水能制火；白蜜甘凉性润，润能去燥；金为水母，土为金母，故用参、苓补土生金。盖人参益肺气而泻火，茯苓清肺热而生津也。（《医方集解》）

清·费伯雄：燥者，燥烈也，不能滋润也。如琼玉膏之润燥，亦善策也。人参、地黄，气血并补，金水相生，又加茯苓以宁心而补土，则水升火降，而咳嗽自除矣。（《医方论》）

清·张秉成：夫咳嗽一证，古人虽分肺燥、脾湿两途。然其病总不离于肺脏所致。盖肺为娇脏，畏热畏寒，其间不容毫发，故无论饮食，偶一失慎呛入，必咳出方已。虽有外感内伤之不同，因热因寒之互异。其属于外者，无非邪束于肺；属于内者，或为火熏，或为寒逼。其为寒饮上凌者，固有寒饮之脉证可据。即火之为病，亦尚有虚实之不同。实火者，或清或散；虚火者，皆因金水亏竭而来，故虽被火熏，肺中无津液为痰，仅作痒而干咳也。方中以地黄滋肾水，白蜜养肺阴，使金水相生，而燥咳自止。用人参者，取土旺金生，虚则补母之义。茯苓色白入肺，使金令下行，即有浊痰，亦可随之而下矣。（《成方便读》）

近·冉雪峰：查此方润而兼补，为滋养阴液方中之最清纯者。地黄凉润多液，《尔雅》名地髓，功能养血填精，益髓补脑，佐人参则补益之力大，佐白蜜则润沃之功宏，妙在茯苓渗利下泄，利膀胱以通腑阳。五苓散之桂枝，化气以通阳于外，此方之茯苓，化气以通阳于下，又参苓俱为末，而微苦微渗，浸融化合于甘润甘缓之中，不宁捣汁有意义，为末亦有意义。夷考方制，大抵从《千金》地髓汤脱化而出，一则地黄捣汁，而加酒加鹿胶，一则地黄捣汁，而加蜜加人参，一则鼓舞以运之，一则滋培以沃之，同是润剂，而为一阴一阳之对待，各有相得相合运用适应之症，此中辨析极微，学者当潜玩领会，至燥火不宜辛温，适以张其焰，燥火不宜苦寒，反以涸其液，犹其显而易知者也，明此，而本方之主治真髓，可以彻底了解矣。（《历代名医良方注释》）

今·丁学屏：虚劳之治，不外培土生金、金水相生二法。方中地黄凉润多液，养血填精，白蜜润肺生津，二者相伍，金水相生，则源泉不绝；损其肺者益其气，虚则补其母，人参、茯苓，一补虚而生津，一扶土而悦脾，亦培土生金之策也。古人制方，每取五行承制之化，此其例也。其修治和合之法，精细缜密，尤可取法焉。（《古方今释》）

【验案选录】

案1　章次公治疗肺痈案

陆某，男。昨日起咳嗽复作，臭痰较多，恶心，神疲乏力，肩背酸痛，饮食、睡眠尚正常。此为肺痈。西医诊为放线菌化脓症。

处方：黄芪24g，石斛12g，银花18g，粉甘草9g，百部9g，黄芩9g，白及粉15g（分3次吞）。

［另］琼玉膏12g，二冬膏12g和匀，每服半匙，日3次。

二诊：药后咳嗽稀减，臭痰隔日即消失。今日清晨又有少量痰，自喉至胃脘部觉隐痛，尤以咳呛时加重，神疲乏力，胸背疼痛依然。

［处方］生黄芪24g，金银花18g，鱼腥草（后下）18g，玉竹15g，生甘草9g，生米仁30g，白及粉（分3次吞）4.5g。

另二冬膏120g，琼玉膏120g，甜葶苈24g。研末和入调匀。每服半匙，日3次。

三诊：臭痰已大减，服药时稍恶心。

［处方］生黄芪24g，鱼腥草（后下）15g，雅连3g，甘草6g，党参9g，紫地丁9g，白及粉（分3次吞）4.5g。

另橄榄膏120g，琼玉膏120g，二冬膏10g，甜葶苈36g，象贝母36g。均研末和膏中，每服半匙，日3次。

按：肺痈一症以胸痛、咯吐脓臭痰或脓血为特征。其机制为外邪袭入，肺生痰热，热与血凝为痈酿脓。肺放线菌病是一种肺部霉菌病，亦可引起多发性小脓肿，临床征象与肺脓肿、空洞型肺结核、肺癌等伴有组织坏死者相似。在成痈期以活血排脓、清热解毒为治疗原则。此案因病程较长，脓未去而气阴已伤，故重用黄芪、甘草、石斛、玉竹、二冬膏、琼玉膏以养气阴；银花、鱼腥草、紫地丁、苡仁、葶苈子、象贝母以清热、解毒、祛痰；白及一味，能补肺止血，据文献记载“疮疡未溃者服之可清热消肿，已溃者服之可收口生肌”；加用金荞麦30g，清肺涤痰，促进脓肿愈合，奏效更佳。(《章次公医案》)

增　液　汤

《温病条辨》

【组成】玄参一两（30g）　麦冬连心，八钱（25g）　细生地八钱（25g）

【用法】水八杯，煮取三杯，口干则与饮令尽。不便，再作服（现代用法：水煎服）。

【功用】增液润燥。

【主治】阳明温病，津亏肠燥便秘证。症见大便秘结，口渴，舌干红，脉细数或沉无力者。

【方论选录】

清·吴瑭：此方所以代吴又可承气养荣汤法也。妙在寓泻于补，以补药之体，作泻药之用，既可攻实，又可防虚。余治体虚之温病，与前医误伤津液，不大便，半虚半实之证，专以此法救之，无不应手而效。温病之不大便，不出热结、液干二者之外。其偏于阳邪炽甚热结之实证，则从承气法矣；其偏于阴亏液涸之半虚半实证，则不可混施承气，故以此法代之。独取元参为君者，元参味苦咸微寒，壮水制火，通二便，启肾水上潮于天，其能治液干，固不待言，《本经》称其主治腹中寒热积聚，其并能解热结可知。麦冬主治心腹结气，伤中伤饱，胃络脉绝，羸瘦短气，亦系能补能润能通之品，故以为之佐。生地亦主寒热积聚，逐血痹，用细者，取其补而不腻，兼能走络也。三者合用，作增水行舟之计，故汤名增液，但非重用不为功。本论于阳明下证，峙立三法：热结液干之大实证，则用大承气；偏于热结而液不干者，旁流是也，则用调胃承气；偏于液干多而热结少者，则用增液，所以回护其虚，务存津液之心法也。……其因阳明太热，津液枯燥，水不足以行舟，而结粪不下者，非增液不可。服增液两剂，法当自下，其或脏燥太甚之人，竟有不下者，则以增液合调胃承气汤缓缓与服，约二时服半杯沃之，此一腑中气血合治法也。（《温病条辨》）

清·张秉成：夫大便闭结一证，有虚有实。其实者，或热积于中，或寒结于内，有寒下、温下之法，固当详察。至其虚者，或因气馁，或因津枯。气馁者，宜用辛温补运，以助其传送；其津枯者，非甘寒养阴、增水行舟之法，何以使肠中坚结之浊，顺流而下。此方妙在寓泻与补，以补药之体，作泻药之用，既可攻实，又可防虚。元参味苦咸微寒，壮水制火通二便，启肾水上潮于天，其能治液涸，固不待言，《本经》称其主治腹中寒热积聚，又能解热结可知。麦冬、生地补肺阴，壮肾水，使金水相生，津自充而肠自润，热邪自解，闭结自通矣。（《成方便读》）

今·李飞：本方并无泻下之力，而是通过滋阴清热，增液润燥，间接起到通便之效，因此，临床使用本方，用药剂量应大，非重用不为功。如服此方仍未便通者，表明肠燥太甚，病重药轻，宜改用增液承气汤。（《中医历代方论精选》）

今·湖北中医药大学方剂教研室：温为阳邪，最易耗津伤液；若温病迁延日久，或素体阴虚，则阴液耗伤更甚。叶天士说“热邪不燥胃津，必耗肾液”，盖指此而言。前人谓“存得一分津液，便有一分生机”，此皆强调存津液在温病治疗中的重要作用。本方主治热病耗损津液，以致大便闭结不通之证。盖热结阳明，大便燥结者，须分虚实论治。若偏于热邪炽盛，腑实壅结之实证，则当以承气汤涤热结，急下存阴。若为阴亏液耗，“无水舟停”，大便闭而不通者，倘用承气汤荡涤，则津液愈耗，是以吴氏有“不可用承气”之戒也。此时，唯宜用甘寒柔润之品，滋养阴液，润燥通结，即所谓“增水行舟”之法。方中玄参性味甘苦咸寒，具养阴生津，润燥通结之功，用为主药。《本草正义》说：“玄参禀阴之性，专主热病，味苦则泻降下行，故能治脏腑热结等证。”麦冬滋阴润燥而增肺胃之津液，生地清热养阴生津，助玄参以养阴润燥，均为辅佐之药。三药合用，相须相济，相得益彰，共奏滋阴润燥，滑肠通便之功。吴鞠通说：“津液不足，无水舟停者，间服增液，再不下者，增液承气汤主之。”可见，本方是纯于增液滑肠通便，并无泻下作用，是为津液不足而燥结不甚者设。若津液不足，燥结已甚者，则非本方所能胜任，故吴氏又有增液承气汤之制也。二方同中有异，医者当辨阳明燥结之微甚而区别用之。（《古今名方发微》）

【验案选录】

案1　盛业志治疗唇炎案

邸某某，女，34岁。1984年6月5日初诊。

3年前，患者在阳光下种菜时，发生下唇红肿，有烧灼刺疼感，继则出现小米粒大密的集水疱，破裂、糜烂、结痂，易出血，进食困难。经某医院诊断为“光线性唇炎”，迭经中西医治疗，仍反复发作。症见：口唇黏膜增厚，无弹性，色晦黯，干裂，溢血，疼痛，口干，五心烦热，大便偏干，舌质红无苔，脉细沉数。

玄参、银花各12g，生地、麦冬、石斛、丹皮、生甘草各10g。每日1剂，水煎分2次服。9剂后，诸症减轻，大便偏稀。

上方加苍术10g，又服16剂，基本治愈，经2年观察未复犯。[《四川中医》，1986，(12)：50-51]

案2　马宗华治疗便秘案

某女，96岁，农民，家庭较富裕，身体健康，1993年冬日，大便7日1次，已数月，矢如羊粪，便时困难，需人助便。曾服大量果导片，用甘露醇灌肠等效果不佳。

1993年12月10日夜，家人专程求余去家诊治。患者已半月未行大便，状如昏迷，问不应声，脉大而弦，舌根燥苔较甚，一派热象。

余考虑年龄较大，不宜猛清与攻下，只能补气养阴，增水行舟。

[处方]白术、麦冬、石斛、玄参、郁李仁各12g，黄芪、山药、黑芝麻各15g。2剂，嘱当夜灌服。夜11时服下，凌晨4时便下如羊粪，大便行下即有呻吟声，当日下午3时神志清醒，3日后恢复正常。半年后余遇其子，述其母服药后至今再无便秘，健在。(《老年病论治集萃》)

案3　李渭阳治疗妊娠羊水过少案

张某，28岁。2000年8月17日，门诊以妊娠23周，羊水过少收入住院。患者13岁月经初潮，结婚4年，曾2次怀孕均在3个多月时自然流产，本次怀孕后，因担心再次流产，2月时曾服用保胎中药30余剂。于2周前出现不规则阵发性腹痛，遂来我院诊治。

妇产科检查：胎心116次/分，枕右前位，宫底高度脐下1指(如20周妊娠)，B超检查：单一存活胎儿，胎儿发育正常，胎盘位于子宫底偏右侧，羊水约210mL。

刻诊：患者心烦少寐，大便略干，小便短少，口干多饮。舌红少津，苔薄黄干燥，脉弦滑数。

证属肾阴不足，津液亏乏。治以滋养阴液，兼清虚热。方用增液汤加味。

玄参、生地各20g，桑寄生15g，麦冬、天冬、白芍、菟丝子各10g，黄芪5g，柴胡3g。水煎服，每日1剂。

服2剂后，口渴明显好转，连用8剂，腹痛止，其他症状消除。继用5剂，2日1剂。再次复查B超羊水增加到380mL，出院后随访足月顺产1女婴。[《陕西中医》，2002，(07)：

654-655］

案4　罗元恺治疗原发性闭经案

杜某，女，22岁。1986年10月12日初诊。

患者向无月经来潮，形体消瘦，矮小，如未发育的女孩，乳房平坦，乳晕紫黯，情志抑郁，烦躁，口干，纳差，手心热，无带下，大便秘结。面色晦暗无华，唇红如涂脂，舌红少苔，脉弦细数。

［诊断］原发性闭经。

［辨证治法］证属肝肾阴虚，兼有内热瘀滞。治以滋肝肾，清内热。

［处方］生地20g，玄参15g，麦冬12g，旱莲草、女贞子各15g，山萸肉12g，太子参、怀山药各15g，知母12g，黄柏10g。

嘱每日1剂，水煎2次，分服。饮食以清润为宜，注意补充营养，忌辛燥刺激之品。

二诊：服药半月后燥热症状渐消，五心烦热已解，大便调，舌边红，苔薄白，脉弦细，则去知、柏，加菟丝子20g，淫羊藿6g，肉苁蓉20g以稍助肾阳。嘱再服10天。

三诊：诸症好转，有少许带下，舌红润，苔薄白，脉弦细，此为阴精渐充之征。宜滋养肝肾，佐以活血通经。

［处方］生地20g，麦冬12g，女贞子15g，菟丝子20g，怀山药20g，丹参15g，桃仁12g，茺蔚子15g，鸡血藤30g，山楂12g，麦芽30g，服7剂。

四诊：服药后月经未潮，但胃纳渐进，舌脉同前。拟续按滋阴、助阳、活血三法治疗。

调治3个月后，患者月经开始来潮，量少，色鲜红。乳房稍丰满，乳晕转淡红，体重增加，性情亦较开朗。其后继续调治半年余，月经来潮数次，但周期较长。嘱用六味地黄丸、乌鸡白凤丸等继续滋肾调经。2年后随访，身高、体重均有增长，形体稍丰满，月经周期40~50天，唯经量偏少。

按：闭经病因复杂，有虚有实，而以肾虚、血虚或虚实夹杂者居多，纯实者少。原发性闭经多因先天肾气不足，天癸不至，冲任不盛，以致血海空虚，无余以下，经闭不行。本例年逾18岁，月经未来潮，且形体发育较差，第二性征不明显，并有阴虚阳亢的脉证。此乃先天不足，肝肾阴虚，天癸不至之原发性闭经。既有阴虚内热，又因热灼阴血，以致瘀热互结，阻滞冲任。本虚而标实。治宜滋养肝肾以培其本，佐以清内热、活血脉以治其标。不可一味活血通经，以见血为快。若犯虚虚之戒，重损其阴，则治之愈难。

调经之法，贵在补泻有时。肾之阴阳调和，天癸依期而至，任通冲盛，子宫藏泻有度，是正常月经的保障。对闭经的治疗，也要根据月经周期调节的规律，调理阴阳、气血的节律。应循天癸所至之期，以及子宫藏泻的规律，攻补兼施，使肾阴与肾阳平衡，精血充盈，冲任通盛，月经按期来潮，这是周期治疗的依据。

治疗的第一阶段重在滋阴。以增液汤合二至丸滋养肝肾，增其津血，太子参、山萸肉、怀山药益气养阴、滋润肝脾，知母、黄柏清虚热，暂不予活血通经。第二阶段着重使阴阳互生，达到新的平衡。待燥热渐消，则去知、柏，加菟丝子、肉苁蓉以平补肾之阴阳，少佐淫羊藿以稍助肾阳，取其“阳中求阴”之意，使“阴得阳升而源泉不竭”。仍未能活血通经。当肾阴渐复，精血渐充，则进行第三阶段的治疗，在填补阴精的基础上，加丹参、桃仁、茺蔚子等活血化瘀之品以通经下行。若经血未通，乃天癸未至、精血仍未盛满，不可强通之。宜继续滋养肝肾，作第二、三轮的周期治疗，使天癸至、冲任通盛，血海由满而溢，则月经来潮有期。(《近代名医类案》)

案 5　王云铭治疗恶阻案

张某，女，33 岁，职工，济南市历城唐五老北村人。1998 年 7 月 24 日初诊。

23 岁结婚，婚后孕 4，正产 1，孩子已 10 岁，流产 3，末次流产日期：1997 年 11 月孕 40 天流产。末次月经日期：1998 年 5 月 30 日。现停经 55 天。恶心呕吐剧烈，反复发作，有时呕吐苦水，或呕吐物呈血性，精神不振，形体消瘦，肌肤不泽，口渴尿少，舌红无津。尿妊娠试验（+）。脉象滑细而数，舌质红，少津，苔薄黄。

[辨证治法] 证属气阴两虚。治宜养阴和胃止呕。

[处方] 红参 20g（去芦，另煎入），麦门冬 30g，五味子 9g，玄参 20g，生地黄 30g，陈皮 9g，竹茹 9g。水煎服，5 剂。

[服法] 每日 1 剂，早晚各煎服 1 次，连服 3 剂后，隔日，再服 2 剂。

二诊：1998 年 8 月 1 日。药后恶心呕吐即止，食欲增加，精神体力较前增加。查见脉象滑细而数，舌质红，苔薄黄。辨证同上，据方续理。

[处方] 红参 20g（去芦，另煎入），麦门冬 30g，五味子 9g，玄参 20g，大生地 30g，陈皮 9g，竹茹 9g。水煎服，5 剂。

[服法] 每日 1 剂，早晚各煎服 1 次，连服 3 剂后，则隔日 1 剂。

按：本案例恶阻为气阴两虚证，若久吐不止或治不如法，脾胃俱伤，水谷精微不得输布，肝肾失养，肾失潜藏，肝气上逆，气机逆乱，呕吐加剧，气随阴耗，则发展成为气阴两亏之重症。从症状上分析，由于久吐伤阴耗气，故精神疲乏；剧吐损伤胃络，络破血溢，故呕吐物呈血性；津液耗损，故形体消瘦，肌肤不泽，口渴尿少；胃失和降，气机逆乱，故呕吐剧烈。舌红无津，苔薄黄，脉滑细数，均为气阴两亏之征。故治以养阴和胃止呕。方中生脉散益气生津，合以增液汤增液补阴，加以竹茹清热止呕，配以陈皮理气，使补而不滞，诸药合用以收益气养阴，和胃止呕之效。方药对证，故服药 5 剂后而恶心呕吐即止。(《近代名医类案》)

案 6　李可治疗奇症案

患者某，1964 年 12 月 26 日。冬至节后 2 日，忽患奇疾。始病似外感小恙，3 日后忽然昏迷。气息微弱，面色灰滞，手冷过肘，足冷过膝，头汗淋漓，神识似清似蒙，六脉似有似无。某医断“伤寒，少阴亡阳，已属弥留，姑拟参附汤，聊尽人事”，李院长邀余会诊，以定取舍。见证果如所云。然则室内秽气扑鼻，颇觉蹊跷。且证情突变，寸口脉乱难凭，摸其下三部之趺阳、太溪、太冲，则沉实有力，一息六至有余。欲观其舌，则病者昏味，牙关牵紧，乃强刺患者颊车穴，以匙把撬口，未及察舌，口中臭气熏人欲呕，舌面满布黄厚燥苔，中根已黑。询其小便，则如浓茶，亦有臊臭，大便5日未解。扪按小腹板硬，至此，真相毕露。素知患者曾吸食鸦片20余年，至今仍以樟脑酊维持精力，其脏腑积毒可知。且病在冬至之后，阴虚液亏之体，适值一阳来复，邪从热化、燥化，已由太阳转属阳明腑实。其肢厥乃热深厥深之变；神识昏蒙乃浊气上干神明；头汗黏手，亦属腑实熏蒸。种种见证悉为热闭阳明之腑，而非亡阳厥脱，且真寒证绝无口臭熏人之象。询知前医因牙关紧闭并未察舌，亡阳虚脱，多见手撒尿遗，口开目闭，而"牙关紧"却是实、热、闭证所独有。至此，已可断定前医误诊。遂疏大承气合增液汤急下存阴，腑实通，上闭即开，无需画蛇添足，再加开窍之品。

大黄30g，芒硝20g（分冲），枳实15g，厚朴、生地、元参、麦冬各30g，煎分2次服，3小时1次。

次日诊之，患者仅服药1次，约2小时许，泻下恶臭便1次，被褥狼借，移时神清而愈。再诊具脉，依然微细如丝。始知其脉为"六阴脉"，虽有大实之候，其脉不变，故难于反映真相。又有一种"六阳脉"，终生洪大数实，虽有虚证，其脉不变。若凭脉断病，不屑下问，何能中病！人之体质禀赋千差万异，虚实真假绝非一目了然。尤其危急重证，至虚而有盛候，大实反见羸状。稍一不慎，即蹈误诊、误治之祸，顷刻之间，生死立判。慎之，慎之！（《急危重症疑难病经验专辑》）

益 胃 汤

《温病条辨》

【组成】沙参三钱（9g） 麦门冬 细生地各五钱（各15g） 冰糖一钱（3g） 玉竹炒香，一钱五分（4.5g）

【用法】水煎，分二次服（现代用法：水煎服）。

【功用】养阴益胃。

【主治】胃阴不足证。饥不欲食，口干咽燥，大便干结，舌红少津，脉细数。

【方论选录】

清·吴瑭：阳明温病，下后汗出，当复其阴，益胃汤主之。温热本伤阴之病，下后邪解汗出，汗亦津液之化，阴液受伤，不待言矣，故云当复其阴。此阴指胃阴而言，盖十二经皆禀气于胃，胃阴复而气降得食，则十二经之阴皆可复矣。欲复其阴，非甘凉不可。汤名益胃者，胃体阳用阴，取益胃用之义也。下后急议复阴者，恐将来液亏燥起，而成干咳身热之怯证也。（《温病条辨》）

清·娄杰：温热本伤阴之病。若下后汗出。则胃阴受伤。急复其阴，益胃汤主之。

（《温病指南》）

清·张秉成：夫伤寒传入阳明，首虑亡津液，而况温病传入阳明，更加汗、下后者乎？故虽邪解，胃中之津液枯槁已盛，若不急复其阴，恐将来液亏燥起，干咳身热等证有自来矣。阳明主津液，胃者五脏六腑之海。凡人之常气，皆禀于胃，胃中津液一枯，则脏腑皆失其润泽。故以一派甘寒润泽之品，使之饮入胃中，以复其阴，自然输精于脾，脾气散精，上输于肺，通调水道，下输膀胱，五经并行，津自生而形自复耳。（《成方便读》）

今·赵绍琴：益胃汤中诸药，纯属一派甘寒生津养阴之品，有滋养肺胃之功。本方与沙参麦冬汤功用近似，均为气分证后期，瘥后调理之方。然二者亦稍有所偏：沙参麦冬汤偏重于肺，并有轻宣之力；本方则偏重于胃，前无清宣之功。（《温病纵横》）

【验案选录】

案1　印会河治疗慢性萎缩性胃炎案

王某，男，60岁，中日友好医院病案号：733610。初诊：1992年4月13日。

［主诉］上腹部胀闷，食后胀甚，多食则加重，因此，每餐只进50g许，体重日渐减轻，明显消瘦，大便干结，2日1次。做胃镜检查诊断为萎缩性胃炎。消瘦，肌肤干燥，舌质红，苔灰黄，脉虚细。

［西医诊断］慢性萎缩性胃炎。

［辨证治法］胃阴不足，宜益胃养阴。益胃散加减。

［处方］北沙参15g，天麦冬各12g，石斛15g，天花粉30g，玉竹15g，黄精30g，元参15g，丹参30g，生牡蛎（先煎）30g，川贝母10g，当归30g，赤白芍各15g，芦根30g，枇杷叶10g，生首乌30g，五味子10g，西洋参（另煎）6g，蜂蜜（分冲）30g，生地15g。7剂，每日1剂，水煎分2次服。

按：该患者经西医诊断为慢性萎缩性胃炎。胃酸分泌较少，故上腹部胀闷，食后益甚，属于中医的胃阴不足证。沙参、麦冬、生地、玉竹为益胃汤，养胃益阴生津；元参、川贝母、生牡蛎为消瘰丸，软坚散结，养阴生津；当归、丹参、生首乌养血生津，润肠通便；佐以枇杷叶、芦根、五味子酸甘化阴，和胃降浊；西洋参益气养阴生津。全方共奏益气生津，养阴润燥之功。故用上方20余剂，自觉症状全部消失，嘱其仍注意饮食调理，忌浊酒及刺激性食物，食宜清淡及含维生素较多的绿色蔬菜。（《名医印会河教授抓主症经验集粹》）

案2　何文莉治疗小儿厌食症案

患儿，男，2岁。1997年5月6日初诊。

患儿自半年前出现食欲不振、自汗、夜寐不宁，近2个月来厌食加重，甚则拒食。患儿家长于半年前从一民间医生处弄得一增强抵抗力的偏方，做成小蜜丸，每日早晚各服1粒，服药丸1周后，患儿即出现食欲不振、食少纳呆、夜卧不宁，停服药丸，但此后厌食症状逐渐加重，虽屡用中药治疗，效果不佳。

刻诊：面黄少华，形体消瘦，发质干枯，口干喜饮，但饮水不多，食少自汗，夜寐不宁，手足心热，大便干燥，舌质红，苔厚腻，脉滑数。

证属食滞中焦，胃阴不足。治宜养阴益胃，辅以消食化积。用自拟养阴益胃汤。

［处方］石斛、玉竹、沙参、麦冬、焦山楂、神曲、鸡内金、怀山药、谷芽、麦芽等各10g，砂仁3g，浮小麦20g，枳实8g，龙骨15g，白蔻仁4g。水煎服，日1剂，服药期间忌食肥甘及高营养食物。

服药4剂后，能进少量饮食，夜寐稍宁，出汗减少。效不更方，续进6剂，临床症状基本改善，食纳增多，入睡安，大便调畅，形体渐壮。后去枳实、龙骨，守方10剂，胃纳复常，诸症悉除。［《现代医药卫生》，2003，(04)：463-464］

案3　何文莉治疗小儿厌食症案

患儿，男，4岁。1996年8月10日初诊。

厌食已1个月余。患儿乃足月而生，自幼身体壮实，胃口好，饭量超过同龄儿童，身高、体重均超标。自2个月前，家长于每晚睡前为其增进半斤牛奶，白天又常予巧克力或奶油蛋糕，渐至患儿食欲不振，常诉不饥。近1个月患儿厌食、拒食，强进食则干呕欲吐，口渴喜饮、口臭，手足心热，夜卧不宁，大便结燥，舌质红，苔干少津，苔中黄腻，脉滑数。

证属脾胃积热，胃阴伤耗。治宜养阴益胃，化积除热。用养阴益胃汤加减。

［处方］石斛、玉竹、沙参、麦冬、焦山楂、神曲、鸡内金、谷芽、麦芽等各15g，砂仁5g，枳实、榔片各10g，乌梅10g，胡黄连4g，龙骨15g。水煎服，日1剂。嘱患儿少食荤腥奶乳之品，多饮米粥之类调理。

服药1周后，临床症状好转，饮食逐渐增多，但患儿仍口臭，夜寐不宁，大便结燥，拟在前方基础上加莪术8g，服药2剂，诸症悉除。效不更方，守方4剂，临床症状完全消失，饮食恢复如常。为巩固疗效，恢复患儿脾胃的正常运化功能，继以香砂六君子汤加减以善其后。

［体会］养阴益胃汤用石斛滋阴养胃，清热生津，清中有补，补中有清，用玉竹平补脾胃，益阴润燥，因玉竹性平而不克胃，故虽养胃阴但不妨碍脾阳；用焦山楂、神曲、鸡内金、谷芽、麦芽开胃健脾，消食化积；用砂仁一方面可行气调中，醒脾开胃、助消化，另一方面还可促进脾运以免除养阴益胃药的滋腻之性。诸药合用，可使胃阴得复，脾运得健，从而恢复患儿食欲，消除厌食症状。［《现代医药卫生》，2003，(04)：463-464］

玉液汤

《医学衷中参西录》

【组成】生山药一两（30g）　生黄芪五钱（15g）　知母六钱（18g）　生鸡内金捣细，二钱（6g）　葛根钱半（5g）　五味子三钱（9g）　天花粉三钱（9g）

【用法】水煎服（现代用法：水煎服）。

【功用】益气滋阴，固肾止渴。

【主治】气阴两虚之消渴。口干而渴，饮水不解，小便频数量多，或小便浑浊，困倦气短，舌嫩红而干，脉虚细无力。

【方论选录】

近·张锡纯：消渴之证，多由于元气不升，此方乃升元气以止渴者也。方中以黄芪为主，得葛根能升元气。而又佐以山药、知母、花粉以大滋真阴，使之阳升而阴应，自有云行雨施之妙也。用鸡内金者，因此证尿中皆含有糖质，用之以助脾胃强健，化饮食中糖质为津液也。用五味者，取其酸收之性。大能封固肾关，不使水饮急于下趋也。（《医学衷中参西录》）

【验案选录】

案1　孙凤翔治疗高血压病伴消渴案

周某，男，63岁，病案号41690。

患者于1987年10月因劳累引起头痛，头昏，眼花，心中嘈杂，恶心呕吐，在某县医院诊断为高血压病，当时血压为240/135mmHg，应用利余平、降压灵、益寿宁、维生素B等药物治疗10余天，好转出院。出院后曾服中药汤剂20余剂，则出现口渴、多饮、多尿，但尿不黏稠，无甜味。1988年4月6日入我院内科，当时血压185/110mmHg，面赤，舌绛少津，脉弦；心界向左扩大，心律整齐；心电图示：左心室肥大，心肌受累。查血糖正常，尿糖阴性。

［入院诊断］高血压病Ⅱ期，尿崩症。

［中医辨证］肝肾阴虚，肝阳上亢，气不摄津，水不涵木，故饮一溲二发为消渴。

［治法］补气摄津，育阴潜阳。

［处方］用玉液汤加减。天花粉25g，白芍10g，麦冬10g，知母10g，生地15g，党参25g，茯苓10g，葛根15g，五味子5g。每剂水煎450ml，每服150ml，日3服。用药6剂渴减大半。服15剂渴即消失，血压135/90mmHg。

患者于1988年4月25日痊愈出院，随访2年未复发。（《中华医学研究精览文库·内科卷》）

案2　孙凤翔治疗少年型糖尿病案

李某，女，14岁，病案号43437。

患者因口渴喜冷饮，善食易饥，常于课间加食，头晕乏力半年，昏迷半日，于1988年11月9日入院。当时意识不清，血压40/30mmHg，体温35.0℃，脉搏沉微，90次/分。压眶有反应，瞳孔稍散大，时有躁动，四肢厥冷，皮肤弹性差，双膝、双踝反射未引出。血糖47.9mmol/L，尿糖（++++），酮体（+），二氧化碳结合力31.3%。

[诊断]高渗性糖尿病昏迷，幼年型糖尿病。给予输液、扩容，小剂量胰岛素，纠正酸中毒等综合治疗12h后意识恢复。次日查血糖12.5mmol/L，尿糖(++)。在上述治疗基础上给服玉女煎。

[处方]熟地20g，石膏20g，知母6g，鸡内金6g，麦冬10g，牛膝10g，天花粉15g。

二诊：服6剂，验血糖为23.3mmol/L，并出现浮肿。分析其病因为元气不足，肾阳虚衰，气化失司。故改用玉液汤加减。

[处方]山药30g，黄芪20g，葛根10g，天花粉20g，知母6g，党参20g，石膏20g，生地15g，五味子5g。服9剂尿糖(±)，胰岛素减为每餐前4单位皮下注射。再服6剂停用胰岛素，验血糖正常，尿糖转阴，口渴消失，食欲正常。又服6剂，痊愈出院，随访3年无复发。(《中华医学研究精览文库·内科卷》)

案3　阎海治疗糖尿病案

田某，女，52岁，农民。1990年11月21日来院就诊。

自述周身酸痛，两胁胀满，多汗乏力，食少纳呆，咽干饮冷，尿频量多20余天。常服安乃近片止痛，服后汗出更著，药力过后身然如故。

查面赤气促，表情痛苦，无力状，汗出如珠。舌质绛，苔剥脱少津，并有裂纹，脉虚大。验血糖正常，尿糖(++++)。心电图正常，胸片清晰。B超提示：胆囊大而壁厚。血常规：白细胞18×10^9/L，中性粒细胞0.80。

西医诊断：胆囊炎，肾性糖尿病。

中医辨证为心肺气阴两虚，兼肝气郁结，气不摄津，发为消渴。择用玉液汤加味，益气摄津，疏肝清胆。

处方：山药30g，黄芪20g，人参10g，葛根15g，鸡内金10g，天花粉30g，双花50g，公英50g，枳壳10g，五味子10g，山萸肉10g。

服药3剂汗止，身痛消，尿糖(±)，血常规：白细胞12×10^9/L。再服3剂，食欲正常，舌质正红，生有白苔，裂纹明显变浅，尿糖转阴。随访2年未复发。(《糖尿病并发症妙方》)

案4　卢祥之治疗糖尿病案

韩某，男，70岁，内蒙古扎兰屯。1972年8月就诊。

患者多饮多尿，时有饥饿感，自诉体重降5kg，全身四肢乏力，口干口渴异常，大量饮水，渴不得解，每日饮水达8000ml，尿频及量多，尿稍有果味。饥饿感，饮食自己控制到每日1kg左右，形体一般，面色晦暗，口干，舌红，苔黄而燥，脉象滑数。

[治法]滋阴益气生津。

[方药]玉液汤加人参9g，藕节15g，芦根30g，枸杞子15g，黄连6g。

服14剂后。口干、口渴减轻，每日能饮4000ml水，小便减少，身疲倦好转，亦有精神。每日控制饮食。尿糖(+)，血糖14.4mmol/L，守原方继服30剂，临床症状消失，尿糖(-)，血糖6.7~9.4mmol/L，住院60天出院。(《最近十年中医治病良方精华》)

案 5 董耀会治疗糖尿病案

郭某某，女，56 岁，社旗城关镇人。1985 年 4 月 15 日初诊。

患者自述 1 年前不明原因出现烦渴多饮，小便频数，一日 10 余次，遂到医院西医就诊，诊断为糖尿病。经给西药 D860（甲苯磺丁脲）和苯乙双胍交替应用，空腹血糖一直控制在 5~7.8mmol/L 之间，“三多”症状时轻时重。

1 周前因与家人生气，又加之劳累，前述症状加重，自觉周身疲乏无力，时有气短心悸，小便次数多时一日 15 次，尿如膏脂黏稠，烦渴引饮，腰膝酸软。身体明显消瘦。

入中医门诊治疗。查：空腹血糖 12.2mmol/L，尿糖（++++），舌质红，无苔，脉沉细而数。

［处方］红参（炖服）12g，山药 30g，黄芪 30g，鸡内金 12g，粉葛根 12g，天花粉 15g，知母 15g，五味子 10g。5 剂，日 1 剂，水煎服。

服药 5 剂复诊，自述周身困乏及心烦、心悸气短明显好转，但觉口渴未减，小便仍一日十余次，其他无明显变化。上方加天花粉至 30g，加五倍子 10g，生龙牡各 30g，给药 5 剂水煎服。

服后患者复诊自述口不甚渴，小便次明显减少，不甚黏稠。查尿糖（+++），空腹血糖 8.9mmol/L。后以上方为基础调治一年有余，有时结合西药 D860 交替使用，尿糖控制在（-）与（+）之间，空腹血糖一直控制在 5.6~7.2mmol/L 之间，病情得以控制。（《第二届全国疑难杂症诊治学术研讨会论文集》）

第十六章 祛湿剂

凡以祛湿药为主组成，具有化湿利水，通淋泄浊等作用，用以治疗水湿病证的方剂，统称祛湿剂。根据《素问·至真要大论》"湿淫所胜……以苦燥之，以淡泄之"，以及《素问·汤液醪醴论》"洁净府"的原则立法，属于"八法"中的"消法"。

湿与水异名而同类，湿为水之渐，水为湿之积。湿邪为患，有外湿与内湿之分。外湿与内湿又常相兼为病。大抵湿邪在外在上者，可微汗疏解以散之；在内在下者，可芳香苦燥而化之，或甘淡渗利以除之；水湿壅盛，形气俱实者，又可攻下以逐之。湿从寒化者，宜温阳化湿；湿从热化者，宜清热祛湿；湿浊下注，淋浊带下者，则宜分清化浊以治之。故本章分为化湿和胃剂、清热祛湿剂、利水渗湿剂、温化寒湿剂、祛湿化浊剂、祛风胜湿剂六类。其中，外湿之证治以汗法为主者，已于解表剂中论述；水湿壅盛，治以攻逐水饮者，已于泻下剂中论述。

水湿病证与肺脾肾三脏功能失常密切相关，故祛湿之剂常配伍宣降肺气、健脾助运、温肾化气等法。此外，三焦气阻则决渎无权，膀胱不利则小便不通，是以畅三焦气机，助膀胱气化，亦有利于祛除水湿。湿为阴邪，其性重浊黏腻，最易阻碍气机，而气机阻滞，又使湿邪不得运化，故祛湿剂中常常配伍理气之品，以达气化则湿亦化之效。

祛湿剂多由芳香温燥或甘淡渗利之品组成，易于耗伤阴津，且辛香之品亦易耗气，渗利之剂有碍胎元，故素体阴血不足，或病后体弱及孕妇等应慎用。

第一节　化湿和胃剂

平　胃　散

《简要济众方》

【组成】苍术去黑皮，捣为粗末，炒黄色，四两（120g）　厚朴去粗皮，涂生姜汁，炙令香熟，三两（90g）　陈橘皮洗令净，焙干，二两（60g）　甘草炙黄，一两（30g）

【用法】上为散。每服二钱（6g），水一中盏，加生姜二片，大枣二枚，同煎至六分，去滓，食前温服（现代用法：共研细末，每服4~6g，姜枣煎汤送下；亦可作汤剂，加生姜2片，大枣2枚，水煎服）。

【功用】燥湿运脾，行气和胃。

【主治】湿滞脾胃证。脘腹胀满，不思饮食，口淡无味，呕吐恶心，嗳气吞酸，肢体沉重，怠惰嗜卧，常多自利，舌苔白腻而厚，脉缓。

【方论选录】

明·吴崑：湿淫于内，脾胃不能克制，有积饮痞膈中满者，此方主之。此湿土太过之证，《经》曰敦阜是也。苍术味甘而燥，甘则入脾，燥则胜湿；厚朴味苦而温，温则益脾，苦则燥湿，故二物可以平敦阜之土。陈皮能泄气，甘草能健脾，气泄则无湿郁之患，脾强则有制湿之能，一补一泄，又用药之则也。是方也，唯湿土太过者能用之，若脾土不足及老弱、阴虚之人，皆非所宜也。（《医方考》）

明·张介宾：夫所谓平胃者，欲平治其不平也，此东垣为胃强邪实者设。故其性味从辛从燥从苦，而能消能散，唯有滞有湿有积者宜之。今见方家每以此为常服健脾之剂，动辄用之，而不察可否，其误甚矣。（《景岳全书》）

清·柯琴：《内经》以土运太过曰敦阜，其病腹满；不及曰卑监，其病留满痞塞。张仲景制三承气汤，调胃土之敦阜；李东垣制平胃散，平胃土之卑监也。培其卑者而使之平，非削平之谓，犹温胆汤，用凉剂而使之温，非用温之谓。后之注《本草》者曰：敦阜之土，宜苍术以平之；卑监之土，宜白术以培之。若以湿土为敦阜，将以燥土为卑监耶？不审敦阜、卑监之义，因不知平胃之理矣。二术苦甘，皆燥湿健脾之用，脾燥则不滞，所以能健运而得其平。第二，术白者柔而缓，苍者猛而悍，此取其长于发汗，迅于除湿，故以苍术为君耳。不得以白补、赤泻之说，为二术拘也。厚朴色赤苦温，能助少火以生气，故以为佐；湿因于气之不行，气行则愈，故更以陈皮佐之；甘先入脾，脾得补而健运，故以炙甘草为使。名曰平胃，实调脾承气之剂与。夫洁古取《金匮》之枳术汤以为丸，枳实之峻，重于厚朴，且无甘草以和之，虽倍白术，而消伐过于此方。昧者以术为补，为当久服，不思枳实为峻而不宜多，特未之思耳。（《古今名医方论》）

清·汪昂：此足太阴、阳明药也。苍术辛烈燥湿而强脾，厚朴苦温除湿而散满，陈皮辛温利气而行痰，甘草中州主药，能补能和，蜜炙为使。泄中有补，务令湿土底于和平也。（《医方集解》）

清·费伯雄：人非脾胃无以养生，饮食不节，病即随之。多食辛辣则火生，多食生冷则寒生，多食浓厚则痰湿俱生，于是为积聚，为胀满，为泻痢，种种俱见。平胃散乃治脾胃之圣剂，利湿化痞，消胀和中，兼治时疫瘴气，燥而不烈，故为消导之首方。（《医方论》）

清·张秉成：用苍术辛温燥湿，辟恶强脾，可散可宣者，为化湿之正药。厚朴苦温，除湿而散满；陈皮辛温，理气而行痰，以佐苍术之不及。但物不可太过，过刚则折，当如有制之师，能戡祸乱而致太平，故以甘草中州之药，能补能和者赞辅之，使湿去而土不伤，致于和平也。（《成方便读》）

今·丁学屏：脾之与胃，以膜相连，相为表里。脾属己土，喜燥而恶湿；胃属戊土，恶燥而喜润。昔贤有"太阴湿土，得阳始运，阳明燥土，得阴自安"之论，其渊源在此也。贪杯善饮，恣食生冷、厚味炙煿，则湿自内生，困顿脾阳，失其升运之职，以为痞满腹胀，呕吐泻利，纳钝泛恶等证。则苦温化湿，正其所宜也。东垣此方，取苍术甘苦辛芳，运脾燥湿；厚朴苦辛而温，下气化湿，除痞消胀；陈皮苦辛泄降，疏理气机；使以甘草，虑苍术、厚朴之温燥太过焉。（《古方今释》）

【验案选录】

案1　程门雪治疗腹泻案

姚某某，男，成年。初诊：1955年2月20日。

患者大便次数颇多，腹中作痛，小便不畅，舌苔厚腻，脉濡。法当健运和中，佐以分利为治。

米炒茅术4.5g，制川朴3g，陈广皮4.5g，赤猪苓各9g，大腹皮6g，春砂壳3g，焦六曲9g，焦楂炭9g，福泽泻6g，炒车前9g（包煎），纯阳正气丸12g（包煎），戊己丸4.5g（包煎）。

二诊：腹痛便泻见减，原方出入。

米泔水浸茅术3g，赤猪苓各9g，制川朴3g，广陈皮4.5g，春砂壳3g，焦神曲9g，焦楂炭9g，福泽泻6g，炒车前4.5g（包煎），公丁香1.5g，大腹皮6g，炙内金4.5g，炒谷麦芽各9g，戊己丸4.5g（包煎）。

三诊：便泻渐止，腹痛已减，苔腻厚不化，胃纳不香，口苦头痛，遍体酸楚。再以化湿宣中，佐以疏解新邪。

米泔水浸苍术 3g，炒白术 3g，赤猪苓各 9g，大腹皮 6g，制川朴 3g，福泽泻 6g，制半夏 4.5g，广陈皮 4.5g，蔓荆子 3g，炒防风 4.5g，薄荷炭 2.4g，块滑石 12g（包煎），荷叶边一圈，香连丸 3g（吞）。

按：本例乃脾为湿困、胃肠积滞之泄泻，湿滞交阻，脾胃运化失其常度，所以舌苔厚腻，脉濡无力。方用平胃散合四苓散燥脾利湿，再加化滞之药，取得效果。

“湿胜则濡泄”，本案小便不畅，苔腻，脉濡，为湿泻之确据，故可纯用香燥之药；少用一些黄连，是厚肠胃的意思，并不着重于清热。若暴注下迫之热泻，又当以别法治之。程老治泄泻，约有数法：①健脾燥湿；②淡渗分利；③化滞；④厚肠（苦寒能厚肠，如戊己丸、香连丸中的黄连）；⑤温寒，用丁香、肉桂（也是纯阳正气丸，现名暑湿正气丸中的药）等；⑥理气以除胀痛；⑦祛肠风以减急迫。(《程门雪医案》)

案 2　程门雪治疗带下案

钟某某，女，成年。初诊：1935 年 7 月 8 日。

头眩，纳少，胸闷，腹胀，带下甚多。此脾湿有余，下注带脉，清阳不升，浊阴腑胀所致。法当健脾化湿，和胃畅中，佐以升清泄浊之品为治。

炒苍白术各 3g，广陈皮 3g，制半夏 4.5g，大腹皮 4.5g，赤白苓各 9g，粉萆薢 4.5g，炒薏苡仁 12g，佩兰梗 6g，炒柴胡 1.5g，春砂壳 2.4g，熟谷芽 12g，荷叶边一圈。2 剂。

二诊：带下已少，头眩、胸闷、纳少均已见轻。唯腹中胀，大便不爽。再从前法增以润肠通府、畅中理气之品。

炒苍、白术各 3g，青、陈皮各 3g，制半夏 6g，大腹皮 6g，制香附 4.5g，赤、白苓各 9g，粉萆薢 4.5g，炒苡仁 12g，佩兰梗 4.5g，春砂壳 2.4g，焦谷芽 12g，瓜蒌皮、仁各 9g，荷叶边一圈。

按：此系不用一般束带脉、固奇脉之法，而专用化湿治带之法。《傅青主女科》谓：“带下俱是湿病。”《灵枢・杂病》：“腹满，食不化，腹响响然，不能大便，取足太阴。”此例带下兼有腹满、胸闷、纳少等症，均为脾湿所致，用完带汤、平胃散为主方，以健脾化湿为治则。完带汤中之柴胡，傅氏谓：“使风木不闭塞于地中，则地气自升腾于天上。”文字比较晦涩，似可领会为：于湿浊痞塞之中，用柴胡以升举其下陷之清阳，故程老用之以治头眩。气与湿互为因果，气滞则湿停，湿阻则气不行，用香附、青皮、大腹皮为佐使药，理气可以行湿。(《程门雪医案》)

案 3　丁甘仁治疗湿温案

俞左湿温五天，身热不解，有汗恶风，遍体骨楚，胸闷泛恶，不能饮食，舌苔腻布而垢，脉象濡迟。伏温夹湿夹滞，互阻中焦，太阳表邪郁遏，太阴里湿弥漫，清不升而浊不降，胃乏展和之权，邪势正在鸱张。拟五苓散合平胃散加减。

川桂枝八钱，赤猪苓各三钱，泽泻一钱五分，清水豆卷四钱，制川朴一钱，陈皮一钱，半夏一钱，制苍术一钱，枳实炭一钱，六神曲三钱，鲜藿梗一钱五分，鲜佩兰一钱五

分。(《丁甘仁医案》)

案 4　施今墨治疗脾胃虚寒泄泻案

朱某，男，69 岁，病历号 523322。

病已年余，大便溏泻，每日少则一二次，多则五六次，近来食后觉胀，腹部喜热，别无其他症状。舌质淡，苔色白，六脉均沉软。

[辨证立法] 年届古稀，气血已衰，久患溏泻，脾胃均弱，腹部是属寒象，拟四君理中汤并和胃固肠法治之。

[处方] 米党参 10g，干姜炭 5g，云苓块 10g，苍术炭 6g，白术炭 6g，血余炭（禹余粮 10g 同布包）6g，晚蚕沙（左金丸 6g，同布包）6g，紫厚朴 5g，怀山药 25g，御米壳 12g，焦远志 10g，炙甘草 3g。

二诊：服药 4 剂，大便一日一次，仍溏，胃部仍胀。前方去米壳，加壳砂仁 5g，陈皮炭 6g。

三诊：前方又服 4 剂，试停药 2 日而大便次数并未增多，已不溏泻，成为软便，疗效甚显，要求配丸方以资巩固。

[处方] 怀山药 30g，御米壳 30g，焙内金 30g，云苓块 30g，淡干姜 15g，紫厚朴 15g，广皮炭 15g，淡吴萸 15g，米党参 30g，川黄连 15g，川附片 30g，建莲肉 30g，血余炭 30g，苍术炭 30g，野於术 30g，炙甘草 15g。

共研细末，荷叶两张煎水，六神曲 60g 打糊，共合为丸如米粒大。每日早晚各服 6g，白开水送下。

四诊：丸药服 40 日，效果甚好，大便迄未溏泻，有时饮食不甚注意，腹部即感不适，大便不成条状，消化力尚弱。前方去米壳、附片、干姜，加莲肉 60g 再服 1 个月。

按：病情单纯，治之较易，一诊以四君理中汤治之，二诊则加平胃散，丸药则以四君理中、左金丸、平胃散、曲术丸诸方合剂，不只补气，又应和胃健脾，经云："清气在下，则生飧泄。"故用荷叶以升清阳。(《施今墨临床经验集》)

案 5　施今墨治疗慢性脾泻案

唐某，男，44 岁，病历号 52776。

四月前曾患急性肠炎，日久不愈，又成慢性腹泻，多则日行十余次，少则四五次，治疗无效。目前：如厕频频，二便量少而不畅，左下腹隐痛，且有硬块，口渴而不思饮。舌苔垢腻，脉象濡滑。

[辨证立法] 急性肠炎，治之不及时，日久难愈，久泻脾弱，运化失职，消化力减，口渴而不思饮，湿重之故，法应健脾利湿，消积行气。

[处方] 苍术炭 6g，白术炭 6g，晚蚕沙（血余炭 6g，同布包）6g，海浮石（醋煅瓦楞子 25g，同布包）10g，焦薏仁 20g，香附米 6g，姜厚朴 5g，莱菔子 6g，云苓块 6g，车前草 10g，莱菔缨 6g，滑石块 6g，旱莲草 10g，炒萸连各 5g，广皮炭 6g，白通草 5g，炙草梢 3g，焦内金 10g。

二诊：服药3剂，感觉非常舒适，遂又连服6剂。胀满减轻，大便每日三四次，腹痛已愈，食欲增进，但觉气短头晕。前方去内金、车前草、旱莲草、白通草，加党参10g，苏梗5g，桔梗5g。

三诊：前方服6剂，大便稀软，有时可成条状，日行一二次。晚间感觉腹胀，左下腹中硬块，触之较前柔软，亦不疼痛。

[处方]苍术炭6g，白术炭6g，血余炭（禹余粮10g，同布包）6g，海浮石（醋煅瓦楞子25g，同布包）10g，米党参10g，云苓块12g，紫厚朴5g，炒萸连各5g，诃子肉6g，藿香梗5g，苦桔梗5g，炙草梢3g。

按：本案为脾湿不运之慢性肠炎，先用平胃散加味，后用除湿汤，共服药20余剂，慢性肠炎遂得痊愈。其左下腹硬块为炎性积滞，用鸡内金消导化积，瓦楞子、海浮石软坚去滞。(《施今墨临床经验集》)

案6　施今墨治疗脾肾两虚久痢滑脱案

刘某，32岁，男，病历号5212298。

患肠炎五年，经常发作，迄今未愈，半月前，病势加重，曾便出腐肉状物一块，近感食欲不振，消化不良，少腹作痛，便利红白之脓状物甚多，日行八九次，里急后重。苔薄白，舌质淡，脉象沉迟。

[辨证立法]久痢多属虚寒，观察脉证，是属中阳不足，下焦虚寒，渐见滑脱之象。脾阳不振，胃气不和，则食欲不振，消化不良。以温补收涩为法，佐以理气燥湿之剂。

[处方]青皮炭5g，赤石脂（禹余粮10g，同布包）10g，广皮炭5g，血余炭（晚蚕沙10g，同布包）6g，朱茯苓6g，苦参10g，朱茯神6g，吴萸（黄连5g，同炒）5g，米党参6g，苍术炭6g，椿根皮12g，煨肉果6g，白术炭6g，紫厚朴5g，干姜炭5g，五味子（打）3g，破故纸6g，炙甘草3g。引用白粳米百粒，布包煎。

二诊：药服9剂，诸证均减，但矢气甚多。饮食已复正常。拟改服丸药收功。

[处方]每日早服附子理中丸1丸。下午服七宝妙灵丹半瓶。夜临卧服四神丸6g。

三诊：服丸药15天，大便日行一二次，脓血已，希配丸药常服以巩固疗效。

[处方]苦参6g，白头翁30g，川黄连30g，秦皮30g，禹余粮30g，赤石脂60g，附片30g，吴茱萸30g，云苓块30g，於术30g，浸苍术30g，椿皮炭30g，干姜30g，血余炭30g，煨肉果30g，党参90g，破故纸30g，五味子30g，黄柏30g，石榴皮30g，朱茯神30g，薏仁（炒）60g，炒银花30g，苦桔梗30g，炙甘草30g。共研末，怀山药500g打糊为丸。每日早晚各服10g，白开水送下。

按：久痢，则气血亏损，元气耗伤，治之较难，初诊仿仲景理中汤、桃花汤、赤石脂禹余粮丸之意，收涩固脱，温中散寒，并化裁四神丸，温补肾阳。又以湿滞未净，寒热夹杂，兼用平胃散、左金丸以行气导滞，调和平衡之效。二诊用温补脾肾法，以附子理中、四神丸诸方化裁图治。三诊则综合运用前方，配制丸剂常服收功。(《施今墨临床经验集》)

【附方】

附方1　不换金正气散（《易简方》原名“不换金散”）

藿香　厚朴　苍术　陈皮　半夏　甘草各等分（各10g）　上㕮咀，每服四钱（12g），水一盏，加生姜三片，煎至六分，去滓热服。

功用：解表化湿，和胃止呕。

主治：湿浊内停兼表寒证。呕吐腹胀，恶寒发热，或霍乱吐泻，或不服水土，舌苔白腻等。

方论：**明·吴崑**：凡受山岚瘴气及出远方不服水土，吐泻下利者，此方主之。山岚瘴气，谷气也，《内经》曰谷气通于脾，故令人不服水土而坏腹。是方也，苍术、厚朴、陈皮、甘草，前之平胃散也，可以平湿土敦阜之气而消岚瘴。乃半夏之燥，所以醒脾；藿香之芬，所以开胃。方名正气者，谓其能正不正之气故尔。（《医方考》）

清·冯兆张：正气，指中气也。中气不各，水湿不行，则痰生为患。苍、朴、陈、甘，所以助胃土之敦阜，而使之平也。佐以藿香，一身之滞气皆宜；助以半夏，满腹之痰尽化。俾正气得以转输，邪气无由乘袭，可贵孰甚焉，故名不换金也。（《冯氏锦囊秘录》）

清·徐大椿：湿伤气化，清浊不分，故泄泻不止，天癸不调焉。苍术燥湿强脾，厚朴散满除湿，半夏燥湿化痰，陈皮利气和胃，藿香快胃气，甘草缓中州也。为散以散之，米饮以和之，使湿化气调则脾胃敷化有权，而泄泻无不愈矣，天癸无不调矣。（《医略六书·女科指要》）

附方2　柴平汤（《景岳全书》）

柴胡　人参　半夏　黄芩　甘草　陈皮　厚朴　苍术（原著本方无用量）　水二盅，加姜、枣煎服。

功用：和解少阳，祛湿和胃。

主治：湿疟，一身尽痛，手足沉重，寒多热少，脉濡。

方论：**宋·骆龙吉**：方用小柴胡汤以散风寒，平胃散以消饮食，故曰柴平。（《增补内经拾遗》）

明·吴崑：方用小柴胡汤以和解表里，平胃散以健脾制湿，二方合而为一，故名曰柴平。（《医方考》）

藿香正气散

《太平惠民和剂局方》

【组成】大腹皮　白芷　紫苏　茯苓去皮，各一两（各3g）　半夏曲　白术　陈皮去白　厚朴去粗皮，姜汁炙　苦桔梗各二两（6g）　藿香去土，三两（9g）　甘草炙，二两半（6g）

【用法】上为细末，每服6g，水一盏，加生姜三片，大枣一枚，同煎至七分，热服。如欲汗出，衣被盖，再煎并服（现代用法：散剂，每服9g，生姜3片，大枣1枚，煎汤送服；亦可作汤剂，加生姜3片、大枣1枚，水煎服）。

【功用】解表化湿，理气和中。

【主治】外感风寒，内伤湿滞证。霍乱吐泻，以及山岚瘴疟等。症见恶寒发热，头痛，胸膈满闷，脘腹疼痛，舌苔白腻，脉浮或濡缓。

【方论选录】

明·戴元礼：肥人多中，以气盛于外，而歉于内也。肺为气出入之道，人肥者必气急，气急必肺邪盛。肺金克肝木，胆为肝之腑，故痰涎壅盛，治之必先理气。中后气未尽顺，痰未尽降，调理之剂，当以藿香正气散和星香散服，此药非特治中风之证，中气、中恶、霍乱尤宜。（《秘传证治要诀及类方》）

明·吴崑：内伤、外感而成霍乱者，此方主之。内伤者调其中，藿香、白术、茯苓、陈皮、甘草、半夏、厚朴、桔梗、大腹皮，皆调中药也，调中则能正气于内矣；外感者疏其表，紫苏、白芷，疏表药也，疏表则能正气于外矣。若使表无风寒，二物亦能发越脾气，故曰正气。（《医方考》）

清·汪昂：此手太阴、足阳明药也。藿香辛温，理气和中，辟恶止呕，兼治表里，为君；苏、芷、桔梗散寒利膈，佐之以发表邪；厚朴、大腹行水消满，橘皮、半夏散逆除痰，佐之以疏里滞；术、苓、甘草益脾去湿，以辅正气，为臣使也。正气通畅，则邪逆自除矣。（《医方集解》）

清·徐大椿：脾胃不调，感冒暑湿，中气不能运化，故身热不解，腹满吐泻焉。藿香快胃祛暑，苏叶解表散湿，大腹皮泻滞气，冬白术健脾元，厚朴散满除湿，半夏醒脾燥湿，陈皮利中，茯苓渗湿邪，白芷散阳明之湿，桔梗利太阴之气，甘草甘缓中州，姜、枣调和营卫也。此调中散邪之剂，为感冒暑湿之方。其治不服水土亦强，扶土胜湿之义。（《医略六书·杂病证治》）

清·张秉成：夫四时不正之气，与岚瘴、疟疾等证，无不皆由中气不足者，方能受之。而中虚之人，每多痰滞，然后无形之气，挟有形之痰，互结为患。故此方以白术、甘草补土建中者，即以半夏、陈皮、茯苓化痰除湿继之。但不正之气，从口鼻而入者居多，故复以桔梗之宣肺，厚朴之平胃，以鼻通于肺，而口达乎胃也。藿香、紫苏、白芷，皆为芳香辛散之品，俱能发表宣里，辟恶祛邪。大腹皮独入脾胃，行水散满，破气宽中。加姜、枣以和营卫，致津液，和中达表。如是则邪有不退，气有不正者哉？（《成方便读》）

今·盛心如：寒燠不时，空气骤变，交互郁蒸，戾气流行，起居不慎，饮食失节，天时人事，两相感召，既不免疾病之侵临，而欲求健康之保障，则藿香正气之方尚矣。藿香芳香辛温，理气而宣内外，和中而止呕泄，善辟秽恶而解表里，故以为君。表里交错，上下交乱，而正气虚矣，故以苓、术、甘草，健脾培中以为臣，俾正气通畅，则邪气自除。

况有苏、芷、桔梗散寒利膈，佐之以发表邪；朴、腹、二陈消满除痰，佐之以疏里气。更引以姜、枣以调营卫，则表里和而健康复矣。(《实用方剂学》)

今·李飞：本方虽有藿香、紫苏、白芷解表散寒，但毕竟以化湿和中为主，且紫苏、白芷二药，尚具理气和中，发越脾气的作用，所以使用本方，不必拘泥于表证的有无。(《中医历代方论精选》)

【验案选录】

案1　丁甘仁治疗伤寒两感案

姚左。伤寒两感，太阳少阴为病。太阳为寒水之经，本阴标阳，标阳郁遏，阳不通行，故发热恶寒而无汗；少阴为水火之脏，本热标寒，寒入少阴，阴盛火衰，完谷不化，故腹痛而洞泄。胸闷呕吐，舌苔白腻，食滞中宫，浊气上逆，脉象沉迟而细，仲圣云：脉沉细，反发热，为少阴病。与此吻合，挟阴挟食，显然无疑，症势非轻。姑宜温经达邪，和中消滞。

净麻黄四分，熟附子一钱，藿苏梗各一钱五分，制川朴一钱，枳实炭一钱，仙半夏二钱，赤苓三钱，白蔻仁（研）八分，六神曲三钱，生姜一片，干荷叶一角。

二诊：服温经达邪，和中消滞之剂，得微汗，恶寒发热较轻，而胸闷呕吐，腹痛泄泻，依然不止，苔腻不化，脉沉略起，太阳之经邪，虽有外解之势，少阴之伏邪未达，中焦之食滞互阻，太阴清气不升，阳明浊气不降也，恙势尚在重途，还虑增剧。仍守原法出入，击鼓而进取之。

荆芥一钱，防风一钱，淡豆豉三钱，熟附子一钱，藿苏梗各一钱五分，仙半夏二钱，生姜二片，枳实炭一钱，制川朴一钱，六神曲三钱，大腹皮二钱，酒炒黄芩一钱，干荷叶一角。

三诊：脉沉已起，恶寒已而身热未退，泄泻止而呕恶胸闷。渴喜热饮，心烦少寐，舌转灰腻，少阴之邪，已转阳明之经，中焦之食滞，与素蕴之湿浊，互阻不化也，脉证参合，渐有转机。今拟透解阳明之经邪，宣化中焦之湿滞。

粉葛根二钱，淡豆豉三钱，嫩前胡一钱五分，藿香梗一钱五分，炒黄芩一钱五分，仙半夏二钱，枳实炭一钱，炒竹茹一钱五分，六神曲三钱，大腹皮二钱，赤茯苓（朱砂拌），三钱，干荷叶一角。

四诊：得汗，表热大减，而里热尚炽，呕恶止而胸脘不舒，渴喜冷冻饮料，心烦少寐，小溲短赤，舌边尖红绛碎痛，苔转薄黄，脉象濡数，良由寒已化热，热又伤阴，津少上承，心肝之火内炽，还虑劫液之变。今拟生津清解而降浮火，邪却津生，始得坦然。

天花粉三钱，生甘草五分，炒黄芩一钱五分，川雅连四分，连翘壳三钱，朱茯神三钱，江枳壳一钱，炒竹茹一钱五分，川贝母二钱，活芦根一尺。

五诊：表里之热均减，渴喜冷冻饮料，心烦少寐，小溲短赤，舌红绛碎痛，糜点已起，脉左弦数，右濡数。此阴液已伤，津乏上承，心肝之火内炽，伏热蕴湿交蒸，病情变化，正难预料。仍以滋液生津，引火下行。

西洋参一钱五分，生甘草五分，鲜生地四钱，川连五分，川通草八分，天花粉三钱，川贝二钱，连翘三钱，白薇一钱五分，北秫米（包）三钱，鲜竹叶三十张，活芦根（去节）一尺。

六诊：热势渐退，舌糜亦化，佳兆也。而心烦少寐，渴喜冷冻饮料，脉数不靖，阴液伤而难复，虚火旺而易升，邪热已解，余焰未清，仍守增液生津，引火下行，药既获效，毋庸更张。

原方加琥珀安寐丸一钱五分，野蔷薇花露半斤，入煎。（《丁甘仁医案》）

案 2　赵覆鳌治疗暑湿案

暑湿内伏。新凉外加。身热作哕，胸闷不舒，谷食不甘。拟方速图，方免别生枝节。

广藿香一钱五分，赤茯苓三钱，福橘皮八分（盐炒），制半夏三钱，川朴花一钱（姜炒），焦神曲一钱五分（炒），粉葛根二钱，江枳壳一钱五分（炒），西砂仁五分（研），苦杏仁二钱（去皮尖），肉桂子五分（研），荷根尺许。

复诊：加香苏茎一钱五分、黄郁金一钱五分，减葛根一钱（去杏仁）。

服前方，身热作哕已止。因食桃数枚，以致胸闷塞，反复无常，防其歧变。

制半夏二钱，赤茯苓三钱，福橘皮八分（盐炒），藿香根一钱五分，川朴花六分（姜炒），福橘络八分，老山木香五分，西砂仁五分（研），江枳壳一钱（炒），黄郁金一钱五分，肉桂子四分（研），焦神曲一钱五分（炒），荷梗尺许。（《中医医案·伤寒温病医案（现代）》）

案 3　赵友琴治疗暑湿案

赵某，三十九岁。

暑湿蕴热中阻，发为呕吐泄泻，舌垢腻，脉濡滑。暑伤元气，湿阻中阳，故胸中满闷，四肢乏力。芳香逐秽以定其呕，苦折其热兼以止泄。

苏叶二钱，藿香三钱（后下），黄芩二钱，川黄连一钱半，木香一钱，厚朴二钱，陈皮二钱，净黄土四两（入煎）。

按：盛夏季节，流火铄金，雨水滂沱，天暑下迫，地湿上蒸，湿热相合，氤氲难解。人生活于气交之中，调摄一有不慎，即易感而成疾。暑湿伤人，多从口鼻而入，先伤脾胃，散漫游行。脾与胃同居中焦，为气机升降的枢纽，职司运化，为水谷之海，脾气主升清，胃气主降浊，一升一降，保持着饮食物的正常消化吸收和气机的升降平衡。盛夏季节，人们每喜贪凉饮冷，使脾胃受伤，消化呆钝，再感暑湿，必内舍于脾胃。暑湿蕴热互阻于中，脾胃运化失职，升降逆乱，清气不升则泄泻，浊气不降则呕吐。暑邪易消耗人体元气，元气匮乏，则四肢乏力。湿性粘腻，易阻人体气机，湿阻于上，大气不展则胸中满闷不舒。舌苔垢腻，脉象濡滑，提示暑湿秽浊内郁，病由湿邪秽浊而生，必当以芳香辟秽以逐之；病因暑邪蕴热而起，又须以苦寒折热以泄之。

方中苏叶、藿香，辛温芳香，化湿辟秽。厚朴、陈皮，苦温燥湿，疏利化浊，降逆和胃。木香辛苦而温，其气芳香，性温通而行窜，行气异滞，健运中焦。黄芩、黄连，苦寒折热，燥湿泄浊。黄土温中健脾，止呕止泻。本方寒温并用，辛苦齐施。既有苏、藿之辛开升清，复有芩、连之苦泄降浊，再有朴、陈、木香斡旋气机。辛开苦降，以复中焦脾胃的升降平衡，当升者升，当降者降，则吐泄焉能不止。殆此即吴鞠通“治中焦如衡，非平不安”之意也。(《赵文魁医案选》)

案4　郭士魁治疗暑湿泄泻案

吴某，女，57岁。初诊：1977年5月23日。

患者因晚间少盖受凉，又食生冷而腹泻稀水便日5~6次，已2天，伴有胸闷腹胀，恶心纳呆，腹痛，口渴少饮，但不呕吐，脉弦滑，苔薄黄腻。证属暑湿腹泻，治以清暑利湿。

[处方]藿香10g，佩兰6g，苍术12g，黄柏10g，陈皮10g，滑石12g，甘草2g，茯苓12g，木香5g。

二诊：前方服3剂，腹泻已止，余症减轻，脉弦滑，苔腻，继用前法，前方去陈皮，加炒稻芽10g。服3剂。(《现代著名老中医名著重刊丛书：郭士魁临床经验选集》)

案5　叶熙春治疗暑月外感案

蒋某，女，27岁，7月，余杭。

日间冒暑受热，夜来露宿感凉，初起形寒，继而壮热无汗，头胀而痛，胸闷欲呕，周身关节酸痛，脉象浮弦而数，舌苔白薄。暑为表寒所遏，阳气不得伸越，先拟疏表。

杜苏叶5g，防风3g，广藿香9g，佩兰9g，蔓荆子6g，青蒿6g，白蒺藜9g，银花5g，六月霜9g，夏枯草9g，丝瓜络15g。

二诊：服药后汗出，身热大减，胸闷未宽，脉象转缓，舌苔薄腻。暑热尚未尽除，再以宣化继之。

广藿梗6g，佩兰6g，制厚朴5g，炒枳壳5g，陈皮6g，云苓12g，陈青蒿6g，丝瓜络9g，淡竹叶9g，六一散9g(鲜荷叶包)，夏枯草9g。(《现代著名老中医名著重刊丛书：叶熙春专辑》)

【附方】

六和汤(《太平惠民和剂局方》)

缩砂仁　半夏汤泡七次　杏仁去皮尖　人参　甘草炙，各一两(各3g)　赤茯苓去皮　藿香叶拂去尘　白扁豆姜汁略炒　木瓜各二两(各6g)　香薷　厚朴姜汁制，各四两(各12g)　上锉，每服四钱(12g)，水一盏半，生姜三片，枣子一枚，煎至八分，去滓，不拘时服。

功用：祛暑化湿，健脾和胃。

主治：湿伤脾胃，暑湿外袭。霍乱吐泻，倦怠嗜卧，胸膈痞满，舌苔白腻等。

方论：

明·吴崑：六和者，和六腑也。脾胃者，六腑之总司，故凡六腑不和之病，先于脾胃而调之，此知务之医也。香能开胃窍，故用藿、砂；辛能散逆气，故用杏、半；淡能利湿热，故用茯、瓜；甘能调脾胃，故用扁、术；补可去弱，故用参、草；苦可以下气，故用厚朴。夫开胃散逆则呕吐除，利湿调脾则二便治，补虚去弱则胃气复而诸疾平。盖脾胃一治，则水精四布，五经并行，虽百骸九窍，皆太和矣，况于六腑乎？（《医方考》）

清·徐大椿：暑伤脾胃，挟湿而敷化无权，其三焦之气不能布莅，故吐泻交作或寒热痢疾焉。香薷散暑解表，厚朴散满除湿，赤苓渗湿利营，扁豆健脾却暑，半夏燥湿醒脾胃，杏仁降气疏肺肠，人参益暑伤之元，甘草缓三焦之逆，藿香快胃和中，砂仁理脾化气，木瓜舒筋消暑，姜、枣调和营卫也。使中气化而营卫调，暑邪解而寒热退，可知表里调和则吐泻无不愈，而寒热痢疾亦无不瘳矣。此调中却暑之剂，为暑伤脾胃之方。（《医略六书·杂病证》）

第二节　清热祛湿剂

茵陈蒿汤

《伤寒论》

【组成】茵陈六两（18g）　栀子十四枚（12g）　大黄去皮，二两（6g）

【用法】上三味，以水一斗二升，先煮茵陈，减六升，内二味，煮取三升，去滓，分三服（现代用法：水煎服）。

【功用】清热利湿退黄。

【主治】湿热黄疸。一身面目俱黄，黄色鲜明，发热，无汗或但头汗出，口渴欲饮，恶心呕吐，腹微满，小便短赤，大便不爽或秘结，舌红苔黄腻，脉沉数或滑数有力。

【方论选录】

金·成无己：王冰曰：小热之气，凉以和之；大热之气，寒以取之。发黄者，热之极也，非大寒之剂，则不能彻其热。茵陈蒿味苦寒，酸苦涌泄为阴，酸以涌之，苦以泄之，泄甚热者，必以苦为主，故以茵陈蒿为君。心法南方火而主热，栀子味苦寒，苦入心寒胜热，大热之气，必以苦寒之物胜之，故以栀子为臣。大黄味苦寒，宜补必以酸，宜下必以苦，推除邪热，必假将军攻之，故以大黄为使。苦寒相近，虽甚热，大寒必祛除，分泄前后，复得利而解矣。（《伤寒明理论》）

明·许宏：阳明者，为胃之土，其色黄，若发热汗出者，为热气得越，不能发黄也。

但头上汗出，齐颈而还者，乃热气不得越也。小便不利，渴饮水浆者，乃热甚于胃，津液内瘀，结为黄也。故用茵陈为君，能治黄；栀子为臣，栀能治黄，寒以治热也；以大黄为佐使，以下泄瘀热，而除其黄也。（《金镜内台方议》）

明·方有执：茵陈逐湿郁之黄，栀子除胃家之热，大黄推壅塞之瘀。三物者，苦以泻热，热泄则黄散也。（《伤寒论条辨》）

明·吴有性：茵陈为治疸退黄之专药。今以病证较之，黄因小便不利，故用山栀除小肠屈曲之火，瘀热既除，小便自利，当以发黄为标，小便不利为本。及论小便不利，病源不在膀胱，乃系胃家移热，又当以小便不利为标，胃实为本，是以大黄为专功，山栀次之，茵陈又其次也。设去大黄而服山栀、茵陈，是忘本治标，鲜有效矣。或用茵陈五苓，不唯不能退黄，小便间亦难利。（《温疫论》）

清·柯琴：太阳、阳明俱有发黄症，但头汗而身无汗，则热不外越；小便不利，则热不下泄，故瘀热在里而渴饮水浆。然黄有不同，症在太阳之表，当汗而发之，故用麻黄连翘赤小豆汤，为凉散法；症在太阳、阳明之间，当以寒胜之，用栀子柏皮汤，乃清火法；症在阳明之里，当泻之于内，故立本方，是逐秽法。茵陈秉北方之色，经冬不凋，傲霜凌雪，历遍冬寒之气，故能除热邪留结。佐栀子以通水源，大黄以除胃热。令瘀热从小便而泄，腹满自减，肠胃无伤，仍合引而竭之之义，亦阳明利水法奇法也。（《伤寒来苏集·伤寒附翼》）

清·徐彬：久久发黄为谷疸，药用茵陈、栀子、大黄，乃以开郁解热为主，非发表亦非攻里也。盖茵陈性苦辛寒，善开肌肉之郁；栀子轻浮性凉，能解内郁，而降屈曲之火；大黄为攻下之品，然从栀子、茵陈，则取其相佐以开郁解热，所以茵陈最多，而大黄少也。（《金匮要略论注》）

清·王子接：茵陈散肌表之湿，得大黄则兼泻中焦之郁热；山栀逐肉理之湿，得大黄则兼泻上焦之郁热。唯其性皆轻浮，故与大黄仅入气分，泻热利小便，建退黄之功，与调胃承气仅泻无形之热同义。无枳实、芒硝，不能疾行大便，故不得妄称为下法。（《绛雪园古方选注》）

清·吴仪洛：茵陈发汗利水，以泄太阴、阳明之湿热，故为治黄主药，栀子为臣，大黄为佐，分泄前后，则腹得利而解矣。（《成方切用》）

清·吴瑭：此纯苦急趋之方也。……胜火者莫如水，茵陈得水之精；开郁莫如发陈，茵陈生发最速，高出众草，主治热结黄疸，故以之为君。栀子通水源而利三焦，大黄除实热而减腹满，故以之为佐也。（《温病条辨》）

清·张秉成：此方纯治邪气实而不虚者。如湿热内结而成实证，则茵陈五苓等药，又属无济，非用下夺之法，不足以杀其邪而导其结。故以栀子泄其前，大黄泄其后，茵陈辛苦微寒，得春初生发之气，能入太阳、阳明，发汗利水，为治黄主药。三味合而用之，前证自然奏效耳。若寒湿内郁而为阴黄者，其证则与前纯乎相反。但阴黄之色瘀而晦，阳黄之色明而鲜；阳黄则口渴便闭，阴黄则口不渴、二便和，以此为别。姜、附大辛大热，使寒湿之邪，从乎阳化，则茵陈又为治寒湿之用耳。足见一物之功，各随佐使而用，不必拘乎一物一用也。(《成方便读》)

近·张锡纯：茵陈性寒味苦，具有生发之气，寒能胜热，苦能胜湿，其生发之气能逐内蕴之湿热外出，故可为湿热身黄之主药。佐以栀子、大黄者，因二药亦皆味苦性寒也。且栀子能屈曲引心火下行以利小便。大黄之色能直透小便，故少用之亦善利小便。至茵陈虽具有生发之性，《名医别录》亦谓其能利小便。三药并用，又能引内蕴之热自小便泻出，是以服之能随手奏效也。(《医学衷中参西录》)

【验案选录】

案1　周丹治疗风疹案

林某某，男，30岁，1988年10月21日初诊。

全身起疙瘩，瘙痒近3天。3天前，全身不明原因起疙瘩，此起彼伏，曾用抗组胺药治疗未能控制，伴口苦，尿赤，便秘。查体见躯干及四肢有黄豆大的红色风团，压之褪色，密集成片。苔黄腻，脉滑数。

诊断为急性荨麻疹。治以清热利湿通腑，佐以疏风，投茵陈蒿汤加味。

茵陈60g，栀子9g，大黄12g，荆芥4g，防风4g。连服3剂，风团消失而愈。(《国医论坛》)

案2　丁甘仁治疗酒疸案

麦左。嗜酒生湿，湿郁生热，热在阳明，湿在太阴，熏蒸郁遏，如酱然，面目发黄，黄甚则黑，心中嘈杂，虽食甘香，如啖酸辣，小溲短赤，口干而渴，此酒疸也。姑拟清解阳明之郁热，宣化太阴之蕴湿，使热邪从肌表而解，湿邪从小便而出也。

粉葛根二钱，肥知母一钱五分，赤茯苓三钱，西茵陈三钱，黑山栀二钱，陈皮一钱，车前子三钱，天花粉三钱，枳椇子三钱，生苡仁（煎汤代水）一两。(《丁甘仁医案》)

案3　丁甘仁治疗黄疸案

刁左。抑郁起见，肝病传脾，脾不健运，湿自内生，与胃中之浊气相并，下流膀胱。膀胱为太阳之府，太阳主一身之表，膀胱湿浊不化，一身尽黄，小溲赤色，食谷不消，易于头眩，此谷疸也。治病必求于本，疏肝解郁为主，和中利湿佐之。

银州柴胡一钱，云茯苓三钱，大砂仁（研）八分，制苍白术各一钱，全当归二钱，生熟谷芽各三钱，陈广皮一钱，炒赤芍一钱五分，生熟苡仁各三钱，制川朴一钱，西茵陈一钱五分，炒车前子三钱，黑山栀二钱。(《丁甘仁医案》)

案4　关幼波治疗黄疸案

马某，男，21岁。外院会诊病例。会诊日期：1971年4月2日。

患者自1968年发现肝功能异常，而后曾出现过黄疸，经住院治疗而愈。1971年2月因过劳受凉又出黄疸，经检查并有腹水，予3月1日再次住院。4月2日黄疸加重，腹水增多。血生化查：谷丙转氨酶432U/L，麝浊18.5单位，麝絮（+++），黄疸指数100单位以上，总胆红素526.7μmol/L，直接胆红素379.6μmol/L，间接胆红素147μmol/L，血浆白蛋白3.5g/L，球蛋白3.1g/L，凝血酶原时间25.5秒，凝血酶原活动度47%。诊为病毒性肝炎，亚急性重型肝炎。曾用去氢氢化可的松80mg/日，青霉素200万单位/日，螺内酯40mg/日，并配合输血浆、葡萄糖等支持疗法。并用中药复方6912注射液（茵陈、黄连、黄柏、黄芩、栀子、大黄），同时请中医会诊。

症见：神识尚清，反应呆钝，一身尽黄如橘皮色，两胁疼痛，脘腹胀满，口干思饮，大便不畅。舌象：舌质红，苔黄干。脉象：弦滑。

［西医诊断］病毒性肝炎，亚急性重型肝炎（肝昏迷前期）。

［中医辨证］湿毒热邪炽盛，波及心肝，弥漫三焦，势欲动风。

［治法］泻热解毒，清肝凉血。

［处方］茵陈60g，黄连10g，黄芩15g，黄柏15g，酒大黄10g，栀子15g，银花30g，蒲公英15g，地丁15g，野菊花15g，板蓝根30g，草河车15g，枳实10g，瓜蒌30g，半夏10g。

二诊：第一阶段，湿热热毒炽盛，弥漫三焦，心肝热盛，风火相煽，势欲动风，邪气鸱张，而正气尚支，急应泻热解毒，清肝凉血，以祛邪为主。上方煎后分4次服，并送服局方至宝丹每次半丸，每日2丸。经中西医结合治疗，尿量每日维持在3000ml左右，前方茵陈有时加至90g。至5月中旬腹水减轻，黄疸逐渐消退，复查肝功能已有好转，黄疸指数30单位，血清总胆红素109μmol/L，直接胆红素85.5μmol/L，间接胆红素23.9μmol/L，谷丙转氨酶220U/L。患者自觉症状减轻，舌苔薄白，脉沉滑，停用6912注射液，西药、激素逐渐减量。

三诊：第二阶段，经过前阶段以祛邪为主的治则治疗后，一般情况虽有好转，自觉症状减轻，但是黄疸仍未退尽，黄疸指数30单位，腹水仍未全消。又因自1968年开始患病，久病必虚。现症身倦乏力，食纳一般，腹胀仍在，两胁痛，口干，大便不畅，舌苔薄白，脉见沉滑，属于正虚而邪弱阶段，故以健脾益气养血为主，清热利湿为辅。

［处方］茵陈45g，败酱草30g，蒲公英30g，生黄芩30g，焦白术10g，茯苓15g，藿香10g，香附10g，当归12g，白芍12g，泽兰15g，车前子15g，六一散12g（包），橘红10g。

四诊：8月10日。以上方为主加减继服，并停用激素，腹水完全消失，肝功能化验：黄疸指数7单位，总胆红素，谷丙转氨酶130U/L，麝浊6单位以下，麝絮（-），血浆白蛋白3.7g/L，球蛋白2.5g/L。患者自觉两下肢无力，关节酸胀，舌苔白，脉沉滑。前方改茵陈为30g，加黄精12g，川断15g，赤芍12g，红花12g。

五诊：10月28日。按上方继服，复查肝功能已全部正常，患者自感乏力，纳食不香，大便不畅，苔净，脉沉滑，拟以健脾益气，活血软坚，稍佐利湿清热之剂，以善其后。

［处方］生黄芩15g，党参12g，焦白术10g，藿香10g，草豆蔻6g，佛手10g，茵陈15g，瓜蒌15g，冬瓜皮12g，大枣10枚，赤白芍各12g，泽兰15g，焦四仙30g，鸡内金

12g，生牡蛎15g。

患者出院后不久，即恢复全日工作，随访至1975年底，4年来一般情况尚好，偶有食欲不振，晚间腹胀，其他无不适。肝脾未触及。复查肝功能，除谷丙转氨酶偶尔波动在110~170U/L外，其他均属正常。

1977年1月再次随访一般情况良好，肝功能正常，坚持正常工作。

按：本例西医诊断为病毒性肝炎，亚急性重型肝炎，肝昏迷前期，中医辨证属于阳黄范围。但是病势危急，故有“急黄”“疫黄”“瘟黄”之称。古人提出毒热攻窜，湿热互结，波及心肝是病之本，这一点是符合临床实际情况的。患者原为慢性肝炎，因为过劳受凉而急性发作，出现亚急性重型肝炎，腹水，黄疸，神呆，舌红等。病情危重，湿毒热邪炽盛，弥漫三焦，心肝热盛，风火相煽，势欲动风。此阶段居于邪实而正气尚支，元气未脱，邪盛尚未深陷，窍蒙而未闭。故应集中药力以祛邪为主，方用茵陈蒿汤、黄连解毒汤、五味消毒饮合方加减，苦寒直折，泻火解毒。方中黄芩清上焦火，黄连清中焦火，黄柏清下焦火，栀子统泻三焦之火，凉血解毒，茵陈、酒军荡涤肠胃，祛湿清热，去疸退黄，银花、蒲公英、地丁、野菊花、板蓝根、草河车等清热解毒，全方直泻三焦燎原之火，荡涤血分蕴蓄之毒热。因其药性大苦大寒，对于正气未衰者相宜，若正气已虚，邪已内陷，就不能放胆逐邪。方中黄连、半夏、瓜蒌为小陷胸汤，能清热涤痰，宽胸开结，枳实破气消痰除痞，合局方至宝芳香开窍，以防肝风欲动，痰热攻心之势。由于抓住主要矛盾，突出以祛邪为主，力挽逆流，转危为安。(《关幼波临床经验选》)

案5　蒲辅周治疗胁痛案

许某，56岁，男，已婚，干部，1963年1月15日初诊。

2个月来胁胀，右肋下隐痛，不思食，不知饥，厌油腻，口苦，口渴思饮，下肢股内、外廉时有颤动，睡眠不佳，常服安眠药，大便不成形，每日二三次，小便黄少。一个月前曾在某医院检查肝大，血清谷丙转氨酶较高（270U/L），昨日复查为680U/L（该院正常范围在100U/L以下），眼白珠青，微带黄色，面色微黄，脉弦细数，舌质红，苔微黄白腻，素性急，过劳。

此属脾胃失调，湿聚热郁，以致肝失疏泄，三焦不和；治宜调脾胃，清湿热，疏利三焦。

[处方] 茵陈9g，茯苓9g，猪苓6g，滑石9g，焦栀子4.5g，豆卷12g，大腹皮6g，通草3g，防己4.5g，厚朴6g，炒枳实3g，郁金6g，石斛12g，炒麦芽9g。服7剂，隔日1剂。

即日午后入某医院住院，仍服此中药。

二诊：1963年2月5日。服药后，口苦及腹胀见轻，食欲好转，小便仍色黄，大便每日2次已成形，经该院进一步检查（胆囊有炎症，谷丙转氨酶已降至125U/L），诊断为急性无黄疸型传染性肝炎。脉转弦缓，舌质红稍退，苔薄白黄腻。仍宜和肝胆、调脾胃，原方去防己、大腹皮，加广陈皮4.5g，竹茹6g，法半夏6g，并改焦栀子为6g。7剂，隔日1剂。

三诊：1963 年 2 月 23 日。服药后病情稳定，食欲增强而知饥，口苦见轻，二便同上。血清谷丙转氨酶近来检查为 140U/L，脉弦缓。舌质正常，腻苔见退。仍宜继续调肝脾、清湿热。

[处方] 茯苓 9g，生白术 4.5g，泽泻 4.5g，猪苓 4.5g，茵陈 9g，滑石 9g，通草 3g，豆卷 9g，苡仁 15g，扁豆衣 6g，海金沙 9g，麦芽 6g。7 剂，隔日一剂。

四诊：1963 年 3 月 14 日。服药后，饮食、二便皆恢复正常，已无口苦及腹胀，稍有疲乏感，近来谷丙转氨酶为 87U/L，脉缓有力，左关微弦数，舌质正常，苔已退净。仍以和脾胃、调肝胆，以资稳固。

[处方] 党参 4.5g，白术 4.5g，茯苓 9g，炙甘草 1.5g，山药 9g，莲肉 9g，苡仁 12g，石斛 9g，鸡内金 6g，炒谷芽 6g，大枣 3 枚。5 剂，隔日 1 剂。

以后检查，一切正常，遂出院停药，以饮食调理而恢复健康。（《现代著名老中医名著重刊丛书：蒲辅周医案》）

案 6　刘渡舟治疗谷疸案

孙某某，男，55 岁，1992 年 4 月 21 日初诊。

3 年前，洗浴之后汗出为多，吃了两个橘子，突感胸腹之中灼热不堪，从此不能吃面食及鸡鸭鱼肉等荤菜，甚则也不能饮热水，如有触犯，则胸腹之中顿发灼热，令人烦扰为苦，必须饮进冷水则得安，虽属数九隆冬，只能饮凉水而不能饮热水。去医院检查，各项指标未见异常，多方医治无效，专程由东北来京请刘老诊治。经询问，患者素日口干咽燥，腹胀，小便短黄，大便干，数日一行。视其舌质红绛，苔白腻，切其脉弦而滑。

据脉证特点，辨为“瘅热”之病，《金匮》则谓“谷疸”乃脾胃湿热蕴郁，影响肝胆疏通代谢之能为病。

[治法] 清热利湿，以通六腑，疏利肝胆，以助疏泄。

[处方] 柴胡茵陈蒿汤。柴胡 15g，黄芩 10g，茵陈 15g，栀子 10g，大黄 4g。

服药 7 剂，自觉胃中舒适，大便所下秽浊为多，腹中胀满减半。口渴欲饮冷水，舌红、苔白腻，脉滑数等症未去，此乃湿热交蒸之邪，仍未驱尽，转方用芳香化浊，苦寒清热之法。

佩兰 12g，黄芩 10g，黄连 10g，黄柏 10g，栀子 10g。

连服 7 剂，口渴饮冷已解，舌脉恢复正常，胃开能食，食后不作胸腹灼热和烦闷，瘅病从此而愈。（《刘渡舟临证验案精选》）

【附方】

茵陈五苓散（《金匮要略》）

茵陈蒿末十分（4g）　五苓散五分（2g）　上二物合，先食，饮方寸匕（6g），日三服。

功用：利湿退黄。

主治：湿热黄疸，湿重于热，小便不利者。

方论：近·曹颖甫：黄疸从湿得之，此固尽人知之，治湿不利小便非其治，此亦尽人知之。五苓散可利寻常之湿，不能治湿热交阻之黄疸，倍茵陈则湿热俱去矣。先食饮服者，恐药力为食饮所阻故也。(《金匮发微》)

三　仁　汤

《温病条辨》

【组成】杏仁五钱（15g）　飞滑石六钱（18g）　白通草二钱（6g）　白蔻仁二钱（6g）　竹叶二钱（6g）　厚朴二钱（6g）　生薏苡仁六钱（18g）　半夏五钱（15g）

【用法】甘澜水八碗，煮取三碗，每服一碗，日三服（现代用法：水煎服）。

【功用】宣畅气机，清利湿热。

【主治】湿温初起或暑温夹湿之湿重于热证。头痛恶寒，身重疼痛，肢体倦怠，面色淡黄，胸闷不饥，午后身热，苔白不渴，脉弦细而濡。

【方论选录】

清·吴瑭：湿为阴邪，自长夏而来，其来有渐，且其性氤氲黏腻，非若寒邪之一汗即解，温热之一凉即退，故难速已。世医不知其为湿温，见其头痛恶寒，身重疼痛也，以为伤寒而汗之，汗伤心阳，湿随辛温发表之药蒸腾上逆，内蒙心窍则神昏，上蒙清窍则耳聋、目瞑、不言。见其中满不饥，以为停滞而大下之，误下伤阴，而重抑脾阳之升，脾气转陷，湿邪乘势内渍，故洞泄。见其午后身热，以为阴虚，而用柔药润之，湿为胶滞阴邪，再加柔润阴药，二阴相合，同气相求，遂有锢结而不可解之势。唯以三仁汤，轻开上焦肺气，盖肺主一身之气，气化则湿亦化也。(《温病条辨》)

近·何廉臣：此轻开上焦，宣化肺气之方也。肺主一身之气，气化则湿亦化。故以三仁开肺宣气为君；臣以半夏、川朴，化湿中气滞；佐以滑石、通草，泄湿中之气热；使以竹叶，轻宣肺气，清利膀胱也。凡湿温头痛恶寒，身重疼痛，舌白不渴，脉弦细而濡，面色淡黄，胸闷不饥，午后身热，状若阴虚病难速已者，此方最为稳效。若见其头痛恶寒，身重疼痛，以为伤寒而误汗之，汗伤心阳，湿随辛温发表之药，蒸腾上逆，内蒙心窍则神昏，上蒙清窍则耳聋，目瞑不言；见其中满不饥，以为停滞而大下之，误下伤阴，而重抑脾阳之升，脾气转陷，湿邪乘势内渍故洞泄；见其午后身热，以为阴虚而误用柔药润之，湿为胶滞阴邪，再加柔润阴药，二阴相合，同气相求，遂有锢结而不可解之势，故湿温症较诸温病尤为难治。(《重订通俗伤寒论》)

今·李畴人：杏仁、蔻仁、厚朴、半夏之苦辛，开泄上、中焦之湿热而除满开痞；滑石、通草、薏仁、淡竹叶之甘淡，分渗以宣利下焦，使湿热从小便而化。甘澜水，以活水置器内，杓扬数百遍，取甘淡轻扬不助肾邪，速于下降耳。此乃苦辛淡宣利三焦湿热之留

痹者也。(《医方概要》)

今·秦伯未：三仁汤为湿温证的通用方。它的配合，用杏仁辛宣肺气，以开其上；蔻仁、厚朴、半夏苦辛温通，以降其中；苡仁、通草、滑石淡渗湿热，以利其下。虽然三焦兼顾，其实偏重中焦。(《谦斋医学讲稿》)

【验案选录】

案1 程门雪治疗春温挟湿滞案

姚某某，男，成年。初诊日期：1955年2月。

病起五日，寒热高亢，得汗不解，头痛，胸闷泛恶，腹鸣泄泻，苔腻口苦，脉浮濡滑数。春温之邪挟湿滞互阻，肠胃运化失常，症势鸱张。

清水豆卷12g，黑山栀6g，银柴胡3g，薄荷叶2.4g（后下），赤茯苓9g，块滑石12g（包煎），福泽泻6g，银花炭12g，煨葛根4.5g，制半夏4.5g，姜川连0.9g，酒炒黄芩4.5g，甘露消毒丹15g（包煎），1剂。

二诊：热势较低，泄泻已差，腹痛未尽，胸闷泛恶见减，夜不安寐，苔腻口苦，脉濡滑数。春温挟湿滞互阻，肠胃三焦不和。再投葛根芩连加味，原方出入为继。

煨葛根4.5g，水炒川稚连1.2g，酒炒黄芩4.5g，清水豆卷12g，黑山栀6g，银柴胡3g，辰赤苓9g，薄橘红4.5g，块滑石12g（包煎），福泽泻6g，银花炭12g，焦六曲9g，甘露消毒丹（包煎）15g，1剂。

三诊：泄泻止，寒热退，胸闷泛恶亦轻，夜寐较安，苔薄，脉濡小数。再以原方出入，以尽余波之意。

清水豆卷12g，黑山栀4.5g，银柴胡3g，霜桑叶9g，辰赤苓9g，块滑石12g，福泽泻6g，炒银花12g，象贝母9g，薄橘红4.5g，生薏苡仁12g，梗通草3g，甘露消毒丹12g（包煎），3剂。

四诊：寒热虽退，头眩仍甚，胸闷噫嗳，神疲肢倦，苔薄脉濡。再以平剂为治。

冬桑叶9g，炒杭菊6g，白蒺藜9g，煅石决12g（先煎），辰茯神9g，炙远志3g，块滑石12g（包煎），福泽泻4.5g，薄橘红4.5g，生薏苡仁12g，梗通草2.4g，酒炒陈木瓜4.5g，桑寄生9g，荷叶边一圈。2剂。

五诊：寒热退后，神萎气怯，头眩仍甚，胸闷纳呆，口淡而干，便通而燥，溲赤渐清。再以化湿和中法治之。

川朴花4.5g，白杏仁9g，白蔻壳2.4g，生薏苡仁12g，辰赤苓9g，块滑石12g（包煎），竹沥半夏4.5g，陈广皮4.5g，佛手花2.4g，冬桑叶9g，炒杭菊6g，陈大麦12g，干芦根2.4g，荷叶边一圈。3剂。

按：本例用栀子豉汤、小柴胡汤疏解表邪，治发热胸闷；用葛根芩连汤清阳明经府，治高热便泄；用泻心汤开泄湿热，治其泛恶；佐用辛凉解表，宣散头面风热，以治头痛；淡渗之药清利湿热，兼实大便。处方配合整齐，主次分明，故在3天内即能遏止其鸱张之势，取得热退、泻止的良好效果。

本例脉症，脉浮数属表热，滑为里有痰湿，以后见濡则为邪退正虚；苔腻为有湿滞，口苦属热。一般外感证如不兼有里邪，可以“体若燔炭，汗出而散”。今初诊时即已得汗而不解，就是因为肠胃三焦湿滞互阻之故。此方用柴胡、豆卷、葛根以疏解表邪，黄芩、黄连、山栀等均为清里药。表里同治，不使内外合邪，为程老常用之法。

第五诊用三仁汤合桑菊饮。此时大邪已去，汗泻之后，自然疲乏，对余邪只须用轻扬之品，对里湿亦只用芳香轻宣，以尽余波，无须再用重药，耗伤体力。程老辨证论治，不受《伤寒》三阳经的约束，活用经方，同时也配用时方，疗效良好，这方面似有进一步探索、讨论的价值。(《程门雪医案》)

案 2　王占玺治疗斑疹伤寒案

刘某，男，成年。初诊：1972 年 4 月 15 日。

主诉高热不退，咽喉疼痛，小便黄少，不思饮食，全身乏力。经西医检查，诊断为斑疹伤寒，诊得脉浮微数，舌苔厚腻。

[辨证] 此为风温夹湿之候。

[治法] 疏风清热，除湿运脾。

[方药] 银翘散合三仁汤加减。

银花 9g，连翘 9g，芦根 9g，滑石 12g，冬瓜仁 12g，杏仁 9g，厚朴 9g，淡豆豉 9g，枯黄芩 9g，木通 6g，甘草 3g。

服上方 1 剂后，高热即退，顿觉精神爽快，连服数剂后，咽已不痛。诸症已解，后以调理脾胃而收全功。(《临床验集》)

案 3　周小农治疗暑湿挟痰案

病者：王迁椿之室，忘其年龄住址。

[病名] 暑湿挟痰。

[原因] 已亥五月中，身热无汗，自服艾叶汤，后即延予诊。

[证候] 下午发热，口渴喜凉，胸闷肢懈，溲红而浑。

[诊断] 脉数，舌厚时干，数则为暑，舌苔干厚则为湿痰阻气，气不化津而干也。

[治法] 宗吴氏三仁汤加减，苦辛芳淡法以开泄之。

[处方] 光杏仁 9g，生苡仁 12g，蔻末 1.5g，拌滑石 18g（包煎），黑山栀 9g，竹沥半夏 6g，淡竹叶 6g，大豆卷 9g，广郁金 9g（生打）。先用活水芦根 60g，川通草 9g，煎汤代水。

复诊：热势起伏，胸闷殊甚，旋发疮瘖，略佐甘凉生津，即觉口腻恶心，改用泻心汤加减。

[次方] 竹沥半夏 9g，青子芩 1.5g，小枳实 1.5g，小川连 2.4g，光杏仁 9g，淡竹茹 1.5g。

三诊：口渴不欲热饮，反喜水果，一若病机偏于热重者然，谵语虽剧，苔腻白罩黄，稔知中有痰饮，转用温胆汤加减。

[三方]淡竹茹 9g，小枳实 1.5g，法半夏 6g，广皮红 3g，连皮苓 12g，广郁金 9g（生打），天竺黄 6g，鲜石菖蒲 3g（剪碎），冲淡竹沥两瓢（冲）。

先用淡海蛇 60g，生萝卜 60g，煎汤代水。（《全国名医验案类编》）

案 4　魏长春治疗湿热案

病者，杨允中君，年 31 岁。业商，住顺水巷。初诊：8 月 26 日。

[病名]湿热。

[原因]在无锡厂中涉水，受湿成病。

[证候]日晡发热，目黄便泻不爽，胃呆口渴，两耳失聪。

[诊断]脉缓，舌苔淡白，根苔黄厚。湿热伏于肠胃未化。

[治法]疏化湿热为主。

[处方]绵茵陈 12g，猪苓 9g，泽泻 9g，带皮苓 12g，生茅术 9g，鲜佩兰 20 片，鲜藿香 3g，川厚朴 2.4g，大腹皮 9g，莱菔子 9g，枳实 3g。

次诊：8 月 28 日，舌苔白，根黄厚。目睛黄，便不爽，脉缓，日晡发热，口渴较减，肠胃湿热未清，宗吴鞠通三仁汤法。

[次方]苦杏仁 9g，生米仁 24g，白蔻仁（冲）1.5g，橘皮 3g，川厚朴 2.4g，竹茹 9g，带皮苓 12g，鲜佛手 9g，鲜佩兰 20 片，大腹皮 9g，淡豆豉 9g。

三诊：8 月 29 日。胃苏，舌色淡红，苔化根薄，目黄已退，便利不爽，用平胃化湿芳香疏气、辛滑通腑治之。

[三方]生茅术 9g，陈皮 3g，川厚朴 3g，炙甘草 3g，郁李仁肉 9g，枳壳 3g，莱菔子 15g，焦楂肉 9g，建神曲 9g，鲜佩兰 20 片，米仁 30g，鲜佛手 9g。

四诊：9 月 2 日。脉弦软，舌淡红，苔灰腻薄。胃苏，便不爽，日晡寒热，湿热仍未清也。

[四方]绵茵陈 12g，官桂 3g，生茅术 9g，生米仁 24g，泽泻 9g，带皮苓 12g，枳实 3g，鸡内金 6g，瓜蒌仁 15g，郁李仁肉 9g。

五诊：9 月 3 日。舌苔白灰腻，脉缓。日晡寒热，微有耳鸣，便不畅，目睛黄色已退，用柴胡桂枝汤合枳术佛手和解之。

[五方]川柴胡 3g，黄芩 2.4g，西党参 6g，炙甘草 3g，制半夏 9g，桂枝 2.4g，生姜 3g，红枣 4 枚，炒白术 9g，枳实 3g，鲜佛手 9g，炒白芍 9g。

六诊：9 月 5 日，脉缓，舌淡苔黄白灰腻，日晡寒热，胃醒，目睛黄退，二便通调，用桂枝、二陈、枳术、泽泻温化余湿。

[六方]陈皮 3g，制半夏 9g，带皮苓 12g，炙甘草 3g，桂枝 3g，炒白芍 9g，生姜 3g，红枣 4 枚，白术 12g，枳实 3g，泽泻 9g。

七诊：9 月 7 日，微有寒热，头眩耳鸣。脉缓，舌红苔灰铺，二便通调，胃强湿化，元虚未复，当进强壮剂。

［七方］化龙骨9g，生牡蛎9g（二味先煎），炒白芍9g，桂枝3g，炙甘草3g，生黄芪12g，吴茱萸2.4g，生米仁2.4g，泽泻9g，白术9g。

服后寒热止，舌苔化病愈。

炳按：涉水受湿，下先受之，当利膀胱，府阳不治，则湿传中焦、上焦，三焦皆病，治法亦应照三焦用药，运其中枢，洁其净府，亦谓不二法门。（《慈溪魏氏验案类编初集》）

【附方】

藿朴夏苓汤（《医原》，录自《感证辑要》）

藿香二钱（6g） 半夏钱半（6g） 赤苓三钱（9g） 杏仁三钱（9g） 生苡仁四钱（12g） 白蔻仁一钱（3g） 通草一钱（3g） 猪苓三钱（9g） 淡豆豉三钱（9g） 泽泻钱半（6g） 厚朴一钱（3g） 水煎服。

功用：解表化湿。

主治：湿温初起，邪遏气分证。身热恶寒，肢体倦怠，胸闷口腻，舌苔薄白，脉濡缓。

方论：近·何廉臣：此方以轻开肺气为主，肺主一身之气，气化则湿自化，即有兼邪与之俱化，湿化气通，布津于外，自然汗解，经曰水郁折之，折者启上闸，开支河也。（《温热病方汇选》）

近·沈仲圭：此方用药，与三仁汤略相近似，着重芳香化湿，淡渗利窍，故为湿重于热之要方。

今·丁学屏：此方之用，重在辛芳化湿，甘淡利湿。取豆豉、藿香辛芳透邪，宣化湿浊；厚朴、半夏，辛苦而温，辛苦泄降，温化湿浊；杏仁、蔻仁，味辛气薄，展气化以轻清；苡仁、二苓、泽泻、通草，皆甘淡之味，驱湿下行。

连朴饮

《霍乱论》

【组成】制厚朴二钱（6g） 川连姜汁炒 石菖蒲 制半夏各一钱（各3g）香豉炒 焦山栀各三钱（各9g） 芦根二两（60g）

【用法】水煎服。

【功用】清热化湿，理气和中。

【主治】湿热霍乱。胸脘痞闷，恶心呕吐，口渴不欲多饮，心烦溺赤，泄泻，或霍乱吐泻，舌苔黄腻，脉濡数。

【方论选录】

近·何廉臣：病在中焦气分，酌与王氏连朴饮加味，苦降辛通，以清胃热。（《重订通

俗伤寒论》)

近·程门雪：如湿温壮热无汗，或汗出不彻，胸中烦闷，脘腹痞满，口渴喜热饮，小溲黄赤，舌苔黄腻，则为湿热兼重，郁阻脾胃，须透邪化湿清热并重，以王氏连朴饮最为的对。方中豆豉配山栀，轻清透邪，清宣郁热；黄连配半夏，苦辛通降，化湿清热，厚朴配芦根，苦温燥湿，甘寒清热并用，犹如苍术白虎汤中，苍术、石膏同用相仿佛。石菖蒲芳香化浊。全方苦辛通降，燥湿清热，兼以透邪。诚为湿温邪在气分，湿热并重，表里兼治之良方。(著名中医学家《程门雪黄文东百年诞辰纪念文集》)

今·冉先德：霍乱吐利为本方主证，湿热内蕴为本证病机，而胸脘痞闷，舌苔黄腻，小便短赤，则为湿热的诊断依据。湿热之邪蕴伏中焦，脾胃升降之机失常，遂致胃浊不降而呕，脾不升清而泻，清浊相干而吐泻交作。治法不在止泻止吐，唯求湿热一清，脾胃得和，则诸证自愈。方中用黄连、山栀清热解毒，苦寒燥湿；厚朴、半夏燥湿行滞；菖蒲、香豉芳香化湿；芦根宣肺去湿，清热生津。合用以成清热燥湿、理气化浊之功。(《历代名医良方注释》)

今·丁学屏：湿为黏腻之质，热为氤氲之气，湿热混合，如油入面，则湿中有热，热中有湿，难解难分。王氏此方，取厚朴、半夏之味辛性燥气温者，宣化湿浊，配豆豉之宣透，菖蒲之芳香，疏豁气机，气化湿亦化矣；川连、山栀，皆苦寒之品，寒能泻热，苦能燥湿。妙在豆豉配山栀，轻清透芳，菖蒲之芳香化浊，犹西风乍起，湿浊阴霾一扫而光也。半夏伍川连，辛开苦降，以复脾胃升降之用；厚朴之苦温燥湿合芦根之甘寒清热，化湿而不伤湿，清热而不妨湿。其构思之巧，配伍之精，非识验老到者，不能为也。凡湿温疟痢，杂病痛泻腹胀，脘痛噫嗳等属于湿热内蕴者，咸可取用，不以霍乱为限也。(《古方今释》)

【验案选录】

案1　李振华治疗湿温案

胡某某，男，24岁。初诊：1984年8月。

［主诉］1984年7月下旬，因饮食不洁而引起发热，体温40℃，曾在某医院按"上呼吸道感染"治疗未效，又按"急性胃肠炎"治疗亦不效。1984年8月收住天津医院中医科。

［诊查］患者发热，白昼热不扬，夜间加重，高达39℃，恶寒，无汗，身重疲楚，口干不欲饮，恶心呕吐，心烦懊侬，脘闷纳呆，腹痛拒按，大便日2~3次，呈水样便，无里急后重。舌红苔白腻，脉濡略数。

［化验检查］血常规白细胞不高；大便常规：黏液便，脓球3~4/HP，红细胞0~1/HP；余无异常。

［辨证］证属湿热中阻，复感外邪。

［治法］治以清热化湿兼以疏解为法，仿王氏连朴饮化裁。

［处方］川黄连6g，川厚朴10g，炒栀子10g，豆豉10g，生薏米18g，缩砂仁10g，云

茯苓 15g，香薷 10g，忍冬花 24g，青连翘 12g，六一散 15g（布包），羚羊粉（分吞）0.6g。

二诊：上方药连进 5 剂，体温下降至 37.6℃，已不恶寒但表情淡漠，腹微病，大便日 5 次，为稀便。稍有恶心但未吐，懊侬已除，口干身重酸楚均有好转，仍或纳呆胸闷。舌淡红，苔薄白略腻，脉弦细略数。热势已敛，湿邪仍盛，依原方会香薷、羚羊粉，加藿香梗 12g。此时血培养回报为伤寒杆菌。

三诊：上方药继服 1 周，体温已恢复正常，腹痛腹泻止，食欲佳，诸症悉平。唯近日来时感心悸头晕，睡眠不佳。舌淡红，苦薄白。脉弦细稍数。系心阴不足，心营余热所致，以生脉散加味调理善后。

［处方］太子参 15g，天麦冬各 10g，五味子 10g，生地 10g，肥玉竹 30g，茯神木 12g，柏子仁 12g，当归 15g，紫丹参 12g，粉甘草 5g。

服上方药 2 周，体温一直正常，心悸除，睡眠安，精神好，食欲增，复查血培养无细菌生长，病获痊愈。(《中国现代名中医医案精华》)

案 2　熊继柏治疗腹腔手术后大便不通案

黄某，女，52 岁，湖南省衡阳市人，是笔者应邀会诊的病例。2001 年 6 月 16 日初诊。某医院医生介绍病情：患者因患子宫癌，于 2001 年 5 月 25 日在该院做子宫切除术，手术较顺利，并经检查证实癌细胞未见扩散。但手术后至今，患者始终未解大便，仅矢气几次，腹胀、腹痛，不能进食。

近 10 日来，小便亦点滴不通。且身发低热，约在 37.5~38℃之间。医院组织数次会诊，并几次邀请外院专家前来会诊，诊断结论一致：术后肠粘连、肠梗阻。解决的办法是再行剖腹手术。但患者精神极其疲乏，体质虚弱，患者及其家属均拒绝再次手术。

刻诊：患者卧于病榻之上，腹部胀大如鼓，口中呻吟不止，面呈痛苦之状。腹胀、腹痛难忍，大便不通，小便全靠导尿。时而恶心欲呕，口干，不能进食。扪其腹部，尚不坚硬，且叩之有声，并非“板状”。舌淡红，苔黄厚而燥，脉沉滑。

［辨证］腑实燥结。

［治法］通腑泻下。

［处方］大承气汤。生大黄 30g，炒枳实 20g，炒厚朴 15g，竹茹 20g，芒硝 10g（冲服）。2 剂，水煎服。嘱其频煎频服，每 1 小时服 1 次药，昼夜连服，待大便通时即停服。

6 月 17 日下午家属电话告知：病人于 16 日晚 11 点开始服药，至 17 日清晨 7 点，已服药 7 次。17 日早 7 点半，病人腹中响鸣，并呼腹痛较甚，遂用热毛巾热敷几次，约数分钟后，连续矢气数次。8 时许，病人坐卧不宁，众人便扶着她在床边走了几步，突然病人要求解大便，一次排出大便约大半痰盂之多，奇臭无比。从上午 8 点到 12 点，连续排大便 5 次，小便随之畅通。

二诊：2001 年 6 月 18 日。患者大小便已通，下腹部胀而不痛，已能进食少许，低热已退，口苦，舌苔黄腻，脉细而滑。拟加减连朴饮治之。

［处方］黄连 3g，厚朴 30g，法半夏 10g，广木香 6g，炒枳壳 10g，鸡内金 10g。5 剂，

水煎服。

三诊：2001年6月23日。诉腹胀已除，大小便正常，食纳尚少，口中转淡，精神疲乏，舌苔薄白，脉细。改拟香贝养荣汤善后。

［处方］西洋参10g，炒白术10g，茯苓10g，当归10g，白芍10g，熟地10g，陈皮10g，桔梗10g，浙贝母20g，香附10g，鸡内金10g，炒枳壳10g，甘草6g。15剂，水煎服。(《熊继柏医案》)

【附方】

蚕矢汤（《霍乱论》）

晚蚕沙五钱（15g） 生苡仁 大豆黄卷各四钱（12g） 陈木瓜三钱（9g） 川连姜汁炒，三钱（9g） 制半夏 黄芩酒炒 通草各一钱（各3g） 焦栀一钱五分（4.5g） 陈吴萸泡淡，三分（1g） 地浆或阴阳水煎，稍凉徐服。

功用：清热利湿，升清降浊。

主治：湿热霍乱。吐泻，腹痛转筋，口渴烦躁，舌苔黄厚而干，脉濡数。

方论：近·何廉臣：腹痛痞满，呕吐不纳，舌白或黄，手扪之糙，渴不引饮，大便泄泻，小溲不利，或赤而短，此湿热内结于脾，而成湿霍乱也。如舌苔白腻者，宜辛开温化法，加蚕矢汤、燃照汤之类。(《重订广温热论》)

甘露消毒丹

《医效秘传》

【组成】飞滑石十五两（15g）淡黄芩十两（10g）绵茵陈十一两（11g） 石菖蒲六两（6g）川贝母 木通各五两（5g） 藿香 连翘 白蔻仁 薄荷 射干各四两（各4g）

【用法】生晒研末，每服9g，开水调下，或神曲糊丸，如弹子大，开水化服亦可。（现代用法：散剂，每服6~9g，或为丸剂，每服9~12g；亦可作汤剂，水煎服。）

【功用】利湿化浊，清热解毒。

【主治】湿温时疫之湿热并重证。发热口渴，胸闷腹胀，肢酸倦怠，颐咽肿痛，或身目发黄，小便短赤，或泄泻淋浊，舌苔白腻或黄腻或干黄，脉濡数或滑数。

【方论选录】

清·王士雄：此治湿温时疫之主方也。《六元正纪》五运分步，每年春分后十三日交二运。徵，火旺，天乃渐温。芒种后十日交三运。宫，土旺，地乃渐湿。温湿蒸腾，更加烈日之暑，烁石流金，人在气交之中，口鼻吸受其气，留而不去，乃成湿温疫疠之病。而为发热倦怠，胸闷腹胀，肢酸咽肿，斑疹身黄，颐肿口渴，溺赤便闭，吐泻疟痢，淋浊疮疡等证。但看病人舌苔淡白，或厚腻，或干黄者，是暑湿热疫之邪尚在气分。悉以此丹治之立效。并主水土不服诸病。(《温热经纬》)

近·李畴人：蔻仁辛香，藿香芳香，宣解肺脾。茵陈发越陈伏之湿，黄芩泻肺火，木通泻小肠之火，兼滑石之淡渗从阳通阴而泻三焦之郁热，连翘、川贝清心肺而化痰热，射干、菖蒲利咽喉。苦辛芳淡宣解三焦表里湿热之邪，不专主发汗，上焦肺气宣通，则玄府自启，汗出热化，便通痞开矣。(《医方概要》)

近·恽铁樵：足太阳之邪从肌表解，手太阳之邪从溲溺解。《内经》所谓心邪从小肠泻也，以故暑温即使无汗，亦用香薷得汗之后，即当注意利小便。伤寒之特效药是麻、桂、青龙诸汤。暑温之特效药是六一散，甘露消毒丹等方，病与伤寒不同，药亦完全与伤寒不同，所谓非伤寒系之温病，是在指暑温、湿温。暑温证见发热弛张、汗多、溲短赤，当以甘露消毒丹、六一散、银花、连翘、白薇、淡子芩、牡蛎、薄荷等。(《药庵医学丛书》)

近·程门雪：甘露消毒丹清热利湿解毒，芳香化浊确是湿温邪在气分，始终可用之方法，习惯用12~15g，包煎。(《程门雪湿温遗稿》)

近·冉雪峰：此方滑石、茵陈、木通，皆利湿药；薄荷、藿香、菖蒲、蔻仁、射干、神曲，均芳香通利，疏里宣外。黄芩清热，贝母豁痰。加连翘者，症见丹疹，虽在气分为多，而一部分已袭营分也。此方较普济消毒饮，尤为清超，彼侧重通外，此侧重清内；彼为清中之浊，此为清中之清。细译方制，微苦而不大苦，清利而不燥利，举重若轻，妙婉清灵，迥非庸手所能企及。(《历代名医良方注释》)

今·朱良春：本方是治疗湿温时疫的常用方剂。方中藿香、蔻仁、菖蒲辟秽化浊；黄芩、连翘清热解毒；射干、贝母清肺化痰，且射干与连翘相配，更能消退咽肿；滑石、木通、茵陈清利湿热；更用一味薄荷轻疏表邪。这样，可使湿热之邪既从表而散，又从中而化，更从下由小便而出。对于湿温时疫初起，或湿热黄疸、瘟毒轻型者，都可用之。(《汤头歌诀详解》)

今·赵绍琴：方中黄芩清热燥湿，连翘、射干清热解毒，茵陈、滑石、木通清利湿热，藿香、石菖蒲、白豆蔻、茵陈皆芳香之品，有化湿辟秽之功。湿热蕴蒸，易生痰浊，故用川贝母以清化热痰，薄荷配连翘轻清宣透，疏通气机，透达热邪。诸药配伍，芳香化湿辟秽，淡渗分利湿热，寒凉清热解毒。感受湿热秽浊之邪，用之多可获效。(《温病纵横》)

今·丁学屏：此辛苦芳淡，上下分消之法。湿温逗留气分，湿热混合，湿中有热，热中有湿，汗出而热不退，最为缠绵，欲化其湿，化湿之药，性多温燥，不利于热；欲清其热，清热之药，性多寒凉，湿邪更易冰伏，故湿温向称难治之证。唯有辛宣肺气、苦泄里热，芳淡化湿一法，可策两全。盖辛宣肺气，气化则湿自化；苦寒之品，寒能泻热，苦能燥湿；芳香化浊、甘淡驱湿，不至于助热焉。此叶氏独得之秘，治湿热之准绳焉。（《古方今释》）

【验案选录】

案1 翁方宇治疗阳痿案

李某，男，25岁，2009年4月15日初诊。

患者婚后半个月，房事不举，伴口苦、下肢酸楚，小便黄赤，遂来我医院诊治。

[诊见]舌质红，苔黄腻，脉滑数。

[辨证]湿热下注。

[治法]清热化湿，佐以温肾壮阳。

[处方]茵陈10g，滑石15g，黄芩10g，藿香10g，白豆蔻10g，薏苡仁20g，浙贝10g，丹参15g，白芍10g，当归10g，淫羊藿15g，巴戟天15g，蜈蚣2条。每日1剂，清水煎服，早晚各1次，连服7剂。辅以茵陈平肝胶囊，清热利湿，每次2粒，每日3次。嘱清心寡欲，戒除手淫，忌辛辣刺激油炸食物。

二诊：4月22日复诊。诉勉强可行房事，口苦等症状好转。

药证相符，效不更方，续服10剂，2个月后随访，诉阴茎能正常勃起，房事能成功。

按：患者因房事不举，可见口苦、腻苔之症，其病机为湿热壅盛，郁阻于内，损伤阳气，日久导致肾阳虚衰。故以茵陈、滑石、黄芩、藿香、白豆蔻、薏苡仁、浙贝清热利湿化浊，淫羊藿、巴戟天、蜈蚣温肾壮阳，丹参、白芍、当归养血活血，荣养宗筋，且可监制淫羊藿、巴戟天、蜈蚣辛温走窜伤阴之弊。[《中华民族民间医药杂志》，2010，(8)：144]

案2 马文红治疗手足口病案

伍某，男，3岁半，2008年6月26日初诊。

其父代述：2天前患儿出现流涎、拒食，昨日发口腔有疱疹，遂来我院求治。查体：体温37.8℃，口腔硬腭、颊部、齿龈及舌部多处小溃疡、疼痛，手足掌心部、臀部、腿部有米粒至绿豆大小的疱疹，分布稀疏，疹色红润，疹液明亮，小便短赤，大便干燥，舌质红，苔黄腻，脉浮数。

诊为手足口病。治以疏风解毒，清热化湿。方用甘露消毒丹加减。

[处方]薄荷6g，荆芥6g，连翘10g，黄芩10g，藿香10g，茵陈10g，白豆蔻3g，石菖蒲3g，滑石12g，木通3g，赤芍6g，制大黄3g，板蓝根10g。

服药1剂后，热退，口腔溃疡缩小，手足、臀、腿部疱疹明显减退。小便清利，大便微溏。在上方的基础上减木通、石菖蒲、制大黄、荆芥，加淡竹叶9g，再服2剂而告愈。

按：本病由外感时行邪毒所致，其病变主要在肺脾。肺主宣发肃降，司呼吸，外合皮毛，开窍于鼻，为水之上源；脾主四肢肌肉，司运化，开窍于口，为水谷之海。时行邪毒由口鼻而入，内犯于肺，下侵于脾，水湿内停，与时行邪毒相搏，蕴蒸于外，则生本病。方中薄荷、荆芥、黄芩疏风清热于上；白豆蔻、石菖蒲、藿香芳香化湿于中；滑石、木通、茵陈清热利湿于下；板蓝根、赤芍、制大黄解毒凉血通腑，截断病邪，使瘟毒不能热结血分。如此分而治之，使热清湿去，雾露敷布而病愈。[《中医儿科杂志》2008，4（6）：35-37]

案3　孙碧榕治疗便血案

林某，男，43岁，2008年9月18日初诊。

[主诉]患者2天前便血，西医诊断为内痔，拟手术治疗，患者拒绝。近日因长途跋涉，便血复发，先血后便，胸闷腹胀。口干不饮，头晕倦怠，肢酸，舌苔黄浊，脉濡数。

[中医诊断]便血。此乃湿热壅遏肠胃血分，血渗肠道所致的肠风下血。治以清热化湿，投以甘露消毒丹加减。

[处方]黄芩10g，连翘10g，射干10g，滑石15g，茵陈12g，木通6g，石菖蒲6g，地榆12g，侧柏叶10g，当归6g。嘱注意保持大便通畅，流质饮食。

患者连服12剂，便血自止，诸证悉平。

按：热为阳邪，湿为阴邪，湿热内蕴，弥漫三焦，起病较缓，传病较慢，病程较长。湿热病的初期，湿遏卫气，治宜芳香宣透以祛表里之湿。若表证解除后，则着重清气分湿热，其湿重于热者，治以化湿为主，兼以清热；热重于湿者，治以清热为主，兼以化湿。若仅用苦寒辛温燥湿之品以化湿，则热邪益炽，如单用苦寒药去其热则湿邪不化，唯有芳香苦辛、轻宣淡渗、流畅气机之品，可使三焦宣畅，湿热分消。甘露消毒丹以藿香、白豆蔻、石菖蒲芳香化湿；黄芩、连翘、薄荷清热解毒；贝母、射干宣肺利咽；茵陈、木通、滑石淡渗利湿，方中清热、渗利、淡湿、化浊方法俱全，故有化湿利浊利湿、清热解毒之功，使湿化热清，气机畅利，诸症痊愈。临床上只要谨守病机，各司其属，其效尤捷。[《福建中医药》，2009，40（3）：62-64]

八　正　散

《太平惠民和剂局方》

【组成】车前子　瞿麦　萹蓄　滑石　山栀子仁　甘草炙　木通　大黄面裹煨，去面，切，焙，各一斤（各9g）

【用法】上为散，每服6g，水一盏，入灯心，煎至七分，去滓，温服，食后临卧。小儿量力少少与之（现代用法：散剂，每服6~10g，每日2次，灯心煎汤送服；亦可作汤剂，加灯心，水煎服）。

【功用】清热泻火，利水通淋。

【主治】热淋。尿频尿急，溺时涩痛，淋沥不畅，尿色浑赤，甚则癃闭不通，小腹急满，口燥咽干，舌苔黄腻，脉滑数。

【方论选录】

清·汪昂：此手足太阳、手少阳药也。木通、灯草清肺热而降心火，肺为气化之源，心为小肠之合也；车前清肝热而通膀胱，肝脉络于阴器；膀胱，津液之府也，瞿麦、萹蓄降火通淋，此皆利湿而兼泻热者也；滑石利窍散结，栀子、大黄苦寒下行，此皆泻热而兼利湿者也。甘草合滑石为六一散，用梢者，取其径达茎中，甘能缓痛也。虽治下焦而不专于治下，必三焦通利，水乃下行也。(《医方集解》)

清·徐大椿：热结膀胱不能化气而水积下焦，故小腹硬满，小便不通焉。大黄下郁热而膀胱之气自化，滑石清六腑而水道闭塞自通，瞿麦清热利水道，木通降火利小水，蓄泻膀胱积水，山栀清三焦郁火，车前子清热以通关窍，生草梢泻火以达茎中。为散，灯心汤煎，使热结顿化，则膀胱肃清而小便自利，小腹硬满自除矣。此泻热通闭之剂，为热结溺闭之方。(《医略六书·杂病证治》)

清·吴谦：通调水道，下输膀胱，三焦之职也。受藏津液，气化能出，膀胱之职也。若水道不输，则内蓄喘胀，外泛肤肿，三焦之病也。若受藏不化，则诸淋涩痛，癃闭不通，膀胱之病也。经曰：阴无阳无以生，阳无阴无以化，故阴阳偏盛，皆不生化也，阳盛阴虚而膀胱之气不化为病者，通关丸证也。阴盛阳虚，而膀胱之气不化为病者，肾气丸证也。此关乎气化阴阳之为病也。经曰：下虚则遗尿。又曰：膀胱不约为遗尿。经曰：胞移热于膀胱则癃。又曰：膀胱不利为癃。故虚而寒者，藏而不能约；实而热者，约而不能出也。膀胱气虚，无气以固，则藏而不约，不禁遗失之病生，补中固真汤证也。膀胱气热壅结不行，则约而不出，淋涩癃闭之病生，八正散、五淋散证也。此不全关乎气化，而又关乎虚寒实热之为病也，八正、五淋皆治淋涩癃闭之药，而不无轻重之别。轻者有热未结，虽见淋涩尿赤，豆汁、砂石、膏血、癃闭之证，但其痛则轻，其病不急，宜用五淋散单清水道，故以栀、苓清热而输水，归、芍益阴而化阳，复佐以甘草调其阴阳，而用梢者，意在前阴也。重者热已结实，不但痛甚势急，而且大便亦不通矣，宜用八正散兼泻二阴，故于群走前阴药中，加大黄直攻后窍也。丹溪方加木香者，其意亦以气化者与。(《删补名医方论》)

清·费伯雄：此方治实火下注小肠、膀胱者则可。若阴虚夹湿火之体，便当去大黄，加天冬、丹参、丹皮、琥珀等味，不可再用大黄以伤其元气。(《医方论》)

清·张秉成：夫淋之为病，虽有多端，其辨别不过虚实两途。若有邪而实者，其来必痛，或湿热，或瘀血，有邪证、邪脉可据者，悉从膀胱、溺道而来；若不痛而属虚者，由肾脏精道而来。盖前阴虽一，内有两窍，一为溺窍，一为精窍。故淋之一证，无不出于肾与膀胱也。然膀胱一腑，有下口而无上口，其水皆从大、小肠之分别清浊，而下渗为溺，则知湿浊瘀血，亦由此处而渗入膀胱为病焉。故此方以大黄导湿热直下大肠，不使其再入膀胱，庶几源清而流自洁耳。其既蓄于膀胱者，又不得不疏其流。以上诸药，或清心而下降，或导浊以分消，自然痛可止、热可蠲，湿热之邪尽从溺道而出矣。(《成方便读》)

今·丁学屏：此治心经客热，一切蕴毒，又治癃闭及热淋、血淋药也。心与小肠相表里，心移热于小肠，则癃溺血，心经热盛，则上为口糜。山栀苦寒，性善曲屈下行，清三焦浮游之火，木通苦寒，泻火府而利小便，大黄苦寒沉降，亦泻火通府之要药，三者相得，泻热通府；瞿麦、萹蓄、车前子皆利水通淋要药，滑石滑利通窍，配合甘草而成天水散，取其清利下焦湿热之用耳。本方以渗利见长，素体阴虚，或久病渗利太过者，非其所宜矣。(《古方今释》)

【验案选录】

案1　李新民治疗小儿尿频案

王某，男，8岁。2010年11月3日就诊。

患儿尿频2个月余。患儿2个月前无明显诱因出现尿频，日10余次，无尿痛，无发热，纳可，大便调。查体：神清，咽稍红，心肺腹未及明显异常，未见包茎，尿道口不红，舌质红，苔黄腻，脉数。辅助检查：尿常规（–）。

诊断为小儿尿频。证属热结膀胱，气化失宣。治宜清热利湿、通利膀胱。方用八正散加减。

[处方] 萆薢、萹蓄、瞿麦各10g，小通草5g，滑石粉、炒栀子、车前子、枳壳、桔梗各10g，白茅根15g，茯苓、炒薏苡仁、泽泻、猪苓、麦冬、知母各10g，甘草6g。3剂，日1剂，水煎服。

患儿服药3剂后，尿频较前明显减轻，继予前方治疗，服药7剂后，患儿尿频症状消失。

按：该案患儿因热结膀胱，湿阻热郁，气化不利，开阖失司，膀胱失约而致尿频。正如隋代巢元方《诸病源候论·小儿杂病诸侯》所云：“肾与膀胱为表里，俱主水，肾气下通于阴，此二经既受客热，则水行涩，故小便不快而起数也。”《幼科金鉴》认为：“五淋名虽不同，小儿得之，不过肾热流于膀胱。”《幼幼集成·小便不利证治》也认为：“皆属于火热，治法宜清利之。”该案从湿热着手，拟清热利湿、通利膀胱之法。[《河南中医》，2012，32（3）：376–377]

案2　祁金保治疗慢性肾炎案

彭某，男，15岁，学生。

因患肾炎入院治疗，经西医输液服药，治疗15日病情不但未减反而加重。入院时蛋白尿（+++），临床诊为慢性肾炎。症状见精神疲乏，食欲不振，腰痛，手足心热，小便黄，下肢轻微水肿，头昏，舌淡，脉数。

中医辨证为脾肾气虚兼下焦湿热。治宜清热利湿，补脾固肾。

方用八正散去木通、大黄，加龙胆草10g，灯心草10g，车前草20g，泽泻15g，清热利水通淋，加党参20g，黄芪20g，杜仲10g，续断15g，补脾肾同摄。水煎服，6剂，2日1剂，日服3次。

6剂服完后，诸症消失，实验室检查：蛋白尿（+++）下降到（+）。上方续服6剂，2年后随访痊愈，未复发。[《四川中医》，2006，24（5）：60]

案3 邓克邦治疗膀胱结石案

李某，男，39岁。1986年10月6日就诊。

本日午后一时二十分，病员突感少腹剧烈绞痛，连及腰背。小便黄赤混浊，艰涩难出，少腹胀满拒按，脉数实，舌红，苔黄腻。

尿常规检查：蛋白（++），红细胞（+++），白细胞（++），上皮细胞（+）。

B超检查：左侧膀胱后壁发现直径0.5cm大小光点两处。结论：膀胱后壁结石。

诊为石淋。治以清热利湿，排石通淋，佐以行气止痛。

[处方]木通、前仁、山栀各10g，萹蓄、瞿麦、川楝子、延胡索各12g，滑石、石韦各15g，海金沙20g，金钱草50g，大黄（后下）8g，甘草梢3g。并嘱其小便时用白瓷盂盛尿，观察服药后有无结石排出。

当日服药1剂，少腹绞痛缓解。小便通利。当晚及次晨小便，均见盂底有黑褐色砂样结石沉底。

7日仍服原方，午后一时又感少腹疼痛，胀满，小便点滴而出，约一时许，痛缓，小便复通，又排出钩状及粗沙样结石十余粒。当晚九时后，病员入睡前小解，觉茎中刺痛。用力小便，觉有物出，落盂而响，后见盂底结石数粒，一粒大者形如荞籽。

8日、9日仍服原方2剂，排石渐无。11日再次尿检，反应阴性。B超复查，膀胱内未见结石光点。后疏予六味地黄汤3剂善后，观察1周后出院。[《四川中医》，1987，（5）：18]

【附方】

石韦散（《普济方》）

石韦　瞿麦　冬葵子　滑石　车前子　木通　榆白皮　甘草　赤茯苓。

用法：水煎服。

功用：清热利湿，通淋排石。

主治：砂淋、石淋、热淋，小便淋沥涩痛，少腹拘急，尿中或见砂石，或排尿突然中断等。

方论：

明·吴崑：砂淋者，溺出砂石也，此以火灼膀胱，浊阴凝结，乃煮海为盐之象也。通可去滞，故用石韦、瞿麦；滑可去着，故用滑石、车前、冬葵。（《医方考》）

清·徐灵胎：湿热蕴蓄膀胱，其气不得施化而结成砂石，故小便涩痛，淋沥不出焉。石韦通淋，涤小肠之结热；葵子滑窍，利膀胱之壅塞；瞿麦清心通淋闭；滑石通窍化砂石；车前子清热利水而快小便也。为散，白汤调下，使热结顿化，则砂石自消而小便如其常度，安有涩痛胀闷，淋沥不止之患乎？此滑窍通淋之例，为砂淋胀闷涩痛之专方。（《医略六书》）

五 淋 散

《太平惠民和剂局方》

【组成】赤茯苓六两（15g） 当归去芦 甘草生用，各五两（各15g） 赤芍药去芦，锉 山栀子仁各二十两（各15g）

【用法】上为细末。每服二钱（6g），水一盏，煎至八分，空心，食前服（现代用法：水煎服）。

【功用】清热凉血，利水通淋。

【主治】血淋。尿如豆汁，溺时涩痛，或溲如砂石，脐腹急痛。

【方论选录】

清·柯琴:《经》曰：肾合膀胱，故肾为水脏，而膀胱为水腑。肾主癸水，受五脏六腑之精而藏之；膀胱主壬水，受五脏六腑之津而藏之，故膀胱者州都之官，津液藏焉。然又曰气化则能出者，何也？膀胱有上口而无下口，能纳而不能出，唯气为水母，必太阳之气化，而膀胱之溺始出，是水道固借无形之气化，不专责有形之州都矣。然水者阴也，气者阳也。气为阳之根源，而火为阳之征兆，所以气有余，便成壮火而为邪热。壮火上行三焦，则伤太阳之气；邪热下入膀胱，则涸州都之津。火胜则水亏，理固然也。夫五脏之水火皆生于气，故少火生气，而气即为水，水精四布，下输膀胱，源清则流洁矣。如壮火食气，则化源无借，乃癃闭淋涩，膏淋豆汁，砂石脓血，而水道为之不利矣。总由化源之不清，非关决渎之失职，若以八正、舟车、禹功、浚川等剂治之，五脏之阴虚，太阳之气化绝矣。故急用栀、苓治心肺，以通上焦之气，而五志火清；归、芍滋肾肝，以安下焦之气，而五脏阴复；甘草调中焦之气，而阴阳分清，则太阳之气自化，而膀胱水洁矣。此治本之计，法之尽善者也。(《古今名医方论》)

清·吴谦：八正、五淋皆治淋涩癃闭之药，而不无轻重之别。轻者，有热未结，虽见淋涩尿赤、豆汁，砂石、膏血、癃闭之证，但其痛则轻，其病不急，宜用五淋散单清水道，故以栀、苓清热而输水，归、芍益阴而化阳，复佐以甘草调其阴阳，而用梢者，意在前阴也。重者，热已结实，不但痛甚势急，而且大便亦不通矣，宜用八正散兼泻二阴，故于群走前阴药中，加大黄直攻后窍也，丹溪方加木香者，其意亦以气化者欤！（《医宗金鉴·删补名医方论》）

今·盛心如：膀胱为水府，三焦为水道，水道不通，则以利水为正法，故以赤茯苓为主；火位之主，其泻以甘，寒为热胜，以苦平之，故以甘草、山栀泻火泻热为臣；火淫于内，佐以苦辛，肾家苦燥，急以辛润，燥热合德，宜以酸平，故以当归、芍药为佐；加灯芯为引者，向导之使也。且苓、栀入心肺，以通上焦之气；归、芍滋肝肾，以安下焦之气；甘草入中宫，以缓三焦之气，三焦通利，而膀胱之化源以清矣。当归以气胜，养血而增液；芍药善去瘀，破结以和阴；甘草为调中益气之任；山栀作釜底抽薪之计，而茯苓为通淋之主药，故不论其为气血为石为膏为劳，靡有不操胜算。至修园加减之法，则单刀直入，从变通而入于神化之境也。（《实用方剂学》）

今·朱良春：本方山栀泻火清热，兼利小便，赤苓清利湿热，二药清热利尿通淋。赤芍凉血散瘀，当归活血止痛，二药能治热淋瘀结尿血，并略有养阴的作用。甘草在本方中主要取其泻火解毒。从各药配合看来，本方对于热淋小便赤涩、刺痛或尿中夹血者，可以取效。本方方名“五淋散”者，殆指以其化裁加减，可治五淋之症。例如，加海金砂、滑石、石首、鱼脑石等，可治小便窘迫，刺痛牵引少腹，尿出砂石的石淋；加生地、丹皮、牛膝等，可治溺痛带血的血淋；加乌药、升麻，可治膀胱气化不宣，胞中气胀，溺有余沥的气淋；加瞿麦、石韦等，可治尿浊如膏，小溲疼痛的膏淋等。不过这些仅是举例说明而已，在实际应用时，还须根据症情，通权达变。（《汤头歌诀详解》）

【验案选录】

案1　吴大真治疗尿道炎案

袁某，男，28岁，1998年11月初诊。

有不洁性交史。于3天前出现尿道涩痛，排尿困难，尿道口流出黄稠脓液。曾注射庆大霉素，口服氯霉素等，效果不明显。昨起症状加重，尿道口流脓增多，疼痛加重，故来求治。诊见：舌红苔黄，脉沉滑，涂片双球菌阳性。

诊为淋病性尿道炎，投五淋散加味，3剂。

患者服第1剂后即感尿道疼痛明显减轻，服第2剂后脓性分泌物消失，3剂服完，诸症若失，一如常人。1周后连续3次涂片检查均为阴性。（《名中医男科绝技良方》）

案2　韩景荣治疗淋证案

万某某，男，40岁，1950年10月6日诊。

尿中带血，尿频，量少，一夜十余次，茎中热痛，点滴不利，腰酸痛，有时小腹痛，舌红苔黄，脉细数。尿常规：蛋白（+），红细胞（++++），白细胞（0–1）/HP，脓球（+++）。

诊为湿热下注膀胱，热伤阴络，血热妄行之血淋证。治以清热凉血，利水通淋。

方用加味五淋散，生地用至60g，加鲜小蓟30g，蒲黄炭15g。服药2剂，诸症减轻大半，照上方生地减至30g，继服4剂而愈，随访至今未复发。［《河南中医》，1981（05）：40］

二　妙　散

《丹溪心法》

【组成】黄柏炒　苍术米泔水浸，炒（各15g）（原著本方无用量）

【用法】上二味为末，沸汤，入姜汁调服（现代用法：二药等分，研细末和匀，每服3~5g，或制成丸剂，每次5g，亦可做汤剂，水煎服）。

【功用】清热燥湿。

【主治】湿热下注证。筋骨疼痛，或两足痿软，或足膝红肿疼痛，或湿热带下，或下部湿疮，小便短赤，舌苔黄腻。

【方论选录】

明·吴崑：湿热腰膝疼痛者，此方主之。湿性润下，病则下体受之，故腰膝痛。然湿未尝痛，积久而热，湿热相搏，然后痛。此方用苍术以燥湿，黄柏以去热。又黄柏有从治之妙，苍术有健脾之功，一正一从，奇正之道也。（《医方考》）

明·李中梓：湿性有就下之义，故其病在中半以下。湿则生热，湿热相搏，其痛乃作。黄柏味苦，苦胜热，且能下行，故以为君。苍术性燥，燥胜湿，且能辛散，故以为臣。黄柏可去热中之湿，苍术可去湿中之热，两者相缩，各有妙用，故曰二妙。（《删补颐生微论》）

清·王子接：二妙散，偶方之小制也。苍术生用入阳明经，能发二阳之汗；黄柏炒黑入太阴经，能除至阴之湿。一生一熟，相为表里，治阴分之湿热，有如鼓应桴之妙。（《绛雪园古方选注》）

清·徐大椿：湿热下注，腰膂不能转枢，故机关不利，腰中疼重不已焉。苍术燥湿升阳，阳运则枢机自利；黄柏清热燥湿，湿化则真气得行。为散酒调，使湿热运行则经气清利，而腰府无留滞之患，枢机有转运之权，何腰中疼重不痊哉？此清热燥湿之剂，为湿热腰痛之方。（《医略六书·杂病证治》）

清·张秉成：治湿热盛于下焦，而成痿证者。夫痿者，萎也，有软弱不振之象，其病筋脉弛长，足不任地，步履歪斜，此皆湿热不攘，蕴留经络之中所致。然湿热之邪虽盛于下，其始未尝不从脾胃而起，故治病者必求其本，清流者必洁其源。方中苍术辛苦而温，芳香而燥，直达中州，为燥湿强脾之主药。但病既传于下焦，又非治中可愈，故以黄柏苦寒下降之品，入肝肾直清下焦之湿热，标本并治，中下两宜。如邪气盛，而正不虚者，即可用之。（《成方便读》）

【验案选录】

案1　张寿华治疗湿热泄泻案

吴某，女，48岁。1991年6月14日诊。

7天前，患泄泻，便稀色黄，日3~4次，服藿香正气散、参苓白术散，泄泻加重。日10余次，腹痛腹胀，后重不爽，肛门灼热，口渴，饮食少进，舌红，苔黄滑，脉滑数。

证属湿热内蕴，肠失传化。治宜清热祛湿，理气化滞。用二妙散加味。

［药用］黄柏 10g，苍术 6g，薏苡仁、六一散各 15g，佩兰、山楂、大腹皮各 10g，广木香 6g。3 剂后，泄泻止。

按：本案为湿热挟食滞，损伤脾肠，运化无权，传导失职，水液下趋大肠而致泄泻。本证属热重于湿。用二妙散，重用黄柏为主，苍术燥湿为辅，加薏苡仁、佩兰化湿健脾和中；六一散清利湿热；山楂消食和胃；大腹皮祛湿疏滞；广木香理气止痛。使湿热得除，脾运复健则泄止。［《辽宁中医杂志》，2005，（02）：159］

案 2　张寿华治疗湿热腰痛案

谌某，男，42 岁。1993 年 4 月 10 日初诊。

腰痛半年，曾服独活寄生汤、甘姜苓术汤，以及补肾壮腰之品无效。近月来，内侧腰部刺痛，俯仰不利，需扶杖才能行走。口苦，小便短黄，舌红边黯，苔黄滑厚，脉细弦滑。

证属湿热留滞，久痛瘀凝。治宜清热祛湿，祛瘀通络。用二妙散加味。

［处方］黄柏、苍术、延胡索各 9g，丹参、桑枝 15g，红花 6g，忍冬藤 30g。

10 剂后，腰痛遂止。

按：本案为湿热久滞，腰络瘀阻，邪稽日久，气滞血凝所致。用二妙散清利湿热，丹参、桑枝、红花、延胡索祛瘀止痛；忍冬藤清热通络，湿除热清，气畅瘀消，则腰痛愈。［《辽宁中医杂志》，2005，（02）：159］

案 3　张寿华治疗湿热带下案

陈某，女，28 岁。1997 年 8 月 23 日初诊。

患带下越年，服完带汤、补中益气汤、知柏地黄汤加龙骨、牡蛎、莲须，带下增多，每日需换纸 2 次，色黄稠，气特臭，小腹痛，小便灼热，舌红边略黯，苔黄厚滑，脉滑数。

证属湿热成毒，损伤任带。治宜清热祛湿，行气活血，解毒散结。用二妙散加味。

［处方］黄柏、香附、六一散、冬瓜仁各 10g，苍术 6g，蒲公英、败酱草、薏苡仁、丹参各 15g。

14 剂后，带下已止。

按：本案为湿热下注胞宫，损伤任带所致。补涩太过，湿热蕴久成毒。用二妙散加蒲公英、败酱草清热解毒；冬瓜仁、薏苡仁、六一散祛湿化浊；香附理气散结；丹参活血祛瘀。湿浊除，热毒清，气畅血行，则带下愈。［《辽宁中医杂志》，2005，（02）：159］

【附方】

附方 1　三妙丸（《医学正传》）

黄柏切片，酒拌，略炒，四两（120g）　苍术米泔浸一二宿，细切，焙干，六两（180g）　川牛膝去芦，二两（60g）　上为细末，面糊为丸，如梧桐子大，每服五七十丸（10~15g），空腹，姜、盐汤下。忌鱼腥、荞麦、热面、煎炒等物。

功用：清热燥湿。

主治：湿热下注之痿痹。两脚麻木或肿痛，或如火烙之热，痿软无力。

方论：**明·虞抟**：湿热下流，两脚麻木，或如火烙之热。（《医学正传》）

清·顾松园：湿热腰痛，或作或止。（《顾松园医镜》）

附方2　四妙丸（《成方便读》）

黄柏　苍术　牛膝　薏苡仁各八两（各240g）　水泛为丸，每服6~9g，温开水送下。

功用：清热利湿，舒筋壮骨。

主治：湿热痿证。两足麻木，痿软，肿痛。

方论：**清·张秉成**：二妙丸苍术、黄柏，治湿热盛于下焦，而成痿证者。夫痿者，萎也，有软弱不振之象。其病筋脉弛长，足不任地，步履歪斜，此皆湿热不攘，蕴留经络之中所致。然湿热之邪，虽盛于下，其始未尝不从脾胃而起，故治病者必求其本。清流者，必浩其源。方中苍术，辛苦而温，芳香而燥，直达中州，为燥湿强脾之主药。但病既传于下焦，又非治中可愈，故以黄柏苦寒下降之品，入肝肾直清下焦之湿热，标本并治，中下两宣。如邪气盛而正不虚者，即可用之。本方加牛膝为三妙丸，以邪之所凑，其气必虚，若肝肾不虚，湿热决不流入筋骨。牛膝补肝肾，强筋骨，领苍术、黄柏，入下焦而祛湿热也。再加苡仁，为四妙丸。因《内经》有云："治痿独取阳明。"阳明者，主润宗筋，宗筋主束筋骨，而利机关也。苡仁独入阳明，祛湿热而利筋络，故四味合用之，为治痿之妙药也。（《成方便读·卷三》）

当归拈痛汤

《医学启源》

【组成】羌活半两（15g）　防风三钱（9g）　升麻一钱（3g）　葛根二钱（6g）　白术一钱（3g）　苍术三钱（9g）　当归身三钱（9g）　人参二钱（6g）　甘草五钱（15g）　苦参酒浸，二钱（6g）　黄芩炒，一钱（3g）　知母酒洗，三钱（9g）　茵陈酒炒，五钱（15g）　猪苓三钱（9g）　泽泻三钱（9g）

【用法】上锉，如麻豆大。每服一两（30g），水二盏半，先以水拌湿，候少时，煎至一盏，去滓温服。待少时，美膳压之（现代用法：水煎服）。

【功用】利湿清热，疏风止痛。

【主治】湿热相搏，外受风邪证。遍身肢节烦痛，或肩背沉重，或脚气肿痛，脚膝生疮，舌苔白腻或微黄，脉濡数。

【方论选录】

金·李东垣：治湿热为病，肢节烦痛，肩背沉重，胸膈不利，遍身酸疼，下注于胫，

肿痛不可忍。(《兰室秘藏》)

清·汪昂：此足太阳阳明药也。原文曰：羌活透关节，防风散风湿为君。升葛味薄引而上行，苦以发之；白术甘温和平，苍术辛温雄壮，健脾燥湿为臣。湿热和合，肢节烦痛，苦参、黄芩、知母、茵陈，苦寒以泄之，酒炒以为因用；血壅不流则为痛，当归辛温以散之；人参、甘草，甘温补养正气，使苦寒不伤脾胃；治湿不利小便，非其治也，猪苓、泽泻甘淡咸平，导其留饮为佐。上下分消其湿，使壅滞得宣通也。(《医方集解·利湿之剂》)

【验案选录】

案1　张琪治疗过敏性紫癜肾炎案

乔姓女童，13岁，过敏性紫癜肾炎。

症见：四肢皮肤散在紫癜反复出现，尿黄，时有心悸，颜面烘热，手脚心热，唇干，舌紫红，苔薄白，脉滑数。

尿常规：隐血（+++），红细胞50个以上/HP。考虑本例乃湿热下迫膀胱，损伤脉络，血溢脉外而出现尿血。湿热盛则心悸，颜面烘热，手足心热；湿热下注而尿黄；舌紫红，苔薄白，脉滑数为湿热内盛之象。虽用激素而效果不佳。

中医辨证应属湿热相搏。

处方：予以当归拈痛汤加侧柏叶20g，地榆炭20g，儿茶15g，赤石脂20g，白头翁20g，三七10g，金樱子15g，以清热解毒、祛风胜湿、凉血止血。

服药28剂后，紫癜未复现，时有心慌，眩晕，面部烘热，尿色正常，舌质红，苔薄白，脉滑数。

查尿常规：红细胞1~3/HP，隐血（+++），蛋白质（-），病情明显好转，效不更方，继续前方加减治疗。因患儿四肢皮肤紫癜消失，尿色正常，无手足心热，据此患儿热势渐退，为防寒凉伤脾，拟前方去苦寒之白花蛇舌草、紫草、白头翁、蒲公英，加健脾之白术15g，收涩之血余炭15g，甘寒之金银花20g，微寒之连翘20g。28剂，水煎每日1剂，早晚分服。

服药28剂后诸症皆有好转，舌质红，苔薄白，脉滑略数。查尿常规红细胞3~6/HP，隐血（++），余（-）。证未变，继续前方加减治疗，拟前方加小蓟20g以加强止血之功。

14剂后，无明显自觉症状，舌质红，苔薄白，脉滑略数。

查尿常规：红细胞8~10/HP，隐血（+），余（-）。患儿病程已长，热势未尽退，伤及气阴，已属阴虚火旺，气虚固摄无力以致尿血，又兼夹湿热者。以知柏地黄汤加味以善其后。终获痊愈。(《国医大师张琪》)

案2　张琪治疗痹证案

刘姓男，22岁，在大兴安岭工作。

突然双小腿起结节硬痛，踝关节红肿疼痛，不能走路，经某医院检查红细胞沉降率、抗链球菌溶血素“O”皆正常。小便黄，舌苔白腻，脉象弦滑。

辨证属于风湿热壅于关节，故肿胀疼痛，皮下结节灼痒，用当归拈痛汤祛风利湿清热。

服方8剂，皮下结节消退，小腿、踝关节浮肿见消大半，病情大好。现仅足部轻度浮肿，小便黄，舌白苔转薄，此乃风湿热邪渐退。

继服前方6剂。踝关节浮肿基本消退，皮下结节全部消除，已无痛痒，舌尖赤，苔白腻转薄，脉象弦滑见缓。

又以前方化裁6剂，浮肿全消，关节已不痛，皮下结节未再起，病已痊愈。此类痹证属于风湿夹热，非外寒证，故未用桂、乌、附等大辛大热之剂。(《国医大师张琪》)

【附方】

宣痹汤(《温病条辨》)

防己五钱(15g) 杏仁五钱(15g) 滑石五钱(15g) 连翘三钱(9g) 山栀三钱(9g) 薏苡五钱(15g) 半夏醋炒，三钱(9g) 晚蚕沙三钱(9g) 赤小豆皮三钱(9g)(乃五谷中之赤小豆，味酸肉赤，凉水浸取皮用) 水八杯，煮取三杯，分温三服。痛甚者，加片姜黄二钱(6g)，海桐皮三钱(9g)。

功用：清热祛湿，通络止痛。

主治：风湿热痹证。寒战热炽，骨节烦疼，面目萎黄，舌色灰滞。

方论：**清·吴鞠通**：此条以舌灰目黄，知其为湿中生热；寒战热炽，知其在经络；骨骱疼痛，知其为痹证。若泛用治湿之药，而不知循经入络，则罔效矣。一故以防己急走经络之湿，杏仁开肺气之先，连翘清气分之湿热，赤豆清血分之湿热，滑石利窍而清热中之湿。山栀肃肺而泻湿中之热，薏苡淡渗而主挛痹，半夏辛平而主寒热，蚕沙化浊道中清气。(《温病条辨》)

第三节 利水渗湿剂

五苓散

《伤寒论》

【组成】猪苓去皮，十八铢(9g) 泽泻一两六铢(15g) 白术十八铢(9g) 茯苓十八铢(9g) 桂枝去皮，半两(6g)

【用法】上捣为散，以白饮和，服方寸匕，日三服，多饮暖水，汗出愈，如法将息（现代用法：散剂，每服 6~10g，多饮热水，取微汗；亦可作汤剂，水煎服，温服取微汗）。

【功用】利水渗湿，温阳化气。

【主治】

1. 蓄水证。小便不利，头痛微热，烦渴引饮，甚则水入即吐，舌苔白，脉浮。

2. 水湿内停。水肿，泄泻，小便不利，及霍乱吐泻等。

3. 痰饮。脐下动悸，吐涎沫而头眩；或短气而咳。

【方论选录】

金·成无己：苓，令也，号令之令矣。通行津液，克伐肾邪，专为号令者，苓之功也。五苓之中，茯苓为主，故曰五苓散。茯苓味甘平，猪苓味甘平，甘虽甘也，终归甘淡。《内经》曰：淡味渗泄为阳。利大便曰攻下，利小便曰渗泄。水饮内畜，须当渗泄之，必以甘淡为主，是以茯苓为君，猪苓为臣。白术味甘温，脾恶湿，水饮内畜，则脾气不治，益脾胜湿，必以甘为助，故以白术为佐。泽泻味咸寒，《内经》曰：咸味下泄为阴，泄饮导溺，必以咸为助，故以泽泻为使。桂味辛热，肾恶燥，水畜不行则肾气燥，《内经》曰：肾恶燥，急食辛以润之，散湿润燥，故以桂枝为使。多饮暖水，令汗出愈者，以辛散水气外泄，是以汗润而解也。（《伤寒明理论》）

明·许宏：发汗后，烦渴饮水，脉洪大者，属白虎汤；发汗后，烦渴饮水，内热实，脉沉实者，属承气汤；今此发汗后，烦渴欲饮水，脉浮，或有表，小便不利者，属五苓散主之。五苓散乃汗后一解表药也，此以方中云覆取微汗是也。故用茯苓为君，猪苓为臣，二者之甘淡，以渗泄水饮内蓄，而解烦渴也。以泽泻为使，咸味泄肾气，不令生消渴也；桂枝为使，外能散不尽之表，内能解有余之结，温肾而利小便也。白术为佐，以其能燥脾土而逐水湿也。故此五味之剂，皆能逐水而祛湿。是曰五苓散，以其苓者令也，通行津液，克伐肾邪，号令之主也。（《金镜内台方议》）

明·吴崑：水道为热所秘，故令小便不利；小便不利，则不能运化津液，故令渴。水无当于五味，故用淡以治水。茯苓、猪苓、泽泻、白术，虽有或润或燥之殊，然其为淡则一也，故均足以利水。桂性辛热，辛热则能化气，经曰：膀胱者，州都之官，津液藏焉，气化则能出焉，此用桂之意也。桂有化气之功，故并称曰五苓。浊阴既出下窍，则清阳自出上窍，又热随溺而泄，则渴不治可以自除。虽然，小便不利亦有汗、下之后内亡津液而致者，不可强以五苓散利之，强利之则重亡津液，益亏其阴，故曰大下之后复发汗，小便不利者，亡津液故也，勿治之，得小便利必自愈，师又曰：太阳随经之邪，直达膀胱，小便不利，其人如狂者，此太阳之邪不传他经，自入其府也，五苓散主之。亦是使阳邪由溺而泄耳。（《医方考》）

清·张璐：此两解表里之药，故云复取微汗。茯苓、猪苓味淡，所以渗水涤饮；用泽泻味咸，所以泄肾止渴也；白术味甘，所以燥脾逐湿也；桂枝味辛，所以散邪和营也。欲兼汗表，必用桂枝，专用利水，则宜肉桂，妙用全在乎此。若以其辛热而去之，则何能疏肝伐肾，通津利水乎？（《伤寒缵论》）

清·赵羽皇：人身之水有二：一为真水，一为客水。真水者，即天乙之所主；客水者，即食饮之所溢。故真水唯欲其升，客水唯欲其降。若真水不升，则水火不交而为消渴；客水不降，则水土相混而为肿满。五苓散一方，为行膀胱之水而设，亦为逐内外水饮之首剂也。（五苓与真武汤对看，五苓行客水之有余，真武护真水之不足，皆所以行水也，不可不知。）盖水液虽注于下焦，而三焦俱有所统，故肺金之治节有权，脾土之转输不怠，肾关之开合得宜，则溲溺方能按时而出。若肺气不行，则高源化绝；中州不运，则阴水泛流；坎脏无阳，则层冰内结，水终不能自行。不明其本，而但理其标，可乎？方用白术以培土，土旺而阴水有制也；茯苓以益金，金清而通调水道也；桂味辛热，且达下焦，味辛则能化气，性热专主流通，州都温暖，寒水自行；再以泽泻、猪苓之淡渗者佐之，禹功可奏矣。先哲有曰：水之得以安流者，土为之堤防也；得以长流者，火为之蒸动也。无水则火不附，无火则水不行。旨哉言乎！（《古今名医方论》）

清·柯琴：凡中风、伤寒，结热在里，热伤气分，必烦渴饮水。治之有二法：表证已罢，而脉洪大，是热邪在阳明之半表里，用白虎加人参清火以益气；表证未罢，而脉仍浮数，是寒邪在太阳之半表里，用五苓散饮暖水，利水而发汗。此因表邪不解，心下之水亦不散，既不能为溺，更不能生津，故渴；及与之水，非上焦不受，即下焦不通，所以名为水逆。水者肾所司也，泽泻味咸入肾，而培水之本；猪苓黑色入肾，以利水之用；白术味甘归脾，制水之逆流；茯苓色白入肺，清水之源委，而水气顺矣。然表里之邪，谅不因水利而顿解，故必少加桂枝，多服暖水，使水精四布，上滋心肺，外达皮毛，溱溱汗出，表里之烦热两除也。白饮和服，亦啜稀粥之微义，又复方之轻剂矣。本方非能治消渴也，注者不审消渴之理及水逆之性，称为化气回津之剂，夫四苓之燥，桂枝之热，何所恃而津回？岂知消渴与水逆不同，消字中便见饮水多能消，则不逆矣。……又云：渴欲饮水者，以五苓散救之。可知用五苓原是治水，不是治渴，用以散所饮之水，而非治烦渴、消渴之水也。且本方重在内烦外热，用桂枝是逐水以除烦，不是热因热用；是少发汗以解表，不是助四苓以利水。其用四苓是行积水留垢，不是疏通水道。后人不明此理，概以治水道不通。夫热淫于内者，心下已无水气，则无水可利，无汗可发，更进燥烈之品，津液重亡，其能堪耶！（《伤寒来苏集·伤寒附翼》）

清·罗美：伤寒之用五苓，允为太阳寒邪犯本，热在膀胱，故以五苓利水泻热。然用桂枝者，所以宣邪而仍治太阳也。杂症之用五苓者，特以膀胱之虚，寒水为壅，兹必肉桂之厚以君之，而虚寒之气始得运行宣泄。二症之用稍异，不可不辨。加茵陈为茵陈五苓散，治酒积黄瘅。盖土虚则受湿，湿热乘脾，黄色乃见。茵陈专理湿热，发黄者所必用也；佐以五苓，旺中州，利膀胱；桂为向导，直达热所，无不克矣。（《古今名医方论》）

清·汪昂：此足太阳药也。太阳之热，传入膀胱之腑，故口渴而便不通。《经》曰淡味渗泄为阳，二苓甘淡入肺而通膀胱为君；咸味通泄为阴，泽泻甘咸入肾、膀胱，同利水道为臣；益土所以制水，故以白术苦温健脾去湿为佐；膀胱者津液藏焉，气化则能出矣，故以肉桂辛热为使，热因热用，引入膀胱以化其气，使湿热之邪皆从小水而出也。（《医方集解》）

清·吴谦：是方也，乃太阳邪热入腑，水气不化，膀胱表里药也。一治水逆，水入则吐。一治消渴，水入则消。夫膀胱者，津液之腑，气化则能出矣。邪热入之，若水盛则水壅不化而水蓄于上，膀胱之气化不行，致小便利也；若热盛则水为热耗，而水消于上，膀胱之津液告竭，致小便不利也；水入吐者，是水盛于热也；水入消者，是热盛于水也。二证皆小便不利，故均得而主之。然小便利者不可用，恐重伤津液也。由此可知五苓散非治水热之专剂，乃治水热小便不利之主方也。君泽泻之咸寒，咸走水府，寒胜热邪；佐二苓之淡渗，通调水道，下输膀胱，并泻水热也；用白术之燥湿，健脾助土，为之堤防以制水也；用桂之辛温，宣通阳气，蒸化三焦以行水也。泽泻得二苓下降，利水之功倍，小便利而水不蓄矣。白术须桂上升，通阳之效捷，气腾津化渴自止也。若发热表不解，以桂易桂枝，服后多服暖水，令汗出愈。是此方不止治停水小便不利之里，而犹解停水发热之表也。加人参名春泽汤，其意专在助气化以生津。加茵陈名茵陈五苓散，治湿热发黄，表里不实，水便不利者，无不克也。（《医宗金鉴·删补名医方论》）

清·沈金鳌：业师孙庆曾先生尝谓余曰：肿胀门唯水病难治。其人必真火衰微，不能化生脾土，故水无所摄，泛溢于肌肉间。法唯助脾扶火，足以概之，而助脾扶火之剂，最妙是五苓散。肉桂以益火，火暖则水流；白术以补土，土实则水自障；茯苓、猪苓、泽泻以引水，则水自渗泄而可不为患。每见先生治人水病，无不用五苓散加减，无不应手而愈如响应者。（《杂病源流犀烛》）

清·沈实夫：此治小便不利之主方，乃治三焦水道，而非太阳药也。《素问·经脉别论》曰：饮入于胃，游溢精气，上输于脾，脾气散精，上归于肺，通调水道，下输膀胱，水精四布，五经并行。此方用桂以助命门之火，是釜底加薪，而后胃中之精气上腾；再用白术健脾，以转输于肺；而后用二苓、泽泻运水道之升已而降。其先升后降之法，与《内经》之旨滴滴归源，复与太阳何涉？《伤寒论》治小便不利，汗出而渴者，五苓散主之；不渴者，茯苓甘草汤主之。盖渴为阳气不足，水不上升也，不升则不降，故用肉桂以升之，二苓、泽泻以降之，而用白术一味以为中枢。乃注者莫不以渴为热入膀胱，津液被劫所致，如果热入而复用桂、术以温液耗津，又二苓、泽泻以渗之，是热之又热，耗之又耗，速之毙矣。且不渴者，反不用五苓，而用茯苓甘草汤，可知不渴则无需桂、术之蒸腾津液，而桂、术之非治太阳而治三焦，更不待言矣。有小便不通而以桂枝易桂者，此必命门之火未衰，而外有太阳表证，因邪伤太阳，传入三焦，故表邪未解，而三焦之水道不利，即《伤寒论》所谓“中风发热，六七日不解而烦，有表里证，渴欲饮水，水入则吐者，名曰水逆，五苓散主之”是也。表证为太阳不足，故用桂枝以宣阳气，通津注入于周身，即经文水精四布，五经并行之旨，非用之以通水道下出也。里证为三焦之气化不宣，故用二苓、泽泻以通三焦之闭塞，非开膀胱之溺窍也。夫下焦之气化不宣，则腹膨而小便不利，水蓄膀胱，此乃水蓄于膀胱之外，不能化入膀胱，故用五苓以化之。亦有用桂枝而效者，因卫出下焦，助太阳气化以运之，非为太阳腑内之水蓄也。如三焦既将水气运化入于膀胱而不出，此真太阳府内痹而不宣，即胞痹症也。《素问·痹论》曰：胞痹者，少腹膀胱按之内痛，若沃以汤，涩于小便，上为清涕。水在膀胱之内，是膀胱胀满而非腹胀，故按之内痛，若沃以汤；其溺孔之道痹而不通，故涩于小便；膀胱痹气随太阳经脉之行以从巅入脑，故上为清涕。此真太阳本府水结膀胱之内，而非腹中膨胀之小便不利也。总之，水入膀胱之内，方属太阳；若水在膀胱之外，腹膨满而小便不利者，此脏腑之外，躯壳之内，三焦主之。虞天民曰：三焦者，指腔子而言也。故治腹满肿胀之症，设使一味利水，则三焦之气更不能施化，而膀胱津液为之下竭，非仲景五苓之意也。(《吴医汇讲》)

清·章楠：此方在伤寒门，为兼治太阳经腑之病，应用桂枝。故论曰：中风发热，六七日不解而烦，有表里证。可知当用桂枝以行表，故又言汗出愈，不然二苓、泽泻下泄之力胜，焉能使其行表出汗乎？若无表证，宜用肉桂，则其化气行水之功更胜也。盖是方无论用桂、用枝，皆为宣化三焦之法，即非太阳之主方，何也？以三焦司一身表里升降之气，内自脾胃，外达肌肤，必由三焦转输，故三焦气各，则内外通利，二便自调。然其升降之机，又在脾之健运。故此方用术健脾，以桂通阳，阳气运化，水道流行，乃以二苓、泽泻导入膀胱而泄。所以经言：三焦者，水道出焉，属膀胱，而膀胱为三焦之下游也。又曰：气化则能出焉。谓三焦之气宣化，而膀胱之水方能出也。仲景又用此方治霍乱。霍乱，脾胃病也，因三焦气阴不得升降，而致吐利交作，则其非太阳主方，理可见矣。若治霍乱，当用肉桂为宜。(《医门棒喝·伤寒论本旨》)

清·王孟英：仲圣于霍乱分列热多、寒多之治，皆为伤寒转为霍乱而设，故二“多”字，最宜玩味，所云热多者，谓表热多于里寒也；寒多者，里寒多于表热也，岂可以热多二字，遂谓此方可治热霍乱哉？沈果之云：其用桂者，宣阳气，通津液于周身，非用之以通水道下出也；用泻、术、二苓，以通三焦之闭塞，非开膀胱之溺窍也。如果热入而渴，复用桂、术以温液耗津，又加苓、泽以渗之，是热之又热，耗之又耗，速之毙矣。余谓观此则多饮暖水汗出愈之义益明，故霍乱无阳气郁遏身热表证，无三焦闭塞气化不宣之里证，而欲饮水者，切勿误解热多为热证，而妄援圣训，浪投此药也。(《随息居重订霍乱论》)

清·费伯雄：湿为地之气，其中人也缓，其入人也深，其为病也不可以疾而已。坐卧卑湿，汗渍雨淋，此湿之自外来者也；多食浓腻，过嗜茶酒，此湿之自内生者也。治湿必先理脾，脾土健运，始能渗湿，此定法也。又须分利，使浊阴从下而出，亦定法也。五苓散，仲景本为脉浮，小便不利，微热消渴，表里有病者而设，方中宜用桂枝，不可用肉桂，后人遂通治诸湿腹满，水饮水肿，呕逆泄泻，水寒射肺，或喘或咳，中暑烦渴，身热头痛，膀胱热，便秘而渴，霍乱吐泻，痰饮湿疟，身痛身重等症。总之，治寒湿则宜用肉桂，不宜用桂枝；若重阴生阳，积湿化热，便当加清利之药，并桂枝亦不可用矣。至加减

之附方，各有宜称，亦当细细参之。(《医方论》)

今·李飞：本方用桂枝助膀胱气化而利小便，又能发汗解表而治表证，对蓄水证表邪未解者，服之可使经腑之邪并除。但本方应用以膀胱气化不行的小便不利为主，表证的有无不居主要地位。(《中医历代方论精选》)

今·丁学屏：程门雪夫子有谓："太阳病之五苓散证，口渴小便不利，而以脉浮发热为主，少阴病之猪苓汤证，亦口渴小便不利，而以心烦不得眠为主。"同为口渴小便不利，有阳不化气，真阴不足之辨，可谓别具慧眼。又谓"五苓散证水不化，故小便不利，津不升故口渴欲饮水也。五苓散之功，在温通气化，生津散水，祛邪利小便。"寥寥数语，五苓散制方之旨，洞达无遗矣。(《古方今释》)

【验案选录】

案1　陆长青治疗新生儿黄疸案

刘某，女，8天。2005年10月7日初诊。

黄疸6天。患儿出生后第2天开始出现周身皮肤及巩膜黄染，在西宁市第一人民医院诊断为"新生儿黄疸"。予退黄药（具体不详）口服，症未减，且有加重的趋势。大便干，2日1次。舌淡，苔黄，指纹淡沉。

[辨证治法] 诊为黄疸（新生儿黄疸），此为先天不足，湿热内盛，胆汁外溢肌肤所致。鉴于大便秘结，腑气不通，湿热之邪没有出路，故治拟清热利湿退黄法，方取茵陈五苓散加减。

[处方] 茵陈蒿2g，山栀子2g，大黄2g，桂枝2g，白术3g，泽泻3g，茯苓5g，猪苓10g，山楂10g，苦参2g，乌梅3g。4剂。

二诊：2005年10月11日。4剂后黄疸渐消，稀糊便1日2次。舌淡红，苔黄，指纹淡沉。继以前法加减。上方继服3剂后黄疸退，二便调，纳食好。

按：新生儿黄疸多表现为湿热邪毒偏重之阳黄。盖小儿发育尚不成熟，属稚阴稚阳之体，毒邪乘虚入侵，易化热入里而为患。当此治宜清热利湿退黄。本案方中茵陈蒿、栀子均为利湿之品，茵陈蒿为主药，清湿热，利肝胆，促进胆汁分泌和排泄，并且有广谱抗菌作用；栀子清泄三焦湿热，利胆，降低血中胆红素；茯苓、猪苓、泽泻利水渗湿；白术健脾燥湿。诸药共奏清热利湿之功。桂枝、大黄、山楂、苦参、乌梅等改善微循环，减少肝细胞损害，有利于血清中胆红素的结合与排泄，能加快黄疸的消退，防止核黄疸的发生。(《陆长清医案》)

案2　金汝真治疗水逆案

患者，男，14岁。

恶心呕吐，口渴，欲饮水，水入即吐，心下痞满，无发热恶寒，舌质淡，苔白滑。时值夏日，患者平素喜凉饮。胃镜诊断为幽门梗阻。

中医辨证属中焦气化不利。方用五苓散加味。

泽泻15g，猪苓10g，茯苓15g，白术10g，桂枝10g，姜半夏6g，生姜3片。嘱服3剂，1剂后症状基本消失，3剂而愈。[《北京中医药》，2011，30（5）：366-367]

案3　林燕治疗遗尿案

患儿，女，12岁。

患儿3岁后仍每夜必遗2~3次，白天控制饮水、活动量均无效，夜间难以唤醒。曾在当地医院就诊查骶尾部X片、脑部CT、尿常规等均无异常，口服缩泉丸及收敛固涩、健脾益肾的汤剂效微，经人介绍转诊我处。

刻诊：不热，不咳，舌质淡红，苔薄白，脉缓。

查体：精神可，无明显阳性体征，尿常规无异常。

尿液排泄与肾、膀胱有关，尤其与膀胱气化功能有关。膀胱气化不利，尿液代谢受到影响，尿量增多水液留滞体内，加之小儿神经系统发育尚未完善，夜间控制不住尿意故遗尿。温阳益肾等法无效，故应从膀胱气化入手。治以温阳化气，利水渗湿。治以五苓散加味。

[处方]白术、茯苓、石菖蒲各12g，桂枝、猪苓、益智仁、远志各9g，炙麻黄6g，泽泻18g。5剂水煎服。嘱患儿控制白天活动，晚饭后不再进流食及水、饮料。

二诊：家长诉服完第4剂后遗尿已减为1次。舌、脉同前，继服10剂以巩固疗效。

1个月后随访，家长称服完药后未再遗尿。[《中国中医基础医学杂志》，2014，20（4）：544]

案4　周英治疗消渴案

刘某，女，72岁。2011年5月25日初诊。

患者自诉有2型糖尿病13年，4年前发现有视网膜病变。近几个月来，出现反复口渴，并有双下肢浮肿。查空腹血糖9.4mmol/L。西医诊断为2型糖尿病（糖尿病视网膜病变）。曾到多家医院求治，服过大量滋阴清热之品和西药，均未获效。

诊见神疲乏力，口渴喜饮，饮水不解，饮后仍渴，腹胀不舒，视物昏朦，小便短少不利，大便尚调，面色萎黄，体型稍胖，双下肢水肿按之凹陷，脉沉而缓，舌胖大，苔白而滑，舌边有瘀斑、齿印。

中医诊为消渴病。证属水湿困脾，脾阳不振。治宜健脾益气，温阳利水。方用五苓散加味。

[处方]茯苓20g，猪苓15g，泽泻15g，白术15g，桂枝12g，熟附子6g（先煎），党参15g，玉米须20g，田七片10g，车前草15g，大腹皮15g，炙甘草6g。7剂，1日1剂，水煎服。

二诊：药后口渴、小便不利、腹胀等症状见轻，下肢水肿明显减退，白滑舌苔已退。上方去大腹皮，继服1周。

三诊：未见水肿，多年口渴症状大减，小便不利亦好转，舌边尖红，苔薄白，脉转为弦细。参其脉症，似有水去阴伤之象，故上方去车前子、党参、桂枝，加柴胡6g，黄芩

15g，太子参 15g，再进 7 剂。后以四君子汤合四逆散加玉米须、田七片、怀山药等调理善后。

3 个月后复查空腹血糖 7.0mmol/L，且全身症状显著改善。随访半年，未曾复发，病情稳定。

按：本案以口渴为主要症状，且用滋阴之剂罔效，可见口渴非热邪伤津所致，究其因，为饮入之水不能化生津液，偏渗于下所致。考虑到《伤寒论》第 244 条所说“渴者，宜五苓散”及 74 条“渴欲饮水，五苓散主之”。五苓散除了能利小便以外，还具有健脾助运、布散津液以润燥的作用，正如方有执所说本方可“导湿滋干”。本案例说明，临床中见口渴之症，不能只知为热邪伤阴所致而给予滋阴清热之品，要区别口渴究竟是属热还是属饮，五苓散所治之口渴，是口渴非饮水所能缓解。须当明辨。[《国医论坛》，2013，28（3）：10–11]

猪　苓　汤

《伤寒论》

【组成】猪苓去皮　茯苓　泽泻　阿胶　滑石碎，各一两（各 10g）

【用法】以水四升，先煮四味，取二升，去滓，内阿胶烊消，温服七合，日三服（现代用法：水煎服，阿胶烊化）。

【功用】利水渗湿，养阴清热。

【主治】水热互结伤阴证。发热，口渴欲饮，小便不利，或心烦不寐，或咳嗽，或呕恶，或下利，舌红苔白或微黄，脉细数。亦治热淋，血淋等。

【方论选录】

金·成无己：此下后，客热客于下焦者也。邪气自表入里，客于下焦，三焦俱带热也。脉伏发热者，上焦热也；渴欲饮水者，中焦热也；小便不利者，邪客下焦，津液不得下通也。与猪苓汤利小便，以泻下焦热也。（《伤寒明理论》）

明·许宏：猪苓汤与五苓散二方，大同而异者也。但五苓散中有桂、术，兼治于表也；猪苓汤中有滑石，兼治于内也。今此脉浮发热，本为表；又渴欲饮水，小便不利，乃下焦热也。少阴下利不渴者为寒，今此下利渴，又咳又呕，心烦不得眠，知非虚寒，乃实热也。故用猪苓为君，茯苓为臣，轻淡之味，而理虚烦，行水道；泽泻为佐，而泄伏水；阿胶、滑石为使，镇下而利水道者也。（《金镜内台方议》）

明·吴崑：伤寒少阴下利而主此方者，分其小便而下利自止也。伤寒渴欲饮水，小便不利，而主此方者，导其阳邪由溺而泄，则津液运化，而渴自愈也。又曰：猪苓质枯，轻清之象也，能渗上焦之湿；茯苓味甘，中宫之性也，能渗中焦之湿；泽泻味咸，润下之性也，能渗下焦之湿；滑石性寒，清肃之令也，能渗湿中之热。四物皆渗利，则又有下多亡阴之惧，故用阿胶佐之，以存津液于决渎尔。(《医方考》)

明·方有执：猪苓、茯苓从阳而淡渗，阿胶、滑石滑泽以滋润，泽泻咸寒走肾以行水。水行则热泄，滋润则渴除。(《伤寒论条辨》)

清·赵羽皇：仲景制猪苓汤，以行和阳明、少阴二经水热，然其旨全在益阴，不专利水。盖伤寒在表，最忌亡阳，而里虚又患亡阴。亡阴者，亡肾中之阴与胃家之津液也。故阴虚之人，不但大便不可轻动，即小水亦忌下通。倘阴虚过于渗利，津液不致耗竭乎？方中阿胶养阴，生新去瘀，于肾中利水，即于肾中养阴，滑石甘滑而寒，于胃中去热，亦于胃家养阴；佐以二苓之淡渗者行之，既疏浊热，而不留其瘀壅，亦润真阴，而不苦其枯燥，源清而流有不清者乎？顾太阳利水用五苓者，以太阳职司寒水，故急加桂以温之，是暖肾以行水也；阳明、少阴之用猪苓，以二经两关津液，特用阿胶、滑石以润之，是滋养无形，以行有形也。利水虽同，寒温迥别，唯明者知之。(《古今名医方论》)

清·柯琴：脉证全同五苓，彼以太阳寒水，利于发汗，汗出则膀胱气化而小便行，故利水之中仍兼发汗之味；此阳明燥土，最忌发汗，汗之则胃亡津液，而小便更不利，所以利水之中仍用滋之品。二方同为利水，太阳用五苓者，因寒水在心下，故有水逆之证，桂枝以散寒，白术以培土也；阳明用猪苓者，因热邪在胃中，故有自汗证，滑石以滋土，阿胶以生津也。散以散寒，汤以润燥，用意微矣。(《伤寒来苏集·伤寒论注》)

清·汪昂：此足太阳、阳明药也。热上壅则下不通，下不通热益上壅。又湿郁则为热，热蒸更为湿，故以烦而呕渴，便秘而发黄也。淡能渗湿，寒能胜热，茯苓甘淡，渗脾肺之湿；猪苓甘淡，泽泻咸寒，泻肾与膀胱之湿；滑石甘淡而寒，体重降火，气轻解肌，通行上下表里之湿；阿胶甘平润滑，以疗烦渴不眠。要使水道通利，则热邪皆从小便下降，而三焦俱清矣。(《医方集解》)

清·周扬俊：热盛膀胱，非水能解，何者？水有止渴之功，而无祛热之力也。故用猪苓之淡渗与泽泻之咸寒，与五苓不异。而此易白术以阿胶者，彼属气，此属血分也；易桂以滑石者，彼有表，而此为消暑也。然则所蓄之水去，则热消矣，润液之味投，则渴除矣。(《伤寒论三注》)

清·王子接：五者皆利水药，标其性之最利者名之，故曰猪苓汤，与五苓之用，其义天渊。五苓散治太阳之本，利水监以实脾守阳，是通而固者也。猪苓汤治阳明、少阴热结，利水复以滑窍育阴，是通而利者也。盖热邪壅闭劫阴，取滑石滑利三焦；泻热救阴淡渗之剂，唯恐重亡其阴，取阿胶即从利水中育阴，是滋养无形以行有形也。故仲景云：汗多胃燥，虽渴而里无热者，不可与也。(《绛雪园古方选注》)

清·唐宗海：此方专主滋阴利水，凡肾经阴虚，水泛为痰者，用之立效。取阿胶润燥，滑石清热，合诸药皆滋降之品，以成其祛痰之功。痰之根原于肾，制肺者治其标，治肾者治其本。(《血证论》)

清·张秉成：治太阳病里热不解，热传阳明，渴欲饮水，小便不利，恐津液内亡，转成胃实之证，以及湿热伤阴，须补阴利湿，并用为治者。夫太阳、阳明，其位最近，且论传变之次第，亦皆太阳传入阳明。阳明者，胃也。胃者，土也，万物所归，无所复传。但阳明一经，最虑者亡津液，津液一伤，即成胃实不大便之证，故仲景治阳明，处处以存阴救阴为务。如此之证，热在膀胱，久而不解，则热伤津液，于是渴欲饮水；传胃之象已形，而小便仍不利，膀胱之邪，依然不化，若不先治其本，则热势终不得除。故以二苓、泽泻分消膀胱之水，使热势下趋；滑石甘寒，内清六腑之热，外彻肌表之邪，通行上下表里之湿。恐单治其湿，以致阴愈耗而热愈炽，故加阿胶养阴息风，以存津液，又为治阴虚湿热之一法也。(《成方便读》)

今·岳美中：若湿热踞于下焦，灼伤阴络尿血者，苦寒清利之品非所宜，若勉为其用，必更损阴液，此时应以猪苓汤治之。二苓甘平，泽泻、滑石甘寒，清利湿热而不伤阴，阿胶养血止血，而不碍清利。猪苓汤能疏泄湿浊之气，而不留其瘀滞，亦能滋润其真阴，而不虑其枯燥。虽五苓散同为利水之剂，一则用术、桂暖肾以行水；一则用滑石、阿胶以滋阴利水。日本医生更具体指出，淋病脓血，加车前子、大黄，更治尿血之重症。从脏器分之，五苓散证病在肾脏，虽小便不利，而小腹不满，决不见脓血；猪苓汤证病在膀胱、尿道，其小腹必满，又多带脓血。(《岳美中医案集》)

今·丁学屏：凡治少阴病，邪从寒化者，有四逆、白通、通脉四逆等法，邪从热化者，有黄连阿胶汤、猪苓汤、猪肤汤等法。故《伤寒论》少阴篇，黄连阿胶汤治上，猪苓汤治下，猪肤汤治上，猪苓汤治下，程师门雪于此洞达无遗。其谓："猪肤汤治上，猪苓汤治下，均相对者也。猪肤汤证及此猪苓汤证之下利，均热利也，治分辨之，下利不止者，当利小便，此原之之言也。而分寒热两种，寒下利用白通汤分利，热下利用猪苓汤分利。此方用法，虽见下利，必下利稀少短赤，舌质光红、其红如红纸虽经水渍者，即晦淡干红是也，与热盛之光绛鲜红大异也，临证时须分辨之。若见此舌及小便短少，更有心烦不得眠见象，则可无疑，投之必合矣。少阴肾与膀胱相表里，此方以阿胶一味育肾阴，而以猪、茯、泽、滑四味利膀胱水热，此为表里并顾之法。太阳又与少阴为表里，太阳犯本而见渴欲饮水、小便不利者，五苓散主之。即此方以阿胶、滑石易桂枝、白术，利水虽同，寒温迥别。一治太阳，故主桂、术温化通阳利水，一治少阴，故用胶、滑育阴泻热利水，知二方用意之不同，则于仲师制方微旨，思过半矣。"(《古方今释》)

【验案选录】

案1　岳美中治疗慢性肾盂肾炎案

高某某，女性。患慢性肾盂肾炎，因体质较弱，抗病机能减退，长期反复发作，经久治不愈。发作时有高热、头痛、腰酸、腰痛、食欲不振、尿意窘迫、排尿少，有不快与疼痛，尿检：混有脓球，上皮细胞，红、白细胞等。细菌培养：有大肠杆菌。

[中医诊断]属淋病范畴。此为湿热侵及下焦。治宜清利下焦湿热，选张仲景《伤寒

论》猪苓汤。

猪苓 12g，茯苓 12g，滑石 12g，泽泻 12g，阿胶 9g（烊化兑服）。

水煎服 6 剂后，诸症即消失。(《岳美中医案集》)

案 2　梁柳文治疗血尿案

梁某某，男 30 岁。病者 1979 年 1 月间，忽觉小便次数及量均明显减少，尿如洗肉水样，身无浮肿、无黄染、无涩痛。检查尿常规，发现红细胞（++++），白细胞（+），尿蛋白（+），曾做 X 线腹部平片并用尿沉淀作直接涂片检查，均未发现异常。曾在当地治疗，共服中药百余剂无效，后经友人介绍来诊。小便仍见短少，肉眼血尿，如洗肉水样，伴咽干，气短乏力，动则汗出。舌质淡，苔白干，脉细弱。

诊为血尿，证属阴虚。气不摄血拟滋阴补气，止血利尿为治，用猪苓汤加味。

猪苓 12g，茯苓 12g，滑石 15g，泽泻 12g，阿胶（烊化）12g，女贞子 15g，旱莲草 20g，党参 15g，白术 12g。

连服 4 剂后，尿色转淡，诸症减轻，尿检红细胞（+++），白细胞消失，照上方连服 16 剂，症状消失，尿检正常而告愈。后嘱以六味地黄丸与补中益气丸交替早晚各服一次，每次 9g，共服 1 个月以巩固疗效，追踪一年余，未再复发。[《新中医》，1982，(8)：15]

防己黄芪汤

《金匮要略》

【组成】防己一两（12g）黄芪去芦，一两一分（15g）　甘草炒，半两（6g）　白术七钱半（9g）

【用法】上锉麻豆大，每抄五钱匕（15g），生姜四片，大枣一枚，水盏半，煎八分，去滓温服，良久再服。服后当如虫行皮中，以腰下如冰，后坐被上，又以一被绕腰以下，温令微汗，瘥。(现代用法：加生姜 4 片、大枣 1 枚，水煎服。)

【功用】益气祛风，健脾利水。

【主治】表虚不固之风水或风湿证。汗出恶风，身重或肿，或肢节疼痛，小便不利，舌淡苔白，脉浮。

【方论选录】

清·徐彬：此言风湿中有脾气不能运，湿不为汗衰者，又不得泥微发汗之例。谓上条之一身尽疼，邪虽偏体，正气犹能自用，且发热则势犹外出也。假若身重，则肌肉之气，湿主之，虽脉浮汗出恶风，似邪犹在表，然湿不为汗解，而身重如故，则湿欲搏风而风热盛不受搏，反搏肌肉之正气，明是脾胃素虚，正不胜邪，外风内湿，两不相下。故以术、甘健脾强胃为主，加芪以壮卫气，而以一味防己逐周身之风湿。谓身疼发热，则湿邪尚在筋腠，此则正气为湿所痹；故彼用薏苡、炙草靖内，以佐麻、杏所不逮，此反用芪、术、甘为主，协力防己，以搜外之风湿。盖湿既令身重，则虽脉浮汗出恶风，不可从表散也。然姜多枣少，宣散之意在其中矣。(《金匮要略论注》)

清·汪昂：此足太阳、太阴药也。防己大辛苦寒，通行十二经，开窍泻湿，为治风肿、水肿之主药；黄芪生用达表，治风注肤痛，温分肉实腠理，白术健脾燥湿，与黄芪并能止汗为臣；防己性险而捷，故用甘草甘平以缓之，又能补土制水为佐；姜、枣辛甘发散，调和营卫为使也。(《医方集解》)

清·尤怡：风湿在表，法当从汗而解。乃汗不待发而自出，表尚未解而已虚，汗解之法不可守矣。故不用麻黄出之皮毛之表，而用防己驱之肌肤之里，服后如虫行皮中，及从腰下如冰，皆湿下行之征也。然非芪、术、甘草，焉能使卫阳复振，而驱湿下行哉？(《金匮要略心典》)

清·黄元御：风客皮毛，是以脉浮；湿渍经络，是以身重；风性疏泄，是以汗出恶风。防己黄芪汤，甘草、白术补中而燥土。黄芪、防己发表而泄湿也。(《金匮悬解》)

清·陈元犀：恶风者，风伤肌腠也；身重者，湿伤经络也；脉浮者，病在表也。何以不用桂枝、麻黄以发表祛风，而用防己黄芪以补虚行水乎？盖以汗出为腠理之虚，身重为土虚湿胜。故用黄芪以走塞空，枣、草、白术以补土胜湿，生姜辛以去风、温以行水。重于防己之走而不守者，领诸药环转于周身，使上行下出，外通内达，迅扫而无余矣。(《金匮方歌括》)

清·费伯雄：去风先养血，治湿先健脾，此一定之法。此症乃风与水相乘，非血虚生风之化，故但用治风逐水健脾之药，而不必加血药，但得水气去而腠理实，则风亦不能独留矣。(《医方论》)

清·张秉成：此治卫阳不足，风湿乘虚客于表也。风湿在表，本当以风药胜之，从汗出而愈，此为表虚有汗，即有风去湿不去之意，故不可更用麻黄、桂枝等煞费苦心再发其汗，使表益虚。防风、防己二物，皆走表行散之药，但一主风而一主湿，用各不同，方中不用防风之散风，而以防己之行湿。然病因表虚而来，若不振其卫阳，则虽用防己，亦不能使邪迳去而病愈，故用黄芪助卫气于外，白术、甘草补土德于中，佐以姜、枣通行营卫，使防己大彰厥效。服后如虫行皮中，上部之湿欲解也。或腰以下如冰，用被绕之，令微汗出瘥，下部之湿仍从下解，虽下部而邪仍在表，仍当以汗而解耳。(《成方便读》)

【验案选录】

案1　岳美中治疗大便燥结案

宋某某，男，59岁，1960年12月31日初诊。

便燥数月，每于饥饿时胃脘胀痛，吐酸，得按则痛减，得矢气则快然，唯矢气不多，亦不口渴。诊见面部虚浮，脉象濡缓。

投甘草泻心汤加茯苓3剂后大便甚畅，矢气转多。改投防己黄芪汤加附子4.5g。1剂后大便甚畅，胃脘痛胀均减，面浮亦消。唯偶觉烧心。原方加茯苓，服2剂。

3个月后随访，诸症皆消。(《岳美中医案集》)

案2　岳美中治疗风水证案

傅某某，男，40岁。患风水证，久而不愈。

患者主诉下肢沉重，胫部浮肿，足跟痛，汗出恶风。切其脉虚浮而数，视其舌质淡白，有齿痕，认为是风水，尿蛋白（+++），红、白细胞（+）。

诊断属“慢性肾炎”。选用防己黄芪汤。

汉防己18g，生黄芪24g，生白术9g，炙甘草9g，生姜9g，大枣4枚（擘）。水煎服。嘱长期坚持服用之。

复诊：患者坚持服前方10个月，检查尿蛋白（+）。

又持续服2个月。尿蛋白基本消失，一切症状悉愈。(《岳美中医案集》)

案3　路志正治疗闭经案

患者某，女，32岁，已婚，2003年10月9日初诊。

主诉：月经稀少10余年，闭经2年。

患者15岁初潮，月经尚调，1993年6月怀孕3个月自然流产，出血较多，经清宫术、中药等治疗，出血止。但自此经量逐月减少，渐至2年前经闭不行。先后服用中药500余剂效果不彰，唯行人工周期疗法，月经始潮，否则不至，亦未能再受孕，伴身体逐渐发胖，而前来求治。

路老诊见：形体丰满（体重78kg，病前58kg），纳谷欠馨，大便不成形，小便量少，伴见神疲乏力，动则汗出，微恶风寒，周身骨节疼痛，下肢肿胀，性欲淡漠，带下清稀，月经未潮，盼子心切。因家人以离婚相逼，心理压力很大，情怀抑郁。前医处方多为温经通脉、理气活血、调补冲任等方药，尚属正治。舌体胖有齿痕、质略暗、苔白腻，脉沉细滑。路老诊毕，言此为脾虚失运，水湿停聚，闭阻经脉而致闭经。治法宗《金匮要略》“去水，其经自下”之旨。方选防己黄芪汤加味。

［处方］防己12g，黄芪20g，生炒薏苡仁各30g，泽泻12g，香附10g，益母草15g，白术15g，茯苓20g，藿苏梗各10g，防风10g，车前子15g，炙甘草10g。7剂，每日1剂，水煎服。

药后乏力、恶风、身重有减，下肢肿胀消退，舌脉同前。已见效机，乘胜追击，宗上法，原方去防风加桂枝10g，川芎10g，以增温经活血化瘀之力。

再进14剂，服药至第12剂，月经来潮，但经量极少，色淡，两天即净。其余诸症悉减，体重减至76kg。

遂以上方加减，先后调理3个多月，服药百余剂，体重减至65kg诸症消失，月经周期、量、色恢复基本如常。后喜获身孕，于2005年2月26日顺产一男婴。［《中华中医药杂志》，2006，21（3）：167］

五　皮　散

《华氏中藏经》

【组成】生姜皮　桑白皮　陈橘皮　大腹皮　茯苓皮各等分（各9g）

【用法】上为粗末，每服三钱（9g），水一盏半，煎至八分，去滓，不计时候温服（现代用法：水煎服）。

【功用】行水消肿，理气健脾。

【主治】水停气滞之皮水证。一身悉肿，肢体沉重，心腹胀满，上气喘急，小便不利，以及妊娠水肿，苔白腻，脉沉缓。

【方论选录】

清·徐大椿：脾肺气滞，湿热泛滥，溢于皮肤，故遍体四肢面目浮肿焉。桑皮清肺以肃生水之源，腹皮泄满以舒健运之气，苓皮渗皮肤之湿，姜皮散皮肤之肿，陈皮利中气以和胃也。使胃气调和，则脾气亦健，而滞结自消，皮肤溢饮亦化，何患浮肿之不退哉？此疏利湿热之剂，为湿淫气滞水肿之方。（《医略六书·杂病证治》）

清·陈修园：脾不能为胃行其津液，故水肿，半身以上宜汗，半身以下宜利小便，此方于泻水之中，仍寓调补之意。皆用皮者，水溢皮肤，以皮行皮也。（《时方歌括》）

清·张秉成：治水病肿满，上气喘急，或腰以下肿。此亦肺之治节不行，以致水溢皮肤，而为以上诸证。故以桑皮之泻肺降气，肺气清肃，则水自下趋。而以茯苓之从上导下，大腹之宣胸行水，姜皮辛凉解散，陈皮理气行痰。皆用皮者，因病在皮，以皮行皮之意。然肺脾为子母之脏，子病未有不累及其母也，故肿满一证，脾实相关。否则脾有健运之能，土旺则自可制水，虽肺之治节不行，决无肿满之患。是以陈皮、茯苓两味，本为脾药，其功用皆能行中带补，匡正除邪，一举而两治之，则上下之邪，悉皆涣散耳。（《成方便读》）

近·李畴人：此方因茯苓皮、陈皮、姜皮、桑白皮、大腹皮五皮同用，故名。功能利肺和脾，消肿利水。盖脾不能为胃行其津液，故水肿。半身以上宣汗，半身以下宜利小便。此方皆用皮者，以皮能入皮，并能利水也。（《医方概要》）

今·任应秋：此为消水肿之通剂。水肿之来，肺脾肾也。桑白、大腹消肺水，陈皮、生姜消脾水，茯苓消肾水，而五药皆以气胜，气行则水行也。（《病机临证分析》）

【验案选录】

案1　岳美中治疗水肿案

一病孩，全身浮肿，脐突，阴囊亦肿，平卧不能转侧，尿量极少，有时每日只有

50ml，咳嗽，发热。用呋塞米、山梨醇、黑白丑膏等，肿胀不减。

余投以五苓散合五皮散加桔梗、杏仁以利肺气。结果尿量大增，浮肿明显减退，由不能进食增至日食150~180g之多。水肿衰其大半后，改用补肾兼利尿之法而收全功。

按：患儿全身浮肿，肿势殊甚，法当急治其标，故投五苓散合五皮散健脾渗湿，利水消肿，温阳化气，桔梗、杏仁宣利肺气，使肺气宣畅，自能通调水道，下输膀胱。待水肿渐消，胃纳日增，再与补肾法相合以标本兼顾。(《岳美中医话集》)

案2　张艳梅治疗肝硬化晚期顽固性腹水案

患者段某，女，61岁，因腹胀，纳差，乏力半年，加重伴皮肤黄染2个月余，于2007年11月29日收住我院内科治疗。

患者于6个月前无明显诱因出现腹胀，以进食后为甚，伴纳差，乏力，自己未予重视，近2个月自觉上述症状加重，曾去县人民医院求治，诊断为慢性乙型肝炎、肝硬化(失代偿期)，随转至甘肃省陆军总院进一步诊治，经给予输注白蛋白，呋塞米等对症、支持治疗半月后，腹胀有所减轻，故返回民勤继续治疗。

入院症见：身目黄染，色暗，全身浮肿，腹胀，纳差，乏力，口干不欲饮，舌质淡红，苔白，脉濡缓。入院查肝功：总胆红素36μmol/L，谷丙转氨酶131.1U/L，谷草转氨酶66U/L，白蛋白28.17g/L；血常规示：白细胞6.6×10^9/L，红细胞2.6×10^{12}/L，血红蛋白90g/L；尿常规：尿胆红素(+)，白细胞(+)；血沉37mm/h，凝血酶原时间15秒，乙肝三系统：大三阳。腹部B超示：①肝脏弥漫性回声增强、增粗，门静脉内径1.5cm；②胆囊水肿；③腹腔积液；④脾脏略增大。考虑患者为乙肝所致肝硬化失代偿期。经给予呋塞米30mg iv bid，口服螺内酯100mg/日，输注白蛋白10g，每周3次，对症治疗后尿量刚开始增加，腹水减少，1周后尿量减少腹水复增加，继续输注白蛋白，按比例加大呋塞米和螺内酯的量后，尿量无明显增加，腹水不消退；患者自觉腹胀较甚，纳差，乏力，双下肢浮肿。向家属交代清楚病情后，家属考虑肝硬化晚期患者住院治疗费用太大，要求回家服中药汤剂治疗。故自出院起开始服用中药汤剂，停用其他药物。

[处方]茯苓皮10g，生姜皮6g，陈皮10g，大腹皮10g，桑白皮20g，泽泻6g，牛膝20g，车前草10g，丹参10g，鳖甲30g，益母草30g，党参30g，炒白术30g，山药30g，山萸肉10g，枳壳20g，元胡10g，川楝子10g，山楂10g，麦芽20g。

二诊：服用30剂后，患者复诊。症见：精神可，身目不黄，全身无浮肿，无腹胀，纳食量较前增加，小便量可，舌质淡红，苔白，脉缓。查肝功：总胆红素、谷草氨酶均正常，谷丙转氨酶略高，白蛋白30g/L。复查腹部B超示：①肝脏回声增强、增粗；②胆囊炎；③脾胰未见异常。

[处方]茯苓皮10g，生姜皮6g，陈皮10g，大腹皮10g，泽泻6g，牛膝20g，车前草10g，丹参10g，益母草30g，党参30g，黄芪30g，炒白术30g，山药30g，枳壳20g，厚朴10g，川楝子10g，鳖甲30g，虎杖10g，神曲10g，当归20g。

三诊：服用30剂后复诊：患者面色有光泽，无腹胀满，全身无浮肿，小便量正常，舌质淡红，脉和缓；肝功正常，白蛋白33g/L，腹部B超示：①肝脏回声增粗、增强；②胆囊炎；③脾、胰回声未见异常。（《甘肃省中医药学会2008年学术年会论文集，2008：2》）

第四节　温化寒湿剂

苓桂术甘汤

《金匮要略》

【组成】茯苓四两（12g）　桂枝三两（9g）　白术三两（9g）　甘草炙，二两（6g）

【用法】上四味，以水六升，煮取三升，分温三服（现代用法：水煎服）。

【功用】温阳化饮，健脾利水。

【主治】中阳不足之痰饮。胸胁支满，目眩心悸，或短气而咳，舌苔白滑，脉弦滑或沉紧。

【方论选录】

明·赵以德：心胞络循胁出胸下。《灵枢》曰：胞络是动，则胸胁支满，此痰饮积其处而为病也。目者心之使，心有痰水，精不上注于目，故眩。《本草》茯苓能治痰水，伐肾邪；痰，水类也，治水必自小便出之，然其水淡渗手太阴，引入膀胱，故用为君。桂枝乃手少阴经药，能调阳气，开经络，况痰水得温则行，用之为臣。白术除风眩，燥痰水，除胀满，以佐茯苓。然中满勿食甘，用甘草何也？盖桂枝之辛，得甘则佐其发散，和其热而使不僭也；复益土以制水，甘草有茯苓则不支满而反渗泄。《本草》曰：甘草能下气，除烦满也。（《金匮玉函经二注》）

明·许宏：大吐则伤阳，大下则伤阴。今此吐下后，阴阳之气内虚，则虚气上逆，心下逆满，气上冲胸，起则头眩。若脉浮紧者，可发汗。今此脉沉紧者，不可发汗，发汗则动经，身为振摇者，此阳气外内皆虚也。故用茯苓为君，白术为臣，以益其不足之阳，经曰：阳不足者，补之以甘，是也。以桂枝为佐，以散里之逆气。以甘草为使，而行阳气且缓中也。（《金镜内台方议》）

清·柯琴：君以茯苓，以清胸中之肺气，则治节出而逆气自降。用桂枝以补心血，则营气复而经络自和。白术培既伤之元气，而胃气可复。甘草调和气血，而营卫以和，则头自不眩而身不振摇矣。（《伤寒来苏集·伤寒附翼》）

清·张璐：微饮而短气，由肾虚水邪停蓄，致三焦之气升降呼吸不前也。二方各有所主。苓桂术甘汤主饮在阳，呼气之短；肾气丸主饮在阴，吸气之短。盖呼者出心肺，吸者入肾肝。茯苓入手太阴，桂枝入手少阴，皆轻清之剂，治其阳也；地黄入足少阴，山萸入足厥阴，皆重浊之剂，治其阴也。必视其人形体之偏阴偏阳而为施治。一证二方，岂无故哉。(《张氏医通》)

清·尤怡：痰饮，阴邪也，为有形。以形碍虚则满；以阴冒阳则眩。苓桂术甘，温中祛湿，治痰饮之良剂，是即所谓有温药也。盖痰饮为结邪，温则易散，内属脾胃，温则能运耳。(《金匮要略心典》)

清·魏念庭：此痰饮之在胃，而痞塞阻碍及于胸胁，甚至支系亦苦满，而上下气行愈不能利，清阳之气不通，眩晕随之矣。此虽痰饮之邪未尝离胃，而病气所侵，已如斯矣。主以苓桂术甘汤，燥土升阳、导水补胃、化痰驱饮之第一法也。胃寒痰生，胃暖则痰消也。脾湿饮留，胃燥则饮祛也。可以得此方之大意，用之诸饮，亦无不行矣。(《金匮要略方论本义》)

清·王子接：此太阳、太阴方也。膀胱气钝则水蓄，脾不行津液则饮聚。白术、甘草和脾以运津液，茯苓、桂枝利膀胱以布气化。崇土之法，非但治水寒上逆，并治饮邪留结，头身振摇。(《绛雪园古方选注》)

清·唐宗海：甘草、白术，填中宫以塞水，茯苓以利之，桂枝以化之，水不停而饮自除。治水气凌心大效。盖桂枝补心火，使下交于肾，茯苓利肾水，使不上凌心。其实茯苓是脾药，土能治水，则水不克火也；桂枝是肝药，化水者，肝为肾之子，实则泻其子，而肝又主疏泄，故有化水气之功。补心火者，虚则补其母，肝为心火之母，而桂又色赤入心也。发汗亦用桂枝，借木气之温，以散布外达也。其降冲逆，亦用桂枝者，以冲脉下属于肝，内通于肾，桂枝温肝气以引之，化肾水以泄之，凡下焦寒水攻发，冲阳上浮者，往往佐苓、夏以收功。须知桂枝其色赤，其气温，纯得水火之气，助火化木，是其所长，如无寒水而用之，发热动血，阳盛则毙，仲景已有明戒，不可不凛。失血之家，尤宜慎用。或曰：仲景炙甘草汤是补血药，而亦未尝忌用桂枝，何也？曰：此正仲景慎于用桂枝处，方义以中焦取汁，变赤为血，不得不用桂枝，助心火以化赤。然即恐桂枝伤血，故用桂枝极少，而用麦冬、地黄极多，以柔济刚，用桂而能制桂，仲景如此之慎，可知失血家不可轻用桂也。(《血证论》)

清·吕震：按心下逆满，乃伏饮搏膈。至于气冲头眩，则寒邪上涌，助饮为逆，饮本阴邪，故脉见沉紧，脉沉不宜发汗，误汗则阳益不支，而身为振摇。故以桂枝、茯苓，扶阳化饮；而加白术、甘草，伸太阴之权，以理脾而胜湿，脾乃能为胃行其津液，而膀胱之气始化也。《金匮》用此方以治痰饮，其一曰：心下有痰饮，胸胁支满，目眩，苓桂术甘汤主之。又曰：短气有微饮，当从小便去之，苓桂术甘汤主之。盖治痰饮大法，当以温药和之。温则脾阳易于健运，而阴寒自化。白术、茯苓虽能理脾而胜湿，必合桂枝化太阳之气以伐肾邪，而通水道，方能取效。(《伤寒寻源》)

清·王旭高：病痰饮者，当以温药和之，此治痰饮要诀。《金匮·痰饮篇》云："夫短气有微饮，当从小便去之，苓桂术甘汤主之，肾气丸亦主之。"尤在泾《金匮心典》曰：

"气为饮抑则短，欲引其气，必蠲其饮。饮，水类也。治水必自小便去之。"凡水邪作悸，茯苓为必用之药，人皆知之，而仲景之方，皆佐以桂枝者，何也？盖下焦肾水，必挟肝邪而后上逆，唯桂枝能伐木，而又可扶阳散寒，故必用之也。余友陆觐扬云："治心下悸宜用桂枝，脐下悸宜用肉桂。"其说甚是，姑志之。（《王旭高医书六种》）

日·浅田栗园：此方与苓桂甘枣汤仅异一味，而证不相近。彼云脐下悸欲作奔豚，乃其证轻，而停饮下焦者也；此云心下逆满，起则头眩，乃其证稍重，而停饮中焦者也，足以见其别矣。

日·丹波元简：盖苓桂术甘治胃阳不足，不能行水，而微饮停于心下以短气；肾气丸治肾虚而不能收摄水，水泛于心下以短气。必察其人之形体脉状，而为施治，一证二方，各有所主，其别在于斯耶。（《金匮玉函要略辑义》）

今·王邈达：用淡渗之茯苓为君，先通降其依附之水饮；辛温之桂枝，以补助其被残之阳气；更用气温味甘兼苦辛之白术，甘能补中，苦能降逆，辛能散寒，以扶正祛邪；甘平之甘草，更固守其中。因此四味皆辛甘温平之阳药，责于渗泄中已寓长阳消阴之功用矣，岂仅为吐、下后顾及中焦而已哉！（《汉方简义》）

【验案选录】

案1　蓝青强治疗口干案

李某，男，58岁。2013年4月2日初诊。

［主诉］口咽干燥2个月。

［病史］自诉近2个月来口咽干燥，需频频饮水，迟则燥渴难耐，饮至腹胀仍觉口渴。昼夜饮水七八暖瓶，小便清长，舌微红，苔白腻，脉濡数。查：空腹血糖5.94mmol/l，尿糖阴性。曾服清热养阴、生津止渴中药50余剂不效。

［诊断］口干。

［辨证］水饮内停，中焦水湿不化，膀胱气化失司。

［治法］温阳化湿，化气行水。

［处方］苓桂术甘汤加减。茯苓30g，桂枝10g，白术20g，甘草6g。3剂，每天1剂，水煎服，分3次温服。

二诊：口渴似有减轻，继服4剂证除。

按：本案初治辨证有误，后经细询病情，知渴饮不止反而腹胀，是水湿不化；口渴咽干而舌苔不黄，亦非有热。当属中焦阳微，不能化气行水，津不上承于口所致。然因无小便不利。故不用五苓散渗利膀胱，而以苓桂术甘汤辅助中阳，温化水湿，土健湿化，津液四布则燥渴渐除。（《全国名老中医蓝青强临床用方选辑》）

案2　刘渡舟治疗水心病（冠心病）案

陆某某，男，42岁。形体肥胖，患有冠心病心肌梗死而住院，抢治2个月有余，未见功效。

现症：心胸疼痛，心悸气短，多在夜晚发作。每当发作之时，自觉有气上冲咽喉，顿感气息窒塞，有时憋气而周身出冷汗，有死亡来临之感。颈旁之血脉又随气上冲，心悸而胀痛不休。视其舌水滑欲滴，切其脉沉弦，偶见结象。

辨为水气凌心，心阳受阻，血脉不利之“水心病”。

[处方] 茯苓 30g，桂枝 12g，白术 10g，炙甘草 10g。

此方服 3 剂，气冲得平，心神得安，诸症明显减轻。但脉仍带结，犹显露出畏寒肢冷等阳虚见证。乃于上方加附子 9g，肉桂 6g，以复心肾之气。

服 3 剂手足转温，而不恶寒，然心悸气短犹未痊愈，再与上方中加党参、五味子各 10g，以补心肺脉络之气。

连服 6 剂，诸症皆瘥。

按：本案冠心病由水气上冲所致，刘老名之为“水心病”。总由心、脾、肾阳虚，水不化气而内停，成痰成饮，上凌无制为患，心阳虚衰，坐镇无权，水气因之上冲，则见胸痛、心悸、短气等心病证候，用苓桂术甘汤治疗，效果堪优。(《刘渡舟临证验案精选》)

案 3　姜春华治疗眩晕（耳源性眩晕）案

魏某，女，55 岁，1973 年 10 月 22 日初诊。

患耳源性眩晕病已 7 年，发作时视物转动，如坐凌空，素患支气管炎，咳嗽痰多白沫，大便溏薄，苔白腻，脉滑大。证属痰饮上泛，宜温化痰饮，用苓桂术甘汤加味。

茯苓 15g，桂枝 9g，白术 9g，甘草 6g，五味子 9g。

连服 14 剂而愈，随访 2 年未发。

按：姜春华教授擅于用苓桂术甘汤治疗眩晕证之属于痰饮上泛者。如属耳源性眩晕，姜老常加五味子，并重用至 9g。[《广西中医药》，1986；（6）：12]

案 4　钟育衡治疗留饮（神经官能症）案

成某某，女，50 岁，1975 年 7 月 5 日诊治。

头晕目眩，心下满闷，泛恶，气短，善太息，背部寒冷，夏日酷暑亦不能离毛背心，病已 7 年之久，经西医检查诊断为“神经官能症”，曾用许多中西药物治疗，均无效果。

诊见：精神尚好，体质肥胖，面色晦暗，舌体胖大，舌边有齿痕，舌苔灰白而腻，脘腹平软，按之无痛，两下肢按之微陷不起，脉沉缓无力。

诊为留饮，治以温阳化饮，健脾和胃，方用苓桂术甘汤。

茯苓 20g，桂枝 15g，白术 50g，甘草 10g，水煎，分 2 次温服。

服用 3 剂，病情明显好转，全身轻快。头目清爽，背冷大减。继服上方 3 剂，尿量增多，下肢浮肿消失，余症基本痊愈。因虑其病年深日久，劝其坚持每月服 2 剂，连服半年，以巩固疗效，追踪观察，疾病未再发作。

按：钟育衡教授认为，《伤寒》《金匮》所载治痰饮病处方 20 余首，但从本治疗者，只有苓桂术甘汤与肾气丸两首。苓桂术甘汤是治疗脾胃阳虚所致饮证的主要方剂，临床以

"满"和"眩"为辨证要点。[《黑龙江中医药》，1987，(1)：5-6]

案5　范勇治疗肺痿案

刘某，女，19岁，1989年2月13日初诊。

15岁时曾患肺结核，经抗结核治疗后痊愈。但此后渐见口吐涎沫，纳谷不馨，历时4载，逐渐加重，乃来就诊。患者曾间断服用阿托品等，但药后口干异常，停药又复唾如故，且觉背部寒冷，小便短少。舌淡、苔白润，脉沉缓。初辨为中焦虚寒，治拟理中汤加味，服药10剂未效。透思其故，此患者非脾胃虚寒，乃水湿困脾，当从饮论治，改用苓桂术甘汤加味。

茯苓18g，桂枝、白术各10g，干姜、炙甘草各6g。

服用1剂，尿较多，口纳转佳。3剂后吐唾止，背冷若失。减茯苓为9g，加入党参10g，再服。

随访3年，未见复发。

按：肺痨之后，肺气耗散，子病及母，脾阳难运，津液输布失常，积而为饮。致频频吐唾，用苓桂术甘汤加味，给饮邪以出路，饮去唾止。然久病必虚，饮去证缓之后，当减少茯苓之渗利，加入党参以补虚。[《新中医》，1993，1(4)：43]

【附方】

甘草干姜茯苓白术汤(《金匮要略》)

甘草二两(6g)　干姜四两(12g)　茯苓四两(12g)　白术二两(6g)上四味，以水五升，煮取三升，分温三服(现代用法：水煎服)。

功用：祛寒除湿。

主治：肾着病。身重，腰下冷痛，腰重如带五千钱，饮食如故，口不渴，小便自利，舌淡苔白，脉沉迟或沉缓。

方论：**汉·张仲景**：肾着之病，其人身体重，腰中冷，如坐水中，形如水状，反不渴，小便自利，饮食如故。病属下焦，身劳汗出，衣里冷湿，久久得之。腰以下冷痛，腰重如带五千钱，甘姜苓术汤主之。(《金匮要略》)

宋·赵佶：胞痹，小便不利，鼻出清涕者。(《圣济总录》)

实　脾　散

《重订严氏济生方》

【组成】厚朴去皮，姜制，炒　白术　木瓜去瓤　木香不见火　草果仁　大腹子　附子炮，去皮脐　白茯苓去皮　干姜炮，各一两(各30g)　甘草炙，半两(15g)

【用法】上㕮咀，每服12g，水一盏半，生姜五片，枣子一枚，煎至七分，去滓，温服，不拘时候（现代用法：加入生姜5片、大枣1枚，水煎服）。

【功用】温阳健脾，行气利水。

【主治】脾肾阳虚，水气内停之阴水。身半以下肿甚，手足不温，口中不渴，胸腹胀满，大便溏薄，舌苔白腻，脉沉弦而迟。

【方论选录】

宋·严用和：水肿为病，皆由真阳怯少，劳伤脾胃，脾胃既寒，积寒化水。盖脾者土也，肾者水也，肾能摄水，脾能舍水，肾水不流，脾舍湮塞，是以上为喘呼咳嗽，下为足膝趺肿，面浮腹胀，小便不利，外肾或肿，甚则肌肉崩溃，足胫流水，多致不救……治疗之法，先实脾土，脾实则能舍水，土得其政，面色纯黄，江河流通，肾水引矣，肿满自消。(《严氏济生方》)

元·朱丹溪：若遍身肿，烦渴，小便赤涩，大便闭，此属阳水，先以五皮散，或四磨饮，添磨生枳壳……若遍身肿，不烦渴，大便溏，小便少，不涩赤，此属阴水，宜实脾饮，或木香流气饮。(《丹溪心法》)

明·吴崑：脾胃虚寒，不能制水，则水妄行，故肢体浮肿，以无郁热，故口不渴而大小皆利。是方也，用白术、茯苓、甘草之甘温者补其虚，用干姜、附子之辛热者温其寒，用木香、草果之辛温者行其滞，用厚朴、腹子之下气者攻其邪，用木瓜之酸温者抑其所不胜。名曰实脾散者，实土以防水也。虽其药味不皆实土，然能祛其邪，乃所以使脾气之自实也。(《医方考》)

清·汪昂：此足太阴药也。脾虚故以白术、苓、草补之，脾寒故以姜、附、草蔻温之，脾湿故以大腹、茯苓利之，脾满故以木香、厚朴导之。然土之不足，由于木之有余，木瓜酸温能于土中泻木，兼能行水，与木香同为平肝之品，使木不克土而肝和，则土能制水而脾实矣。《经》曰：湿胜则地泥。泄水实土也。(《医方集解》)

清·张璐：治水以实脾为先务，不但阴水为然。方下所云，治阴水发肿，宜此先实脾土。俨然阴水当温散，阳水当寒泻之旨横于胸中。夫阴水因肾中真阳衰微，北方之水不能蛰藏，而泛溢无制，倘肾气不温，则真阳有灭顶之凶矣。实土堤水，宁不为第二义乎？何方中不用肉桂辛温散结，反用木瓜、厚朴、大腹子耶？即有滞气当散，厚朴尚可暂投，若大腹子之开泄大便，断乎不可妄用也。(《张氏医通》)

清·吴谦：脾胃虚则土不能制水，水妄行肌表，故身重浮肿。用白术、甘草、生姜、大枣以实脾胃之虚也；脾胃寒，则中寒不能化水，水停肠胃，故懒食不渴，二便不实。用姜、附、草果，以温脾胃之寒；更佐大腹、茯苓、厚朴、木香、木瓜者，以导水利气。盖气者水之母也，土者水之防也，气行则水行，土实则水治，故名曰实脾也。然此方导水利气之力有余，阴水寒盛而气不虚者固所宜也。若气少声微，则必以理中汤加附子，数倍茯苓以君之，温补元气以行水为万当也。

苓桂术甘汤、实脾饮、肾气丸，皆治阳虚水气之证。苓桂术甘汤治上焦阳虚不能输布，水留于上，心下逆满，气上冲胸，故用苓、桂、术、甘之品扶阳通气，输水道也。实脾饮治中焦阳虚不能蒸化，水渍于中，外泛作肿，二便通利，故用姜、附、苓、术之剂，培土温中，胜寒湿也。肾气丸治下焦阳虚，不能行水，小便不利，肢体浮肿，喘急腹胀，故用桂、附、地、苓之辈，温而补之，以行水也。（《医宗金鉴·删补名医方论》）

清·汪绂：阴水之作，由命火不壮，脾胃虚寒，而或外兼冷饮，身冒寒湿，土不能制水，则水妄行无制而浮肿也。白术实脾燥湿之君药，茯苓佐白术以渗湿，甘草佐白术以厚脾，厚朴破土中之郁塞，草豆蔻暖脾胃，开郁积。大腹子苦涩，功专降泄，彻于下极，攻坚破积，燥湿除痰，而涩味亦能敛阴。按大腹子之力不及槟榔，然此不用槟榔而用大腹子，意以功专脾胃软。木香亦以通理三焦之气，然槟榔降浊之意为多，木香升清之意为多。木瓜酸以泻肝邪于土中，敛水气以归化，故能舒筋消肿。土不能制水，肾不能摄水，皆以命门火衰故也，附子以大壮命火，则肾中有阳而脾暖能制水矣。黑姜色黑入肾，以佐附子补命门火，此二味又所以实脾之根本也。（《医林纂要探源》）

清·徐大椿：脾气虚衰，寒湿内滞，不能为胃行其津液，而输化无权，故大腹胀满，泄泻不止焉。附子补火，力能生土，白术健脾，性燥湿，干姜暖胃祛寒，茯苓和脾渗湿，草果消寒滞，厚朴散湿满，大腹皮泻满退胀，广木香调气和中，宣木瓜平肝木以舒脾，粉甘草缓中州以和胃，生姜散寒邪以温胃气也。水煎温服，俾脾气内强，则为胃行其津气而寒湿自散，输纳有权，何腹胀泄之不退哉？此实脾退胀之剂，为脾虚寒湿胀泻之方。（《医略六书·杂病证治》）

清·张秉成：夫水有阴阳，治宜各别。阳水者，其人素禀阳盛，或酒饮蓄聚，或湿热蕴留，久则脾胃日虚，不能运化，或发于内，或溢于外，为肿为胀，所由来也。阴水者，纯是阳虚土败，土不制水而然。《经》云：湿胜则地泥。故脾旺则运化行而清浊分，其清者为气、为血、为津、为液；浊者为汗、为溺，而分消矣。则知治水当以实脾为首务也。白术、甘草补脾之正药，然非姜、附之大辛大热助火生土，何以建其温补健运之功？而后腹皮、茯苓之行水，厚朴、木香之快气，各奏厥功。草豆蔻芳香而燥，治太阴独胜之寒；宣木瓜酸涩而温，疏脾土不平之木。祛邪匡正，标本得宜耳。（《成方便读》）

清·喻嘉言：按治水以实土为先务，不但阴水为然。方下所云治阴水发肿，用此先实脾土，然则其后将用何药邪？俨然阴水当补，阳水当泻之念，横于胸中，故其言有不达耳。夫阴水者，少阴肾中之真阳衰微，北方之水，不能蛰封收藏，而泛溢无制耳。倘肾气不温，则真阳有灭顶之凶矣。实土以堤水，宁不为第二义乎？方中不用桂，而用厚朴、槟榔，尚有可议耳。

今·丁学屏：肾为胃关，关门不利则聚水而成肿，或脾不能散精归肺，肺不能四布水精，三焦决渎之道不利，亦水积而成肿。故水肿一证，以肾为本，肺为标，脾为制，三焦为道路也。严式此方，治阴水肢体浮肿法也。盖肾为胃关，从阳则开，从阴则关，肾中无火，关门但阖不开，故聚水而成肿也。实脾饮方，乃附子理中加味者也。水为阴邪，非温不化，附子、干姜辛温大热，温煦脾肾阳气，以治其本；白术、茯苓、甘草、崇土制水；

厚朴、草果温脾化湿，助中土四布水精之用耳。大腹、木香行气以化湿。有主有从，知标与本，故治阴水水肿，用多且广矣。(《古方今释》)

【验案选录】

案1　孙延春治疗肝硬化中毒性鼓胀案

郭某，男，45岁，因间歇性腹水2年，加重3个月，于1998年1月16日以“肝硬化腹水”收住。

患者既往有乙肝病史10年。入院时精神萎靡，怯寒乏力，咽干渴，频欲冷饮，腹胀不能平卧，但苦气短，尿少，大便4日未行，偶征矢气。查体：弥漫性腹膨隆，大量腹水，腹围76cm，脾脐下2cm，下肢水肿（++）。B超示：（1）肝硬化并大量腹水；（2）脾脏重度肿大。入院后经利尿、保肝、补充蛋白等处理，病症未见缓解。作者诊治时已住院16天，自述腹胀甚，纳差，大便4日未行，舌红、苔白腻，脉细滑无力，余症同前。

[西医诊断] 肝硬化中毒性鼓胀。

[中医诊断] 脾肾阳虚型气水双鼓证。

[治法] 培土益火，破气利水。遂投实脾散加减。

[处方] 茯苓30g，干姜10g，炒白术30g，桂枝15g，大腹皮15g，炒莱菔子20g，厚朴10g，附片10g，麦冬15g，生地10g，车前子5g，炙甘草4g。3剂。

服药后患者每日排气排便约2~3次，期间停用西医利尿及白蛋白治疗。

3剂服完后患者自述无腹胀，二便调。查：腹水量少，腹围72cm，脾肋缘下2cm，下肢不肿。既已有效，上方随症加减，病未进渐减。[《甘肃中医学院学报》，1988，(04)：43]

案2　李素兰治疗肾病水肿案

白某，男，43岁，1999年3月25日初诊。

患者10年前由于劳累出现颜面及双下肢水肿，曾至建工局医院诊治，查尿常规蛋白（+++），诊断为原发性肾病综合征，曾服用泼尼松、中药汤药等，病情很快缓解，在激素撤减过程中，病情反复。曾于1996年、1998年因感冒病情反复，在我院住院治疗月余，病情好转出院，出院后因家中经济困难未能坚持治疗，尿蛋白在（++）~（+++）之间波动，1周前由于外感，患者颜面、双下肢水肿加重，腹胀，尿少，自服肾复康胶囊、复方氨酚烷氨胶囊等药，疗效不显，故来我院诊治。

患者除颜面、双下肢水肿，腹胀，尿少外，尚有畏寒肢冷，腰酸腰痛，倦怠乏力，纳差，大便糊状，每日2~3次。

查颜面苍白虚浮，血压90/60mmHg，尿蛋白（+++），血浆总蛋白40.40g/L，白蛋白12.1g/L，球蛋白28.3g/L，总胆固醇14.55mmol/L，甘油三酯6.16mmol/L，B超提示中量腹水，舌淡胖嫩、苔薄白，脉沉细缓。

诊为水肿，证属脾肾阳虚型治宜温补脾肾，佐以利湿。

[处方] 方选实脾饮加减。制附片10g，白术24g，茯苓皮30g，薏苡仁、大腹皮各

15g，陈皮12g，草果、木瓜各9g，沉香6g，大枣3枚，生姜3片。水煎服，每日1剂，连服10剂。

患者遵医嘱将上药连服10天，又来复诊，除感倦怠乏力，大便稍成形外，余证似与前无异，也无任何不良反映，药已中病，在原方中加白茅根30g，猪苓15g，继服10剂。

三诊：4月16日。自诉尿量开始增多，日约2000ml，食欲增加，复查尿蛋（++），药已奏效，效不更方，嘱继服原方10剂，隔日服食赤小豆鲤鱼汤以辅助治疗。

四诊：4月27日。自述服上药后疗效日见增加，现除晨起眼睑浮肿、食欲略差外，余证消失，嘱其将上方10剂焙干、研末，过筛制成散剂，每次10g，每日3次，早、中、晚饭前冲服，连服2个月，并注意休息，谨防感冒，数月后患者又来复诊，2个月来从未间断治疗，现无不舒感觉，颜面、双下肢肿消，嘱其作全面检查以判断疗效，尿蛋白（+），血浆总蛋白60g/L，白蛋白42g/L，球蛋白16g/L，总胆固醇620mmol/L，甘油三酯17mmol/L，其他化验检查均在正常范围内，告临床痊愈，随访1年未复发。［《陕西中医》，2002，23（10）：888-889］

真　武　汤

《伤寒论》

【组成】茯苓三两（9g）　芍药三两（9g）　白术二两（6g）　生姜切，三两（9g）　附子炮，去皮，一枚，破八片，一枚（9g）

【用法】上五味，以水八升，煮取三升，去滓，温服七合，日三服（现代用法：水煎服）。

【功用】温阳利水。

【主治】

1. 阳虚水泛证。小便不利，四肢沉重疼痛，浮肿，腰以下为甚，畏寒肢冷，腹痛，下利，或咳，或呕，舌淡胖，苔白滑，脉沉细。

2. 太阳病发汗太过，阳虚水泛证。汗出不解，其人仍发热，心下悸，头眩，身瞤动，振振欲擗地。

【方论选录】

金·成无己：真武，北方水神也，而属肾，用以治水焉。水气在心下，外带表而属阳，必应发散，故治以真武汤。青龙汤主太阳病，真武汤主少阴病。少阴，肾水也，此汤可以和之，真武之名得矣。茯苓味甘平，白术味甘温，脾恶湿，腹有水气，则脾不治。脾欲缓，急食甘以缓之。渗水缓脾，必以甘为主，故以茯苓为君，白术为臣。芍药味酸微寒，生姜味辛温。《内经》曰：湿淫所胜，佐以酸辛。除湿正气，是用芍药、生姜酸辛为佐也。附子味辛热。《内经》曰：寒淫所胜，平以辛热。温经散湿，是以附子为使也。水气内渍。

至于散，则所行不一，故有加减之方焉。若咳者，加五味子、细辛、干姜。咳者，水寒射肺也，肺气逆者，以酸收之，五味子酸而收也；肺恶寒，以辛润之，细辛、干姜辛而润也。若小便利者，去茯苓。茯苓专渗泄者也。若下利者，去芍药，加干姜。酸之性泄，去芍药以酸泄也；辛之性散，加干姜以散寒也。呕者，去附子加生姜。气上逆则呕，附子补气，生姜散气，两不相损，气则顺矣。增损之功，非大智孰能贯之？（《伤寒明理论》）

明·许宏：少阴者，肾也。真武者，北方之正气也。肾气内虚，不能制水，故以此方主之。其病腹痛者，寒湿内胜也；四肢沉重疼痛者，寒湿外甚也；小便不利，又自下利者，湿胜而水谷不化也；或咳或呕者，水气在中也。故用茯苓为君，白术为臣，二者入脾走肾，逐水祛湿；以芍药为佐，而益脾气；以附子、生姜之辛为使，温经而散寒也。又，发汗，汗出不解，其人仍发热，邪气未解也；心下悸，头眩身动，振振欲擗地者，为真气内虚而亡其阳。亦用此汤，正气温经，而复其阳也。（《金镜内台方议》）

明·吴崑：茯苓、白术，补土利水之物也，可以伐肾而疗心悸；生姜、附子，益卫回阳之物也，可以壮火而祛虚邪；芍药之酸，收阴气也，可以和荣而生津液。（《医方考》）

清·张璐：真武汤方本治少阴病水饮内结，所以首推术、附兼茯苓、生姜之运脾渗水内务，此人所易明也。至用芍药之微旨，非圣人不能。盖此证虽曰少阴本病，而实缘水饮内结，所以腹痛自利，四肢疼重，而小便反不利也。若极虚极寒，小便必清白无禁矣，安有反不利之理哉？则知其人不得真阳不足，真阴亦素亏，或阴中伏有阳邪所致，若不用芍药固护其阴，岂能胜附子之雄烈乎？即如附子汤、桂枝加附子汤、芍药甘草附子汤，皆芍药与附子并用，其温经护营之法，与保阴回阳不殊。后世用药能获仲景心法者，几人哉！（《伤寒缵论》）

清·柯琴：真武，主北方水也。坎为水，而一阳居其中，柔中之刚，故名真武。是阳根于阴，静为动本之义。盖水体本静，动而不息者，火之用也，火失其位，则水逆行。君附子之辛温，以奠阴中之阳；佐芍药之酸寒，以收炎上之用。茯苓淡渗，以正润下之体；白术甘苦，以制水邪之溢。阴平阳秘，少阴之枢机有主，升阖得宜，小便自利，腹痛下利自止矣。生姜者，用以散四肢之水气与肤中之浮热也。（《伤寒来苏集·伤寒论注》）

清·王子接：术、苓、芍、姜，脾胃药也。太阳、少阴，水脏也。用崇土法镇摄两经水邪，从气化而出，故名真武。茯苓淡以胜白术之苦，则苦从淡化，便能入肾胜湿；生姜辛以胜白芍之酸，则酸从辛化，便能入膀胱以摄阳。然命名虽因崇土，其出化之机，毕竟重在坎中无阳，假使肾关不利，不由膀胱气化，焉能出诸小便？故从上不宁之水，全赖附子直走下焦以启其阳，则少阴邪必从阳部注于经而出矣，非但里镇少阴水泛，并可外御太阳亡阳。（《绛雪园古方选注》）

清·程知：白通、通脉、真武，皆为少阴下利而设。白通四证，附子皆生用，唯真武一证熟用者，盖附子生用则温经散寒，炮熟则温中去饮。白通诸汤以通阳为重，真武汤以益阳为先，故用药有轻重之殊。干姜能佐生附以温经，生姜能资熟附以散饮也。（《医宗金

鉴·订正伤寒论注》)

清·吴谦：小青龙汤治表不解有水气，中外皆寒实之病也。真武汤治表已解有水气，中外皆寒虚之病也。真武者，北方司水之神也，以之名汤者，借以镇水之义也。夫人一身制水者脾也，主水者肾也，肾为胃关，聚水而从其类也。倘肾中无阳，则脾之枢机虽运，而肾之关门不开，水即欲行以无主制，故泛溢妄行而有是证也。用附子之辛热，壮肾之元阳，则水有所主矣；白术之苦燥，建立中土，则水有的制矣。生姜之辛散，佐附子以补阳，于主水中寓散水之意；茯苓之淡渗，佐白术以建土，于制水中寓利水之道焉。而尤妙在芍药之酸收，仲景之旨微矣。盖人之身阳根于阴，若徒以辛热补阳，不稍佐以酸收之品，恐真阳飞越矣。用芍药者，是亟收阳气归根于阴也。于此推之，则可知误服青龙致发汗亡阳者，所以于补阳药中之必需芍药也。(《医宗金鉴·删补名医方论》)

清·王旭高：肾之真阳盛，则水皆内附，而与肾气同蛰藏。唯肾之阳虚不能制水，则水得泛滥而为病。苓、术、芍、姜，皆脾胃药，崇土以镇伏肾水，附子以挽回阳气。方名“真武”盖取固肾为义。真武为治，在崇土扶阳，以泄水邪，故不但里镇少阴水泛，兼可外御太阳之阳。(《王旭高医书六种》)

近·费伯雄：此方取名真武，乃专治肾脏之剂。坎之为象，一阳居二阴之中，水中之火，是为真火，此火一衰，则肾水泛滥，停于下焦，则腹痛自利；水犯中焦，则作呕，欲吐不吐；水犯上焦，则咳嗽，心悸，头眩。方中姜、附以助真阳；用苓、术以制二阴，水气一收，则上、中、下三焦俱无病矣。(《医方论》)

今·王邈达：名真武者，全在镇定坎水以潜其龙也。故以茯苓之淡渗者，从上行下以降水；白术之甘辛温者，崇脾土以防水；芍药之酸苦寒者，助肝木以疏水；更以姜、附子辛热者，拨开阴霾以回真阳。(《汉方简义》)

今·李飞：本方的配伍特点，是在附子、生姜、白术、茯苓温阳利水的同时，配伍一味芍药酸寒益阴。一则可制约附、姜、术辛烈温燥之性，使利水而不伤阴；二则酸敛护阴，既不损已伤之阴血，又有阴阳互根，阴中求阳之妙；三则借其“止痛，利小便”之功，治疗其兼证，并加强本方的利水作用。(《中医历代方论精选》)

【验案选录】

案1　蒲辅周治疗阳虚水逆（高血压病）案

马某，女，70岁。1964年4月17日初诊。

发现高血压病已3年，头晕，头痛，耳鸣不聪，劳累则加重，形体日渐发胖，小便有时失禁，晚间尿频，痰多，怕冷，手足偏凉。饮水则腹胀，饮食喜温，不能吃生冷。血压230/118mmHg。六脉沉细，右甚，舌偏淡苔滑。属阳虚水逆。治宜温阳镇水，健脾化痰。

[处方] 茯苓9g，生白术6g，白芍6g，川附片6g，生姜4.5g，法半夏9g，生龙骨12g，生牡蛎12g。

复诊：4月25日。头晕减轻，睡眠好转，血压210/108mmHg，脉舌如前。原方加五味子3g（打），龟甲12g。

三诊：5月7日。头晕，头痛已轻微，精神好转，小便正常，痰明显减少。舌正苔薄，脉沉细滑。原方加橘红4.5g，白芥子6g（炒）。药后，血压维持在200/100mmHg左右，自觉症状明显减轻。

按：此为阳虚痰湿盛的高血压，年已70岁，尿频，小便失禁，四肢欠温，肾气衰退，用温阳镇水的真武汤加味，痰多用半夏，虽与附子相反，病情需要，却起相反而相成的作用。（《蒲辅周医疗经验》）

案2　李红亮治疗带下案

患者，女，43岁。2009年7月就诊。

［主诉］白带多年。曾服健脾利湿之剂，时轻时重。经人介绍来诊。

诊见：白带清稀如水，臭味难闻，每天必须换2~4次内裤，平素畏寒怕冷，舌淡嫩，苔薄白，脉沉迟。

中医诊为白带，证属阳虚水滞。治以温阳化水。

［处方］附子（与生姜一起先煎1小时）60g，白术、萆薢各30g，茯苓、白芍、生姜各45g。7剂，每天1剂，水煎，取汁600ml，每天3次，每次200ml，口服。

药毕，白带明显减少，畏寒怕冷好转。

按：真武汤温阳化水，治疗病证颇多，病机总以阳虚水泛为主。《伤寒论》第82条曰："太阳病发汗，汗出不解，其人仍发热，心下悸，头眩，身瞤动，振振欲擗地者，真武汤主之。"第316条曰："少阴病，二三日不已，至四五日，腹痛，小便不利。四肢沉重疼痛，自下利者，此为有水气。其人或咳，或小便利，或下利，或呕者，真武汤主之。"本例患者白带经年，迭进健脾之剂，不可谓不对证，然久病及肾，肾阳不足，气化不利，水湿阻滞，故带下不止。火不生土，土不制水，故白带清稀如水，或带腥臭味。阳虚不温四末，故出现畏寒怕冷，舌淡嫩，苔薄白，脉沉迟为阳虚水泛之症。真武汤化气利水，加萆薢渗湿祛浊，故收功甚捷。［《新中医》，2011，43（8）：194］

【附方】

附子汤（《伤寒论》）

附子炮，去皮，破八片，二枚（15g）　茯苓三两（9g）　人参二两（6g）　白术四两（12g）　芍药三两（9g）上五味，以水八升，煮取三升，去滓，温服一升，日三服。

功用：温经助阳，祛寒除湿。

主治：寒湿内侵，身体骨节疼痛，恶寒肢冷，苔白滑，脉沉微。

方论：**清·柯琴**：此大温大补之方，乃正治伤寒之药，为少阴固本御邪之剂也。夫伤则宜补，寒则宜温，而近世治伤寒者，皆以寒凉克伐相为授受，其不讲于伤寒二字之名实久矣。少阴为阴中之阴，又为阴水之脏，故伤寒之重者，多入少阴，所以少阴一经，最多死症。如少阴病，身体痛，手足寒，骨节痛，口中和，恶寒脉沉者，是纯阴无阳之症，方中用生附二枚，取其力之锐，且以重其任也。盖少火之阳，鼓肾间动气以御外侵之阴翳，则守邪之神有权，而呼吸之门有锁钥，身体骨节之痛自除，手足自温，恶寒自罢矣。以人参固生气之原，令五脏六腑之有本，十二经脉之有根，肾脉不独沉矣。三阴以少阴为枢，设使扶阳而不益阴，阴虚而阳无所附，非治法之善也。故用白术以培太阴之土，芍药以滋厥阴之木，茯苓以利少阴之水。水利则精自藏，土安则水有所制，木润则火有所生矣。扶阳以救寒，益阴以固本，此万全之术。其畏而不敢用，束手待毙者，曷可胜计耶？此与麻黄附子汤，皆治少阴表证而大不同。彼因病从外来，表有热而里无热，故当温而兼散。此因病自内出，表里俱寒而上虚，故大温大补。然彼发热而用附子，此不热而用芍药，是又阴阳互根之理欤！此与真武汤似同而实异。此倍术、附去姜而用参，全是温补以壮元阳。彼用姜而不用参，尚是温散以逐水气。补散之分歧，只在一味之旋转欤！（《伤寒来苏集·伤寒附翼》）

第五节　祛风胜湿剂

羌活胜湿汤

《内外伤辨惑论》

【组成】羌活　独活各一钱（各6g）　藁本　防风　甘草炙，各五分（各3g）　川芎二分（1.5g）　蔓荆子三分（2g）

【用法】上㕮咀，都作一服，水二盏，煎至一盏，去滓，食后温服（现代用法：水煎服）。

【功用】祛风胜湿止痛。

【主治】风湿犯表之痹证。肩背痛不可回顾，头痛身重，或腰脊疼痛，难以转侧，苔白，脉浮。

【方论选录】

明·吴崑：外伤于湿，一身尽痛者，此方主之。脾胃虚弱，湿从内生者，二陈、平胃之类主之；水停于膈，湿盛濡泻者，六一、五苓之类主之；水渗皮肤，肢肿黄胀者，五皮、茵陈之类主之。今湿流关节，非上件所宜矣。《经》曰：风胜湿。故用羌、防、藁、独、芎、蔓诸风药以治之。以风药而治湿，如卑湿之地，风行其上，不终日而湿去矣。又曰：无窍不入，唯风为能。故凡关节之病，非风药不可。用甘草者，以风药悍燥，用以调

之，此之谓有制之兵也。(《医方考》)

清·张璐：此治头顶之湿，故用羌、防、芎、藁一派风药，以祛上盛之邪。然热虽上浮，湿本下注，所以复用独活透达少阴之经。其妙用尤在缓取微似之汗，故剂中加用甘草，以缓诸药辛散之性，则湿著之邪，亦得从之缓去，无借大开汗孔，急驱风邪之法，使肌腠馁弱无力，湿邪因之内缩，但风去而湿不去也。(《张氏医通》)

近·蔡陆仙：此为治在表之湿，故独用风药，关节利则湿除矣。且属外来之浅患，本不在健脾分消之例。但汪昂按中谓此汤虽名胜湿，实伤风头痛通用之方。后人不知汪氏之误，再误其意，每治伤风，投以此汤，而偾事者甚多。盖伤风头痛有寒化、热化、湿化之别。头痛重晕，鼻塞舌白者，湿化也，当以此方为主。若头痛如劈，口干舌燥，身热自汗者，热化也，投此方反如火上加油，徒增病变。寒化者，必兼身重，腰中沉着，方乃有本方加酒洗防己、附子之例，此不可不注意也。故谓此方为治伤风头痛通用之方，未免太嫌浮泛，应改变方为治伤风头痛之湿化者，始不失古人立方之意，而始拍合胜湿之名称也。(《中国医药汇海·方剂部》)

今·朱良春：羌活、独活、防风、藁本都是疏肌表、祛风湿之品，具有发汗镇痛的作用。川芎既能活血搜风，又可配合清利头目的蔓荆子制止头痛。上药配合起来，本来发汗的作用较强，但有了一味甘草缓和其辛散之性，便能使湿著之邪得微汗而解。凡是风湿在表，恶寒无汗，一身疼痛者，用之最为适合。如果身重而尤以腰部沉重较甚者，是寒湿较重的征象，可加防己二钱、附子八分（重者加制川乌五分）。(《汤头歌诀详解》)

今·丁学屏：经以风寒湿三气杂至，合而成痹也。以风胜者为行痹，湿胜者为着痹，寒胜者为痛痹。此方治头痛项强，腰痛一身尽痛，不能转侧，恶寒微热脉浮者，则为风湿入络，行痹走注无定也无疑矣。经曰“风能胜湿”，故取羌、独、防风、藁本、蔓荆、川芎诸风药，辛以散之。犹地面泛潮，凉风乍起，倏忽干燥之例也。(《古方今释》)

【验案选录】

案1　毛则先治疗耳膜内陷耳聋案

吴某，男，40岁。耳鸣、耳聋10天。

10天前，因淋雨受凉，出现耳如蝉鸣，听力减退，逐渐加重。伴头晕重，乏力。舌质淡红，苔薄白微腻，脉浮缓。

五官科检查：双耳鼓膜中度内陷，听力（电测法）：60分贝。服感冒清、维生素B等药，以及做捏鼻鼓气法治疗无效。

此乃风寒挟湿蒙蔽清窍，治以祛风胜湿，用羌活胜湿汤。

羌活12g，独活12g，防风12g，川芎10g，藁本10g，蔓荆子10g，蝉蜕3g，菊花12g，石菖蒲10g，通草6g，甘草6g。

药用10余剂痊愈。五官科检查：耳膜内陷消失，电测听：10分贝（正常）。[《新疆

中医药》，1994（3）：61］

案 2　邓耘治疗呕吐案

朱某，男，28 岁。

自诉头痛 3 年，汗后淋雨过河，诱发突然间断性呕吐 1 周余。

刻诊：头重如裹，呕吐食物及苦酸水，面红目赤，周身痛楚，以腰两侧为甚，脘腹闷胀，便溏不爽，日达 5 次，小便微浑，舌苔黄腻，脉滑数。

诊为：呕吐。证属寒湿内阻，入里化热，胃失和降。治宜祛风胜湿，佐以和胃降逆，方用羌活胜湿汤加味。

［处方］羌活、独活各 9g，藁本、防风、川芎、炙甘草各 6g，蔓荆子、荷叶、法半夏各 10g，苍术 15g，黄连 12g。3 剂。水煎冷服，嘱其禁食肥甘厚味。

药后吐泻止，诸症减。药已中病，续服 3 剂而愈。［《新中医》，1994（12）：44］

案 3　吉耀召治疗坐骨神经痛案

张某，男，46 岁，农民。初诊：1992 年 11 月 13 日。

患坐骨神经痛 4 年余，屡治不效。发病时腰臀部至大腿后侧，下小腿后外侧，经外踝骨到趾尖，酸重疼痛或麻木不仁或抽筋拘急，步履艰难，少腹冷，有时冷气随矢气而出。得暖则舒，遇寒则剧，纳减便溏，苔白腻而润，脉沉细。

经辨证，治以疏风通络，健脾化湿，温通阳气。

［方用］桂枝、附子、苍术、白术、炮姜炭、茯苓、羌活、独活、陈皮、防风、海风藤，水煎内服，随症化裁，配合外熨疗法，治疗近 2 个月，诸主症消失，随访 2 年无复发。［《河南医药信息》，1999，7（9）：34］

【附方】

蠲痹汤（《杨氏家藏方》）

当归去土，酒浸一宿　羌活去芦头　姜黄　白芍药　黄芪蜜炙　防风去芦头，各一两半（各 45g）　甘草炙，半两（15g）上药㕮咀。每服半两，水二盏，加生姜五片，同煎至一盏，去滓温服，不拘时候。

功用：益气和营，祛风胜湿。

主治：风湿相搏，身体烦疼，项臂痛重，举动艰难，及手足冷痹，腰腿沉重，筋脉无力。

方论：**清·张秉成**：夫风痹一证，有痹于筋骨、肌肉、经络、营卫种种之不同。其痹于筋骨者，另已论之矣。然邪之所入，无不先自营卫、经络、肌肉，而及于筋骨也。故当乘其初入之时，和营卫，通经络，散风启闭，则痹着之邪，自可涣然解释矣。此方用黄芪益卫气，而以防风、羌活之善走者辅之，使之补而不滞，行而不泄，且两功并建，相得益彰。归、芍和营血，而以片子姜黄之走血行气，能除寒而燥湿者佐之，然后三气之邪，自无留着之处。甘草和诸药而缓中补虚，姜、枣通营卫而生津达腠。故此方之治痹，非关肝肾虚筋骨为病者服之，效如桴鼓。立方之意，真所谓尽美耳。（《成方便读》）

独活寄生汤

《备急千金要方》

【组成】独活三两（9g） 桑寄生 杜仲 牛膝 细辛 秦艽 茯苓 桂心 防风 川芎 人参 甘草 当归 芍药 干地黄各二两（各6g）

【用法】上㕮咀，以水一斗，煮取三升，分三服，温身勿冷也（现代用法：水煎服）。

【功用】祛风湿，止痹痛，益肝肾，补气血。

【主治】痹证日久，肝肾两虚，气血不足证。腰膝疼痛、痿软，肢节屈伸不利，或麻木不仁，畏寒喜温，心悸气短，舌淡苔白，脉细弱。

【方论选录】

明·吴崑：肾气虚弱，肝脾之气袭之，令人腰膝作痛，屈伸不便，冷痹无力者，此方主之。肾，水脏也，虚则肝脾之气凑之，故令腰膝实而作痛。屈伸不便者，筋骨俱病也。《灵枢》经曰：能屈而不能伸者，病在筋；能伸而不能屈者，病在骨。故知屈伸不便，为筋骨俱病也。冷痹者，阴邪实也；无力者，气血虚也。是方也，独活、寄生、细辛、秦艽、防风、桂枝，辛温之品也，可以升举肝脾之气，肝脾之气升，则腰膝弗痛矣；当归、熟地、白芍、川芎、杜仲、牛膝者，养阴之品也，可以滋补肝肾之阴，肝肾之阴补，则足得血而能步矣；人参、茯苓、甘草者，益气之品也，可以长养诸脏之阳，诸脏之阳生，则冷痹去而有力矣。(《医方考》)

清·汪昂：此足少阴、厥阴药也。独活、细辛入少阴，通血脉，偕秦艽、防风疏经升阳以祛风；桑寄生益气血，祛风湿，偕杜仲、牛膝健骨强筋而固下。芎、归、芍、地，所以活血而补阴；参、桂、苓、草，所以益气而补阳。辛温以散之，甘温以补之，使血气足而风湿除，则肝肾强而痹痛愈矣。(《医方集解》)

清·张璐：风性上行，得湿黏滞则留着于下，而为腰脚痹重，非独活、寄生无以疗之。辛、防、秦艽、独活之助；牛膝、杜仲、寄生之佐。桂、苓、参、甘，以壮其气；芎䓖、芍、地，以滋其血。血气旺而痹著开矣。(《千金方衍义》)

清·张秉成：此亦肝肾虚而三气乘袭也。故以熟地、牛膝、杜仲、寄生补肝益肾，壮骨强筋；归、芍、川芎和营养血，所谓治风先治血，血行风自灭也；参、苓、甘草益气扶脾，又所谓祛邪先补正，正旺则邪自除也。然病因肝肾先虚，其邪必乘虚深入，故以独活、细辛之入肾经，能搜伏风，使之外出，桂心能入肝肾血分祛寒。秦艽、防风为风药卒徒，周行肌表，且又风能胜湿耳。(《成方便读》)

今·李畴人：以参、苓、草、芎、归、地、芍养血通络；加艽、防、细辛、寄生、独活散风，桂枝和营散寒，杜仲补肾，牛膝引导，合治冷风顽痹麻木之症。而少化湿之药，因风药亦能胜湿，故照此方加减则善矣。(《医方概要》)

【验案选录】

案1　李葆富治疗腰椎间盘突出案

付某，女，54岁。初诊：2009年6月23日。

［主诉及病史］腰痛，下肢窜痛、冷痛3年。经某二级医院CT检查诊断：腰椎间盘突出症。近日疼痛加重，食欲不振，胃脘胀满，舌苔白厚腻，脉弦滑。

［辨证］风寒湿痹，经脉闭阻。

［治法］疏风散寒，强肾通络。

［处方］独活10g，杜仲12g，川续断15g，熟地12g，苍术10g，桑寄生15g，秦艽10g，细辛3g，桂枝10g，当归10g，白芍12g，砂仁6g，佛手10g，怀牛膝12g，防风10g，川芎10g，厚朴10g。

［治疗经过］7月20日复诊，上方共服16剂，腰腿痛止，食欲大增，嘱继服5剂，巩固疗效。(《李葆富行医60年临床经验选集》)

案2　巴海燕治疗慢性风湿性关节炎案

杜某，女，46岁，农民。1986年10月9日初诊。

自述：腰腿关节疼痛已20年。时轻时重，遇冷加重，严重时活动受限。舌淡红，苔白，脉沉弦。经市人民医院检查诊断为慢性风湿性关节炎。

据症分析：发病日久正气必虚，遇冷加重肢体沉重亦与风寒湿有关。治以扶正祛邪，温经散寒为法。方拟独活寄生汤加减。

独活、秦艽、川芎、桂枝、盐炒杜仲、牛膝、熟地各15g，桑寄生、太子参、山药各30g，当归12g，细辛5g，白芍20g，连服7剂疼痛缓解。

遵上方继用7剂临床治愈，令服小活络丹以巩固疗效。[《中医药信息》，1999，(02)：43]

案3　巴海燕治疗坐骨神经痛案

王某，男，32岁，干部。1986年8月11日就诊。

患者主诉腰腿疼痛2周。因受凉致腰痛，呈进行性加重，并向下肢放射至足背外侧，呈持续性钝痛，活动受限。舌质淡红，苔薄白，脉沉紧。检查右侧环跳穴、委中穴、承山穴、昆仑穴压痛阳性，跟腱反射减弱。经外科会诊诊断为坐骨神经痛。

中医辨证为风寒湿痹。治以祛风散寒、活血通络、缓急止痛。方拟独活寄生汤加减。

独活、秦艽、防风、续断、当归、苍术、乳香各15g，牛膝、川芎、木瓜、延胡索各10g，桑寄生30g，细辛5g。

服用10剂，疼痛明显减轻。继服上方10剂而愈。[《中医药信息》，1999，(02)：43]

【附方】

三痹汤（《校注妇人大全良方》）

川续断　杜仲去皮，切，姜汁炒　防风　桂心　细辛　人参　白茯苓　当归　白芍药　甘草各一两（各30g）　秦艽　生地黄　川芎　川独活各半两（各15g）　黄芪　川牛膝各一两（各30g）　上为末，每服五钱（各15g），水二盏，加姜三片，大枣一枚，煎至一盏，去滓热服，不拘时候，但腹稍空服之。

功用：益气活血，祛风除湿。

主治：痹证日久耗伤气血证。手足拘挛，或肢节屈伸不利，或麻木不仁，舌淡苔白，脉细或脉涩。

方论：**清·喻嘉言**：此用参、芪、四物一派补药，内加防风、秦艽以胜风湿，桂心以胜寒，细辛、独活以通肾气。凡治三气袭虚而成痹病人，宜准诸此。（《医门法律》）

清·汪昂：风痹诸方，大约祛风胜湿泻热之药多，而养血补气固本之药少。唯此方专以补养为主，而以治三气之药从之，散药得补药以行其势，辅正驱邪，尤易于见功。（《医方集解》）

鸡　鸣　散

《证治准绳》

【组成】槟榔七枚（15g）　陈皮去白　木瓜各一两（各30g）　吴茱萸二钱（6g）　紫苏叶各三钱（各9g）　桔梗　生姜连皮，各半两（各15g）

【用法】共为粗末。水煎，分3次服。（现代用法：作汤剂，水煎服，用量按原方比例酌减）。

【功用】宣散湿邪，下气降浊。

【主治】湿脚气。症见足腿肿重无力，行动不便，或麻木冷痛，以及风湿流注，脚痛不可着地，下肢浮肿者。

【方论选录】

清·王子接：经以脚气名厥，汉名缓风，宋、齐后始名脚气。按前贤论，皆由风寒暑湿乘袭于三阴经，宜急为重剂以治之。《外台》疗脚气，唯唐侍中方为最验。至明，周文采《医方选要》鸡鸣散，药品相同，唯多桔梗一味，取义于五更服，故曰鸡鸣散。紫苏色赤气香，通行气血，专散风毒，同生姜则去寒，同木瓜则收湿，佐以桔梗开上焦之气，广皮开中焦之气，妙在吴茱萸泄降下逆，更妙在槟榔沉重性坠，诸药直达下焦，开之、散之、泄之、收之，俾毒邪不得上壅入。

腹冲心而成危候。鸡鸣时服者，从阳注于阴也。服药须冷者，从阴以解邪也。东垣分南北二方治法，各随其所胜者而偏调之，证相宜者而倍用之，是亦发前之未发，在园机者斟酌变通，斯为善矣。(《绛雪园古方选注》)

清·陈修园：寒湿之气着于下焦而不去，故用生姜、吴茱萸以驱寒，橘红、槟榔以除湿。然驱寒除湿之药颇多，而数品皆以气胜，加以紫苏为血中之气药，辛香扑鼻，更助其气，气盛则行速，取着者行之之义也。又佐以木瓜之酸、桔梗之苦。《经》云酸苦涌泄为阴。俾寒湿之气，得大气之药，从微汗而解之；解之而不能尽者，更从大便以泄之，战则必胜之意也。其服于鸡鸣时奈何？一取其腹空，则药力专行；一取其阳盛，则阳药得气也。其必冷服奈何？以湿为阴邪，冷汁亦为阴属，以阴从阴，混为一家，先诱之而后攻之也。(《时方歌括》)

今·李畴人：脚气之病，乃胃有湿痰积饮，肝胆之气不能升化而郁塞，下走三阴之络，致足肚胫中胀痛，故名脚气。南方地卑多湿，常有之。以紫苏、桔梗、陈皮开肺快气，槟榔、茱萸温肝降逆，下气最速，木瓜和肝通经，生姜温肺胃，下气化痰。此方乃疏肺金而制肝木，下气化气泄湿，温肝温胃而降逆者也。此病每甚于日暮阴盛之时，故于五更服之，趁阳升阴未逆之际，则药力行而胀痛除也。(《医方概要》)

今·盛心如：风毒脚气，总之皆由于足下而起，本方乃通治之神方也。吴萸驱肝肾之内寒，并用生姜以外散；橘红除肝脾之伏湿，并用槟榔以下泄，寒湿原从蒸气而受，诸药皆以气胜者也。而紫苏叶香入血分，下气最速。气分通畅，则不致上冲于心，寒湿之气改从大便而下泄；而泄之不尽，更可从皮肤以外解，况有桔梗通利三焦以开其毛窍乎？然既欲驱除寒湿，唯恐其行之不速，而复用木瓜酸苦之品以收之，得毋有碍药气之流畅乎？曰：此正相需相济之妙用。酸苦涌泄为阴，湿为阴邪，从其气而饵之，正所以达其下泄之机。且必冷服，以类相从，乃诱而攻之之妙法也。服于鸡鸣之时，腹空则药力专而气行，阳旺则阴霾散而气盛，此其所以为治脚气之第一方也。(《实用方剂学》)

今·朱良春：本方是治疗脚气的一张要方。方中吴茱萸散寒下气，能“治肾气脚气水肿”；木瓜舒筋化湿，善治“湿痹脚气”和“脚气冲心”。《千金》有张专治脚气入腹的吴茱萸汤，即是此二药组成。可见这二药对于湿性脚气而肿胀痹痛有殊效。至于紫苏、桔梗、陈皮三味，主要用作开肺利气，“气利则湿行”。因为脚气为壅疾，所以重用槟榔一药，下气降逆，以泻下泄壅，使湿气从大便而出，即所谓“当下黑水粪，即肾家所感寒湿之毒气。”此外，佐用生姜，也不外温散寒气，协助解除脚气，综合起来，本方对于湿性脚气有较好的疗效。假如症见肿势上犯入腹，湿气冲胸，呕恶腹胀，喘息抬肩，自汗淋漓，乍寒乍热，脉短促者，是“脚气冲心”的危险之症，必须加入温阳降逆的附子等品，始能挽救。(《汤头歌诀详解》)

今·丁学屏：此治脚气之方也。脚气汉时名曰缓风。盖因其由风寒暑湿之邪，乘虚袭入三阴脉络致病。方中紫苏、生姜、桔梗、陈皮，皆辛散风药，取其流湿润燥之用耳。吴萸、木瓜、槟榔，《圣济总录》名吴茱萸汤，《世医得效方》名木瓜茱萸汤，治脚气入腹，因闷欲死，腹胀喘急。则三药为之脚气之要药也。考《本草》槟榔味辛性温，入足阳明气分，达膜原而散疫邪，消痰癖，除水胀，疗瘴疟；吴萸味辛苦性热，入足厥阴肝经血分，疏肝燥脾，温中下气，治厥阴头痛，呕逆吞酸，脚气水肿；木瓜味酸涩性温，入足太阴，足厥阴血分，理脾伐肝，疗暑湿，治脚气冲气，兼治转筋。(《古方今释》)

【验案选录】

案1　刘启庭治疗水肿案

李某，男，48岁。1989年6月7日就诊。

双下肢肿胀、不红不痛月余。近来自觉两下肢走路无力，沉重，开始在踝关节处呈凹陷性肿胀，下午尤甚，后逐渐波及两小腿，上至膝盖，下至整个脚部漫肿，局部发凉，不痛，稍觉麻木，全身酸软，口淡无味，饮食较前减少，大便稀，小便少，舌质淡胖，苔白，脉缓。追其病因，言半年前下矿井，受阴寒水湿浸渍，当时觉有袭骨般的凉，好似失去知觉，上井后两下肢仍有凉感，后逐渐感觉麻木、无力、肿胀。

综观脉症，中医辨证为寒凝经络，湿邪壅滞。治予温通经络，散寒祛湿。

[处方] 槟榔30g，木瓜30g，陈皮10g，吴萸6g，桔梗15g，苏叶15g，薏米30g，防已15g，生姜15g，水煎2汁混合，早晚冷服，外用药渣熬水烫洗下肢。

治疗3天，自觉下肢轻松，食欲增加，肿胀较前减轻。

效不更方，继续服用25剂，肿胀消退，皮肤温度复原，麻木已除，食欲恢复。停药观察，随访1年未发。(《古今名医临证金鉴·水肿关格卷·下卷》)

案2　王明俊治疗支气管炎案

某男，58岁。

外感风寒咳嗽1个月多，久治不愈，近3日恶寒发热，咳嗽增剧，鸡鸣时咳嗽尤甚，咳则干呕作呛，涕泪并出，难于安寐，咳痰时稠时稀，口微腻，食欲不振。舌质淡，苔薄白，脉浮，中取弦细，沉取微滑。即投鸡鸣散加味。

[处方] 紫苏、生姜、陈皮、木瓜、槟榔、党参各15g，桔梗12g，吴茱萸6g，沉香3g（水磨兑服）。

二诊：1剂尽，咳减食增。继进1剂，后以柴芍六君子汤善后而愈，随访2年未复发。

按：鸡鸣散功具行气降浊、温化寒湿。然方中紫苏、桔梗、生姜宣肺散寒，调理气机；木瓜"治脚气冲心……下冷气，止呕逆、心膈痰唾"(《本草纲目拾遗》)，且舒经活络祛寒湿；吴茱萸"去冷痰"(《名医别录》)，二者与陈皮相伍可温化寒痰冷饮；槟榔疏降肺胃上逆之气，"疗痰气喘急"(《本草纲目》)；沉香启动下纳之真气，共有化痰降逆，宣肺止咳之功；临床用于治疗湿痰内阻，外受风寒，又有鸡鸣或晨起咳嗽增剧之特点者，收效显著。[《四川中医》，1986，(7)：22]

案3　孙玉信治疗风湿性心脏病案

某男，50岁，于1998年3月5日以心悸、气短、胸闷10年，伴下肢浮肿月余为主诉来诊。

10年前因感冒出现发热、咳嗽、胸闷，经治疗感冒后热退，但出现心悸，胸闷时作，劳累后加重，诊断为风湿性心脏病，病情时轻时重。于1个月前因受凉致病情加重，胸闷，气喘，腹胀，双下肢浮肿，大便正常，小便量少，口唇轻度发绀。两肺散在干湿啰音，心率95次/分钟，心律绝对不齐，强弱不等；肝于肋下可及约2cm，质中等。舌质暗，苔黄略厚，脉结代。

证属胸阳不振，阴寒上冲，血脉瘀滞。

[处方]苏叶、炙甘草、槟榔、桔梗、桃仁、浙贝、生姜各10g，陈皮12g，木瓜15g，车前子、葶苈子各30g，吴茱萸6g，大枣6枚。5剂水煎服。

二诊：药后双下肢浮肿减轻，尿量增加，胸闷气喘好转，食欲欠佳，大便正常，舌质暗红，苔白脉结代。

继续上方，加焦山楂10g，白蔻仁6g，调理半个月。

按：风湿性心脏病引起的慢性心衰，临床表现为心悸气短，喘促不能平卧，动则尤甚，口唇青紫，手足逆冷，腹胀纳呆，胫肿，少尿，舌质淡暗，苔白或腻，脉沉细或结代。中医学归于心悸或喘证或水肿范畴，以外感风寒湿邪，侵袭经络，内舍于心，痹阻胸阳，胸阳不振，心血运行受阻，心肺瘀滞，肺气不宣，火不生土，则脾阳虚衰，土不制水，或肾失气化，阴寒上逆，水气不化，欺凌心肺。治用鸡鸣散加减，一则通畅三焦，开泄水道，逐三阴之阴寒；二则健脾和胃，行气宽胀；三则疏利气机，振奋心阳。[《中国中医基础医学杂志》，2004，10，(10)：28]

第六节　祛湿化浊剂

萆薢分清饮

《杨氏家藏方》

【组成】益智仁　川萆薢　石菖蒲　乌药各等分（各9g）

【用法】上为细末，每服9g，水一盏半，入盐一捻，同煎至七分，食前温服。（现代用法：水煎服，加入食盐少许。）

【功用】温肾利湿，分清化浊。

【主治】下焦虚寒之膏淋、白浊。小便频数，混浊不清，白如米泔，凝如膏糊，舌淡苔白，脉沉。

【方论选录】

明·吴崑：膀胱者，水渎之区也，胃中湿热乘之，则小便浑浊，譬之湿土之令行，而山泽昏瞑也。陶隐君曰：燥可以去湿，故萆薢、菖蒲、乌药、益智，皆燥物也。可以平湿土之敦阜。湿土既治，则天清地明，万类皆洁矣，而况于膀胱乎！（《医方考》）

清·张璐：精通尾膂，溲出膀胱，泾渭攸分，源流各异。详溲便之不禁，乃下焦阳气失职，故用益智之辛温以约制之，得盐之润下，并乌药亦不至于上窜也。独是胃中浊湿下渗，非萆薢无以清之，兼菖蒲以通九窍、利小便。略不及于收摄肾精之味，厥有旨哉！(《张氏医通》)

清·汪昂：此手足少阴、足厥阴阳明药也。萆薢能泄阳明、厥阴湿热，去浊而分清；乌药能疏邪逆诸气，逐寒而温肾；益智脾药，兼入心肾，固肾气而散结；石菖蒲开九窍而通心；甘草稍达茎中而止痛，使湿热去而心肾通，则气化行而淋浊止矣。此以疏泄而为禁止者也。(《医方集解》)

清·费伯雄：凡淋证，皆由于湿热。小便频数，其为肾虚夹热可知，但当于滋肾中加清利之药。若乌药、益智仁之温涩，是反行禁锢而非分清。解者谓此以疏泄为禁止，吾不谓然。(《医方论》)

今·丁学屏：淋与浊，实为二证，证因有异，治不同法。一代宗匠叶天士言之最确凿。“淋属肝胆，浊属心肾”，是以萆薢分清饮二方，《丹溪心法》方重在治肾，用药偏于温摄佐以分利；《医学心悟》方侧重治心，苦先入心，小肠火府非苦不通，故用药旨在苦泄，分利仅为佐使耳。可见之病首须识证，认证无差，方与病合，方能药到病除焉。(《古方今释》)

【验案选录】

案1　杨洪涛治疗原发性肾病综合征案

患者，女，25岁，体重55kg，2年前患者无明显诱因出现颜面及双下肢水肿。

查尿常规示：尿蛋白（+++），潜血（+）。24h尿蛋白定量：4.0g/24h。血浆白蛋白：28g/L，肾功能正常，近期无呼吸道感染史。肾穿刺示：IgA肾病Ⅲ级（Lee分级）。

［诊断］原发性肾病综合征（IgA肾病Ⅲ级），经激素治疗，病情好转，停激素后病情复发，如此反复。

2013年11月23日，因水肿明显而前来诊治。症见：颜面及双下肢水肿，皮肤绷急光亮，按指凹陷不起，神疲倦怠，胸脘痞闷，烦热口渴，小便短赤，大便偏干，舌红，苔黄腻，脉细滑稍数。给予萆薢分清饮合猪苓汤化裁。

萆薢15g，石菖蒲10g，黄柏10g，茯苓15g，猪苓20g，泽泻30g，滑石（包煎）10g，车前子30g，丹参30g，莲子心10g，蝉蜕10g，僵蚕10g，小蓟30g，白茅根30g，杜仲

15g，肉桂 3g，甘草 10g。14 剂，水煎服，1 剂 / 天，分 2 次温服。

二诊：2013 年 12 月 7 日。水肿减轻，小便较前通利，原方 14 剂。

三诊：2013 年 12 月 22 日。诸症均有改善，尿常规示：尿蛋白（++），潜血（-）。去小蓟、白茅根、泽泻、滑石，加黄芪 30g，白术 15g，青风藤 30g，威灵仙 15g。14 剂。

四诊：2014 年 1 月 6 日。复查尿常规示：尿蛋白（+）。24h 尿蛋白定量：1.3g/24h，又以前方加减治疗 2 个月余，水肿消除，未诉明显不适。[《中医药导报》，2016，（08）：106-107]

案 2　杨洪涛治疗复杂性泌尿道感染案

患者，女，62 岁，患者泌尿道感染反复发作数年，受凉及饮食不洁后极易复发，痛苦不堪。2014 年 1 月 3 日来我院就诊，查尿常规：WBC（+++），RBC（+）。

现症见：尿频、尿急、排尿不畅，小便混浊，如米泔状，会阴部疼痛剧烈，尿道口灼热疼痛，乏力，头目眩晕，腰膝酸软，夜尿增多，寐不安，纳可，大便调，舌红苔黄腻，脉沉无力。杨师认为该病少阳枢机不利，湿热下注，阻滞络脉，脂汁外溢引起，兼肾阳亏虚，肾失封藏，治宜疏利少阳，清热利湿，分清泄浊，温补肾阳，方用萆薢分清饮合金匮肾气丸加减。

［处方］柴胡 15g，黄芩 10g，萆薢 15g，石菖蒲 10g，黄柏 15g，生地黄 25g，山药 15g，山萸肉 15g，泽泻 15g，附子 10g，肉桂 6g，车前子 30g，冬葵子 30g，莲子芯 10g，丹参 30g，甘草 10g。14 剂水煎服，每日 1 剂，分 2 次温服。

二诊：2014年1月7日。尿频、尿急次数明显减少，会阴部疼痛缓解，复查尿常规示：WBC（+），RBC（±），杨师根据舌脉判断，湿浊未化，于原方中加入败酱草 30g，白花蛇舌草 30g，以加强清热利湿通淋之功继续治疗，与 14 剂。

三诊：2014 年 2 月 1 日。排尿渐通畅，小便颜色明显清凉，又与 14 剂。

四诊：2014 年 2 月 15 日。诸症减轻，自觉乏力腰酸，查尿常规阴性，杨师加黄芪 30g，干姜 10g 以善其后，并减去败酱草、白花蛇舌草、冬葵子苦寒通淋之品，之后服用半年余，诸症若消，精神渐复。[《中医药导报》，2016，（08）：106-107+110]

案 3　韩培信治疗慢性肾炎案

巩某，女，50 岁。尿如膏糊、时夹血块、反复发作 3 年余，近日益甚，于 1991 年 9 月 3 日就诊。症见患者精神，委顿，消瘦乏力，小腹坠胀，小便不畅，舌体胖嫩，苔薄黄，脉细数。尿常规：蛋白（++），白细胞（+），红细胞（++），乳糜尿试验阳性。

证属湿热为主，兼脾肾亏虚。基本方萆薢分清饮加小蓟 30g，藕节、旱莲草各 15g。

连服 8 剂，尿液变清。再进 6 剂，诸症好转。尿常规检查：蛋白（±），红细胞（-），白细胞 0~2/HP。乳糜尿试验阴性。后以上方出入继服 12 剂，停汤剂后，服六味地黄丸、人参健脾丸，后三次随访，病人虽恣食油腻，病未复发。（《基层中医治疗疑难病症经验荟萃》）

第十七章 祛痰剂

凡以祛痰药为主组成，具有消除痰涎的作用，治疗各种痰证的方剂，统称祛痰剂。属于“八法”中“消法”的范畴。

痰为机体的病理产物，可留滞于脏腑、经络、肢体而致病。清·汪昂《医方集解》曰：“在肺则咳，在胃则呕，在头则眩，在心则悸，在背则冷，在胁则胀，其变不可胜穷也。”属内伤导致者，多为脏腑功能失调，尤其是肺、脾、肾功能失调。所谓“脾为生痰之源”“肾为成痰之本”“肺为贮痰之器”。外因所致者，常因六淫、饮食不节等。痰证可分为寒痰、热痰、湿痰、燥痰、风痰等。故本章方剂分为燥湿化痰剂、清热化痰剂、润燥化痰剂、温化寒痰剂、治风化痰剂五类方剂。

痰由湿生，湿主要源于脾肾。《景岳全书》云：“五脏之病，虽俱能生痰，然无不由于脾肾。”故祛痰剂中多配伍健脾祛湿之品，或益肾之品。痰随气而升降，气滞则痰聚，气顺则痰治。诚如庞安常所言：“善治痰者，不治痰而治气，气顺则一身津液亦随气而顺矣。”故祛痰剂中常配伍理气药。至于痰流经络、肌腠而为瘰疬、痰核者，又常结合软坚散结之品，随其虚实寒热而调之。

应用祛痰剂时，首先应辨别痰证之性质，分清寒热燥湿的不同而选用相应的方剂。对痰嗽咯血者，则不宜应用辛温燥烈之剂；表邪未解或痰多者，慎用滋润之品，以防壅滞留邪。

第一节　燥湿化痰剂

二　陈　汤

《太平惠民和剂局方》

【组成】半夏汤洗七次　橘红各五两（各 15g）　白茯苓三两（9g）　甘草炙，一两半（4.5g）

【用法】上药㕮咀，每服四钱（12g），用水一盏，生姜七片，乌梅一个，同煎六分，去滓。热服，不拘时候（现代用法：加生姜 7 片、乌梅 1 枚，水煎服）。

【功用】燥湿化痰，理气和中。

【主治】湿痰证。咳嗽痰多，色白易咯，恶心呕吐，胸膈痞闷，肢体困重，或头眩心悸，舌苔白滑或腻，脉滑。

【方论选录】

明·吴崑：脾弱不能制湿，内生积饮者，此方主之。水谷入胃，无非湿也。脾土旺，则能运化水谷，上归于肺，下达膀胱，无湿气之可留也。唯夫脾弱不能制湿，则积而为痰饮。半夏之辛能燥湿，茯苓之淡能渗湿，甘草之甘能健脾，陈皮之辛能利气。脾健则足以制湿，气利则积饮能行。东南之人，多有湿饮之疾，故丹溪恒主之。其曰加升提之剂者，亦清气升而浊气自降之谓。

又曰：湿痰者，痰之原生于湿也。水饮入胃，无非湿化，脾弱不能克制，停于膈间，中、下二焦之气熏蒸稠黏，稀则曰饮，稠则曰痰，痰生于湿，故曰湿痰也。是方也，半夏辛热能燥湿，茯苓甘淡能渗湿，湿去则痰无由以生，所谓治病必求其本也；陈皮辛温能利气，甘草甘平能益脾，益脾则土足以制湿，利气则痰无能留滞，益脾治其本，利气治其标也。

又曰：有痰而渴，半夏非宜，宜去半夏之燥，而易贝母、栝楼之润。余曰：尤有诀焉，渴而喜饮水者，宜易之；渴而不能饮者，虽渴犹宜半夏也。此湿为本，热为标，故见口渴，所谓湿极而兼胜己之化，实非真象也，唯明者知之。气弱加人参、白术，名六君子汤。（《医方考》）

明·李中梓：肥人多湿，湿挟热而生痰，火载气而逆上。半夏之辛，利二便而去湿；陈皮之辛，通三焦而理气；茯苓佐半夏，共成燥湿之功；甘草佐陈皮，同致调和之力。（《古今名医方论》）

清·汪昂：此足太阴、阳明药也。半夏辛温，体滑性燥，行水利痰为君；痰因气滞，气顺而痰降，故以橘红利气；痰由湿生，湿去则痰消，故以茯苓渗湿为臣；中不和则痰涎聚，又以甘草和中补土为佐也。（《医方集解》）

清·王子接：二陈汤，古之祖方也。汪讱庵谓其专走脾胃二经，豁痰去湿。余细绎之，其功在利三焦之窍，通经隧之壅，而痰饮自化，非劫痰也。观《内经》有“饮”字而无“痰”字，两汉以前谓之淡饮，至仲景始分痰饮，义可知矣。因其通利无形之气，古人警戒，橘皮、半夏必以陈者为良，恐燥散之性，能伤正气耳，故汤即以“二陈”名。若云劫痰，正当以大辛大散，开辟浊阴，何反惧其太过耶？再使以甘草缓而行之，益见其不欲伤气之意。（《绛雪园古方选注》）

清·陈修园：此方为痰饮之通剂也。痰之本，水也，茯苓制水以治其本；痰之动，湿也，茯苓渗湿以镇其动。方中只此一味是治痰正药。其余半夏降逆，陈皮顺气，甘草调中，皆取之以为茯苓之佐使耳。（《时方歌括》）

清·费伯雄：治痰大法，湿则宜燥，火则宜清，风则宜散，寒则宜温，气则宜顺，食则宜消。二陈汤为治痰之主药，以其有化痰理气、运脾和胃之功也。学者随症加减，因病而施，则用之不穷矣。（《医方论》）

清·张秉成：夫痰之为病，先当辨其燥、湿两途。燥痰者，由于火灼肺金，津液被灼为痰，其咳则痰少而难出，治之宜用润降清金；湿痰者，由于湿困脾阳，水饮积而成痰，其嗽则痰多而易出，治之又当燥湿崇土，如此方者是也。半夏辛温，体滑性燥，行水利痰，为治湿痰之本药，故以为君。痰因气滞，故以陈皮理气而行滞；痰因湿生，用茯苓渗湿而导下，二物为臣。湿痰之生，由于脾不和，故以甘草和中补土，为佐也。（《成方便读》）

近·谢观：此方以半夏和胃，陈皮理气，茯苓佐半夏以燥湿，甘草佐陈皮调和之，乌梅收津，生姜豁痰，上下左右，无所不宜，洵理脾胃，治湿痰之妙剂。然只能治实痰之标，不能治虚痰之本。吐血、消渴、妊娠忌用。（《中国医学大辞典》）

今·李飞：方中以祛痰药为主，配伍行气、渗湿、健脾之品，使气顺痰消，脾健湿化，药味虽少，极其精专。（《中医历代方论精选》）

今·丁学屏：脾之与胃，以膜相连，脾主为胃行其津液，消磨水谷者也。思虑劳倦，饮食自倍，脾胃乃伤，脾虚不能为胃行其津液，聚湿成痰，痰湿困中，清浊相干，升降失序，中焦为之痞塞。二陈乃和胃化痰之祖方，复其升降之常。方中半夏味辛气温性燥，燥湿化痰，茯苓甘淡，健脾利水渗湿，生姜味辛而凉，豁痰止呕，三者乃《金匮》小半夏加茯苓汤，誉为止呕之圣药。陈皮气味辛香，辛能理气，香能醒脾，以助中运；甘草甘平无毒，补中缓急，甘守津还，与乌梅相合，酸甘化阴，制半夏之辛燥太过也。现今用治脘痞呕吐，痰饮咳嗽，妊娠恶阻，无不应手取效。（《古方今释》）

【验案选录】

案1　李翰卿治疗痰饮案

苗某，男，42岁。1963年3月30日初诊。

咳嗽、气短3个月，痰多白黏，胸闷，胃脘胀满，舌苔白腻，脉濡滑。

[辨证治法]此为痰湿中阻。治宜燥湿化痰法。方用加味二陈汤。

[处方]半夏7.5g，陈皮7.5g，茯苓9g，桂枝7.5g，白术7.5g，炙甘草3g。水煎服。2剂而咳嗽止，4剂而气短、胀满除，6剂痊愈。

按：本例患者系痰湿从脾胃滋生，上渍于肺，故咳嗽而痰多，且为白黏痰。李老常用《局方》二陈汤治疗痰湿中阻所致之咳嗽及一切病证。痰湿中生，源于脾虚湿盛，故加白术以健脾燥湿；妙用桂枝，一可内通阳气以助化湿，二可外达肌表，解肌以宣肺，使痰湿除二咳止。(《李翰卿医案》)

案2　李今庸治疗疝气案

患者某，男，30岁，住湖北省江陵县某乡镇，干部。1971年11月某日就诊。

数月前，发生右侧睾丸肿大、坠胀、疼痛，至今未已，小便黄，苔白，脉弦。

[辨证治法]乃厥阴络伤气逆，痰浊阻滞。治宜化痰行气，以复厥阴之络；拟方二陈汤加味。

[处方]陈皮10g，茯苓10g，法半夏10g，谷茴10g，炙甘草8g，荔枝核10g，青皮10g，橘核仁10g，延胡索10g，桂枝10g。

上10味，以适量水煎药，汤成去渣取汁温服，日2次。

按：《灵枢·经脉》说："足厥阴之别，名曰蠡沟……其别者，径(循)经上睾，结于茎。其病气逆则睾肿卒疝。"足厥阴别络气逆则病睾肿卒疝。足厥阴为肝之脉，痰浊阻滞，肝脉郁结，气逆于其别络循行之睾丸，故见睾丸疼痛肿大。肝属木，得少阳春生之气，其气主升，病则脉气逆陷，故睾丸胀痛且有下坠感。肝之经脉"过阴器"，其别络又"结于茎"，肝脉郁滞则失于疏泄，故见小便黄。痰浊阻滞于内，故苔白而脉弦。二陈汤方加味，用二陈汤祛痰化浊，橘核仁、荔枝核、谷茴、青皮、延胡索行下焦肝脉之滞气以止痛，桂枝温经通阳以助肝气之升散。药服6剂而其病若失。(《李今庸医案》)

案3　于己百治疗小儿咳嗽(急性气管—支气管炎)案

席某，男，3岁7个月。2006年5月20日就诊。

咳嗽3天。家长代诉患儿3日前感冒出现咳嗽、发热症状，服用感冒药后，发热消失，但仍咳嗽时作。为求系统治疗，今日前来就诊。

刻下症见咳嗽时作，少痰，纳差，大便稀溏，完谷不化。舌体正常，舌质淡，舌苔薄白。

[辨证治法]诊为咳嗽(急性气管—支气管炎)，属脾失健运证。治拟健脾化痰。方以二陈汤加减。

[处方] 橘皮 12g，茯苓 12g，炙甘草 10g，半夏 10g，杏仁 12g，麦芽（炒）15g，焦大枣 15g，槟榔 10g。6 剂。水煎服，每日 1 剂，分 2 次服。嘱：避风寒，随诊。

复诊：服药 6 剂后诸症消失。

按：脾主运化水谷精微和水湿，脾虚则运化失健，水湿不运，聚湿成痰，阻塞气道，引起痰湿咳喘，故古人有“脾为生痰之源，肺为贮痰之器”的说法。脾虚运化失健，故纳差，大便稀溏，完谷不化。鉴此，本案特在二陈汤的基础上添入槟榔、焦大枣、炒麦芽。临证经验：一般痰湿咳喘，其声重浊，痰涎黏稠，咳吐不爽，胸部胀满发闷，食欲不振，伴有恶心呕吐、便软或溏，舌体胖而有齿痕，苔白腻，脉弦滑。若痰色白而无热象者，治宜健脾燥湿，化痰止咳，方用二陈汤合茯苓杏仁甘草汤加味治之；喘甚者，宜化痰、降气、平喘，用二陈汤合三子养亲汤加减治之；若痰蕴化热而咳吐黄稠痰，舌苔黄腻者，治宜清热、化痰、止咳，方用清金化痰汤治之；咳嗽不爽、顽痰不化者，宜清热祛痰，润肺止咳，用节斋化痰丸治之；若体虚畏寒、便溏、脉虚，治宜补脾化痰，方用二陈理中汤加味；若咳喘气短声低、倦怠乏力、痰多稀白、食欲不振、畏寒自汗、容易感冒、腹胀便溏，则属肺脾气虚，治宜补肺健脾，益气定喘，方用苓桂术甘汤合六君子汤加味，或苓桂术甘汤合苓甘五味姜辛汤加味治之。(《于己百医案》)

案 4　郭士魁治疗小儿病毒性肺炎案

李某，男，5 个月，病历 220593。因高热、咳嗽 10 天由外院于 1961 年 4 月 10 日转来院。

入院时已心力衰竭，确诊为病毒性肺炎。当时患儿体温 40℃，身热无汗，面色灰青紫，憋喘咳嗽，肺部叩诊浊音，有广泛水泡音及管状音，舌红无苔，脉虚数，咽拭子培养分离出Ⅲ型腺病毒。

证属肺闭。主用中药治疗，予辛温开通法：射干麻黄汤合二陈汤。

茯苓 6g，半夏 3g，橘红 2g，炒苏子 2g，前胡 1.5g，射干 1.5g，细辛 1.5g，五味子 10 个，紫菀 2g，生姜 2 片，大枣 2 个。

2 剂后全身微汗，体温降至正常，咽间痰减，病即好转。(《郭士魁临床经验选集——杂病证治》)

案 5　程门雪治疗咸痰案

陆某某，男，28 岁。初诊：1969 年 12 月 25 日。

痰有咸味而黏厚，苔白腻。治以金水六君为主，补肾健脾而化痰。

大熟地 24g，当归身 9g，云茯苓 12g，仙半夏 6g，陈广皮 4.5g，炙甘草 4.5g，怀牛膝 9g，川断 9g，海浮石 12g，海蛤壳 12g，生薏苡仁 15g。5 剂。

二诊：药后痰中咸味已瘥，再予前法。原方 5 剂。

三诊：痰有咸味瘥后，因停药久而又稍发，苔薄脉软。仍用前法治之。

大熟地 24g，当归身 9g，云茯苓 9g，陈广皮 6g，仙半夏 9g，炙甘草 4.5g，怀山药 12g，旱莲草 9g，女贞子 9g，枸杞子 9g。5 剂。

按：痰有咸味，属于肾虚，肾水不摄，津液上泛。此例舌苔白腻，痰黏厚，又为脾胃有湿。程老以金水六君煎（又名归地二陈汤）为主治之。方中二陈汤健脾燥湿，归、地滋补肾阴。脾为生痰之源，脾运健，则痰浊自然不生；肾主水，主一身津液，肾气充，则肾水不致上泛。更以牛膝、茯苓之类，导肾水脾湿以下行，取得了疗效。(《程门雪医案》)

【附方】

附方1　涤痰汤(《奇效良方》)

南星姜制　半夏汤洗七次，各二钱半（各7.5g）　枳实麸炒　茯苓去皮，各二钱（各6g）　橘红一钱半（各4.5g）　石菖蒲　人参各一钱（各3g）　竹茹七分（2g）　甘草半钱（1.5g）。上作一服。水二盅，生姜五片，煎至一盅，食后服。

功用：涤痰开窍。

主治：中风痰迷心窍，舌强不能言，喉中痰鸣，辘辘有声，舌苔白腻，脉沉滑或沉缓。

方论：**清·徐大椿**：中风初解，痰气不消，故迷塞心窍，舌强不语焉。胆星、半夏燥湿化痰，木香、枳实破滞调气，人参、茯苓扶元渗湿，橘红、甘草利气缓中，菖蒲通心窍，竹茹清燥热，生姜以散豁痰涎也。此心脾受病，痰塞经络，用此调气搜涤，则痰消气化，而经络清和，舌本自柔，语言无不便捷矣。(《医略六书·杂病证治》)

附方2　金水六君煎(《景岳全书》)

当归　半夏　茯苓各二钱（各6g）　熟地三五钱（9~15g）　陈皮一钱半（6g）　炙甘草一钱（3g）　水二盅，生姜三五七片，煎七八分，食远温服。

功用：滋补肺肾，祛湿化痰。

主治：肺肾阴虚，湿痰内阻证。咳嗽喘逆，呕恶多痰，舌苔花剥，或咽干口燥，舌质红苔薄腻。

方论：**清·张秉成**：凡年高之人，血脉枯涩，经络隧道多不流利，若有湿热内盛，肺失治节之令，则咳嗽连声，断续不已。甚则周身经络掣痛，或闪气心痛，斯时也不得不以二陈之属化其痰，然恐血枯之人，不足以当其燥，故特加归、地以濡其血而泽其枯，方为不偏不倚，两得相宜，全在学者酌宜用之耳。(《成方便读》)

导痰汤

《传言适用方》引皇甫坦方

【组成】半夏汤洗七次，四两（12g）　天南星细切，姜汁浸，一两（3g）　枳实去瓤，一两（3g）　橘红一两（3g）　赤茯苓一两（3g）

【用法】上为粗末。每服三大钱（9g），水二盏，生姜十片，煎至一盏，去滓，食后温服。（现代用法：水煎服。）

【功用】燥湿祛痰，行气开郁。

【主治】痰厥证。头目眩晕，或痰饮壅盛，胸膈痞塞，胁肋胀满，头痛呕逆，喘急痰嗽，涕唾稠黏，舌苔厚腻，脉滑。

【方论选录】

清·徐大椿：卒中风邪，痰气闭塞，故胸膈痞满，迷闷不醒也。南星化风痰，枳实破滞气，合二陈治一切痰实为病。中风痰盛气壅者，洵可先用之以破气导痰，然后调其血气，而风无不解矣。（《医略六书·杂症证治》）

近·蔡陆仙：此为痰中、痰厥之借治方也。夫类中既因湿痰，则无论兼风与否，自应以燥湿化痰为根本不二之治法。本方即二陈汤加胆星、枳实是也。胆星祛风痰，合半夏有助燥湿之效，枳实能降泄，合二陈有推墙倒壁之功，故痰中症用之宜焉。（《中国医药汇海·方剂部》）

今·丁学屏：痰之为病，无处不到，上蔽清窍则为眩晕耳鸣，痹阻胸阳则为胸痹心痛，留踞胁肋少腹则为百积痃癖，阻塞脉络则为肩痛难举，手足不能收持，是以治痰之方，《千金》温胆，《局方》二陈，青州白丸子，《济生》导痰，《准绳》涤痰，《心悟》半夏白术天麻汤，于法可谓详备矣。严氏此方，即《千金》温胆去竹茹加南星者也。其涤痰之功，较孙氏方为尤胜。然痰之为病，热者多而寒者少。南星辛温燥烈，必用胆汁制过，去其温燥之性，于病机始为合拍。（《古方今释》）

【验案选录】

案1　李仲愚治疗瘿瘤（良性甲状腺肿瘤）案

胥某，男，45岁。

病人自述3个月前，被家人发现颈部有些粗大，但无其他不适，未引起注意。颈部逐渐长大，感到不适，并有压迫感。即到某西医检查，作同位素检查后确诊为良性甲状腺肿瘤。建议手术切除治疗，病人畏刀，不愿手术治疗，请求中医治疗，以消散肿瘤。

就诊时病人颈部右侧如鸡蛋大一肿块，质稍软，有压痛，皮色不变，病人自觉有压迫呼吸之感，舌苔白微厚腻，脉弦滑。此乃气、痰、瘀郁结颈部，形成瘿瘤。

[中医诊断] 瘿瘤。

[西医诊断] 良性甲状腺肿瘤。

[辨证治法] 痰气交阻，瘀滞颈部，治宜理气化痰，祛瘀活血，软坚消肿。

[选方] 导痰汤作基础方加减。

[处方] 陈皮15g，法夏15g，茯苓15g，枳壳15g，制南星15g，玄胡15g，三棱15g，莪术15g，桃仁10g，红花10g，海藻10g，昆布15g，夏枯草15g，隔山撬15g，矮桐子15g，苦荞头30g。

配合大艾灸法治疗。

大艾灸药酒方：南星15g，半夏15g，川芎15g，大黄15g，川乌15g，草乌15g，桃仁15g，红花15g，姜黄15g，栀子15g，三棱15g，莪术15g，乳香15g，没药15g。白酒浸泡1周后备用。

方法：用三层以上纱布或棉花浸透药酒，盖在甲状腺肿瘤上，再用艾条2~3根点燃在纱布上悬灸，病人感觉有热感并能忍受为度，可灸30分钟左右。在艾灸时药酒通过加热，能迅速地渗透到肿块上，达到理气化痰，祛瘀活血，软坚散肿的作用。每天灸治一次。

内服上方加大艾灸治疗1个月后，肿块明显减少，压痛不明显，病人精神状态好，饮食、睡眠好，二便调。继续服上方，大艾灸改为每2日灸一次，包块已触摸不到，后到原检查医院进行复查，已查不到包块，瘿瘤消失，病告痊愈。

按：该病人在发病前家遇火灾，经济困难，长期忧愁思虑而致，长期气郁，造成痰阻，痰气交阻于颈部而发生瘿瘤。故用导痰汤以理气化痰，再加上活血祛瘀之品，如玄胡、三棱、莪术、桃仁、红花，再加上治瘿瘤专用药昆布、海藻，再配以夏枯草、隔山撬、苦荞头以软坚散结。配合大艾灸，其理气化痰、活血祛瘀、消肿散结之力更强。经过3个月的治疗，瘿瘤基本消失，后以逍遥散、四君子汤以调和肝脾，嘱其心情愉快，杜绝复发。(《李仲愚医案》)

案2　孔昭遐治疗头部内伤案

刘某，男，48岁。2002年6月14日初诊。

脑外伤后出现头昏1个月余。患者于5月11日从3米高处跌下，昏迷数分钟，呕吐一次，CT示双侧硬膜下积液34ml左右，经当地医院急救后，神志已清，呕吐亦止，唯硬膜下积血未消，时有头昏，纳食、二便自调，舌淡红，苔薄白，舌下瘀征（+），诊脉细。

[辨证治法] 据证为颅脑外伤，导致痰瘀互结，上扰清空，清窍被蒙，神机堵塞，则意识障碍；血瘀气滞，不通则痛，致头痛头昏；痰浊中阻，胃失和降，则恶心呕吐。治法涤痰化瘀，通络利水。方拟桃红四物汤合导痰汤加减。

[处方]（1）胆南星、天竺黄、全当归、西赤芍、干地龙各10g，粉川芎8g，紫丹参30g，桃仁泥9g，宣红花8g，路路通12g，福泽泻、黑猪苓、白茯苓各15g，生黄芪30g。水煎服，每日1剂。

（2）水蛭200g，参三七100g。共研细末，装胶囊，每服3g，每日3次，开水或药汁送下。

复诊：服药21剂，经CT复查，积血较前减少，左侧尚有20ml左右，右侧仅2ml，再服21剂，查CT右侧硬膜下血肿已吸收，左侧亦见减少，为巩固疗效，续服60剂，双侧硬膜下积血完全吸收，随访3年余，病未复发。

按：目前西医对硬膜下积液（血）的保守治疗，尚无有效的药物及方法，中医药显示了特有的优势，孔昭遐在总结历代医家经验的基础上，结合自己的临证经验，认为外伤性硬膜下血肿或积液，常合并有脑挫裂伤，属于“头颅内伤”范畴。中医关于“伤必致瘀”的观点，早在《黄帝内经》已有论述。由于外力损伤脑髓脉络，血溢脉外，离经之血即为瘀血。津液是血液的组成部分，血溢脉外的同时，津液亦随之外渗，外渗的津液可聚而为湿，凝而成痰，故颅脑外伤除有瘀血之外，尚有痰浊为患，颅脑外伤患者的急性期或亚急性期，舌苔大多黄腻，亦是明证。脑为髓海，是元神之府，清旷之所，外伤后痰瘀互结，清窍被蒙，神机堵塞，则神识障碍；神机逆乱，则癫痫抽搐；血瘀气滞，不通则痛，致头痛眩晕；痰浊中阻，胃失和降，则恶心呕吐；痰瘀流窜经隧，则肢体瘫痪。故治疗颅脑外伤必须化瘀、豁痰兼顾。方中水蛭为祛瘀主药；三七、当归、赤芍、桃仁、红花、丹参、川芎、地龙均可助水蛭以活血化瘀，疏经通络；香附开郁行气；黄芪补气升提，气为血帅，气行则血行，亦有助于行气活血；胆南星为豁痰主药，天竺黄、石菖蒲、远志助胆星以豁痰开窍，镇惊定痛。积水多者，加路路通、猪茯苓、泽泻、车前子等以利水渗湿。20余年来应用上法治疗硬膜下积血或积液百余例，疗效可靠，经长期随访，无一例复发和外伤性癫痫后遗症的发生。(《孔昭遐医案》)

案3 欧正武治疗多发性抽搐案

刘某，男，9岁。1986年1月就诊。

1年前一次过量饮啤酒后双手抖动，频繁眨眼，歪脖努嘴，但无呕吐。当时以为醉酒予服浓茶及镇静药，是夜入睡安静，次晨又出现不自主抬肩，摇头眨眼，每分钟达20次，喉中发出“欧、哦”之声。家族史及神经系统检查无特殊，脑电图呈阵发性慢波。按多动症治疗无效。此次发作时头晕，胸闷，纳呆，喜叹息。

诊时见患儿形体偏胖，面色尚红，舌胖淡，白腻苔，脉滑。

[辨证治法] 治以导痰汤燥湿豁痰。

[处方] 法半夏6g，茯苓10g，天南星6g，枳实6g，陈皮5g，甘草6g。

5剂后摇头减少，纳食有增，唯时作叹息。原方加栀子、厚朴各6g，钩藤10g，加服5剂。

三诊时除偶有叹息外，发作停止。

嘱忌服酒类并改善教养方法，随访8个月未发。

按：抽动－秽语综合征的临床表现以多组肌肉抽搐与不自主发声相继或同时并存为特点，症状奇异，不易识别。据报道，从发作到确诊，短者1个月，长者达8年。对病程较长，久治不愈者，虑及痰瘀相关，故以二陈汤、导痰汤等方以燥湿豁痰，酌加丹参以活血；伴胸闷叹息者，佐栀子、厚朴以开郁行气，此“气顺则一身津液亦随气而顺”矣。有人认为，本病发作与精神因素有关，当配合心理疗法，包括讲清病情，减轻精神压力，安慰及鼓励孩子，甚至与患儿同乐，建立良好的医患关系，亦有助于本病的治疗。(《欧正武医案》)

案4 蒲辅周治疗胸胁痛案

杨某，女，51岁，干部，1962年1月5日就诊。

患者平素胃脘隐痛不舒，咳嗽吐痰、睡眠不佳，胃纳不振，二便如常。旧有烟酒嗜好，且厚味过甚。自昨日起右侧胸胁突然剧痛，脉寸浮滑，关尺沉滑微数，舌质淡红，舌苔黄腻兼黑、如杨梅色少津。

此属痰火为外感风邪所闭，治宜调肺胃、清痰火、祛风邪，表里两解，以微苦微温法，仿导痰汤加减。

［处方］姜制南星4.5g，法半夏6g，广陈皮4.5g，炒枳实3g，竹茹6g，炒白芥子6g，姜黄3g，川芎2.4g，紫苏梗4.5g，白僵蚕6g，柴胡3g，生甘草1.5g，生姜3片，1剂二煎取160ml，分早晚2次温服，连服3剂。

复诊：右侧胸胁疼痛消失，尚有胃脘发闷，有时头晕，咳痰已减，睡眠转佳，饮食、二便俱正常，脉弦缓而滑，舌苔减退。

风邪已解，痰火未清，拟再清降痰火。前方去姜黄、川芎、苏梗、僵蚕、柴胡，加建菖蒲3g，川厚朴4.5g，黄连1.5g。服3剂，脘闷、头晕、咳痰均消失，停药以饮食调养而安。

按：本例突然发生右侧的胁剧痛，由于旧有烟酒嗜好、加之厚味过甚，痰火内盛，为风邪所闭，升降阻滞所致。治法以清痰火为主，祛风邪为佐。风邪是其标，痰火是其本。先后诊治二次，风邪解后，继清痰火而获速愈。(《蒲辅周医案》)

案5　熊继柏治疗头摇案

周某，男，56岁，湖南长沙市退休工人。门诊病例。

初诊：2006年1月15日。诉1周来时而头摇，不能自主，伴眩晕，口干，口苦，喉中多痰。诊见舌红，苔薄黄腻，脉细。

［辨证］痰热风颤。

［治法］清热化痰，息风定颤。

［处方］黄芩导痰汤合天麻四虫饮。黄芩10g，陈皮10g，法半夏15g，茯苓10g，枳实10g，胆南星6g，野天麻20g，僵蚕20g，全蝎8g，地龙10g，蜈蚣（去头足）1只，甘草6g。7剂水煎服。

二诊：2006年1月22日。诉服上方后头摇、眩晕、口干、口苦等症减轻。诊见舌红，苔薄黄腻，脉细。继用上方加钩藤15g以镇肝息风。

［处方］黄芩10g，陈皮10g，法半夏15g，茯苓10g，枳实10g，胆南星6g，野天麻20g，僵蚕20g，全蝎8g，地龙10g，蜈蚣（去头足）1只，钩藤15g，甘草6g。10剂水煎服。

三诊：2006年2月25日。诉头摇已止，但时有眩晕，口苦。诊见舌苔薄黄，脉细。治以黄芩温胆汤清痰热余邪，加天麻、钩藤、僵蚕以息风定眩。

［处方］黄芩10g，陈皮10g，法半夏15g，茯苓10g，枳实10g，竹茹10g，野天麻30g，僵蚕30g，钩藤20g，甘草6g。10剂水煎服。

按：此证患者之头摇伴有眩晕、口苦、苔黄腻等特点，乃痰热之象。痰热阻络，加之热盛动风，使筋膜失于约束而发为震颤。故投清热化痰之黄芩导痰汤以涤其痰热，息风通络之天麻四虫饮以定其风颤。(《一名真正的名中医——熊继柏临证医案实录》)

案6　王颖治疗脑供血不足案

李某某，女，56岁。头部晕沉感半个月余入院。

患者头部晕沉，如裹重物，形态肥胖，平素脾胃不佳，不思饮食，食之无味，胸部痞满，小便清长，大便可，舌淡红，苔白腻，脉沉滑。头颅CT未见明显异常。

辨证脾阳不足，痰湿中阻。予半夏10g，胆南星10g，枳实10g，茯苓12g，橘红12g，炙甘草10g，天麻6g，干姜6g。共7剂，水煎服，每日1剂早晚分服。

复诊：患者头晕较前减轻，进食较前好转，双下肢无明显水肿，余症无变化，原方加健脾之品山药15g，白术15g，健脾益气。共7剂。

三诊：患者无头晕，胸部痞满消失，饮食量增加，小便可，舌淡，苔薄白，脉缓略滑。原方减天麻、干姜，再加生姜3片，党参10g，温脾阳，健脾气，共7剂，症状基本好转。

按：椎－基底动脉供血不足，在中医属于“眩晕”的范畴，病位在脑，与肝脾肾三脏有关，尤与脾脏关系最大。脾胃为后天之本，气血生化之源，运化失司，气血亏虚，清阳之气不能上荣，故见头晕；脾主运化，脾胃运化失司，痰浊内生，痰湿之邪重浊，故头沉重如裹，阻于中焦故胸膈痞满。治以健脾利湿，涤痰行气，佐以少量温脾之品。导痰汤加减，以健脾祛痰，天麻具有息风止晕的作用，干姜和生姜都具有温煦中焦的作用；白术、山药健脾益气。[《实用中医内科杂志》2011，(10)：74–75]

案7　王颖治疗脂肪肝案

张某，男，40岁。胸胁痞满，口苦1个月就诊。

患者胁肋部胀满，不思饮食，口苦，口黏，周身乏力，舌淡红，舌边可见少量瘀斑，苔白腻，脉弦滑。平素性情急躁，嗜烟酒，查肝脏B超提示中度脂肪肝。

[辨证]肝郁乘脾，脾失健运，痰浊内生，阻于胁肋。

[处方]陈皮12g，半夏10g，胆南星10g，枳实10g，茯苓10g，炙甘草6g，山楂15g，丹参10g，泽泻10g，柴胡10g。水煎服，共7剂，每日1剂，早晚分服。嘱患者戒烟限酒，合理膳食，增加运动量，并查肝功能。

二诊：患者胸胁痞满好转，无口黏，仍觉口苦，肝功能检查转氨酶升高，故原方加茵陈10g，五味子10g，川楝子10g，水煎服，共7剂。

三诊：患者无胸胁痞满，无口苦，进食较前增加，舌淡红，苔白略腻，边仍有瘀斑，脉弦不滑，原方予桃红10g，黄芪15g，白术15g，水煎服，共7剂。

四诊：患者无不适主诉，原方继续7剂，嘱坚持合理饮食，坚持锻炼。

3个月后复查肝脏B超轻度脂肪肝，转氨酶正常。

按：中医认为，本病因恣食膏粱厚味，饮食不节，嗜酒过度，导致肝失疏泄，脾失健运，而成肝郁脾虚，湿结痰凝。痰浊瘀积，血脉瘀阻，湿热内生，耗伤气血而致本病。治以疏肝健脾，祛湿化痰，活血化瘀，佐以益气之品。导痰汤燥湿祛痰；山楂除开胃消食作用外还具有活血化瘀的作用；柴胡入肝经，为少阳专药；现代药理研究茵陈具有纠正转氨酶作用。诸药合用，健脾祛痰，疏肝化瘀之效。[《实用中医内科杂志》，2011，(10)：74–75]

案8　王颖治疗帕金森病案

乔某某，男，69岁。双手轻微不自主震颤1年余，曾在外院诊断为帕金森病。症见双手不自主震颤，畏寒，喜暖，四肢自觉麻木，腹胀满，双下肢轻度水肿，舌淡红，水滑可见齿痕，苔白腻，脉沉滑。

[辨证治法]脾肾阳虚，水湿内停，痰瘀阻络。予导痰汤加真武汤。

[处方]陈皮12g，半夏10g，茯苓10g，枳实12g，炙甘草10g，附子6g，白术15g，生姜5片，共7剂，水煎服，每日1剂，早晚分服。

复诊：畏寒较前好转，双下肢无明显水肿，原方加桂枝10g，乌药12g，柴胡10g，白芍10g，共7剂。

三诊：震颤及肢体麻木较前好转，舌淡红，水滑苔减轻，脉沉，原方7剂服用后症状较入院时明显改善。按帕金森病在中医可归为“震颤”，多因津血不足，筋脉失养，虚风内动，或痰阻脉络，致使经脉之气不守正位，而发震颤。治以治以温补脾肾，祛痰通络。导痰汤燥湿祛痰以治标，真武汤温肾阳，运脾气以治本；震颤多为筋脉失养，故予柴胡入肝经，白芍柔肝，桂枝、乌药增加温经通络之效。诸药合用，标本兼治。[《实用中医内科杂志》，2011，(10)：74–75]

温　胆　汤

《三因极一病证方论》

【组成】半夏汤洗七次　竹茹　枳实麸炒，去瓤，各二两（各6g）　橘皮三两（9g）　炙甘草一两（3g）　白茯苓一两半（4.5g）

【用法】上剉为散，每服四大钱，水一盏半，加生姜五片，枣一枚，煎七分，去滓，食前服（现代用法：加姜枣，水煎服）。

【功用】理气化痰，清胆和胃。

【主治】胆胃不和，痰热内扰证。胆怯易惊，虚烦不宁，失眠多梦，呕吐呃逆，癫痫等，苔腻微黄，脉弦滑。

【方论选录】

明·吴崑：胆，甲木也，为阳中之少阳，其性以温为常候，故曰温胆。竹茹之清，所以去热；半夏之辛，所以散逆；枳实所以破实；陈皮所以消滞；生姜所以平呕；甘草所以

缓逆。伤寒解后，多有此证，是方恒用之。(《医方考》)

清·张璐：胆之不温，由于胃之不清，停蓄痰涎，沃于清净之府，所以阳气不能条畅而失温和之性。故用二陈之辛温以温胆涤涎，涎聚则脾郁，故加枳实、竹茹以化胃热也。(《张氏医通》)

清·罗美：胆为中正之官，清净之腑，喜宁谧，恶烦扰，喜柔和，不喜壅郁。盖东方木德，少阳温和之气也。若大病后，或久病，或寒热甫退，胸膈之余热未尽，必致伤少阳之和气，以故虚烦；惊悸者，中正之官，以熇蒸而不宁也；热呕吐苦者，清净之腑，以郁炙而不谧也；痰气上逆者，土家湿热反乘，而木不得升也。如是者首当清热及解利三焦。方中以竹茹清胃脘之阳，而臣以甘草、生姜，调胃以安其正；佐以二陈，下以枳实，除三焦之痰壅；以茯苓平渗，致中焦之清气。且以驱邪，且以养正，三焦平而少阳平，三焦正而少阳正，胆家有不清宁而和者乎。和即温也，温之者实凉之也。若胆家真畏寒而怯，属命门之火衰，当与乙癸同源而治矣。(《古今名医方论》)

清·王子接：温胆汤，膈腑求治之方也。热入足少阳之本，胆气横逆，移于胃而为呕，苦于眠，乃治手少阳三焦，欲其旁通胆气，退热为温，而成不寒不燥之体，非以胆寒而温之也。用二陈专和中焦胃气，复以竹茹清上焦之热，枳实泄下焦之热，治三焦而不及于胆者，以胆为生气所从出，不得以苦寒直伤之也。命之曰温，无过泄之戒辞。(《绛雪园古方选注》)

清·徐大椿：气郁生涎，涎痰内沃，而心胆不宁，故怔忡惊悸不已焉。半夏化涎涤饮，橘红利气除涎，茯神安神渗湿，竹茹清热解郁，枳实破泄气以降下，生草缓中州以和胃，生姜散郁豁涎也。水煎温服，使郁气行，则涎饮自化，而心胆得宁，惊悸怔忡无不平矣。此解郁化涎之剂，为气郁涎饮、惊悸怔忡之方。(《医略六书·杂病证治》)

清·陈修园：二陈汤为安胃祛痰之剂，加竹茹以清膈上之虚热，枳实以除三焦之痰壅，热除痰清而胆自宁和，即温也。温之者，实凉之也。若胆家真寒而怯，宜用龙牡桂枝汤加附子之类。(《时方歌括》)

今·秦伯未：本方以和胃、化痰、清热为目的，亦非肝病方。因胆附于肝，其性温而主升发之气。肝气郁滞，则胆气不舒，从而不能疏土，出现胸闷呕恶等症状。胃气愈逆则胆气愈郁，用和降胃气治标，间接使胆气舒展，肝气亦得缓和。所以本方称为温胆，是根据胆的性质，以期达到升发的作用，与温脾、温肾等的温字意义完全不同。(《谦斋医学讲稿》)

今·李飞：少阳胆腑性温而主升发，由于胃中痰涎或胸膈余热，扰动清净之腑，使胆气不能敷布，失其温和之性，而清解胸膈胃脘之痰热，又当照顾胆腑温和升发的特点。本方清热而不寒凝，化痰且不燥，俾痰涎消解，余热尽去，胆腑自然恢复其温和之气，故以“温胆”命方。(《中医历代方论精选》)

【验案选录】

案1　徐志华治疗妊娠恶阻案

张某，女，28岁，教师，已婚。就诊时间：1981年10月5日。

停经63天，尿妊娠试验阳性。近20天来呕吐频繁，头晕心烦，低热，胸胁胀闷不适，形体消瘦，精力不支，查尿酮体阳性。应用补液、维生素、冬眠疗法等措施治疗2周，疗效不显。呕出苦水挟有咖啡色血液，饮食点滴不进，病情日渐趋重，患者慕名来诊，脉来滑数，舌质红，尖赤，苔薄黄。

[辨证治法] 证属肝郁化热，逆而犯胃。治宜清肝和胃，降逆止呕。

[处方] 加味温胆汤加黄芩、黄连、麦冬、芦根。制半夏10g，云茯苓10g，陈皮10g，甘草6g，枳实6g，竹茹6g，旋覆花6g，枇杷叶6g，藿香梗6g，黄芩6g，黄连3g，麦冬10g，芦根10g。5剂。嘱少量多次服法。

二诊：1981年10月11日。患者服3剂后呕吐减轻，舌脉同前。再守原方续服5剂。

三诊：1981年10月16日。呕吐停止，能进流质饮食，舌质淡红，苔薄白，加味温胆汤加黄芩6g，白术10g。连取5剂后。身体逐渐康复。

按："恶阻"病名，首见《诸病源候论》。《产嗣纪要》云："恶阻者，谓有娠而恶心阻其饮食也。"其主要症状：食入即吐，甚则见食亦吐，倦怠乏力。其剧者，吐出痰涎苦水，机体消瘦，面色不华。尿酮体阳性者，现代医学称之为"妊娠剧吐"。

徐老认为，妇女妊娠后，胎元初凝，经血不泻，血聚养胎，胞宫内实，致使冲气上逆，胃失和降，遂发恶阻。治疗本病，徐老应用自拟经验方加味温胆汤随症加减，屡试屡验。方中温胆汤和胃化痰，兼能止呕，再佐以旋覆花、枇杷叶、藿香梗，加强了降逆化湿，理气和中之功。本例辨证属于肝郁化热，逆而犯胃，导致胃失和降，呕吐不止，应用本方加芩、连苦寒燥湿，清热降逆，麦冬、芦根、甘草养阴，润燥除烦，均获得很好疗效。

临床所见恶阻一病，其剧者往往服药亦随服随吐。徐老借鉴前人经验，采取少量多次给药的方法。即每剂药煎成浓汁300ml，每次口服50m1，隔1小时服1次，反复多次服药，始能达到和胃止呕之效。

此外徐老指出，临床尚有"妊娠流涎"一症。指的是患者在妊娠早期，唾液分泌异常增多，白天则连续不断，夜间略为减少，其最多者每日达1000m1以上，古称"脾冷流涎"(《寿世保元》)。证属中焦虚寒，不能摄津。治法：加味温胆汤加党参、炒白术、灶心土、益智仁，功能温脾摄津，对妊娠流涎颇有效。(《徐志华医案》)

案2　詹起荪治疗呕吐案

鲁某，女，12岁。初诊：1991年11月20日初诊。

患儿反复呕吐6年余。约1周左右发作1次。每次呕吐时伴头晕，吐出为胃内容物及清水，吐前有上腹不适，吐后缓解，但常有恶心嗳气、头晕胸闷、肢倦乏力、胃纳不思、大便粗糙气秽，有时食后即便。西医曾怀疑自主神经性癫痫及神经纤维瘤而住院。经三大常规、肝功能、血液、听力、前庭功能、头颅摄片及胸片检查均无异常，CT 检查亦无特殊。出院时诊断为周期性呕吐而转请中医治疗。

［诊查］面色萎黄，形体瘦弱，腹软。全腹无压痛，舌质偏淡，苔薄腻，脉细。

［辨证治法］脾虚不运，胃失和降。治宜健脾和胃。

［处方］姜半夏 6g，炒竹茹 6g，陈皮 5g，川朴花 5g，郁金 5g，炒淡芩 2g，枳壳 2g，茯苓 9g，明天麻 6g，炒米仁 9g，炒谷芽 9g，神曲 9g。7 剂。

二诊：服药后头晕胸闷略减，呕吐 1 周未作，胃纳增加，大便成形气秽，有时食后即便。苔薄腻，脉濡细。上方去黄芩加佩兰 9g，7 剂。经前两方加减先后服药 1 个月，诸症悉减，胃纳正常，面色红润，至今已 4 个月余未再发生呕吐眩晕。

按：本例患儿由于脾虚失运，气机失于调畅，日久蕴湿生痰，湿扰清阻则晕，痰浊犯胃则呕。詹老用温胆汤加减而获效。温胆汤不寒不燥，其性平和，具有健脾和胃、疏肝利胆、化痰行气等作用。反复发作 6 年之顽疾，因辨证正确，用药于平和之中获速效。(《詹起荪医案》)

案 3　俞慎初治疗心悸案

陈某，男，48 岁。1991 年 4 月 18 日初诊。

患者主诉心慌心悸，失眠痰多已年余。来诊时心慌不适，头晕胸闷，体倦，恶心痰多。又诉入夜失眠，寐时多梦。心电图检查大致正常。诊其脉滑，且时现结脉，舌淡苔白，根部黄腻。

［辨证治法］证属气虚失运，痰热内扰致心神不宁。治宜化痰清热，益气宁心，拟温胆汤加减。

［处方］清半夏 6g，结茯苓 10g，盐陈皮 5g，绿枳壳 6g，竹茹绒 10g，太子参 12g，远志肉 6g，五味子 3g，酸枣仁 12g，干瓜蒌 24g，苏薤白 6g，炙甘草 2g，水煎服，7 剂。

二诊：4 月 25 日。服药后心悸减轻，已稍能入睡，但睡意不深，食纳尚可。仍照前方加减。

［处方］清半夏 6g，结茯苓 10g，盐陈皮 5g，绿枳壳 6g，竹茹绒 10g，太子参 12g，远志肉 6g，五味子 5g，酸枣仁 12g，夜交藤 15g，合欢皮 12g，炙甘草 3g，7 剂水煎服。

三诊：5 月 3 日。服上药后诸症好转，结脉亦已消失。嘱其常服“复方丹参片”，随访至今未发。

按：本例因体弱气虚，脾失控运，聚湿生痰，痰郁化热内扰，致心神不安，心悸失眠，脉结；胃失和降而恶心痰多。故用温胆汤化痰湿、清郁热、和胃宁心；加远志、五味子、枣仁增强宁心安神之作用；又配太子参、瓜蒌、薤白以益气通阳祛痰。全方温凉并施、标本兼顾，既清热化痰宁心，又益气通阳复脉，故药后诸症消失，心悸复宁。(《俞慎初医案》)

案4　柴浩然治疗痫证案

杨某，女，66岁，1975年11月15日初诊。

患者素身健无病，体丰盛肥胖，持家勤快，但性情急躁。近1年来，常发痫疾，发作则不省人事，肢体抽搐，牙关紧闭，口出白沫，有时舌被咬破流血，移时则醒，醒如常人。发作间隔时间长短不一，病作时间亦不一致。近来发作较重、较频，自觉烦热心灼，渴欲饮水，大便不畅，舌苔黄腻，脉象弦滑实数。

[辨证治法] 此为热盛风动之候，治以《金匮要略》之风引汤。

[处方] 生石膏30g，滑石18g，寒水石12g，桂枝4.5g，川大黄9g，干姜4.5g，生龙骨18g，生牡蛎18g，白石英12g，白石脂12g，甘草6g。5剂，隔日1剂，水煎服。

二诊：12月1日。患者服上方后，癫痫未作，烦热、口渴已退，唯服药后大便稀溏，脉候亦减，病息势轻。方选温胆汤加味。

[处方] 法半夏9g，陈皮9g，茯神15g，甘草6g，枳壳9g，竹茹12g，珍珠母30g，钩藤15g，寒水石9g，滑石9g，紫石英12g。3剂，水煎服。

按：此例患者，体丰盛肥胖，性情急躁，心烦灼热，欲食便结，舌苔黄腻，脉弦滑实数，属热盛风动而致，所以选《金匮要略》之除热癫痫的风引汤，使病息势轻，再以温胆汤继调而愈。(《柴浩然医案》)

案5　赵金铎治疗偏头痛案

翁某，男，63岁。初诊：1981年3月6日。

罹患偏头痛20余年，呈间断发作，每发于左侧眉棱骨、太阳穴处痛不可忍。伴恶心、头昏，常持续数日不休，致失眠、烦恼，长期靠服用止痛片、头痛粉等镇痛剂及安宁、甲丙氨酯等镇静药缓解。经某医院神经科诊断为血管神经性头痛。服用麦角胺咖啡因等药无显效。此次因多发性肛门瘘管术后，偏头痛发作，左侧太阳穴及眉棱骨痛不可忍，并有恶心、烦躁、不思饮食、夜不能寐，遂请赵老会诊。

[诊查] 阅其舌，质红苔黄而腻，诊其脉，弦而数。

[辨证治法] 属少阳胆郁，痰湿化热之证。治以和解少阳，清化痰热。

[处方] 陈皮9g，云茯苓9g，半夏9g，枳壳9g，竹茹3g，钩藤9g，桑寄生9g，葛根9g，白芷3g，甘草6g。6剂，日服1剂，水煎服。

二诊：1981年3月25日。服上方药4剂后，头痛即减轻，恶心悉除，食欲增加，6剂后头痛消失，精神转佳，唯心烦失眠。药见效机，大法不变，药味略为增损。

[处方] 茯苓12g，陈皮9g，半夏6g，竹茹12g，枳壳9g，黄芩6g，桑寄生15g，钩藤9g，丹皮9g，川芎6g，夜交藤20g，甘草6g，7剂，日1剂，分2次服。

三诊：1981年4月2日。服上方药7剂后，头痛未再发作，食欲明显好转，夜能入眠。苔由黄腻转为薄白，脉弦。原方加党参9g，再服药7剂，至今头痛未再发作。

按：赵老认为，头为诸阳经所会，清阳之气随经上升于头，脉络疏通、血液流畅，则头脑清灵。凡外感内伤，尤其是内伤如少阳胆气郁遏、肝气不疏、肝经血热、肝血瘀滞、肝肾不足、肝寒胃逆、痰湿化热诸因素，均可致清阳之气不能循经上升，头失濡养，而引起头痛。本案，赵老根据左侧太阳穴及眉棱骨痛不可忍、恶心纳少、舌红苔黄腻，断为少阳胆郁、痰湿化热之证，采用疏解胆郁、清化痰热之法以治。因胆禀少阳春升之气，胆气升则万化安，胆气郁则为病。常见的是气郁则生痰，痰湿内蕴又影响胆气之升。故方中用温胆汤清化痰热，痰热化则气郁解而胆气升。痰湿化热易生风，用钩藤以息风。胆气郁则津液不升，用葛根以升腾津液。患者年逾花甲，肝肾已亏，用桑寄生以滋养肝肾。白芷虽少量，然为善治眉棱骨痛之良药。全方组成严谨，正邪兼顾，标本同治，药证相符。二十余年之痼疾仅三诊霍然而愈。(《赵金铎医案》)

案 6　邓铁涛治疗瘿病案

梁某，男，28 岁。2000 年 9 月 2 日初诊。

心慌，气促，多汗，双下肢无力 1 个月。患者近 2 年来时有咽喉部肿胀感，心慌，失眠，气促，怕热，多汗，口渴，疲倦，头晕，体重下降，伴肌肉酸痛，双下肢无力，活动后诸症加重，休息后减轻，并呈周期性发作，因工作繁忙，未予重视。至今年 8 月份，因情绪紧张病情突然加重，先后到广州两家医院诊治，24 日不能行走被收入某医科大学附属医院，诊断为“甲亢并周期性瘫痪”。当时检查记录：神清，颅神经（–），痛觉对称，双上肢肌力Ⅴ级，双下肢肌力Ⅰ级，双下肢巴氏征（–），腱反射减低，甲状腺肿大Ⅱ度，心率 124 次 / 分，手颤（+），血生化：钾（K）2.2mmol/L（参考值 3.5~5.5mmol/L），T_3 8.5mmol/L（参考值 1.2~3.4mmol/L），T_4 309mmol/L（参考值 54~147mmol/L）。急收入内分泌科。住院 1 周，进行多种仪器检查，每天静脉滴注以及口服大量西药（药物不详），前后花费近万元，症状未见好转且副作用大。恶心呕吐，头晕耳鸣，病人难以接受，经朋友介绍来我院求治中医。

诊见：形体消瘦，神疲气短，四肢无力，肌肉酸痛，颈部粗胀，肢体震颤，心慌心跳，潮热汗多，消食善饥。舌淡红，边有齿印，舌苔厚腻，黄白相兼，脉弦细数。

[辨证治法] 中医诊断属“瘿病、痿证”范围，辨证气虚痰浊，肝郁，脾肾不足。用温胆汤合强肌健力饮治疗，并嘱暂时停服西药。

[处方] 竹茹 10g，枳壳 6g，橘红 6g，胆星 10g，云苓 15g，北芪 30g，五爪龙 30g，太子参 30g，五味子 10g，麦冬 10g，山慈茹 10g，甘草 5g，生牡蛎 30g。3 剂。

加服我校第一附属医院中药制剂“甲亢灵”。日常饮食嘱咐少食寒凉，多吃豆类（绿豆除外）。

二诊：9 月 6 日。服用中药后症状大减，心慌气短，失眠多汗消失，全身情况改善，肢体震颤减轻。检查双下肢肌力Ⅳ级，腱反射仍低下，舌淡红，苔白厚，脉细数。效不更方，山慈茹量加至 15g。7 剂。

三诊：9 月 13 日。偶有心慌心跳，口干，但睡眠转佳，肌肉酸痛消失。颈部发胀感减轻，体力增加，面有光泽，双上肢、下肢肌力均Ⅴ级，腱反射稍低下，舌淡红，苔薄黄，脉细数。考虑甲亢病人容易出现内热，且四肢肌力已经恢复，去北芪、五爪龙，加怀山药20g，石斛15g，薏米20g，并申请甲状腺功能五项复查。

四诊：9月20日。患者临床症状基本消失，已经能够上班工作。继续守上方，加山萸肉15g。

五诊：9月27日。甲状腺功能五项数值，均在正常范围；患者精神佳，体重增加，肢体无震颤，颈部甲状腺基本回复正常。为巩固疗效，仍以温胆汤加减治疗。现仍中医中药治疗，甲亢无复发。

按：甲亢并周期性瘫痪，本病多发于青壮年男性，以咽喉部肿胀，心慌，多汗，双下肢无力，肌肉酸痛为主要表现，结合血钾、T_3、T_4、心电图等检验结果确诊。中医认为属于瘿病、痿证范围，其病理机制为肝气郁结，气机阻滞，不足以化生津液，聚而生痰，结于颈而成瘿病；脾虚气血化生之源不足，四肢肌肉失其濡养，双下肢无力，肌肉酸痛，发为痿证。周期性瘫痪病有宿根，数月呈周期性发作，与中医肾有关系，临床观察多为肾阴不足。患者初诊时双下肢无力，身体消瘦，以痿证表现为主要矛盾，故在处方用药时必加黄芪、五爪龙，该两味药是邓氏强肌健力饮主药。颈部粗胀，肢体震颤，心慌心跳，潮热汗多，消食善饥，舌淡红、边有齿印，舌苔厚腻，黄白相兼，乃肝郁脾虚，痰浊内生表现，故邓氏以温胆汤为主方，加减用药，其中山慈茹是治疗该病专药。病情稳定后，又须补肾以防其周期性瘫痪一再出现，山萸肉补肝肾之阴、石斛养胃阴，薏苡仁祛湿，上三药适合岭南人阴虚湿热之体质。除痰益气，治其相关之肝、脾、肾三脏，故能收效，可见名老中医之经验可以重复，其理论可以指导实践。(《邓铁涛医案》)

案7　李振华治疗郁证案

司某，男，22岁。初诊：1985年9月2日。

12岁误染手淫之恶习，成年之后自愧不已，痛不欲生。头晕健忘，胆小易惊，心烦易躁，惊悸不眠，睡则噩梦纷纭，幻听幻觉，甚则秽语不休，外出忘归，口苦而黏，胸闷痰多，大便干燥，二三日一行。近来诸症加剧，曾服用多种中西药，但收效甚微。

[诊查]就诊时患者表情淡漠，羞于见人，双目呆滞，不愿言语，由其兄代诉病情。望舌暗红，苔黄厚腻边有齿痕，脉弦滑。

[辨证治法]证属痰热郁结，心神被扰。治以清热化痰，理气开郁。拟温胆汤加味。

[处方]广陈皮10g，广郁金10g，生大黄（后下）10g，清半夏10g，生栀子10g，莲子心6g，云茯苓15g，炒枳壳10g，瓜蒌仁12g，胆南星10g，淡竹茹12g，粉甘草5g。

二诊：上方药服用5剂，自诉痰量减，大便通畅，夜寐得安，仍感心烦，精力难以集中，幻听幻觉。药后收效，上方继进。治疗中酌加淡竹叶、金礞石、辰砂、生龙牡诸药，共奏化痰清热、和肝胆、除虚烦、清心安神定志之功。此方药连用1个月，患者头晕止，心烦平，头脑清晰，夜寐安，幻听幻觉诸症皆消。

按：《备急千金要方》云："胆腑者，主肝也，肝气合于胆，胆者中清之腑也。"又李东垣言"胆者，少阳春生之气……故胆气春生则余脏从之。"故"凡十一脏，取决于胆也"。胆为中正之腑，喜宁谧而恶烦扰，喜柔和而恶壅郁，肝胆之气主升，以舒畅条达为顺。患者因无知而染恶习，成年之后因之而心情抑郁不解，久而久之，必伤少阳温和之气，胆失中正决断、疏泄条达之职，而胆虚用怯，气郁生涎，生痰化火，痰热内蕴，扰动君火，神不守舍，变化无穷而致诸症。故此病首当清化肝胆痰热，理气开郁。以温胆汤为主方。温胆汤见于唐代孙思邈所著的《备急千金要方》，用以治疗“大病后虚烦不得眠”。方中“以二陈治一切痰饮，加竹茹以清热，加生姜以止呕，加枳实以破逆，相济相须”，如此温凉配伍得当，痰浊得化，胆气自清，胆气春生则五脏元真通畅，经络府俞阴阳会通矣。所以说“此方虽不治胆而自和，盖所谓胆之痰热去故也。命名温者，乃温和之意，非谓温凉之温也……不但方中无温胆之品，且更有凉胃之药。”方名为温胆，实为清胆和胃，恢复少阳胆气。此方药味平和，弗取峻补而气可复，非用猛攻而邪可退矣。临床上每有兼证种种，变化颇杂，终不外痰盛化热、气郁化火、化火伤阴、必致阳亢，阳亢则变化动风。为此临证时不要拘泥于一方一证，而当辨清主证兼证，标本缓急，随症加减，灵活运用。(《李振华医案》)

案8　范文甫治疗不寐案

方根来。虚烦不寐，平素肝旺胆怯，今因痰热内扰，故夜间不寐。舌红、苔腻，脉细数而滑，亦胆热上升，蕴热蒸痰之证。宜清热豁痰，以温胆汤加味治之。

茯苓9g，姜半夏9g，炙甘草3g，陈皮3g，炒枳壳6g，淡竹茹9g，柴胡3g，天花粉9g。

方右。失眠多梦，心悸胆怯，善惊易恐，气短神疲，舌苔薄黄，脉沉而细，此心胆气虚者也。

酸枣仁24g，茯神9g，知母9g，川芎6g，清甘草3g，远志9g，党参9g。

按：不寐之病因甚多，如思虑、忧郁、劳倦、忿怒、胃不和等，都能伤及诸脏，使精血内耗，气血互结，聚湿成痰，肝阳上亢，心胆气虚，心肾不交，神明扰乱，而致不寐。前案痰热内扰，故用温胆汤加味，豁痰泻火；后例系心胆气虚之证，则用《金匮要略》之酸枣仁汤加党参、远志，除虚烦而宁心神。(《范文甫专辑》)

小半夏汤

《金匮要略》

【组成】半夏一斤（18g）　生姜半斤（9g）

【用法】以水七升，煮取一升半，分温再服（现代用法：水煎服）。

【功用】和胃降逆，消痰蠲饮。

【主治】痰饮内停，心下痞闷，呕吐不渴，及胃寒呕吐，痰饮咳嗽。

【方论选录】

明·赵以德： 呕家，为有痰饮动中而欲出也，饮去尽而欲解矣。反不渴，是积饮所留，由气不畅，结聚津液而成耳。半夏之味辛，其性燥，辛可散结，燥可胜湿，用生姜以制其悍。孙真人云：生姜呕家之圣药。呕为气逆不散，故用生姜以散之。(《金匮玉函经二注》)

清·魏念庭：诸呕吐有谷不得下者，寒气格塞于上，而胃气虚冷于中也。主之以小半夏汤，半夏、生姜全用辛温，治虚冷上逆之善方也。(《金匮要略方论本义》)

清·尤在泾：此为饮多而呕者言。渴者，饮从呕去，故欲解。若不渴，则知其支饮仍在，而呕亦未止。半夏味辛性燥，辛可散结，燥能蠲饮，生姜制半夏之悍，且以散逆止呕也。呕吐谷不得下者，胃中有饮，随气上逆，而阻其谷入之路也。故以半夏消饮，生姜降逆，逆止饮消，谷斯下矣。(《金匮要略心典》)

清·陈元犀：支饮之症呕而不渴者，旁支之饮未尽也。用小半夏汤者，重在生姜散旁支之饮，半夏降逆安胃，合之为涤饮下行之用。(《金匮方歌括》)

今·丁学屏：《内经》有云："脾主为胃行其津液。"津之为物，流则为津为液，聚则生湿生痰，故痰涎之生，由脾虚不运明矣。《金匮》小半夏汤方，取半夏之辛温，入主足太阴阳明气分，利九窍，通阴阳，除湿化痰，和胃止呕；配生姜之辛凉，入足阳明经气分，散邪解郁，化痰止呕，去秽恶而通神明。药仅二味，而效用卓著，此经方之可贵焉。(《古方今释》)

【验案选录】

案1　廖明柱治疗呕吐案

刘某，男，52岁，干部。近3日因呕吐清水痰涎，胸闷少食，胃痛，并伴头晕心悸而就诊。苔白腻，脉滑。

诊断为痰饮内阻。

[处方] 半夏、生姜各30g，陈皮、茯苓、桂枝、白术各12g，川厚朴10g。

服3剂而愈，后随访，未见复发。[《湖北中医杂志》，1995，17(3)：12–13]

案2　廖明柱治疗反胃案

李某，女，34岁，农民。患者有胃病史，时发时止，近来经常食后倒饱，嗳气，胸闷不舒，呕吐痰涎，食后半日即吐，或朝食暮吐，久吐不止，气怯神疲，口燥唇干，大便秘结，舌红，脉细，诊为气虚津伤。

[处方] 半夏、生姜各24g，人参12g，广木香、丁香、竹茹、旋覆花各9g，代赭石末、白蜜各30g(兑服)。

服4剂。呕吐大减，大便恢复正常。守前方，再加川厚朴9g，当归12g。服3剂，呕吐，疼痛基本消失，二便正常，六脉和缓。[《湖北中医杂志》，1995，17(3)：12–13]

案3　廖明柱治疗呃逆案

张某，男，22岁，教师。

患者10日前发生呃逆，逐渐加剧，现呃逆频频，胃脘胀闷隐痛，纳食减少，时吐酸水，口苦而干，头痛头胀，舌质淡肿带青，脉濡细。病乃因起居失宜，情绪不舒，以致肝气挟痰，逆阻中州，胃失和降。

［处方］半夏、生姜各12g，丁香、竹茹、旋覆花（包）、柿蒂各6g，代赭石末30g（先煎），陈皮、黄连各6g。

服3剂而愈。［《湖北中医杂志》，1995，17（3）：12-13］

案4　廖明柱治疗妊娠恶阻案

王某，女，24岁，职员。

妊娠3个月，呕吐痰涎月余，脘闷不思饮食，精神萎靡，口淡不欲饮，心悸气促，疲乏无力，舌胖苔白而腻，脉滑。

诊断为痰滞中焦。

［处方］半夏、生姜各24g，茯苓、陈皮、藿香各12g。服3剂而愈。［《湖北中医杂志》，1995，17（3）：12-13］

案5　陈嘉栋治疗内耳眩晕症案

王某某，女，53岁，退休工人，1963年5月10日初诊。

眩晕3天，呕吐频繁，呕吐物俱是清水涎沫，量多盈盆，合目卧床，稍转动便感觉天旋地转。自述每年要发数次，每次发作长达月余，痛苦不堪，西医诊断为"内耳眩晕症"。刻诊见形体肥胖，苔薄白而腻，脉沉软滑。此水饮停胃，浊邪僭上，清窍不清。法当和胃化饮，饮化浊降则诸症自除。

［处方］制半夏12g，生姜10g。2剂。

复诊：5月13日。眩晕、呕吐均止。原方加茯苓12g。续服2剂。并予丸方（二陈汤加白术，姜汁泛丸）常服，以求巩固。

追访2年，未发作。［《中医杂志》，1980，（7）：16］

案6　张聿青治疗痰饮案

朱左，停饮凝痰，聚于胃府，胃府之气，升多降少，五十日辄呕黏痰涎水，二便不利，脉象沉弦。夫痰之与津，本属同类，清气化，则津随气布而上供；清气不化，则液滞为痰而中阻。气之化与不化，悉视脾阳之转运如何，所以《金匮》有饮家当以温药和之之例也。然刚燥之药，多服劫阴；攻逐之剂，正虚难任，唯有分其清浊，使清津上升，浊液下降，虽难霍愈，或可减轻耳。

制半夏二钱，云茯苓八钱，老生姜一钱，来复丹一钱，药汁送下。（《张聿青医案》）

案7　谢映庐治疗水气呕吐案

傅金生，时当暑月，天气亢燥，饮水过多，得胸痛病，大汗呕吐不止，视之口不渴，脉不躁，投以温胃之剂，胸痛遂愈，而呕吐未除，自汗头眩加甚，再以温胃方加黄芪与服，服后亦不见效，唯汗出抹拭不逮，稍动则目眩晕难支，心下悸动，举家咸以为脱，吾许以一剂立愈。

以半夏五钱，茯苓一钱，生姜一片，令即煎服。少顷汗出呕止，头眩心悸顿除。(《谢映庐医案》)

案8　李华治疗顽固性呕吐（神经性呕吐）案

姜某，女，33岁，1986年5月3日来诊。

呕吐1年余，或在饭前，或在饭后，或进食呕吐，或夜阑而呕，发作无时，吐物或为未尽消化之食物，或为清水痰涎，曾于哈市医院作多项检查，除轻度胃下垂外，未见其他异常，诊为神经性呕吐，但中西药物屡用乏效。

刻诊：体质瘦弱，面色苍白，纳减，体倦，头晕心悸，脘腹部痞闷不舒，中下腹时肠鸣，舌质淡红，苔白腻，脉弦细。证属胃失和降，痰饮内停。治宜降逆和胃化痰，拟小半夏加茯苓汤与之。

半夏30g，生姜（切片）25g，茯苓20g，半夏温水浸30分钟后，去水、合诸药共煎，徐服。

药下呕吐即大为减轻，仅进5剂，呕吐肠鸣诸证悉止。[《河南中医》，1996，(1)：21]

按：本案脉证所现为水饮浸渍胃肠所致，终以小半夏加茯苓汤治愈。由此可见，治病"必伏其所主而先其所因也"。(《金匮名医验案精选》)

案9　范中林治疗痰饮咳嗽案

李某某，男，5岁。北京某所干部之子。

[病史]初生不久，即患支气管炎。1~4岁时，曾先后在北京某某中医院住院治疗。因缠绵不愈，身体益弱，经常感冒发热，咳嗽反复加重。1978年7月来诊，按太阴证痰饮咳嗽论治，两诊痊愈。

初诊：患儿咳嗽已1年多，频频发作。痰清稀，睡时可闻痰鸣声。食纳不佳，面萎黄，体瘦，舌质偏淡，苔白滑腻。触双手肌肤微冷，此为手足太阴两脏同病，水饮久留不去，上干于肺，致常年痰咳不止。法宜温化水饮，降逆止咳，以小半夏加茯苓汤主之。

[处方]法夏10g，生姜10g，茯苓12g，紫菀6g，冬花3g，甘草3g。

二诊：服上方2剂，咳嗽减，痰鸣消，但仍吐清稀痰，上方损益再服。

[处方]法夏10g，干姜6g，茯苓12g，甘草6g。

1979年5月24日追访，患儿家长说：经范老治愈，去冬今春再未复发。(《范中林六经辨证医案选》)

茯苓丸（治痰茯苓丸）

《全生指迷方》录自《是斋百一选方》

【组成】半夏二两（12g）　茯苓一两（6g）　枳壳麸炒，去瓤，半两（3g）　风化朴硝一分（1g）

【用法】上四味为末，生姜自然汁煮糊为丸，如梧桐子大，每服三十丸，生姜汤下（现代用法：姜汁糊丸，每服6g，生姜汤或温开水送下；亦可作汤剂，加生姜3~5片，水煎服，朴硝溶化）。

【功用】燥湿行气，软坚化痰。

【主治】痰伏中脘，流注经络证。两臂酸痛或抽掣，手不得上举，或左右时复转移，或两手麻木，或四肢浮肿，舌苔白腻，脉沉细或弦滑等。

【方论选录】

清·柯韵伯：疾饮之本，皆水也。水入于胃，游溢精气，上输于脾，此自阳入阴也；脾气散精，上归于肺，此地气上升也；通调水道，下输膀胱，是天气下降也；水精四布，五经并行，是水入于经，而血乃成也。若阴阳不和，清浊相干，胃气乱于中，脾气艰于升，肺气滞于降，而痰饮随作矣。痰与饮同源，而有阴阳之别。阳盛阴虚，则水气凝而为痰；阴盛阳虚，则水气溢而为饮。除痰者，降气清火，是治其标：补阴利水，是治其本也。涤饮降气燥湿，是治其标；温肾利水，是治其本也。此方欲兼两者而合治之，半夏燥湿，茯苓渗湿，风硝软坚，枳壳利气，别于二陈之甘缓，远于礞石之峻悍，亦平胃之剂耳。(《古今名医方论》)

清·王旭高：治中脘有留痰伏饮，臂痛难举，或肩背酸痛，脉来沉细者是也。喻嘉言《医门法律》曰："痰药方多，唯此方立见功效。"痰饮流入四肢，令人肩背酸痛，两手罢软，误以为风，则非其治，宜导痰汤加木香、姜黄各五分。轻者指迷茯苓丸，重者控涎丹。(《王旭高医书六种》)

清·吴谦等：经曰：饮入于胃，游溢精气，上输于脾。游者，运行也；溢者，渗溢也；输者，输布也；精气者，水化之精气也。言入于胃运行水化之精气，渗溢于肠胃之外，而上输布于脾也。又曰：脾气散精，上归于肺。言水之清者上升，犹天之雨露也。又曰：通调水道，下输膀胱。言水之浊者下降，犹地之江河也。此皆言水自浊化清，由腑输脏；自清分浊，由脏输腑，水之运行循环也。又曰：水精四布，五经并行。言水发源于脾，周布四藏，并行五经也。此皆言水内养脏腑，外滋百骸，水之变化精微也。如是者，何痰之有？若饮食失度不和于中，水精不渗溢于外，直下走大、小肠而为泄泻矣。若三焦失运，气不蒸化，水之清者不升，水之浊者不降，精化为水，则内停作胀，外泛作肿，上攻喘呼，下蓄淋闭矣。若上焦气不清肃，不能输布，留于胸中，水之精者悉变为浊，阳盛煎灼成痰，阴盛凝蓄为饮也。故治痰者，以清火为主，实者利之，虚者化之。治饮者，以燥湿为主，实者逐之，虚者温之。所以古人治饮有温补之法，而治痰则无之也。王隐君制礞石滚痰丸，治老痰一方，用黄芩清胸中无形诸热，大黄泻肠胃有质实火，此治痰必须清火也。以礞石之燥悍，此治痰必须除湿也。以沉香之速降，此治痰必须利气也。二黄得礞石、沉香，则能迅扫直攻老痰巢穴，油腻之垢而不少留，滚痰之所由名也。若阳气不盛，痰饮兼作，又非此方所宜，当以指迷茯苓丸合而治之，用半夏燥湿，茯苓渗湿，风硝

软坚，枳壳利气。别于二陈之甘缓，远于大黄、礞石之峻悍，殆攻中之平剂欤。(《医宗金鉴·删补名医方论》)

清·汪昂：此足太阴阳明药也。半夏燥湿，茯苓渗水，枳壳行气，化硝软坚，姜制半夏之毒而除痰，使痰行气通，臂痛自止矣。喻嘉言曰：痰药虽多，此方甚效。痰饮流入四肢，令人肩背酸痛，两手罢软，误以为风，则非其治，宜导痰汤加木香、姜黄各五分，轻者指迷茯苓丸，重者控涎丹，外有血虚不能荣筋而致臂痛，宜蠲痹四物汤，各半贴和服。(《医方集解》)

清·张秉成：夫痰之为病，在腑者易治，在脏者难医，在络者更难搜剔。四肢者，皆禀气于脾，若脾病不能运化，则痰停中脘，充溢四肢，有自来矣。治之者，当乘其正气未虚之时而攻击之，使脘中之痰去而不留，然后脾复其健运之职，则络中之痰，自可还之于腑，潜消默运，以成其功。故方中以半夏化其痰，茯苓行其湿，枳壳破其气，而以姜汁开之，芒硝下之。用法之周到，佐使之得宜，其痰有不去者乎？如病甚而络中之痰不除者，则可以控涎丹参酌用之可也。(《成方便读》)

近·张山雷：此方为中有留饮，而经隧不利者立法。荡涤其垢腻，则机轴自灵，络脉流利。本非专治肢节痹着之病，乃为治痹痛者，别开一条门径。(《中风斠诠》)

今·丁学屏：此治肥甘过用，湿郁成痰，留踞脉络，臂痛难举，手足麻木僵硬等症。自丹溪而后，凡右手拇指麻木，视为中风根萌，每以此丸预为防范，盖中风跌扑，肝风每挟痰浊故尔。方中半夏曲、茯苓、枳壳、风化硝等味，皆燥湿化痰、疏积导滞之品，以其温而不燥，疏而不伐，可耐久服。现今用治高脂血症，脂肪肝，单纯性肥胖，每收良效。(《古方今释》)

【验案选录】

案1　程门雪治疗心悸案

李某某，男，成年。初诊：1971年11月8日。

患者有高血压动脉硬化、冠状动脉供血不足、肾功能不全等病史。

近症：胸闷心悸，肢肿臂麻，小溲不多，苔腻白，脉细软。拟益气温肾，阴阳并补，佐化络痰。

生黄芪15g，大生地24g，炙龟甲18g（先煎），淫羊藿12g，肉桂心2.4g，肥知母9g，川黄柏4.5g，炒瓜蒌6g，紫丹参9g，煅牡蛎15g（先煎），福泽泻9g，指迷茯苓丸（包煎）15g。

按：本例脉细软而非弦数，苔腻白而不见红绛的舌质，是肾阴肾阳两虚，水浊停留之证，故可用黄芪、桂而无忌，黄芪、肉桂、淫羊藿益气温肾，以助膀胱之气化；配合知母、黄柏、泽泻以利膀胱之气化；淫羊藿、龟甲、生地阴阳并补。三法同用，系大补阴丸、滋肾通关丸、二仙汤、牡蛎泽泻散等方法的配合。

胸闷心悸症状，“冠心”及水气上逆皆可致之。故用大量生地与肉桂为配，有复脉汤之意；并配合瓜蒌皮、丹参以展痹活血；又用牡蛎泽泻、滋肾通关两方以泄水利肾。综观本例之治法，对心、肾两脏，有阴阳、虚实、标本兼顾的作用。（《程门雪医案》）

案2　程门雪治疗类中风案

沈某某，男，58岁。初诊：1958年7月28日。

口颊歪斜，头涨脑鸣，肢末作麻，脉象弦小而滑，舌苔白腻，胃纳不香。风袭经络，内风挟痰上扰，类中之兆已见，慎防跌仆。

白蒺藜去刺炒9g，竹沥半夏9g，煨天麻3g，煅石决明（先煎）15g，炒杭菊6g，嫩钩钩（后下）9g，化橘红6g，枳实2.4g，炒竹茹4.5g，生葛根9g，陈胆星2.4g，水炒川雅连1.5g，焦六曲9g，指迷茯苓丸（包煎）12g。

二诊：口颊歪斜稍正，头涨脑鸣见减，指麻，纳食尚香，大便带薄。痰浊有泄化之机，但风犹未定，仍防类中。

白蒺藜去刺炒9g，竹沥半夏9g，煨天麻3g，煅石决（先煎）15g，嫩钩钩（后下）9g，化橘红6g，枳实2.4g，炒竹茹4.5g，生葛根9g，陈胆星2.4g，水炒川雅连1.5g，焦六曲9g（酒洗），嫩桑枝9g，指迷茯苓丸（包煎）12g。

按：本方治则：辛凉祛风，以散外风；咸寒潜降，以平内风，是内、外风并治的方法。生葛根以泄阳明之热，为颊车的引经药。在和胃、化痰方面，用了黄连温胆汤、六神汤，于全方中占了很大的比重。指迷茯苓丸以祛经络之痰湿，而给以下泄之出路。内风外风交煽，痰浊阻滞，是造成类中的主要原因。本例肢麻颊歪，风痰已袭于经络，是类中之象。其脉弦小而滑，不是弦紧、弦数、滑大，知内风尚不十分炽盛。程老治内风仅用一味石决，可见其重治外风之意。（《程门雪医案》）

案3　丁甘仁治疗中风案

黎左。2年前右拇指麻木，今忽舌强语言謇涩，右手足麻木无力，脉象虚弦而滑，舌苔薄腻。此体丰气虚，邪风入络，痰阻舌根，神气不灵。中风初步之重症也，急拟益气去风，涤痰通络。

生黄芪15g，青防风3g，防已6g，生白术6g，全当归6g，大川芎2.4g，西秦艽4.5g，竹沥半夏6g，枳实炭3g，炒竹茹4.5g，炙僵蚕9g，陈胆星2.4g，嫩桑枝9g，再造丸1粒，去壳研细末化服。

5剂后恙已见轻，去再造丸、枳实，加指迷茯苓丸9g吞服。（《丁甘仁医案》）

案4　施今墨治疗风湿入络气血阻滞肩痛案

景某，女，43岁，病历号5112219。

左肩背疼痛，项强不适，运用不自如，时已3个月之久，近感头晕心悸。舌苔薄白，脉象沉涩。

［辨证立法］风湿入侵经络，稽留不去，逐渐血行瘀滞，阻抑气血流畅，因而致痛。拟通络活血法治之。

［处方］羌独活各3g，杭白芍10g，酒地龙10g，生熟地各6g，炒远志10g，桑寄生15g，北细辛1.5g，旋覆花（新绛6g同布包）6g，嫩桑枝15g，春砂仁3g，片姜黄10g，酒川芎4.5g，炙草节6g，川桂枝4.5g，油当归（酒炒）10g。

二诊：前方服3剂，头晕心悸好转，肩臂疼痛减轻。前方加指迷茯苓丸6g，随药送服。

三诊：服3剂，肩臂颈项疼痛均减，已能自己梳头，运动较前自如，前方不变，再服4剂。

按：风湿入络，必致影响血行流畅，不通则痛，应用活血通络治之。旋覆新绛汤、独活寄生汤加减，为本案始终未变之治法。风湿化痰，入阻络道，而至臂痛不能抬举者，指迷茯苓丸甚效，二诊以后即加用之，前后10剂病情均除。现代医学中的肩关节周围炎病，可参考中医辨证，用指迷茯苓丸治之。(《施今墨临床经验集》)

案5　施今墨治疗痰热郁肺喘嗽案

邸某，男，11岁，病历号556019。

自8岁起，因感冒咳嗽未能适当治疗，此后每届秋冬即犯喘嗽。发作时喉间痰鸣，不能平卧，口渴，不欲饮食，不发作时亦不如一般儿童活跃。时逾3年，影响发育，今已11岁，状如七八岁儿童，精神呆滞，面色青白。舌苔白腻，脉象滑数。

［辨证立法］患喘嗽病已3年，肺气阻塞，痰盛喉鸣，肺为贮痰之器，拟清肺化痰降气平喘为治。

［处方］炙前胡5g，炙紫菀5g，炙百部5g，炙苏子6g，葶苈子（旋覆花6g同布包）3g，代赭石6g，陈橘红5g，瓜蒌根6g，嫩射干5g，陈橘络5g，瓜蒌皮6g，云茯苓6g，苦桔梗5g，清半夏6g，云茯神6g，白杏仁6g，酒条芩6g。

二诊：药服4剂，喘嗽均减，痰涎易咯出，原方再服3剂，后改常方。

三诊：前方又服3剂，喘平咳减，此次发作，治愈甚速，再拟丸方巩固，服30日。

［处方］每日早服气管炎丸20粒，晚临卧服指迷茯苓丸6g。(《施今墨临床经验集》)

第二节　清热化痰剂

清气化痰丸

录自《医方考》

【组成】陈皮去白　杏仁去皮尖　枳实麸炒　黄芩酒炒　瓜蒌仁去油　茯苓各一两（各6g）　胆南星　制半夏各一两半（各9g）

【用法】姜汁为丸，每服二至三钱，温开水送下（现代用法：生姜汁为丸，每服 6~9g，一日 2 次；亦可作汤剂，加生姜 3 片，水煎服）。

【功用】清热化痰，理气止咳。

【主治】痰热咳嗽。咳嗽，咳痰黄稠，胸膈痞闷，甚则气急呕恶，舌质红，苔黄腻，脉滑数。

【方论选录】

明·吴崑：此痰火通用之方也。气之不清，痰之故也。能治其痰，则气清矣。是方也，星、夏所以燥痰湿；杏、陈所以利痰滞；枳实所以攻痰积；黄芩所以消痰热；茯苓之用，渗痰湿也；若瓜蒌者，则下气利痰云尔。(《医方考》)

清·汪昂：此手、足太阴之药，治痰火之通剂也。气能发火，火能役痰，半夏、南星以燥湿气，黄芩、栝楼以平热气，陈皮以顺里气，杏仁以降逆气，枳实以破积气，茯苓以行水气。水湿火热，皆生痰之本也。盖气之亢则为火，火退则还为正气，而安其位矣。故化痰必以清气为先也。(《医方集解》)

清·徐大椿：痰热内壅，肺金失降下之令，故胸中逆满痞塞，烦热咳嗽不止焉。南星散痰湿，半夏燥痰湿，黄连清心脾之火，黄芩清胸膈之热，瓜蒌涤热除烦，专驱痰燥，杏仁降气理嗽，专治痰逆，茯苓渗湿和脾气，枳实消痞除逆满，陈皮得气除痰，甘草缓中。糊丸以姜汁，下以姜汤，总为散痰降逆功。此消痞降逆之剂，为痰热痞逆之方。(《医略六书·杂病证治》)

清·张秉成：方中半夏、胆星为治痰之君药；痰由于火，故以黄芩之苦寒降之，瓜蒌之甘寒润之；火因于气，即以陈皮顺之，枳实破之；然脾为生痰之源，肺为贮痰之器，故以杏仁之苦温疏肺而降所气，茯苓之甘淡渗湿而宣脾。肺脾肃清，则痰不存留矣。以姜汁糊丸者，用为开痰之先导耳。(《成方便读》)

今·李畴人：以南星、半夏、橘红之化湿痰，杏仁、瓜蒌之滑痰下气，黄芩清痰热，茯苓渗湿痰。丸以姜汁，使中、上焦之痰热开化，则类中风之舌謇语涩肢废可除。(《医方概要》)

今·湖北中医药大学方剂教研室：此方乃治痰火之通剂。痰的生成，原因很多。六淫外感，可从火化，煎熬津液成痰；七情内伤，五志化火，亦可灼津成痰。汪讱庵曰："热痰者，痰因火盛也。痰即有形之火，火即无形之痰，痰随火而升降，火引痰而横行，变生诸证，不可纪极。"故治痰者必降其火，治火者必顺其气，此清气化痰丸之所由立也。本方即《局方》二陈汤去甘草，加胆南星、瓜蒌、杏仁、黄芩、枳实而成。方以二陈汤燥湿化痰，以胆星、瓜蒌、黄芩清热泻火，兼化痰浊。以枳实、杏仁以降利肺气。诸药合用，共奏清热化痰，下气止咳之功。痰热清，肺气降，则喘咳气逆之证自可解除。(《古今名方发微》)

【验案选录】

案1　赵绍琴治疗精神分裂案

李某，男，40岁。1980年12月31日初诊。

右脉滑数，重按濡软，左脉细滑，舌红，苔白腻水滑，患精神分裂症多年，常有幻听、幻视，耳鸣，夜寐不安。

[治法] 疏肝化痰，佐以清泄肝热。

[处方] 胆南星10g，陈皮6g，半夏10g，黄芩10g，川楝子10g，马尾连10g，枳壳6g，焦三仙各10g，青礞石（先煎）10g。6剂，每日1剂，水煎，早、晚各分2次，空腹服用。(《赵绍琴医案选录》)

案2　李乐园治疗咯血证案

康某，男，53岁。初诊：1980年1月28日。

[主诉及病史] 大口咯血2天。患者有肺结核病史（已钙化），慢性气管炎合并支气管扩张5年，曾有2次大口咯血史。现咯血2天，血色鲜红，咯血前先有喉头及气管作痒，继而气逆咳嗽，胸脘闷热，痰多黄黏，不能仰卧，活动则咯血加重，胃纳不甘，大便色绛，小便黄赤。

[诊查] 查其六脉滑数有力、右大于左，84次/分，舌苔黄褐厚腻垢浊，舌质绛。体温36.8℃，两肺未闻及干湿性啰音。

[辨证] 积热伤肺，痰浊内蕴。

[治法] 清热止血，祛痰化浊，佐以降气。清气化痰汤合泻心汤加味。

[处方] 黄芩炭12g，黄连炭6g，酒炒大黄10g，半夏10g，茯苓15g，橘红12g，杏仁6g，炒枳实10g，降香10g，瓜蒌30g，黑山栀10g，侧柏炭10g，茜根炭10g，藿香10g，佩兰10g，藕节15g，白茅根30g，三七粉（冲服）3g。

服上方药1剂，咯血即止，症状亦大减。嘱按原方再服药3剂，以期痊愈。春节后访问，咯血未再发作。(《中国现代名中医医案精粹》)

案3　沈开金治疗脑溢血案

花某某，女，65岁。1976年5月8日初诊。

卒中后半身不遂1个月余。患者素有高血压病史多年，1个月前突然半身不遂，神志不清而入院治疗。经西医内科诊断为：卒中（脑溢血）。治疗后神志略有好转，血压稳定，而出院求中医治疗。

刻诊：患者右侧半身不遂，神志时清时昧，喉中痰声辘辘，能简单言语，但数字不清，纳少，大便干结，舌红苔黄腻，脉弦而数。

[中医诊断] 卒中，痰热阻窍，经络失和。

[西医诊断] 卒中（脑溢血）。

[治疗法则] 清热化痰，醒脑开窍。

［处方］清热化痰汤加减。半夏、陈皮各10g，茯苓15g，川连5g，枳实、京菖蒲、远志、胆星各9g，瓜蒌仁12g，郁金10g，天麻15g，甘草5g，生姜3片。

二诊：上方进7剂，神志略清，但喉间痰声仍在，舌苔黄腻减退不甚。上方加天竹黄、姜竹茹各10g，更进7剂。另加：礞石滚痰丸15粒，每日3次。

三诊：药后大便解痰黏物甚多，苔腻退，脉转缓。神志已清，能呼亲人名字，数字较前进步。上方继进7剂。礞石滚痰丸减量继服。

四诊：神志完全清醒，语言基本正常，唯右半身不遂改变不明显，改用下方治疗。

黄芪20g，当归10g，赤芍12g，川芎、生地各10g，桃仁、红花各6g，地龙、丝瓜络、鸡血藤各12g，桑枝、丹参各15g，甘草5g。

五诊：上方进20余剂，患肢已开始能活动，能扶杖下床活动。上方加黄精、玉竹，再进20余剂，患肢活动基本正常，能从事一般家务活，语言清晰，对答准确。停中药煎剂，改服人参再造丸巩固。

患者痊愈后又健活20多年，享年90多岁而寿终。(《沈开金医案撷菁》)

案4　杨东升治疗眩晕案

王某，女，72岁。2004年9月13日初诊。

头晕目眩3天。3天来，头晕目眩，卧床不起，眼不能睁，自觉天旋地转，恶心呕吐，脘腹胀满，纳差，大便秘结，形瘦，舌质红、苔薄黄稍腻脉弦滑。

证属痰热交阻，清阳不升，蒙蔽清窍，痰浊中阻，湿困脾胃。治以祛痰为主，降火为辅。予清气化痰丸加减。

药用：胆南星、半夏、枳实、陈皮、大黄、菊花、神曲各9g，全瓜蒌、茯苓、泽泻、葛根各12g，竹茹、炒莱菔子各10g，珍珠母30g，生龙骨、生牡蛎各20g。每日1剂，水煎服。

服药5剂，病去大半，腹胀消失，大便通畅，每餐能进食约150g，已能下床活动。继服5剂，病告痊愈。嘱注意饮食调理。[《山西中医》，2009，25（6）：39]

案5　周祯祥治疗水肿案

常某，男，42岁。1996年9月25日诊。

咳嗽10多年，近来加剧。诊见全身浮肿，胸闷咳嗽，咯痰黄白相兼而稠，活动则气喘，口干纳减，小便短少。舌质红，苔薄黄腻，脉小滑数。胸透提示：慢性支气管炎、肺气肿。心电图提示：低电压倾向。

证属痰热阻肺，肺失宣降。治以清化痰热，宣降肺气。

投清气化痰丸加味。制南星、法半夏、陈皮、黄芩各10g，光杏仁、枳实、白茯苓、炒葶苈各15g，生苡仁、全瓜蒌各20g，生甘草3g。9剂后咳嗽大减，浮肿全消，余恙亦退，饮食正常。

按：患者痰热素重，肺气壅郁，宣降不利，不能通调水道，因而发生浮肿，喘嗽并见。清气化痰丸针对病机而发。加葶苈、苡仁宣降肺气以通利水道，甘草以调和诸药，药

中肯綮，自然效如桴鼓。[《浙江中医杂志》，1999，21（01）：41–43]

案 6　李文海治疗耳鸣案

赵某，男，39 岁，2001 年 9 月 18 日初诊。

2 周前醉酒后出现耳鸣，服龙胆泻肝汤加减 5 剂，效果不明显。

诊见：双耳持续性耳鸣，声如轰鸣，伴见头蒙脑涨，心烦急躁，胸膈痞满，大便不爽。舌质红赤，苔黄腻，脉滑数。患者体胖面赤，素嗜烟酒肥甘。

证属痰火内结、上扰耳窍。治宜清火化痰，利气开结。方用清气化痰丸加减。

[处方] 瓜蒌、栀子各 15g，黄芩、胆南星、陈皮、枳实、茯苓、姜半夏、炒莱菔子、炒苦杏仁各 12g。3 剂，每天 1 剂，水煎服。

二诊：药后大便通利，耳鸣声减弱，且有间歇，胸膈畅利，头蒙脑涨、心烦急躁明显减轻，舌质红、苔薄黄腻，脉滑。上方减栀子 3g，炒莱菔子 3g，继服 5 剂。

三诊：耳鸣歇止，头无昏蒙，心烦急躁已除，舌苔黄腻已退。以炒莱菔子、炒决明子各少许水煎代茶饮，并嘱饮食清淡，戒烟忌酒。

按：耳为肾之外窍，肝胆之络所附。治疗耳鸣，实则泻肝，虚则补肾，此为常规。本例耳鸣病程较短，全无虚象，且声如轰鸣，心烦急躁，舌苔黄腻，极易辨为肝胆湿热上扰而取用龙胆泻肝汤治疗。但患者素体丰盛，且病起于饱餐醉酒后，伴见胸膈痞满，脉滑数而无弦意，病在脾胃而非肝胆。故辨为痰火内结，上扰清窍为患，选用清气化痰丸，加栀子佐黄芩以清火，加炒莱菔子化痰通腑，下气开结。热清火降，气顺疾消，诸症渐平。[《新中医》，2003；35（5）：70]

案 7　李文海治疗口臭案

李某，女，27 岁，2002 年 6 月 7 日初诊。

口气有味 2 年余，甚为苦恼。经口腔科、耳鼻喉科检查，未见异常。用过多种含化片、效果不明显。诊见：口臭明显，闷闷不乐，纳食欠佳，大便不爽，自觉全身不适，舌质红、苔薄黄黏，脉滑数。

证属痰火内蕴中焦，浊腐上溢。治宜清火化痰，利气通腑。方用清气化痰丸加减。

[处方] 全瓜蒌、栀子各 15g，黄芩、胆南星、陈皮、炒苦杏仁、枳实、佩兰各 12g，茯苓、姜半夏各 9g，5 剂，每天 1 剂，水煎服。

二诊：药后口臭明显减轻，大便畅利，自觉全身舒畅，舌质红、苔薄白，脉滑。

上方继服 5 剂。药后口气无臭，纳食转佳，全身无不适，痊愈。嘱清淡饮食，生活有节。

按：口臭有脓性口臭、馊性口臭、腐败性口臭、嗜好性口臭、食物性口臭等。除食物性口臭外，多因脏腑积热所致，临床常见证候有胃热炽盛、食滞胃肠和痰火蕴肺。本例舌质红、苔黄而黏，脉滑数，证属痰火无疑。伴见纳食欠佳，大便不爽而无肺系明显见症，故非痰热蕴肺，病位在于中焦。痰火蕴结中焦，既非清胃散所宜，也非枳实导滞丸所宜，治以清气化痰丸清火化痰，行气通腑，加栀子以清火，加佩兰以除秽，药证相合，收效甚

捷。[《新中医》，2003，35（5）：70]

案8　牛义贵治疗痰热失眠案

患者，男，23岁。1993年5月3日初诊。

前因饮食所伤，继则头痛，失眠，口苦心烦，纳呆，大便干结，舌质深红，苔黄腐腻，脉象洪数。

[中医辨证]失眠（宿食停滞，痰热内生，上扰心神，卧不得安）。治宜清热化痰、消导安神。方用清气化痰丸化裁。

[处方]黄连5g，酒大黄5g，陈皮10g，枳实10g，瓜蒌仁15g，竹茹10g，制半夏10g，天竺黄6g，枣仁15g，焦楂曲10g，炒莱菔子12g。水煎服，每日1剂，3剂。

二诊：5月7日。上方连服3剂后，睡眠、纳食恢复，唯感腰部酸痛，曾有外伤史，继以活络效灵丹活血止痛治之。

按：此例患者因痰热扰心而致失眠投以清热化痰、消导和中，佐以安神之剂而获效。所谓“胃不和则卧不安”，例证然矣。

痰本人体脏腑气血失和、水湿津液凝结而成的病理变化产物，又是致病的因素，痰分有形无形，有寒有热，有虚有实，有气有火，随气升降，全身上下，无处不到。痰之为病，其证甚多，兼证挟证亦不少，故朱丹溪“百病中多有兼痰者”。痰证的治法张景岳主张求因治本，正本清源，他说：“如因风因火而生痰者，但治其虚实，虚实愈而痰自平也，未闻及痰风火可自散，虚实可自愈者。”清气化痰丸正中此意，是以治疗因痰热所致诸证而设，尤宜切记此要。一旦痰热得清，他证未愈者，随证而辨证治之，以补清气化痰丸之不足。[《贵阳中医学院学报》，1999，21（3）：33-34]

小陷胸汤

《伤寒论》

【组成】黄连一两（6g）　半夏洗，半升（12g）　栝楼实大者一枚（20g）

【用法】上三味，以水六升，先煮瓜蒌，取三升，去滓，内诸药，煮取二升，去滓，分温三服（现代用法：水煎服）。

【功用】清热化痰，宽胸散结。

【主治】痰热互结之小结胸证。心下痞闷，按之则痛，或心胸闷痛，或咳痰黄稠，舌红苔黄腻，脉滑数。

【方论选录】

金·成无己：心下硬痛，手不可近者，结胸也。正在心下，按之则痛，是热气犹浅，谓之小结胸。结胸脉沉紧，或寸浮关沉，今脉浮滑，知热未深结，与小陷胸汤，以除胸膈

上结热也。苦以泄之，辛以散之，黄连、栝楼实之苦寒以泻热，半夏之辛以散结。（《注解伤寒论》）

明·许宏：心下硬，不按而痛，手不可近者，大结胸也。心下满，按之则痛者，邪热浅结，为小结胸也。此不可下，只宜散也。故用栝楼为君，其味苦性寒，能破胸膈结气；半夏为佐为使，以辛能散结气也；黄连为臣，苦以泄之，以辅君主之药，而下心下之结也。（《金镜内台方议》）

明·吴崑：伤寒下之早，热结胸中，按之则痛者，小结胸也，此方主之。三阳经表证未去而早下之，则表邪乘虚而入，故结胸。结胸者，阳邪固结于胸中，不能解散，为硬为痛也。按之则痛者，不按犹未痛也，故用小陷胸汤。黄连能泻胸中之热，半夏能散胸中之结，栝楼能下胸中之气。（《医方考》）

明·方有执：黄连苦寒，以泻热也。半夏辛温，以散结也。栝楼实苦而润，苦以益苦，则致热于易泄，为可知；润以济辛，则散结于无难，开可必。所谓有兼人之勇而居上功者，唯此物为然也。（《伤寒论条辨》）

清·程扶生：此热结未深者在心下，不若大结胸之高在心上。按之痛，比手不可近为轻；脉之浮滑，又缓于沉紧。但痰饮素盛，挟热邪而内结，所以脉见浮滑也。以半夏之辛散之，黄连之苦泻之，栝楼之苦润涤之，所以除热散结于胸中也。先煮栝楼，分温二服，皆以缓治上之法。（《古今名医方论》）

清·柯琴：热入有浅深，结胸分大小。心腹硬痛，或连小腹不可按者，为大结胸，此土燥水坚，故脉亦应其象而沉紧。止在心下，不及胸腹，按之知痛不甚硬者，为小结胸，是水与热结，凝滞成痰，留于膈上，故脉亦应其象而浮滑也。秽物踞清阳之位，法当泻心而涤痰。用黄连除心下之痞实，半夏消心下之痰结，寒温并用，温热之结自平。栝楼实色赤形圆，中含津液，法象于心，用以为君，助黄连之苦，且以滋半夏之燥。洵为除烦涤痰，开结宽胸之剂，虽同名陷胸，而与攻利水谷之方悬殊矣。大、小青龙攻太阳之表，有水火之分；大、小陷胸攻太阳之里，有痰饮之别，不独以轻重论也。（《伤寒来苏集·伤寒附翼》）

清·汪昂：此足少阴药也。黄连性苦寒以泻热，栝楼性寒润以涤垢，半夏性辛温以散结。结胸多由痰热结聚，故用三物以除痰去热也。（《医方集解》）

清·钱潢：所谓小者，名同而药实不同，药虽不同而用意则同，用意虽同而其功用又不同也。夫邪结虽小，同是热结，故以黄连之苦寒主之，寒以解其热，苦以开其结，非比大黄之苦寒荡涤也。邪结胸中则胃气不行，痰饮留聚，故以半夏之辛温滑利，化痰蠲饮而散其滞结也。栝楼实，李时珍谓其甘寒不犯胃气，能降上焦之火，使痰气下降，盖亦取其滑润也，亦非芒硝、甘遂之咸寒逐水之峻也。（《伤寒溯源集》）

清·尤怡：胸中结邪，视结胸较轻者，为小结胸，其证正在心下，按之则痛，不似结胸之心下至少腹硬满，而痛不可近也。其脉浮滑，不似结胸之脉沉而紧也。是以黄连之下热，轻于大黄；半夏之破饮，缓于甘遂；栝楼之润利，和于芒硝。而其蠲除胸中结邪之意，则又无不同也。故曰小陷胸汤。(《伤寒贯珠集》)

清·王子接：结胸，按之始痛者，邪在脉络也。故小陷胸止陷脉络之邪，从无形之气而散。栝楼生于蔓草，故能入络，半夏成于坤月，故亦通阴，二者性皆滑利，内通结气，使黄连直趋少阴，陷脉络之热，攻虽不峻，胸中亦如陷阵，故名陷胸。仅陷中焦脉络之邪，不及下焦，故名小。(《绛雪园古方选注》)

清·邹澍：观仲景之用栝楼实，在小陷胸汤曰：小结胸病，正在心下，按之则痛；在栝楼薤白白酒汤曰：喘息咳唾，胸背痛短气。而其脉，一则曰浮滑，一则曰寸口沉迟，关上小紧数，是皆阴中有阳，且踞于阳位者也。夫胸背痛，较按之方痛则甚，痹则较结为轻。咳唾喘息，是其势为上冲；而居于心下，按之才痛，似反静而不动。此其机，总缘气与饮相阻，寒与热相纠。热甚于寒者，其束缚反急而为结；寒甚于热者，其蔽塞自盛而为痹。是故结胸之病伏，胸痹之病散。伏者宜开，散者宜行。故一则佐以连、夏之逐饮泻热，一则佐以薤、酒之滑利通阳，栝楼实之裹无形攒聚有形，使之滑润而下则同。能使之下，自是治实之方，仅能使之下，不能使其必通，又非纯乎治实之道矣。何以知不能使之必通？盖有停饮痛甚，至不得卧，即当加半夏，若兼胁下逆抢心，则仍加枳、朴、桂枝，若竟能通，又何必如是哉！是知栝楼实之治，大旨在火与痰结于阳位，不纯乎虚，亦不纯乎实者，皆能裹之而下，此其擅长矣。(《本经疏证》)

近·张锡纯：此证乃心君之火炽盛，铄耗心下水饮结为热痰（脉现滑象，是以知为热痰，若但有痰而不热，当现为濡象矣），而表阳又随风内陷，与之互相胶漆，停滞于心下为痞满，以杜塞心下经络，俾不流通，是以按之作痛也。为其病因由于心火炽盛，故用黄连以宁息心火，兼以解火热之团结；又佐以半夏开痰兼能降气，栝楼涤痰兼以清热。其药力虽远逊于大陷胸汤，而以分消心下之痞塞自能胜任有余也。然用此方者，须将栝楼细切，连其仁皆切碎，方能将药力煎出。(《医学衷中参西录》)

近·费伯雄：小陷胸汤非但治小结胸，并可通治夹滞时邪，不重不轻，最为适用。(《医方论》)

今·王邈达：病名小结胸，所以别大陷胸症也。论症，结在心下，按之则痛；论脉，则见浮，俱与大陷胸同，而以谓小结胸者，特以脉浮滑，须按之则痛，若不按则不痛可知矣。即按之，亦必不如大陷胸之硬满，又可知矣。盖滑者，湿象也、痰象也，不过因胸中之客热，熏蒸于心肺之间，以致热与湿交炼而成痰，故滑。痰热相搏，脉见浮滑，与大陷胸之胃有宿积、胸有聚饮，偕内陷之表邪，而擅凭高鼓塞之势者有间矣。故只消用栝楼实之能开结、滑痰、下气者为君，清心火之黄连佐之，更用能伏阳邪之半夏以降之，则脉之浮者平，而滑亦和；症之结者散，而痛亦止矣。症与大陷胸同，此则仅因热与痰相搏，故曰小陷胸。观其方下注云：先煮栝楼，则其任重，而连、半不过助其泻热化痰而已。(《汉方简义》)

【验案选录】

案1　王玉玲治疗小儿肺炎案

陈某，女，3岁。初诊：1985年5月3日。

小儿平时喜吃甘肥食物，喉中时有痰鸣声，近来外感发热，咳喘痰鸣3天，有汗不解。诊查：体温38℃，按其胸膈灼热胀满，舌红苔黄中腻，脉滑数。

［辨证治法］痰热壅结胸中，肺气被阻，失于宣肃。治宜苦辛通降。小陷胸汤加味。

［处方］川黄连2g，瓜蒌皮10g，制半夏10g，枳壳10g。

二诊：上药连服2剂，热清喘平，但仍咳嗽有痰，再予原方减去川黄连加杏仁10g，贝母10g，继服2剂而愈。

按：小陷胸汤适用于胸膈热郁而有痰喘满者。小儿肺炎多热与痰互结，留于胸膈间，以致肺失宣降，喘息不平，治以苦辛通降之小陷胸汤比较适合。如痰热郁结，气血阻滞，有胸痛感者，可加郁金、苏梗开壅通络；如咳痰黄稠，可加橘红、竹茹清热涤痰；如咳嗽较剧，可加川贝、杏仁化痰宁嗽；如痰中带血，可加茅根、茜根、鱼腥草等凉血消炎；亦可加参三七粉1g和服，化瘀止血。(《王玉玲医案》)

案2　郭士魁治疗持续高热案

罗某，男，3岁，病历219099。

因持续高热14天于1958年12月22日入院。入院时体温39.3~40℃，胸满咳喘，烦躁间有嗜睡，已4天未解大便。检查：神呆，颈强，肺部叩诊，满肺水泡音，肝于右肋缘下5cm，胸透肺部实化变，舌红黄腻苔，白细胞偏低。确诊病毒性肺炎。

辨证热由痰火郁结，宜开胸中之闭，以还肺气，小陷胸合化积汤。

瓜蒌9g，枳实4g，尾连2g，薤白6g，花粉6g，麦芽6g，豆豉12g，莱菔子12g。连服2剂后，大便通利，排除黑色黏涎分泌物许多，腹满减，体温渐降38℃，在上方加葱白2寸，又服2剂，体温降至正常，自觉症状缓解，热退病情好转。(《郭士魁临床经验选集——杂病证治》)

案3　岳美中治疗胃窦炎案

张某，男性，军人。1975年10月9日来诊。

患者喜饮酒，2个月前开始感到每酒后胃脘胀痛不适、渐至食后亦胀痛且有堵塞感，其后不时发作，夜眠常因痛而醒。饭量大减，不敢食辣味，不敢饮酒。无矢气、嗳气。曾服胃舒平等西药，效果不显。X线钡餐透视确诊为胃窦炎。便结如羊矢，现已五六日未行，诊其心下拒按，脉浮缓而虚，用《伤寒论》小陷胸加枳实。

［处方］黄连6g，半夏9g，全瓜蒌9g，枳实6g。

二诊：10月27日。前方服3剂，饭后及夜间脘痛减轻，怕冷，右脉滑大而缓，便仍稍干，此脾胃正气仍虚，寒热杂邪未能尽去，改与甘草泻心汤加吴萸、柴、芍、龙、牡，以辛苦开降。

［处方］甘草 30g，黄芩 6g，干姜 6g，半夏 9g，大枣 4 枚，吴萸 3g，柴胡 9g，白芍 9g，龙骨、牡蛎各 18g。

三诊：10 月 30 日。疼痛已止，大便仍干，右脉滑象已减，仍用上方改吴萸为 6g，干姜为炮姜 6g，再服数剂。

1976 年 2 月 1 日来信云：愈后 2 个半月期间脘痛未发，食欲明显增加，辛辣亦不复畏。(《岳美中医案集》)

滚痰丸

《泰定养生主论》录自《玉机微义》

【组成】大黄酒蒸　片黄芩酒洗净，各八两（各 24g）　礞石捶碎，用焰硝一两，放入小砂罐内盖之，铁线缚定，盐泥固济，晒干，火煅红，候冷取出，一两（3g）　沉香半两（2g）

【用法】上为细末，水丸梧子大，每服四五十丸，量虚实加减服，清茶、温水送下，临卧食后服（现代用法：水泛小丸，每服 6~9g，日 1~2 次，温开水送下）。

【功用】泻火逐痰。

【主治】实热老痰证。癫狂昏迷，或惊悸怔忡，或咳喘痰稠，或胸脘痞闷，或眩晕耳鸣，或绕项结核，或口眼蠕动，或不寐，或梦寐奇怪之状，或骨节卒痛难以名状，或噎息烦闷，大便秘结，舌苔黄腻，脉滑数有力。

【方论选录】

明·吴崑：实热老痰，此方主之。大黄能推荡，黄芩能去热，沉香能下气，礞石能坠痰。是方乃攻击之剂，必有实热者始可用之，若与虚寒之人，则非宜矣。又礞石由焰硝煅炼，必陈久为妙，若新煅火毒未除，则不宜服。(《医方考》)

清·柯琴：脾为生痰之源，肺为贮痰之器，此无稽之谈也。夫脾为胃行其津液，以灌四旁，而水精又上输于肺，焉得凝结而为痰？唯肾为胃关，关门不利，故水聚而泛为痰也，则当曰肾为生痰之源。经云：受谷者浊，受气者清。清阳走五脏，浊阴归六腑。肺为手太阴，独受诸气之清，而不受有形之浊，则何可贮痰？唯胃为水谷之海，万物所归，稍失转味之职，则湿热凝结为痰，依附胃中而不降，当曰胃为贮痰之器。斯义也，唯王隐君知之，故制老痰之方，不涉脾、肺，而责之胃、肾。二黄、礞石禀中央之黄色，入通中宫者也，黄芩能清理胃中无形之气，大黄能涤荡胃中有形之质。然痰之为质，虽滑而黏，善栖泊于肠胃曲折之处，而为巢穴，不肯顺流而下，仍得缘涯而升，故称老痰。二黄以滋润之品，只能直行而泄，欲使委曲而导之，非其所长也，故选金石以佐之；礞石之燥，可以除其湿之本，而其性之悍，可以迅扫其曲折依伏之处，使秽浊不得腻滞而少留，此滚滚之所由名乎！又虑夫关门不开，仍得为老痰之窠臼，沉香禀北方之色，能内气归肾，又能疏通肠胃之滞，肾气流通，则水垢不留，而痰不再作，且使礞石不粘着于肠，二黄不伤及于胃，一举而三善备，所以功效若神也。(《古今名医方论》)

清·汪昂：此手足太阴、阳明药也。礞石悍之性，能攻陈积伏历之痰；大黄荡热去实，以开下行之路；黄芩泻肺凉心，以平上僭之火；沉香能升降诸气，上至天而下至泉，以导诸药为使也。然皆峻剂，非体实者不可轻投。(《医方集解》)

清·王子接：礞石性寒下降，阴也；焰硝性热上升，阳也。用以同煅，不特取焰硝有化石之能，并与礞石有阴阳相济之妙。是方也，治痰之功在于礞石，然独能攻肝经风热老痰，与他脏之痰不相及也。王隐君云：其痰似墨，有如桃胶、破絮、蚬肉之状，咯之不出，咽之不下，形坚性重，入水必沉，服之其痰下滚，从大便而出。复以黄芩，肃肺经清化之源，大黄泻脾经酿痰之热，沉香利肾经生痰之本。三焦清利，痰自不生，是礞石治其本，三者穷其原尔。(《绛雪园古方选注》)

清·吴谦：经曰：饮入于胃，游溢精气，上输于脾。游者，运行也；溢者，渗溢也；输者，输布也；精气者，水化之精气也。言入于胃运行水化之精气，渗溢于肠胃之外，而上输布于脾也。又曰：脾气散津，上归于肺。言水之清者上升，犹天之雨露也。又曰：通调水道，下输膀胱。言水之浊者下降，犹地之江河也。此皆言水自浊化清，由腑输脏；自清分浊，由脏输腑，水之运行循环也。又曰：水精四布，五经并行。言水发源于脾，周布四脏，并行五经也。此皆言水内养脏腑，外滋百骸，水之变化精微也。如是者，何痰之有？若饮食失度不和于中，水精不参溢于外，直下走大、小肠而为泄泻矣。若三焦失运，气不蒸化，水之清者不升，水之浊者不降，精化为水，则内停作胀，外泛作肿，上攻喘呼，下蓄淋矣。若上焦气不清肃，不能输布，留于胸中，水之精者悉变为浊，阳盛煎灼成痰，阴盛凝蓄为饮也。故治痰者，以清火为主，实者利之，虚者化之。治饮者，以燥湿为主，实者逐之，虚者温之。所以古人治饮有温补之法，而治痰则无之也。王隐君制礞石滚痰丸，治老痰一方，用黄芩清胸中无形诸热，大黄泻肠胃有质实火，此治痰必须清火也。以礞石之燥悍，此治痰必须除湿也。以沉香之速降，此治痰必须利气也。二黄得礞石、沉香，则能迅扫直攻老痰巢穴，浊腻之垢而不少留，滚痰之所由名也。若阳气不盛，痰饮兼作，又非此方所宜。当以指迷茯苓丸合而治之，用半夏燥湿，茯苓渗湿，风硝软坚，枳壳利气。别于二陈之甘缓，远于大黄、礞石之峻悍，殆攻中之平剂欤！(《医宗金鉴·删补名医方论》)

清·张秉成：通治实热老痰，怪证百病。夫痰之清者为饮，饮之浊者为痰，故痰者皆因火灼而成。而老痰一证，其为火之尤盛者也，变幻诸病多端，难以枚举。然治病者必求其本，芟草者必除其根，故方中以黄芩之苦寒，以清上焦之火，大黄之苦寒，以开下行之路，故二味分两为独多。但既成之痰，亦不能随火俱去，特以礞石禀剽悍之性，而能攻陈积之痰者；以硝石同煅，使其自上焦行散而下。然一身之主宰者，唯气而已，倘或痰因火病，则气不能调，故以沉香升降诸气，上至天而下至泉，以导诸药为之使耳。(《成方便读》)

【验案选录】

案1 赵绍琴治疗癫痫案

马某，男，44岁，1980年9月24日诊。

患癫痫13年，时常发作，近来发作频繁，且经常右侧面肌痉挛，大便燥结，舌红苔黄。

[治法]清热化痰，养血育阴，活络止痉。

[处方]青礞石（先煎）15g，生大黄粉（冲服）1g，白芍15g，钩藤（后下）10g，黄芩10g，僵蚕6g，片姜黄6g，蜈蚣1条。10剂，每日1剂，水煎，早、晚分2次，食后服用。饮食当忌葱、姜、蒜等辛辣刺激性食物。（《赵绍琴医案实录》）

案2 梁正辉治疗失眠案

患者，男，44岁，2011年7月初诊。

[主诉]心烦不寐10年余，加重1个月。患者10余年来工作繁忙紧张，迫于应酬，终日烟酒、肥甘厚味，渐渐出现夜间难以入眠或眠后易醒。常辗转反侧，甚则彻夜难眠伴有头身困重、心烦不安、口舌生疮，需服用氯硝西泮方能入眠。曾间断服中药数十剂，但效不显。近1个月来症状加重，彻夜难眠，头重目眩，心烦焦虑，口苦而黏，时有嗳气，胸胁胀满，大便秘结，2~3日一行，舌红苔黄腻，脉滑数。

辨为痰热郁结扰心之失眠。治宜化痰清热、解郁安神。方选礞石滚痰丸加减。

青礞石30g，天竺黄15g，半夏9g，大黄6g，黄连6g，黄芩10g，栀子12g，郁金12g，玫瑰花15g，沉香9g，酸枣仁30g。

服用7剂后，睡眠好转，未服用西药镇静安眠剂，一夜能睡4小时余，诸症减轻，大便1~2日一行，为成形软便，舌红苔薄黄。将上方去半夏，加合欢皮30g，柏子仁12g。再服7剂后诸症好转，睡眠明显改善，夜寐5~6小时左右，舌红苔薄白，二便调。在此方基础上化裁巩固治疗1个月后，每日睡眠基本6小时以上，余症悉除。改为健脾和胃方佐以养心安神之品善后，随访半年基本获愈。[《中国民间疗法》，2013，(4)：71]

案3 吴雪彪治疗狂证案

王某，女，23岁，1999年10月5日就诊。

患者1个月前突然高热达39.8℃，始腹泻，继便秘。腹部平片示"不全性肠梗阻"，经胃肠减压、抗感染，对症处理，当晚出现神志异常。躁扰不安，用镇静剂后缓解。2天后热退便通出院。回家后或头昏头痛。昏昏欲睡，或彻夜不寐，烦躁易怒，骂詈不避亲疏，在精神病院诊为精神分裂症，服氯氮平等药已近1个月。狂躁虽减。头昏头痛不止，易怒如前而来门诊。

诊见神情呆滞，精神不振，口腻痰多，舌红、苔薄白微黄，脉细弦数，上午精神萎靡，午后易怒心烦，入夜不能入寐。拟泻肝安神，涤痰泻火为治。

龙胆草2g，郁金6g，山栀5g，生地10g，丹皮6g，石菖蒲6g，远志6g，白芍10g，生龙牡各30g，7剂。滚痰丸每服3g，每日3次。

上方服毕，头昏头痛得止，神情渐趋安宁。停用汤剂，滚痰丸减为每服2g，续服2周，症状消失。[《贵阳中医学院报》2009，(1)：13-14]

案4　吴雪彪治疗咳喘案

高某，男，63岁，农民，2001年11月25日初诊。

患慢性支气管炎10余年，半月前淋雨受寒，始发热畏寒，咳喘倚息，3天后因神志不清，入住本院呼吸内科。

[诊断](1)肺性脑病；(2)肺气肿；(3)肺部感染。

经用氨茶碱，激素及抗感染治疗，神志清，咳喘减，高热降，但仍咳痰，肺部湿啰音，精神食欲差，请中医会诊：咳嗽气急，痰黏黄，精神萎靡，夜不成寐，胸脘痞满，大便4日未解，舌淡红，苔黄腻，脉弦滑数。痰火胶结，肺火宜肃，拟汤丸并进。

滚痰丸30g，每次3g，每日3次，温开水送服。

金银花10g，浙贝母10g，陈皮6g，茯苓10g，枇杷叶(包)10g，鱼腥草30g。3剂。

二诊：药后已得畅便，气急稍平，仍咳嗽，口中甜腻，知饥而纳不能多，睡眠稍安，苔黄未化，脉仍滑数，偶见歇止，重按少力。痰热稍减，久病正虚，当一面扶正，一面达邪，仿竹沥达痰丸意。

滚痰丸20g，每次2g，每日3次，服法同前。

黄芪20g，党参15g，麦门冬10g，沙参10g，制半夏6g，茯苓10g，虎杖10g。鱼腥草20g，3剂。

服上药后，患者自觉症状大为好转，继以六君子汤加减调理而安。[《贵阳中医学院报》2009，(1)：17]

案5　熊继柏治疗狂躁症案

何某，男，25岁，长沙望城县农民。门诊病例。初诊：2006年1月4日。

患者有狂躁症病史6年，服西药维持。诉近日因停用镇静类西药以及用脑过度(下棋3天)，复发烦躁不宁，彻夜不眠，口中念念不休，时而狂语，伴头痛口干，大便秘结。诊见舌红，苔薄黄腻，脉滑数。

[辨证]痰火扰心。

[治法]泻火逐痰。

[处方]礞石滚痰丸加味。礞石15g，黄芩10g，生大黄8g，浙贝30g，白芥子20g，沉香10g，炮皂角10g。10剂，水煎服。另：犀牛黄3g，装胶囊10个，每日服1个。

二诊：2006年1月14日。诉服上药后，泻下黑稀水及黏液样大便，随之诸症消失，一如常人。诊见舌苔转薄白腻，脉滑。症虽消失，恐有痰热，余邪未尽，继用上方加天竺黄、石菖蒲、郁金以祛痰解郁安神。

[处方]礞石15g，黄芩10g，生大黄8g，浙贝母30g，白芥子20g，沉香10g，炮皂角10g，天竺黄10g，石菖蒲10g，郁金10g。10剂水煎服。

三诊：2006年6月18日。诉近半年未再发狂躁，但偶有失眠，西药已停用。诊见舌苔薄黄腻，脉滑。仍为痰热扰心，用黄连温胆汤加味。

［处方］黄连3g，法半夏10g，陈皮10g，枳实10g，茯神15g，竹茹10g，甘草6g，石菖蒲30g，炙远志10g，郁金15g，天竺黄10g，浙贝母20g。10剂水煎服。

按：此案之躁狂证乃因痰火而起，痰浊蒙蔽心神，火热扰乱心神,《素问·至真要大论》云："诸躁狂越，皆属于火。"礞石滚痰丸善攻实热老痰，合贝、芥、皂角等化痰诸药，再加犀牛黄清心泻火，故能迅速取效。(《一名真正的名中医——熊继柏临证医案实录》)

案6 王素梅治疗注意力缺陷多动障碍病（多动症）案

温某，男，6岁，2013年8月22日初诊。

家长述患儿动作较多，做事冲动任性，上课注意力不集中，学习成绩较差，于社区医院诊为"多动症"，未予治疗。症见多动任性，注意力不集中，脾气急躁，纳少，夜间眠差，大便较干，2~3日一行，小便较黄，舌质红，苔黄腻，脉滑数。查体调节反射及辐辏反射正常，无明显眼球震颤，微量元素和血铅检查正常。注意力测试结果显示，本体感觉和学习能力发展不足方面异常，前庭失衡和触觉过分防御正常。智力测试示智商中等，Conners简明症状问卷（ASQ）评分为16分。根据患儿表现，符合美国精神障碍与行为问题诊断标准（DSM-Ⅳ），诊为注意缺陷多动障碍。

中医证属痰热内扰，治疗宜清热开窍、泻火逐痰，方选礞石滚痰丸加减。

青礞石、黄芩、远志、菖蒲、郁金、钩藤、丹皮各10g，大黄3g，栀子4g，同时进行感觉统合训练10次。

服药14剂后复诊，患儿自述写作业较前精力集中，脾气好转，但仍粗心。大便每日一行，质偏稀。因此上方基础上去栀子，加莲子肉、益智仁各10g，继服14剂以巩固疗效。

按：小儿注意力缺陷多动障碍病位在心、肝、脾、肾。肝为刚脏，肝病常表现为刚强躁急的特性，肝不藏魂，可使注意力难以集中，少寐多梦或梦中乱语伴手足舞动，或冲动好动，容易发怒，常不能自控。"心有所忆谓之意"，而脾藏意，脾不藏意易致兴趣多变，注意力易转移，记忆力减退，学习成绩进行性下降。结合小儿的生理病理特点，王素梅认为该病病程较长，治疗较为棘手，因此可属"怪病"范畴。怪病多责之于痰，脾虚失运容易生痰，古有"百病多因痰作祟""怪病多痰"等说法，脾虚为本，痰热为标。当痰热为主时，治疗要清热开窍、泻火逐痰，正所谓"急则治其标"，因此应用礞石滚痰丸来治疗痰热内扰。当痰热已去则要以治本为主，注意健脾，脾健痰自消，这也体现了王素梅治疗小儿疾病顾护脾胃的思想。此外，在该病的治疗中强调家长要配合，多进行正面教育，建立轻松愉快的气氛，与孩子一起玩拍球、立定投篮、滑板车等游戏，进行简单的感觉统合训练。此类患儿还要注意食疗，并经常叮嘱患儿家长饮食要忌酸，如番茄、橘子、杏等，以及忌食如调味用的胡椒油、味精及某些食用色素。宜多食富含卵磷脂和B族维生素的食物，如鱼类、瘦肉、蕈类、豆制品等，对改善记忆、缓解多动症状均有帮助。[《中国中医

基础医学杂志》，2015，21（2）：226–227］

案 7　褚玄仁治疗昏厥案

顾某某，女，25 岁，1973 年 12 月 16 日住院。

［主诉］发作性昏厥 8 个月余，5 天来增剧。

［现病史］患者于今年 3 月份因争吵气恼，而起突然昏倒，移时而醒。嗣后每日凌晨 6 时左右辄发，即多方求治，服过抗癫痫药、氯丙嗪，以及针刺治疗，均无效。后因怀孕而停止治疗。近 5 日来，昏厥增为上下午各 1 次。今日下午发作时由家属抬来住院。入院时发作已停止。自述每次发病前，自觉颈项部及手足指趾处筋脉抽掣刺痛，继即昏倒，心中明白，口不能言。手、足搐动，头项摇晃，目向上视，1~2 分钟即解。发后无不适，照常劳动。近时曾一度口有甜味，食欲因而稍差。舌质淡红、苔薄微黄，脉滑略数。

妇科检查：子宫底在脐上约 2 指，胎心音佳，顺位。

证属肝气郁结，化火炼痰，上扰心窍而致定时昏厥。治以泻火涤痰，养心缓肝。礞石滚痰丸 4g，分 2 次用下药送服。

炙甘草 10g，淮小麦 50g，大枣 15g。

翌日，病竟未发，原法再进（滚痰丸 6g，分 3 次服，汤方同上）。第 3 天，病仍不发，即带药出院（滚痰丸 30g，每服 2g，1 日 3 次）。1974 年 3 月 2 日来院顺产一女孩。1 年后又因气郁而发病，单以滚痰丸治疗即止。

按：本病具有止作有时，症状奇异，久病不衰等特点，可谓顽痰怪证。“口甜”更是痰火明证，《张氏医通》：“口甘，若脉弦滑，兼嘈杂，属痰火，滚痰丸。”因患者是孕妇，故用量较轻，并佐以甘麦大枣汤以养心安神，所谓因人制宜也。［《中医杂志》，1994，35（3）：144–145］

第三节　润燥化痰剂

贝母瓜蒌散

《医学心悟》

【组成】贝母一钱五分（9g）　瓜蒌一钱（6g）　花粉　茯苓　橘红　桔梗各八分（各 5g）

【用法】水煎服（现代用法：水煎服）。

【功用】润肺清热，理气化痰。

【主治】燥痰咳嗽。咳嗽痰少，咯痰不爽，涩而难出，咽喉干燥，苔白而干。

【方论选录】

清·程钟龄：类中风者，谓火中、虚中、湿中、寒中、暑中、气中、食中、恶中也，共有八种……一曰火中。火之自外来者，名曰贼，实火也。火之自内出者，名曰子，虚火也。中火之证，良由将息失宜，心火暴盛，肾水虚衰，不能制之，故卒然昏倒，不可作实火论。假如怒动肝火，逍遥散。心火郁结，牛黄清心丸。肺火壅遏，贝母栝楼散。（《医学心悟》）

今·裴正学：燥热伤肺，则鼻干、咽干、口干，呛咳气促；灼液成痰，则痰黏不利，痰中带血。燥热为本，成痰为标。方用贝母清热润肺、化痰止嗽，标本兼治而为主。瓜蒌润肺化痰，与主药相配，则事半功倍而为辅。燥热灼津，故以花粉生津止嗽；痰生于脾，故以茯苓健脾渗湿；痰为湿浊，易阻气机，故以橘红、桔梗除痰行气，诸药各尽其用，是为兼治。（《新编中医方剂学》）

今·冉先德：燥痰之证，多由肺阴不足，虚火灼津而成。方以贝母清热润肺，止咳化痰为君；瓜蒌、花粉清热涤痰而润燥为臣；茯苓、橘红健脾理气以祛痰为佐；桔梗载诸药入肺，宣肺利气为使。共奏清热润燥，理气化痰之功。使肺阴得润而燥痰可除，清肃有权，则咳逆可止。（《历代名医良方注释》）

【验案选录】

案1　张羹梅治疗大叶性肺炎伴肺不张案

孙某某，女，46岁。初诊：1964年7月1日。

［主诉］发热3天，伴咳嗽气急。

［病史］素有慢性咳嗽史。近3天来发热，咳嗽加剧，咳痰不出，呼吸困难，不能平卧。体温39℃。右下肺可闻及湿性啰音，语颤增强。我院放射线检查：右肺中叶炎症，伴不张，左下横膈面不整，肋膈窦闭塞，可能为胸膜增厚。

［诊断］右中肺大叶性肺炎伴肺不张。

［刻下］身热不退，口渴引饮，咳嗽气急，不能平卧，平卧则咳呛更甚。咳嗽之作，迁延日久，近又复感时邪，病情乃剧。脉数，苔腻。方以清热、宣肺、平喘。

生石膏（先煎）30g，净麻黄4.5g，光杏仁9g，生甘草3g，仙半夏9g，广陈皮4.5g，焦枳实9g，莱菔子9g。

二诊：1964年7月3日。上药服后，寒热即减，咳嗽则未已，咯痰不畅。系痰热恋肺，气机受阻。方以清化痰热，宗《医学心悟》贝母瓜蒌散加减。

川贝母4.5g，瓜蒌仁12g（打），广陈皮4.5g，炙桑皮12g，光杏仁9g，款冬花9g，炙紫菀9g，焦枳实9g，莱菔子9g（包），仙半夏9g，焦麦芽12g。

［疗效］服上药1周后，我院放射线复透，右下肺纹增深，肺不张已消失，右中肺阴影已吸收。后应用川石斛9g，仙半夏4.5g，广陈皮4.5g，光杏仁9g，川贝母6g，以清养

调治。(《临证偶拾张羹梅医案》)

案2　张少平治疗燥热伤肺咳嗽验案

患者张某，女，35岁，于2014年10月11日就诊。

[主诉]反复咳嗽2个月，伴声音嘶哑3天。

[现病史]患者自诉2个月前因熬夜加班，且饮食不注意，出现口腔溃疡，咽喉肿痛，自服众生丸，喷双料喉风散、西瓜霜后口腔溃疡痊愈，咽喉基本无肿痛，但咽部稍有不适感，咳嗽，痰黏稠而黄。因工作繁忙，未予治疗。3天前无明显诱因出现声音嘶哑，甚则不能发出声音，遂来就诊。

就诊时症见咳嗽痰少，咯痰不爽，涩而难出，痰黏稠而黄，偶见痰中带血，咽喉干燥，声音嘶哑，甚则不能发出声音，无恶寒发热，无头晕头痛，无恶心呕吐，口干口渴，纳眠可，二便尚可，舌红，苔薄黄而干，脉细数。

[中医诊断]咳嗽属燥热伤肺。

[处方]贝母瓜蒌散加减。贝母10g，瓜蒌15g，天花粉10g，茯苓10g，橘红6g，桔梗6g，沙参8g，麦冬6g，白茅根10g，仙鹤草6g。共5剂，日1剂，早晚分服。

二诊：5天后复诊，患者咳嗽频率减少，痰稍黏偏白，无声音嘶哑，无痰中带血，余症状减轻。效不更方，予前方去白茅根、仙鹤草续服5剂。

再次复诊，患者诸症皆解除，嘱患者避风寒、慎起居、调饮食、畅情志，随访良好。[《养生保健指南》，2016，(22)：17-18]

案3　利春红治疗小儿迁延性肺炎案

患儿，男，4岁，于2004年6月12日就诊。

患儿反复咳嗽、发热4个月，多次在儿科住院，行胸片等检查，诊断为小儿迁延性肺炎，先后予多种抗生素静脉点滴或口服治疗，咳嗽迁延不愈，伴低热，转求中药治疗。

刻诊：精神可，低热，干咳，痰少，食欲不振，舌质偏红，苔少，肺部可闻及少量湿性啰音。

辨证属阴虚肺热，予沙参麦冬汤和贝母瓜蒌散养阴清肺加减。

[处方]瓜蒌6g，天花粉6g，浙贝母(冲服)5g，沙参6g，麦冬6g，百合6g，桔梗6g，甘草3g，杏仁6g，枇杷叶6g，麦芽6g。水煎服，每日1剂。2剂后体温正常，咳嗽大减，4剂后诸症尽失。1个月后随访咳嗽无复发。

按：该患儿咳嗽发热数月，反复不愈，发热久咳，耗伤肺阴，余热留恋不去，故干咳，低热，伤及胃阴，故食欲不振。沙参麦冬汤出自《温病条辨》，原方由沙参、麦冬、天花粉、玉竹、生扁豆、生甘草、桑叶组成，具有生津润燥之功效，主治燥伤肺胃，津液亏损，而见咽干口渴，干咳少痰，舌红少苔等证。贝母瓜蒌散出自《医学心悟》，由贝母、瓜蒌、天花粉、茯苓、橘红、桔梗组成，有润肺清热，理气化痰之功效，主治肺燥有痰，而见咳嗽，咯痰不爽，涩而难出，咽喉干痛，上气喘促，舌红少苔而干等症。本方取沙参麦冬汤中沙参、麦冬、天花粉、甘草等药加百合甘寒养阴、润肺生津，取贝母瓜蒌散中的瓜蒌、贝母、枇杷叶、桔梗清肺化痰，加北杏仁宣肺止咳，麦芽消食和中，诸药合用，达到养阴清肺、止咳化痰之功。据笔者经验，偏于肺阴亏虚者，以沙参麦冬汤为主，若肺燥有痰，酌加贝母瓜蒌散。若痰火较盛，更可加黄芩、栀子降火。[《广西中医药》，2005，28（4）：33–34]

案5　利春红治疗支气管炎案

患者，男，65岁，2003年10月17日初诊。

患者于2个月前感冒、咳嗽、发热，诊断为支气管炎，经中西药治疗后体温正常，鼻塞等感冒症状消失，血常规、胸片无异常，但咳嗽一直未愈，以干咳为主，或有痰但痰黏难咳出，夜间尤甚。诊见舌淡红苔薄白，脉细。

证属肺阴不足，虚火灼金，治宜润肺清热止咳。予贝母瓜蒌散加减。

瓜蒌10g，浙贝母（冲服）6g，紫菀10g，北杏仁10g，沙参10g，百合10g，桔梗10g，甘草6g，天花粉10g。水煎服，1剂而愈。随访无复发。

按：此例老年患者于盛夏发病，初为风热犯肺，由于失治，表邪入里，热邪伏肺，久而阴津暗耗，肺失濡养，肃降无权，逆而为咳。故以贝母瓜蒌散化裁润肺清热，止咳化痰。方中以浙贝母清热润肺、化痰开结：瓜蒌清热涤痰、润燥止咳；沙参、百合滋阴润肺；天花粉清热润燥；紫菀、北杏仁化痰止咳；桔梗开宣肺气，载药入经。贝母瓜蒌散本应有茯苓、橘皮健脾理气化痰，因患者咳嗽时间较长，以阴津亏损为主，恐茯苓、橘皮燥湿伤阴，故去茯苓、橘皮，而加沙参、百合，并加紫菀、北杏仁加强止咳化痰。[《广西中医药》，2005，28（4）：33–34]

案6　贾跃进治疗咳嗽案

徐某，男，40岁。于2015年7月就诊。

患者咳嗽10天，尤其遇到刺激性气味时咳甚，咽干，咽痒，喉中有痰，咳痰不利，口干，纳可，眠可，二便正常。苔微黄，脉弦。

[中医诊断]咳嗽燥痰阻肺。治以化痰清热。

[处方]浙贝10g，瓜蒌10g，茯苓20g，陈皮10g，桔梗10g，紫菀10g，白前10g，百部10g，炙麻黄6g，僵蚕10g，芦根20g，生麦芽30g，5剂，水煎400ml，早晚分服。

复诊时症状明显减轻，效不更方，予3剂继续服用。

按：《医学心悟》谓："燥痰涩而难出，多生于肺，肺燥则润之，贝母瓜蒌散。"方中贝母苦甘微寒，清热润肺，化痰止咳；瓜蒌甘寒滑润，开结涤痰，贝母和瓜蒌乃清热化痰的常用药对，与茯苓、陈皮、桔梗多共用，临床用以治疗燥痰咳嗽。该患者燥痰阻肺，肺气郁闭，在大量润肺药的基础上加入少量的麻黄，贾老师指出肺气郁闭时往往加入麻黄，经临床疗效观察，效果显著。吴忠练、黄学宽等曾证实贝母瓜蒌散能有效抵抗细胞炎症反应，进而改善咳喘症状。陈丹敏证实贝母瓜蒌散在临床应用时未见明显不良反应，安全性较高。[《中医药临床杂志》，2016，28（2）：176–177]

第四节　温化寒痰剂

苓甘五味姜辛汤

《金匮要略》

【组成】茯苓四两（12g）　甘草三两（9g）　干姜三两（9g）　细辛三两（5g）　五味子半升（5g）

【用法】上五味，以水八升，煮取三升，去滓，温服半升，日三服（现代用法：水煎服）。

【功用】温肺化饮。

【主治】寒饮咳嗽。咳嗽痰多，清稀色白，胸膈痞满，舌苔白滑，脉弦滑。

【方论选录】

明·赵以德：《内经》曰：诸逆冲上，皆属于火。又曰：冲脉为病，气逆里急。故用桂苓五味甘草汤，先治冲气与肾燥。桂味辛热，散水寒之逆，开腠理，致津液以润之。茯苓、甘草行津液，渗蓄水，利小便，伐肾邪为臣。甘草味甘温，补中土，制肾气之逆。五味酸平以收肺气。《内经》曰：肺欲收，急食酸以收之。服此汤，冲气即止，因水在膈不散，故再变而更咳胸满，即用前方去桂加干姜、细辛，散其未消之水寒，通行津液。服汤后，咳满即止。（《金匮玉函经二注》）

清·徐彬：冲气即低，乃苓、桂之力，单刀直入，肾邪遂伏，故低也；反更咳满，明是肺中伏匿之寒未去。但青龙汤已用桂，桂苓五味甘草汤又用桂，两用桂而邪不服，以桂能去阳分凝滞之寒，而不能驱脏内沉匿之寒，故从不得再用桂枝之例而去之，唯取细辛入阴之辛热，干姜纯阳之辛热，以除满驱寒而止咳也。（《金匮要略论注》）

清·魏念庭：冲气即低，是阴抑而降矣。然降而不即降，反更咳胸满者，有支饮在胸膈留伏，为阴邪冲气之东道，相与结聚肆害，不肯遽降。心从阳也，法用桂苓五味甘草汤去桂枝之辛而升举，加干姜、细辛之辛而开散，则胸膈之阳大振，而饮邪自不能存，况敢窝阴寒上冲之败类乎？虽云以治其咳满，而支饮之邪，亦可衰矣。（《金匮要略方论本义》）

清·尤怡：服前汤已，冲气即低，而反更咳胸满者，下焦冲逆之气即伏，而肺中伏匿之寒饮续出也，故去桂枝之辛而导气，加干姜、细辛之辛而入肺者，合茯苓、五味、甘草消饮驱寒，以泄满止咳也。（《金匮要略心典》）

今·冉先德：脾肺阳虚，寒饮内停为本证病机；咳嗽痰稀，苔白滑，脉沉迟为本方主证。故治以干姜为主，温脾肺之阳以化寒饮。辅以茯苓健脾渗湿，杜其生痰之源；细辛通彻表里，助干姜以散已聚之寒饮。佐以五味子收敛肺气而止咳，并配合细辛一散一收，散不伤正，收不留邪，且防细辛耗散伤肺。使以甘草和中，调和诸药。各药合用，散中有收，开中有阖，标本兼顾，共奏温肺化饮之功。(《历代名医良方注释》)

今·湖北中医药大学方剂教研室：本方为治疗寒痰水饮证的重要方剂。古人认为，五脏皆可生痰，然至关紧要者，则为脾肾二脏。盖肾主水，脾主运化水谷，脾肾阳虚，水湿不化，停聚而为痰为饮，是谓寒痰。治疗寒痰水饮证，当以温化为法，故张仲景说“病痰饮者，当以温药和之”，叶天士亦云：“饮为阴邪，非离照当空；氛雾焉能退避。若以地黄、五味阴药附和其阴，则阴霾冲逆四空，饮邪滔天莫制，宜附子、人参、茯苓、大枣配生姜汁，除阴维阳为妙。”本方即本“以温药和之”这一治疗原则而制定的。方以干姜为主，本品既能温肺散寒以化饮，又可温运脾阳以除湿。水湿为生痰之本，祛湿即治痰之本。细辛温肺散寒，五味子敛肺气而监制细辛、半夏等药辛散之性，勿使散之太过。干姜、细辛、五味子三药配伍，一温一散一收，有相得益彰之妙。这一组药，乃仲景治疗寒痰水饮的常用药物。陈修园赞誉此药配伍之妙，是很有见地的。方中又以茯苓健脾利水渗湿，使湿浊之邪从小便而去。甘草调和诸药，和中补土，且与干姜配伍，即仲景的甘草干姜汤，用之能复脾阳，使水湿归于正化，则痰饮无由生也。诸药合用，散中有收，开中有合。温肺散寒而不伤正气，收敛肺气而不留病邪，标本兼顾，洵为温化寒痰之妙方。(《古今名方发微》)

【验案选录】

案1　徐兴亮治疗咳嗽案

刘某某，男，33岁。1987年3月10日初诊。

患咳嗽、气紧、胸闷半年余，经透视诊断为支气管炎。屡服中西药，其效不佳。症见：咳嗽痰多，清稀色白，胸闷不适，气紧，不能平卧，口渴喜热饮，四肢不温，背心冷，得温则咳嗽缓解，舌苔白滑，脉弦滑。

此乃寒痰蓄肺，肺气失宣。治以散寒肃肺，涤痰蠲饮。

茯苓15g，干姜、苏子各10g，五味子、细辛各6g，甘草3g。水煎服，1日1剂。

服上方3剂后，症状减其大半。继服3剂，症状全部消失，唯感食欲不振、气短、乏力。以益气健脾，实卫固表治之。党参、茯苓各15g，黄芪24g，防风、白术各10g，甘草3g。连服3剂，痊愈。

按：苓甘五味姜辛汤可用于治疗多种慢性疾病，上述案例只针对久咳不愈而论。笔者认为：久咳与阳虚、肺寒、痰饮内伏于肺有关，对过用寒凉药物和止咳太早也有一定关系。就其病因病机而言，患病日久则导致阳虚阴盛，水饮内停，肺气壅滞，损伤脾阳。阳气被伤，寒从中生，运化失司，则停湿而成饮。复因肺寒，津液不布，聚而为痰饮，进一

步导致肺失清肃，宣降失调，而致咳嗽、气逆。[《四川中医》，1990，(7)：10-11]

案2　李艳宁治疗儿童寒饮伏肺咳嗽案

患者，女，7岁，于2010年01月07日初诊。

咳嗽9天。患儿9天前发热，咳嗽，体温38.0℃，自服药后热退，在某医疗单位用阿奇霉素、头孢等静脉滴注，效果一般。

现患儿仍咳嗽，晨起、晚上阵咳，有痰难咯，鼻塞，流涕黏稠，纳一般，眠可，小便可，大便干，日1行。查体：神志清，精神可，舌质淡红，苔白腻，脉沉，双肺听诊呼吸音粗，未闻及明显干湿性啰音。

诊断为咳嗽，证属肺寒伏饮。方用苓甘五味姜辛汤加减。

干姜6g，细辛3g，清夏9g，五味子6g，茯苓9g，桂枝9g，炙百部15g，甘草6g。4剂，水煎服，日1剂。

二诊：2010年1月11日。患儿病情好转，仍偶咳，流浊涕，纳眠可，二便调，双肺听诊呼吸音清，未闻及明显干湿性啰音，舌质淡红，苔薄白。上方继服4剂。

按：《金匮要略·痰饮咳嗽病脉证治第十二》："病痰饮者，当以温药和之。"仲景治肺中寒饮咳嗽大抵用"姜辛味夏"这个基础方。导师验案中以苓甘五味姜辛汤温阳化饮，加半夏辛温，燥湿化痰以助姜辛之功，又能降逆止咳；炙百部甘苦微温，温润肺气，止咳；桂枝辛、甘，温，善通阳气，能化阴寒，对阴寒遏阻阳气，津液不能输布，因而水湿停滞形成痰饮的病症，与茯苓配伍应用，能温化水湿，既可温扶脾阳以助运水，又可温肾阳、逐寒邪以助膀胱气化，而化水湿痰饮之邪。[《时珍国医国药》，2014，25(3)：730]

案3　陈锐治疗咳嗽案

患者，女，45岁。1984年1月6日初诊。

形体肥胖，行迟语顿，常感时邪，今冬因起居不慎，外受风寒无汗，鼻塞流涕，咳嗽加重，嗽后气促带喘，细听喉有痰鸣，咳甚则吐出痰涎，色白质稀，胃纳欠佳，舌淡黯白腻苔，指纹气关，色淡浮滑。血常规：白细胞正常。听诊：肺有湿啰音及哮鸣音；胸透：肺纹理增重，肺下野有片状阴影。

[辨证]风寒袭表，痰饮渍肺。

[治法]温肺散寒，蠲饮平喘。

[处方]苓甘五味姜辛汤加味。茯苓12g，甘草6g，干姜5g，细辛2g，五味子3g，麻黄3g，苏子6g，杏仁5g，半夏6g，桑皮10g。1日1剂，水煎180ml，每次服30ml，4小时1次，昼夜分6次尽服。

二诊：药服4剂，咳喘平息，痰涎减少，胃纳见增，肺部啰音吸收，继服3剂愈。

按：若属风寒闭肺，心衰暴喘，张口抬肩，气促鼻煽，神情不定，躁动不宁，口唇青紫，肢端欠温，治宜温肺开闭，救助心阳，宣肺涤痰，降气平喘。

[处方]苓甘五味姜辛汤加人参、制附子、苏子、葶苈子、桃杏仁，数剂症缓。若支气管哮喘后期，精神萎靡，夜卧露睛，肌肉松软，气短乏力，睡则自汗，听诊少许啰音，

呼吸气粗，舌淡齿痕，苔白脉缓，证属脾虚气亏，痰饮羁肺。

［治法］补脾益肺，祛痰蠲饮。

［处方］苓甘五味姜辛汤加黄芪、白术、桂枝、桑皮、杏仁、半夏、陈皮，补肺化饮，健运中州，效果良好。［《中国社区医生》，2011，28（4）：41–42］

案4　尤松鑫治疗咳嗽案

朱某某，男，67岁。1988年5月12日初诊。

3个月来咽痒咳嗽，甚则伴喘，痰少而色白，纳可，时有心悸，苔薄白，脉紧而细。体查除两肺呼吸音略粗外，余无异常，X线胸透无异常发现。此风邪久秘，痰饮内阻，拟理肺化痰，参苓甘五味姜辛汤进治。

苏叶10g，杏仁10g，半夏10g，桔梗5g，枳壳5g，干姜3g，细辛3g，五味子3g，茯苓10g，前胡5g，甘草3g。

患者服药5剂，咳嗽明显减少，再服5剂，症状基本消除。［《南京中医学院学报》，1991，7（3）：169］

案5　孙恩贵治疗寒哮案

薛某，男，55岁，干部。患支气管哮喘15年。每由气候反常而诱发，每次发作即用西药青霉素、氨茶碱、激素控制。

1993年12月3日因牙痛自服牛黄解毒丸后，哮喘发作。用西药治疗3天，哮喘未能缓解，两肺哮鸣音有增无减。据其舌淡苔白，痰白清稀，及服凉药诱发等情况。诊断为寒哮，遂停用西药，予苓甘五味姜辛汤。

［处方］茯苓15g，甘草6g，五味子10g，干姜12g，细辛9g。水煎服。

服1剂即明显好转，继进1剂喘平，肺部听诊哮鸣音消失。

按：寒哮病机乃寒痰胶滞，气失升降。干姜温肺散寒，细辛通阳平喘，离照当空，阴霾自化，而气之升降可复；五味子敛肺止咳，更可防细辛耗散伤肺；茯苓健脾渗湿，杜其生痰之源；甘草和中，调和诸药。药味虽少，但切中病机，故疗效满意。［《山西中医》，1996；（01）：52］

三子养亲汤

《韩氏医通》

【组成】紫苏子（9g）　白芥子（9g）　莱菔子（9g）（原著本方无用量）

【用法】上三味各洗净，微炒，击碎。看何证多，则以所主者为君，余次之。每剂不过9g，用生绢小袋盛之，煮作汤饮，随甘草代茶水啜用，不宜煎熬太过。若大便素实者，临服加熟蜜少许，若冬寒，加生姜三片（现代用法：三药捣碎，用纱布包裹，煎汤频服，不宜煎煮太过）。

【功用】温肺化痰，降气消食。

【主治】痰壅气逆食滞证。咳嗽喘逆，痰多胸痞，食少难消，舌苔白腻，脉滑。

【方论选录】

明·吴崑：年高痰盛气实者，此方主之。痰不自动也，因气而动，故气上则痰上，气下则痰下，气行则痰行，气滞则痰滞。是方也，莱菔子能耗气，苏子能降气，芥子能利气。气耗则邪不实，气降则痰不逆，气利则膈自宽，奚痰患之有？飞霞子此方，为人子事亲者设也。虽然，治痰先理气，此治标之论耳，终不若二陈有健脾去湿治本之妙也。但气实之证，则养亲汤亦径捷之方矣。(《医方考》)

清·汪昂：此手、足太阴药也。白芥子除痰，紫苏子行气，莱菔子消食，然皆行气豁痰之药，气行则火降而痰消矣。(《医方集解》)

清·张秉成：治老人气实痰盛，喘满懒食等证。夫痰之生也，或因津液所化，或因水饮所成。然亦有因食而化者，皆由脾运失常，以致所食之物不化精微而化为痰。然痰壅则气滞，气滞则肺气失下行之令，于是为咳嗽、为喘逆等证矣。病因食积而起，故方中以莱菔子消食行痰；痰壅则气滞，以苏子降气行痰；气滞则膈塞，白芥子畅膈行痰。三者皆治痰之药，而又能于治痰之中各逞其长。食消气顺，喘咳自宁，而诸证自愈矣，又在用者之得宜耳。(《成方便读》)

近·蔡陆仙：养亲者，事老也。方中苏子、芥子、菔子，故得其名。凡老人气实痰盛，喘满懒食者，宜以此方。白芥子性辛，用以温肺除痰；苏子理肺以降气；莱菔子消食以破滞。然此方虽为治老人实痰，若小儿痰滞交阻，气粗痰多者，每用之轻剂亦颇见效。唯气虚之人，则非所宜。(《中国医药汇海·方剂部》)

今·湖北中医药大学方剂教研室：本方主治痰壅气滞所致的咳嗽喘逆证。古人云："脾为生痰之源，肺为贮痰之器。"脾失健运，水谷不化精微，聚而成痰饮，痰壅则气滞，气滞则肺失肃降之令，故见咳嗽喘逆等证。治当理气消食，温化痰饮。方用白芥子温肺利气，快膈消痰。《本草经疏》说："白芥子味极辛，气温，能搜剔内外痰结及胸膈寒痰、冷涎壅塞者特效。"又治痰必先治气，气顺则痰消，故用莱菔子行滞消食，降气化痰，紫苏子降气以行痰。三者皆治痰之药，又能于治痰之中，各逞其长，合用则痰化食消，咳喘逆气皆平。本方以"三子"组成，原治老人痰壅气滞者。古人谓其"为人子事亲者设"，故名"三子养亲汤"。原方三药未注明用量，乃示人当据不同证情灵活运用。紫苏子长于下气，故气逆不降者，当以此主之，白芥子长于快膈，故胁痛痰多者，当以此主之；莱菔子长于消食导滞，故食少痞闷者，当以此主之。然三药皆偏于消导，虽可降气化痰，但有耗气之弊，脾虚气弱者，则非所宜。朱丹溪云："凡治痰，用利药过多，致脾气虚，则痰反易生而多。"吴崑说："虽然治痰先理气，此治标之论耳，终不若二陈有健脾祛湿治本之妙也。但气实之证，则养亲汤亦经捷之方也。"虚实之辨，不可不慎。(《古今名方发微》)

【验案选录】

案1　王锡章治疗痰浊阻肺案

王某，女，55岁。初诊：1956年6月12日。

哮喘痰鸣，痰黏伴泡沫，胸部满闷，恶心纳呆，舌苔白腻，脉弦滑。此属脾失健运，不能运化水湿，湿生痰，痰伏于肺，阻塞肺络，肺失清肃，以致气逆痰升，发为痰喘。治宜燥湿化痰、降气平喘，方宗二陈汤合三子养亲汤化裁。

［处方］茯苓12g，法半夏10g（研），陈皮10g，苍术10g（米泔水炒），厚朴10g，桔梗6g，枳实10g，苏子10g，葶苈子12g，藿香10g，槟榔12g，甘草6g，生姜10g。水煎服。2剂。

二诊：6月15日。服药中病，哮喘减半，胸闷恶心已除，唯痰鸣未愈。守前法加减。原方去槟榔、藿香，加莱菔子12g（炒研），胆南星12g。水煎服，2剂。

三诊：6月18日。服后诸症悉平。(《王锡章医案》)

案2　熊继柏治疗咳喘案

刘某，男，59岁，长沙市人。门诊病例。初诊：2015年1月26日。

诉喘急咳嗽，痰多色白，舌苔黄滑，脉滑。

［辨证］痰热壅肺。

［治法］清热化痰，止咳平喘。

［处方］定喘汤合三子养亲汤。炙麻黄5g，杏仁10g，炙冬花15g，法半夏10g，苏子10g，白果10g，桑白皮15g，白芥子10g，炒莱菔子10g，甘草6g。10剂水煎服。

二诊：2005年2月6日。诉咳喘显减，腹胀，舌苔薄黄，脉滑。拟定喘汤合三子养亲汤加厚朴。

［处方］炙麻黄5g，杏仁10g，炙冬花15g，法半夏19g，苏子10g，黄芩10g，白果10g，桑白皮15g，葶苈子10g，川贝15g，白芥子10g，炒莱菔子10g，厚朴15g，甘草6g。10剂，水煎服。服完遂愈。(《一名真正的名中医·熊继柏临证医案实录》)

案3　蒲辅周治疗支气管肺炎案

刘某，女，3岁，1963年12月25日门诊。

1周前突然高热，咳喘，先后服射干麻黄汤和麻杏石甘汤加减，并加服四环素，注射青霉素，历时4天不解。检查：两肺满布大量的干湿性啰音，血常规：白细胞总数11.2×10^9/L，中性粒细胞0.66，诊断为支气管肺炎。转蒲老诊治。

症见：发热39℃，无汗，咳嗽气促，喉间痰鸣，咳痰不利，面浮目红，口微渴，食纳减少，大便干，每日1次，小便短黄，舌质不红苔白腻，脉沉细数。属食痰阻滞，肺失肃降，郁而化热，治宜宣肺降痰。

［处方］炒葶苈子3g，炒苏子3g，炒白芥子3g，瓜蒌仁壳6g，桑白皮4.5g，白前3g，炒莱菔子3g，紫菀3g，竹叶3g，苇根6g，葱白2寸。

二诊：12月28日。前方服2剂，热减，精神转佳，咳痰利，食纳增加，小便微黄，大便正常，脉转沉滑，舌质正常苔黄腻。体温已趋正常，咳喘俱减。再以调和肺胃，清燥化痰。前方去葶苈子、竹叶、葱白，加象贝母3g，枇杷叶6g，竹茹3g，蜂蜜为引。此方服2剂而痊愈。

按：本例因平时饮食不节，食积生痰化热，微患外邪，引动痰热，阻塞肺气，以致咳喘痰鸣，高热无汗，虽服解表之剂而病势不减。据其便干，口渴，尿黄而短，脉沉不浮。其病不在表，治宣降泄痰热，兼透表邪，以三子养亲汤加味。痰热降，表亦解，肺胃调和，诸症皆平，服药4剂而获痊愈。

据此例体会，在临床审脉求因辨证的重要性，脉之沉浮、便之干溏、舌之红淡、苔之黄白润燥、病机之所在，均宜具体分析，加以区别。(《蒲辅周医案》)

案4　施今墨治疗鹭鸶咳（百日咳）案

王某，女，5岁，病历号51112。

咳嗽10余日，日渐加重，且呈阵发性咳嗽，偶遇哭闹及饭后则阵咳尤剧，甚则呕吐食物，或咯带黏液痰，剧咳发作之时，连续呛咳，面红憋气几至妨碍呼吸，涕泪交流，极为痛苦。常于睡中咳醒，即须坐起，待阵咳平息，方能就寝，因而睡眠不足，饮食失调，大便干，小便黄。舌苔腻，脉弦滑。

[辨证立法] 咳为阵发，面红憋气，甚则呕吐，痰稀有泡沫，眼睑浮肿，均是百日咳症象。痰浊壅盛，肺失肃降，拟清肺化痰为法。

[处方] 炙前胡3g，云茯苓5g，代赭石（旋覆花3g同布包）5g，炙白前3g，云茯神5g，莱菔子3g，苦桔梗3g，炙麻黄0.6g，炙苏子3g，白杏仁5g，酒黄芩5g，炙甘草1.8g，炙紫菀3g。

二诊：药服3剂，仍咳，只是次数减少，阵咳时呕吐。前方去酒条芩，加紫苏叶2.5g，北沙参3g，化橘红3g，陈橘络3g。再服3剂。

三诊：前方又服3剂，咳嗽次数更为减少，仍是阵咳状态，咳剧时呕吐。

[处方] 炙麻黄0.6g，白杏仁5g，生石膏6g，炙甘草1.5g，白芥子1.5g，莱菔子5g，炙紫菀3g，南沙参3g，炙前胡3g，炙苏子3g，北沙参3g，炙白前3g，紫苏叶2.5g，款冬花3g，苦桔梗2.5g。

按：百日咳小儿罹之最为痛苦，咳嗽、气急、面红、目怒、流泪，常迁延不愈。施师屡用麻杏石甘汤合三子养亲汤，再加西洋参或南北沙参之类效果良好，服药后阵咳次数逐渐减少，乃至痊愈。本案患儿之母，后来诊病时云：第三诊方连服6剂，只有微咳，未再服药即愈。(《施今墨临床经验集》)

案5　吉海旺治疗咳嗽案

金某，男性，62岁。咳嗽、咯痰加重5天，于2010年1月7日就诊。

患者有慢性支气管炎病史25年。本次发病因赴宴饱食、饮酒而起。咳嗽气急，昼轻夜重，咯痰量大，痰色黄质黏，易咯出，痰中偶带血丝咽干痛，纳差，舌质红舌苔黄厚，

脉弦滑。查体：T 37.5℃，R 20 次 / 分，P 90 次 / 分，BP 120/70mmHg。双肺呼吸音粗

［检查］双肺纹理增多，紊乱。血常规：WBC 5.2×10^9/L。

［西医诊断］慢性支气管炎合并感染。

［中医诊断］咳嗽，痰热阻肺证。

［治法］清热肃肺。

［处方］苏子、黄芩、桑白皮、陈皮各 12g，白芥子、莱菔子、川贝母、炙甘草各 10g，生石膏 30g，瓜蒌、杏仁各 15g，6 剂，水煎服，每日 1 剂，嘱餐后 30 分钟服药。

1 周复诊：症状明显改善，咯痰明显减少。但身体困乏，仍纳差。舌质淡红，舌苔白黄腻，脉滑。考虑邪热已去，刻下脾虚湿盛成为病机关键。

［处方］苏子、白芥子、法半夏、陈皮、鸡内金各 12g，茯苓 15g，莱菔子、黄芩、桑白皮、白术、枳壳各 10g，党参 20g，炙甘草 5g。

三诊：咳嗽、咯痰消失，嘱服补中益气丸巩固疗效。［《陕西中医》，2011，32（3）：315–317］

案 6　刘琥岭治疗咳嗽案

辛某，男性，79 岁。2012 年 1 月 23 日（春节）就诊。

咳嗽气喘 1 周，伴头痛恶寒、无汗纳差。舌质淡红，苔薄白，脉浮数。既往有慢性支气管炎、肺气肿病史。

检查心电图：窦性心律，心率 98 次 / 分。血常规：白细胞 10.5×10^9/L，中性粒细胞 0.86。胸片示：慢性支气管炎，肺气肿；右下肺炎。因系春节，患者拒绝住院及服用中药予以左氧氟沙星、青霉素静脉点滴，并口服脑清片、溴已新、沙丁胺醇、宣肺止嗽口服液（中成药）治疗。

二诊：2 周后咳嗽有所减轻，气喘如旧，动则更甚，大便干结，排便后气喘不止，纳差，乏力，脊背有冷感，舌质淡红，苔白，脉浮数。复查血常规：白细胞 8.2×10^9/L，血小板 86×10^9/L，中性粒细胞 0.70；胸部 CT 示：右肺中叶炎症，双侧肺气肿。

［中医辨证］风寒束表，肺失宣降。嘱停用西药，改为中药汤剂治疗。

以三拗汤、麻黄附子细辛汤、二陈汤、三子养亲汤合方加减：麻黄 6g，杏仁 10g，全紫苏 10g，陈皮 10g，半夏 10g，茯苓 30g，党参 10g，黑附片 10g，炒苏子 10g，炒莱菔子 30g，炒白芥子 10g，甘草 6g。6 剂，日 1 剂，水煎服。

三诊：患者诉服药后大便通畅，纳食增加，体力好转，后背冷感消失，气喘明显减轻上方去全紫苏，防发散太过，余药继服，10 剂。

四诊：诸症基本消失，复查胸片：慢性支气管炎；双侧肺气肿。外证已除，正气虚弱继以玉屏风散（中成药）补肺固表，三子养亲汤小剂量煎汤代茶饮，理气化痰以善其后。［《国医论坛》，2014，29（1）：60–63］

第五节　治风化痰剂

半夏白术天麻汤

《医学心悟》

【组成】半夏一钱五分（9g）　天麻　茯苓　橘红各一钱（各6g）　白术三钱（18g）　甘草五分（3g）

【用法】生姜一片，大枣二枚，水煎服（现代用法：加生姜1片，大枣2枚，水煎服）。

【功用】化痰息风，健脾祛湿。

【主治】风痰上扰证。眩晕，头痛，胸膈痞闷，恶心呕吐，舌苔白腻，脉弦滑。

【方论选录】

清·程国彭：眩，谓眼黑；晕者，头旋也，古称头旋眼花是也。其中有肝火内动者，《经》云诸风掉眩，皆属肝木是也，逍遥散主之。有湿痰壅遏者，书云头旋眼花，非天麻、半夏不除是也，半夏白术天麻汤主之。（《医学心悟》）

今·冉先德：经云：诸风掉眩，皆属于肝。肝风内动，痰浊上扰，故眩晕头痛；痰阻气滞，故胸膈痞闷。痰厥头痛，非半夏不能疗；眼黑头晕，风虚内作，非天麻不能除。故方中以半夏燥湿化痰，天麻息风止晕，二药合用为主药，以治风痰眩晕头痛；白术、茯苓健脾祛湿，以治生痰之源，为辅药；橘红理气化痰，甘草、生姜、大枣调和脾胃，均为佐使药。诸药相合，方简力宏，共同体现化痰息风，健脾祛湿之功。（《历代名医良方注释》）

今·湖北中医药大学方剂教研室：本方主治风痰上扰所致的眩晕头痛证。盖平素恣食肥甘，劳倦太过之人，伤于脾胃，健运失司，水谷不化精微，聚湿生痰，痰湿中阻，则清阳不升，浊阴不降，发为眩晕，故前人有“无痰不作眩”之说。治之之法，当化痰息风，兼以健脾祛湿。本方是二陈汤加白术、天麻而成。方用半夏燥湿化痰，天麻平息内风。李东垣说：“足太阴痰厥头痛，非半夏不能疗；眼黑头眩，虚风内作，非天麻不能除。”二药配伍，为治风痰眩晕之要药，故以之为主。白术、茯苓健脾祛湿，以治生痰之源。痰阻则气滞，治痰必先理气，故用陈皮以理气化痰。甘草、生姜、大枣调理脾胃。诸药合用，此奏化痰息风，健脾祛湿之功。半夏白术天麻汤之方名，最早见于李东垣之《兰室秘藏》一书。李氏方之组成颇为复杂，方中既有健脾祛湿化痰之品，又佐有清泻热邪之药，主治足

太阴痰厥头痛。两方的方名虽同，其功用则稍异，临证之时，当区别用之。（《古今名方发微》）

今·丁学屏：肝为风木之脏，相火内寄，肝体不足，肝用有余，阳亢无制，化风上冒，头目昏眩，经所谓“诸风掉眩，皆属于肝”是矣。肝风上逆，痰浊随之上逆，蒙蔽清窍，发为眩晕，即所谓“无痰不作眩”也。此方从二陈演绎而来，二陈燥湿化痰，加白术健脾化湿，以杜生痰之源，天麻平熄肝风，于风痰上扰之眩晕，最为合辙。就临证所验，眩晕而外，尚有胸闷泛恶，口多清涎，舌苔白腻等象。现今用治美尼尔综合征、高血压病等属于风痰上扰者，若能认证无差，不难取效焉。（《古方今释》）

【验案选录】

案1　程门雪治疗头眩案

贺某某，男，成年。初诊：1935年6月21日。

头眩，胸闷不舒，肢末欠温。苔白，脉濡小。中阳不布，湿浊凝聚。姑以苓桂术甘合半夏白术天麻法出入。

生白术一钱半，制半夏一钱半，煨天麻八分，茯苓神各三钱，炙远志一钱，薄橘红一钱，广郁金一钱半，桂枝二分，炒大白芍一钱，佩兰梗一钱半，佛手花一钱，荷叶边一圈。

按：此例以苓桂术甘汤、二陈汤合半夏白术天麻汤化湿浊（痰饮）为主，通阳、平肝为之佐。胸闷苔白，为湿浊中阻而清阳不升；肢冷少温为阳不四布，脉形濡小而非弦数，眩晕不属肝经风阳上扰，而为痰阻清阳不升，辨证简要可取。虽然如此，《内经》云“诸风掉眩，皆属于肝”，故仍佐天麻以平肝，荷叶边升清降浊。（《程门雪医案》）

案2　熊继柏治疗高血压眩晕案

孙某，女，65岁，湖南某医院医生。门诊病例。初诊：2006年11月8日。

素患高血压病，服用降压药维持，近月来血压居高不下，服用降压药不能控制，血压波动在170/100mmHg左右。曾服用天麻钩藤饮、镇肝息风汤等方加减20余剂，收效甚微。现症：头晕头胀，恶心欲呕，口干口苦，大便秘结不畅，腹胀腹痛，舌红，苔黄腻，脉滑，右关尤甚。

[辨证] 湿热壅阻，腑气不通，上扰眩晕。

[治法] 通腑泻湿热，止眩晕。

[处方] 木香导滞汤合半夏白术天麻汤加减。木香6g，枳实15g，黄连3g，黄芩10g，槟榔片10g，神曲（包）10g，大黄6g，白术10g，泽泻10g，法半夏1g，陈皮10g，天麻20g，厚朴15g，茯苓15g，甘草6g。10剂，水煎服。

二诊：2006年11月22日。服上方10剂后，大便通畅，腹痛腹胀消除，头晕头胀十去七八，更令患者吃惊的是，血压控制得非常平稳，维持在120/80mmHg左右。舌苔转薄黄腻，脉滑。前方减其制，再进10剂。

木香6g，枳实15g，黄连2g，黄芩6g，槟榔片6g，神曲（包）10g，大黄4g，白术10g，泽泻10g，法半夏10g，陈皮10g，天麻10g，厚朴10g，甘草6g。

数月后，患者带朋友过来看病，诉服上方后，诸症皆除。故停药观察，至今未发头晕，血压正常。

按：眩晕之疾，多从湿、热、肝阳、诸虚论治，常用半夏白术天麻汤、温胆汤、天麻钩藤饮、镇肝息风汤等加减，多可获效。此乃常法。然临床病情纷繁复杂，必独处察奸，可柳暗花明。风眩之证，口干口苦，恶心欲呕，舌苔黄腻乃痰热之征；大便秘结不畅，腹胀腹痛，阳明腑实之象亦显。若徒清热化痰，风眩之疾必难除，他医投方无效即是前车之鉴，故改弦易辙，径投木香导滞丸加厚朴清化湿热，行气通腑，半夏白术天麻汤化痰止眩，双管齐下，收效甚佳，此乃上病下取也。(《一名真正的名中医：熊继柏临证医案实录》)

案3　樊幼林治疗中心性视网膜炎案

患者，男，42岁，发病时眼不红不痛，表面看不出有病，自觉症状是视物模糊，如在云雾中视物，眼前似有纱幕遮盖，视物发暗，觉得视野中央有一块薄薄的黑影，黑影可大可小，有时视物变形，病眼视物较小。在发病期3天中，患者外用抗病毒眼药水，口服抗生素，肌苷100mg，日3次，三磷腺苷20mg，日3次，应用5%葡萄糖500ml加维生素C 2.0g，静脉注射3天，不显效。转我处就医。

以半夏白术天麻汤为主方（陈皮10g，制半夏10g，茯苓10g，炙甘草6g，白术10g，天麻20g），加野菊花15g，蔓荆子15g，生地黄15g，麦冬10g，当归10g，白芍10g。每日1剂，每日3次。

5天后眼部症状、体征消失而愈。[《四川中医》，2008，26（1）：109-110]

案4　王淑玲治疗突发性耳聋案

女，56岁，左侧耳中嗡嗡作响，耳鸣2个月，听力丧失1天。既往高血压病史20年。曾到医院查头颅CT、核磁均未见异常，颈部彩超：左侧颈动脉斑块形成，住院输液治疗症状未见好转，经人介绍到王主任门诊就诊。

[现主症] 左耳听力丧失，耳中胀闷，头昏头重，咳嗽，咳痰，舌质淡，苔白腻，脉弦滑。

[辨证] 肝肾阴虚，风痰上蒙。治疗以滋阴益肾，化痰息风为治疗大法，处方以半夏白术天麻汤加减治疗。

[处方] 清半夏10g，炒白术10g，泽泻20g，钩藤20g，羚羊角粉（冲服）2g，浙贝10g，生地20g，桑叶10g，菊花10g，茯神15g，天麻10g，夜交藤30g，莪术10g，蔓荆子10g，葛根30g。7剂，水煎服，每日1剂，分2次温服。

二诊：症状较前好转，听力有所好转，效不更方，在原方基础上加减治疗2个月余，两耳听力已基本一致。

按：突发性耳聋是指突然发生的，原因不明的感音神经性听力损失，通常在数分钟、数小时或数天内（一般不超过3天），患者听力下降到最低点，可伴耳鸣、眩晕和耳堵塞感，且多为单耳发病。中医学中耳鸣、耳聋为同一病名，只是程度的不同。临床表现：耳鸣听力下降，甚可全聋，并可伴耳闭、耳胀、头昏等。中医认为突聋属“暴聋”范畴，《内经》云“暴聋属实，久聋属虚”，因此推断此病病因病机为风痰相搏于耳，湿邪侵入，风痰湿邪阻塞经脉，气血不得流通，乃生瘀血，加重阻塞，同时气血不能流通无以充养耳窍而致暴聋。肾藏精而主骨生髓，上通于脑，开窍于耳。肾气充沛，髓海充足则听力敏锐。《景岳全书》曰：“耳为肾窍，乃宗脉之所聚，若精气调和，肾气充足，则耳目聪明。”在治疗致病原因基础上加用益肾药物，疗效较好。[《现代中西医结合杂志》，2014，23（3）：305-306]

案5　王淑玲治疗泪溢案

女，53岁，因迎风流泪5天，加重伴后背凉、失眠、眼睛干涩、大便排无力3天来诊。

患者5天前无明显诱因出现迎风流泪，初期不重，未引起注意，后症状加重，春秋尤甚，风吹和光刺激后加重，以致影响户外活动，曾到多家医院就诊，查泪管无器质性病变，泪管冲洗通畅，屡治收效甚微。经人介绍到门诊寻求中医治疗。

［现主症］双眼迎风流泪，后背凉，失眠，眼睛干涩，纳差，大便排无力，排出时大便成形，质不硬，小便正常，舌质淡胖，边有齿痕，苔白腻，脉濡细弱。

［中医诊断］泪溢。

［辨证］脾肾亏虚，风痰上扰。治疗以健脾化痰，补益肝肾为治疗大法。

［处方］清半夏10g，天麻10g，炒白术10g，泽泻10g，炒蔓荆子10g，陈皮10g，川芎10g，葛根30g，黄芪30g，羌活10g，炒苍耳子10g，炒桃仁10g，细辛3g，牡蛎30g，当归12g，首乌藤30g，密蒙花10g，预知子15g，枸杞子20g，龙骨30g。7剂，水煎服，每日1剂，分2次温服。

二诊：患者双眼干涩、后背凉已无，迎风流泪，失眠症状明显好转，大便仍排出无力，但有所减轻。上方去羌活、炒苍耳子、预知子，加巴戟天10g，淫羊藿10g，黄柏6g，白芷30g，考虑为患者老年，肾阳亏虚，致排便无力，故加用温阳益肾药物。

三诊：患者症状明显好转，继续服用14剂痊愈，随访至今未复发。

按：泪溢症是眼科中常见病之一，眼泪常不自主流出眼外，无风自下，迎风更甚，拭之又生为特点，中医又称“迎风流泪，充风流泪，目泪出不止”等病名。多发于40岁以后。脾胃乃后天气血津液生化之源，气机升降的枢纽。化源不足则精血不足，不能充养肝肾；肾主藏精，精能生髓，脑为髓之海，目系上属脑，肾中之精气旺盛，髓脑丰满，则目光敏锐。《素问·逆调论》篇“肾者水脏，主津液”，津液在目化泪及神水，以泽其目。肾精亏损……气虚则津液不摄。泪为肝液，血旺以束泪液，故肝血不足，则泪窍不密，泪腺失束而流泪。泪道窍窦失养，则泪液循行无序。本病病位在目，涉及脏腑主要是脾、肾、肝。治疗以健脾化痰，补益肝肾为大法。王淑玲运用半夏白术天麻汤加减治疗属于此病机的泪溢证取得了较好的疗效。[《现代中西医结合杂志》，2014，23（3）：305-306]

【附方】

金沸草散（《太平惠民和剂局方》）

旋覆花去梗　麻黄去节　前胡去芦，各三两（各 90g）　荆芥穗四两（120g）　半夏汤洗七次，姜汁浸　赤芍药　甘草炒，各一两（各 30g）　共为粗末，每服三钱（9g），水一盏半，生姜二三片，枣一枚，煎至八分，去滓温服，不拘时候。

功用：宣肺散寒，降气化痰。

主治：风寒犯肺证。咳嗽痰多，鼻塞流涕，发热恶寒，舌淡苔白腻，脉浮。

方论：**清·汪绂**：金沸草咸苦微辛，其花午开子落，与半夏意同而轻浮，上入于肺，苦能泻热气，咸能化痰结，辛能行痰湿，凡痰饮之逆于肺者，此能降而泄之；前胡甘苦微辛，能降泄高亢之气，而疏畅下行之滞，主下气行痰；麻黄以大开腠理而泄其风；荆芥辛苦而性上浮，祛头面之风，去经隧之湿，此方盖以此为君药，以兼去风痰，诸药亦随以上升于肺，而后乃降而下坠其痰也；赤芍药酸于泻肝敛阴，且监麻黄之过散，用赤者以行水分收痰湿也；轻用半夏者，以风则夹相火也，然必用之者，非此不足以通滞行痰也。金沸草轻虚，此以行于下所以助之；甘草以厚脾土，以缓肝急。（《医林纂要》）

止　嗽　散

《医学心悟》

【组成】桔梗炒　荆芥　紫菀蒸　百部蒸　白前蒸，各二斤（各 12g）　甘草炒，十二两（4g）　陈皮水洗，去白，一斤（6g）

【用法】上为末，每服三钱（9g），食后、临卧开水调下，初感风寒，生姜汤调下（现代用法：作汤剂，水煎服）。

【功用】宣肺利气，疏风止咳。

【主治】风邪犯肺之咳嗽证。咳嗽咽痒，咯痰不爽，或微恶风发热，舌苔薄白，脉浮缓。

【方论选录】

清·程国彭：予制此药普选，只前七味，服者多效。或问：药极轻微，而取效甚广，何也？予曰：药不贵险峻，唯期中病而已，此方系予苦心揣摩而得也。盖肺体属金，畏火者也，过热则咳，金性刚燥恶冷者也，过寒亦咳。且肺为娇脏，攻击之剂即不任受，而外主皮毛，最易受邪，不行表散，则邪气留连而不解。经曰：微寒微咳，寒之感也。若小寇然，启门逐之即去矣。医者不审，妄用清凉酸涩之剂，未免闭门留寇，寇欲出而无门，必至穿逾而走，则咳而见红。肺有二窍，一在鼻，一在喉。鼻窍贵开而不闭，喉窍宜闭而不开。今鼻窍不通，则喉窍将启，能无虑乎？本方温润和平，不寒不热，既无攻击过当之虞，大有启门驱贼之势。是以客邪易散，肺气安宁。宜其投之有效欤？附论于此，以咨明哲。(《医学心悟》)。

清·唐宗海：肺体属金，畏火者也，遇热则咳，用紫菀、百部以清热。金性刚燥，恶冷者也，遇寒则咳，用白前、陈皮以治寒。且肺为娇脏，外主皮毛，最易受邪，不行表散，则邪气流连而不解，故用荆芥以散表。肺有二窍，一在鼻，一在喉，鼻窍贵开而不贵闭；喉窍贵闭而不贵开，今鼻窍不通则喉窍启而为咳，故用桔梗以开鼻窍。此方温润和平，不寒不热，肺气安宁。(《血证论》)

今·高体三：外感风寒束表，皮毛郁闭，肺气不得宣达，逆而不降，故咳嗽吐痰。治当疏风解表宣肺，理气化痰止咳为法。荆芥味辛性温，专走肌表，善解风寒；白前、百部、紫菀，皆入肺经，为止嗽专药；陈皮、桔梗，理肺气，化痰浊；炙甘草补中土，调和诸药。共成疏风解表宣肺，理气化痰止嗽之剂。(《汤头歌诀新义》)

今·湖北中医药大学方剂教研室：本方主治外感风寒咳嗽之证。盖肺主气，司呼吸，外合皮毛。风寒之邪外袭肌表，肺气膹郁，宣降功能失常，津液失于敷布，郁而成痰，痰阻气机，上逆则为咳为喘。程国彭说："凡治咳嗽，贵在初起得法为善"，而"初治必须发散，而又不可以过散，不散则邪不去，过散则肺气必虚，皆令缠绵难愈"。唯宜此温润和平之剂，疏表宣肺，止咳化痰。本方以紫菀、白前、百部、陈皮理气化痰止咳，其中紫菀辛散苦泄，温而不燥，润而不腻，能温润肺气，开泄肺郁，具下气化痰止咳之功，为止咳要药。紫菀配伍白前、百部，则止咳化痰之力更著。又以荆芥、桔梗疏风宣肺，甘草调和诸药。桔梗与白前配伍，前者开宣肺气，后者降利肺气，一宣一降，可使肺气之宣降功能正常。桔梗与甘草配伍，即仲景桔梗汤，可清利咽喉，止咳嗽喉痒。诸药合用，共奏止咳化痰，疏表宣肺之功。观本方之用药似极平淡，然其配伍则颇具深义。程氏说："本方温润和平，不寒不热，既无攻击过当之虞，大有启门逐贼之势，是以客邪易散，肺气安宁。"可谓中肯之言，洵非虚语。止嗽散在《医学心悟》一书中凡两见，其组成及药物用量稍异，该书"伤寒兼证"门中所裁的止嗽散仅有桔梗、甘草、白前、橘红、百部、紫菀六味药，无荆芥。并一作汤剂，一作散剂。我们认为，荆芥乃疏风散表之要药，性温而不燥，味辛而不峻，乃温润和平之药，颇能切中病机，故当用之。(《古今名方发微》)

【验案选录】

案1　岳美中治疗气管炎案

高某某，男性，58岁。患气管炎，咳嗽夜甚，喉痒，胸闷，多痰，日久不愈。为疏一方。

荆芥6g，前胡9g，白前6g，杏仁9g，贝母9g，化橘红6g，连翘9g，百部9g，紫菀9g，桔梗6g，甘草3g，芦根24g。嘱服4剂。

复诊：诸症大见轻减，夜间已不咳，剩有微喘，仍多痰，加海浮石9g祛痰，紫苏子

9g 定喘，服 4 剂，追访已愈。(《岳美中医案集》)

案 2　刘继祖治疗外感咳嗽案

张某，女，45 岁。初诊：2000 年 5 月 21 日。

月前外感后，时感咽痒欲咳，白天咳止，每夜仍干咳，咽痒，声略嘶，咽淡红，唇干，舌苔薄白，脉浮细。

[辨证] 外感风寒袭肺，肺气壅塞不得通，现外感之后邪气未尽，肺阴已伤，故见咽痒，干咳，证属风寒袭肺，肺阴已伤之外感咳嗽。

[诊断] 咳嗽。

[治法] 疏风调肺，宣肺止咳。

[处方] 止嗽散加味。沙参 15g，麦冬 20g，荆芥 10g，牛蒡子 10g，杏仁 10g，炙甘草 6g，百部 10g，紫菀 10g，白前 10g，橘红 10g，桔梗 10g，瓜蒌皮 30g。7 剂，水煎服，每日 2 次。

二诊：2000 年 5 月 30 日，随访，已愈。(《刘继祖医论医案撷萃》)

案 3　刘继祖治疗咳喘案

张某某，女，38 岁。初诊：1999 年 4 月 8 日。

反复咳嗽、痰多，遇寒喘憋。幼时曾患支气管扩张，针药长期治疗后，黄脓痰及咯血症除，近年每遇寒凉则痰咳而喘憋。舌淡，苔薄白，脉浮缓。

[辨证] 素体肺金不足，子病及母，脾土渐伤，生湿生痰，上阻于肺，每遇风寒之邪而发，痰气交阻，则生咳痰喘憋，故病在肺脾，因于寒、痰、脾弱。

[诊断] ①咳嗽，②喘证。

[治法] 疏表散寒，益肺化痰止咳。

[处方] 止嗽散加减。荆芥 10g，防风 10g，百部 10g，白前 10g，新贝 10g，桂枝 10g，丹参 10g，茯苓 10g，苏子 10g，冬花 15g，茜草 10g，黄芩 10g。7 剂，水煎服。

二诊：4 月 15 日，咳喘止，仍有痰，守方续服。

按：刘师临证治疗各种咳嗽，最喜用止嗽散加减，言：本方温润平和，不寒不热，既无攻击过当之弊，大有启门趋贼之势，是以客邪易散，肺气安宁。兼热象，常加鱼腥草、瓜蒌皮、黄芩、牛蒡子，生石膏之类；兼寒邪加防风，桂枝汤；湿气生痰，则加冬花、苏子、半夏，川朴等，运用得宜，诸般咳嗽，用之多愈。(《刘继祖医论医案撷萃》)

案 4　章次公治疗感冒案

张女。感冒发热三四日，咳引胸膺痛，咯痰不爽，临风毛耸。荆芥 9g，白前 9g，桔梗 3g，紫菀 9g，陈皮 6g，百部 6g，甘草 3g，苏子 12g。

二诊：服止嗽散后，咳减轻，咳引胸膺痛已除，咯痰仍不爽，怕风。桔梗 3g，苏子 12g，陈皮 6g，牛蒡子 9g，薄荷叶（后下）5g，象贝母 9g，粉草 3g，车前子（包）9g。(《章次公医案》)

案5　沈开金治疗大叶性肺炎案

伊某某，男，28岁，1989年10月3日初诊。

咳嗽延及月余不已。患者于1个月前曾患外感，经治热平，但咳嗽久久不除，曾拍胸片为大叶性肺炎。经打针服药，效果不理想，求中医诊治。观患者咳嗽少痰，喉痒，为呛咳状，口干唇燥，痰为白厚黏痰，不易咳出，苔薄黄而润，脉浮而洪大。

[中医诊断] 咳嗽，外感秋燥，肺热郁闭。

[西医诊断] 大叶性肺炎。

[治疗法则] 清宣肺热，化痰止咳。

[处方] 麻杏石甘汤合止嗽散加味。炙麻黄5g，杏仁10g，生石膏30g，甘草5g，苏子、桔梗、紫菀、荆芥、百部、陈皮、川贝、枇杷叶、桑皮各10g。

二诊：方进3剂，咳嗽顿减，痰转薄白，咳痰较顺，患者自觉舒适许多，舌脉如前。上方更进3剂。

三诊：咳嗽基本解除，喉间尚作痒、作干，微咳，痰少，改用清润剂善后。

[处方] 沙参、麦冬、玉竹各12g，杏仁、桔梗、百部、桑叶、川贝、枇杷叶各10g，芦根12g，甘草5g。

药后即症状全部消失。(《沈开金医案撷菁》)

定　痫　丸

《医学心悟》

【组成】明天麻　川贝母　半夏姜汁炒　茯苓蒸　茯神去木，蒸，各一两(各30g)　胆南星九制者　石菖蒲石杵碎，取粉　全蝎去尾，甘草水洗　僵蚕　甘草水洗，去咀，炒　真琥珀腐煮，灯草研，各五钱(各15g)　陈皮洗，去白　远志去心，甘草水泡，各七钱(各20g)　丹参酒蒸　麦冬去心，各二两(各60g)　辰砂细研，水飞，三钱(9g)

【用法】用竹沥一小碗，姜汁一杯，再用甘草四两熬膏，和药为丸，如弹子大，辰砂为衣，每服一丸(现代用法：共为细末，用甘草120g熬膏，加竹沥100ml、姜汁50ml，和匀调药为小丸，每服6g，早晚各一次，温开水送下)。

【功用】涤痰息风，清热定痫。

【主治】痰热痫证。忽然发作，眩仆倒地，不省高下，目斜口歪，甚则抽搐，痰涎直流，叫喊作声，舌苔白腻微黄，脉弦滑略数。亦用于癫狂。

【方论选录】

清·程国彭：“痫者，忽然发作，眩仆倒地，不省高下，甚则瘛疭抽搐，目斜口㖞，痰涎直流，叫喊作畜声。医家听其五声，分为五脏。如犬吠者，肺也；羊嘶者，肝也；马鸣者，心也；牛吼者，脾也；猪叫者，肾也。虽有五脏之殊，而为痰涎则一，定痫丸主之。既愈之后，则用河车丸以断其根。”（《医学心悟》）

【验案选录】

案1　沈开金治疗小儿目窜手动症（小儿癫痫）案

方某某，男，10岁，1977年9月初诊。

夜间经常两目上窜、手足抽动1年余。

患儿1年前受过惊吓后，即经常夜间出现两目上窜、手足抽动，一两分钟后即恢复正常，病后除身汗多外，余无特殊不适。家长带其外出到大医院检查，有说是癫痫，有说是小儿大脑神经发育不全所致，所用药物无非是镇静类药，家长不敢用，要求服中药。患儿发育一般，精神状态尚好，苔白，脉弦小滑。

[中医诊断]小儿癫痫，元神不足，痰阻经脉。

[西医诊断]小儿癫痫。

[治疗法则]益气化痰，息风开窍。

[处方]温胆汤合定痫丸加减。半夏、陈皮各6g，茯苓、神各12g，枳实、姜竹茹各6g，白附子4.5g，全蝎3g，僵蚕5g，龙牡各15g，太子参9g，白术、麦冬各6g，丹参、天麻各10g，京菖蒲、远志各5g，5剂。上药共末，加鲜竹沥、面粉为丸。早晚各服1.5g。

患儿自服此丸药后，症状逐步减轻，以至消失。1料服完后，症状完全消失。嘱停止中药治疗，改服脑力静糖浆巩固。观察1年，患儿一切正常，未见反复。（《沈开金医案撷菁》）

案2　沈开金治疗癫痫案

许某某，女，40岁，2003年5月16日初诊。

右侧面部阵性麻木抽动疼痛1个月余。

患者于1个月前因外出吹风后，即感右侧面部有紧缩感，渐至麻木，面部肌肉时时抽动疼痛，流泪，目不能闭合，余用牵正散、玉真散、四物汤等少效。后去几处大医院检查，确诊为局灶性癫痫，服西药抗癫痫药效不巩固。又来求治于余。余观其脉弦而紧。舌质正常，苔薄白。

[中医诊断]卒中（中经络），风痰阻络，血虚生风。

[西医诊断]局灶性癫痫。

[治疗法则]化痰通络，息风止痉。

[处方]牵正散、四物汤、玉真散、定痫丸合方为丸，每早晚各服1.5g。

二诊：上丸进1料，临床症状基本消失，唯失眠时有小作，旋止。

三诊：失眠时有小作，为抽搐状，时有面部麻木，流泪已除，改用下方缓图。

白附子6g，僵蚕10g，全蝎5g，白芷10g，天麻15g，羌活、防风、当归各10g，赤、白芍各12g，川芎、生地、秦艽各10g，太子参、麦冬各12g，丹参15g，龙牡、代赭石各

30g，钩藤 15g，琥珀末 6g，甘草 5g，2 剂。上药为丸，每早晚各服 3g。

四诊：临床症状消失，已不抽动，唯患处有麻痹状感，加大丸剂用量即消失，服药中亦无不适。

[处方] 上方加豨莶草、黄芪、鸡血藤各 15g。更进 1 料。

[追访] 患者至今已有 5 年之久，一直正常，未见反复。(《沈开金医案撷菁》)

案 3　吴钊治疗脑梗死失眠案

王某某，59 岁。家人述其平素喜饮酒，嗜烟，喜吃肥肉，半月前突发头晕、头胀，左侧肢体活动不利，立即呼 120 急救，行颅脑 CT 检查示：未见明显异常；经积极输液救助症状有所好转，次日复行颅脑 CT 检查示：多发腔隙性脑梗死；住院 10 天后出院，左侧肢体肌力 5 级，活动正常，仍有头晕，头胀，入睡困难，多梦易醒，醒后难以入睡，昼夜睡眠不足 3 小时；服谷维素、维生素 B_1、地西泮 3 天后略有改善但醒后昏沉乏力，遂求中医诊治。

症见精神恍惚，表情呆滞，面色萎黄，形体肥胖，动作迟缓，烦躁不宁，舌质暗淡胖，舌苔白腻腐，舌下瘀点，脉络青紫，脉弦涩。证属痰蒙清窍，瘀血内阻之不寐。治宜豁痰开窍，通络祛瘀。方用定痫丸加减。

[处方] 明天麻 12g，川贝母 6g，姜半夏 10g，茯苓 30g，茯神 16g，胆南星 3g，石菖蒲 30g，全蝎 3g，甘草 9g，僵蚕 15g，琥珀 3g，灯心草 3g，陈皮 10g，远志 15g，川芎 15g，水蛭 6g，土鳖虫 10g，黄芪 15g，白术 20g。每日 1 剂，水煎服，共取汁 300ml，睡前 1 小时顿服。

次日随访睡眠有所好转，3 剂后显轻，7 剂后夜间睡眠超过 7 小时，眠安，醒后精神饱满；效不更方，又服 7 剂巩固疗效，之后服补中益气丸、阿司匹林肠溶片、辛伐他汀预防脑梗死复发，1 年后追访未复发。[《光明中医》2015，(1)：21–23]

第十八章 消食剂

凡以消食药为主组成，具有消食运脾、化积导滞等作用，主治各种食积证的方剂，统称消食剂。属于“八法”中“消法”的范畴。

消法应用的范围十分广泛。程钟龄云：“消者，去其壅也，脏腑、经络、肌肉之间，本无此物，而忽有之，必为消散，乃得其平。”(《医学心悟》) 因此，凡由气、血、痰、湿、食、虫等壅滞而成的积滞痞块，均可用之。本章主要论述食积内停的治法与方剂，其他可分别参阅理气、理血、祛湿、化痰、驱虫等章。

食积之病多因饮食不节，暴饮暴食或脾虚饮食难消所致。因此，本章方剂分为消食化滞剂和健脾消食剂两类。

食滞内停，每致气机运行不畅，气机阻滞又可导致积滞不化，故消食剂中常配伍理气之药，使气行则积消。对于正气素虚，或积滞日久，脾胃虚弱者，又当健脾固本与消积导滞并用。否则，只消积而不扶正，其积暂去，犹有再积之虞，况正虚不运，积滞亦难尽除。此外，本类病证之兼证尚有化热或兼寒之别，故配伍用药亦应温清有别。

消食剂与泻下剂均为消除体内有形实邪的方剂，本类方剂作用较泻下剂缓和，但仍属克削或攻伐之剂，应中病即止，不宜长期服用，且多用丸剂，取其渐消缓散。若过用攻伐之剂，则正气更易受损，而病反不除。纯虚无实者则当禁用。

第一节 消食化滞剂

保 和 丸

《丹溪心法》

【组成】山楂六两（18g） 神曲二两（6g） 半夏 茯苓各三两（各9g） 陈皮 连翘 莱菔子各一两（各3g）

【用法】上为末，炊饼丸如梧桐子大，每服七八十丸，食远白汤下。（现代用法：共为末，水泛为丸，每服6~9g，温开水送下；亦可作汤剂，水煎服。）

【功效】消食化滞，理气和胃。

【主治】食积证。脘腹痞满胀痛，嗳腐吞酸，恶食呕逆，或大便泄泻，舌苔腻，脉滑。

【方论选录】

明·吴崑：伤于饮食，故令恶食，诸方以厉药攻之，是伤而复伤也。是方药味平良，补剂之例也，故曰保和，山楂甘而酸，酸胜甘，故能去肥甘之积；神曲甘而腐，腐胜焦，故能化炮炙之腻；莱菔子辛而苦，苦下气，故能化面物之滞；陈皮辛而香，香胜腐，故能消陈腐之气；连翘辛而苦，苦泻火，故能去积滞之热；半夏辛而燥，燥胜湿，故能消水谷之气；茯苓甘而淡，淡能渗，故能利湿伤之滞。（《医方考》）

清·汪昂：此足太阴、阳明药也。山楂酸温收缩之性，能消油腻腥膻之食（收缩故食消）；神曲辛温蒸罯之物，能消酒食陈腐之积；菔子辛甘，下气而制面；麦芽咸温，消谷而软坚（坚积、坚痰）；伤食必兼乎湿，茯苓补脾而渗湿；积久必郁为热，连翘散结而清热；半夏能温能燥，和胃而健脾；陈皮能降能升，调中而理气；此内伤而气未病者，但当消导，不须补益。大安丸加白术，则消补兼施也。（《医方集解》）

清·张璐：本方加炒白术二两，名大安丸。按保和丸、大安丸中麦蘖伤肾，菔子伤脾胃之气，恐非丸剂所宜久服之品，当易枳实、香附子，功用不殊，而不致伤犯先后天之真气也。（《张氏医通》）

清·张秉成：此为食积痰滞，内瘀脾胃，正气未虚者而设也。山楂酸温性紧，善消腥膻油腻之积，行瘀破滞，为克化之药，故以为君。神曲系蒸罯而成，其辛温之性，能消酒食陈腐之积。莱菔子辛甘下气，而化面积；麦芽咸温，消谷用行瘀积，二味以之为辅。然痞坚之处，必有伏阳，故以连翘之苦寒散结而清热。积郁之凝，必多痰滞，故以二陈化痰而行气。此方虽纯用消导，毕竟是平和之剂，故特谓之保和耳。(《成方便读》)

近·费伯雄：此亦和中消导之平剂，唯连翘一味，可以减去。(《医方论》)

今·湖北中医药大学方剂教研室：本方是消导食滞的代表方剂。盖伤食一证，多因饮食过度，恣啖酒肉油腻所致。因饮食过量则脾运不及，运化失常，则停积而为食滞。此即《内经》“饮食自倍，脾胃乃伤”之谓。食停上脘，有上逆之势者，则当用吐法“因而越之”；食停下脘，有坚结之形者，又当以下法“引而竭之”；若宿食停滞中脘，既无上逆之势，又无坚结之形，吐、下之法均不宜用，唯宜以平和之品，消而化之，方保无虞，保和丸即为此证而设。方中山楂酸温，善消油腻肉滞；神曲辛温，蒸窨而成，能消酒食陈腐之积，莱菔子辛甘，能宽畅胸腹，善消面食陈腐之积，更兼豁痰下气。三药同用，则消食导滞之功更著。因宿食停滞，则脾胃不和，故配伍半夏、陈皮、茯苓健脾和胃，行气化湿。又食积易于化热，故方中佐以苦寒之连翘清热散结。合药成方，共奏和胃消食导滞之功。服用本方时，若以麦芽煎汤送下，则其疗效更佳。本方虽以消导为主，但药物性味平和，是消食导滞的轻剂，故名之曰“保和”。张秉成说：“此方虽纯用消导，毕竟是平和之剂，故特谓之保和耳。”(《古今名方发微》)

今·丁学屏：此二陈汤衍生变化者也。盖胃主承纳，以通为用，饮食多饱，胸膈饱闷，食臭嗳腐者，食积停滞中焦，胃失充和之用也。方以二陈降逆；山楂、神曲消食化滞，莱菔子尤为消化食积之要药；连翘之用，在清热散积，盖食积停滞，郁而化热也。(《古方今释》)

【验案选录】

案1　俞静修治疗伤食吐泻案

余某，女，40岁。因多食瓜果，至半夜忽患腹痛吐泻，汗出，肢冷，神倦，脉沉而细，舌苔薄白。断为内伤饮食，中枢失运，以致上吐下泻。急针合谷、内关、足三里诸穴以止痛。继以温胆汤合保和汤加减，以消食积，而止吐泻。

[处方] 鲜竹茹9g，赤茯苓9g，酒杭芍9g，光泽泻9g，炒菔子6g，建神曲6g，北楂肉6g，香连6g，广化皮4.5g，炒枳壳4.5g，煮半夏4.5g，甘草3g。

服后诸症均愈。(《福建中医医案医话选编》)

案2　施启谟治疗伤食泄泻案

徐某某，女，2岁，仙游县龙华公社。

泄泻月久，肠鸣下利，啼哭不安，泻后则安静不哭，粪便酸臭，呕吐乳块，排气恶臭，食欲不振，虽经治疗，未见显效，缠绵日久，面色淡黄，舌苔垢浊，脉滑指纹紫滞。

此乃积滞不化，肠胃不和所致，宜以消食导滞，方拟保和丸加减服2剂。

[处方] 山楂4.5g，建曲4.5g，茯苓4.5g，半夏4.5g，陈皮4.5g，厚朴3g，莱菔子4.5g，

谷芽4.5g。

二诊：腹泻次数减，不呕吐，能吮乳，宜消导运化，用平胃散加味。

［处方］苍术4.5g，建曲4.5g，茯苓4.5g，黑山楂4.5g，陈皮4.5g，甘草1.5g，莱菔子4.5g，谷芽4.5g，厚朴4.5g，续服2剂。

三诊：脉缓，泄泻已止，精神清爽，诸症皆平。拟五味异功散加味，以善其后。(《施启谟医案》)

案3 熊继柏治疗小儿夜寐不安案

朱某，男，4岁，湖南长沙市人。门诊病例。初诊：2006年03月26日。

患儿近2周来夜寐不安，稍睡即醒，醒后许久不能入睡。伴食少，胸腹部皮肤发痒而无疮疹，大便秘结。诊见舌红，苔黄白腻，纹紫。

［辨证］胃气不和。

［治法］消食祛滞和胃。

［处方］保和丸加味。生大黄2g，炒枣仁15g，法半夏6g，陈皮6g，茯苓8g，连翘10g，甘草8g，神曲10g，山楂10g，炒麦芽10g，炒莱菔子10g，白鲜皮10g，蝉蜕6g，苦参3g。5剂，水煎服。病愈。(《一名真正的名中医·熊继柏临证医案实录》)

案4 王锡章治疗食热吐案

李某，男，46岁。初诊：1956年7月9日。

呕吐黄水及宿食，食入即吐，味酸苦。嗳腐吞酸，胸腹胀满，厌食口渴，喜冷怕热，小便短赤；舌苔黄腻，脉滑实。

此系饮食失调，过于饱食，食生热停滞于胃，则产生食热吐。宜清热消食法，拟用保和丸合连朴饮加减。

［处方］柴胡10g，炒黄芩10g，神曲12g，山楂12g，麦芽10g，桔梗12g，枳实10g，槟榔12g，厚朴12g，法半夏9g，黄连9g，陈皮10g，石膏（先煎）15g，莱菔子12g（炒研）。水煎服，3剂。

越3日，服后药中病机。呕吐已止，诸症豁然而愈。(《王锡章医案》)

案5 王静安治疗小儿积滞案

严某，男，5岁。2005年10月28日初诊。

不思饮食、脘腹胀满1个月。1个月前因食香蕉后出现食量下降，稍进食则脘腹胀，大便2~3日1次，干结难出，夜卧不安，家长予"健脾消食片"等开胃中成药，饭量不见增加。患儿平素好饮料、烧烤。现见不思饮食，脐腹胀满，恶心，手心灼热，夜不安寐，大便秘结，口渴欲饮，舌质淡红，苔厚腻，脉滑。

［辨证治法］此乃食积停滞，郁而化热之证。法当消积导滞，清化湿热。方拟保和丸加减。

［处方］紫苏叶30g，枳壳9g，炒谷芽30g，炒麦芽30g，白豆蔻15g，炒山楂15g，建神曲15g，槟榔6g，草果9g，肉苁蓉12g，栀子1.5g，竹茹6g，午时茶1方，橘皮3g，白

薇 30g。2 剂，水煎服，每日 1/2 剂，每次 50ml，每日 4 次。忌生冷、零食。

二诊：服后食量明显增加，大便通畅，脐腹胀满消失，舌质淡红，苔薄白，脉数。此乃中焦积滞得去，升降恢复正常。再进原方 2 剂，病愈。嘱其少吃零食。

按：小儿脾常不足，肠胃脆弱，故乳贵有时，食贵有节，乳食无度则伤胃滞脾。伤于胃，则食积内停，失于和降；伤于脾，则失于运化，水湿内生，郁而化热。食积、湿热壅塞中焦，升降失司，诸症蜂起。《幼幼集成》曰："夫饮食之积，必用消导。消者，散其积也。导者，行其气也。"本案积滞内停，故予消食化积之品，如山楂、建神曲、二芽、槟榔；配白豆蔻、紫苏叶、枳壳、草果芳化燥湿、理气运脾；配栀子、午时茶、白薇清解郁热。此组药物能恢复脾胃纳运。食积内停，还应恢复脾胃升降，故以橘皮、竹茹和胃降逆；肉苁蓉润肠通便。诸药配伍，脾胃纳运，升降正常，则诸症向愈。(《王静安医案》)

案 6　许履和治疗流行性腮腺炎案

施某，女，8 岁。两腮下漫肿酸痛已 5 日，头昏寒热，此风温外袭，阻于少阳之络。病中饮食不节，以致助湿生痰，胃气不和，所以胸痞呕恶，口咸痰多，大便不通，腹中作痛。舌苔白腻微黄，脉象浮滑而数。

[辨证治法] 兹拟辛凉轻散为主，佐以化湿消滞。

[处方] 牛蒡子 10g，大贝 10g，连翘 10g，夏枯草 10g，薄荷（后下）5g，荆芥 5g，炙天虫 10g，杏仁 10g，薏苡仁 12g，蔻仁 2g，桔梗 1.5g，橘络 5g，炒枳壳 6g，赤苓 10g，保和丸（包）12g。1 剂知，2 剂已。

按：风邪未解，兼夹湿滞，单进辛凉解表法则不能见效，佐以化湿消滞，则 1 剂知，2 剂已，以湿滞相搏于内也。(《许履和医案》)

案 7　范文甫治疗胃脘痛案

萧某食后胃脘作胀作痛，呕吐嗳气，因吃食不慎所致，已有旬日。舌苔浊腻，良由健运失职，气机不调。拟用宽中行气，消食和胃为治。

六神曲 9g，麦芽 12g，山楂 9g，枳壳 3g，鸡内金 15g，煅瓦楞子 15g，陈香橼 9g，薤白头 15g。

按：纵恣口腹，或过食辛酸，或恣饮热酒，复食生冷，均可导致脾胃受伤，气机不畅，运化失常。所用方药仿保和丸法，消食和胃，理气导滞，平稳可法。(《范文甫专辑》)

案 8　蒲辅周治疗湿热案

罗某，女，62 岁，已婚，干部，1961 年 4 月 1 日初诊。

20 年来经常腹泻，近年来才基本治愈。去年夏季开始有舌干并见舌苔发黑色，曾服中药而好转，至去年 9 月有心绞痛现象，那时舌仍黑而干，以后因出差，于去年 11 月发现脸腿浮肿，并头晕觉身有摇晃感，舌苔一直发干而色黑。今年 1 月请某中医治疗，身已不摇晃，舌干及苔黑亦好转。以后服人参归脾丸，近来浮肿尚未痊愈，舌苔又觉干黑，失眠很久，常服安眠药，食欲较差，二便正常，无吐痰及发热。脉沉濡，舌质淡，苔薄白滑罩灰。断为脾湿，乃实非虚，湿郁化热，治宜和脾利湿。

[处方] 连皮茯苓 9g，苡仁 12g，萆薢 9g，石斛 9g，茵陈 9g，豆卷 12g，枯黄芩 3g，陈皮 4.5g，法半夏 6g，建曲 6g，通草 4.5g，大腹皮 4.5g。服 4 剂。

4 月 10 日二诊：舌干已减，最近易出汗，仍失眠，常服甲丙氨酯，睡眠不佳时则大便增加数次，但不太溏，食欲转佳，仍腹胀，脉沉缓，舌正灰苔见退。认为汗出乃湿从表解，故食欲转佳，仍宜调脾胃、清湿热。

[处方] 保和丸，每日煎 9g，早晚 2 次分服。

5 月 23 日三诊：服药时舌干及黑苔基本消失，停药时逾二旬后，又觉舌干，食欲较差，大便有时不畅，身酸痛，仍失眠而有头痛，无口苦，下肢尚有轻度浮肿。据某医院检查，认为与心脏有关。脚趾有湿气发痒，小便正常，面黄，脉沉濡，舌质淡，苔白滑腻。仍属脾弱湿滞，治宜温脾化湿。

[处方] 苍术 4.5g，防己 4.5g，泽泻 4.5g，连皮茯苓 9g，苡仁 12g，萆薢 9g，石斛 9g，茵陈 9g，豆卷 12g，广陈皮 4.5g，法半夏 6g，建曲 6g，通草 4.5g。服 5 剂。

6 月 9 日四诊：服药后，症好转，近来因工作忙而停药十多天，又觉口渴舌干，夜间较甚，食欲不佳，大便不畅，每天 1~3 次，量少而干，矢气多，夜间腹鸣，失眠仍常服安眠药，脉右沉微滑、左沉濡，舌质淡，苔薄白腻、后根秽。仍属湿郁中焦而化热，治宜清宣，微苦微辛淡渗法。

[处方] 厚朴 6g，大腹皮 4.5g，广陈皮 4.5g，茵陈 6g，白蔻仁（打）2.4g，苡仁 12g，豆卷 9g，滑石块（布包）9g，藿香梗 6g，建曲 6g，枯黄芩 2.4g，通草 3g。服 4 剂后续服保和丸，仍每日水煎 9g，早晚 2 次分服。在较长期服保和丸之后，症状基本消失，未见复发。

按：患者素体脾弱湿重，经 20 年左右之慢性腹泻，治愈不久，而又表现为舌干苔黑、脸腿浮肿等症。根据前人的经验，黑苔而燥，属热结阳明；黑苔而润，属寒中太阴，湿困脾胃，或中暑，或湿痰郁热等亦可见之。《内经》所谓："诸湿肿满，皆属于脾。"今患者久病于湿，时值春季，所以既非中暑，平时无痰，体不肥胖，脉沉濡不滑而亦非痰郁，寒象亦不明显，所以认为脾为湿困及湿久化热。治以和脾利湿清热等药，症状很快好转，但停药稍久，仍易复发。因湿为黏腻之邪，不易尽除，以后常服保和丸，调理脾胃、清利湿热，俾脾胃健运，湿不停滞，而症状逐步消失。(《蒲辅周医案》)

案 9　丁甘仁治疗风温案

张童。风自外来，温从内发，风性属阳，温易化热，热盛生痰，风善上升，风温痰热，互蕴肺胃，发热旬余，口干欲饮，咳嗽气粗，胁肋牵痛，热痰蒙蔽清窍，灵机堵窒，心主神明之所，变为云雾之乡，神识模糊，谵语妄言，起坐如狂，前医叠投犀羚不应，其邪在气，不在营也。况按胸腹之间，似觉闷胀，内夹宿食，又可知也。舌尖红，苔薄腻黄，唇焦，脉滑数。《伤寒大白》云：唇焦属食积，腑行溏薄，不得径用下达明矣。脉诊参合，痉厥之险，不可不虑。姑拟辛凉清疏，以解伏气，温胆涤痰，而通神明，苟能神清热减，自有转机。

薄荷一钱，朱茯神三钱，广郁金一钱半，天竺黄二钱，荸荠汁（冲），一酒杯，银花四钱，枳实一钱半，象贝母三钱，鲜石菖蒲五分，保和丸三钱，连翘二钱，竹茹一钱半，活芦根（去节），一尺，冬瓜子三钱。

一剂神清，二剂热减，3剂热退而愈。(《丁甘仁医案》)

枳实导滞丸

《内外伤辨惑论》

【组成】大黄一两（9g）　枳实麸炒，去瓤　神曲炒，各五钱（各9g）　茯苓去皮　黄芩去腐　黄连拣净　白术各三钱（各6g）　泽泻二钱（6g）

【用法】上为细末，汤浸蒸饼为丸，如梧桐子大，每服五十丸至七十丸，温水送下，食远，量虚实加减服之（现代用法：共为细末，水泛小丸，每服6~9g，食后温开水送下，每日2次；亦可作汤剂，水煎服）。

【功用】消食导滞，清热祛湿。

【主治】湿热食积证。脘腹胀痛，大便秘结，或下痢泄泻，小便短赤，舌苔黄腻，脉沉有力。

【方论选录】

清·汪昂：此足太阴、阳明药也。饮食伤滞，作痛成积，非有以推荡之则不行，积滞不尽，病终不除。故以大黄、枳实攻而下之，而痛泻反止，经所谓通因通用也。伤由湿热，黄芩、黄连佐之以清热，茯苓、泽泻佐之以利湿。积由酒食，神曲蒸罯之物，化食解酒，因其同类，温而消之。芩、连、大黄苦寒太甚，恐其伤胃，故又以白术之甘温，补土而固中也。(《医方集解》)

清·徐大椿：湿热内滞，积久伤脾，不能运化精微，故大腹胀满，疼痛不已。枳实破滞气以推积，白术健脾元以运湿，黄连清火燥湿，黄芩清热宽肠，神曲消积滞，甘草和中州，茯苓渗湿化热以利脾肺，泽泻分清以利膀胱，大黄乃荡涤热结之品，为推送湿热积滞之首。为末糊丸，白汤送下，使湿热化而积滞消，则脾气健而胀闷退，何疼痛之不已哉？此导滞开结泻热之剂，为湿热积滞闷痛之方。湿热内滞，脾气不输，不能消化痰食而痞结于中，故胀闷恶食，腹痛不止焉。此枳术丸合三黄汤而兼五苓制，以祛湿热宿滞也，热实腹痛者宜之。(《医略六书·杂病证治》)

清·王泰林：大黄、枳实荡涤实热，芩、连燥湿清热，苓、泻利湿泻热，神曲消食和中，白术补脾，湿热积滞自化。(《王旭高医书六种·退思集类方歌注》)

近·费伯雄：治湿热蕴结，腹痛泄泻，颇为得力。但黄芩、黄连尚在可减之律，恐苦寒太过，反伤中、上二焦也。(《医方论·攻里之剂》)

今·李畴人：以大黄为君，分量独重；枳实、芩、连、神曲为佐；白术、茯苓、泽泻为使，丸以蒸饼，使湿热积滞去，而中气不致大伤。是方少流走三焦之药，故较木香槟榔丸力逊，且攻坚削积药并轻，正气较弱，小便欠利，积滞较轻者宜之。（《医方概要·攻里之剂》）

【验案选录】

案1　章次公治疗头痛案

李男。头痛如劈，得汗则稍瘥，可见是充血性。

羌活4.5g，蔓荆子9g，紫苏叶6g，葱头5枚，川芎4.5g，藁本9g，荆芥穗6g，淡豆豉9g，枳实导滞丸9g（分2次吞）。

按：从头痛如劈，得汗则稍减，可知为风寒入侵，阻遏脉络所致。所以治用大队辛温之药，以发散风寒而镇痛。用枳实导滞丸，殆因胃肠有积滞之故。（《章次公医案》）

案2　沈开金治疗便秘案

张某某，男，72岁，2000年1月26日初诊。

恶寒发热伴大便秘结4~5日。患者冬日感寒，恶寒发热，百节酸痛，4~5日不除。复加饮食过饱，高年阳旺之躯，伤食兼内火交炽，随致大便1周未解，腹胀腹痛，数至厕而不能解，痛苦异常。时值春节将近，诸事繁多，在内科吊水2日未除，不得已而求治于中医。观形体尚实，苔薄黄干腻，脉弦兼数。

[中医诊断] 外感、便秘，外感夹食，表里俱实。

[西医诊断] 流行性感冒。

[治疗法则] 和解表里，通便泻热。

[处方] 枳实导滞汤合大柴胡汤加减。枳实、焦楂曲、白术各10g，茯苓15g，半夏、陈皮、柴胡、黄芩各10g，白芍、莱菔子各12g，甘草5g，生大黄6g。

二诊：上方进3剂，解出大便甚多，腹痛腹胀顿减，寒热亦退，苔腻渐化，脉弦。原方减其制更进2剂。

三诊：热平便通畅，腹无所苦，纳谷知香，高年之体，再用润剂善后。

[处方] 沙参、党参、麦冬、生地各12g，当归10g，白芍12g，枳实、陈皮、白术各10g，桑叶12g，草决明15g，甘草6g。3剂。（《沈开金医案撷菁》）

案3　花亚历治疗湿热停滞大肠案

管某某，男，37岁，2004年5月22日初诊。

腹痛3年，近日饮酒多，致腹痛加重，特来就诊。诊见腹痛，大便黏腻臭秽异常，便后腹痛得减，每日2~3次，伴口臭、消食、善饥。舌暗红，苔黄腻，根部尤重，脉来滑数。

证属湿热停滞大肠，治以祛湿清热导滞，予以枳实导滞丸加味。

[处方] 大黄（后下）、枳实、葛根各12g，泽泻、云苓、焦槟榔、黄芩、黄连各9g。

每日 1 剂水煎 150ml，早晚分服。服药期间严禁油腻与饮酒。

5 剂后，脘腹舒适，大便畅快，舌根腻苔渐退，嘱其服药 20 余剂，最后以健脾丸善后。[《山西中医》，2004，(S1)：62]

案 4　姚公树治疗结核性粘连性肠梗阻案

石某某，男，15 岁。1985 年 4 月 12 日初诊。

患者 3 个月前出现腹胀痛，大便秘结，经检查拟为结核性腹膜炎、粘连性肠梗阻入院。经抗结核肛管排气、通便等治疗，腹痛便秘等症有所改善，但效果不佳。

刻下腹部胀满疼痛，触之有揉面团感，可触及包块，大便 7 日未解，纳差泛恶，口干欲饮，舌苔黄腻，脉细滑。

此乃邪热挟食阻于肠道，气机壅滞，腑气不通。方选枳实导滞丸加减。

大黄、厚朴各 8g，枳实、黄连各 6g，黄芩、黄柏、大腹皮、丹参、郁金、六曲各 10g，莱菔子 12g，薏苡仁 15g。

服 3 剂后，腹痛好转，大便仍未解，苔黄腻。乃宗上方加芒硝 8g，续服 6 剂。

药后大便已解，腹胀痛大减，纳谷增加，精神好转，苔薄白。上方去芒硝，再服 6 剂后诸症悉除，别无不适，嘱续带药 4 剂出院，作巩固治疗。[《浙江中医杂志》，1997，(3)：15]

木香槟榔丸

《儒门事亲》

【组成】木香　槟榔　青皮　陈皮　莪术烧　黄连麸炒，各一两（各 3g）　黄柏　大黄各三两（各 9g）　香附子炒　牵牛各四两（各 10g）

【用法】以上细末，水丸，如小豆大，每服三十丸，食后生姜汤送下（现代用法：共为细末，水泛小丸，每服 3~6g，生姜汤或温开水送下，日 2 次；亦可作汤剂，水煎服）。

【功用】行气导滞，攻积泻热。

【主治】痢疾，食积。脘腹痞满胀痛，或赤白痢疾，里急后重，或大便秘结，舌苔黄腻，脉沉实。

【方论选录】

清·汪昂：此手、足阳明药也。湿热在三焦气分，木香、香附行气之药，能通三焦、解六郁；陈皮理上焦肺气，青皮平下焦肝气，枳壳宽肠而利气，而黑丑、槟榔又下气之最速者也，气行则无痞满后重之患矣。疟、痢由于湿热郁积，气血不和，黄柏、黄连燥湿清热之药，三棱能破血中气滞，莪术能破气中血滞，大黄、芒硝血分之药，能除血中伏热，通行积滞，并为摧坚化痞之峻品。湿热积滞去，则二便调而三焦通泰矣。盖宿垢不净，清阳终不得升，故必假此以推荡之，亦通因通用之意。然非实积，不可轻投。(《医方集解》)

清·王泰林：此子和经验方也，善能推陈致新，破结散积。大人食积疟痢，黄疸肿胀，小儿惊疳积热，皆可随宜服之。木香、香附、青、陈利气宽肠，而牵牛、槟榔下气尤速，气行则无痞满后重之患矣。连、柏燥湿清热，莪术行气破血，硝、黄去血中伏热，并为推坚峻品。(《王旭高医书六种·退思集类方歌注》)

今·李畴人：以大黄、芒硝推荡血分，牵牛推荡气分，佐以木香、槟榔之行气，黄连、黄柏之清湿热，三棱、莪术之攻坚削积，青、陈、香附、枳壳走利三焦气分。三焦之气通畅，湿热之积自行，况有峻速推荡之药，积滞无有不去者也。泻痢因乎湿热积滞而起，正气、胃气尚未大坏，若不速为逐之，淹缠日久，气血、津液、胃气败坏，虽欲攻之，奈正气不支，何况宿垢不去，清阳不升，正元有不败者乎？此方为通因通用之法。(《医方概要》)

今·湖北中医药大学方剂教研室：本方所治之证乃由于饮食积滞内停，生湿蕴热，肝脾肠胃气机不畅所致。盖平素饮食不节之人，肠胃先伤，积滞内停，传化失常，气机壅阻不舒，则脘腹胀满作痛，大便闭结不行，或下痢赤白，里急后重等症相继而生。治宜行气导滞，泻热通便。方用木香、槟榔通行三焦气滞；青皮、陈皮、香附行气开郁，以助主药行气破滞之功；牵牛子、大黄泻热攻积导滞，黄连、黄柏清热解毒燥湿，莪术行气活血。诸药合用，共奏行气导滞，泻热通便之功。用之可使气机通畅，积滞得下，则诸症可愈。本方多以行气破滞之药组成，故其消导之力颇强，因而只有在邪正俱实的情况下方可用之，虚人误用易损正气，学者不可不慎。(《古今名方发微》)

【验案选录】

案1 章次公治疗感冒案

何男。有表证，以剧烈之头痛、腰痛为苦，兼有便秘，溲少而痛。

木香槟榔丸、九味羌活汤主之。防风6g，羌活6g，细辛3g，苍术5g，白芷9g，川芎5g，黄芩5g，生地9g，甘草3g，生姜3片，葱白5茎。另：木香槟榔丸9g，一次吞服。

按：先生曾嘱先服丸剂以通便，后服汤剂以解表。这是先生破前人先解表而后攻里的方法。其他如急性肠炎的初起，用之也有显效。(《章次公医案》)

案2 沈开金治疗慢性结肠炎案

盛某某，男，43岁，1986年5月3日初诊。

大便溏薄3年未愈。患者3年前患急性胃肠炎后，即经常大便溏薄，每日解3~5次不等，时夹有白冻状物，伴有腹阵痛，发胀，以左少腹痛为主，久治不愈。先后去过几家大的医院检查肠镜，皆诊为慢性结肠炎。

刻下腹痛阵作，大便溏而不爽，夹有白冻状物，大便检查无异常，唯见不消化物，苔薄白，脉弦细。

［中医诊断］腹泻（肝气乘脾，脾胃失和）。

［西医诊断］慢性结肠炎。

［治疗法则］抑木扶土，调气和脾止泻。

［处方］痛泻要方合四逆散、木香槟榔丸加减。青、陈皮各10g，白芍12g，防风、白术、柴胡、枳实、桔梗、木香各10g，槟榔12g，干姜6g，川连5g，焦山楂12g，甘草5g。

二诊：上方进5剂，泻次减少，白冻解除，但腹左痛未全除，改用下方。5剂。

［处方］乌梅12g，川椒6g，干姜6g，桂枝10g，川连5g，黄柏6g，细辛1.5g，党参12g，当归、木香各10g，槟榔12g，青皮、陈皮、枳壳各9g，甘草5g。

三诊：腹痛基本消失，大便仍为溏黄便，每日2次，改用下方。10剂。

［处方］黄芪15g，党参、苍术、白术各10g，茯苓15g，泽泻12g，柴胡、枳实各10g，黄柏6g，麦冬12g，五味子、木香各10g，槟榔12g，青、陈皮各9g，葛根12g，焦楂曲10g。

四诊：大便全部恢复正常，腹左尚有灼热感。

［处方］木香9g，川连5g，吴茱萸3g，桂枝、党参、柴胡、枳实各10g，白芍12g，当归10g，槟榔12g，青、陈皮各9g，川楝子、延胡索各12g，甘草5g。5剂。

五诊：腹部灼热感除，大便正常，腹不痛，纳正常，为防复作，嘱节饮食，慎风寒，并用下丸剂巩固。

［处方］补中益气丸、香连丸交替使用。追访半年，一直正常，未见反复，临床治愈。（《沈开金医案撷菁》）

案3　沈开金治疗慢性肠炎急性发作案

孙某某，男，34岁，1987年5月30日初诊。

大便夹白冻状物半月余。患者有慢性肠炎史10余年，每值梅雨季节易作。半月前因饮食不慎，加之饮酒，致令宿疾复作。大便解黏液样便，每日7~8次，伴有腹痛，腹鸣，作胀，腹中不和，阵阵作坠，大便滞下不爽，纳谷减少，苔薄白，脉弦而紧。大便化验见有少量脓细胞和红细胞。在当地中西医治疗无效而求治。

［中医诊断］痢疾，湿热蕴结，气血失和。

［西医诊断］慢性肠炎急性发作。

［治疗法则］调气和血，清肠导滞。

［处方］木香槟榔丸合痛泻要方加减。木香10g，槟榔12g，青、陈皮9g，枳壳10g，川连5g，柴胡、桔梗、枳实各10g，白芍12g，防风、白术各10g，干姜6g，焦楂曲12g，甘草5g，大黄炭6g。藿香正气片，每早晚各服6粒。

二诊：上方进5剂后，腹痛胀消失，痢下次数减为每日2次，纳谷知香。原方加当归更进5剂。

三诊：大便次数正常，唯解溏黄大便，腹中微有不适感，改用下方调治。

［处方］葛根12g，麦冬12g，五味子9g，黄芪15g，党参12g，苍、白术各10g，茯苓

15g，黄柏 6g，泽泻 12g，防风 10g，白芍 12g，青、陈皮各 10g，焦楂曲 10g，桔梗 12g。

四诊：大便基本正常，腹中和，继用上方 5 剂，一切均正常，嘱服补脾益肠丸善后。（《沈开金医案撷菁》）

枳实消痞丸（失笑丸）

《兰室秘藏》

【组成】干生姜　炙甘草　麦蘖面（麦芽曲）　白茯苓　白术各二钱（各 6g）　半夏曲　人参各三钱（各 9g）　厚朴炙，四钱（12g）　枳实　黄连各五钱（各 15g）

【用法】上为细末，汤浸蒸饼为丸，如梧桐子大，每服五七十丸，白汤送下，食远服。（现代用法：共为细末，水泛小丸或糊丸，每服 6~9g，饭后温开水送下，日 2 次；亦可作汤剂，水煎服。）

【功用】行气消痞，健脾和胃。

【主治】脾虚气滞，寒热互结证。心下痞满，不欲饮食，倦怠乏力，舌苔腻而微黄，脉弦。

【方论选录】

明·吴崑：心下虚痞，恶食懒倦，右关脉弦者，此方主之。痞与“否”同，不通泰也。《易》曰：天地不交而成否。故肺气不降，脾气不运，升降不通，而名痞也。脾为邪气乘之，不足以胜谷，故令恶食。脾者卑藏，役气于四肢，而后肢体强健，脾病则不能致气于肢体，故令懒倦。弦，肝脉也，木来克土，故令右关脉弦。是方也，枳实、黄连、厚朴之苦，可以下气；半夏曲、干生姜之辛，可以行滞；人参、甘草、白术、茯苓之甘，可使健脾；麦蘖善消，则可以推陈而致新矣。（《医方考》）

清·汪昂：此足太阴、阳明药也。枳实苦酸，行气破血；黄连苦寒，泻热开郁，并消痞之君药；厚朴苦降，散湿满而化食厚肠；麦芽咸温，助胃气而软坚破结；半夏燥痰湿而和胃，干姜去恶血而通关；皆所以散而泻之也。参、术、苓、草，甘温补脾，使气足脾运而痞自化，既以助散泻之力，又以固本使不伤真气也。（《医方集解》）

清·徐大椿：胃虚寒滞，膈热不化，故心气不降，脾胃不磨，乃成痞满焉。黄连清膈热，厚朴泻中满，白术助脾运化，人参益胃扶元，干姜温中散寒，枳实消痞除满，茯苓渗湿气，甘草和中气，半夏化痰涎以醒脾气也。俾寒化气调，则膈热自解，而胃气温暖，脾元健运，何痞满之不除哉？此疏补兼行、寒热并施之剂，为胃寒膈热痞满之方。（《医略六书·杂病证治》）

清·费伯雄：此方佳处，全在姜、连，苦辛便能平木。否则全不关照肝经，主治条下右关脉弦一语，其谓之何？（《医方论》）

清·张秉成：夫满而不痛者为痞。痞属无形之邪，自外而入，客于胸胃之间，未经有形之痰血饮食互结，仅与正气搏聚一处为患。故以黄连、干姜并用，一辛一苦，一散一降，则无论寒热之邪，皆可开泄，二味实为治痞之主药。然痞结于中，则气壅湿聚，必渐至痰食交阻，故以枳实破气，厚朴散湿，麦芽化食，半夏行痰，自无胶固难愈之势。但邪之所凑，其气必虚，故必以四君子坐镇中州，袪邪扶正，并驾齐驱。故此方无论虚实之痞，皆可治之。用蒸饼糊丸者，以谷气助脾胃之蒸化耳。（《成方便读》）

今·李畴人：以参、术、苓、草扶正气，以枳实、麦芽化滞消痞，佐以半夏曲、厚朴之开痞化痰，生姜、黄连一辛一苦，而治中焦无形湿热。丸以蒸饼，和中化滞，去邪不伤正，斯为王道之法。（《医方概要》）

今·冉小峰：胃肠消化不良，厌食，绝大多数属于慢性，用汤剂虽有便于临症加减和剂量大、奏效速的特点，但对慢性疾患，则因为用药不便，难以坚持，所以可以配合丸剂使用，适于“丸者缓也”的用药法则，缓缓调整治疗。枳实消痞丸是治疗慢性消化不良的名方之一，包括了芳香健胃，促进消化和调整胃肠功能的药物在内，适合慢性患者经常服。（《历代名医良方注释》）

今·湖北中医药大学方剂教研室：本方是由枳术汤、半夏泻心汤、四君子汤三方加减化裁而成，具有消痞除满、健脾和胃之功，主治心下痞满等证。本方所治之痞满，乃由脾胃虚弱，升降失司，无形之寒热互结，气壅湿聚，痰食交阻所致。故方中重用枳实以行气消痞，逐水除痰，配伍厚朴则行气除满之作用更强。又用辛温的半夏燥湿化痰散结；苦寒的黄连清热燥湿，半夏与黄连同用，辛开苦降，有调理脾胃升降功能，消除痞满的作用。更用干姜温中散寒，人参、白术、茯苓、炙甘草、大枣补脾益气，麦芽消食和胃。诸药合用，消补兼施，标本同治，为消痞化积的重要方剂。但本方毕竟以消为主，故证属虚实夹杂，寒热互结，实多虚少者，用之最宜，若脾胃虚甚者，则不宜使用。（《古今名方发微》）

【验案选录】

案1　吴少怀治疗痞满案

郭某某，男，40岁，干部，1962年5月28日初诊。

[病史]病已3年，胸闷，脘满，腹胀，右胁胀痛，胃不知饥，纳食恶心，大便频热不爽，小便黄，头晕少眠。

[检查]舌苔白黄而黏，脉滑大。

[辨证]脾胃不和，气逆热郁。

[治则]疏肝行气，和胃消痞。拟香砂枳术丸合枳实消痞丸加减。

[处方]生白术9g，炒枳实4.5g，木香4.5g，砂仁4.5g，茯苓9g，川朴4.5g，姜炒黄连3g，陈皮4.5g，大腹皮6g，炒麦芽6g，泽泻6g。水煎服。

二诊：6月1日。服药3剂，脘腹舒适，胁痛也轻，大便转好，夜眠较宁，舌苔淡黄润，脉滑缓。按上方去陈皮、泽泻，加醋青皮4.5g，通草4.5g。水煎服。

又服4剂，趋于康复。(《吴少怀医案》)

案2　刘德山治疗胃食管反流病案

李某，男，58岁。2012年4月3日初诊。

自诉有胃病史3年左右，于外院胃镜诊断为“反流性食管炎”，近6个月来腹部胀满疼痛，胸骨后略有烧灼感，泛酸，嗳气，每进食辛辣、饮酒后加重，精神不振，口干，纳差，大便偏干，舌红，苔薄腻，脉细弦。常规服用奥美拉唑肠溶片，症状未见缓解，遂来诊。

[西医诊断]胃食管反流病。

[中医诊断]胃脘痛。

[辨证立法]脾虚肝郁，胃失和降，寒热互结。治宜健脾和胃，行气消痞。予枳实消痞丸加减治疗。

[处方]黄连10g，清半夏10g，柴胡10g，黄芩10g，黄芪30g，白术18g，茯苓12g，枳实12g，厚朴12g，延胡索18g，煅瓦楞子30g，炒麦芽12g。日1剂，水煎2次取汁300ml，分早、晚2次饭后服，服14剂。

二诊：2012年4月17日。服药后腹胀、大便不畅症状减轻，泛酸、嗳气偶作，舌红苔薄黄，脉弦滑。初诊方黄连改为6g，黄芪改为40g，加薏苡仁12g，服14剂。

三诊：2012年5月2日。症状明显好转，诸证减轻，偶有胃脘不适、嗳气，舌脉基本正常，继枳实消痞丸加减调理。

4个月后随访，健康无复发。[《河北中医》，2013，(11)：1605]

案3　唐瑜之治疗不全性肠梗阻案

患者张某，女性，60岁，无业，因腹痛、腹胀2日，于2006年10月14日收入住院。

患者2天前早晨吃较硬的饭后出现腹痛、腹胀不适。经当地治疗（用药不详）无好转，腹痛难忍而来我院治疗。

就诊时，患者满腹痛难忍，腹胀不适。恶心干呕，大便时时欲解，偶尔解出少许稀大便，不思饮食，口干欲饮，精神不振，小便短黄。舌红，苔黄厚，脉弦细。体温36.9℃，脉搏62次/分钟，呼吸23次/分钟，血压98/58mmHg。心肺（-）。腹部稍隆起，全腹压痛。以脐区为甚，稍有反跳痛，肝脏未扪及，胆囊点无明显压痛，墨菲征（-），脾脏未扪及，右下腹阑尾点无明显压痛，肠鸣音亢进，双肾区无叩痛，神经系统无异常发现。胃肠钡餐透视提示不全性肠梗阻。B超示肝、胆、脾、胰未见异常。

血常规：WBC 36×10^9/L，N 0.905，RBC 4.43×10^{12}/L，HGB 131g/L。此为素体脾胃虚弱，复加饮食停滞，以至于腑气不通，胃失和降而腹痛。

西医诊断为不全性肠梗阻，拟转外科治疗，但患者坚持中医治疗。予以导滞运脾，和胃通下。方用枳实消痞丸合调胃承气汤加减。

枳实15g，党参30g，白术12g，茯苓15g，神曲15g，厚朴15g，半夏曲12g，黄连6g，干姜10g，芒硝（冲）12g，生大黄15g，甘草6g，槟榔15g。1剂上药加水400ml，煎

20 分钟，取汁 150ml，三煎共取汁 450ml，分数次口服，以不呕吐为限，每日 1 剂。西医以对症、抗感染治疗为主。

二诊：2006 年 10 月 15 日。经昨日治疗后，腹部疼痛，胀满减轻，恶心干呕消除，大便通畅，渐进饮食，口干减轻，精神好转，小便短黄。舌红，苔薄黄，脉弦细。全腹压痛明显减轻，无明显反跳痛。复查血常规：WBC 10.5×10^9/L，N 0.78。病情明显好转。继续予以导滞运脾，理气和胃。仍用上方加减：枳实 12g，党参 30g，白术 12g，茯苓 15g，神曲 15g，厚朴 15g，半夏曲 12g，黄连 6g，干姜 8g，生大黄 10g，甘草 6g，谷芽 30g，槟榔 10g。3 剂上药加水 400ml，煎 20 分钟，取汁 150ml，三煎共取汁 450ml，分 3 次口服，每日 1 剂。西医以对症、抗感染为主。

三诊：2006 年 10 月 18 日。患者服上方 3 剂后，腹部疼痛、胀满感消失，无恶心干呕，大便通畅，能进普通饮食，口不干渴，精神较好，小便稍黄。舌淡红，苔薄黄，脉弦细。全腹无明显压痛，无反跳痛。胃肠钡餐透视提示无肠梗阻征象。血常规：WBC 8.64×10^9/L，N 0.68。病愈出院，并给以六君子汤加味 5 剂，以调补脾胃善其后。[《中国中医急症》，2010，（9）：1628]

案 4　武三鳞治疗痞满案

男，40 岁。患者胃脘嘈杂胀痞 1 年余。因饮食不节，胃脘胀、痞满不通、牵及后背，喜温喜按，恶心呕吐，吐出物为食物，嗳气，两胁不舒，胃脘自觉凉气阵阵，体倦乏力，纳差，大便干，三四日甚或七八日一行，小便调。舌红，尖红甚，苔白略厚，脉弦。

辨证为脾虚气滞，寒热错杂，兼少阳阳明不和。

［处方］枳实消痞丸加味。枳实 15g，厚朴 10g，半夏 15g，党参 10g，茯苓 10g，白术 30g，干姜 10g，黄连 10g，炒谷芽、炒麦芽各 30g，炙甘草 6g，柴胡 15g，黄芩 10g，生大黄 10g，白芍 20g，7 剂，水煎服。

二诊：诸症缓解，饮食注意时胃脘痞满不明显，现偶于过量饮食后则加重，仍觉胃脘及后背凉，大便排不尽，不干，2~3 日一行。舌红，苔白腻，脉弦。上方加肉苁蓉 30g，焦槟榔 15g，草果 10g，7 剂水煎服。

三诊：胃胀感减轻，嗳气缓，后背不适减轻，无恶心，胃脘凉感轻，纳可，大便日 1 次，质可，小便调，体力增加，舌红，苔薄黄，略腻。继续上方枳实减至 6g，白术减至 15g，柴胡减至 10g，党参加至 15g，生大黄改为熟大黄 3g。加陈皮 10g，山药 10g，扁豆 15g，7 剂，水煎服。

四诊：7 剂后，自己又续服此方 7 剂，症状基本消失。做蜜丸以善后。随访 3 个月未再复发。[《山东中医杂志》，2010，（5）：19]

案 5　王桂芳治慢性萎缩性胃炎案

李某，男，55 岁，2001 年 4 月 1 日诊。

患浅表性胃炎、十二指肠球部溃疡 20 年，经常胃脘不舒、疼痛，胃中烧灼或嗳气，经中西药治疗后有所好转。半年前一度心情郁闷，又感胃脘不舒，阵发性疼痛，胃中有烧灼感，渐至胃脘痞胀如有气囊堵塞，且昼轻夜重，每晚须揉按2~3小时，待矢气后方能入睡。

诊见面色萎黄，形体消瘦，神倦乏力，食欲不振，厌油，大便溏，日1~2次，舌质淡紫、舌体略胖边有齿痕、舌下脉络青紫迂曲，舌苔淡黄腻，脉弦滑。胃镜示胃黏膜充血水肿，粗糙不平，有结节隆起。病理活检示胃黏膜萎缩，腺体减少，肠上皮化生。

诊断为萎缩性胃炎。此为气郁日久损伤脾胃，气壅湿聚，气机升降失调，胃络瘀阻所致。治以健脾和胃，消痞除满，化瘀通络。方用枳实消痞丸加减。

枳实、橘皮、厚朴、莪术、木香各15g，党参、茯苓、白花蛇舌草、麦芽各30g，白术、法夏、丹参各20g，干姜3g，砂仁10g，甘草5g。1日1剂，水煎取600ml，分早、中、晚3次温服。

治疗2周后胃脘痞胀如气囊堵塞由2~3小时减为1~2小时，嗳气减少，已无烧灼感。继服上方30天后痞胀嗳气消失，偶感胃脘隐痛，仍食欲不振，厌油，大便溏，日1次。改用香砂六君子汤加当归、白芍、柴胡以养血柔肝，健脾和胃。

1个月后胃痛消失，面色红润，体重增加，食欲和精神状态俱佳，大便成形，日1次，舌淡红苔薄白，舌下脉络青紫迂曲好转。胃镜复查示胃黏膜萎缩病变消失，腺体增多，肠上皮化生消失。

嘱坚持服用香砂六君子丸理气健脾以巩固疗效，随访至今未见复发。[《实用中医药杂志》，2006，(1)：31]

葛花解酲汤

《脾胃论》

【组成】木香五分（1.5g） 橘皮 人参 猪苓 茯苓各一钱五分（4.5g） 炒神曲 泽泻 干姜 白术各二钱（6g） 青皮三分（1g） 白豆蔻仁 砂仁 葛花各五钱（15g）

【用法】为细末，每服三钱（9g）匕，白汤调下，取微汗（现代用法：水煎服）。

【功效】分消酒湿，理气健脾。

【主治】酒积伤脾证。头痛心烦，眩晕呕吐，胸膈痞闷，食少体倦，小便不利，大便泄泻，舌苔腻，脉滑。

【方论选录】

明·吴崑：葛花之寒，能解中酒之毒；茯苓、泽泻之淡，能利中酒之湿；砂仁、豆蔻、木香、青皮、陈皮之辛，能行酒食之滞，生姜所以开胃止呕，神曲所以消磨炙腻；而人参、白术之甘，所以益被伤之胃尔。(《医方考》)

清·汪昂：此手、足阳明药也。过饮无度，湿热之毒积于肠胃，葛花独入阳明，令湿热从肌肉而解；豆蔻、砂仁皆辛散解酒，故以为君。神曲解酒而化食，木香、干姜调气而温中，青皮、陈皮除痰而疏滞，二苓、泽泻能驱湿热从小便出，乃内外分消之剂。饮多则中气伤，故又加参、术能补其气也。（《医方集解》）

清·吴谦：此方君葛花，佐以辛香之品；用神曲，佐以快气之品；用苓、泽，佐以甘温之品。服后取汗，是谓外解肌肉，内清阳明，令上下、内外分消其患，使胃中秽为芳变，浊为清化，泰然和矣。（《医宗金鉴·删补名医方论》）

今·朱良春：本方汤名解酲，可见是专为酒病而设。饮酒过度，损伤脾胃，必致酒湿内停。所以治以分消酒湿，用葛花清凉解酒，使湿邪从肌表而出；用茯苓、猪苓、泽泻渗湿利尿，使酒湿从小便而出；用砂仁、蔻仁、青皮、木香、干姜理气温中，醒脾助运，以止呕吐，除痞闷；用人参、白术、神曲补脾胃，助消化。无论一时饮酒过量，醉酒中毒，或平常嗜酒过度，损伤脾胃，都可应用本方治疗。（《汤头歌诀详解》）

今·李畴人：酒为湿热水谷合成，最伤肺胃，以胃为酒瓮，肺为瓮盖，时时熏蒸，无有不为所腐者，故酒客每病肺胃，或咳或呕，皆乃肺胃气逆而顺降失常也。故治之必以辛通降逆，疏利中焦气分为主。此方唯葛花擅解酒积，余皆辛化淡渗调中温中之品，使肺胃之气化而酒积可去矣。（《医方概要》）

【验案选录】

案1　张伯臾治疗上消化道出血案

徐某某，男，64岁。住院号：74/4418。初诊：1974年1月14日。

嗜好醇酒，胃有积热，酒热戕胃，助火动血，便血紫黯量多，面色苍白，肢冷汗出，血压60/40mmHg，经输血后汗止，肢温，血压回升，脉虚弦，苔黄腻而垢浊。高年失血，气血大亏为本，伤酒为病，湿从热化为标。

证属虚中挟实，治宜攻补兼施。葛花解酲汤加减。

葛花6g，党参30g，茯苓12g，陈皮6g，炒川连1.8g，仙鹤草30g，侧柏叶15g，炒槐花12g，生山楂18g，枳椇子12g。2剂。

二诊：1974年1月16日。昨晚黑便一次，量不多，无不适，脉苔如前，此系络外余瘀续下之故，再守前方，又服2剂。

三诊：1974年1月18日。大便3日未解，苔色转淡，腻稍化，脉虚弦。湿热未清，气血耗伤，筋脉失养，腿足酸软，胫前拘急，仍拟益气血化湿热，佐以舒筋通络。

葛花6g，党参30g，当归9g，炒米仁18g，炒枳壳6g，枳椇子12g，姜川连1.8g，制香附9g，陈木瓜6g，鲜首乌24g。7剂。

四诊：1974年1月25日。大便隐血二次阴性，纳食亦增，中脘稍觉不舒，苔腻已化，脉虚细。酒湿虽化未清，脾胃损伤渐复再拟调补脾胃而化酒湿。

党参12g，炒白术6g，茯苓12g，陈皮6g，制半夏9g，炙甘草3g，葛花6g，枳椇子

12g，制香附9g，砂仁2.4g（后下）。5剂。

按：伤酒为病，可有寒化，热化之分，本例由于酒湿从热化，湿热内盛，脾胃络伤而便血，所以用葛花解酲汤除去蔻仁、青皮、白术、生姜等辛燥之品，改用黄连、侧柏叶、槐花米等清热止血之药，加枳椇子增强解酒毒之效力。既不用侧柏叶汤降逆止血，也不用黄土汤温脾止血，乃用醒酒化湿，清热止血法，收到效验。(《张伯臾医案》)

案2　胡臻治疗瘾疹案

陈某，男，33岁，1999年3月5日初诊。

酒后全身瘙痒，搔之红斑隆起，堆累成片，忽隐忽显，反复2年。曾经中西药多方治疗，症状未见好转。日前饮酒，瘾疹又发，瘙痒不断，舌红，苔黄微腻，脉弦。此为酒湿动火生风为患。

［处方］青皮、陈皮各5g，木香、人参、白术、茯苓、猪苓、泽泻、砂仁（冲）、白蔻仁、神曲、苦参各10g，葛根（代葛花）、白鲜皮、地肤子各15g，生甘草3g。3剂，每日1剂，分2次煎服。

3天后来述，服药1剂，是日晚与友人饮酒，瘾疹未发。继服5剂以善后。

按：酒为辛热之品，多饮则动火生风遂致瘾疹之患。李时珍指出："醉卧当风，则成癜风。"用葛花解酲汤健脾燥湿，升阳祛风，伍以白鲜皮、地肤子、苦参之品，除热化湿以解酒毒。[《安徽中医临床杂志》，2000，21（3）：230]

案3　胡臻治疗遗精案

刘某，男，62岁，退休，1998年9月18日初诊。

嗜酒有年，近半年出现梦中遗精，甚者稍有欲念则精液流出，尤以酒后为甚，伴有全身乏力，头晕，舌边尖红，苔腻微黄，脉稍滑。酒湿内壅化火，扰乱精室，精关不固。

药投青皮、陈皮各5g，青木香、人参、白术、朱拌茯苓（每10g约含朱砂0.1g，下同）、猪苓、砂仁（冲）、白蔻仁、朱拌麦冬、神曲、葛根、知母、黄柏各10g，生甘草3g。5剂，每日1剂，分2次煎服。

5天后来述，服药后睡眠安，遗精止，后服上方半月，病安未发。

按：酒性淫热，饮酒日甚则生痰动火，致使内煽君相之火而扰乱精室，遂成梦遗滑精。故张景岳《宜麟策》指出："酒性淫热，非唯乱性，亦且乱精。"用葛花解酲汤健脾化湿以除痰，伍以知母、黄柏坚阴泻火以固精室，配朱拌麦冬、朱拌茯苓以宁心敛欲。[《安徽中医临床杂志》，2000；21（3）：230]

案4　胡臻治疗流涎案

虞某，女，38岁，个体业主，1999年2月26日初诊。

新春佳节，每日饮酒尽兴，于1周前发现口水增多，且常不自觉从口角外流，故此每日唾口水不断，伴有口淡乏味，舌淡，苔白微腻。酒湿内困，脾气不摄其精。

药投青皮、陈皮、干姜各5g，青木香、人参、白术、朱拌茯苓、猪苓、泽泻、砂仁（冲）、白蔻仁、朱拌麦冬、神曲、葛根各10g，生甘草3g，益智仁20g，5剂，每日1剂，分2次煎服。

1个月后来述，服药3剂后，口水已少，因恶其药味苦，弃而不用，至今也未见口水增多外流。

按：《本草纲目》指出醉酒“乱其清明，劳其脾胃”，酒伤脾胃则不能固涩其精，则多涎不止。故用葛花解酲汤以益气健脾，化湿收涎；伍益智仁温脾助运，以摄涎唾。[《安徽中医临床杂志》，2000；21（3）：230]

第二节 健脾消食剂

健 脾 丸

《证治准绳》

【组成】白术炒，二两半（15g） 木香另研 黄连酒炒 甘草各七钱半（各6g） 白茯苓去皮，二两（10g） 人参一两五钱（9g） 神曲炒 陈皮 砂仁 麦芽炒 山楂取肉 山药 肉豆蔻面裹，纸包槌去油，各一两（各6g）

【用法】上共为细末，蒸饼为丸，如绿豆大，每服五十丸，空心服，一日二次，陈米汤下（现代用法：共为细末，糊丸或水泛小丸，每服6~9g，温开水送下，日2次；亦可作汤剂，水煎服）。

【功用】健脾和胃，消食止泻。

【主治】脾虚食积证。食少难消，脘腹痞胀，大便溏薄，倦怠乏力，苔腻微黄，脉虚弱。

【方论选录】

清·汪昂：此足太阴阳明药也，脾胃者仓廪之官，胃虚则不能容受，故不嗜食，脾虚则不能运化，固有积滞，所以然者，由气虚也，参、术补气，陈皮利气，气运则脾健而胃强矣。山楂消肉食，麦芽消谷食，戊已不足，故以二药助之使化。枳实力猛能消积化痞，佐以参术，则为功更捷，而又不致伤气也。夫脾胃受伤，则须补益。饮食难化，则宜消导，合斯二者，所以健脾也。本方去山楂、麦芽，加茯苓、炙甘草，名益气健脾丸，治脾虚食少，本方去山楂、麦芽、陈皮，加当归、芍药、芎藭、麦冬、柏子仁，名养荣健脾丸。治脾阴不足，饮食不为肌肤，本方去人参、枳实、麦芽，加香附，木香、半夏、茯苓、神曲、黄连、当归、芍药、荷叶烧饭丸，名理气健脾丸。治脾胃虚弱，久泻久痢，本方去人参、山楂、麦芽，加神曲、川芎、香附，曲糊丸，名舒郁健脾丸。治脾气郁滞，饮食不消，本方去山楂、麦芽，加半夏、胆星、蛤粉、茯苓，神曲糊丸，名化痰健脾丸。治内伤挟痰，本方去人参、山楂、麦芽，加半夏、山栀、黄连，水丸，名清火健脾丸。治脾虚有火，本方去人参、山楂、麦芽，加木香、槟榔、厚朴、半夏、甘草，名和中健脾丸。治胃虚饥不欲食，再加人参，名妙应丸。治胃虚不能食，脏腑或结或泻，本方去山楂，加半夏、青皮、木香、砂仁、草蔻、干姜、炙甘草、茯苓、猪苓、泽泻，蒸饼丸，名宽中进食丸，补脾胃，进饮食。(《医方集解》)

今·湖北中医药大学方剂教研室：本方主治脾虚停食，食积化热之证。盖脾胃为仓廪之官，胃虚不能纳谷腐熟，脾虚则不能运化，势必导致宿食停滞，故腹满厌食之证作。论其治法，脾胃虚弱，则须培补；宿食不化，又当消导。方以人参、白术、茯苓、甘草、山药、肉豆蔻益气健脾；山楂、神曲、麦芽消食导滞；食滞则阻碍气机，故配伍木香、砂仁、陈皮理气和胃，使气行则食易消；食积化热，故用一味苦寒的黄连清热燥湿。方中药味虽多，但配伍严谨，诸药合用，共成补益脾胃、理气导滞，兼以清化湿热之功。用之可使脾运健，食滞化，故称之为“健脾”。(《古今名方发微》)

【验案选录】

案1　崔远武治疗胃黏膜脱垂案

王某，女，67岁，离休老干部，于2009年7月4日来诊。

来诊时主诉：胃脘部胀闷、恶心20余年，间断性腹泻1年。

该患者26年前不明显诱因出现胃脘部胀闷不适，偶有泛酸，二便正常。1年前因胃部胀闷、恶心加重，且胃脘部灼痛，就诊部队某医院，经内镜检查诊断为胃黏膜脱垂症，经内镜下微波结合制酸剂和黏膜保护剂治疗后胃脘部胀闷、恶心明显好转，但3个月后患者又出现胃脘部胀闷、恶心，且伴随间断性腹泻，多次检查大便常规未见异常，期间自服制酸剂、黏膜保护剂和中成药越鞠保和丸和香砂六君子等可使恶心、胀闷减轻，但大便稀薄且食欲不佳。

就诊时见：面色发黄，神疲乏力，胃脘部胀闷，嗳气，纳呆，大便溏薄，苔腻微黄，脉弱。四诊合参，证属脾虚食停证。脾胃虚弱，运化失常则见食少难消，大便溏薄；气血生化不足，则倦怠乏力、脉象虚弱；纳运不利，食积停滞易阻碍气机，生湿化热，故脘腹胀闷、苔腻微黄。

宜健脾和胃，消食止泻。方以健脾丸化裁。

炒白术20g，木香9g，茯苓20g，党参12g，炒神曲10g，陈皮10g，砂仁10g，炒麦芽10g，山楂肉10g，山药10g，肉豆蔻9g，鸡内金9g，柴胡10g，郁金10g，酒炒黄连6g，炙甘草6g。

服3剂后患者自诉，胃脘部胀闷，嗳气症状消失，食欲大增，大便正常。

效不更方，守原方20余剂后临床痊愈，随访未再复发。[《吉林中医药》，2011，(4)：25]

案 2　施今墨治疗绦虫案

侯某，男，29 岁，病历号 538417。

经常头晕沉重，心跳，气短，脘腹时痛，大便日行 2~3 次。周身酸软无力，食欲尚好，但食后恶心。曾按神经官能症治疗无甚效果，日前经北大附属医院检查，大便有绦虫卵。舌苔薄黄，六脉细弦。

[辨证立法] 绦虫为患，吸夺人体营养，日久则脾胃孱弱，化血少源，气血逐渐亏损，遂现头晕、气短诸症，当先除虫，再复体力为治。

[处方] 花槟榔 30g，南瓜子 60g（打），乌梅肉 5g，炒萸连各 3g，炒芜荑 6g，苦桔梗 5g，紫厚朴 5g，大腹皮 10g，风化硝 10g，炒白术 10g，炙甘草 5g。

[另] 雷丸面 10g，分 2 次随药送服。

二诊：药服 1 剂，今晨腹绞痛，肠鸣辘辘，大便稀，并下一团虫体，用水洗涤，泡入玻璃瓶送来检查。据查为绦虫，头尾计长 1.9m。嘱将前方留作备用，下月再检大便，如有虫卵仍取原方，今日另开丸方，恢复体力。

[处方] 每日早晚各服人参健脾丸 1 丸，连服 20 日。

按：治绦虫以槟榔合南瓜子为最有效，实践已得证明。然中医并不单纯治虫，尚予调理胃肠药物为辅。虫被驱下，需服健脾之类方剂，以资恢复体力。(《施今墨临床经验集》)

案 3　茂源治疗寒湿泄泻案

患儿李某，男，6 岁，学生，2014 年 3 月 15 日初诊。

患儿于 1 天前外出伤风出现恶寒，发热，头痛，肢体酸痛，泄泻清稀，甚则如水样，腹痛肠鸣，脘闷食少，苔白腻，脉浮缓。

证属寒湿泄泻，治宜发散风寒、健脾止泻。药用健脾丸加减治疗。

炒白术 10g，茯苓 10g，党参 8g，砂仁 5g，白豆蔻 5g，木香 5g，山药 5g，陈皮 6g，荆芥（后下）6g，防风（后下）6g，白芷（后下）6g，紫苏子（后下）6g，炙甘草 6g。水煎服，1 天 1 剂，连服 3 天。

3 天后复诊：恶寒、发热、头痛、肢体酸痛明显减轻，大便成形，饮食增加。为巩固疗效继续服用 3 剂以善其后。

按：脾喜燥而恶湿，外来风寒湿邪，除侵袭皮毛肺卫之外，最易困阻脾土，以致升降失调，清浊不分，水谷杂下而发生泄泻。正如《杂病源流犀烛 · 泄泻源流》说："湿盛则飧泄，乃独由于湿耳。不知风寒热虚，虽皆能为病，苟脾强无湿，四者均不得而干之，何自泄？是泄虽有风寒热虚之不同，要未有不源于湿者也。"方中白术、茯苓健脾祛湿以止泻，现代药理研究发现，白术具有促进肠道菌群中有益菌双歧杆菌和乳酸杆菌的增殖、改善肠道内菌群的功能；茯苓具有抗病毒、抗感染、抗炎作用；党参、山药益气补脾，以助茯苓、白术健脾之力；木香、砂仁、陈皮皆芳香之品，功能理气开胃、醒脾化湿，既可解除脘腹痞闷，又使全方补而不滞；肉豆蔻温涩，合山药以涩肠止泻；紫苏子、白芷解表散寒；荆芥、防风发散风寒，驱邪外出；炙甘草补中和药，是为佐使之用。诸药合用，解表

散寒、健脾止泻。[《中医儿科杂志》2015，11（2）：45-46]

案6　宋长新治疗儿童慢性鼻炎案

孙某，女，6岁。1999年03月15日就诊。

患儿自幼鼻息不畅，流黏涕，夜间张口呼吸，感冒时尤甚。平素纳谷不馨，大便较干、量少，形体瘦弱，面色不华，前鼻镜下见鼻腔黏膜淡红，双下鼻甲稍大，鼻道有黏涕，咽部充血不明显，双侧扁桃体Ⅱ度肿大，舌质淡红，苔薄腻。

嘱其嚼服人参健脾丸，每次20粒，每日3次。外感鼻塞加重时酌加鼻炎片。

经治疗6个月后，患儿食欲渐增，鼻息通畅，涕少，外感次数明显减少，收到了不治鼻而鼻疾愈的效果。

按：儿童慢性鼻炎主要表现为长期流黏浊涕，鼻息不畅，入夜更甚，可并发副鼻窦炎或中耳炎。儿童抵抗力低，对外界的适应能力差是发病的主要原因，与中医认为幼儿脏腑娇嫩，形气未充的生理特点相合。故治疗儿童慢性鼻炎首先应益气通窍。选用人参健脾丸旨在健运脾土。因五脏六腑皆禀气于胃，脾胃健运，生化有源，形体自然强壮，邪气自去。[《河北中医》，2002，24（1）：29-30]

枳术丸

《内外伤辨惑论》

【组成】白术二两（60g）　枳实麸炒黄色，去瓤，一两（30g）

【用法】上同为极细末，荷叶裹烧饭为丸，如梧桐子大。每服五十丸（9g），多用白汤下，不拘时服。（现代用法：上药研末，荷叶饭为丸，每服50~60丸，温开水送下。）

【功用】健脾消痞。

【主治】脾虚气滞，饮食停积。胸脘痞满，不思饮食，舌淡苔白，脉弱。

【方论选录】

金·李东垣：以白术苦甘温，其甘温补脾胃之元气，其苦味除胃中之湿热，利腰脐间血，故先补脾胃之弱，过于枳实克化之药一倍。枳实味苦寒，泄心下痞闷，消化胃中所伤，此一药下胃，其所伤不能即去，须待一两时辰许，食则消化，是先补其虚而后化其所伤，则不峻利矣。……荷叶之体，生于水土之下，出于秽之中，而不为秽所染，挺然独立，其色清，形乃空，清而象风木者也，食药感此气之化，胃气何由不上升乎？其主意用此一味为引用，可谓远识深虑，合于道者也。更以烧饭和药，与白术协力，滋养谷气而补胃厚，再不至内伤，其利广矣大矣。（《内外伤辨惑论》）

明·吴崑：健脾消痞，此方主之。一消一补，调养之方也。故用白术以补脾，枳实以消痞，烧饭取其香以益胃，荷叶取其仰以象震。象震者，欲其升生甲胆之少阳也。此易老一时之方，来东垣末年之悟，孰谓立方之旨易闻耶？（《医方考》）

明·张介宾：洁古枳术丸，以白术为君，脾得其燥，所以能健；然佐以枳实，其味苦峻，有推墙倒壁之功。此实寓攻于守之剂，唯脾气不清而滞胜者，正当用之，若脾气已虚，非所宜也。（《景岳全书》）

清·张璐：海藏曰：东垣枳术丸，本仲景枳术汤，至晚年道进，用荷叶烧饭为丸，取留滓于胃也。太无曰：《金匮》治水肿心下如盘，故用汤以荡涤之；东垣治脾不健运，故用丸以缓消之。二方各有深意，不可移易。（《张氏医通》）

清·汪昂：此足太阴阳明药也，李东垣曰：白术甘温，补脾胃之元气，其苦味除胃中湿热，利腰脐间血，过于枳实克化之药一倍，枳实苦寒，泄胃中痞闷，化胃中所伤，是先补其虚，而后化其伤，则不峻矣，荷叶中空色青，形仰象震，在人为少阳胆生化之根蒂也，饮食入胃，营气上行，即少阳甲胆之气也，胃气元气谷气，甲胆上升之气一也，食药感此气化，胃气何由不上升乎，烧饭与白术协力滋养谷气，补令胃厚，不至再伤，其利广矣。（《医方集解》）

清·徐大椿：脾虚气滞，不能磨食，而饮食易伤，故中脘痞结，谷少肌消焉。枳实破滞气，力有冲墙倒壁之功，白术补脾元，俾复坤健运之职，荷叶煨饭为丸，使滞化气行，则脾土健运有常，而痞结自开，安有饮食易伤、谷少肌消之患哉？此健中消滞之剂，为脾虚食滞痞结之方。（《医略六书·杂病证治》）

近·费伯雄：一补脾，一去实，简当有法，勿以其平易而忽之。（《医方论》）

近·蔡陆仙：此乃治脾虚食积生痰之方，凡中气虚而有痰者，宜服之。有消补兼行，去痰不伤气之效力也。（《中国医药汇海·方剂部》）

【验案选录】

案1　张伯臾治疗胃脘痛（慢性胃炎）案

耿某某，女，40岁。初诊：1975年10月14日。

半年来，中脘隐痛，食后作胀，泛恶吞酸，一时后始适。便秘、腹泻交替互见。口干，脉细，苔白。此乃肝气横侮脾犯胃，久郁化热，胃热脾弱，拟先清肝胃之热而和中助运。

[处方] 炒川连2.4g，炒吴萸1.5g，炒白术6g，炒枳壳9g，苏梗9g，橘红4.5g，鸡内金9g，丹参12g，檀香3g，砂仁2.4g（研，后下）。7剂。

二诊：1975年10月21日。泛恶吞酸已止，中脘隐痛，纳胀，口干而不欲饮，脉细苔薄白滑。肝胃之热已平，而脾虚运化失职，拟调治脾胃。

[处方] 孩儿参9g，白蒺藜9g，丹参12g，当归9g，茯苓9g，制香附9g，炒白芍9g，佛手片6g，鸡内金9g，谷麦芽各12g。7剂。

三诊：1975年10月28日。中脘隐痛已瘥，食后作胀减轻，纳食增加，大便或软或硬，苔薄白润。胃病已入稳定阶段，前法已合病机，击鼓再进。

[处方] 上方孩儿参改党参 9g，加砂仁 2.4g（研，后下）。7 剂。

四诊：1975 年 11 月 4 日。中脘胀痛向愈，纳馨，腑行正常，脉细舌净。脾胃运化已得好转。再拟调补脾胃以善后。

[处方] 党参 9g，炒白术 9g，炒枳实 9g，茯苓 9g，丹参 12g，当归 12g，砂仁 2.4g（研，后下），制香附 9g，佛手 6g，鸡内金 9g。10 剂。（《张伯臾医案》）

案 2　吴少怀治疗发热案

沈某某，女，33 岁，1962 年 1 月 20 日初诊。

[病史] 原有肝炎已 2 年，午后低热，入夜烦躁，自汗，晨起全身无力，右胁胀痛，心下痞满，纳食少，二便调，偶有失眠，月经错后。

[检查] 舌苔薄白根后腻，脉沉细弦。

[辨证] 肝胃不和，气血失调。

[治法] 调和肝胃，拟归芍香砂枳术汤加减。

[处方] 当归 9g，炒杭芍 9g，制香附 9g，炒枳壳 4.5g，生白术 9g，炒砂仁 4.5g，醋青皮 4.5g，炒枣仁 9g，生牡蛎 9g。水煎服。

二诊：3 月 9 日。服药 4 剂，低热已止，胁胀痞满均瘥，夜眠转好，易惊，月经仍错后，脐腹作痛，舌苔薄白，脉沉缓弱。按上方去青皮、生牡蛎，加木香、川楝子各 4.5g，炒六曲 6g，柏子仁 9g，生甘草 4.5g。水煎服。

服药 4 剂，痊愈。（《吴少怀医案》）

案 3　章次公治疗胃病案

吴女。午后胃部隐痛，大便如栗状。其人体弱，神疲，当消补兼施。

[处方] 党参 9g，鸡内金 9g，白术 9g，枳壳 12g，青皮 6g，绿萼梅 3g，谷麦芽、怀山药各 9g。

二诊：近来以吞酸为苦，必欲探吐乃舒，其酸多作于食后二小时许，略进饮食可以缓解，当兼用制酸剂。

[处方] 党参 12g，枳壳 9g，厚朴 9g，绿萼梅 5g，鸡内金 9g，白术 12g，乌药、谷麦芽各 9g。

[另] 凤凰衣 9g，炙马勃 9g，二味研极细末，分作 21 包，每服 1 包，一日 3 次，食前服。

三诊：吞酸已止，胃痛亦瘥可。

[处方] 川朴 6g，鸡内金 12g，枳壳 6g，山药 12g，白术 12g，绿萼梅 5g，青皮 6g，乌药 9g，黄芪 12g。另：凤凰衣 9g，上紫桂 9g，共研细末，分作 21 包，每服 1 包，一日 3 次。（《章次公医案》）

案 4　张声生治疗慢性萎缩性胃炎案

王某，男，52 岁。初诊：2010 年 9 月 12 日。

［主诉］胃脘隐痛 10 年余。

［现病史］患者 10 余年来反复出现胃脘胀痛，连及两胁，每于生气、发怒后明显，伴有胃脘嘈杂不适，早饱，时有嗳气、泛酸、恶心，胃纳差，乏力，大便时溏，眠差多梦。1 个月前胃镜及病理检查提示慢性中度萎缩性胃炎、中度不典型增生。

［舌象］舌质暗红，苔白。

［脉象］脉弦。

［西医诊断］慢性萎缩性胃炎。

［中医辨证］肝气郁滞，气滞血瘀，脾虚气弱，胃气上逆。

［治法］疏肝化瘀，健脾和胃。

［处方］方用逍遥散合枳术丸加减。柴胡 10g，当归 10g，白芍 15g，党参 15g，炒白术 15g，生薏苡仁 30g，枳壳 10g，清半夏 9g，厚朴 10g，紫苏梗 15g。每日 1 剂，水煎 200ml 分 2 次服。

［治疗经过］2 周后患者复诊，诉药后诸症明显好转，舌边尖红，舌质暗红，苔薄白，脉弦。上方去厚朴、紫苏梗，加白花蛇舌草 20g，八月札 20g，三七粉 3g（冲服），露蜂房 6g。此后患者以上方为基本方加减治疗 6 个月余，两次复查胃镜及多部位定标取材病理检查示慢性轻度萎缩性胃炎，未见不典型增生。（《名医重脾胃——北京中医医院名医脾胃病诊疗经验集》）

肥　儿　丸

《太平惠民和剂局方》

【组成】神曲炒，十两（9g）　黄连去须，十两（9g）　肉豆蔻面裹煨，五两（6g）　使君子去皮、壳，五两（6g）　麦芽炒，五两（6g）　槟榔细锉，晒，二十个（9g）　木香二两（3g）

【用法】上为细末，猪胆汁为丸，如粟米大，每服三十丸，量岁数加减，热水下，空心服（现代用法：共为细末，取鲜猪胆汁和为小丸，每次 3g，空腹服，一岁以下小儿酌减）。

【功用】杀虫消积，清热健脾。

【主治】小儿疳积。消化不良，面黄体瘦，肚腹胀满，发热口臭，大便溏薄，舌苔黄腻，脉虚弱。亦治虫积腹痛。

【方论选录】

清·汪绂：谷以养人，而过食成积，神曲、麦芽以变化之；食积则气郁，木香、槟榔以升降之；气郁则生湿热，黄连、川楝子以燥之、泄之；湿热则生虫，使君子、黄连、川楝子以杀之。其肠胃薄而太阴未足也，君黄连以健之、厚之；要其本元火不足，而脾胃不

能化食也，肉豆蔻以壮命火而温之。此方本末条理，非他攻伐之方所可易也。(《医林纂要探源》)

近·谢观：此方本为疳热腹胀羸瘦而设，故用祛热消导杀虫之剂，元气得复，儿体自肥矣。若本无疳热之病，而误以为小儿常服之品，以损削真元，则流弊甚大，不可以其肥儿之名，遂为所误也。(《中国医学大辞典》)

今·裴正学：虫积日久则热郁，虫积热郁则脾胃虚损，此即通常所谓疳积之类。虫积腹中则腹时疼痛；积久郁热则发热口臭；脾胃虚损则面黄纳呆，肚腹胀满。方中使君子、槟榔杀虫消积以治其本而为主药。黄连清热，豆蔻健脾，共为辅药。脾胃虚损，则中气不运，饮食不消，木香行气宽中，麦、曲消食化积，共为兼治。猪胆汁苦以健胃，黄以入脾，引诸药径入脾胃，可行引和。(《新编中医方剂学》)

【验案选录】

案1　朱卓夫治疗小儿疳症案

陈某之子，4岁。患疳积，医治不愈，延余诊之。

症见面黄肌瘦，腹胀大便时泻，发热口渴，脉象虚数。余初以肥儿丸。

人参7g，白术15g，茯苓12g，黄连6g，胡黄连15g，使君肉12g，神曲11g，山楂肉11g，炙甘草5g，芦荟7g。共研细末，陈米饭为丸，如黍米大，每服二三十丸，米汤下。

服4料。发热口渴已减，脉亦稍缓。继拟柴芍四君，仿肖琢如加黄连、胡黄连、五谷虫、鳖甲、怀山药、鸡内金等味，10余剂，诸症渐退。

最后服参苓白术散去桔梗，加柴胡、白芍、黄连、使君肉，数帖，平复如初。(《湖南省名老中医案选》)

案2　沈开金治疗疳积案

夏某某，男，3岁，1976年8月10日初诊。

纳差消瘦2个月余。患儿自入夏以来，一直纳差，不思食，零食亦不吃，渐消瘦，口渴，手足心干烧。独生子女，特别重视，前后就诊过多家大小医院，花去2000多元钱，未达明显效果。渐至骨瘦如柴，时发低热，饮食全不纳，腹部膨隆，仅靠饮料、牛奶等维持，大便微溏，苔薄白，脉沉弱。

[中医诊断]疳积，脾胃虚弱型。

[西医诊断]慢性消化不良，营养不良。

[治法]健脾和胃，醒脾化疳。

[处方]肥儿丸加减。太子参、白术各6g，茯苓、山药各10g，陈皮6g，薏米10g，砂仁1.5g，胡黄连3g，麦冬、鸡内金、焦山楂、二芽各9g，甘草3g。

疳积外敷方一料：生山栀6g，杏仁6g，芒硝30g，红枣2枚去核，麦蘖面50g，共为末，分三等份，每份加香葱7根，白酒少许，和合成如元宵面团样饼，敷于患儿脐部，每日1次，共3次。敷后患儿脐部皮肤呈青色为正常现象，少数患儿可见痒而起疱疹，停药后即消失。

二诊：上方进 5 剂，并加疳积外敷方 3 日，患儿即思食，低热亦除，口渴减。

上方再进 5 剂，疳积外敷方再用一料。

三诊：患儿食纳正常，口渴消失，腹胀消失，精神正常。停止中药治疗和外敷。嘱米粥自养，节饮食，不吃零食。

观察 1 个月患儿一切正常。(《沈开金医案撷菁》)

案 3　李元鸿治疗小儿口疮案

患儿王某，男，6 岁，2002 年 5 月 9 日来诊。

其母述 1 周前因五一长假出门游玩，饮食无节制，复加劳累，5 月 7 日自感胃部不适，口腔疼痛，5 月 9 日中午吃饭时言之疼痛加重，发现口腔有溃疡，即来就诊。患儿素体尚好，诊时舌红少苔，两侧颊和唇内黏膜上有大小溃疡 4 处，大者如黄豆，小者如芝麻，伴有便秘，口臭，脉数。此乃饮食无节，伤之脾胃，复加劳累，导致食积，积而化热，循经上灼于口，故发此病。治宜消食化积，通腑泻热。

给予肥儿丸 3 片，每天 3 次。服用 2 天，口腔疼痛减轻，溃疡面缩小。7 天后口腔溃疡消失，大便畅通，胃脘无不适之感而愈。后随访 1 年未再复发。[《中国民间疗法》，2006，(2)：41]

案 4　周信有治疗小儿疳积案

张某，男，4 岁。2005 年 7 月 6 日初诊。

面黄体瘦，嗳气、呕吐 1 个月。患儿于近 1 月余嗳气频频，时伴有呕吐，食纳欠佳。认为因饮食不慎所致，未予治疗。自诉脐周腹痛，痛不剧烈，大便干。小时候经常暴饮暴食，时有呕吐现象发生。察：面黄体瘦，无脱发，毛发尚荣，脐周有轻度压痛。舌淡红，苔薄黄，脉滑细软。

[辨证治法] 为食伤脾胃疳积，治宜健脾消食、清虚热。方拟健脾肥儿丸。

[处方] 胡黄连 5g，鸡内金 10g，焦山楂 5g，乌梅 5g，当归 5g，山药 5g，莲子 5g，扁豆 15g，麦芽 10g，莱菔子 5g。6 剂，水煎服，日 2 剂。嘱节饮食，多吃青菜。

复诊：嗳气症减，食欲改善，便干缓解，时腹痛。察其：舌淡红，苔薄黄，指纹淡紫脉至风关。患儿脾胃之气得以恢复，故见食欲改善，嗳气减轻，便干缓解。然郁滞未清，气机尚未条达，故当调畅气机以解郁，使腑气通降顺畅，则脾胃运化有权，水谷精微得化，五脏得以滋养。于上方中加橘核 5g，厚朴 5g，行气导滞，通腑解郁。

患儿共服药 2 个月余，食欲恢复正常，无嗳气、呕吐、腹痛等症，排便正常。病已，嘱其停药观察，并切忌暴饮暴食，勿偏食。

按：患儿既往有暴饮暴食病史，食伤脾胃，故而出现食欲不振、嗳气、呕吐；脾胃运化失司，痰食积聚，阻滞气机，郁而化热，燥热伤津，故见脐周腹痛，大便干结。此例为典型的小儿疳积病，亦为四大难治之证，然无明显脱发，发丝尚润泽，且从舌脉来看，病邪尚表浅，故推断可治，预后良好。治疗本病当以健脾消食为主；然考虑此证一旦出现，必有郁热内结、化燥伤阴之势，故用胡黄连清虚热。《本经逢原》云：“胡黄连，苦寒而降，大伐脏腑骨髓邪热，除妇人胎热、小儿疳热积气之峻药……皆取伐肝肾热邪也。小儿肾气本实，故可当此。”《本草正义》云胡黄连：“苦降直坠，导热下趋，最为迅疾，且不致久留中州，妨碍脾胃冲和之气耳。”胡黄连洵为治疗小儿疳积病之要药也。山药、莲子、扁豆、麦芽、鸡内金健脾益气，消食化滞；焦山楂、乌梅开胃消食，助脾胃运化；当归补血和血，以补气血之不足；莱菔子消食化痰，行气导滞。诸药合用，以胡黄连清热散郁为君，配以健脾消食之剂共助脾胃运化，使食积郁滞得解，气血充沛旺盛，后天得养，五脏调适，以利于正常的生长发育。总之，小儿脏腑娇嫩，乃纯阳之体，生长发育迅速，故当适应其生理特点，培育后天之本，辅助脾胃运化，配以性情柔和之药物，勿峻补，勿峻下。调和五脏气血，恢复阴阳平衡即为治病宗旨。(《周信有医案》)

案5　许清旭治疗小儿蛔疳案

患儿，女，3岁。1999年1月17日来站就诊。

患儿半年多来时有腹痛，癖好食墙泥土、咬衣角，消瘦，症见发黄稀疏，面色萎黄，有白色斑点，身体消瘦，肚腹胀大硬实，烦躁不宁，舌淡苔白，脉细。大便化验有蛔虫卵，诊为蛔疳。先用乌梅丸加减。

[处方] 乌梅10g，使君子、槟榔、川楝皮、酒大黄各5g，木香、花椒、黄连、生甘草各3g。

服2剂后腹痛消失，排出蛔虫10数条。继用肥儿丸加减。

[处方] 党参、使君子、焦山楂、鸡内金、陈皮各5g，白术、山药、茯苓各10g，莲子肉、当归、炙甘草各3g，服15剂。

5个月后随访，患儿健康。

按：疳证又名疳积，多因小儿恣食生冷不洁之物，虫卵滋生体内，吸吮消耗气血，或过食肥甘厚味之品损伤脾胃，脾失健运之职，致虫积、食积体内，积久不运，气血日耗，遂成此症。

本例患儿为感染蛔虫，而致脾之运化受损，气血虚弱，形体羸瘦，故先用乌梅丸加减以安蛔驱蛔止痛，后用肥儿丸加减调理，以健脾补气行滞，使脾胃功能恢复正常。邪去正安，蛔疳乃愈。[《热带病与寄生虫学》，1999，28（2）：126]

案6　周瑞堂治疗小儿口疳案

周某，女性，2岁，1999年7月28日初诊。

家属代诉患儿发热伴口腔黏膜溃疡3小时而来诊。患儿哭闹，烦躁不安，拒食，流涎，3天未解大便。

诊见前额、后背、前心灼热，舌尖、舌面、齿龈及口腔黏膜约有十余处白色疮疹，咽部充血，扁桃体不大，T：37.5℃，舌绛红，苔白厚，脉浮数诊为小儿口疳。舌为心之苗，脾开窍于口，脾胃相表里，脾主升，胃主降。大便秘结，胃失和降，浊气积聚，郁而发热则脾热。心为脾之母，子病及母，则心脾俱热。热邪上扰而发口疮，发热，舌绛红，苔白厚，脉浮数。治宜通腑泻热。

予75%酒精行腋窝、前额、腹股沟擦浴，开塞露1支于肛门挤入10分钟后泻大量秽臭稀溏便1次。30分钟后患儿逐渐安静，体温下降，予肥儿丸2丸，每日1次。

4日后复诊，体温正常，口腔溃疡消失，纳食正常，大小便正常。

按：口疳又称口疮、口腔黏膜溃疡，现代医学认为多为病毒感染所致。此例患儿病起便秘，为心脾俱热之象，证属标本俱实。根据急则治其标，缓则治其本的原则，先用开塞露通下，使热随便解。热退后用肥儿丸健脾消食导滞，使胃气顺降，脾气升清而病愈。[《中国民间疗法》，2001，9（3）：31]

案7　史安冰治疗小儿角膜软化症案

赵某，女，3岁。母代诉，以两眼看不清1周就诊。

患儿双眼不能自动眼开，强迫睁开则流泪不止，抱轮红赤，黑睛中央有片状毛玻璃样云翳，黄液上冲，全身见发育营养不良，面色红，口渴发热，烦躁不安，舌质红、苔黄腻，脉弦数。

证属疳积上目，脾虚肝热型。治宜健脾消积，清热明目，以肥儿丸加减。

炒神曲、炒麦芽、山楂肉、金银花、连翘、菊花、胡黄连、使君子、刺蒺藜各8g，龙胆草5g，生甘草3g。5剂，每日1剂，分3次服。

复诊：热退，口渴消失，黄液上冲消失，白睛轻度红赤，黑睛翳子部分消退，无光泽，纳差乏力。上方中去金银花、连翘、菊花、龙胆草、胡黄连，加党参8g，白术8g，云苓10g，木贼草6g，蝉蜕6g，鲜猪肝30g，水煎服，每日1剂，服药汁，食猪肝。

又服7剂，眼部症状全部消失，角膜透亮，继服中成药肥儿丸并嘱改善饮食。

2个月后全身症状痊愈。[《陕西中医》，1989，10（9）：415]

案8　胡星垣治疗左乳下跳案

郭姓女学生，十八岁，患病左乳下跳，一年之久。心下闷，余无他病。左乳下系胃之大络，伤于饮食饥饱则胃郁热，胃为水谷之海，多气多血，气盛血郁胃络即跳。以肥儿丸早晚两丸，开水送下，半月痊愈。

按：《素问·平人气象论》云："胃之大络名曰虚里，贯膈络肺，出于左乳下，其动应手，脉宗气也。"此段经文有重要的临床指导意义，胡老本经旨以施疗，堪称千古一案。知胃腑郁结，脉络不通而跳。病因饮食所伤故取肥儿丸消食涤热，胃气因复，脉络自和，病苦若失。是案神圣仁巧，足资垂训后学。(《古方今病》)

第十九章 驱虫剂

凡以驱虫药物为主组成，具有驱虫、杀虫或安蛔等作用，用以治疗人体寄生虫病的方剂，统称驱虫剂。属于“八法”中的消法。

驱虫剂主要用于寄生虫所致病症，常见的有蛔虫、蛲虫、钩虫、绦虫等消化道寄生虫。多见脐腹作痛，时发时止，面色萎黄，或青或白，或生虫斑，舌苔剥落，脉象乍大乍小等症。如失治迁延日久，可表现有肌肉消瘦，不思饮食，精神萎靡，肚大青筋之疳积证。

本类方剂常以驱虫药为主组方。代表方如乌梅丸、化虫丸等。

使用驱虫剂，首先应注意辨别寄生虫的种类，有针对性地选择方药。其次要注意掌握某些有毒驱虫药的用量，以免中毒或损伤正气；驱虫后，应注意调理脾胃，以善其后。再者驱虫剂宜空腹服用，服后忌食油腻食物。此外，驱虫药多系攻伐之品，不宜久服，对年老、体弱、孕妇等宜慎用。

乌梅丸

《伤寒论》

【组成】乌梅三百枚（30g） 细辛六两（3g） 干姜十两（9g） 黄连十六两（9g） 当归四两（6g） 附子炮去皮，六两（6g） 蜀椒炒香，四两（5g） 桂枝六两（6g） 人参六两（6g） 黄柏六两（6g）

【用法】上十味，异捣筛，合治之。以苦酒渍乌梅一宿，去核，蒸之五斗米下，饭熟，捣成泥，和药令相得，内臼中，与蜜杵二千下，丸如梧桐子大，先食饮，服十丸，日三服，稍加至二十丸。禁生冷、滑物、臭食等。（现代用法：乌梅用醋浸一宿，去核打烂，和余药打匀，加蜜制丸，每服9g，日服2~3次，空腹温开水送下。亦可作汤剂，水煎服。）

【功用】温脏安蛔。

【主治】蛔厥证。腹痛时作，手足厥冷，烦闷呕吐，时发时止，得食即呕，常自吐蛔。亦治久泻、久痢。

【方论选录】

明·赵以德：乌梅味酸入肝，梅得先春之气，主助生阳而杀阴类；细辛发少阳之初阳，以助厥阴之化；当归启少阴之血液，以资肝脏所藏之荣；黄连配蜀椒，助心火以杀蛔，益子气也；附子配黄柏，资肾气以回厥，助母气也；干姜佐人参，补中焦而止呕；桂枝制风木，疏肝郁。阴阳和而厥逆回，风邪散而气血足，治蛔厥之法备已。（《金匮玉函经二注》）

明·许宏：蛔厥者，乃多死也。其人阳气虚微，正气衰败，则饮食之物，不化精气，反化而为蛔虫也。蛔为阴虫，故知阳微而阴胜，阴胜则四肢多厥也。若病者时烦时静，得食而呕，或口常吐清水，时又吐蛔者，乃蛔病也。又，腹痛脉反浮大者，亦蛔症也。有此，当急治，不治杀人。故用乌梅为君，其味酸能胜蛔；以川椒、细辛为臣，辛以杀虫；以干姜、桂枝、附子为佐，以胜寒气，而温其中；以黄连、黄柏之苦以安蛔，以人参、当归之甘而补缓其中，各为使。以其蛔虫为患，为难比寸白虫等剧用下杀之剂，故用胜制之方也。（《金镜内台方议》）

明·吴崑：胃虚脏寒，得食而呕，蛔从上出者，此方主之。乌梅味酸，蛔得之而软；连、柏味苦，蛔得之而伏，椒、细味辛，蛔得之而死；干姜、附、桂，温脏寒也；人参、当归，补胃虚也。（《医方考》）

清·张璐：乌梅丸主胃气虚而寒热错杂之邪积于胸中，所以蛔不安而时时上攻。故仍用寒热错杂之味治之。方中乌梅之酸以开胃，蜀椒之辛以泄滞，连、柏之苦以降气。盖蛔闻酸则定，见辛则伏，遇苦则下也。其他参、归以补中气之虚寒，姜、附以温胸中之寒饮。若无饮，则不呕逆，蛔亦不上矣。辛、桂以袪陷内之热邪，若无热邪，虽有寒饮，亦不至于呕逆。若不呕逆，则胃气纵虚，亦不至于蛔厥矣。(《伤寒缵论》)

清·柯琴：六经唯厥阴为难治。其本阴，其标热，其体木，其用火。必伏其所主而先其所因，或收，或散，或逆，或从，随所利而行之，调其中气，使之和平，是治厥阴法也。厥阴当两阴交尽，又名阴之绝阳，宜无热矣。第其具合晦朔之理，阴之初尽，即阳之初生，所以一阳为纪，一阴为独使，则厥阴病热，是少阳使然也。火旺则水亏，故消渴；气上撞心，心中疼热，气有余便是火也；木盛则克土，故饥不欲食；虫为风化，饥则胃中空虚，蛔闻食臭出，故吐蛔。仲景立方，皆以辛甘苦味为君，不用酸收之品；而此用之者，以厥阴主肝木耳！《洪范》曰：木曰曲直作酸。《内经》曰：木生酸，酸入肝。君乌梅之大酸，是伏其所主也；配黄连泻心而除疼，佐黄柏滋肾以除渴，先其所因也；肾者肝之母，椒、附以温肾，则火有所归，而肝得所养，是固其本；肝欲散，细辛、干姜辛以散之；肝藏血，桂枝、当归引血归经也；寒热杂用，则气味不和，佐以人参调其中气；以苦酒渍乌梅，同气相求；蒸之米下，资其谷气；加蜜为丸，少与而渐加之，缓则治其本也。蛔，昆虫也，生冷之物与湿热之气相成，故药亦寒热互用，且胸中烦而吐蛔，则连、柏是寒因热用也。蛔得酸则静，得辛则伏，得苦则下，信为化虫佳剂。久利则虚，调其寒热，酸以收之，下利自止。(《古今名医方论》)

清·汪昂：此足阳明、厥阴药也。蛔得酸则伏，故以乌梅之酸伏之；蛔得苦则安，故以连、柏之苦安之；蛔因寒而动，故以桂、附、姜、椒温其中脏，而以细辛、当归调其肾肝；人参用以助脾；乌梅兼以敛肺。(《医方集解》)

清·王子接：乌梅渍醋，益其酸，急泻厥阴，不欲其缓也。桂、椒、辛、附、姜，重用辛热，升达诸阳，以辛胜酸，又不欲其收敛阴邪也。桂枝、蜀椒通上焦君火之阳，细辛、附子启下焦肾中生阳，人参、干姜当归温中焦脾胃之阳，则连、柏泻心滋肾，更无亡阳之患，而得厥阴之治法矣。合为丸服者，又欲其药性逗留胃中，以治蛔厥，俾酸以缩蛔，辛以伏蛔，苦以安蛔也。至于脏厥，亦由中土不得阳和之气，一任厥阴肆逆也。以酸泻肝，以辛散肝，以人参补土缓肝，以连、柏监制五者之辛热，过于中焦而后分行于足三阴，脏厥虽危，或得温之散之，补之泻之，使之阴阳和平，焉有厥不止耶？(《绛雪园古方选注》)

清·黄元御：乌梅丸，乌梅、姜、辛杀蛔止呕而降气冲，人参、桂、归补中疏木而润风燥，椒、附暖水而温下寒，连、柏泻火而清上热也。(《伤寒悬解》)

清·吕震：此方主治蛔厥，其妙处全在米饭和蜜，先诱蛔喜，及蛔得之，而乌梅及醋之酸，椒、姜、桂、附及细辛之辛，黄柏、黄连之苦，则蛔不堪而伏矣。但厥后气血不免扰乱，故加人参、当归奠安气血。此方虽寒热错杂，但温脏之力居多，又得乌梅之酸涩以固脱，故又主久利。(《伤寒寻源》)

清·章楠：乌梅丸为厥阴正治之主方也。木邪肆横，中土必困，故以辛热甘温助脾胃之阳，而重用酸以平肝，佐苦寒泻火，因肝木中有相火故也。(《医门棒喝·伤寒论本旨》)

清·张秉成：治伤寒厥阴病，烦躁吐蛔等证。此方本为伤寒之方，而列于此者，以其有吐蛔一证，故释之以备学者之取用耳。夫厥阴为两阴交尽之处，然有相火内寄，故又为阴中之阳，虽伤于寒，其木火刚暴之气，仍不免上承土位，而见烦躁吐蛔等症。方中用姜、附、辛、椒大辛大热之物，温其寒而安其体；黄连、黄柏大苦大寒之品，折其火而制其用；乌梅、苦酒之酸敛，以顺其性；参、归之大补气血，以固其正；用桂枝者，以肝为藏血之地，从血分引邪出外耳。至于虫得酸则静，得辛则伏，得苦则安之义，固理之所当然。但乌梅丸之功用，未免小窥矣。(《成方便读》)

今·王邈达：用酸温之乌梅为君，是从其性，而欲其入肝可知。病本脏寒，故以辛热之姜、附温之。又本脏虚，故以甘温之人参补之。夫厥为阴阳相格，故以辛温细利之细辛以疏通之。又恐其过泄也，故更以辛热善闭之蜀椒以封固之，用当归、桂枝者，所以养其营，调其卫也。用黄连、黄柏者，盖有二义：因脏寒，而遽投以辛热，恐拒而不纳，故借以为反佐，犹白通汤之加入尿、胆汁者一也；且少、厥二阴，本为子母，又阳根于阴，兹厥阴阳微，由于少阴虚，次黄连于乌梅而重于众品，更以黄柏副之，是滋少阴之阴，即以生厥阴之阳者二也。渍梅以苦酒，为丸以蜜者，因蛔性畏苦辛而喜酸甜，即投其所好，引入苦辛以杀之也。又主久利者，因利起自本寒，成于化热，始即伤气，久则伤血，故辛热以治寒，苦寒以清热；蜀椒固气，而以细辛通之；当归补血，而以桂枝行之。用人参以合补气血，而总交于酸温之乌梅，所以敛止其下滑之机耳。(《汉方简义》)

今·秦伯未：本方治肝脏正气虚弱而寒热错杂之证。用人参、当归补气血，细辛、干姜、附子、桂枝、蜀椒温寒通血脉，黄连、黄柏清火，再以乌梅味酸入肝为君，使药力集中于一经。能治久病腹痛、呕吐、下利、蛔厥等证，但性质毕竟偏温，以寒重者为宜。(《谦斋医学讲稿》)

【验案选录】

案1　朱进忠治疗腹痛案

樊某，女，12岁。2005年2月27日初诊。

1年多来间歇性腹部绞痛，每次持续约数秒钟至2分钟，间有脐腹隐隐疼痛；大便微干，1日1行。近20多天来疼痛加重，几乎每天均发作1~2次，纳差，按压胃脘有痛感。察其：舌苔白，脉弦紧。左侧乳房有杏核大肿块，按之疼痛。

[辨证治法]肝胃不和，寒积不化腹痛（痉挛性肠绞痛）。治宜疏肝和胃，温中导滞。方拟加减柴平汤。

[处方]柴胡10g，半夏10g，黄芩10g，人参10g，干姜6g，甘草6g，大枣5枚，苍术10g，厚朴10g，橘皮10g，肉桂10g，大黄3g。4剂，水煎服，先将大枣掰开，与诸药同置凉水中浸泡30分钟，水煎2次，每次40分钟，混合，分3次饭后温服。隔日1剂。

二诊：服药后，腹痛大减，但近2天脐腹又出现疼痛。察其：舌苔白，脉弦紧而涩。上方加紫苏叶5g，继服3剂。

三诊：2005年3月18日。脐周痛，按之加重，腹满，纳差，手足冷，舌苔白，脉弦，此为肝寒犯胃肠之证。采用乌梅丸加减。

[处方] 乌梅10g，细辛3g，肉桂10g，党参10g，附子10g，花椒10g，干姜10g，黄连10g，黄柏10g，当归10g。3剂，水煎服。

四诊：2005年3月30日。脘腹、脐腹疼痛俱减，饮食增加，脉弦紧。继服加减柴平汤合乌梅丸加减。各3剂，交替服。

2005年5月20日来诊云：上方服后诸症均解。

按：本病除腹痛外，时见纳差，且左侧乳房有杏核大肿块按之疼痛，胃脘亦按之痛，脉弦紧，是知其为肝胃不和，寒积不化也。故以加减柴平汤疏肝和胃，温中导滞。乌梅丸常用治小儿蛔虫症，腹痛主要出现于脐腹。然则，临床发现，小儿脐腹疼痛而大便检查却屡无虫卵者，乌梅丸亦有较好的止痛疗效。盖脐与心、肝、脾、肺、肾无不相通，而乌梅丸中恰恰五脏之药均有，而总体偏重于舒筋。此所以本案三诊采用乌梅丸加减之故。(《朱进忠医案》)

案2 王静安治疗小儿脐周腹痛案

黄某，女，7岁。2006年2月20日初诊。

反复脐周疼痛半年，加重3天。半年前无明显诱因出现脐周疼痛，痛势较轻，痛止后如常人，其后疼痛反复发作数次，未服用任何药物。近3天脐周疼痛发作频繁，痛时弯腰曲背，辗转不安。

现见腹痛，脐周尤甚，干呕，不思饮食，睡中磨牙，入睡时喜伏卧，精神疲倦，舌质红，苔黄腻，脉弦数。

[辨证治法] 此为肠胃寒温失调，蛔虫不安，上下窜动，气血逆乱所致。法当安蛔止痛，散寒清热，行气活血。方选乌梅丸加减。

[处方] 乌梅12g，高良姜3g，细辛3g，吴茱萸1.5g，黄连3g，广木香8g，川楝子15g，延胡索12g，五灵脂10g，紫苏梗9g，川木通9g，槟榔6g，当归6g，炒川花椒3g。2剂，水煎服，每日4次，每次50ml。忌油腻、零食。

二诊：服用前方后腹痛止，睡中磨牙消失，胃纳增，精神转佳，舌质淡红，苔薄黄，脉弦。此为蛔虫静伏之象，原方再进3剂，待腹痛未发后再行驱虫。

按：患儿素喜生冷不洁之物，虫卵寄生于肠；脐周为小肠盘踞之地，故虫积腹痛多在脐周。若肠胃功能正常，蛔虫静伏少动，虽痛亦轻微。倘若肠胃功能紊乱，如寒温不调，可引起蛔虫迁移，上下乱窜，气血逆乱，使疼痛加重。若治不及时，蛔虫可上窜进入胆道，引起“蛔厥”之变。因此腹痛不能急于驱虫，应先安蛔止痛，若急投驱蛔，反使虫体窜乱，疼痛则剧。然蛔动不安，系肠胃寒温失调所致，治疗当以调整肠胃为先，平其寒热，疏其气血，通则不痛。方中乌梅为主药，是取其味酸能制蛔，先安其动扰；细辛、高良姜、吴茱萸、川花椒温散寒气，其中细辛、川花椒辛能伏蛔；黄连善清中焦之热，且苦能下蛔；木香、槟榔、川楝子、紫苏梗疏通气滞，当归、五灵脂、延胡索活血行滞。如此配伍，肠胃寒散热清，气行血通，其功能恢复正常，蛔虫焉能不静？全方仿仲景乌梅丸立法，取寒温共用；而弃补虚扶正之品，小儿脏气清灵，随拨随应，治之合拍，故取速效。(《王静安医案》)

案3　何炎燊治疗乙状结肠癌术后泄泻案

陈某，女，30岁。东莞市莞城区人。

患者于2003年12月25日出现大便稀烂，每日排2~3次，带有血液，里急后重。患者以为是痔疮出血，未加治疗，迁延2年余。2005年8月5日广州某医院肠镜检查提示：乙状结肠腺癌。2005年8月16日行乙状结肠癌根治术，保留肛门。

[病理检查]乙状结肠腺癌，ER(－)，已侵至外膜，伴少数淋巴细胞浸润及淋巴结转移癌，合并绒毛腺管状腺瘤，肠系膜下动脉根部淋巴结转移癌。术后化疗2次。

2005年10月14日来诊。其人形体消瘦，面色萎黄，精神疲惫，表情痛苦，声低气怯。自述手术后第4天至今，大便失禁，每日排便不计其数，大便稀烂，无黏液和血液。无腹胀、腹痛。由于频繁排便，导致肛门周围充血、糜烂。纳呆，恶心。进食稍多则排便亦多，四肢倦怠、短气。舌质淡红不华，舌苔薄白。脉弦数。

[辨证治法]此乃平日操劳忧思过度，加上饮食不节，过食生冷及膏粱厚味，损伤脾胃；肝气郁结，横逆犯脾，以致脾胃腐熟、运化之功能失职，水湿化热，湿热久蕴成毒，下迫大肠，损伤肠络而衍化为大肠癌。手术复加化疗，则气血大虚，脾胃更弱，中气下陷，升清降浊之功能失职，而肠道邪毒未清。法当补脾健胃，升清敛脾涩肠，清热解毒，标本兼治。方用葛根黄芩黄连汤合参苓白术散加减。

[处方]葛根(煨熟)20g，黄芩12g，黄连8g，炙甘草6g，地榆15g，扁豆30g，乌梅10g，党参25g，白术20g，茯苓20g，山药30g，枳壳15g，石榴皮15g。3剂。

二诊：大便转稠，排便次数减少一半，矢气频，口淡。此乃湿热之标邪已减，脾胃虚寒，中气下陷，故转方用乌梅丸合理中丸加减，以温中祛寒，敛脾涩肠止泻为主，清热解毒为佐。

[处方]党参20g，白术15g，茯苓20g，炮姜10g，炙甘草5g，山药50g，葛根(煨熟)20g，赤石脂20g，黄连10g，乌梅10g，石榴皮20g，石斛15g。4剂。

三诊：大便软，呈条状，每日排4~5次，恶心消失，每餐可以进食1碗软饭。精神明显好转。肛周充血、糜烂明显好转。舌质淡红不华，舌苔薄白，脉弦数。此乃脾胃功能渐复，效不更方。

[处方]党参20g，白术15g，茯苓20g，炮姜10g，炙甘草5g，山药50g，葛根(煨熟)20g，赤石脂20g，黄连10g，乌梅10g，石榴皮20g，石斛15g。7剂。

按：此例乙状结肠癌术后，证候多歧，寒热错杂，本虚标实。故泻利无度，面黄消瘦，疲惫不堪。何老首以葛根黄芩黄连汤清热燥湿解毒；参苓白术散加乌梅、石榴皮补脾健胃，升清敛脾涩肠，一剂即效。继用乌梅丸合理中汤温中祛寒，升阳敛脾，涩肠止泻，清热解毒，而获显效。何老治泻，常用煨葛根升清，黄连苦坚，乌梅酸敛，加入对症方中，可大大增强疗效。(《何炎燊医案》)

案4 范文甫治疗蛔厥案

松馆之女已出嫁有年，忽苦胸痛，回娘家调治。愈治愈剧，甚则厥逆。痛时咬卧处厨门铜环，邀余诊之。诊其脉，乍大乍小，舌红唇红。余曰：此宜乌梅安蛔丸。松馆云：已服过数两，下咽即吐，不效多次，不必再服。彼时有蒋履炳先生在座。余曰：此非蛔厥，诸医书可废矣！履炳与松馆皆不合意。余曰：丸在而蛔小，不能吞下，故不受，且丸久而硬，一时不能化其汁，骤时浸出亦有限，不能给予多虫，故不受而痛反加也。劝其再用乌梅安蛔丸15g，捣碎研细加蜜汤调稀与之，取其味甘诱虫。松馆云：姑试之。药入口，有效，服之大半，渐倦卧。少时又继服15g，如前法与之，其痛止。不多时，吐出蛔虫20余条，长而且大。后以此法，得以根除矣。

按：蛔厥之证，因蛔虫内扰而成。患者素有蛔虫史，又因上焦有热，脾胃虚寒，寒热错杂，迫使蛔虫窜动上扰。胃气逆则呕吐，蛔虫上扰则痛剧，甚者厥逆。方用乌梅丸益胃安蛔，寒热并用。古人云：蛔得甘则动，得苦则安，闻酸则静，得辛则止。本方已被临床证实为治蛔厥的有效方剂。乌梅安蛔丸研细末，白蜜调服之法，服用方便，配伍精当，且甘苦辛酸合化，能提高疗效，临床可师其法。(《范文甫专辑》)

案5 蒲辅周治疗急性中毒性痢案

李某，女，1岁半，住某医院，1963年8月26日初次会诊。

患儿于8天前因高热8小时抽风3次，腹泻脓血便多次而入院。当时神志不清，腹胀满，肝在肋下3cm，呼吸、血压正常。按中毒性痢疾轻症治疗，经用西药冬眠疗法治疗不再抽风。第二天开始，一直寒战高热，持续败血症样热型（每日有一次37~41℃体温波动），腹更胀，肝增大为肋下5cm，肠鸣音很弱，血中钾、钠、氯化物测定正常；逐渐发展到中毒性肠麻痹，频次呕吐，吐出咖啡样物，下利增多，每天17~26次，脓血便顺肛流出，四肢凉而色绀，白细胞低下，减到1.05×10^9/L，中性粒细胞30%，大便培养为福氏痢疾杆菌，血培养阴性，经用多种抗生素亦不敏感。无汗，口渴喜饮，小便尚多，面色青黄，腹胀大、按之软，脉沉微滑无力，舌质正红，无苔有津。

诊为暑湿互结成痢，正虚邪陷；治宜和中升陷，兼以宣透。

[处方] 沙参6g，扁豆衣6g，香薷2.4g，木瓜2.4g，粉葛根4.5g，炙甘草2.4g，生姜2片，大枣2枚。

慢火煎至180ml，每4小时服30ml。每次服药后服荷叶与炒焦粳米同熬之米汤以助胃气。速进2剂，服后症状无变化，用原方去姜、枣，加黄连、六一散、银花炭等，每日进1剂。

二诊：9月2日。下利仍20多次，色转青黑而黏，带脓血，有里急后重感，体温仍波动在36.5~39.5℃。恶心干呕，偶吐涎沫，烦躁，腹仍胀满，按之软，手足厥热，日夜无休止，仍无汗，微咳无痰，神清呆滞，脉沉弦细数无力，舌质黯红少津，苔现黄腻。寒热错杂，虚实互见，病邪深入厥、太二阴，兼阳明胃液被劫，最危之候；拟治厥阴阳明为重点，投以乌梅丸加味，但因胃气衰难任重剂，乃小其制。

［处方］西洋参 0.9g，桂枝 0.9g，生川附子 0.9g，黄连 2.4g，北细辛 0.9g，黄柏 0.9g，当归 0.6g，干姜 1.5g，乌梅 1 大枚，川花椒（炒出汗）0.6g，伏龙肝 30g。

先用伏龙肝泡开水 600ml，去渣，入诸药慢火煎半小时，取 150ml 加蜂蜜 15ml 调匀，每次 15ml，1~2 小时服一次，服 2 剂。

三诊：9 月 4 日。药后体温略退，无寒战，烦躁及腹满俱减，下利仍 10 余次，呈青色黏便，仍呕吐，精神好转，肢仍凉，面色转红润，仍无汗，尿色黄而稍多，脉沉数虚，舌质转正红，苔现黄腻，板齿干。伏邪已露，内陷之热有外出之象；但病久胃虚，邪陷二阴一阳，幸厥热烦躁已平，腹满亦减，阳明津液不足。治宜以阳明为重点，益胃生津，兼理厥、太二阴。

［处方］西洋参 1.5g，黄连 2.1g，炮干姜 1.5g，花椒（炒出汗）0.6g，乌梅 1 大枚，法半夏 4.5g，炒枳实 1.5g，炙甘草 0.9g，玉竹 1.5g，粳米 15g，伏龙肝 30g。

先煎粳米及伏龙肝至米熟，去米粒及渣。用此汤煎药，取 150ml，每次服 15ml，1~2 小时一次，服 2 剂。

四诊：9 月 6 日。大便仍 10 余次，脓血及里急后重大减，现已不发热，尚有干呕，不思饮，无汗，肢稍凉，腹胀已消。今天白细胞已较前上升，达 2.35×10^9/L，中性粒细胞 34%，脉沉弦细，舌红苔黄津回，板齿已润。仍以益气生津，兼调和肝脾。

［处方］西洋参 1.5g，麦冬 3g，五味子 1.5g，香木瓜 3g，生扁豆 9g，荷叶 6g，粳米 9g，莲子 6g，山药 3g。连服 3 剂。

五诊：9 月 9 日。3 天来体温已基本正常，大便每天 3~6 次已成形，无脓血及里急后重，能饮米汤及稀粥，不吐，皮肤潮润，四肢温暖，脉和缓，舌正苔净。病势已退，胃气渐复，原方再进 2 剂，一切正常，白细胞已恢复到 9.1×10^9/L，中性粒细胞 0.52，痊愈出院。

按：患者系急性中毒性痢疾，发展到肠麻痹，脓血便顺肛流出，每天 20 多次，并有成败血症样热型（每天数次寒战，从 37~41℃），粒细胞减少，大便培养为福氏痢疾杆菌，对各种抗生素均有耐药性，腹部膨隆较甚，病已及旬。根据脉证，由暑湿互结为痢，正虚邪实之象。初用去暑湿、和脾胃、调营卫等法，但邪气仍深入，内陷厥、太二阴，厥热，腹满，下利干呕，烦躁不宁，齿干津竭，厥阴症状明显，故主以乌梅丸方剂，加伏龙肝以和脾胃止呕逆。二剂后，厥热躁烦皆平，症状好转，下利减呈青色黏便；后以益胃生津，兼清余热之品，二剂后津生热退而安，腹胀及脓血便俱消失，白细胞亦逐渐增加；继用益气生津、健脾等药而渐愈，最后白细胞亦恢复至正常。由此可知，疾病之邪气与正气的关系是值得注意的。如邪盛正衰时，机体的抵抗力弱，虽用各种抗生素，效终不显；必须用扶正驱邪之法，使正气来复，则药物对病菌才能更好地发挥作用。同时，必须注意到胃气的盛衰如胃气不任重剂，则当小剂量，否则也是不能收到效果的。（《蒲辅周医案》）

【附方】

附方1　连梅安蛔汤（《通俗伤寒论》）

胡黄连一钱（3g）　川椒炒，十粒（2g）　白雷丸三钱（9g）　乌梅肉二枚（5g）　生川柏八分（2g）　尖槟榔磨汁冲，二枚（9g）　水煎，空腹时服。

功用：清热安蛔。

主治：肝胃热盛蛔动证。症见腹痛，不思饮食，食则吐蛔，甚或烦躁，厥逆，面赤口燥，舌红，脉数。

方论：**清·俞根初**：方中连、柏、椒、梅之苦辛酸法，泻肝救胃为君，佐以雷丸、槟榔专治蛔厥，使蛔静伏而不敢蠕动，或竟使蛔从大便泻出。（《重订通俗伤寒论》）

附方2　理中安蛔汤（《万病回春》）

人参七分（2g）　白术一钱（3g）　茯苓一钱（3g）　干姜炒黑，五分（1.5g）　川椒三分（3g）　乌梅二个（9g）　水煎服。

功用：温中安蛔。

主治：中焦虚寒蛔扰证。症见便溏溲清，腹痛肠鸣，便蛔或吐蛔，四肢不温，舌苔薄白，脉虚缓。

方论：**明·陶华**：治蛔不可用甘草甜物，盖蛔得甘则动于上，得酸则静，见苦则安。得辛辣则头伏于下也。（《伤寒全生集》）

清·张秉成：夫腹痛一证，固有寒热虚实之不同，其为虫积者尤多，以其饮食不节，生冷过度。脾胃阳气薄弱，不能运化精微，蕴酿而成虫积矣。自有病证可征，急用理中，温理中脏，复其健运之职，而杜其生虫之源，加入川椒、乌梅大辛大酸之品以杀之。用蜜丸者，使之易入虫口，以缓椒、梅之急耳。（《成方便读》）

化　虫　丸

《太平惠民和剂局方》

【组成】胡粉（即铅粉）炒，五十两（15g）　鹤虱去土，五十两（15g）　槟榔五十两（15g）　苦楝根去浮皮，五十两（15g）　白矾枯，十二两半（3g）

【用法】上为末，以面糊为丸，如麻子大。一岁儿服五丸，温浆水入生麻油一二点，调匀，下之，温米汤饮下亦得，不拘时候。其虫细小者，皆化为水，大者自下。（现代用法：上为末，面糊为麻子大小丸，每服6~9g，日1次，空腹米汤送下，儿童用量酌减。）

【功用】杀肠中诸虫。

【主治】肠中诸虫。腹痛时作时止，往来上下，或呕吐清水涎沫，或吐蛔虫，多食而瘦，面色青黄。

【方论选录】

明·吴崑：肠胃中诸虫为患，此方主之。经曰：肠胃为市，故无物不包，无物不容，而所以生化诸虫者，犹腐草为萤之意，乃湿热之所生也。是方也，鹤虱、槟榔、苦楝根、胡粉、白矾、芜荑、使君子，皆杀虫之品。古方率单剂行之，近代类聚而为丸尔！（《医方考》）

清·汪昂：肠胃之中，无物不容，所以变生诸虫，缘正气虚误用，或误食生虫之物，或湿热蒸郁而成。……此手足阳明药也。数药皆杀虫之品也。单用尚可治之，类萃为丸，而虫焉有不死者乎。（《医方集解》）

今·李畴人：鹤虱、芜荑臭恶之气，最能杀虫；兼楝根之苦寒，泻肝胆之郁热；白矾、胡粉涩敛酸苦，并杀虫之品；槟榔坠气，苦涩化坚消积；使君甘酸，本杀虫之物，合诸杀虫之药，兼去淫热之精。是症小儿最多，此方化虫化积固妙，而臭恶苦涩太甚，胃气虚者，投之宜审。（《医方概要》）

今·朱良春：本方各药，都有驱虫之功。鹤虱、使君子善驱蛔虫，苦楝根皮可逐绦虫，槟榔能杀钩虫、蛔虫、姜片虫；其余胡粉、芜荑、枯矾也都具有杀虫效用。唯胡粉一药有毒，用时必须慎重。（《汤头歌诀详解》）

【验案选录】

案1 张伯臾治疗胁痛（胆道蛔虫症，胆道感染）案

魏某某，女，55岁。初诊：1976年6月30日。

发热恶寒朝轻暮重，体温39℃，头痛，有汗不解，中脘偏右时时发作剧痛，烦闷，呕吐痰涎，便溏，脉弦小数，苔薄黄，大便找到蛔虫卵。少阳证悉俱，蛔虫内扰，拟小柴胡汤合化虫丸，复方图治。

柴胡9g，炒黄芩9g，制半夏9g，使君子12g，芜荑9g，当归12g，雷丸12g，陈鹤虱9g，苦楝根皮30g，炒川椒4.5g，槟榔15g，乌梅肉9g。3剂。

二诊：1976年7月3日。进和解驱虫之剂，体温退清，泻下蛔虫6条，中脘及右胁痛得止，纳食稍增，头晕胸闷，脉小滑，苔白。肝胆气郁未舒，脾胃运化未复，再拟调理脾胃，理气化湿。

鲜藿香9g，苏梗9g，川朴4.5g，茯苓9g，白蒺藜9g，砂仁（后下）2.4g，青皮6g，佛手6g，炒谷麦芽各12g。7剂。

按：《金匮》曰：“蛔虫之为病，令人吐涎，心痛发作有时。”与本例痛状颇合，同时又见寒热往来，心烦喜呕等少阳病证，故法用和解少阳，驱虫安蛔，得下蛔虫六条而疼痛顿失，寒热退清，再经调理肝脾而收功。（《张伯臾医案》）

案 2　张羹梅治疗肠寄生虫病案

邵某某，男，33 岁。初诊：1958 年 4 月 22 日。

[主诉] 腹泻 8 个月，伴脐周阵发性腹痛。

[病史] 去年 6 月起，每日腹泻数次。大便有黏液。脐周腹痛，阵发性发作。面皖白，肢冷，腰酸。赴某医院作钡剂灌肠，肠道未发现器质性病变。先后应用氯霉素、链霉素等，无好转。来我院门诊治疗后，初以六君子汤合香连丸为主，不效。再加石榴皮、御米壳以固涩，仍未效。再加厚肉桂、熟附块以温之，亦未效。经治 2 个月余，绝无进步。偶在一次检查中，发现有蛔虫卵（+）、钩虫卵（+）。

[诊断] 肠寄生虫病（钩虫病、蛔虫病）。

[辨证论治] 饮食失常，损伤脾胃，湿浊内生，湿蕴生虫。宜先驱虫，以清积垢。

苦楝根皮 60g，槟榔 30g，使君子肉 15g。3 剂。

二诊：1958 年 4 月 25 日。连进 3 剂后，下虫数条，腹痛减，大便溏。虫虽去，但脾运未复，内湿未清。方以健脾利湿调理。

潞党参 30g，焦白术 18g，云茯苓 18g，生米仁 18g，广陈皮 4.5g，白扁豆 9g，煨肉豆蔻 4.5g，补骨脂 9g，炙甘草 0.9g。7 剂。

[疗效] 服上方调理后，大便恢复正常。随访 3 个月，未再发。(《临证偶拾·张羹梅医案》)

案 3　祝冬灿治疗蛲虫案

王某，女，6 岁。脘腹不舒时作痛，呕吐，眩晕，大便不爽，肛门瘙痒，胃纳减少，面色欠华，双眼巩膜见虫斑。多次到医院化验大便寄生虫卵均阴性，用西药驱虫收效不大。见舌红，边稍起刺，苔白，脉弦细。

证属肠道气滞，蛲虫内扰损耗气血。治以杀虫驱蛲。方用《和剂局方》化虫丸化裁。

[处方] 鹤虱 10g，槟榔 10g，百部 10g。煎汤取汁 20~30ml，每晚 10 时左右用 50ml 注射器接小儿肛管推注保留灌肠，连用 10 天，肛门瘙痒消失，未见腹痛、呕吐发作，胃纳渐增，夜能安睡。

按：化虫丸去铅粉、枯矾、苦楝根皮等有毒药，加入有杀蛲之百部，集“除疢癖，杀三虫”之效。采用灌肠，既除味苦不受之弊，犹存理气导滞之功。虽方法繁杂，但能自行操作，不失为较好途径。[《实用中医杂志》，2007，23（9）：587]

案 4　李伟治疗花剥苔案

李某，男，22 岁，1989 年 12 月 1 日初诊。

患花剥苔已有 5 年余。于 5 年前的一天清晨从镜子中发现自己舌苔左前部花剥，全身无其他不适症状，口腔也无异常感觉，未感到意外，也未加治疗。于 1988 年夏天见舌苔仍为花剥苔，总觉得与正常人不同，就到我院西医诊断室治疗，经西医诊断为“慢性舌炎”，系口腔不洁，感染细菌所致，用青霉素 80 万 U、肌肉注射，1 日 2 次，共 2 天，无效。又到上级医院治疗，诊断为“缺乏维生素所致慢性舌炎”，经用维生素、激素、抗生素等药物治疗有明显好转，但停药后，舌苔又出现花剥之象。再使用上述药物，舌苔又恢复正常，停药则舌苔复旧。患者经过几个疗程后，对治疗本病失去了信心。

1989 年 12 月 1 日患者来我处诊治。望其舌苔左侧前半部有一处 1cm × 1cm 大小的花剥苔，边缘清楚，舌质红少津；闻声音洪亮；问其病程达 5 年有余，口中味觉正常，舌质不痛不痒，无任何不适感觉，唯大便时干时稀；切脉细数。

初步诊断为胃阴不足所致花剥苔。

［处方］选用益胃汤加减治疗。北沙参、玉竹、藿香、佩兰、麦冬、石斛、天花粉、葛根、知母、黄柏、焦三仙、生地、熟地、甘草等，2 剂。

再诊：观其脉症同前，舌苔花剥未愈。经反复考虑，病程较久，按照常规施治不易收效。询问患者得知，已有近十年左右未服过驱虫药物，再观其口腔下唇有粟米状小点隆起，经化验大便确诊有蛔虫卵存在，结合其"大便时干时稀"，遂投以化虫丸驱其蛔虫，待蛔虫驱除后，再给以滋养胃阴之药，则胃气充，胃阴足，花剥苔可获根本治愈。

［处方］鹤虱 10g，苦楝根皮 10g，槟榔 15g，使君子 30g，乌梅 30g，黄连 10g，酒军 6g，花椒 20 粒，1 剂，早晚空服。

患者服药后，于第 7 日早上排出蛔虫达 19 条。舌体布有均匀的薄白苔，舌质正常。再服香砂养胃丸（中成药）3 包健运脾胃以善其后。

按：本病例用化虫丸治愈花剥苔，虽不能妄断花剥苔的形成是由蛔虫所致，但通过使用驱虫之法，确实治愈，由此可以说明，蛔虫也是导致舌苔花剥的重要原因之一。［《陕西中医函授》，1995，26（5）：41–42］

案 5　付奇秀治疗虫证案

刘某，6 岁，1983 年 4 月 6 日初诊。

消瘦、面有虫斑，食异物，咬指甲，寐则磨牙，腹微满，大便不正常。

证属虫积内滞，化源不足，拟化虫丸加减。

苦楝根皮、雷丸、鹤虱、槟榔、百部、生大黄各 10g，牵牛子 1.5g。2 剂后便下 10 余条蛔虫，接服健脾益气之品。

按：小儿脾胃薄弱，虫寄生于肠道，阻碍气机运行，驱虫通里法，且有驱虫消积，行气通便之功能，便虫积得去，腑气得通。［《山西中医》，1994，15（8）：383–384］

第二十章 涌吐剂

凡以涌吐药为主组成，具有涌吐痰涎、宿食、毒物等作用，用以治疗痰涎、食积，以及胃中毒物的方剂，统称涌吐剂。本类方剂是根据《素问·阴阳应象大论》中“其高者，引而越之”的原则立法，属于“八法”中的“吐法”。

涌吐剂的作用，主要是通过呕吐，使停蓄于咽喉、胸膈、胃脘的痰涎、宿食、毒物从口吐出。常适用于宿食停滞胃脘，毒物尚留胃中，以及中风、癫狂、喉痹之痰涎壅塞、干霍乱吐泻不得等，病情急迫而又急需吐出之证。中风、癫狂、喉痹等证，若属痰涎壅盛，阻塞咽喉，呼吸急迫者，使用涌吐剂能通关豁痰，排出痰涎，病证往往得以好转；食滞胃脘，胸脘胀满，使用涌吐剂可直接祛除宿食；误食毒物，尚在胃中者，亦可使用。

涌吐剂作用迅猛，易伤胃气，应中病即止，年老体弱、孕妇、产后均应慎用。若服药后仍不呕吐者，可用手指探喉，或多饮热水以助涌吐。服涌吐药之后，应注意避风寒，以防吐后体虚外感。若服后呕吐不止者，可用姜汁或者冷粥、冷开水以止吐。同时应注意调理脾胃，可服稀粥自养，忌食油腻及不易消化的食物，以免更伤胃气。

瓜蒂散

《伤寒论》

【组成】瓜蒂熬黄，一分（3g） 赤小豆一分（3g）

【用法】上二味，各别捣筛，为散已，合治之。取一钱匕，以香豉一合（9g），用热汤七合，煮作稀糜，去滓。取汁合散，温顿服之。不吐者，少少加，得快吐乃止。（现代用法：将二药研细末和匀，每服1~3g，用香豉9g煎汤送服。如不吐，可用洁净翎毛探喉取吐，若仍不吐，可再服一次。）

【功用】涌吐痰涎宿食。

【主治】痰涎、宿食壅滞胸脘证。胸中痞硬，烦懊不安，欲吐不出，气上冲咽喉不得息，寸脉微浮。

【方论选录】

金·成无己：瓜蒂味苦寒，《内经》曰：湿气在上，以苦吐之。寒湿之气，留之胸中，以苦为主，是以瓜蒂为君；赤小豆味酸涩，《内经》曰酸苦涌泄为阴，分涌膈实，必以酸为佐，是以赤小豆为臣；香豉味苦寒，苦以涌泄，寒以胜热，去上膈之热，必以苦寒为辅，是以香豉为使。酸苦相合，则胸中痰热涌吐而出矣。（《伤寒明理论》）

明·吴崑：胸中多痰，便是实证，与虚烦不同。痰热交淫，故令头痛。经曰：苦能涌泄。瓜蒂，苦物也，故用之在上则涌胸中实痰。陶隐君曰：燥可去湿，赤小豆之属是也，此用之为佐，亦是燥其湿痰之意。是方也，吐痰诚为快利，诸亡血虚象，则又在所禁矣。（《医方考》）

明·李中梓：华佗曰：四日在胸，可吐之，迎而夺之之法也。《千金方》曰：气浮上部，胸中满者吐之。《经》曰：湿气在上，以苦吐之。瓜蒂苦寒，是以为君。《经》曰："酸苦涌泄为阴。"赤小豆味酸，是以为臣。香豉苦寒，苦以涌泄，寒以胜热，是以为使。吐中快剂，重亡津液之药也。（《删补颐生微论》）

明·方有执：瓜蒂苦寒，能吐顽痰而快膈，小豆酸平，善涌风涎而逐水，香豉能起信而潮汐，故佐二物而主治。稀糜，则又承载三物者之舟航，此所以为吐虚风虚寒之对药也。（《伤寒论条辨》）

清·柯韵伯：瓜为甘果，两熟于长夏，清胃热者也，其蒂，瓜之生气所系也，色青味苦，象东方甲木之化，得春升生发之机，故能提胃中之气，除胸中实邪，为吐剂中第一品药，故必用谷气以和之。赤小豆甘酸下行而止吐，取为反佐，制其太过也。香豉本性沉重，糜熟而使轻浮，苦甘相济，引阳气以上升，驱阴邪而外出。作为稀糜，调二散，更

快吐而不伤神，仲景制方之精义。赤豆为心谷而主降，香豉为肾谷而反升，既济之理也。（《伤寒来苏集·伤寒论注》）

清·王晋三：瓜蒂散乃酸苦涌泄重剂，以吐胸寒者，邪结于胸，不涉太阳表实，只以三物为散，煮作稀糜，留恋中焦以吐之，能事毕矣。瓜蒂性升，吐苦而涌，豆性酸敛，味苦而泄，恐其未必即能宣越，故复以香豉汤陈腐之性，开发实邪，定当越上而吐矣。（《绛雪园古方选注》）

清·吴谦等：凡胸中寒热，与气、与饮郁结为病，谅非汗、下之法所能治，必得酸苦涌泄之品，因而越之，上焦得通，阳气得复，痞硬可消，胸中可和也。瓜蒂极苦，赤豆味酸，相须相益，能除胸胃中实邪，为吐剂中第一品也。而佐香豉粥汁合服者，借谷气以保胃气也。服之不吐，少少加服，得快吐而即止者，恐伤胃中元气也。此方奏功之捷，胜于汗、下，所以三法鼎立，今人不知岐伯、仲景之精义，置之不用，可胜惜哉。（《医宗金鉴·删补名医方论》）

近·费伯雄：高者因而越之，经有明训，即吐法也。后人视为畏途，久置不讲。殊不知痰涎在胸膈之间，消之匪易。因其火气上冲之势，加以吐法，使倾筐倒箧而出之，则用力少而成功多，瓜蒂散之类是也。且吐必有汗，故并可治风、治黄。唯注中“食填太阴，欲吐不出”二话，须与申明。盖饮食必先入胃，食填太阴者，非既出胃而入脾也，乃胃气窒塞，使脾气不通耳。又必新入之食，尚为完谷，故可用吐，若经宿之后，将为燥粪滞于胃中，便宜攻下，岂可尚用吐法乎！（《医方论》）

【验案选录】

案1　汤本求真治疗痫证案

一僧，痫证若发则乱言，或欲自缢，且足挛急，困于步，来请治。余知不以吐剂不能治，因被同道阻难，不肯治，而请他医治之。与四逆散加吴茱萸、牡蛎，服半年，无寸效，于是再来请余。用瓜蒂散、赤小豆末，以韭汁使服之。吐黏痰许多，痫不复发，足挛急顿治。

按：痰停胸脘，上迷心窍则乱语发痫，阻遏胸阳运达四肢则足挛急。“其高者越之”，当涌吐痰涎为治，否则，不除病本也。（《皇汉医学》）

案2　中神琴溪治疗狂证案

一妇人发狂痫，发则欲把刀自杀，或投井，终夜狂躁不眠，间有脱然谨厚，女事无一误者，先生以瓜蒂散一钱五分，其痰上涌二三升许，使再服白虎加人参汤，不再发。

按：本案叙证从简，其病机与前案相同，治以瓜蒂散涌吐痰涎。（《皇汉医学》）

案3　吉益东洞治疗腹痛案

一男子二十岁，晚饭后半时许，卒然腹痛，入于阴囊，阴囊挺胀，其痛如剜，身为之不能屈伸，镇镇闷乱，叫喊振伏。诊之，其脉弦，三动一止，或五动一止。四肢微冷，腹热如燔，囊大如瓜，按之石硬也。病者昏愦中，愀然告曰：心下有物，如欲上冲咽喉。先生闻之，乃释然抚掌谓之曰：汝言极当。以瓜蒂散一钱，涌出寒痰一升余。次与紫圆三分，泻五六行，及其夜半，熟睡达天明，前日之病顿如忘。

按：本案为嵌顿之小肠气，伴有手足厥冷，脉弦动止（脉乍紧），及气上冲咽喉等症，与瓜蒂散颇符，果涌出寒痰即愈。汤本求真氏慨叹曰：奏此伟效，此乃中医学之可贵也。（《皇汉医学》）

案4　古人杰治疗胸膈痰实证（慢性气管炎）案

韩瑞臣，男，河南沁阳县人，在陕南安康经商。

患者于1955年春季，患太阳中风病，外邪解后，胸中满闷不欲食，食后吐痰，喉有痰声，如拉锯。头眩时发热，汗出恶风，气喘。脉微浮，按之滑，舌苔白厚粘腻。我认为是胸中有痰痞塞，是痰结胸膜证。拟瓜蒂散（瓜蒂、赤小豆）方，患者疑惧不敢服，恐伤胃气，又请教数老中医，皆用化痰降气之法，吃十余剂，病仍未减，终日愁闷不安，复请我用此方，但怀疑吐后是否能愈？问我究竟有无把握？我拿《伤寒论》166条："病如桂枝证，头不痛，项不强，寸脉微浮，胸中痞硬，气上冲咽喉，不得息者，此为胸中有寒也，当吐之，宜瓜蒂散。"此条文，请他观阅，遂解其疑，信而服之。

药后半小时，吐出痰涎一碗多，自觉胸中畅快，气息平和，神清气爽，头眩，汗出诸症消失。唯仍有消化不良，拟外台茯苓饮（茯苓、人参、白术、枳实、橘皮、生姜）二剂而愈。（《伤寒论医案集》）

案5　唐祖宣治疗失语案

周某某，女，41岁。1972年4月25日初诊。

患雷诺氏病已3年，每遇寒冷则作。经服温阳和活血化瘀药物，肢端痉挛好转，供血改善。近因惊恐而致失语，四肢发绀加重，厥冷如冰，时呈尸体色。经先后用低分子右旋糖酐和镇静药物，以及中药宁心安神、祛痰开窍之剂无效。饮食不进，卧床不起。证见面色苍白，精神呆滞，不能言语，以笔代言，胸闷烦躁，欲吐不能，肢冷色白，舌白厚腻，脉滑有力，两寸独大。此痰浊壅塞上脘，急则治其标，先宜涌吐痰浊。

［方用］瓜蒂、赤小豆、白矾各9g，水煎服。

服后先吐浊痰碗余，继则泻下秽臭溏便，遂即能言，肢冷好转，而雷诺氏现象亦减轻。

按：惊恐之后，脏腑功能失调，痰浊内生，阻塞于上，则胸闷烦躁，两寸独盛；清窍被蒙则语言难出；痰浊壅塞，阳郁不达，则四肢厥冷。状似阳微寒盛，而实非也。"邪气加诸身，速攻之可也"，故以瓜蒂散加味投之，果获良效。［《浙江中医杂志》，1980，11（12）：556］

【附方】

附方1　三圣散（《儒门事亲》）

防风三两（5g）　瓜蒂炒黄用，三两（3g）　藜芦去苗心，加减用之，或一两，或半两，或一分（3g）　共为粗末，水煎徐徐服之，以吐为度，不必尽剂。亦可鼻内灌之。

功用：涌吐风痰。

主治：中风闭证。失音闷乱，口眼歪斜或不省人事，牙关紧闭，脉浮滑实者。对于癫痫，浊痰壅塞胸中，上逆时发者，及误食毒物停于上脘等证，亦可用之。

方论：金·张从正：中风欠音闷乱，口眼歪斜，不省人事，牙关紧闭。（《儒门事亲》）

附方2　盐汤探吐方（《备急千金药方》）

食盐炒（30g）　用极咸盐汤三升，热饮一升，刺口，令吐宿食使尽，不吐更服，吐迄复饮，三吐乃住，禁止。

功用：涌吐宿食。

主治：宿食滞胃证。脘腹胀痛不舒；或干霍乱，欲吐不得吐，欲泻不得泻；或误食毒物，尚停留在胃者。

方论：清·吴仪洛：单用烧盐，热水调饮，以指探吐，名烧盐探吐法，治伤食，痛连胸膈，痞闷不通……咸润下而软坚，又破积聚，又能宣涌，使不化之食，从上而出，则塞者通矣。（《成方切用》）

救急稀涎散

《圣济总录》

【组成】猪牙皂角如猪牙，肥实不蛀者，削去黑皮，四挺（15g）　白矾通莹者，一两（30g）

【用法】上二味为细末，再研极细为散。如有患者，可服半钱（1g），重者三字匕（1.5g），温水调服下，不大呕吐，只有微涎稀冷而出，或一升、二升，当时省觉，次缓而调治。不可使大攻之，过则伤人（现代用法：共为细末，每服2~3g，温水调下）。

【功用】开关涌吐。

【主治】中风闭证。痰涎壅盛，喉中痰声辘辘，不能言语或不省人事，脉滑实有力。亦治喉痹。

【方论选录】

明·吴崑：清阳在上，浊阴在下，则天冠地覆，无暴仆也。若浊邪风涌而上，则清阳失位而倒置矣，故令人暴仆。所以痰涎涌塞者，风盛气涌而然也。《经》曰：病发而不足，标而本之，先治其标，后治其本。故不与疏风补虚，而先为之吐其涎沫。白矾之味咸苦，咸能软顽痰，苦能吐涎沫；皂角之味辛咸，辛而利气窍，咸能去污垢。名之曰稀涎，固夺门之兵也。师曰：凡吐中风之痰，使咽喉疏通，能进汤液便止。若攻尽其痰，则无液以养筋，能令人挛急偏枯，此大戒也。(《医方考》)

清·张秉成：夫风痰壅盛于上，有升无降，最为急候，当此之时，化之则不可化，降之又不能降，唯有用吐法引而越之，最为捷径。且吐之一法，自古有之，故仲景《伤寒论》中瓜蒂散、栀子豉汤，尚分别虚实而用。何况中风暴仆、痰涎壅盛，以及喉风卒发等证，皆起于一时，无暇缓治哉。凡人咽喉二窍，关系一身。喉通于肺，以司呼吸；咽通于胃，以纳水谷。若一旦风痰暴壅，其不致气闭而绝谷者几希矣。方中用皂角，辛咸而温，无微不入，无窍不达，有斩关夺门之功，具搜风涤垢之用；协白矾之酸苦涌泄，使风痰皆从上散，闭可通而食可进矣。(《成方便读》)

近·费伯雄：治上焦用涌吐之法，此义本之《内经》，而方则出于仲景。古人体气壮实，不妨用之，后世机心日开，嗜欲日甚，元气大伤，禀受甚薄，一经涌吐，汗而且喘，百变丛生。后人不敢轻用，盖亦慎重之道。即如稀涎散，性最猛烈，用以救猝急痰症，方足以斩关夺门，然尚有醒后缓投药饵，痰不可尽攻之戒，可知虚人及寻常之症不可轻用吐法也。(《医方论》)

【验案选录】

案1　陆养愚治疗中风案

李思瑭母年六旬，体甚肥，正月间忽中风卒倒，不省人事，口噤喉鸣，手足不遂。服牛黄丸、小续命不效。脉之浮洪而滑，右手为甚。缘俸养极厚，形气盛而脉有余。《经》云：消瘅击仆，偏枯痿厥，气满发逆，肥贵人则膏粱之疾也。又云：土太过，令人四肢不举。丹溪所谓湿生痰，痰生热，热生风也。

当先用子和法涌吐之，乃以稀涎散齑汁调灌之，涌出痰涎碗许。

少顷又以三化汤灌之，至晚泻两三行，喉声顿息，口亦能言，但人事不甚省，知上下之障塞已通，中宫之积滞未去也。用二陈汤加枳实、黄连、莱菔子、木香、白蔻仁，每日二服。数日人事渐爽，腹中知饥，令进稀粥。

按：过于闲逸则气壅不行，过食肥美则食积生痰。食积中焦，痰壅上焦，气机痞塞，上下不通，故中风卒倒，喉中痰鸣，脉浮洪而滑。先以救急稀涎散涌吐胸膈之痰涎，继以三化汤下中焦之积滞，又以二陈汤加味行气导滞，消食化痰。行吐、下消三法，痰去积化，气畅而神苏。(《续名医类案》)

案2　薛立斋治疗喘急案

定西侯蒋公患上气喘急，其脉寸口洪滑，此痰滞胸膈也。

合先服稀涎散二钱，更以热水频频饮之，则溢而吐，其痰如胶，内有一长条，裹韭叶一根，遂愈。

按：上气喘急，而脉寸口洪滑，为痰滞胸膈之依据。痰滞胸膈，阻隔气机，痞塞不通，与稀涎散，更以热水频饮，以助涌吐胸膈痰浊，使气机升降复常，故喘逆自平。(《续名医类案》)

案3　陈三农治疗昏迷案

陈三农治一妇患眩晕腰痛，过寅卯二时，则日夜昏迷，不省人事，身如在浮云中。脉细数弦滑，细为湿，数为热，弦为饮。湿热痰饮，留滞胸膈，随气升降，上涌则为眩晕，下坠则为腰痛。痰饮沃心包，致窍不通，故昏不省人事。至巳午时，心火助其湿热，鼓击痰涎，故昏痴益甚也。此必痛饮所致，叩之果然。

遂以稀涎散涌酸臭痰数升，仍以舟车丸泄如漏屋水者五六次，诸症均愈。

按：湿热痰饮，留滞胸中，随气升降为患，或为眩晕，或为腰痛，甚至昏不知人，先以稀涎散涌吐痰饮，从上而越；再以舟车丸攻逐湿热痰浊，从下而泄，如此上下分消，故诸症均愈。(《续名医类案》)

第二十一章 痈疡剂

痈疡剂具有散结消痈、托毒排脓、生肌敛疮等作用，是主治痈疽疮疡病证的一类方剂。治疡剂属于八法中“消法”的范畴。

痈疽疮疡病证的发生，有因六淫之邪外侵肌肉、经络、筋骨、血脉者；有因七情内伤，郁滞化火，热盛肉腐为脓者；或恣食辛热炙煿食物，生湿蕴热者；或阳虚寒凝，导致气血凝涩，阻滞经络，营卫不和，变生痈疡者。但诸因之中，尤以火毒热胜、气血凝滞、肉腐血败者多见。正如《医宗金鉴》所云：“痈疡原是火毒生，经络阻隔气血凝。”

“疡科辨证，首重阴阳”（《疡科纲要》）。属阳证者多因湿热瘀毒壅遏，气血凝滞而成，以局部红肿热痛、根脚收缩为特征；属阴证者多为痰湿寒邪凝滞经脉所致，以患处漫肿无根、皮色不变、酸痛无热为特征。

痈之初宜消，脓已成宜托，溃之后宜补，是治疗疮疡的基本原则，但外疡与内痈在治法上各有其规律。外疡有初起、成脓、溃后三个不同阶段，分别有相应的消、托、补三法。消法适用于初期尚未化脓的疮疡。“治疡之要，未成者必求其消，治之于早，虽有大证，而可以消散于无形”（《疡科纲要》）。托法适用于痈疡中期，此期正虚毒盛，不能托毒外出，脓虽成，却难溃难腐者，通过托法扶助正气，托毒透脓，防其毒邪内陷。根据中期的邪正进退病势及方中药味的配伍特点，托法又有“透托”和“补托”之分。托法能改变正邪对比，促进病情向愈，是治疗疮疡最具特色的内治方法。补法适用于痈疡溃后及虚证疮疡，正气虚弱者。疮痈溃后，毒气已去，而正气虚弱，见疮疡脓水清稀，或疮口经久不敛者。补法通过补益正气，生肌敛疮，促进疮口早日愈合。内痈虽也有初起、成脓、溃后的不同阶段，但脏腑居内，其形症的变化往往不及外疡，多以证候的寒热虚实为辨证要点，其治疗以逐瘀排脓、散结消肿为基本大法，同时结合寒热虚实，或兼以清热泻火，或兼以散寒，或兼以补虚扶正。故本章的方剂分为外痈剂、内痈剂、托里透脓剂及补虚敛疮剂四类方剂。

痈疡剂的临床应用，首先应注意根据证情的阴阳类型正确选用相应的方剂。治疗外疡结合病情的早、中、晚不同阶段，正确选用消、托、补三法及相应的方剂。脓已成时，内消之法不宜使用；脓成但正气未衰者，宜用“透托”之方；正虚毒结，则宜用“补托”之剂。痈疡后期，疮痈虽溃，若毒邪未尽者，则不宜过早运用补法，或应邪正兼顾，不宜纯用补法。

第一节　外疡剂

仙方活命饮

《校注妇人良方》

【组成】白芷　贝母　防风　赤芍药　当归尾　甘草　皂角刺炒　穿山甲炙　天花粉　乳香　没药各一钱（各6g）　金银花　陈皮各三钱（各9g）

【用法】用酒一大碗，煎五七沸服（现代用法：水煎服，或水酒各半煎服）。

【功用】清热解毒，消肿溃坚，活血止痛。

【主治】痈疡肿毒初起。红肿焮痛，或身热凛寒，苔薄白或黄，脉数有力。

【方论选录】

明·王肯堂：治一切疮疡。未成脓者内消，已成脓者即溃，又止痛消毒之圣药也。在背俞，皂角刺为君；在腹募，白芷为君；在胸次，加瓜蒌仁二钱；在四肢，金银花为君。如疔疮，加紫河车草根三钱，如无亦可。……此药并无酒气，不动脏腑，不伤气血，忌酸、薄酒、铁器，服后则睡觉，痛定回生，神功浩大，不可臆度。（《证治准绳·疡医》）

清·罗美：此疡门开手攻毒第一方也。《经》云：营气不从，逆于肉理。故痈疽之发，未有不从营气之郁滞，因而血结痰滞，蕴崇热毒为患。治之之法，妙在通经之结，行血之滞，佐之以豁痰、理气、解毒。是方穿山甲以攻坚，皂刺必达毒所，白芷、防风、陈皮通经理气而疏其滞，乳香定痛和血，没药破血散结，赤芍、归尾以驱血热，而行之以破其结。佐以贝母、花粉、金银花、甘草，一以豁痰解郁，一以散毒和血，其为溃坚止痛宜矣。然是方为营卫尚强，中气不亏者设，若脾胃素弱，营卫不调，则有托里消毒散之法，必须斟酌而用。（《古今名医方论》）

清·汪昂：此足阳明、厥阴药也。金银花散热解毒，痈疽圣药，故以为君；花粉清痰降火，白芷除湿祛风，并能排脓消肿，当归和阴而活血，陈皮燥湿而行气，防风泻肺疏肝，贝母利痰散结，甘草化毒和中，故以为臣；乳香调气，托里护心，没药散瘀，消肿定痛，故以为佐；穿山甲善走能散，皂角刺辛散剽锐，皆厥阴阳明正药，能贯穿经络，直达病所，而溃壅破坚，故以为使。加酒者，欲其通行周身，使无邪不散也。（《医方集解》）

清·王子接：疡科之方最繁，初无深义，难以类选，兹取其通用者绎之。如活命饮，行卫消肿，和营止痛，是其纲领也。《经》言：卫气不从，逆于肉理，乃生痈肿。故用白芷入阳明，通肌肉之闭以透表；陈皮芳香，利脾胃之气，以疏经中之滞；防风卑贱性柔，随所引而入，以泄营中之壅遏；角刺性锐，能达毒处；山甲性坚，善走攻坚；花粉、土贝消肿；归尾、赤芍活络；乳香、没药护心昏神，使人不知痛；甘草、银花解热散毒。治肿毒之法毕备矣，故疡科推为首方。(《绛雪园古方选注》)

清·唐宗海：此方纯用行血之药，加防风、白芷，使达于肤表；加山甲、皂刺，使透乎经脉。然血无气不行，故以陈皮、贝母散利其气；血因火而结，故以银花、花粉清解其火，为疮症散肿之第一方。诚能窥及疮由血结之所以然，其真方也。第其方乃平剂，再视疮之阴阳，加寒热之品，无不应手取效。(《血证论》)

清·张秉成：夫肿毒之初起也，皆由营血阻滞，郁而为热，营卫之气失其常度，病即形之于外也，必有表证外见。当此之时，急须精锐直前之品，捣其巢穴，使阻者行，滞者通，再助之以各药，自然消散。方中甲片、角针，皆能直达病所，破除结积之邪；乳香理气，没药行瘀，二味皆芳香宣窍，通达营卫，为定痛之圣药，以佐甲片、角针之不逮。然肿坚之处，必有伏阳，痰血交凝，定多蕴毒，故又以天花粉清之，金银花、甘草节解之。肿毒既生于外，即为表证，故以防风解之于后，白芷疏之于前，使营卫不尽之邪，皆从汗出，如是则肿毒解矣。至若当归之和血，贝母之化痰，陈皮之理气，亦由善后者以理其余氛。酒煎则助其药力耳。(《成方便读》)

今·时逸人：凡痈肿疮疡红肿热痛，皆由血凝、气滞、痰结、热壅所致。治疗方法，宜用活血、行气、化痰、消肿之法。山甲、皂刺以攻坚积，归尾、赤芍以行血滞，乳香、没药活血止痛，防风、银花疏达消炎，白芷、陈皮、贝母以减少分泌，甘草、花粉以解毒和中，合为活血消肿之剂。以疡证初起，中气尚强，能任药力者始为相宜，凡乳痈、肠痈等证，皆适用之。(《时氏处方学》)

【验案选录】

案1　沈开金治疗骨膜炎案

范某某，男，12岁。1973年9月8日初诊。

左腿外侧肿痛1周余。患者左腿外侧长骨处肿痛1周余，局部漫肿微红，摸之灼手，其疼痛彻骨彻筋，患肢不能活动，伴有寒战发热，舌苔薄黄微干，脉弦兼数。

[中医诊断] 附骨疽，余毒湿热，气血不和。

[西医诊断] 骨膜炎。

[治疗法则] 清热化湿，行瘀通络。

[处方] 仙方活命饮加减。银花12g，防风、白芷、当归、陈皮各10g，连翘、桑枝、丝瓜络各12g，荆芥9g，制乳没各6g，甘草5g。金黄散外敷。

二诊：上方进5剂，患处肿痛缩小，痛减，寒热平，已能活动，脉势亦较前为缓。

[处方] 金银花、牛膝各12g，茯苓15g，防风、白芷、当归各10g，制乳没各6g，桑枝、丝瓜络、路路通各12g，独活10g。金黄散外敷。

三诊：上方又进5剂，肿痛基本消失，患肢活动基本正常。

［处方］上方去银花，加薏米、银花藤各15g，更进5剂，药后一切正常。停止中药内服，嘱注意休息。(《沈开金医案撷菁》)

案2　沈开金治疗蜂窝织炎、多发性疖肿案

魏某某，男，50岁。1974年7月26日初诊。

中搭背并背部疖肿满布1周余。患者前因患上搭背在余处治愈后，近在两背处疖肿满布，中搭手部位生一大者属中搭背，肿硬坚实，掀热肿痛，伴恶寒发热，大便干结，脉象洪大。

［中医诊断］中搭背，背部疖肿。

［西医诊断］背部多发性疖肿，蜂窝组织炎。

［治法］清热解毒，通便泻火。

［处方］仙方活命饮合内疏黄连汤加减。连翘12g，薄荷、川连各6g，黄芩9g，当归10g，赤芍、桔梗、银花、花粉、地丁各12g，生大黄6g。金黄散外敷。

二诊：上方进5剂，热退，肿痛减，小的疖肿已消退。

三诊：上方加大贝、蒲公英各15g，更进5剂。

四诊：疖肿全消，中搭背也见肿痛缩小，有消散趋势，停止中药内服，继用金黄散外敷。后渐平复如初。(《沈开金医案撷菁》)

案3　李英杰治疗粉刺案

袁某，女，38岁。2008年11月5日初诊。

［主诉］面部粉刺3个月。

患者3个月前因过食辛辣后出现面部多发红疹，以额部、两颊居多，大小不等，有的形如粟米，大者如绿豆，经前加重。曾用各种化妆品治疗，无明显效果。月经40~50天一至，量少色暗，无经期腹痛。舌红，苔薄黄，脉弦细。

［辨证分析］肝气郁结，失其疏泄，肝火上炎，头面可发粉刺。肝气郁结于下可致月经不调，使经血不畅。肺主皮毛，肺经热盛可成粉刺。《医宗金鉴·外科心法》云：“此证由肺经血热而成，每发于而鼻，起死疮，形如赤屑，色肿前，破出白粉。”过食辛辣、膏粱厚味，脾胃积热上熏也可促发粉刺。

［中医诊断］粉刺（肝气郁结，肺胃积热）。

［西医诊断］痤疮。

［治法］疏肝解郁，清热解毒。

［处方］逍遥散合仙方活命饮加减。柴胡10g，当归10g，炒白芍15g，焦白术10g，茯苓15g，薄荷6g，生姜15g，蒲公英15g，枳实10g，甘草10g，银花15g，白芷10g，赤芍10g，浙贝10g，乳没各3g，竹叶9g。7剂，水煎服。

二诊：2008年11月14日。痤疮减少，舌脉如前。11月5日方继服7剂，水煎服。

三诊：2008年11月28日。痤疮明显减少，未再新生。舌淡红，苔薄黄，脉弦细。11

月5日方加地骨皮15g，生地15g，淫羊藿10g。10剂，水煎服。(《李英杰医案》)

案4　丁涤飞治疗左胫腓骨感染性开放骨折案

陶某，男，45岁，农民。2003年初诊。

患者在田间劳动时，与他人发生纠纷不慎被锄头砸伤小腿，致胫腓骨开放性骨折；伤后局部皮破肉绽，伤口出血不止。经民间医生治疗13天后，局部红肿热痛，伤口组织坏死，骨折断端外露，伴脓性分泌物渗出，腹股沟淋巴结肿大、压痛。

入院后诊断为：左胫腓骨感染性开放骨折。治予清热解毒，消肿止痛，佐以活血化瘀。

[处方]皂角刺9g，穿山甲6g，当归尾9g，甘草6g，金银花15g，赤芍9g，乳香、没药各6g，白芷、天花粉各9g，防风6g，牡丹皮9g，蒲公英12g，夏枯草9g。

10剂后局部红肿消退，疼痛减轻，但伤口有清稀脓血水渗出，创面有少量肉芽组织生长，外敷生肌膏，守原方去乳香、没药，改金银花、黄芪各25g。

前后服药35剂，创面肉芽组织充填平整，上皮组织敷盖，创面痊愈（未用青霉素等抗生素），经X光拍片报告：骨折处有中量骨痂形成，达临床痊愈。[《中医药学刊》，2006，(03)：523-524]

案5　余银璋治疗食道癌放疗后反应案

游某，男，45岁。1999年4月26日初诊。

食道癌放疗后月余，前胸后背阵发性疼痛，呈灼痛，日轻夜重，吞咽梗阻，舌暗红、边有瘀点，脉涩。

辨证为放射治疗后损伤引起热毒壅聚，瘀血内结。取仙方活命饮清热解毒、消肿溃坚、活血止痛之功。

赤芍9g，当归9g，陈皮18g，乳香9g，没药9g，穿山甲9g，天花粉9g，浙贝母9g，皂角刺9g，金银花18g，甘草6g。服药10剂。

二诊：5月7日。疼痛有所缓解，吞咽梗阻如前，舌暗红、边有瘀点，脉象细涩。考虑兼有气阴两虚之象，原方加入黄芪15g，生地黄25g，熟地黄25g，麦冬15g，继服10剂。

三诊：5月18日。觉疼痛与吞咽梗阻均有所缓解，能进稀饭、面条等半流质食物。食道拍片检查：食管中段细线样狭窄较前好转，钡剂通过较前通畅。[《江西中医药》，1999，(06)：55-56]

案6　郑爱国治疗急性乳腺炎案

刘某，女，28岁。2001年5月12日初诊。

产后3个月，3日前出现左乳房疼痛，1日前出现左乳房红肿灼热，疼痛加重，伴有畏寒感，自服安必仙胶囊并局部热敷治疗，症状无缓解。

刻诊：左乳房肿大，皮色红，触之较硬，灼热，疼痛，体温正常，舌质红，苔薄黄，脉弦数。

诊为急性乳腺炎。证属乳汁瘀积，热毒内蕴。治拟清热通乳，解毒软坚。拟仙方活命饮加味。

金银花、连翘、白芷、当归各15g，陈皮、天花粉各10g，制乳香15g，制没药15g，穿山甲10g，皂角刺、通草各15g，甘草6g。嘱每日排空乳汁。

3剂后疼痛大减，畏寒消失，局部肿胀灼热感减轻，续3剂后，红肿灼热止，疼痛止，再进3剂，六脉平和，继续哺乳。

按：急性乳腺炎为一种急性化脓性炎症，如不及时治疗，易致乳腺化脓，甚则溃烂。中医学称之为乳痈、妒乳，本病乃因乳子之母，不知调养，怒急所逆，郁闷所遏，厚味所酿，以至厥阴之气不行，故窍不通，阳明之血沸腾，故热甚而化脓。本例患者有红肿热痛之症，符合仙方活命饮证治，方中金银花、连翘清热解毒；白芷行阳明经可消肿止痛；天花粉、浙贝母、制乳香、制没药软坚止痛，助消肿；皂角刺、当归、穿山甲、通草活血散结通乳。诸药合用，热清毒解，结散肿消，此乃药证相符，效如桴鼓。[《辽宁中医杂志》，2004，(06)：510]

【附方】

四妙勇安汤(《验方新编》)

金银花　玄参各三两(各90g)　当归二两(60g)　甘草一两(30g)　水煎服，一连十剂……药味不可少，减则不效，并忌抓擦为要。

功用：清热解毒，活血止痛。

主治：热毒炽盛之脱疽。患肢暗红微肿灼热，溃烂腐臭，疼痛剧烈，或见发热口渴，舌红脉数。

方论：**今·广州中医药大学**：本方所致的脱疽，乃因血行不畅，火毒内蕴而成。血行不畅，瘀阻筋脉，故患处暗红微肿；凝滞不通，故痛甚；火毒内郁，故患处微热。治宜清热解毒为主，兼以活血止痛。方中金银花甘寒入心，善于清热解毒，故重用为主药；当归活血散瘀，玄参泻火解毒，甘草清解百毒，配金银花以加强清热解毒之力，用量亦不轻，共为辅佐。四药合用，既能清热解毒，又能活血散瘀，是治疗脱疽的良方。(《方剂学》)

五味消毒饮

《医宗金鉴》

【组成】金银花三钱(30g)　野菊花　蒲公英　紫花地丁　紫背天葵子各一钱二分(各12g)

【用法】水一盅，煎八分，加无灰酒半盅，再滚二三沸时，热服。渣如法再煎服，被盖出汗为度(现代用法：水煎，加酒一二匙和服。药渣捣烂可敷患部)。

【功用】清热解毒，消散疔疮。

【主治】火毒结聚之疔疮。疔疮初起，发热恶寒，疮形似粟，坚硬根深，状如铁钉，以及痈疡疖肿，局部红肿热痛，舌红苔黄，脉数。

【方论选录】

今·岳美中：本方取金银花寒能解毒，甘不伤胃，为主药，以宣通气血，疏散毒热；蒲公英、地丁消痈毒，散结热为佐；野小菊、天葵根凉血散瘀为使。(《岳美中医案集》)

今·裴正学：此方系治疗疔毒之主方。疔毒，乃热毒蕴结于头面手足等骨质坚硬之处者，因其扎根于骨质坚硬之地，硬肿如钉着骨而得名。热重毒深，凝聚而呈斯证，治则必以大剂清热解毒之品才能获效。方中金银花清热解毒之力甚大，堪当主药；野菊花、紫花地丁、紫背天葵为治疔毒之要药，助金银花以清热解毒，故为辅；公英清热解毒，可谓佐药，因其消肿散热之力甚大，亦寓兼治之功；烧酒辛散，使顽凝胶结之疔毒，就其势而散之，故为引和。(《新编中医方剂》)

今·湖北中医药大学方剂教研室：疔毒一证，系由热毒壅蒸肌肤，气血凝滞所致。当以清热解毒法为治。五味消毒饮乃对证之方剂。方中金银花具清热解毒，凉血散痈之功，能治“诸肿毒、痈疽、疥癣、杨梅诸恶疮”(《本草纲目》)。野菊花清热解毒，能“治痈肿疔毒，瘰疬眼瘜”(《本草纲目》)。紫花地丁清热解毒，治“一切痈疽发背，疔肿瘰疬，无名肿毒、恶疮”(《本草备要》)。紫背天葵子清热解毒，可“散诸疮肿，攻痈疽，排脓定痛，治瘰疬，消散结核”(《滇南本草》)。方中药仅五味，但清热解毒之力颇强，用于疔疮痈肿诸证，其效甚佳。原方加少量酒煎者，乃借酒辛散之力，通行血脉，使药力能贯通周身。又疔毒之证，必有气血瘀滞不通，故在清热解毒的同时又当活血化瘀。但本方清热解毒之力颇强，而活血化瘀之力不足，临证之时，当适当配伍凉血活血消瘀之品，则其效更著。据现代药理学研究，证明本方的药物有较强的抗菌消炎作用，故其对感染性疾病有显著的效果。(《古今名方发微》)

【验案选录】

案1　江志勤治疗疥疮案

李某某，男，42岁，农民。1990年2月4日初诊。

患者长期在外地打工，生活居住流动，近1周来觉全身皮肤痛痒，尤以肘窝、腋窝为甚，夜间自觉剧痒难以入眠，搔破后皮肤呈点状红色丘疹，曾自行外用硫黄软膏，症状稍缓，但仍不能痊愈，苔黄，脉滑数有力。

诊断为疥疮。拟五味消毒饮加丹皮、赤芍、蚤休，水煎服，日1剂，余渣加硫黄煎汤外洗。

5剂后，痛痒停止，点状丘疹消失。继服6剂，1周后痊愈。

按：该患者因生活居住流动，经接触传染疥虫而致，中医学有“疥疮”“湿疥”“虫疥”“脓窝疥”等记载，经用五味消毒饮加丹皮、赤芍、蚤休，以达到清热解毒、凉血止痒之功，用余渣加硫黄外洗来杀灭疥虫，并能达到预防感染和清洁皮肤的作用。[《江西中医药》，1996，(S2)：119–120]

案2　江志勤治疗浸淫疮案

黄某某，女，31岁，储蓄员。1989年9月8日初诊。

患者4天前以臀部皮肤红肿，散发水疱，奇痒，搔抓后破溃糜烂，流脓流水，小便黄赤，难于坐下工作，舌质红苔黄，脉滑数。

诊断为急性湿疹。投五味消毒饮加白鲜皮、地肤子、苦参，水煎服，日1剂，余渣加鲜艾叶煎汤外洗。6剂药后，湿疹结痂脱屑，再进3剂，以清余邪而收功。

按：本例依据皮肤红肿，兼有红色丘疹、水疱、奇痒、流脓，知系湿热郁发于肌肤，属中医学“浸淫疮”“粟疮”“气离疮”等范畴，五味消毒饮中药味苦寒，有清热燥湿之功能，在现代医学中具有抑制皮肤真菌和细菌的作用，加用白鲜皮、地肤子、苦参以祛风止痒，外用余渣加鲜艾叶以加强抗菌止痒的作用，并有利于减少患部分泌物的刺激。[《江西中医药》，1996，(S2)：119–120]

案3　李丽琼治疗乳蛾案

李某，男，5岁。诊于1994年5月。

发热咽痛2天。患者咽痛不欲吞咽，头痛，食少尿黄，大便3日未解，舌质红，苔薄黄少津，脉细数。予青霉素治疗2天，诸证未减。T 38.5℃，扁桃体2度肿大，有脓性分泌物，血常规示，WBC 12.0×10^9/L，N 0.80。中医诊断为乳蛾。

证属肺胃热盛。治宜清热解毒，以五味消毒饮化裁。

[处方]银花10g，连翘10g，野菊花20g，蒲公英15g，紫花地丁10g，马勃10g，青黛5g，玄参10g，山豆根5g，大黄3g，甘草3g。

服上方1剂后，体温降至正常，大便通畅，唯觉咽干、食少，扁桃体肿大但脓点消失，肺胃热邪未净，仍继拟清热解毒治之。前方减大黄，再予2剂，诸症消失。[《云南中医中药杂志》，2000，(02)：31–32]

案4　喻红兵治疗大头瘟案

男，50岁。1996年4月初诊。

患者自述1周前不明原因感发热，咽痛，头痛，因经济拮据，未诊治，上症迅速加重。

就诊时见：身热如焚，气粗而促，烦躁口渴，咽喉肿痛，头面及双耳前后红肿痛，明显大于常人，摸之烫手，触痛明显，大便干结，小便短赤，舌红，苔黄干，脉数。治以五味消毒饮加减。

金银花、野菊花、蒲公英、地丁、天葵各30g，连翘20g，山栀15g，牛蒡子、桔梗、大黄、芒硝各10g。

服1剂后，上症明显缓解，随症加减5剂，诸症消失而愈。

按：大头瘟是感受风热时毒所致，以头面赤肿痛为特征的急性外感热病。初起多犯肺卫，继则以肺胃热毒壅盛为主要病位。本病例属后者，故选用五味消毒饮清热解毒，加大黄、芒硝攻下泻热而显效。[《时珍国医国药》，2003，(12)：757-758]

阳 和 汤

《外科证治全生集》

【组成】熟地一两（30g） 肉桂去皮，研粉 三钱（3g） 麻黄五分（2g） 鹿角胶三钱（9g） 白芥子炒研，二钱（6g） 炮姜炭五分（2g） 生甘草一钱（3g）

【用法】水煎服（现代用法：水煎服）。

【功用】温阳补血，散寒通滞。

【主治】阴疽。如附骨疽、脱疽、流注、痰核、鹤膝风等，患处漫肿无头，皮色不变，酸痛无热，口中不渴，舌淡苔白，脉沉细或细迟。

【方论选录】

清·张秉成：夫痈疽流注之属于阴寒者，人皆知用温散之法矣。然痰凝血滞之证，若正气充足者，自可运行无阻，所谓邪之所凑，其气必虚，故其所虚之处，即受邪之处。病因于血分者，仍必从血而求之，故以熟地大补阴血之药为君。恐草木无情，力难充足，又以鹿角胶有形精血之属，以赞助之。但既虚且寒，又非平补之性可收速效。再以炮姜之温中散寒，能入血分者，引领熟地、鹿胶，直入其地，以成其功。白芥子能去皮里膜外之痰，桂枝入营，麻黄达卫，共成解散之勋，以宣熟地、鹿角胶之滞。甘草不特协和诸药，且赖其为九土之精英，百毒遇土则化耳。(《成方便读》)

清·马培之：此方治阴证，无出其右，用之得当，应手而愈。乳岩万不可用，阴虚有热及破溃日久者，不可沾唇。(《外科全生集》)

近·谢观：此方用熟地、姜、桂、鹿角，以为温补之品，用麻黄以开腠理，用白芥子以消皮里膜外之痰。且熟地得麻黄，则补血而不腻膈；麻黄得熟地，则通络而不发表。用治诸疽内陷，如日光一照，使寒冱悉解，故有阳和之名，唯半阴半阳之证忌用。(《中国医学大辞典》)

今·湖北中医药大学方剂教研室：本方是治疗外科阴证疮疡的著名方剂。阴疽一证，多由营血虚寒，以致寒凝痰滞，痹阻于肌肉筋骨血脉之中而成。其证属虚属寒，故其治当补当温。本方即是从温阳补血，散寒通滞立法。方中重用熟地黄大补阴血，但又恐草木之品补力不足，故又用血肉有情之鹿角胶生精补髓，养血温阳以助之。二药相伍，则养血生精之力更著，此是针对其虚而设。本证既虚且寒，又非纯补可收全功，故方中用姜炭、肉桂破阴和阳，温经通脉，白芥子通阳散滞而消痰结，此是针对其寒而设。尤妙在方中少佐麻黄一味，盖本品性味辛温，长于宣散寒邪，发越阳气，可开腠理以散寒。麻黄与熟地配伍，一散一补，使熟地补阴血而不滞邪，麻黄散寒邪而不伤阴。正如许辛木说："温补而不开腠理，则寒凝之毒，何以觅路行消？"麻黄与炮姜、肉桂同用，又可助其温通经脉之功。王维德云："非麻黄不能开其腠理，非肉桂、炮姜不能解其寒凝。此三药虽酷暑，不可缺一也。腠理一开，寒凝一解，气血乃行，毒亦随之消矣。"至于甘草之用，一是解毒，二是协和调药。诸药合用，既能养血补虚，又能温阳散寒，犹如离照当空，则阴霾自散，故名之曰"阳和汤"。用于阴疽之证，其效卓著。后世对本方的运用颇多发展，临床上，不论是外科疾病还是内科疾病，凡属营血亏虚，寒凝痰滞者，皆可用本方加减治疗。运用之妙，存乎一心，又不必拘泥于外科阴证疮疡也。然本方药物多为温燥之品，故阳证痈疮，不宜使用。马培之说："此方治阴证，无出其右。乳岩万不可用。阴虚有热及破溃日久者，不可沾唇。"可谓扼要之论。(《古今名方发微》)

【验案选录】

案1 熊红喜治疗腰椎骨质增生案

患者，男，47岁。2009年10月29日就诊。

患者腰痛6年，X线摄片示第3~5腰椎骨质增生，疼痛因劳累加重，伴发坐骨神经痛月余而来就诊。

诊见舌质淡紫，苔白腻，脉沉缓。

证属肾阳亏虚，寒阻痰结，络脉失畅。投阳和汤加味以温肾扶阳，散寒通滞。

[处方]鹿角胶（烊化）15g，干姜、桂枝、炙甘草各6g，生麻黄3g，熟地黄、石菖蒲、白芥子、白芍各12g，川牛膝9g。水煎服，1日1剂。

二诊：2009年11月5日。服药6剂，腰痛及坐骨神经痛消失，此后，用原方加量炼蜜为丸如黄豆大，1日4次，6丸/次，连服64天，经X片摄片证实骨刺消失，至今体健无恙。

按：骨质增生为常见疾病，症状以局部疼痛为主，而他症不显，颇难辨证，故取效亦难。从舌、苔、脉三者着眼，认为舌淡者属阳虚，质紫者为瘀滞，苔白腻者又属痰阻。脉沉缓者病在下焦，故证属肾阳亏损，寒痰阻结，络脉失畅，治用阳和汤加味，先后70余剂乃获全功。[《实用中医内科杂志》，2013，27（04）：115-116]

案2 张德超治疗肥大性脊椎炎（肾督阳虚，阴寒凝滞）案

姜某，男，58岁，农民。1979年6月26日初诊。

患腰脊疼痛2年余，加重发作并难以俯仰1个月余。X线腰骶部片示，诸椎体普遍有骨质疏松脱钙，第2~5腰椎前缘唇样突起，并有楔形改变，椎间隙增宽，第5腰椎横突与骶骨融合，形成假关节，诊断为肥大性脊柱炎，腰椎骶化，老年性骨质疏松。曾用保泰松、泼尼松等药，仅能暂缓症状，效不持久。

刻诊：腰脊疼痛，下及尻骨，痛而酸胀重着，痛处喜温畏寒，入暮加重，天阴益剧。

俯仰困难，转侧亦不利，腿足伸展则腰痛突然加剧，腿足举动受限，行立均感无力，舌质淡暗而紫，脉弦大、重按无力。

辨证为肾督阳虚，阴寒凝滞。方用阳和汤加味。

熟地黄30g，鹿角胶（烊化）15g，白芥子（杵）10g，炮姜炭5g，紫油肉桂（杵，后下）3g，麻黄2g，炒杜仲10g，川牛膝10g，怀牛膝10g，当归10g，独活10g，制川乌10g，炙甘草6g，生姜2片，红枣（破）7枚（上4味先煎）。5剂。嘱其适当补钙并结合腰背功能锻炼。

二诊：1979年7月4日。服方后全身觉温暖，腰脊疼痛渐感减轻，俯仰转侧亦不甚觉痛。后以本方进退共服25剂，腰脊疼痛得除，活动亦感自如。

按：骨为肾所主，腰为肾之府，督脉行身之背，主一身之阳。患者年逾半百，肾督阳虚，风寒湿邪得以乘虚侵袭，日久痰瘀阻滞，经脉之气痹阻，不通则痛。是以腰脊疼痛，下连尻骨，痛处喜温畏寒，天阴益剧，俯仰转侧痛甚。故方用熟地黄、鹿角胶、杜仲、牛膝温补肾督，强筋骨，壮腰脊；肉桂、姜炭、麻黄、甘草温阳散寒；白芥子、当归化痰和血；川乌、独活祛风寒湿止痛。川乌与草、姜、枣先煎，既有利于镇痛。又可制其毒性。诸药合用，能补肾督、强腰脊、祛寒湿、除痰瘀，筋强骨壮，经气得通，腰脊疼痛自能缓解。[《中国中医基础医学杂志》，2013，19（05）：579–580]

【附方】

小金丹（《外科证治全生集》）

白胶香　草乌　五灵脂　地龙　木鳖各制末，一两五钱（各150g）　没药　归身　乳香各净末，七钱五分（各75g）　麝香三钱（15g）　墨炭一钱二分（12g）　以糯米粉一两二钱，为厚糊，和入诸末，捣千捶，为丸如芡实大。此一料，约为二百五十丸，晒干忌烘，固藏，临用取一丸，布包放平石上，隔布敲细入杯内，取好酒几匙浸药。用小杯合盖，约浸一二时，以银物加研，热陈酒送服，醉盖取汗。如流注初起及一应痰核、瘰疬、乳岩、横痃，初起服，消乃止。幼孩不能服煎剂及丸子者，服之甚妙。如流注等证，将溃及已溃者，当以十丸均作五日服完，以杜流走不定，可绝增人者。但丸内有五灵脂与人参相反，不可与有参之药同日而服。

功用：化痰除湿，祛瘀通络。

主治：寒湿痰瘀所致之流注、痰核、瘰疬、乳岩、横痃、贴骨疽、蟮拱头等病，初起肤色不变，肿硬作痛者。

方论：**今·冉先德**：本方所治流注痰核等证，乃由寒湿痰瘀，阻于经络所致。方中用草乌逐寒湿，通经络，开顽痰；当归、麝香、地龙温经养血，开通经络；五灵脂、乳香、没药活血祛瘀，消肿定痛；白胶香调气血，消痈疽；木鳖子祛皮里膜外凝结之痰毒，消结肿恶疮；墨炭消肿化瘀；糯米以养胃气；酒服以助药势，使诸药速达病所。全方共奏化痰祛湿，祛瘀通络之功。（《历代名医良方诠释》）

如意金黄散

《外科正宗》

【组成】天花粉上白十斤（320g）　黄柏色重者　大黄　姜黄　白芷各五斤（各160g）　紫厚朴　陈皮　甘草　苍术　天南星各二斤（各64g）

【用法】以上共为咀片，晒极干燥，用大驴磨连磨三次，方用密绢罗厨筛出，瓷坛收贮，勿令泄气。凡遇红赤肿痛，发热未成脓者，及夏月火令时，俱用茶汤同蜜调敷；如微热微肿及大疮已成，欲作脓者，俱用葱汤同蜜调敷；如漫肿无头，皮色不变，湿痰流毒、附骨痈疽、鹤膝风等病，俱用葱酒煎调；如风热恶毒所生患，必皮肤亢热，红色光亮，形状游走不定者，俱用蜜水调敷；如天泡、火丹、赤游丹、黄水漆疮、恶血攻注等症，俱用大兰根叶捣汁调敷，加蜜亦可；汤泼火烧，皮肤破烂，麻油调敷。具此诸引，理取寒热温凉制之。又在临用之际，顺合天时，洞窥病势，使引为当也。现多用凡士林、如意金黄散4∶1调匀成膏涂敷。

【功用】清热解毒，消肿止痛。

【主治】治痈疽发背、诸般疔肿、跌扑损伤、湿痰流毒、大头时肿、漆疮火丹、风热天疱、肌肤赤肿、干湿脚气、妇女乳痈、小儿丹毒，凡外科一切诸般顽恶肿毒，随手用之，无不应效，诚为疮家良便方也。

【方论选录】

明·陈实功：血风疮，乃风热、湿热、血热三者交感而生。如意金黄散可敷之。用公猪胆汁调稠敷患上，油纸盖托勿动，待其自脱，脱后色红再敷之，以色白为度。(《外科正宗》)

清·吴谦：如意金黄敷阳毒，止痛消肿实良方。如意金黄散……凡一切诸般顽恶热疮，无不应效，诚疮科之要药也。(《医宗金鉴》)

清·顾士澄："凡病痈疽、发背、对口、疔毒……当初起时，脓尚未成，不过气血乖违，逆于肉理耳。外敷金黄如意散……"(《疡医大全》)

清·高秉钧：天疱疮者，形如水疱，皮薄而泽，或生于头面，或生于遍身。由天行少阳相火为病，故名天泡。为风热客于皮肤间，外不得泄，沸热血液，结而成泡。宜清热凉血，热解则愈……如外多毒水，以金黄散敷之。(《疡科心得集》)

近·张觉人：如意金黄散为中医外科上的一个重要成方，功能清热、解毒、消炎、定痛，乃外科医师药囊中不可或少的有效良方。同清凉膏（以新石灰水同麻油混合，如打蛋膏样，拌成糊状流质，即为清凉膏，为烫火伤之有效方）调成滋膏，可敷一切属阳的外科疮疡，极有疗效，他如脓疮、秃疮等症，尤有特殊作用。(《外科十三方考》)

【验案选录】

案1　朱仁康治疗丹毒案

王某，女性，25岁，左侧面部红肿热痛3天，境界清晰，如掌心大小，局部触之疼痛。体温37.5℃，白细胞14.6×10^9/L，中性粒细胞0.86，脉滑带数，舌质红，苔薄白。

[中医诊断]抱头火丹。证属风热外受，化火化毒。

[西医诊断]颜面丹毒。

[治法]清热解毒，疏风散邪。

予普济消毒饮加减方，2剂内服，外用金黄散蜂蜜水调敷。治疗后2天复诊，面部红肿大部已消退，局部略有麻木感，守方再用2天而愈。(《朱仁康临床经验集》)

案2　朱仁康治发际疮案

王某，男性，24岁，头皮出现小脓疱，此愈彼起反复发作已1年多。

[检查]头皮上可见针头大的小白脓疱，几乎布满全头，部分周围有红晕，脉弦滑，苔薄黄。

[中医诊断]发际疮。证属：湿热上蒸，化火化毒。

[西医诊断]慢性毛囊炎。

[治法]清热燥湿，和营解毒。

内服清热解毒中药，外用金黄散18g，雄黄6g，麻油调敷。

[结果]上法连用15天，头皮上已基本不起脓疱，中药续服10剂，痊愈。朱氏认为，疖肿未破或毛囊炎，外治都可以用金黄散以蜂蜜调成糊状（以涂敷后不下流为度），逐个挑破涂上，勿涂成一片。一般涂药后可以部分消退或不再扩大。已化脓的，亦可促进自然排脓，脓出退。朱氏还认为如意金黄散具有清热解毒，消肿止痛之功，用蜜水或茶水调敷可治痈肿、丹毒、带状疱疹、脓疱疮。(《朱仁康临床经验集》)

案3　夏少农治疗血肿案

吕某，女，30岁，因铁板碰及头顶，头部突起肿块，按之绵软，边缘可触及头骨，局部有胀痛感，经中西医治疗半年，血肿未消，由外地来沪治疗。经用家传治法内服黄芪30g，丹皮12g，当归12g，赤白芍各12g，青葱管2根。外敷金黄散，醋调。治疗3周血肿消退，愉快返乡。

夏氏认为金黄散为外科之常用药，有清热消肿、活血散瘀之功，借醋调敷，不仅能助药力之透入，且具酸以收敛，敛极散之之力。家传治法，历代相袭，愈人颇多。(《中医外科心得》)

第二节 内痈剂

苇茎汤

《备急千金要方》

【组成】苇茎切三升，以水二斗，煮取五升，去滓（30g） 薏苡仁半升（30g） 冬瓜仁半升（24g） 桃仁三十枚（9g）

【用法】㕮咀，内苇汁中，煮取二升，服一升，再服，当吐如脓（现代用法：水煎服）。

【功用】清肺化痰，逐瘀排脓。

【主治】肺痈，热毒壅滞，痰瘀互结证。身有微热，咳嗽痰多，甚则咳吐腥臭脓血，胸中隐隐作痛，舌红苔黄腻，脉滑数。

【方论选录】

清·徐彬：此治肺痈之阳剂也。盖咳而有微热，是邪在阳分也，烦满则挟湿矣。至胸中甲错，是内之形体为病，故甲错独见于胸中，乃胸上之气血两病也。故以苇茎之轻浮而甘寒者，解阳分之气热，桃仁泻血分之结热，薏苡下肺中之湿，瓜瓣清结热而吐其败浊，所谓在上者越之耳。(《金匮要略论注》)

清·张璐：薏苡下气利水,《本经》治筋急拘挛，不可屈伸，能清脾湿袪肺热，所以虚劳咳嗽、肺痿、肺痈虚火上乘者，皆取以为下引之味；但性专利水，津气受伤者，服之每致燥渴，不若取其根一味捣汁，热饮三合，连饮三五次，不拘痈之已溃未溃，服之最捷。甜瓜瓣专于开痰,《别录》治腹内结聚，破溃脓血，善逐垢腻而不伤伐正气，为肠胃内痈要药。桃仁治瘀血血闭，性专下走，而无上逆之虞。苇茎专通肺胃结气，能使热毒从小便泄去，以其中空善达诸窍，用茎而不用根，本乎天者亲上也。(《千金方衍义》)

清·魏念庭：肺痈欲成未成之际，图治当早者也。苇小芦大，一物也。苇茎与芦根同性，清热利水，解渴除烦。佐以薏苡仁下气宽中，桃仁润肺滑肠，瓜瓣亦润燥清热之品。一服再服，注云当吐如脓，可见为痈虽结而脓未成，所以可治也。此于胸中甲错一证辨之，最为的当。凡治肺痈无外感，因内热熏灼者，以此方为第一义也。(《金匮要略方论本义》)

清·王子接：苇，芦之大者；茎，干也。是方也，推作者之意，病在膈上，越之使吐也。盖肺痈由于气血混一，营卫不分，以二味凉其气，二味行其血，分清营卫之气，因势涌越，诚为先着。其瓜瓣当用丝瓜者良。时珍曰：丝瓜经络贯串，房隔联属，能通人脉络脏腑，消肿化痰，治诸血病，与桃仁有相须之理。薏仁下气，苇茎上升，一升一降，激而行其气血，则肉之未败者，不致成脓，痈之已溃者，能令吐出矣。今时用嫩苇根，性寒涤热，冬瓜瓣性急趋下，合之二仁，变成润下之方，借以治肺痈，其义颇善。(《绛雪园古方选注》)

清·陈元犀：此方以湿热为主。咳而微热烦满，胸中甲错者，是湿热之邪结在肺也。肺既结，则阻其气血不行而为痈矣。方用苇茎解气分之热结；桃仁泄血分之热结；薏苡利湿，清结热之源；瓜瓣排瘀，开结热之路。(《金匮方歌括》)

清·王士雄：邹氏《续疏》云：苇茎形如肺管，甘凉清肺，且有节之物，生于水中，能不为津液阂隔者，于津液之阂隔而生患害者，尤能使之通行。薏苡色白味淡，气凉性降，秉秋生之全体，养肺气以肃清，凡湿热之邪客于肺者，非此不为功也。瓜瓣即冬瓜子，冬瓜子依于瓤内，瓤易溃烂，子不能浥，则其能于腐败之中，自全生气，即善于气血凝败之中，全人生气，故善治腹内结聚诸痈，而涤脓血浊痰也。桃仁入血分而通气，合而成剂，不仅为肺痈之妙药，竟可瘳肺痹之危疴。(《温热经纬》)

清·张秉成：夫肺痈、肺痿二证，《金匮》论之甚详。大抵肺痈属实，肺痿属虚。故痿者萎也，犹草木之萎而不振也；痈者壅也，犹土地之壅而不通也。是以肺痈之证，皆由痰血火邪互结肺中，久而成脓所致。桃仁、甜瓜子皆润降之品，一则行其瘀，一则化其浊。苇茎退热而清上，苡仁除湿而下行。方虽平淡，其散结通瘀、化痰除热之力，实无所遗，以病在上焦，不欲以重浊之药伤其下也。(《成方便读》)

清·邵步青：风温宜清肃上焦。若肺为热气熏蒸，鼻干如煤，目瞑上窜，狂燥溺涩，胸高气促，皆肺气不宣化之征。此方清解肺胃之温邪，而上痹可开，诸窍自爽。(《四时病机》)

近·张锡纯：《千金》苇茎汤……释者谓用茎而不用根者，以肺原在上，取本乎天者亲上也。而愚则以为不然。苇之根居于水底，其性凉而善升，患大头瘟者，愚常用之为引经要药，是其上升之力可至脑部，而况于肺乎？且其性凉能清肺，中空能理肺气，而又味甘多液，更善滋养肺阴，则用根实胜于茎明矣。(《医学衷中参西录》)

【验案选录】

案1　孟羽治疗乳糜尿案

徐某，男，43岁，农民，住院号：3511。

1990年12月以“解米泔样尿伴肾区疼痛3个月余”入院。西医诊断为乳糜尿，曾在其他医院中西医治疗无效，而转入我院。入院后给予诺氟沙星、呋喃妥因、二乙碳酰胺嗪、静脉滴注氨卞青霉素等西药，疗效不显，请求中医治疗。

症见形体偏瘦，精神欠佳，疲倦乏力，咳嗽痰少质稀，口渴思饮，小便浑浊，白如泔浆，溲无涩痛，日行10余次，有乳白色凝块，头晕，腰痛膝酸，舌质淡红，苔薄黄，脉沉细滑，体温36.6℃，血压105/64mmHg，腹平软，肝脾未触及，肾区叩击痛。

［实验室检查］血红蛋白130g/L，红细胞5.43×10^{12}/L，白细胞7.2×10^{9}/L，尿常规：乳浊尿，尿蛋白（++），WBC 0~2/HP，乳糜试验（+）。

治宜清热利浊，益气活血。

［处方］芦根30g，冬瓜仁20g，薏米仁20g，桃仁15g，黄芪20g，萆薢12g，白术10g，瞿麦15g，怀山药20g，蒲公英15g，牛膝12g，炙甘草10g。

服药5剂，病有好转，患者信心旋至，继服上药10剂，诸症锐减。尿常规检查：尿清，尿蛋白（±），乳糜试验（±），尿日行5~6次，无乳白凝块。再服上药去牛膝，加党参12g，调治半月，诸症悉除，尿常规正常，乳糜试验阴性，痊愈出院。嘱其以苇茎汤加黄芪12g，蒲公英10g煎汤代茶，长服1个月为宜，1年后随访，未复发。

按：乳糜尿病属中医“尿浊”“膏淋”等证范畴，古人有训：“水液混浊，皆属于热”“中气不足，溲便为之变”“因脾胃之湿热下流，渗入膀胱或白或赤而混浊不清也”“由溺而为浊者，其病在膀胱肝脾”。苇茎汤中芦根清热利尿，生津养阴，冬瓜仁清热化浊，《本草纲目》言冬瓜仁能治男子白浊，薏米仁健脾利水祛湿，桃仁活血通利，以治久病挟瘀之症。综观其方，清热、利水、益气、活血俱备。清热而无苦寒之弊，不伤正气，渗利而不伤阴，补益而不涩邪，活血而不峻猛，配伍佐辅适度，祛邪扶正兼顾，标本齐治，药症相符，故病速去。［《云南中医杂志》，1993，（01）：40–41］

案2　孟羽治疗便秘案

董某，男，30岁，干部。1959年10月以“肠伤寒初愈出院5天，大便秘结2周”入院。西医诊断为便秘，曾予果导片、牛黄解毒片、大黄等中西药对症治疗，药入便通，停药复秘，且自感更衣尤艰，苦楚难言，前来我科诊治。

症见：形体消瘦，面色少华，肢倦体重，大便秘结，干燥如羊屎状，努力持久方下，胸闷腹胀，纳差少食，鼻咽干燥，口干不欲饮，小便短黄，汗少心烦，舌质偏红，苔薄黄稍滑腻，脉细濡数。

治宜清热利湿，滋阴养血，宣肺润肠。

［处方］芦根30g，桃仁泥15g，薏米仁20g，冬瓜仁15g，泽泻10g，当归10g，知母10g，生首乌12g，生地10g，麦冬10g，蜂蜜15g，枳壳10g。

服药4剂，便润肠通，仅感脘腹微胀。再投5剂，嘱其每2日1剂，病愈而悦。3个月后告之大便一直通畅，未复发。

按：此病系由伤寒初愈，肠道受损，传导失司所致。便秘中医认为多由积热、气滞、寒湿、凝滞、阴阳气血亏虚，使大肠的传导功能失常引起。此例属湿热未尽，病后体虚，正气未复，津血不足，肺有余燥，肃降不利而致。治宜清热利湿，滋阴养血，宣肺润肠。故选投苇茎汤加味方，用芦根、桃仁、冬瓜仁（冬瓜仁现代药理研究有缓泻作用），及麦冬、知母清热宣肺，肃燥润肠而通便，用芦根、薏米仁、泽泻之品清热利湿而化浊气，用当归、生首乌、生地、蜂蜜之类滋阴而济养阴血。诸药相配，药症相合，投之即取得桴鼓之效。[《云南中医杂志》，1993，(01)：40–41]

案3　邓铁涛治疗深部霉菌病案

隋某，女，2岁。初诊：1974年12月1日。

[病史]发热腹痛3周，排黏液大便10天。患儿3周前开始低热，流涕，5天后高热，腹痛，即到某西医院留医治疗，曾用四环素、红霉素、卡那霉素、庆大霉素等，治疗期间相继出现呕吐，大便带黏液，口腔黏膜有白色分泌物，外阴部有白膜样物被覆等症状。后因大便培养发现念珠菌，喉液涂片霉菌(+)，而作二重感染治疗，停用上述抗生素而改用制霉菌素，未见明显好转，遂于1974年11月18日转我院留医，当时除上述症状外，并见高热(T 39.9℃)，精神疲惫，面色潮红，唇干裂，渗血，咽稍红，时有腹痛，但不剧烈，全腹未见明显压痛及反跳痛，大便每日2~3次，带有黏液，心、肺、肝、脾未见明显病理体征，舌质稍红，苔少，脉濡数。血常规：白细胞22.1×10^9/L，分类：中性粒细胞0.74，杆状细胞0.04，淋巴细胞0.19，大单核细胞0.03。西医诊断为黏膜及内脏型念珠菌病。

初用中药及西药制霉菌素，第8天后改用克霉唑、苯甲异恶唑霉素、氨基苄青霉素、磺胺甲基异恶唑及其他对症治疗。经上述治疗体温曾一度降至37.5℃，大便日1~2次，外阴还有少许白膜样被覆，大便常规仍发现念珠菌(12月2日查)。随即体温有逐渐升高达38.8℃，并见咳嗽，口不渴，大便日9次，质同前。

[诊查]舌质红，苔黄黑，脉数。双肺呼吸音粗，右肺可闻湿啰音。颈部及上胸有斑丘疹。X线胸片为右上肺炎(院外会诊：肺部炎性灶考虑为霉菌所致，但不排除细菌感染)。血常规：白细胞16.55×10^9/L，中性粒细胞0.80，淋巴细胞0.11，杆状细胞0.01，大单核细胞0.04。

[辨证]温热之邪壅郁三焦。

[治法]清上下焦温热。

[处方]白头翁15g，秦皮12g，川连3g，桃仁6g，苡仁15g，冬瓜仁10g，鱼腥草15g，苇茎15g，甘草4.5g，小叶凤尾草15g。

西药仍用克霉唑，抗生素则用庆大霉素、红霉素。

二诊：1974年12月8日。用上药治疗8天后(12月8日)，除大便次数减为日二三次，小便频急有所改善和体温稍下降(38.3~39℃)外，咳嗽等其他症状无改善，颈及胸部皮疹稍增，皮肤粗糙，苔转薄黄，病有好转之机，但上焦湿热仍明显，且有伤津现象，中药改拟苇茎汤合泻白散加减专理上焦。

[处方]竹叶6g，钩藤10g，蝉蜕3g，桑白皮10g，地骨皮10g，苇茎10g，桃仁6g，冬瓜仁10g，苡仁10g，甘草1.5g，西洋参4.5g(另炖冲服)。

西药单用克霉唑，停用抗生素。

用上药的第3天（12月11日）体温下降至37.4℃。咳嗽明显减轻，精神、胃纳稍好，之后体温一直稳定于36.5~37.5℃之间，其他症状逐步减轻，第5天（13日）肺部啰音消失，仍用上方加减出入。其后大便逐步转正常，外阴部白膜消失，体温正常。12月23日胸透示肺部炎性灶消失（1月6日停用克霉唑），后期根据病情，曾分别予四君子汤合苇茎汤加减及桑螵蛸散加减。1975年2月5日诸症消失，各种检查均在正常范围而痊愈出院。

按：本例为深部霉菌病，霉菌侵犯黏膜及消化系、泌尿系、呼吸系等多个系统。中医辨证属湿温证，邪气充斥上、中、下三焦，病虽错综复杂，由于采取中西医结合，共同努力，终得治愈。本例中医治疗经过反复辨证，最后用清热利湿之剂，并根据湿热在上、中、下三焦的不同，而选择不同方。如初以上、下二焦为主，则用苇茎汤合白头翁汤；后邪偏重于上焦，且有湿热化燥伤及肺阴之征象，故用苇茎汤合泻白散。于是病情得以逐步改善。邪退以后，由于大病伤正，故较长一段时间予以健脾及补肾之品收功。

此外，观本例病情演变及中西用药经过，可看到除西药的治疗作用外，中医的疗效是肯定的。1977年夏天于某医院会诊一深部霉菌病（侵犯脑组织），经予苇茎汤加味，通过中西医结合治疗，亦获痊愈。故我认为千金苇茎汤对深部霉菌病似有一定疗效。（《中国名老中医药专家学术经验集》）

大黄牡丹汤

《金匮要略》

【组成】大黄四两（12g）　牡丹一两（9g）　桃仁五十个（12g）　冬瓜仁半升（30g）　芒硝三合（9g）

【用法】以水六升，煮取一升，去滓，内芒硝，再煎沸，顿服之（现代用法：水煎服）。

【功用】泻热破瘀，散结消肿。

【主治】肠痈初起，湿热瘀滞证。右下腹疼痛拒按，或右足屈伸痛甚，甚则局部肿痞，小便自调，或时时发热，自汗恶寒，舌苔薄腻而黄，脉滑数。

【方论选录】

清·徐彬：大黄牡丹皮汤乃下方也。牡丹、桃仁泻其血络，大黄、芒硝下其结热，冬瓜子下气散热，善理阳明，而复正气。然此方虽为下药，实内消药也，故稍有脓则从下去，无脓即下出血之已被毒者，而肿消矣。（《金匮要略论注》）

清·程林：诸疮疡痛，皆属心火，大黄、芒硝用以下实热。血败肉腐则为脓，牡丹、桃仁用以下脓血。瓜子当是甜瓜子，味甘寒，《神农经》不载主治，亦肠中血分药也，故

《别录》主溃脓血，为脾胃肠中内痈要药，想亦本诸此方。(《金匮要略直解》)

清·张璐：内痈辨证不早，每多误治之失。尝考《金匮》大黄牡丹汤，与《千金》无异者，取大黄下瘀血、血闭，牡丹治瘀血留舍。芒硝治五脏积热，涤去蓄结，推陈致新之功较大黄尤锐；桃仁治疝瘕邪气，下瘀血血闭之功亦与大黄不异。甜瓜瓣，《别录》治腹内结聚成溃脓血，专于开痰利气，为内痈脉迟紧，脓未成之专药。(《千金方衍义》)

清·尤在泾：肿痈，疑即肠痈之在下者。盖前之痈在小肠，而此之痈在大肠也。大肠居小肠之下，逼处膀胱，致小腹肿痞，按之即痛如淋，而实非膀胱为害，故仍小便自调也。小肠为心之合，而气通于血脉；大肠为肺之合，而气通于皮毛。故彼脉数身无热，而此时时发热，自汗出，复恶寒也。脉迟紧者，邪暴遏而营未变。云可下者，谓可下之令其消散也。脉洪数者，毒已聚而营气腐。云不可下者，谓虽下之而亦不能消之也。大黄牡丹汤，肠痈已成未成，皆得主之，故曰有脓当下，无脓当下血。(《金匮要略心典》)

清·王子接：夫肺与大肠为表里。大肠痈者，肺气下结于大肠之头，其道远于上，其位近于下，治在下者，因而夺之也。故重用大黄、芒硝开大肠之结，桃仁、丹皮下将败之血。至于清肺润肠，不过瓜子一味而已。服之当下血，下未化脓之血也。若脓已成，形肉已坏，又当先用排脓散及汤，故原文云：脓已成，不可下也。(《绛雪园古方选注》)

清·黄元御：肿痈者，少腹肿痞，痈之外在肌肉者也。肌肉臃肿，内阻肠胃之气，结而不行，故痞硬不软。按之里气愈阻，膀胱经脉壅塞，木气郁迫，故其痛如淋。病不及腑，水道无阻，故小便自调。阳气郁蒸，皮毛不阖，故发热汗出。而阳郁不能透泄，故仍复恶寒。其脉迟紧，则血肉凝塞，隧路不通。脓尚未成，可以下之，当有血也。脉洪数者，热盛脓成，不可下也。大黄牡丹皮汤，丹皮、桃仁、瓜子，排决其脓血，芒硝、大黄，洗荡其郁蒸也。(《金匮悬解》)

清·张秉成：夫肠痈之病，皆由湿热瘀聚郁结而成，病既在内，与外痈之治又自不同。然肠中既结聚不散，为肿为毒，非用下法，不能解散，故以大黄之苦寒行血，芒硝之咸寒软坚，荡涤一切湿热瘀结之毒，推之而下。桃仁入肝破血，瓜子润肺行痰，丹皮清散血分之郁热，以除不尽之余氛耳。(《成方便读》)

近·曹颖甫：肠痈一证，由于血凝气滞，阴络内阻，营气干涩，不能外润肤表，则肌肤为之甲错。甲错者，血枯之象也。在里之气血不通，乃成内痈。此证始以水寒而血凝，继以血凝而腐烂，若冻瘃然，日久化热，即成溃疡矣。血阻于内，气膨于外；故腹皮之急如鼓。但有气而无水，故按之濡。时发热、自汗出复恶寒者，肺与大肠为表里，皮毛为肺所主，肠内病痈，邪热外薄皮毛，故时发热；热胜而皮毛开，故自汗；汗后毛孔不闭，风乘其虚，故复恶寒。脉迟而紧，则里热未盛，毒血尚凝聚未散，不难一下而尽，所谓曲突徙薪也。以其大肠壅阻也，用大黄、芒硝以通之；以其身甲错，知其内有干血也，用桃仁、丹皮以攻之；以发热自汗复恶寒，知大肠移热于肺，肺主之皮毛，张开标热而不收也，用泻肺除热之冬瓜仁以清之。此大黄牡丹汤之义也。(《金匮发微》)

【验案选录】

案1　胡希恕治疗肠痈案

高某，男，35岁，复员军人，住靴子高铺胡同。

初诊：1952年8月15日。腹痛、高热5天，在同仁医院确诊为急性阑尾炎，病人拒绝入院至卧床不起。胡老诊病人：腹痛甚，呻吟叫喊不休，高热体温40℃，身烫皮肤灼手而无汗，少腹剧痛，拒按，舌红苔黄，脉滑数。当即认定瘀血挟脓呈三阳合病，为大柴胡汤合大黄牡丹皮汤方证。

［处方］柴胡24g，黄芩9g，白芍9g，半夏9g，生姜12g，枳实12g，大枣4枚，大黄6g，牡丹皮12g，桃仁9g，冬瓜子12g，芒硝12g。

［结果］1剂后，热退腹痛减，原方继服6剂痊愈。(《胡希恕医案》)

案2　胡希恕治疗肠痈案

曹某，男，40岁。初诊：1965年6月10日。右小腹痛二三日，经西医诊查为急性阑尾炎，麦氏点压痛明显，体温不高，白细胞8.8×10^9/L。刻下症：右小腹痛胀，咽干，口苦，微恶心，大便干，苔黄，脉弦滑。与大柴胡汤合大黄牡丹汤。

柴胡12g，半夏9g，黄芩9g，白芍9g，枳实9g，桃仁9g，牡丹皮9g，冬瓜子12g，大黄6g，芒硝9g。

［结果］上药服3剂，腹痛已，但右上腹仍痞痛，便前有腹痛，上方减芒硝为6g，加炙甘草3g，服6剂，症已。(《胡希恕医案》)

案3　邓铁涛治疗盲肠炎案

张某，男，30岁。病者腹痛2天，乃就诊于博济医院，欲得注射止痛针。但经诊断后，断为盲肠炎，要立刻住院开刀，下午便不担保，病人无款交手术费，亦怕开刀，邀为诊治。查右下腹发热，细按内有球形物，右足动则痛剧，乃出大黄牡丹汤予之。

生大黄（后下）12g，粉牡丹皮12g，桃仁6g，冬瓜仁24g，芒硝（冲服）9g。

二诊：服汤后，是晚痛仍剧，且觉球状物微隆起。翌日再诊时，大黄改为15g，芒硝12g，其他各味略增，服后3小时乃下黑黄稀粪不少，是晚痛略减。

三诊：药量略减，大黄12g，芒硝9g。服后又下黑秽之粪，痛再减。

四诊至七诊：均依方加减，其痛渐减，球状物亦渐细，然身体疲倦无力。

第8日乃将各药减至：大黄9g，芒硝6g，牡丹皮9g，桃仁3g，冬瓜仁15g，另加以厚朴3g。

9日晨10时不见消息，心中不安，岂知彼昨夜痛大减，能安睡，是日晨起，腹饥思食，食粥后再来。

是日九诊乃将大黄减为6g，芒硝6g，各药亦减其量。是日大便乃成条状。

十诊：乃不用大黄、芒硝。

十一诊：停药，进高丽参9g，细按右腹角仍有条状物。

12 日再服轻量大黄牡丹汤 1 剂，13、14 日再服高丽参 9g，15 日愈。(《国医大师验案良方·脾胃卷》)

案 4　邓铁涛治疗急性阑尾炎合并弥漫性腹膜炎案

邓某，男，19 岁。1967 年 3 月 30 日初诊。

患者 3 月 29 日下午 4 时周身不适，畏寒发热，上腹隐痛，晚上 10 时许转为右下腹持续性疼痛（不放射），并呕吐胃内容物 2 次，即服藿香正气丸 1 粒，第 2 天因腹痛加剧而入院。

[诊查] 入院时体温 39.3℃，腹肌紧张如板，抵抗明显，全腹均有明显的压痛及反跳痛，麦氏点尤甚，腰大肌征阳性。舌红、苔黄，脉弦滑数。血常规：白细胞 14.85×10^9/L（杆状 11%），大便潜血（+）。尿常规：红细胞（++），白细胞（++）。

[诊断] 急性阑尾炎合并弥漫性腹膜炎。

[处方一] 生大黄（后下）12g，玄明粉（冲）6g，桃仁 6g，牡丹皮 6g，赤芍药 18g，冬瓜仁 45g，金银花 24g，蒲公英 24g，皂角刺 30g，1 剂。复渣再煎，取汁 200mL 作保留灌肠。此方药上午服尽。

[处方二] 冬瓜仁 45g，蒲公英 24g，连翘 18g，皂角刺 30g，1 剂。

此方下午服尽。另针刺阑尾穴（双），留针 1 小时。外敷双柏散（黄柏、江南柏、薄荷等）。

二诊：入院第 2 天。服药后大便 2 次，色暗黄溏，体温 38.7℃，腹痛减轻。仍按上法，但泻下之药如芒硝、大黄有所减量，清热解毒之品如川黄连、黄芩、连翘、蒲公英有所加量，未予灌肠及针灸。

三诊：入院第 3 天。脉症渐见好转，知药见效，仍守上法，以牡丹皮、桃仁、冬瓜仁、薏苡仁、连翘、蒲公英、败酱草等为主随症加减，并继续外敷双柏散。

四诊：入院第 6 天。体温曾一度回升（最高达 38.3℃），但无其他不适。腹软，未见压痛及反跳痛，未扪及包块。仍以上方加减。是日下午停用双柏散，加用四环素及链霉素。

五诊：入院第 8 天。体温正常，腹痛大减，只在转动身体时有些微痛，胃纳好。舌红苔白，脉弦。改服四逆散加桃仁、冬瓜仁、薏苡仁、白头翁、秦皮等。

六诊：入院第 11 天。停用四环素及链霉素，继用四逆散合四君子汤调理。

第 14 天痊愈出院。随访 10 年未见复发。(《邓铁涛医案与研究》)

【附方】

清肠饮（《辨证录》）

银花三两（90g）　当归二两（60g）　地榆一两（30g）　麦冬一两（30g）　元参一两（30g）　生甘草三钱（10g）　薏仁五钱（15g）　黄芩二钱（6g）水煎服。

功用：活血解毒，滋阴泻火。

主治：大肠痈。

方论：

清·邹岳：大小肠痈……俱由湿热气滞凝结而成。初起发热恶风，自汗身皮甲错，天枢穴隐痛微肿，按之腹内急痛，大便坠肿，右足屈而不能伸者，大肠痈也。宜服清肠汤三四剂。清肠汤：银花三两，当归二两，地榆二两，麦冬一两，元参一两，米仁一两，槐花三钱，黄芩二钱，甘草三钱。（《外科真诠》）

薏苡附子败酱散

《金匮要略》

【组成】薏苡仁十分（30g）　附子二分（6g）　败酱五分（15g）

【用法】右三味，杵为末，取方寸匕，以水二升，煎减半，顿服，小便当下（现代用法：水煎服）。

【功用】排脓消肿。

【主治】肠痈之为病，其身甲错，腹皮急，按之濡，如肿状，腹无积聚，身无热，脉数，此为肠内有痈脓。

【方论选录】

明·赵以德：血积于内，然后错甲于外，经所言也。……虽其患在肠胃间，究非腹有积聚也。外无热而见数脉者，其为痈脓在里可知矣。然大肠与肺相表里，腑病而或上移于脏，正可虞也，故以保肺而下走者，使不上乘。附子辛散，以逐结；败酱苦寒，以祛毒而排脓，务令脓化为水，仍从水道而出，将血病解而气亦开，抑何神乎？（《金匮玉函经二注》）

清·徐彬：肠痈之病毒在肠，肠属阳明，阳明主肌肉，故其身甲之错。腹为肠之府，故腹皮急，毒热之气上鼓也；气非有形，故按之濡，然皮之急虽如肿状，而实无积聚也。病不在表，故身无热，热虽无而脉数。痈为血病，脉主血也，故曰此为肠痈。薏苡寒能除热，兼下气胜湿，利肠胃，破毒肿，故以为君；败酱善排脓破血，利结热毒气，故以为臣；附子导热行结，故为反佐。（《金匮要略论注》）

清·魏念庭：内热生痈，痈在肠间必矣，主之以薏苡附子败酱散。薏仁下气，则能泄脓；附子微用，意在直走肠中，屈曲之处可达；加以败酱之酸寒以清积热。服后以小便下为度者，小便者，气化也，气通则痈脓结者可开，滞者可行。而大便必泄污秽脓血，肠痈可已矣。顿服者，取其快捷之力也。（《金匮要略方论本义》）

清·尤怡：甲错，肌皮干起，如鳞甲之交错，由荣泄于中，故血燥于外也。腹皮急，按之濡，气虽外鼓而病不在皮间也。积聚为肿胀之根，脉数为身热之候。今腹如肿状而中无积聚，身不发热而脉反见数，非肠内有痈，荣郁成热而何？薏苡破毒肿，利肠胃为君；败酱一名苦菜，治暴热火疮，排脓破血为臣；附子则假其辛热，以行瘀滞之气尔。(《金匮要略心典》)

清·王子接：小肠痈，仲景详言腹无积聚，昭然是气结而成，奈诸家以方中附子为据，纷纷注释是小肠寒冷凝结成痈，抑何荒谬若此，余因悬内照之鉴以明之。盖心气抑郁不舒，则气结于小肠之头，阻传导之去路，而为痈肿，即《内经》所谓脏不容邪，则还之于腑也。故仲景重用薏苡开通心气，荣养心境，佐以败酱化脓为水，使以附子一开手太阳小肠之结，一化足太阳膀胱之气，务令所化之毒，仍从水道而出，精微之奥，岂庸浅者所能推测耶？(《绛雪园古方选注》)

【验案选录】

案1　袁红霞治疗慢性阑尾炎案

高某某，女，40岁。2010年3月以“下腹痛1年”为主诉就诊于袁教授门诊。

患者自述感受寒邪后出现右下腹及脐下腹痛，喜按，遇冷加重。查体腹软，右下腹部可触及一条形包块，按之轻度压痛，外院腹部超声示：慢性阑尾炎。平素大便1次/日，质稀，纳可，寐差多梦，胆小易惊，体力差，小便调。舌质红、苔薄黄，脉沉滑。

袁教授认为此属肠痈日久，中阳不足，气血郁滞于内。以薏苡附子败酱散为主方。

[处方]生薏苡仁30g，制附子（先煎）10g，败酱草20g，柴胡10g，黄芩10g，半夏10g，茯苓10g，桂枝6g，熟大黄3g，党参10g，煅龙牡（先煎）各30g，生姜3片，大枣（自备）5枚。水煎服，日1剂，共7剂。

药后复诊，患者述腹痛明显减轻，右下腹条形包块渐小且压痛基本消失，大便略成形，寐亦转佳。效不更方，继用上方，连服7剂后改为蜜丸，继服1月余，患者腹痛全消，包块明显减小，全身症状大为改善。[《江西中医药》，2011，42（06）：21-22]

案2　钱惠泉治疗痢疾案

陆某，男，43岁，教师。2002年9月20日就诊。

反复腹痛、腹泻，排黏液、脓血便4年余，大便稀薄，每日4次以上，每遇情绪变化、饮食失调或劳累后则发，曾多次来我院就诊，均予柳氮磺胺吡啶、甲硝唑、盐酸小檗碱等治疗而缓解，但仍反复发作。近1个月来症状加重，遂要求中医药治疗。

刻诊：大便日行3~5次，呈稀糊状，伴黏液脓血，且有腹痛，里急后重，腹胀纳少，神疲乏力，郁闷不舒，夜寐尚可，小便尚调，舌淡红、苔薄黄腻，脉细弦。

[实验室检查]大便常规示：红细胞（+++），白细胞（++），大便细菌培养连续3次均无致病菌生长。血液检查示：白细胞计数9.1×10^9/L，红细胞计数4.5×10^{12}/L，血红蛋白128g/L，红细胞沉降率18mm/h，C-反应蛋白28mg/L。

[纤维结肠镜检查]乙状结肠黏膜充血、水肿，黏膜散在浅表溃疡形成，大小0.3cm×0.5cm，质软；直肠黏膜散在糜烂。

［病理活检］乙状结肠黏膜慢性炎症。肝功能检查正常；B 超已排除腹部其他病变。

西医诊断为溃疡性结肠炎。中医诊断为痢疾。中医辨证属肝郁气滞，脾胃虚弱，正虚邪恋，湿热留滞。治以清热利湿，疏肝健脾，寒热并用，凉血止血。治予薏苡附子败酱散加味。

生薏苡仁、熟薏苡仁、败酱草、生黄芪各 30g，全当归、地榆炭、赤石脂（煅）、白术各 12g，秦皮、炒白芍、炒枳实各 10g，柴胡、黄连、熟附子、炙甘草各 6g。水煎服，每日 1 剂。

连服 14 剂后，大便形态基本正常，日行 2 次，偶有腹胀，稍有便血。续用药 7 日后，大便正常，日行1~2次，无其他不适。遂继续以此方加减调理1个月，并嘱慎食油腻及酒、辛辣之品。

2 个月后复查，血液检查示：血常规、红细胞沉降率、C- 反应蛋白均为正常范围；大便常规检正常；纤维结肠镜检查示：结肠黏膜基本正常。后嘱服补中益气丸 1 个月。

随访 2 年未复发。［《河北中医》，2005，27（3）196-197］

案 3　程生赋治疗克罗恩病案

患者，女，25 岁。2007 年 6 月 25 日就诊。

［主诉］反复右下腹疼痛伴腹泻 3 年余。患者于 3 年前因饮食不节而出现右下腹疼痛伴发热（T 39℃）、腹泻，每日 3~5 次，便中夹有黏液，无脓血。便常规查见白细胞。经抗感染等治疗后体温正常，但腹痛、腹泻未愈。2 年前在某医院做钡剂灌肠和全消化道钡餐造影示：右半结肠、回肠末端黏膜皱襞粗乱，可见充盈缺损似呈鹅卵石状。考虑为克罗恩病。做结肠镜检查示：结肠及回肠末端可见纵行溃疡，溃疡周围黏膜增生呈鹅卵石样，肠腔狭窄，病变呈节段性分布。组织活检见大量淋巴细胞聚集。诊断为克罗恩病。给予柳氮磺胺吡啶、激素、免疫抑制剂、抗菌药物等治疗疗效欠佳。

［现症］右下腹胀痛，劳累后加重，并牵及肩背，大便稀溏，色褐夹有黏液，每日 3~5 次，伴里急后重，纳呆干呕。面白唇淡，汗出倦怠，口干不欲饮，舌质黯，苔黄微腻，脉弦细数。

证属湿热蕴结，气血瘀滞。治宜清热化湿，佐以行气化瘀。方用薏苡附子败酱散加减出入。

［处方］制附子（先煎）6g，薏苡仁 30g，败酱草 30g，当归 12g，赤白芍各 9g，黄连 6g，木香（后下）6g，牡丹皮 9g，陈皮 9g，黄柏 6g，竹茹 9g，甘草 6g。6 剂，每日 1 剂，水煎，分 2 次温服。

二诊：6 月 26 日。进药后，右下腹胀痛明显减轻，大便成形、色黄，每日 1~2 次，精神食欲好转，舌体微胖，苔白微腻，脉沉细数。原方去竹茹，加元胡 9g，川楝子 12g，莲子 12g。10 剂。

三诊：7 月 6 日。腹痛消失，大便成形、色黄，每日 1 次，精神食欲转佳，舌质黯，苔白微腻，脉沉细数。效不更方，原方调理月余，至今未复发。［《中国中医药信息杂志》，

2011，18（04）：87］

案4　赵济民治疗肝脓肿案

钱某某，男，29岁。1988年2月6日诊。

患者半月前因感冒在村医疗站治疗3天无效，仍高热（40℃左右），恶寒，汗出口渴，头身疼痛，胸腹不适。因诊断不明转某医院住院治疗，由内科转传染科再转外科。对症治疗3日后经B超提示：肝脏后叶有8.4cm×6.5cm一包块。用大量氨苄西林、庆大霉素等药物治疗7天后，再次B超提示：肝脓肿，其液面为13cm×12cm，病人已奄奄一息，准备输血及切开引流。因病家经济困难和畏于手术而出院，来我处诊治。

刻诊：面色苍白，精神萎靡，步履艰难，神志清楚，微恶寒，四肢微冷，饮食尚可，二便自调，右六肋下有一掌大硬块，痛而拒按，伸腰则剧，舌淡苔微黑而腻，脉细数无力。

［处方］投拟薏苡附子败酱散加味。薏苡仁、蒲公英、紫花地丁各50g，败酱草、冬瓜子（炒黄）各30g，红藤20g，银花15g，附子12g，桃仁、丹皮、柴胡各10g。嘱其1剂3服，昼夜各1剂。

连服3天后，病衰其半。效不更方，原方再进6剂，并加强营养。药尽肿块消失，继服六君子汤加黄芪、当归数剂而愈。［《四川中医》，1989，（01）：28］

第三节　托里透脓剂

透　脓　散

《外科正宗》

【组成】生黄芪四钱（12g）　穿山甲炒末，一钱（6g）　川芎三钱（9g）　当归二钱（9g）　皂角刺一钱五分（6g）

【用法】原方水二盏，煎一半服，随病前后服，临服入酒适量亦可（现代用法：水煎服，临服入酒一杯）。

【功用】补益气血，托毒溃脓。

【主治】痈疡不溃证。症见疮痈内已成脓，外不易溃，酸胀疼痛。

【方论选录】

明·陈实功：治痈疽诸毒，内脓已成而不溃者。（《外科正宗》）

清·张秉成：夫痈毒之成也，必有正气充旺，方得变化而成。倘或气血衰弱，即不能郁蒸为热，而脓之成也无期。即既成脓矣，亦须赖正气以托之，方能速溃。否则有脓而不能即溃，即用刀针决之，溃有脓亦清稀，流而不畅。仍须补托之剂，方得浓稠出畅。方中黄芪大补元气，芎归润养阴血。而以白芷、牛蒡，宣之于皮毛肌肉之间，使之补而不滞。甲片、角针，为精锐之品，能直达病所，以成速溃之功。金银花以化其余毒，酒则行其药势耳。(《成方便读》)

清·吴谦：此方治痈疽诸毒，内脓已成，不穿破者，服之即溃破毒出。(《医宗金鉴》)

【验案选录】

案1　刘磊治疗肺脓肿案

张某，男，40岁。2004年4月就诊。

患者2个月前因感冒后逐渐出现恶寒高热、胸痛，咯脓臭痰，胸片提示右上肺肺脓肿，在当地医院静脉滴注头孢菌素V及左氧氟沙星抗感染治疗，抽脓5次，共抽出脓液约700ml，后再未抽出脓液。B超示右侧腋后线5~6肋间少量积液（无法定位），用苇茎汤治疗效差。现右侧胸痛，气短乏力，头昏脘痞，口干口苦，咯痰不利，舌黯红苔黄腻，脉弱。

辨证为痰热蕴肺，化毒成瘀，脾肺亏虚。西药用青霉素、甲硝唑静脉注射。

[处方] 黄芪30g，当归、郁金、川芎各15g，甲珠（冲服）、皂刺各10g，桔梗12g，蒲公英、鱼腥草、苡仁各30g，甘草5g。

服2剂后咳吐腥臭脓痰增多，并夹有少许黯红色血块，发热胸痛症状明显减轻，精神转佳，再服7剂后复查B超未见胸腔积液。[《实用中医药杂志》，2005，(11)：46]

案2　刘磊治疗前列腺增生案

薛某，男，78岁。2003年9月就诊。

患者有前列腺增生史8年，3年前曾行前列腺摘除术。近1个月来因感冒后出现尿频尿急，尿道口及小腹疼痛，尿点滴难出。B超示前列腺体积增大，横径5.4cm，前后径5.1cm，上下径3.9cm，不向膀胱内凸入，内腺可见一“V”形切迹，边界欠清，包膜增厚，内部回声不均质。给予保留导尿及定时冲洗，西药用替硝唑抗炎，中药用五妙散加减。7天后逐渐出现尿道口水肿并有白色分泌物流出，故拔出尿管。小便不通，会阴及小腹胀痛明显。加用黄酮哌酯及保列治无效，改用透脓散加减。

黄芪50g，川芎、皂刺、甲珠（冲服）、地龙各12g，当归、淫羊藿、菟丝子、怀牛膝、乌药、桂枝各15g，半枝莲、白花蛇舌草各30g。

服2剂后小便渐通，分泌物渐消，继服3剂而愈。[《实用中医药杂志》，2005，(11)：46]

案3　罗云玲治疗生殖器疱疹案

邱某，男，45岁。1999年7月26日初诊。

患者因今年6月诊断为“生殖器疱疹”，用“干扰素”于近冠状沟的包皮处局部封闭后，次日针眼处出现红肿、硬结、疼痛。曾用“青霉素、头孢霉素”等多种抗生素治疗后，红肿消退，硬结逐渐变白发硬。

就诊时患者自觉患处木硬不适，烦躁不安。查：患处可见4cm×2cm硬结，色白，质硬如木，无触痛，肤温低，舌淡苔薄白，脉沉弦。

系由气虚血瘀、痰凝经络所致；治以益气化痰，破瘀散结。方用透脓散加味。

[内服]生黄芪、穿山甲（研细，吞服），皂刺、当归、川芎、海藻、生甘草、水蛭、三棱、莪术，水煎服，2日1剂，每日2次。

[外用]桂枝、透骨草、八角枫、掉毛草、三棱、莪术、贯众、五灵脂等量煎水频数温泡，2日1剂。

3剂后复诊。查：硬结触之明显变软，皮色恢复正常，自觉硬痛减轻。停外用药，守内服方药40余剂后，硬结明显缩小变软，皮色正常，达到临床治愈，建议继续门诊治疗。[《云南中医中药杂志》，2000，（03）：32]

案4　石富娟治疗乳痈案

陈某某，23岁，农民。1998年11月来诊。

患者哺乳期感受风寒，3天后，感畏寒发热，右乳房红肿，剧烈疼痛。

诊见右乳房肿势颇盛，拒按，食欲不振，大便干燥，小便黄，舌淡红、苔黄腻，脉细数。证属乳痈兼风寒证。治宜清热散肿通乳，兼顾祛风散寒。予以透脓散加味治疗。

生黄芪、当归、川芎、浙贝母、半枝莲、忍冬藤各15g，穿山甲、皂角刺、蒲公英各30g，荆芥、防风各10g。连服5剂而愈。[《江西中医药杂志》，2004，（02）：26]

【附方】

托里透脓汤（《医宗金鉴》）

人参　白术土炒　穿山甲炒，研　白芷各一钱（各3g）　升麻　甘草节，各五分（各1.5g）当归二钱（6g）　生黄芪三钱（9g）　皂角刺一钱五分（4.5g）　青皮炒，五分（1.5g）水三盅，煎一盅。病在上部，先饮煮酒一盅，后热服此药；病在下部，先服药后饮酒；疮在中部，药内兑酒半盅，热服。

功用：益气补血，托毒透脓。

主治：痈疽已成未溃。

方论：**明·申斗垣**：托者，起也，上也。以补益气血，扶助正气，使正气能托毒外出则为托里；以引毒外出，使邪有出路则为透脓。（《外科启玄》）

托里消毒散

《外科正宗》

【组成】人参　川芎　白芍　黄芪　当归　白术　茯苓　金银花各一钱（各

3g）白芷　甘草　皂角刺　桔梗各五分（各2g）

【用法】水二盅，煎八分，食远服（现代用法：水煎服）。

【功用】补益气血，托里解毒。

【主治】气血亏虚，痈疽已成不得内消之证。痈疮平塌，化脓迟缓，或脓成难溃；或痈疽溃后，脓水稀少，腐肉不去，新肉不生；神倦，面色少华，脉虚无力。

【方论选录】

明·陈实功：治痈疽已成，不得内消，与疮疡肿不能溃，溃不能敛，气血俱虚者。（《外科正宗》）

清·吴谦：参、芪、术、苓、草以益气分；归、芎、芍以滋血分；银花、白芷、连翘以解毒。（《医宗金鉴·删补名医方论》）

【验案选录】

案1　王景春治疗脑疽案

王某，男，46岁。1962年3月12日入院。

颈部正中脑疽已15天。经某院治疗无效而来就诊。刻诊：颈部肿疡根盘肿大，中间如蜂窝状脓头满布，中软按痛，大小约6cm×7cm。面色微红，体胖，舌质淡红，苔中厚稍黄，脉沉数。

［诊断］脑疽。证属脓成不溃，正虚毒盛。治以扶正解毒，托毒外出。

方用托里消毒散加山甲珠20g，黄芪50g。水煎服，每日1剂，局部油调膏外敷，每日1次。

3剂后肿痛减轻，脓多腐渐脱，再进原方3剂，脓泄腐脱，肿痛消退，精神胃纳渐振，夜寐得安，原方去山甲珠、皂角刺；局部上生肌散，外敷油调膏。

3剂后脓少新肉生，伤口缩小，眠食俱佳。共治疗41天，痊愈出院。（《现代名中医外科绝技》）

案2　王景春治疗发背案

赵某，男，66岁。1972年7月26日入院。

背部肿痛已9天。开始起时如疖状，日渐增大，肿而不溃，用黑药膏外敷加重而入院。

刻诊：背部正中有如碗口大肿物，根盘平塌散漫，坚硬木痛，疮头脓水少，肿而不溃，约8cm×10cm大，精神不振，语音声低，胃纳不佳，胀痛不眠，舌质稍淡，苔白腻，脉沉数。

［中医诊断］发背。证属阴虚火盛，凝滞经脉，使气血壅塞，逆于肉里而生，因年高阳气已衰，肿而不溃，溃而不腐，不能托毒外出，最易内陷。

治以扶正解毒，透脓外出。方用托里消毒散加山甲珠，连用3剂。

局部外敷油调膏，每日1次。疮头满布，脓渐出，身热渐退，痛轻能安，胃纳好转，苔转薄，脉弦数。脓出，正气渐复。

再进3剂，身热退，脓泄稀，腐肉渐脱，根盘收束，中软脓腐未尽。

原方又进4剂，疮口腐肉已脱，新肉生长，胃纳均佳。当以补气血生肌长肉。改予人参养荣汤3剂，外上生肌散、敷油调膏。

1周后疮口愈合出院。(《现代名中医外科绝技》)

案3　矢数道明治疗急性化脓性颈部淋巴腺炎案

患者，6岁，男孩。患儿于4月26日夜发高热39.5℃，看情形很像感冒，故投予葛根汤。第2日，患儿也在同第一例一样的部位出现了肿胀，越肿越大，疼痛厉害，于是28日下午来院。经仔细观察，发现肿物大小与第一例相同，像鸡蛋一样，不过颜色鲜红，属于发赤肿胀，按之有波动感，已经化脓。当日体温为38.2℃，其他一般状态良好。脉象浮紧，食欲、大便平常。因为化脓迅速，所以此次很可能自然开口排脓，到时，再贴吸脓膏药。先投予内服药，处方仍为《回春》的托里消毒饮。可是药拿走后好几天也不见报告病情，正在思虑之际，突然来电话又给介绍来了第三个同病的患者。原来是第二个患儿服药后，发红肿胀迅速消退，到第六日时已经不留痕迹地痊愈了。原来的那么多的脓竟然全部消退，而且一般症状好转迅速，这正如方名所示，大概是毒都全部被清除之故。(《汉方治疗百话摘编》)

第四节　补虚敛疮剂

内补黄芪汤

《外科发挥》

【组成】黄芪盐水拌炒　麦门冬去心　熟地黄酒拌　人参　茯苓各一钱(各9g)　炙甘草　白芍药炒　远志去心，炒　川芎　官桂　当归酒拌，各五分(各6g)

【用法】作一剂，水二盅，姜三片，枣一枚，煎八分，食远服。(现代用法：水煎服。)

【功用】温补气血，生肌敛疮。

【主治】痈疽溃后，气血两虚证。痈疽发背，溃后虚羸少气力，溃疡作痛，或疮口经久不敛，脓水清稀，倦怠懒言，少食乏味，自汗口干，夜寐不安，间有发热，经久不退，舌淡苔白，脉细弱。

【方论选录】

明·周文秉：治诸疮肿发背已破后虚弱无力，体倦懒言语，食无味，少睡脉涩，自汗口干并宜服之。(《外科集验方》)

明·陈实功：本方治痈疽发背，诸疮已破后，虚弱无力，体倦懒言，精神短少，饮食无味，自汗口干，脉涩不睡，并效。(《外科正宗》)

清·吴谦：四君补气，四物补血，八珍气血双补，十全大补汤大补气血诸不足。内补黄芪汤，治溃疡口干，去白术者，避其燥能亡津也；加远志、麦冬者，以生血生津也。如痛者加乳香、没药以定痛；硬者，加穿山甲、皂角刺以消硬也。(《医宗金鉴》)

【验案选录】

案1　古立新治疗老年继发性气胸案

患者，男，64岁。1994年2月4日入院。

主诉：反复咳嗽，气喘10年。加重伴突然呼吸困难、胸痛3小时。患者10年来反复咳嗽，气喘，每于天气变化发病，每年发作3个月以上。近2年在疾步行走，登楼时喘甚。长期服用氨茶碱、地塞米松治疗。本次发病缘于大便屏气用力后，突觉气紧，胸痛，呼吸急促。

[入院查体]口唇发绀，呼吸急促，42次/分，桶状胸，气管左偏，右侧呼吸音消失。胸片示：右侧气胸（肺压缩45%），左右陈旧性肺结核，慢性阻塞性肺气肿。入院后立即行闭式引流术，期间使用胸膜黏着法：50%葡萄糖49ml+2%普鲁卡因10ml，隔日1次，连用3次。2周后复查胸片示：右侧气胸（压缩50%），引流管大量气泡逸出。患者面色㿠白，纳少短气，口干便秘，舌黯，苔少，脉细数。

辨证属脾肺肾虚，气血俱亏。给予口服内补黄芪汤化裁。

黄芪30g，麦冬15g，熟地黄15g，党参15g，甘草6g，茯苓15g，白芍15，白及12g，远志12g，川芎12g，肉桂6g，当归12g，大黄（后下）5g。每日1剂。

一个疗程后临床症状明显减轻，引流管无气泡溢出，夹引流管复查胸片，两肺已膨胀。拔引流管痊愈出院。随访2年未复发。[《广西中医药》，1998，(03)：17-25]

案2　李光芒治疗顽固性失眠案

患者，女，56岁。2008年7月26日初诊。

2005年4月患者因家庭矛盾而睡眠不好，开始未予重视，随后入睡越来越难，初期每晚能睡4~5小时，后入睡时间愈加减少，有时1~2小时，甚者通宵达旦，次日感精神不振，全身乏力，有时紧张不安、焦虑。先后多方医治，疗效不佳。近1个月每晚入睡1~2小时，次日感头晕目眩，少气懒言，全身乏力，烦躁汗出。查其面色㿠白，舌质淡红，边紫暗、苔少，脉细稍数而涩。

证属气血不足，瘀血碍神，虚火扰心，心神失养。治当补气养血，滋阴降火，化瘀宁神。方用内补黄芪汤加味。

［处方］黄芪 12g，麦门冬 15g，熟地黄 20g，当归 15g，白芍 15g，川芎 10g，党参 12g，茯苓 12g，肉桂 4g，炙甘草 15g，丹参 5g，郁金 15g，延胡索 12g，浮小麦 20g。每日 1 剂，水煎，早饭后、晚上睡前温服。

服 5 剂后睡眠时间有所增加，精神明显好转，头晕乏力减轻。

原方再服 5 剂后，每晚能睡 3~4 小时，汗出停止。前方去浮小麦，再服 5 剂，睡眠时间增加，精神状况可，头晕乏力消失。前方适当增减服 2 个疗程，每晚能入睡达 6 小时以上，随访半年未复发。［《实用中医药杂志》，2012，28（01）：18］